U0372175

2022年
国家医疗服务与质量安全报告

国家卫生健康委员会 编

科学技术文献出版社
SCIENTIFIC AND TECHNICAL DOCUMENTATION PRESS
·北京·

图书在版编目（CIP）数据

2022年国家医疗服务与质量安全报告 / 国家卫生健康委员会编. —北京：科学技术文献出版社，2023.7

ISBN 978-7-5235-0515-1

Ⅰ.①2… Ⅱ.①国… Ⅲ.①医疗卫生服务—质量管理—安全管理—研究报告—中国—2022 Ⅳ.①R197.1

中国国家版本馆 CIP 数据核字（2023）第 137273 号

2022年国家医疗服务与质量安全报告

策划编辑：孔荣华　胡　丹　　责任编辑：胡　丹　　责任校对：张永霞　　责任出版：张志平

出 版 者	科学技术文献出版社
地　　　址	北京市复兴路15号　邮编 100038
编 务 部	（010）58882938，58882087（传真）
发 行 部	（010）58882868，58882870（传真）
邮 购 部	（010）58882873
官方网址	www.stdp.com.cn
发 行 者	科学技术文献出版社发行　全国各地新华书店经销
印 刷 者	北京时尚印佳彩色印刷有限公司
版　　　次	2023年7月第1版　2023年7月第1次印刷
开　　　本	889×1194　1/16
字　　　数	1376千
印　　　张	46.5
书　　　号	ISBN 978-7-5235-0515-1
审 图 号	GS京（2023）0970号
定　　　价	368.00元

版权所有　违法必究

购买本社图书，凡字迹不清、缺页、倒页、脱页者，本社发行部负责调换

编写工作组

主　　编： 焦雅辉　郭燕红
主　　审： 邢若齐　李大川
副 主 编： 马旭东　杜　冰　高嗣法
编写专家组：（按姓氏笔画排序）

姓名	单位	姓名	单位
么　莉	国家卫生健康委医院管理研究所	刘　刚	首都医科大学宣武医院
马　洁	东南大学附属第二医院	刘　洋	中国医学科学院北京协和医院
马　恒	广州药科大学附属第一医院	刘　盛	中国医学科学院阜外医院
马　骁	中日友好医院	刘兆平	北京大学第一医院
马　爽	中国医学科学院北京协和医院	刘佳敏	中国医学科学院阜外医院
马宗奎	武汉大学人民医院	刘京宇	北京大学第三医院
王　平	北京大学第一医院	刘笑盯	中国医学科学院北京协和医院
王　辰	中国医学科学院北京协和医学院	刘倩楠	国家卫生健康委医院管理研究所
王　凯	国家卫生健康委医院管理研究所	刘继海	中国医学科学院北京协和医院
王　怡	中国医学科学院北京协和医院	齐玉梅	天津市第三中心医院
王天骄	海军军医大学第一附属医院	江久汇	北京大学口腔医院
王丛凤	北京大学第一医院	安　磊	国家卫生健康委医院管理研究所
王立园	河北医科大学第一医院	许　谨	中国医学科学院北京协和医院
王宁利	首都医科大学附属北京同仁医院	许延杰	国家卫生健康委医院管理研究所
王红燕	中国医学科学院北京协和医院	许明璐	国家卫生健康委医院管理研究所
王丽静	天津市第三中心医院	许梨梨	中国医学科学院北京协和医院
王拥军	首都医科大学附属北京天坛医院	孙　昊	中国医学科学院北京协和医院
王金萍	全国合理用药监测网	孙　辉	国家卫生健康委医院管理研究所
王治国	国家卫生健康委临床检验中心	孙佳璐	国家卫生健康委医院管理研究所
王建伟	潍坊市益都中心医院	孙雪峰	中国人民解放军总医院第一医学中心
王洛伟	海军军医大学第一附属医院	苏龙翔	中国医学科学院北京协和医院
王晓军	中国医学科学院北京协和医院	苏奥南	浙江省人民医院
王海波	国家卫生健康委人体组织器官移植与医疗大数据中心	杜雨轩	国家卫生健康委临床检验中心
		李　成	福建医科大学附属协和医院
牛　琛	天津市第三中心医院	李　刚	华中科技大学同济医学院附属同济医院
仇叶龙	首都医科大学宣武医院	李小杉	南京医科大学附属无锡人民医院
尹　畅	国家卫生健康委医院管理研究所	李天佐	首都医科大学附属北京世纪坛医院
孔运生	中国科学技术大学附属第一医院（安徽省立医院）	李西英	西安交通大学第二附属医院
甘蓝霞	标普医学信息研究中心	李兆申	海军军医大学第一附属医院
石慧峰	北京大学第三医院	李燕明	北京医院
叶啟发	武汉大学中南医院	杨　明	厦门大学附属第一医院
史　赢	国家卫生健康委人体组织器官移植与医疗大数据中心	杨　毅	东南大学附属中大医院
		杨文静	中国医学科学院肿瘤医院
冯　辉	武汉大学人民医院	杨延砚	北京大学第三医院
宁小晖	中国医学科学院阜外医院	邱海波	东南大学附属中大医院
朱　清	四川大学华西医院	何湘湘	国家卫生健康委医院管理研究所
朱华栋	中国医学科学院北京协和医院	余双彬	四川省人民医院
朱侗明	复旦大学附属华山医院	张　伟	北京大学口腔医院
乔　杰	北京大学第三医院	张　旭	中国人民解放军总医院第三医学中心
庄　昱	北京大学第三医院	张　澍	中国医学科学院阜外医院
庄良金	厦门大学附属第一医院	张天宇	中国人民解放军总医院第三医学中心

姓　名	单　位	姓　名	单　位
张达颖	南昌大学第一附属医院	胡柯嘉	上海交通大学医学院附属瑞金医院
张抒扬	中国医学科学院北京协和医院	胡靖琛	武汉大学人民医院（湖北省人民医院）
张秀来	浙江大学医学院附属第二医院	钟梓良	国家卫生健康委医院管理研究所
张明子	中国医学科学院北京协和医院	姜玉新	中国医学科学院北京协和医院
张振伟	国家卫生健康委医院管理研究所	姜德超	中山大学孙逸仙纪念医院
张海琼	中国医学科学院北京协和医院	胥雪冬	北京大学第三医院
张超黎	西安交通大学第二附属医院	索继江	中国人民解放军总医院第一医学中心
张赛男	树兰（杭州）医院	贾　旺	首都医科大学附属北京天坛医院
陈　吟	北京市卫生健康大数据与政策研究中心（北京市医院管理研究所）	倪　鑫	首都医科大学附属北京儿童医院
		倪如旸	北京老年医院
陈文祥	国家卫生健康委临床检验中心	徐　骁	浙江大学医学院
陈香美	中国人民解放军总医院第一医学中心	徐　笑	国家卫生健康委医院管理研究所
陈俊丽	浙江大学医学院附属第一医院	徐凤琴	中山大学孙逸仙纪念医院
陈莉萍	中国人民解放军总医院第三医学中心	高学成	中日友好医院
陈晓倩	复旦大学附属中山医院	高梦阳	中山大学附属第一医院
陈斯鹏	中国医学科学院阜外医院	郭　璇	蚌埠医学院附属第一医院
陈静瑜	南京医科大学附属无锡人民医院	郭传瑸	北京大学口腔医院
武莎斐	中国医学科学院北京协和医院	郭清芳	中国医学科学院阜外医院
范晓礼	武汉大学中南医院	郭默宁	北京市卫生健康大数据与政策研究中心（北京市医院管理研究所）
林　娜	中国医学科学院阜外医院		
林　箐	北京大学第一医院	陶蒽茜	中国医学科学院北京协和医院
林伟龙	中国医学科学院肿瘤医院	接　英	首都医科大学附属北京同仁医院
尚文涵	国家卫生健康委医院管理研究所	黄宇光	中国医学科学院北京协和医院
尚尔嵩	国家卫生健康委人体组织器官移植与医疗大数据中心	黄国英	复旦大学附属儿科医院
		戚亚洲	广州医科大学附属第二医院
罗昊宇	国家卫生健康委医疗管理服务指导中心	龚建华	深圳市儿童医院
金　律	武汉大学中南医院	梁智勇	中国医学科学院北京协和医院
金　晔	中国医学科学院北京协和医院	宿英英	首都医科大学宣武医院
金子兵	首都医科大学附属北京同仁医院	斯楼斌	中国医学科学院北京协和医院
金征宇	中国医学科学院北京协和医院	董　书	北京大学第三医院
周　翔	中国医学科学院北京协和医院	蒋荣猛	首都医科大学附属北京地坛医院
周学栋	标普医学信息研究中心	韩　冰	首都医科大学附属北京地坛医院
周建新	首都医科大学附属北京世纪坛医院	景红丽	中国医学科学院北京协和医院
周谋望	北京大学第三医院	温乃杰	中国医学科学院阜外医院
郑　哲	中国医学科学院阜外医院	谢涌泉	中国医学科学院阜外医院
郑树森	浙江大学医学院附属第一医院	楼正渊	浙江大学医学院附属第二医院
郑惟中	标普医学信息研究中心	赫　捷	中国医学科学院肿瘤医院
郑婷婷	烟台毓璜顶医院	蔡广研	中国人民解放军总医院第一医学中心
居　阳	北京医院	熊东林	华中科技大学协和深圳医院
赵　烁	国家卫生健康委医院管理研究所	缪中荣	首都医科大学附属北京天坛医院
赵扬玉	北京大学第三医院	樊　静	中国医学科学院阜外医院
赵国光	首都医科大学宣武医院	樊碧发	中日友好医院
赵颖波	国家卫生健康委医院管理研究所	颜　青	国家卫生健康委医院管理研究所
胡　茵	全国合理用药监测网	潘湘斌	中国医学科学院阜外医院
胡文爽	北京大学第三医院	霍　力	中国医学科学院北京协和医院
胡春晓	南京医科大学附属无锡人民医院	霍　勇	北京大学第一医院

前 言

2022年是中国共产党第二十次全国代表大会胜利召开之年，是向第二个百年奋斗目标进军和实施"十四五"规划关键之年。

历经近3年新型冠状病毒感染疫情防控的考验，站在新的发展高度和历史起点，在以习近平同志为核心的党中央坚强领导下，全国人民万众一心，坚持"人民至上、生命至上"，坚持"外防输入、内防反弹"总策略和"动态清零"总方针不动摇，最大限度保护了人民生命安全和身体健康，统筹疫情防控和经济社会发展取得重大积极成果。

党的十八大以来，"健康中国"战略、《"健康中国2030"规划纲要》、《中华人民共和国国民经济和社会发展第十四个五年规划和2035年远景目标纲要》及党的二十大报告等一系列政策文件均提出：全面推进健康中国建设，把保障人民健康放在优先发展的战略位置。国家卫生健康委始终按照党中央、国务院的决策部署，坚决贯彻落实党的卫生健康工作方针，将增进人民群众获得幸福感、安全感作为出发点和立足点，围绕卫生健康重点任务，提升卫生健康工作水平。健康中国各专项行动全面推开，持续深化医药卫生体制改革，推进医改向纵深发展，公立医院"三个转变、三个提高"高质量发展步伐加快，一批国家区域医疗中心、临床专科得到扶持发展，超过八成的县级医院达到二级及以上医院水平，远程医疗协作网覆盖所有地级市和国家贫困县，基本公共卫生服务均等化水平不断提高，全面实现贫困人口基本医疗有保障，中医药守正创新迈出新步伐，促进人口长期均衡发展生育政策不断优化，医药卫生体系经受住了新冠疫情重大考验，人类卫生健康共同体理念得到越来越多国家认同。目前我国人均预期寿命达到78.2岁，显著高于我国人均GDP的世界排名，人民主要健康指标居于中高收入国家前列。

为客观反映我国医疗服务与质量安全基本情况，自2015年以来，我司连续8年编制《国家医疗服务与质量安全报告》（以下简称《报告》）。《报告》以具有良好代表性的全国监测和调查数据为基础，采用多中心、系统评估的方法，对我国二级及以上医疗机构医疗服务能力和质量安全情况进行分析，涵盖我国医疗服务资源和服务量总体情况、机构、专业、病种、技术等不同维度医疗质量管理与控制情况、医疗质量安全不良事件发生情况、按诊断分组（diagnosis related groups, DRG）绩效评价等内容，全面展现我国医疗服务和质量安全的形势与现状，为进一步提升我国医疗质量与患者安全科学化、精细化管理水平提供坚实的数据基础和循证依据。针对历年《报告》反映出的我国医疗质量安全的突出共性问题和薄弱环节，国家卫生健康委先后制定印发了2021年、2022年《国家医疗质量安全改进目标》，将医疗质量安全数据分析结果转化为卫生健康行政部门管理政策，引导全行业聚焦医疗质量安全关键点，推动医疗质量持续改进。

本年度《报告》延续2021年报告结构，重点对综合医院和各专科医院的医疗质量情况进行分析，并纳入各专业报告中反映全国范围突出共性问题的部分指标。各专业完整的质量报告由相关专业国家质控中心独立撰写并在行业内反馈。

在《报告》数据填报过程中,得到了各级卫生健康行政部门、各级各专业质控中心及各医疗机构的大力支持和积极配合。《报告》编写工作得到了国家卫生健康委医院管理研究所、各专业国家质控中心、国家卫生健康委人体组织器官移植与医疗大数据中心,以及诸多专家、教授的大力支持。在此,向积极报送医疗质量数据的医疗机构和参与《报告》数据分析、撰写、审校、编辑工作的各位专家、学者和全体工作人员表示衷心的感谢!囿于编者时间和水平所限,疏漏之处敬请读者批评指正!

国家卫生健康委医政司
2022 年 12 月

编者说明

医疗质量安全管理是医疗卫生事业管理的重要组成部分。为更好地帮助各级卫生健康行政部门和各级各类医疗机构全面了解我国医疗服务和医疗质量安全现状，提高医疗质量安全管理科学化和精细化水平，为政策制定和管理实践工作提供循证依据，实现医疗服务和质量安全持续改进，在2015—2021年《国家医疗服务与质量安全报告》编写工作的基础上，我司组织编写了《2022年国家医疗服务与质量安全报告》（以下简称《报告》）。

一、数据范围和来源

《报告》重点围绕我国内地二级及以上公立和民营综合、专科医院及妇幼保健院医疗服务与医疗质量安全情况进行分析，主要截取2021年1月1日至2021年12月31日的相关数据。数据主要来源：

（一）《报告》调查数据。全国31个省（自治区、直辖市）及新疆生产建设兵团（以下简称"兵团"）进行数据填报，数据调查范围为全部二级及以上综合医院、专科医院及妇幼保健院，经数据质量校验，最终纳入国家医疗质量管理与控制信息网（National Clinical Improvement System，NCIS）全国医疗质量抽样调查系统的7366家医疗机构（含公立和民营综合医院，妇幼保健院，肿瘤、儿童、精神、妇产/妇儿、口腔、心血管/心脑血管、传染病及其他专业专科医院）网络直报的相关医疗服务数据，合计134 399 524人次住院患者信息（表1）。

表1　2021年全国各类医疗机构样本数量及构成

医疗机构	调查医院（家）	调查住院患者数量（人次）
公立综合医院	4066	109 161 168
民营综合医院	910	8 550 591
肿瘤专科医院	96	3 341 635
儿童专科医院	44	1 453 175
妇产/妇儿专科医院/妇幼保健院	1110	8 209 029
心血管/心脑血管专科医院	31	461 615
传染病医院	111	1 020 998
口腔医院	348	98 555
精神专科医院	553	1 754 042
其他专科医院	97	348 716
合计	7366	134 399 524

（二）NCIS和全国医院质量监测系统（Hospital Quality Monitoring System，HQMS）共收集了2016—2021年2770家三级医院、7796家二级医院和1125家未定级民营医院的809 104 118例住院患者病案首页数据，其中，连续上报数据的三级医院2129家、二级医院2642家、未定级民营医院7家，合计718 598 841例患者病案首页数据。

（三）国家卫生健康委管理的国家单病种质量管理与控制平台、医疗质量安全不良事件报告与学习平台等相关数据。

（四）全国合理用药监测网、各专业国家质控中心质控数据平台等相关数据。

（五）《中国卫生健康统计年鉴》和官方网站公布的相关数据信息。

《报告》中可从病案首页数据提取的指标部分，均使用病案首页数据进行分析，为确保年度指标间的可比性，比较时均采用连续上报医院数据，相关数据来源和范围时限均在各章节部分进行了说明，每年度由于医院所有制类型和级别存在调整，故上述病案首页采集医院类型数量与各章节数据可能有所差异。

二、报告主要内容

《报告》分为5个部分，分别为医疗服务资源和服务能力数据分析、医疗质量管理与控制数据分析、医疗安全基本情况分析、基于DRG的医疗服务绩效评价分析及医疗质量专题。

具体内容主要为：

（一）医疗服务资源和服务能力数据分析。主要包括2021年我国医疗机构服务能力、收治患者病种/手术结构和住院患者异地就医流动情况等相关分析。

（二）医疗质量管理与控制数据分析。从医疗机构、临床专科（含实验室管理）、药事管理和临床药学、重点病种等层面，围绕国家卫生健康委历年来发布的相关医疗质量控制指标进行纵向、横向比较和立体分析。

（三）医疗安全基本情况分析。围绕减少临床诊疗行为导致的相关疾病、115个低风险病种疾病和减少对患者的伤害3个方面，对医疗机构的医疗安全情况进行分析。

（四）DRG绩效评价分析。采用"DRG的医疗服务绩效评价"的工具，围绕住院服务"能力""效率""医疗安全"3个维度，对2019—2021年全国及各省（自治区、直辖市）医疗服务进行绩效评价，同时对呼吸内科等14个临床专科进行服务绩效评价。

（五）医疗质量专题。本部分共2章，分别针对住院患者静脉血栓栓塞症和日间医疗质量进行分析。

三、有关说明

（一）《报告》中涉及的疾病分类编码采用《疾病分类与代码国家临床版2.0》，简称ICD-10。手术分类编码采用《手术操作分类代码国家临床版3.0》，简称ICD-9-CM-3，为最大限度保持一致性，均采用了四位亚目编码。

（二）由于部分医疗机构补传了既往病案首页数据，本年度相关指标均采用最新数据重新计算，因而数据分析结果与以往年度《国家医疗服务与质量安全报告》中相关结果可能存在不一致的情况，如有差异，请以本年度报告为准。

（三）分析方法和计量单位

1. 利用Excel、SPSS、SAS等统计软件，按照不同医院等级（三级、二级、未定级）或所有制关系（公立、民营）维度，对《报告》调查数据进行描述性和/或相关性分析等。

2. 《报告》中采用的箱线图（Boxplot）也称箱须图（Box-whisker Plot），是利用数据中的5个统计量：5%分位数、25%分位数、中位数、75%分位数与95%分位数来描述数据，可以粗略地看出数据是否具有对称性、分布的离散程度等信息。其中，25%分位数（Q1），又称"下四分位数"，等于该样本中所有数值由小到大排列后第25%的数字；75%分位数（Q3），又称"上四分位数"，等于该样本中所有数值由小到大排列后第75%的数字。25%分位数与75%分位数的差距又称四分位间距（Inter Quartile Range，IQR）。

（四）《报告》中所有涉及金额的数据，计量单位均为人民币（¥）。

目 录

第一部分 医疗服务资源与服务能力分析 ··· 1
  一、医疗服务资源配置情况 ··· 2
  二、全国二级和三级医院服务量 ··· 11
  三、全国二级和三级医院服务能力 ··· 12
  四、综合医院住院患者疾病与手术/操作分析 ··· 14
  五、二级和三级医院区域医疗服务分析 ··· 30

第二部分 医疗质量管理与控制数据分析 ·· 61

第一章 医疗机构医疗质量管理与控制 ·· 62
第一节 住院死亡类指标分析 ·· 62
  一、全国各类别医疗机构患者住院相关死亡率 ··· 62
  二、全国各省（自治区、直辖市）综合医院患者住院相关死亡率 ·························· 66
第二节 重返类指标分析 ·· 69
  一、非计划重返再住院分析 ··· 69
  二、非计划重返手术室再手术分析 ··· 74
第三节 重点病种相关指标分析 ·· 80
  一、综合医院重点病种相关指标分析 ··· 81
  二、专科医院重点病种相关指标分析 ··· 116
第四节 重点手术相关指标分析 ·· 133
  一、胆囊相关手术 ··· 144
  二、经皮冠状动脉介入治疗 ··· 149
  三、白内障手术 ··· 155
  四、骨折、关节切开复位内固定术 ··· 160
  五、子宫切除术 ··· 165
  六、冠状动脉旁路移植术 ··· 170
第五节 重点肿瘤（住院手术治疗/住院非手术治疗）相关指标分析 ················· 175
  一、原发性肺癌 ··· 192
  二、原发性结直肠癌 ··· 200
  三、原发性胰腺癌 ··· 207
  四、原发性胃癌 ··· 215
  五、原发性膀胱癌 ··· 223

第六节　医院运行管理类指标分析	231
一、资源配置	231
二、工作负荷	237
三、治疗质量	260
四、工作效率	271
五、患者负担	276

第二章　国家级医疗质量控制中心关键质控指标分析 — 290

第一节　呼吸内科专业 — 290
一、成人社区获得性肺炎住院患者中低危患者的比例 — 290
二、慢性阻塞性肺疾病急性加重住院患者出院时处方长期维持吸入药物的比例 — 291
三、慢性阻塞性肺疾病急性加重住院患者住院应用雾化吸入治疗的比例 — 292
四、支气管哮喘住院患者应用抗菌药物治疗的比例 — 292

第二节　消化内镜专业 — 294
一、消化道癌早期诊断率 — 294
二、内镜黏膜下剥离术完整切除率 — 296
三、经内镜逆行胰胆管造影术中对目标胆管或胰管深插管成功率 — 296
四、超声内镜引导下细针穿刺活检术标本病理符合率 — 296
五、结肠镜下结直肠腺瘤检出率 — 297

第三节　肾病专业 — 298
一、肾脏病质量安全情况分析 — 298
二、血液净化技术质量安全情况分析 — 300

第四节　整形美容专业 — 303
一、住院患者基本情况 — 303
二、门诊相关数据指标 — 304
三、单病种相关指标 — 304

第五节　产科专业 — 306
一、剖宫产率 — 306
二、阴道分娩会阴切开率和麻醉分娩镇痛率 — 306
三、严重产后出血率 — 309
四、足月新生儿窒息率 — 311

第六节　儿科专业 — 312

第七节　眼科专业 — 314

第八节　口腔专业 — 316
一、口腔门诊7类常见并发症总体发生率 — 316
二、口腔住院患者出院后31天内非预期再住院率 — 317
三、口腔住院手术患者术后31天内非计划重返手术室再次手术率 — 317
四、口腔住院手术患者9类常见并发症总体发生率 — 318

第九节　感染性疾病专业 — 319

第十节　急诊专业 ... 323
一、急诊科结构及运行管理类指标 ... 323
二、脓毒症患者 3 小时内抗生素使用率 ... 324
三、院内心搏骤停复苏成功率 ... 324
四、中毒患者病死率 ... 325

第十一节　康复医学专业 ... 327
一、早期康复介入率 ... 327
二、日常生活活动能力改善率 ... 328
三、住院脑卒中患者静脉输液使用率 ... 328
四、住院患者深静脉血栓形成的预防率和发生率 ... 328

第十二节　麻醉专业 ... 330
一、麻醉门诊工作 ... 330
二、麻醉后 24 小时内死亡率 ... 331
三、非计划转入 ICU 率 ... 333

第十三节　疼痛专业 ... 335
一、疼痛科住院患者疾病谱及手术操作谱 ... 335
二、带状疱疹后神经痛规范化治疗率 ... 336
三、癌性疼痛规范化治疗率 ... 338

第十四节　重症医学专业 ... 339
一、2019—2021 年全国重症医学专业医疗质量控制指标的总体情况 ... 339
二、重症医学专业重点医疗质量控制指标完成情况 ... 340

第十五节　临床营养专业 ... 344
一、医床比 ... 344
二、患者入院 24 小时内营养风险筛查率 ... 344
三、患者入院 24 小时内营养风险筛查阳性率 ... 345
四、住院患者营养评估率 ... 346
五、营养治疗率 ... 347

第十六节　健康体检与管理专业 ... 348
一、腰、臀围测量完成率 ... 348
二、健康问卷完成率 ... 348
三、健康体检重要异常结果检出率 ... 349

第十七节　肺脏移植专业 ... 350
一、术后移植物失功发生率 ... 350
二、术后急性排斥反应发生率 ... 350
三、术后吻合口并发症发生率 ... 350

第十八节　肝脏移植专业 ... 351
一、肝脏移植总体情况 ... 351
二、肝脏移植质量安全分析 ... 351

第十九节 心脏移植专业 353
一、心脏供体缺血时间 353
二、术前心肺运动试验检查率 353
三、术后院内生存情况 353
四、术后生存率 354

第二十节 肾病移植专业 355
一、肾脏移植开展情况 355
二、肾脏移植质量安全分析 356

第二十一节 结构性心脏病介入专业 358
一、先天性心脏病介入治疗 358
二、经导管介入主动脉瓣置换手术 358
三、瓣膜病介入治疗 360

第二十二节 心律失常介入专业 361
一、器械治疗患者住院期间严重并发症发生情况 361
二、阵发性室上性心动过速导管消融的即刻成功率及并发症发生情况 361
三、房颤导管消融治疗 362

第二十三节 神经系统疾病专业 363
一、神经内科质量安全情况分析 363
二、神经外科质量安全情况分析 367
三、神经重症专业质量安全情况分析 368
四、神经介入专业质量安全情况分析 369

第二十四节 心血管病专业 371
一、急性 STEMI 再灌注治疗实施情况 371
二、心力衰竭诊疗过程指标完成情况 371
三、单纯 CABG 手术动脉桥血管选择 372
四、主动脉手术重点术式结局差异分析 372

第二十五节 肿瘤专业 374
一、肿瘤专业医疗服务与质量安全情况分析 374
二、肿瘤专业关键质控指标分析 375

第二十六节 罕见病专业 377
一、我国住院罕见病患者现况 377
二、2017—2020年中国首批罕见病目录药物可及性调查 378

第二十七节 护理专业 381
一、血管内导管相关血流感染发生率 381
二、住院患者跌倒发生率 383
三、住院患者2期及以上院内压力性损伤发生率 385

第二十八节 药事管理专业 387
一、住院患者静脉输液使用率 387

二、住院患者抗菌药物注射剂静脉输液使用率 ……………………………………… 387
三、住院患者中药注射剂静脉输液使用率 …………………………………………… 388
四、住院患者质子泵抑制药注射剂静脉使用率 ……………………………………… 389

第二十九节 临床检验专业 …………………………………………………………… 390
一、抗凝标本凝集率 …………………………………………………………………… 390
二、血培养污染率 ……………………………………………………………………… 392
三、检验前周转时间中位数 …………………………………………………………… 394

第三十节 病理专业 …………………………………………………………………… 396
一、术中快速病理诊断及时率 ………………………………………………………… 396
二、小活检标本病理诊断及时率 ……………………………………………………… 397
三、术中快速诊断与石蜡诊断符合率 ………………………………………………… 397

第三十一节 超声医学专业 …………………………………………………………… 399
一、超声报告阳性率 …………………………………………………………………… 399
二、超声诊断符合率 …………………………………………………………………… 400

第三十二节 放射影像专业 …………………………………………………………… 401
一、放射报告阳性率 …………………………………………………………………… 401
二、放射诊断符合率 …………………………………………………………………… 402

第三十三节 核医学专业 ……………………………………………………………… 403
一、单光子显像项目开展率 …………………………………………………………… 403
二、全身骨扫描住院患者随访率 ……………………………………………………… 404
三、^{18}F-FDG PET/CT 检查住院患者随访率 ……………………………………… 405
四、^{131}I 治疗甲状腺功能亢进患者有效率 ………………………………………… 405
五、^{131}I 治疗分化型甲状腺癌患者有效率 ………………………………………… 407

第三十四节 门诊管理专业 …………………………………………………………… 409
一、预约挂号率 ………………………………………………………………………… 409
二、门诊患者预约后平均等待时间 …………………………………………………… 409
三、门诊患者静脉输液使用率 ………………………………………………………… 410
四、门诊电子病历使用率 ……………………………………………………………… 411
五、标准门诊诊断库使用率 …………………………………………………………… 412

第三十五节 病案管理专业 …………………………………………………………… 413
一、出院患者病历 2 日归档率 ………………………………………………………… 413
二、病案管理质量控制指标监测结果 ………………………………………………… 413
三、病案首页数据质量控制 …………………………………………………………… 414

第三十六节 医院感染管理专业 ……………………………………………………… 418
一、医院感染例次发病率 ……………………………………………………………… 418
二、抗菌药物治疗前指向特定病原体的病原学送检率 ……………………………… 419
三、血管内导管相关血流感染发病率 ………………………………………………… 421

第三章 医院临床用药情况监测与分析 ········ 423
一、全国合理用药监测网分布概况 ········ 423
二、全国样本医院临床用药规模与趋势 ········ 424
三、全国各疾病系统临床用药现状 ········ 425
四、全国抗菌药物临床用药监测与分析 ········ 427
五、全国抗肿瘤药物及免疫调节剂临床用药监测与分析 ········ 432
六、全国血液和造血器官药物临床用药监测与分析 ········ 435
七、全国消化系统及影响代谢药物临床用药监测与分析 ········ 437
八、全国神经系统药物临床用药监测与分析 ········ 440
九、全国心血管系统药物临床用药监测与分析 ········ 442

第四章 重点病种/手术过程质量指标管理与控制 ········ 445
一、概况 ········ 445
二、单病种/手术质量安全情况分析 ········ 449

第三部分 医疗安全基本情况分析 ········ 517

第一章 减少临床诊疗行为导致的相关疾病——住院患者医院获得性指标发生情况 ········ 518
一、医院获得性指标数据分析 ········ 518
二、医院获得性指标调查范围及其采用的指标 ········ 521
三、医院获得性指标发生情况 ········ 521
四、是否发生医院获得性指标与死亡率、平均住院日、平均住院人次费用的关联性 ········ 544
五、各类医院获得性指标发生率 ········ 546

第二章 关注患者的基本安全——ICD 低风险病种医疗质量数据分析 ········ 550
一、数据来源 ········ 550
二、采集数据方法 ········ 551

第一节 115 个 ICD 低风险病种基本情况 ········ 552
一、115 个 ICD 低风险病种的整体分布情况 ········ 552
二、115 个 ICD 低风险病种基本情况 ········ 553

第二节 综合医院 115 个 ICD 低风险病种死亡率前 20 位疾病基本情况 ········ 558
一、115 个 ICD 低风险病种死亡率前 20 位疾病变化情况 ········ 558
二、115 个 ICD 低风险病种的第一其他诊断情况 ········ 561

第三节 各省（自治区、直辖市）115 个 ICD 低风险病种基本情况 ········ 568
一、各省（自治区、直辖市）三级综合医院 115 个 ICD 低风险病种基本情况 ········ 568
二、各省（自治区、直辖市）二级综合医院 115 个 ICD 低风险病种基本情况 ········ 568

第三章 减少患者伤害——医疗质量安全不良事件上报分析 ········ 576
一、医疗质量安全不良事件的操作性定义 ········ 576
二、患者损害分级 ········ 577

第一节 全国医疗质量安全不良事件 ········ 578
一、机构分布 ········ 578
二、医院应主动署名报告的五类事件上报情况分析 ········ 578
三、医院内部系统收集的医疗质量安全不良事件分析 ········ 579

四、各省（自治区、直辖市）医疗质量安全不良事件情况 582
第二节　医疗质量安全不良事件变化趋势 583
　　一、医疗质量安全不良事件上报情况 583
　　二、床均医疗质量安全不良事件分布情况 583
　　三、每百出院人次医疗质量安全不良事件分布情况 584
第三节　医疗质量安全不良事件过程质量情况分析 586
　　一、医疗质量安全不良事件类别及等级情况 586
　　二、医疗质量安全不良事件发生情况 589
　　三、医疗质量安全不良事件发生当事人的情况 592
　　四、医疗质量安全不良事件预防方法及措施 593
　　五、重点不良事件的分析 595

第四部分　基于DRG的医疗服务绩效评价 601
　　一、全国及各省（自治区、直辖市）医疗服务DRG绩效评价结果 602
　　二、各临床专科DRG绩效差异评价 605

第五部分　医疗质量专题 635
第一章　住院患者静脉血栓栓塞症质量安全情况分析 636
第一节　住院患者静脉血栓栓塞症发生情况分析 636
第二节　静脉血栓栓塞症预防指标分析 671
第二章　日间医疗质量情况分析 687

附录　全国各省（自治区、直辖市）及填报医院填报情况 691

第一部分
医疗服务资源与服务能力分析

一、医疗服务资源配置情况[①](#)

（一）医师总体分布情况

截至2021年底，我国每千人口执业（助理）医师数达3.04人，较2020年的2.90人增加0.14人。从全国分布来看，2021年每千人口执业（助理）医师数前3位的省份是北京、天津和吉林，分别为5.14、3.77和3.68人。各省（自治区、直辖市）每千人口执业（助理）医师数相较于2020年均有所提升，提升幅度最大的是西藏和甘肃，分别提升了11.97%和11.81%。2021年达到《医疗机构设置规划指导原则（2021—2025年）》中"到2025年每千人口执业（助理）医师数3.2人"目标的省份有8个，分别为北京（5.14人）、天津（3.77人）、吉林（3.68人）、浙江（3.56人）、内蒙古（3.51人）、河北（3.41人）、上海（3.38人）和江苏（3.21人），仅江西（2.47人）仍未达到《全国医疗卫生服务体系规划纲要（2015—2020年）》中"到2020年每千常住人口执业（助理）医师数2.5人"的要求（图1-1-1-1）。

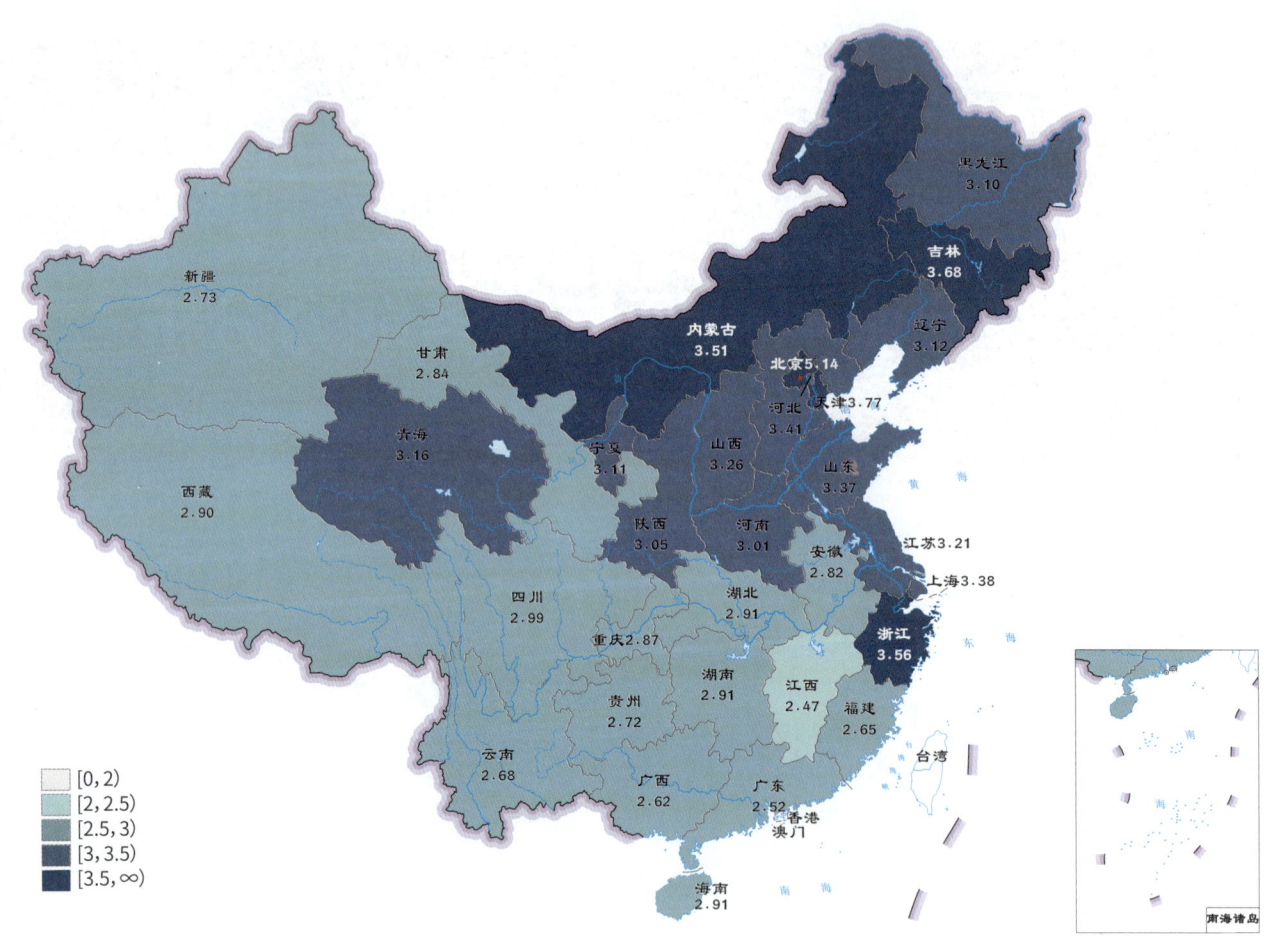

注：地图中数据不包含我国港澳台地区。

图1-1-1-1 2021年各省（自治区、直辖市）每千人口执业（助理）医师数分布（人）

（二）护士总体分布情况

截至2021年底，我国每千人口注册护士数为3.56人，较2020年的3.34人增加了0.22人。其中，达到《医疗机构设置规划指导原则（2021—2025年）》中"到2025年每千人口注册护士数3.8人"目

---

① 本部分医师、护士及医疗机构数据来源于《2022年中国卫生健康统计年鉴》。

标的省份有 6 个,分别为北京(5.67 人)、上海(4.17 人)、吉林(4.12 人)、陕西(4.03 人)、云南(3.89 人)和浙江(3.83 人);西藏(2.13 人)、河北(3.02 人)、江西(3.10 人)和福建(3.11 人)4 个省份仍未达到《全国医疗卫生服务体系规划纲要(2015—2020 年)》中"到 2020 年每千常住人口注册护士数 3.14 人"的要求(图 1-1-1-2)。

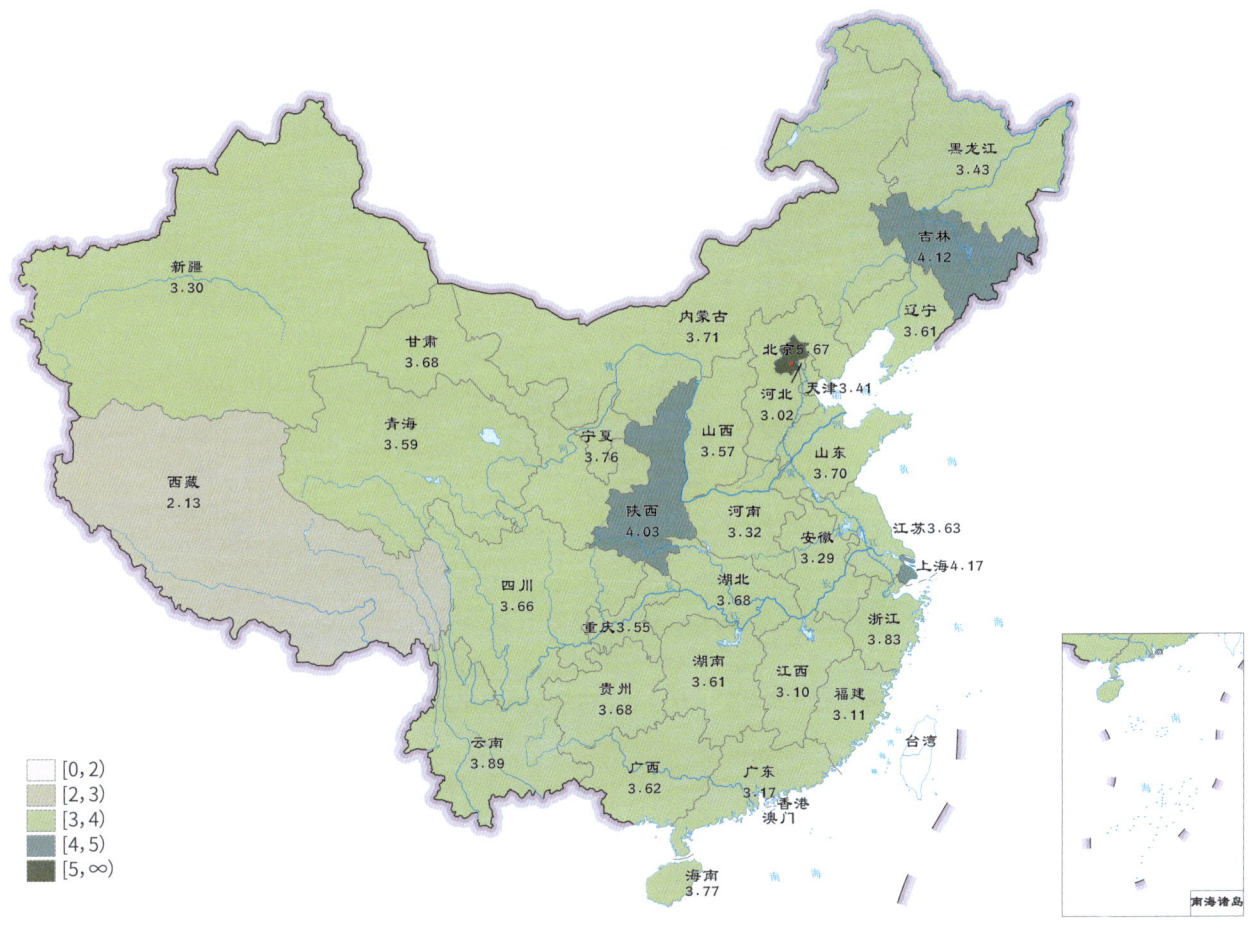

注:地图中数据不包含我国港澳台地区。

图 1-1-1-2　2021 年各省(自治区、直辖市)每千人口注册护士数分布(人)

(三)医疗机构床位数总体分布情况

截至 2021 年底,我国每千人口医疗卫生机构床位数为 6.70 张,较 2020 年的 6.46 张增加了 0.24 张。其中,达到《医疗机构设置规划指导原则(2021—2025 年)》中要求"2025 年每千人口医疗卫生机构床位数应达到 7.40~7.50 张"要求的省份有 8 个,分别为黑龙江(8.34 张)、湖南(8.04 张)、四川(7.91 张)、贵州(7.71 张)、辽宁(7.67 张)、重庆(7.50 张)、湖北(7.44 张)和吉林(7.43 张);7 个省份仍未达到《全国医疗卫生服务体系规划纲要(2015—2020 年)》中"到 2020 年每千常住人口医疗卫生机构床位数 6 张"的要求,分别是北京(5.95 张)、宁夏(5.68 张)、浙江(5.66 张)、西藏(5.37 张)、福建(5.35 张)、天津(5 张)和广东(4.64 张)(图 1-1-1-3)。

就变化幅度而言,2021 年我国绝大部分省(自治区、直辖市)的每千人口医疗卫生机构床位数较 2020 年均有所增加,仅宁夏略有下降。其中,增幅最明显的是河南(8.79%)、贵州(7.53%)、江西(7.42%)、广西(7.29%)和甘肃(7.13%)(图 1-1-1-4)。

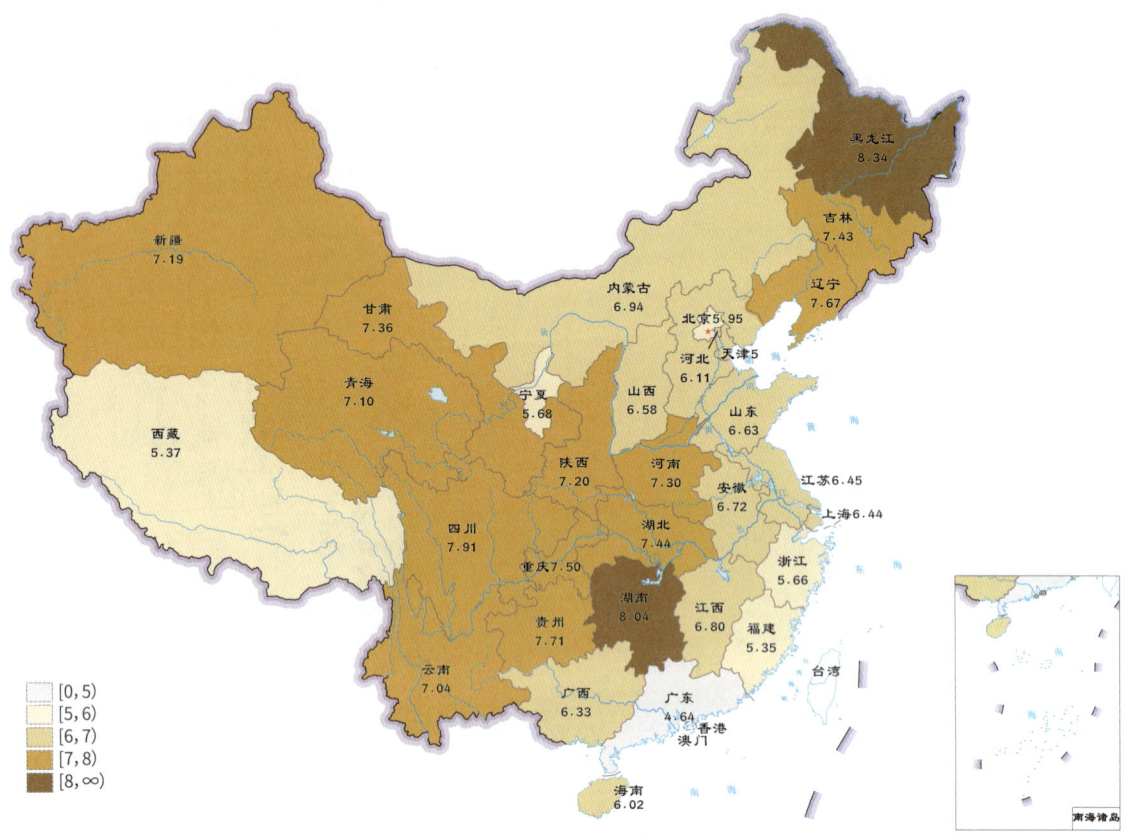

注：地图中数据不包含我国港澳台地区。

图1-1-1-3 2021年各省（自治区、直辖市）每千人口医疗卫生机构床位数分布（张）

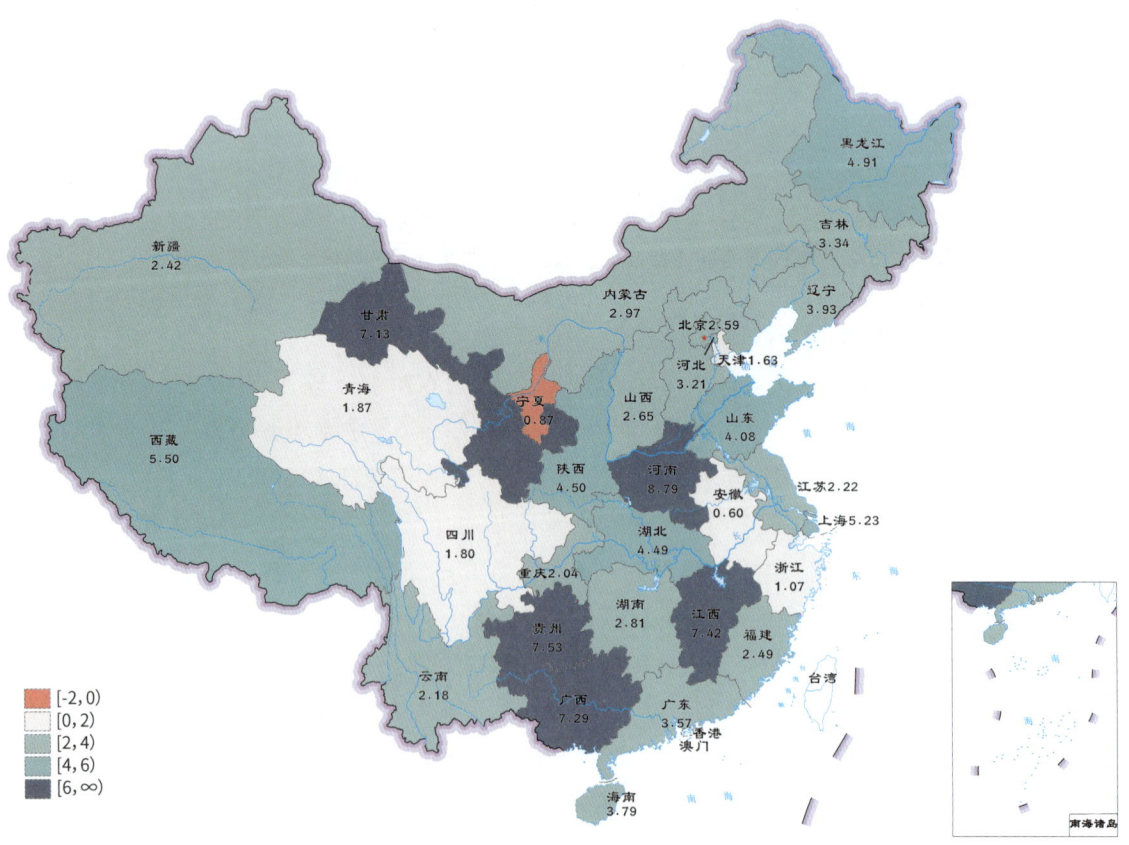

注：地图中数据不包含我国港澳台地区。

图1-1-1-4 2021年较2020年各省（自治区、直辖市）每千人口医疗卫生机构床位数增幅（%）

1. 实际开放床位数[①]

（1）全国各类别医院实际开放床位数

2017—2021年全国各类别医院实际开放床位数如图1-1-1-5所示。

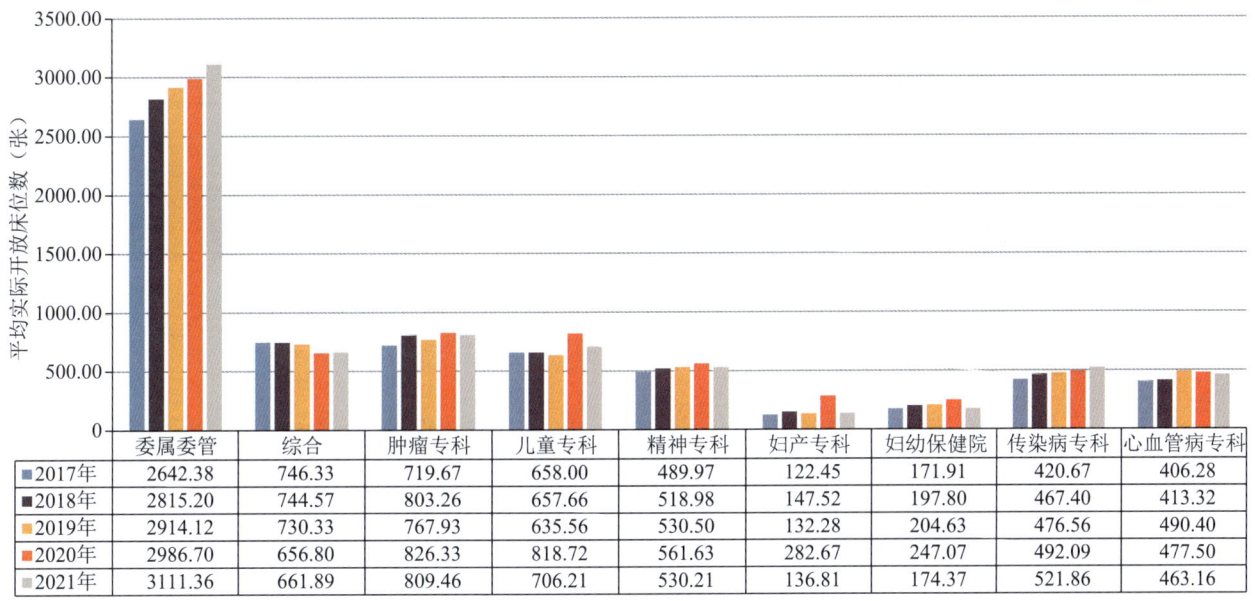

图1-1-1-5　2017—2021年全国各类别医院平均实际开放床位数

注：委属委管类别仅包含委属委管综合医院。本部分同。

（2）全国各级综合医院实际开放床位数

2017—2021年综合医院的平均实际开放床位数，委属委管医院逐年增加；三级公立医院、二级公立医院、三级民营医院、二级民营医院波动性下降（图1-1-1-6）。

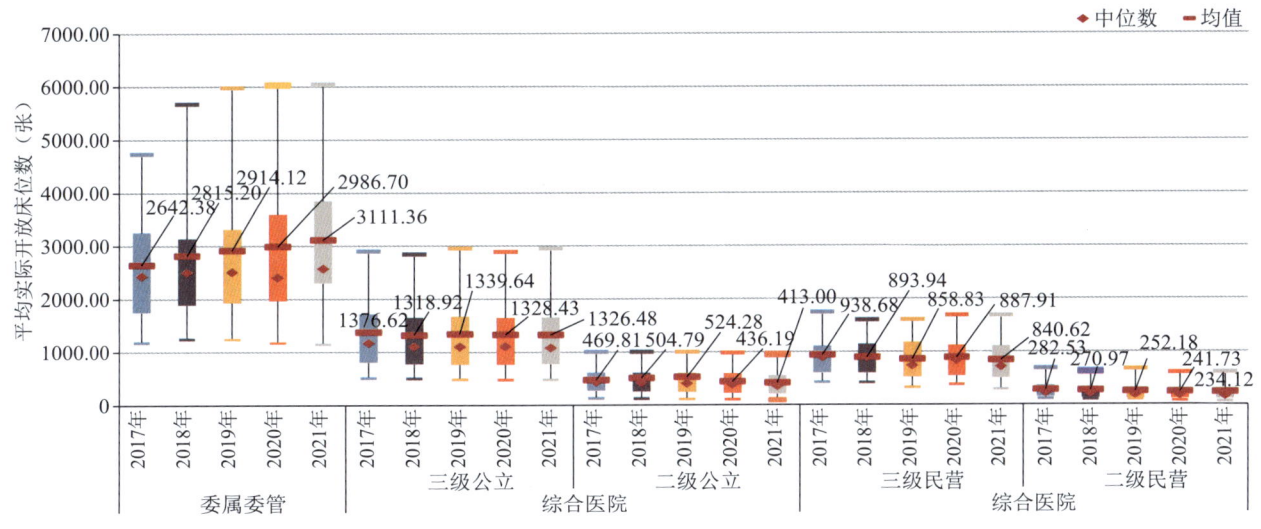

图1-1-1-6　2017—2021年全国各级综合医院平均实际开放床位数

（3）专科医院平均实际开放床位

1）肿瘤专科医院

2016—2021年肿瘤专科医院平均实际开放床位数分别为723.74、719.67、803.26、767.93、826.33和809.46张。2021年平均实际开放床位数较2020年减少16.87张，较2019年增加41.53张（图1-1-1-7）。

[①] 本部分数据来源于2022年全国医疗质量抽样调查数据。

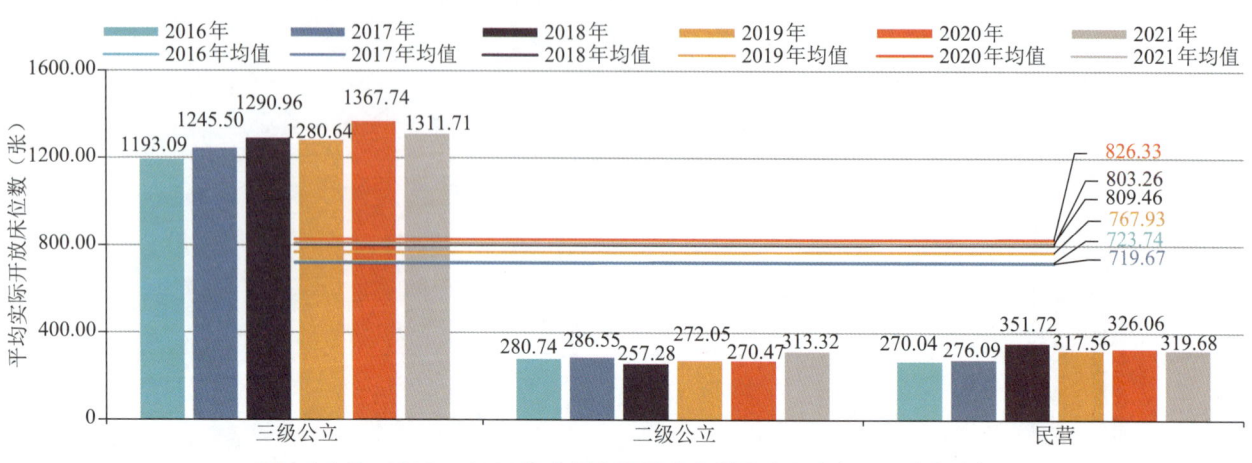

图 1-1-1-7 2016—2021 年全国各级肿瘤专科医院平均实际开放床位数

2）儿童专科医院

2016—2021 年儿童专科医院平均实际开放床位数分别为 689.28、658.00、657.66、635.56、818.72 和 706.21 张。2021 年的平均实际开放床位数较 2020 年有所降低，但仍高于 2016—2019 年的平均实际开放床位数。二级、三级公立儿童专科医院的平均实际开放床位数较上年均有所下降（图 1-1-1-8）。

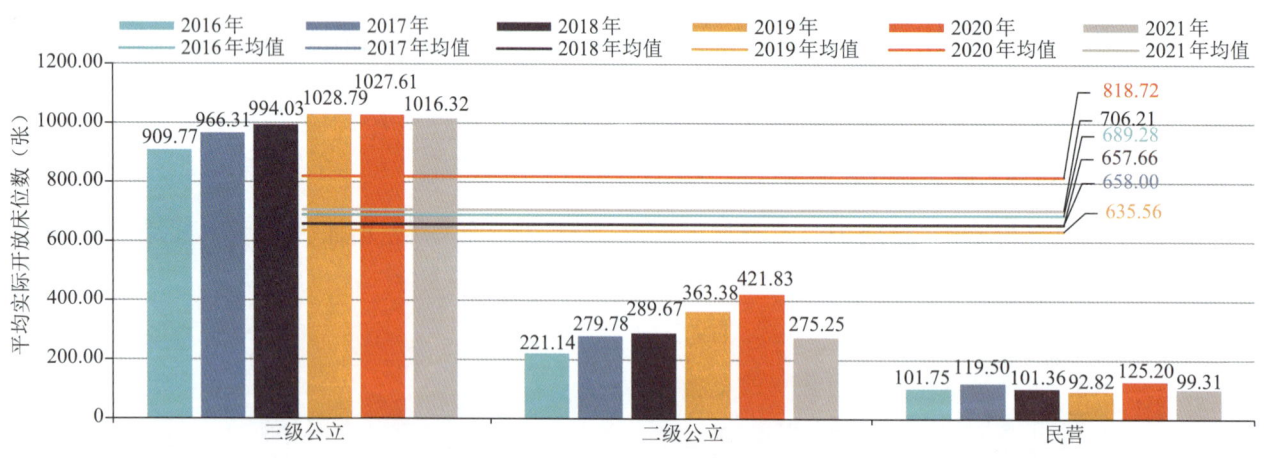

图 1-1-1-8 2016—2021 年全国各级儿童专科医院平均实际开放床位数

3）精神专科医院

2016—2021 年精神专科医院平均实际开放床位数分别为 512.21、489.97、518.98、530.50、561.63 和 530.21 张。其中，三级公立医院近 6 年的平均实际开放床位数呈逐年增加趋势（图 1-1-1-9）。

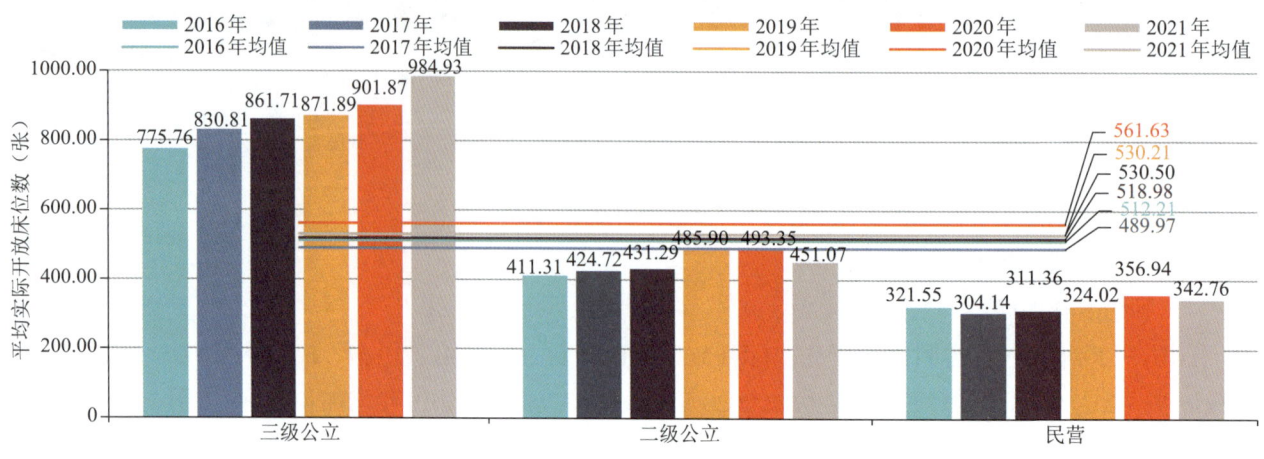

图 1-1-1-9 2016—2021 年全国各级精神专科医院平均实际开放床位数

4）妇产专科医院

2016—2021年妇产专科医院平均实际开放床位数分别为132.16、122.45、147.52、132.28、282.67和136.81张。其中，三级公立医院近6年的平均实际开放床位数呈逐年增加趋势（图1-1-1-10）。

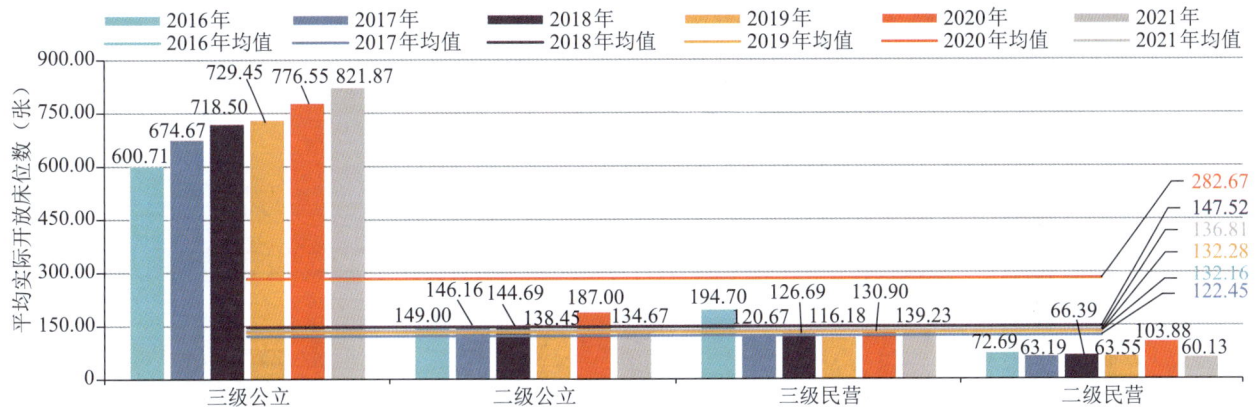

图1-1-1-10　2016—2021年全国各级妇产专科医院平均实际开放床位数

5）妇幼保健院

2016—2021年妇幼保健院平均实际开放床位数分别为182.79、171.91、197.80、204.63、247.07和174.37张。其中，三级公立医院2021年的床位数比2020减少20.31张，在保持连续5年增长后首次出现下降（图1-1-1-11）。

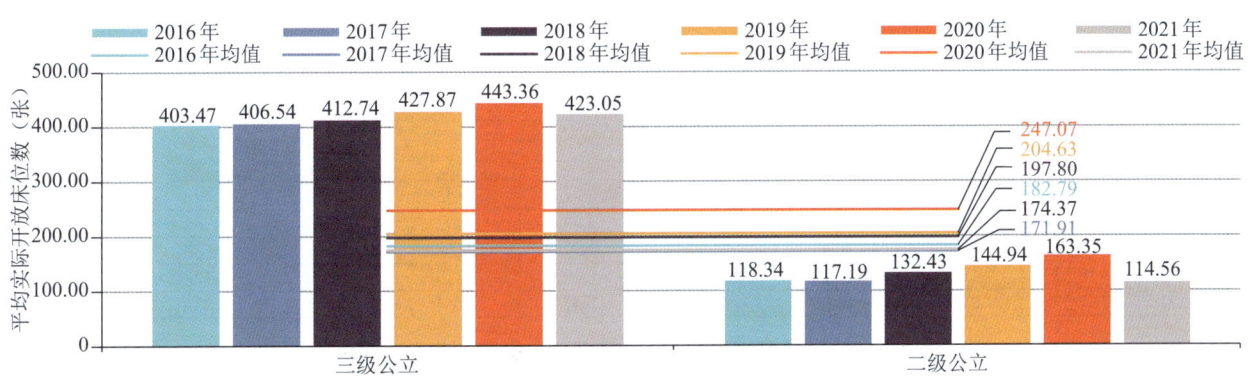

图1-1-1-11　2016—2021年全国各级妇幼保健院平均实际开放床位数

6）传染病专科医院

2016—2021年传染病专科医院平均实际开放床位数分别为430.18、420.67、467.40、476.56、492.09和521.86张，近6年平均实际开放床位数呈上升趋势（图1-1-1-12）。

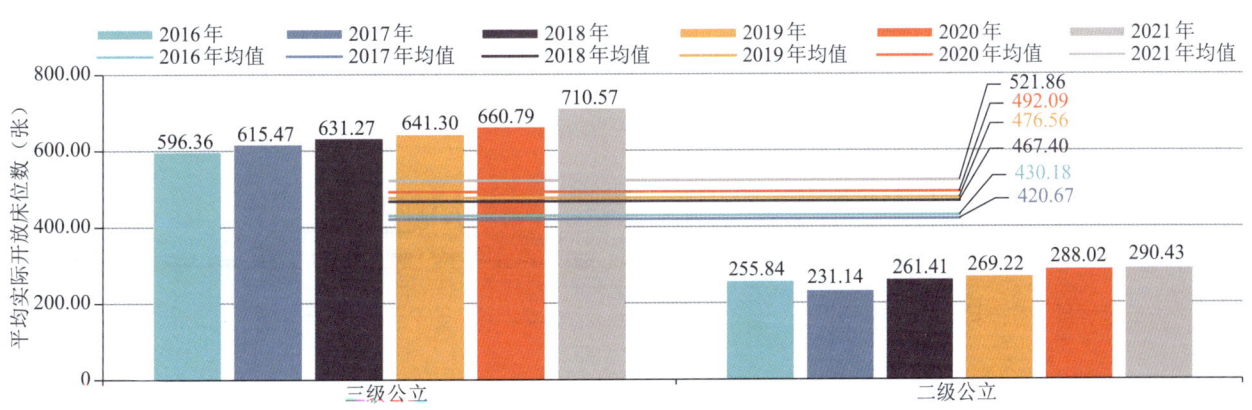

图1-1-1-12　2016—2021年全国各级传染病专科医院平均实际开放床位数

7）心血管专科医院

2017—2021年心血管专科医院平均实际开放床位数分别为406.28、413.32、490.40、477.50和463.16张。2021年三级公立心血管专科医院的平均实际开放床位数较2020年增加51.49张，但仍低于2019年平均实际开放床位数。2019—2021年二级、三级民营心血管专科医院的平均实际开放床位数持续下降（图1-1-1-13）。

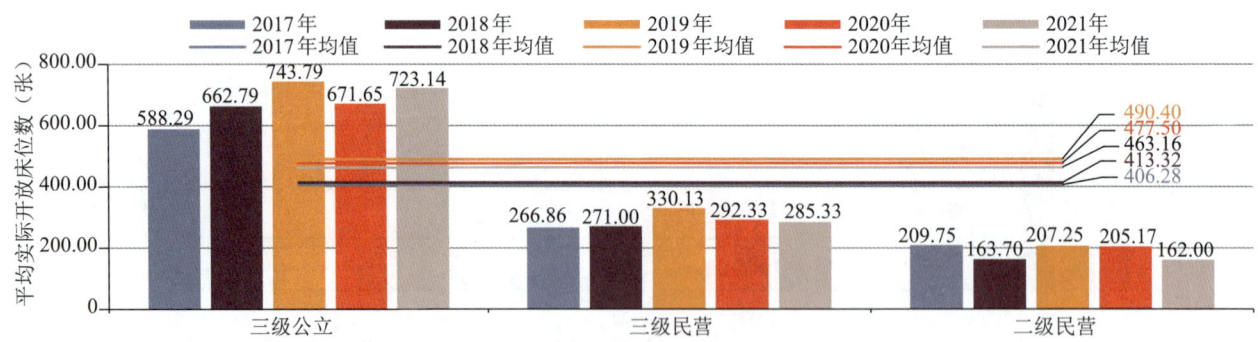

图1-1-1-13　2017—2021年全国各级心血管专科医院实际开放床位数

2. 重症床位数

（1）全国各类别医院平均重症床位数

2018—2021年全国各类别医院平均重症床位数如图1-1-1-14所示。

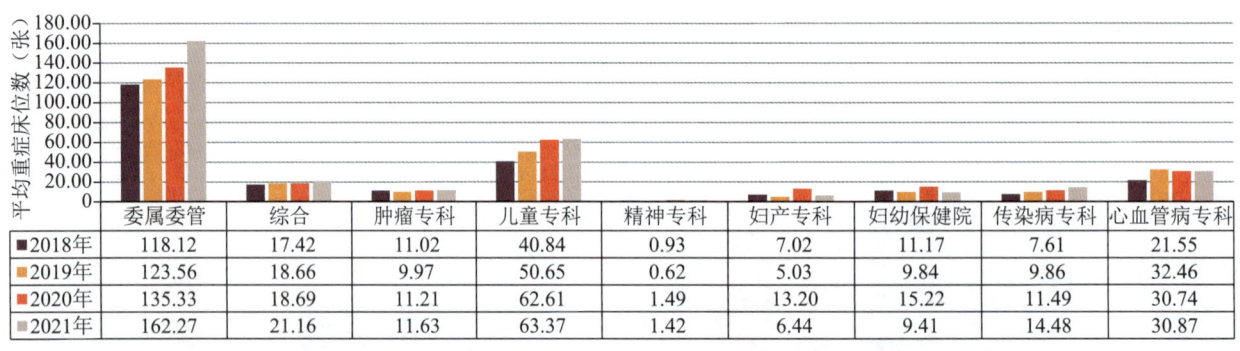

图1-1-1-14　2018—2021年全国各类别医院平均重症床位数

（2）全国各级综合医院平均重症床位数

1）全国情况

2017—2021年平均重症床位数，委属委管医院逐年增加，三级公立医院在2021年出现明显增加，二级公立医院、三级民营医院波动性增加，二级民营医院在4张左右波动（图1-1-1-15）。

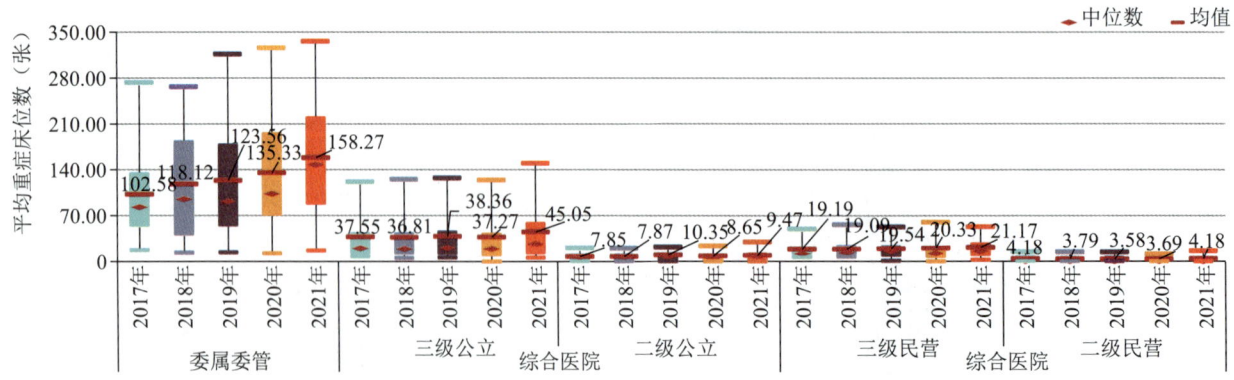

注：委属委管类别仅包含委属委管综合医院。本部分同。

图1-1-1-15　2017—2021年全国各级综合医院平均重症床位数

2）各省（自治区、直辖市）情况

2021年平均重症床位数最多的前3位省（自治区、直辖市），三级公立医院分别是吉林、河南和宁夏（图1-1-1-16）；二级公立医院分别为河南、山东和湖南（图1-1-1-17）。

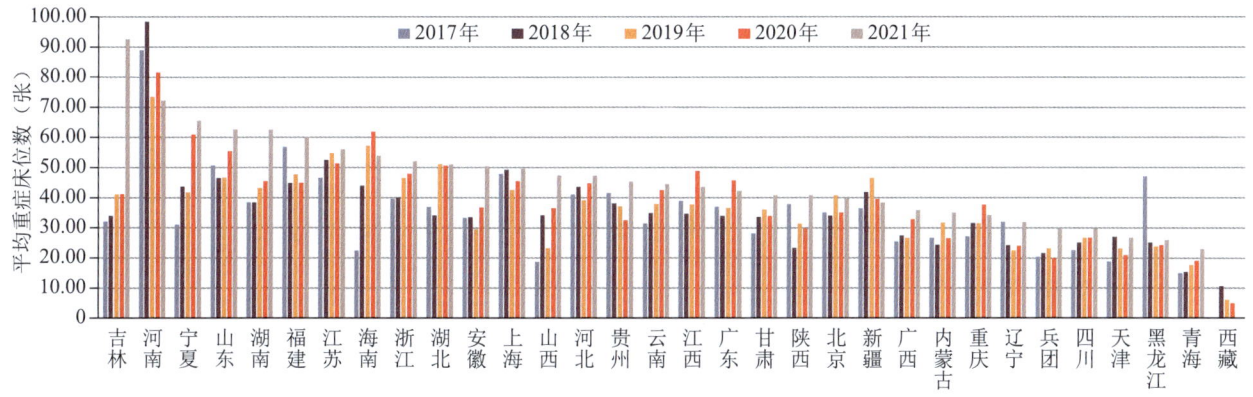

图1-1-1-16　2017—2021年各省（自治区、直辖市）三级公立医院平均重症床位数

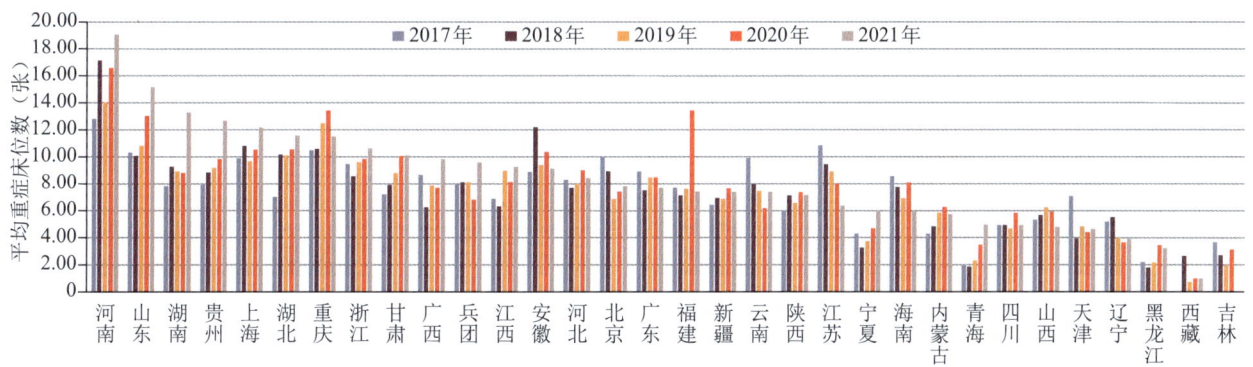

图1-1-1-17　2017—2021年各省（自治区、直辖市）二级公立医院平均重症床位数

（3）专科医院平均重症床位

1）肿瘤专科医院

2018—2021年肿瘤专科医院平均重症床位数分别为11.02、9.97、11.21和11.63张。2021年平均重症床位数较2020年增加0.42张，较2019年增加1.66张；2021年民营医院平均重症床位数较2020年增加1.49张（图1-1-1-18）。

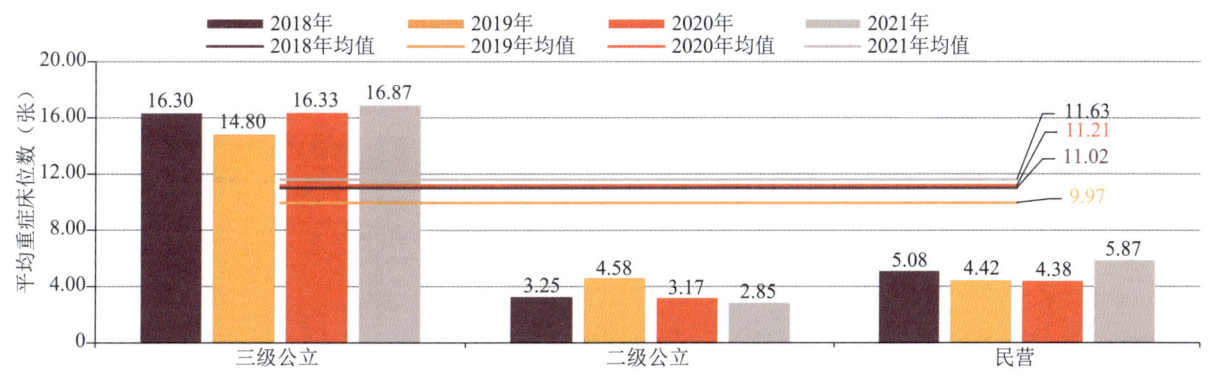

图1-1-1-18　2018—2021年全国各级肿瘤专科医院平均重症床位数

2）儿童专科医院

2018—2021年儿童专科医院平均重症床位数分别为40.84、50.65、62.61和63.37张。2021年二级、三级公立医院和民营医院平均重症床位数较2020年均有所下降（图1-1-1-19）。

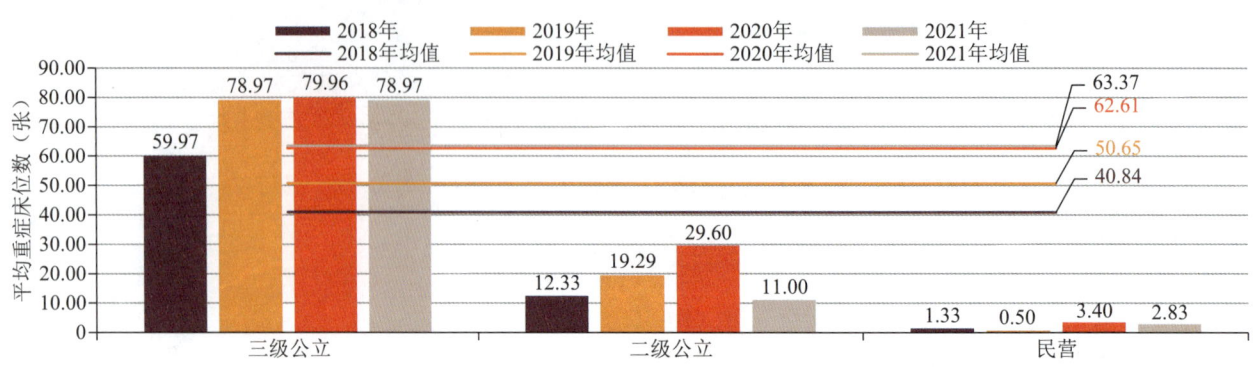

图 1-1-1-19　2018—2021 年全国各级儿童专科医院平均重症床位数

3）精神专科医院

2018—2021 年精神专科医院平均重症床位数分别为 0.93、0.62、1.49 和 1.42 张。2021 年三级公立精神专科医院平均重症床位数较 2020 年继续增加，二级公立和民营医院则有所下降（图 1-1-1-20）。

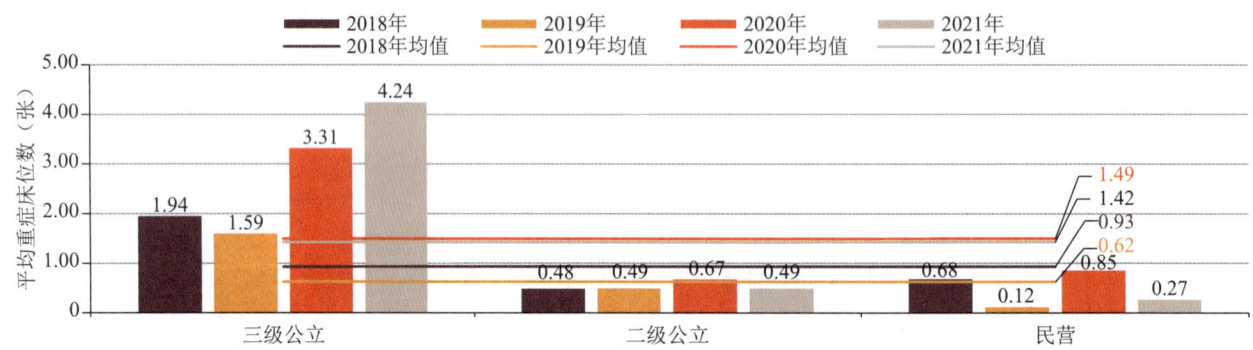

图 1-1-1-20　2018—2021 年全国各级精神专科医院平均重症床位数

4）妇产专科医院

2018—2021 年妇产专科医院平均重症床位数分别为 7.02、5.03、13.20 和 6.44 张。2021 年平均重症床位数较 2020 年下降 6.76 张，较 2019 年增加 1.41 张（图 1-1-1-21）。

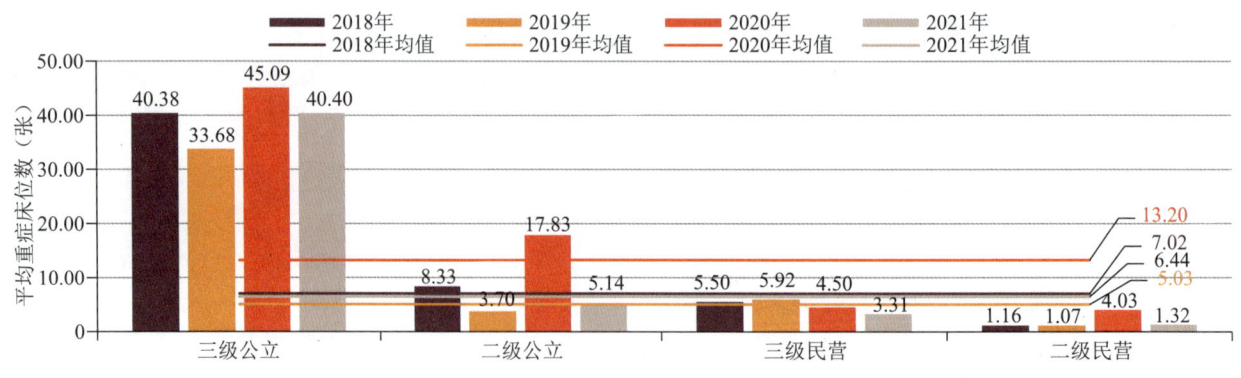

图 1-1-1-21　2016—2021 年全国各级妇产专科医院平均重症床位数

5）妇幼保健院

2018—2021 年妇幼保健院平均重症床位数分别为 11.17、9.84、15.22 和 9.41 张。2021 年二级、三级公立妇幼保健院平均重症床位数均较 2020 年和 2019 年有所下降（图 1-1-1-22）。

6）传染病专科医院

2018—2021 年传染病专科医院平均重症床位数分别为 7.61、9.86、11.49 和 14.48 张。2021 年二级、三级公立医院平均重症床位数较 2020 年分别增加 2.19 张和 3.91 张，继续保持增长趋势（图 1-1-1-23）。

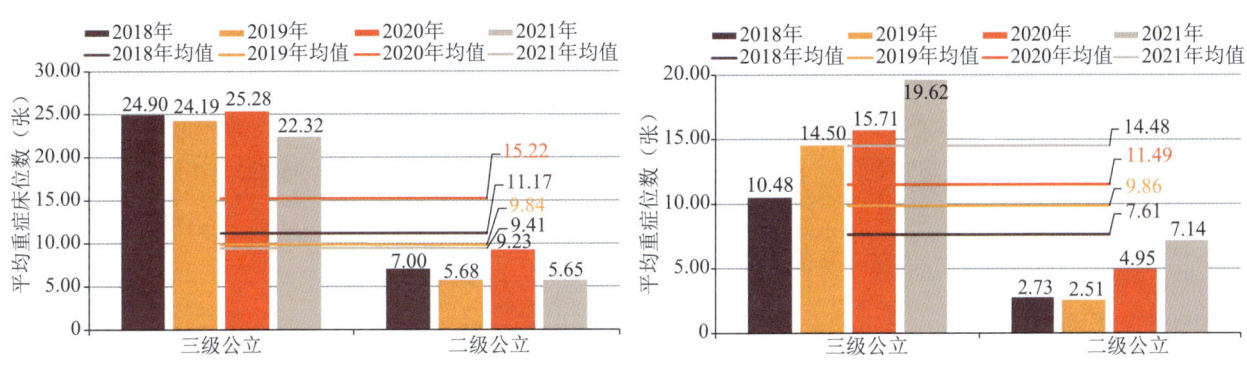

图 1-1-1-22　2018—2021 年全国各级妇幼保健院平均重症床位数

图 1-1-1-23　2018—2021 年全国各级传染病专科医院平均重症床位数

7）心血管专科医院

2018—2021 年心血管专科医院平均重症床位数分别为 21.55、32.46、30.74 和 30.87 张。2021 年平均重症床位数较 2020 年增加 0.13 张，较 2019 年下降 1.59 张（图 1-1-1-24）。

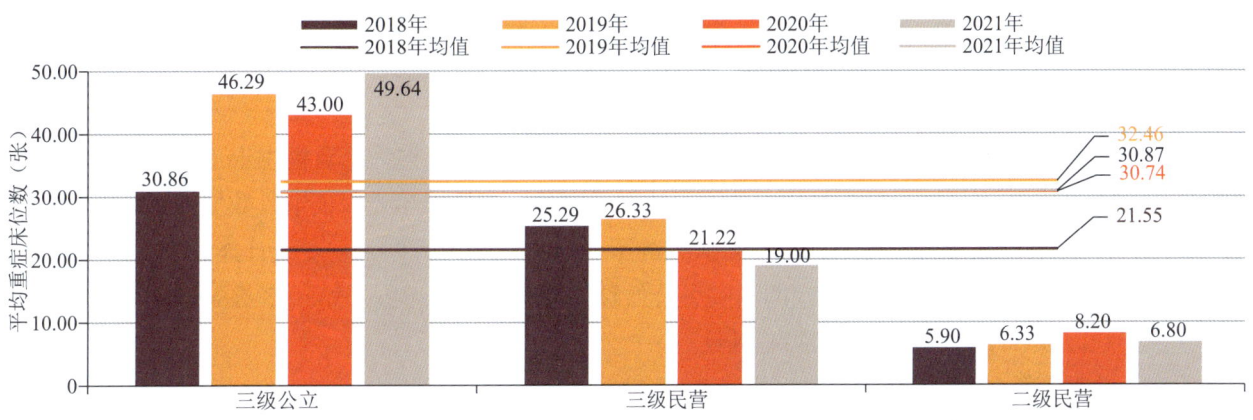

图 1-1-1-24　2018—2021 年全国各级心血管专科医院重症床位数

二、全国二级和三级医院服务量

从 HQMS 的全国二级和三级公立医院绩效考核中采集 2016—2021 年数据，共采集三级综合医院 1879 家、三级专科医院 978 家、二级综合医院 5159 家、二级专科医院 3048 家、未定级综合医院 554 家、未定级专科医院 571 家。按统计时间段内连续上报计算各级医院连续上报率，连续上报率最高为三级公立综合医院（88.25%），其次为三级公立专科医院（86.29%），最低为未定级民营医院（0.35%），其次为二级民营专科医院（1.89%）（表 1-1-1-1）。

表 1-1-1-1　2016—2021 年全国二级和三级医院数据来源

医院类型	数据情况	三级医院（家）		二级医院（家）		未定级医院（家）	合计（家）
		公立医院	民营医院	公立医院	民营医院	民营医院	
综合医院	全样本数据	1710	169	3884	1275	554	7592
	连续上报数据	1509	38	2458	104	5	4114
	连续上报率	88.25%	22.49%	63.29%	8.16%	0.90%	54.19%
专科医院	全样本数据	766	212	1407	1641	571	4597
	连续上报数据	661	17	313	31	2	1024
	连续上报率	86.29%	8.02%	22.25%	1.89%	0.35%	22.28%

统计全国2016—2021年连续上报的二级、三级综合医院及25家委属委管综合医院的月均出院人次数。委属委管综合医院、三级公立综合医院、三级民营综合医院、二级公立综合医院、二级民营综合医院自2016—2019年均保持增长状态；2020年以上医院月均出院人次数均出现不同程度的下降；2021年除二级公立综合医院持续下降外，其余医院相比较2020年均出现不同程度的回升（图1-1-1-25）。

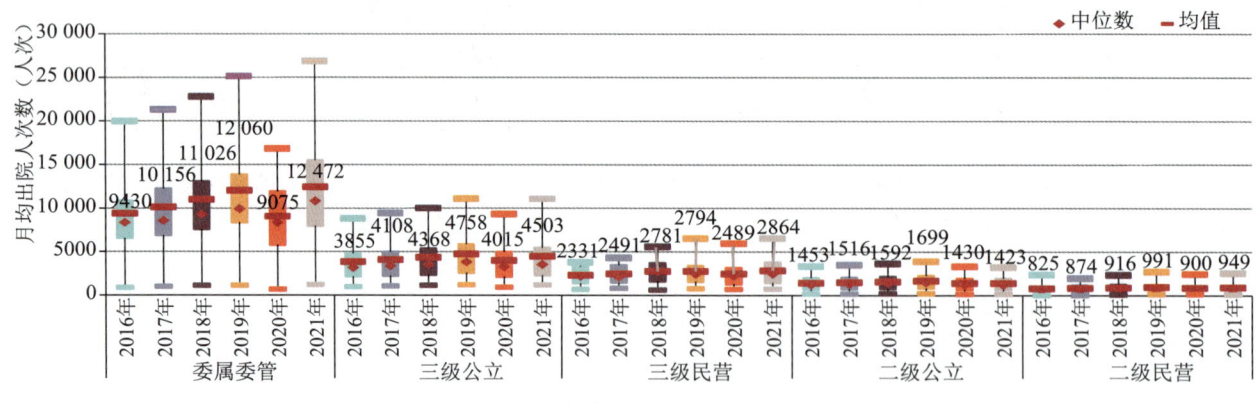

图1-1-1-25　2016—2021年全国二级和三级综合医院月均出院人次

三、全国二级和三级医院服务能力

医疗机构住院患者主要疾病诊断和手术/操作的种类，即医疗机构为患者提供诊疗服务所涉及病种和手术的种类数，可作为评价医疗机构服务能力范围宽度的一个指标。为保证纳入数据的有效性和准确性，对全国二级、三级综合医院与部分专科医院的服务能力数据分析中，主要统计连续上报的2170家三级公立医院和2771家二级公立医院的出院患者住院病历首页主要诊断（第一诊断）ICD-10编码亚目数及主要手术/操作ICD-9-CM-3编码亚目数。

（一）主要诊断ICD-10编码亚目种类数

2016—2021年收治患者的主要诊断ICD-10编码亚目种类数均值，全国三级公立综合医院从1689种增至1888种，增加199种；全国各三级公立专科医院最高为儿童医院（1060～1423种），其次为肿瘤医院（865～948种），精神病医院相对较低（228～268种），2021年除妇幼保健院外，各类型专科医院均值较上年均有回升，接近或超过2019年水平（图1-1-1-26）。

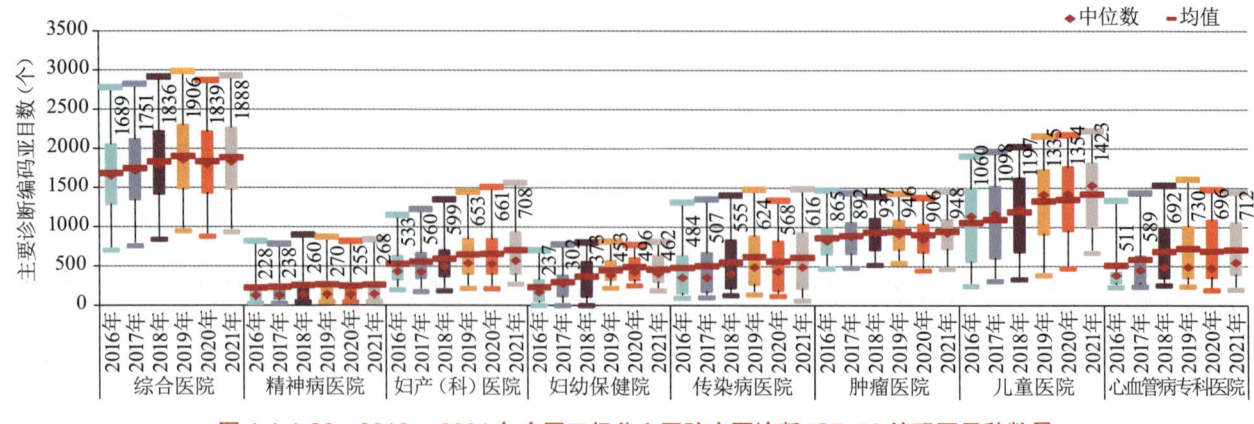

图1-1-1-26　2016—2021年全国三级公立医院主要诊断ICD-10编码亚目种数量

2017—2021年收治患者的主要诊断ICD-10编码亚目种类数均值，全国二级公立综合医院从924种增至1004种，增加80种；全国各二级公立专科医院最高为肿瘤医院（437～513种），其次为儿童医院（280～411种），精神病医院较低（91～104种）（图1-1-1-27）。

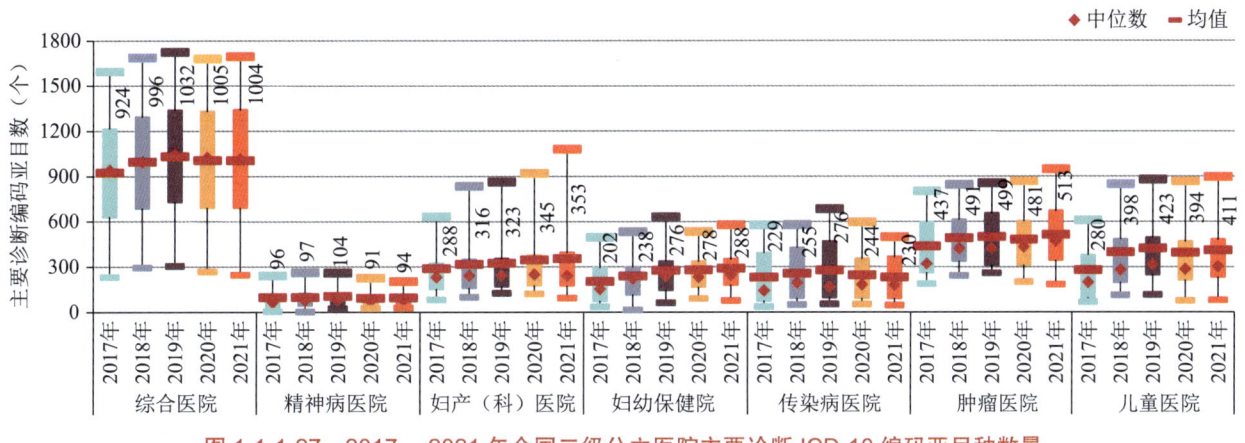

图 1-1-1-27　2017—2021 年全国二级公立医院主要诊断 ICD-10 编码亚目种数量

（二）主要手术 ICD-9-CM-3 编码亚目种类数

2016—2021 年收治患者的主要手术 ICD-9-CM-3 编码亚目种类数均值，全国三级公立综合医院从 572 种增至 802 种，增加 230 种；全国各三级公立专科医院最高为儿童医院（348～571 种），其次为肿瘤医院（354～524 种），精神病医院较低（31～56 种），各类型专科医院均值均呈上升趋势（图 1-1-1-28）。

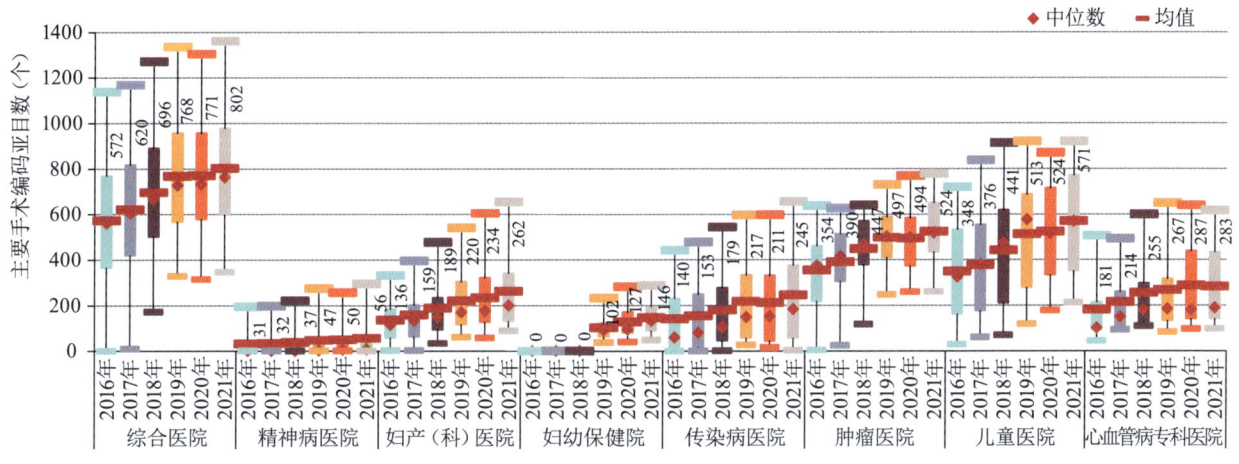

图 1-1-1-28　2016—2021 年全国三级公立医院主要手术 ICD-9-CM-3 编码亚目种类数量

2017—2021 年收治患者的主要手术 ICD-9-CM-3 编码亚目种类数均值，全国二级公立综合医院从 228 种增至 345 种，增加 117 种；全国各二级公立专科医院最高为肿瘤医院（70～231 种），其次为儿童医院（52～122 种），妇幼保健院较低（4～83 种），各类型专科医院均值均呈上升趋势（图 1-1-1-29）。

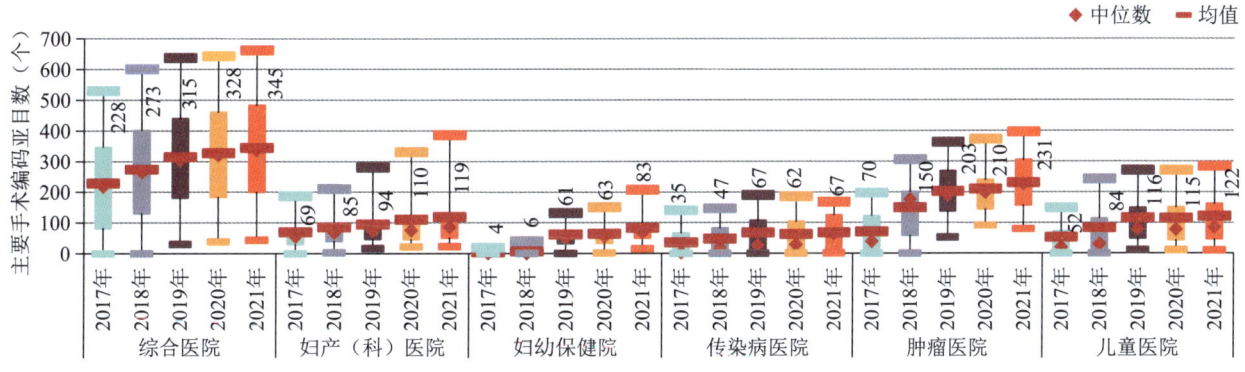

图 1-1-1-29　2017—2021 年全国二级公立医院主要手术 ICD-9-CM-3 编码亚目种类数量

四、综合医院住院患者疾病与手术/操作分析

（一）全国二级和三级公立综合医院住院患者主要诊断疾病谱排名前20位变化情况

过去5年全国三级公立综合医院住院患者主要诊断疾病谱第1位的病种排名未发生变化，仍然是"为肿瘤化学治疗疗程"。排名上升较大的病种："其他特指的医疗照顾"从2016年的第15位上升至2021年的第2位，排除编码不规范等原因，肿瘤患者住院对症支持治疗人数大幅上升；"放射治疗疗程"从第28位上升至第14位；"未特指的细菌性肺炎"从第35位上升至第10位；"结肠息肉"从第45位上升至第11位；"肾终末期疾病"从第48位上升至第17位；"未特指的心力衰竭"从第55位上升至13位；"姑息性医疗"从第58位上升至第15位（图1-1-1-30）。

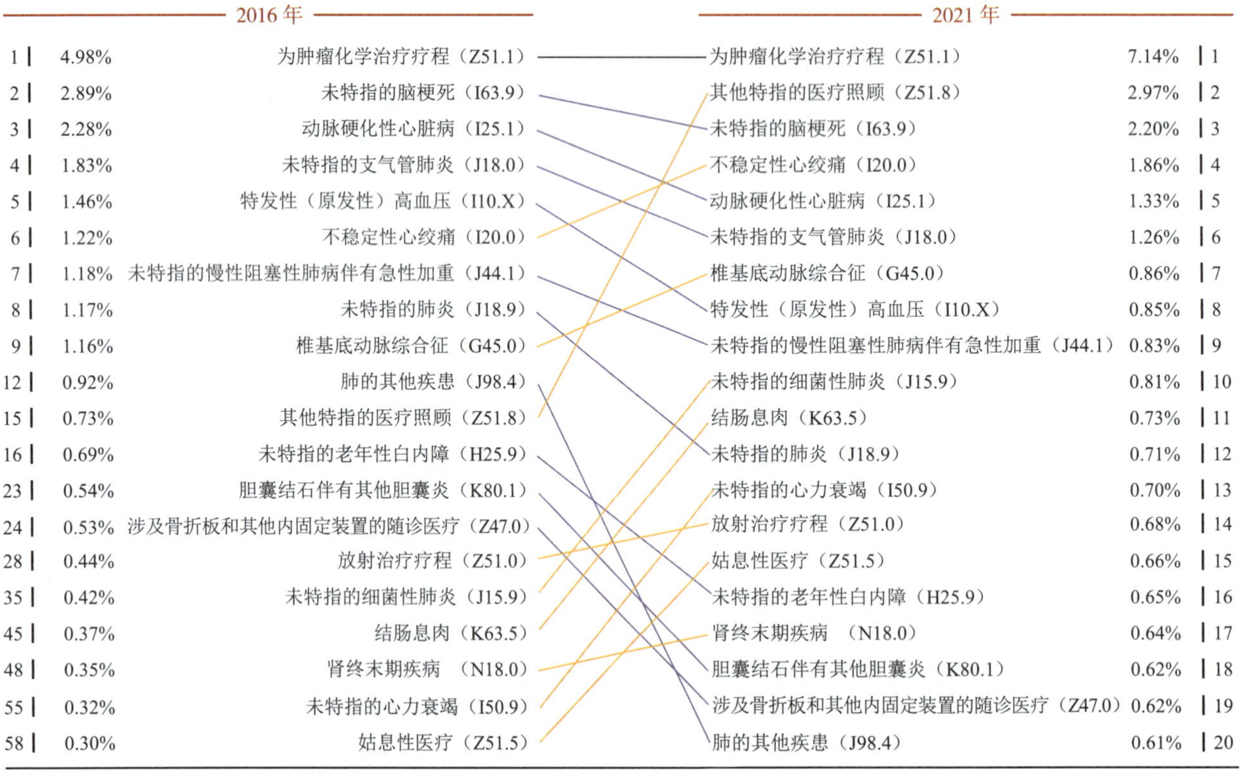

	2016年			2021年		
1	4.98%	为肿瘤化学治疗疗程（Z51.1）	为肿瘤化学治疗疗程（Z51.1）	7.14%	1
2	2.89%	未特指的脑梗死（I63.9）	其他特指的医疗照顾（Z51.8）	2.97%	2
3	2.28%	动脉硬化性心脏病（I25.1）	未特指的脑梗死（I63.9）	2.20%	3
4	1.83%	未特指的支气管肺炎（J18.0）	不稳定性心绞痛（I20.0）	1.86%	4
5	1.46%	特发性（原发性）高血压（I10.X）	动脉硬化性心脏病（I25.1）	1.33%	5
6	1.22%	不稳定性心绞痛（I20.0）	未特指的支气管肺炎（J18.0）	1.26%	6
7	1.18%	未特指的慢性阻塞性肺病伴有急性加重（J44.1）	椎基底动脉综合征（G45.0）	0.86%	7
8	1.17%	未特指的肺炎（J18.9）	特发性（原发性）高血压（I10.X）	0.85%	8
9	1.16%	椎基底动脉综合征（G45.0）	未特指的慢性阻塞性肺病伴有急性加重（J44.1）	0.83%	9
12	0.92%	肺的其他疾患（J98.4）	未特指的细菌性肺炎（J15.9）	0.81%	10
15	0.73%	其他特指的医疗照顾（Z51.8）	结肠息肉（K63.5）	0.73%	11
16	0.69%	未特指的老年性白内障（H25.9）	未特指的肺炎（J18.9）	0.71%	12
23	0.54%	胆囊结石伴有其他胆囊炎（K80.1）	未特指的心力衰竭（I50.9）	0.70%	13
24	0.53%	涉及骨折板和其他内固定装置的随诊医疗（Z47.0）	放射治疗疗程（Z51.0）	0.68%	14
28	0.44%	放射治疗疗程（Z51.0）	姑息性医疗（Z51.5）	0.66%	15
35	0.42%	未特指的细菌性肺炎（J15.9）	未特指的老年性白内障（H25.9）	0.65%	16
45	0.37%	结肠息肉（K63.5）	肾终末期疾病（N18.0）	0.64%	17
48	0.35%	肾终末期疾病（N18.0）	胆囊结石伴有其他胆囊炎（K80.1）	0.62%	18
55	0.32%	未特指的心力衰竭（I50.9）	涉及骨折板和其他内固定装置的随诊医疗（Z47.0）	0.62%	19
58	0.30%	姑息性医疗（Z51.5）	肺的其他疾患（J98.4）	0.61%	20

图1-1-1-30　2016年与2021年全国三级公立综合医院住院患者主要诊断疾病谱排名前20位变化

2016—2021年全国三级公立综合医院住院患者主要诊断疾病谱前10位病种排名下降幅度较大的是"非胰岛素依赖型糖尿病不伴有并发症"，排名从2016年第10位下降至2021年第53位，这可能与医保支付政策调整有关（图1-1-1-31）。

2017年与2021年全国二级公立综合医院住院患者主要诊断疾病谱前4位的病种排名未发生变化，仍然是"未特指的脑梗死""未特指的支气管肺炎""动脉硬化性心脏病""未特指的急性支气管炎"。排名上升较大的病种："为肿瘤化学治疗疗程"从第19位上升至第5位；"未特指的心力衰竭"从第32位上升至第9位；"未特指的细菌性肺炎"从第37位上升至第11位；"不稳定性心绞痛"从第38位上升至第10位（图1-1-1-32）。

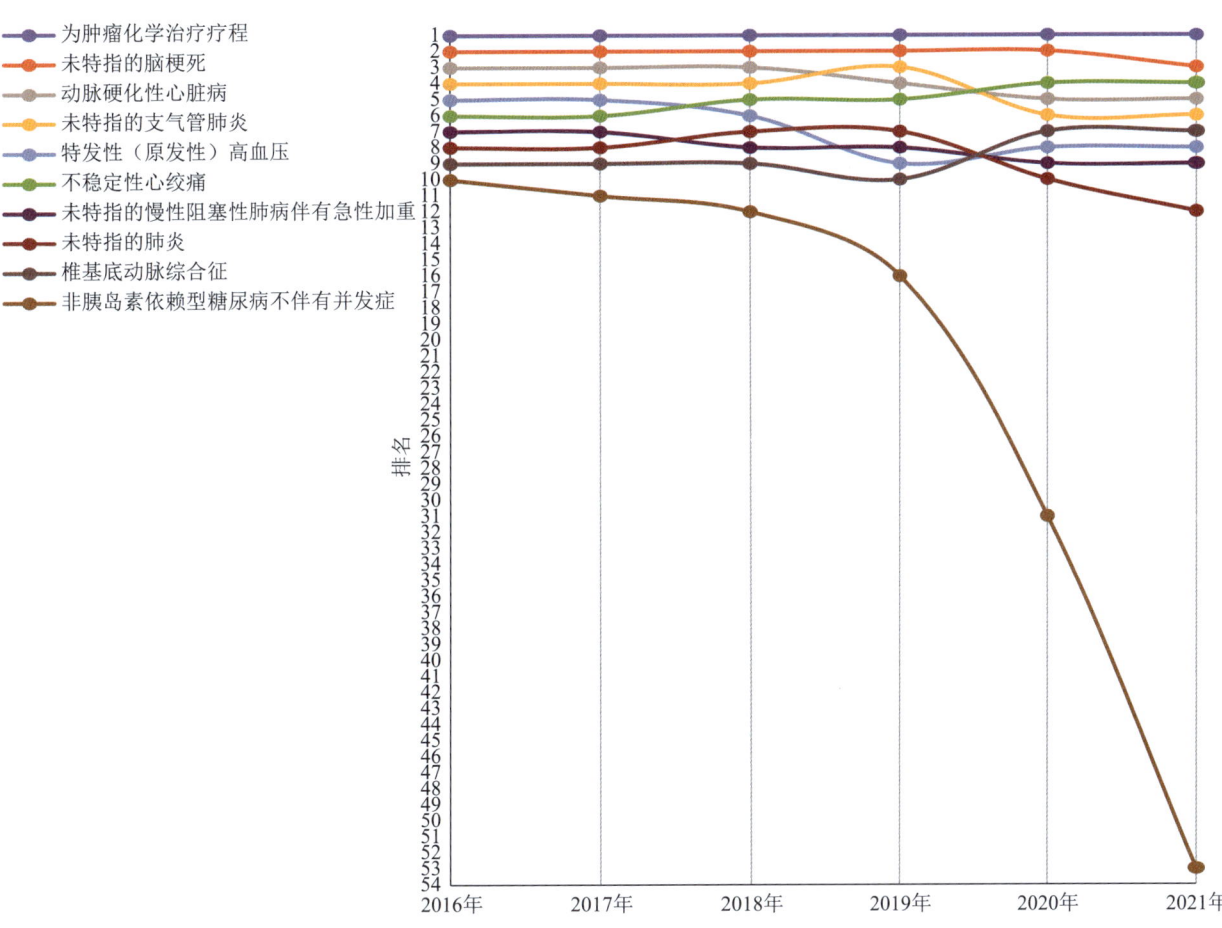

图 1-1-1-31　2016—2021 年全国三级公立综合医院住院患者主要诊断疾病谱排名前 10 位变化

	2017 年			2021 年	
1	4.49%	未特指的脑梗死（I63.9）	未特指的脑梗死（I63.9）	4.40%	1
2	3.37%	未特指的支气管肺炎（J18.0）	未特指的支气管肺炎（J18.0）	2.62%	2
3	3.35%	动脉硬化性心脏病（I25.1）	动脉硬化性心脏病（I25.1）	2.18%	3
4	2.07%	未特指的急性支气管炎（J20.9）	未特指的急性支气管炎（J20.9）	1.78%	4
6	1.64%	特发性（原发性）高血压（I10.X）	为肿瘤化学治疗疗程（Z51.1）	1.64%	5
7	1.55%	肺的其他疾患（J98.4）	未特指的慢性阻塞性肺病伴有急性加重（J44.1）	1.54%	6
8	1.47%	未特指的急性上呼吸道感染（J06.9）	椎基底动脉综合征（G45.0）	1.49%	7
9	1.45%	未特指的慢性阻塞性肺病伴有急性加重（J44.1）	特发性（原发性）高血压（I10.X）	1.32%	8
10	1.45%	未特指的肺炎（J18.9）	未特指的心力衰竭（I50.9）	1.19%	9
11	1.31%	椎基底动脉综合征（G45.0）	不稳定性心绞痛（I20.0）	1.17%	10
13	1.09%	未特指的急性扁桃体炎（J03.9）	未特指的细菌性肺炎（J15.9）	1.16%	11
15	1.03%	未特指的非感染性胃肠炎和结肠炎（K52.9）	肺的其他疾患（J98.4）	1.14%	12
16	1.00%	未特指的急性阑尾炎（K35.9）	未特指的急性扁桃体炎（J03.9）	1.09%	13
18	0.84%	其他特指的脑血管疾病（I67.8）	未特指的急性上呼吸道感染（J06.9）	1.07%	14
19	0.83%	为肿瘤化学治疗疗程（Z51.1）	未特指的急性阑尾炎（K35.9）	1.04%	15
21	0.69%	医疗性流产，完全性或未特指，无并发症（O04.9）	未特指的肺炎（J18.9）	1.04%	16
26	0.59%	其他脑梗死（I63.8）	其他脑梗死（I63.8）	1.03%	17
32	0.50%	未特指的心力衰竭（I50.9）	其他特指的脑血管疾病（I67.8）	0.98%	18
37	0.45%	未特指的细菌性肺炎（J15.9）	医疗性流产，完全性或未特指，无并发症（O04.9）	0.84%	19
38	0.45%	不稳定性心绞痛（I20.0）	未特指的非感染性胃肠炎和结肠炎（K52.9）	0.81%	20

图 1-1-1-32　2017 年与 2021 年全国二级公立综合医院住院患者主要诊断疾病谱排名前 20 位变化

2017—2021年全国二级公立综合医院住院患者主要诊断疾病谱前10位病种排名下降幅度较大的是"头位顺产",排名从2017年第5位下降至2021年第23位(图1-1-1-33)。

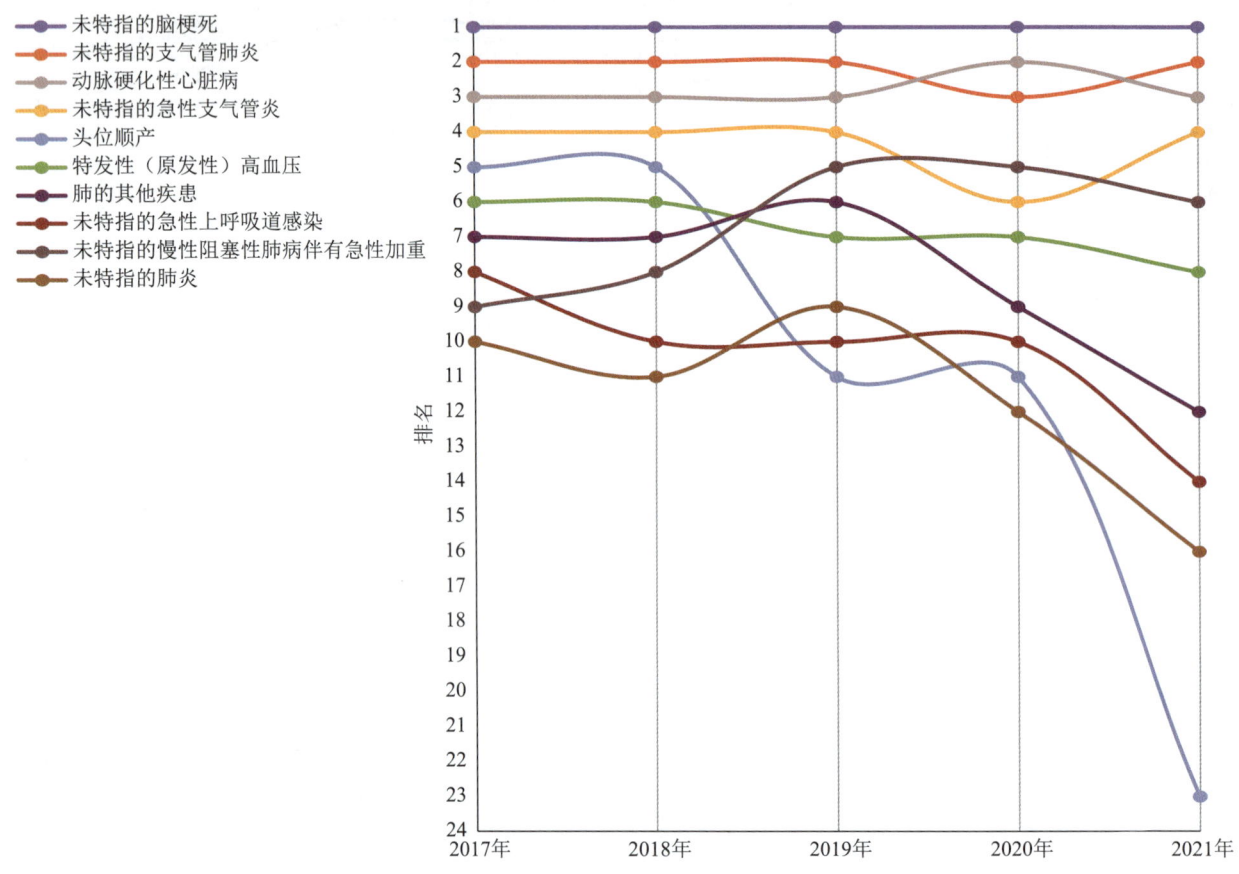

图1-1-1-33　2017—2021年全国二级公立综合医院住院患者主要诊断疾病谱排名前10位变化

值得注意的是,大量未特指的疾病诊断排名上升,规范性诊断、编码需进一步关注。各医疗机构应高度重视病案首页疾病诊断填写和编码质量,严格按照《国家卫生健康委办公厅关于印发病案管理质量控制指标(2021年版)的通知》要求,持续提高主要诊断填写正确率和主要诊断编码正确率。

(二)全国二级和三级公立综合医院住院患者手术谱排名前20位变化

2016年与2021年全国三级公立综合医院住院患者手术谱排名第1位的术种未发生变化,仍然是"低位子宫下段剖宫产"。排名上升较大的术种:"单侧甲状腺叶切除术"从第30位上升至第11位;"其他血管的其他血管内修补术"从第51位上升至第16位(图1-1-1-34)。

2016—2021年全国三级公立综合医院住院患者手术谱前10位术种排名下降幅度较大的是"外阴切开术",排名从2016年第2位下降至2021年第13位(图1-1-1-35),这可能与这几年行业层面一直在倡导减少无指征侧切,助产技术规范性持续提高有关。

2017年与2021年全国二级公立综合医院住院患者手术谱前2位的术种未发生变化,仍然是"低位子宫下段剖宫产""其他近期产科裂伤修补术"。排名上升较大的术种:"胫骨和腓骨置入装置去除"从第30位上升至第17位;"药物洗脱冠状动脉支架置入"从第76位上升至第15位(图1-1-1-36)。

2017—2021年全国二级公立综合医院住院患者手术谱前10位术种排名下降幅度较大的是"其他阑尾切除术",排名由2017年第4位下降至2021年第18位(图1-1-1-37)。

医疗服务资源与服务能力分析 第一部分

	2016 年			2021 年		
1	9.95%	低位子宫下段剖宫产（74.1X）		低位子宫下段剖宫产（74.1X）	5.62%	1
2	3.35%	外阴切开术（73.6X）		腹腔镜下胆囊切除术（51.23）	3.13%	2
3	2.86%	腹腔镜下胆囊切除术（51.23）		药物洗脱冠状动脉支架置入（36.07）	2.79%	3
4	2.73%	其他近期产科裂伤修补术（75.69）		白内障晶状体乳化和抽吸（13.41）	2.75%	4
5	2.25%	乳房病损局部切除术（85.21）		其他近期产科裂伤修补术（75.69）	2.60%	5
6	2.17%	眼内人工晶状体置入伴白内障摘出术，一期（13.71）		乳房病损局部切除术（85.21）	2.39%	6
7	2.05%	白内障晶状体乳化和抽吸（13.41）		子宫病损的其他切除术或破坏术（68.29）	2.36%	7
8	1.68%	子宫病损的其他切除术或破坏术（68.29）		腹腔镜下阑尾切除术（47.01）	1.97%	8
9	1.51%	药物洗脱冠状动脉支架置入（36.07）		经尿道输尿管和肾盂梗阻去除（56.0X）	1.91%	9
10	1.46%	皮肤和皮下组织的病损或组织其他局部切除术或破坏术（86.3X）		眼内人工晶状体置入伴白内障摘出术，一期（13.71）	1.69%	10
11	1.30%	腹腔镜下阑尾切除术（47.01）		单侧甲状腺叶切除术（06.2X）	1.35%	11
12	1.20%	经尿道输尿管和肾盂梗阻去除（56.0X）		皮肤和皮下组织的病损或组织其他局部切除术或破坏术（86.3X）	1.33%	12
13	1.07%	喉病损或组织的其他切除术或破坏术（30.09）		外阴切开术（73.6X）	1.07%	13
17	0.84%	胫骨和腓骨骨折开放性复位术伴内固定（79.36）		腹腔镜经腹全子宫切除术（68.41）	1.04%	14
20	0.73%	腹腔镜经腹全子宫切除术（68.41）		胫骨和腓骨骨折开放性复位术伴内固定（79.36）	1.03%	15
22	0.73%	其他骨骨折开放性复位术伴内固定（79.39）		其他血管的其他血管内修补术（39.79）	0.93%	16
26	0.70%	非药物洗脱冠状动脉支架置入（36.06）		喉病损或组织的其他切除术或破坏术（30.09）	0.90%	17
27	0.69%	椎间盘切除术（80.51）		非药物洗脱冠状动脉支架置入（36.06）	0.81%	18
30	0.64%	单侧甲状腺叶切除术（06.2X）		其他骨骨折开放性复位术伴内固定（79.39）	0.80%	19
51	0.37%	其他血管的其他血管内修补术（39.79）		椎间盘切除术（80.51）	0.77%	20

图 1-1-1-34　2016 年与 2021 年全国三级公立综合医院住院患者手术谱排名前 20 位变化

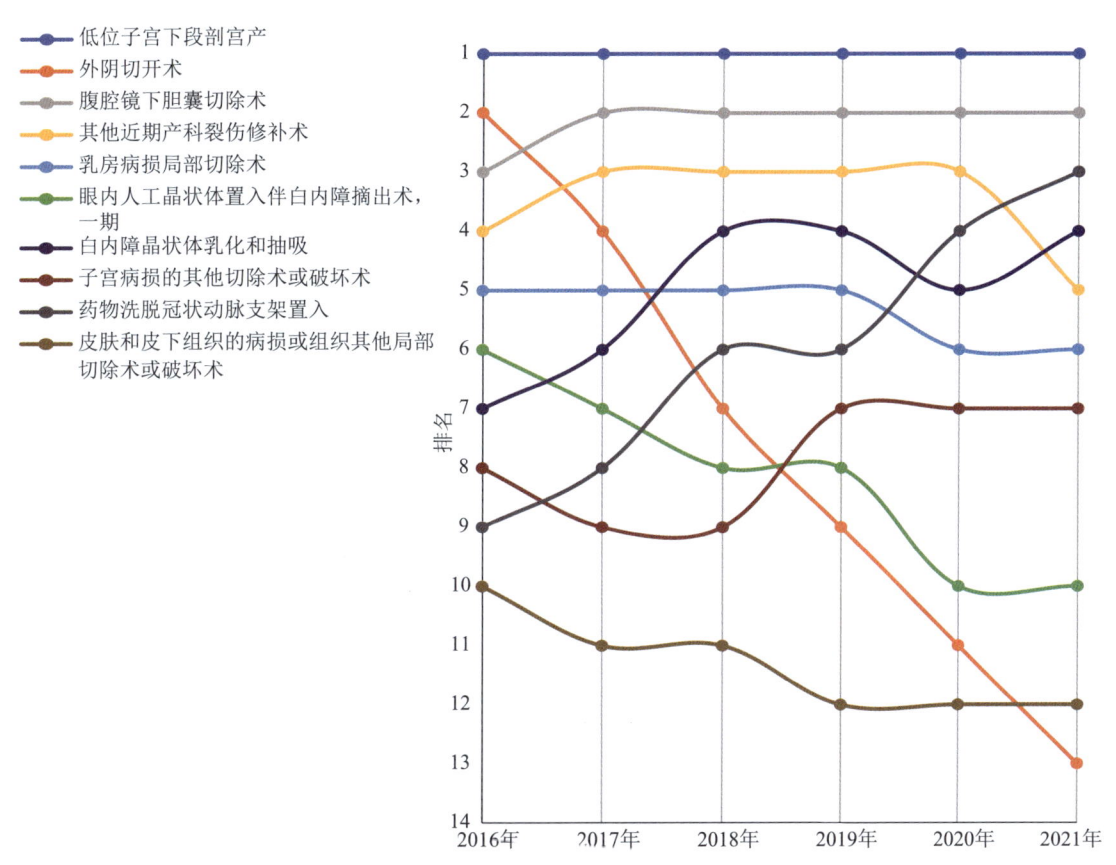

图 1-1-1-35　2016—2021 年全国三级公立综合医院住院患者手术谱排名前 10 位变化

2017年				2021年		
1	18.79%	低位子宫下段剖宫产（74.1X）		低位子宫下段剖宫产（74.1X）	10.77%	1
2	4.28%	其他近期产科裂伤修补术（75.69）		其他近期产科裂伤修补术（75.69）	4.28%	2
3	3.98%	外阴切开术（73.6X）		腹腔镜下阑尾切除术（47.01）	3.94%	3
4	2.89%	其他阑尾切除术（47.09）		白内障晶状体乳化和抽吸（13.41）	3.31%	4
5	2.70%	腹腔镜下胆囊切除术（51.23）		腹腔镜下胆囊切除术（51.23）	3.13%	5
6	2.40%	眼内人工晶状体置入伴白内障摘出术，一期（13.71）		经尿道输尿管和肾盂梗阻去除（56.0X）	2.31%	6
7	2.15%	外阴或会阴裂伤缝合术（71.71）		外阴切开术（73.6X）	2.18%	7
8	1.98%	腹腔镜下阑尾切除术（47.01）		眼内人工晶状体置入伴白内障摘出术，一期（13.71）	1.90%	8
9	1.96%	白内障晶状体乳化和抽吸（13.41）		皮肤和皮下组织的病损或组织其他局部切除或破坏术（86.3X）	1.67%	9
10	1.63%	皮肤和皮下组织的病损或组织其他局部切除术或破坏术（86.3X）		子宫病损的其他切除术或破坏术（68.29）	1.58%	10
12	1.13%	经尿道输尿管和肾盂梗阻去除（56.0X）		胫骨和腓骨骨折开放性复位术伴内固定（79.36）	1.58%	11
13	1.08%	包皮环切术（64.0X）		其他骨骨折开放性复位术伴内固定（79.39）	1.34%	12
14	1.03%	其他骨骨折开放性复位术伴内固定（79.39）		外阴或会阴裂伤缝合术（71.71）	1.32%	13
15	1.01%	胫骨和腓骨骨折开放性复位术伴内固定（79.36）		包皮环切术（64.0X）	1.27%	14
16	1.00%	其他部位的皮肤和皮下组织闭合术（86.59）		药物洗脱冠状动脉支架置入（36.07）	1.21%	15
19	0.80%	子宫病损的其他切除术或破坏术（68.29）		其他部位的皮肤和皮下组织闭合术（86.59）	1.11%	16
21	0.79%	乳房病损局部切除术（85.21）		胫骨和腓骨置入装置去除（78.67）	0.99%	17
25	0.68%	其他经尿道前列腺切除术（60.29）		其他阑尾切除术（47.09）	0.93%	18
30	0.59%	胫骨和腓骨置入装置去除（78.67）		乳房病损局部切除术（85.21）	0.92%	19
76	0.23%	药物洗脱冠状动脉支架置入（36.07）		其他经尿道前列腺切除术（60.29）	0.89%	20

图 1-1-1-36　2017年与2021年全国二级公立综合医院住院患者手术谱排名前20位变化

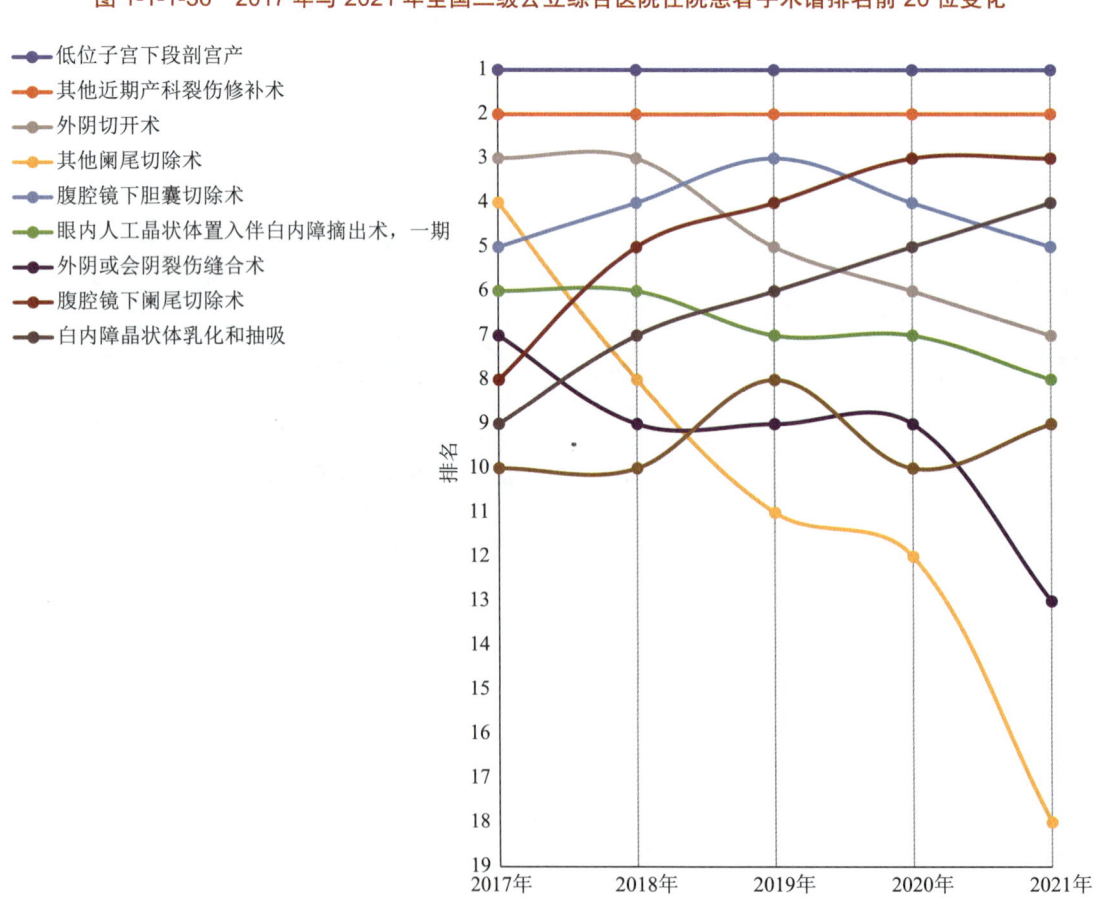

图 1-1-1-37　2017—2021年全国二级公立综合医院住院患者手术谱排名前10位变化

（三）全国二级和三级公立综合医院住院患者诊断性操作谱排名前20位变化

2016年与2021年全国三级公立综合医院住院患者诊断性操作谱前2位的诊断性操作种类未发生变化，仍然是"单根导管的冠状动脉造影术""其他胃镜检查"。排名上升较大的种类："闭合性[内镜的]支气管活组织检查"从第34位上升至第3位；"骨髓其他诊断性操作"从第24位上升至第5位；"小肠其他内镜检查"从第27位上升至第13位；"其他支气管镜检查"从第31位上升至第17位（图1-1-1-38）。

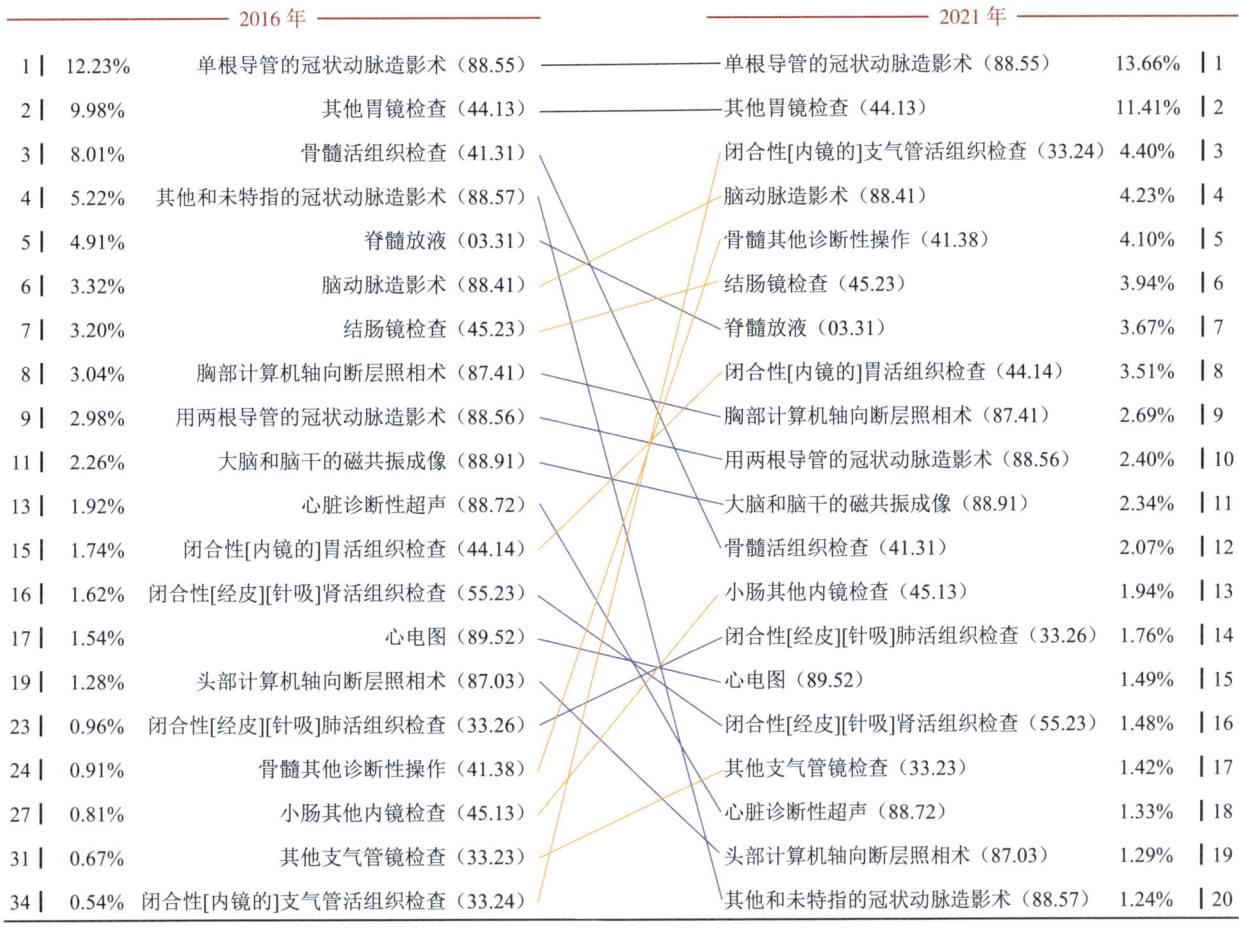

图1-1-1-38　2016年与2021年全国三级公立综合医院住院患者诊断性操作谱排名前20位变化

2016—2021年全国三级公立综合医院住院患者诊断性操作谱前10位中排名下降幅度较大的是"其他和未特指的冠状动脉造影术""光导纤维支气管镜检查"，排名分别从2016年第4位和第10位下降至2021年第20位和第29位（图1-1-1-39）。

2017年与2021年全国二级公立综合医院住院患者诊断性操作谱第1位的诊断性操作种类未发生变化，仍然是"其他胃镜检查"。排名上升较大的种类："闭合性[内镜的]支气管活组织检查"从第44位上升至第11位；"脑动脉造影术"从第25位上升至第14位；"小肠其他内镜检查"从第28位上升至第13位；"其他支气管镜检查"从第33位上升至第20位；"全身动脉血气测量"从第41位上升至第18位；"食管胃十二指肠镜检查[EGD]伴活组织检查"从第57位上升至第19位（图1-1-1-40）。

2017—2021年全国二级公立综合医院住院患者诊断性操作前10位中排名下降幅度较大的"其他和未特指的冠状动脉造影术"，排名由2017年第10位下降至2021年第25位（图1-1-1-41）。

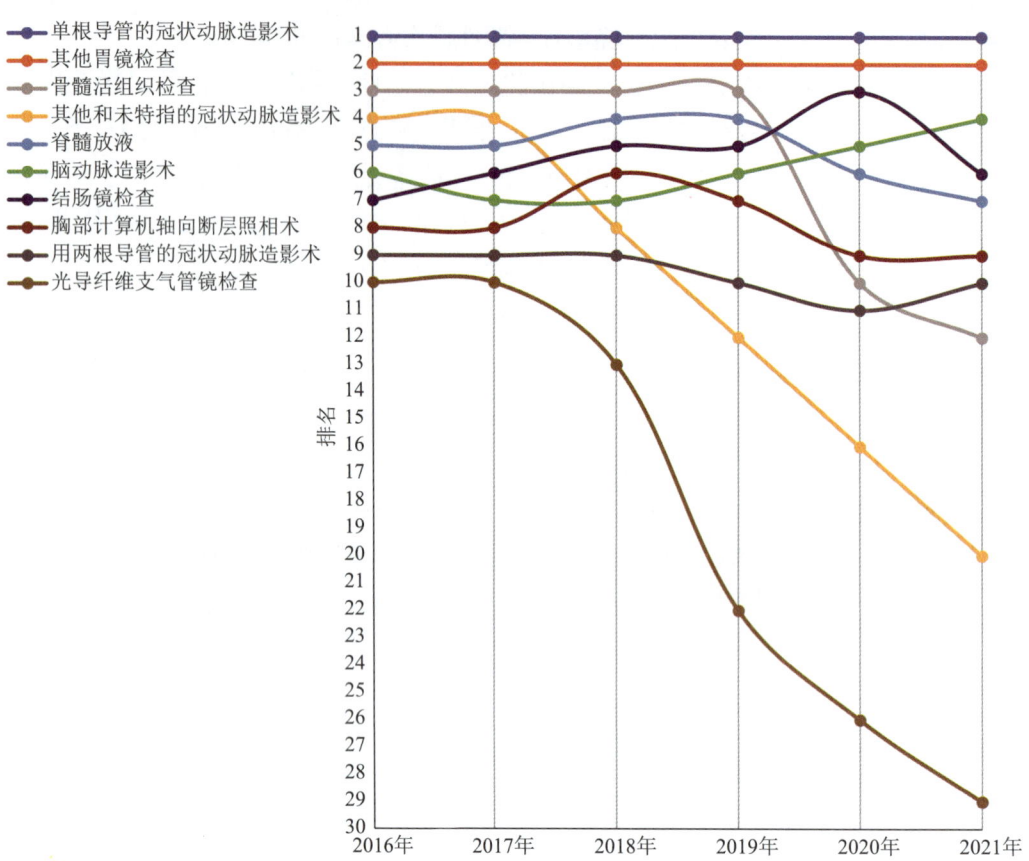

图 1-1-1-39　2016—2021 年全国三级公立综合医院住院患者诊断性操作谱排名前 10 位变化

	2017 年			2021 年		
1	11.83%	其他胃镜检查（44.13）	其他胃镜检查（44.13）	16.25%	1
2	7.11%	头部计算机轴向断层照相术（87.03）	单根导管的冠状动脉造影术（88.55）	11.54%	2
3	6.93%	胸部计算机轴向断层照相术（87.41）	胸部计算机轴向断层照相术（87.41）	4.86%	3
4	5.94%	单根导管的冠状动脉造影术（88.55）	结肠镜检查（45.23）	4.17%	4
5	5.83%	其他扩张和刮宫术（69.09）	心电图（89.52）	3.84%	5
6	4.66%	心电图（89.52）	闭合性[内镜]的胃活组织检查（44.14）	3.70%	6
7	4.20%	心脏诊断性超声（88.72）	头部计算机轴向断层照相术（87.03）	3.25%	7
8	3.67%	大脑和脑干的磁共振成像（88.91）	大脑和脑干的磁共振成像（88.91）	2.92%	8
9	3.46%	子宫镜检查（68.12）	其他扩张和刮宫术（69.09）	2.78%	9
12	3.03%	常规胸部 X 线（87.44）	子宫镜检查（68.12）	2.64%	10
13	2.63%	结肠镜检查（45.23）	闭合性[内镜]的支气管活组织检查（33.24）	2.63%	11
14	1.68%	闭合性[内镜]的胃活组织检查（44.14）	心电监测（89.54）	2.60%	12
18	1.42%	心电监测（89.54）	小肠其他内镜检查（45.13）	2.33%	13
20	1.29%	用两根导管的冠状动脉造影术（88.56）	脑动脉造影术（88.41）	2.31%	14
25	0.85%	脑动脉造影术（88.41）	心脏诊断性超声（88.72）	2.15%	15
28	0.65%	小肠其他内镜检查（45.13）	常规胸部 X 线（87.44）	1.58%	16
33	0.55%	其他支气管镜检查（33.23）	用两根导管的冠状动脉造影术（88.56）	1.46%	17
41	0.35%	全身动脉血气测量（89.65）	全身动脉血气测量（89.65）	1.44%	18
44	0.30%	闭合性[内镜]的支气管活组织检查（33.24）	食管胃十二指肠镜检查[EGD]伴活组织检查（45.16）	1.26%	19
57	0.15%	食管胃十二指肠镜检查[EGD]伴活组织检查（45.16）	其他支气管镜检查（33.23）	1.26%	20

图 1-1-1-40　2017 年与 2021 年全国二级公立综合医院住院患者诊断性操作谱排名前 20 位变化

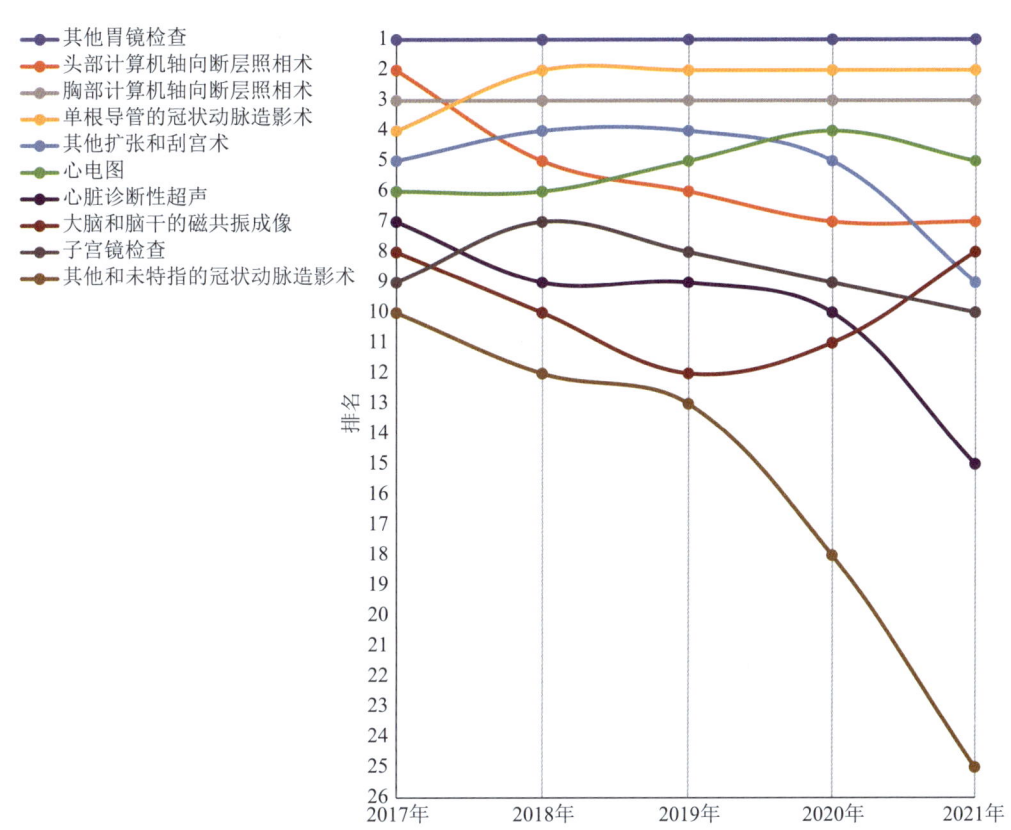

图 1-1-1-41 2017—2021年全国二级公立综合医院住院患者诊断性操作谱排名前10位变化

（四）全国二级和三级公立综合医院住院患者治疗性操作谱排名前20位变化

2016年与2021年全国三级公立综合医院住院患者治疗性操作谱第1位治疗性操作种类未发生变化，仍然是"注射或输注癌瘤化学治疗药物"。排名上升较大的种类："玻璃体其他手术"排名从第25位上升至第6位；"无创机械性通气"排名从第40位上升至第10位；"其他光疗法"排名从第44位上升至第12位；"针刺"排名从第49位上升至第11位；"光子远距离放射疗法"从第64位上升至第9位；"注射或输注作为一种抗肿瘤药的生物治疗调节[BRM]"从第67位上升至第2位（图1-1-1-42）。

2016—2021年全国三级公立综合医院住院患者治疗性操作前10位排名下降幅度较大的是"内镜下壶腹和胆管扩张术""静脉其他穿刺""分娩或流产后的扩张和刮宫术"。"内镜下壶腹和胆管扩张术"排名由2016年第1位下降至2021年第220位；"静脉其他穿刺"排名由2016年第9位下降至2021年第25位；"分娩或流产后的扩张和刮宫术"排名由2016年第10位下降至2021年第26位（图1-1-1-43）。

2017年与2021年全国二级公立综合医院住院患者治疗性操作排名变化较大，其中排名上升较大的种类："注射或输注癌瘤化学治疗药物"从第21位上升至第1位；"针刺"从第24位上升至第2位；"其他热疗法"从第32位上升至第5位；"内镜下大肠其他病损或组织破坏术"从第40位上升至第11位；"其他物理治疗"从第42位上升至第14位；"注射或输注作为一种抗肿瘤药的生物治疗调节[BRM]"从第106位上升至第16位；"贴敷治疗"从第265位上升至第20位（图1-1-1-44）。

2017—2021年全国二级公立综合医院住院患者治疗性操作前10位排名下降幅度较大的是"扩张和刮宫术，用于终止妊娠""伤口、感染或烧伤的非切除性清创术""静脉其他穿刺"。"扩张和刮宫术，用于终止妊娠"排名由2017年第4位下降至2021年第26位；"伤口、感染或烧伤的非切除性清创术"排名由2017年第5位下降至2021年第29位；"静脉其他穿刺"排名由2017年第9位下降至2021年第30位（图1-1-1-45）。

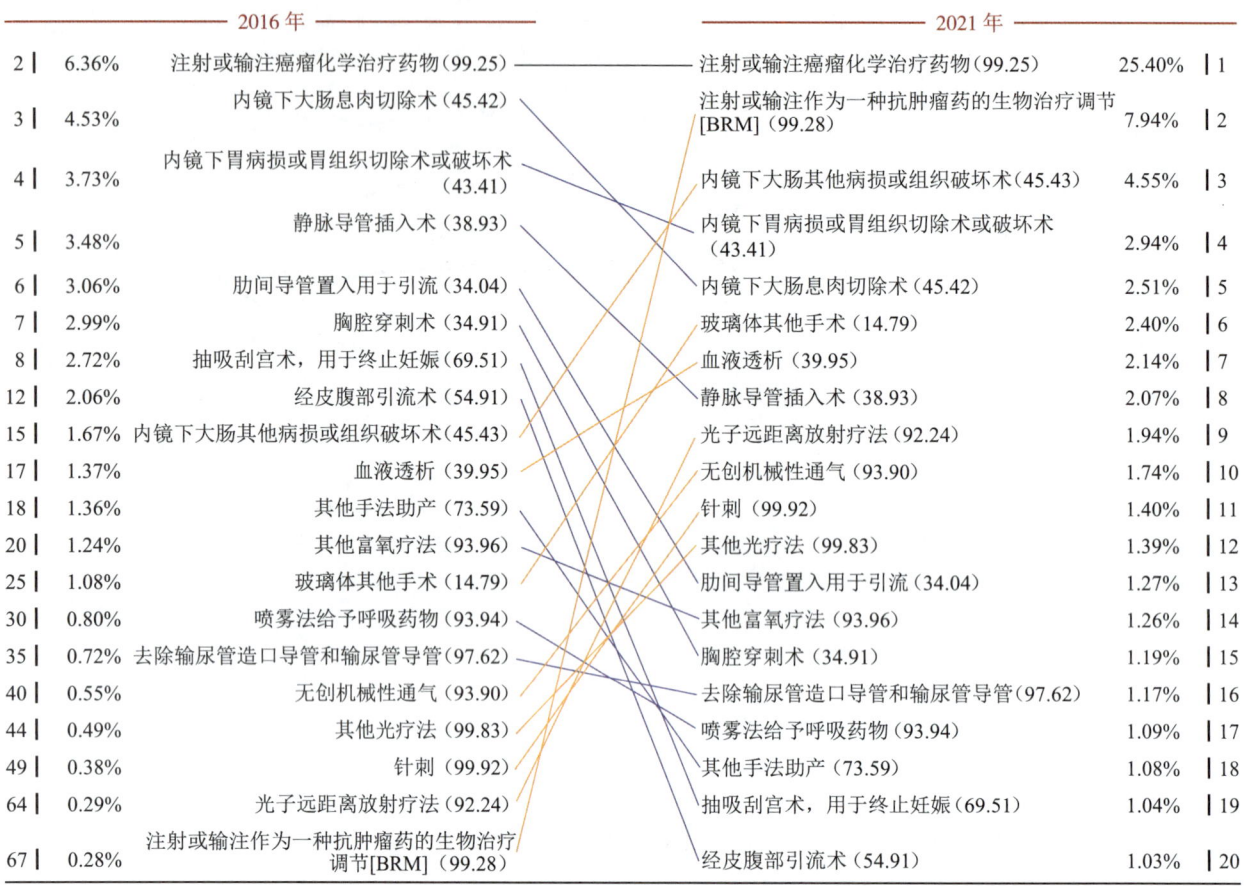

图 1-1-1-42　2016 年与 2021 年全国三级公立综合医院住院患者治疗性操作谱排名前 20 位变化

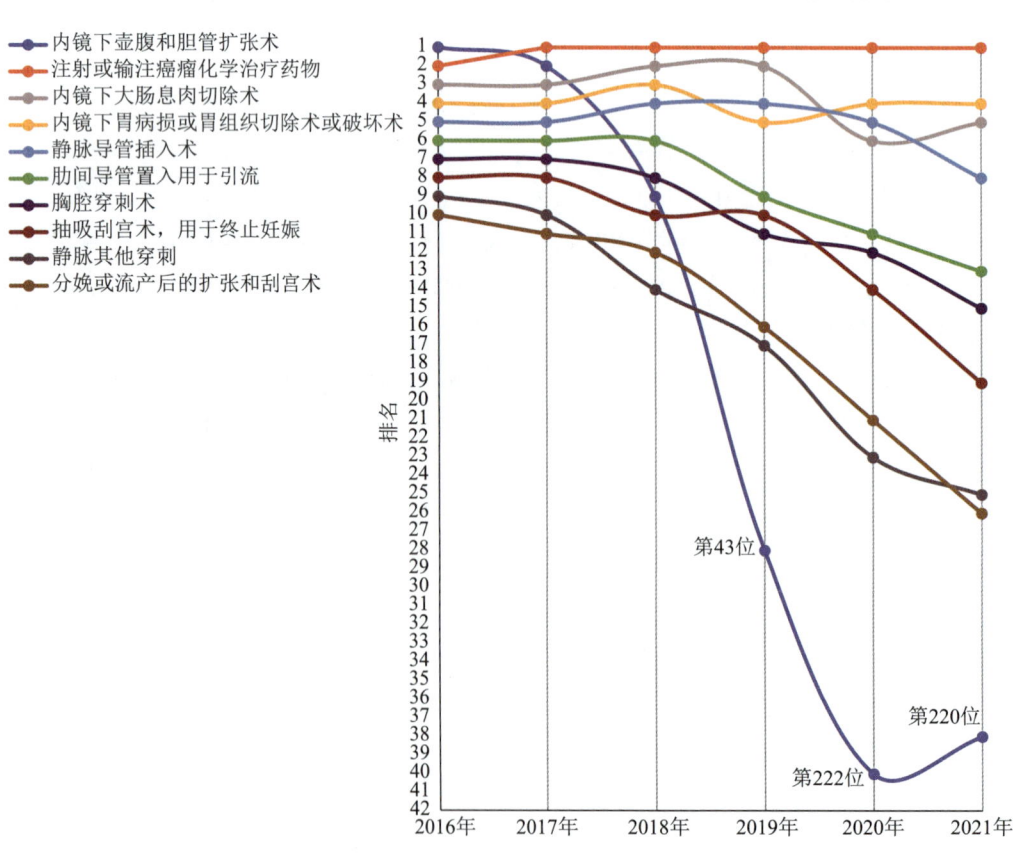

图 1-1-1-43　2016—2021 年全国三级公立综合医院住院患者治疗性操作谱排名前 10 位变化

第一部分 医疗服务资源与服务能力分析

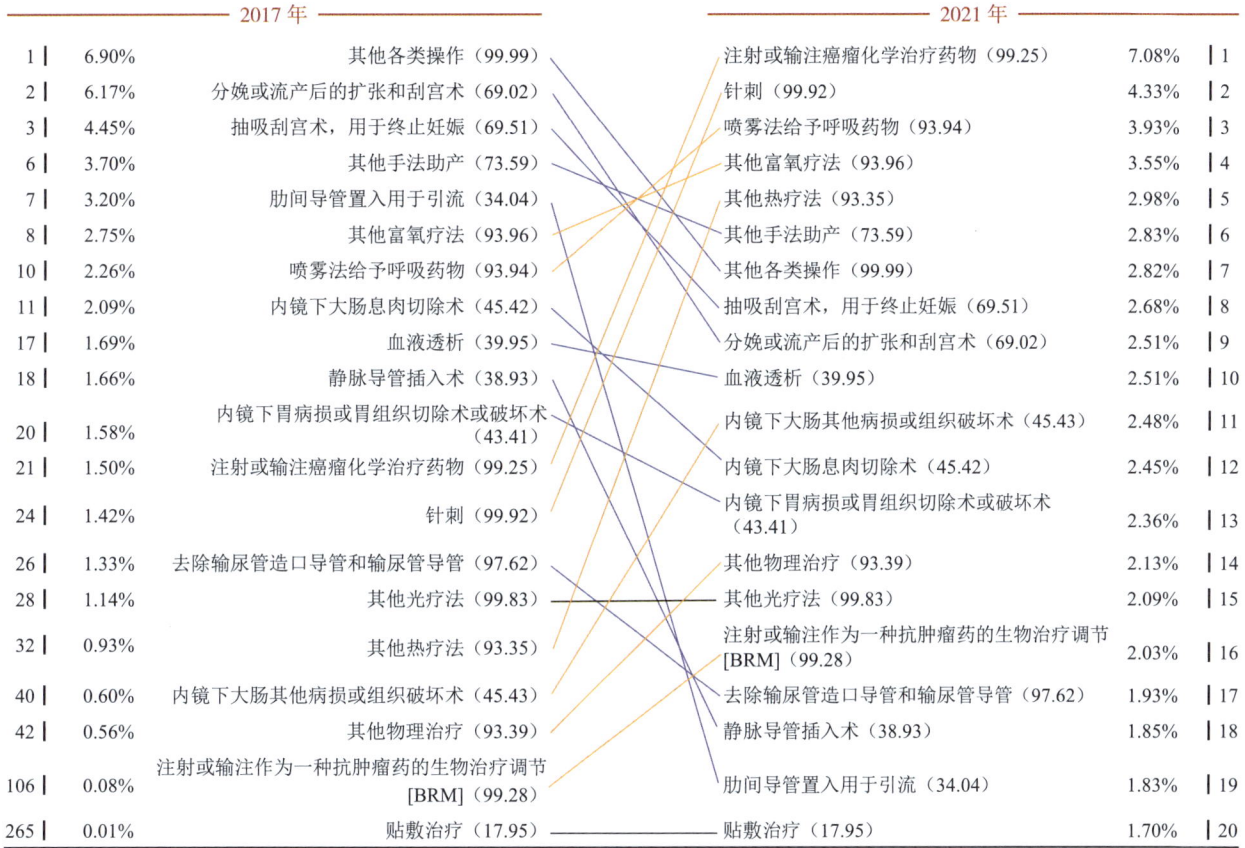

图 1-1-1-44　2017 年与 2021 年全国二级公立综合医院住院患者治疗性操作谱排名前 20 位变化

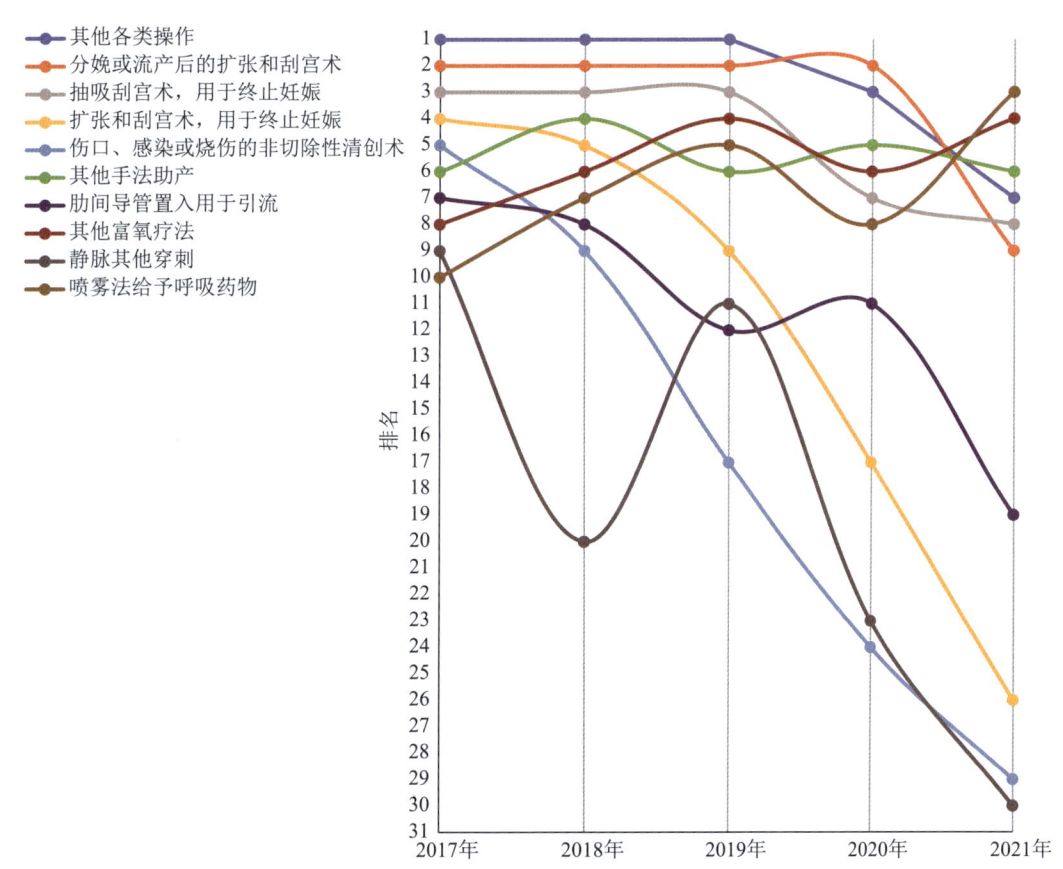

图 1-1-1-45　2017—2021 年全国二级公立综合医院住院患者治疗性操作谱排名前 10 位变化

（五）各省（自治区、直辖市）二级和三级公立综合医院住院患者死亡疾病谱

分别统计全国二级和三级公立综合医院2021年住院患者死亡率前20位的疾病在各省（自治区、直辖市）的死亡疾病谱中的排名（表1-1-1-2、表1-1-1-3）。

表1-1-1-2 2021年各省（自治区、直辖市）三级公立综合医院住院患者死亡疾病谱

排名	三级公立综合医院死亡疾病谱前20位	北京	天津	河北	山西	内蒙古	辽宁	吉林	黑龙江	上海	江苏	浙江	安徽	福建	江西	山东	河南	湖北	湖南	广东	广西	海南	重庆	四川	贵州	云南	西藏	陕西	甘肃	青海	宁夏	新疆
1	未特指的肺炎（J18.9）	2	1	1	1	1	3	1	2	1	1	1	1	1	1	1	1	2	1	1	1	1	1	1	1	1	2	1	1	1	1	1
2	未特指的支气管或肺恶性肿瘤（C34.9）	39	3	7	2	4	2	4	4	5	3	3	2	1	10	3	3	3	2	4	5	4	2	5	4	3	9	5	41	2	15	4
3	未特指的脑梗死（I63.9）	5	2	5	3	2	1	3	1	2	2	2	5	8	4	2	4	13	4	2	2	3	5	3	5	5	2	2	2	8	3	2
4	未特指的脓毒病（A41.9）	8	2	20	5	13	19	9	5	31	5	19	3	4	2	5	2	4	9	8	2	2	6	2	2	2	21	8	17	3	2	5
5	姑息性医疗（Z51.5）	1	9	3	20	6	1	10	3	4	38	22	8	6	2	137	74	1	6	4	38	15	41	2	114	7	33	92	5	40	47	28	81
6	颅内损伤伴有延长的昏迷（S06.7）	22	6	2	4	2	9	21	16	1	6	62	1	1	8	2	1	2	3	5	1	2	1	2	1	7	4	2	6	10	14
7	未特指的心力衰竭（I50.9）	4	5	12	5	2	4	23	3	7	10	8	7	10	6	11	15	3	8	16	9	6	9	8	17	11	9
8	肺的其他疾患（J98.4）	7	5	4	23	4	16	48	14	4	7	9	15	5	4	7	11	30	18	5	8	25	14	4	2	3
9	急性心内膜下心肌梗死（I21.4）	6	8	15	8	15	5	16	34	44	5	4	12	6	14	6	18	8	20	7	5	4	2	6	6	116	13	35	46	16	7
10	未特指的胃肠出血（K92.2）	14	13	11	10	5	7	7	8	11	16	17	20	11	7	8	10	9	6	11	15	6	5	6	11	35	15	6	12
11	未特指的肝恶性肿瘤（C22.9）	85	25	22	24	11	20	7	18	6	1	29	8	2	3	33	3	11	4	9	2	5	4	3	17	24	1375	16	4	9	9
12	未特指的细菌性肺炎（J15.9）	3	11	15	9	8	12	12	36	2	60	18	13	33	23	42	13	6	23	28	4	8	45	3	4	35	4	33	23	69	2	10
13	大脑半球的脑内出血，皮质下（I61.0）	13	14	17	12	15	8	6	10	20	17	22	7	12	15	6	11	7	17	22	19	7	12	3	14	7	20	10	14
14	未特指的急性心肌梗死（I21.9）	28	15	14	13	7	6	10	13	19	12	26	4	6	24	17	10	3	15	16	6	4	14	22	29	19	16
15	前壁急性透壁性心肌梗死（I21.0）	9	10	9	7	7	4	13	45	47	6	14	19	16	26	4	5	25	10	24	14	29	9	6	15
16	未特指的呼吸衰竭（J96.9）	10	10	14	27	37	8	33	7	10	17	12	16	46	9	6	5	9	20	10	6	4	47	38
17	创伤性硬膜下出血（S06.5）	20	11	10	31	44	39	40	18	2	6	29	7	16	8	2	10	1	7	7	8	5	32	33	38	5
18	未特指的心脏停搏（I46.9）	92	41	29	18	24	9	20	9	29	44	9	2	7	11	22	16	4	43	3	23	26	45
19	弥散性脑损伤（S06.2）	25	16	16	6	29	53	16	38	47	8	15	9	10	18	6	10	20	37	11	18	20	6	24	19	53	3	30
20	肾终末期疾病（N18.0）	27	16	21	16	21	35	10	12	8	4	14	30	147	21	126	22	21	41

表1-1-1-3 2021年各省（自治区、直辖市）二级公立综合医院住院患者死亡疾病谱

排名	二级公立综合医院死亡疾病谱前20位	北京	天津	河北	山西	内蒙古	辽宁	吉林	黑龙江	上海	江苏	浙江	安徽	福建	江西	山东	河南	湖北	湖南	广东	广西	海南	重庆	四川	贵州	云南	西藏	陕西	甘肃	青海	宁夏	新疆
1	未特指的肺炎（J18.9）	2	3	1	3	1	5	5	6	1	11	2	13	1	5	5	9	4	2	6	1	2	1	3	21	5	8	34	19	2
2	未特指的脑梗死（I63.9）	5	3	3	1	2	3	3	1	4	5	7	4	13	2	1	3	2	4	6	10	2	5	3	9	6	12	4	19	12	17
3	未特指的支气管或肺恶性肿瘤（C34.9）	36	17	9	4	2	2	2	7	2	4	2	1	5	9	2	1	13	2	7	15	4	9	119	6	11	60	29	16
4	未特指的心力衰竭（I50.9）	30	4	2	3	8	6	14	1	12	15	1	7	5	8	12	5	5	12	10	9	7	5	8	5
5	颅内损伤伴有延长的昏迷（S06.7）	23	4	2	17	13	7	15	1	2	3	5	25	4	3	6	10	8	2	6	671	1	3	4	5	1
6	姑息性医疗（Z51.5）	1	1	7	8	22	8	22	1	5	39	2	3	111	25	6	10	8	724	5	106	34	41	130	2	34	31	326	18
7	未特指的心脏停搏（I46.9）	82	26	9	15	57	39	35	45	2	20	9	3	1	7	40	14	1	16	1	-	14	1	2	4	1
8	肺的其他疾患（J98.4）	3	27	4	10	13	11	5	3	9	3	3	8	31	8	6	35	19	42	752	9	27	6	21	8
9	未特指的呼吸衰竭（J96.9）	15	3	9	15	11	5	17	3	5	6	10	9	7	10	20	18	11	4	4	109	6
10	未特指的胃肠出血（K92.2）	6	9	10	12	6	10	8	12	16	12	16	7	8	9	4	6	7	6	9	10	7
11	动脉硬化性心脏病（I25.1）	87	5	11	44	7	2	4	9	28	9	13	2	17	7	7	26	235	20	49	20	4
12	被描述为心脏猝死（I46.1）	21	15	17	22	53	50	64	31	13	37	6	2	4	28	5	7	16	2	19	2	3	1	2	1
13	未特指的肝恶性肿瘤（C22.9）	184	29	33	33	10	16	6	16	19	4	6	2	5	13	46	16	-	25	26	1665	31	30
14	未特指的脑内出血（I61.9）	11	14	5	16	2	4	5	3	33	14	20	2	7	66	20	13	4	8	23	14	649	17	18	10	94	13
15	未特指的急性心肌梗死（I21.9）	9	81	12	15	14	4	40	18	24	23	6	25	18	36	6	11	11	11
16	未特指的慢性阻塞性肺病伴有急性加重（J44.1）	12	21	14	20	42	14	47	9	4	10	6	2	8	37	28	6	1	4	2	351	16	20
17	未特指的脓毒病（A41.9）	7	10	44	18	88	80	88	94	14	7	77	8	33	7	35	2	16	3	4	15	56	21	1	7
18	大脑半球的脑内出血，皮质下（I61.0）	29	32	14	19	15	42	25	2	80	6	10	22	283	28	25
19	未特指的细菌性肺炎（J15.9）	4	45	29	11	14	46	95	5	41	22	32	6	26	27	55	704	81	38	2368	3	21
20	急性心内膜下心肌梗死（I21.4）	8	19	16	14	41	33	26	21	49	34	55	55	4	18	57	10	7	26	21	40	105	19	33	107	62	-	28	39	465	27	14

2016年与2021年全国三级公立综合医院住院患者死亡疾病谱前3位病种无明显变化，仍然是"未特指的肺炎""未特指的支气管或肺恶性肿瘤""未特指的脑梗死"。排名上升较大的病种："急性心内膜下心肌梗死"从第26位上升至第9位；"创伤性硬膜下出血"从第31位上升至第17位；"肾终末期疾病"从第37位上升至第20位；"颅内损伤伴有延长的昏迷"从第48位上升至第6位（图1-1-1-46）。

2016—2021年全国三级公立综合医院住院患者死亡疾病谱前10位病种排名下降幅度较大的是"动脉硬化性心脏病""未特指的脑内出血""未特指的慢性阻塞性肺病伴有急性加重"。"动脉硬化性心脏病"排名从2016年第5位下降至2021年第27位；"未特指的脑内出血"排名从2016年第6位下降至2021年第24位；"未特指的慢性阻塞性肺病伴有急性加重"排名从2016年第8位下降至2021年第21位（图1-1-1-47）。

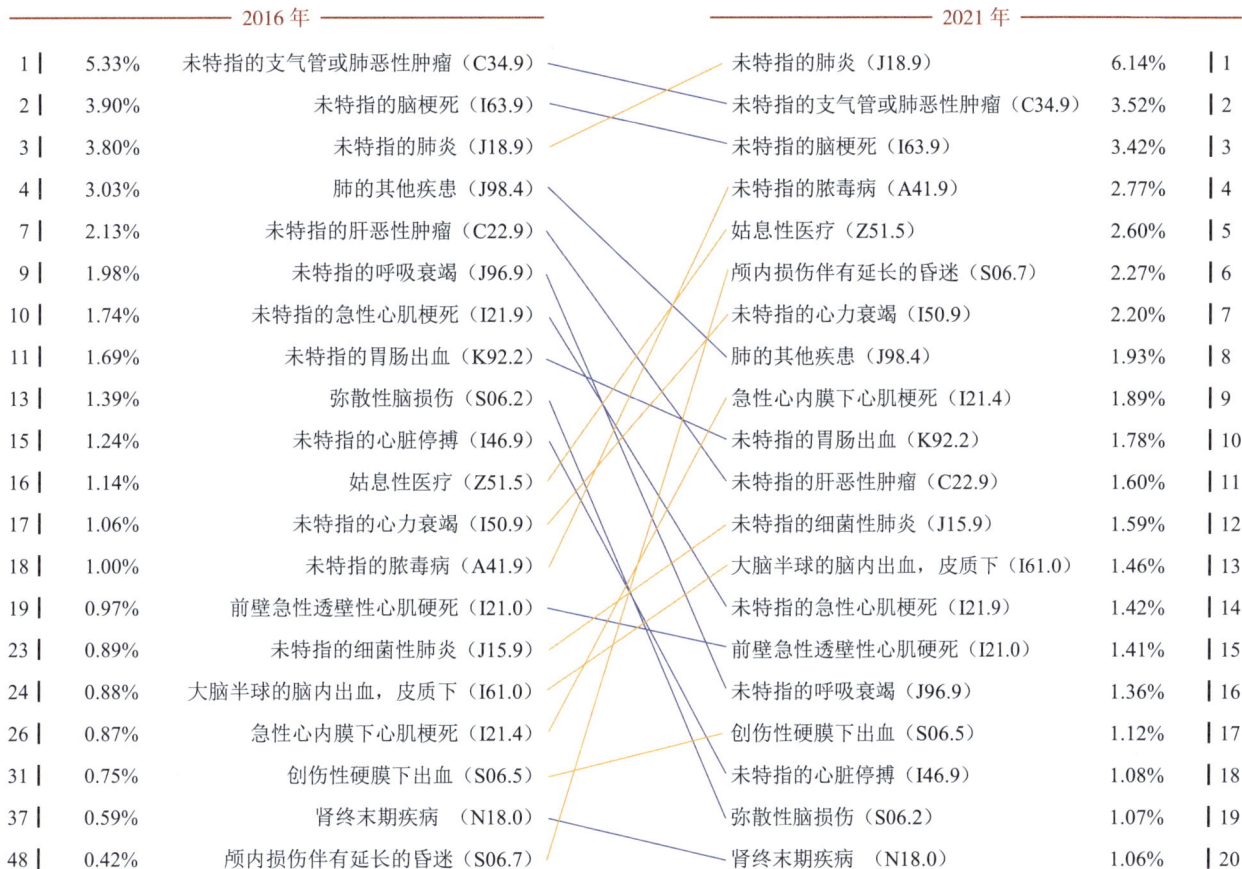

图 1-1-1-46　2016 年与 2021 年全国三级公立综合医院住院患者死亡疾病谱排名前 20 位变化

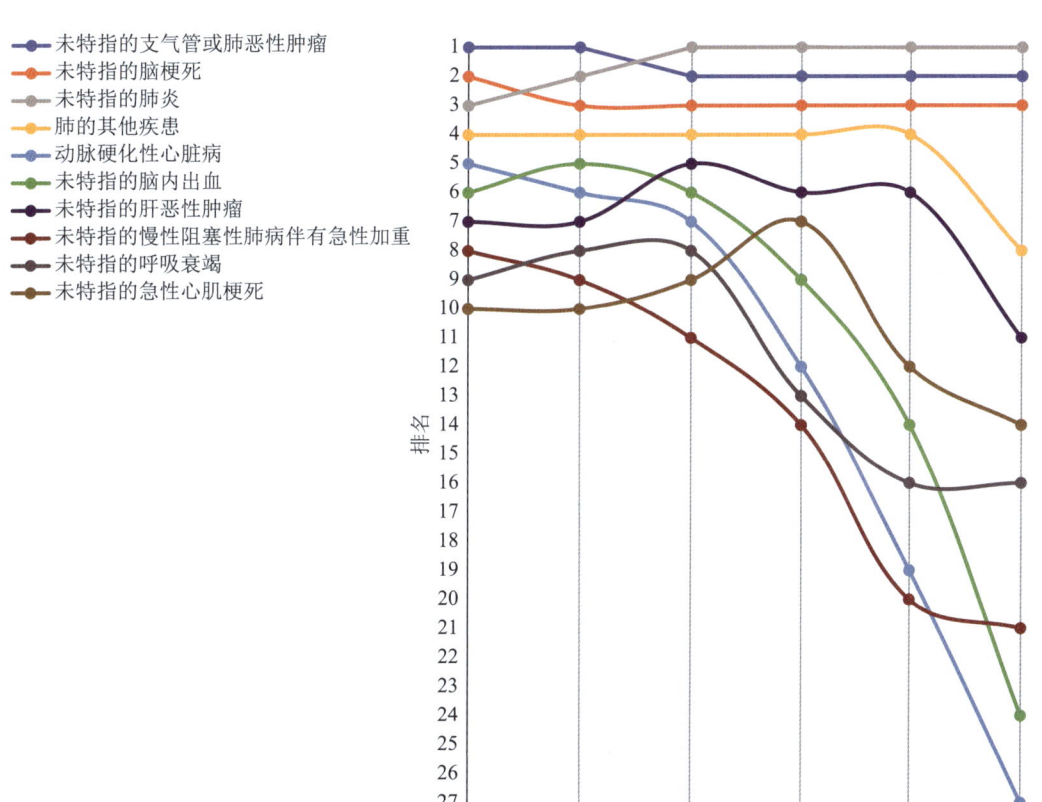

图 1-1-1-47　2016—2021 年全国三级公立综合医院住院患者死亡疾病谱排名前 10 位变化

2017年与2021年全国二级公立综合医院住院患者死亡疾病谱前3位略有变化，2021年前3位病种分别为"未特指的肺炎""未特指的脑梗死""未特指的支气管或肺恶性肿瘤"。排名上升较大的病种："颅内损伤伴有延长的昏迷"从第23位上升至第5位；"未特指的细菌性肺炎"从第34位上升至第19位；"未特指的脓毒病"从第37位上升至第17位；"急性心内膜下心肌梗死"从第48位上升至第20位（图1-1-1-48）。

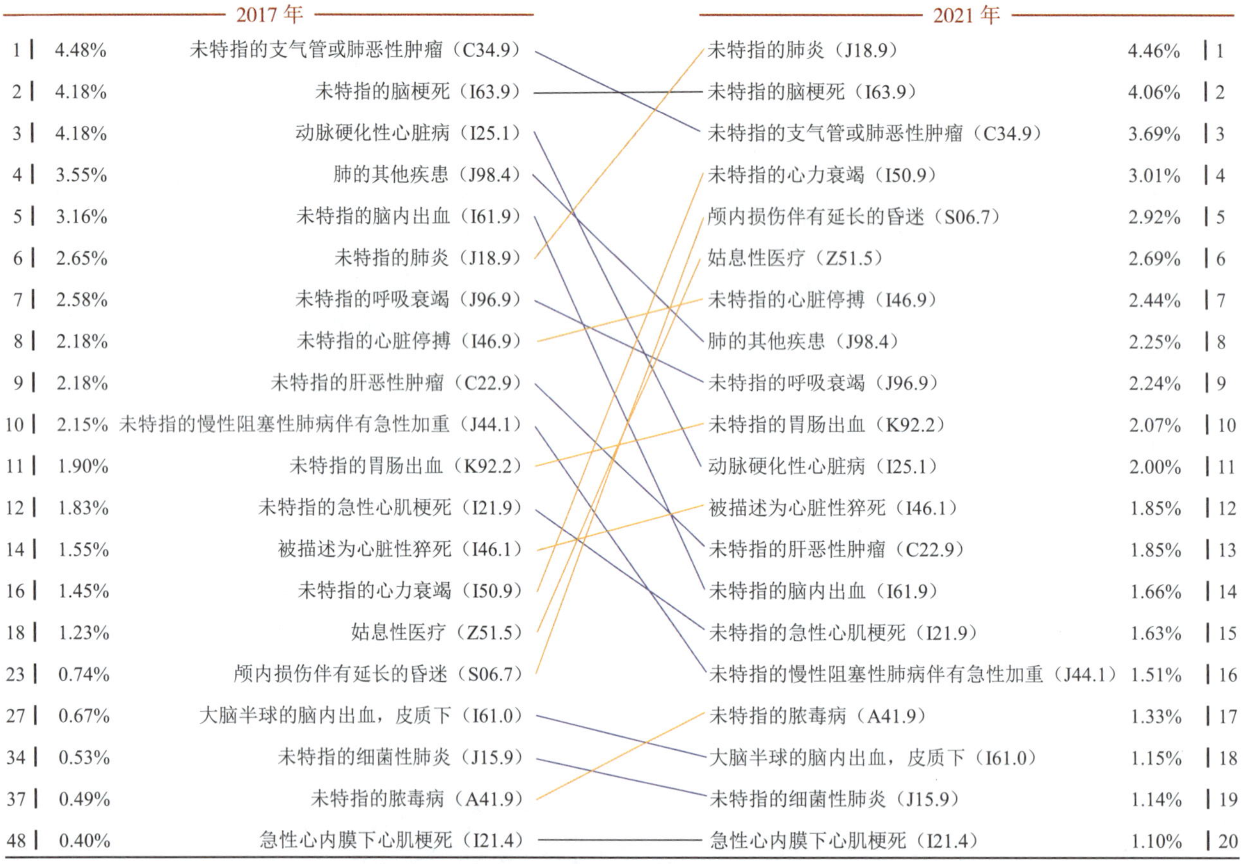

2017年			2021年		
1	4.48%	未特指的支气管或肺恶性肿瘤（C34.9）	未特指的肺炎（J18.9）	4.46%	1
2	4.18%	未特指的脑梗死（I63.9）	未特指的脑梗死（I63.9）	4.06%	2
3	4.18%	动脉硬化性心脏病（I25.1）	未特指的支气管或肺恶性肿瘤（C34.9）	3.69%	3
4	3.55%	肺的其他疾患（J98.4）	未特指的心力衰竭（I50.9）	3.01%	4
5	3.16%	未特指的脑内出血（I61.9）	颅内损伤伴有延长的昏迷（S06.7）	2.92%	5
6	2.65%	未特指的肺炎（J18.9）	姑息性医疗（Z51.5）	2.69%	6
7	2.58%	未特指的呼吸衰竭（J96.9）	未特指的心脏停搏（I46.9）	2.44%	7
8	2.18%	未特指的心脏停搏（I46.9）	肺的其他疾患（J98.4）	2.25%	8
9	2.18%	未特指的肝恶性肿瘤（C22.9）	未特指的呼吸衰竭（J96.9）	2.24%	9
10	2.15%	未特指的慢性阻塞性肺病伴有急性加重（J44.1）	未特指的胃肠出血（K92.2）	2.07%	10
11	1.90%	未特指的胃肠出血（K92.2）	动脉硬化性心脏病（I25.1）	2.00%	11
12	1.83%	未特指的急性心肌梗死（I21.9）	被描述为心脏性猝死（I46.1）	1.85%	12
14	1.55%	被描述为心脏性猝死（I46.1）	未特指的肝恶性肿瘤（C22.9）	1.85%	13
16	1.45%	未特指的心力衰竭（I50.9）	未特指的脑内出血（I61.9）	1.66%	14
18	1.23%	姑息性医疗（Z51.5）	未特指的急性心肌梗死（I21.9）	1.63%	15
23	0.74%	颅内损伤伴有延长的昏迷（S06.7）	未特指的慢性阻塞性肺病伴有急性加重（J44.1）	1.51%	16
27	0.67%	大脑半球的脑内出血，皮质下（I61.0）	未特指的脓毒病（A41.9）	1.33%	17
34	0.53%	未特指的细菌性肺炎（J15.9）	大脑半球的脑内出血，皮质下（I61.0）	1.15%	18
37	0.49%	未特指的脓毒病（A41.9）	未特指的细菌性肺炎（J15.9）	1.14%	19
48	0.40%	急性心内膜下心肌梗死（I21.4）	急性心内膜下心肌梗死（I21.4）	1.10%	20

图1-1-1-48　2017年与2021年全国二级公立综合医院住院患者死亡疾病谱排名前20位变化

2017—2021年全国二级公立综合医院住院患者死亡疾病谱前10位病种排名下降幅度较大的是"动脉硬化性心脏病""未特指的脑内出血""未特指的慢性阻塞性肺病伴有急性加重"。"动脉硬化性心脏病"排名从2017年第3位下降至2021年第11位；"未特指的脑内出血"排名从2017年第5位下降至2021年第14位；"未特指的慢性阻塞性肺病伴有急性加重"排名从2017年第10位下降至2021年第16位（图1-1-1-49）。

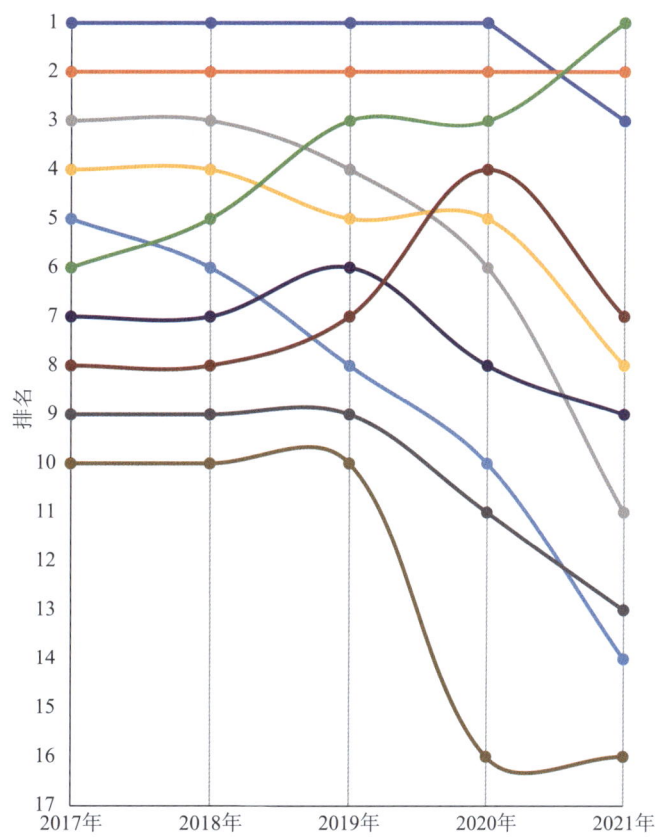

图 1-1-1-49　2017—2021年全国二级公立综合医院住院患者死亡疾病谱排名前10位变化

（六）各省（自治区、直辖市）二级和三级公立综合医院住院患者死亡手术谱

分别统计全国二级和三级公立综合医院2021年住院患者死亡率前20位的手术在各省（自治区、直辖市）的死亡疾病谱中的排名（表1-1-1-4、表1-1-1-5）。

表 1-1-1-4　2021年各省（自治区、直辖市）三级公立综合医院住院患者死亡手术谱

排名	三级公立综合医院死亡手术谱前20位	北京	天津	河北	山西	内蒙古	辽宁	吉林	黑龙江	上海	江苏	浙江	安徽	福建	江西	山东	河南	湖北	湖南	广东	广西	海南	重庆	四川	贵州	云南	西藏	陕西	甘肃	青海	宁夏	新疆
1	脑的其他切开术（01.39）	1	2	1	2	1	2	1	2	1	1	2	1	1	1	1	1	1	1	1	1	1	1	2	1	1	2	1	2	2	1	1
2	其他颅骨切开术（01.24）	6	1	2	3	2	1	2	1	2	2	1	2	4	2	2	2	2	2	2	2	2	2	1	2	2	4	2	1	2	1	2
3	药物洗脱冠状动脉支架置入（36.07）	2	3	4	1	3	4	4	3	3	3	3	4	3	4	3	3	3	3	3	3	3	3	4	3	3	3	3	3	3	5	3
4	脑膜切开术（01.31）	4	5	3	2	4	6	10	18	16	4	2	3	5	3	5	2	4	3	3	2	6	4	3	3	5	4	4	5	8	7	3
5	头和颈部血管梗阻的血管内去除术（39.74）	3	8	6	10	7	3	5	5	8	5	4	6	2	5	4	4	6	4	7	5	5	6	6	5	6	32	5	6	9	2	5
6	经皮冠状动脉腔内血管成形术 [PTCA]（00.66）	5	4	5	7	5	4	5	7	5	8	4	5	5	5	7	7	8	6	5	6	10	5	5	10	3	5	4	4	7	4	6
7	其他血管的其他血管修补术（39.79）	8	12	7	5	7	6	8	12	19	7	6	8	7	7	6	5	6	9	8	7	9	11	9	11	36	7	6	11	7	10
8	非-药物洗脱冠状动脉支架置入（36.06）	40	6	8	12	9	7	5	9	8	6	10	8	5	5	24	11	9	5	12	9	10	6	39	8	4	8	13	8
9	头和颈部血管内修补术或闭合（39.72）	7	20	10	15	10	9	11	21	11	10	9	11	9	10	7	8	11	9	9	9	14	13	14	19	12	15	14	12	11	9
10	大脑病损或组织的其他切除术或破坏术（01.59）	15	9	9	14	30	15	24	21	10	14	16	9	15	11	10	10	6	23	8	8	19	6	20	10	1206	14	16
11	胸部血管部切除术伴置换术（38.45）	20	16	15	9	7	6	9	14	13	12	11	11	-	16	12	21	6	7
12	小肠其他部分切除术（45.62）	12	11	6	13	13	11	32	9	16	11	12	18	5	13	8	7	87	15	10	19	13	1199	18	9	7	5
13	伤口、感染或烧伤的切除性清创术（86.22）	11	16	12	17	16	14	44	11	58	15	24	30	11	13	12	8	7	14	11	14	173	19	17	27	9	15
14	开腹探查术（54.11）	39	10	27	23	12	16	7	28	12	14	9	31	6	12	13	23	8	35	7	17	7	30	9	9	3	10	9
15	钳夹动脉瘤（39.51）	22	33	11	11	20	14	4	23	12	13	18	6	14	8	14	13	9	31	12	34	35	13	20	67	92	13
16	髋关节部分置换（81.52）	13	19	17	14	13	17	33	14	22	30	13	64	16	13	16	16	1048	10	25	28	20	22
17	全脾切除术（41.5X）	27	17	22	16	22	41	36	7	23	12	16	7	22	12	10	18	6	14	19	16	57	69
18	股骨骨折闭合性复位术伴内固定（79.15）	9	29	13	8	12	14	5	14	29	8	73	37	21	41	7	25	35	34	19	32	61	10	16	31
19	其他部位的皮肤和皮下组织闭合术（86.59）	248	21	24	21	9	11	25	73	117	17	85	33	10	25	10	11	7	672	11	14	11	29	783	12	15	641	620	25
20	胃溃疡部位的缝合术（44.41）	21	15	46	18	32	60	10	20	49	15	31	24	21	23	16	21	156	15	8	46	28	53	35	25	26

表 1-1-1-5　2021 年各省（自治区、直辖市）二级公立综合医院住院患者死亡手术谱

排名	二级公立综合医院死亡手术谱前20位	北京	天津	河北	山西	内蒙古	辽宁	吉林	黑龙江	上海	江苏	浙江	安徽	福建	江西	山东	河南	湖北	湖南	广东	广西	海南	重庆	四川	贵州	云南	西藏	陕西	甘肃	青海	宁夏	新疆
1	其他颅骨切开术(01.24)	83	457	1	2	1	2	1	2		1	1	1	1	1	1	1	1	1	1	1	1	1	1	1	1		1	496	1	1	1
2	脑的其他切开术(01.39)		1	2	1	2	2	2	1	2	2	2	2	7	2	2	2	2	2	2	2	3	2	2	2	3	2	70	2	79	3	2
3	脑膜切开术(01.31)			5			3	7		13	19		2	4	7			5				2		3		12	6	151	3	5	403	6	6
4	药物洗脱冠状动脉支架置入(36.07)	3	129	4	4			1	5		906	7	3	7	25	15	4	4	3		5	574	7	5	15		2		4		2	5	4
5	经皮冠状动脉腔内血管成形术[PTCA](00.66)	4		5	13	49	12	17	53	7		3	9	49	8	48	6	6	4	3	7		4	349	6	8	32		6	10	649	2	3
6	其他部位的皮肤和皮下组织闭合术(86.59)	902	179	6	8	11	4	21	5	1325	13	3	21	6	4	5	8	5	5	3	2	9	10	4	14	9		17	158	5	574	1097	16
7	开腹探查术(54.11)	13	3	3	5	4	6	4	8		11	2	4	18	4	1	14	7	6	4	3		6		9	3		138	2	3		2	9	5
8	伤口、感染或烧伤的切除性清创术(86.22)	2	6	22	15	29	13	15	15	1098	637	12	8		8	8	8	8	8		4	18	83	11	17	26	144	11	49
9	非-药物洗脱冠状动脉支架置入(36.06)	15	-	15	23	6	9		6	36	3			30		9	14	16	14	16	2	199	8	50	53	21		8	1315	401	10
10	其他血管的其他血管内修补术(39.79)	12	-	17	17	60	36	1359	693	9	3	24	4	37	15	2	4	24	10	9	21	27	445	6	59	-	18	27	416	778	1471
11	全脾切除术(41.5X)	1170	497	45	9	23	11	29	1131	36	6	10	3	5	2	5	10	8	9	18	26	484	11	22	6	7		10	11	96	270	26
12	股骨骨折闭合性复位术伴内固定(79.15)	7	249	6	6	15	15	10	3		7	5	12	40	43	90	15	28	786	23	12	1160	86		14	1125	69	1132	15
13	头和颈部血管梗阻的血管内去除术(39.74)	6		10	1640	7	10	119		6	24	29	68	9		47	8	13	16	1234	8	104	-	10	1207	1782	17		19	509	-		24
14	髋关节部分置换(81.52)	339	5	9	35	44	7	4	14		9	19	36	6	13	21	8	11	21	7	14	161	15	7	36		11	17	174	357	13
15	股骨骨折开放性复位术伴内固定(79.35)	29	488	14	7	54	25	7	809	22	34	613	13	10	37	19	17	731	5	18	27	33	55	114	15		4	35	63	7
16	胃溃疡部位的缝合术(44.41)	425	362	20	776	38	6	26	22	26	409	16	9	1516	21	22	21	24		1212		8	840	78	11	9		25	93	941	74
17	大脑病损或组织的其他切除术或破坏术(01.59)	28	79	11	11	1208	26	579	12	1	494	10	6	654	280	659	11	30	1946	83	23	14	911	29	46	911	53	25	7	648	752	618	227
18	小肠其他部分切除术(45.62)	1322	504	33	21	700	17	13	2		14	18	12		24	8	22		21	22	23	456	21	23		-	70	1251	450	17	17
19	肝裂伤闭合术(50.61)	-	-	124	15		13	1060	33		48	1538	10	22	24			80	24	15	6	30		24	277		23	15	95	1569	968	570	1011	8
20	脑室外引流[EVD]装置置入或置换(02.21)	123	192	19	60	63	27	8	17		76	11		35		1044	15		946	29	566	9		8	30	1247	881		26	21		416	43

2016 年与 2021 年全国三级公立综合医院住院患者死亡手术谱前 2 位术种未发生变化，分别为"脑的其他切开术""其他颅骨切开术"。排名上升较大的术种："经皮冠状动脉腔内血管成形术 [PTCA]"从第 13 位上升至第 6 位；"头和颈部血管梗阻的血管内去除术"从第 84 位上升至第 5 位（图 1-1-1-50）。

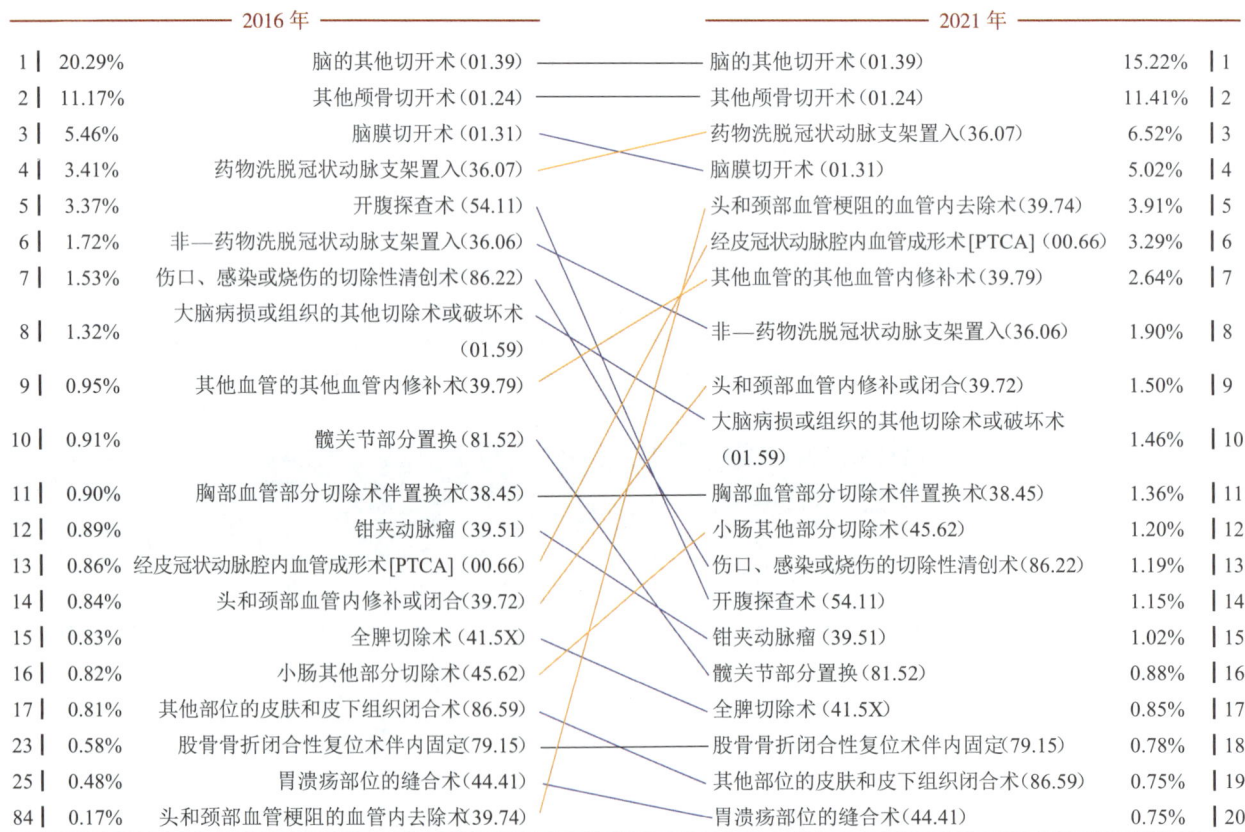

图 1-1-1-50　2016 年与 2021 年全国三级公立综合医院住院患者死亡手术谱排名前 20 位变化

2016—2021 年全国三级公立综合医院住院患者死亡手术谱前 10 位病种排名下降幅度较大的是"开腹探查术""伤口、感染或烧伤的切除性清创术""髋关节部分置换"。"开腹探查术"排名从 2016 年第 5 位下降至 2021 年第 14 位；"伤口、感染或烧伤的切除性清创术"排名从 2016 年第 7 位下降至 2021 年第 13 位;"髋关节部分置换"排名从 2016 年第 10 位下降至 2021 年第 16 位(图 1-1-1-51)。

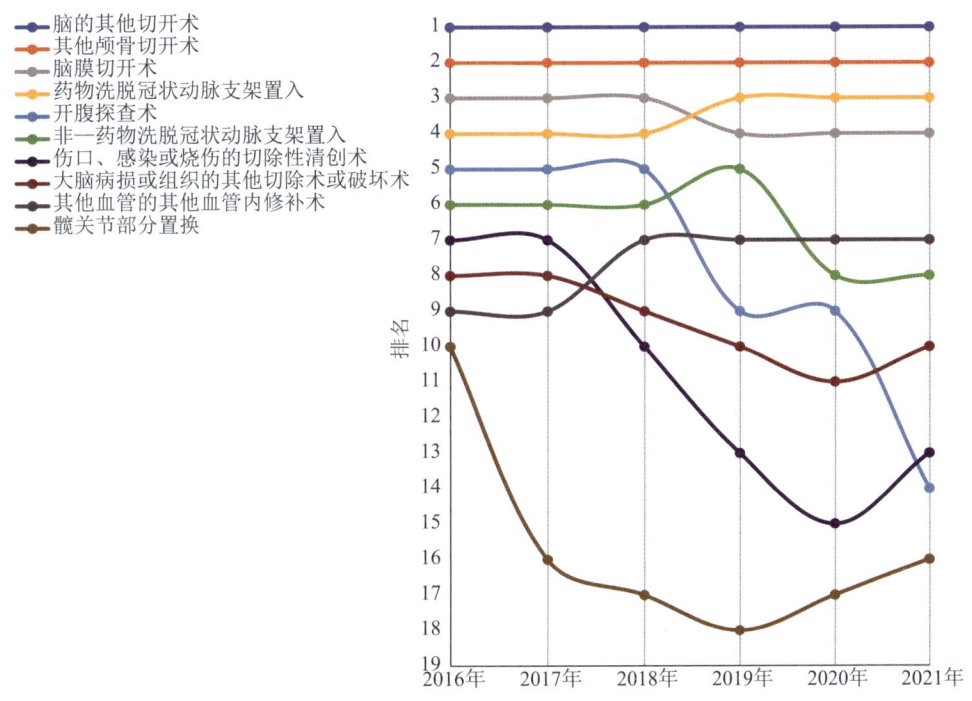

图 1-1-1-51　2016—2021 年全国三级公立综合医院住院患者死亡手术谱排名前 10 位变化

2017 年与 2021 年全国二级公立综合医院住院患者死亡手术谱前 3 位术种未发生变化,分别为"其他颅骨切开术""脑的其他切开术""脑膜切开术"。排名上升较大的术种:"其他血管的其他血管内修补术"从第 26 位上升至第 10 位;"经皮冠状动脉腔内血管成形术 [PTCA]"从第 28 位上升至第 5 位;"脑室外引流 [EVD] 装置置入或置换"从第 75 位上升至第 19 位;"头和颈部血管梗阻的血管内去除术"从第 498 位上升至第 13 位(图 1-1-1-52)。

	2017 年			2021 年		
1	23.28%	其他颅骨切开术（01.24）		其他颅骨切开术（01.24）	24.56%	1
2	20.71%	脑的其他切开术（01.39）		脑的其他切开术（01.39）	16.05%	2
3	7.29%	脑膜切开术（01.31）		脑膜切开术（01.31）	7.42%	3
4	4.33%	开腹探查术（54.11）		药物洗脱冠状动脉支架置入（36.07）	4.58%	4
5	2.42%	其他部位的皮肤和皮下组织闭合术（86.59）		经皮冠状动脉腔内血管成形术 [PTCA]（00.66）	3.06%	5
6	2.10%	伤口、感染或烧伤的切除性清创术（86.22）		其他部位的皮肤和皮下组织闭合术（86.59）	2.92%	6
9	1.11%	非-药物洗脱冠状动脉支架置入（36.06）		开腹探查术（54.11）	2.10%	7
10	1.07%	全脾切除术（41.5X）		伤口、感染或烧伤的切除性清创术（86.22）	1.63%	8
11	1.01%	髋关节部分置换（81.52）		非-药物洗脱冠状动脉支架置入（36.06）	1.40%	9
12	0.73%	股骨骨折开放性复位术伴内固定（79.35）		其他血管的其他血管内修补术（39.79）	1.29%	10
13	0.63%	药物洗脱冠状动脉支架置入（36.07）		全脾切除术（41.5X）	1.20%	11
14	0.53%	肝裂伤闭合术（50.61）		股骨骨折闭合性复位术伴内固定（79.15）	1.14%	12
15	0.53%	股骨骨折闭合性复位术伴内固定（79.15）		头和颈部血管梗阻的血管内去除术（39.74）	1.12%	13
16	0.52%	大脑病损或组织的其他切除术或破坏术（01.59）		髋关节部分置换（81.52）	1.11%	14
18	0.48%	小肠其他部分切除术（45.62）		股骨骨折开放性复位术伴内固定（79.35）	0.86%	15
19	0.45%	胃溃疡部位的缝合术（44.41）		胃溃疡部位的缝合术（44.41）	0.81%	16
26	0.34%	其他血管的其他血管内修补术（39.79）		大脑病损或组织的其他切除术或破坏术（01.59）	0.77%	17
28	0.33%	经皮冠状动脉腔内血管成形术 [PTCA]（00.66）		小肠其他部分切除术（45.62）	0.68%	18
75	0.14%	脑室外引流[EVD]装置置入或置换（02.21）		脑室外引流[EVD]装置置入或置换（02.21）	0.60%	19
498	0.01%	头和颈部血管梗阻的血管内去除术（39.74）		肝裂伤闭合术（50.61）	0.60%	20

图 1-1-1-52　2017 年与 2021 年全国二级公立综合医院住院患者死亡手术谱排名前 20 位变化

2017—2021年全国二级公立综合医院住院患者死亡手术谱前10位病种排名下降幅度较大的是"双侧输卵管其他破坏术或闭合""低位子宫下段剖宫产"。"双侧输卵管其他破坏术或闭合"排名从2017年第7位下降至2021年第3194位;"低位子宫下段剖宫产"排名从2017年第8位下降至2021年第24位（图1-1-1-53）。

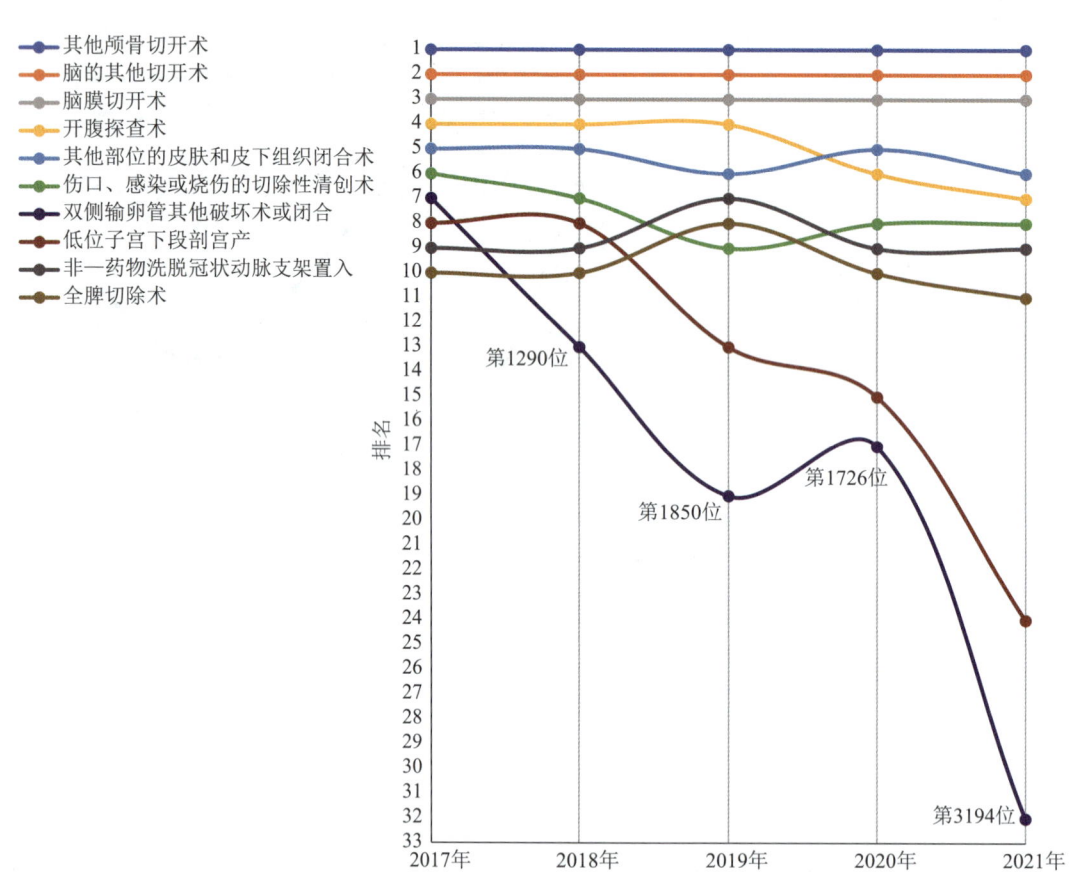

图1-1-1-53　2017—2021年全国二级公立综合医院住院患者死亡手术谱排名前10位变化

五、二级和三级医院区域医疗服务分析

本部分内容基于HQMS和NCIS系统二级和三级医疗机构上传的病案首页数据，对2016—2021年连续上报的医院数据进行分析和比较。

2021年我国4537家医院共收治了5 623 201例省外就医的出院患者，占全国出院患者的4.35%。2017—2021年我国出院人次总体呈上升趋势，2020年因疫情影响波动下降；各级各类医院省外就医人次2020年均为最低，2021年纳入分析的4537家医疗机构中，三级共2084家（其中综合医院1468家，专科医院616家），共5 064 821例省外就医人次。二级共2449家（其中综合医院2167家，专科医院282家），共556 982例省外就医人次（表1-1-1-6）。由于民营医院数量较少，本年度不对未定级民营医院进行分析，下文中对于不同级别医疗机构进行比较分析时，二级和三级医院不区分综合和专科医院。

表 1-1-1-6　2016—2021 年二级和三级医院纳入分析的数据

医院类型			2016 年	2017 年	2018 年	2019 年	2020 年	2021 年	趋势
三级公立	综合	医院数	1289	1301	1309	1313	1336	1437	
		出院人次	57 994 156	62 638 469	67 326 095	73 951 624	63 891 453	77 265 641	
		省外就医人次	2 952 986	3 234 904	3 520 137	3 876 794	2 855 664	3 580 029	
	专科	医院数	576	594	597	600	598	602	
		出院人次	10 244 858	11 126 204	12 168 875	13 551 149	11 499 090	13 383 467	
		省外就医人次	1 098 410	1 215 791	1 410 350	1 504 176	1 236 790	1 438 227	
三级民营	综合	医院数	26	27	28	31	31	31	
		出院人次	620 384	700 249	850 810	1 034 952	918 515	1 056 863	
		省外就医人次	20 916	24 270	39 589	37 597	29 793	34 994	
	专科	医院数	8	8	9	13	13	14	
		出院人次	83 508	100 972	117 464	227 560	191 305	243 787	
		省外就医人次	7368	8626	9478	13 548	9086	11 571	
二级公立	综合	医院数	949	2231	2223	2213	2191	2090	
		出院人次	14 603 172	38 891 969	41 428 215	44 387 878	37 057 090	35 283 992	
		省外就医人次	244 398	714 299	686 877	760 399	525 487	501 392	
	专科	医院数	131	268	264	263	264	258	
		出院人次	536 300	1 261 015	1 309 295	1 432 178	1 201 806	1 199 243	
		省外就医人次	11 524	26 529	29 260	32 684	25 894	28 342	
二级民营	综合	医院数	68	80	79	76	76	77	
		出院人次	571 210	773 926	831 071	882 895	819 232	868 871	
		省外就医人次	12 733	15 706	12 510	14 910	13 241	15 222	
	专科	医院数	22	24	23	24	24	24	
		出院人次	43 803	53 623	53 877	46 424	57 178	75 773	
		省外就医人次	1378	2237	1505	1571	7325	12 026	

续表

医院类型		2016年	2017年	2018年	2019年	2020年	2021年	趋势
未定级民营	综合 医院数	2	2	3	3	3	3	
	综合 出院人次	4227	4947	10 110	6934	6991	6818	
	综合 省外就医人次	73	63	1539	963	821	1391	
	专科 医院数	1	2	2	1	1	1	
	专科 出院人次	293	691	902	1143	511	842	
	专科 省外就医人次	7	22	42	16	0	7	
合计	医院数	3072	4537	4537	4537	4537	4537	
	出院人次	84 701 911	115 552 065	124 096 714	135 522 737	115 643 171	129 385 297	
	省外就医人次	4 349 793	5 242 447	5 711 287	6 242 658	4 704 101	5 623 201	

（一）全国省外就医患者地域分布特点

2016—2021年连续上报医院中，2020年本市就医的患者比例最高（87.10%），省外就医患者比例最低（3.80%）；2016年本省异市就医和省外就医患者比例均最高（10.37%、4.60%）；与2020年相比，2021年本市就医患者比例下降0.92个百分点，本省异市和省外患者比例分别上升0.63、0.29个百分点（图1-1-1-54）。

省外就医的定义：患者离开常住地省（自治区、直辖市），在国内其他省份（不含港澳台地区）医院发生的住院诊疗行为。

常住地的判定方法：根据住院患者病案首页基本信息进行甄别，对于患者工作单位及地址、工作单位电话、工作单位邮编，现住址、现住址电话（手机号码）、现住址邮编等信息项中，逐一判断甄别出患者常住地。

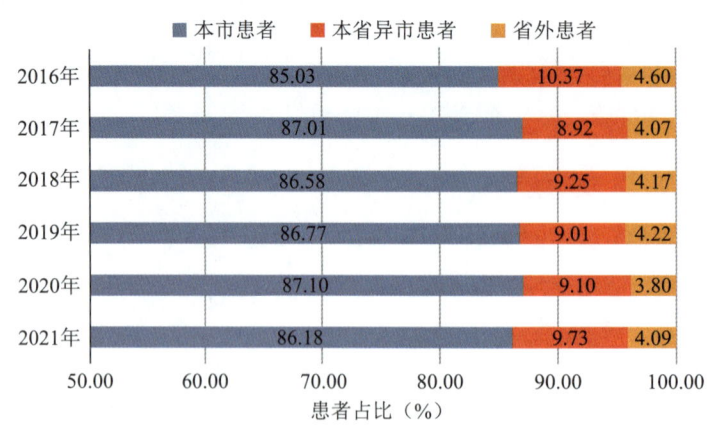

图1-1-1-54　2016—2021年连续上报医院省外就医患者比例

（1）流入情况

2021年三级医院收治的5 064 821例省外就医患者中，流入最多的5个省份分别为上海、北京、江苏、浙江和广东，分别占省外就医患者总例数的21.06%、13.95%、8.59%、6.96%和6.50%，5个省份收治的省外患者占纳入分析的三级医院收治的所有省外就医患者的 57.06%，与 2020 年流入前 5 位省份（54.21%）相比上升了 2.85 个百分点，与 2019 年（54.51%）相比增加了 2.55 个百分点（图 1-1-1-55）。

省（自治区、直辖市）	2021年 例数（%）	2020年 例数（%）	2019年 例数（%）	2018年 例数（%）	2017年 例数（%）	2016年 例数（%）
上海	1 066 830（21.06）	848 468（20.54）	984 383（18.12）	851 402（17.1）	767 150（17.11）	685 491（16.80）
北京	706 325（13.95）	455 361（11.02）	854 838（15.74）	849 343（17.06）	751 122（16.75）	690 925（16.94）
江苏	435 040（8.59）	371 301（8.99）	430 697（7.93）	408 093（8.20）	373 730（8.34）	338 582（8.30）
浙江	352 652（6.96）	270 104（6.54）	313 312（5.77）	270 426（5.43）	247 300（5.52）	217 621（5.33）
广东	329 245（6.50）	293 996（7.12）	377 304（6.95）	354 523（7.12）	320 869（7.16）	285 673（7.00）
天津	236 361（4.67）	181 558（4.39）	226 017（4.16）	218 536（4.39）	186 536（4.16）	184 189（4.51）
四川	194 091（3.83）	168 526（4.08）	227 634（4.19）	213 092（4.28）	194 474（4.34）	178 907（4.39）
山东	167 714（3.31）	220 022（5.33）	259 463（4.78）	183 388（3.68）	143 935（3.21）	134 952（3.31）
湖北	138 366（2.73）	78 626（1.90）	159 673（2.94）	153 721（3.09）	144 812（3.23）	137 386（3.37）
陕西	130 031（2.57）	115 055（2.78）	134 227（2.47）	116 975（2.35）	98 029（2.19）	86 475（2.12）
重庆	115 935（2.29）	91 054（2.20）	103 576（1.91）	89 082（1.79）	78 321（1.75）	71 170（1.74）
云南	108 572（2.14）	93 630（2.27）	95 362（1.76）	85 958（1.73）	74 810（1.67）	61 618（1.51）
湖南	104 540（2.06）	90 562（2.19）	103 331（1.90）	102 999（2.07）	82 346（1.84）	70 705（1.73）
河南	103 554（2.04）	84 918（2.06）	99 592（1.83）	82 654（1.66）	70 076（1.56）	62 848（1.54）
辽宁	97 479（1.92）	76 426（1.85）	114 807（2.11）	149 670（3.01）	139 296（3.11）	122 583（3.00）
广西	93 608（1.85）	84 876（2.05）	106 153（1.95）	102 206（2.05）	91 831（2.05）	81 576（2.00）
贵州	87 050（1.72）	85 799（2.08）	107 991（1.99）	66 941（1.34）	56 809（1.27）	49 666（1.22）
吉林	76 753（1.52）	56 106（1.36）	160 257（2.95）	92 070（1.85）	86 214（1.92）	80 564（1.97）
福建	73 047（1.44）	64 177（1.55）	76 417（1.41）	65 320（1.31）	59 138（1.32）	53 658（1.31）
安徽	69 951（1.38）	50 124（1.21）	52 153（0.96）	46 754（0.94）	53 278（1.19）	57 233（1.40）
江西	66 828（1.32）	59 002（1.43）	64 830（1.19）	88 281（1.77）	85 121（1.90）	77 509（1.90）
新疆	57 754（1.14）	50 957（1.23）	73 570（1.35）	53 712（1.08）	50 063（1.12）	44 205（1.08）
黑龙江	54 025（1.07）	38 081（0.92）	77 455（1.43）	121 629（2.44）	124 217（2.77）	119 705（2.93）
河北	48 319（0.95）	60 898（1.47）	63 742（1.17）	58 822（1.18）	62 178（1.39）	60 459（1.48）
宁夏	45 949（0.91）	42 222（1.02）	48 334（0.89）	42 308（0.85）	38 290（0.85）	36 183（0.89）
内蒙古	29 480（0.58）	31 477（0.76）	39 021（0.72）	39 338（0.79）	35 663（0.80）	30 255（0.74）
海南	22 651（0.45）	20 150（0.49）	21 476（0.4）	19 467（0.39）	17 163（0.38）	12 454（0.31）
甘肃	22 220（0.44）	17 956（0.43）	20 124（0.37）	19 874（0.40）	18 388（0.41）	16 369（0.4）
山西	19 067（0.38）	17 529（0.42）	21 139（0.39）	18 840（0.38）	16 809（0.37）	15 843（0.39）
青海	8565（0.17）	9453（0.23）	11 576（0.21）	10 520（0.21）	12 149（0.27）	11 065（0.27）
西藏	2819（0.06）	2919（0.07）	3661（0.07）	3510（0.07）	3474（0.08）	3831（0.09）
合计	5 064 821（100.00）	4 131 333（100.00）	5 432 115（100.00）	4 979 554（100.00）	4 483 591（100.00）	4 079 680（100.00）

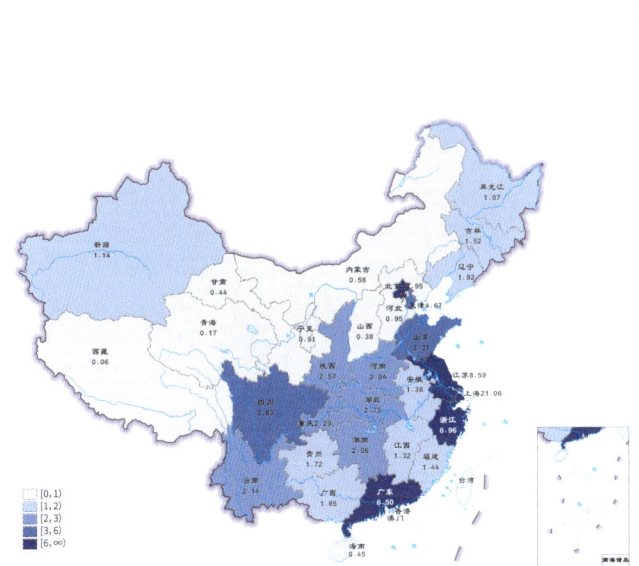

图 1-1-1-55　2021 年三级医院省外就医患者流入地分布（%）（按 2021 年数据降序排列）

2021 年二级医院收治省外就医患者共有 556 982 人次，其中比例最多的 5 个省份分别是上海（9.70%）、山东（7.67%）、浙江（7.46%）、河北（5.83%）和河南（5.54%）。5 个省份总收治比例为 36.20%，较 2017—2019 年有所下降，较 2020 年（33.26%）上升 2.94 个百分点（图 1-1-1-56）。

省（自治区、直辖市）	2021年 例数（%）	2020年 例数（%）	2019年 例数（%）	2018年 例数（%）	2017年 例数（%）
上海	54 041（9.70）	42 739（7.47）	90 742（11.21）	72 892（9.98）	70 781（9.33）
山东	42 712（7.67）	42 244（7.39）	94 977（11.73）	77 751（10.65）	88 822（11.71）
浙江	41 557（7.46）	37 674（6.59）	49 048（6.06）	47 299（6.48）	46 342（6.11）
河北	32 477（5.83）	36 475（6.38）	36 917（4.56）	33 043（4.53）	31 799（4.19）
河南	30 847（5.54）	31 053（5.43）	37 705（4.66）	36 271（4.97）	36 012（4.75）
北京	30 730（5.52）	19 946（3.49）	19 666（2.43）	16 264（2.23）	15 847（2.09）
湖南	27 073（4.86）	28 391（4.96）	31 395（3.88）	29 089（3.98）	27 192（3.58）
广西	25 613（4.60）	28 074（4.91）	46 591（5.76）	40 915（5.60）	41 238（5.43）
云南	25 375（4.56）	35 801（6.26）	46 489（5.74）	43 554（5.97）	67 148（8.85）
新疆	24 613（4.42）	25 236（4.41）	32 914（4.07）	30 661（4.20）	28 118（3.71）
重庆	22 898（4.11）	22 601（3.95）	50 200（6.20）	44 153（6.05）	45 584（6.01）
贵州	22 804（4.09）	21 867（3.82）	29 665（3.66）	27 068（3.71）	28 337（3.73）
广东	22 250（3.99）	23 659（4.14）	30 906（3.82）	24 884（3.41）	25 048（3.30）
陕西	20 434（3.67）	20 610（3.6）	27 633（3.41）	28 441（3.90）	26 066（3.44）
江苏	16 842（3.02）	20 683（3.62）	23 856（2.95）	21 927（3.00）	19 165（2.53）
福建	14 717（2.64）	17 087（2.99）	19 646（2.43）	18 388（2.52）	17 364（2.29）
甘肃	13 922（2.50）	17 339（3.03）	19 899（2.46）	20 805（2.85）	20 727（2.73）
湖北	13 159（2.36）	11 128（1.95）	18 165（2.24）	17 153（2.35）	16 782（2.21）
江西	11 518（2.07）	12 799（2.24）	15 063（1.86）	14 338（1.96）	17 431（2.30）
四川	10 782（1.94）	14 489（2.53）	17 518（2.16）	14 369（1.97）	14 416（1.90）
内蒙古	10 609（1.90）	9520（1.66）	13 776（1.70）	11 918（1.63）	12 853（1.69）
黑龙江	7305（1.31）	6852（1.20）	7246（0.90）	6013（0.82）	5391（0.71）
宁夏	6933（1.24）	7231（1.26）	8894（1.10）	8801（1.21）	8492（1.12）
吉林	6037（1.08）	5687（0.99）	7416（0.92）	7343（1.01）	7622（1.00）
安徽	5827（1.05）	14 648（2.56）	10 048（1.24）	16 119（2.21）	17 191（2.27）
山西	5617（1.01）	5019（0.88）	6508（0.80）	5984（0.82）	7014（0.92）
辽宁	4150（0.75）	5051（0.88）	7136（0.88）	6834（0.94）	6470（0.85）
天津	2997（0.54）	4346（0.76）	6027（0.74）	4597（0.63）	5477（0.72）
海南	1927（0.35）	2356（0.41）	2125（0.26）	1861（0.25）	2212（0.29）
青海	1180（0.21）	1288（0.23）	1358（0.17）	1177（0.16）	1115（0.15）
西藏	36（0.01）	54（0.01）	35（0.00）	240（0.03）	315（0.04）
合计	556 982（100.00）	571 947（100.00）	809 564（100.00）	730 152（100.00）	758 771（100.00）

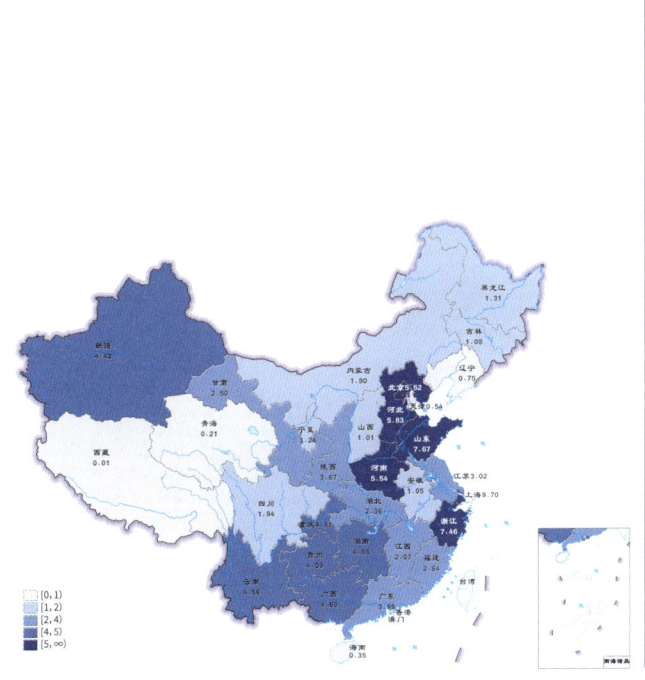

图 1-1-1-56　2021 年二级医院省外就医患者流入地分布（%）（按 2021 年数据降序排列）

省外就医住院患者主要来自周边省份。2021年三级医院患者流入最多的5个省份为上海、北京、江苏、浙江和广东（图1-1-1-57）。其中，上海三级医院收治的住院患者中，35.71%为非上海常住居民，较2020年的35.32%上升了0.39个百分点，省外就医住院患者主要来自江苏、浙江和安徽，共占23.55%；北京三级医院收治的住院患者中，30.27%为非北京常住居民，较2020年的28.99%上升了1.28个百分点，省外就医住院患者主要来自河北、内蒙古和山东，共占15.57%；江苏、浙江、广东三级医院收治的省外住院患者，占该地区收治的住院患者总人次的比例，分别为6.61%、6.18%、4.8%，其省外就医住院患者主要来自周边省份。尽管江苏、浙江、广东是住院患者省外就医的集中地区，但这3个地区三级医院收治的住院患者中，本省常住居民仍占本省收治的住院患者总人次的93%以上。

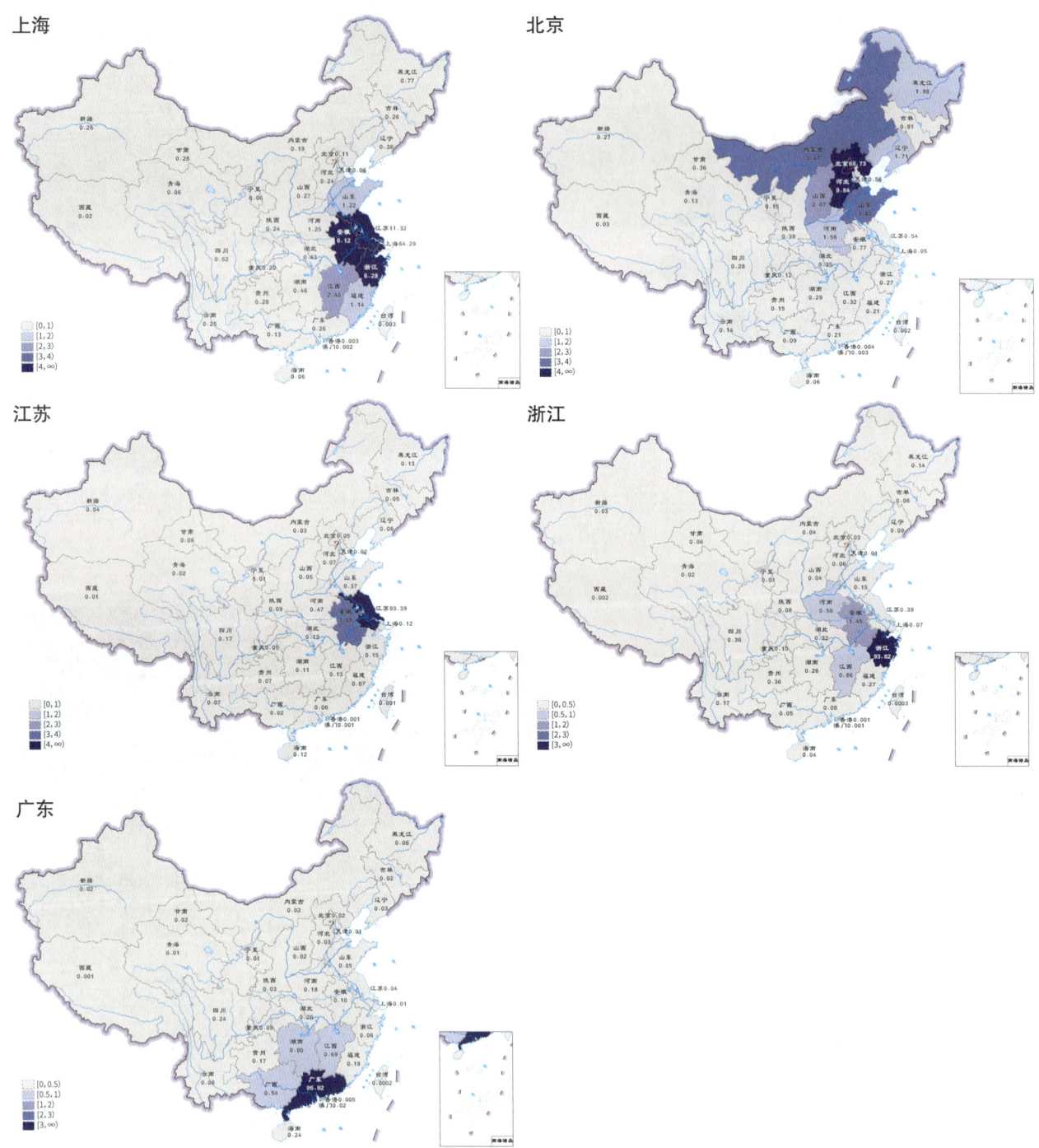

图1-1-1-57　2021年三级医院患者流入最多的5个省（自治区、直辖市）收治患者常住地分布（%）

2021年二级医院患者流入最多的5个省份为上海、山东、浙江、河北和河南（图1-1-1-58），其收治非本省的患者比例分别为11.69%、1.07%、2.82%、1.43%和0.76%，上海收治省外患者比例明显高于其他省份，且较2020年（10.16%）上升了1.53个百分点，省外就医住院患者主要来自江苏、安徽和浙江，总占上海二级医院收治患者的6.85%。总体看，二级医院就医患者仍以本地患者为主，除上海（88.31%）外，2021年其他4个省份本地就医患者占比均超过90%。

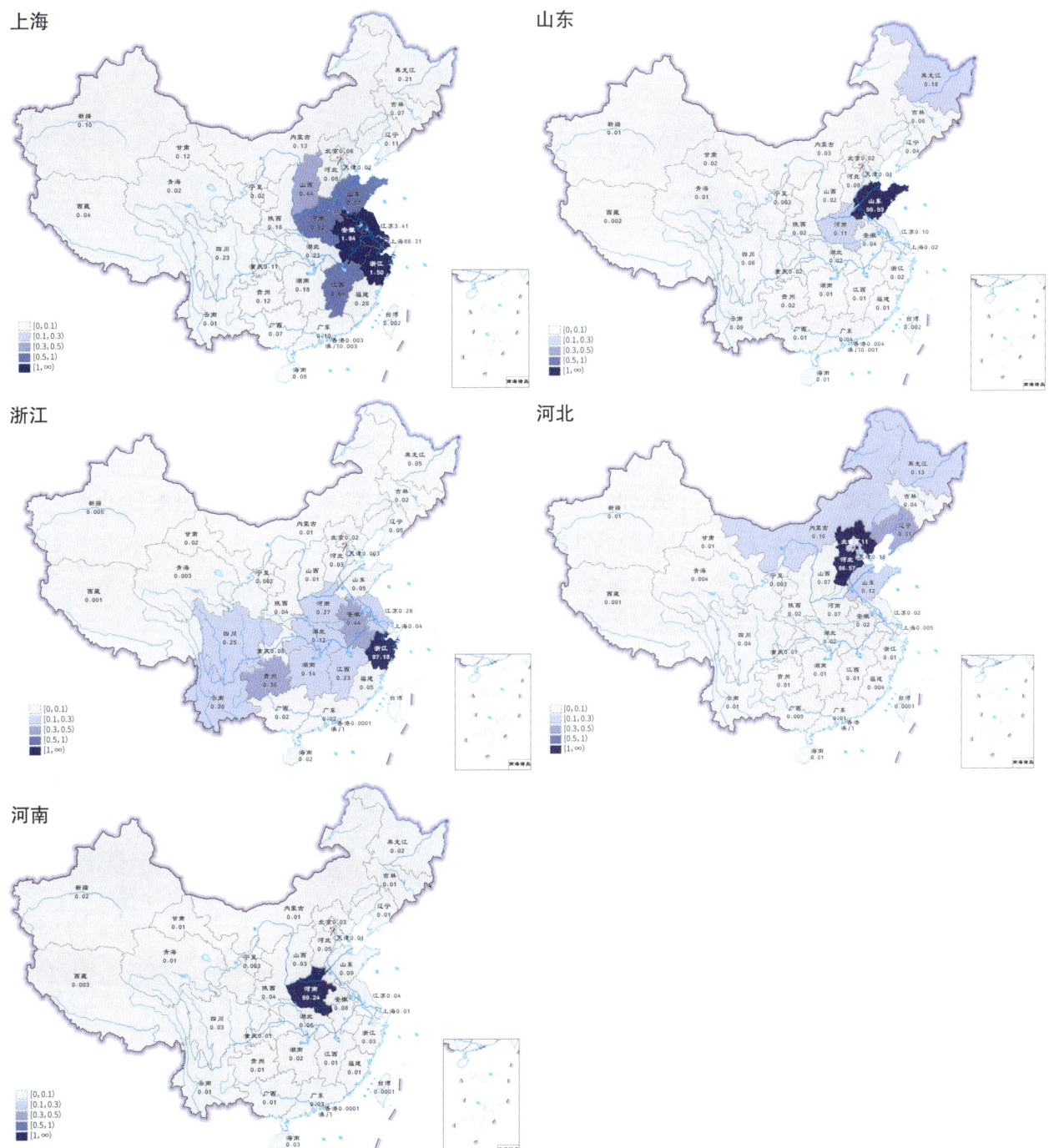

图1-1-1-58　2021年二级医院患者流入最多的5个省（自治区、直辖市）收治省外患者常住地分布（%）

（2）流出情况

2021年选择去往省外三级医院就医的省外就医患者中，流出最多的5个省份分别为安徽、河北、江苏、河南和内蒙古，分别占5 064 821例省外就医患者的12.06%、8.48%、8.43%、5.75%和5.13%。

这 5 个省份选择去往省外三级医院就医的患者占全国三级医院收治省外就医患者的 39.85%，较 2016 年流出前 5 位省份的 39.81% 增加了 0.04 个百分点（图 1-1-1-59）。

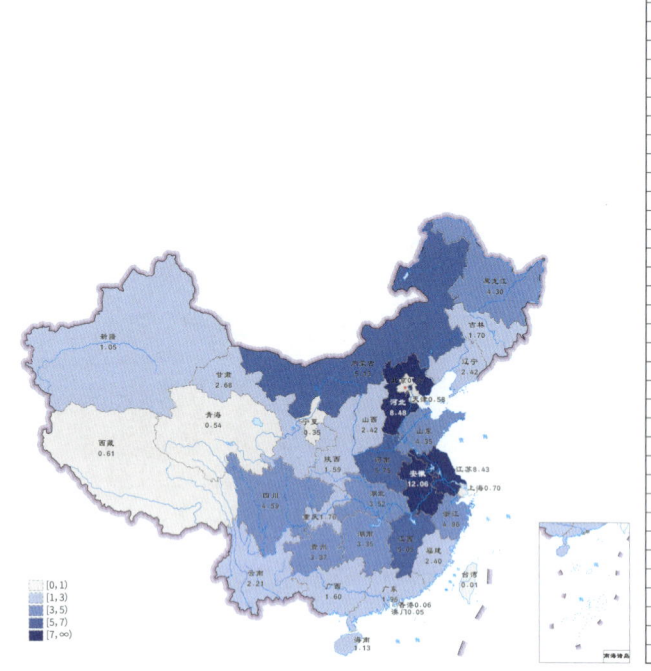

省份	2021年 例数（%）	2020年 例数（%）	2019年 例数（%）	2018年 例数（%）	2017年 例数（%）	2016年 例数（%）
安徽	610 680（12.06）	500 249（12.11）	620 602（11.42）	606 196（12.17）	554 605（12.37）	503 021（12.33）
河北	429 464（8.48）	316 591（7.66）	447 358（8.24）	429 034（8.62）	375 178（8.37）	349 262（8.56）
江苏	426 775（8.43）	334 898（8.11）	479 287（8.82）	390 270（7.84）	323 750（7.22）	289 348（7.09）
河南	291 019（5.75）	217 831（5.27）	305 423（5.62）	310 888（6.24）	289 348（6.45）	267 617（6.56）
内蒙古	259 628（5.13）	187 050（4.53）	276 619（5.09）	256 154（5.14）	225 177（5.02）	200 281（4.91）
江西	255 545（5.05）	212 363（5.14）	264 449（4.87）	228 137（4.58）	201 485（4.49）	173 451（4.25）
浙江	251 440（4.96）	211 949（5.13）	273 019（5.03）	249 084（5）	231 198（5.16）	214 710（5.26）
四川	232 317（4.59）	191 373（4.63）	235 341（4.33）	209 175（4.2）	191 746（4.28）	176 107（4.32）
山东	220 272（4.35）	162 395（3.93）	222 135（4.09）	215 704（4.33）	201 007（4.48）	179 090（4.39）
黑龙江	217 834（4.3）	163 952（3.97）	202 960（3.74）	175 824（3.53）	149 998（3.35）	133 682（3.28）
湖北	178 236（3.52）	154 668（3.74）	199 094（3.67）	136 547（2.74）	123 849（2.76）	113 308（2.78）
贵州	170 816（3.37）	145 970（3.53）	180 619（3.33）	166 001（3.33）	144 117（3.21）	126 814（3.11）
湖南	169 867（3.35）	157 264（3.81）	193 030（3.55）	178 583（3.59）	166 167（3.71）	155 904（3.82）
甘肃	135 635（2.68）	112 994（2.73）	143 864（2.65）	121 720（2.44）	100 916（2.25）	88 913（2.18）
山西	122 614（2.42）	95 138（2.3）	137 668（2.53）	127 361（2.56）	113 763（2.54）	102 886（2.52）
辽宁	122 574（2.42）	88 743（2.15）	133 115（2.45）	189 831（3.81）	180 320（4.02）	165 449（4.06）
福建	121 418（2.4）	172 431（4.17）	115 810（2.13）	95 441（1.92）	85 674（1.91）	77 367（1.9）
云南	111 832（2.21）	99 911（2.42）	121 989（2.25）	113 775（2.28）	106 315（2.37）	93 866（2.3）
广东	99 232（1.96）	86 000（2.08）	113 605（2.09）	126 919（2.55）	113 401（2.53）	10 6107（2.6）
重庆	89 049（1.76）	75 424（1.83）	96 099（1.77）	87 011（1.75）	79 092（1.76）	75 803（1.85）
吉林	86 257（1.7）	63 917（1.55）	100 913（1.86）	77 285（1.55）	68 257（1.52）	62 231（1.53）
广西	81 104（1.6）	64 181（1.55）	80 668（1.49）	74 078（1.49）	67 727（1.51）	60 126（1.47）
陕西	80 414（1.59）	66 440（1.61）	91 425（1.68）	85 794（1.72）	78 325（1.75）	71 984（1.76）
海南	57 039（1.13）	46 441（1.12）	51 480（0.95）	43 560（0.87）	37 712（0.84）	33 938（0.83）
新疆	53 323（1.05）	38 482（0.93）	49 760（0.92）	44 812（0.9）	38 007（0.85）	32 764（0.8）
北京	43 828（0.87）	38 892（0.94）	134 746（2.48）	89 464（1.8）	91 577（2.04）	98 364（2.41）
上海	35 318（0.7）	37 688（0.91）	41 003（0.75）	41 125（0.83）	43 785（0.98）	40 610（1）
西藏	31 022（0.61）	25 948（0.63）	36 007（0.66）	34 299（0.69）	32 432（0.72）	28 592（0.7）
天津	29 144（0.58）	22 499（0.54）	32 267（0.59）	28 158（0.57）	25 893（0.58）	21 520（0.53）
青海	27 317（0.54）	23 030（0.56）	28 571（0.53）	25 790（0.52）	22 340（0.5）	18 323（0.45）
宁夏	17 738（0.35）	13 363（0.32）	17 770（0.33）	16 443（0.33）	14 257（0.32）	12 974（0.32）
香港	3067（0.06）	1436（0.03）	3094（0.06）	2881（0.06）	3659（0.08）	3591（0.09）
澳门	2554（0.05）	1380（0.03）	1649（0.03）	1343（0.03）	1308（0.03）	1003（0.02）
台湾	449（0.01）	442（0.01）	654（0.01）	708（0.01）	1206（0.03）	834（0.02）
合计	5 064 821（100）	4 131 333（100）	5 432 115（100）	4 979 554（100）	4 483 591（100）	4 079 680（100）

图 1-1-1-59　2021 年各省（自治区、直辖市）流出患者三级医院就医分布（%）（按 2021 年数据降序排列）

2021 年选择去往省外二级医院就医的省外就医患者中，流出最多的 5 个省份分别为四川、安徽、河南、江苏和贵州，分别占 556 982 例省外就医患者的 9.12%、6.59%、6.22%、5.92% 和 5.05%。这 5 个省份选择去往省外三级医院就医的患者占全国三级医院收治省外就医患者的 32.91%，较 2017 年流出前 5 位省份的 35.42% 减少了 2.51 个百分点（图 1-1-1-60）。

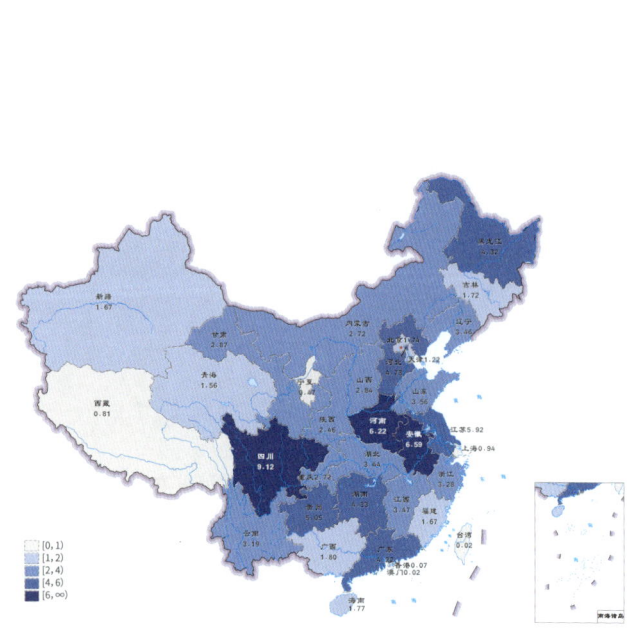

省份	2021年 例数（%）	2020年 例数（%）	2019年 例数（%）	2018年 例数（%）	2017年 例数（%）
四川	50 811（9.12）	57 970（10.14）	95 681（11.82）	82 024（11.23）	79 747（10.51）
安徽	36 697（6.59）	36 007（6.3）	52 951（6.54）	48 166（6.6）	44 521（5.87）
河南	34 650（6.22）	36 822（6.44）	46 555（5.75）	45 459（6.23）	47 798（6.3）
江苏	32 997（5.92）	34 660（6.06）	44 730（5.53）	40 238（5.51）	38 681（5.1）
贵州	28 151（5.05）	28 915（5.06）	36 524（4.51）	34 745（4.76）	35 058（4.62）
河北	26 319（4.73）	22 953（4.01）	25 371（3.13）	23 096（3.16）	27 597（3.64）
湖南	24 145（4.33）	24 188（4.23）	31 780（3.93）	28 903（3.96）	26 345（3.47）
黑龙江	24 046（4.32）	24 814（4.34）	28 967（3.58）	24 682（3.38）	21 614（2.85）
广东	23 527（4.22）	28 941（5.06）	47 625（5.88）	41 341（5.66）	41 727（5.5）
山东	19 813（3.56）	20 924（3.66）	25 308（3.13）	23 072（3.16）	21 370（2.82）
江西	19 350（3.47）	18 874（3.3）	26 242（3.24）	22 320（3.06）	21 765（2.87）
辽宁	19 248（3.46）	15 086（2.64）	18 818（2.32）	17 091（2.34）	17 181（2.26）
湖北	19 157（3.44）	20 917（3.66）	25 822（3.19）	24 367（3.34）	22 968（3.03）
浙江	18 275（3.28）	19 656（3.44）	32 278（3.99）	30 859（4.23）	33 310（4.39）
云南	17 766（3.19）	17 289（3.02）	18 144（2.24）	16 328（2.24）	24 319（3.21）
甘肃	15 996（2.87）	15 986（2.8）	21 046（2.6）	20 473（2.8）	17 901（2.36）
山西	15 824（2.84）	14 641（2.56）	18 131（2.24）	16 674（2.28）	15 611（2.06）
内蒙古	15 175（2.72）	12 928（2.26）	62 791（7.76）	46 955（6.43）	53 394（7.04）
重庆	15 125（2.72）	15 931（2.79）	20 562（2.54）	18 680（2.56）	17 447（2.3）
陕西	13 699（2.46）	16 194（2.83）	18 758（2.32）	17 214（2.36）	16 817（2.22）
广西	10 027（1.8）	13 389（2.34）	16 611（2.05）	16 040（2.2）	43 243（5.7）
海南	9879（1.77）	9625（1.68）	10 967（1.35）	11 048（1.51）	10 846（1.43）
北京	9689（1.74）	9373（1.64）	11 437（1.41）	10 992（1.51）	12 905（1.7）
吉林	9574（1.72）	9250（1.62）	11 857（1.46）	12 146（1.66）	12 158（1.6）
新疆	9303（1.67）	7831（1.37）	11 758（1.45）	12 330（1.69）	10 638（1.4）
福建	9288（1.67）	9541（1.67）	12 135（1.5）	12 084（1.65）	12 125（1.6）
青海	8693（1.56）	9044（1.58）	10 165（1.26）	9152（1.25）	8371（1.1）
天津	6803（1.22）	6590（1.15）	7208（0.89）	6310（0.86）	5793（0.76）
上海	5253（0.94）	5921（1.04）	8015（0.99）	8812（1.21）	9561（1.26）
西藏	4490（0.81）	4140（0.72）	5736（0.71）	5134（0.7）	3750（0.49）
宁夏	2598（0.47）	3082（0.54）	3824（0.47）	3589（0.49）	3520（0.46）
香港	374（0.07）	282（0.05）	485（0.06）	514（0.07）	536（0.07）
台湾	136（0.02）	65（0.01）	117（0.01）	115（0.02）	106（0.01）
澳门	104（0.02）	94（0.02）	175（0.02）	85（0.01）	48（0.01）
合计	556 982（100）	571 947（100）	809 564（100）	730 152（100）	758 771（100）

图 1-1-1-60　2021 年各省（自治区、直辖市）流出患者二级医院就医分布（%）（按 2021 年数据降序排列）

2016—2021年选择去往省外二级和三级医院就医患者比例最高的均为西藏，2021年去往省外二级和三级医院就医患者比例分别为34.49%和27.40%。去往省外三级医院就医患者比例排名第2和第3位的分别为其内蒙古（16.01%）和安徽（14.79%）。以安徽为例，2021年85.21%的安徽常住居民选择留在本省三级医院就医，14.79%的选择去往邻近的省外三级医院就医，省外三级医院就医比例较2019年的16.17%下降了1.38个百分点，较2020年的14.66%上升了0.13个百分点（图1-1-1-61）。

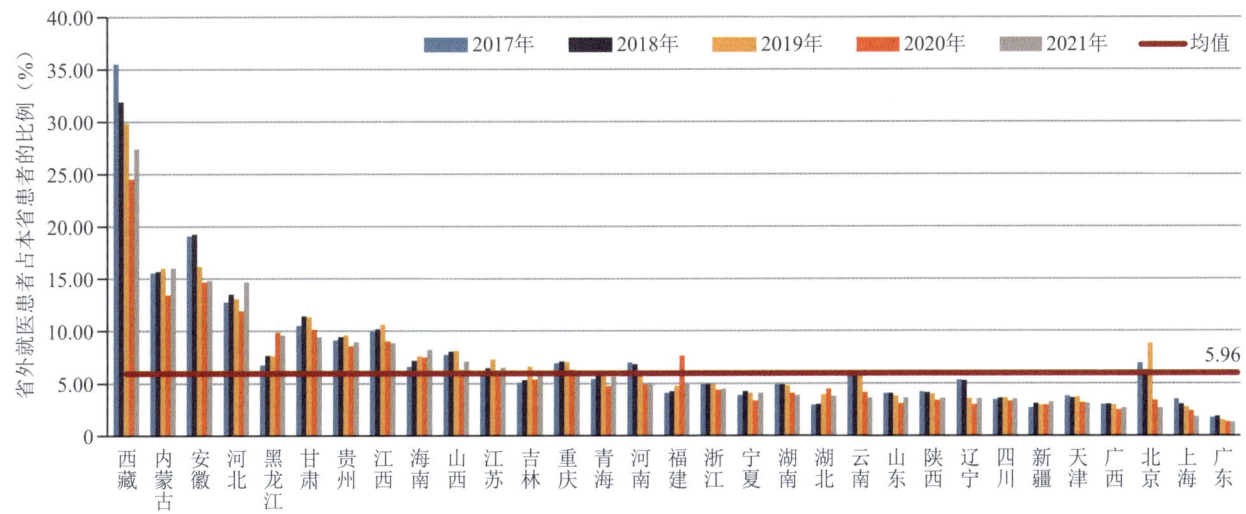

图1-1-1-61　2016—2021年各省（自治区、直辖市）三级医院省外就医患者占本省患者的比例

2021年选择去往省外二级医院就医的患者，以常住地天津为例，90.46%的住院患者选择留在天津本地二级医院就医，9.54%的天津常住居民选择天津市外二级医院就医，该比例近2年上涨幅度较大，2021年较2019年（6.04%）上升了3.50个百分点，较2020年（7.78%）上升了1.76个百分点（图1-1-1-62）。

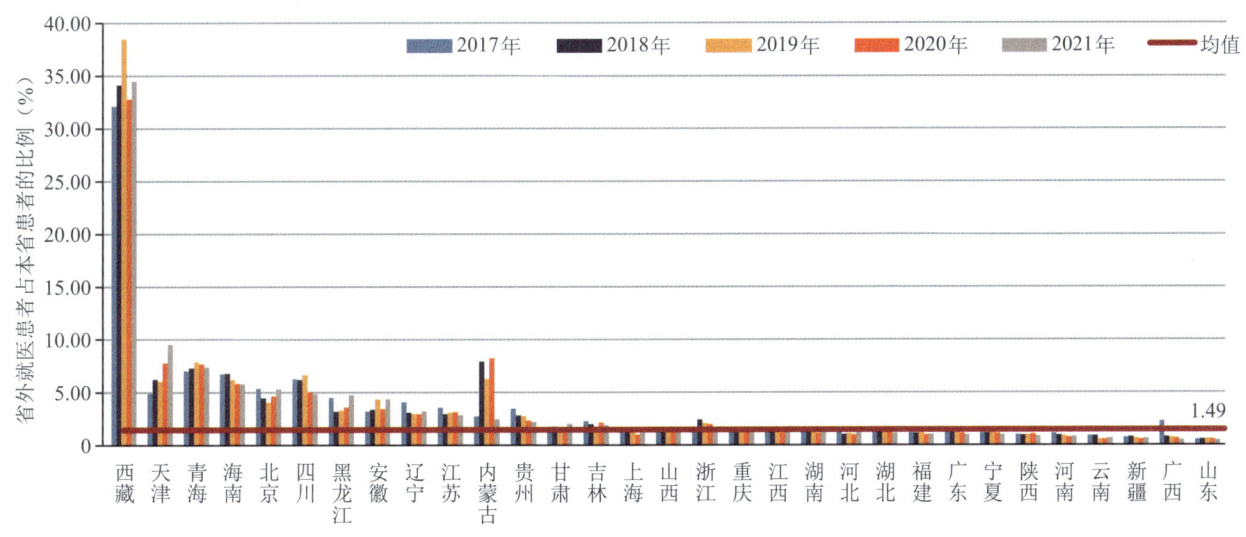

图1-1-1-62　2017—2021年各省（自治区、直辖市）二级医院省外就医患者占本省患者的比例

2021年各省（自治区、直辖市）常住居民选择省外三级医院就医的去向省份分布（行方向查看）见图1-1-1-63，以安徽常住居民为例，安徽常住居民选择省外三级医院就医的主要去向为江苏、上海和浙江，分别占安徽常住居民选择省外三级医院就医总数的41.1%、29.9%和13.5%。

就医／归属	北京	天津	河北	山西	内蒙古	辽宁	吉林	黑龙江	上海	江苏	浙江	安徽	福建	江西	山东	河南	湖北	湖南	广东	广西	海南	重庆	四川	贵州	云南	西藏	陕西	甘肃	青海	宁夏	新疆	合计
北京	0	4.2	7.8	1.6	2.5	8.5	2.0	2.2	7.8	7.4	3.5	3.3	0.8	2.5	5.4	5.2	6.3	2.4	3.2	1.0	1.2	1.1	4.6	5.9	1.6	0.1	2.6	0.9	0.1	1.0	3.3	100
天津	45.0	0	15.8	1.0	1.1	2.5	1.0	1.4	6.1	3.9	1.4	1.6	0.5	0.8	4.3	3.1	1.5	0.9	1.5	0.4	0.4	0.4	2.0	0.3	0.7	0.0	0.6	0.4	0.1	0.2	1.2	100
河北	53.4	24.7	0	0.8	0.7	0.8	0.3	0.4	1.7	1.1	0.7	0.4	0.2	0.2	7.5	2.6	0.5	0.4	0.6	0.2	0.1	0.1	0.8	0.1	0.3	0.0	0.5	0.1	0.1	0.1	0.4	100
山西	39.4	5.6	1.9	0	2.6	0.8	0.3	0.8	6.6	2.8	2.0	0.5	0.5	0.3	2.3	14.6	1.0	0.7	1.3	0.5	0.4	0.5	1.7	0.3	0.6	0.0	10.4	0.4	0.1	0.3	0.7	100
内蒙古	31.2	7.5	3.9	1.4	0	8.8	14.5	11.4	2.2	0.8	0.9	0.2	0.1	0.2	1.8	0.6	0.4	0.2	0.5	0.1	0.2	0.1	0.4	0.1	0.2	0.0	2.0	0.8	0.0	9.5	0.2	100
辽宁	32.5	7.4	3.1	0.4	5.8	0	10.7	3.2	8.7	3.0	4.1	0.6	0.7	0.5	4.3	1.2	1.0	0.7	2.1	0.7	0.7	0.3	1.5	4.6	0.7	0.0	0.8	0.2	0.1	0.2	0.5	100
吉林	21.9	6.9	1.6	0.4	1.6	17.2	0	7.2	9.0	3.6	3.6	0.9	0.9	0.7	9.9	1.4	1.1	1.0	2.3	1.5	1.3	0.3	1.8	0.8	1.0	0.0	0.8	0.2	0.1	0.2	0.8	100
黑龙江	21.2	13.1	2.3	0.3	1.2	11.0	6.2	0	10.6	3.8	3.8	0.7	0.7	0.4	12.2	1.8	0.7	0.7	2.2	0.9	1.7	0.3	1.3	0.2	0.9	0.0	1.0	0.1	0.1	0.1	0.5	100
上海	3.5	0.5	0.6	0.3	0.3	2.7	1.0	0.7	0	22.8	11.2	13.7	1.3	3.6	3.3	2.3	3.4	1.8	1.7	1.9	0.5	1.3	3.2	12.5	1.5	0.0	1.7	0.3	0.1	0.8	1.3	100
江苏	2.9	0.5	0.2	0.1	0.1	0.4	0.2	0.1	79.2	0	5.2	2.6	0.4	0.5	1.8	0.9	0.8	0.4	0.8	0.2	0.1	0.2	0.7	0.2	0.3	0.0	0.4	0.1	0.1	0.1	0.5	100
浙江	2.5	0.5	0.3	0.1	0.1	0.6	0.2	0.3	74.1	4.0	0	2.8	0.9	1.5	1.0	0.9	1.2	0.9	1.8	0.5	0.1	0.6	1.5	1.1	1.2	0.0	0.5	0.2	0.1	0.1	0.3	100
安徽	3.0	0.8	0.2	0.1	0.1	0.2	0.1	0.1	29.9	41.1	13.5	0	0.7	1.5	1.6	1.6	1.4	0.4	1.3	0.2	0.1	0.1	0.5	0.1	0.3	0.0	0.4	0.1	0.0	0.1	0.4	100
福建	4.1	0.9	0.3	0.3	0.2	0.6	0.3	0.3	27.9	3.9	12.7	1.1	0	2.9	16.2	1.3	2.4	1.9	12.9	2.1	0.4	0.7	1.9	1.1	1.8	0.0	0.9	0.2	0.1	0.1	0.5	100
江西	2.9	0.6	0.1	0.0	0.1	0.2	0.1	0.1	28.8	3.5	19.3	1.0	5.4	0	0.7	0.6	3.2	7.2	21.8	0.9	0.3	0.3	1.0	0.4	0.9	0.0	0.4	0.1	0.1	0.0	0.2	100
山东	32.6	10.4	1.5	0.4	0.4	2.1	0.8	1.1	16.6	11.0	4.0	1.2	0.7	0.6	0	4.9	1.2	0.8	2.0	0.7	0.2	0.4	2.4	0.3	0.7	0.0	1.2	0.3	0.1	0.2	1.2	100
河南	12.5	2.9	1.3	0.9	0.3	0.8	0.4	0.2	12.9	10.6	11.0	4.1	1.6	0.9	4.7	0	15.6	1.5	5.0	1.2	0.4	0.4	1.7	0.4	0.9	0.1	3.2	0.6	0.3	0.3	3.3	100
湖北	4.6	1.1	0.5	0.3	0.2	0.4	0.2	0.2	10.5	5.0	10.1	1.6	2.4	9.3	1.4	2.5	0	7.9	11.7	1.4	0.6	1.8	2.8	18.9	1.6	0.0	1.5	0.4	0.1	0.1	0.9	100
湖南	4.0	0.8	0.3	0.1	0.1	0.4	0.2	0.1	8.1	4.2	8.6	0.9	2.3	2.5	0.9	1.6	7.0	0	38.0	8.9	0.9	1.2	2.5	2.1	2.7	0.0	0.6	0.2	0.1	0.1	0.6	100
广东	5.0	1.1	0.4	0.2	0.3	1.7	0.8	0.7	7.9	4.2	4.7	2.1	2.6	6.8	1.7	2.9	6.4	12.9	0	22.0	2.0	1.4	4.8	2.3	2.8	0.0	1.2	0.3	0.1	0.1	0.6	100
广西	2.6	0.9	0.1	0.1	0.1	3.8	0.2	0.2	4.8	1.9	3.2	1.0	1.4	1.4	2.8	1.3	1.9	5.3	54.1	0	1.0	0.9	2.3	1.4	6.8	0.0	0.3	0.1	0.0	0.1	0.2	100
海南	2.6	0.3	1.1	0.2	0.6	1.5	0.7	1.9	3.2	14.0	3.7	10.0	1.1	1.5	5.2	3.4	1.8	2.9	34.5	1.8	0	0.8	1.5	1.1	1.0	0.0	0.8	0.8	0.4	1.5	0.3	100
重庆	3.2	0.7	0.4	0.3	0.2	0.5	0.2	0.2	6.6	3.6	9.8	0.7	4.7	1.0	1.4	1.3	6.9	3.7	7.7	1.3	0.9	0	31.6	3.4	5.9	0.1	1.0	0.4	0.2	0.1	2.0	100
四川	2.8	0.7	0.7	0.4	0.3	0.5	0.2	0.2	6.7	4.7	8.8	0.7	5.0	0.9	1.7	1.2	2.0	1.7	8.5	1.4	0.8	30.9	0	4.1	7.0	0.4	2.8	0.7	0.6	0.2	3.4	100
贵州	2.1	0.4	0.2	0.1	0.1	0.2	0.1	0.1	4.8	2.9	12.0	0.6	3.6	1.0	0.6	0.6	1.4	9.6	8.3	6.3	0.4	10.6	8.0	0	25.4	0.0	0.3	0.1	0.0	0.1	0.1	100
云南	2.9	0.6	0.2	0.1	0.1	2.0	0.1	0.2	6.6	3.8	8.4	1.0	1.8	0.9	1.5	1.0	1.7	1.9	5.5	14.0	0.3	2.9	33.8	7.0	0	0.1	0.7	0.3	0.1	0.1	0.4	100
西藏	2.5	0.3	0.2	0.1	0.1	0.4	0.1	0.2	2.0	1.3	0.5	1.4	0.1	0.1	0.7	3.1	0.6	0.7	0.4	0.1	0.0	1.8	73.4	0.2	5.1	0	1.0	0.9	2.3	0.0	0.3	100
陕西	11.5	2.0	0.9	1.6	3.8	0.9	0.3	0.3	9.0	7.4	5.4	1.4	1.4	0.9	3.0	4.3	11.9	1.5	3.5	0.8	0.5	1.3	6.6	2.0	1.6	0.1	0	2.3	0.6	8.7	4.5	100
甘肃	6.1	1.9	0.3	0.2	0.6	0.4	0.1	0.1	6.1	2.7	2.6	0.4	0.4	0.6	1.5	1.2	0.9	0.6	1.3	0.3	0.2	0.5	11.5	0.1	0.5	0.3	42.9	0	1.3	5.0	9.3	100
青海	11.2	1.9	0.8	0.3	1.4	2.1	0.5	0.2	6.1	4.1	3.6	0.7	0.7	0.4	3.8	5.0	1.5	1.3	2.3	0.7	0.4	0.9	17.3	0.1	2.2	0.7	16.8	10.8	0	0.4	1.9	100
宁夏	19.6	3.8	0.7	0.5	1.1	0.9	0.2	0.1	10.6	4.0	2.6	0.8	0.5	0.5	2.2	2.6	1.3	1.0	2.3	0.4	0.4	0.7	2.7	0.2	0.7	0.1	24.4	9.6	0.4	0	5.1	100
新疆	11.7	2.4	0.7	0.2	0.9	0.8	0.6	1.1	14.8	5.3	3.2	1.5	0.6	0.5	3.8	10.0	4.0	2.5	3.3	0.7	1.1	3.0	14.4	0.2	1.1	0.0	6.5	4.3	0.3	0.6	0	100
台湾	1.1	0.2	0.4			0.7	1.1	0.4	22.5	11.6	3.3	5.3	12.0	1.8	10.7	1.3	4.7	2.2	4.2	5.8	0.4	0.7	5.1	0.4	0.4		1.6	0.2	0.2	1.1	0.2	100
香港	3.3	0.4	0.5		0.4	0.3	0.4	0.4	2.8	2.4	1.9	0.8	2.7	0.5	6.8	0.5	56.9	1.3	11.9	1.5	0.3	1.2	1.4	0.7	0.2	0.1	0.2			0.1	0.1	100
澳门	3.1	0.1			0.0	0.2	0.0		1.8	1.5	0.2	0.1	1.6	0.1	0.4	0.1	12.7	0.2	75.5	1.2	0.0	0.1	0.6	0.3	0.0		0.1					100

图 1-1-1-63　2021 年各省（自治区、直辖市）常住居民选择省外三级医院就医的去向省份分布（%）

2021 年各省（自治区、直辖市）常住居民选择省外二级医院就医的去向省份分布（行方向查看）见图 1-1-1-64，以天津常住居民为例，选择省外二级医院就医的常住居民主要去向为河北、北京和山东，分别占天津常住居民选择省外二级医院就医总数的 62.4%、8.7% 和 5.8%。

就医／归属	北京	天津	河北	山西	内蒙古	辽宁	吉林	黑龙江	上海	江苏	浙江	安徽	福建	江西	山东	河南	湖北	湖南	广东	广西	海南	重庆	四川	贵州	云南	西藏	陕西	甘肃	青海	宁夏	新疆	合计
北京	0	1.6	26.3	1.5	2.6	2.2	5.1	2.9	2.7	2.7	2.5	1.8	1.0	1.2	9.4	13.0	1.8	8.4	0.5	1.3	0.2	2.1	0.7	0.8	1.2		1.2	1.4	0.1	1.6	2.1	100
天津	8.7	0	62.4	0.8	1.5	1.1	0.8	1.2	1.1	0.7	0.7	0.3	0.3	1.0	5.8	3.9	0.8	0.8	0.5	0.4	0.1	0.6	0.5	2.5	0.6		0.8	0.8	0.0	0.3	1.0	100
河北	39.0	4.8	0	2.9	3.4	0.8	0.9	1.2	1.4	1.0	1.5	0.6	0.4	0.6	13.9	8.3	1.0	0.9	0.6	1.3	0.2	1.1	0.7	6.3	1.1		2.2	1.2	0.2	0.5	2.0	100
山西	12.1	0.4	10.0	0	3.3	0.2	0.5	0.2	12.9	1.3	0.9	0.4	0.7	0.6	4.9	8.6	1.5	0.8	0.8	4.0	0.2	0.8	0.8	0.8	1.2	0.0	27.2	1.2	0.1	0.4	3.2	100
内蒙古	23.8	1.6	24.3	2.2	0	3.0	1.9	8.5	4.1	0.5	1.3	0.2	0.2	0.3	7.6	1.6	0.3	0.5	0.2	0.7	0.2	0.4	0.3	0.1	0.5		5.4	2.5	0.1	6.0	1.8	100
辽宁	8.9	0.4	36.8	0.5	4.3	0	3.8	14.8	2.6	0.7	3.7	0.4	0.4	0.5	7.8	2.3	0.6	0.6	0.5	0.9	0.4	4.8	0.6	0.4	0.7		0.8	0.5	0.1	0.1	1.1	100
吉林	8.6	0.9	9.2	0.8	8.5	6.0	0	9.9	3.4	1.6	3.7	0.5	2.2	0.6	25.9	2.9	1.1	1.5	1.1	1.7	0.9	0.9	1.3	0.7	1.4		1.4	0.8	0.1	0.3	2.0	100
黑龙江	9.1	1.5	12.2	0.7	5.4	3.6	7.0	0	4.0	1.7	3.0	0.5	0.4	0.4	29.4	2.9	0.6	1.0	0.8	1.2	0.7	0.5	0.9	2.6	0.6		0.8	0.4	1.0	0.2	7.0	100
上海	1.3	0.2	2.1	0.5	0.5	1.0	1.1	0.6	0	14.1	9.9	8.6	6.3	4.9	15.5	9.5	2.4	3.5	0.7	1.3	0.1	2.7	1.1	2.0	3.4		1.1	1.6	0.1	1.0	2.6	100
江苏	1.5	0.1	1.1	0.5	0.3	0.2	0.6	0.3	47.7	0	12.3	3.2	1.1	1.2	12.0	4.7	1.3	1.4	0.6	1.0	0.1	0.9	0.6	1.3	1.5		1.2	1.1	0.1	0.3	1.9	100
浙江	1.4	0.1	1.6	0.4	0.5	0.4	0.4	0.4	38.0	3.1	0	2.0	3.6	5.0	4.9	7.5	2.1	5.0	1.0	2.5	0.2	2.0	0.9	7.1	5.1		1.5	1.3	0.1	0.4	1.3	100
安徽	2.3	0.2	1.4	0.5	0.3	0.2	0.6	0.2	24.5	17.3	17.6	0	3.8	1.9	4.7	8.6	4.5	1.3	1.2	1.1	0.1	0.7	0.5	1.0	1.4	0.0	1.2	0.7	0.0	0.3	1.8	100
福建	2.1	0.2	1.0	0.5	0.5	0.3	1.0	0.2	14.1	2.4	8.3	1.3	0	6.8	5.7	5.2	2.6	4.4	7.0	8.0	0.5	3.7	1.4	11.8	6.5		1.4	1.2	0.1	0.5	1.4	100
江西	1.5	0.1	0.6	0.2	0.2	0.1	0.2	0.1	15.3	2.1	17.6	1.1	7.3	0	2.4	2.8	2.7	23.2	9.7	4.1	0.4	1.1	0.8	2.0	2.3	0.0	0.7	0.7	0.0	0.2	0.7	100
山东	12.8	1.0	13.2	1.7	1.6	3.2	1.4	1.7	13.3	4.2	3.4	1.1	1.1	1.2	0	19.2	1.2	1.4	0.9	1.5	0.1	1.1	0.8	1.0	1.8	0.0	3.2	1.7	0.2	0.6	4.1	100
河南	4.9	0.4	4.6	3.0	0.9	0.4	0.7	0.5	7.0	4.1	11.5	1.7	3.4	2.3	12.1	0	4.4	2.5	3.4	5.5	0.3	1.2	1.0	3.6	2.1	0.0	4.5	2.8	0.2	0.8	10.4	100
湖北	2.3	0.3	2.8	1.2	0.6	0.2	0.5	0.2	5.7	2.6	9.0	1.6	3.3	4.9	4.2	12.8	0	11.4	7.2	4.8	0.5	4.7	2.1	4.5	3.7	0.0	3.9	1.7	0.2	0.3	2.7	100
湖南	1.3	0.0	0.9	0.2	0.3	0.1	0.3	0.1	3.5	1.4	8.7	0.5	2.6	5.1	1.9	3.8	6.2	0	16.1	13.8	0.6	4.6	1.2	17.5	5.1		1.1	0.9	0.1	0.3	1.8	100
广东	0.9	0.1	0.7	0.2	0.3	0.4	1.2	0.3	2.0	1.2	1.2	0.5	3.9	5.7	2.2	5.8	3.7	24.4	0	27.3	0.8	3.2	1.1	5.8	4.0	0.0	1.2	0.8	0.1	0.3	0.7	100
广西	0.8	0.0	1.0	0.2	0.3	0.2	0.3	0.3	3.2	1.5	3.2	0.5	3.8	4.0	2.7	3.0	2.7	13.2	37.0	0	1.4	1.5	1.2	5.1	9.8		1.1	1.1	0.0	0.3	0.8	100
海南	0.5	0.1	2.3	1.5	1.0	0.3	0.5	0.9	3.9	2.9	2.5	2.3	3.7	4.7	3.5	11.4	6.4	3.8	5.2	2.7	0	0.9	19.0	1.5	1.3		2.0	0.7	0.1	11.2	3.6	100
重庆	0.9	0.0	1.4	0.9	0.4	0.2	0.3	0.1	3.3	1.9	8.0	0.6	5.4	1.8	4.1	3.3	7.1	5.7	7.1	4.5	0.6	0	12.4	9.8	8.8	0.0	2.5	1.2	0.1	0.4	7.2	100
四川	0.9	0.1	1.6	1.0	0.4	0.1	0.4	0.1	2.1	1.6	7.1	0.6	3.3	1.4	4.4	2.4	1.6	2.1	5.9	3.5	0.3	22.2	0	7.2	14.8	0.0	3.5	2.4	0.2	0.4	8.4	100
贵州	0.6	0.0	0.6	0.2	0.2	0.0	0.2	0.1	2.0	2.0	19.0	0.8	6.0	2.6	2.2	2.0	1.6	15.2	6.5	10.2	0.4	10.8	1.8	0	12.0	0.0	0.7	0.6	0.0	0.8	0.8	100
云南	0.9	0.0	1.1	0.4	0.3	0.1	0.3	0.1	2.8	3.1	16.7	1.0	4.2	2.5	19.7	2.4	2.0	4.0	4.6	10.7	0.4	3.0	5.6	7.9	0	0.0	1.2	1.4	0.2	0.6	2.6	100
西藏	0.4		0.6	0.2	30.4	0.9	0.2	0.1	4.6	0.2	0.2	1.6	0.3	0.8	1.8	2.7	0.5	0.4	0.1	0.5		1.8	8.5	19.6	16.5	0	1.5	3.8	0.6	0.1	1.0	100
陕西	2.9	0.1	4.0	4.4	4.2	0.9	0.8	0.2	5.5	3.0	4.1	2.2	2.1	1.3	5.2	12.2	2.8	1.8	2.0	2.1	0.3	1.8	2.4	1.5	2.1		0	13.6	0.4	6.3	10.0	100
甘肃	2.4	0.3	1.7	0.6	2.7	0.2	0.4	1.1	3.4	1.7	2.3	0.3	0.6	0.6	4.8	3.2	0.9	0.8	0.5	0.7	0.1	0.9	1.9	0.5	0.7	0.0	25.8	0	1.5	8.6	30.9	100
青海	1.2	0.1	1.0	0.4	0.3	1.0	0.9	0.1	1.2	0.8	0.5	0.2	0.1	0.2	4.0	4.0	0.5	0.7	0.3	0.3	0.0	0.6	6.9	0.1	26.2	0.0	3.0	42.3	0	0.4	2.9	100
宁夏	5.2	0.3	3.0	0.8	5.5	0.2	0.0	0.1	3.7	1.2	1.0	0.5	0.6	1.0	4.2	5.0	0.6	0.9	0.6	1.0	0.3	0.7	1.1	0.9	1.1		14.4	28.7	0.8	0	16.4	100
新疆	2.6	0.0	1.5	0.3	16.4	0.2	1.8	1.1	4.9	1.6	0.8	0.4	0.4	0.4	5.2	10.8	2.1	1.9	0.9	0.9	0.3	4.6	5.7	0.4	3.2	0.0	15.3	9.9	0.6	5.9	0	100
台湾	0.3						0.8		3.2		0.3	0.5	2.4	0.8	45.7	1.1	28.6	1.9	7.5	4.3	0.3	0.3	0.3	0.3	0.3			0.3			1.1	100
香港			1.5	0.7			0.7		5.9	1.5			9.6		67.6	2.2	1.5	3.7	0.7	2.2					0.7			1.5				100
澳门									13.5				2.9	1.0	56.7	1.9	1.0		21.2	1.0				1.0								100

图 1-1-1-64　2021 年各省（自治区、直辖市）常住居民选择省外二级医院就医的去向省份分布（%）

进一步分析 2021 年我国三级医院各省常住居民就医情况，全国疾病不出省的住院患者平均占比为 96%，疾病不出市的平均占比为 86%。其中，上海、北京、天津和重庆 4 个省份，本省三级医院就医患者占比均为 95%，本市三级医院就医患者占比均超过 95%。本市就医患者占比超过 80% 的省份有 22 个，青海、海南和西藏的本市就医占比小于 70%（图 1-1-1-65）。

2021年各归属省份疾病不出市比例（%）

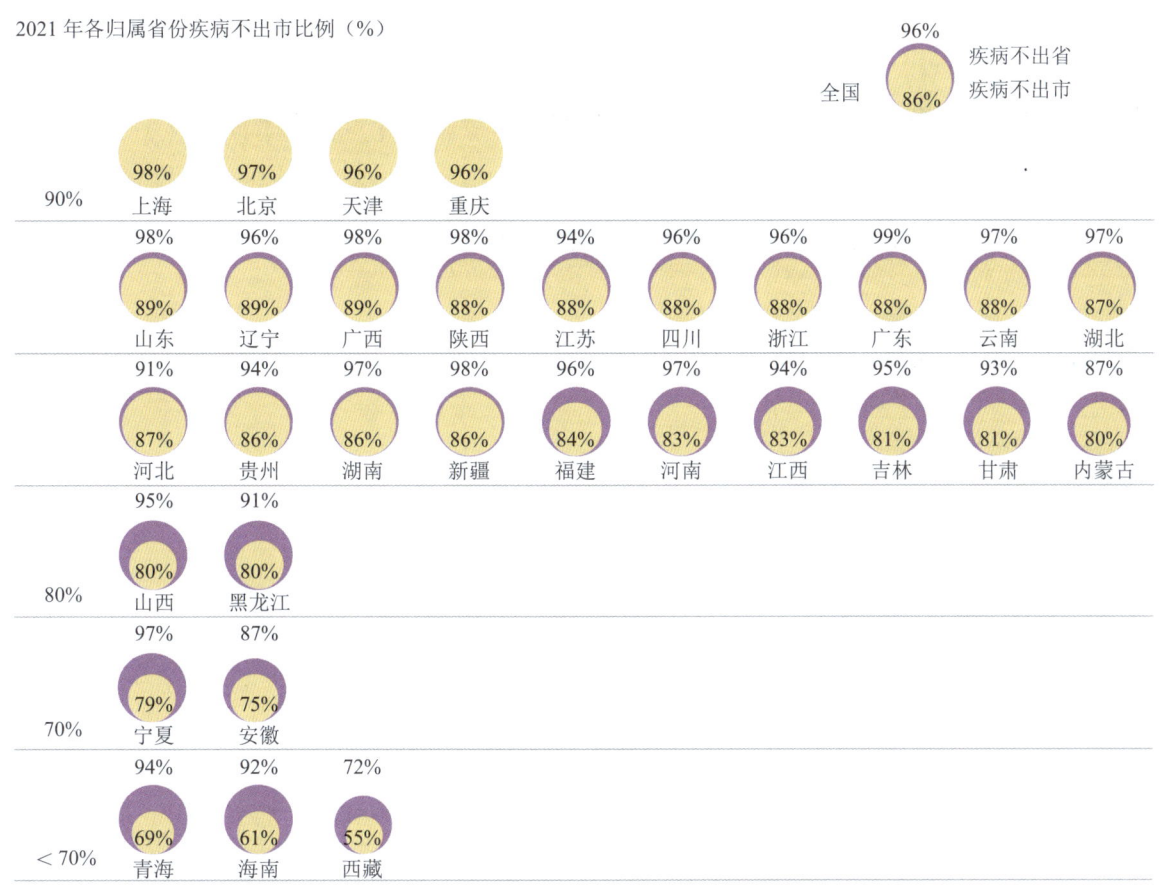

图1-1-1-65　2021年各省（自治区、直辖市）三级医院疾病不出省情况

（二）全国省外就医患者专业分布特点分析

1. 出院科室分布

2021年三级医院5 064 821例省外就医患者中，按照出院科室统计，省外患者人次最多的前5个科室分别为外科（28.38%）、内科（22.41%）、肿瘤科（11.70%）、妇产科（8.90%）和儿科（5.93%），这5个科室共收治3 916 866例省外就医患者，占全部省外就医患者的77.33%，与前5年省外就医前5位出院科室一致，排序略有变化。与2016年相比，三级医院儿科收治的省外就医患者占所有三级医院收治省外患者的比例下降了1.95个百分点，肿瘤科上升了2.67个百分点，内外科均有不同程度的上升（图1-1-1-66）。

2021年二级医院556 982例省外就医患者中，按照出院科室统计，省外患者人次最多的前5个科室分别为外科（31.94%）、内科（23.75%）、妇产科（13.50%）、儿科（6.32%）和肿瘤科（4.24%），这5个科室共收治444 247例省外就医患者，占全部省外就医患者的79.76%。2021年肿瘤科省外就医患者占比高于前四年，由第6位上升至第5位，中医科占比则由原本的第5位下降至第6位。与2017年相比，二级医院外科、内科和肿瘤科收治的省外就医患者占所有二级医院收治省外患者的比例均有所上升，分别增加了4.61、2.40和3.03个百分点，妇产科和儿科均有所下降，分别下降了3.14个百分点和3.03个百分点（图1-1-1-67）。

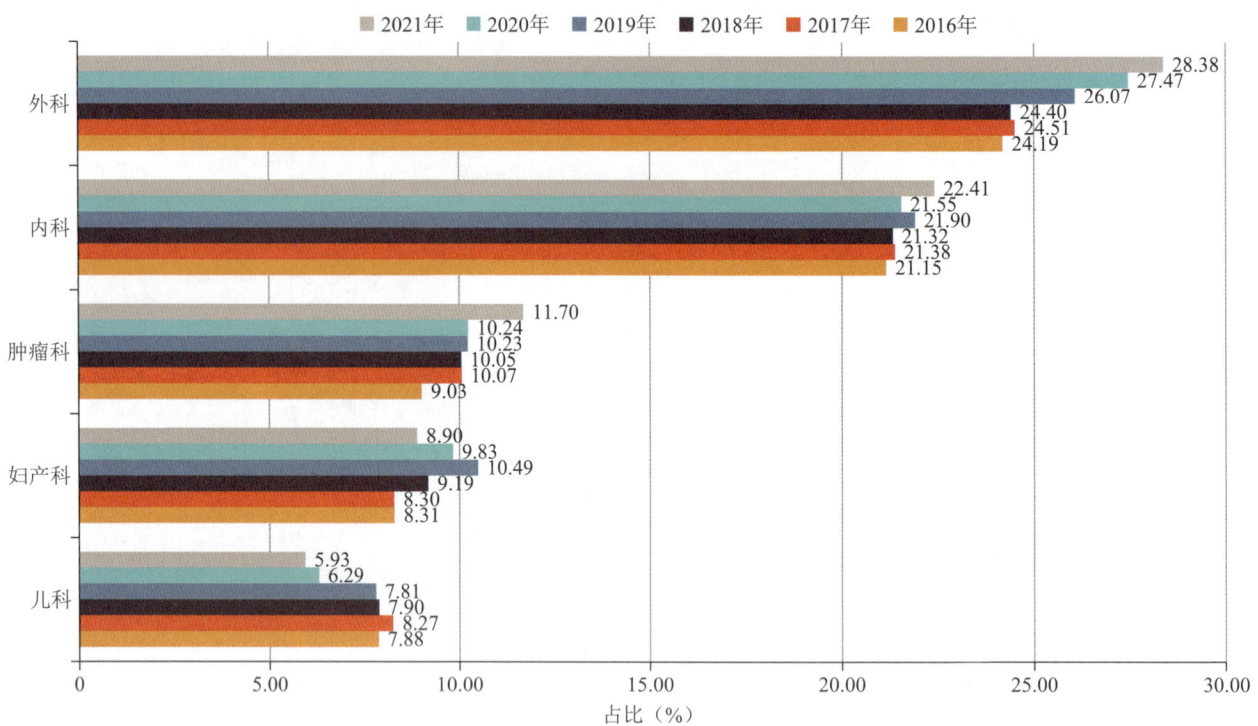

图 1-1-1-66　2016—2021 年三级医院省外就医患者最多的 5 个出院科室比例

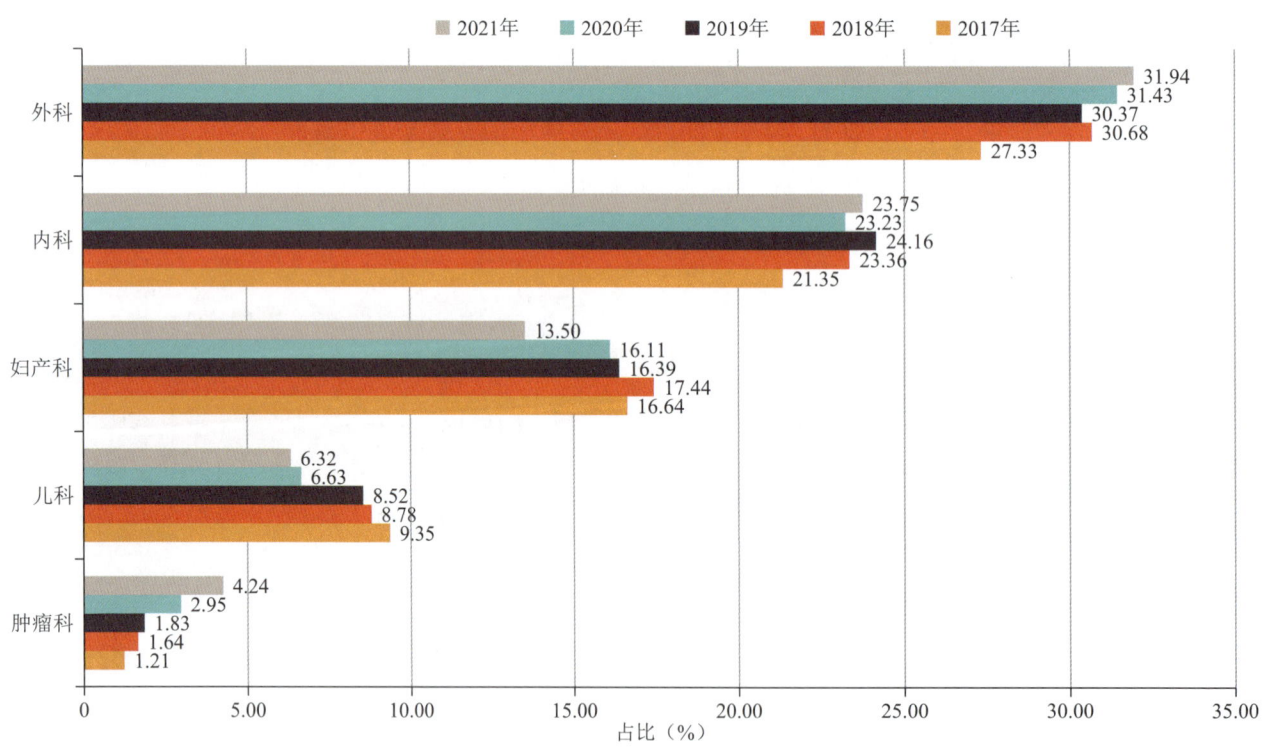

图 1-1-1-67　2017—2021 年二级医院省外就医患者最多的 5 个出院科室比例

对 2021 年二级和三级医院出院科室（《医疗机构诊疗科目名录》四位码科室）进行统计，三级医院收治省外就医患者占比最多的科室前 3 位分别为肿瘤科（11.83%），普通外科（8.1%）及骨科（5.96%）；二级医院收治省外就医患者占比最多的科室前 3 位分别是外科（10.78%）、骨科（9.5%）及内科（7.62%）（图 1-1-1-68、图 1-1-1-69）。

第一部分 医疗服务资源与服务能力分析

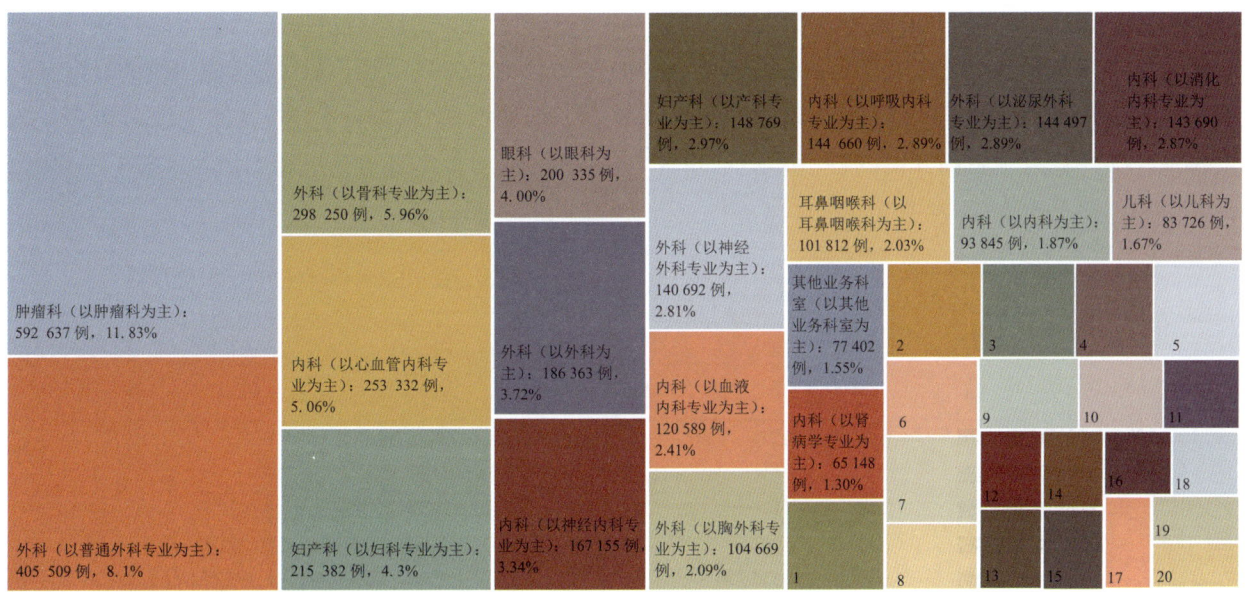

注：1. 内科（以内分泌专业为主）：62 278例，1.24%；2. 妇产科（以妇产科为主）：57 013例，1.14%；3. 外科（以心脏大血管外科专业为主）：56 523例，1.13%；4. 医学影像科（以放射治疗专业为主）：51 304例，1.02%；5. 全科医疗科（以全科医疗科为主）：49 346例，0.99%；6. 传染科（以传染科为主）：46 243例，0.92%；7. 外科（以外科其他为主）：46 125例，0.92%；8. 急诊医学科（以急诊医学科为主）：42 917例，0.86%；9. 儿科（以小儿血液病专业为主）：42 739例，0.85%；10. 儿科（以新生儿专业为主）：36 802例，0.73%；11. 康复医学科（以康复医学科为主）：33 004例，0.66%；12. 中医科（以中医科为主）：32 499例，0.65%；13. 内科（以免疫学专业为主）：32 459例，0.65%；14. 精神科（以精神科为主）：31 622例，0.63%；15. 重症医学科（以重症医学科为主）：30 739例，0.61%；16. 内科（以内科_其他为主）：29 092例，0.58%；17. 医学影像科（以介入放射学专业为主）：27 606例，0.55%；18. 儿科（以小儿神经病学专业为主）：27 605例，0.55%；19. 结核病科（以结核病科为主）：25 772例，0.51%；20. 外科（以整形外科专业为主）：24 734例，0.49%。

图 1-1-1-68　2021年三级医院省外就医患者出院科室分布

注：1. 全科医疗科（以全科医疗科为主）：5652例，1.04%；2. 传染科（以传染科为主）：5510例，1.01%；3. 外科（以胸外科专业为主）：5383例，0.99%；4. 康复医学科（以康复医学科为主）：5294例，0.97%；5. 重症医学科（以重症医学科为主）：4933例，0.9%；6. 急诊医学科（以急诊医学科为主）：4528例，0.83%；7. 中医科（以中医科为主）：4357例，0.8%；8. 内科（以肾病学专业为主）：3667例，0.67%；9. 儿科（以新生儿专业为主）：2924例，0.54%；10. 中医科（以妇产科专业为主）：2722例，0.5%；11. 精神科（以精神科为主）：2552例，0.47%；12. 中医科（以儿科专业为主）：2455例，0.45%；13. 内科（以老年病专业为主）：2285例，0.42%；14. 内科（以血液内科专业为主）：2089例，0.38%；15. 中医科（以外科专业为主）：1877例，0.34%；16. 精神科（以精神病专业为主）：1650例，0.3%；17. 中医科（以骨伤科专业为主）：1570例，0.29%；18. 疼痛科（以疼痛科为主）：1543例，0.28%；19. 中医科（以内科专业为主）：1514例，0.28%；20. 中医科（以康复医学专业为主）：1499例，0.27%。

图 1-1-1-69　2021年二级医院省外就医患者出院科室分布

对2021年各省（自治区、直辖市）常住居民选择省外二级和三级医院就医的患者出院科室分布情况进行分析，其中，三级医院安徽省外就医的患者最多，为610 680人次，就医排名前3位的科室分别是外科（29.06%）、内科（21.28%）和妇产科（9.88%）。二级医院中，四川省外就医的患者最多，为50 811人次，就医排名前3位的科室分别是外科（38.40%）、内科（21.66%）和妇产科（12.13%）（图1-1-1-70、图1-1-1-71）。

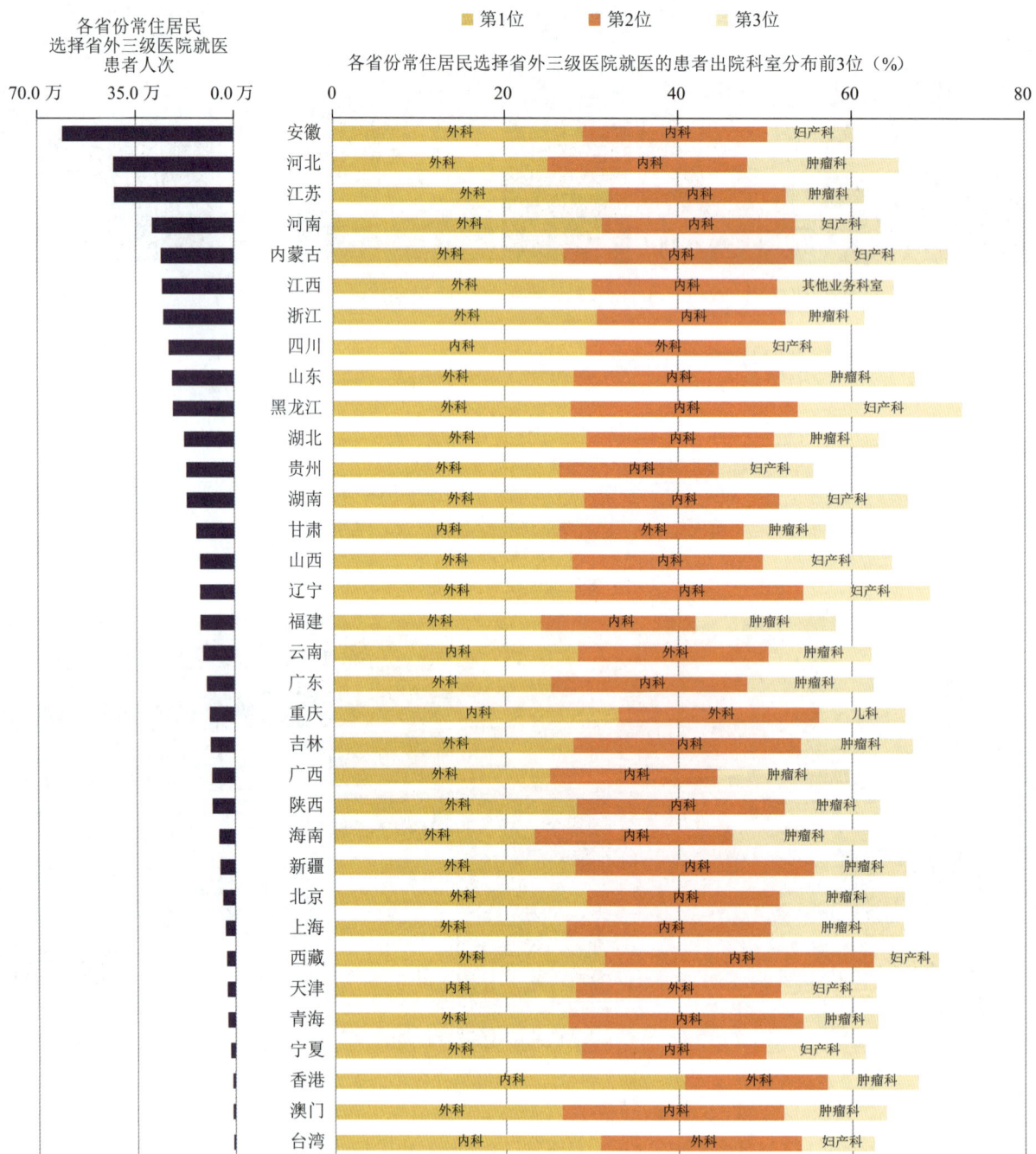

图1-1-1-70　2021年各省（自治区、直辖市）常住居民选择省外三级医院就医的患者出院科室分布

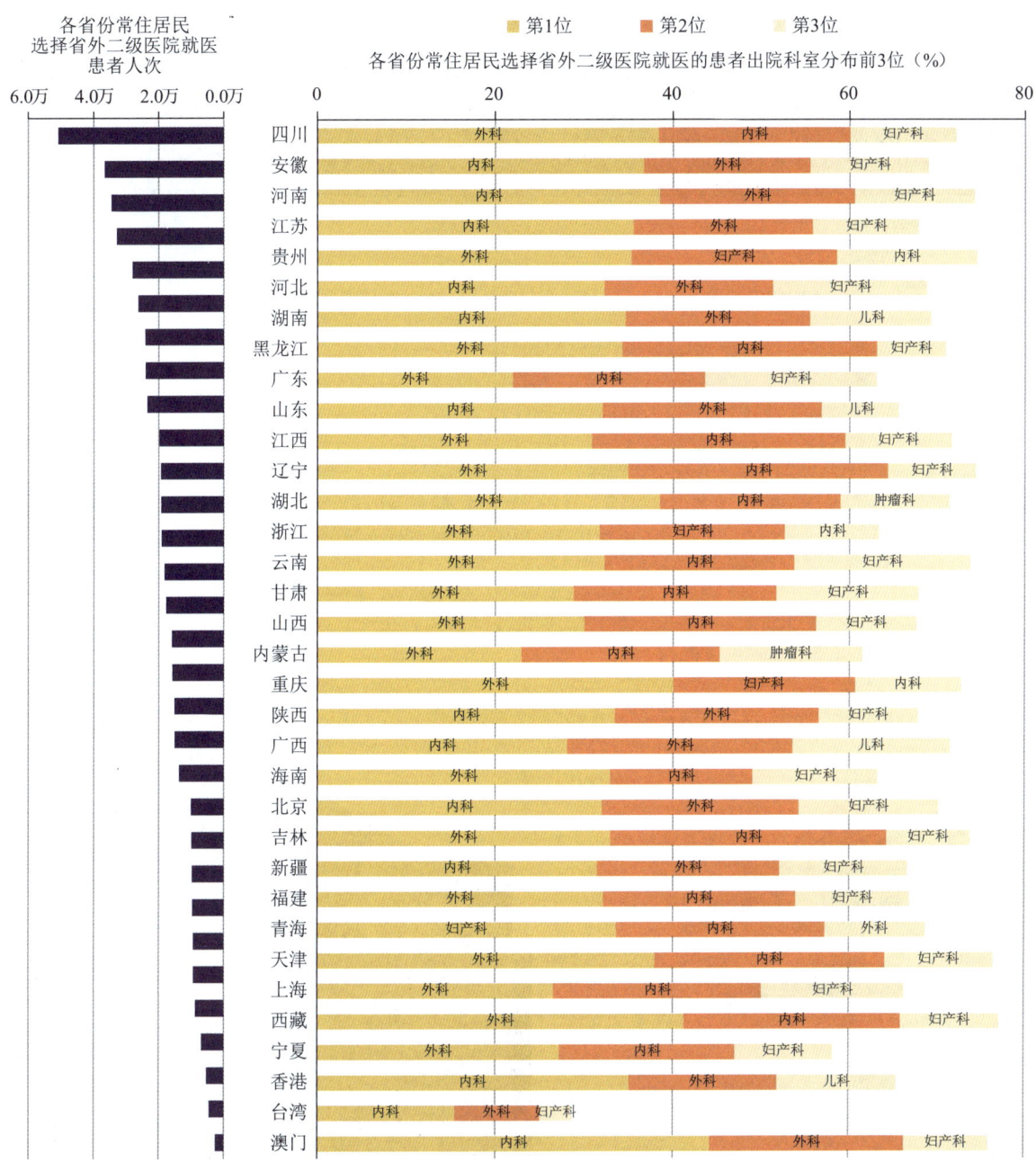

图 1-1-1-71　2021 年各省（自治区、直辖市）常住居民选择省外二级医院就医的患者出院科室分布

2. 出院病种、手术/操作分布

对 2021 年三级医院省外就医患者疾病主要诊断按 ICD-10 编码亚目进行归类，省外就医人次最多的前 10 位病种排序情况及对应的 2020 年主要诊断排序情况见表 1-1-1-7。"为肿瘤化学治疗疗程（Z51.1）"省外就医患者人次最高，占全部省外就医患者的 12.19%，略低于 2020 年 12.24%。

进一步分析 2021 年三级医院的"为肿瘤化学治疗疗程（Z51.1）"疾病省外就医人群的就医流向，主要来自江苏、浙江、河北、安徽等地，主要去往上海、北京、广东、江苏等地。人次最多的为从江苏去往上海（59 665 例）、浙江去往上海（35 241 例）、河北去往北京（32 098 例）、安徽去往江苏（31 246 例）安徽去往上海（29 370 例）、共占该疾病省外就医总人次的 30.38%。北京和上海三级医院收治的省外患者主要的疾病为"为肿瘤化学治疗疗程（Z51.1）"（图 1-1-1-72）。

表 1-1-1-7　2020—2021 年三级医院省外就医人次最多的疾病（前 10 位）

2020 年			疾病名称 （主要诊断 ICD-10 亚目）	2021 年		
排序	该疾病省外就医患者占所有三级省外就医患者比例（%）	三级医院省外就医患者人次		三级医院省外就医患者人次	该疾病省外就医患者占所有三级省外就医患者比例（%）	排序
1	12.24	505 580	为肿瘤化学治疗疗程（Z51.1）	617 535	12.19	1
2	3.87	159 875	其他特指的医疗照顾（Z51.8）	252 961	4.99	2
5	1.19	49 207	不稳定性心绞痛（I20.0）	70 492	1.39	3
3	1.36	56 055	放射治疗疗程（Z51.0）	68 169	1.35	4
4	1.28	53 017	未特指的脑梗死（I63.9）	57 932	1.14	5
7	0.84	34 648	甲状腺恶性肿瘤（C73.X）	49 230	0.97	6
6	0.87	35 885	动脉硬化性心脏病（I25.1）	42 017	0.83	7
9	0.70	29 048	上叶，支气管或肺的恶性肿瘤（C34.1）	38 914	0.77	8
8	0.75	30 887	涉及骨折板和其他内固定装置的随诊医疗（Z47.0）	36 186	0.71	9
13	0.61	25 273	乳房良性肿瘤（D24.X）	32 904	0.65	10

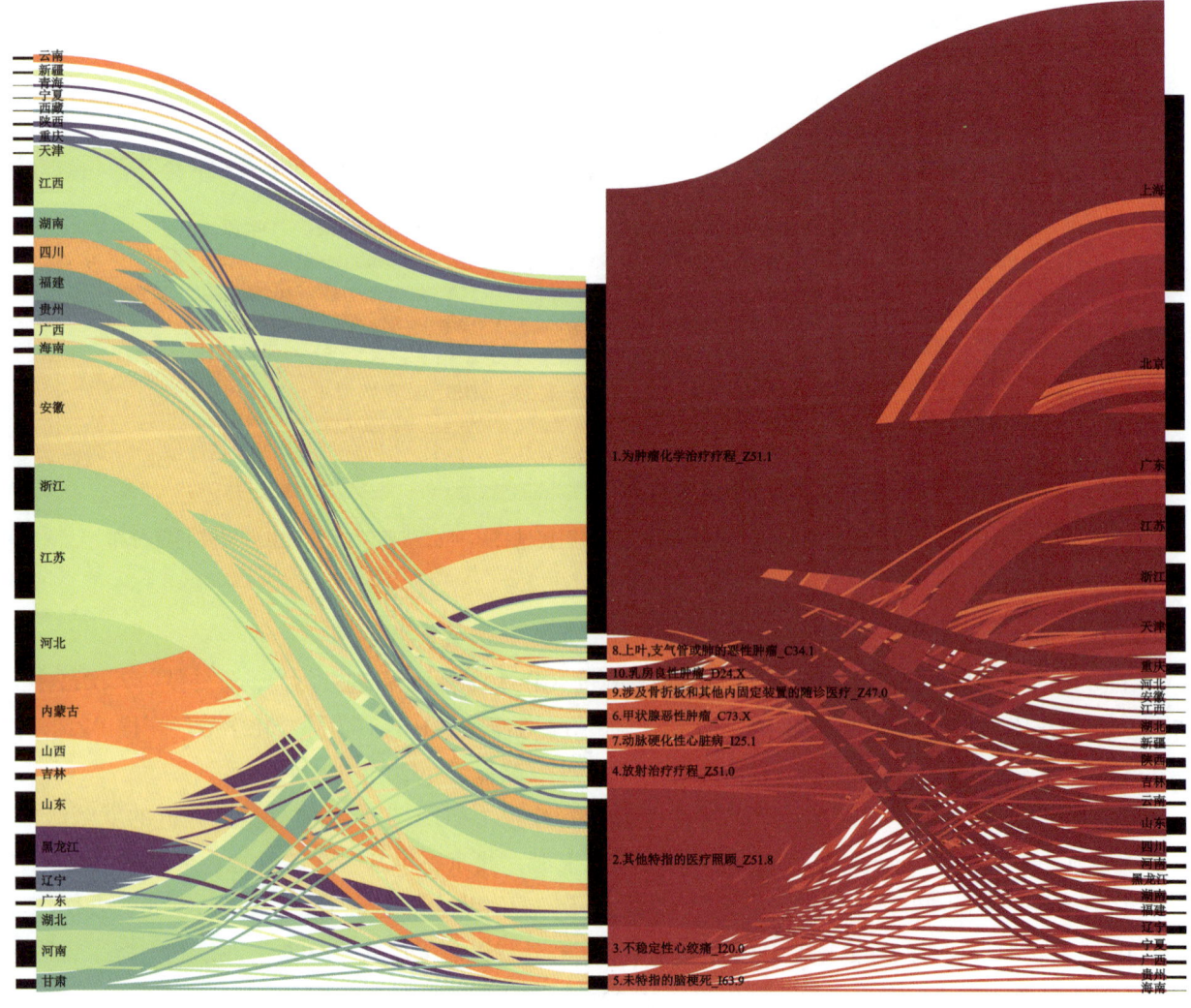

注：省外就医流向（A 地患者往 B 地就医）小于 500 人次的不显示。

图 1-1-1-72　2021 年三级医院省外就医人次最多的前 10 位疾病省外就医流向

对2021年二级医院省外就医患者疾病主要诊断按ICD-10编码亚目进行归类,省外就医人次最多的前10位病种排序情况及对应的2020年主要诊断排序情况见表1-1-1-8。"为肿瘤化学治疗疗程(Z51.1)"居首位,与三级医院一致。其中,其他特指的医疗照顾(Z51.8)由2020年的第16位上升至2021年的第5位。

表1-1-1-8 2020—2021年二级医院省外就医人次最多的疾病(前10位)

2020年			疾病名称	2021年		
排序	该疾病省外就医患者占所有二级省外就医患者比例(%)	二级医院省外就医患者人次	(主要诊断ICD-10亚目)	二级医院省外就医患者人次	该疾病省外就医患者占所有二级省外就医患者比例(%)	排序
2	2.65	15 169	为肿瘤化学治疗疗程(Z51.1)	21 857	3.93	1
1	2.84	16 256	未特指的脑梗死(I63.9)	15 488	2.78	2
3	2.03	15 769	医疗性流产,完全性或未特指,无并发症(O04.9)	10 486	1.88	3
5	1.58	9021	未特指的支气管肺炎(J18.0)	8924	1.60	4
16	0.74	4212	其他特指的医疗照顾(Z51.8)	8914	1.60	5
7	1.33	7619	未特指的急性阑尾炎(K35.9)	7377	1.33	6
10	1.04	5960	涉及骨折板和其他内固定装置的随诊医疗(Z47.0)	6082	1.09	7
8	1.24	7082	动脉硬化性心脏病(I25.1)	6018	1.08	8
4	1.62	9270	头位顺产(O80.0)	5769	1.04	9
11	0.96	5510	未特指的急性支气管炎(J20.9)	5399	0.97	10

进一步分析2020年全部上报二级医院"为肿瘤化学治疗疗程(Z51.1)"疾病省外就医人群的就医流向,主要来自江苏、河北、安徽、浙江等地,主要去往上海、北京等地。人次最多的为从江苏去往上海(2358例)、河北去往北京(2338例)、安徽去往上海(1439例)、浙江去往上海(1332例)及内蒙古去往北京(1210例),共占该疾病省外就医总人次的39.70%(图1-1-1-73)。

2021年三级医院省外就医患者中,接受手术诊疗患者的主要手术编码按ICD-9-CM-3编码亚目进行归类,省外就医人次最多的前10位手术编码排序情况见表1-1-1-9,2020和2021年前2位的手术排序一致,"低位子宫下段剖宫产(74.1X)"仍为首位。

进一步分析2021年三级医院"低位子宫下段剖宫产(74.1X)"手术省外就医人群的就医流向,主要来自安徽、湖北、江苏等省份,主要去往江苏、贵州、上海等地。人次最多的为从安徽去往江苏(3890例)、湖北去往贵州(1853例)、江苏去往上海(1384例)、安徽去往上海(1378例),共占该手术省外就医总人次的13.19%。北京三级医院主要收治"药物洗脱冠状动脉支架置入(36.07)",上海三级医院主要收治"胸腔镜下肺叶切除术(32.41)"手术(图1-1-1-74)。

归属省（自治区、直辖市）　　　　　　　　　　　　　　　　　　　　　　就医省（自治区、直辖市）

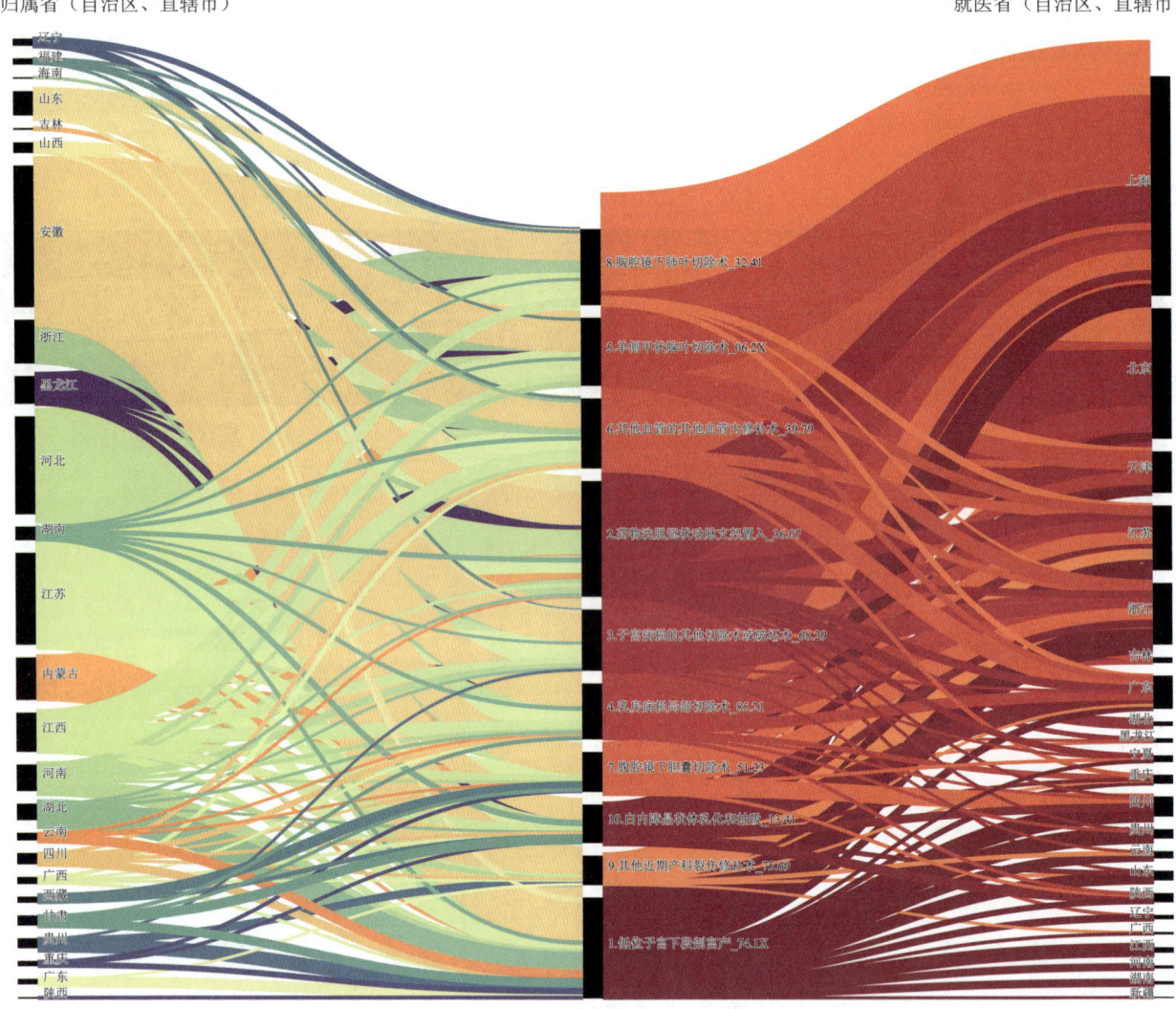

注：省外就医流向（A 地患者往 B 地就医）小于 300 人次的不显示。

图 1-1-1-73　2021 年三级医院省外就医人次最多的前 10 位手术省外就医流向

表 1-1-1-9　2020—2021 年三级医院收治省外就医人次最多的手术（前 10 顺位排序）

2020 年			手术名称	2021 年		
排序	该手术省外就医患者占所有三级省外就医患者比例（%）	三级医院省外就医患者人次	（主要手术 ICD-9-CM-3 亚目）	三级医院省外就医患者人次	该手术省外就医患者占所有三级省外就医患者比例（%）	排序
1	4.37	66 787	低位子宫下段剖宫产（74.1X）	64 489	3.34	1
2	2.51	38 415	药物洗脱冠状动脉支架置入（36.07）	52 465	2.72	2
4	1.88	28 777	子宫病损的其他切除术或破坏术（68.29）	37 813	1.96	3
5	1.82	27 803	乳房病损局部切除术（85.21）	36 515	1.89	4
11	1.36	20 773	单侧甲状腺叶切除术（06.2X）	33 269	1.72	5
8	1.47	22 402	其他血管的其他血管内修补术（39.79）	32 827	1.70	6
7	1.61	24 603	腹腔镜下胆囊切除术（51.23）	31 533	1.63	7
6	1.63	24 953	胸腔镜下肺叶切除术（32.41）	31 470	1.63	8
3	1.89	28 871	其他近期产科裂伤修补术（75.69）	30 894	1.60	9
9	1.43	21 798	白内障晶状体乳化和抽吸（13.41）	28 992	1.50	10

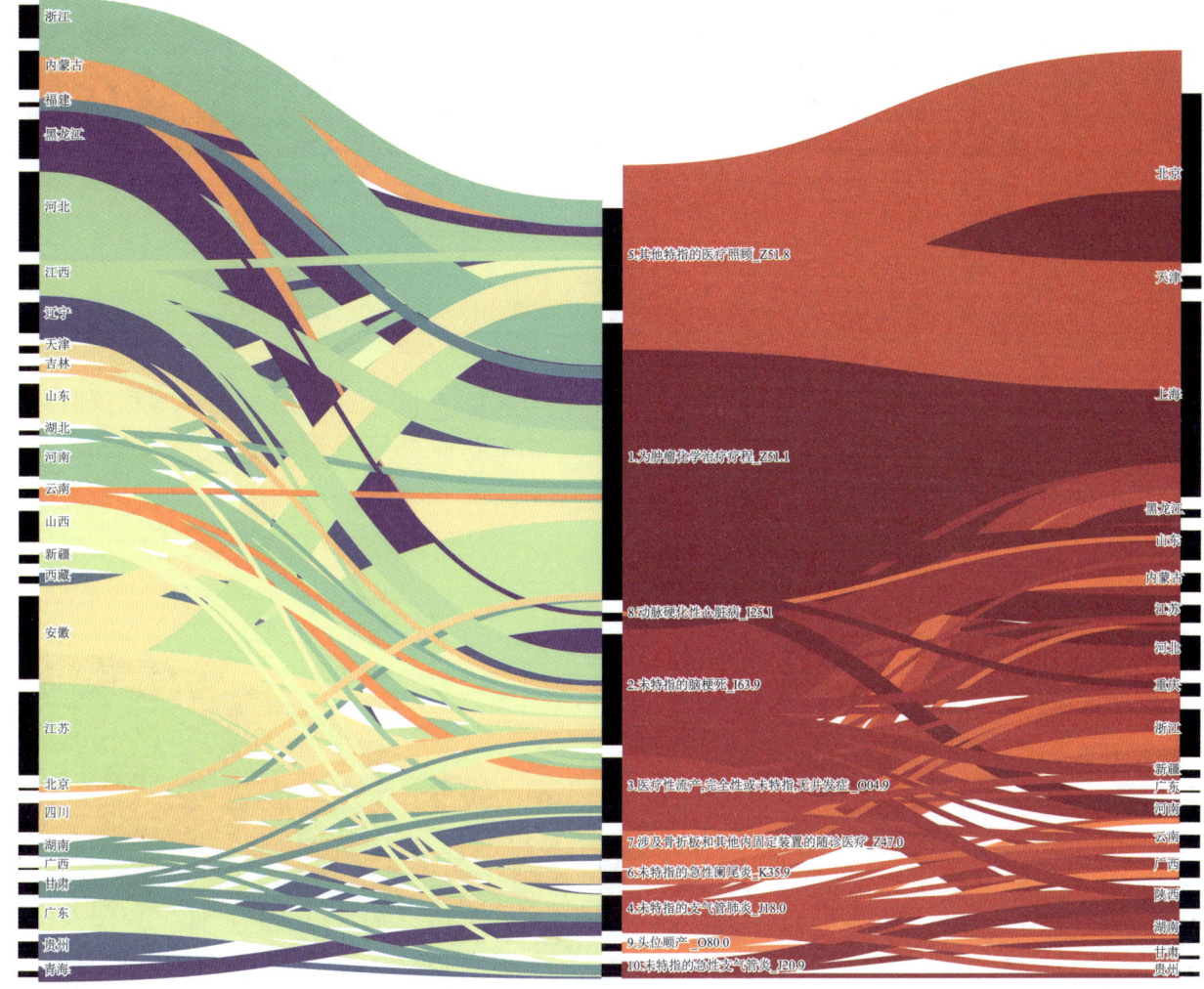

注：省外就医流向（A 地患者往 B 地就医）小于 100 人次的不显示。

图 1-1-1-74　2021 年二级医院省外就医人次最多的前 10 位疾病省外就医流向

2021 年二级医院省外就医患者中，接受手术诊疗患者的主要手术编码按 ICD-9-CM-3 编码亚目进行归类，省外就医人次最多的前 10 位手术编码排序情况见表 1-1-1-10，2020 和 2021 年二级医院收治的省外就医患者中前 5 位手术一致，其中"低位子宫下段剖宫产（74.1X）"占比最高，2021 年为 10.02%，低于 2020 年。

表 1-1-1-10　2020—2021 年二级医院收治省外就医人次最多的手术（前 10 顺位排序）

2020 年			手术名称	2021 年		
排序	该手术省外就医患者占所有二级省外就医患者比例（%）	二级医院省外就医患者人次	（主要手术 ICD-9-CM-3 亚目）	二级医院省外就医患者人次	该手术省外就医患者占所有二级省外就医患者比例（%）	排序
1	13.42	19 992	低位子宫下段剖宫产（74.1X）	15 302	10.02	1
2	3.88	5782	其他近期产科裂伤修补术（75.69）	6225	4.07	2
3	3.39	5049	腹腔镜下阑尾切除术（47.01）	5776	3.78	3
4	2.83	4211	外阴切开术（73.6X）	3820	2.50	4
5	2.28	3395	胫骨和腓骨骨折开放性复位术伴内固定（79.36）	3606	2.36	5
8	1.75	2604	经尿道输尿管和肾盂梗阻去除（56.0X）	3069	2.01	6

续表

2020年			手术名称 (主要手术ICD-9-CM-3亚目)	2021年		
排序	该手术省外就医患者占所有二级省外就医患者比例(%)	二级医院省外就医患者人次		二级医院省外就医患者人次	该手术省外就医患者占所有二级省外就医患者比例(%)	排序
7	1.81	2690	腹腔镜下胆囊切除术(51.23)	2901	1.90	7
10	1.64	2438	其他骨骨折开放性复位术伴内固定(79.39)	2578	1.69	8
9	1.68	2500	其他部位的皮肤和皮下组织闭合术(86.59)	2304	1.51	9
13	1.16	1730	子宫病损的其他切除术或破坏术(68.29)	2255	1.48	10

进一步分析2021年二级医院"低位子宫下段剖宫产(74.1X)"手术省外就医人群的就医流向，主要来自广东、辽宁、河北等省份，主要去往广西、河北、山东等地就医。人次最多的为从广东去往广西（347例）、辽宁去往河北（338例）、河北去往山东（265例）、广东去往湖南（240例），共占该手术省外就医总人次的7.78%（图1-1-1-75）。

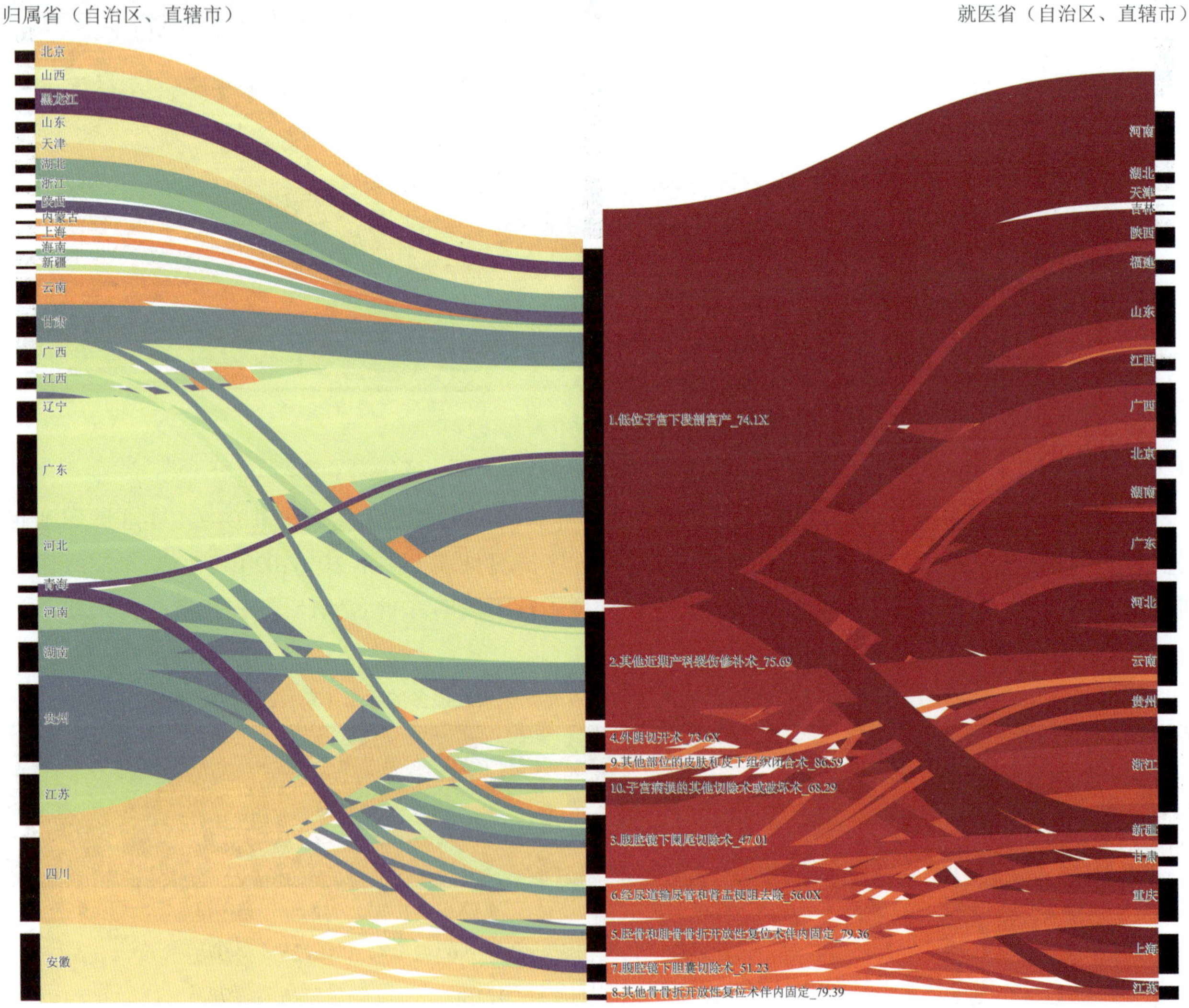

注：省外就医流向（A地患者往B地就医）小于50人次的不显示。

图1-1-1-75 2021年二级医院省外就医人次最多的前10位手术省外就医流向

2021年三级医院省外就医患者中，接受诊断性操作的患者主要诊断性操作编码按ICD-9-CM-3编码亚目进行归类，省外就医人次最多的前10位诊断性操作编码排序情况见表1-1-1-11，2020和2021年排序前4位的诊断性操作一致，"单根导管的冠状动脉造影术（88.55）"居首位，2021年较2020年，占比有所上升。

表1-1-1-11 2019-2020年三级医院收治省外就医人次最多的诊断性操作（前10顺位排序）

2020年			操作名称	2021年		
排序	该诊断性操作省外就医患者占所有三级省外就医患者比例（%）	三级医院省外就医患者人次	（主要诊断性操作ICD-9-CM-3亚目）	三级医院省外就医患者人次	该诊断性操作省外就医患者占所有三级省外就医患者比例（%）	排序
1	9.53	39 245	单根导管的冠状动脉造影术（88.55）	51 371	9.89	1
2	7.26	29 923	脊髓放液（3.31）	33 569	6.46	2
3	6.99	28 794	其他胃镜检查（44.13）	32 255	6.21	3
4	6.49	26 733	骨髓活组织检查（41.31）	29 119	5.60	4
7	4.20	17 322	闭合性[内镜的]支气管活组织检查（33.24）	28 418	5.47	5
5	4.57	18 821	骨髓其他诊断性操作（41.38）	26 659	5.13	6
6	4.38	18 023	脑动脉造影术（88.41）	23 166	4.46	7
9	2.80	11 551	闭合性[内镜的]胃活组织检查（44.14）	15 636	3.01	8
10	2.78	11 451	闭合性[经皮][针吸]肺活组织检查（33.26）	14 113	2.72	9
8	2.89	11 919	结肠镜检查（45.23）	13 879	2.67	10

进一步分析2021年三级医院"单根导管的冠状动脉造影术（88.55）"诊断性操作省外就医人群的就医流向，主要来自河北、内蒙古、安徽、江苏等地，主要去往北京、天津、上海等地就医。人次最多的为从河北去往北京（4852例）、河北去往天津（2359例）、内蒙古去往北京（1939例）、江苏去往上海（1742例），共占该操作省外就医总人次的21.20%。数据显示，北京三级医院收治"单根导管的冠状动脉造影术（88.55）"居多，天津三级医院收治"骨髓活组织检查（41.31）"居多（图1-1-1-76）。

2021年二级医院省外就医患者中，接受诊断性操作患者的主要诊断性操作编码按ICD-9-CM-3编码亚目进行归类，省外就医人次最多的前10位诊断性操作编码排序情况见表1-1-1-12，2020和2021年前3位诊断性操作一致，"其他胃镜检查（44.13）"占比最高，2021为12.53%。"闭合性[内镜的]支气管活组织检查（33.24）"由2020年的第16位上升至第5位，上涨1.84个百分点。

进一步分析2021年二级医院"其他胃镜检查（44.13）"诊断性操作省外就医人群的就医流向，主要来自四川、青海等地，主要去往重庆、云南等地就医。人次最多的为从四川去往重庆（159例）、青海去往云南（107例）、江苏去往上海（104例）、黑龙江去往山东（74例），共占该操作省外就医总人次的11.38%（图1-1-1-77）。

归属省（自治区、直辖市） 　　　　　　　　　　　　　　　　　　就医省（自治区、直辖市）

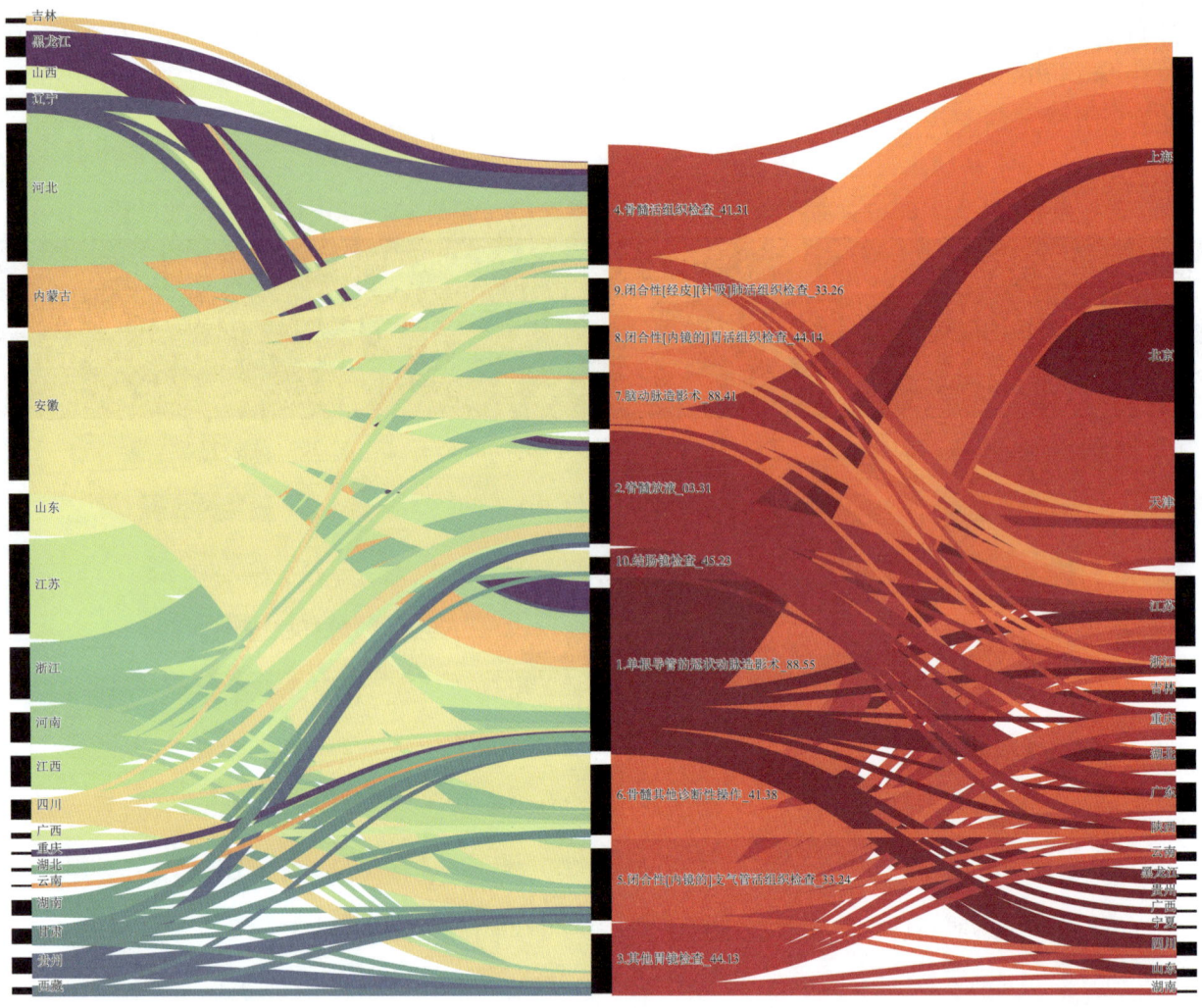

注：省外就医流向（A 地患者往 B 地就医）小于 300 人次的不显示。

图 1-1-1-76　2021 年三级医院省外就医人次最多的前 10 位诊断性操作省外就医流向

表 1-1-1-12　2020—2021 年二级医院收治省外就医人次最多的诊断性操作（前 10 顺位排序）

2020 年			操作名称 （主要诊断性操作 ICD-9-CM-3 亚目）	2021 年		
排序	该诊断性操作省外就医患者占所有二级省外就医患者比例（%）	二级医院省外就医患者人次		二级医院省外就医患者人次	该诊断性操作省外就医患者占所有二级省外就医患者比例（%）	排序
1	12.81	3356	其他胃镜检查（44.13）	3903	12.53	1
2	6.56	1720	单根导管的冠状动脉造影术（88.55）	2499	8.02	2
3	6.06	1589	胸计算机轴向断层照相术（87.41）	1634	5.25	3
5	4.26	1117	闭合性[内镜的]胃活组织检查（44.14）	1278	4.10	4
16	1.76	462	闭合性[内镜的]支气管活组织检查（33.24）	1123	3.60	5
8	3.13	819	脑动脉造影术（88.41）	1097	3.52	6
10	2.99	784	结肠镜检查（45.23）	1053	3.38	7
4	4.84	1269	其他扩张和刮宫术（69.09）	1010	3.24	8
7	3.37	884	头部计算机轴向断层照相术（87.03）	993	3.19	9
11	2.73	715	心电图（89.52）	959	3.08	10

医疗服务资源与服务能力分析 第一部分

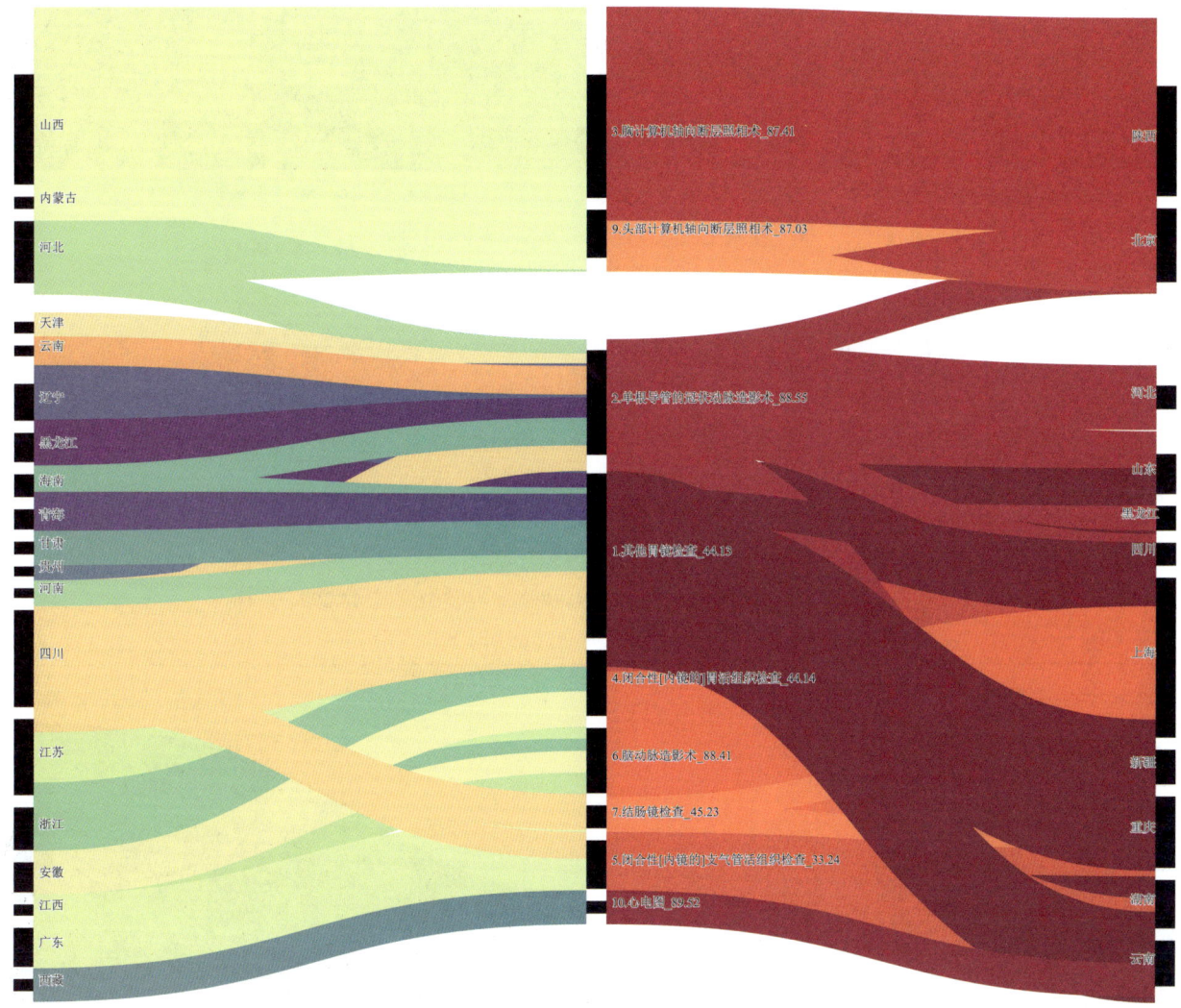

注：省外就医流向（A地患者往B地就医）小于50人次的不显示。

图 1-1-1-77　2021年二级医院省外就医人次最多的前10位诊断性操作省外就医流向

2021年三级医院省外就医患者中，接受治疗性操作患者的主要治疗性操作编码按ICD-9-CM-3编码亚目进行归类，省外就医人次最多的前10位治疗性操作编码排序情况见表1-1-1-13，"注射或输注肿瘤化学治疗药物（99.25）""注射或输注作为一种抗肿瘤药的生物治疗调节[BRM]（99.28）"2年均稳居前2位，2021年占比分别为37.63%和13.31%，其中"注射或输注作为一种抗肿瘤药的生物治疗调节[BRM]（99.28）"涨幅较大，较2020年上涨5.15个百分点。

进一步分析2021年三级医院"注射或输注肿瘤化学治疗药物（99.25）"治疗性操作省外就医人群的就医流向，主要来自江苏、河北、浙江、安徽等地，主要去往上海、北京等地就医。人次最多的为从江苏去往上海（44 055例）、河北去往北京（30 916例）、浙江去往上海（26 886例）、安徽去往上海（20 811例）、内蒙古去往北京（14 307例），共占该操作省外就医总人次的29.57%（图1-1-1-78）。

表 1-1-1-13　2020—2021 年三级医院收治省外就医人次最多的治疗性操作（前 10 顺位排序）

2020 年			操作名称	2021 年		
排序	该治疗性操作省外就医患者占所有三级省外就医患者比例（%）	三级医院省外就医患者人次	（主要治疗性操作 ICD-9-CM-3 亚目）	三级医院省外就医患者人次	该治疗性操作省外就医患者占所有三级省外就医患者比例（%）	排序
1	38.08	322 363	注射或输注癌瘤化学治疗药物（99.25）	463 186	37.63	1
2	8.16	69 057	注射或输注作为一种抗肿瘤药的生物治疗调节 [BRM]（99.28）	163 844	13.31	2
4	2.40	20 320	光子远距离放射疗法（92.24）	34 622	2.81	3
6	1.88	15 879	内镜下大肠其他病损或组织破坏术（45.43）	27 216	2.21	4
5	1.89	16 013	玻璃体其他手术（14.79）	24 035	1.95	5
3	2.97	25 170	静脉导管插入术（38.93）	22 380	1.82	6
9	1.52	12 888	内镜下胃病损或胃组织切除术或破坏术（43.41）	18 186	1.48	7
8	1.54	13 063	椎管其他药物的注射（3.92）	16 081	1.31	8
7	1.68	14 252	抽吸刮宫术，用于终止妊娠（69.51）	14 292	1.16	9
11	1.09	9189	其他放射疗法操作（92.29）	13 573	1.10	10

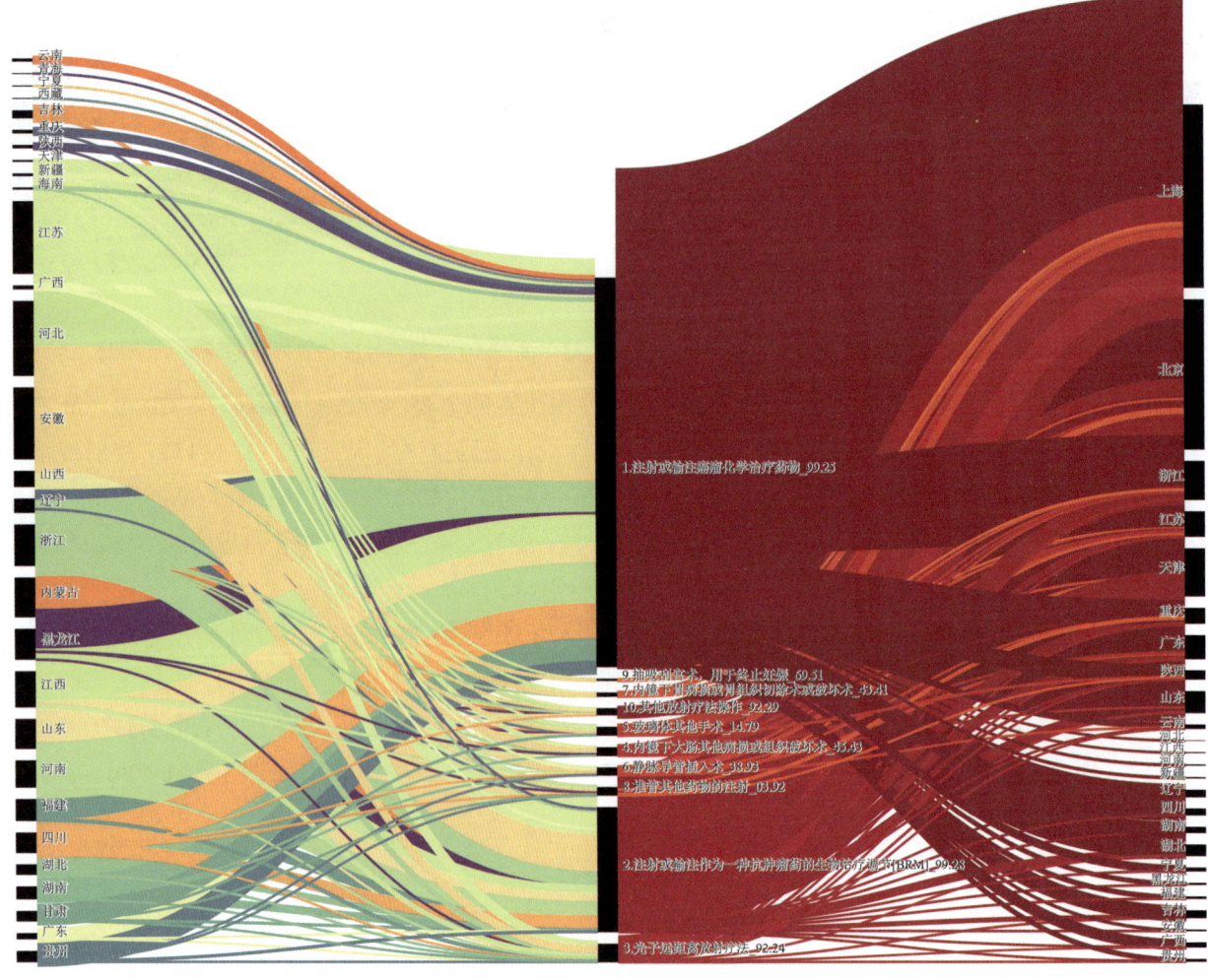

注：省外就医流向（A 地患者往 B 地就医）小于 300 人次的不显示。

图 1-1-1-78　2021 年三级医院省外就医人次最多的前 10 位治疗性操作省外就医流向

2021年二级医院省外就医患者中，接受治疗性操作诊疗患者的主要操作编码按ICD-9-CM-3编码亚目进行归类，省外就医人次最多的前10位操作编码排序情况见表1-1-1-14，其中，"注射或输注癌瘤化学治疗药物（99.25）"2年占比均最高，且2021年较2020年上涨了6.93个百分点。"注射或输注作为一种抗肿瘤药的生物治疗调节[BRM]（99.28）"由2020年的第5位上升至2021年的第2位，较2020年上涨了4.32个百分点。

表1-1-1-14 2020—2021年二级医院收治省外就医人次最多的治疗性操作（前10顺位排序）

2020年			操作名称	2021年		
排序	该治疗断性操作省外就医患者占所有二级省外就医患者比例（%）	二级医院省外就医患者人次	（主要治疗性操作ICD-9-CM-3亚目）	二级医院省外就医患者人次	该治疗性操作省外就医患者占所有二级省外就医患者比例（%）	排序
1	11.87	7919	注射或输注癌瘤化学治疗药物（99.25）	17 483	18.80	1
5	3.03	2020	注射或输注作为一种抗肿瘤药的生物治疗调节[BRM]（99.28）	6834	7.35	2
2	6.96	4645	抽吸刮宫术，用于终止妊娠（69.51）	5261	5.66	3
3	4.98	3322	分娩或流产后的扩张和刮宫术（69.02）	3104	3.34	4
4	3.50	2339	其他手法助产（73.59）	2520	2.71	5
11	1.99	1331	针刺（99.92）	2198	2.36	6
12	1.94	1298	其他富氧疗法（93.96）	1934	2.08	7
6	2.95	1971	扩张和刮宫术，用于终止妊娠（69.01）	1676	1.80	8
8	2.27	1518	伤口、感染或烧伤的非切除性清创术（86.28）	1609	1.73	9
13	1.89	1264	夹板应用（93.54）	1587	1.71	10

进一步分析2021年二级医院"注射或输注肿瘤化学治疗药物（99.25）"治疗性操作省外就医人群的就医流向，主要来自河北、江苏、安徽等地，主要去往北京、上海等地就医；人次最多的为，从河北去往北京（2274例）、江苏去往上海（1921例）、安徽去往上海（1315例），共占该操作省外就医总人次的31.52%（图1-1-1-79）。

2021年三级医院省外就医患者中，对患者死亡情况进行统计，按主要诊断ICD-10编码亚目进行归类，省外就医死亡人次最多的前10位疾病排序情况见表1-1-1-15，"未特指的肺炎（J18.9）""颅内损伤伴有延长的昏迷（S06.7）"2年均稳居前2位。

2021年二级医院省外就医患者中，对患者死亡情况进行统计，按主要诊断ICD-10编码亚目进行归类，省外就医死亡人次最多的前10位疾病排序情况见表1-1-1-16，"颅内损伤伴有延长的昏迷（S06.7）""未特指的肺炎（J18.9）"分别居前2位。

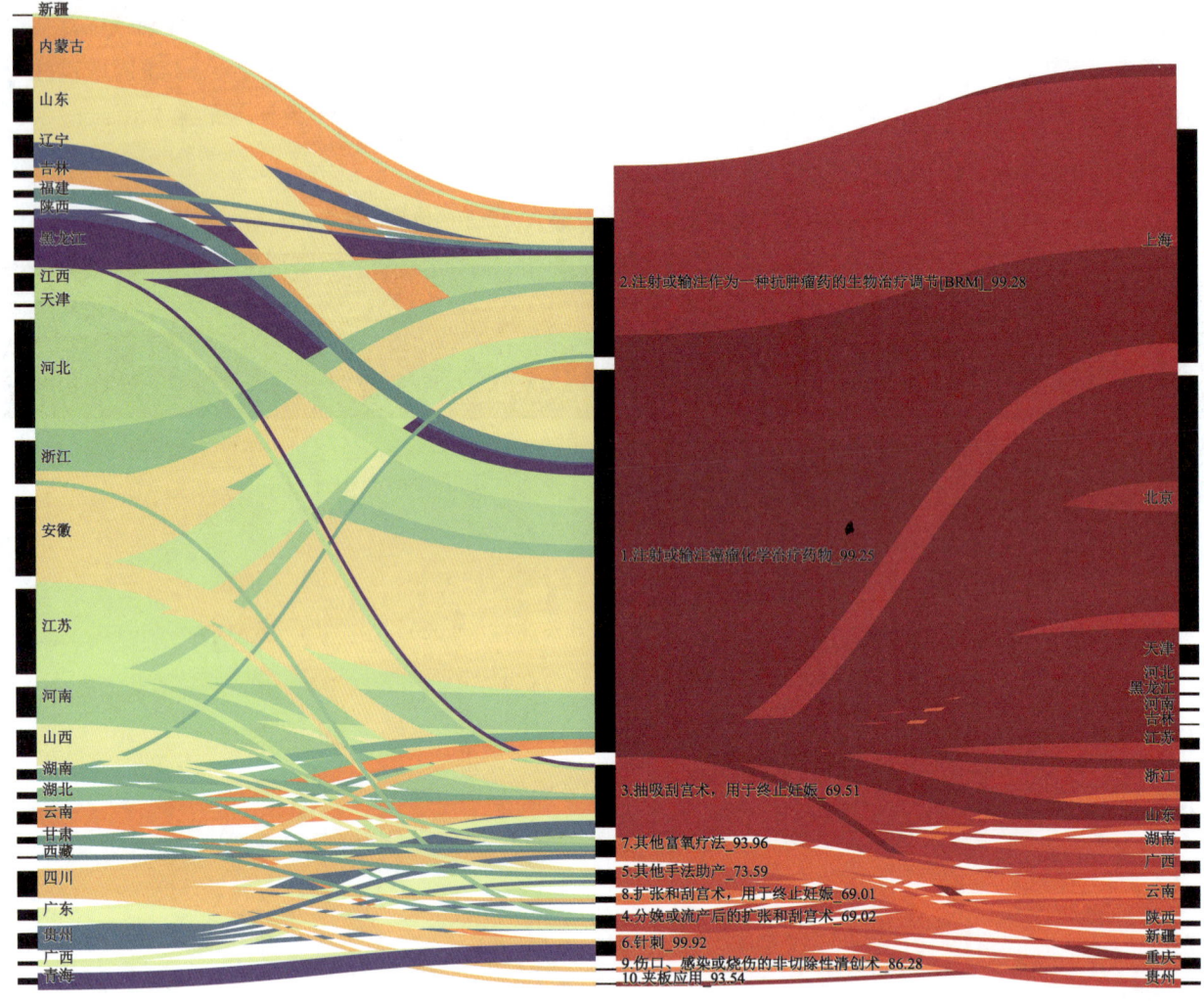

图 1-1-1-79 2021年二级医院省外就医人次最多的前10位治疗性操作省外就医流向

表 1-1-1-15 2020—2021年三级医院收治省外就医患者死亡人次最多的疾病（前10顺位排序）

2020 年			疾病（死亡）名称	2021 年		
排序	该死亡疾病省外就医患者占所有三级省外就医患者比例（%）	三级医院省外就医患者人次	（主要诊断 ICD-10 亚目）	三级医院省外就医患者人次	该死亡疾病省外就医患者占所有三级省外就医患者比例（%）	排序
1	4.20	657	未特指的肺炎（J18.9）	690	4.39	1
2	3.68	576	颅内损伤伴有延长的昏迷（S06.7）	657	4.18	2
6	2.08	326	未特指的脓毒病（A41.9）	444	2.83	3
4	2.80	438	未特指的脑梗死（I63.9）	429	2.73	4
3	3.01	471	未特指的支气管或肺恶性肿瘤（C34.9）	409	2.60	5
5	2.16	338	脑干的脑内出血（I61.3）	320	2.04	6
8	2.00	313	姑息性医疗（Z51.5）	319	2.03	7
11	1.80	282	弥散性脑损伤（S06.2）	310	1.97	8
7	2.07	324	大脑半球的脑内出血，皮质下（I61.0）	295	1.88	9
9	1.96	307	创伤性硬膜下出血（S06.5）	284	1.81	10

表1-1-1-16　2020—2021年二级医院收治省外就医患者死亡人次最多的疾病（前10顺位排序）

2020年			疾病（死亡）名称（主要诊断ICD-10亚目）	2021年		
排序	该死亡疾病省外就医患者占所有二级省外就医患者比例（%）	二级医院省外就医患者人次		二级医院省外就医患者人次	该死亡疾病省外就医患者占所有二级省外就医患者比例（%）	排序
2	3.99	126	颅内损伤伴有延长的昏迷（S06.7）	147	5.02	1
5	2.82	89	未特指的肺炎（J18.9）	115	3.93	2
1	5.25	166	未特指的支气管或肺恶性肿瘤（C34.9）	99	3.38	3
3	3.20	101	姑息性医疗（Z51.5）	83	2.83	4
4	2.94	93	未特指的脑梗死（I63.9）	80	2.73	5
6	2.69	85	未特指的心脏停搏（I46.9）	74	2.53	6
7	2.53	80	未特指的脑内出血（I61.9）	57	1.95	7
11	1.77	56	脑干的脑内出血（I61.3）	56	1.91	8
8	2.03	64	弥散性脑损伤（S06.2）	55	1.88	9
26	0.98	31	未特指的脓毒病（A41.9）	51	1.74	10

二级和三级医院收治省外就医的死亡患者中，"未特指的脓毒病（A41.9）"排序均有所上升，其中三级医院由2020年的第6位上升至第3位，二级医院由2020年的第26位上升至第10位。

（三）全国省外就医患者医疗卫生服务成本分析

1. 总体情况

2021年三级医院收治的省外就医患者中，住院总费用为1107.6亿元，占所有分析的三级医院出院患者住院总费用的8.36%，三级医院省外就医每住院人次费用为21 989.65元，与本省就医的14 090.39元相比高出7899.26元，多支出56.06%。平均住院日和全国总死亡率，三级医院本省就医患者均高于省外就医患者；省外就医患者每住院人次费用呈逐年上升趋势。

2021年二级医院收治的省外就医患者中，住院总费用为52.12亿元，占所有分析的二级医院出院患者住院总费用的2.05%，二级医院省外就医每住院人次费用为9616.87元，与本省就医的6960.41元相比高出2656.46元，多支出38.17%；每住院人次费用均呈逐年上升趋势。本省就医平均住院日和全国总死亡率均高于省外就医（图1-1-1-80）。

对2021年省外就医人次排名前5位的省（自治区、直辖市）进行分析（表1-1-1-17），三级医院中，安徽、河北、江苏、河南和内蒙古省外就医患者的平均住院日和死亡率均低于本省就医患者，每住院人次费用均高于本省就医患者，与全国情况一致。二级医院中，全国情况来看，省外就医的平均住院日低于本省就医，总死亡率和每住院人次费用高于本省就医。

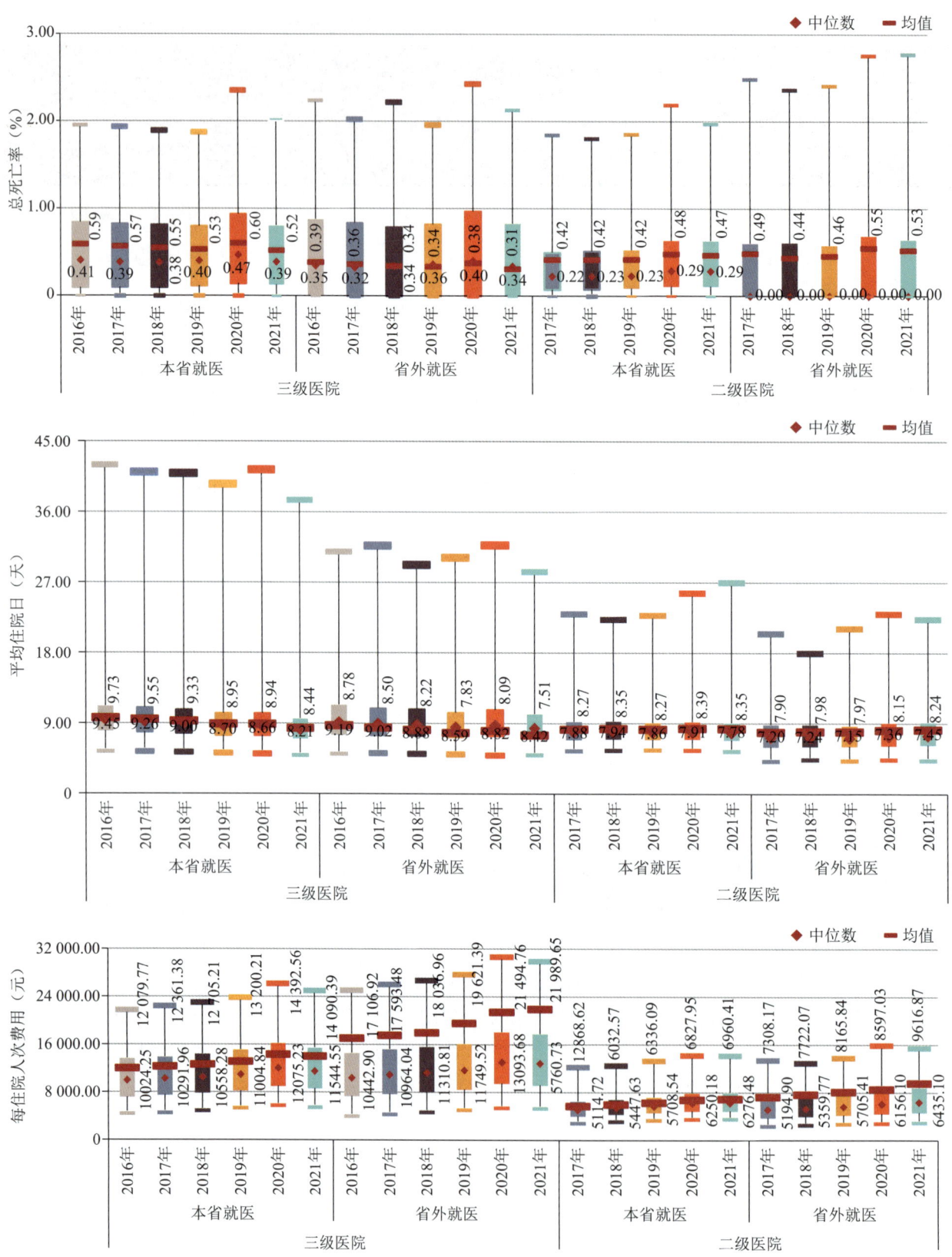

图 1-1-1-80 2016—2021 年全国二级和三级医院本省就医和省外就医的成本分析

表 1-1-1-17　2021年全国二级、三级医院本省就医和省外就医的成本分析（省外就医人次排名前5位的省份）

排名		常住省份	平均住院日（天）		平均死亡率（%）		每住院人次费用（元）	
			本省就医	省外就医	本省就医	省外就医	本省就医	省外就医
三级医院		全国	8.44	7.51	0.52	0.31	14 090.39	21 989.65
	1	安徽	8.47	7.05	0.53	0.14	11 606.25	21 392.48
	2	河北	9.41	7.37	0.53	0.23	17 926.84	26 898.71
	3	江苏	8.13	5.95	0.23	0.14	14 987.50	24 318.53
	4	河南	9.16	7.96	0.45	0.31	14 816.50	22 019.39
	5	内蒙古	9.36	8.05	0.88	0.31	11 748.94	25 131.84
二级医院		全国	8.35	8.24	0.47	0.53	6960.41	9616.87
	1	四川	9.49	8.25	0.58	0.55	6021.22	7795.23
	2	安徽	7.66	8.30	0.40	0.26	5870.54	12 792.13
	3	河南	8.97	8.24	0.33	0.46	6492.13	9338.65
	4	江苏	9.79	7.83	0.13	0.45	9672.64	13 939.20
	5	贵州	6.96	8.07	0.16	0.32	4501.67	7217.67

*注：绿色表示平均住院日相对较低，黄色表示平均死亡率相对较低，蓝色表示每住院人次费用相对较低（下同）。

2. 重点病种、重点手术和重点肿瘤省外就医成本相关数据分析

（1）重点病种/手术省外就医患者医疗卫生服务成本分析

2021年二级和三级综合医院收治的重点病种出院患者有34 693 121人次，其中1 034 666人次为省外就医，占重点病种总出院人次的2.98%，其中三级综合医院省外就医人次占总省外就医比例为86.41%，二级综合医院占比为13.58%；2021年二级和三级综合医院共收治重点手术出院患者有17 673 749人次，其中842 829人次为省外就医，占重点手术总出院人次的4.77%；其中三级综合医院省外就医人次占总省外就医人次的比例为90.44%，二级综合医院占比为9.56%。

对2021年综合医院重点病种中省外就医人次排名前5位的病种进行分析（表1-1-1-18），三级综合医院中，"脑出血和脑梗死""下肢骨与关节损伤"本省就医平均住院日低于省外就医患者，二级综合医院5个病种本省就医平均住院日均低于省外就医患者；三级综合医院中，除"脑出血和脑梗死"外，其余病种本省就医平均死亡率均高于省外就医患者，二级综合医院中，"下肢骨与关节损伤""恶性肿瘤化疗（住院）"2个病种本省就医平均死亡率高于省外就医患者；二级和三级综合医院本省就医每住院人次费用均低于省外就医患者。

表 1-1-1-18　2021年二级和三级综合医院重点病种省外就医人次排名前5位疾病成本分析

排序	医院级别	疾病名称	平均住院日（天）		平均死亡率（%）		每住院人次费用（元）	
			本省就医	省外就医	本省就医	省外就医	本省就医	省外就医
1	三级	恶性肿瘤化学治疗（住院）	6.16	5.03	0.08	0.05	11 086.94	13 805.87
2		脑出血和脑梗死	11.28	11.35	1.44	1.72	19 743.37	26 517.29
3		下肢骨与关节损伤	14.94	15.23	0.73	0.53	30 756.94	36 779.24
4		糖尿病伴慢性并发症	8.76	8.09	0.07	0.05	8794.98	10 401.56
5		心力衰竭	8.29	8.00	1.83	1.60	12 217.29	15 593.72

续表

排序	医院级别	疾病名称	平均住院日（天）		平均死亡率（%）		每住院人次费用（元）	
			本省就医	省外就医	本省就医	省外就医	本省就医	省外就医
1	二级	脑出血和脑梗死	9.59	10.17	0.76	1.25	9129.58	12 397.07
2		下肢骨与关节损伤	13.56	14.90	0.53	0.46	16 762.09	19 579.79
3		恶性肿瘤化学治疗（住院）	4.44	6.65	0.13	0.07	5149.53	11 872.53
4		肺炎（儿童）	5.13	6.55	0.01	0.02	2268.96	2881.65
5		创伤性颅内损伤	10.61	11.23	2.62	3.36	11 443.89	14 490.49

对2021年综合医院重点手术中省外就医人次排名前5位的手术进行分析（表1-1-1-19），三级综合医院中，除"血管外科相关手术"外，其余手术本省就医平均住院日均高于省外就医患者，省外就医平均死亡率均低于本省就医患者；二级综合医院中，除"剖宫产""颅、脑手术"外，其余手术本省就医平均死亡率均低于省外就医患者，本省就医患者平均住院日均低于省外就医患者；二级和三级综合医院本省就医每住院人次费用均低于省外就医患者。

表1-1-1-19　2021年二级和三级综合医院重点手术省外就医人次排名前5位手术成本分析

排序	医院级别	手术名称	平均住院日（天）		平均死亡率（%）		每住院人次费用（元）	
			本省就医	省外就医	本省就医	省外就医	本省就医	省外就医
1	三级	骨折、关节切开复位内固定术	15.44	14.84	0.11	0.07	19 687.94	22 079.09
2		血管外科相关手术	11.63	11.72	0.85	0.68	52 316.50	64 467.80
3		经皮冠状动脉介入治疗（PCI）	7.54	6.21	0.75	0.49	51 183.45	65 617.31
4		颅、脑手术	20.98	18.23	4.55	2.25	20 466.63	25 220.78
5		白内障手术	3.27	3.24	0.00	0.00	54 410.91	72 814.05
1	二级	阴道分娩	3.03	3.93	0.01	0.01	2770.80	3689.83
2		骨折、关节切开复位内固定术	14.73	17.58	0.06	0.06	21 102.75	27 737.74
3		剖宫产	4.84	6.21	0.01	0.00	5313.99	7181.57
4		颅、脑手术	15.21	23.20	6.15	6.03	36 313.70	68 205.77
5		胆囊相关手术	6.29	9.10	0.16	0.19	8801.14	15 248.59

（2）重点肿瘤省外就医患者医疗卫生服务成本分析

2021年二级和三级综合医院收治的重点肿瘤（手术治疗）出院患者有1 738 659人次，其中137 855人次为省外就医，占重点肿瘤（手术治疗）总出院人次的7.93%，其中三级综合医院省外就医人次占总省外就医人次的比例为97.90%，二级综合医院占比为2.10%；重点肿瘤（非手术治疗）出院人次为8 617 272人次，其中452 052人次为省外就医，占重点肿瘤（非手术治疗）总出院人次的5.25%，其中三级综合医院省外就医人次占总省外就医人次的比例为97.57%，二级综合医院占比为1.94%。

对2021年综合医院重点肿瘤（手术治疗）中省外就医人次排名前5位的肿瘤进行分析（表1-1-1-20），三级综合医院中，除"原发性甲状腺癌""原发性肺癌"外，其余病种本省就医平均住院日均低于外省就医患者，省外就医平均死亡率低于本省就医患者；二级综合医院"原发性胃癌"省内就医平均死亡率低于省外就医患者；二级和三级综合医院本省就医每住院人次费用均低于省外就医患者，二级综合医院尤为明显。

表 1-1-1-20　2021年二级和三级综合医院恶性肿瘤（手术治疗）省外就医人次排名前5位肿瘤成本分析

排序	医院级别	肿瘤名称	平均住院日（天）		平均死亡率（%）		每住院人次费用（元）	
			本省就医	省外就医	本省就医	省外就医	本省就医	省外就医
1	三级	原发性甲状腺癌	6.59	5.93	0.00	0.00	37 325.74	47 350.41
2		原发性肺癌	10.44	9.46	0.10	0.05	55 960.99	70 615.52
3		原发性结直肠癌	14.90	15.42	0.40	0.09	35 614.13	39 482.73
4		原发性乳腺癌	9.56	9.62	0.01	0.00	77 088.05	84 378.81
5		原发性胃癌	14.11	16.08	0.40	0.14	8297.04	10 347.24
1	二级	原发性甲状腺癌	3.44	6.63	0.00	0.00	7043.86	17 951.94
2		原发性结直肠癌	4.49	19.88	0.44	0.23	10 302.01	49 895.21
3		原发性肺癌	4.71	12.63	0.13	0.00	15 498.04	59 465.40
4		原发性乳腺癌	2.92	15.39	0.02	0.00	3686.41	22 495.75
5		原发性胃癌	2.57	20.82	0.43	0.91	6497.77	60 536.58

对2021年综合医院重点肿瘤（非手术治疗）中省外就医人次排名前5位的肿瘤进行分析（表1-1-1-21），三级综合医院中，除"原发性乳腺癌"外，其余肿瘤本省就医平均住院日均高于省外就医患者，二级综合医院本省就医平均住院日均明显低于省外就医患者；三级综合医院省外就医患者平均死亡率均低于本省就医患者，二级综合医院中，除"原发性结直肠癌""原发性胃癌"外，其余肿瘤本省就医平均死亡率均低于省外就医患者；二级和三级综合医院中本省就医患者每住院人次费用均低于省外就医患者。

表 1-1-1-21　2021年二级和三级综合医院恶性肿瘤（非手术治疗）中省外就医人次排名前5位肿瘤成本分析

排序	医院级别	肿瘤名称	平均住院日（天）		平均死亡率（%）		每住院人次费用（元）	
			本省就医	省外就医	本省就医	省外就医	本省就医	省外就医
1	三级	原发性肺癌	6.20	5.15	0.44	0.18	10 917.49	13 631.66
2		原发性乳腺癌	3.85	3.28	0.07	0.02	8226.08	10 359.27
3		原发性结直肠癌	4.35	3.82	0.23	0.08	8769.98	12 246.40
4		原发性胃癌	4.51	3.85	0.34	0.15	7564.11	10 440.21
5		原发性肝癌	5.47	5.19	0.62	0.16	12 748.77	17 556.22
1	二级	原发性肺癌	4.45	7.65	0.96	1.08	5186.27	10 727.78
2		原发性乳腺癌	1.95	4.22	0.19	0.13	2696.70	10 982.42
3		原发性结直肠癌	2.19	5.46	0.52	0.59	2914.24	9707.65
4		原发性胃癌	2.60	7.55	0.61	1.03	2672.88	10 434.63
5		原发性食管癌	2.07	12.82	0.72	0.32	1935.82	12 569.52

第二部分

医疗质量管理与控制数据分析

第一章
医疗机构医疗质量管理与控制

第一节 住院死亡类指标分析

本部分数据来源于 HQMS 及 NCIS 中连续上传的病案首页数据，三级医院包含 2016—2021 年数据，二级医院包含 2017—2021 年数据。2021 年剔除出院患者为空及数据质量不合格的医院后，共有 4297 家医院相关数据纳入最终分析，其中综合医院 3635 家，精神专科医院 239 家，妇产专科医院 140 家，妇幼保健院 73 家，传染病专科医院 87 家，肿瘤专科医院 64 家，儿童专科医院 43 家，心血管专科医院 16 家（表 2-1-1-1）。根据医院分布情况，分析时对不同类别医院的所有制、级别做了适当合并。

表 2-1-1-1 纳入住院死亡类指标分析的医院情况

医院类型	公立医院（家）		民营医院（家）		合计（家）
	三级	二级	三级	二级	
综合医院	1437	2090	31	77	3635
精神专科医院	132	96	2	9	239
妇产专科医院	102	26	2	10	140
妇幼保健院	25	48			73
传染病专科医院	61	26			87
肿瘤专科医院	49	10	3	2	64
儿童专科医院	39	4			43
心血管专科医院	12		3	1	16
合计	1857	2300	41	99	4297

一、全国各类别医疗机构患者住院相关死亡率

1. 患者住院总死亡率

2021 年综合医院平均住院总死亡率较 2020 年均有所下降，其中三级民营医院住院死亡率相对较高，为 0.85%（图 2-1-1-1）；传染病、肿瘤、精神及心血管专科医院中，二级肿瘤专科医院住院总死亡率相对较高，但呈逐年下降趋势，2021 年为 0.96%（图 2-1-1-2）；儿童和妇产医院及妇幼保健院住院总死亡率普遍较低，其中三级公立儿童医院住院总死亡率相对较高，但总体呈下降趋势，2021 年为 0.08%，2021 年除二级公立儿童医院外，其他各级各类专科医院平均住院总死亡率较 2020 年均有所下降或持平（图 2-1-1-3）。

第二部分 医疗质量管理与控制数据分析

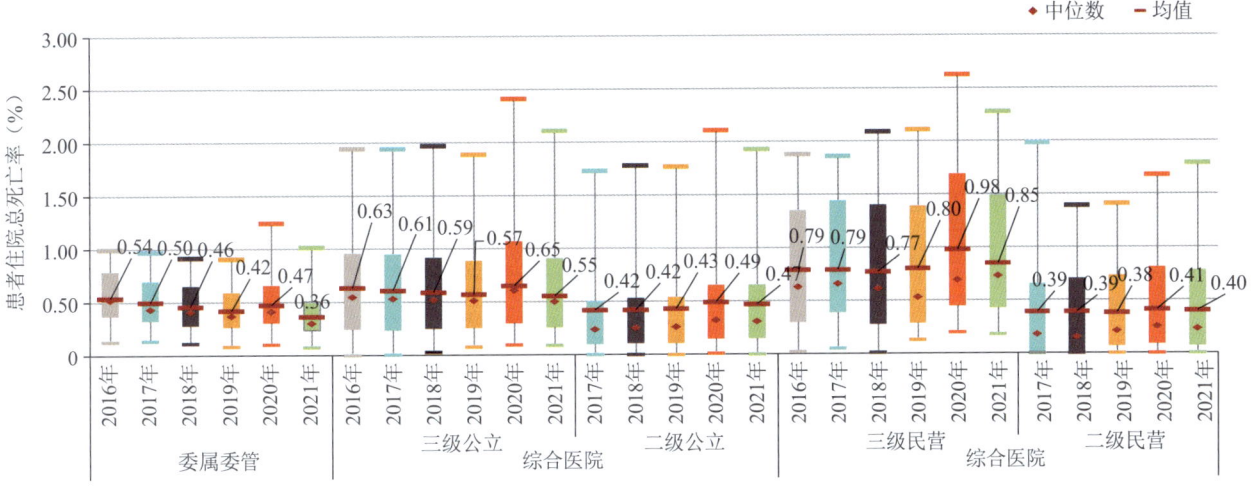

注：三级公立医院数据中包含委属委管医院，本节同。

图 2-1-1-1　2016—2021年综合医院患者住院总死亡率

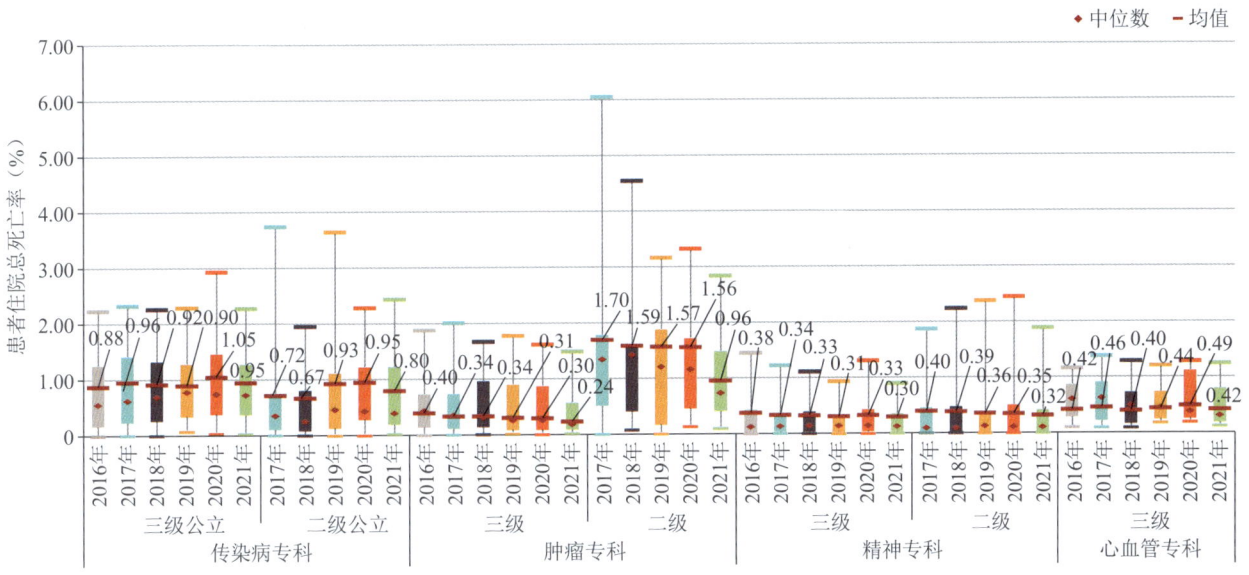

图 2-1-1-2　2016—2021年传染病、肿瘤、精神及心血管专科医院患者住院总死亡率

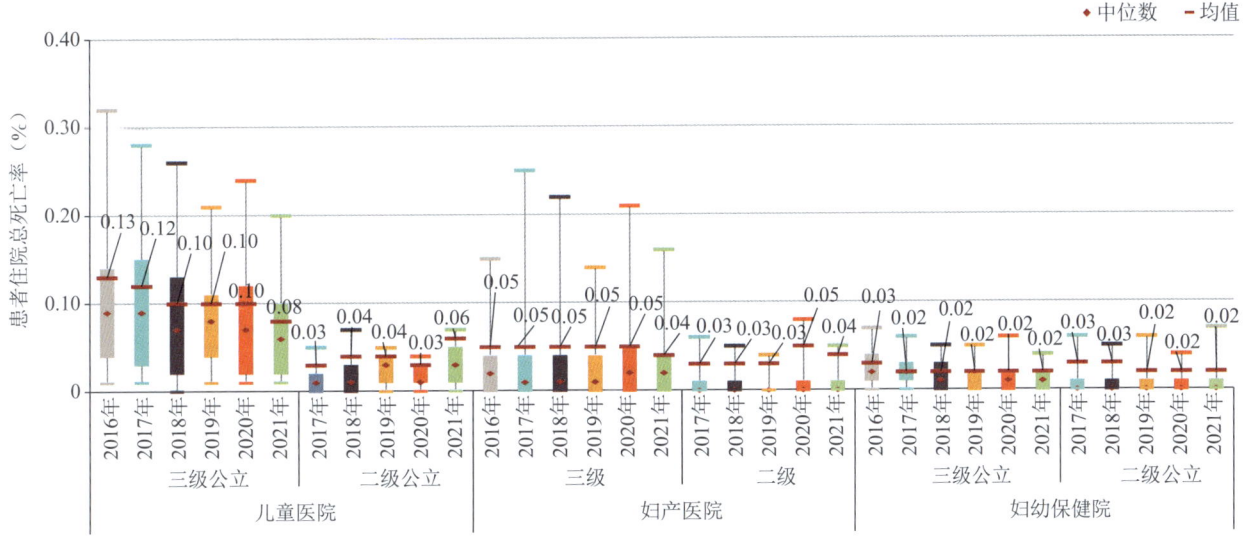

图 2-1-1-3　2016—2021年儿童和妇产医院及妇幼保健院患者住院总死亡率

2. 新生儿患者住院死亡率

2021年综合医院新生儿患者住院死亡率较上年度均有所下降，其中，委属委管医院新生儿死亡率相对较高，但总体下降趋势明显，2021年为0.33%（图2-1-1-4）。专科医院中，三级公立儿童医院新生儿患者死亡率相对较高，2021年为0.35%；二级妇产医院新生儿患者死亡率有所反弹，从2020年的0.04%上升到2021年的0.10%（图2-1-1-5）；二级公立妇幼保健院新生儿患者死亡率相对较低，2021年为0.03%。

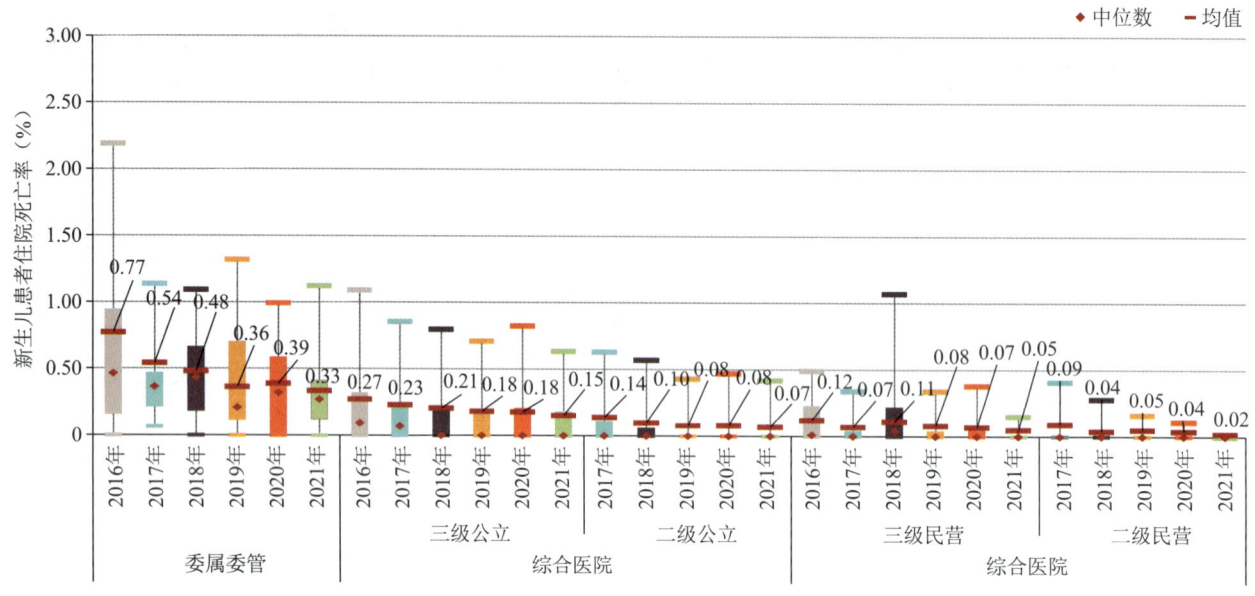

图2-1-1-4　2016—2021年综合医院新生儿患者住院死亡率

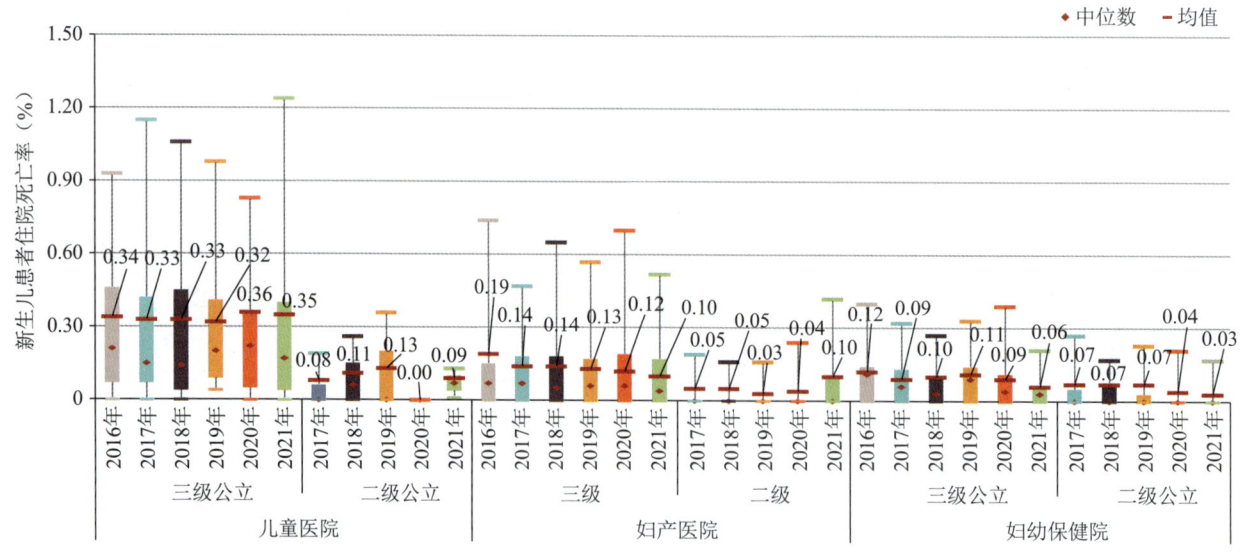

图2-1-1-5　2016—2021年儿童和妇产医院及妇幼保健院新生儿患者住院死亡率

3. 手术患者住院死亡率

2021年综合医院中除二级公立综合医院和二级民营综合医院外，其余综合医院手术患者住院死亡率较上年度有小幅下降，综合医院中三级民营医院手术患者住院死亡率相对较高，2021年降至1.17%（图2-1-1-6）。传染病、肿瘤及心血管专科医院中，三级公立传染病医院手术患者住院死亡率相对较高，但2021年较上年有所下降，为1.61%；此外，2021年三级肿瘤专科医院、二级肿瘤专科医院和三级心血管专科医院手术患者住院死亡率较上年均有所下降（图2-1-1-7）；儿童和妇产医院及妇幼保健院中，三级公立儿童医院手术患者住院死亡率总体呈下降趋势，2021年为0.15%（图2-1-1-8）。

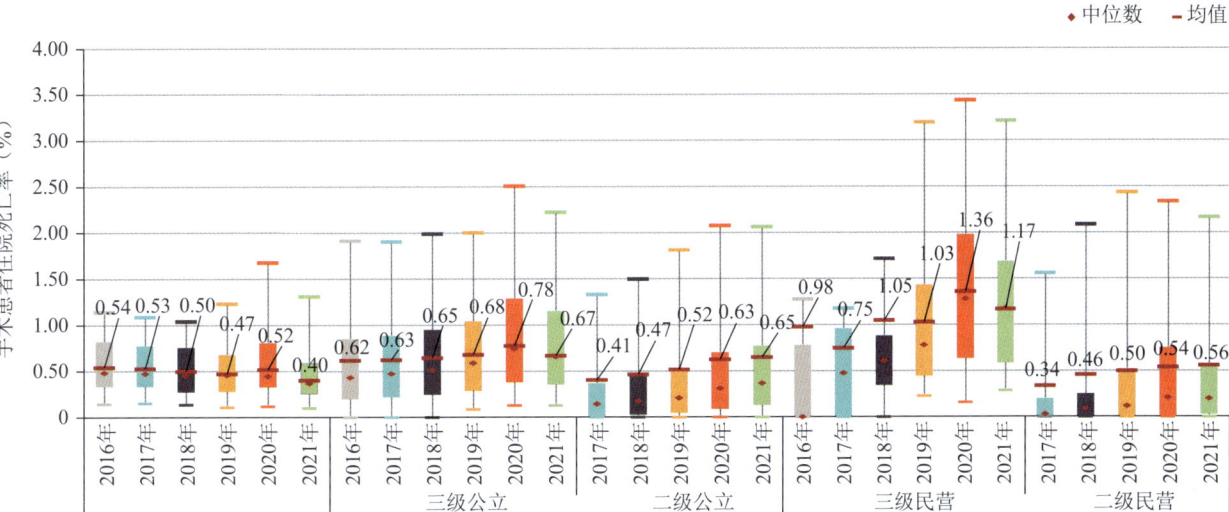

图 2-1-1-6 2016—2021 年综合医院手术患者住院死亡率

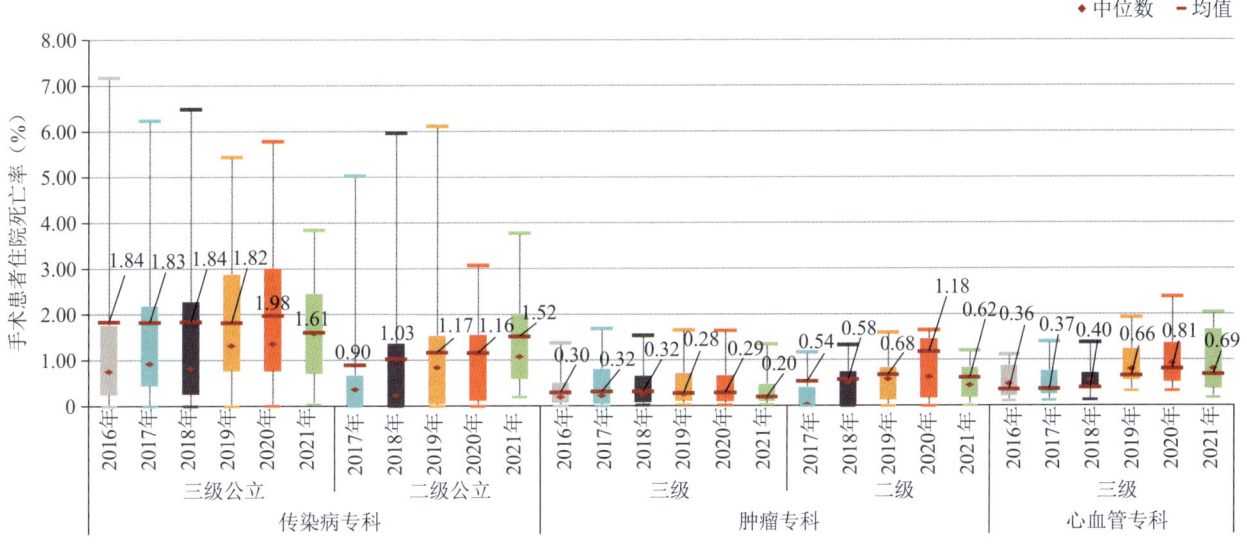

图 2-1-1-7 2016—2021 年传染病、肿瘤及心血管专科医院手术患者住院死亡率

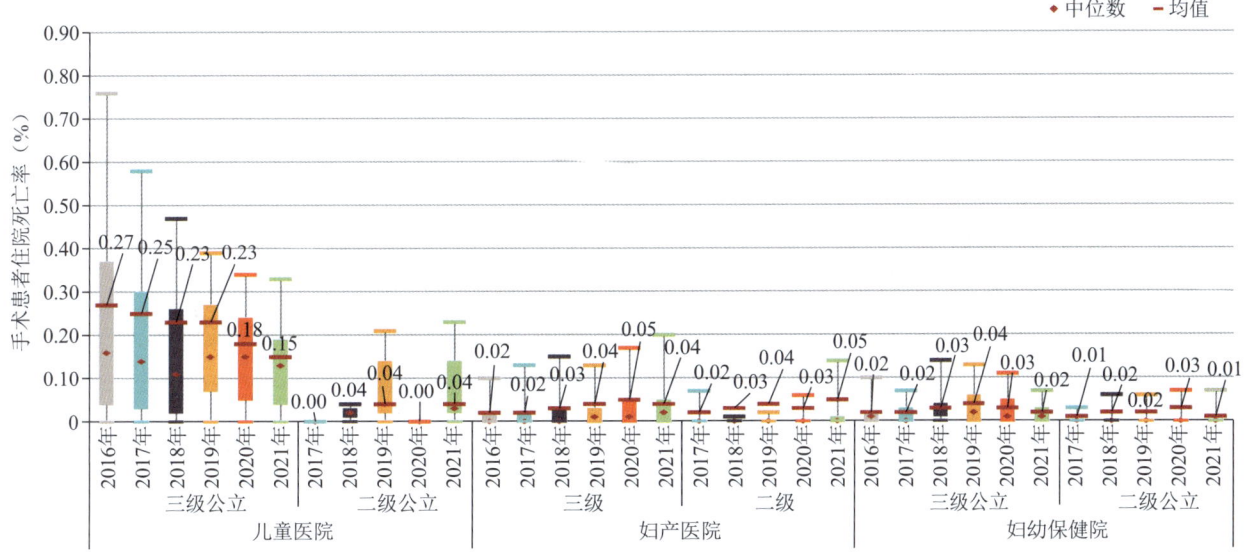

图 2-1-1-8 2016—2021 年儿童和妇产医院及妇幼保健院手术患者住院死亡率

二、全国各省（自治区、直辖市）综合医院患者住院相关死亡率

1. 患者住院总死亡率

2017—2021年三级公立综合医院患者住院总死亡率逐年下降，分别为0.61%、0.59%、0.57%、0.65%、0.55%，2021年患者住院总死亡率排名前3位的省份依次是辽宁（1.47%）、吉林（1.30%）、黑龙江（1.25%）（图2-1-1-9）。

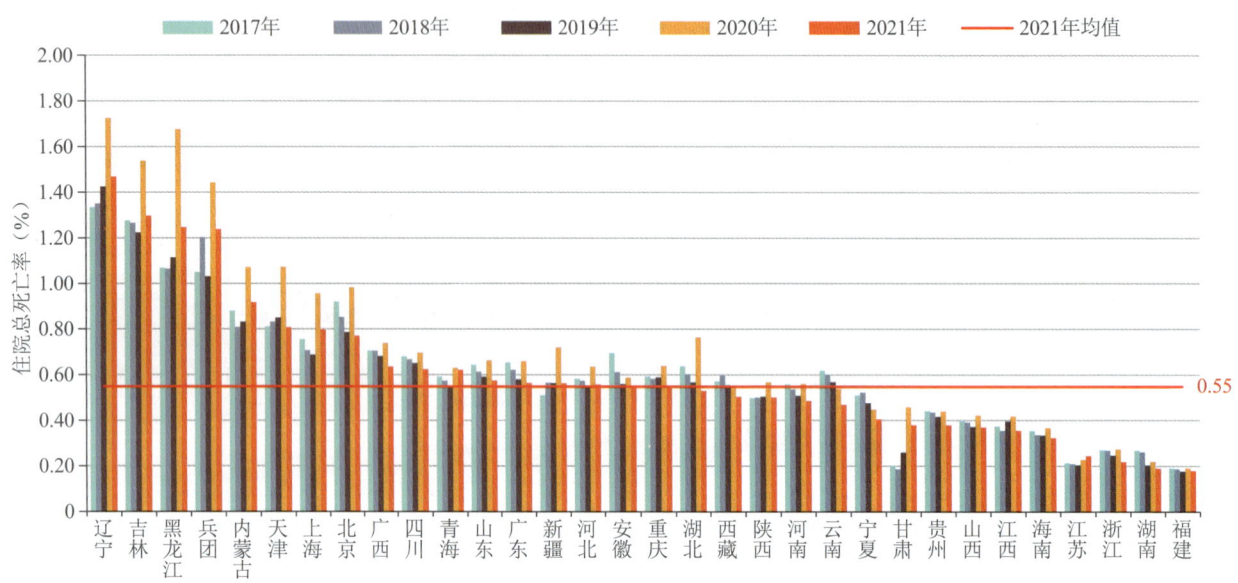

注：此类图中各省（自治区、直辖市）三级公立综合医院数据中包含当地委属委管医院，本节同。

图2-1-1-9　2017—2021年各省（自治区、直辖市）三级公立综合医院患者住院总死亡率

2017—2021年二级公立综合医院患者住院总死亡率分别为0.42%、0.42%、0.43%、0.49%、0.47%，2021年二级公立综合医院患者住院总死亡率排名前3位的省份依次是北京（2.08%）、上海（1.78%）和吉林（1.52%）（图2-1-1-10）。

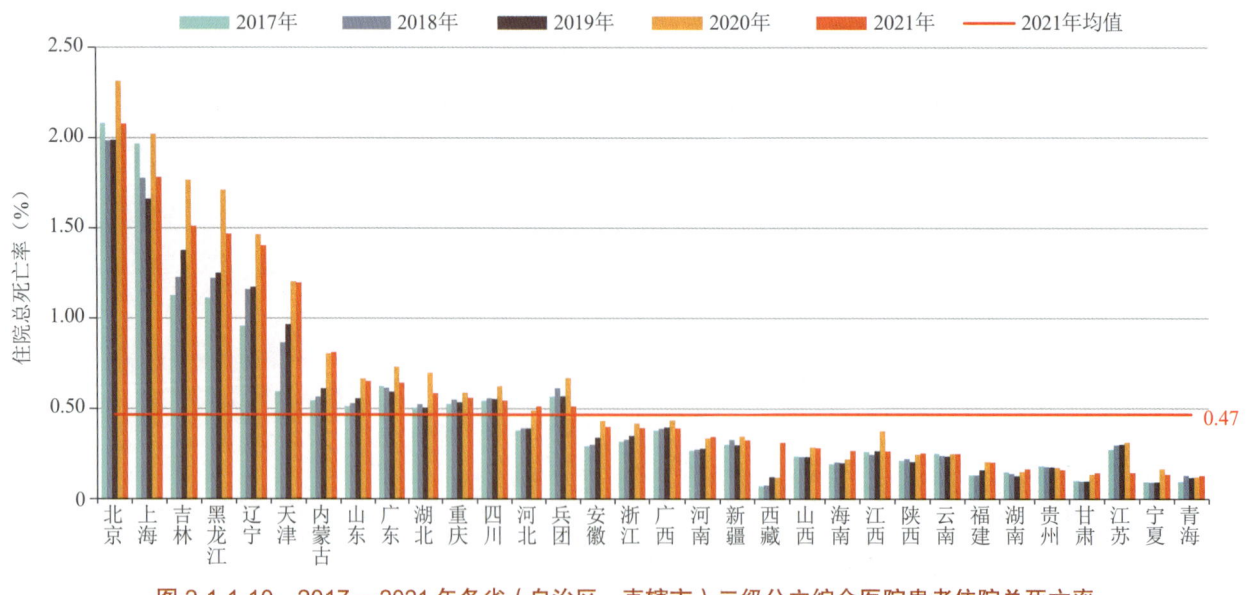

图2-1-1-10　2017—2021年各省（自治区、直辖市）二级公立综合医院患者住院总死亡率

2. 新生儿患者住院死亡率

2017—2021年三级公立综合医院新生儿患者住院死亡率总体呈下降趋势，分别为0.23%、0.21%、0.18%、0.18%、0.15%，2021年三级公立综合医院中新生儿患者住院死亡率排名前3位的省份依次是

西藏（1.43%）、新疆（0.36%）和内蒙古（0.30%）（图2-1-1-11）；2017—2021年二级公立综合医院新生儿患者住院死亡率总体呈下降趋势，分别为0.14%、0.10%、0.08%、0.08%、0.07%，2021年二级公立综合医院新生儿患者住院死亡率排名前3位的省份依次是西藏（1.56%）、黑龙江（1.53%）和吉林（0.16%）（图2-1-1-12）。

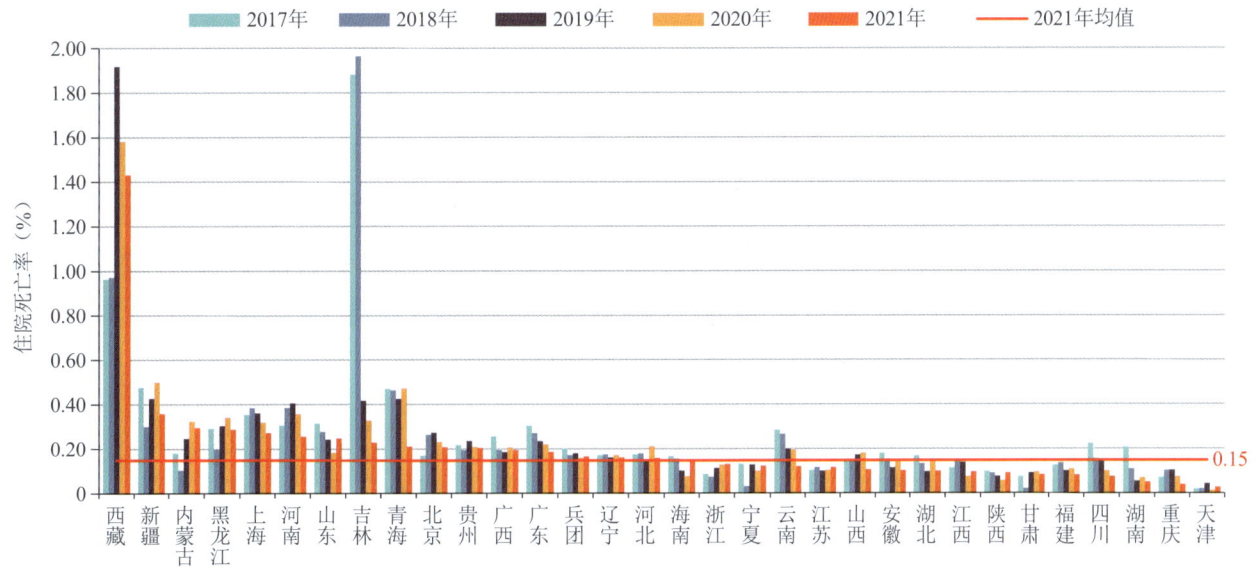

图2-1-1-11　2017—2021年各省（自治区、直辖市）三级公立综合医院新生儿患者住院死亡率

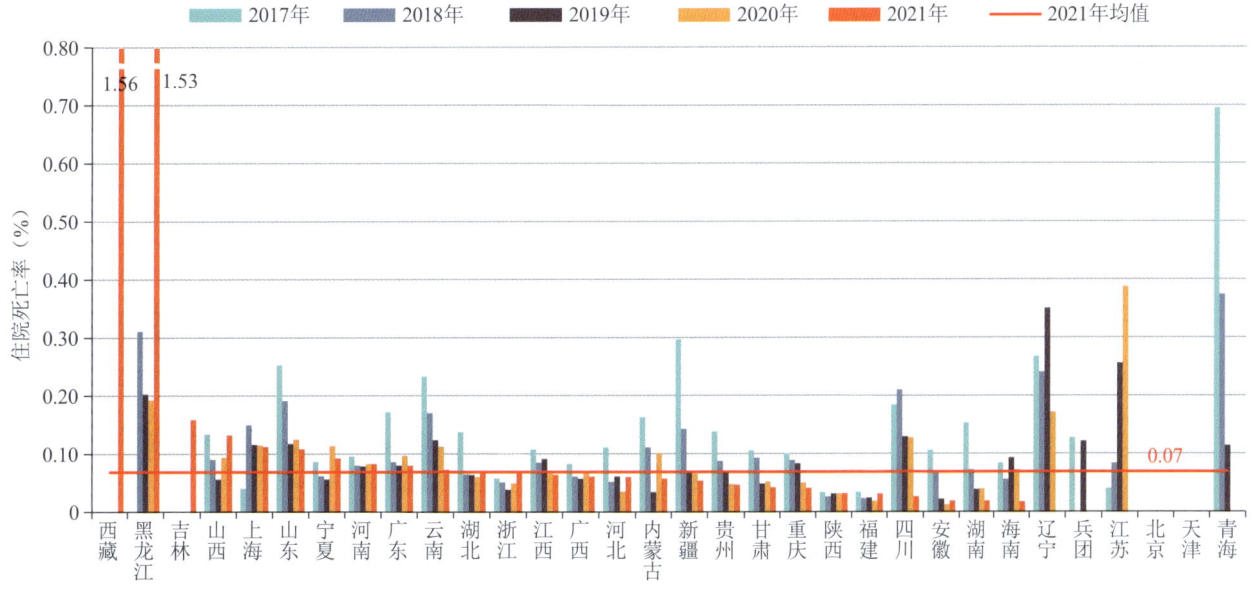

图2-1-1-12　2017—2021年各省（自治区、直辖市）二级公立综合医院新生儿患者住院死亡率

3. 手术患者住院死亡率

2017—2020年三级公立综合医院手术患者住院死亡率呈逐年上升趋势，分别为0.63%、0.65%、0.68%、0.78%，2021年有所下降，为0.67%；2021年三级公立综合医院手术患者住院死亡率排名前3位的依次是兵团（1.58%）、黑龙江（1.27%）和吉林（1.19%）（图2-1-1-13）；2017—2021年二级公立综合医院手术患者住院死亡率呈逐年递增趋势，分别为0.41%、0.47%、0.52%、0.63%、0.65%，2021年二级公立综合医院手术患者住院死亡率排名前3位的省份依次是北京（2.56%）、上海（1.66%）和辽宁（1.04%）（图2-1-1-14）。

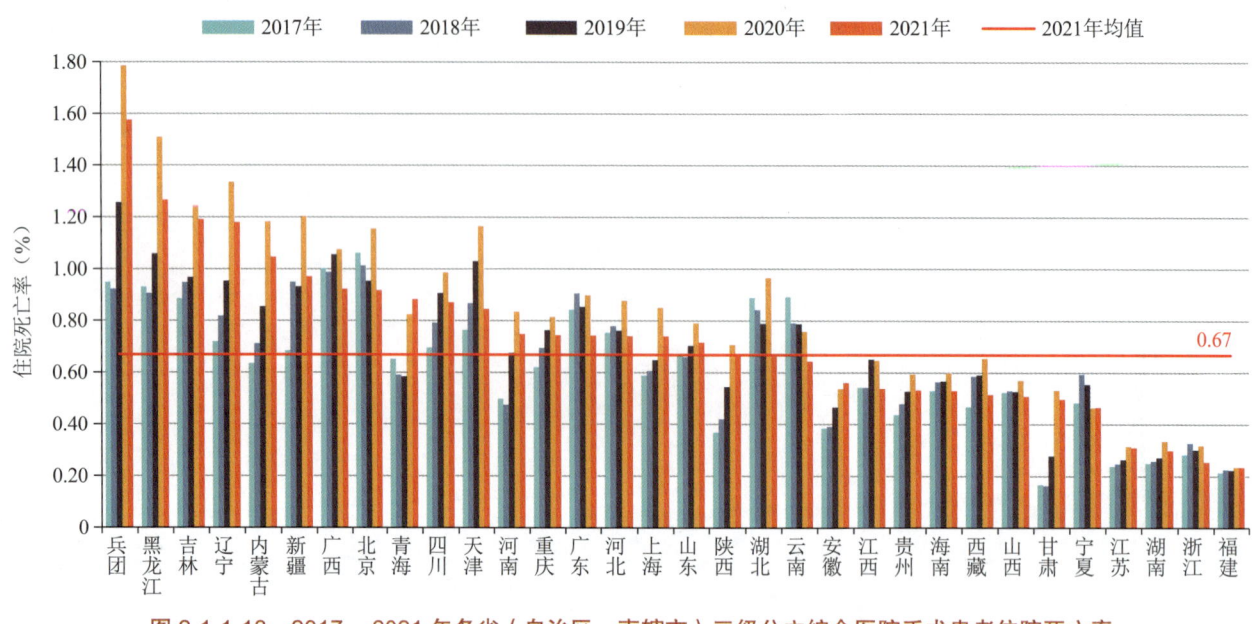

图 2-1-1-13　2017—2021 年各省（自治区、直辖市）三级公立综合医院手术患者住院死亡率

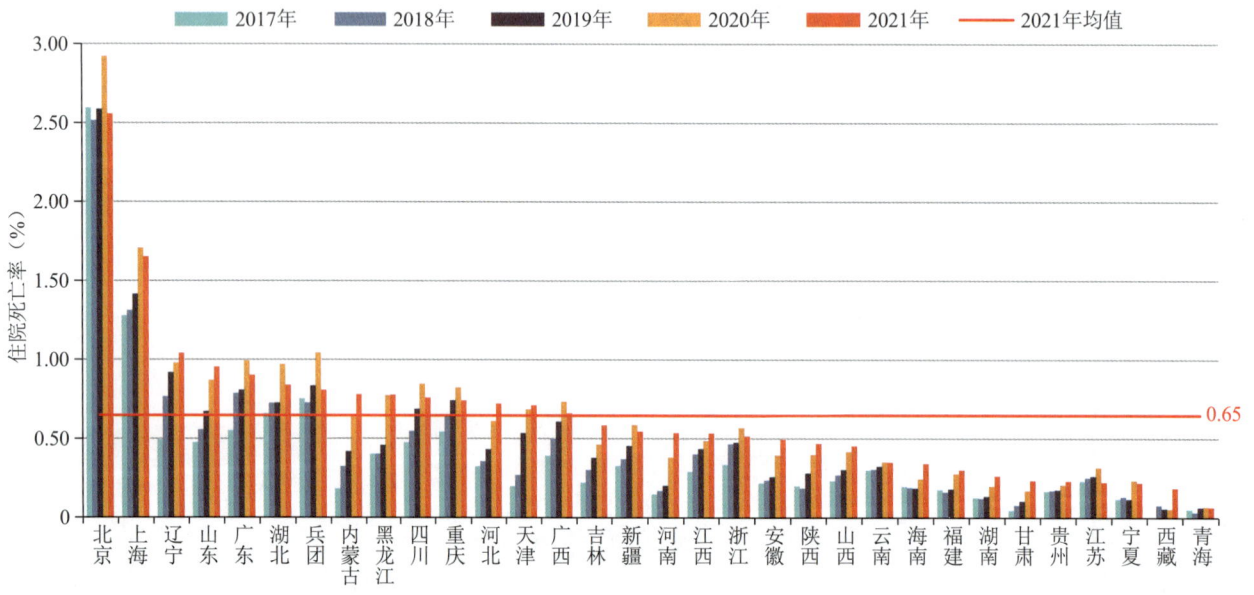

图 2-1-1-14　2017—2021 年各省（自治区、直辖市）二级公立综合医院手术患者住院死亡率

第二节　重返类指标分析

一、非计划重返再住院分析

本部分报告来源于二级、三级医疗机构 HQMS 和 NCIS 中上传的 2016—2021 年病案首页数据，最终共有 4183 家医疗机构数据纳入分析，各类别医疗机构分布情况见表 2-1-2-1。

表 2-1-2-1　重返类指标纳入分析的医疗机构分布情况

医院类别	公立医院（家）		民营医院（家）		合计（家）
	三级	二级	三级	二级	
综合医院	1410	2031	27	71	3539
精神专科医院	129	92	1	8	230
妇产专科医院	99	23	2	10	134
妇幼保健院	25	47	—	—	72
传染病专科医院	61	26	—	—	87
肿瘤专科医院	49	9	3	2	63
儿童专科医院	38	4	—	—	42
心血管专科医院	12	—	3	1	16
合计	1823	2232	36	92	4183

（一）全国各级各类医院重返再住院相关指标

1. 综合医院

2016—2021 年全国住院患者出院 0～31 天非预期再住院率总体呈下降趋势，其中 2021 年处于 6 年内最低水平，为 2.34%。2021 年委属委管医院住院患者出院 0～31 天非预期再住院率均值为 2.00%，略高于 2020 年同期的 1.88%。2021 年三级公立、二级公立、三级民营、二级民营医院住院患者出院 0～31 天非预期再住院率均值分别为 2.13%、2.49%、1.78%、2.78%，均低于 2020 年（图 2-1-2-1）。

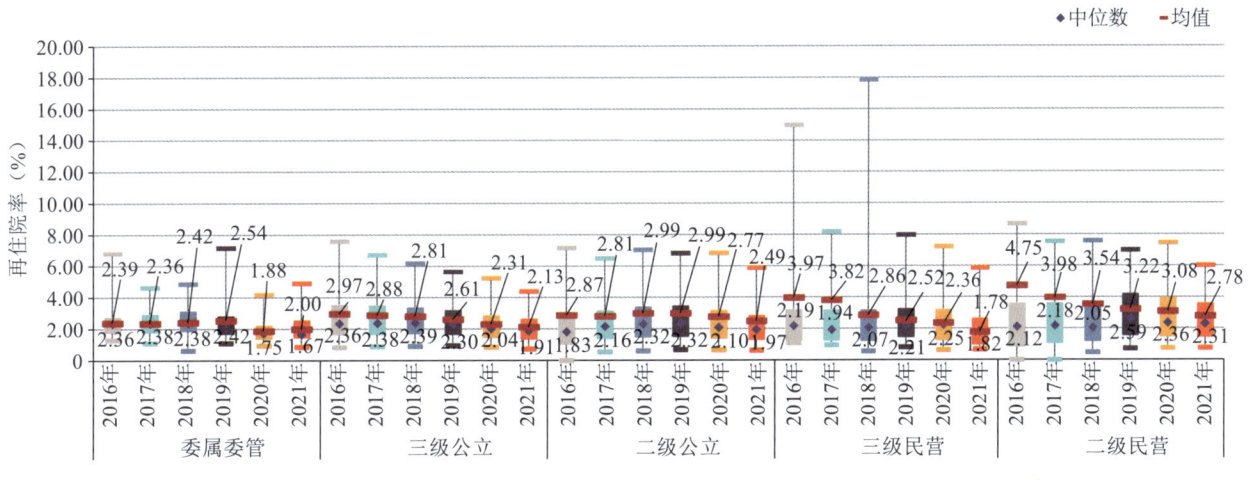

图 2-1-2-1　2016—2021 年全国各级医院住院患者出院 0～31 天非预期再住院率

2016—2021 年全国住院患者出院当天非预期再住院率总体呈下降趋势，其中 2021 年处于 6 年内最低水平，为 0.37%。2021 年二级民营医院住院患者出院当天非预期再住院率均值为 0.45%，高于 2020 年同期的 0.39%。2021 年委属委管、三级公立、二级公立、三级民营医院住院患者出院当天非预期再住院率均值分别为 0.42%、0.33%、0.28%、0.29%，均低于 2020 年（图 2-1-2-2）。

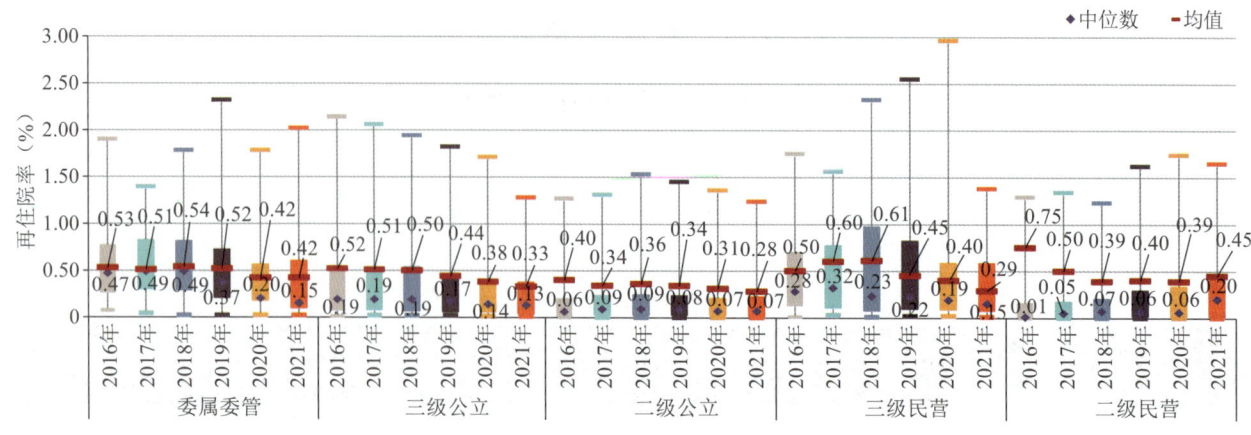

图 2-1-2-2　2016—2021 年全国各级医院住院患者出院当天非预期再住院率

2016—2021 年全国住院患者出院 2～15 天非预期再住院率总体呈下降趋势，其中 2021 年处于 6 年内最低水平，为 1.06%。2021 年委属委管医院住院患者出院 2～15 天非预期再住院率均值为 0.75%，略高于 2020 年同期的 0.70%。2021 年三级公立、二级公立、三级民营、二级民营医院住院患者出院 2～15 天非预期再住院率均值分别为 0.91%、1.24%、0.82%、1.23%，均低于 2020 年（图 2-1-2-3）。

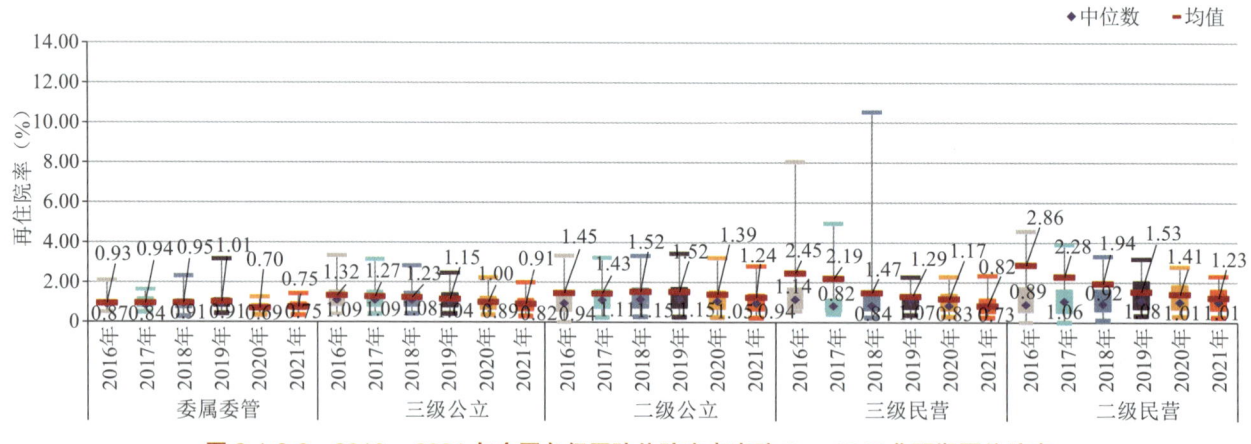

图 2-1-2-3　2016—2021 年全国各级医院住院患者出院 2～15 天非预期再住院率

2016—2021 年全国住院患者出院 16～31 天非预期再住院率总体呈下降趋势，其中 2021 年处于 6 年内最低水平，为 0.91%。2021 年委属委管医院住院患者出院 16～31 天非预期再住院率均值为 0.83%，略高于 2020 年同期的 0.76%。2021 年三级公立、二级公立、三级民营、二级民营医院住院患者出院 16～31 天非预期再住院率均值分别为 0.89%、0.97%、0.67%、1.10%，均低于 2020 年（图 2-1-2-4）。

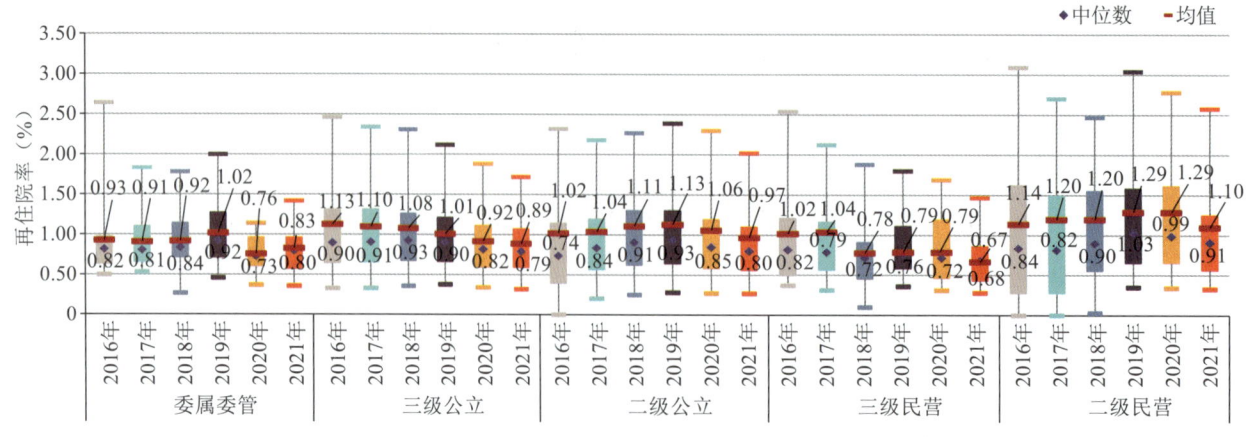

图 2-1-2-4　2016—2021 年全国各级医院住院患者出院 16～31 天非预期再住院率

2016—2021年委属委管、三级公立、二级公立、三级民营、二级民营医院住院患者出院当天、出院2～15天及出院16～31天非预期再住院率构成如图2-1-2-5所示。

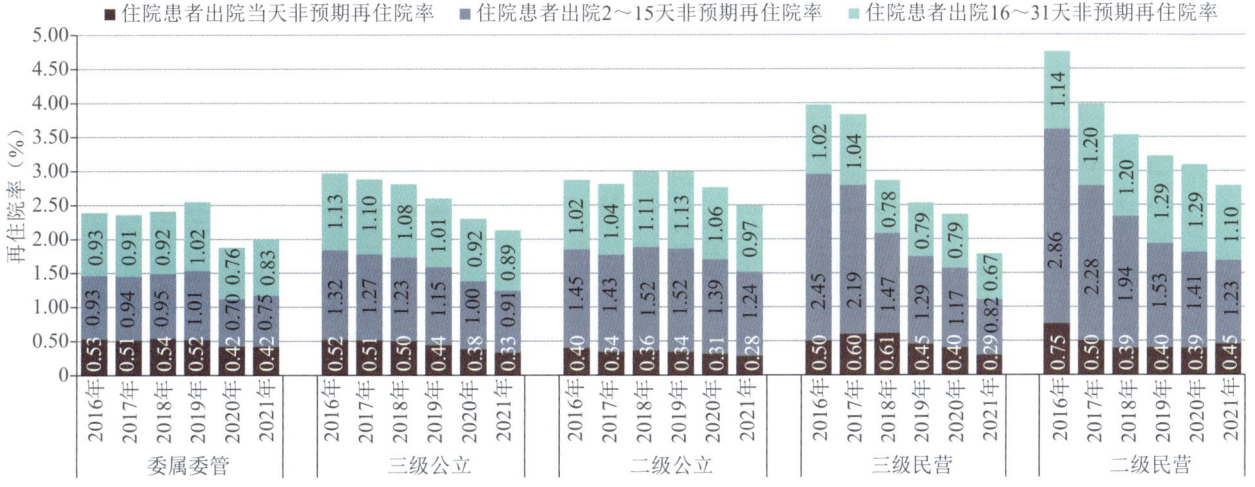

图2-1-2-5　2016—2021年全国各级医院住院患者出院0～31天非预期再住院率构成

2. 专科医院

2021年精神、妇产、传染病、肿瘤、儿童及心血管专科医院住院患者出院31天内非预期再住院率均值分别为13.09%、1.53%、5.00%、0.66%、2.15%、1.21%，低于2020年同期的16.34%、1.56%、5.28%、0.88%、2.26%、1.32%。2021年妇幼保健院住院患者出院31天内非预期再住院率均值为1.40%，略高于2020年同期的1.21%（图2-1-2-6）。

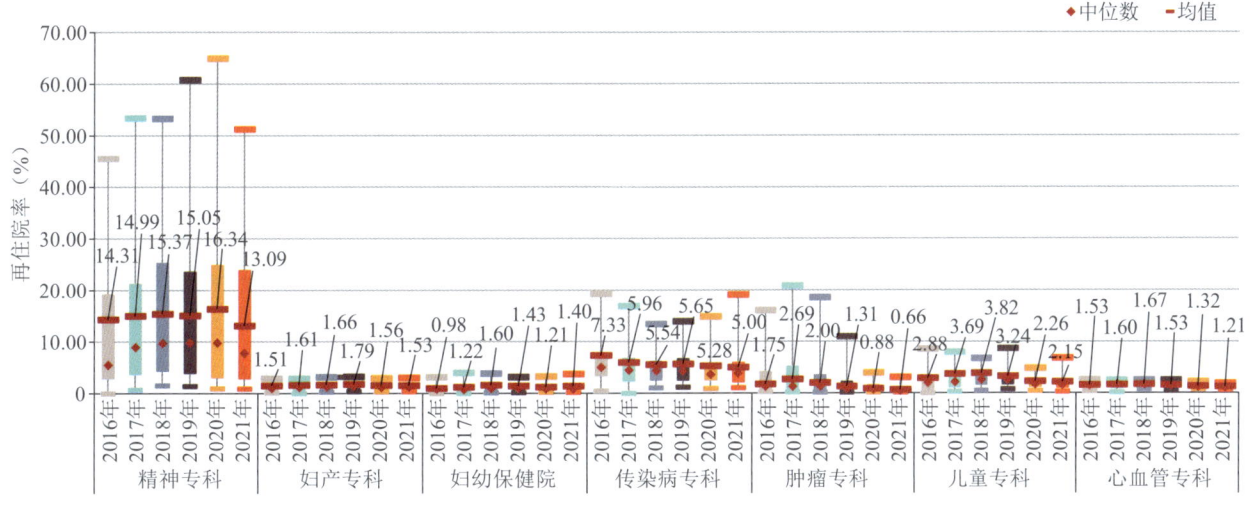

图2-1-2-6　2016—2021年全国各类医院住院患者出院0～31天非预期再住院率

2021年精神、妇产、传染病、肿瘤及儿童专科医院住院患者出院当天非预期再住院率均值分别为6.48%、0.148%、0.58%、0.04%、0.079%，低于2020年同期的7.52%、0.149%、0.67%、0.05%、0.080%。2021年妇幼保健院、心血管专科医院住院患者出院当天非预期再住院率均值分别为0.09%、0.13%，略高于2020年同期的0.05%、0.12%（图2-1-2-7）。

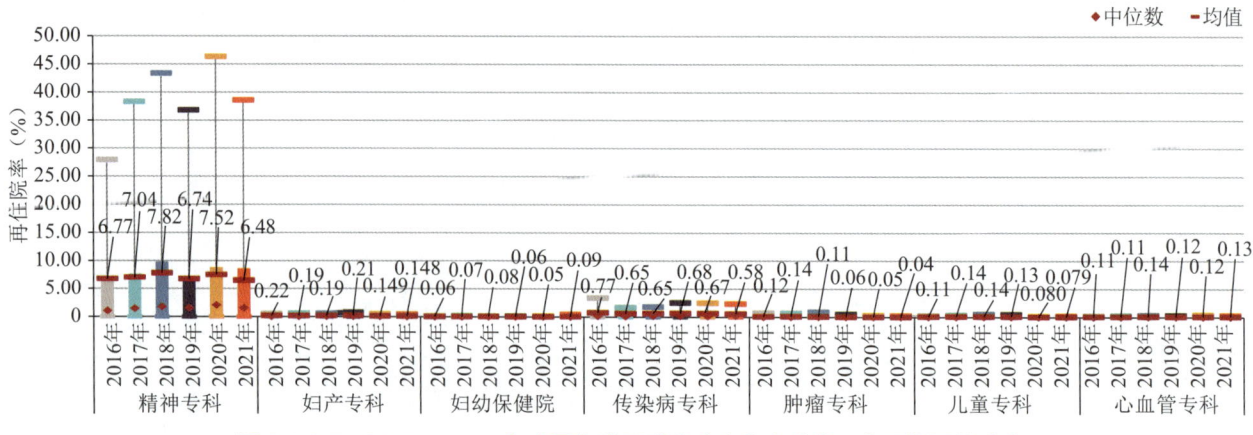

图 2-1-2-7　2016—2021 年全国各类医院住院患者出院当天非预期再住院率

2021 年精神、妇产、传染病、肿瘤、儿童、心血管专科医院住院患者出院 2～15 天非预期再住院率均值分别为 5.79%、0.80%、2.05%、0.25%、1.15%、0.56%，低于 2020 年同期的 7.91%、0.84%、2.17%、0.33%、1.28%、0.68%。2021 年妇幼保健院住院患者出院 2～15 天非预期再住院率均值为 0.79%，略高于 2020 年同期的 0.66%（图 2-1-2-8）。

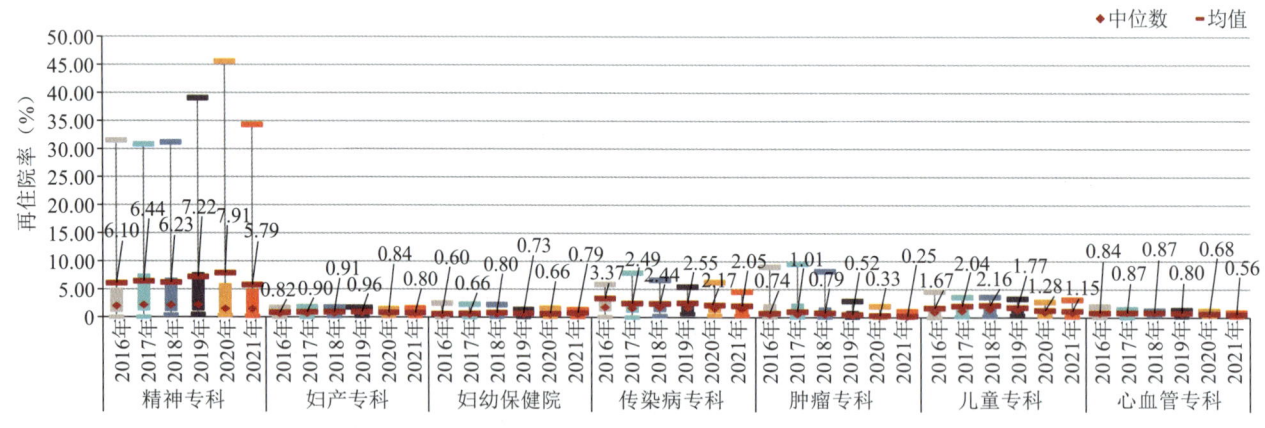

图 2-1-2-8　2016—2021 年全国各类医院住院患者出院 2～15 天非预期再住院率

2021 年精神、传染病、肿瘤及心血管专科医院住院患者出院 16～31 天非预期再住院率均值分别为 0.82%、2.37%、0.36%、0.52%，低于 2020 年同期的 0.91%、2.44%、0.50%、0.52%。2021 年妇产医院、妇幼保健院、儿童医院住院患者出院 16～31 天非预期再住院率均值分别为 0.58%、0.52% 及 0.92%，略高于 2020 年同期的 0.57%、0.50% 及 0.91%（图 2-1-2-9）。

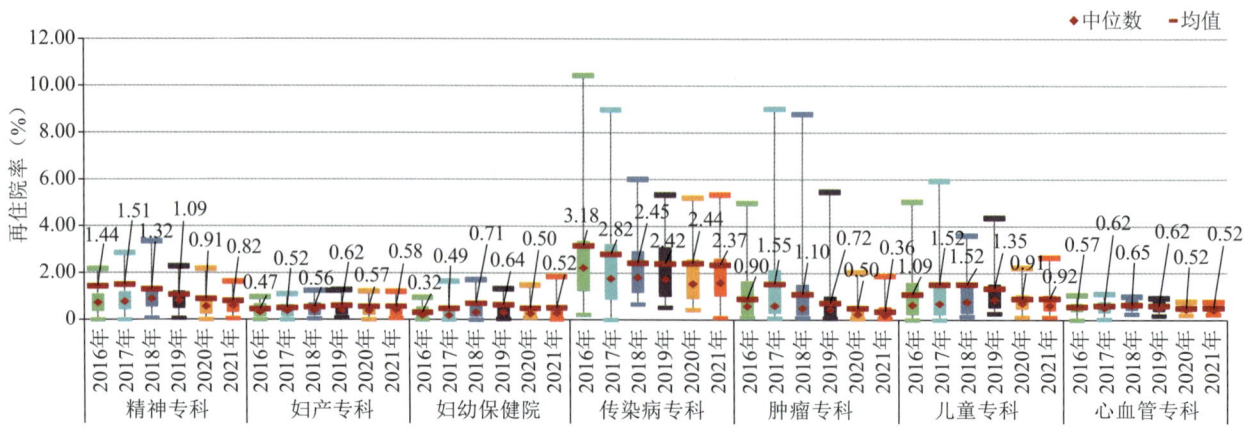

图 2-1-2-9　2016—2021 年全国各类医院住院患者出院 16～31 天非预期再住院率

2016—2021年精神、妇产、传染病、肿瘤、儿童、心血管专科医院及妇幼保健院住院患者出院当天、出院2～15天及出院16～31天非预期再住院率构成如图2-1-2-10所示。

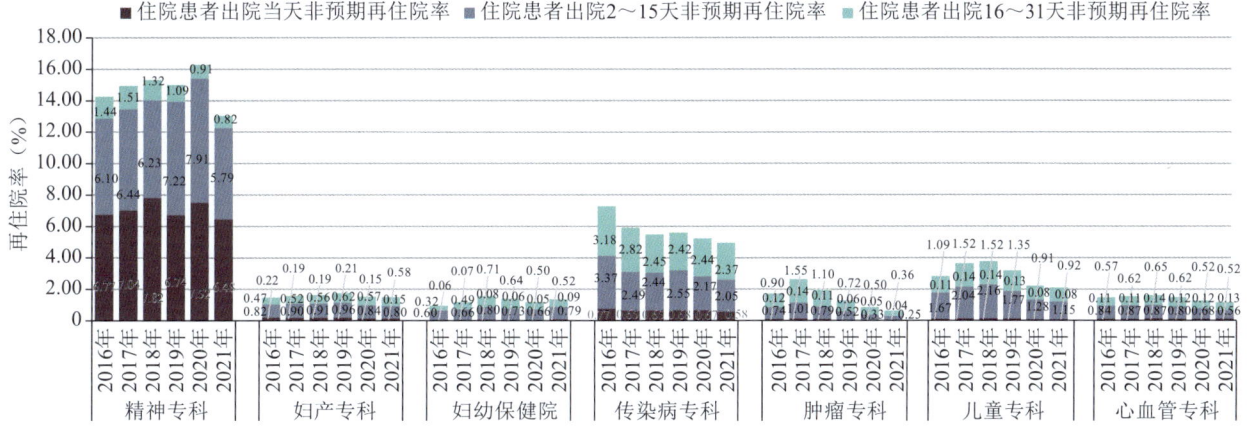

图2-1-2-10　2016—2021年全国各类医院住院患者出院0～31天非预期再住院率构成

（二）全国各省（自治区、直辖市）各级医院重返类相关指标

三级公立医院2021年住院患者出院0～31天非预期再住院率均值为2.13%，低于2020年（2.31%）（图2-1-2-11）；二级公立医院2021年住院患者出院0～31天非预期再住院率均值为2.49%，低于2020年（2.77%）（图2-1-2-12）。三级民营、二级民营医院数量过低，不纳入分析。

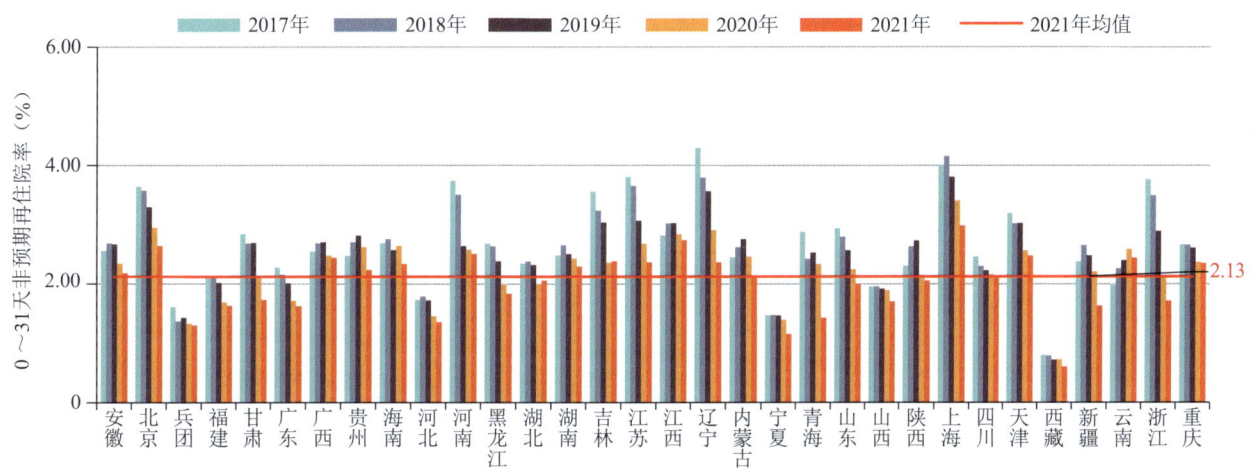

图2-1-2-11　2017—2021年各省（自治区、直辖市）三级公立医院住院患者出院0～31天非预期再住院率

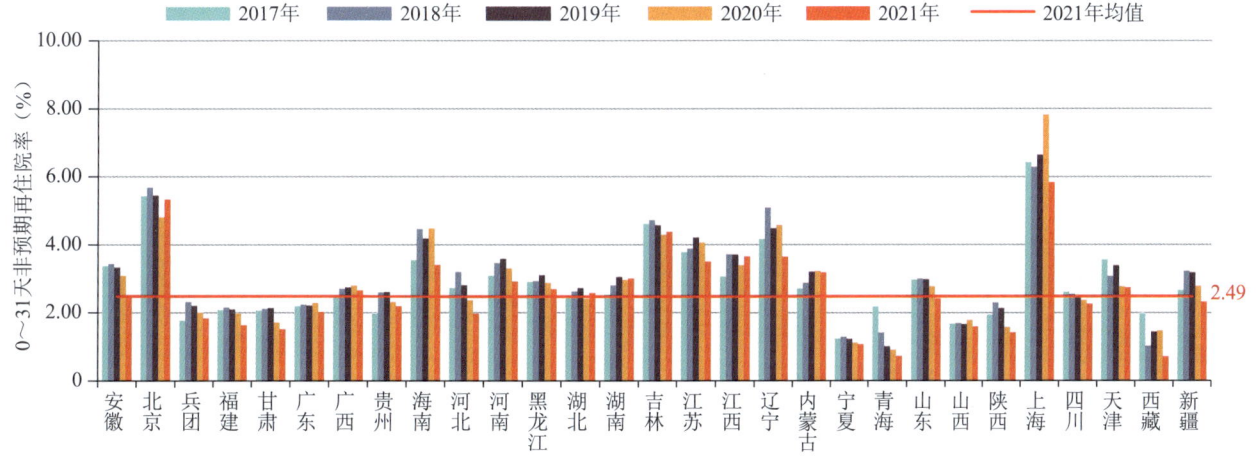

图2-1-2-12　2017—2021年各省（自治区、直辖市）二级公立医院住院患者出院0～31天非预期再住院率

二、非计划重返手术室再手术分析

非计划重返手术室再手术率是行业通用的反映手术质量安全的重要指标之一。发生非计划重返手术室再手术的原因可能包括术前评估不足、手术设计缺陷、手术操作失误或患者术后管理不到位等。针对降低非计划重返手术室再手术率而开展的质量控制及改进措施将有助于提高医疗机构整体医疗质量安全水平,特别是,对提高开展手术、介入治疗的各专科的医疗质量具有重要的带动意义。

1. 2016—2021年医疗机构非计划重返手术室再手术率情况

2022年NCIS对非计划重返手术室再手术相关调查进行了优化更新,面向全国医院收集了2021年包含手术名称、编码在内的更加详细的指标。本部分将NCIS收集的医疗机构非计划重返手术室再手术相关数据进行了统一梳理,尽可能地纳入了全部可分析的数据,进行纵向对比。因2020年数据指标项存在调整,历史数据回顾仅涵盖了2016—2019及2021年数据。全国医疗机构2016—2019及2021年报送了非计划重返手术室再手术患者388 345人次,各年非计划重返手术室再手术率的平均值分别为2.45‰、2.11‰、2.17‰、1.99‰和1.86‰。其中,三级公立医院逐年下降,二级公立医院基本保持在同一水平(图2-1-2-13、图2-1-2-14)。

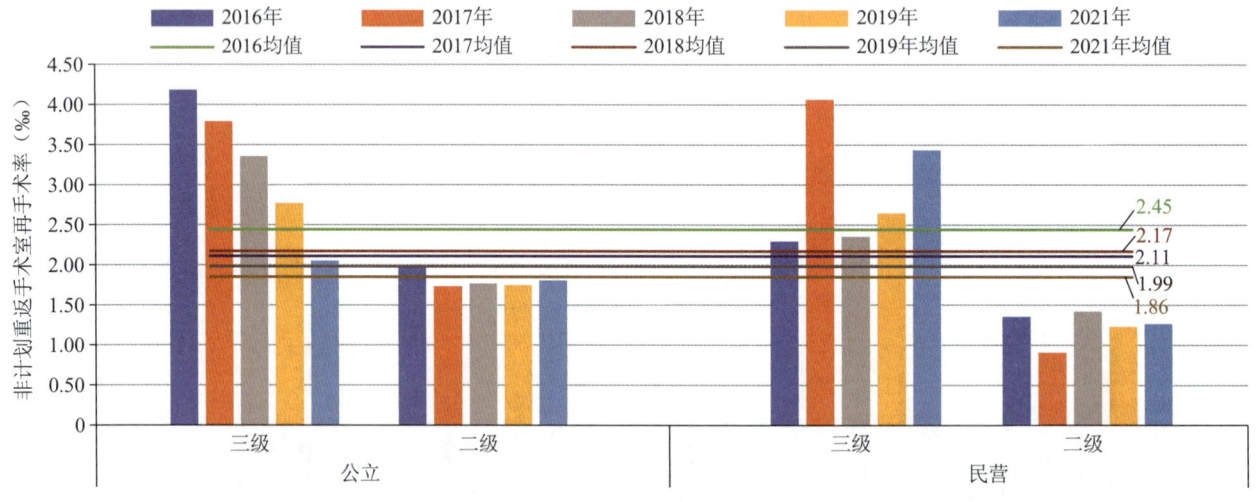

图2-1-2-13 2016—2021年各级各类医疗机构非计划重返手术室再手术率

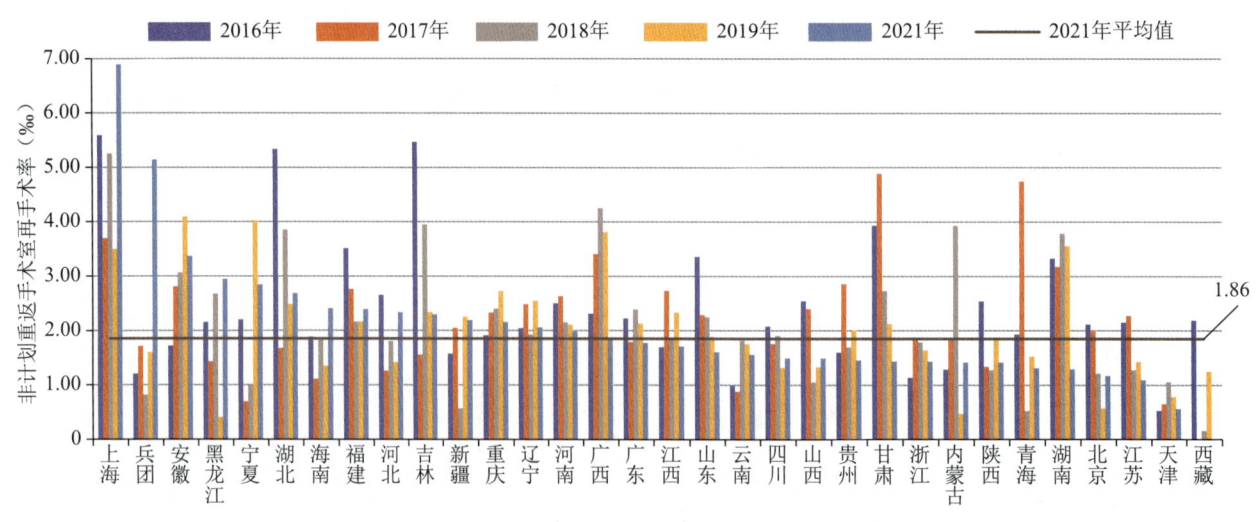

图2-1-2-14 2016—2021年各省(自治区、直辖市)医疗机构非计划重返手术室再手术率

医疗机构2016—2019年及2021年48小时内非计划重返手术室再手术率的平均值分别为0.63‰、0.66‰、0.62‰、0.69‰和0.46‰，具体情况如图2-1-2-15所示。

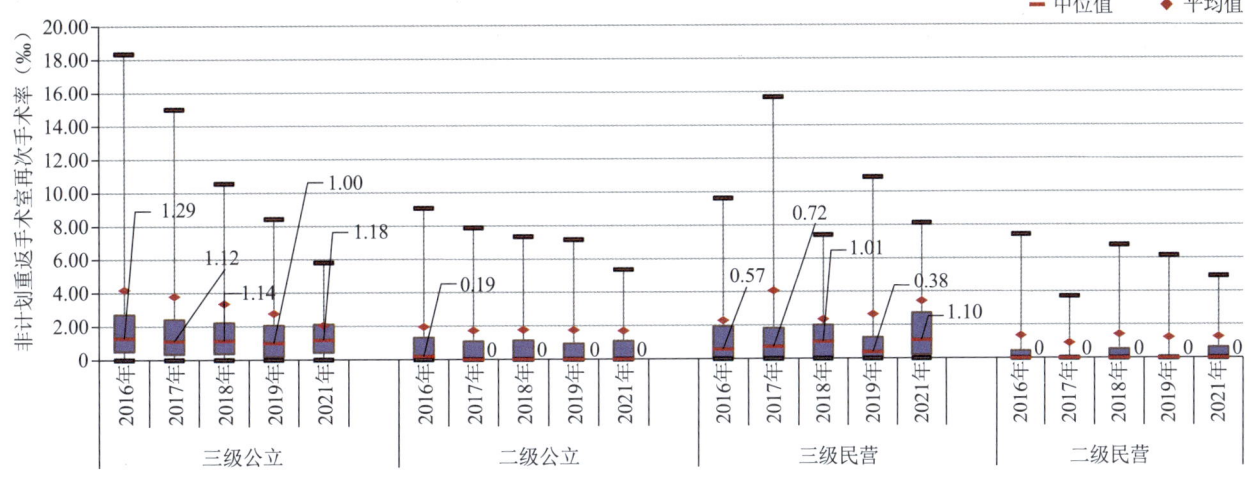

图2-1-2-15　2016—2021年各级各类医疗机构48小时内非计划重返手术室再手术率

2. 2021年非计划重返手术室再手术情况分析

2021年全国共有4916家医疗机构报告了非计划重返手术室再手术相关信息，共涉及患者81 055人次。其中，三级公立、二级公立、三级民营和二级民营医院非计划重返手术室再手术率分别为2.06‰、1.81‰、3.44‰和1.27‰；公立医院报告的非计划重返手术室再手术人数总量及均数都高于同级别民营医院（表2-1-2-2）。

表2-1-2-2　2021年各级各类医疗机构中非计划重返手术室再手术情况

分类	医疗机构数（家）	非计划重返手术室再手术人数（人次）	医院平均报送例数（例）	医疗机构非计划重返手术室再手术率均值（‰）	48小时内重返占比（%）
三级公立	1558	56 612	36.34	2.06	35.37
二级公立	2563	20 327	7.93	1.81	31.22
三级民营	123	2627	21.36	3.44	31.55
二级民营	672	1489	2.22	1.27	25.25
全国	4916	81 055	16.49	1.86	32.76

二级和三级公立医院患者手术后48小时内实施原诊疗计划以外的再手术的占比约为30%，三级公立医院48小时内重返占比高于二级公立医院。从各省情况看，上海、兵团的非计划重返手术室再手术率明显高于其他省（自治区、直辖市）。吉林、西藏报送的符合质量要求的非计划重返手术室再手术的医疗机构相对较少（表2-1-2-3）。

表 2-1-2-3　2021年各省（自治区、直辖市）非计划重返手术室再手术情况

省（自治区、直辖市）	医疗机构数（家）	非计划重返手术室再手术人数（人次）	医疗机构非计划重返手术室再手术率均值（‰）	48小时内重返占比（%）	省（自治区、直辖市）	医疗机构数（家）	非计划重返手术室再手术人数（人次）	医疗机构非计划重返手术室再手术率均值（‰）	48小时内重返占比（%）
上海	54	5628	6.90	12.87	山东	372	4909	1.61	33.74
兵团	13	521	5.15	24.09	云南	337	2412	1.57	27.20
安徽	138	6271	3.38	36.71	四川	431	3785	1.50	32.46
黑龙江	59	922	2.95	25.75	山西	231	1353	1.50	27.46
宁夏	37	1941	2.85	22.00	贵州	159	2439	1.46	32.00
湖北	109	3326	2.70	32.15	甘肃	85	690	1.44	31.16
海南	29	316	2.42	22.80	浙江	232	4420	1.44	36.94
福建	109	3395	2.40	29.25	内蒙古	115	1220	1.42	37.18
河北	342	3137	2.35	36.30	陕西	171	3582	1.42	31.25
吉林	9	348	2.31	43.84	青海	34	257	1.32	29.28
新疆	114	1836	2.20	25.56	湖南	68	1277	1.30	30.89
重庆	152	1902	2.16	29.99	北京	67	1500	1.18	41.40
辽宁	131	1567	2.06	33.87	江苏	172	2935	1.10	44.57
河南	333	4652	2.00	35.79	天津	70	767	0.57	50.02
广西	173	2980	1.84	33.53	西藏	2	0	0.00	—
广东	414	9114	1.78	29.45					
江西	154	1653	1.71	33.30	全国	4916	81 055	1.86	32.76

注：按非计划重返手术室再手术率降序排列。

3. 2021年非计划重返手术室再手术时间及费用成本分析

2052家医院（41.74%）填报了非计划重返手术室再手术患者较高质量的时间及费用成本信息。数据显示，非计划重返手术室再次手术患者的平均住院日为23.21天，平均住院费用为70 984.05元。其中，三级公立医院平均住院日25.22天，平均住院费用84 065.81元；二级公立医院平均住院日17.10天，平均住院费用31 706.48元；三级民营医院平均住院日24.29天，平均住院费用82 106.01元；二级民营医院平均住院日20.97天，平均住院费用37 259.31元（表2-1-2-4、表2-1-2-5）。

表 2-1-2-4　2021年各级各类医院非计划重返手术室再手术患者的时间、费用成本

分类	数据有效机构数（家）	非计划重返手术室再次手术人数（人次）	平均住院日（天）	例均住院费用（元）
三级公立	1058	37 617	25.22	84 065.81
二级公立	825	12 403	17.10	31 706.48
三级民营	61	1330	24.29	82 106.01
二级民营	108	585	20.97	37 259.31
全国	2052	51 935	23.21	70 984.05

表 2-1-2-5　2021年各省（自治区、直辖市）非计划重返手术室再手术患者的时间、费用成本

省（自治区、直辖市）	数据有效机构数（家）	非计划重返手术室再次手术人数（人次）	平均住院日（天）	例均住院费用（元）	省（自治区、直辖市）	数据有效机构数（家）	非计划重返手术室再次手术人数（人次）	平均住院日（天）	例均住院费用（元）
宁夏	8	142	31.58	98 062.86	山西	71	1043	24.06	56 863.60
天津	25	682	30.94	141 270.10	福建	51	2917	23.96	69 629.48
海南	12	214	30.06	93 374.72	黑龙江	15	608	23.87	78 390.99
湖南	24	922	29.04	109 496.36	重庆	69	1570	23.48	66 646.66
广西	69	1912	28.31	70 955.82	兵团	8	184	23.48	40 065.82
广东	220	5807	27.71	95 995.29	浙江	132	3459	22.77	68 479.29
贵州	66	1494	26.34	73 540.41	安徽	60	3014	22.18	50 692.85
河北	98	1397	26.26	75 830.52	云南	124	1590	20.49	50 815.52
新疆	43	720	25.97	84 594.64	青海	12	114	20.49	49 135.67
甘肃	33	367	25.97	66 441.53	吉林	5	338	20.00	115 081.98
江苏	91	2448	25.92	89 121.30	陕西	77	3059	19.99	64 097.47
北京	20	772	25.81	130 735.87	内蒙古	41	523	18.45	39 166.43
四川	217	2805	25.73	59 249.98	辽宁	41	1366	15.17	42 753.56
河南	104	1382	25.31	65 399.69	上海	24	4876	10.91	35 719.99
山东	158	2941	25.21	79 518.81	西藏	2	0	—	—
江西	66	1360	24.75	92 083.75					
湖北	68	1909	24.32	73 437.98	全国	2052	51935	23.21	70 984.05

注：按平均住院日降序排列。

4. 2021年非计划重返手术室再手术率纳入绩效管理情况分析

在纳入横截面分析的4916家医疗机构中，55.27%的医疗机构已将降低非计划重返手术室再手术率纳入绩效管理，其中三级公立医院的占比为68.55%，三级民营医院的占比为60.98%。管理实践方面，4.05%的医疗机构实现了全信息化手段监测和提取非计划重返手术室再手术相关信息，57.16%的机构完全依赖人工搜集、记录、整理和分析信息，另有35.90%的机构依靠信息化提取与人工统计相结合开展工作（表2-1-2-6～表2-1-2-8）。

表 2-1-2-6　各级各类医院将非计划重返手术室再手术纳入绩效考核情况

分类	医疗机构数（家）	纳入绩效考核机构数（家）	未纳入绩效考核机构数（家）	未填报机构数（家）	纳入占比（%）
三级公立	1558	1068	386	15	68.55
二级公立	2563	1305	726	97	50.92
三级民营	123	75	33	129	60.98
二级民营	672	269	273	527	40.03
全国	4916	2717	1418	768	55.27

表 2-1-2-7　2021 年各省（自治区、直辖市）医院将非计划重返手术室再手术纳入绩效考核情况

省（自治区、直辖市）	医疗机构数（家）	纳入绩效考核机构数（家）	未纳入绩效考核机构数（家）	未填报机构数（家）	纳入占比（%）	省（自治区、直辖市）	医疗机构数（家）	纳入绩效考核机构数（家）	未纳入绩效考核机构数（家）	未填报机构数（家）	纳入占比（%）
浙江	232	165	42	25	71.12	海南	29	15	11	3	51.72
江苏	172	114	39	19	66.28	福建	109	56	44	9	51.38
新疆	114	75	30	9	65.79	河北	342	173	103	66	50.58
湖北	109	71	28	10	65.14	云南	337	164	94	79	48.66
四川	431	278	79	74	64.50	山西	231	112	82	37	48.48
上海	54	34	7	13	62.96	兵团	13	6	7	0	46.15
重庆	152	89	36	27	58.55	吉林	9	4	3	2	44.44
陕西	171	99	42	30	57.89	天津	70	31	25	14	44.29
广西	173	100	41	32	57.80	辽宁	131	57	61	13	43.51
广东	414	239	129	46	57.73	安徽	138	59	68	11	42.75
甘肃	85	48	28	9	56.47	湖南	68	26	29	13	38.24
山东	372	208	94	70	55.91	北京	67	25	25	17	37.31
青海	34	19	13	2	55.88	黑龙江	59	20	30	9	33.90
内蒙古	115	64	35	16	55.65	宁夏	37	12	15	10	32.43
河南	333	184	93	56	55.26	西藏	2	0	2	0	0.00
贵州	159	87	43	29	54.72						
江西	154	83	40	31	53.90	全国	4916	2717	1418	768	55.27

表 2-1-2-8　2021 年各级各类医疗机构非计划重返手术室再次手术数据监测方法统计

分类	全信息化提取	占比（%）	信息化提取与人工统计相结合	占比（%）	人工统计	占比（%）	其他	占比（%）
三级公立	77	4.94	810	51.99	639	41.01	32	2.05
二级公立	93	3.63	775	30.24	1625	63.40	70	2.73
三级民营	10	8.13	61	49.59	43	34.96	9	7.32
二级民营	19	2.83	119	17.71	503	74.85	31	4.61
全国	199	4.05	1765	35.90	2810	57.16	142	2.89

5. 小结

首先，各医疗机构应认真学习《2022 年国家医疗质量安全改进目标》，对非计划重返手术室再手术提高认识。当前，非计划重返手术室再手术率较低，可能是由于医疗机构及医务人员对此类医疗安全事件重视程度不够，管理实践尚依赖手工等原因导致的再手术事件记录遗漏较多。非计划再手术延长患者住院时间、增加住院费用，给患者造成身体和心理伤害，是评价开展手术的大型综合医院医疗质量的重要指标之一。医疗机构应将非计划重返手术室再手术事件纳入围手术期管理，建立和不断优化手术分级管理、医师授权管理、术前讨论制度、手术安全核查制度等手术相关管理制度，确保制度落实到位。

其次，建议加强医疗机构对非计划重返手术室再手术的监测与评估。当前有约四分之一的机构填报了缺失值，同时数据分析还发现，相当多的机构对非计划重返手术室统计中的要点把握不严。①对于"非计划"再手术的定义理解不清，将计划性再手术混入非计划再手术进行统计。例如，一些机构将左右侧眼手术的第2次手术直接纳入再手术的统计（如"白内障晶状体乳化和抽吸""玻璃体其他手术"）。②关于"手术"统计范围界定需要统一标准，目前统计范围宜界定为《手术操作分类代码国家临床版3.0》中的手术和介入治疗目录，包含各类急诊或者择期手术、介入治疗、内（窥）镜下治疗性操作，不包含ICD-9CM-3手术编码中注明为诊断性操作和除内（窥）镜下治疗性操作以外的其他治疗性操作。例如，相当多的机构将"伤口、感染或烧伤的非切除性清创术""输尿管导管插入术"等治疗性操作统计为再次手术的术种。③关于再手术与前次手术的相关性存在逻辑不清情况。例如，部分医疗机构上报了大量的非计划重返手术室再手术病例，其第1次手术为"其他和未特指的腹式全子宫切除术"，而第2次手术则是"头和颈部血管治疗性超声"。

再次，建议医疗机构将非计划重返手术室再手术纳入医疗机构绩效管理体系。各医疗机构成立由医务、临床科室、护理等相关部门组成的专项工作小组并指定牵头部门，建立非计划重返手术室再手术多部门联合监测及评价机制，按季度、分科室进行数据分析、反馈，纳入绩效管理，建立激励约束机制。医疗机构积极建设信息系统，充分运用质量管理工具，查找、分析影响本机构实现该目标的因素，根据分析结果明确关键原因，制定改进措施并组织实施。

第三节 重点病种相关指标分析

本部分数据来源于 HQMS 中 2016—2021 年连续上报的 4274 家医院的病案首页信息。经数据清洗，纳入分析的各类医院重点病种分布情况见表 2-1-3-1。2021 年二级和三级综合医院重点病种出院患者人次数为 4053.58 万人，专科医院共计人次数为 362.51 万人，其中，委属委管医院为 104.15 万人。2021 年重点病种患者总人次数相较于 2020 年有所上升。

表 2-1-3-1　2016—2021 年各级医院纳入分析的重点病种样本量情况

医院类型	2016 年 医院数	2016 年 出院人次	2017 年 医院数	2017 年 出院人次	2018 年 医院数	2018 年 出院人次	2019 年 医院数	2019 年 出院人次	2020 年 医院数	2020 年 出院人次	2021 年 医院数	2021 年 出院人次
二级综合	990	5 074 346	2291	13 487 013	2289	14 829 859	2284	16 342 589	2266	13 939 257	2166	13 838 264
三级综合	1312	18 674 198	1325	20 623 213	1336	22 628 442	1344	25 269 995	1367	22 011 723	1468	26 697 498
传染病专科	67	193 201	88	199 574	88	201 566	87	199 107	87	136 386	84	148 456
儿童专科	46	459 676	48	518 589	47	546 243	45	612 961	45	356 433	44	442 937
妇产/妇幼专科	173	1 198 030	199	1 323 472	197	1 357 600	211	1 661 003	214	1 461 366	211	1 519 196
精神专科	182	774 957	239	994 291	238	1 123 741	239	1 218 814	238	1 126 497	238	1 293 861
口腔专科	44	10 700	49	11 665	48	13 159	51	15 140	50	10 918	47	14 247
心血管专科	17	134 990	17	126 131	12	123 325	16	198 020	16	160 724	16	206 447
委属委管	26	799 866	26	873 338	26	938 398	26	1 031 356	26	759 534	26	1 041 541
合计	2831	26 520 098	4256	37 283 948	4255	40 823 935	4277	45 517 629	4283	39 203 304	4274	43 119 365

注：委属委管医院的样本情况已经包含在三级综合和专科的数据中，故合计未纳入。

2021 年纳入分析的医疗机构中，综合医院根据出院人次重点分析 5 个病种；各专科医院根据上报医院的数量及其出院人次数等原因，重点分析传染病专科医院、儿童专科医院、妇产/妇幼专科医院、心血管专科医院和口腔专科医院的部分病种，具体分析病种如下。

1. 综合医院

（1）心力衰竭（①主要诊断或第一其他诊断 ICD-10 编码：I50，②主要诊断 ICD-10 编码：I11.0，I13.0，I13.2，N18.800x020）；

（2）创伤性颅内损伤（主要诊断 ICD-10 编码：S06）；

（3）消化道出血（主要诊断 ICD-10 编码：K25-K28 伴有 .0、.2、.4 及 .6 亚目编码，K29.0，K92.2，I85.0；K22.804，I86.400x011，I86.401，I86.800x014，I86.812，以及其他伴有附加编码 I98.3*）；

（4）慢性阻塞性肺疾病（主要诊断 ICD-10 编码：J44）；

（5）肾衰竭（主要诊断 ICD-10 编码：N17-N19）。

2.专科医院

（1）传染病专科医院：急性病毒性肝炎（主要诊断 ICD-10 编码：B15-B17）；

（2）儿童专科医院：肺炎（儿童）（主要诊断 ICD-10 编码：J10.0，J11.0，J12-J16，J18）；

（3）妇产/妇幼专科医院：低出生体重儿（主要诊断 ICD-10 编码：P07，P05）；

（4）心血管专科医院：心房纤颤（主要诊断 ICD-10 编码：I48）；

（5）口腔专科医院：上颌骨骨折（主要诊断 ICD-10 编码：S02.4）。

一、综合医院重点病种相关指标分析

（一）20 个重点病种住院患者总体情况

《报告》持续对 20 个重点病种（其中，糖尿病伴并发症分为糖尿病伴慢性并发症和糖尿病伴急性并发症）的相关质量指标进行分析。

2016—2021 年综合医院 20 个重点病种出院患者中，恶性肿瘤化疗患者出院人次最多（2021 年为 706.55 万人），且呈逐年上升的趋势，脑出血和脑梗死患者出院人次位列第 2 位（2021 年为 605.39 万人）（图 2-1-3-1、表 2-1-3-2）。

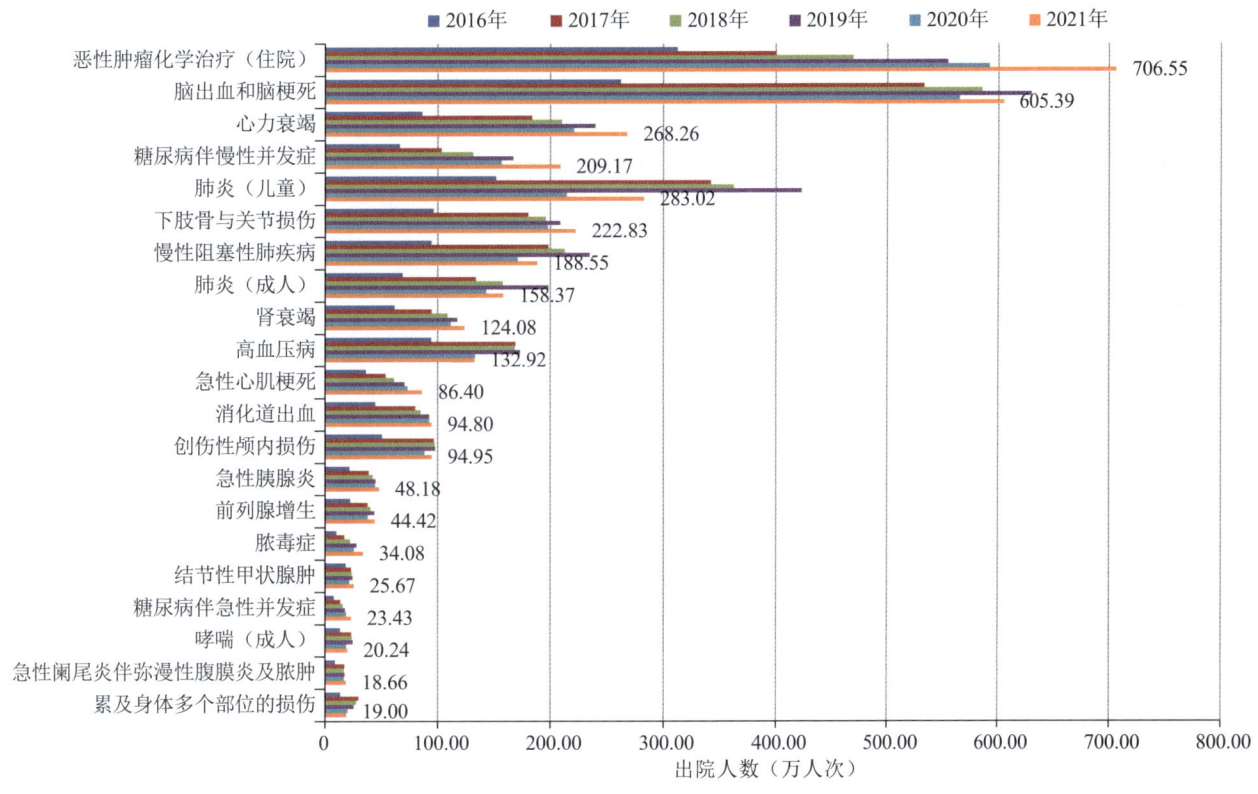

图 2-1-3-1　2016—2021 年综合医院 20 个重点病种出院人次情况

表 2-1-3-2 2016—2021 年二级、三级综合医院 20 个重点病种住院患者相关质量指标情况

病种	分类	指标	三级综合 2016年	三级综合 2017年	三级综合 2018年	三级综合 2019年	三级综合 2020年	三级综合 2021年	二级综合 2016年	二级综合 2017年	二级综合 2018年	二级综合 2019年	二级综合 2020年	二级综合 2021年
恶性肿瘤化疗（住院）		例数	3 130 898	3 652 134	4 278 856	5 059 473	5 327 105	6 409 427	3 130 898	355 888	416 857	493 243	593 989	656 030
		住院死亡率（%）	0.07	0.06	0.07	0.07	0.08	0.08	0.07	0.17	0.17	0.18	0.14	0.13
		平均住院日（天）	7.90	7.69	7.38	6.96	6.69	6.24	7.90	7.98	8.02	7.59	7.15	6.81
		每住院人次费用（元）	11 941.58	11 784.87	11 588.65	11 868.99	11 900.14	11 410.15	11 941.58	7768.68	7842.30	7988.54	7511.87	7590.33
		0~31天非预期再住院率（%）	0.14	0.13	0.11	0.09	0.08	0.06	0.14	0.27	0.23	0.24	0.20	0.13
脑出血和脑梗死		例数	2 629 936	2 853 710	3 105 914	3 361 226	2 964 932	3 488 816	2 629 936	2 488 061	2 748 172	2 948 532	2 689 864	2 565 093
		住院死亡率（%）	1.57	1.51	1.43	1.45	1.70	1.45	1.57	0.75	0.71	0.70	0.81	0.76
		平均住院日（天）	13.06	12.76	12.34	11.95	12.08	11.38	13.06	10.87	10.66	10.38	10.40	10.16
		每住院人次费用（元）	17 750.59	17 997.35	18 190.77	19 064.88	20 319.76	20 087.74	17 750.59	8399.12	8484.92	8923.81	9388.12	9642.96
		0~31天非预期再住院率（%）	2.85	2.86	2.72	2.35	1.89	1.57	2.85	2.55	2.63	2.57	2.08	1.87
心力衰竭		例数	865 565	983 594	1 109 190	1 274 925	1 168 658	1 569 456	865 565	855 757	996 383	1 129 252	1 047 215	1 113 164
		住院死亡率（%）	1.75	1.77	1.71	1.76	2.02	1.83	1.75	1.05	1.06	1.09	1.24	1.28
		平均住院日（天）	9.42	9.28	9.14	8.98	9.04	8.69	9.42	8.44	8.46	8.35	8.36	8.28
		每住院人次费用（元）	11 729.94	11 936.46	12 256.95	12 749.99	13 673.07	12 747.16	11 729.94	5987.46	6384.81	6796.37	7287.33	7323.68
		0~31天非预期再住院率（%）	4.80	4.98	5.25	5.33	4.96	4.58	4.80	5.35	5.55	5.68	5.41	5.06
糖尿病伴慢性并发症		例数	667 351	804 725	992 288	1 238 081	1 128 692	1 540 576	667 351	232 388	325 919	435 906	442 215	551 096
		住院死亡率（%）	0.16	0.12	0.11	0.09	0.09	0.07	0.16	0.17	0.14	0.11	0.10	0.08
		平均住院日（天）	11.45	10.99	10.50	10.05	9.80	9.08	11.45	10.03	9.72	9.39	9.27	8.96
		每住院人次费用（元）	10 348.23	10 074.49	9788.75	9675.54	9682.34	9120.98	10 348.23	6674.59	6595.49	6625.58	6413.63	6227.03
		0~31天非预期再住院率（%）	2.08	2.20	2.14	1.92	2.09	2.02	2.08	2.28	2.13	2.02	1.73	1.57

续表

病种	分类	指标	三级综合						二级综合					
			2016年	2017年	2018年	2019年	2020年	2021年	2017年	2018年	2019年	2020年	2021年	
肺炎（儿童）		例数	1 521 372	1 711 282	1 831 426	2 163 673	1 030 546	1 516 547	1 719 147	1 802 160	2 073 575	1 122 586	1 313 642	
		住院死亡率（%）	0.05	0.04	0.04	0.03	0.04	0.03	0.03	0.02	0.02	0.02	0.01	
		平均住院日（天）	7.20	7.12	7.06	6.96	6.75	6.82	6.61	6.63	6.59	6.46	6.68	
		每住院人次费用（元）	4176.23	4240.98	4387.36	4554.30	4364.28	4311.57	2605.57	2747.29	2883.94	2918.52	2942.48	
		0~31天非预期再住院率（%）	2.05	2.12	2.17	2.07	1.93	1.89	2.45	2.63	2.46	2.34	2.23	
下肢骨与关节损伤		例数	966 573	1 036 365	1 133 376	1 197 900	1 129 082	1 375 300	770 110	829 896	895 237	852 778	852 963	
		住院死亡率（%）	0.71	0.70	0.67	0.69	0.77	0.72	0.49	0.47	0.50	0.54	0.53	
		平均住院日（天）	17.87	17.51	16.85	16.31	15.80	15.12	15.42	15.36	14.93	14.60	14.43	
		每住院人次费用（元）	28 712.98	29 455.37	29 854.99	30 063.07	31 114.72	31 285.18	15 820.07	16 245.46	16 932.90	17 499.47	17 824.89	
		0~31天非预期再住院率（%）	1.30	1.29	1.29	1.26	1.05	1.04	1.03	1.02	1.06	0.88	0.89	
慢性阻塞性肺疾病		例数	947 781	1 040 400	1 101 428	1 206 702	866 259	1 052 953	946 558	1 030 374	1 147 322	846 975	832 572	
		住院死亡率（%）	1.14	1.05	0.96	0.90	0.99	0.82	0.55	0.53	0.51	0.54	0.52	
		平均住院日（天）	11.14	10.88	10.72	10.42	10.43	10.00	9.52	9.63	9.43	9.39	9.31	
		每住院人次费用（元）	12 351.86	12 044.18	12 108.40	12 128.34	12 145.09	11 286.40	7072.13	7288.45	7498.10	7567.29	7549.13	
		0~31天非预期再住院率（%）	7.09	7.02	6.92	6.66	6.34	5.72	7.03	7.23	7.49	6.95	6.47	
肺炎（成人）		例数	691 003	804 500	937 769	1 169 149	803 301	967 279	536 463	642 281	817 471	631 788	616 439	
		住院死亡率（%）	2.78	2.73	2.88	2.84	3.96	3.78	1.07	1.17	1.21	1.67	1.85	
		平均住院日（天）	11.16	10.97	10.82	10.53	11.11	10.93	9.28	9.24	9.06	9.28	9.40	
		每住院人次费用（元）	14 899.01	14 818.52	15 418.29	15 858.84	17 742.63	17 853.88	6964.55	7273.71	7635.77	8623.44	9159.75	
		0~31天非预期再住院率（%）	2.49	2.58	2.49	2.30	2.71	2.49	1.88	1.81	1.87	2.10	2.12	

续表

病种	指标	三级综合 2016年	2017年	2018年	2019年	2020年	2021年	二级综合 2017年	2018年	2019年	2020年	2021年
肾衰竭	例数	621 107	693 503	776 862	844 536	796 971	932 974	254 952	314 569	332 929	322 520	307 790
	住院死亡率（%）	1.19	1.09	1.03	1.03	1.11	1.04	0.90	0.85	0.84	0.89	0.91
	平均住院日（天）	14.45	13.75	13.06	12.28	12.16	11.00	14.96	14.57	14.54	14.39	13.54
	每住院人次费用（元）	14 299.14	14 474.26	14 239.94	14 489.19	15 130.80	14 734.63	8080.69	8196.99	8611.77	8856.95	8891.44
	0~31天非预期再住院率（%）	15.30	14.43	13.75	12.80	11.48	9.27	27.47	29.43	26.65	22.05	18.34
高血压病	例数	946 115	977 946	937 905	941 355	720 948	799 008	715 370	749 975	794 135	615 959	530 145
	住院死亡率（%）	0.15	0.16	0.15	0.13	0.15	0.10	0.10	0.09	0.07	0.08	0.07
	平均住院日（天）	9.22	8.88	8.45	8.13	7.98	7.39	8.09	7.90	7.68	7.40	7.19
	每住院人次费用（元）	8257.74	8127.82	7724.29	7721.63	7687.38	7277.20	4772.77	4710.08	4803.43	4670.22	4694.27
	0~31天非预期再住院率（%）	2.45	2.29	2.23	2.02	2.06	1.46	2.18	2.17	1.98	1.69	1.36
急性心肌梗死	例数	366 869	424 030	483 074	552 620	560 424	667 925	116 676	131 859	156 053	176 416	196 072
	住院死亡率（%）	4.52	4.36	4.07	4.03	4.09	3.78	4.93	4.91	4.69	4.46	4.35
	平均住院日（天）	9.58	9.26	8.96	8.69	8.57	8.25	8.08	7.72	7.52	7.56	7.41
	每住院人次费用（元）	34 306.23	35 265.33	35 813.28	37 077.34	36 407.00	28 155.15	15 455.59	17 907.17	20 319.76	21 424.16	17 289.93
	0~31天非预期再住院率（%）	1.60	1.71	1.53	1.42	1.26	1.23	1.39	1.41	1.30	1.12	1.13
消化道出血	例数	449 953	481 250	511 592	560 431	557 598	612 715	322 649	339 434	368 160	371 827	335 321
	住院死亡率（%）	1.86	1.82	1.84	1.80	1.97	1.89	1.17	1.21	1.26	1.33	1.39
	平均住院日（天）	8.81	8.76	8.68	8.53	8.51	8.26	7.49	7.57	7.46	7.47	7.36
	每住院人次费用（元）	12 978.05	13 433.20	13 781.15	14 329.54	14 867.57	14 788.38	6846.12	7174.23	7493.88	7725.84	7777.82
	0~31天非预期再住院率（%）	3.16	3.26	3.50	3.55	3.34	3.31	3.30	3.55	3.58	3.47	3.33

续表

病种	分类 指标	三级综合 2016年	2017年	2018年	2019年	2020年	2021年	二级综合 2017年	2018年	2019年	2020年	2021年
创伤性颅内损伤	例数	508 965	507 953	515 625	519 806	471 238	548 373	462 257	462 033	461 414	415 879	401 126
	住院死亡率（%）	3.48	3.68	3.64	3.86	4.29	4.10	2.10	2.20	2.29	2.56	2.63
	平均住院日（天）	15.98	16.19	16.01	15.59	15.58	14.94	11.96	12.11	11.95	12.06	12.04
	每住院人次费用（元）	23 817.00	24 751.50	25 153.14	26 274.82	27 058.28	26 895.82	11 107.88	11 490.62	12 069.83	12 558.93	12 935.00
	0～31天非预期再住院率（%）	0.75	0.75	0.79	0.79	0.66	0.69	0.59	0.61	0.65	0.61	0.60
急性胰腺炎	例数	221 328	245 005	266 687	280 166	275 473	312 954	146 683	159 809	172 604	173 633	168 847
	住院死亡率（%）	0.45	0.41	0.41	0.40	0.46	0.38	0.27	0.23	0.25	0.25	0.23
	平均住院日（天）	10.56	10.27	10.00	9.71	9.57	9.05	8.49	8.33	8.19	8.13	7.83
	每住院人次费用（元）	17 562.92	16 827.70	16 359.13	16 295.05	16 351.06	15 145.85	8226.61	8034.13	8106.95	8122.10	7671.06
	0～31天非预期再住院率（%）	2.78	2.84	2.78	2.89	2.67	2.51	3.14	3.07	3.26	3.07	2.98
前列腺增生	例数	227 272	245 831	263 297	284 012	248 160	311 855	135 163	144 470	157 086	135 122	132 368
	住院死亡率（%）	0.04	0.03	0.02	0.02	0.02	0.02	0.04	0.03	0.04	0.03	0.03
	平均住院日（天）	11.63	11.31	10.98	10.62	10.48	9.98	10.26	10.17	9.98	9.97	9.88
	每住院人次费用（元）	13 427.42	13 610.25	13 740.73	14 225.27	14 652.83	14 455.75	8560.89	8855.82	9240.58	9502.14	9690.82
	0～31天非预期再住院率（%）	2.12	2.26	2.30	2.34	2.02	2.22	2.26	2.26	2.27	2.13	2.04
脓毒症	例数	104 819	124 940	160 055	202 409	186 076	257 756	49 873	65 667	81 525	75 328	82 994
	住院死亡率（%）	3.83	3.70	3.79	3.84	4.97	5.17	1.66	1.98	2.29	2.82	3.11
	平均住院日（天）	9.80	9.69	9.70	9.61	10.55	10.26	7.04	7.24	7.20	7.87	8.05
	每住院人次费用（元）	16 704.99	16 833.99	17 484.47	18 226.38	21 745.50	21 937.70	6002.22	6609.73	7357.85	9091.28	9739.88
	0～31天非预期再住院率（%）	1.71	1.55	1.59	1.77	1.48	1.48	1.67	1.59	1.42	1.35	1.16

续表

病种	分类 指标	三级综合						二级综合					
		2016年	2017年	2018年	2019年	2020年	2021年	2016年	2017年	2018年	2019年	2020年	2021年
结节性甲状腺肿	例数	188 370	190 112	193 008	198 983	174 422	213 450		44 062	46 978	48 874	44 540	43 254
	住院死亡率（%）	0.01	0.01	0.01	0.00	0.00	0.00		0.02	0.01	0.01	0.02	0.00
	平均住院日（天）	8.02	7.74	7.27	6.77	6.41	5.91		7.92	7.80	7.70	7.58	7.22
	每住院人次费用（元）	12 777.25	13 185.34	13 352.21	13 811.06	13 799.06	13 731.07		9427.92	9629.39	10 127.07	10 107.95	10 280.36
	0～31天非预期再住院率（%）	0.36	0.38	0.30	0.35	0.32	0.37		0.23	0.26	0.23	0.24	0.22
糖尿病伴急性并发症	例数	81 900	93 512	105 177	117 812	124 446	157 173		45 608	55 969	63 745	67 682	77 173
	住院死亡率（%）	1.14	1.17	1.06	1.04	1.06	0.83		1.35	1.24	1.06	1.11	1.03
	平均住院日（天）	10.11	9.88	9.61	9.38	9.41	8.97		8.55	8.56	8.47	8.31	8.14
	每住院人次费用（元）	10 409.37	10 295.06	10 123.36	10 106.28	10 238.11	9781.11		6809.59	6992.67	7130.18	7170.19	6952.31
	0～31天非预期再住院率（%）	1.05	1.19	1.26	0.99	1.01	1.04		1.35	1.40	1.35	1.42	1.44
哮喘（成人）	例数	137 570	143 760	145 215	147 034	111 205	128 262		92 559	96 579	102 430	80 542	74 109
	住院死亡率（%）	0.23	0.22	0.21	0.16	0.16	0.12		0.19	0.17	0.14	0.13	0.12
	平均住院日（天）	8.67	8.53	8.33	8.20	8.33	7.46		7.74	7.74	7.63	7.47	7.44
	每住院人次费用（元）	8412.11	8382.23	8298.70	8516.37	8178.39	7869.68		5296.56	5372.18	5543.53	5399.66	5456.81
	0～31天非预期再住院率（%）	2.63	2.50	2.42	2.20	2.76	3.35		3.90	3.99	3.62	3.50	3.19
急性阑尾炎伴弥漫性腹膜炎及脓肿	例数	92 519	96 164	95 544	101 771	102 335	118 692		79 332	74 587	75 344	70 061	67 936
	住院死亡率（%）	0.09	0.09	0.05	0.05	0.06	0.05		0.03	0.02	0.02	0.03	0.04
	平均住院日（天）	8.57	8.50	8.46	8.28	8.33	8.08		8.13	8.28	8.20	8.25	8.11
	每住院人次费用（元）	11 681.82	12 260.67	12 678.64	13 200.59	13 577.26	13 482.55		7236.50	7830.04	8479.08	9098.85	9128.44
	0～31天非预期再住院率（%）	0.44	0.47	0.52	0.51	0.41	0.43		0.58	0.57	0.57	0.53	0.47

续表

病种	分类	指标	三级综合 2016年	三级综合 2017年	三级综合 2018年	三级综合 2019年	三级综合 2020年	三级综合 2021年	二级综合 2017年	二级综合 2018年	二级综合 2019年	二级综合 2020年	二级综合 2021年
累及身体多个部位的损伤		例数	139 071	133 271	121 947	112 402	83 058	85 736	167 638	158 190	146 295	122 812	104 221
		住院死亡率（%）	1.33	1.46	1.39	1.45	1.58	1.36	0.43	0.37	0.37	0.48	0.42
		平均住院日（天）	13.38	13.41	13.46	13.22	12.65	11.85	8.77	8.95	8.73	8.79	8.51
		每住院人次费用（元）	19 316.32	20 333.68	21 202.10	21 979.60	20 872.45	19 358.02	5068.49	5283.53	5664.96	5834.62	5595.55
		0～31天非预期再住院率（%）	0.31	0.44	0.44	0.47	0.28	0.29	0.23	0.18	0.22	0.17	0.18

注：按2021年重点病种患者出院人次从高到低排列。

2016—2021年二级和三级公立医院重点病种患者出院人次占比较高,三级公立医院重点病种患者出院人次占比逐年提高,2021年三级公立医院为33.27%,二级公立医院为31.82%(图2-1-3-2)。

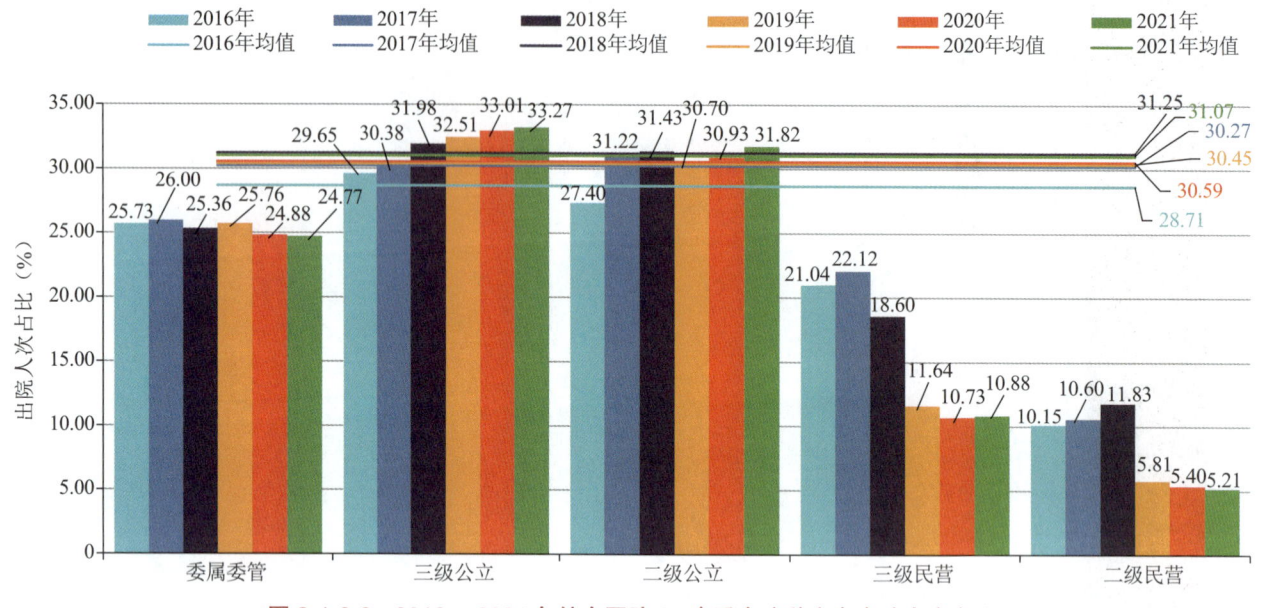

图2-1-3-2　2016—2021年综合医院20个重点病种患者出院人次占比

(二)监测病种相关质量指标情况

1. 心力衰竭

综合医院,①主要诊断或第一其他诊断ICD编码为I50;②主要诊断为I11.0,I13.0,I13.2,N18.800x020。

(1)全国情况

2016—2021年三级综合医院心力衰竭患者住院死亡率呈相对稳定趋势,其中,2021年为1.83%,较2020年降低0.19个百分点;二级综合医院心力衰竭患者住院死亡率呈逐年升高趋势,2021年(1.28%)较2020年(1.24%)升高0.04个百分点。2021年委属委管、三级公立、三级民营综合医院心力衰竭患者住院总死亡率与去年相比均有所下降,二级公立及二级民营综合医院与去年相比有所增长,其中,三级民营综合医院最高(2.51%),二级公立综合医院最低(1.28%)(图2-1-3-3)。

2016—2021年三级综合医院心力衰竭患者0~31天非预期再住院率呈相对稳定趋势,其中,2021年为4.58%,较2020年降低0.38个百分点;二级综合医院心力衰竭患者0~31天非预期再住院率呈相对稳定趋势,2021年(5.06%)较2020年(5.41%)降低0.35个百分点。2021年委属委管、三级公立、三级民营综合医院、二级公立及二级民营综合医院心力衰竭患者0~31天非预期再住院率与去年相比均有所下降,其中,二级民营综合医院最高(6.42%),三级民营综合医院最低(3.66%)(图2-1-3-4)。

2016—2021年三级综合医院心力衰竭患者平均住院日呈相对稳定趋势,其中,2021年为8.69天,较2020年降低0.35天;二级综合医院心力衰竭患者平均住院日呈相对稳定趋势,2021年(8.28天)较2020年(8.36天)降低0.08天。2021年委属委管、三级公立、二级公立及二级民营综合医院心力衰竭患者平均住院日与去年相比均有所下降,三级民营综合医院与去年相比有所增长,其中,二级民营综合医院最高(9.21天),二级公立综合医院最低(8.26天)(图2-1-3-5)。

2016—2021年三级综合医院心力衰竭患者每住院人次费用呈相对稳定趋势,其中,2021年为12 747.16元,较2020年降低925.91元;二级综合医院心力衰竭患者每住院人次费用呈逐年升高趋势,

2021年（7323.68元）较2020年（7287.33元）升高36.35元。2021年三级公立、二级民营综合医院心力衰竭患者每住院人次费用与去年相比均有所下降，委属委管、二级公立及三级民营综合医院与去年相比有所增长，其中，委属委管综合医院最高（21 492.02元），二级公立综合医院最低（7309.40元）（图2-1-3-6）。

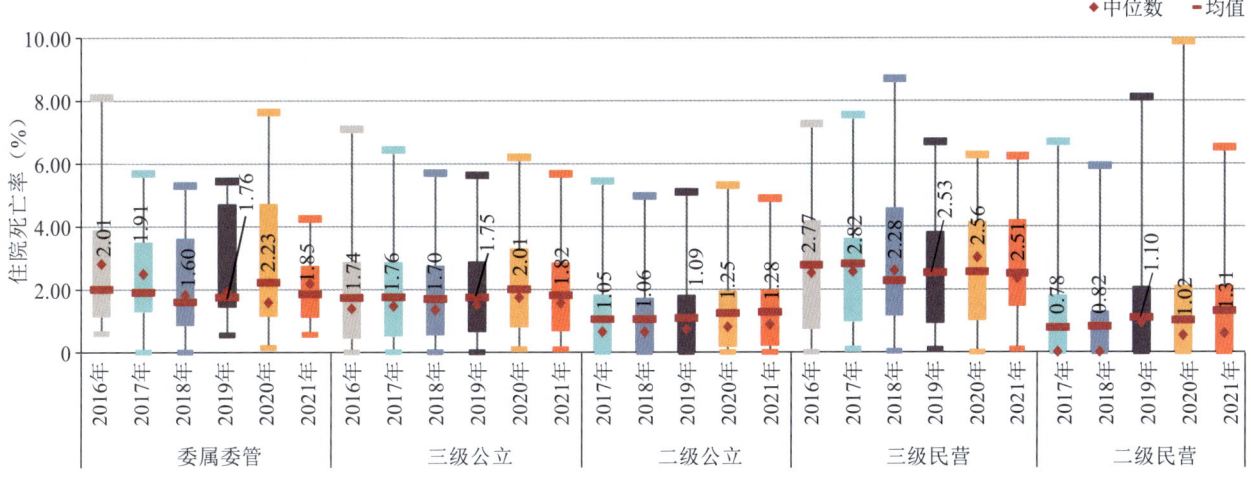

图2-1-3-3　2016—2021年全国各级综合医院心力衰竭患者住院死亡率

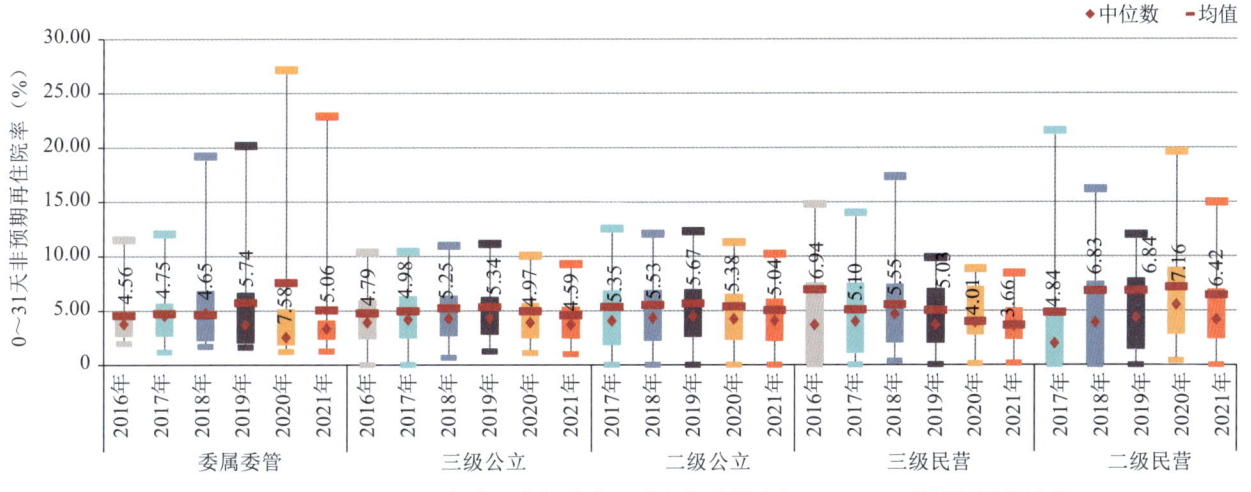

图2-1-3-4　2016—2021年全国各级综合医院心力衰竭患者0~31天非预期再住院率

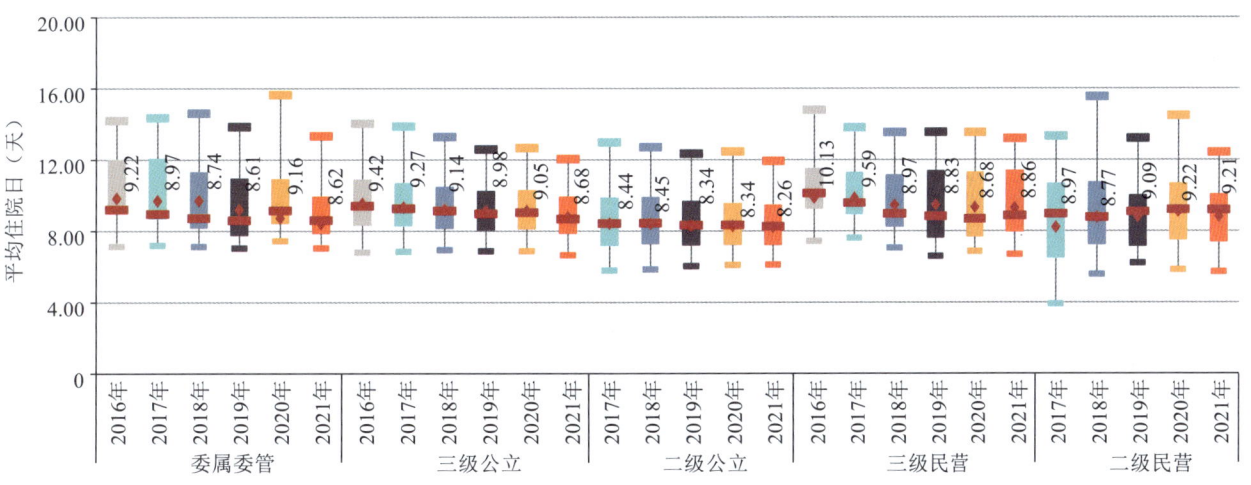

图2-1-3-5　2016—2021年全国各级综合医院心力衰竭患者平均住院日

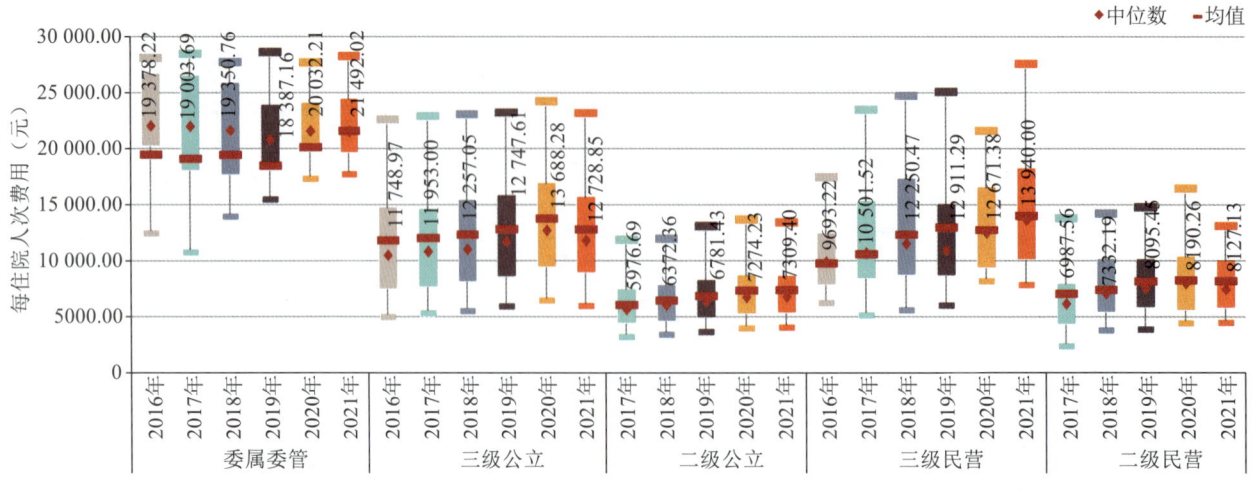

图 2-1-3-6　2016—2021 年全国各级综合医院心力衰竭患者每住院人次费用

（2）各省（自治区、直辖市）情况

1）住院死亡率

分析全国各省（自治区、直辖市）的心力衰竭患者住院死亡率，2021 年二级公立综合医院的均值为 1.28%，其中，最高的为北京 4.99%，最低的为江苏 0.27%（图 2-1-3-7）；2021 年三级公立综合医院的均值为 1.82%，其中，最高的为北京 4.72%，最低的为湖南 0.54（图 2-1-3-8）。

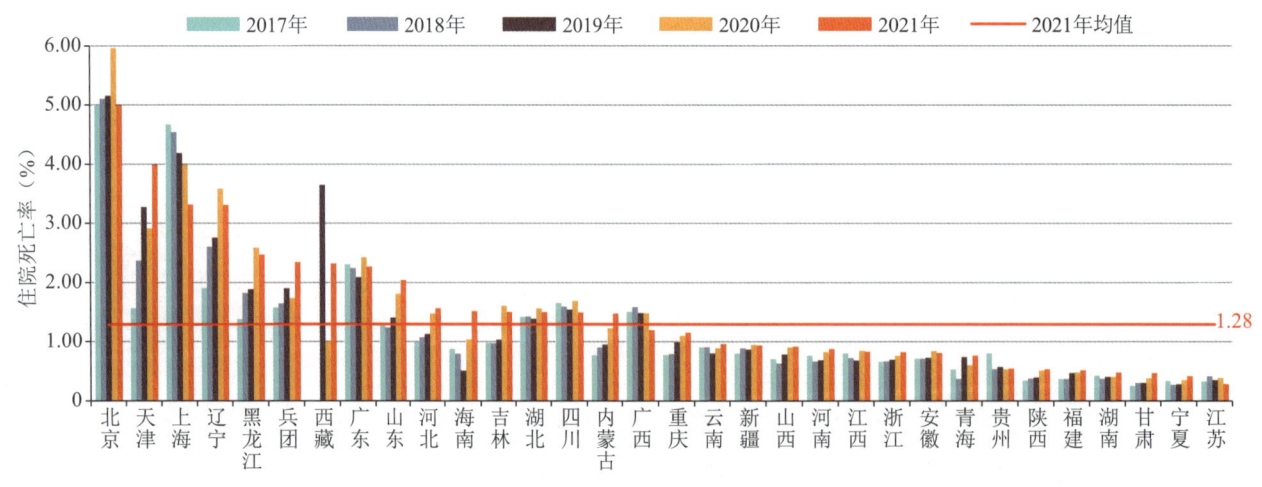

图 2-1-3-7　2017—2021 年各省（自治区、直辖市）二级公立综合医院心力衰竭患者住院死亡率

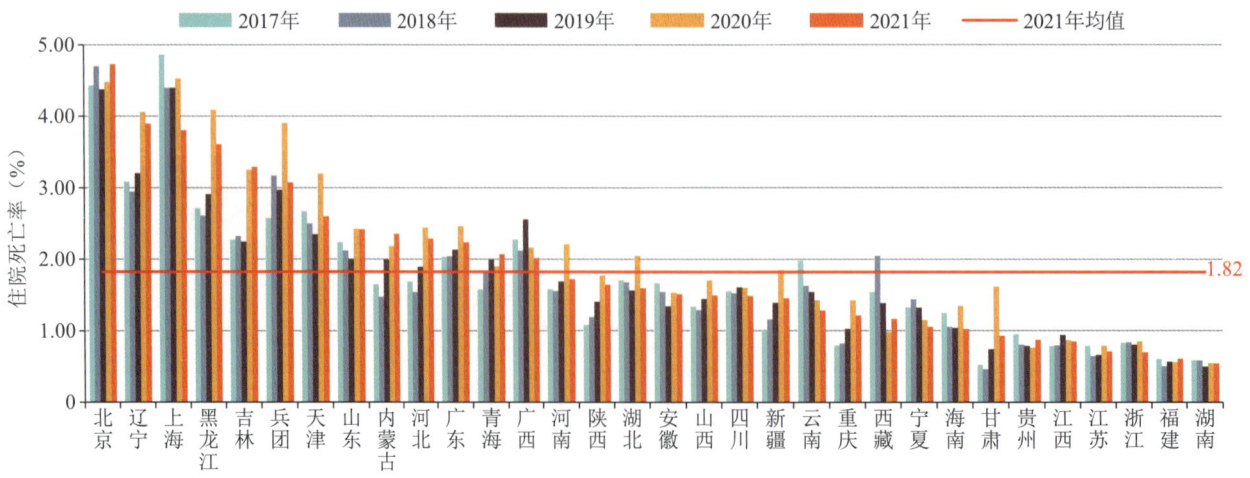

图 2-1-3-8　2017—2021 年各省（自治区、直辖市）三级公立综合医院心力衰竭患者住院死亡率

2）0～31天非预期再住院率

分析全国各省（自治区、直辖市）的心力衰竭患者0～31天非预期再住院率，2021年二级公立综合医院的均值为5.04%，其中，最高的为北京11.68%，最低的为西藏1.10%（图2-1-3-9）；2021年三级公立综合医院的均值为4.59%，其中，最高的为辽宁7.90%，最低的为青海1.67%（图2-1-3-10）。

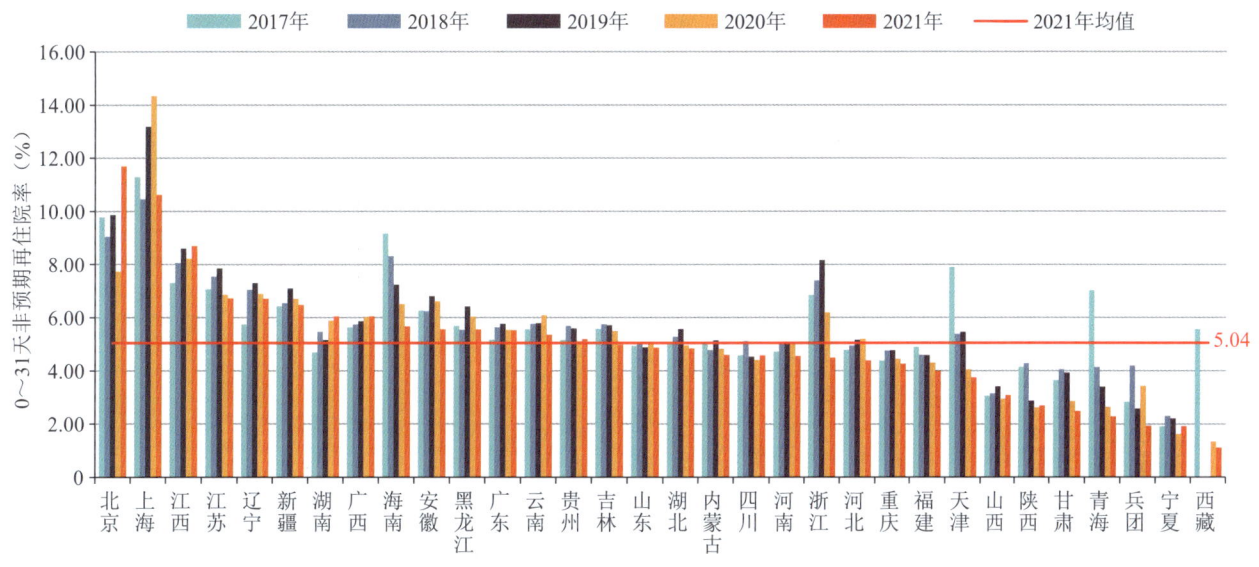

图2-1-3-9　2017—2021年各省（自治区、直辖市）二级公立综合医院心力衰竭患者0～31天非预期再住院率

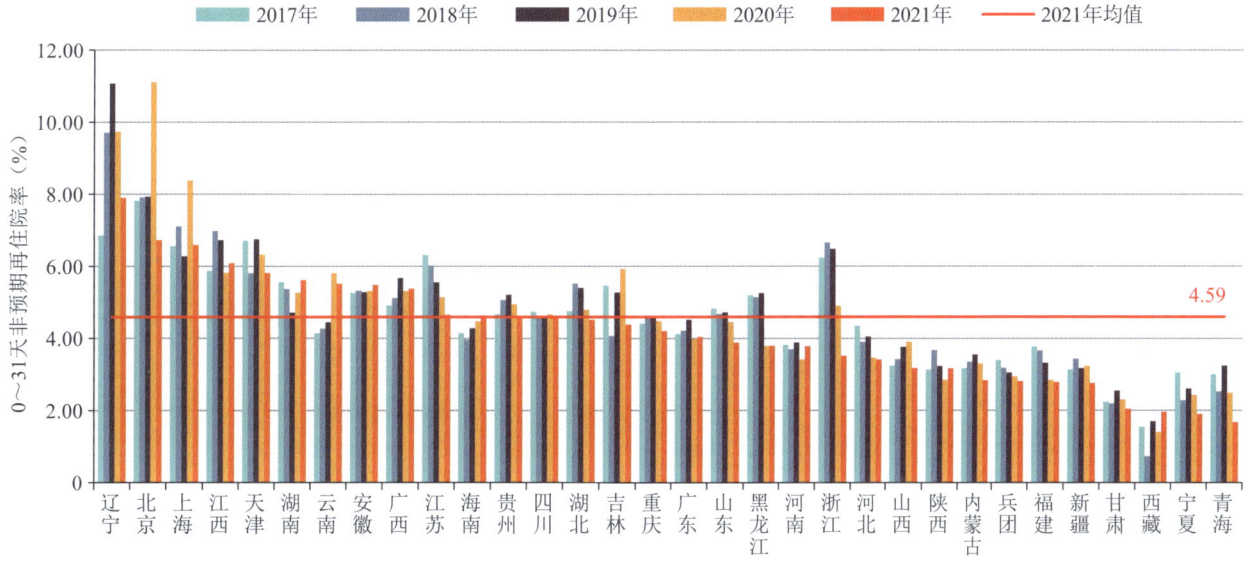

图2-1-3-10　2017—2021年各省（自治区、直辖市）三级公立综合医院心力衰竭患者0～31天非预期再住院率

3）平均住院日

分析全国各省（自治区、直辖市）的心力衰竭患者平均住院日，2021年二级公立综合医院的均值为8.26天，其中，最高的为西藏11.85天，最低的为广西7.03天（图2-1-3-11）；2021年三级公立综合医院的均值为8.68天，其中，最高的为西藏12.08天，最低的为江西7.61天（图2-1-3-12）。

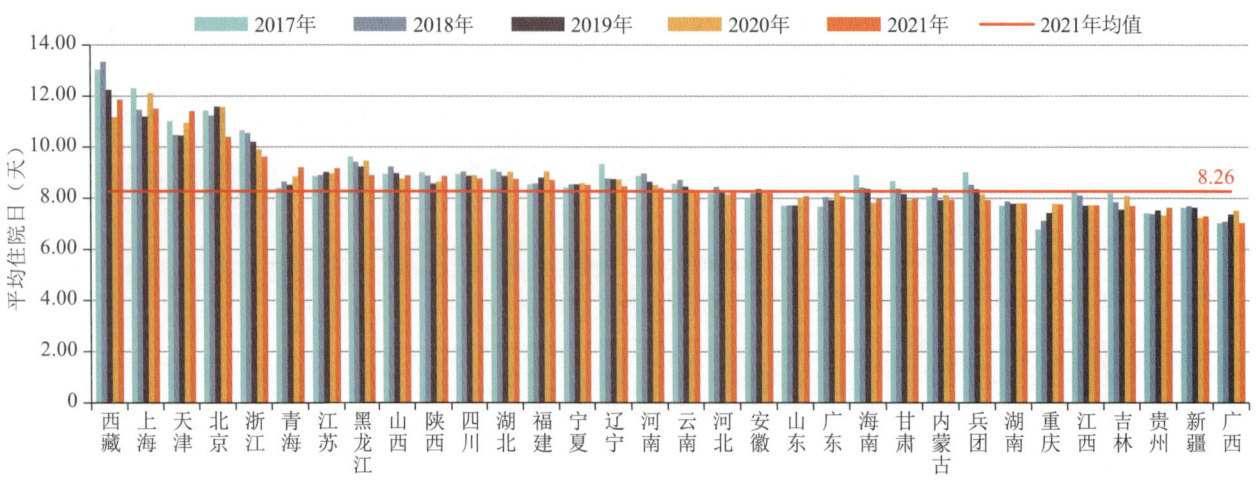

图 2-1-3-11 2017—2021 年各省（自治区、直辖市）二级公立综合医院心力衰竭患者平均住院日

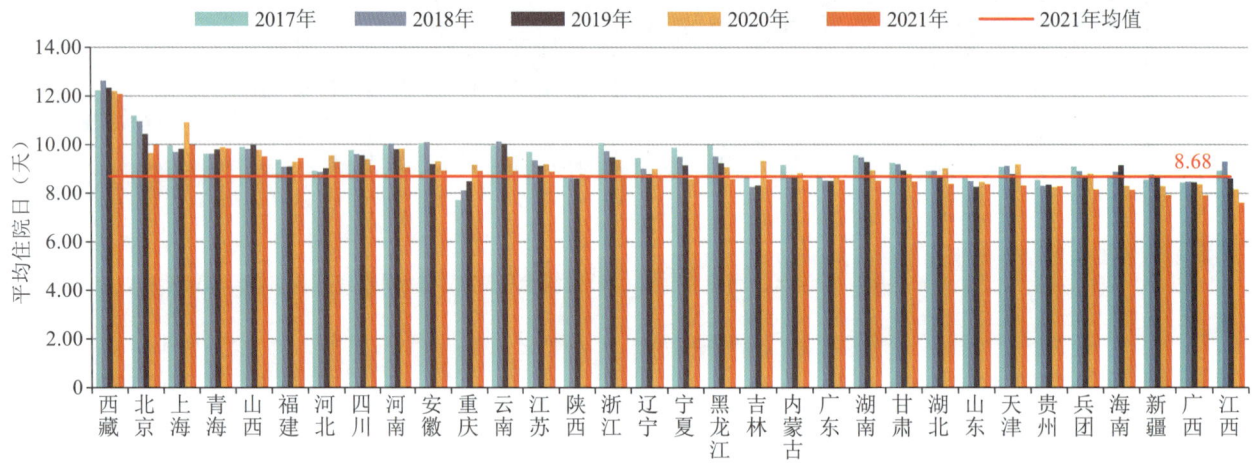

图 2-1-3-12 2017—2021 年各省（自治区、直辖市）三级公立综合医院心力衰竭患者平均住院日

4）每住院人次费用

分析全国各省（自治区、直辖市）的心力衰竭患者每住院人次费用，2021年二级公立综合医院的均值为7309.40元，其中，最高的为北京18 892.09元，最低的为甘肃4984.94元（图2-1-3-13）；2021年三级公立综合医院的均值为12 728.85元，其中，最高的为上海22 483.68元，最低的为云南9598.85元（图2-1-3-14）。

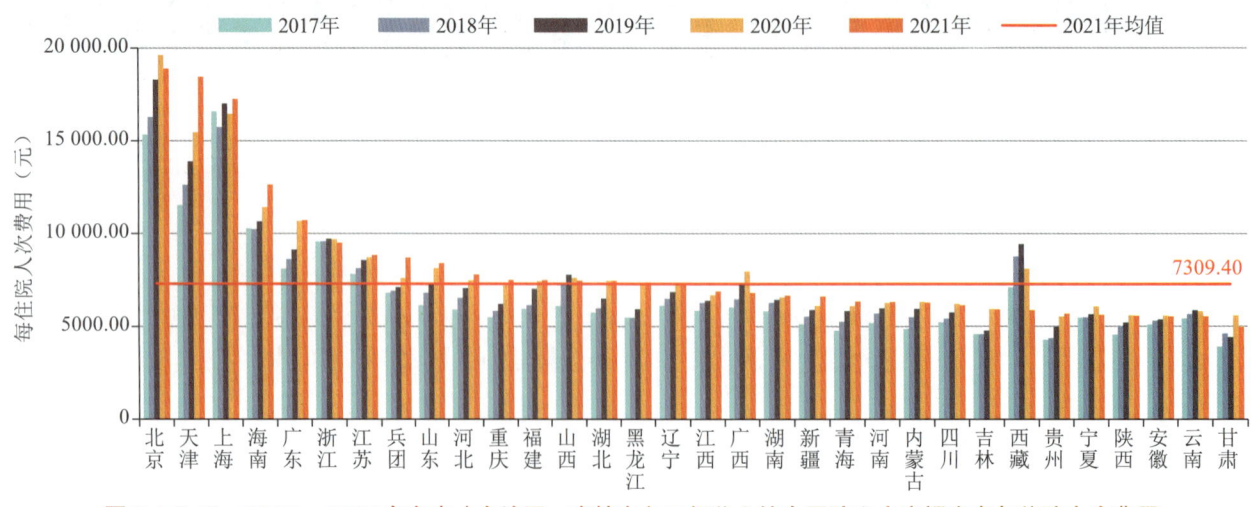

图 2-1-3-13 2017—2021 年各省（自治区、直辖市）二级公立综合医院心力衰竭患者每住院人次费用

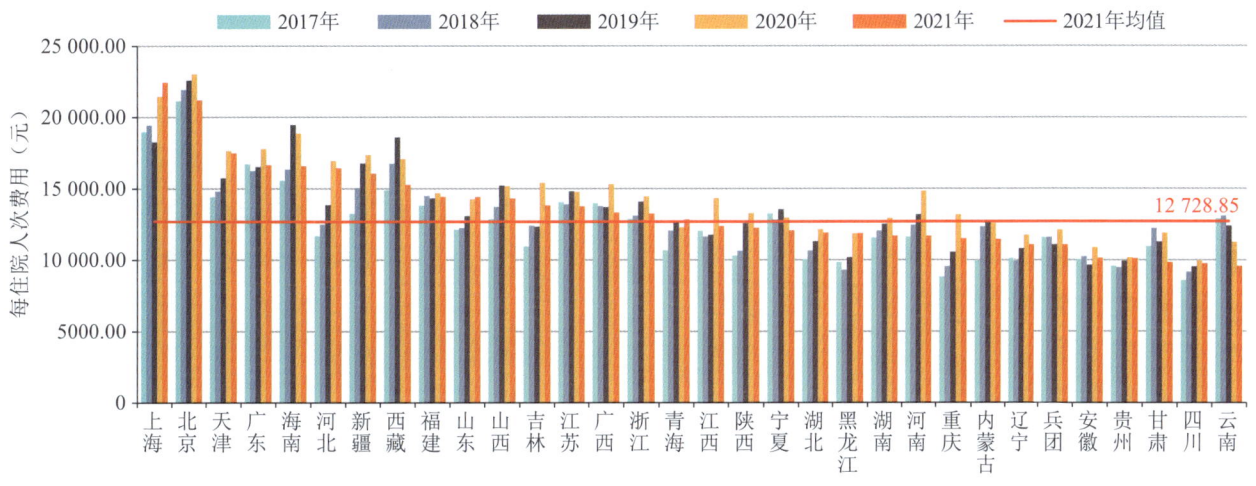

图 2-1-3-14　2017—2021 年各省（自治区、直辖市）三级公立综合医院心力衰竭患者每住院人次费用

（3）各省（自治区、直辖市）开展情况

分析全国各省（自治区、直辖市）的心力衰竭患者出院人次占总出院人次的比例，2021 年全国均值为 2.07%，15 省高于均值，其中最高值为黑龙江 3.65%（图 2-1-3-15）。心力衰竭患者出院人次与每万人口之比，2021 年全国均值为 18.66 例/万人，15 省高于均值，其中最高的为黑龙江 30.51 例/万人（图 2-1-3-16）。

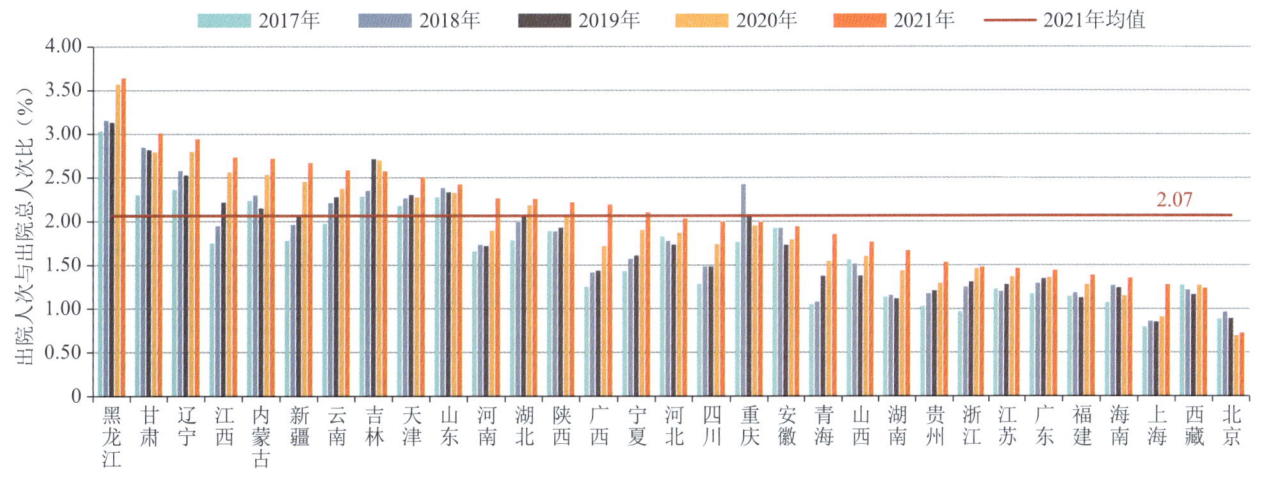

图 2-1-3-15　2017—2021 年各省（自治区、直辖市）心力衰竭患者出院人次占总出院人次的比例

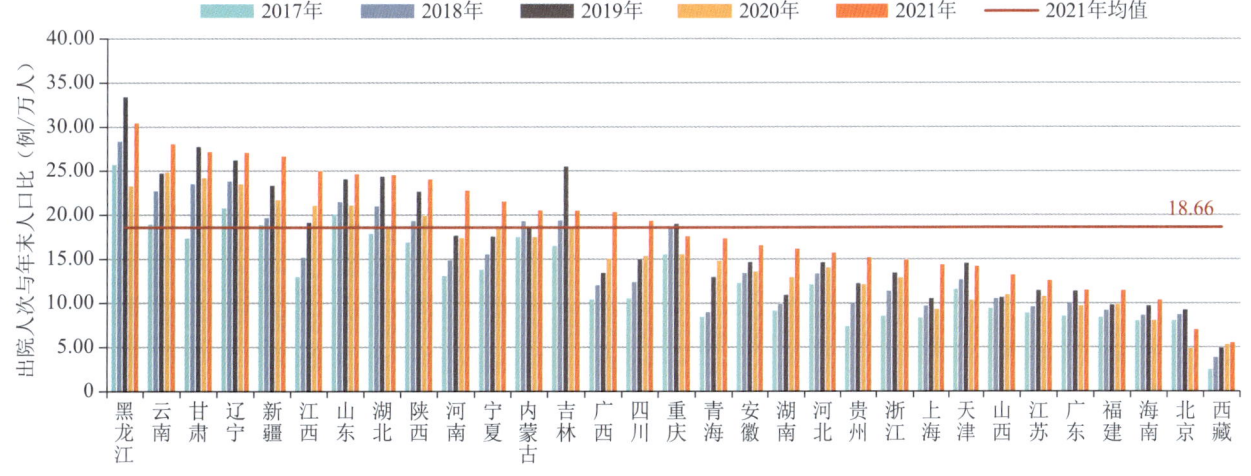

图 2-1-3-16　2017—2021 年各省（自治区、直辖市）心力衰竭患者出院人次与每万人口之比

93

2. 创伤性颅内损伤

主要诊断 ICD-10 编码：S06。

（1）全国情况

2016—2021 年三级综合医院创伤性颅内损伤患者住院死亡率呈相对稳定趋势，其中，2021 年为 4.10%，较 2020 年降低 0.19 个百分点；二级综合医院创伤性颅内损伤患者住院死亡率呈逐年升高趋势，2021 年（2.63%）较 2020 年（2.56%）升高 0.07 个百分点。2021 年委属委管、三级公立、二级民营综合医院创伤性颅内损伤患者住院总死亡率与去年相比均有所下降，二级公立、三级民营综合医院与去年相比有所增长，其中，三级民营综合医院最高（4.63%），二级民营综合医院最低（1.43%）（图 2-1-3-17）。

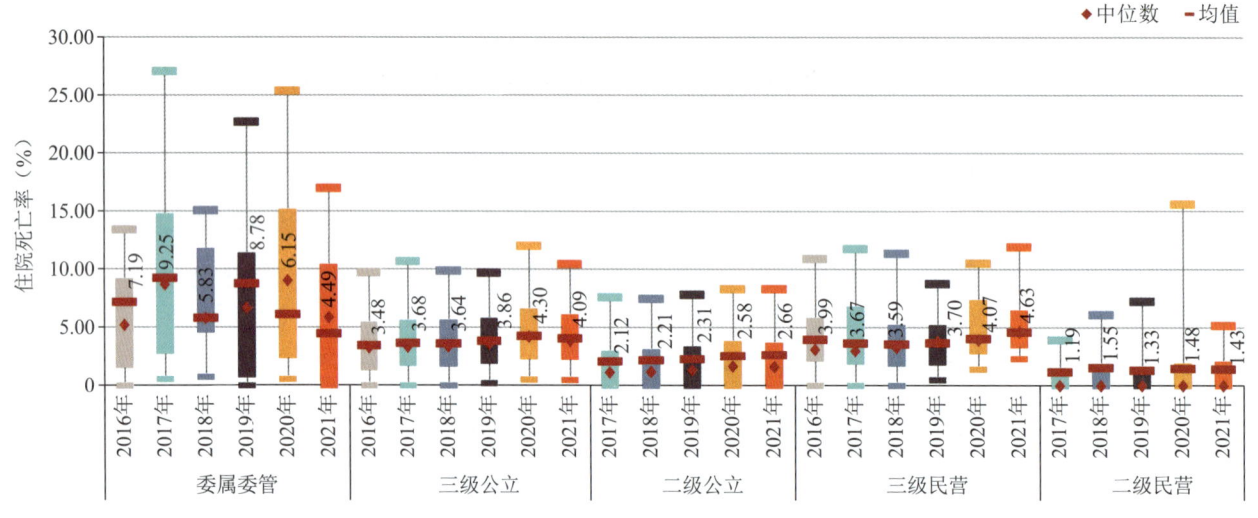

图 2-1-3-17　2016—2021 年全国各级综合医院创伤性颅内损伤患者住院死亡率

2016—2021 年三级综合医院创伤性颅内损伤患者 0～31 天非预期再住院率呈相对稳定趋势，其中，2021 年为 0.69%，较 2020 年上升 0.03 个百分点；二级综合医院创伤性颅内损伤患者 0～31 天非预期再住院率呈相对稳定趋势，2021 年（0.60%）较 2020 年（0.61%）降低 0.01 个百分点。2021 年委属委管、三级民营及二级民营综合医院创伤性颅内损伤患者 0～31 天非预期再住院率与去年相比均有所下降，三级公立、二级公立综合医院创伤性颅内损伤患者 0～31 天非预期再住院率与去年相比有所上升，其中，委属委管综合医院最高（3.23%），三级民营综合医院最低（0.36%）（图 2-1-3-18）。

2016—2021 年三级综合医院创伤性颅内损伤患者平均住院日呈相对稳定趋势，其中，2021 年为 14.94 天，较 2020 年降低 0.64 天；二级综合医院创伤性颅内损伤患者平均住院日呈相对稳定趋势，2021 年（12.04 天）较 2020 年（12.06 天）降低 0.02 天。2021 年委属委管、三级公立、三级民营、二级公立及二级民营综合医院创伤性颅内损伤患者平均住院日与去年相比均有所下降，其中，委属委管综合医院最高（15.92 天），二级民营综合医院最低（11.81 天）（图 2-1-3-19）。

2016—2021 年三级综合医院创伤性颅内损伤患者每住院人次费用呈相对稳定趋势，其中，2021 年为 26 895.82 元，较 2020 年降低 162.46 元；二级综合医院创伤性颅内损伤患者每住院人次费用呈逐年升高趋势，2021 年（12 935.0 元）较 2020 年（12 558.93 元）升高 376.07 元。2021 年委属委管及三级公立综合医院创伤性颅内损伤患者每住院人次费用与去年相比均有所下降，二级公立、三级民营及二级民营综合医院与去年相比有所增长，其中，委属委管综合医院最高（52 265.51 元），二级公立综合医院最低（12 893.62 元）（图 2-1-3-20）。

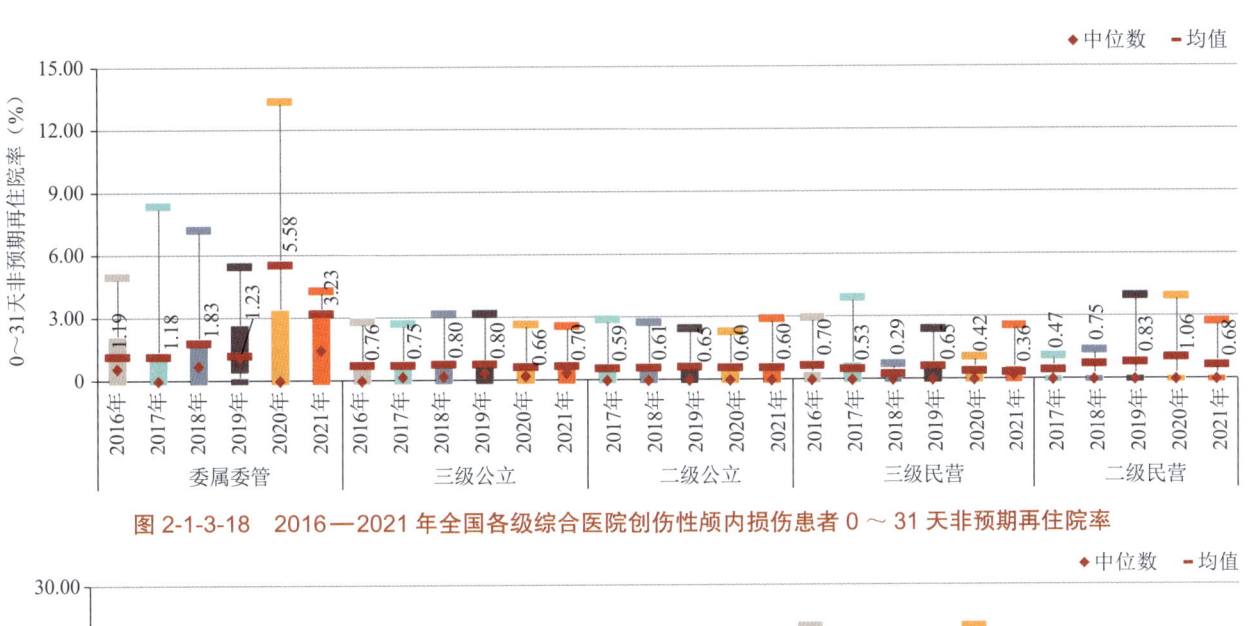

图 2-1-3-18 2016—2021 年全国各级综合医院创伤性颅内损伤患者 0~31 天非预期再住院率

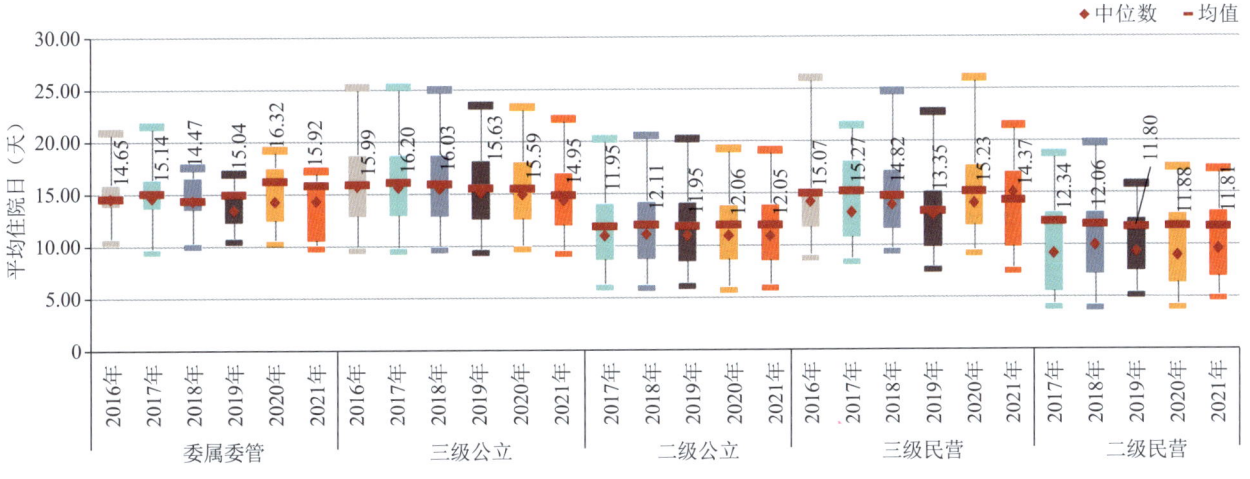

图 2-1-3-19 2016—2021 年全国各级综合医院创伤性颅内损伤患者平均住院日

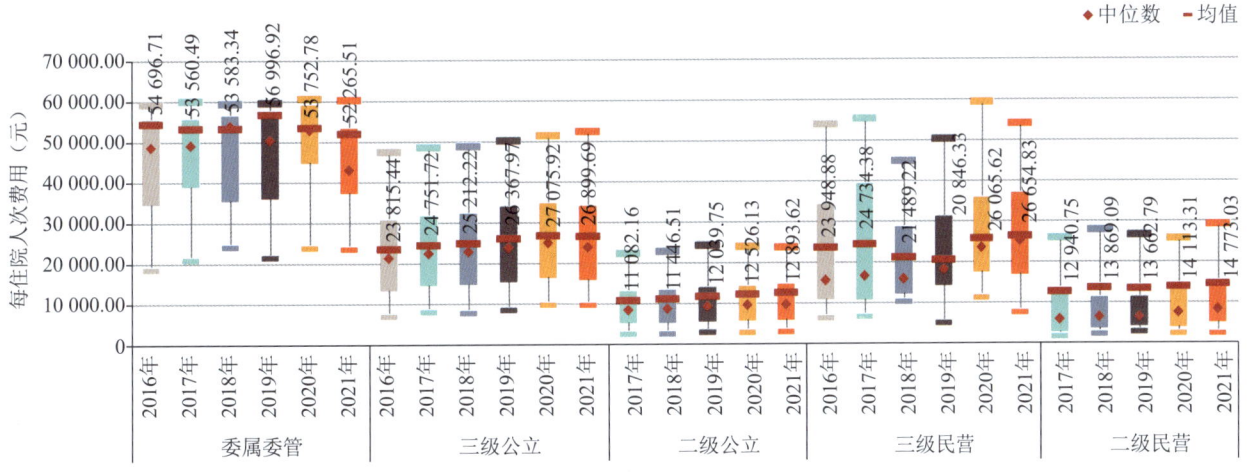

图 2-1-3-20 2016—2021 年全国各级综合医院创伤性颅内损伤患者每住院人次费用

（2）各省（自治区、直辖市）情况

1）住院死亡率

分析全国各省（自治区、直辖市）的创伤性颅内损伤患者住院死亡率，2021 年二级公立综合医院的均值为 2.66%，其中，最高的为北京 6.16%，最低的为青海 0.10%（图 2-1-3-21）；2021 年三级公立综合医院的均值为 4.09%，其中，最高的为北京 7.36%，最低的为湖南 1.83%（图 2-1-3-22）。

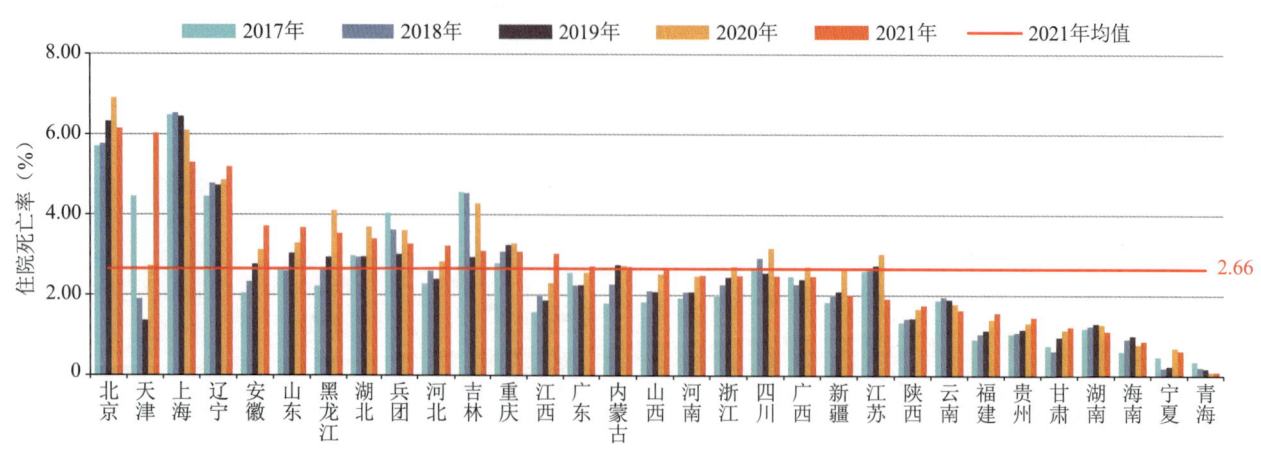

注：西藏无相关病种数据，没有纳入分析。

图 2-1-3-21　2017—2021 年各省（自治区、直辖市）二级公立综合医院创伤性颅内损伤患者住院死亡率

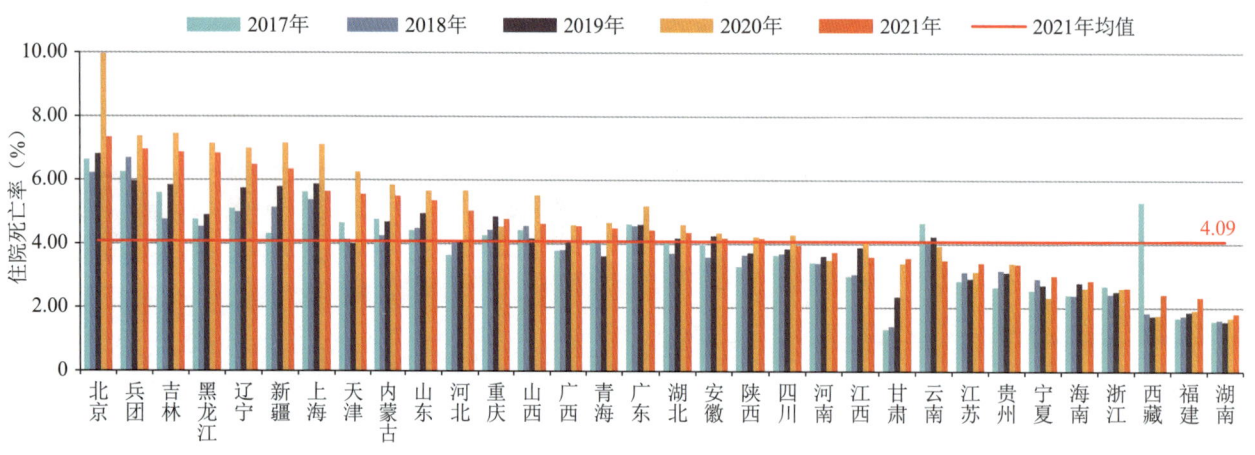

图 2-1-3-22　2017—2021 年各省（自治区、直辖市）三级公立综合医院创伤性颅内损伤患者住院死亡率

2）0～31 天非预期再住院率

分析全国各省（自治区、直辖市）的创伤性颅内损伤患者 0～31 天非预期再住院率，2021 年二级公立综合医院的均值为 0.60%，其中，最高的为天津 2.53%，最低的为青海 0.13%（图 2-1-3-23）；2021 年三级公立综合医院的均值为 0.70%，其中，最高的为江西 1.30%，最低的为青海 0.06%（图 2-1-3-24）。

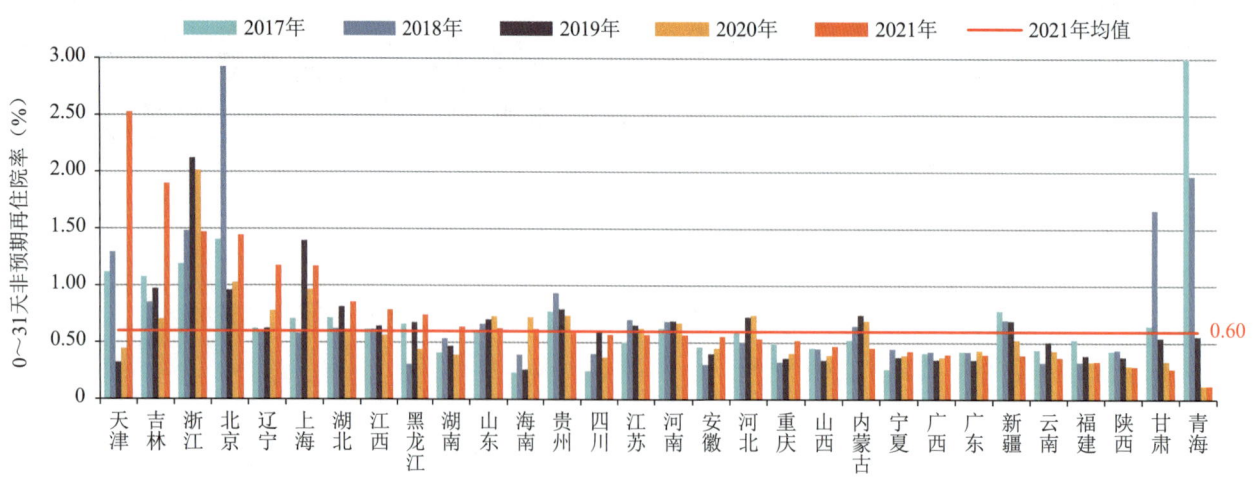

注：兵团、西藏无相关病种数据，没有纳入分析。

图 2-1-3-23　2017—2021 年各省（自治区、直辖市）二级公立综合医院创伤性颅内损伤患者
0～31 天非预期再住院率

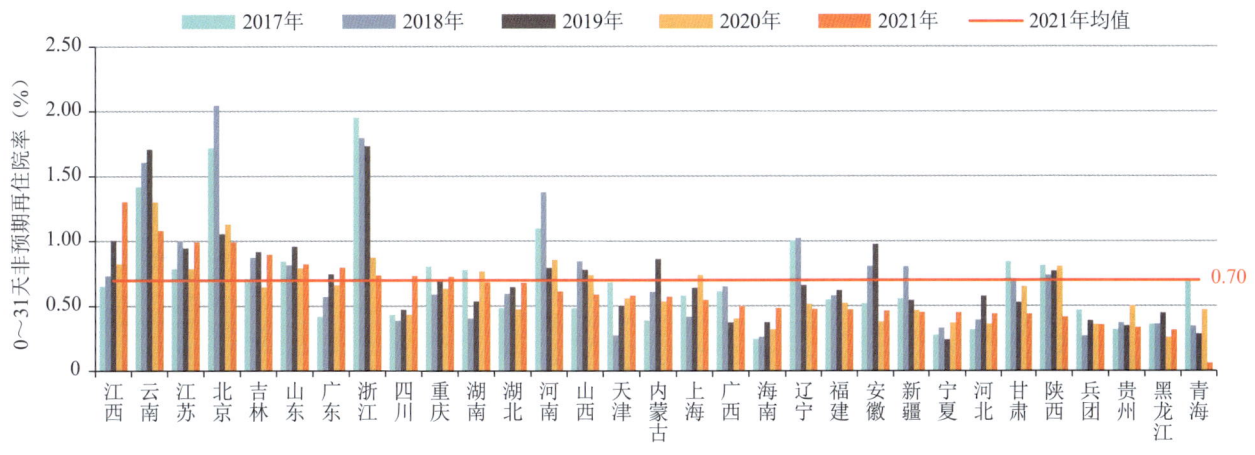

注：西藏无相关病种数据，本部分不纳入分析。

图 2-1-3-24　2017—2021 年各省（自治区、直辖市）三级公立综合医院创伤性颅内损伤患者
0～31 天非预期再住院率

3）平均住院日

分析全国各省（自治区、直辖市）的创伤性颅内损伤患者平均住院日，2021 年二级公立综合医院的均值为 12.05 天，其中，最高的为天津 17.26 天，最低的为海南 7.68 天（图 2-1-3-25）；2021 年三级公立综合医院的均值为 14.95 天，其中，最高的为湖南 17.33 天，最低的为新疆 11.53 天（图 2-1-3-26）。

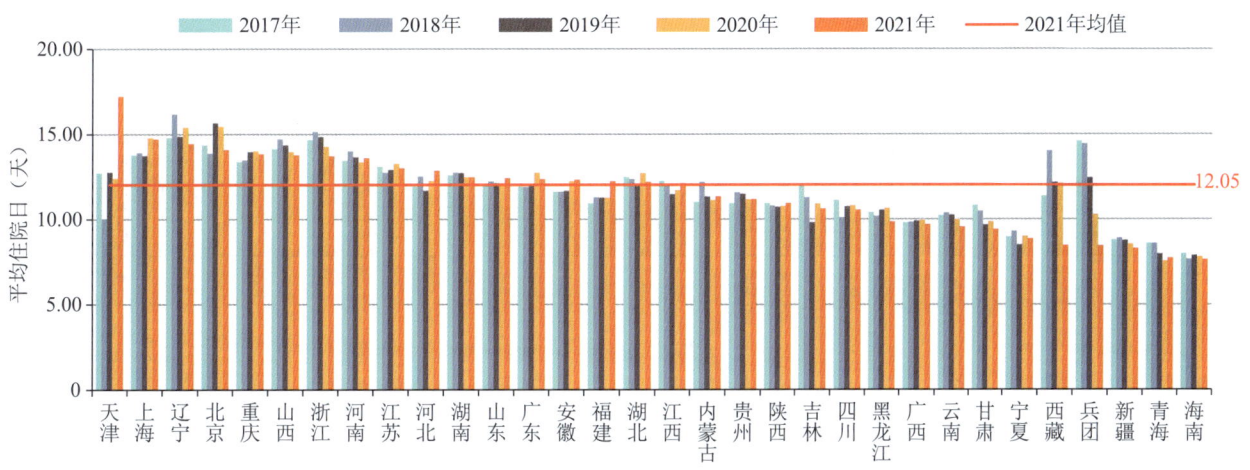

图 2-1-3-25　2017—2021 年各省（自治区、直辖市）二级公立综合医院创伤性颅内损伤患者平均住院日

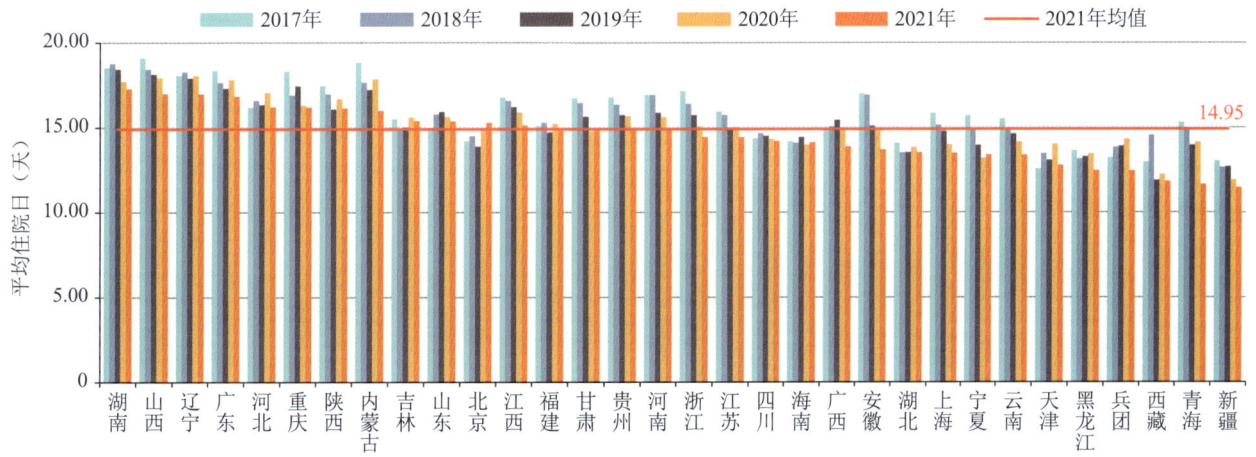

图 2-1-3-26　2017—2021 年各省（自治区、直辖市）三级公立综合医院创伤性颅内损伤患者平均住院日

4）每住院人次费用

分析全国各省（自治区、直辖市）的创伤性颅内损伤患者每住院人次费用，2021年二级公立综合医院的均值为12 893.62元，其中，最高的为天津32 015.63元，最低的为青海4893.78元（图2-1-3-27）；2021年三级公立综合医院的均值为26 899.69元，其中，最高的为上海42 021.07元，最低的为云南19 690.63元（图2-1-3-28）。

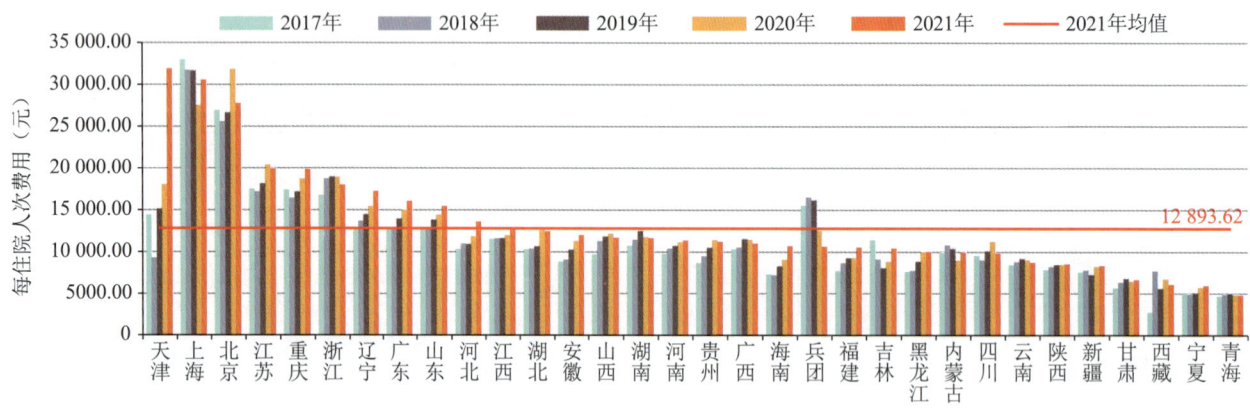

图2-1-3-27　2017—2021年各省（自治区、直辖市）二级公立综合医院创伤性颅内损伤患者每住院人次费用

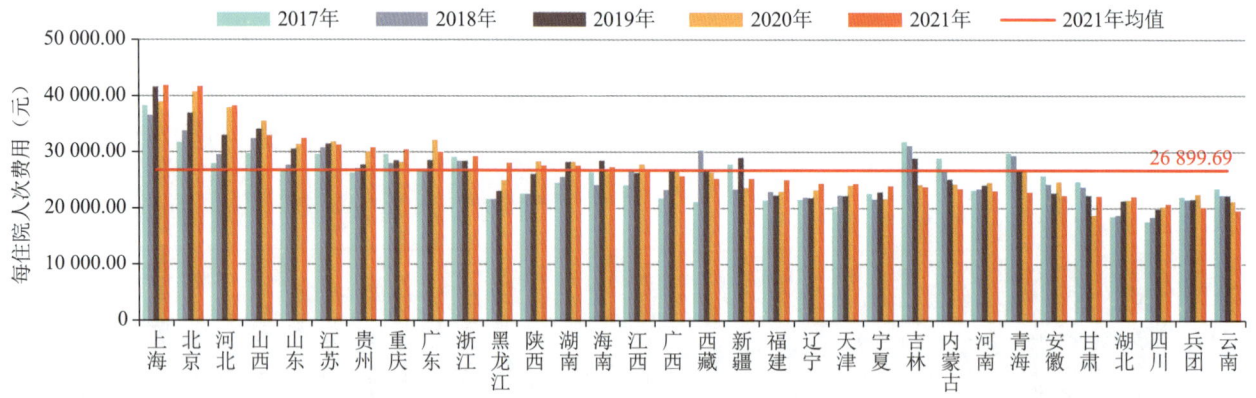

图2-1-3-28　2017—2021年各省（自治区、直辖市）三级公立综合医院创伤性颅内损伤患者每住院人次费用

（3）各省（自治区、直辖市）开展情况

分析全国各省（自治区、直辖市）的创伤性颅内损伤患者出院人次占总出院人次的比例，2021年全国均值为0.69%，20省高于均值，其中最高值为江西0.97%（图2-1-3-29）。创伤性颅内损伤患者出院人次与每万人口之比，2021年全国均值为6.23例/万人，15省高于均值，其中最高的为宁夏9.65例/万人（图2-1-3-30）。

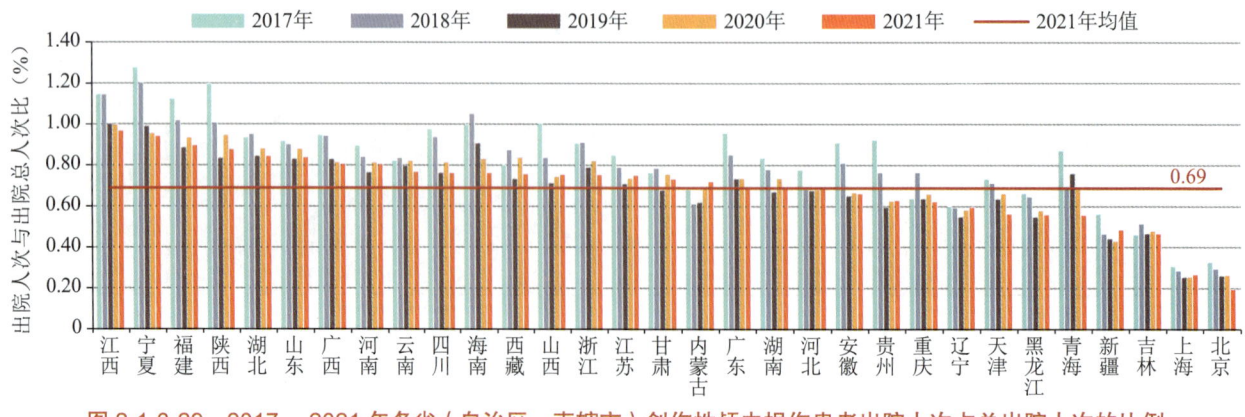

图2-1-3-29　2017—2021年各省（自治区、直辖市）创伤性颅内损伤患者出院人次占总出院人次的比例

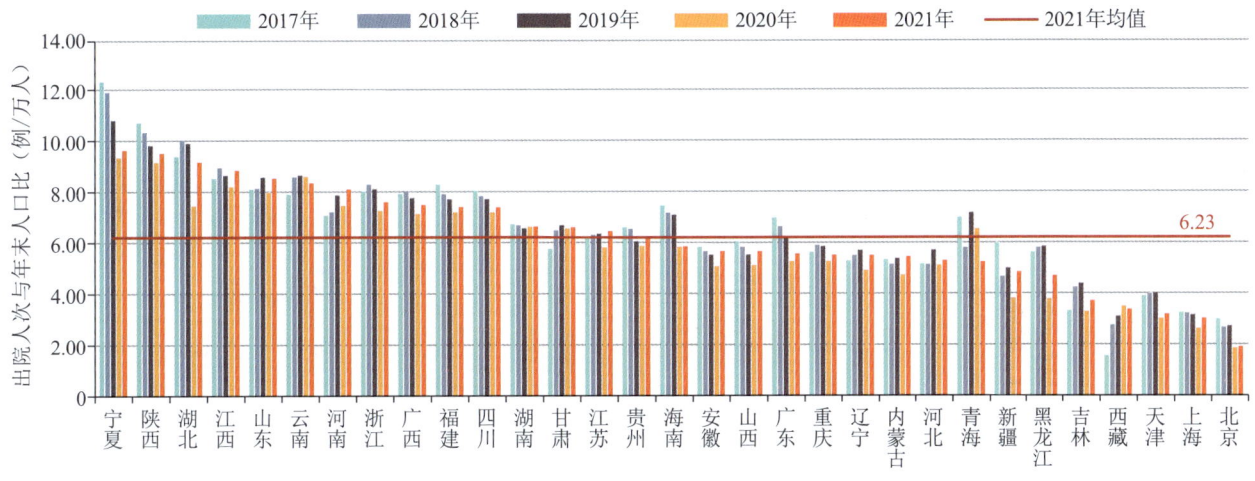

图 2-1-3-30　2017—2021 年各省（自治区、直辖市）创伤性颅内损伤患者出院人次与每万人口之比

3. 消化道出血

主要诊断 ICD-10 编码：K25-K28 伴有 .0、.2、.4 及 .6 亚目编码，K29.0，K92.2，I85.0；K22.804，I86.400x011，I86.401，I86.800x014，I86.812，以及其他伴有附加编码 I98.3*。

（1）全国情况

2016—2021 年三级综合医院消化道出血患者住院死亡率呈相对稳定趋势，其中，2021 年为 1.89%，较 2020 年降低 0.08 个百分点；二级综合医院消化道出血患者住院死亡率呈逐年升高趋势，2021 年（1.39%）较 2020 年（1.33%）升高 0.06 个百分点。2021 年委属委管、三级公立、三级民营及二级民营综合医院消化道出血患者住院总死亡率与去年相比均有所下降，二级公立综合医院与去年相比有所增长，其中，三级民营综合医院最高（2.68%），二级民营综合医院最低（1.35%）（图 2-1-3-31）。

2016—2021 年三级综合医院消化道出血患者 0～31 天非预期再住院率呈相对稳定趋势，其中，2021 年为 3.31%，较 2020 年下降 0.03 个百分点；二级综合医院消化道出血患者 0～31 天非预期再住院率呈相对稳定趋势，2021 年（3.33%）较 2020 年（3.47%）降低 0.04 个百分点。2021 年三级公立、二级公立及三级民营综合医院消化道出血患者 0～31 天非预期再住院率与去年相比均有所下降，委属委管及二级民营综合医院消化道出血患者 0～31 天非预期再住院率与去年相比均有所上升，其中，委属委管综合医院最高（4.15%），三级民营综合医院最低（2.60%）（图 2-1-3-32）。

2016—2021 年三级综合医院消化道出血患者平均住院日呈逐年下降趋势，其中，2021 年为 8.26 天，较 2020 年降低 0.25 天；二级综合医院消化道出血患者平均住院日呈相对稳定趋势，2021 年（7.36 天）较 2020 年（7.47 天）降低 0.11 天。2021 年委属委管、三级公立、二级公立及二级民营综合医院消化道出血患者平均住院日与去年相比均有所下降，三级民营综合医院消化道出血患者平均住院日与去年相比有所上升，其中，委属委管综合医院最高（8.98 天），二级公立综合医院最低（7.35 天）（图 2-1-3-33）。

2016—2021 年三级综合医院消化道出血患者每住院人次费用呈相对稳定趋势，其中，2021 年为 14 788.38 元，较 2020 年降低 79.19 元；二级综合医院消化道出血患者每住院人次费用呈逐年升高趋势，2021 年（7777.82 元）较 2020 年（7725.84 元）升高 51.98 元。2021 年委属委管、二级公立、三级民营及二级民营综合医院与去年相比有所增长，三级公立综合医院消化道出血患者每住院人次费用与去年相比有所下降，其中，委属委管综合医院最高（29 564.91 元），二级公立综合医院最低（7756.17 元）（图 2-1-3-34）。

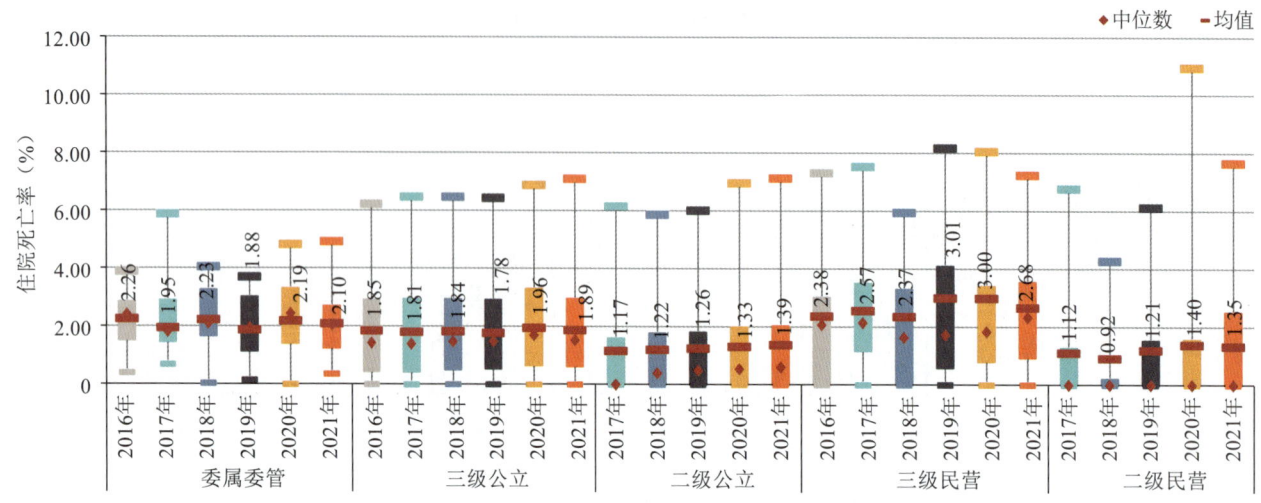

图 2-1-3-31　2016—2021 年全国各级综合医院消化道出血患者住院死亡率

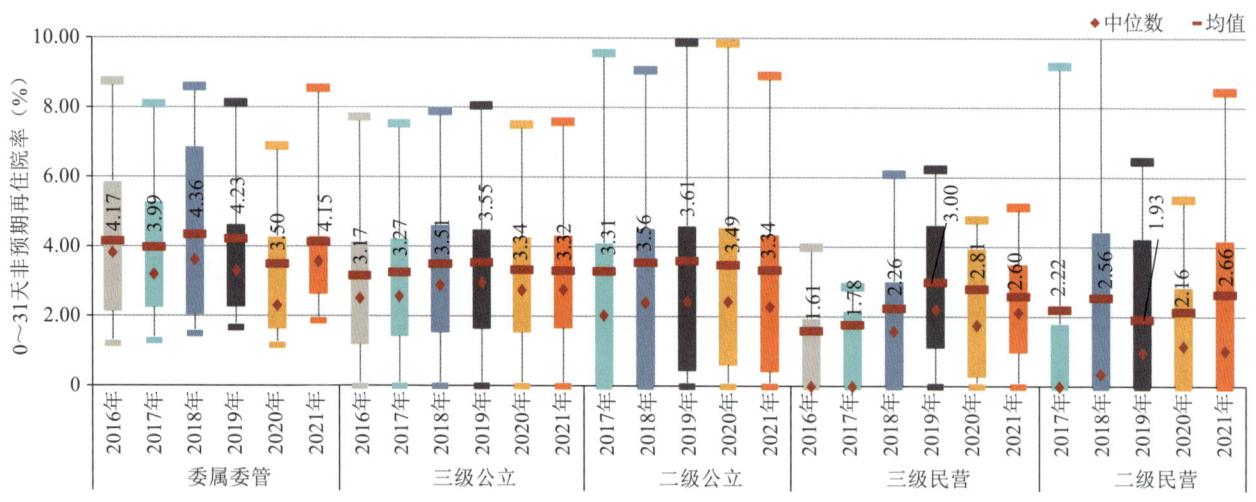

图 2-1-3-32　2016—2021 年全国各级综合医院消化道出血患者 0～31 天非预期再住院率

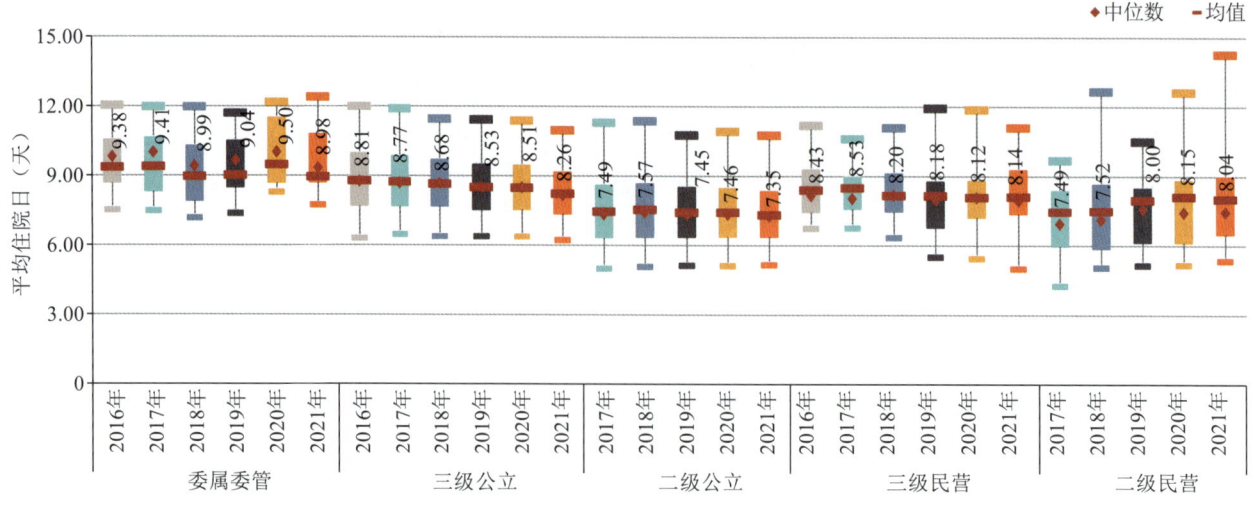

图 2-1-3-33　2016—2021 年全国各级综合医院消化道出血患者平均住院日

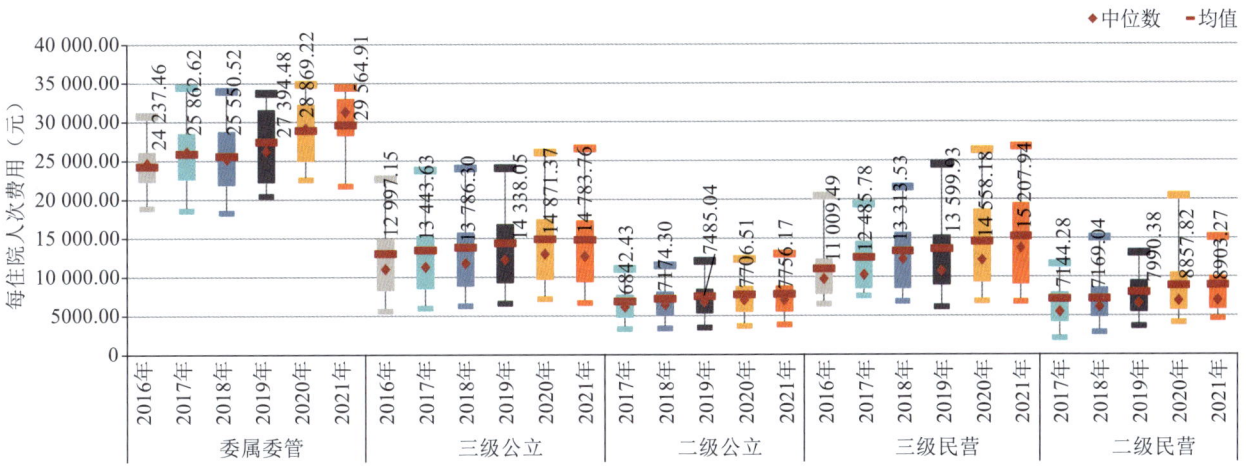

图 2-1-3-34　2016—2021 年全国各级综合医院消化道出血患者每住院人次费用

（2）各省（自治区、直辖市）情况

1）住院死亡率

分析全国各省（自治区、直辖市）的消化道出血患者住院死亡率，2021 年二级公立综合医院的均值为 1.39%，其中，最高的为北京 4.78%，最低的为甘肃 0.23%（图 2-1-3-35）；2021 年三级公立综合医院的均值为 1.89%，其中，最高的为兵团 5.56%，最低的为福建 0.45%（图 2-1-3-36）。

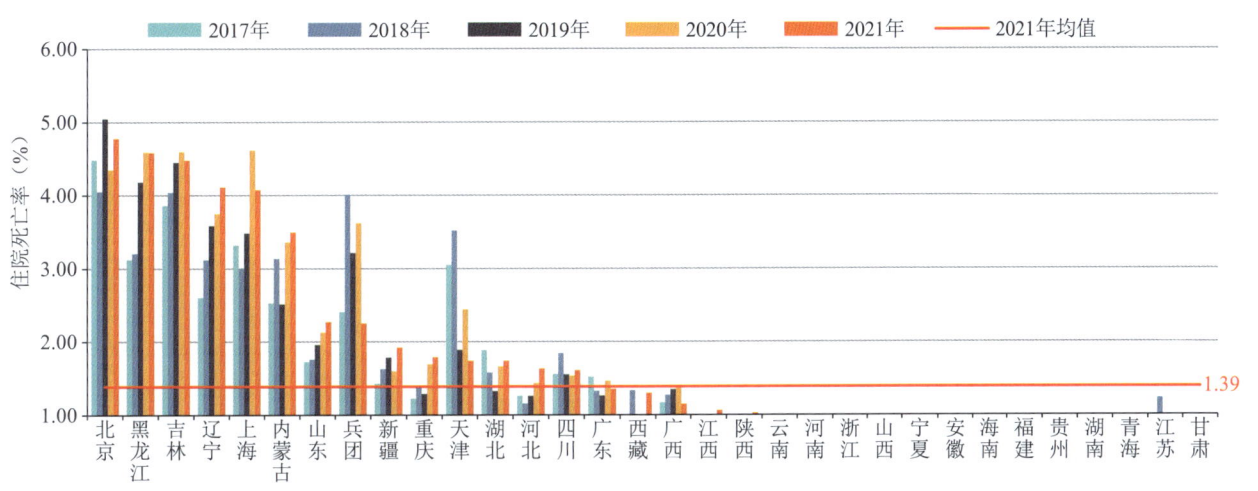

图 2-1-3-35　2017—2021 年各省（自治区、直辖市）二级公立综合医院消化道出血患者住院死亡率

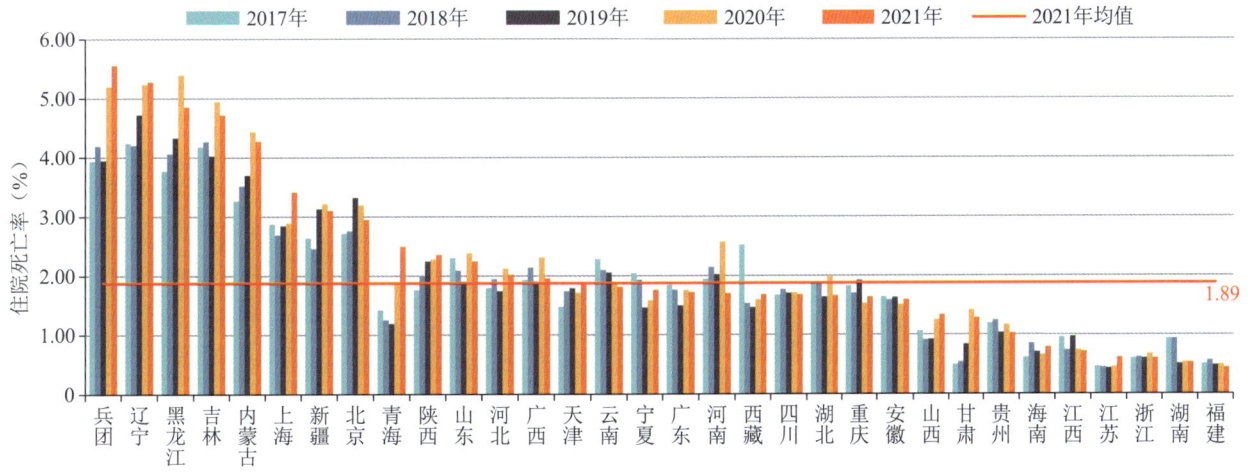

图 2-1-3-36　2017—2021 年各省（自治区、直辖市）三级公立综合医院消化道出血患者住院死亡率

2）0～31天非预期再住院率

分析全国各省（自治区、直辖市）的消化道出血患者0～31天非预期再住院率，2021年二级公立综合医院的均值为3.34%，其中，最高的为吉林8.53%，最低的为青海0.94%（图2-1-3-37）；2021年三级公立综合医院的均值为3.32%，其中，最高的为吉林6.25%，最低的为西藏1.13%（图2-1-3-38）。

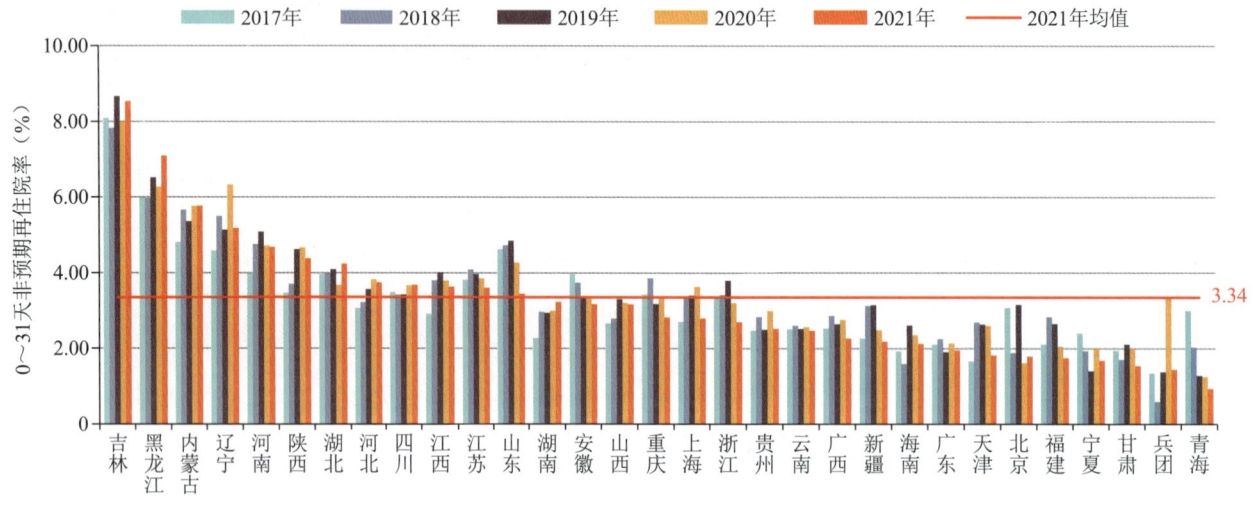

注：西藏无相关病种数据，没有纳入分析。

图2-1-3-37　2017—2021年各省（自治区、直辖市）二级公立综合医院消化道出血患者0～31天非预期再住院率

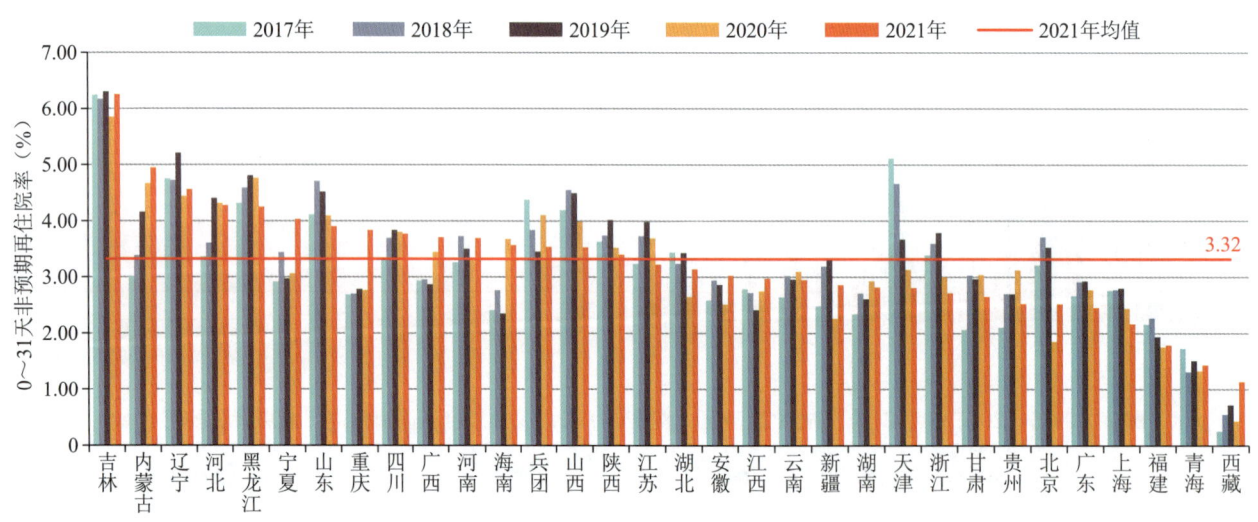

图2-1-3-38　2017—2021年各省（自治区、直辖市）三级公立综合医院消化道出血患者0～31天非预期再住院率

3）平均住院日

分析全国各省（自治区、直辖市）的消化道出血患者平均住院日，2021年二级公立综合医院的均值为7.35天，其中，最高的为西藏12.00天，最低的为广西6.29天（图2-1-3-39）；2021年三级公立综合医院的均值为8.26天，其中，最高的为西藏11.38天，最低的为黑龙江7.28天（图2-1-3-40）。

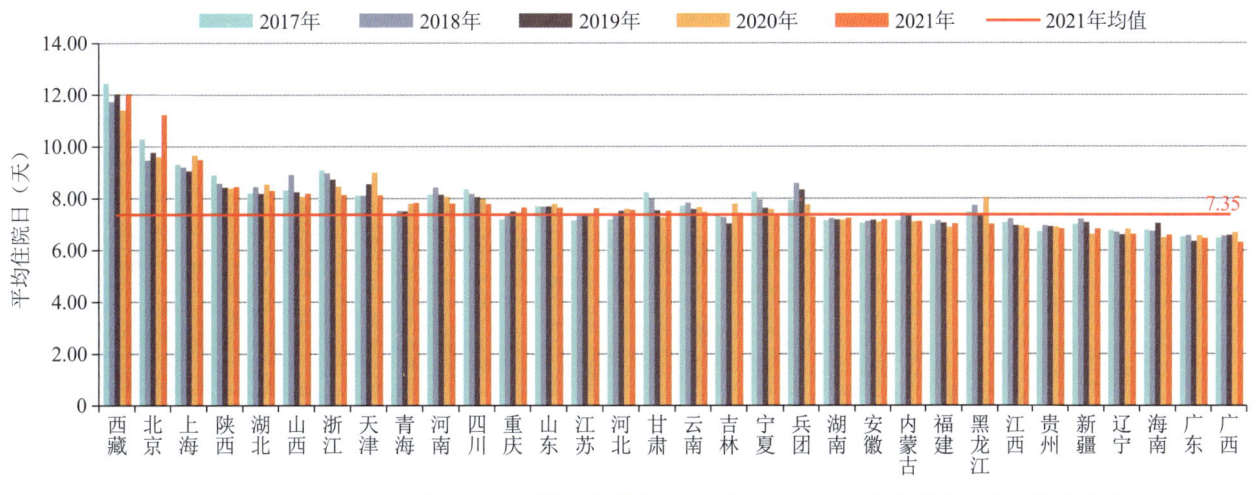

图 2-1-3-39　2017—2021 年各省（自治区、直辖市）二级公立综合医院消化道出血患者平均住院日

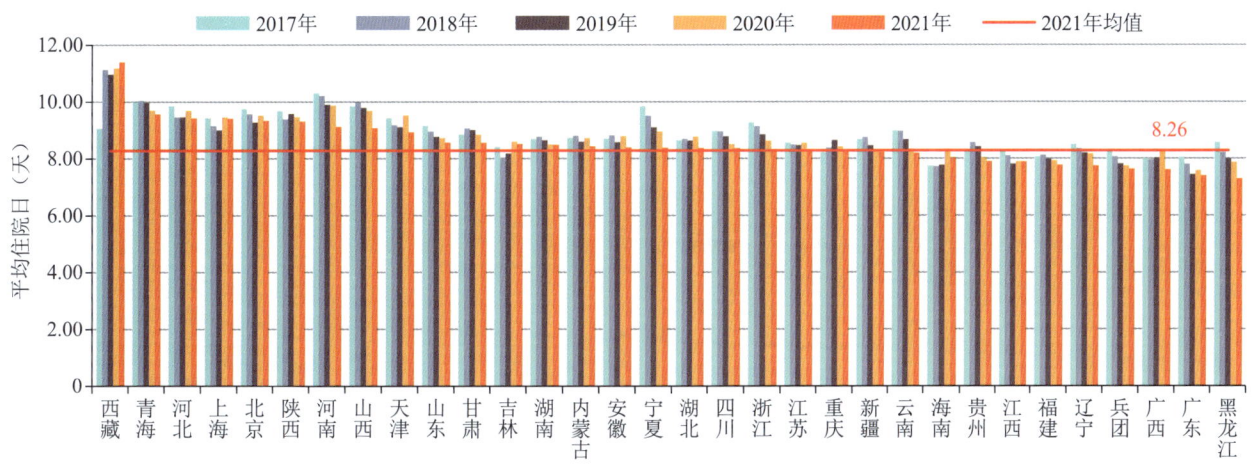

图 2-1-3-40　2017—2021 年各省（自治区、直辖市）三级公立综合医院消化道出血患者平均住院日

4）每住院人次费用

分析全国各省（自治区、直辖市）的消化道出血患者每住院人次费用，2021 年二级公立综合医院的均值为 7756.17 元，其中，最高的为北京 18 437.57 元，最低的为甘肃 4522.60 元（图 2-1-3-41）；2021 年三级公立综合医院的均值为 14 783.76 元，其中，最高的为上海 21 374.79 元，最低的为甘肃 10 578.31 元（图 2-1-3-42）。

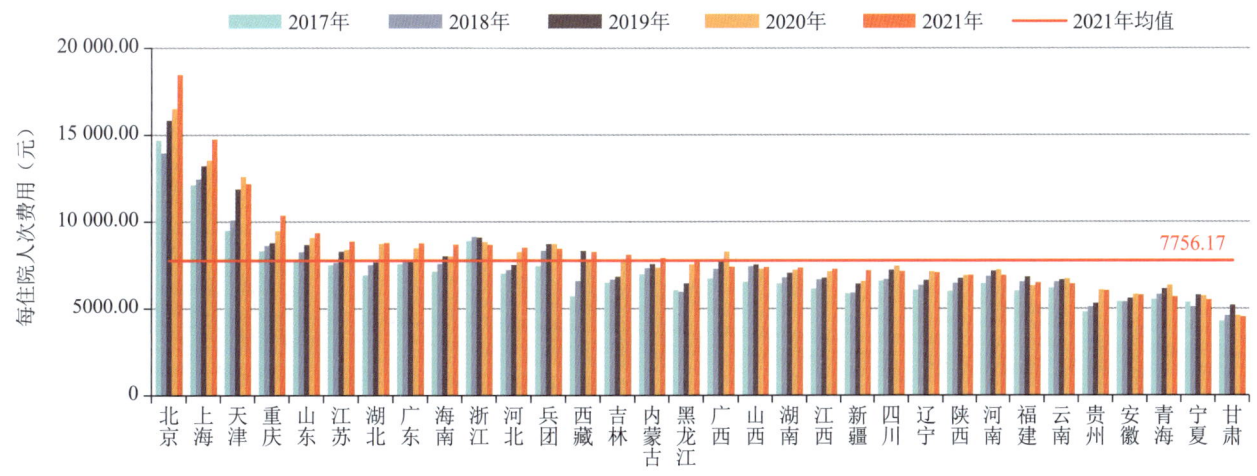

图 2-1-3-41　2017—2021 年各省（自治区、直辖市）二级公立综合医院消化道出血患者每住院人次费用

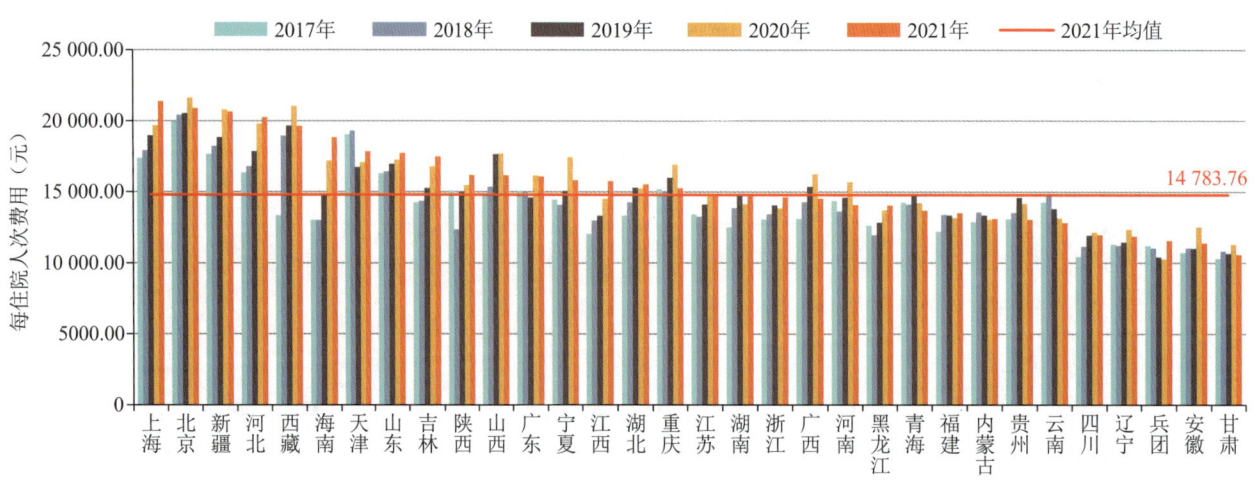

图 2-1-3-42　2017—2021 年各省（自治区、直辖市）三级公立综合医院消化道出血患者每住院人次费用

（3）各省（自治区、直辖市）开展情况

分析全国各省（自治区、直辖市）的消化道出血患者出院人次占总出院人次的比例，2021年全国均值为0.75%，13省高于均值，其中最高值为海南1.51%（图2-1-3-43）。消化道出血患者出院人次与每万人口之比，2021年全国均值为6.69例/万人，14省高于均值，其中最高的为海南11.56例/万人（图2-1-3-44）。

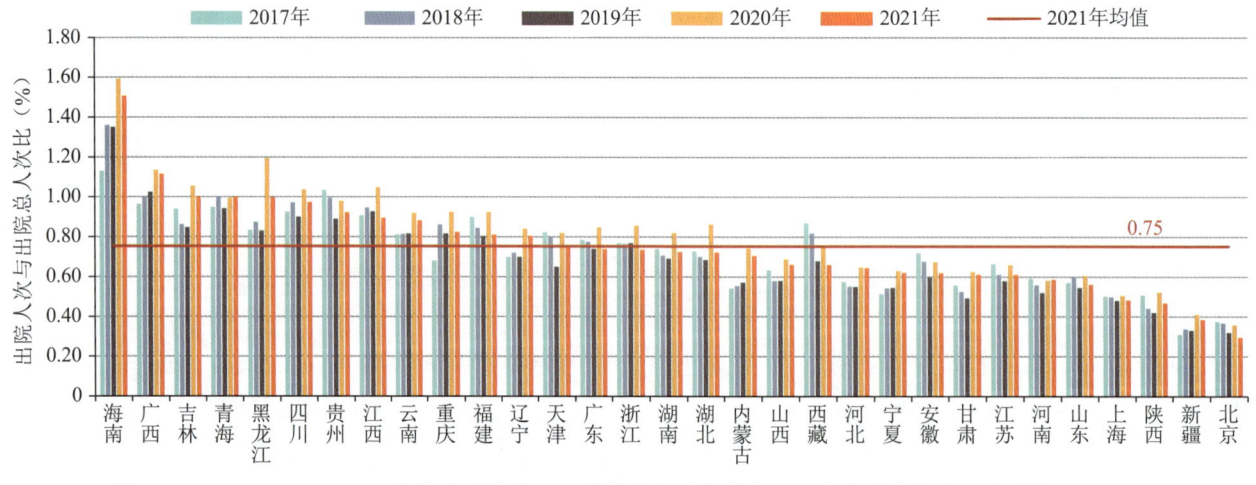

图 2-1-3-43　2017—2021 年各省（自治区、直辖市）消化道出血患者出院人次占总出院人次的比例

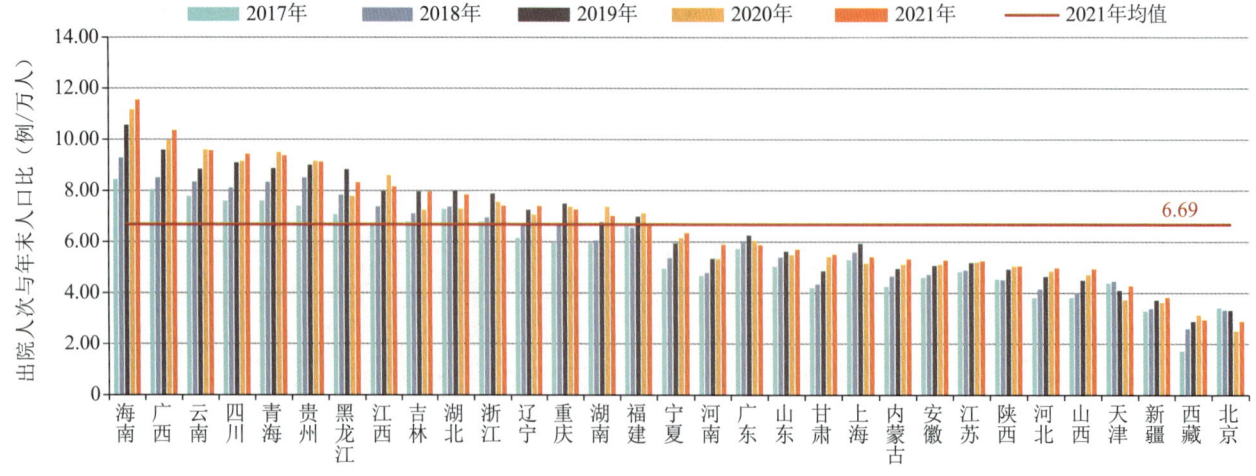

图 2-1-3-44　2017—2021 年各省（自治区、直辖市）消化道出血患者出院人次与每万人口之比

4. 慢性阻塞性肺疾病

主要诊断 ICD-10 编码：J44。

（1）全国情况

2016—2021 年三级综合医院慢性阻塞性肺疾病患者住院死亡率呈相对稳定趋势，其中，2021 年为 0.82%，较 2020 年降低 0.17 个百分点；二级综合医院慢性阻塞性肺疾病患者住院死亡率呈相对稳定趋势，2021 年（0.52%）较 2020 年（0.54%）降低 0.02 个百分点。2021 年委属委管、三级公立、二级公立及三级民营综合医院慢性阻塞性肺疾病患者住院总死亡率与去年相比均有所下降，二级民营综合医院与去年相比有所增长，其中，三级民营综合医院最高（1.42%），二级公立综合医院最低（0.52%）（图 2-1-3-45）。

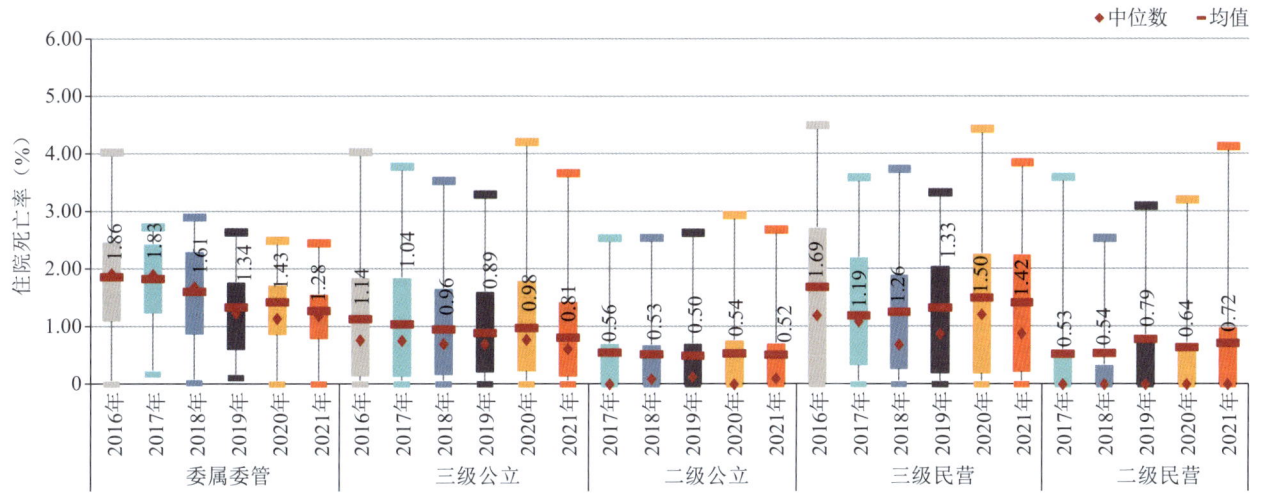

图 2-1-3-45　2016—2021 年全国各级综合医院慢性阻塞性肺疾病患者住院死亡率

2016—2021 年三级综合医院慢性阻塞性肺疾病患者 0～31 天非预期再住院率呈逐年下降趋势，其中，2021 年为 5.72%，较 2020 年下降 0.62 个百分点；二级综合医院慢性阻塞性肺疾病患者 0～31 天非预期再住院率呈相对稳定趋势，2021 年（6.47%）较 2020 年（6.95%）降低 0.48 个百分点。2021 年委属委管、三级公立、二级公立、三级民营及二级民营综合医院慢性阻塞性肺疾病患者 0～31 天非预期再住院率与去年相比均有所下降，其中，三级民营综合医院最高（8.55%），委属委管综合医院最低（3.38%）（图 2-1-3-46）。

2016—2021 年三级综合医院慢性阻塞性肺疾病患者平均住院日呈逐年下降趋势，其中，2021 年为 10.00 天，较 2020 年降低 0.43 天；二级综合医院慢性阻塞性肺疾病患者平均住院日呈相对稳定趋势，2021 年（9.31 天）较 2020 年（9.39 天）降低 0.08 天。2021 年委属委管、三级公立、二级公立及三级民营综合医院慢性阻塞性肺疾病患者平均住院日与去年相比均有所下降，二级民营综合医院慢性阻塞性肺疾病患者平均住院日与去年相比均有所上升，其中，三级民营综合医院最高（10.86 天），二级公立综合医院最低（9.29 天）（图 2-1-3-47）。

2016—2021 年三级综合医院慢性阻塞性肺疾病患者每住院人次费用呈相对稳定趋势，其中，2021 年为 11 286.40 元，较 2020 年降低 858.69 元；二级综合医院慢性阻塞性肺疾病患者每住院人次费用呈相对稳定趋势，2021 年（7549.13 元）较 2020 年（7567.29 元）降低 18.16 元。2021 年委属委管、三级公立、二级公立、三级民营综合医院与去年相比有所下降，二级民营综合医院与去年相比有所增长，其中，委属委管综合医院最高（20 745.69 元），二级公立综合医院最低（7524.86 元）（图 2-1-3-48）。

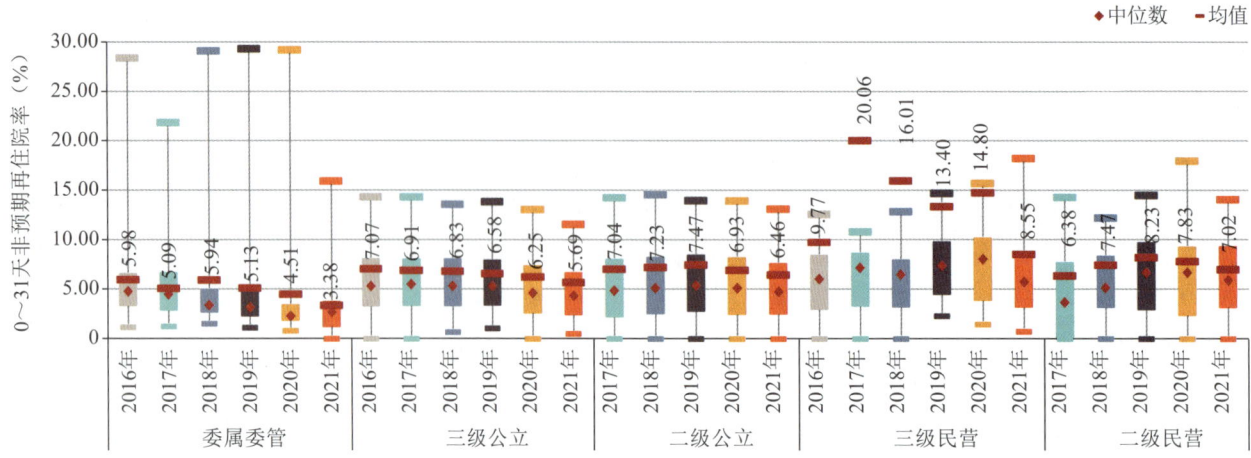

图 2-1-3-46 2016—2021 年全国各级综合医院慢性阻塞性肺疾病患者 0～31 天非预期再住院率

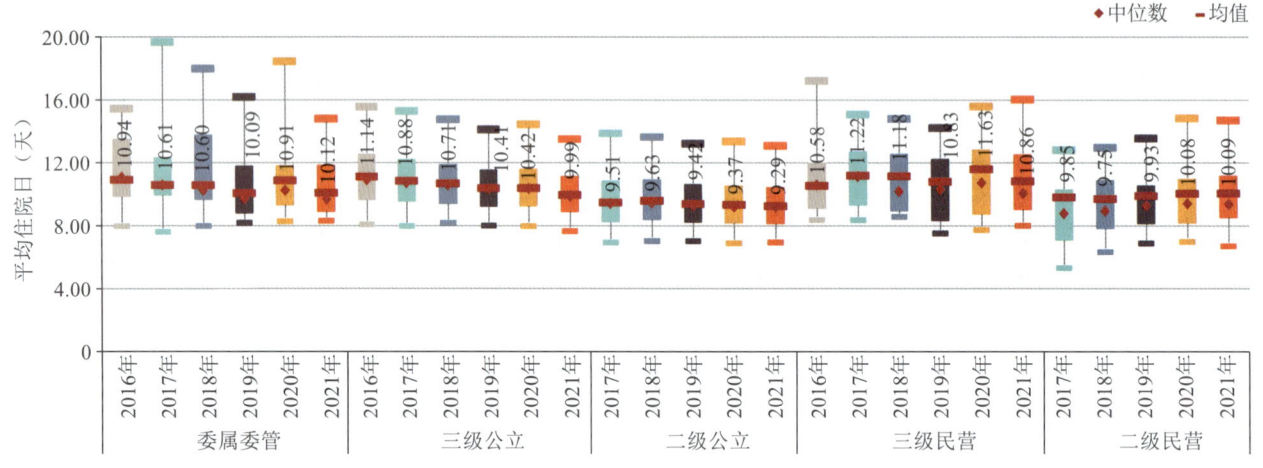

图 2-1-3-47 2016—2021 年全国各级综合医院慢性阻塞性肺疾病患者平均住院日

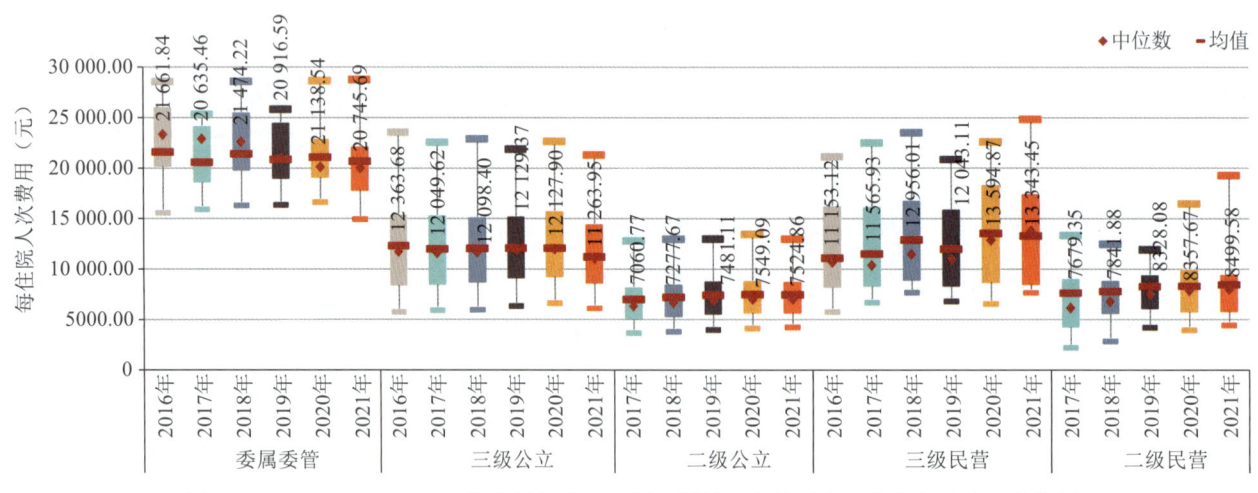

图 2-1-3-48 2016—2021 年全国各级综合医院慢性阻塞性肺疾病患者每住院人次费用

（2）各省（自治区、直辖市）情况

1）住院死亡率

分析全国各省（自治区、直辖市）的慢性阻塞性肺疾病患者住院死亡率，2021 年二级公立综合医院的均值为 0.52%，其中，最高的为上海 2.93%，最低的为江苏 0.03%（图 2-1-3-49）；2021 年三级公立综合医院的均值为 0.81%，其中，最高的为兵团 3.43%，最低的为西藏 0.15%（图 2-1-3-50）。

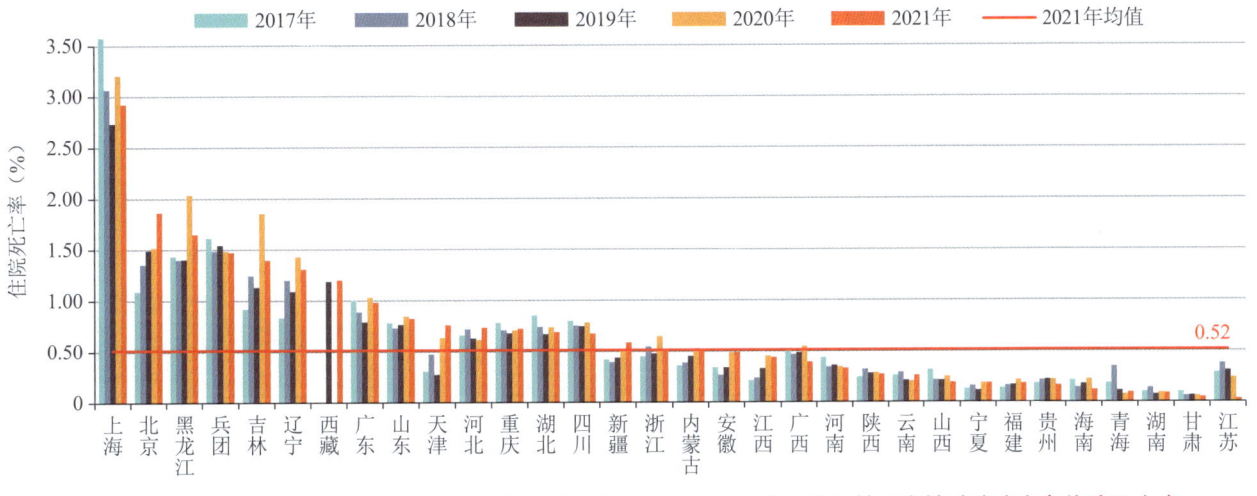

图 2-1-3-49　2017—2021 年各省（自治区、直辖市）二级公立综合医院慢性阻塞性肺疾病患者住院死亡率

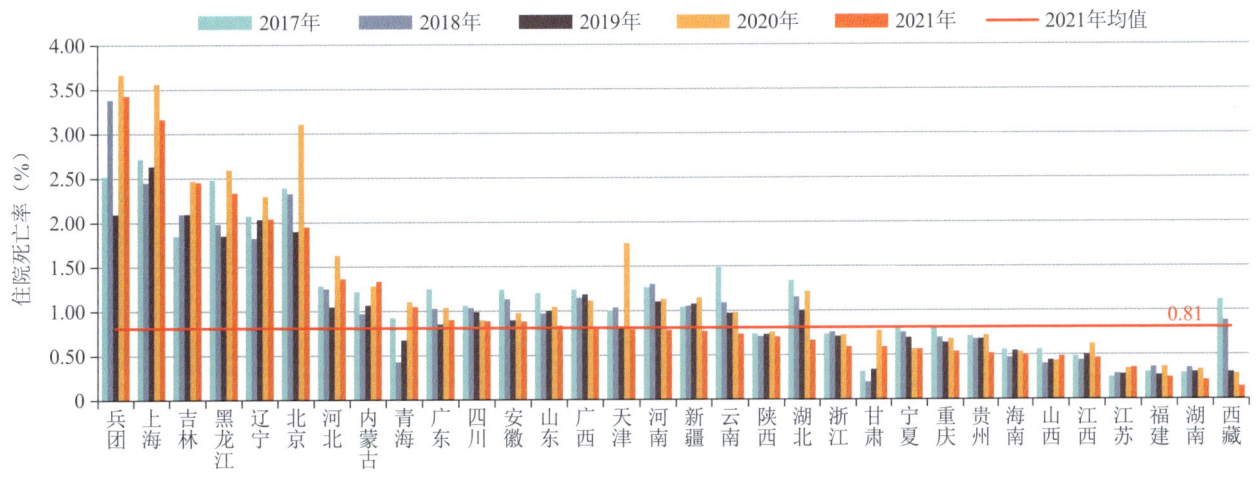

图 2-1-3-50　2017—2021 年各省（自治区、直辖市）三级公立综合医院慢性阻塞性肺疾病患者住院死亡率

2）0～31 天非预期再住院率

分析全国各省（自治区、直辖市）的慢性阻塞性肺疾病患者 0～31 天非预期再住院率，2021 年二级公立综合医院的均值为 6.46%，其中，最高的为北京 25.86%，最低的为青海 1.59%（图 2-1-3-51）；2021 年三级公立综合医院的均值为 5.69%，其中，最高的为上海 8.98%，最低的为青海 1.91%（图 2-1-3-52）。

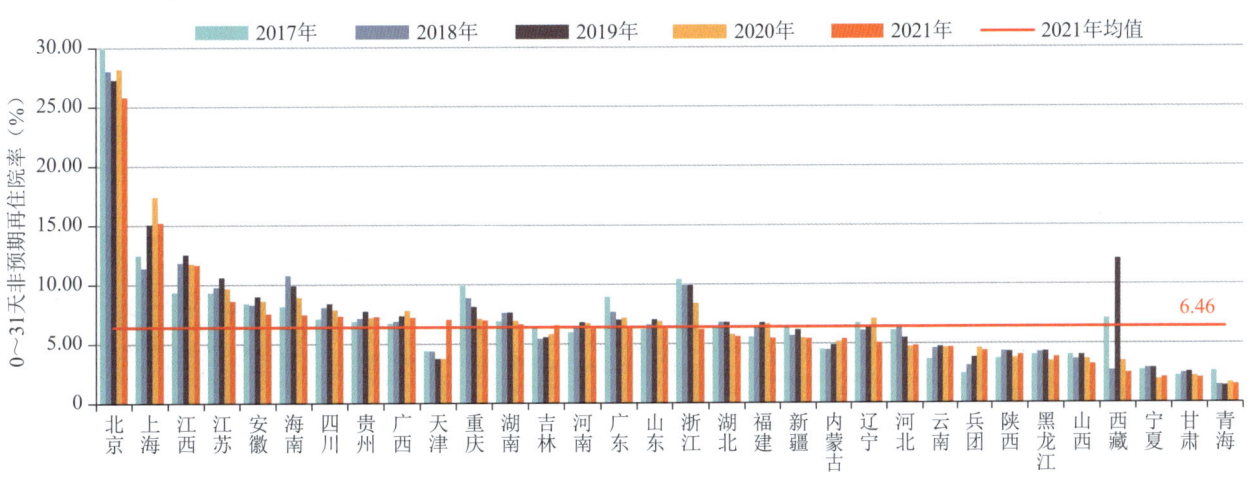

图 2-1-3-51　2017—2021 年各省（自治区、直辖市）二级公立综合医院慢性阻塞性肺疾病患者 0～31 天非预期再住院率

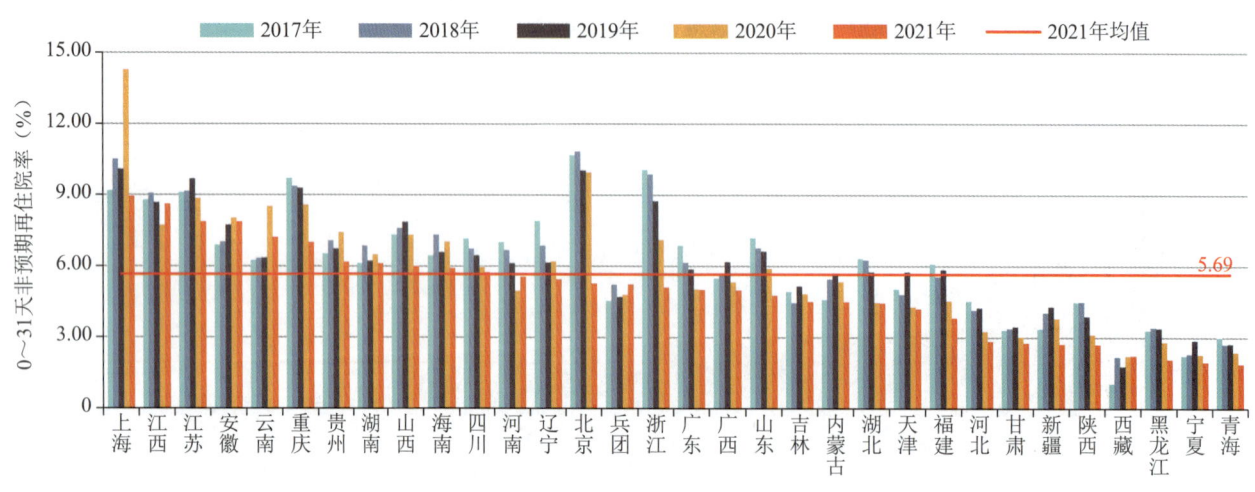

图 2-1-3-52 2017—2021 年各省（自治区、直辖市）三级公立综合医院慢性阻塞性肺疾病患者 0～31 天非预期再住院率

3）平均住院日

分析全国各省（自治区、直辖市）的慢性阻塞性肺疾病患者平均住院日，2021 年二级公立综合医院的均值为 9.29 天，其中，最高的为西藏 15.39 天，最低的为广西 7.94 天（图 2-1-3-53）；2021 年三级公立综合医院的均值为 9.99 天，其中，最高的为西藏 13.34 天，最低的为广西 8.96 天（图 2-1-3-54）。

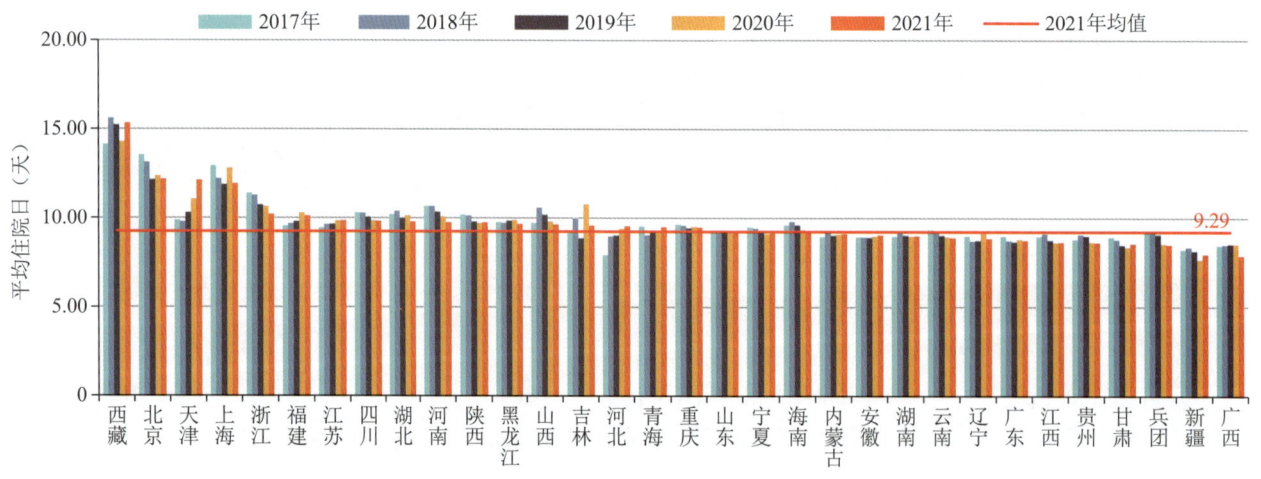

图 2-1-3-53 2017—2021 年各省（自治区、直辖市）二级公立综合医院慢性阻塞性肺疾病患者平均住院日

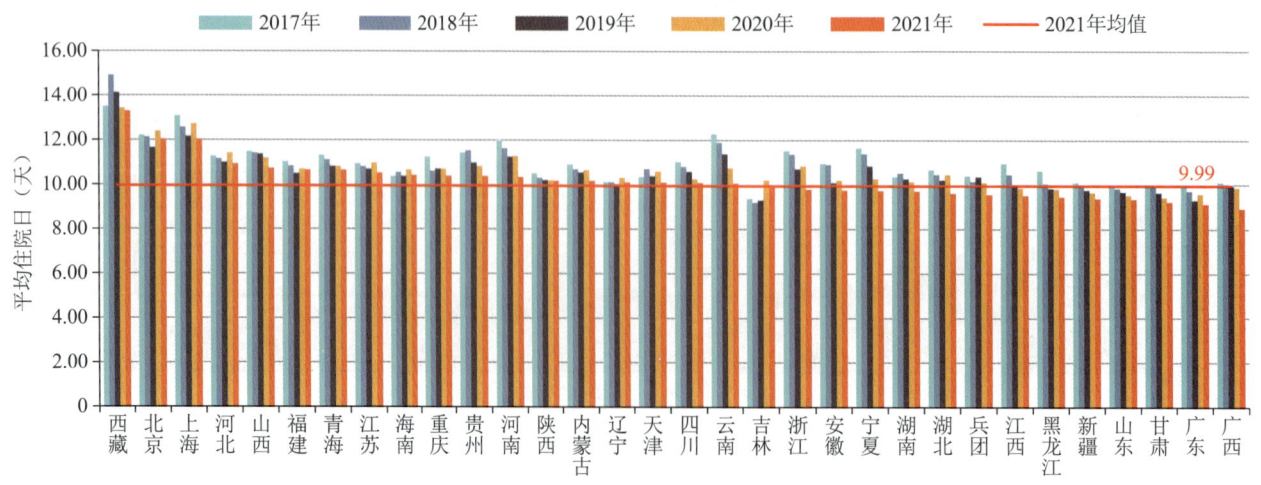

图 2-1-3-54 2017—2021 年各省（自治区、直辖市）三级公立综合医院慢性阻塞性肺疾病患者平均住院

4)每住院人次费用

分析全国各省(自治区、直辖市)的慢性阻塞性肺疾病患者每住院人次费用,2021年二级公立综合医院的均值为7524.86元,其中,最高的为天津20 540.17元,最低的为甘肃4778.77元(图2-1-3-55);2021年三级公立综合医院的均值为11 263.95元,其中,最高的为北京22 038.99元,最低的为甘肃7627.59元(图2-1-3-56)。

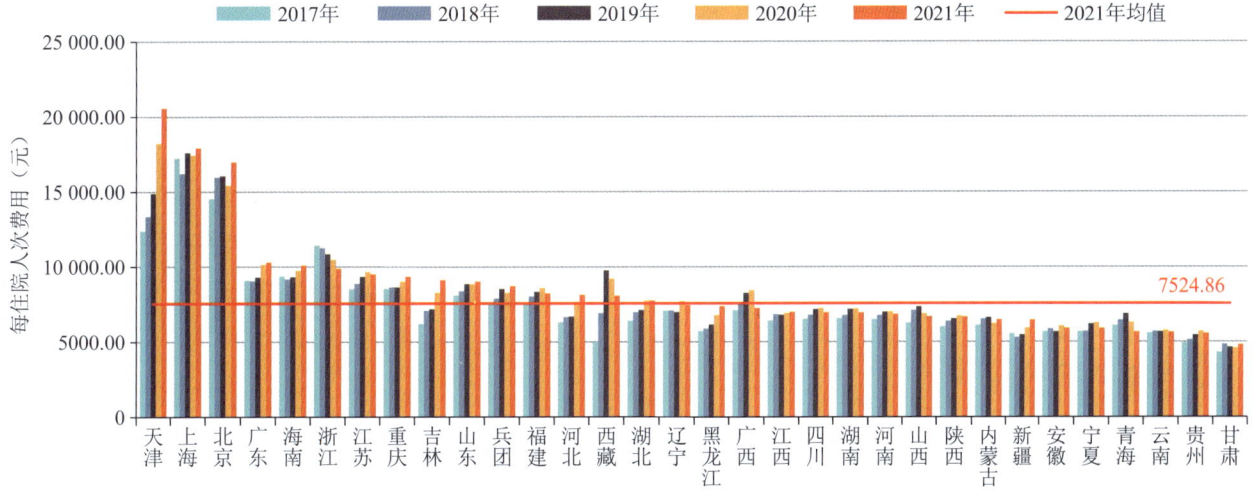

图2-1-3-55　2017—2021年各省(自治区、直辖市)二级公立综合医院慢性阻塞性肺疾病患者每住院人次费用

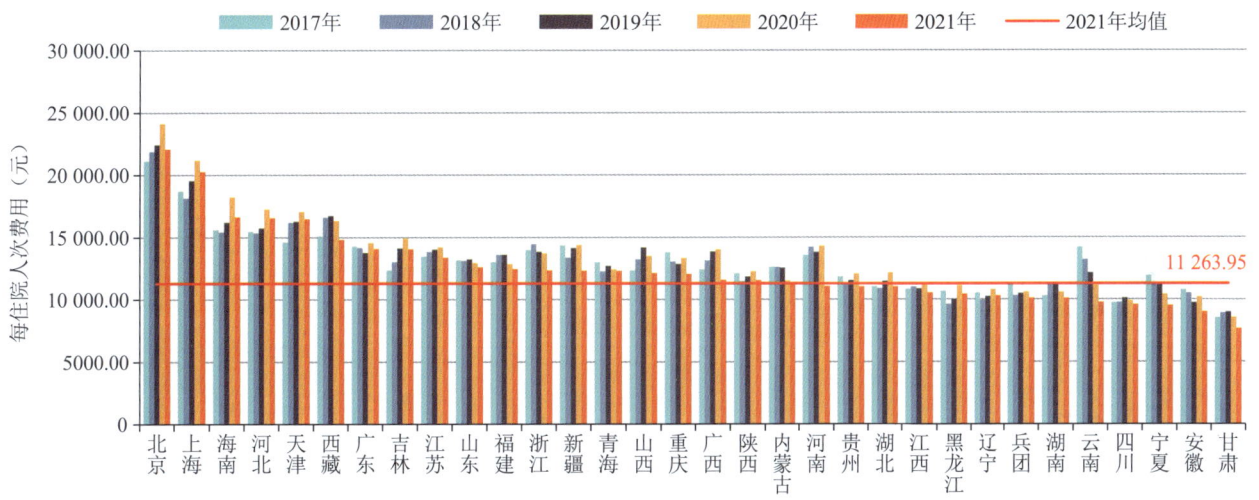

图2-1-3-56　2017—2021年各省(自治区、直辖市)三级公立综合医院慢性阻塞性肺疾病患者每住院人次费用

(3)各省(自治区、直辖市)开展情况

分析全国各省(自治区、直辖市)的慢性阻塞性肺疾病患者出院人次占总出院人次的比例,2021年全国均值为1.45%,14省高于均值,其中最高值为四川3.12%(图2-1-3-57)。慢性阻塞性肺疾病患者出院人次与每万人口之比,2021年全国均值为13.33例/万人,13省高于均值,其中最高的为四川30.2例/万人(图2-1-3-58)。

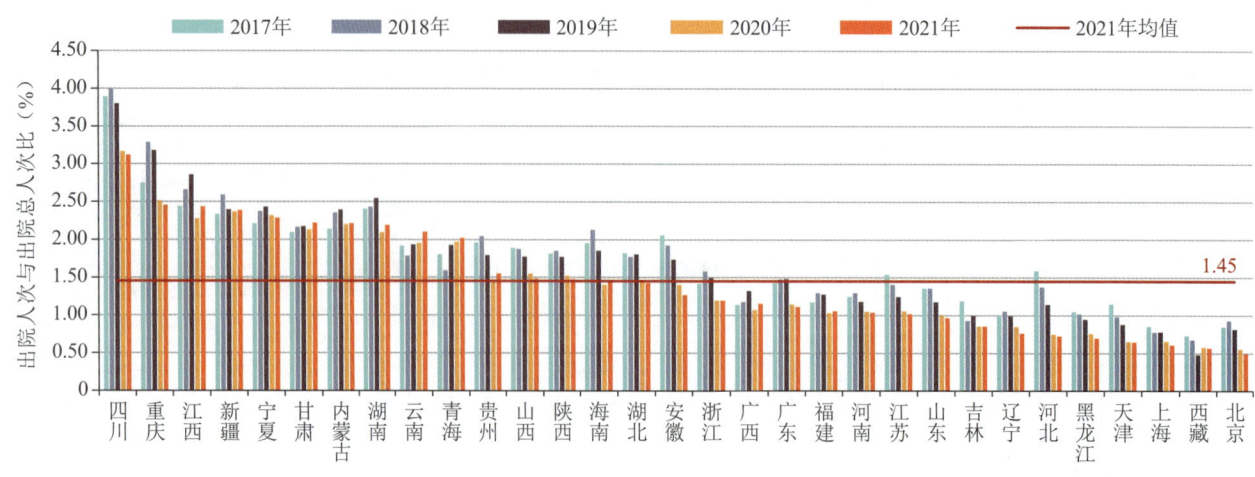

图 2-1-3-57　2017—2021 年各省（自治区、直辖市）慢性阻塞性肺疾病患者出院人次占总出院人次的比例

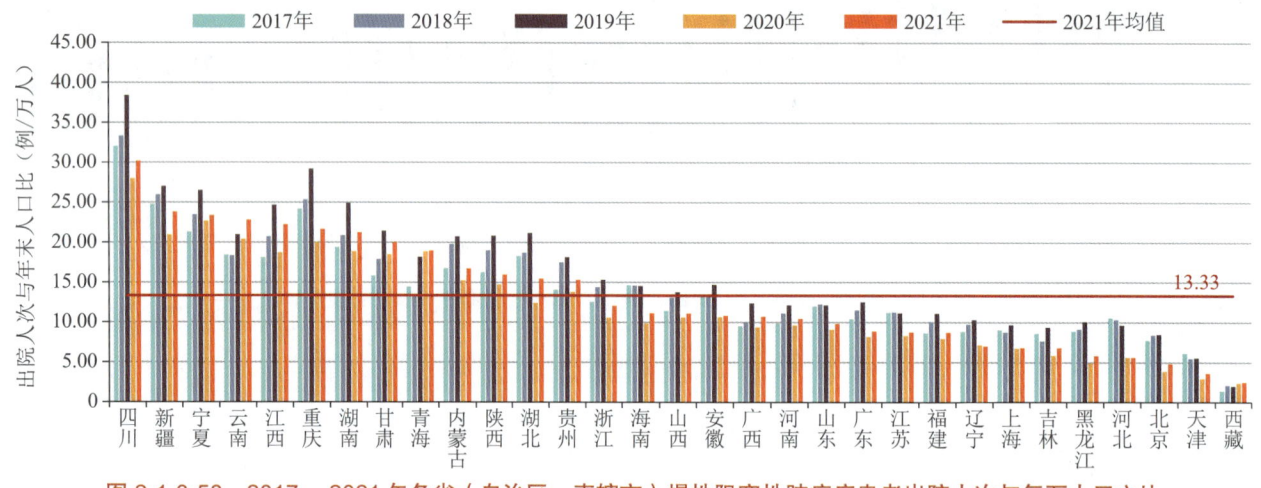

图 2-1-3-58　2017—2021 年各省（自治区、直辖市）慢性阻塞性肺疾病患者出院人次与每万人口之比

5. 肾衰竭

主要诊断 ICD-10 编码：N17—N19。

（1）全国情况

2016—2021 年三级综合医院肾衰竭患者住院死亡率呈相对稳定趋势，其中，2021 年为 1.04%，较 2020 年降低 0.07 个百分点；二级综合医院肾衰竭患者住院死亡率呈相对稳定趋势，2021 年（0.91%）较 2020 年（0.89%）升高 0.02 个百分点。2021 年委属委管、三级公立综合医院肾衰竭患者住院总死亡率与去年相比均有所下降，二级公立及三级民营及二级民营综合医院与去年相比有所增长，其中，三级民营综合医院最高（2.46%），委属委管综合医院最低（0.72%）（图 2-1-3-59）。

2016—2021 年三级综合医院肾衰竭患者 0~31 天非预期再住院率呈逐年下降趋势，其中，2021 年为 9.72%，较 2020 年下降 2.21 个百分点；二级综合医院肾衰竭患者 0~31 天非预期再住院率呈相对稳定趋势，2021 年（18.34%）较 2020 年（22.05%）降低 3.71 个百分点。2021 年三级公立、二级公立、三级民营及二级民营综合医院肾衰竭患者 0~31 天非预期再住院率与去年相比均有所下降，委属委管综合医院肾衰竭患者 0~31 天非预期再住院率与去年相比均有所上升，其中，二级民营综合医院最高（20.37%），委属委管综合医院最低（7.21%）（图 2-1-3-60）。

2016—2021 年三级综合医院肾衰竭患者平均住院日呈逐年下降趋势，其中，2021 年为 11.00 天，较 2020 年降低 1.16 天；二级综合医院肾衰竭患者平均住院日呈逐年下降趋势，2021 年（13.54 天）较 2020 年（14.39 天）降低 0.85 天。2021 年委属委管、三级公立、二级公立及三级民营、二级民营综合医院肾衰竭患者平均住院日与去年相比均有所下降，其中，二级民营综合医院最高（17.43天），委属委管综合医院最低（9.83天）（图2-1-3-61）。

2016—2021年三级综合医院肾衰竭患者每住院人次费用呈相对稳定趋势，其中，2021年为14 734.63元，较2020年降低396.17元；二级综合医院肾衰竭患者每住院人次费用呈逐年上升趋势，2021年（8891.44元）较2020年（8856.95元）降低34.49元。2021年委属委管、三级公立综合医院与去年相比有所下降，二级公立、三级民营及二级民营综合医院与去年相比有所增长，其中，委属委管综合医院最高（26 721.67元），二级公立综合医院最低（8834.90元）（图2-1-3-62）。

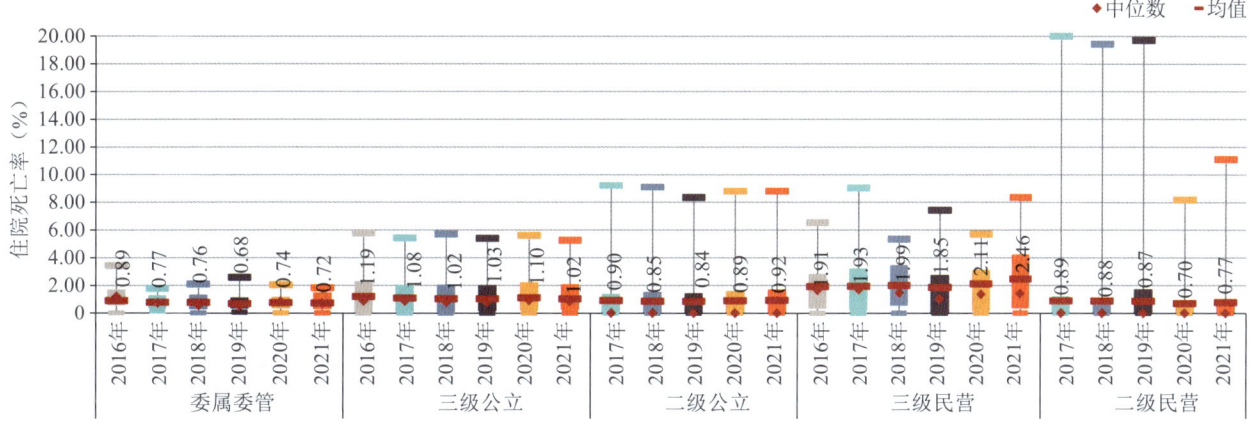

图 2-1-3-59　2016—2021年全国各级综合医院肾衰竭患者住院死亡率

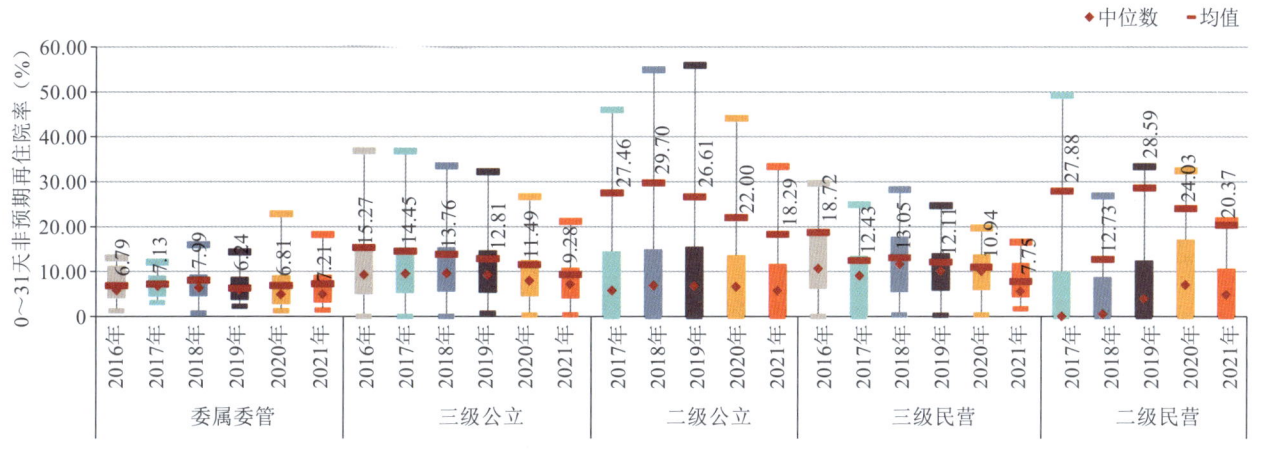

图 2-1-3-60　2016—2021年全国各级综合医院肾衰竭患者0~31天非预期再住院率

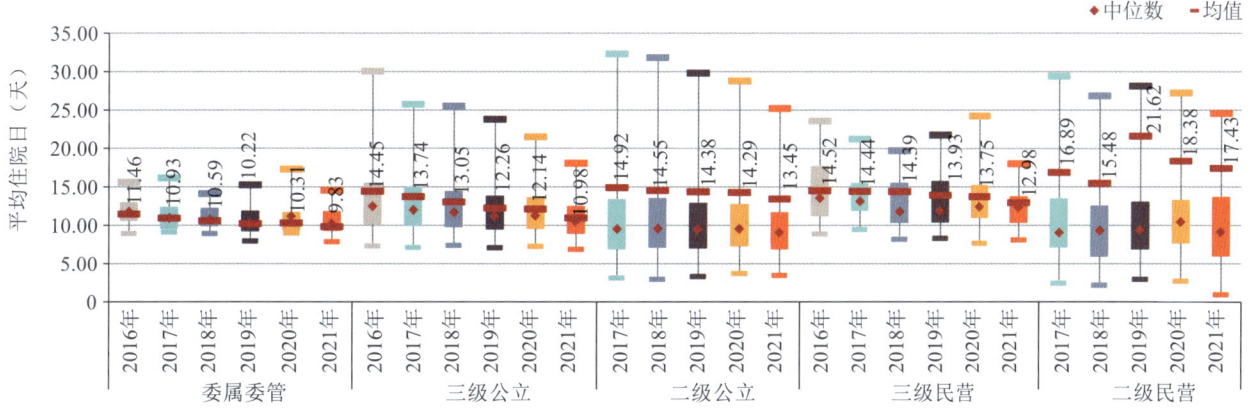

图 2-1-3-61　2016—2021年全国各级综合医院肾衰竭患者平均住院日

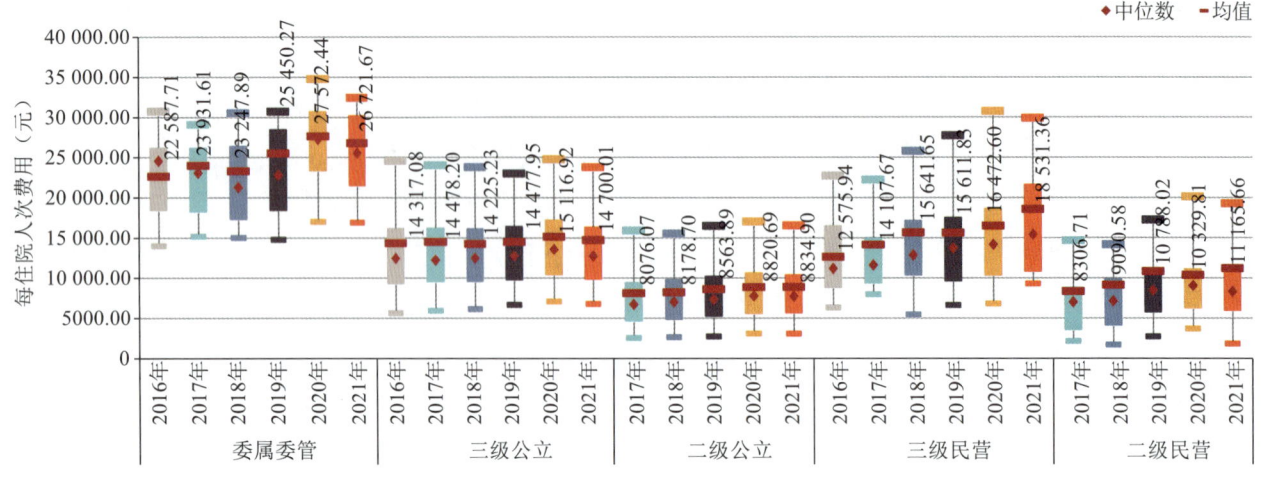

图 2-1-3-62　2016—2021 年全国各级综合医院肾衰竭患者每住院人次费用

(2) 各省（自治区、直辖市）情况

1）住院死亡率

分析全国各省（自治区、直辖市）的肾衰竭患者住院死亡率，2021 年二级公立综合医院的均值为 0.92%，其中，最高的为北京 5.69%，最低的为甘肃 0.10%（图 2-1-3-63）；2021 年三级公立综合医院的均值为 1.02%，其中，最高的为辽宁 2.87%，最低的为湖南 0.25%（图 2-1-3-64）。

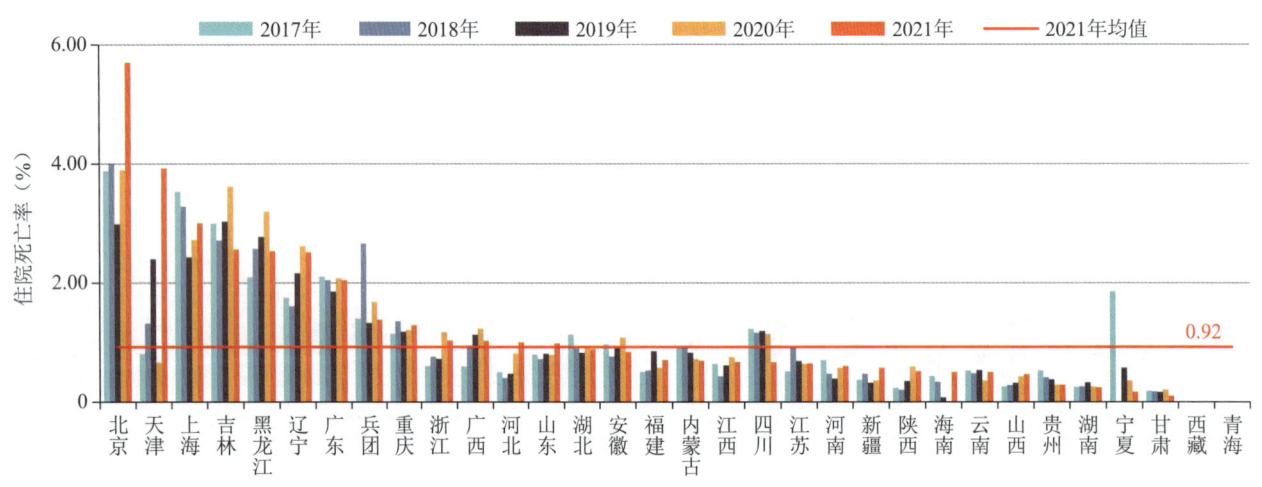

图 2-1-3-63　2017—2021 年各省（自治区、直辖市）二级公立综合医院肾衰竭患者住院死亡率

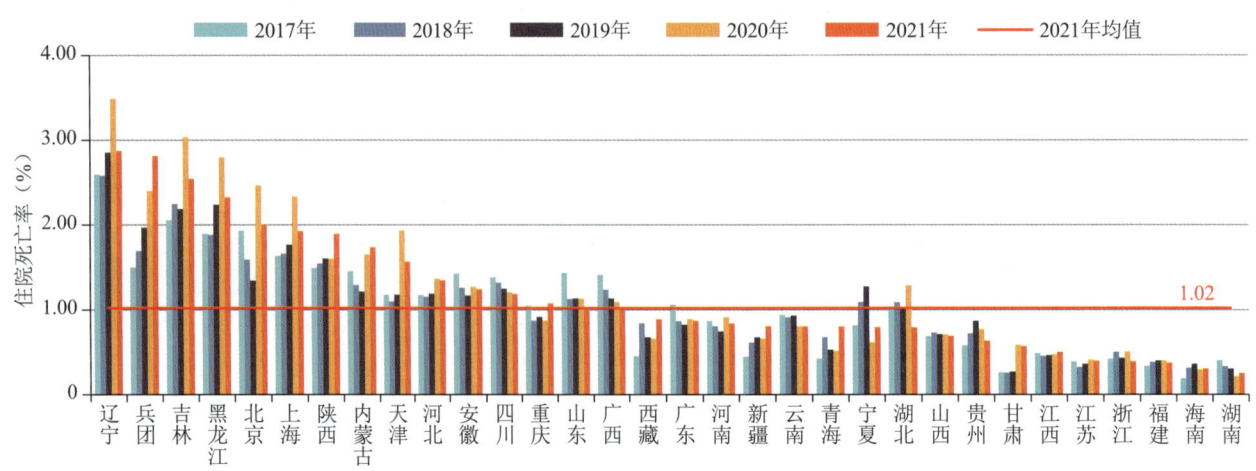

图 2-1-3-64　2017—2021 年各省（自治区、直辖市）三级公立综合医院肾衰竭患者住院死亡率

2）0～31天非预期再住院率

分析全国各省（自治区、直辖市）的肾衰竭患者0～31天非预期再住院率，2021年二级公立综合医院的均值为18.29%，其中，最高的为内蒙古41.71%，最低的为青海0.88%（图2-1-3-65）；2021年三级公立综合医院的均值为9.28%，其中，最高的为青海19.87%，最低的西藏3.28%（图2-1-3-66）。

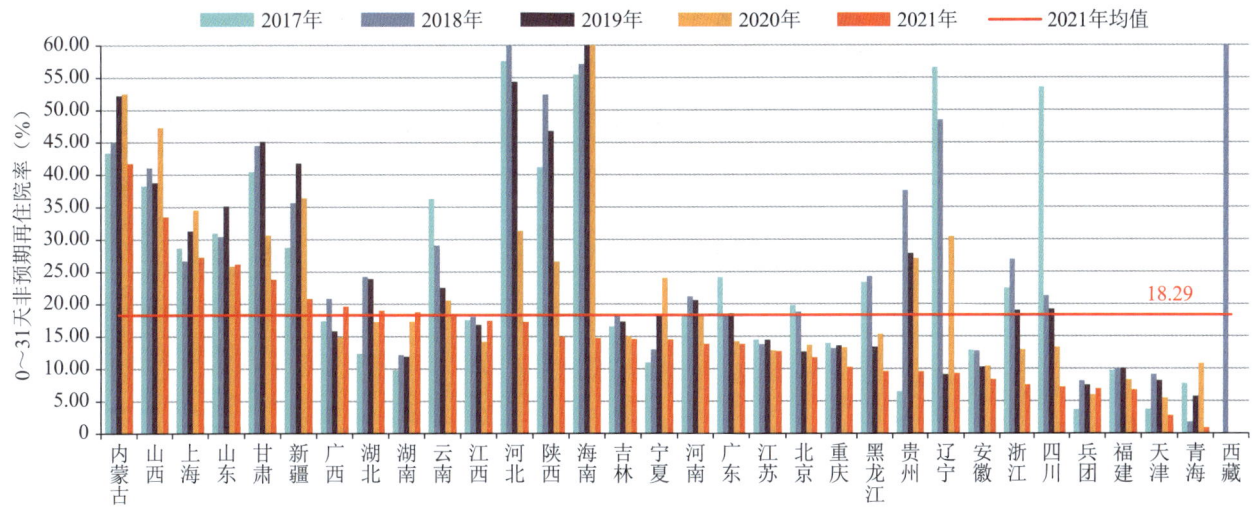

图 2-1-3-65　2017—2021年各省（自治区、直辖市）二级公立综合医院肾衰竭患者0～31天非预期再住院率

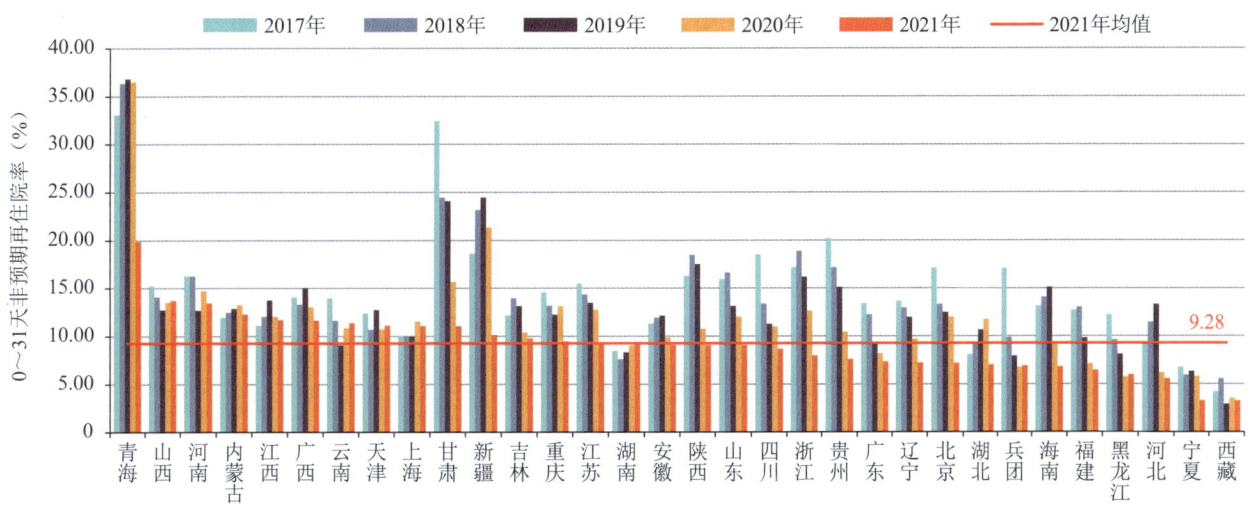

图 2-1-3-66　2017—2021年各省（自治区、直辖市）三级公立综合医院肾衰竭患者0～31天非预期再住院率

3）平均住院日

分析全国各省（自治区、直辖市）的肾衰竭患者平均住院日，2021年二级公立综合医院的均值为13.45天，其中，最高的为宁夏39.13天，最低的为青海7.63天（图2-1-3-67）；2021年三级公立综合医院的均值为10.98天，其中，最高的为甘肃17.59天，最低的为浙江9.14天（图2-1-3-68）。

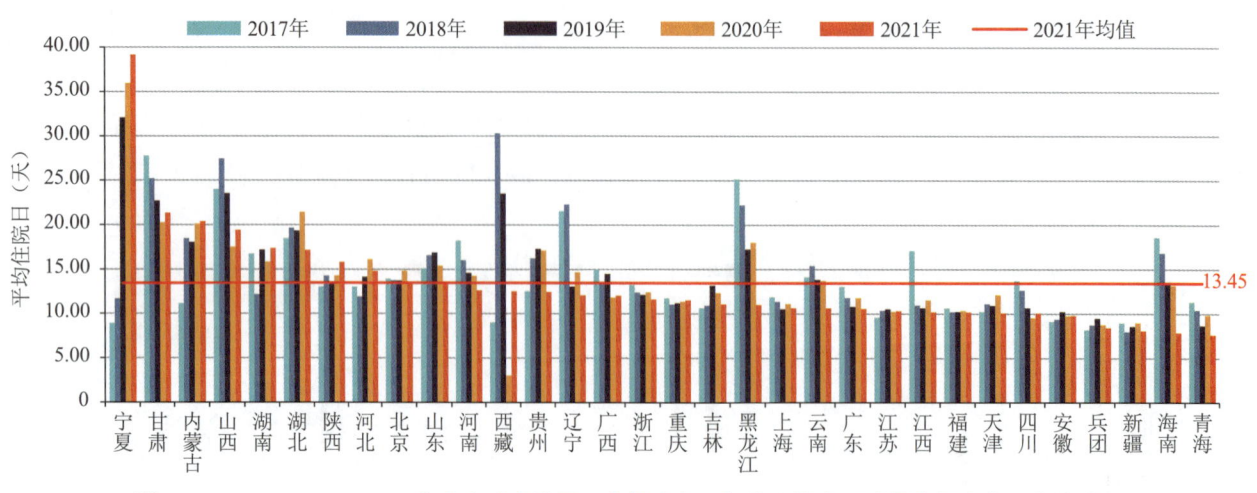

图 2-1-3-67 2017—2021 年各省（自治区、直辖市）二级公立综合医院肾衰竭患者平均住院日

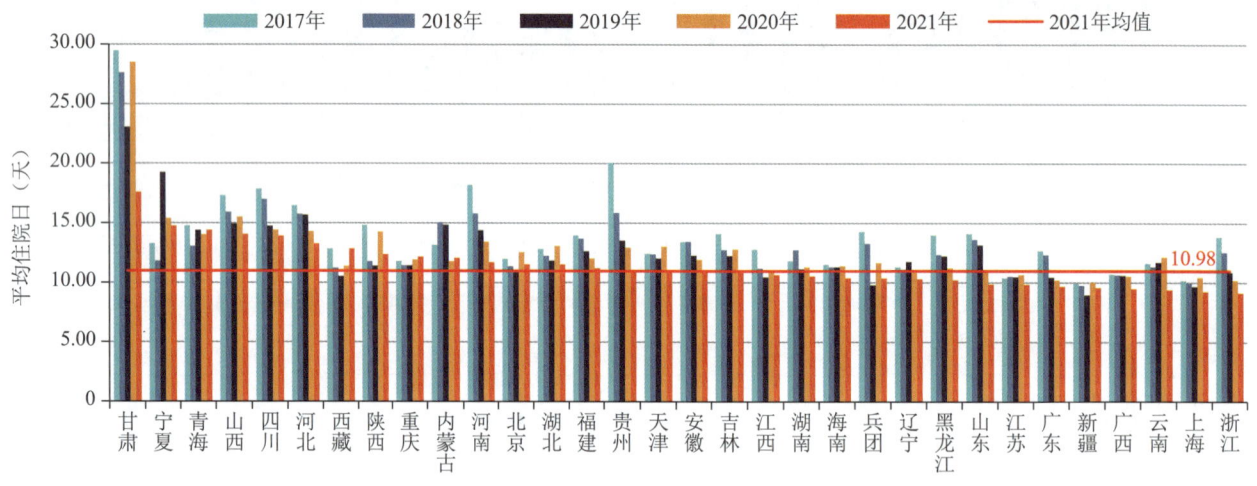

图 2-1-3-68 2017—2021 年各省（自治区、直辖市）三级公立综合医院肾衰竭患者平均住院日

4）每住院人次费用

分析全国各省（自治区、直辖市）的肾衰竭患者每住院人次费用，2021 年二级公立综合医院的均值为 8834.90 元，其中，最高的为北京 21 695.63 元，最低的为西藏 3489.10 元（图 2-1-3-69）；2021 年三级公立综合医院的均值为 14 700.01 元，其中，最高的为北京 22 207.97 元，最低的为云南 10 632.03 元（图 2-1-3-70）。

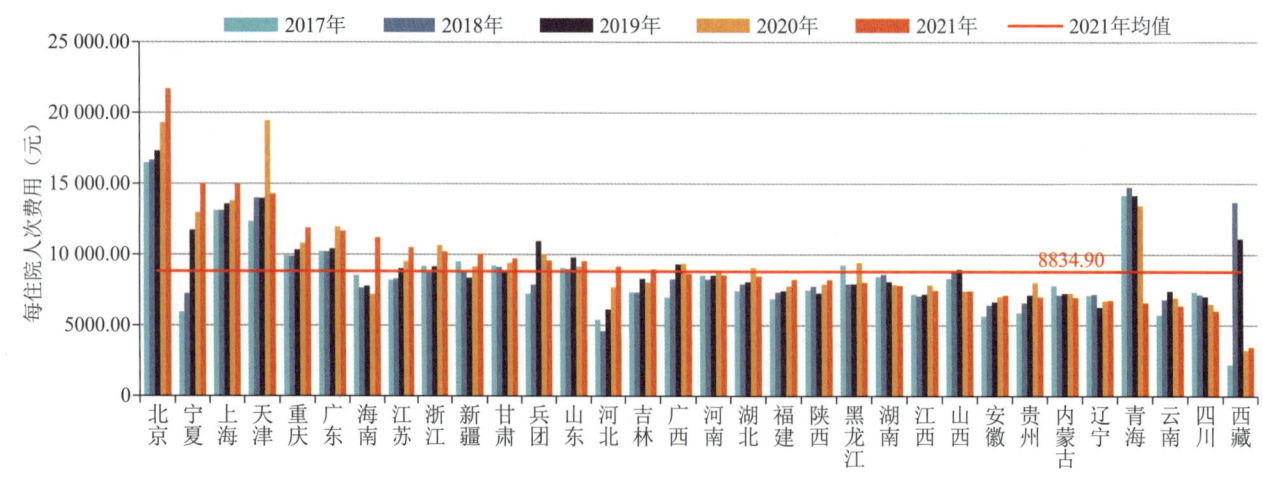

图 2-1-3-69 2017—2021 年各省（自治区、直辖市）二级公立综合医院肾衰竭患者每住院人次费用

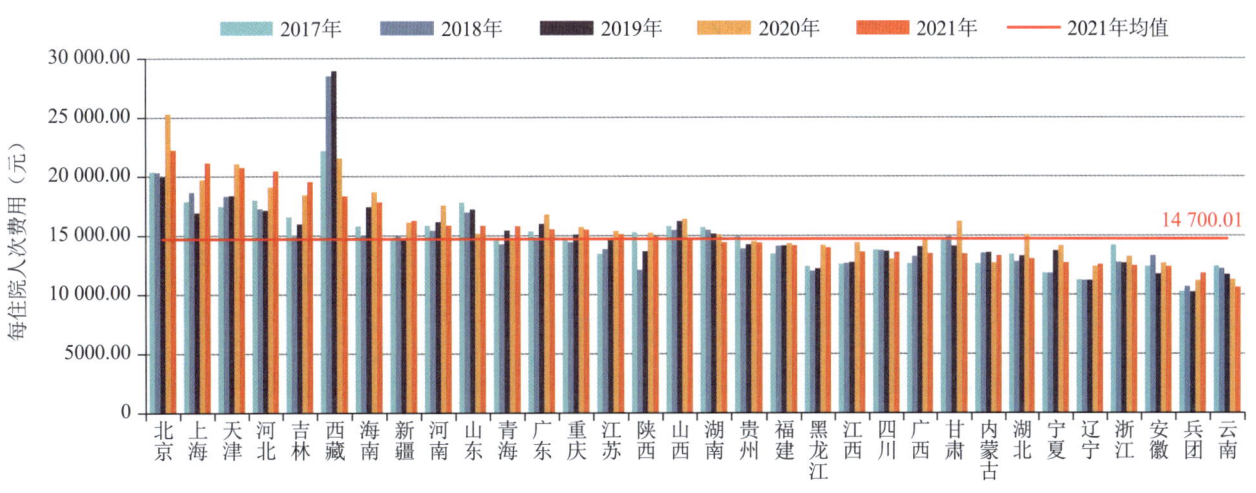

图 2-1-3-70　2017—2021 年各省（自治区、直辖市）三级公立综合医院肾衰竭患者每住院人次费用

（3）各省（自治区、直辖市）开展情况

分析全国各省（自治区、直辖市）的肾衰竭患者出院人次占总出院人次的比例，2021 年全国均值为 0.94%，16 省高于均值，其中最高值为湖南 1.50%（图 2-1-3-71）。肾衰竭患者出院人次与每万人口之比，2021 年全国均值为 8.49 例/万人，14 省高于均值，其中最高的为湖南 14.56 例/万人（图 2-1-3-72）。

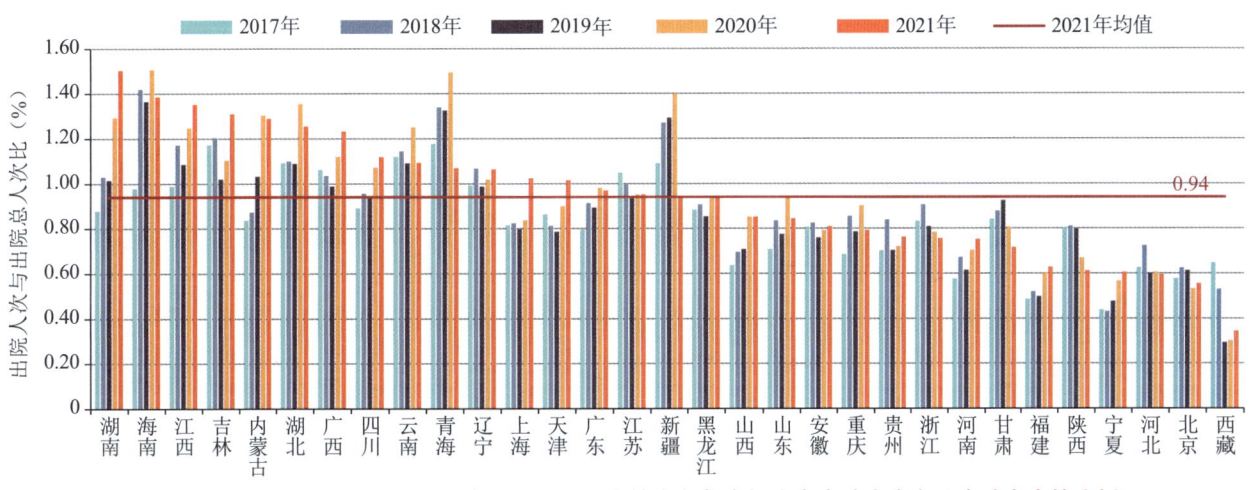

图 2-1-3-71　2017—2021 年各省（自治区、直辖市）肾衰竭患者出院人次占总出院人次的比例

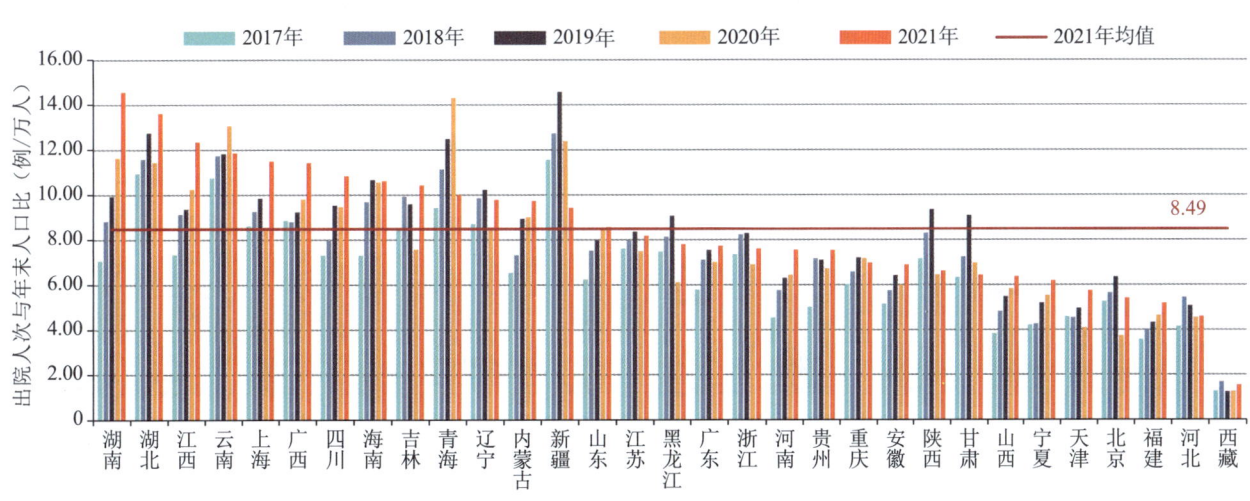

图 2-1-3-72　2017—2021 年各省（自治区、直辖市）肾衰竭患者出院人次与每万人口之比

二、专科医院重点病种相关指标分析

1. 急性病毒性肝炎

传染病专科医院，主要诊断 ICD-10 编码：B15–B17。

（1）全国情况

2016—2021 年三级公立传染病专科医院急性病毒性肝炎患者住院死亡率呈相对稳定趋势，其中，2021 年为 0.16%，较 2020 年下降 0.12 个百分点；二级公立传染病专科医院急性病毒性肝炎患者住院死亡率呈波动下降趋势，其中，2021 年为 0，较 2020 年下降 0.59 个百分点（图 2-1-3-73）。

2016—2021 年三级公立传染病专科医院急性病毒性肝炎患者 0～31 天非预期再住院率呈波动下降趋势，其中，2021 年为 3.60%，较 2020 年下降 0.99 个百分点；二级公立传染病专科医院急性病毒性肝炎患者 0～31 天非预期再住院率呈波动下降趋势，其中，2021 年为 0.41%，较 2020 年下降 0.34 个百分点（图 2-1-3-74）。

2016—2021 年三级公立传染病专科医院急性病毒性肝炎患者平均住院日呈波动下降趋势，其中，2021 年为 18.24 天，较 2020 年升高 0.59 天；二级公立传染病专科医院急性病毒性肝炎患者平均住院日呈波动下降趋势，2021 年为 18.52 天，较 2020 年下降 3.58 天（图 2-1-3-75）。

2016—2021 年三级公立传染病专科医院急性病毒性肝炎患者每住院人次费用呈逐年升高趋势，其中，2021 年为 18 614.29 元，较 2020 年升高 1989.64 元；二级公立传染病专科医院急性病毒性肝炎患者每住院人次费用呈波动升高趋势，其中，2021 年为 11 639.22 元，较 2020 年下降 115.82 元（图 2-1-3-76）。

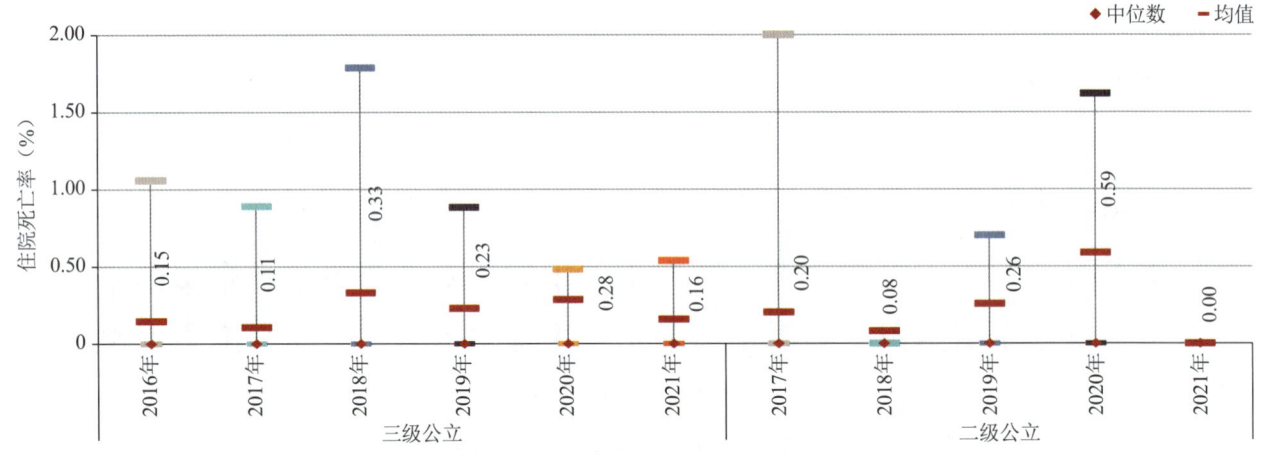

图 2-1-3-73　2016—2021 年全国传染病专科医院急性病毒性肝炎患者住院死亡率

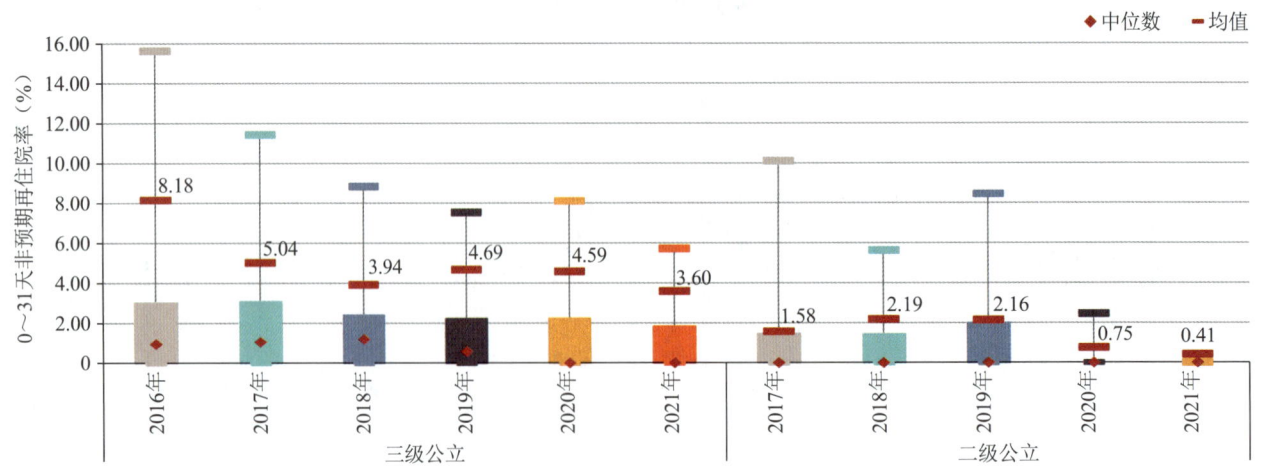

图 2-1-3-74　2016—2021 年全国传染病专科医院急性病毒性肝炎患者 0～31 天非预期再住院率

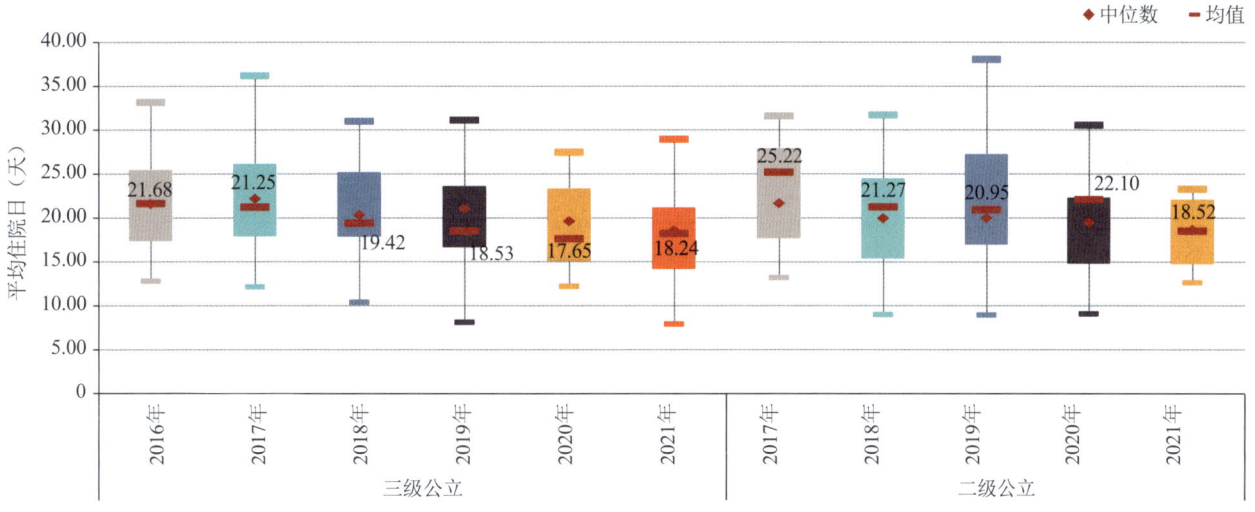

图 2-1-3-75　2016—2021 年全国传染病专科医院急性病毒性肝炎患者平均住院日

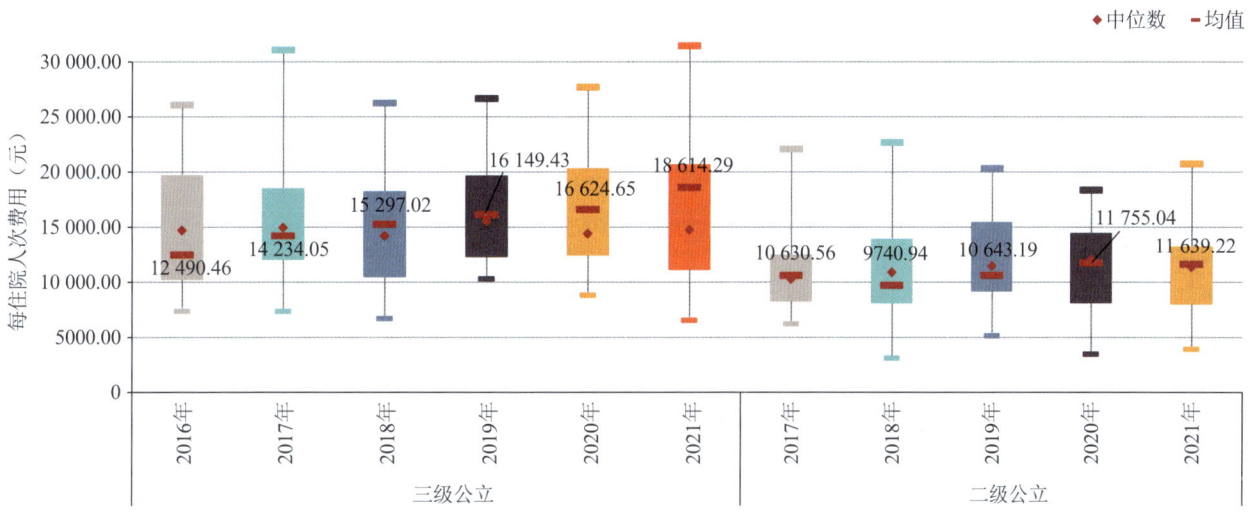

图 2-1-3-76　2016—2021 年全国传染病专科医院急性病毒性肝炎患者每住院人次费用

（2）各省（自治区、直辖市）情况

1）住院死亡率

分析各省（自治区、直辖市）的传染病专科医院急性病毒性肝炎患者住院死亡率，2021年纳入分析的三级公立医院均值为0.16%，其中，最高为湖北8.33%。

2）0～31天非预期再住院率

分析各省（自治区、直辖市）的传染病专科医院急性病毒性肝炎患者0～31天非预期再住院率，2021年纳入分析的三级公立医院均值为3.60%，其中，最高为上海15.41%（图2-1-3-77）。

3）平均住院日

分析各省（自治区、直辖市）的传染病专科医院急性病毒性肝炎患者平均住院日，2021年三级公立医院均值为18.24天，其中最长为山西39.19天（图2-1-3-78）。

4）每住院人次费用

分析各省（自治区、直辖市）的传染病专科医院急性病毒性肝炎患者每住院人次费用，2021年三级公立医院均值为18 614.29元，其中最高为山西31 376.27元（图2-1-3-79）。

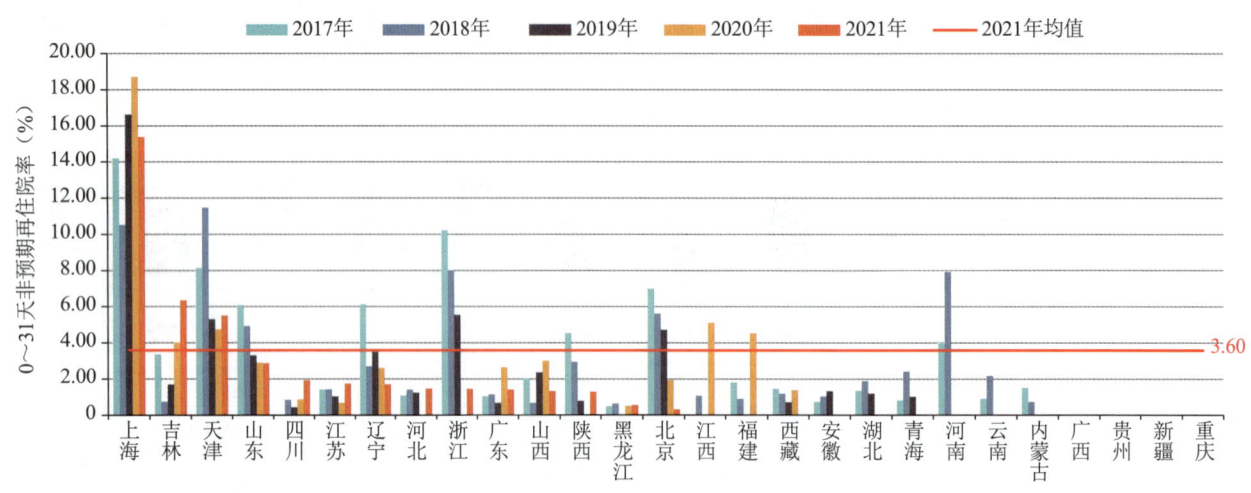

注：兵团、宁夏、海南、湖南、甘肃无相关病种数据，没有纳入分析。

图 2-1-3-77 2017—2021 年各省（自治区、直辖市）三级公立传染病专科医院急性病毒性肝炎患者 0～31 天非预期再住院率

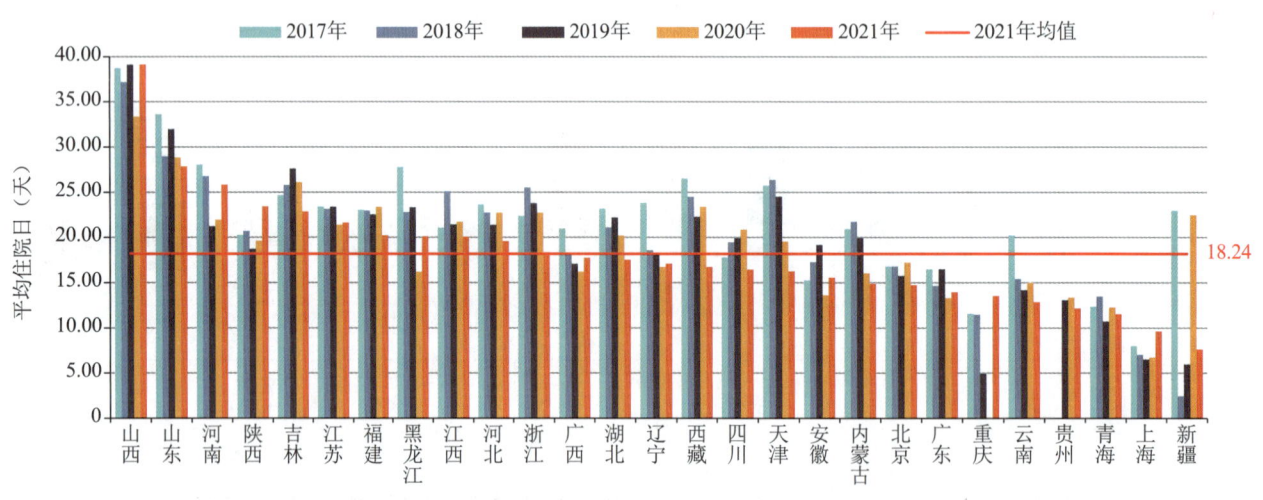

注：兵团、宁夏、海南、湖南、甘肃无相关病种数据，没有纳入分析。

图 2-1-3-78 2017—2021 年各省（自治区、直辖市）三级公立传染病专科医院急性病毒性肝炎患者平均住院日

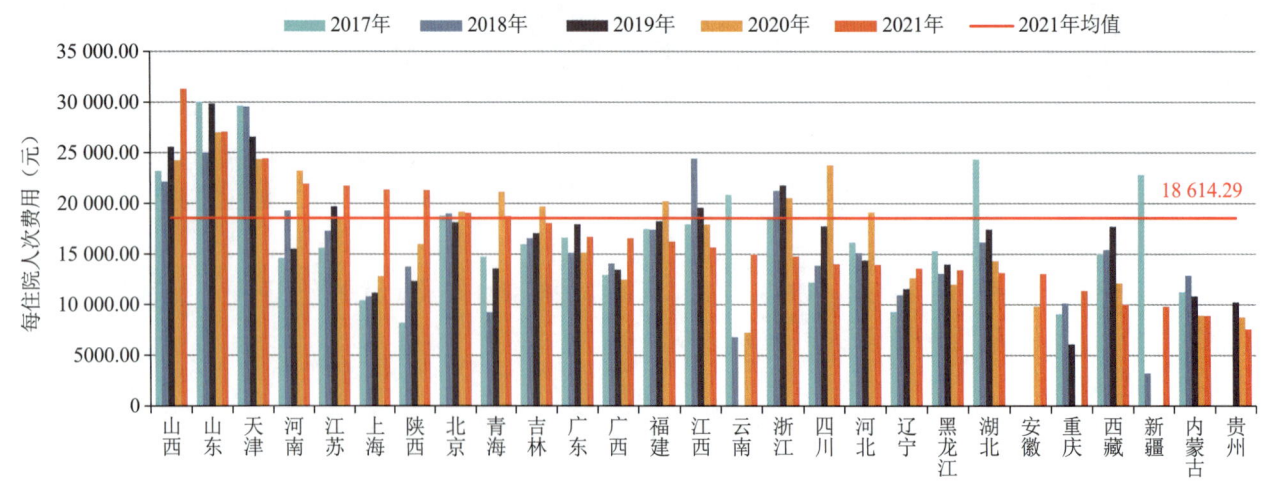

图 2-1-3-79 2017—2021 年各省（自治区、直辖市）三级公立传染病专科医院急性病毒性肝炎患者每住院人次费用

（3）各省（自治区、直辖市）开展情况

纳入分析的各省（自治区、直辖市）传染病专科医院急性病毒性肝炎患者出院人次占总出院人次比例，2021年全国均值为0.48%，12省高于均值，其中，最高为西藏2.98%（图2-1-3-80）；急性病毒性肝炎患者出院人次与每万人口之比，2021年全国均值为0.03例/万人，10省高于均值，其中，最高为上海0.26例/万人（图2-1-3-81）。

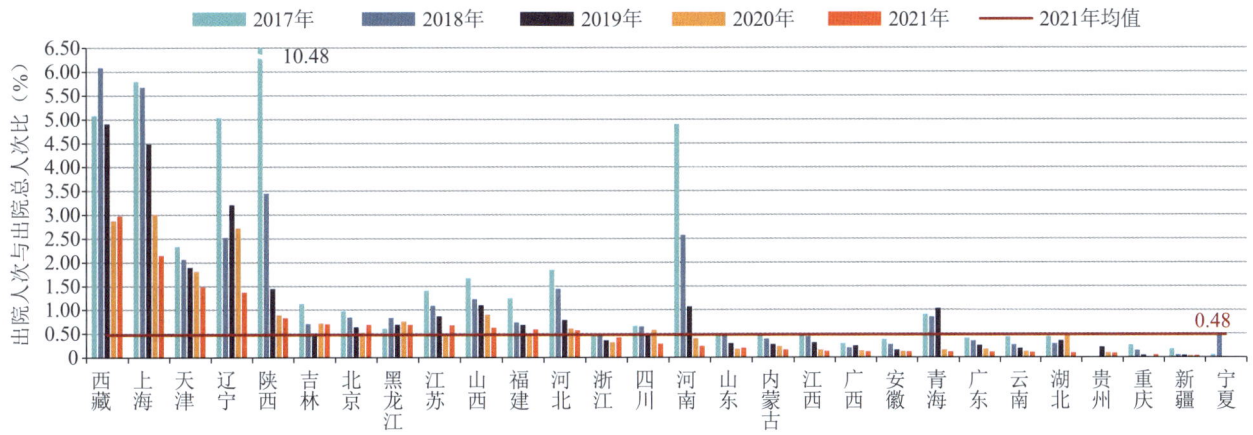

注：海南、湖南、甘肃无相关病种数据，没有纳入分析。

图2-1-3-80 2017—2021年各省（自治区、直辖市）传染病专科医院急性病毒性肝炎患者出院人次占总出院人次比例

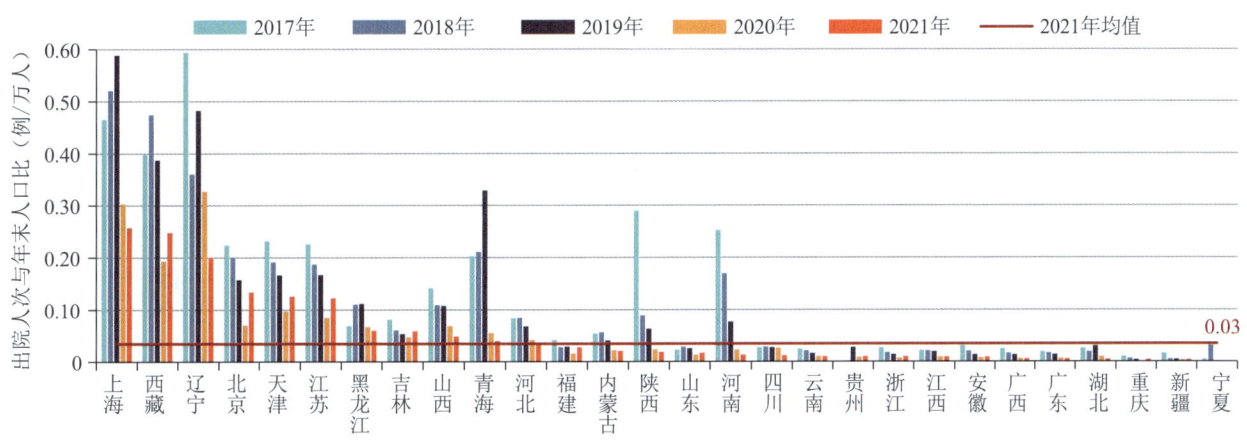

注：海南、湖南、甘肃无相关病种数据，没有纳入分析。

图2-1-3-81 2017—2021年各省（自治区、直辖市）传染病专科医院急性病毒性肝炎患者出院人次与每万人口之比

2. 肺炎（儿童）

儿童专科医院，主要诊断ICD-10编码：J10.0，J11.0，J12-J16，J18。

（1）全国情况

2016—2021年三级公立儿童专科医院肺炎（儿童）患者住院死亡率呈波动下降趋势，其中，2021年为0.03%，较2020年下降0.02个百分点；二级公立儿童专科医院肺炎（儿童）患者住院死亡率呈波动升高趋势，其中，2021年为0.22%，较2020年升高0.04个百分点（图2-1-3-82）。

2016—2021年三级公立儿童专科医院肺炎（儿童）患者0~31天非预期再住院率呈波动下降趋势，其中，2021年为1.80%，较2020年下降0.24个百分点；二级公立儿童专科医院肺炎（儿童）患者0~31天非预期再住院率呈相对稳定趋势，其中，2021年为2.08%，较2020年升高0.54个百分点（图2-1-3-83）。

2016—2021年三级公立儿童专科医院肺炎（儿童）患者平均住院日呈逐年下降趋势，其中，2021

年为 6.84 天，较 2020 年下降 0.23 天；二级公立儿童专科医院肺炎（儿童）患者平均住院日呈相对稳定趋势，其中，2021 年为 7.52 天，较 2020 年升高 0.48 天（图 2-1-3-84）。

2016—2021 年三级公立儿童专科医院肺炎（儿童）患者每住院人次费用呈波动升高趋势，其中，2021 年为 8095.04 元，较 2020 年升高 64.35 元；二级公立儿童专科医院肺炎（儿童）患者每住院人次费用呈逐年升高趋势，其中，2021 年为 7424.61 元，较 2020 年升高 268.34 元（图 2-1-3-85）。

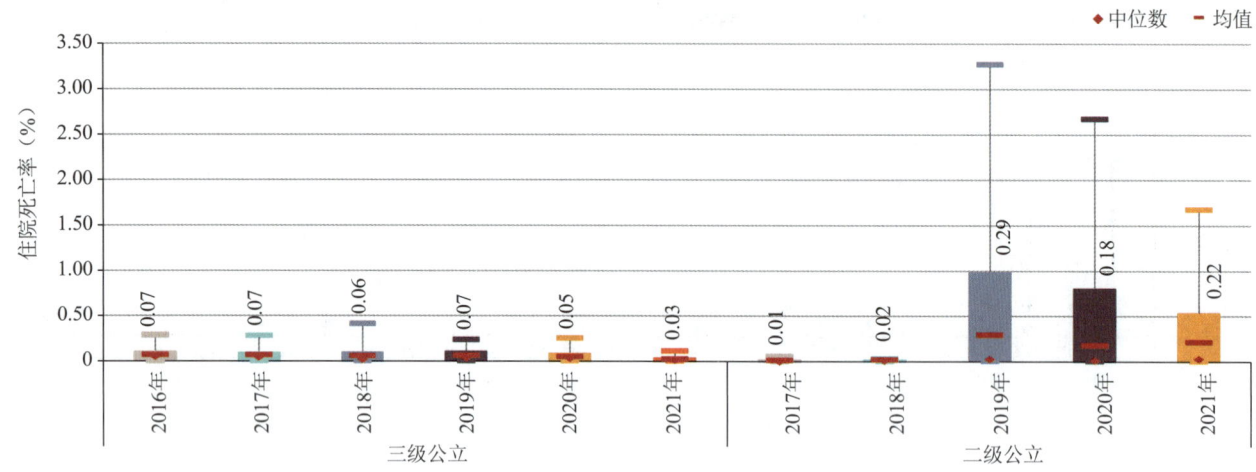

图 2-1-3-82　2016—2021 年全国儿童专科医院肺炎（儿童）患者住院死亡率

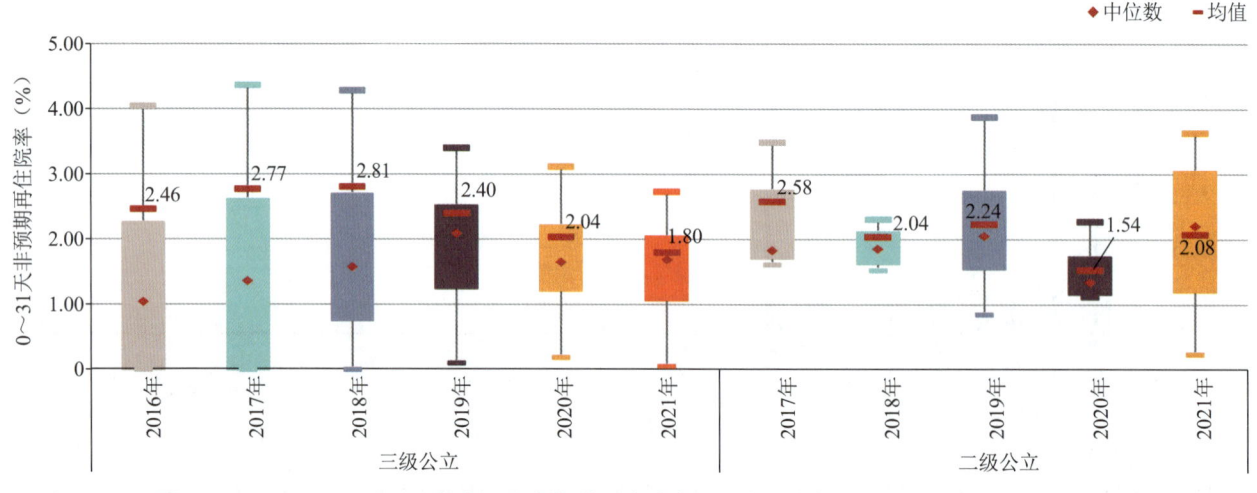

图 2-1-3-83　2016—2021 年全国儿童专科医院肺炎（儿童）患者 0～31 天非预期再住院率

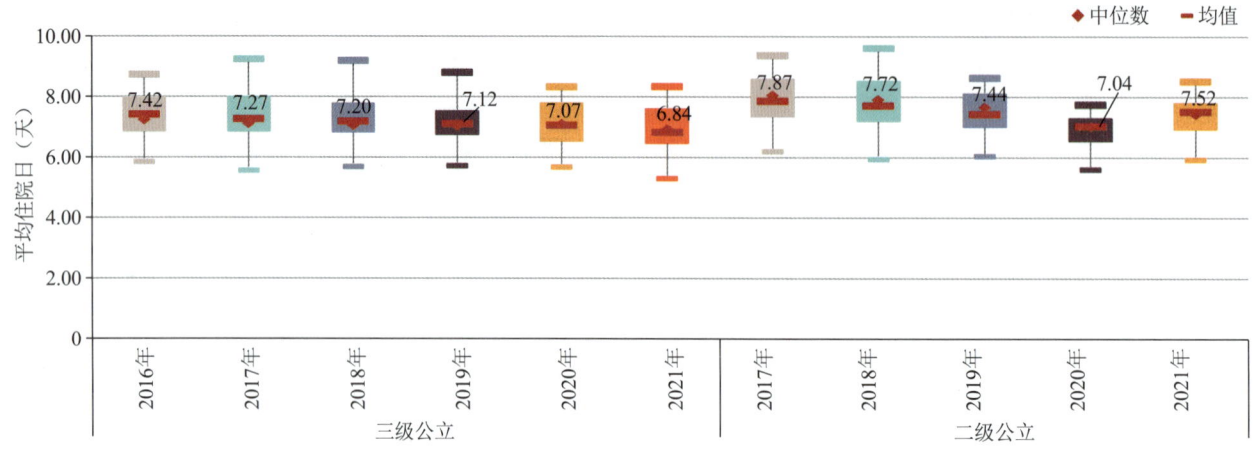

图 2-1-3-84　2016—2021 年全国儿童专科医院肺炎（儿童）患者平均住院日

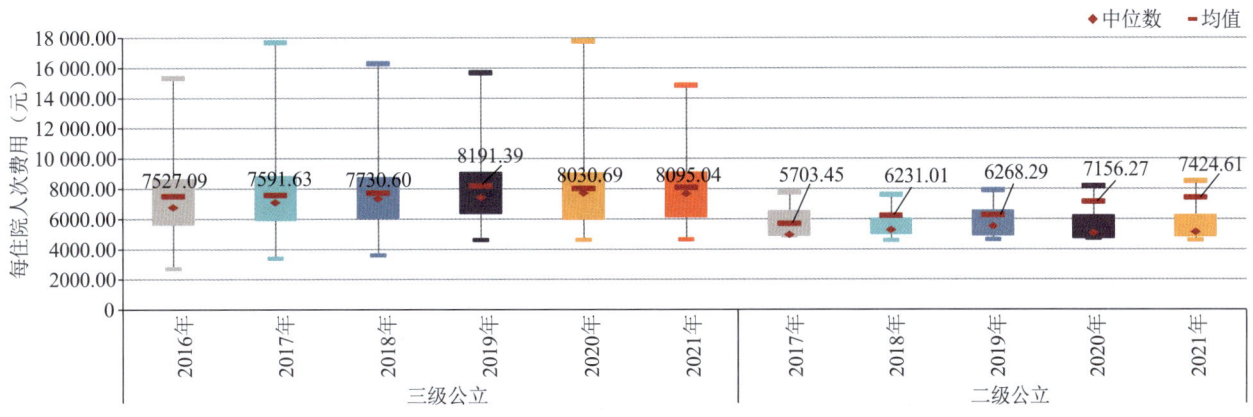

图 2-1-3-85 2016—2021 年全国儿童专科医院肺炎（儿童）患者每住院人次费用

（2）各省（自治区、直辖市）情况

1）住院死亡率

分析各省（自治区、直辖市）儿童专科医院肺炎（儿童）患者住院死亡率，2021年纳入分析的三级公立医院均值为0.03%，其中最高为新疆0.10%（图2-1-3-86）。

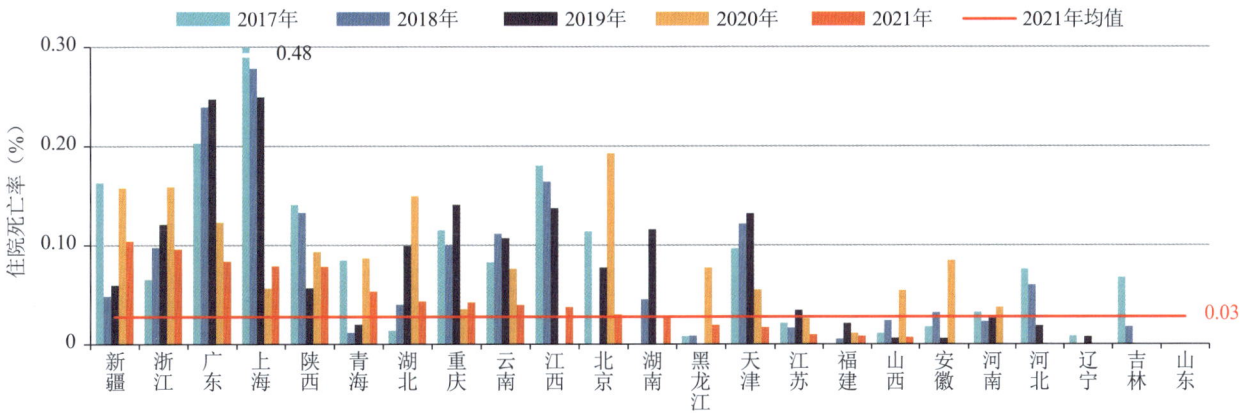

注：兵团、宁夏、广西、贵州、四川、海南、甘肃、内蒙古、西藏无相关病种数据，没有纳入分析。

图 2-1-3-86 2017—2021 年各省（自治区、直辖市）三级公立儿童专科医院肺炎（儿童）患者住院死亡率

2）0～31天非预期再住院率

分析全国各省（自治区、直辖市）儿童专科医院肺炎（儿童）患者0～31天非预期再住院率，2021年三级公立医院均值为1.80%，其中最高为黑龙江3.27%（图2-1-3-87）。

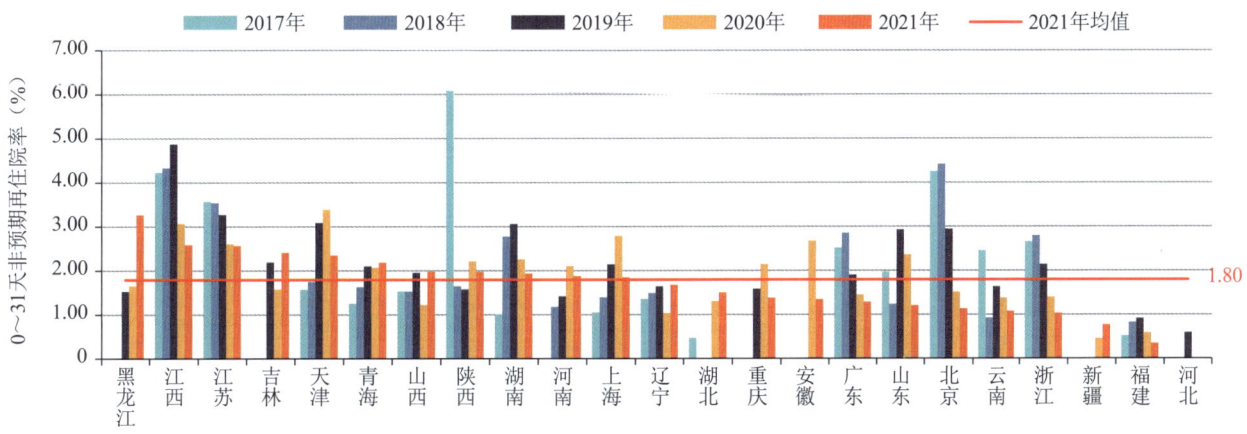

注：兵团、宁夏、广西、贵州、四川、海南、甘肃、内蒙古、西藏无相关病种数据，没有纳入分析。

图 2-1-3-87 2017—2021 年各省（自治区、直辖市）三级公立儿童专科医院肺炎（儿童）患者0～31天非预期再住院率

3）平均住院日

分析各省（自治区、直辖市）儿童专科医院肺炎（儿童）患者平均住院日，2021年三级公立医院均值为6.84天，其中最长为青海8.24天（图2-1-3-88）。

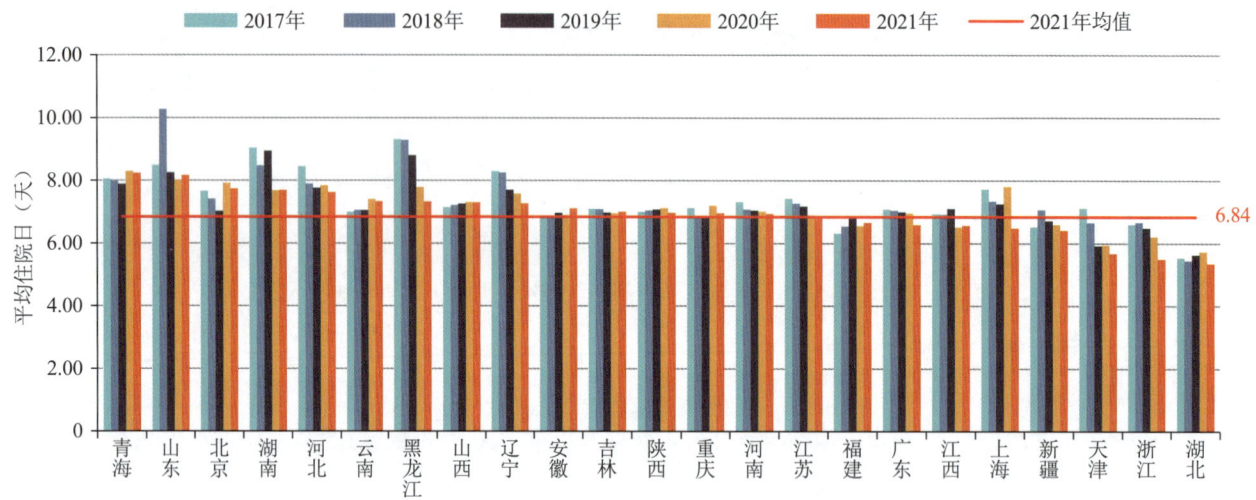

注：兵团、宁夏、广西、贵州、四川、海南、甘肃、内蒙古、西藏等无相关病种数据，没有纳入分析。

图2-1-3-88　2017—2021年各省（自治区、直辖市）三级公立儿童专科医院肺炎（儿童）患者平均住院日

4）每住院人次费用

分析各省（自治区、直辖市）儿童专科医院肺炎（儿童）患者每住院人次费用，2021年三级公立医院均值为8095.04元，其中最高为北京16 868.82元（图2-1-3-89）。

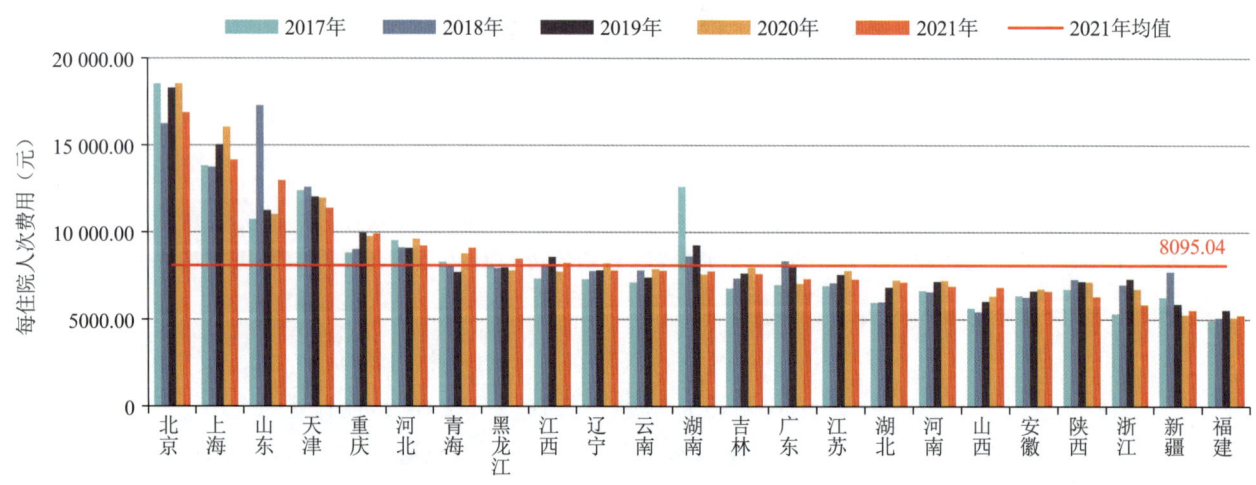

注：兵团、宁夏、广西、贵州、四川、海南、甘肃、内蒙古、西藏无相关病种数据，没有纳入分析。

图2-1-3-89　2017—2021年各省（自治区、直辖市）三级公立儿童专科医院肺炎（儿童）患者每住院人次费用

（3）各省（自治区、直辖市）开展情况

纳入分析的各省（自治区、直辖市）儿童专科医院肺炎（儿童）患者出院人次占总出院人次比例，2021年全国均值为12.48%，14省高于均值，其中，最高为河南22.94%（图2-1-3-90）；肺炎（儿童）患者出院人次与每万人口比例，2021年全国均值为1.80例/万人，10省高于均值，其中，最高为天津12.80例/万人（图2-1-3-91）。

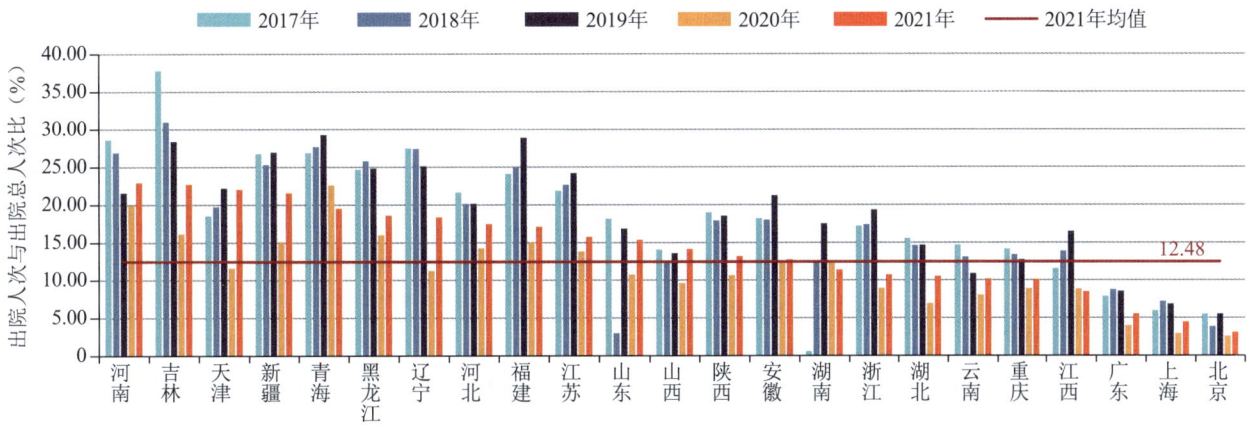

注：兵团、宁夏、广西、贵州、四川、海南、甘肃、内蒙古、西藏无相关病种数据，没有纳入分析。

图 2-1-3-90　2017—2021 年各省（自治区、直辖市）儿童专科医院肺炎（儿童）患者出院人次占总出院人次比例

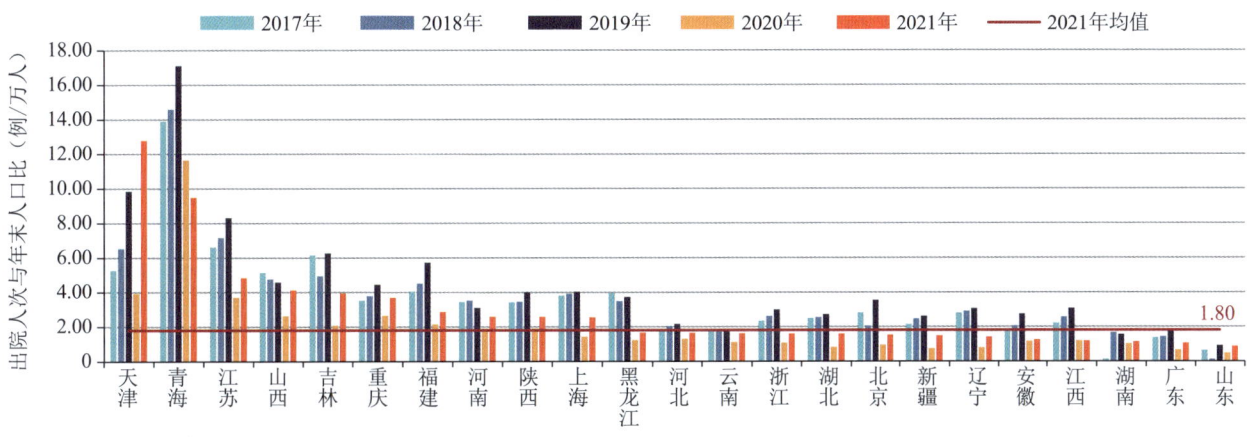

注：兵团、宁夏、广西、贵州、四川、海南、甘肃、内蒙古、西藏等无相关病种数据，没有纳入分析。

图 2-1-3-91　2017—2021 年各省（自治区、直辖市）儿童专科医院肺炎（儿童）患者出院人次与每万人口之比

3. 低出生体重儿

妇产 / 妇幼专科医院，主要诊断 ICD-10 编码：P07，P05。

（1）全国情况

2016—2021 年三级公立妇产 / 妇幼专科医院低出生体重儿患者住院死亡率呈相对稳定趋势，其中，2021 年为 0.27%，与 2020 年持平；二级公立妇产 / 妇幼专科医院低出生体重儿患者住院死亡率呈相对稳定趋势，其中，2021 年为 0.14%，较 2020 年升高 0.09 个百分点（图 2-1-3-92）。

2016—2021 年三级公立妇产 / 妇幼专科医院低出生体重儿患者 0～31 天非预期再住院率呈波动升高趋势，其中，2021 年为 0.73%，较 2020 年下降 0.07 个百分点；二级公立妇产 / 妇幼专科医院低出生体重儿患者 0～31 天非预期再住院率呈波动下降趋势，其中，2021 年为 0.87%，较 2020 年下降 0.56 个百分点（图 2-1-3-93）。

2016—2021 年三级公立妇产 / 妇幼专科医院低出生体重儿患者平均住院日呈逐年升高趋势，其中，2021 年为 14.15 天，较 2020 年升高 0.20 天；二级公立妇产 / 妇幼专科医院低出生体重儿患者平均住院日呈相对稳定趋势，其中，2021 年为 9.09 天，较 2020 年升高 0.46 天（图 2-1-3-94）。

2016—2021 年三级公立妇产 / 妇幼专科医院低出生体重儿患者每住院人次费用呈逐年升高趋势，其中，2021 年为 22 979.54 元，较 2020 年升高 1130.90 元；二级公立妇产 / 妇幼专科医院低出生体重儿患者每住院人次费用呈相对稳定趋势，其中，2021 年为 12 004.57 元，较 2020 年升高 1895.27 元（图 2-1-3-95）。

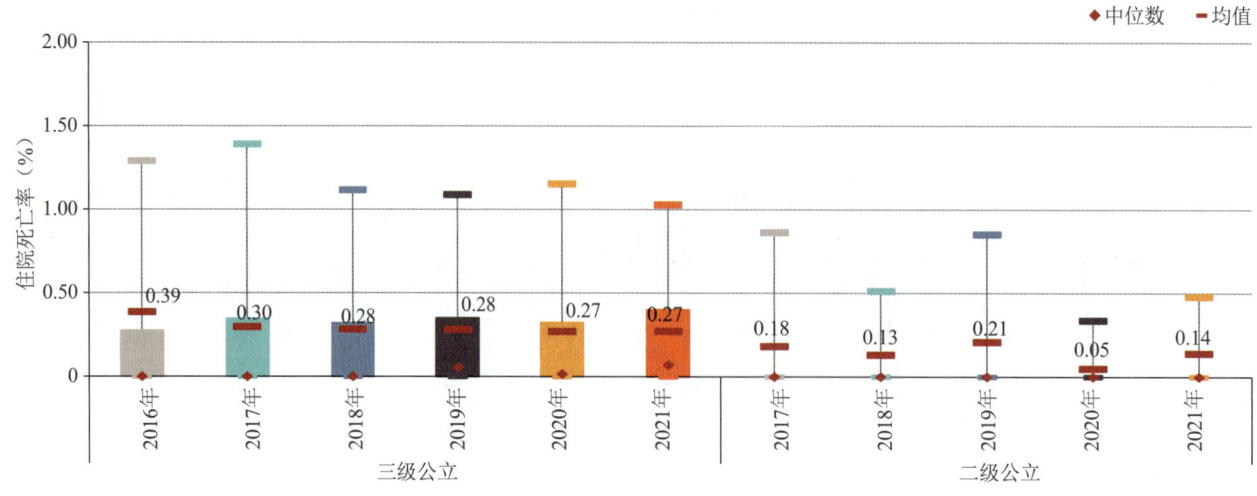

图 2-1-3-92 2016—2021 年全国妇产/妇幼专科医院低出生体重儿患者住院死亡率

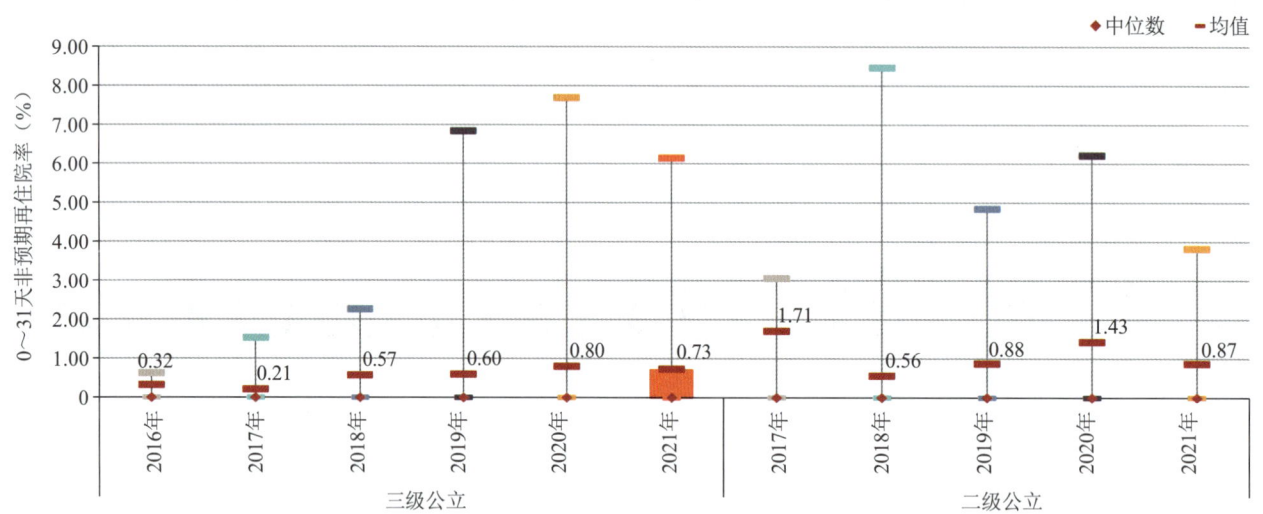

图 2-1-3-93 2016—2021 年全国妇产/妇幼专科医院低出生体重儿患者 0～31 天非预期再住院率

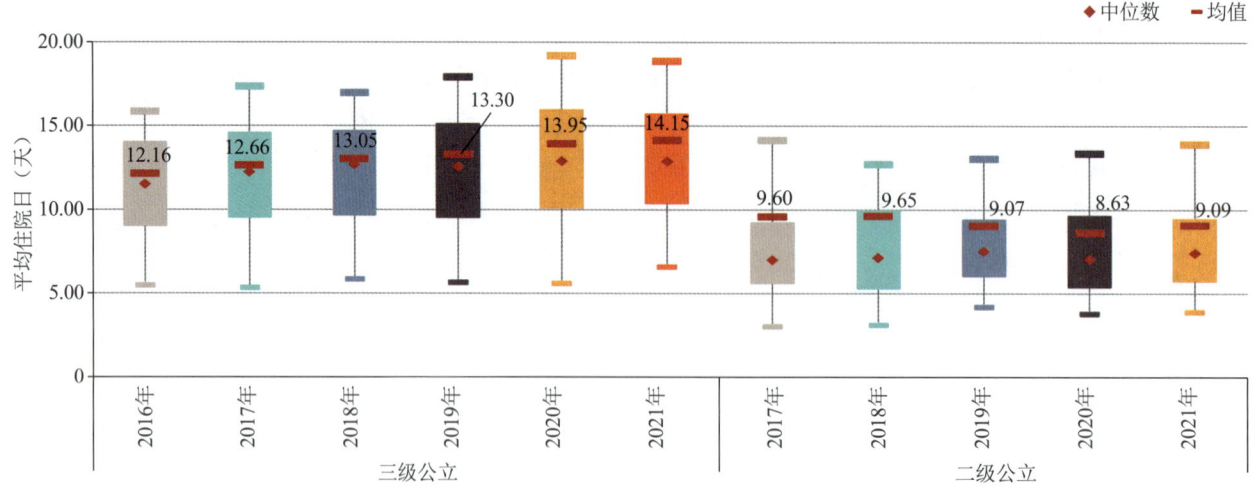

图 2-1-3-94 2016—2021 年全国妇产/妇幼专科医院低出生体重儿患者平均住院日

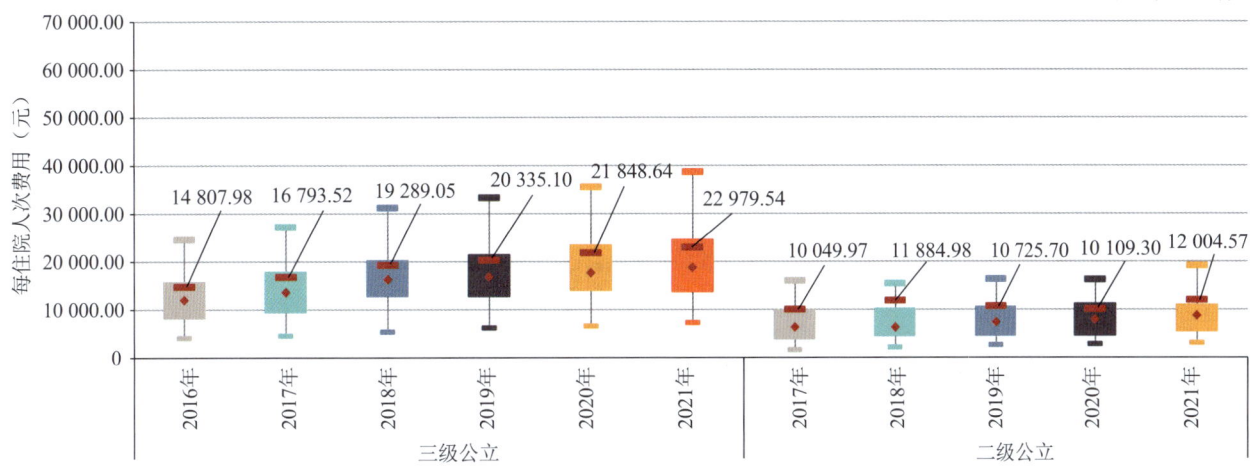

图 2-1-3-95　2016—2021 年全国妇产 / 妇幼专科医院低出生体重儿患者每住院人次费用

（2）各省（自治区、直辖市）情况

1）住院死亡率

分析各省（自治区、直辖市）妇产 / 妇幼医院低出生体重儿患者住院死亡率，2021 年纳入分析的三级公立医院均值为 0.27%，其中最高为内蒙古 0.95%（图 2-1-3-96）。

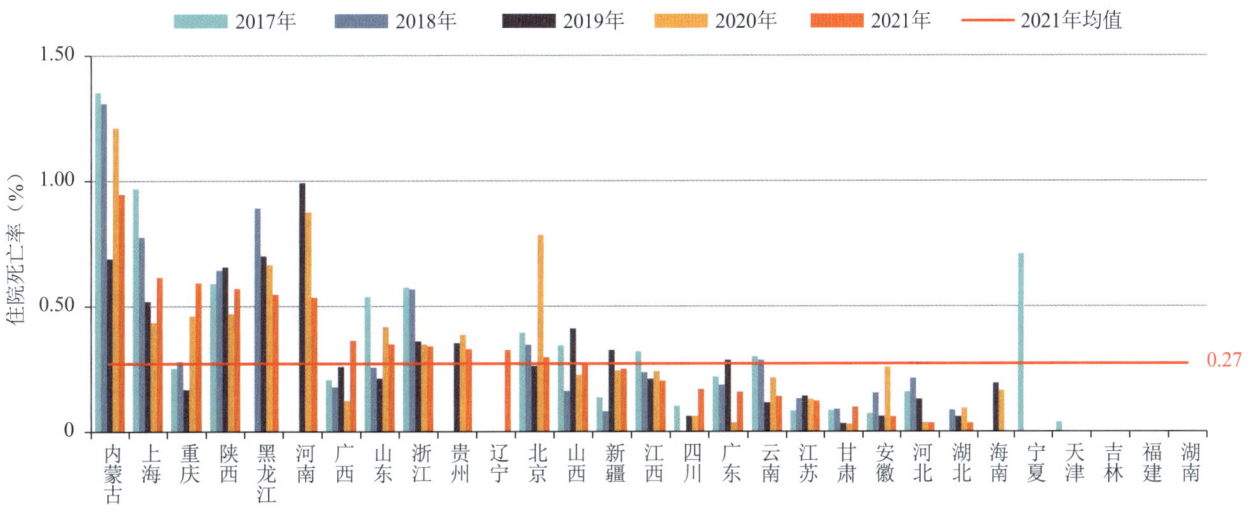

注：兵团、青海、西藏无相关病种数据，没有纳入分析。

图 2-1-3-96　2017—2021 年各省（自治区、直辖市）三级公立全国妇产 / 妇幼专科医院低出生体重儿患者住院死亡率

2）0～31 天非预期再住院率

分析各省（自治区、直辖市）各级妇产 / 妇幼医院低出生体重儿患者 0～31 天非预期再住院率，2021 年三级公立医院均值为 0.73%，其中最高为海南 13.04%（图 2-1-3-97）。

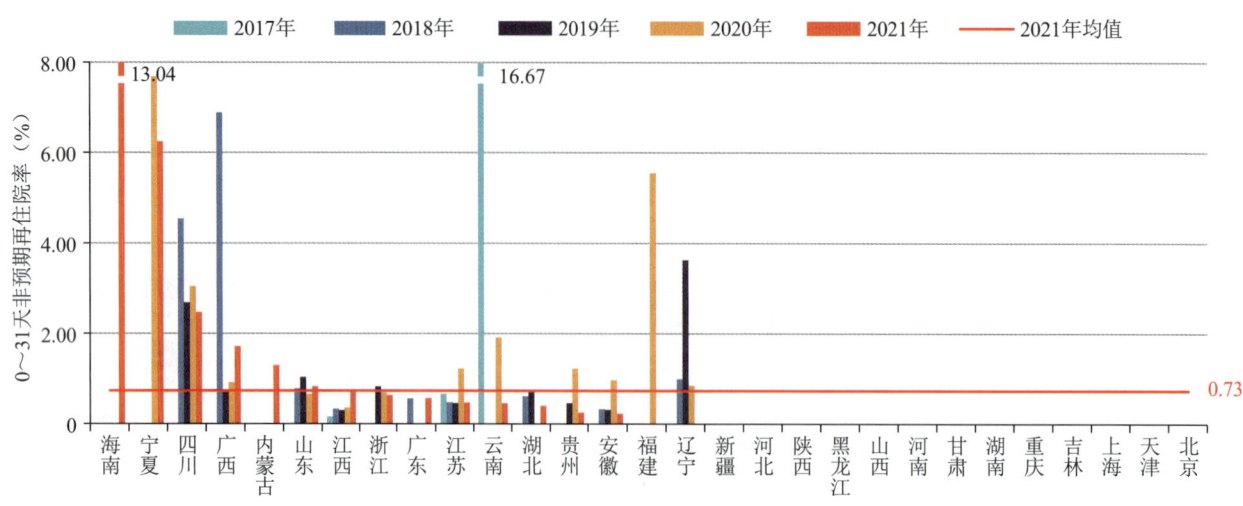

注：兵团、青海、西藏无相关病种数据，没有纳入分析。

图 2-1-3-97　2016—2021 年各省（自治区、直辖市）三级公立妇产 / 妇幼专科医院低出生体重儿患者
0 ～ 31 天非预期再住院率

3）平均住院日

分析各省（自治区、直辖市）各级妇产 / 妇幼医院低出生体重儿患者平均住院日，2021 年三级公立医院均值为 14.15 天，其中最长为海南 18.87 天（图 2-1-3-98）。

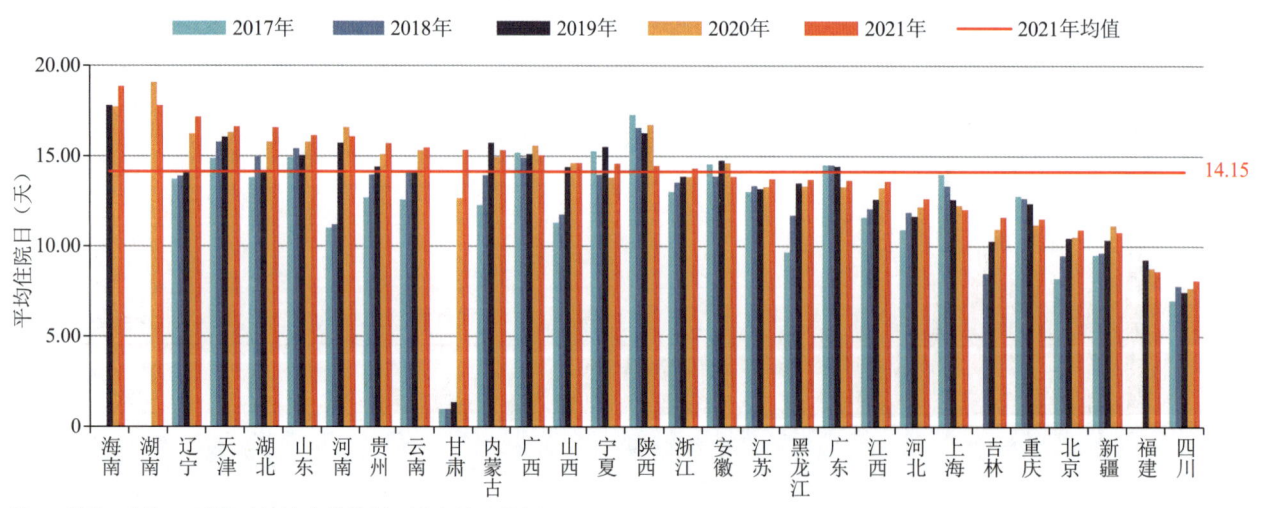

注：兵团、青海、西藏无相关病种数据，没有纳入分析。

图 2-1-3-98　2017—2021 年各省（自治区、直辖市）三级公立妇产 / 妇幼专科医院
低出生体重儿患者平均住院日

4）每住院人次费用

分析各省（自治区、直辖市）各级妇产 / 妇幼医院低出生体重儿患者每住院人次费用，2021 年三级公立医院均值为 22 979.54 元，其中最高为海南 40 056.11 元（图 2-1-3-99）。

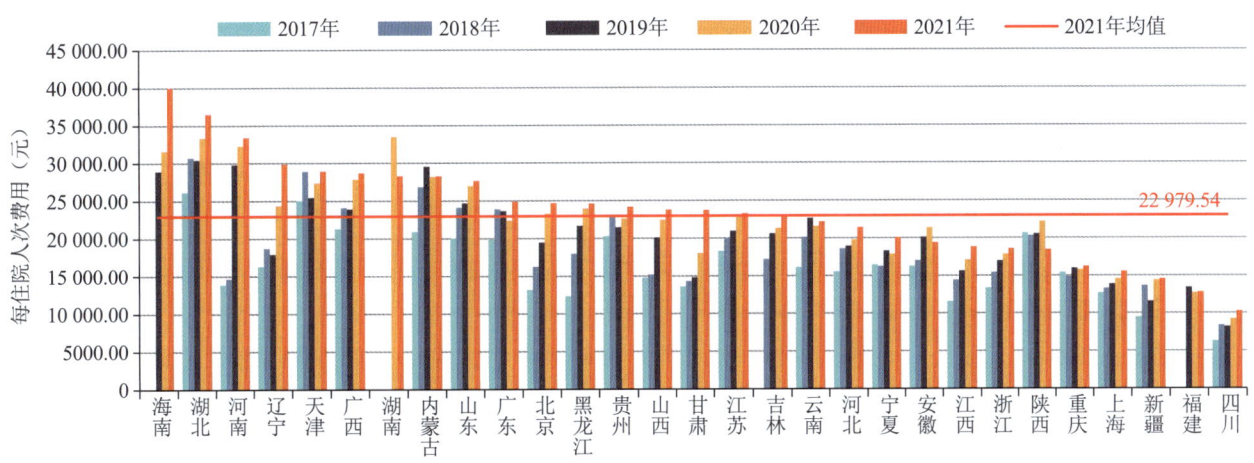

注：兵团、青海、西藏无相关病种数据，没有纳入分析。

图2-1-3-99 2017—2021年各省（自治区、直辖市）三级公立妇产/妇幼专科医院低出生体重儿患者每住院人次费用

（3）各省（自治区、直辖市）开展情况

纳入分析的各省（自治区、直辖市）各级妇产/妇幼专科医院低出生体重儿患者出院人次占总出院人次比例，2021年全国均值为1.71%，15省高于均值，其中，最高为天津4.10%（图2-1-3-100）。低出生体重儿患者出院人次与每万人口之比，2021年全国均值为0.69例/万人，13省高于均值，其中，最高为浙江1.75例/万人（图2-1-3-101）。

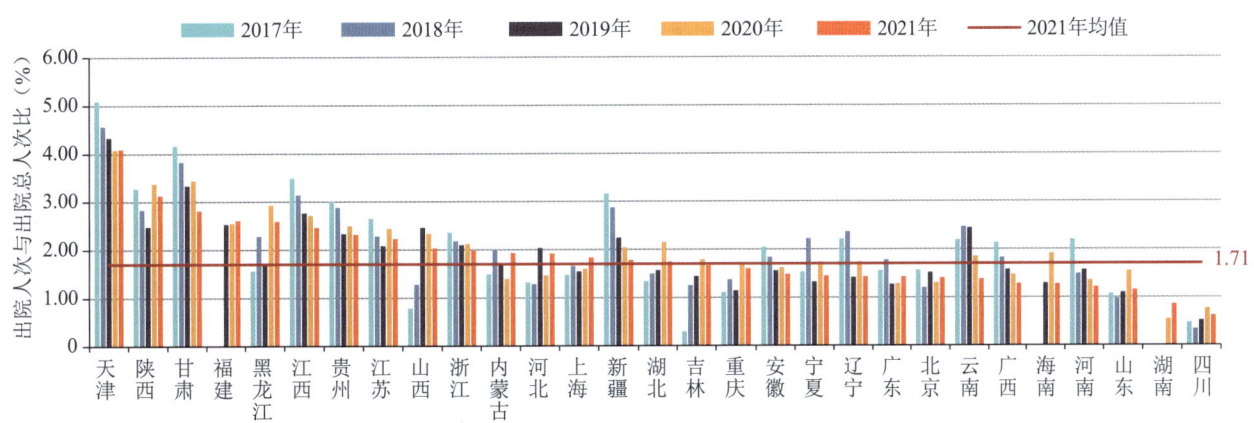

注：青海、西藏等无相关病种数据，没有纳入分析。

图2-1-3-100 2017—2021年各省（自治区、直辖市）妇产/妇幼专科医院低出生体重儿患者出院人次占全部出院患者人次比例

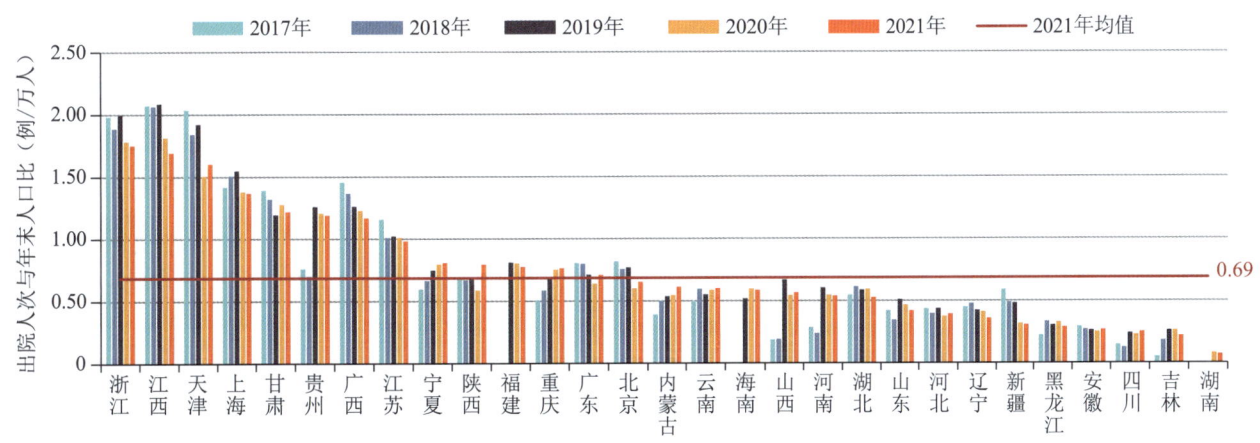

注：青海、西藏等无相关病种数据，没有纳入分析。

图2-1-3-101 2017—2021年各省（自治区、直辖市）妇产/妇幼专科医院低出生体重儿患者出院人次与每万人口之比

4. 心房纤颤

心血管专科医院，主要诊断ICD-10编码：I48。

（1）全国情况

2016—2021年三级公立心血管专科医院心房纤颤患者住院死亡率，2021年为0.03%，较2020年升高0.02个百分点（图2-1-3-102）。

2016—2021年三级公立心血管专科医院心房纤颤患者0～31天非预期再住院率呈波动下降趋势，其中，2021年为1.91%，较2020年下降0.19个百分点（图2-1-3-103）。

2016—2021年三级公立心血管专科医院心房纤颤患者平均住院日呈波动下降趋势，其中，2021年为6.24天，较2020年下降0.65天（图2-1-3-104）。

2016—2021年三级公立心血管专科医院心房纤颤患者每住院人次费用呈波动升高趋势，其中，2021年为64636.43元，较2020年升高5746.75元（图2-1-3-105）。

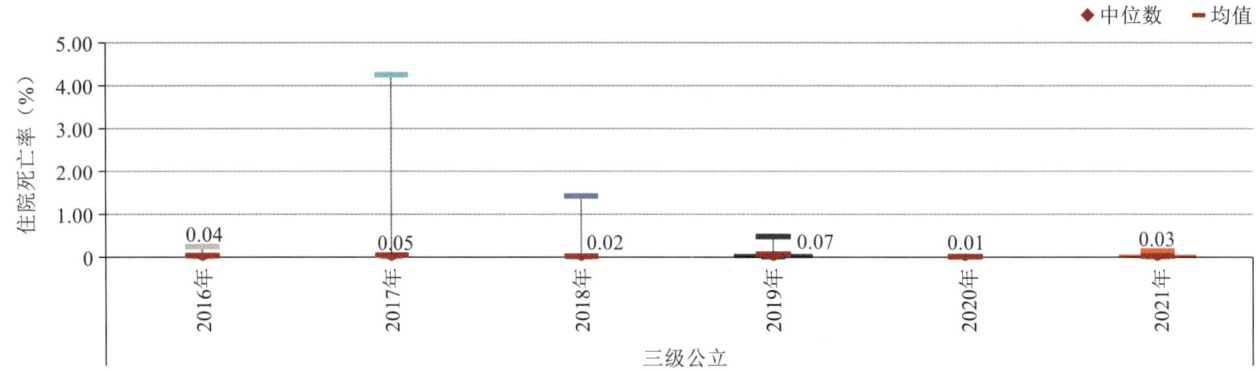

图2-1-3-102　2016—2021年全国心血管专科医院心房纤颤患者住院死亡率

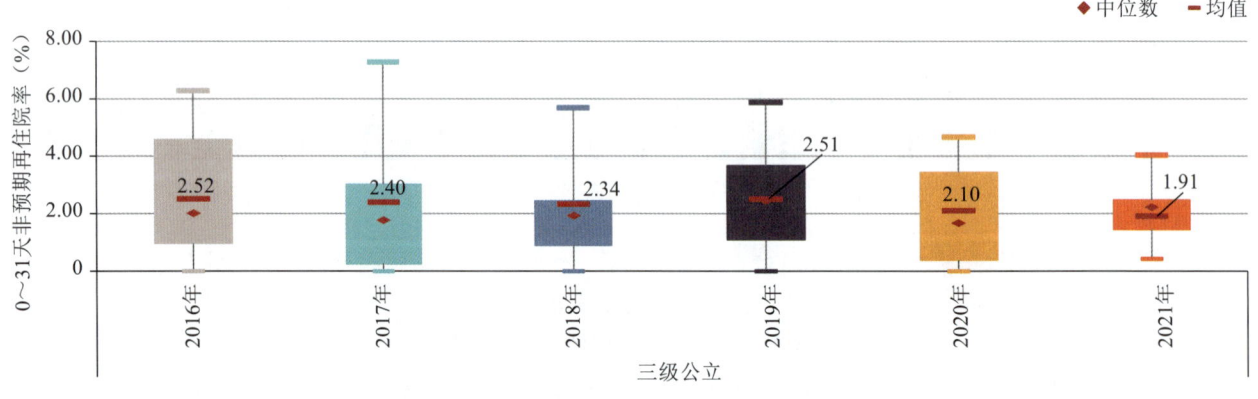

图2-1-3-103　2016—2021年全国心血管专科医院心房纤颤患者0～31天非预期再住院率

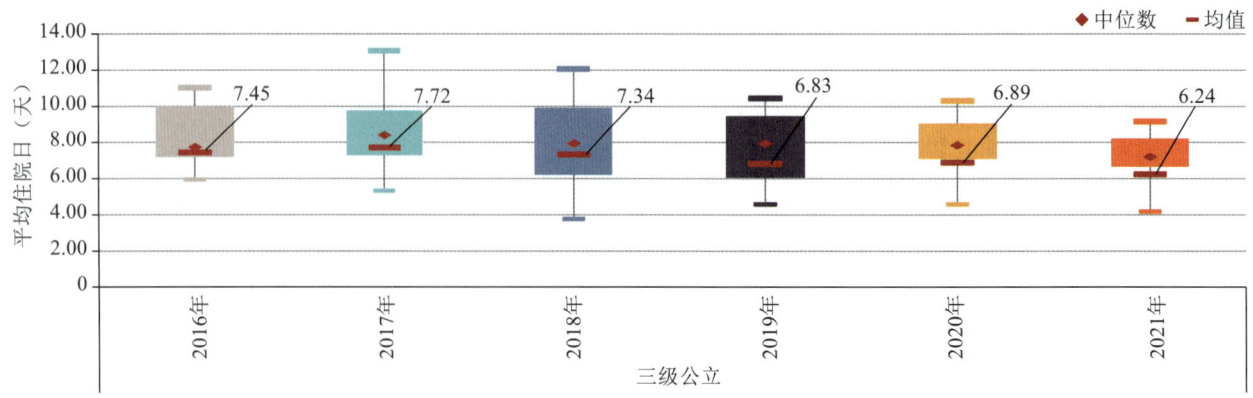

图2-1-3-104　2016—2021年全国心血管专科医院心房纤颤患者平均住院日

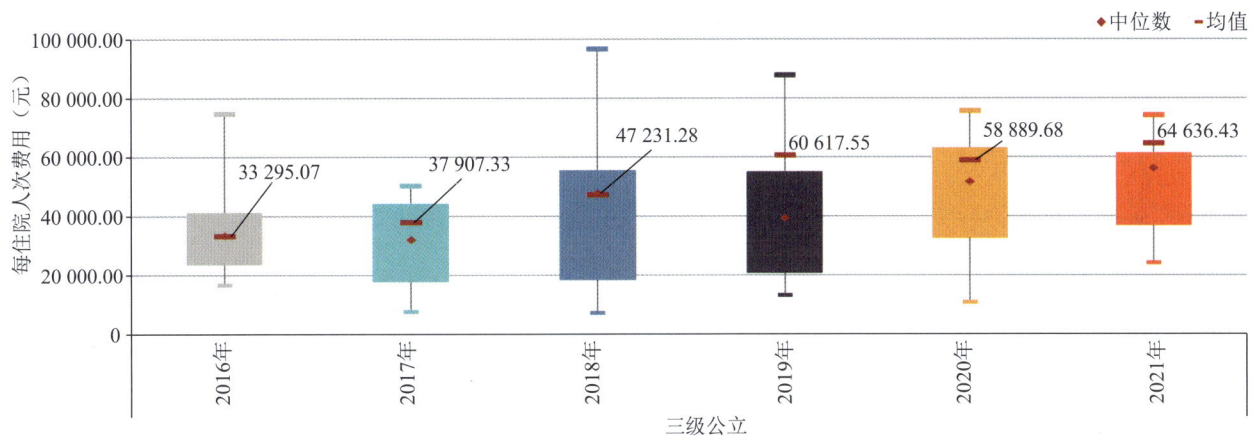

图 2-1-3-105　2016—2021 年全国心血管专科医院心房纤颤患者每住院人次费用

（2）各省（自治区、直辖市）情况

1）住院死亡率

分析心血管专科医院心房纤颤患者住院死亡率，2021 年纳入分析的三级公立医院均值为 0.03%，其中，最高为山东 0.20%。

2）0～31 天非预期再住院率

分析心血管专科医院心房纤颤患者 0～31 天非预期再住院率，2021 年纳入分析的三级公立医院均值为 1.91%，其中，最高为山东 4.89%。

3）平均住院日

分析心血管专科医院心房纤颤患者平均住院日，2021 年纳入分析的三级公立医院均值为 6.24 天，其中，最高为青海 9.49 天。

4）每住院人次费用

分析心血管专科医院心房纤颤患者每住院人次费用，2021 年纳入分析的三级公立医院均值为 64 636.43 元，其中，最高为北京 81 012.07 元。

（3）各省（自治区、直辖市）开展情况

纳入分析的心血管专科医院心房纤颤患者出院人次占总出院人次比例，2021 年全国均值为 2.56%，6 省高于均值，其中，最高为广东 5.85%（图 2-1-3-106）。心房纤颤患者出院人次与每万人口之比，2021 年全国均值为 0.09 例/万人，7 个省份高于均值，其中，最高为北京 1.67 例/万人（图 2-1-3-107）。

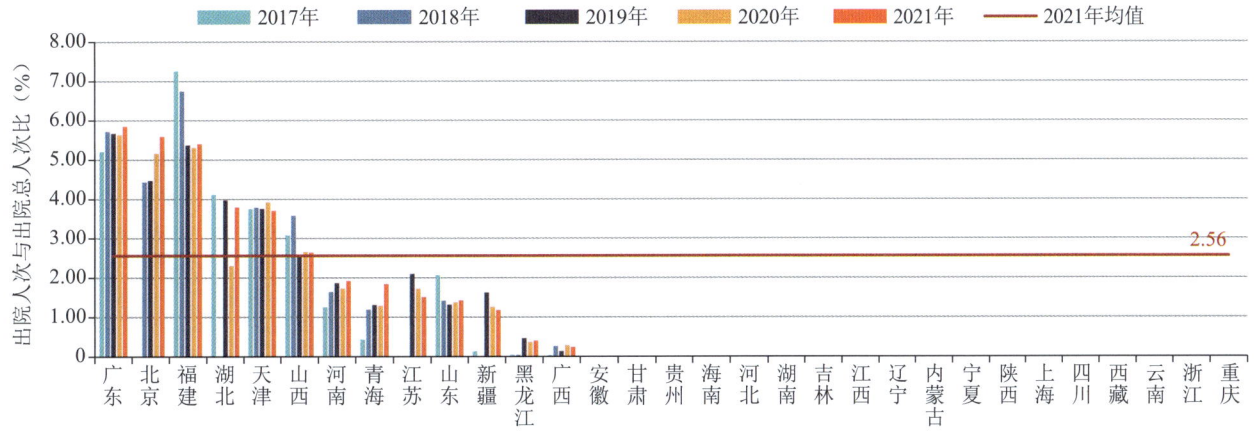

注：兵团无相关病种数据，没有纳入分析。

图 2-1-3-106　2017—2021 年各省（自治区、直辖市）心血管专科医院心房纤颤患者出院人次占全部出院患者人次比例

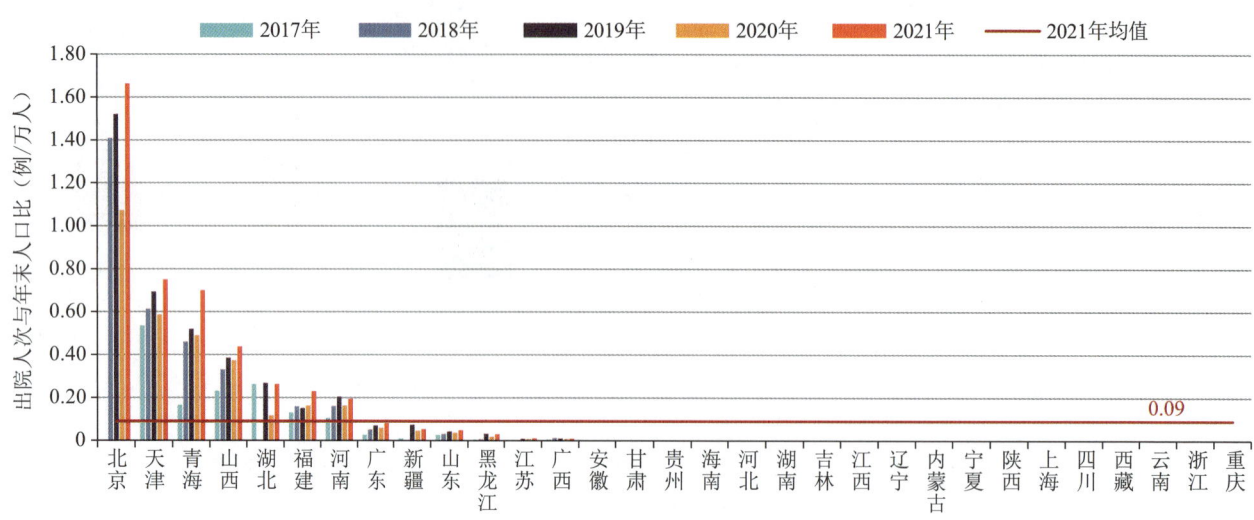

注：兵团无相关病种数据，没有纳入分析。

图 2-1-3-107　2017—2021 年各省（自治区、直辖市）心血管专科医院心房纤颤患者出院人次与每万人口之比

5. 上颌骨骨折

口腔专科医院，主要诊断 ICD-10 编码：S02.4。

（1）全国情况

2016—2021 年三级公立、二级公立口腔专科医院上颌骨骨折患者住院死亡率呈相对稳定趋势，其中，2021 年均为 0。

2016—2021 年三级公立口腔专科医院上颌骨骨折患者 0～31 天非预期再住院率呈波动下降趋势，其中，2021 年为 0.15%，较 2020 年下降 0.42 个百分点；二级公立口腔专科医院上颌骨骨折患者 0～31 天非预期再住院率呈相对稳定趋势，2018—2021 年均为 0。

2016—2021 年三级公立口腔专科医院上颌骨骨折患者平均住院日呈波动下降趋势，其中，2021 年为 7.95 天，较 2020 年下降 0.65 天；二级公立口腔专科医院上颌骨骨折患者平均住院日呈波动下降趋势，其中，2021 年为 9.43 天，较 2020 年升高 1.89 天（图 2-1-3-108）。

2016—2021 年三级公立口腔专科医院上颌骨骨折患者每住院人次费用呈逐年升高趋势，其中，2021 年为 23 799.58 元，较 2020 年升高 2056.89 元；二级公立口腔专科医院上颌骨骨折患者每住院人次费用呈波动下降趋势，其中，2021 年为 9975.27 元，较 2020 年升高 1230.77 元（图 2-1-3-109）。

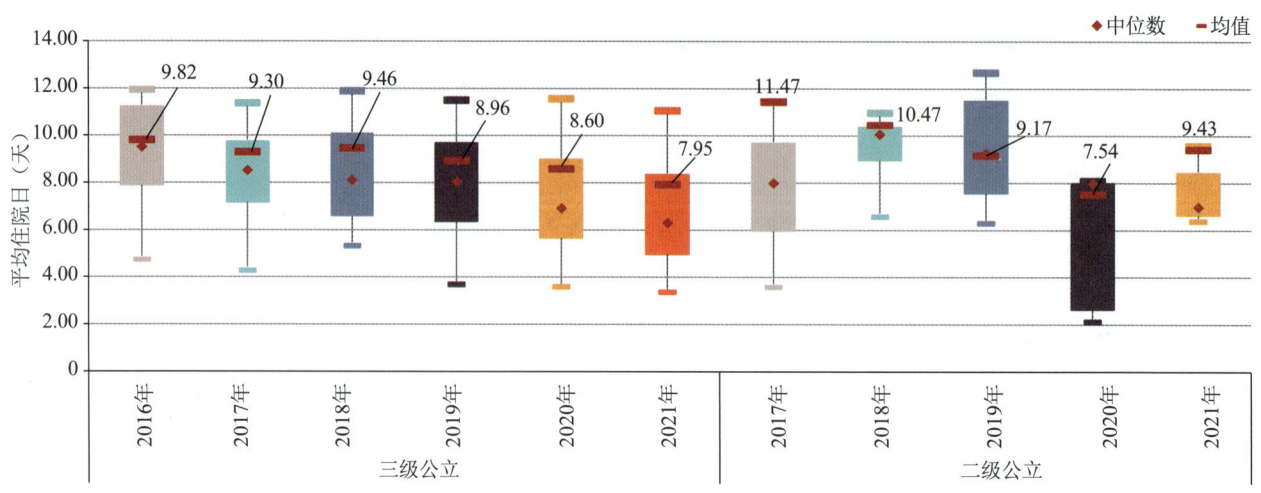

图 2-1-3-108　2016—2021 年全国口腔专科医院上颌骨骨折患者平均住院日

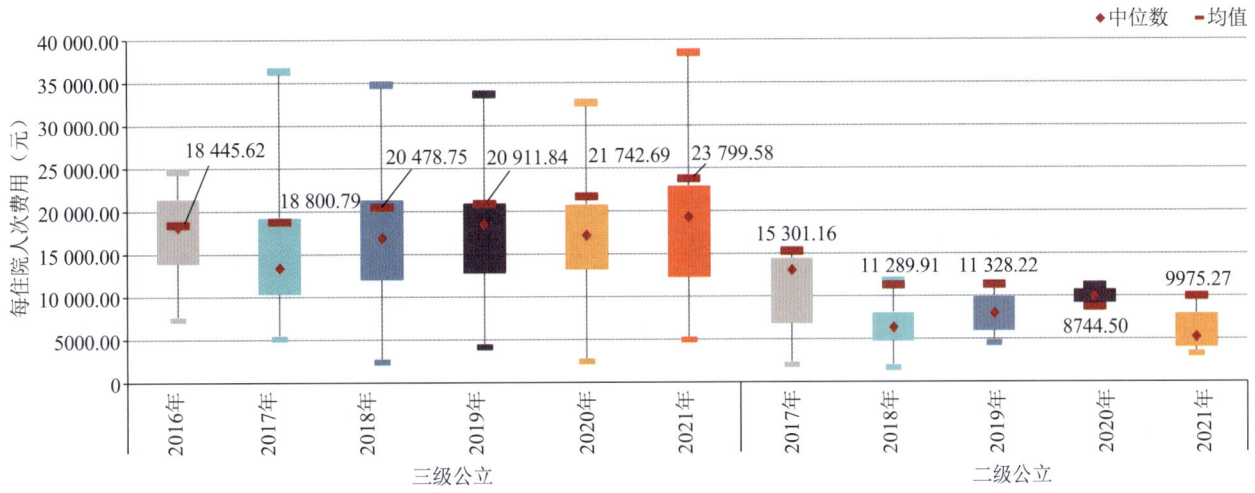

图 2-1-3-109　2016—2021 年全国口腔专科医院上颌骨骨折患者每住院人次费用

（2）各省（自治区、直辖市）情况

1）住院死亡率

分析口腔专科医院上颌骨骨折患者住院死亡率，2021 年纳入分析的三级公立医院均值为 0，各省均为 0。

注：兵团、青海、山西、宁夏、云南、新疆、海南、湖南、甘肃、西藏无相关病种数据，没有纳入分析。

2）0～31 天非预期再住院率

分析口腔专科医院上颌骨骨折患者 0～31 天非预期再住院率，2021 年纳入分析的三级公立医院均值为 0.15%，其中，最高为贵州 0.88%。

注：兵团、青海、山西、宁夏、云南、新疆、海南、湖南、甘肃、西藏无相关病种数据，没有纳入分析。

3）平均住院日

分析口腔专科医院上颌骨骨折患者平均住院日，2021 年纳入分析的三级公立医院均值为 7.95 天，其中，最长为河南 13.91 天（图 2-1-3-110）。

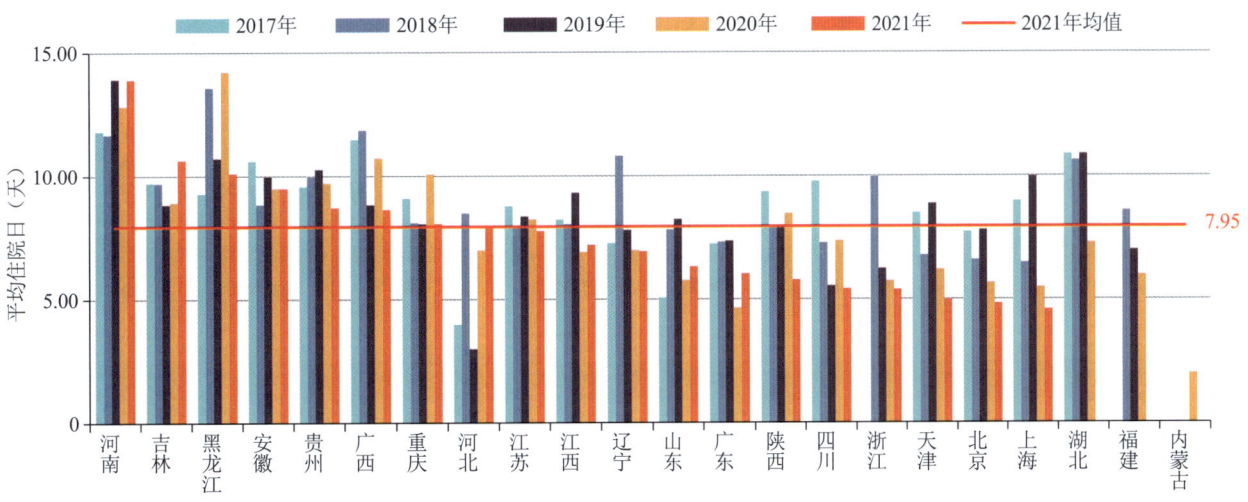

注：兵团、青海、山西、宁夏、云南、新疆、海南、湖南、甘肃、西藏无相关病种数据，没有纳入分析。

图 2-1-3-110　2017—2021 年各省（自治区、直辖市）三级公立口腔专科医院上颌骨骨折患者平均住院日

4）每住院人次费用

分析口腔专科医院上颌骨骨折患者每住院人次费用，2021 年三级公立医院均值为 23 799.58 元，其中最高为吉林 43 413.67 元（图 2-1-3-111）。

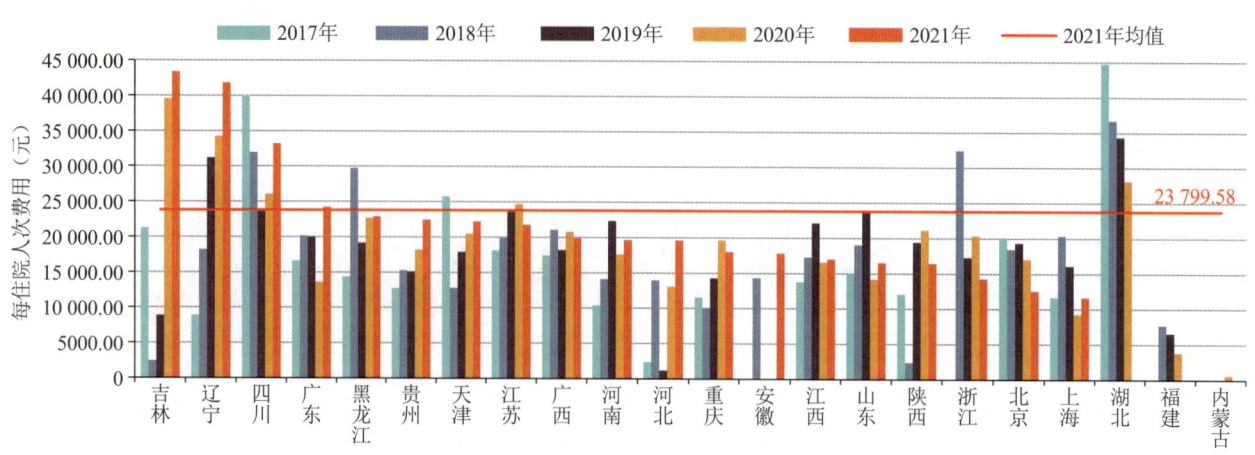

注：兵团、青海、山西、宁夏、云南、新疆、海南、湖南、甘肃、西藏等无相关病种数据，没有纳入分析。

图 2-1-3-111　2017—2021 年各省（自治区、直辖市）三级公立口腔专科医院上颌骨骨折患者每住院人次费用

（3）各省（自治区、直辖市）开展情况

纳入分析的口腔专科医院上颌骨骨折患者出院人次占总出院人次比例，2021 年全国均值为 0.61%，10 省高于均值，其中，最高为广西 2.43%（图 2-1-3-112）。上颌骨骨折患者出院人次与每万人口之比，2021 年全国均值为 0.01 例 / 万人，11 省高于均值，其中，最高为北京 0.04 例 / 万人（图 2-1-3-113）。

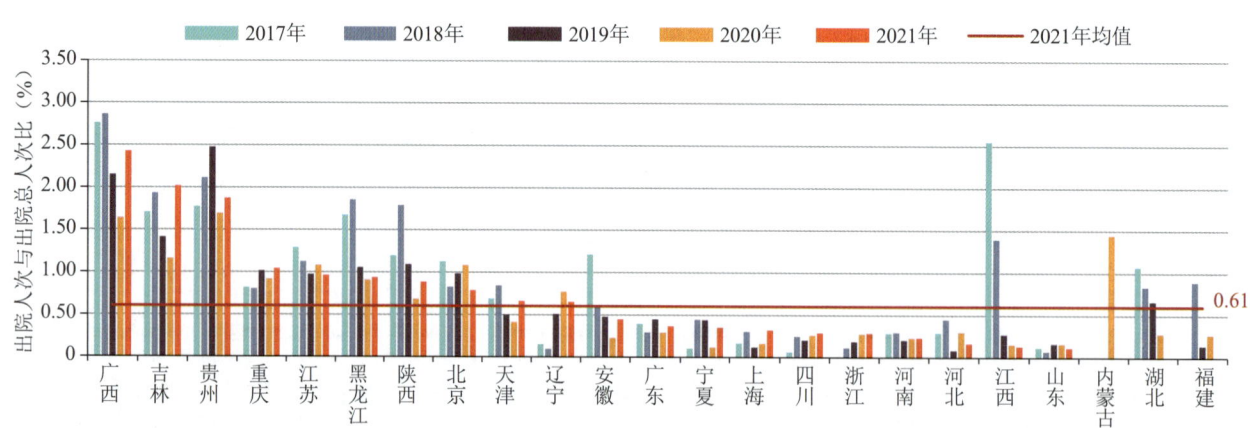

注：甘肃、海南、湖南、青海、山西、西藏、新疆、云南无相关病种数据，没有纳入分析。

图 2-1-3-112　2017—2021 年各省（自治区、直辖市）口腔专科医院上颌骨骨折患者出院人次占全部出院患者人次比例

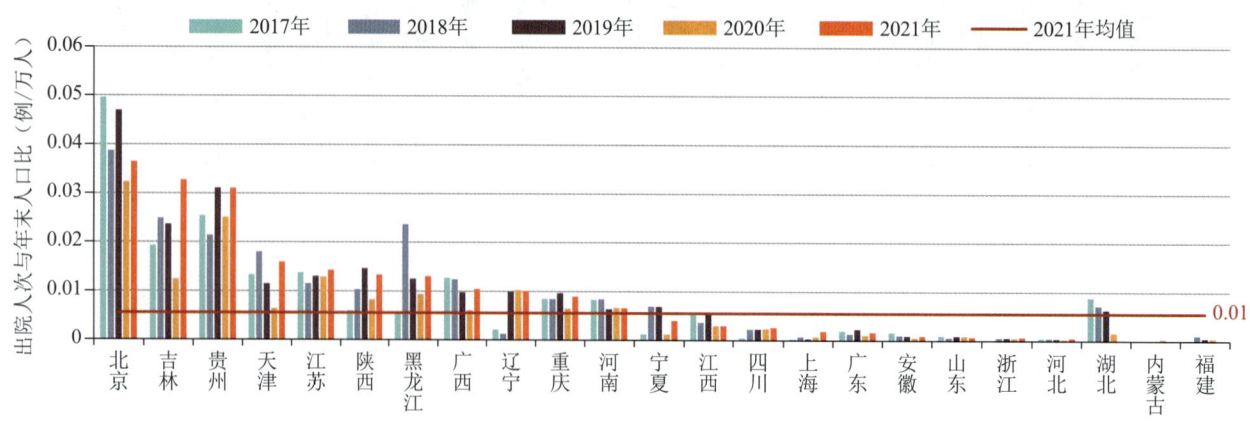

注：甘肃、海南、湖南、青海、山西、西藏、新疆、云南无相关病种数据，没有纳入分析。

图 2-1-3-113　2017—2021 年各省（自治区、直辖市）口腔专科医院上颌骨骨折患者出院人次与每万人口之比

第四节 重点手术相关指标分析

重点手术是衡量医院外科医疗技术水平与安全的一个重要指标，本年度报告对2016—2021年重点手术住院患者的医疗质量与安全监测的相关指标进行报告。数据来源于HQMS中2016—2021年有效上报的4099家医院的病案首页信息，经数据清洗，重点手术样本情况见表2-1-4-1。2021年综合医院出院人次为1784.17万，专科医院276.22万，其中，委属委管医院76.16万；除二级综合医院和妇产/妇幼医院外，2021年各类医院重点手术出院人次与去年同期相比均有所升高。

表2-1-4-1 2016—2021年各类医疗机构重点手术样本量

医院类型	2016年 医院数（家）	出院人次	2017年 医院数（家）	出院人次	2018年 医院数（家）	出院人次	2019年 医院数（家）	出院人次	2020年 医院数（家）	出院人次	2021年 医院数（家）	出院人次
二级综合	929	1 767 551	2244	5 651 102	2254	5 440 495	2272	5 594 027	2251	4 913 473	2154	4 444 961
三级综合	1302	9 693 786	1316	10 296 734	1333	10 989 763	1342	12 196 265	1364	11 155 824	1466	13 396 778
传染病专科	46	25 481	57	25 802	56	23 973	64	25 052	61	16 336	62	17 238
儿童专科	42	180 327	45	198 371	44	228 488	44	250 598	44	206 703	43	246 760
妇产/妇幼专科	163	1 109 268	191	1 198 077	190	1 192 763	205	1 396 148	211	1 288 880	209	1 241 201
精神专科	29	22 522	52	38 978	66	55 340	85	104 207	90	123 512	108	200 409
口腔专科	34	5908	36	6553	40	5903	39	5622	41	4506	41	5328
心血管专科	15	147 030	16	176 005	12	108 619	16	248 827	16	219 175	16	289 742
委属委管	26	556 479	26	578 177	26	618 847	26	688 922	26	564 960	26	761 589
合计	2560	12 951 873	3957	17 591 622	3995	18 045 344	4067	19 820 746	4078	17 928 409	4099	19 842 417

注：委属委管的样本情况已经包含在三级综合和专科的数据中，故合计未纳入。

此处描述的整体情况仅展示综合医院24个重点手术的出院人次占所有出院患者比、占常住地年末人口数之比等。由于专科医院上报重点手术的医院数量及其出院人次远低于综合医院，故此处不具体描述专科医院重点手术的整体情况，专科医院具体分析术种见下文。

2016—2021年综合医院重点手术住院患者中，进行阴道分娩手术的患者出院人次最多，其次为剖宫产手术（图2-1-4-1）。

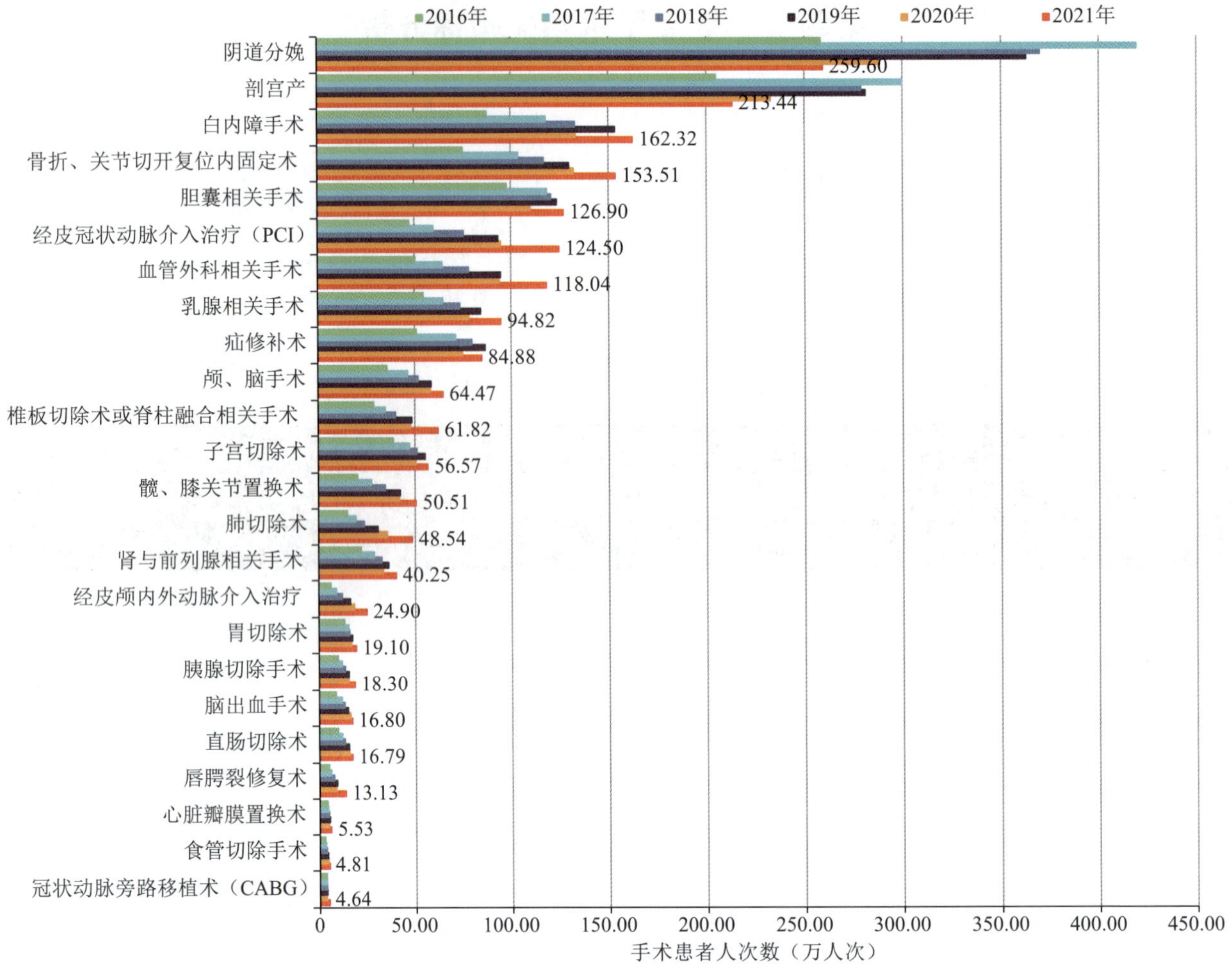

图 2-1-4-1 2016—2021 年全国综合医院重点手术患者人次数

2016—2021 年除三级民营综合医院外，各级各类综合医院重点手术患者人次占总出院人次的比例变化不大。2021 年各级各类综合医院重点手术患者人次占总出院人次的比例较 2020 年均有所下降，其中委属委管综合医院占比最高，其次是三级公立综合医院，具体情况见图 2-1-4-2。

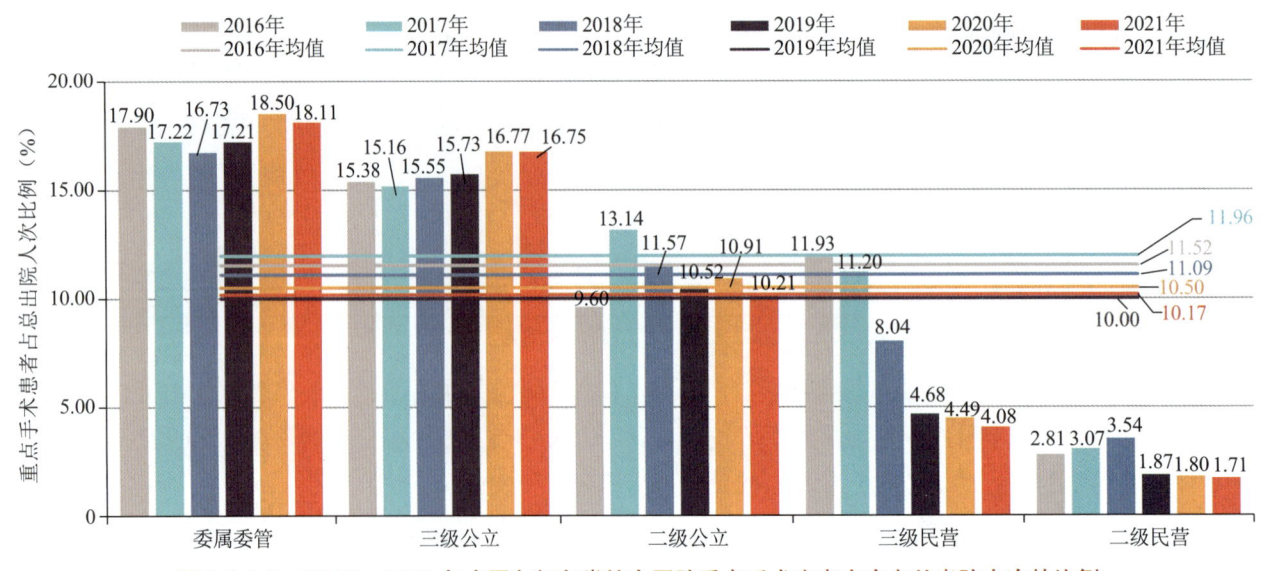

图 2-1-4-2 2016—2021 年全国各级各类综合医院重点手术患者人次占总出院人次的比例

134

2016—2021年综合医院重点手术出院患者与年末每万人口之比，除2020年有所降低以外，2016—2021年三级公立综合医院呈逐年上升情况，近3年（2019—2021年）二级公立综合医院占比呈逐年下降，且三级公立综合医院占比明显高于二级公立综合医院，可见三级公立综合医院仍是重点手术患者看病就医的首要选择。具体情况见图2-1-4-3。

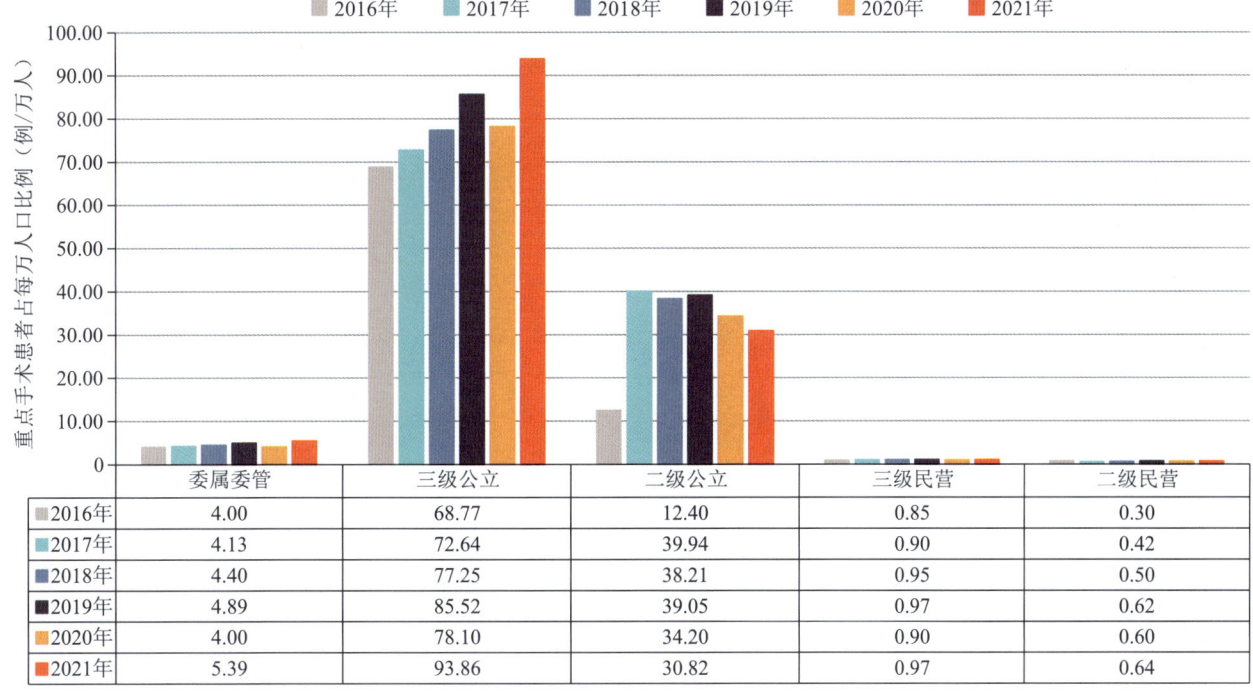

图2-1-4-3 2016—2021年全国各级各类综合医院重点手术患者占每万人口之比

2016—2021年二级、三级综合医院收治重点手术患者例数最多的均为阴道分娩。2021年三级综合医院重点手术中住院死亡率最高的为颅、脑手术（4.29%），平均住院日最高的为胰腺切除手术（26.14天），次均住院费用最高的为心脏瓣膜置换术（170 923.66元），0～31天非预期再住院率最高为白内障手术（8.05%）。2021年二级综合医院住院死亡率最高的为颅、脑手术（6.15%），平均住院日和次均住院费用最高的均为心脏瓣膜置换术分别为28.41天和139 234.37元，0～31天非预期再住院率最高为白内障手术（6.18%）。具体如表2-1-4-2所示。

表 2-1-4-2 2016—2021 年各级综合医院重点手术相关质量指标

手术	分类	三级综合							二级综合					
	指标	2016年	2017年	2018年	2019年	2020年	2021年		2016年	2017年	2018年	2019年	2020年	2021年
阴道分娩	例数	2 047 893	1 978 207	1 796 315	1 833 517	1 453 956	1 480 272		2 217 116	1 903 622	1 796 207	1 433 333	1 115 751	
	住院死亡率（%）	0.01	0.00	0.01	0.00	0.00	0.00		0.01	0.03	0.01	0.01	0.01	
	平均住院日（天）	3.95	3.92	4.00	3.89	3.86	3.93		3.53	3.61	3.63	3.56	3.66	
	每住院人次费用（元）	4294.17	4616.45	4854.21	5081.95	5300.60	5464.10		2873.49	3041.70	3214.35	3290.90	3393.09	
	0～31天非预期再住院率（%）	0.07	0.06	0.09	0.05	0.04	0.03		0.13	0.11	0.11	0.07	0.04	
剖宫产	例数	1 519 406	1 609 691	1 564 894	1 632 776	1 334 964	1 346 527		1 386 005	1 226 608	1 180 569	992 441	787 857	
	住院死亡率（%）	0.02	0.01	0.01	0.01	0.01	0.01		0.02	0.02	0.01	0.01	0.01	
	平均住院日（天）	6.33	6.19	6.21	6.14	6.10	6.09		6.06	6.10	6.08	5.99	6.03	
	每住院人次费用（元）	8974.84	9331.40	9677.82	10020.24	10173.96	10137.22		5945.60	6198.38	6465.01	6603.34	6657.83	
	0～31天非预期再住院率（%）	0.03	0.03	0.02	0.02	0.01	0.02		0.03	0.03	0.03	0.04	0.02	
白内障手术	例数	743 683	812 985	922 937	1 074 733	932 466	1 224 131		364 429	405 821	458 438	399 301	399 093	
	住院死亡率（%）	0.01	0.00	0.00	0.00	0.00	0.00		0.01	0.01	0.00	0.01	0.01	
	平均住院日（天）	4.89	4.70	4.42	4.09	3.88	3.50		4.28	4.09	3.99	3.89	3.77	
	每住院人次费用（元）	8754.52	9086.85	9227.87	9350.65	9457.38	8741.79		5473.00	5514.84	5687.14	5804.78	5699.74	
	0～31天非预期再住院率（%）	5.84	6.47	7.25	7.43	7.59	8.05		5.10	5.87	6.12	6.33	6.18	

续表

手术	分类	指标	三级综合						二级综合					
			2016年	2017年	2018年	2019年	2020年	2021年	2017年	2018年	2019年	2020年	2021年	三级综合 / 二级综合
经皮冠状动脉介入治疗（PCI）		例数	459 619	548 752	680 639	820 134	813 039	1 078 747	47 196	74 046	113 614	135 580	166 279	
		住院死亡率（%）	0.62	0.65	0.70	0.74	0.80	0.74	0.63	0.76	0.79	0.80	0.86	
		平均住院日（天）	9.03	8.76	8.49	8.23	8.12	7.72	9.48	9.20	8.91	8.74	8.44	
		每住院人次费用（元）	52 880.58	52 734.47	51 704.41	52 097.08	50 633.51	36 732.35	47 364.64	45 895.95	45 661.73	43 392.61	29 658.57	
		0～31天非预期再住院率（%）	2.02	2.05	2.05	2.00	1.70	1.77	2.58	2.39	2.26	1.87	1.93	
骨折、关节切开复位内固定术		例数	615 171	660 339	747 412	834 376	849 415	1 043 456	377 790	419 249	462 714	471 732	491 673	
		住院死亡率（%）	0.09	0.09	0.09	0.09	0.09	0.11	0.06	0.06	0.06	0.06	0.06	
		平均住院日（天）	18.98	18.62	17.93	17.18	16.33	15.57	18.12	17.87	17.37	16.69	16.33	
		每住院人次费用（元）	36 750.75	37 294.62	37 353.31	38 316.35	38 368.02	38 276.82	22 638.86	22 879.18	23 472.54	23 068.15	23 354.78	
		0～31天非预期再住院率（%）	0.16	0.16	0.16	0.16	0.14	0.18	0.18	0.13	0.13	0.11	0.16	
血管外科相关手术		例数	470 293	540 062	657 995	799 217	800 677	1 019 579	101 966	123 036	147 577	140 926	160 834	
		住院死亡率（%）	0.76	0.78	0.75	0.81	0.95	0.84	0.29	0.28	0.33	0.36	0.39	
		平均住院日（天）	13.86	13.61	13.14	12.66	12.68	11.94	10.82	10.88	10.86	11.14	10.79	
		每住院人次费用（元）	47 692.68	49 317.19	50 626.99	53 221.75	56 685.26	57 876.83	15 079.40	16 441.52	19 096.47	22 334.13	25 310.71	
		0～31天非预期再住院率（%）	2.37	2.36	2.32	2.27	2.01	1.85	1.65	1.71	1.66	1.80	1.71	

续表

分类		指标	三级综合						二级综合					
			2016年	2017年	2018年	2019年	2020年	2021年	2017年	2018年	2019年	2020年	2021年	
手术	胆囊相关手术	例数	888 036	915 008	911 619	912 522	815 736	995 880	267 235	292 277	320 456	284 202	273 096	
		住院死亡率（%）	0.39	0.37	0.32	0.31	0.37	0.32	0.11	0.11	0.13	0.14	0.16	
		平均住院日（天）	11.08	10.93	10.27	9.90	9.97	9.31	9.90	9.79	9.62	9.65	9.39	
		每住院人次费用（元）	18 249.85	19 355.95	20 055.14	21 850.23	23 271.77	22 749.10	11 647.79	12 020.04	12 558.25	12 958.36	13 122.40	
		0～31天非预期再住院率（%）	1.15	1.05	0.95	0.80	0.67	0.71	0.32	0.27	0.31	0.30	0.33	
	乳腺相关手术	例数	509 730	557 417	637 196	733 097	680 278	846 345	86 664	97 700	110 246	102 390	101 825	
		住院死亡率（%）	0.02	0.02	0.00	0.00	0.00	0.00	0.01	0.01	0.01	0.00	0.01	
		平均住院日（天）	8.00	7.66	7.25	6.73	6.47	5.65	7.91	7.69	7.42	7.60	7.22	
		每住院人次费用（元）	11 475.02	11 737.15	11 834.73	12 140.63	12 810.79	12 348.62	7212.56	7491.24	7851.70	8259.78	8296.75	
		0～31天非预期再住院率（%）	0.78	0.68	0.63	0.57	0.44	0.49	1.41	1.11	1.07	0.85	0.66	
	疝修补术	例数	399 635	425 107	483 451	530 484	459 403	566 616	285 617	313 882	336 173	288 248	282 153	
		住院死亡率（%）	0.09	0.09	0.08	0.07	0.08	0.08	0.05	0.03	0.04	0.05	0.05	
		平均住院日（天）	7.33	7.13	6.79	6.50	6.38	6.06	7.22	7.19	7.01	6.85	6.68	
		每住院人次费用（元）	11 341.15	11 930.26	12 259.93	13 031.93	13 826.42	13 973.02	6868.23	7254.81	7714.37	8098.10	8389.45	
		0～31天非预期再住院率（%）	0.13	0.11	0.10	0.09	0.09	0.09	0.15	0.10	0.09	0.07	0.10	

续表

分类	指标	三级综合 2016年	2017年	2018年	2019年	2020年	2021年	三级综合	二级综合 2017年	2018年	2019年	2020年	2021年	二级综合
椎板切除术或脊柱融合相关手术	例数	273 288	301 853	347 987	420 593	413 086	546 074		45 537	52 814	64 054	65 223	72 163	
	住院死亡率（%）	0.12	0.12	0.12	0.10	0.10	0.09		0.07	0.08	0.08	0.08	0.07	
	平均住院日（天）	16.34	15.83	15.35	14.65	14.14	13.09		14.99	15.29	15.06	14.81	14.14	
	每住院人次费用（元）	53 678.15	53 797.05	53 421.58	55 371.88	55 830.32	55 464.60		28 650.33	30 793.08	32 007.93	31 442.84	30 984.52	
	0～31天非预期再住院率（%）	0.56	0.56	0.59	0.57	0.52	0.56		0.91	0.84	0.88	0.77	0.86	
颅、脑手术	例数	338 470	364 519	409 005	463 375	458 979	531 576		99 701	108 281	120 197	121 344	113 127	
	住院死亡率（%）	4.78	4.65	4.42	4.27	4.66	4.29		5.84	5.76	5.64	6.07	6.15	
	平均住院日（天）	23.80	23.63	23.25	22.70	22.73	21.46		21.01	21.63	21.39	22.06	21.78	
	每住院人次费用（元）	68 061.67	70 275.90	72 039.00	76 377.58	79 072.52	80 090.14		42 448.92	44 869.26	47 049.47	49 328.52	51 138.93	
	0～31天非预期再住院率（%）	1.13	1.21	1.26	1.17	0.97	1.12		1.53	1.51	1.48	1.33	1.37	
肺切除术	例数	141 016	176 543	221 151	289 006	334 206	460 523		13 308	14 389	18 963	22 039	24 851	
	住院死亡率（%）	0.22	0.21	0.17	0.15	0.13	0.11		0.42	0.29	0.21	0.22	0.20	
	平均住院日（天）	16.79	16.05	15.19	14.06	13.04	11.63		16.12	17.43	16.69	16.21	14.98	
	每住院人次费用（元）	52 864.67	54 004.13	53 721.32	54 914.27	54 621.32	53 972.43		32 180.67	38 336.05	39 119.90	38 959.24	39 275.07	
	0～31天非预期再住院率（%）	1.11	0.78	0.67	0.47	0.34	0.31		2.51	1.84	1.63	1.20	0.67	

续表

分类		指标	三级综合						二级综合					
			2016年	2017年	2018年	2019年	2020年	2021年	2016年	2017年	2018年	2019年	2020年	2021年
手术	子宫切除术	例数	342 374	350 243	380 130	416 976	383 836	451 375		121 948	129 897	134 545	121 351	114 374
		住院死亡率（%）	0.04	0.04	0.03	0.03	0.03	0.02		0.06	0.06	0.03	0.04	0.04
		平均住院日（天）	12.23	12.17	12.00	11.76	11.64	11.04		11.02	11.15	11.07	11.19	11.03
		每住院人次费用（元）	19 583.31	20 881.45	21 640.82	22 304.37	23 214.60	22 997.86		11 123.15	12 026.76	12 820.10	13 643.05	13 987.38
		0~31天非预期再住院率（%）	0.44	0.39	0.32	0.26	0.19	0.17		0.33	0.29	0.28	0.26	0.23
	髋、膝关节置换术	例数	184 006	214 537	263 885	319 909	310 719	392 856		60 378	82 571	103 866	110 021	112 259
		住院死亡率（%）	0.26	0.22	0.19	0.18	0.19	0.19		0.24	0.16	0.18	0.18	0.18
		平均住院日（天）	16.91	16.34	15.62	14.81	13.91	12.85		18.82	18.55	17.79	16.85	16.12
		每住院人次费用（元）	60 254.90	59 935.97	58 654.14	59 613.00	58 744.15	56 153.29		41 152.52	41 787.14	43 018.20	42 225.78	41 110.93
		0~31天非预期再住院率（%）	0.44	0.45	0.40	0.43	0.48	0.52		0.47	0.50	0.53	0.42	0.55
	肾与前列腺相关手术	例数	198 781	220 019	250 465	274 478	253 911	319 639		67 967	77 260	88 478	81 824	82 906
		住院死亡率（%）	0.14	0.17	0.12	0.10	0.11	0.10		0.09	0.10	0.09	0.10	0.10
		平均住院日（天）	15.67	15.27	14.69	14.13	13.68	12.88		14.33	14.02	13.66	13.44	13.20
		每住院人次费用（元）	25 853.15	26 820.17	27 060.46	27 824.60	28 015.79	28 016.36		14 861.72	15 157.58	15 771.40	15 738.10	15 864.22
		0~31天非预期再住院率（%）	0.45	0.45	0.42	0.38	0.34	0.38		0.64	0.55	0.50	0.52	0.47

续表

分类		指标	三级综合						二级综合					
手术			2016年	2017年	2018年	2019年	2020年	2021年	2016年	2017年	2018年	2019年	2020年	2021年
经皮冠内动脉介入治疗		例数	56 742	73 419	101 942	142 951	166 331	231 897		11 533	13 901	15 672	15 391	17 073
		住院死亡率（%）	1.34	1.51	1.73	1.85	2.12	1.90		0.42	0.62	1.23	1.42	1.83
		平均住院日（天）	15.99	15.67	15.45	15.07	15.05	14.24		10.54	12.19	13.01	14.81	15.92
		每住院人次费用（元）	112 887.39	112 134.05	112 538.74	117 344.23	120 296.79	120 105.55		28 445.93	36 455.48	50 164.38	74 040.79	105 067.63
		0～31天非预期再住院率（%）	1.02	1.19	1.15	1.22	0.97	0.97		1.58	1.78	1.74	1.44	1.05
胃切除术		例数	120 695	127 697	135 090	149 197	144 892	172 949		21 241	19 107	20 015	19 454	18 004
		住院死亡率（%）	0.47	0.48	0.54	0.54	0.64	0.55		0.43	0.57	0.59	0.59	0.64
		平均住院日（天）	20.16	19.92	20.00	19.73	19.96	18.70		19.12	21.13	21.50	21.87	21.51
		每住院人次费用（元）	57 885.55	59 920.58	62 235.10	66 636.02	69 959.59	71 072.59		33 235.07	38 946.57	42 651.37	44 316.95	46 999.28
		0～31天非预期再住院率（%）	1.35	1.20	1.00	0.59	0.36	0.40		3.53	3.16	2.70	2.33	1.42
食管切除手术		例数	89 749	100 941	116 393	135 058	135 076	166 255		12 592	13 130	14 966	14 280	16 735
		住院死亡率（%）	0.42	0.44	0.41	0.38	0.51	0.43		0.59	0.43	0.43	0.39	0.46
		平均住院日（天）	15.49	14.94	14.53	13.85	13.57	12.16		14.19	14.53	14.52	15.09	13.25
		每住院人次费用（元）	38 788.88	38 640.11	38 657.48	39 014.99	39 596.74	36 008.35		20 792.38	23 769.64	24 843.06	27 896.46	25 225.10
		0～31天非预期再住院率（%）	3.09	2.95	2.90	2.83	2.49	2.57		2.82	1.83	2.00	2.25	1.56

续表

分类	指标	三级综合						二级综合					
		2016年	2017年	2018年	2019年	2020年	2021年	2017年	2018年	2019年	2020年	2021年	
直肠手术	例数	86 022	93 564	105 467	122 804	125 580	143 436	20 229	22 029	26 668	26 211	24 451	
	住院死亡率（%）	0.28	0.22	0.25	0.24	0.29	0.28	0.16	0.13	0.22	0.21	0.25	
	平均住院日（天）	19.37	19.18	18.93	18.08	17.97	17.11	15.67	16.26	15.82	16.04	16.16	
	每住院人次费用（元）	48 287.58	50 752.23	51 707.83	52 892.86	54 466.72	54 259.40	22 349.09	23 897.18	24 705.79	26 130.26	28 073.99	
	0~31天非预期再住院率（%）	1.26	0.97	0.83	0.59	0.35	0.39	2.36	2.00	1.89	1.66	1.15	
切除术脑出血手术	例数	75 356.00	80 296.00	90 180.00	102 124.00	109 287.00	120 418.00	31 960.00	36 478.00	42 588.00	49 644.00	47 572.00	
	住院死亡率（%）	6.59	6.53	6.37	6.34	6.80	6.31	5.33	5.05	4.76	5.11	4.71	
	平均住院日（天）	25.50	25.27	25.48	25.42	25.34	24.30	22.22	22.98	22.67	23.19	22.37	
	每住院人次费用（元）	73 882.69	75 831.46	78 325.89	83 478.70	84 642.31	85 071.75	47 716.79	49 934.22	52 424.57	53 688.91	53 135.73	
	0~31天非预期再住院率（%）	1.85	2.09	1.94	1.70	1.29	1.56	2.73	2.34	2.00	1.43	1.60	
唇腭裂修复术	例数	42 559	47 334	58 817	70 899	66 955	111 029	8503	11 943	15 375	16 076	20 225	
	住院死亡率（%）	0.08	0.06	0.09	0.09	0.13	0.08	0.26	0.18	0.15	0.17	0.24	
	平均住院日（天）	9.34	9.34	9.20	8.78	8.70	7.75	8.71	9.02	8.68	8.70	8.38	
	每住院人次费用（元）	12 532.00	13 774.60	14 531.48	15 053.19	15 666.65	15 256.30	7824.34	8384.74	8553.51	8828.29	9270.58	
	0~31天非预期再住院率（%）	0.29	0.32	0.22	0.22	0.19	0.17	0.15	0.19	0.14	0.33	0.16	

续表

第二部分 医疗质量管理与控制数据分析

分类		指标	三级综合						二级综合				
手术			2016年	2017年	2018年	2019年	2020年	2021年	2017年	2018年	2019年	2020年	2021年
心脏瓣膜置换术		例数	36 991	40 413	44 496	48 586	44 114	55 157	186	221	140	130	182
		住院死亡率（%）	1.82	1.77	1.86	1.82	1.91	1.80	3.23	1.36	1.43	3.08	4.95
		平均住院日（天）	24.99	24.38	24.62	24.47	24.30	23.00	22.26	25.28	23.36	24.41	28.41
		每住院人次费用（元）	127 372.06	133 966.37	140 106.47	152 180.26	163 344.77	170 923.66	82 114.23	107 566.22	97 691.63	109 851.13	139 234.37
		0~31天非预期再住院率（%）	0.55	0.46	0.50	0.56	0.45	0.44	2.72	1.54	2.33	0.83	0.59
胰腺切除手术		例数	23 534	26 656	30 532	36 123	38 417	46 082	1329	1612	1949	2067	2055
		住院死亡率（%）	1.24	1.36	1.35	1.30	1.44	1.17	1.88	1.74	1.74	1.35	1.61
		平均住院日（天）	28.28	28.22	27.84	27.46	27.46	26.14	27.50	27.22	28.69	29.01	28.13
		每住院人次费用（元）	90 349.54	93 060.01	92 687.43	97 198.46	100 433.59	101 311.16	50 511.85	52 301.06	59 007.23	59 495.36	60 434.50
		0~31天非预期再住院率（%）	1.12	1.18	1.06	1.08	0.79	0.81	2.31	2.05	1.88	1.50	0.81
冠状动脉旁路移植术（CABG）		例数	30 737	31 132	31 765	33 330	30 501	45 959	672	621	557	265	423
		住院死亡率（%）	2.17	2.08	2.44	2.55	2.44	2.28	1.64	1.13	1.26	1.51	2.36
		平均住院日（天）	23.97	23.96	24.05	24.44	24.32	23.27	13.57	12.88	13.44	17.03	21.12
		每住院人次费用（元）	122 207.83	128 559.80	128 467.75	141 969.87	148 272.37	148 774.85	54 343.42	58 339.63	59 498.21	62 597.43	96 734.10
		0~31天非预期再住院率（%）	0.80	0.76	0.84	0.60	0.53	0.48	1.62	2.71	2.10	2.20	1.48

注：按2021年三级综合医院重点手术出院人次降序排列。

2021年纳入分析的医疗机构中,根据上报医院数量及出院人次等原因,纳入综合医院4个重点手术,妇产/妇幼专科医院和心血管专科医院各1个重点手术进行分析。纳入的重点手术如下。

1. 综合医院

（1）胆囊相关手术（ICD-9-CM-3编码：51.03至51.99）；

（2）经皮冠状动脉介入治疗（ICD-9-CM-3编码：00.66，36.06，36.07）；

（3）白内障手术（ICD-9-CM-3编码：13.11至13.90）；

（4）骨折-关节切开复位内固定术（ICD-9-CM-3编码：79.31至79.39，79.81至79.89）。

2. 专科医院

（1）妇产/妇幼专科医院：子宫切除术（ICD-9-CM-3编码：68.4至68.9）；

（2）心血管专科医院：冠状动脉旁路移植术（ICD-9-CM-3编码：36.10至36.17）。

受篇幅限制,下文选取综合医院4个、专科医院2个重点手术,共计6个重点手术住院患者的住院死亡率、0～31天非预期再住院率、平均住院日、每住院人次费用等指标进行描述性分析；并分别从各省（自治区、直辖市）开展重点手术人次数占该省（自治区、直辖市）的全部出院患者的比例、每万人口的比例两方面,展示各省（自治区、直辖市）开展重点手术的服务供给能力。

一、胆囊相关手术

ICD-9-CM-3编码：51.03至51.99。

1. 全国情况

2016—2021年三级综合医院胆囊相关手术患者住院总死亡率呈相对稳定趋势,其中,2021年为0.32%,较2020年（0.37%）降低0.05个百分点；二级综合医院胆囊相关手术患者住院总死亡率呈逐年升高趋势,2021年（0.16%）较2020年（0.14%）升高0.02个百分点。2021年委属委管、三级公立、三级民营综合医院胆囊相关手术患者住院总死亡率与去年相比均有所下降,二级公立及二级民营综合医院与去年相比有所增长,其中,三级民营综合医院最高（0.77%）,二级民营综合医院最低（0.08%）（图2-1-4-4）。

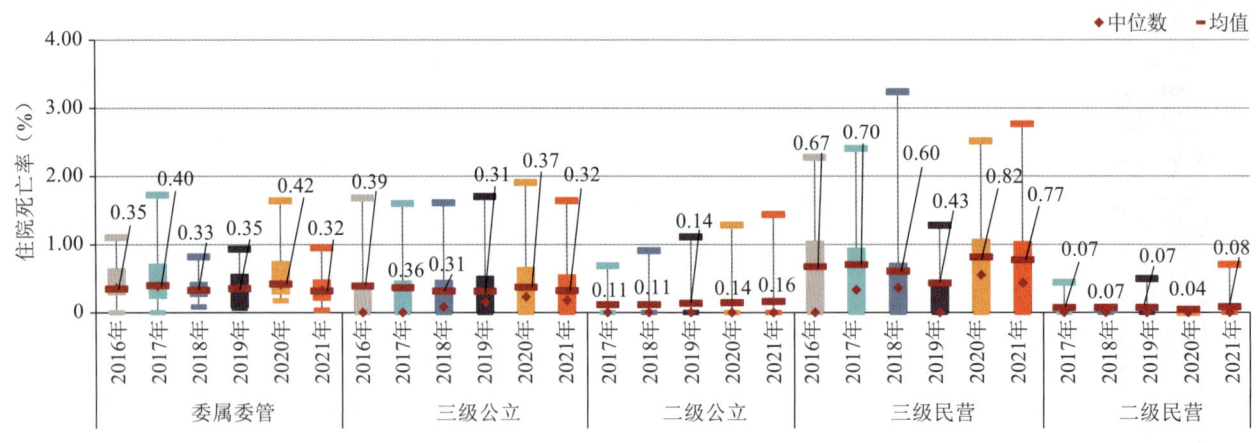

图 2-1-4-4　2016—2021年全国各级综合医院胆囊相关手术患者住院死亡率

2016—2021年三级综合医院胆囊相关手术患者0～31天非预期再住院率整体呈下降趋势,2021年（0.71%）略有上升,较2020年（0.67%）上升0.04个百分点；二级综合医院胆囊相关手术患者0～31天非预期再住院率呈相对稳定趋势,其中,2021年为0.33%,较2020年（0.30%）升高0.03个百分点。2021年委属委管综合医院及三级民营综合医院与去年相比均有所降低,其他各级各类综合医院与去年相比均有所上升,其中,委属委管综合医院最高（1.17%）,三级民营综合医院最低（0.30%）（图2-1-4-5）。

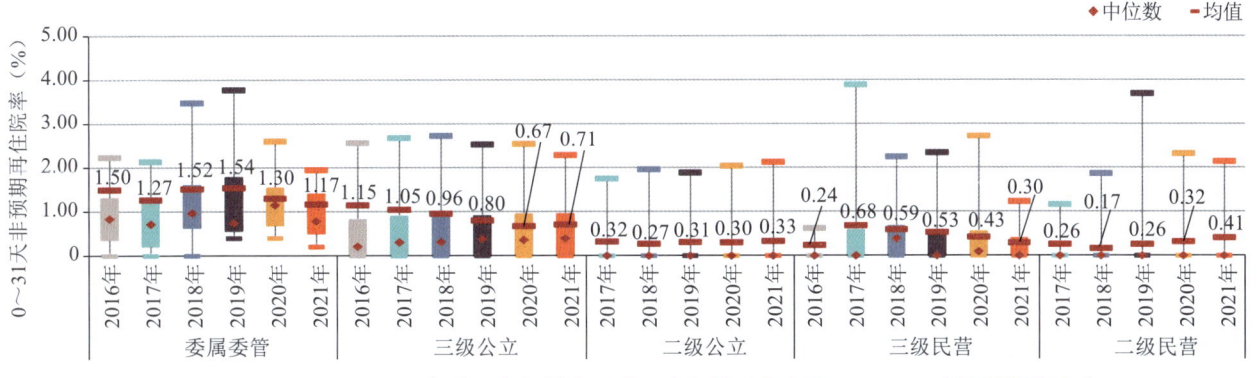

图 2-1-4-5 2016—2021 年全国各级综合医院胆囊相关手术患者 0～31 天非预期再住院率

2016—2021 年三级综合医院胆囊相关手术患者平均住院日整体呈下降趋势，其中，2021 年为 9.31 天，较 2020 年（9.97 天）下降 0.66 天；二级综合医院胆囊相关手术患者平均住院日整体呈下降趋势，其中，2021 年为 9.39 天，较 2020（9.65 天）年下降 0.26 天。2021 年各级各类综合医院与去年相比均有所下降，其中，三级民营综合医院最高（10.30 天），委属委管综合医院最低（8.19 天）（图 2-1-4-6）。

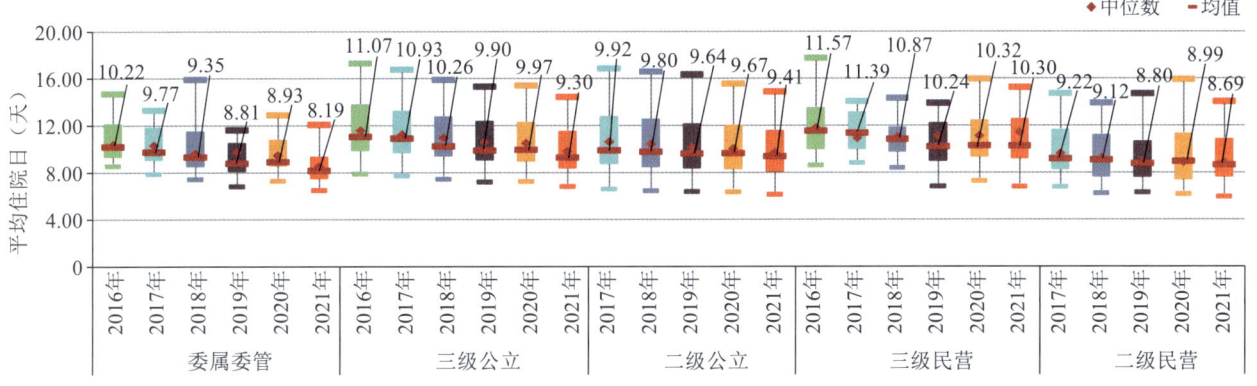

图 2-1-4-6 2016—2021 年全国各级综合医院胆囊相关手术患者平均住院日

2016—2021 年三级综合医院胆囊相关手术患者每住院人次费用整体呈上升趋势，2021 年（22 749.10 元）略有下降，较 2020 年（23 271.77 元）下降 522.67 元；二级综合医院胆囊相关手术患者平均住院日整体呈上升趋势，其中，2021 年为 13 122.40 元，较 2020 年（12 958.36 元）升高 164.05 元。2021 年二级公立综合医院和三级民营综合医院与去年相比有所上升，三级公立综合医院及二级民营综合医院有所下降，其中，委属委管医院综合医院最高（37 564.66 元），二级民营综合医院最低（12 632.58 元）（图 2-1-4-7）。

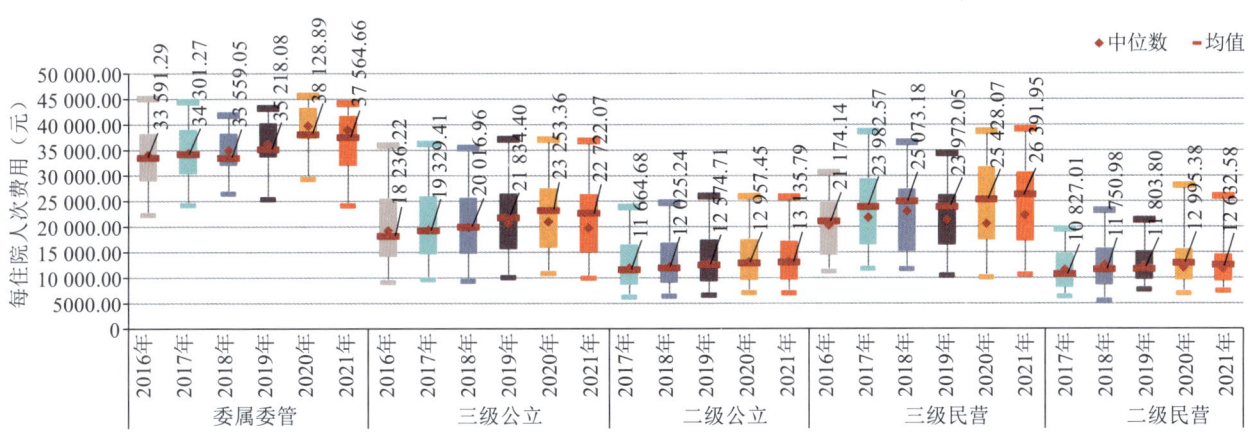

图 2-1-4-7 2016—2021 年全国各级综合医院胆囊相关手术每住院人次费用

2. 各省（自治区、直辖市）情况

（1）住院死亡率

分析全国各省（自治区、直辖市）的胆囊相关手术患者住院死亡率，2021年三级公立综合医院住院死亡率均值为0.32%，16个省份高于均值，最高值为辽宁0.89%（图2-1-4-8）；2021年二级公立综合医院住院死亡率均值为0.16%，12个省份高于均值，最高值为北京1.55%（图2-1-4-9）。

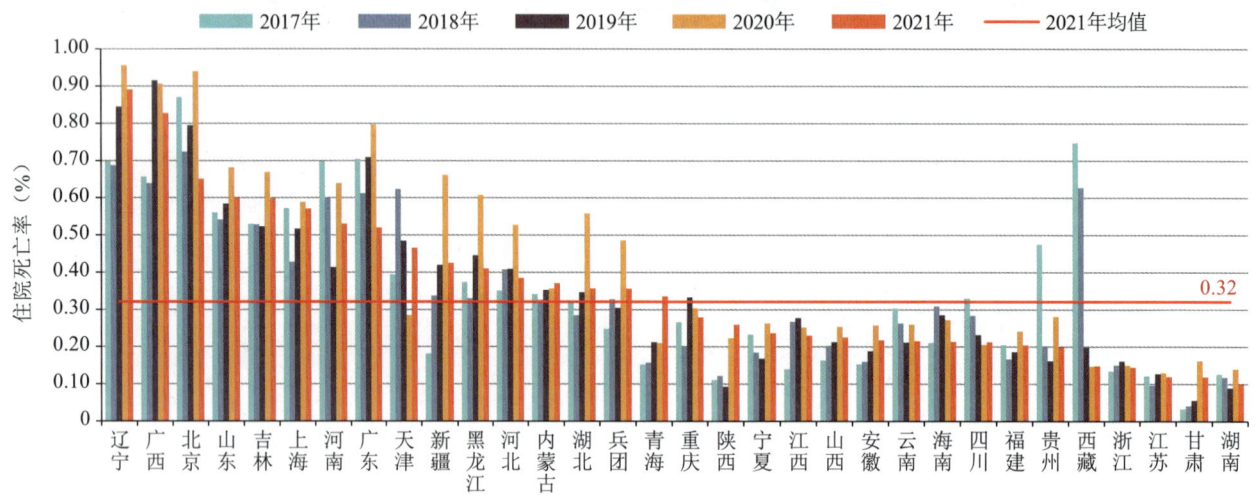

图2-1-4-8　2017—2021年各省（自治区、直辖市）三级公立综合医院胆囊相关手术患者住院死亡率

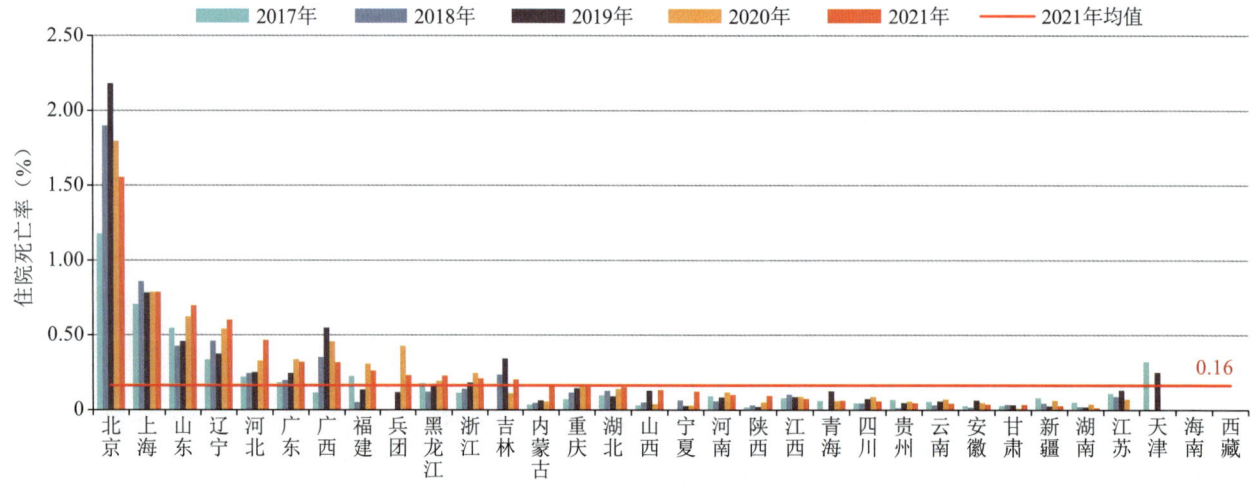

图2-1-4-9　2017—2021年各省（自治区、直辖市）二级公立综合医院胆囊相关手术患者住院死亡率

（2）0～31天非预期再住院率

分析全国各省（自治区、直辖市）的胆囊相关手术患者0～31天非预期再住院率，2021年三级公立综合医院0～31天非预期再住院率均值为0.71%，12个省份高于均值，最高值为海南1.77%（图2-1-4-10）；2021年二级公立综合医院住院0～31天非预期再住院率均值为0.33%，14个省份高于均值，最高值为广西1.36%（图2-1-4-11）。

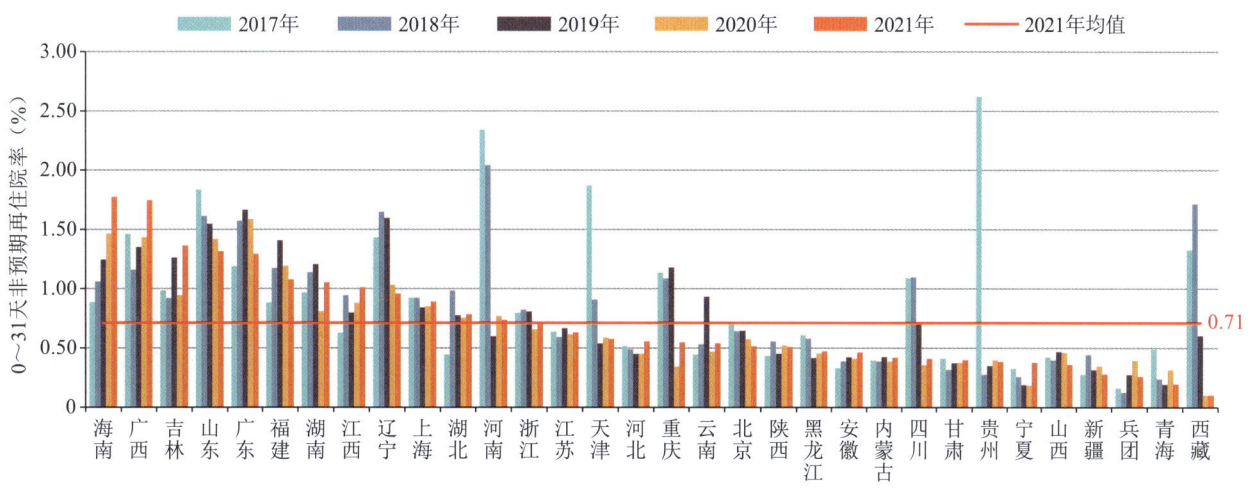

图 2-1-4-10　2017—2021 年各省（自治区、直辖市）三级公立综合医院胆囊相关手术患者 0～31 天非预期再住院率

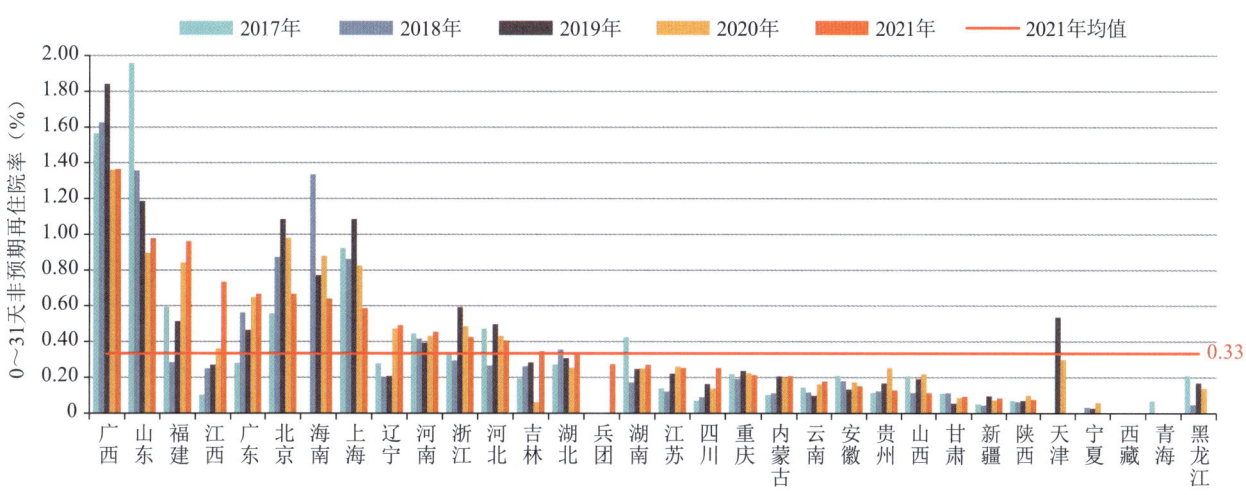

图 2-1-4-11　2017—2021 年各省（自治区、直辖市）二级公立综合医院胆囊相关手术患者 0～31 天非预期再住院率

（3）平均住院日

分析全国各省（自治区、直辖市）的胆囊相关手术患者平均住院日，2021 年三级公立综合医院平均住院日均值为 9.30 天，17 个省份高于均值，最长为广西 13.26 天（图 2-1-4-12）；2021 年二级公立综合医院住院平均住院日均值为 9.41 天，16 个省份高于均值，最长为西藏 14.39 天（图 2-1-4-13）。

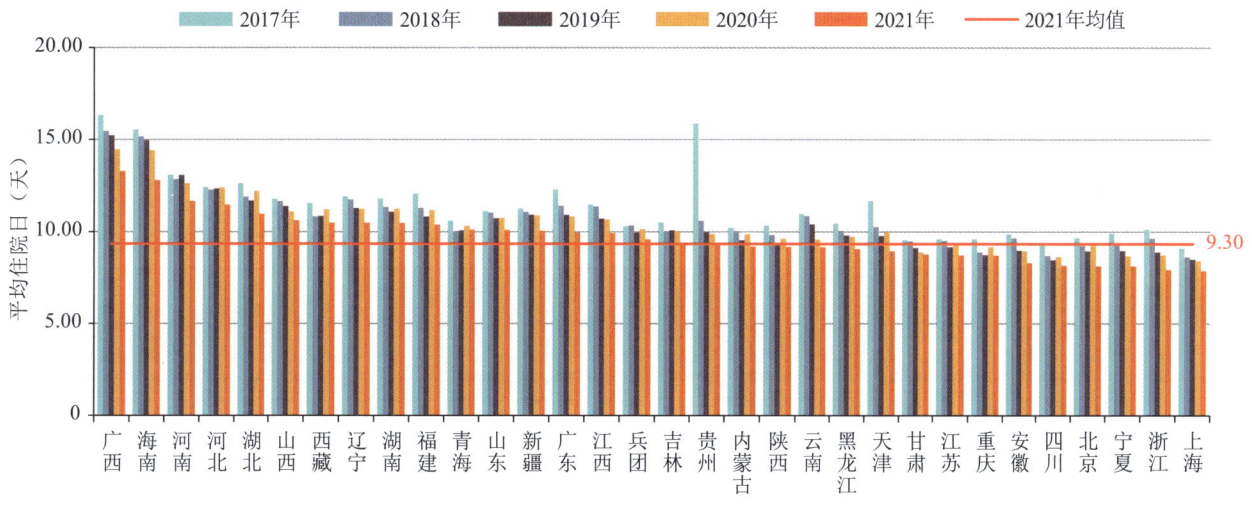

图 2-1-4-12　2017—2021 年各省（自治区、直辖市）三级公立综合医院胆囊相关手术患者平均住院日

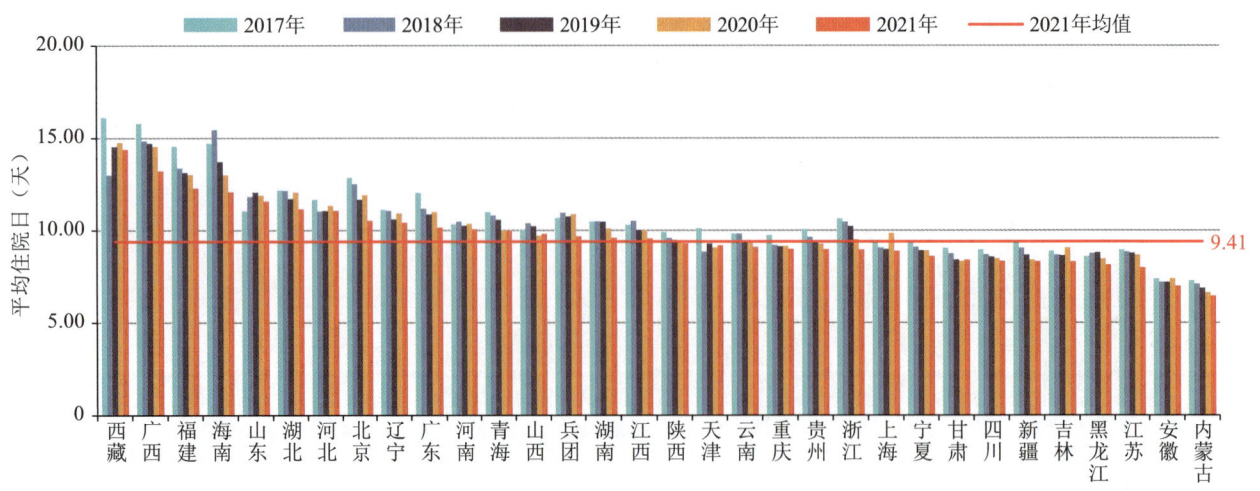

图 2-1-4-13　2017—2021 年各省（自治区、直辖市）二级公立综合医院胆囊相关手术患者平均住院日

（4）每住院人次费用

分析全国各省（自治区、直辖市）的胆囊相关手术患者每住院人次费用，2021 年三级公立综合医院每住院人次费用均值为 22 722.07 元，16 个省份高于均值，最高值为上海 32 255.98 元（图 2-1-4-14）；2021 年二级公立综合医院每住院人次费用均值为 13 135.79 元，18 个省份高于均值，最高值为北京 29 823.91 元（图 2-1-4-15）。

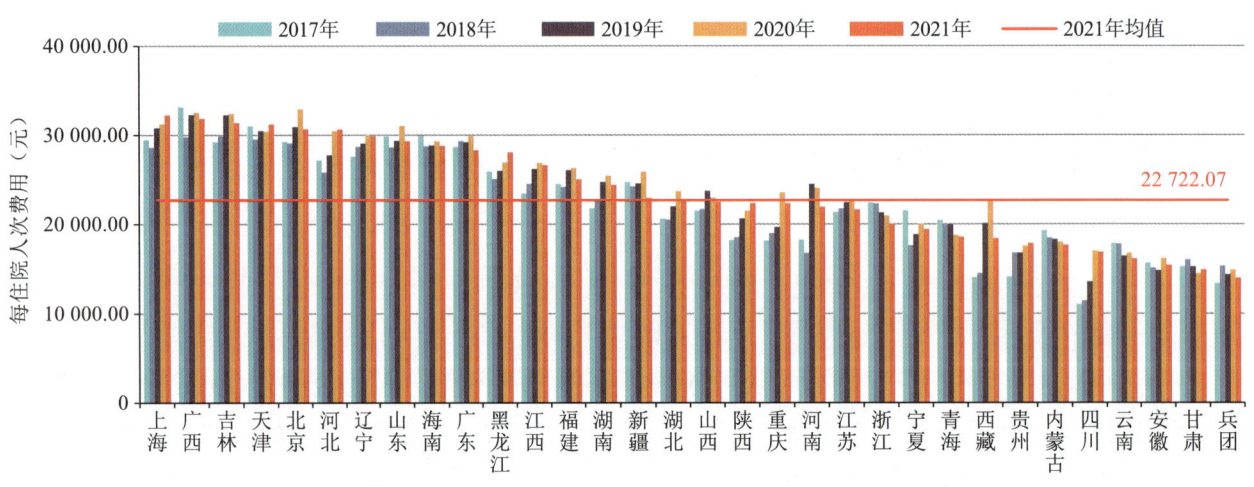

图 2-1-4-14　2017—2021 年各省（自治区、直辖市）三级公立综合医院胆囊相关手术患者每住院人次费用

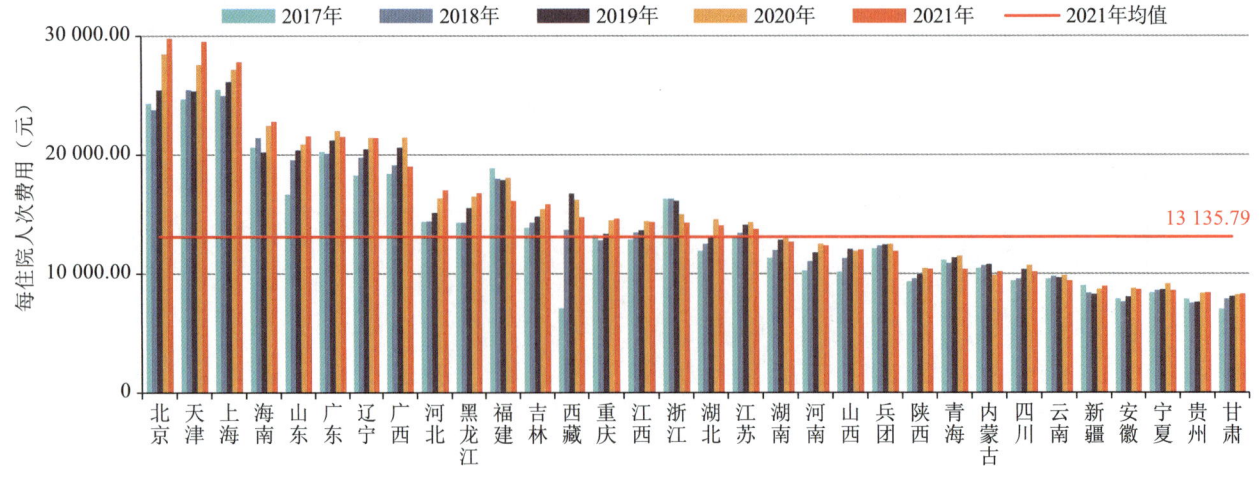

图 2-1-4-15　2017—2021 年各省（自治区、直辖市）二级公立综合医院胆囊相关手术患者每住院人次费用

3. 各省（自治区、直辖市）的服务开展情况

分析各省（自治区、直辖市）胆囊相关手术患者人次占总出院人次的比例，2021年全国均值为1.06%，16个省份高于均值，其中最大值为青海2.01%（图2-1-4-16）。胆囊相关手术患者人次占每万常住人口比例，2021年全国均值为9.61例/万人，14个省份高于均值，其中最大值为青海18.85例/万人（图2-1-4-17）。

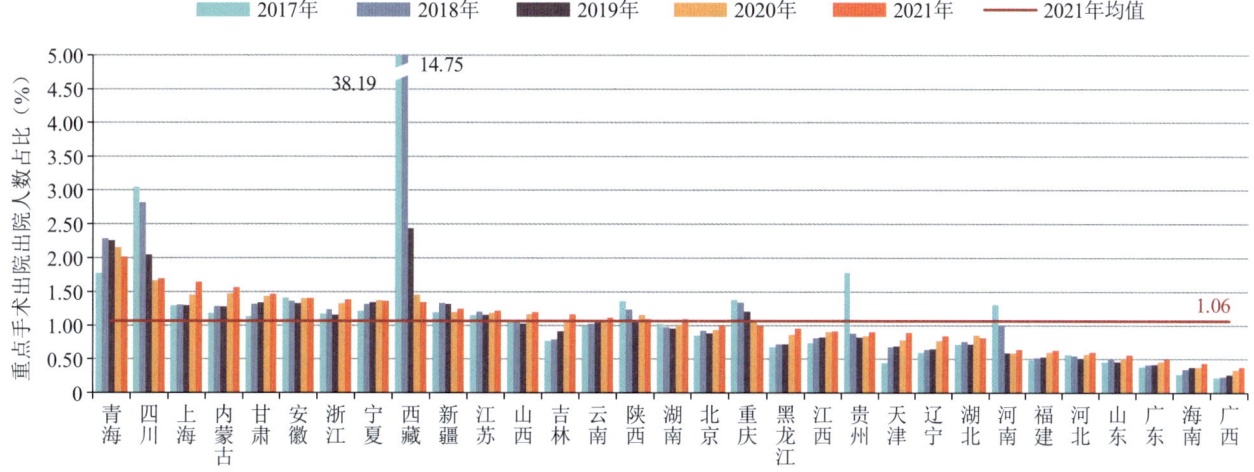

图2-1-4-16　2017—2021年各省（自治区、直辖市）胆囊相关手术患者人次占总出院患者人次的比例

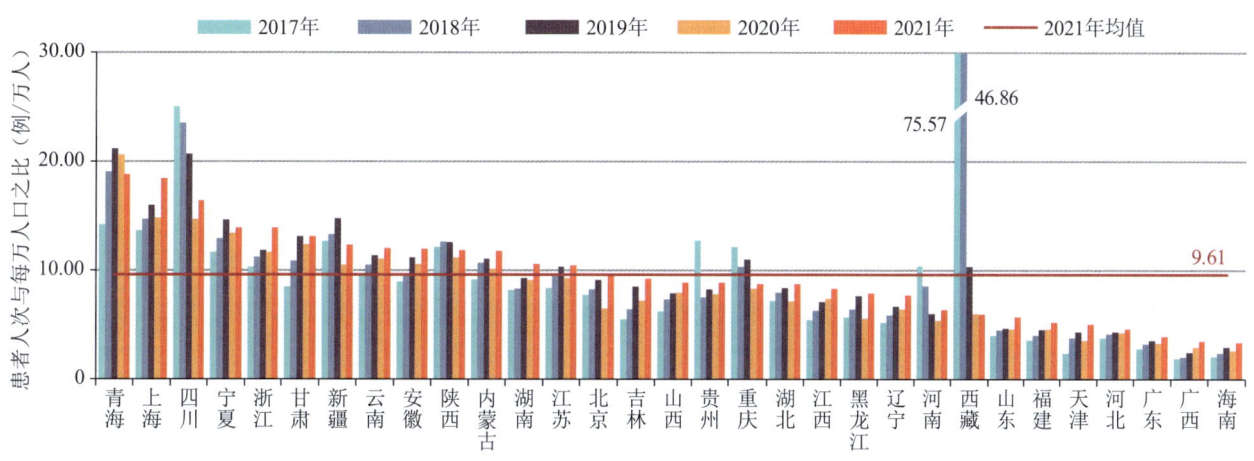

图2-1-4-17　2017—2021年各省（自治区、直辖市）胆囊相关手术患者人次与每万人口之比

二、经皮冠状动脉介入治疗

ICD-9-CM-3编码：00.66，36.06，36.07。

1. 全国情况

2016—2021年三级综合医院经皮冠状动脉介入治疗患者住院总死亡率呈先上升后下降的趋势，其中，2021年为0.74%，较2020年（0.80%）降低0.06个百分点；二级综合医院经皮冠状动脉介入治疗患者住院总死亡率呈逐年升高趋势，其中，2021年为0.86%，较2020年（0.80%）升高0.06个百分点。2021年除二级公立综合医院外，其他各级各类综合医院与去年相比均有所增长，其中，三级民营综合医院最高（1.02%），委属委管综合医院最低（0.56%）（图2-1-4-18）。

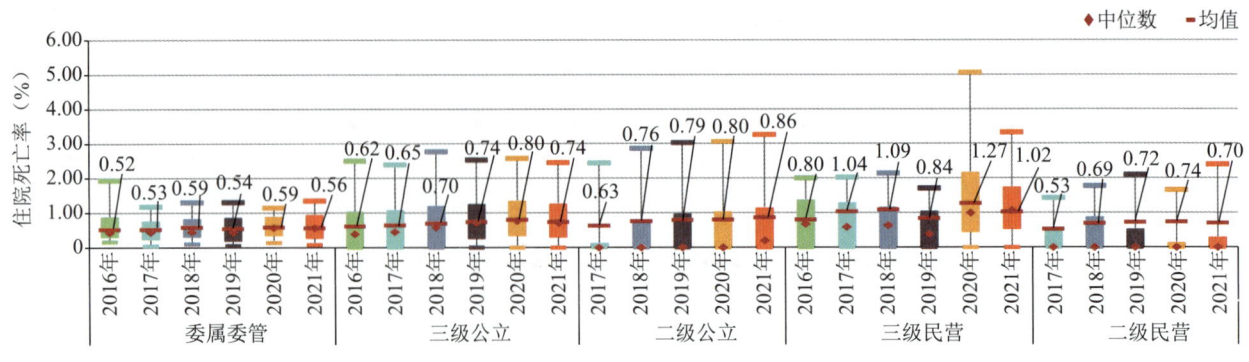

图 2-1-4-18　2016—2021 年全国各级综合医院经皮冠状动脉介入治疗患者住院死亡率

2016—2021 年三级综合医院经皮冠状动脉介入治疗患者 0～31 天非预期再住院率整体呈波动趋势，2021 年（1.77%）略有上升，较 2020 年（1.70%）上升 0.07 个百分点；二级综合医院经皮冠状动脉介入治疗患者 0～31 天非预期再住院率呈先下降后略有上升的趋势，其中，2021 年为 1.93%，较 2020 年（1.87%）升高 0.06 个百分点。2021 年各级各类综合医院与去年相比均有所升高，其中，二级民营综合医院最高（2.88%），三级民营综合医院最低（1.41%）（图 2-1-4-19）。

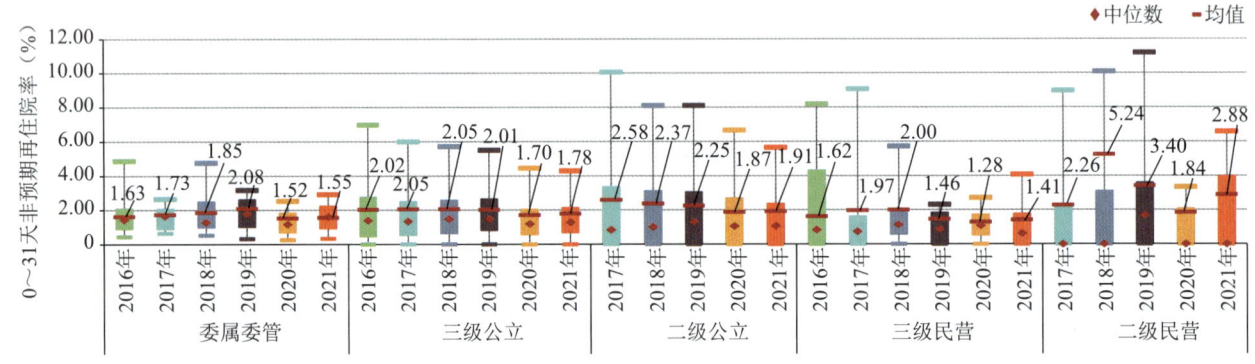

图 2-1-4-19　2016—2021 年全国各级综合医院经皮冠状动脉介入治疗患者 0～31 天非预期再住院率

2016—2021 年三级综合医院经皮冠状动脉介入治疗患者平均住院日整体呈下降趋势，其中，2021 年为 7.72 天，较 2020 年（8.12 天）下降 0.40 天；二级综合医院经皮冠状动脉介入治疗患者平均住院日整体呈下降趋势，其中，2021 年为 8.44 天，较 2020 年（8.74 天）下降 0.30 天。2021 年除二级民营综合医院外，各级各类综合医院均呈逐年下降的趋势，其中，二级民营综合医院最高（9.56 天），委属委管综合医院最低（6.39 天）（图 2-1-4-20）。

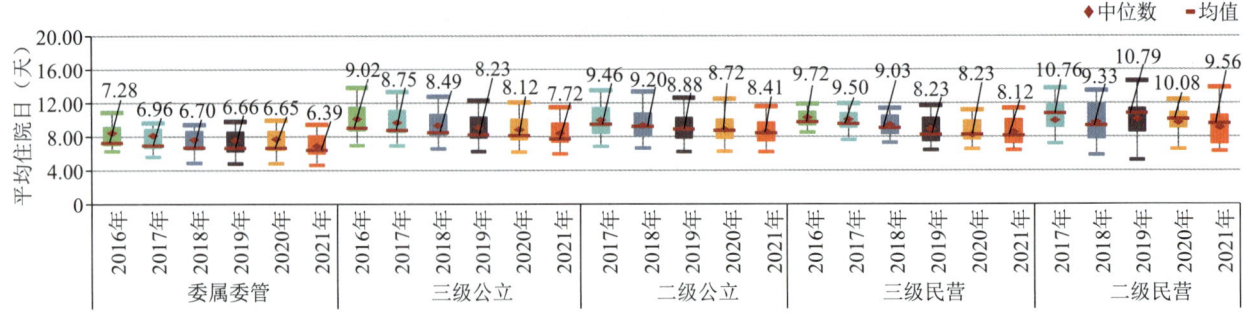

图 2-1-4-20　2016—2021 年全国各级综合医院经皮冠状动脉介入治疗患者平均住院日

2016—2021 年三级综合医院经皮冠状动脉介入治疗患者每住院人次费用整体呈波动下降趋势，2021 年为 36 732.35 元，较 2020 年（50 633.51 元）下降 13 901.16 元；二级综合医院经皮冠状动脉介入治疗患者平均住院日呈逐年下降趋势，其中，2021 年为 29 658.57 元，较 2020 年（43 392.61 元）下降 13 734.04 元。2021 年各级各类综合医院与去年相比均有所下降，其中，委属委管医院综合医院最高（43 831.93 元），二级公立综合医院最低（29 549.62 元）（图 2-1-4-21）。

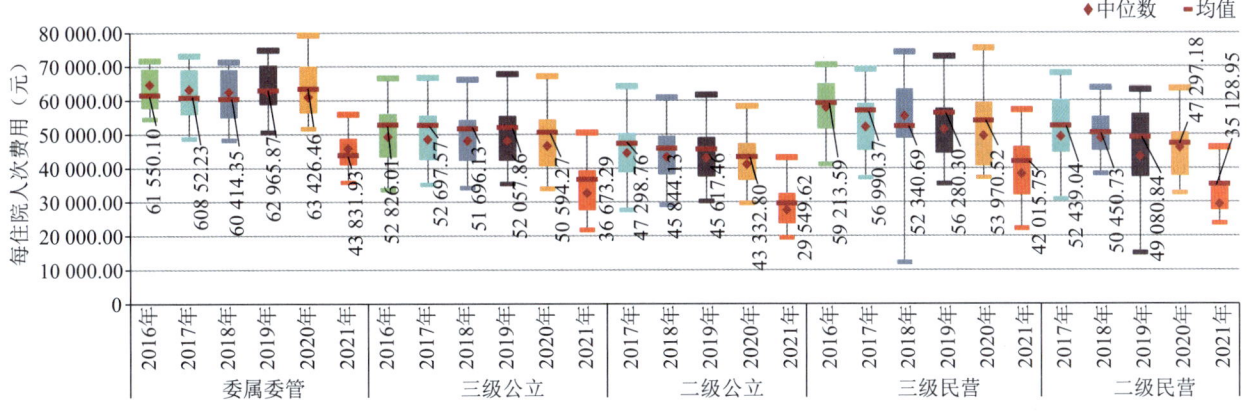

图 2-1-4-21　2016—2021 年全国各级综合医院经皮冠状动脉介入治疗每住院人次费用

2. 各省（自治区、直辖市）情况

（1）住院死亡率

分析全国各省（自治区、直辖市）的经皮冠状动脉介入治疗患者住院死亡率，2021 年三级公立综合医院住院死亡率均值为 0.74%，17 个省份高于均值，最高值为青海 2.54%（图 2-1-4-22）；2021 年二级公立综合医院住院死亡率均值为 0.86%，13 个省份高于均值，最高值为上海 1.62%（图 2-1-4-23）。

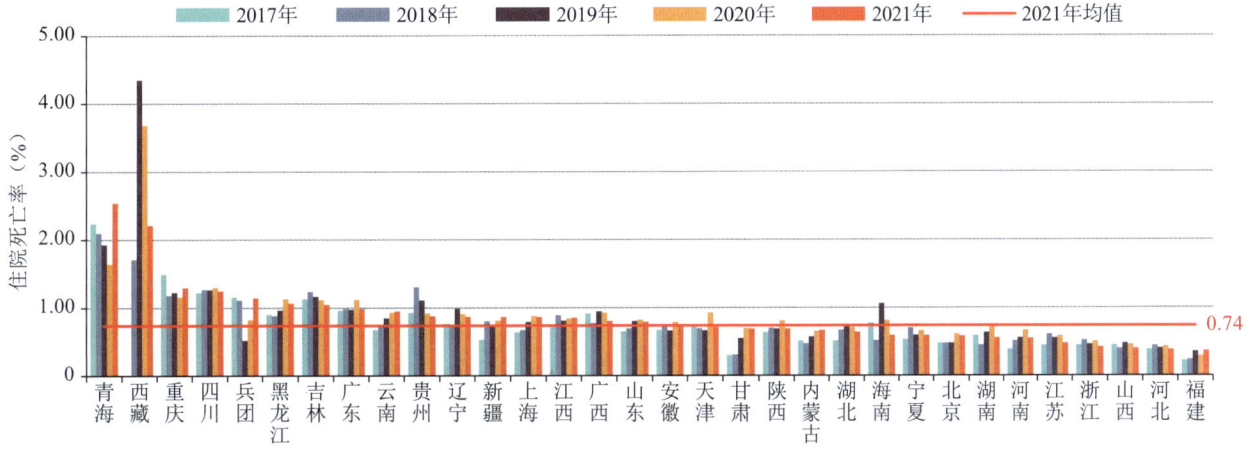

图 2-1-4-22　2017—2021 年各省（自治区、直辖市）三级公立综合医院经皮冠状动脉介入治疗患者住院死亡率

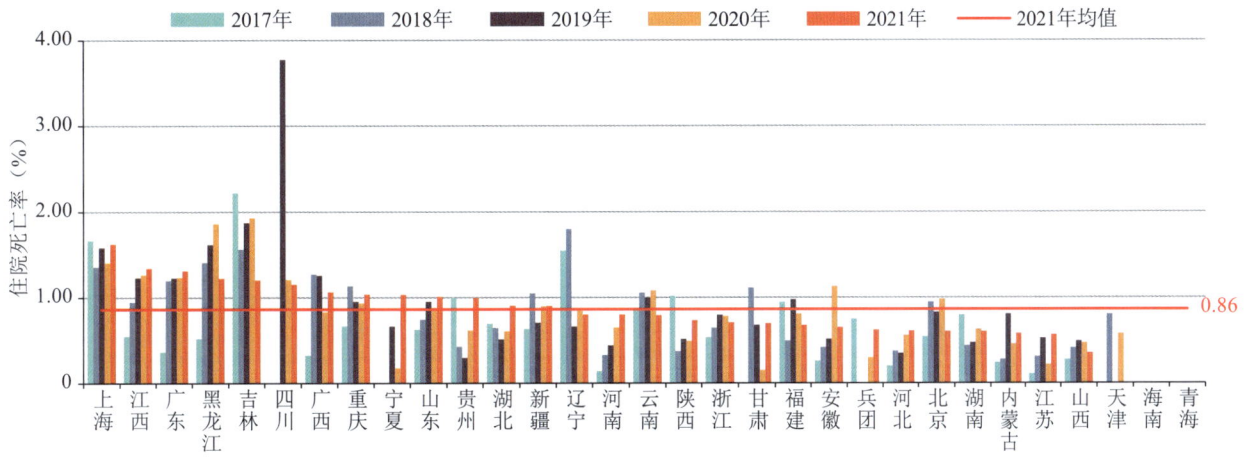

图 2-1-4-23　2017—2021 年各省（自治区、直辖市）二级公立综合医院经皮冠状动脉介入治疗患者住院死亡率

(2) 0~31天非预期再住院率

分析全国各省（自治区、直辖市）的经皮冠状动脉介入治疗患者0~31天非预期再住院率，2021年三级公立综合医院0~31天非预期再住院率均值为1.78%，9个省份高于均值，最高值为天津4.18%（图2-1-4-24）；2021年二级公立综合医院住院0~31天非预期再住院率均值为1.91%，16个省份高于均值，最高值为天津9.62%（图2-1-4-25）。

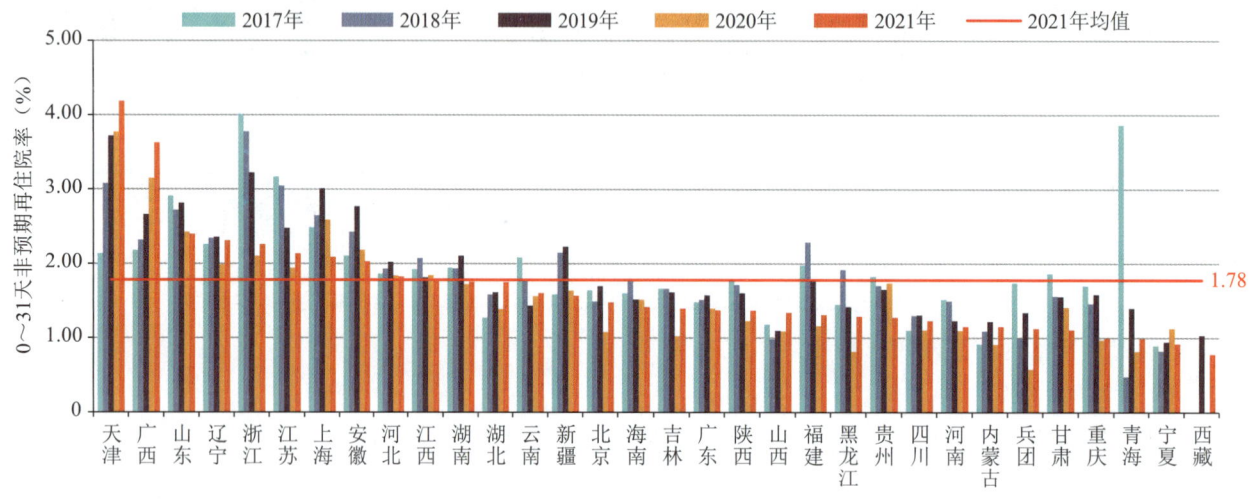

图2-1-4-24　2017—2021年各省（自治区、直辖市）三级公立综合医院经皮冠状动脉介入治疗患者0~31天非预期再住院率

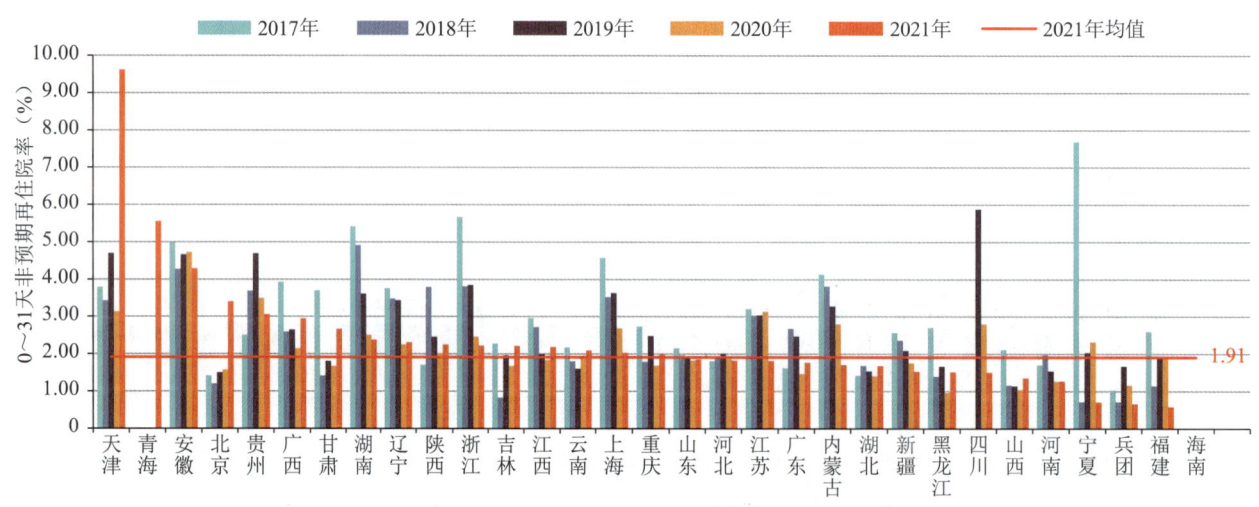

图2-1-4-25　2017—2021年各省（自治区、直辖市）二级公立综合医院经皮冠状动脉介入治疗患者0~31天非预期再住院率

(3) 平均住院日

分析全国各省（自治区、直辖市）的经皮冠状动脉介入治疗患者平均住院日，2021年三级公立综合医院平均住院日均值为7.72天，21个省份高于均值，最长为西藏10.91天（图2-1-4-26）；2021年二级公立综合医院住院平均住院日均值为8.41天，17个省份高于均值，最长为青海10.11天（图2-1-4-27）。

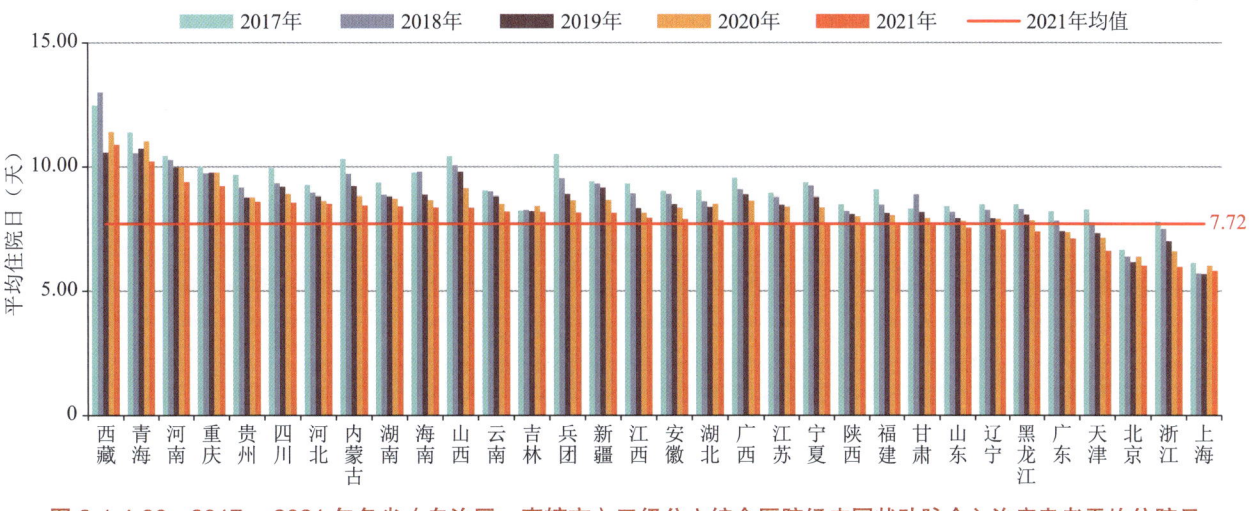

图 2-1-4-26　2017—2021 年各省（自治区、直辖市）三级公立综合医院经皮冠状动脉介入治疗患者平均住院日

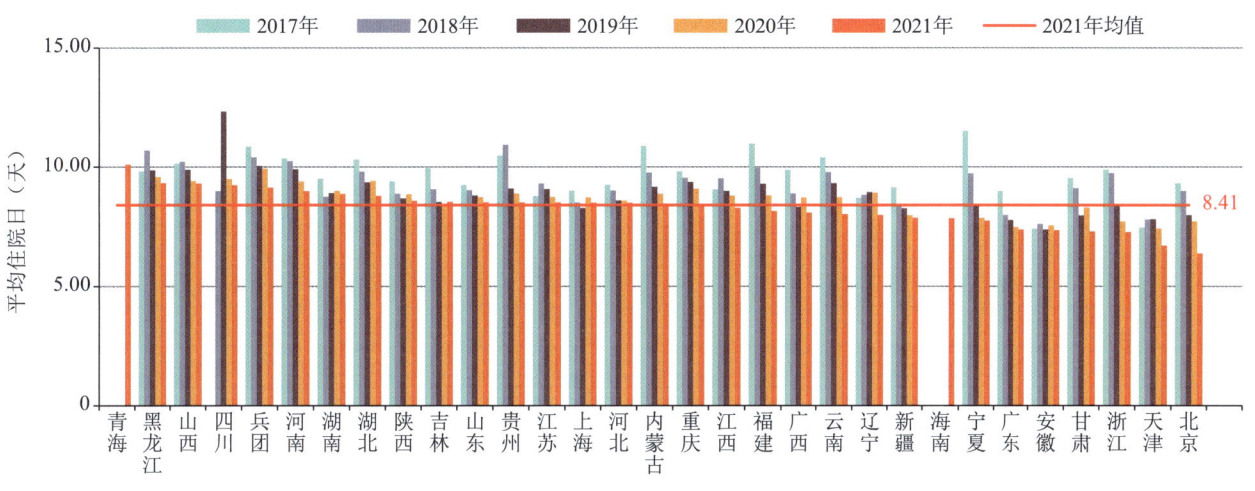

图 2-1-4-27　2017—2021 年各省（自治区、直辖市）二级公立综合医院经皮冠状动脉介入治疗患者平均住院日

（4）每住院人次费用

分析全国各省（自治区、直辖市）的经皮冠状动脉介入治疗患者每住院人次费用，2021 年三级公立综合医院每住院人次费用均值为 36 673.29 元，13 个省份高于均值，最高值为上海 45 709.13 元（图 2-1-4-28）；2021 年二级公立综合医院每住院人次费用均值为 29 549.62 元，13 个省份高于均值，最高值为上海 47 499.84 元（图 2-1-4-29）。

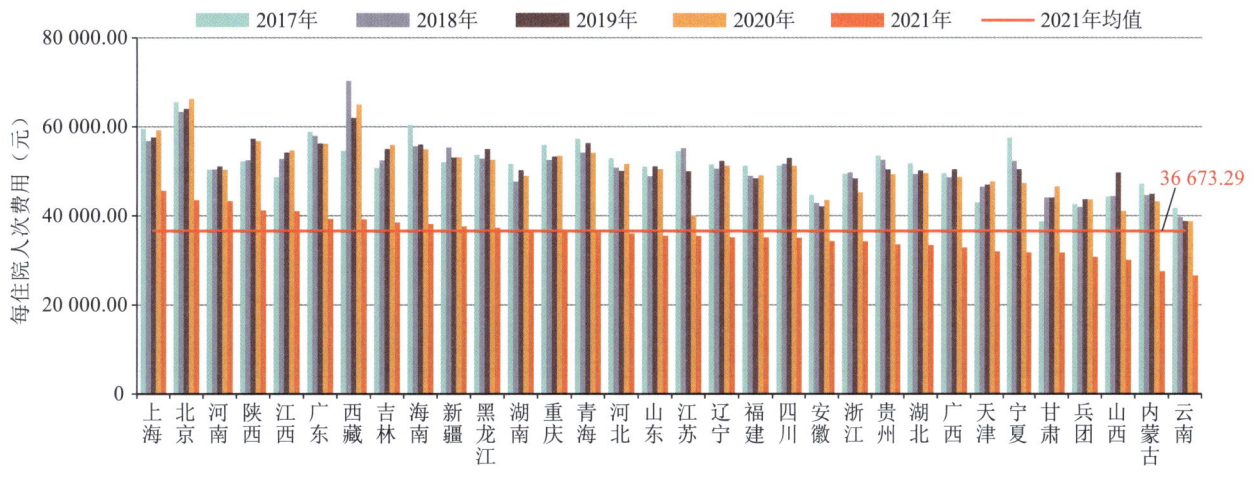

图 2-1-4-28　2017—2021 年各省（自治区、直辖市）三级公立综合医院经皮冠状动脉介入治疗患者每住院人次费用

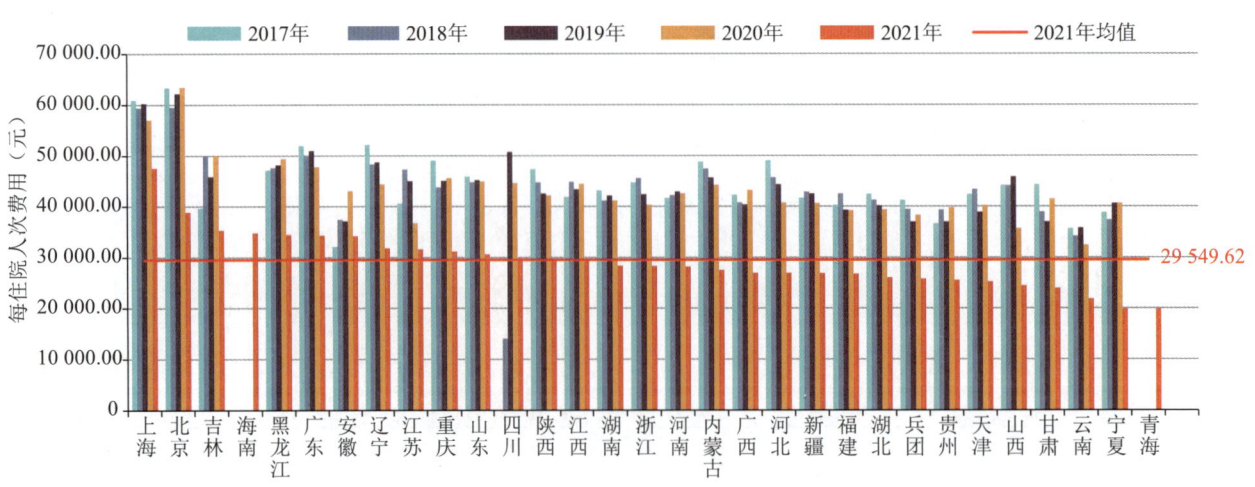

图 2-1-4-29　2017—2021 年各省（自治区、直辖市）二级公立综合医院经皮冠状动脉介入治疗患者每住院人次费用

3. 各省（自治区、直辖市）的服务开展情况

分析各省（自治区、直辖市）经皮冠状动脉介入治疗患者人次占总出院人次比例，2021 年全国均值为 1.02%，12 个省份高于均值，其中最大值为北京 2.61%（图 2-1-4-30）。经皮冠状动脉介入治疗患者人数占每万常住人口比例，2021 年全国均值为 9.13 例/万人，14 个省份高于均值，其中最大值为北京 25.49 例/万人（图 2-1-4-31）。

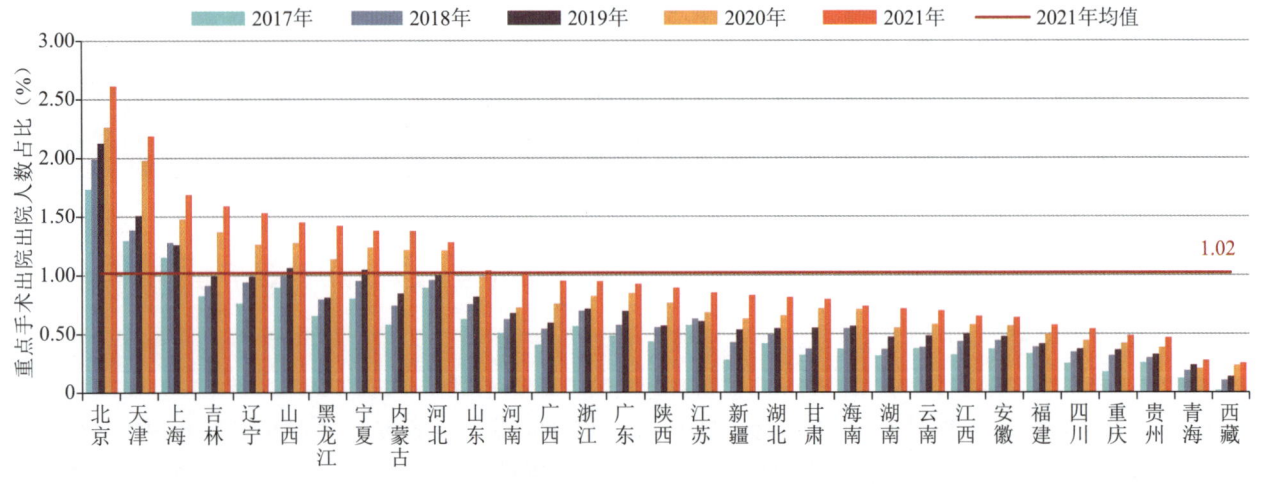

图 2-1-4-30　2017—2021 年各省（自治区、直辖市）经皮冠状动脉介入治疗患者人次占总出院患者人次的比例

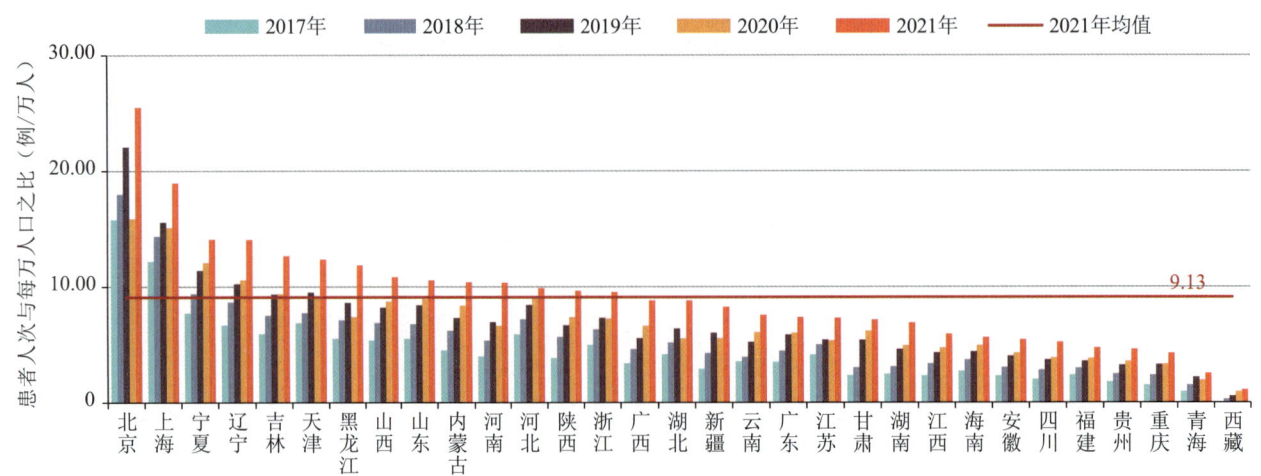

图 2-1-4-31　2017—2021 年各省（自治区、直辖市）经皮冠状动脉介入治疗患者人次与每万人口之比

三、白内障手术

ICD-9-CM-3 编码：13.11 至 13.90。

1. 全国情况

2016—2021 年三级综合医院白内障手术患者住院总死亡率呈相对稳定趋势，其中，2021 年为 0.002%，与 2020 年（0.002%）持平；二级综合医院白内障手术患者住院总死亡率呈相对稳定趋势，2021 年为 0.006%，略高于 2020 年（0.005%）。2021 年二级和三级公立综合医院与去年相比均有所下降，委属委管、三级和二级民营综合医院与去年相比均有所上升，其中，二级民营综合医院最高（0.012%），三级公立综合医院最低（0.002%）（图 2-1-4-32）。

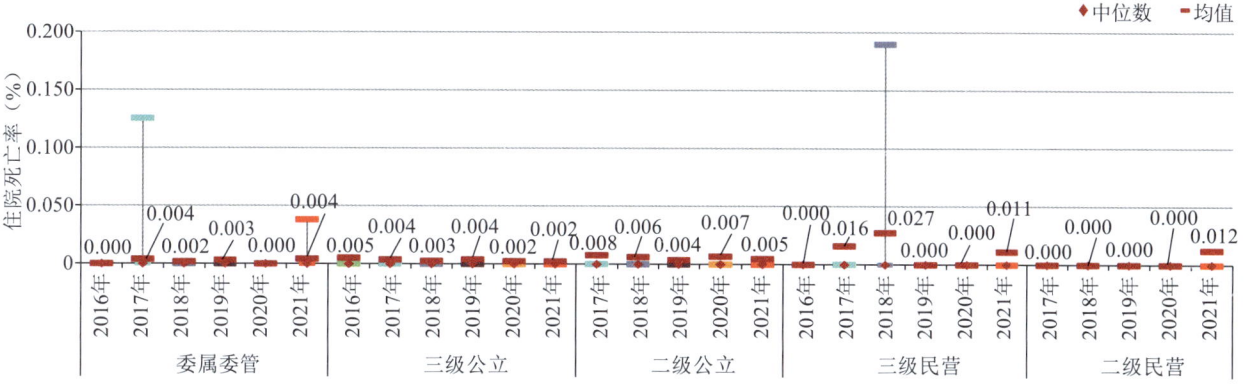

图 2-1-4-32　2016—2021 年全国各级各类综合医院白内障手术患者住院死亡率

2016—2021 年三级综合医院白内障手术患者 0～31 天非预期再住院率整体呈上升趋势，2021 年为 8.05%，较 2020 年（7.59%）上升 0.47 个百分点；二级综合医院白内障手术患者 0～31 天非预期再住院率呈上升后略有下降的趋势，其中，2021 年为 6.18%，较 2020 年（6.33%）下降 0.16 个百分点。2021 年除二级公立医院外，各级各类综合医院与去年相比均有所升高，其中，委属委管综合医院最高（8.87%），三级民营综合医院最低（4.66%）（图 2-1-4-33）。

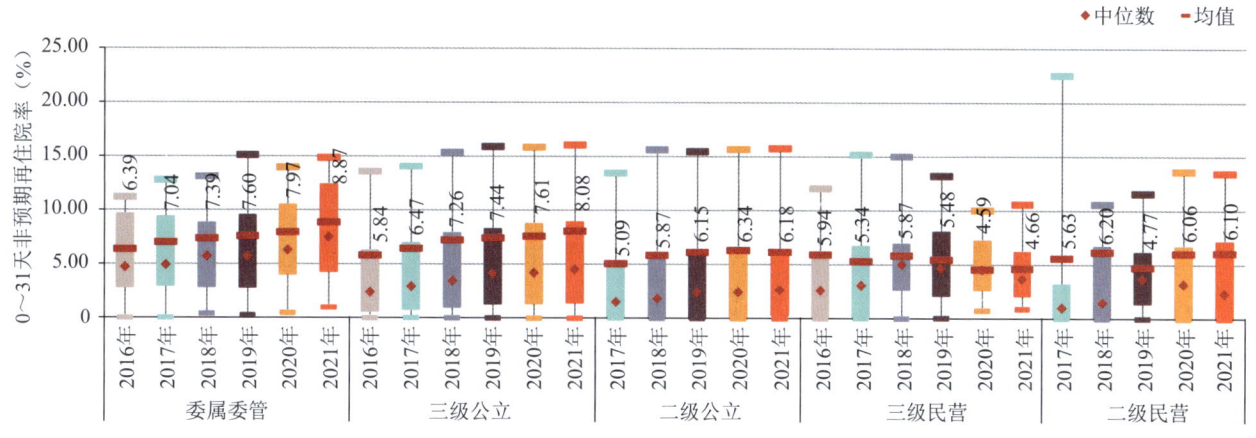

图 2-1-4-33　2016—2021 年全国各级各类综合医院白内障手术患者 0～31 天非预期再住院率

2016—2021 年三级综合医院白内障手术患者平均住院日整体呈下降趋势，其中，2021 年为 3.50 天，较 2020 年（3.88 天）下降 0.38 天；二级综合医院白内障手术患者平均住院日整体呈下降趋势，其中，2021 年为 3.77 天，较 2020 年（3.89 天）下降 0.12 天。2021 年除二级民营综合医院外，各级各类综合医院与去年相比均有所下降，其中，三级民营综合医院最高（4.13 天），委属委管综合医院最低（2.85 天）（图 2-1-4-34）。

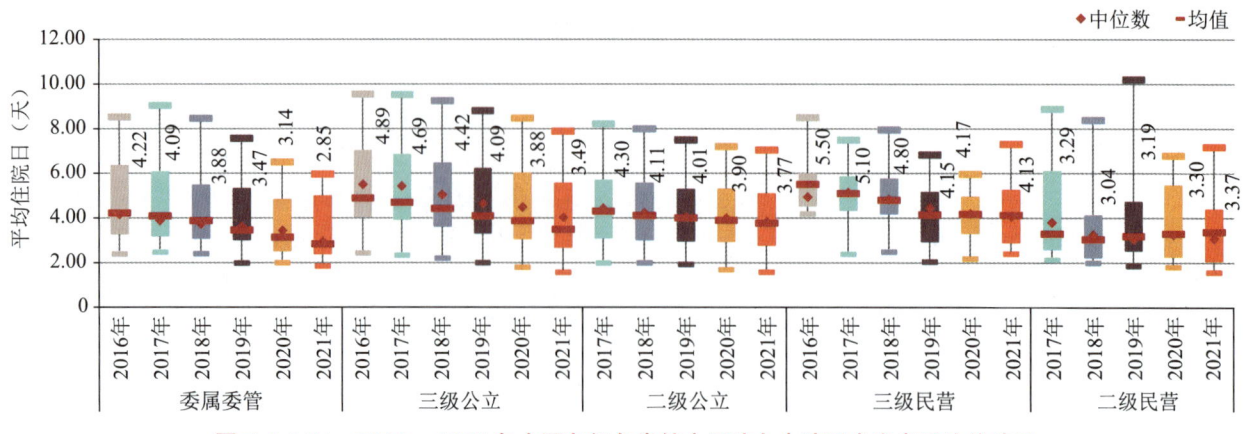

图 2-1-4-34　2016—2021 年全国各级各类综合医院白内障手术患者平均住院日

2016—2021 年三级综合医院白内障手术患者每住院人次费用整体呈先上升后下降趋势，2021 年（8741.79 元）略有下降，较 2020 年（9457.38 元）下降 715.59 元；二级综合医院白内障手术患者每住院人次费用呈先上升后下降趋势，其中，2021 年为 5699.74 元，较 2020 年（5804.78 元）升高 105.04 元。2021 年各级各类综合医院与去年相比均有所下降，其中，委属委管医院综合医院最高（10 713.00 元），二级公立综合医院最低（5690.93 元）（图 2-1-4-35）。

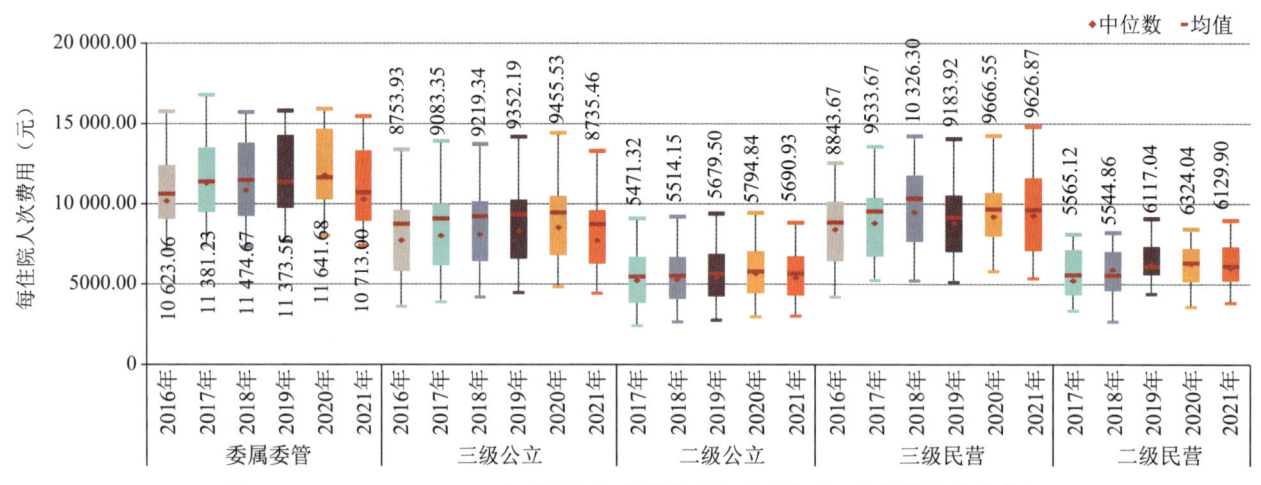

图 2-1-4-35　2016—2021 年全国各级各类综合医院白内障手术每住院人次费用

2. 各省（自治区、直辖市）情况

（1）住院死亡率

分析全国各省（自治区、直辖市）的白内障手术患者住院死亡率，2021 年三级公立综合医院住院死亡率均值为 0.002%，11 个省份高于均值，最高为兵团（0.019%）（图 2-1-4-36）；2021 年二级公立综合医院住院死亡率均值为 0.005%，9 个省份高于均值，最高为江西 0.016%（图 2-1-4-37）。

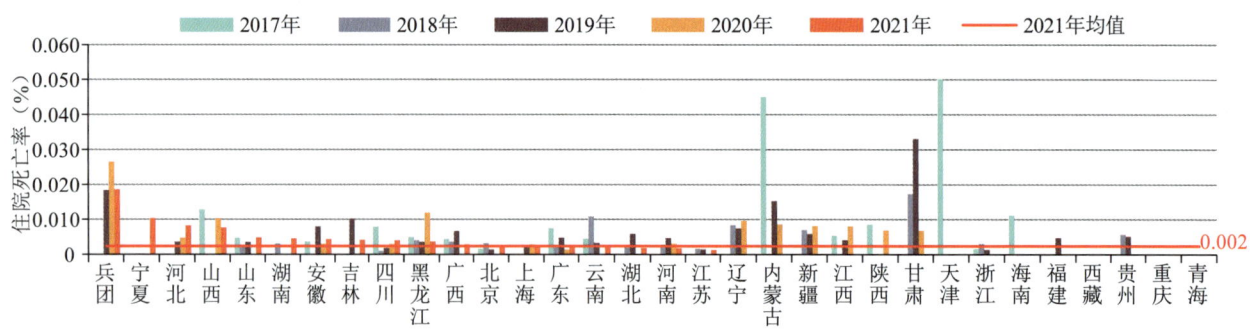

图 2-1-4-36　2017—2021 年各省（自治区、直辖市）三级公立综合医院白内障手术患者住院死亡率

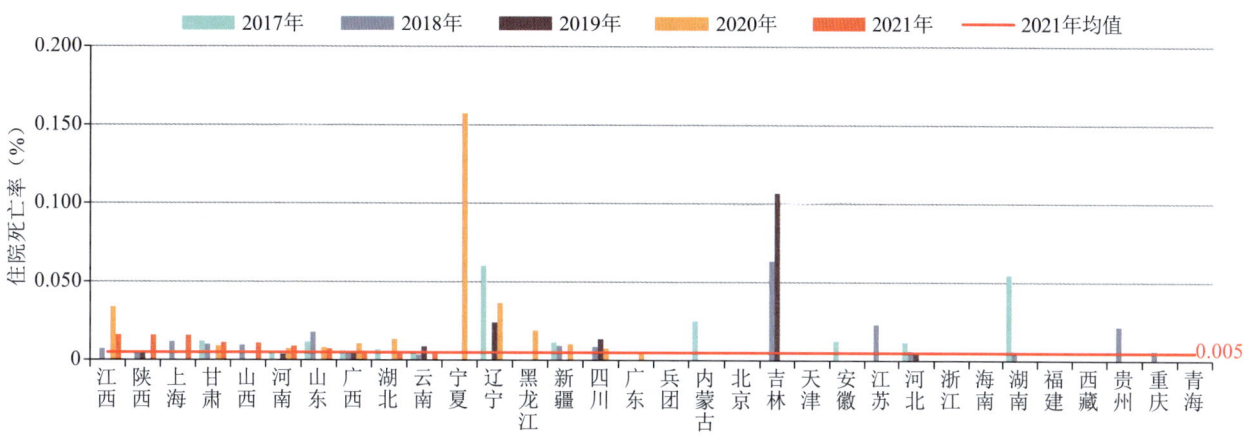

图 2-1-4-37　2017—2021 年各省（自治区、直辖市）二级公立综合医院白内障手术患者住院死亡率

（2）0～31 天非预期再住院率

分析全国各省（自治区、直辖市）的白内障手术患者 0～31 天非预期再住院率，2021 年三级公立综合医院 0～31 天非预期再住院率均值为 8.08%，11 个省份高于均值，最高为上海 14.13%（图 2-1-4-38）；2021 年二级公立综合医院住院 0～31 天非预期再住院率均值为 6.18%，13 个省份高于均值，最高为上海 18.55%（图 2-1-4-39）。

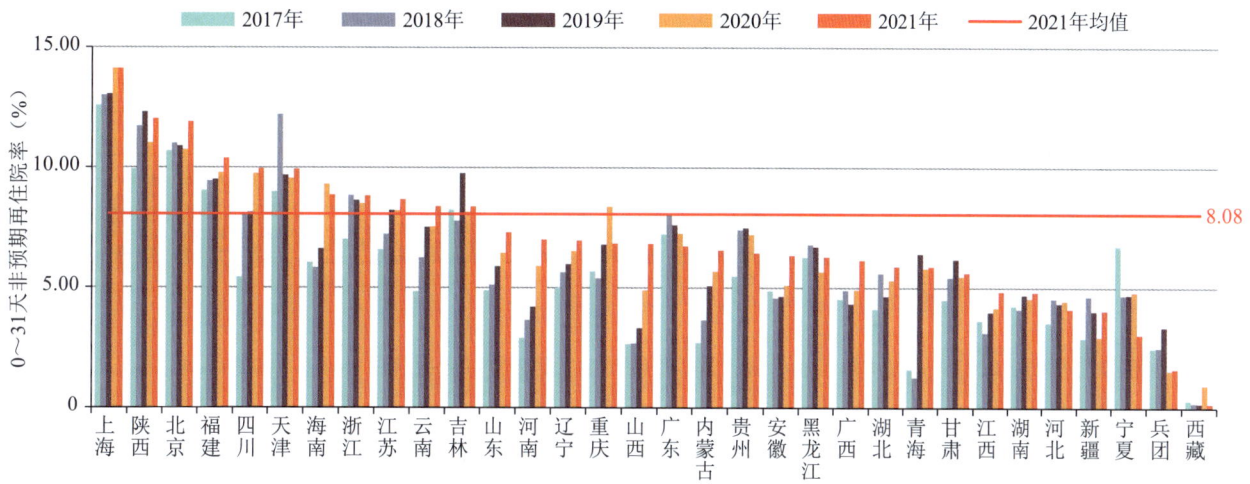

图 2-1-4-38　2017—2021 年各省（自治区、直辖市）三级公立综合医院白内障手术患者 0～31 天非预期再住院率

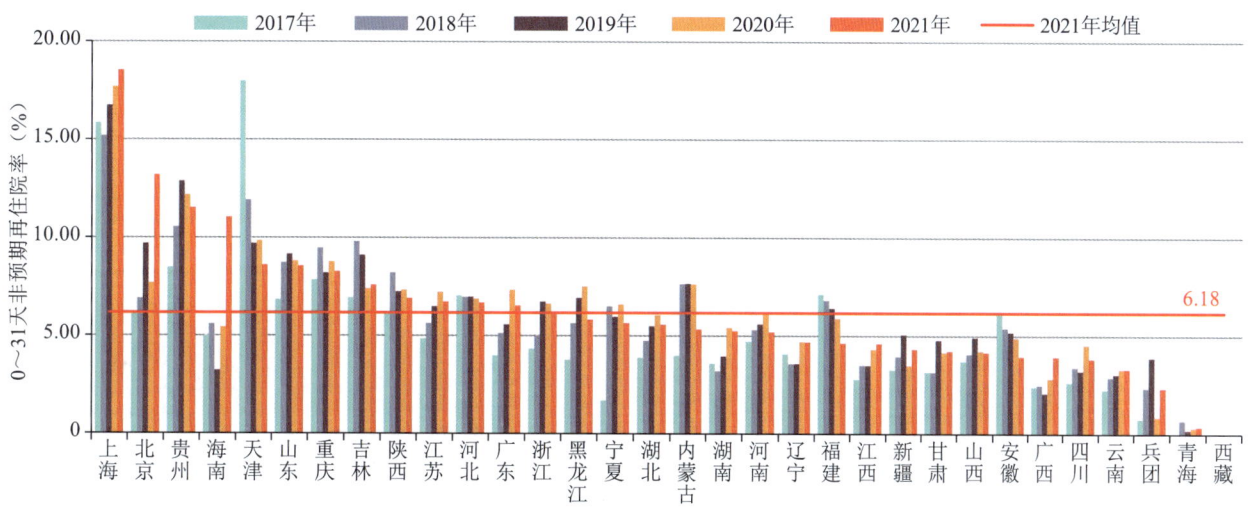

图 2-1-4-39　2017—2021 年各省（自治区、直辖市）二级公立综合医院白内障手术患者 0～31 天非预期再住院率

（3）平均住院日

分析全国各省（自治区、直辖市）的白内障手术患者平均住院日，2021年三级公立综合医院平均住院日均值为3.49天，22个省份高于均值，最长为兵团7.02天（图2-1-4-40）；2021年二级公立综合医院住院平均住院日均值为3.77天，15个省份高于均值，最长为兵团6.98天（图2-1-4-41）。

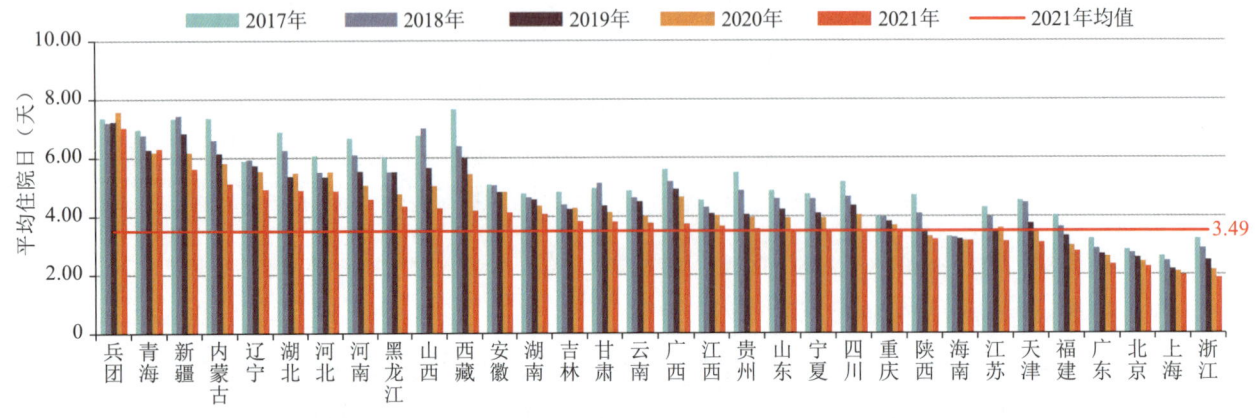

图2-1-4-40　2017—2021年各省（自治区、直辖市）三级公立综合医院白内障手术患者平均住院日

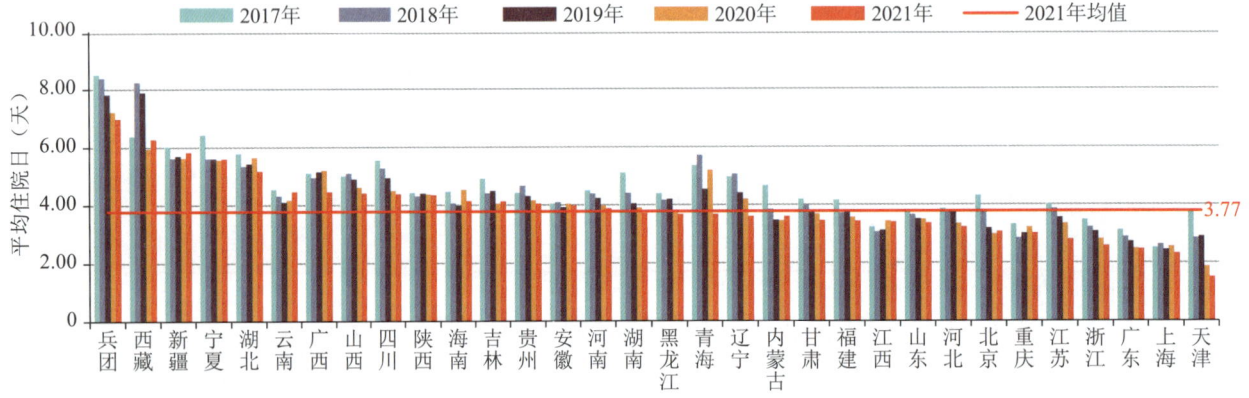

图2-1-4-41　2017—2021年各省（自治区、直辖市）二级公立综合医院白内障手术患者平均住院日

（4）每住院人次费用

分析全国各省（自治区、直辖市）的白内障手术患者每住院人次费用，2021年三级公立综合医院每住院人次费用均值为8735.46元，15个省份高于均值，最高为天津12 629.95元（图2-1-4-42）；2021年二级公立综合医院每住院人次费用均值为5690.93元，16个省份高于均值，最高为天津9863.96元（图2-1-4-43）。

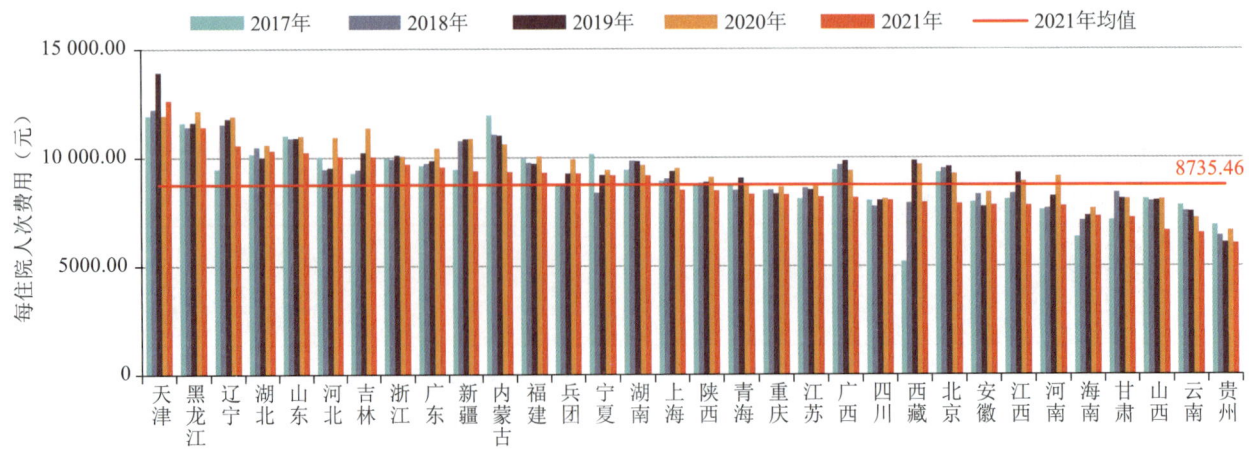

图2-1-4-42　2017—2021年各省（自治区、直辖市）三级公立综合医院白内障手术患者每住院人次

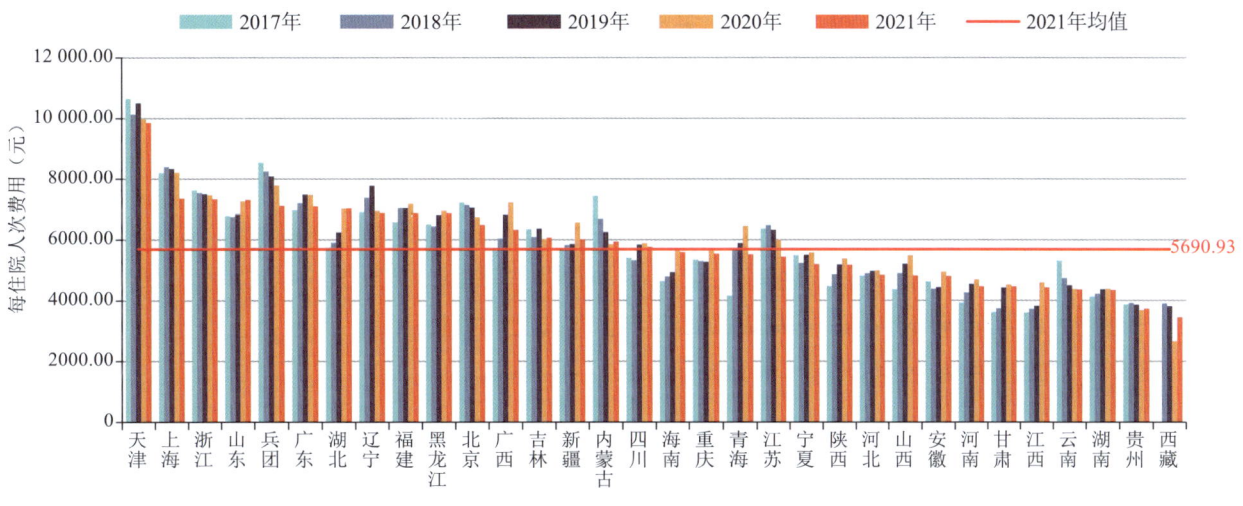

图 2-1-4-43 2017—2021年各省（自治区、直辖市）二级公立综合医院白内障手术患者每住院人次费用

3. 各省（自治区、直辖市）的服务开展情况

分析各省（自治区、直辖市）综合医院白内障手术患者人次占总出院人次的比例，2021年全国均值为1.28%，16个省份高于均值，最高为北京3.57%（图2-1-4-44）。白内障手术患者人数占每万常住人口比例，2021年全国均值为11.86例/万人，13个省份高于均值，最高为北京34.78例/万人（图2-1-4-45）。

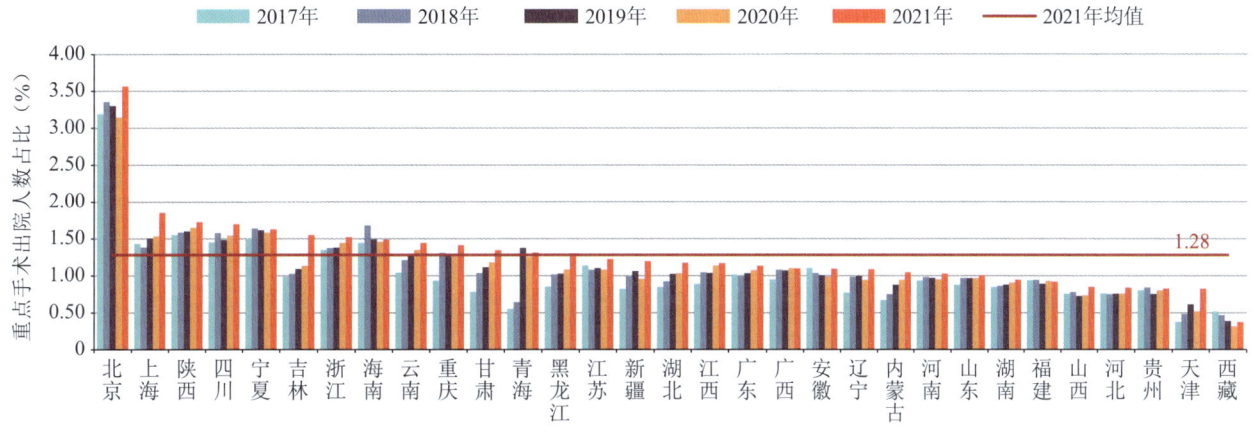

图 2-1-4-44 2017—2021年各省（自治区、直辖市）综合医院白内障手术患者人次占总出院患者人次的比例

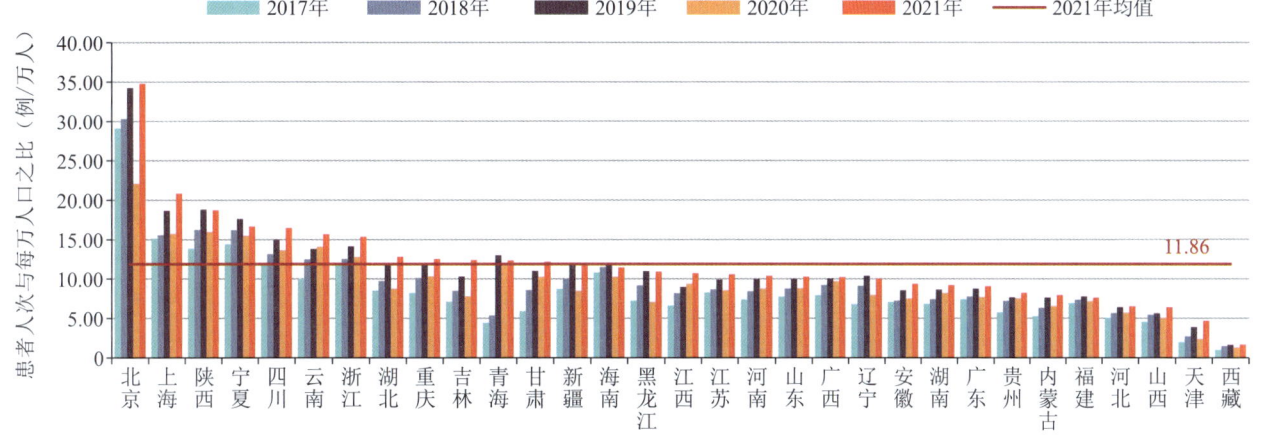

图 2-1-4-45 2017—2021年各省（自治区、直辖市）综合医院白内障手术患者人次与每万人口之比

四、骨折、关节切开复位内固定术

ICD-9-CM-3 编码：79.31 至 79.39，79.81 至 79.89。

1. 全国情况

2016—2021年三级综合医院骨折、关节切开复位内固定术患者住院总死亡率呈波动上升趋势，其中，2021年为0.11%，较2020年（0.09%）上升0.02个百分点；二级综合医院骨折、关节切开复位内固定术患者住院总死亡率呈相对稳定趋势，2021年（0.06%）与2020年（0.06%）持平。2021年除三级公立综合医院外，其余各级各类综合医院2021年与去年相比均有所下降，其中，三级公立综合医院最高（0.11%），二级民营综合医院最低（0.04%）（图2-1-4-46）。

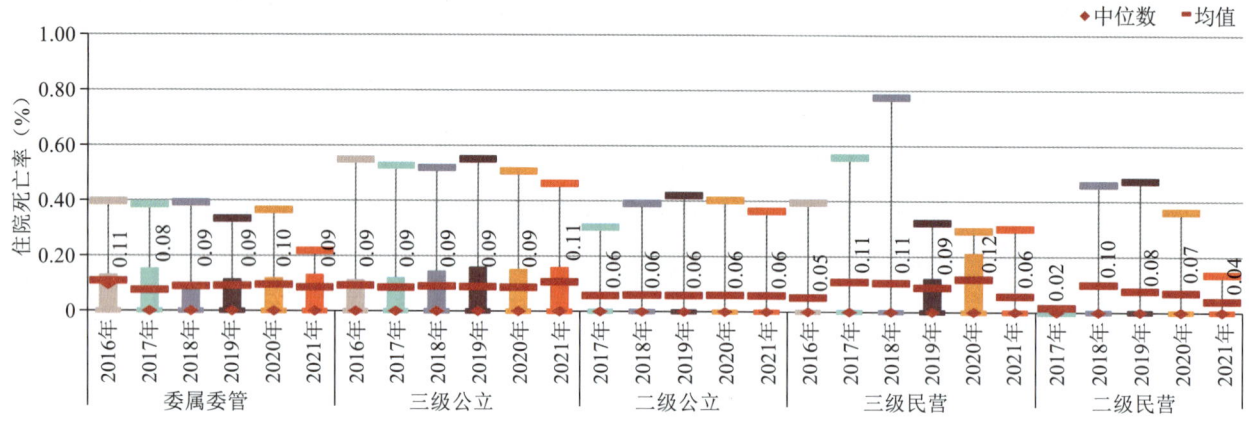

图2-1-4-46 2016—2021年全国各级各类综合医院骨折、关节切开复位内固定术患者住院死亡率

2016—2021年三级综合医院骨折、关节切开复位内固定术患者0～31天非预期再住院率整体呈波动上升趋势，2021年为0.18%，较2020年（0.14%）上升0.04个百分点；二级综合医院骨折、关节切开复位内固定术患者0～31天非预期再住院率呈先下降后上升的趋势，其中，2021年为0.16%，较2020年（0.11%）升高0.05个百分点。2021年委属委管医院0～31天非预期再住院率与去年持平，三级民营综合医院有所下降，二级、三级公立综合医院和二级民营综合医院均有所上升，其中，二级民营综合医院最高（0.39%），委属委管综合医院最低（0.14%）（图2-1-4-47）。

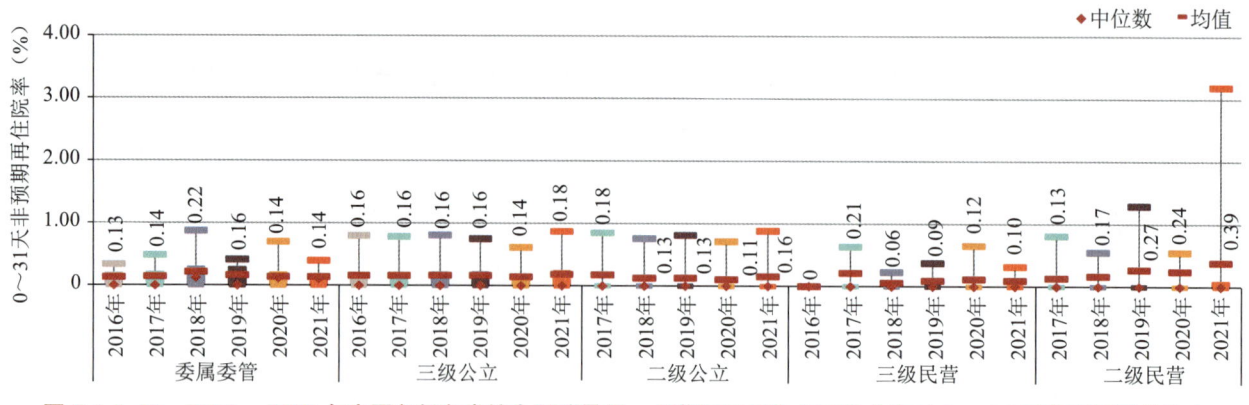

图2-1-4-47 2016—2021年全国各级各类综合医院骨折、关节切开复位内固定术患者0～31天非预期再住院率

2016—2021年三级综合医院骨折、关节切开复位内固定术患者平均住院日整体呈下降趋势，其中，2021年为15.57天，较2020年（16.33天）下降0.76天；二级综合医院骨折、关节切开复位内固定术患者平均住院日整体呈下降趋势，其中，2021年为16.33天，较2020年（16.69天）下降0.36天。2021年各级各类综合医院与去年相比均有所下降，其中，二级民营综合医院最高（16.37天），委属委管综合医院最低（11.65天）（图2-1-4-48）。

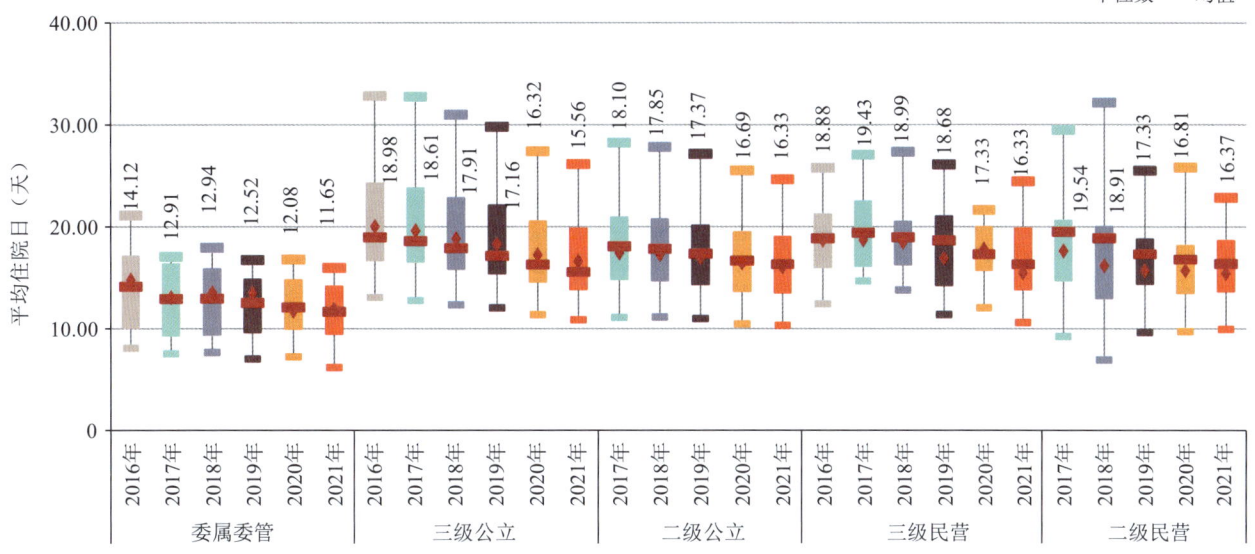

图 2-1-4-48 2016—2021 年全国各级各类综合医院骨折、关节切开复位内固定术患者平均住院日

2016—2021 年三级综合医院骨折、关节切开复位内固定术患者每住院人次费用整体呈上升后略有下降的趋势，2021 年为 38 276.82 元，较 2020 年（38 368.02 元）下降 91.20 元；二级综合医院骨折、关节切开复位内固定术患者每住院人次费用整体呈波动上升趋势，其中，2021 年为 23 354.78 元，较 2020（23 068.15 元）年升高 286.63 元。2021 年委属委管、三级公立、二级民营医院每住院人次费用跟去年相比均有所下降，二级公立、三级民营医院有所上升，其中，委属委管医院综合医院最高（59 883.35 元），二级公立综合医院最低（23 280.88 元）（图 2-1-4-49）。

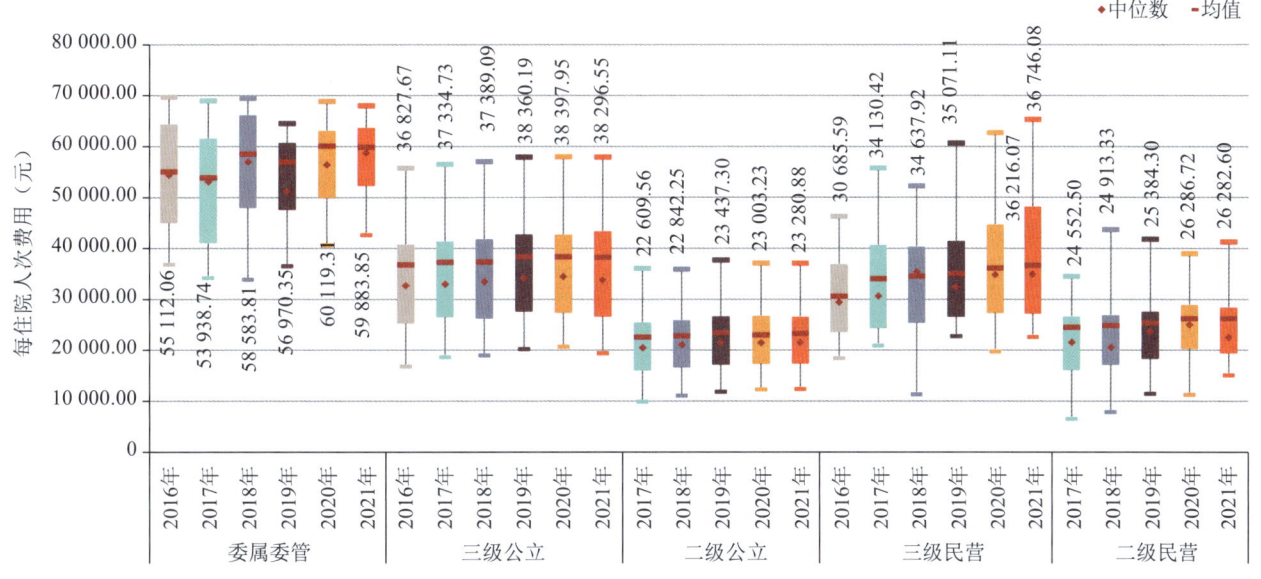

图 2-1-4-49 2016—2021 年全国各级各类综合医院骨折、关节切开复位内固定术每住院人次费用

2. 各省（自治区、直辖市）情况

（1）住院死亡率

分析全国各省（自治区、直辖市）的骨折、关节切开复位内固定术患者住院死亡率，2021 年三级公立综合医院住院死亡率均值为 0.11%，10 个省份高于均值，最高为黑龙江 1.28%（图 2-1-4-50）；2021 年二级公立综合医院住院死亡率均值为 0.06%，14 个省份高于均值，最高为吉林 0.20%（图 2-1-4-51）。

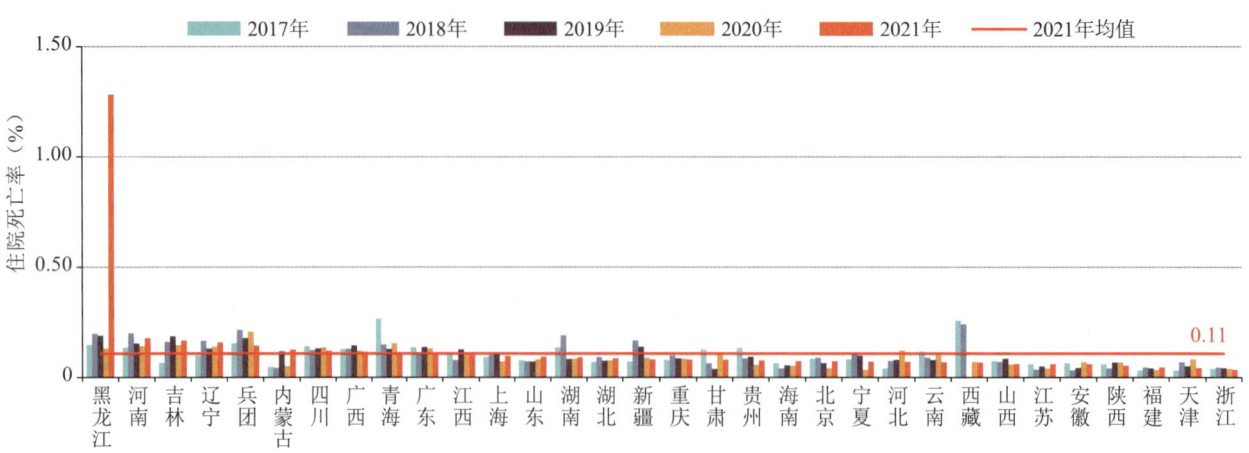

图 2-1-4-50 2017—2021 年各省（自治区、直辖市）三级公立综合医院骨折、关节切开复位内固定术患者住院死亡率

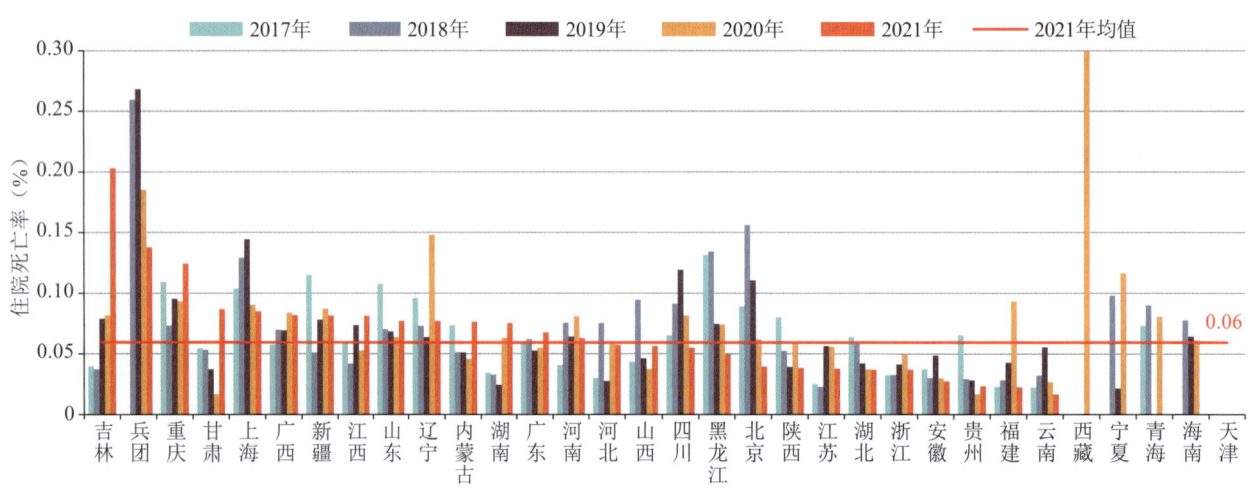

图 2-1-4-51 2017—2021 年各省（自治区、直辖市）二级公立综合医院骨折、关节切开复位内固定术患者住院死亡率

（2）0~31 天非预期再住院率

分析全国各省（自治区、直辖市）的骨折、关节切开复位内固定术患者 0~31 天非预期再住院率，2021 年三级公立综合医院 0~31 天非预期再住院率均值为 0.18%，11 个省份高于均值，最高为天津 0.69%（图 2-1-4-52）；2021 年二级公立综合医院住院 0~31 天非预期再住院率均值为 0.16%，13 个省份高于均值，最高为吉林 0.63%（图 2-1-4-53）。

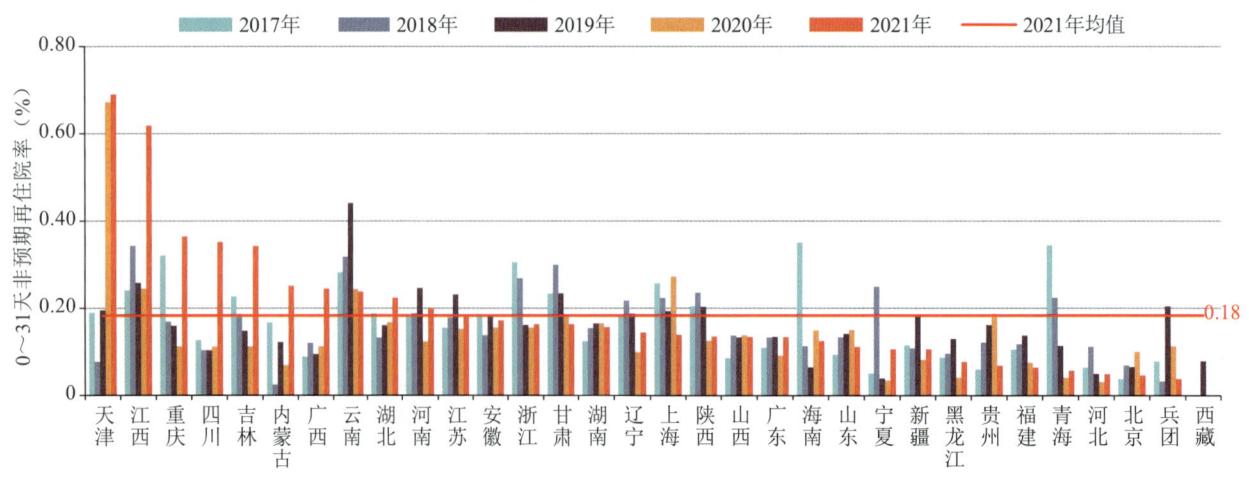

图 2-1-4-52 2017—2021 年各省（自治区、直辖市）三级公立综合医院骨折、关节切开复位内固定术患者
0~31 天非预期再住院率

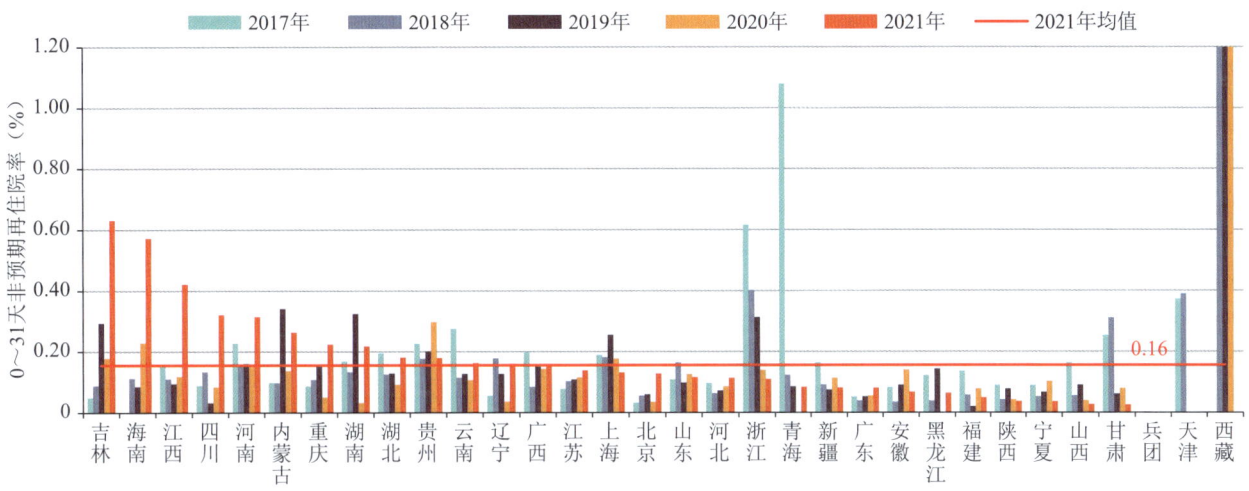

图 2-1-4-53　2017—2021年各省（自治区、直辖市）二级公立综合医院骨折、关节切开复位内固定术患者
0～31天非预期再住院率

（3）平均住院日

分析全国各省（自治区、直辖市）的骨折、关节切开复位内固定术患者平均住院日，2021年三级公立综合医院平均住院日均值为15.56天，16个省份高于均值，最长为湖南22.67天（图2-1-4-54）；2021年二级公立综合医院住院平均住院日均值为16.33天，11个省份高于均值，最长为湖南20.52天（图2-1-4-55）。

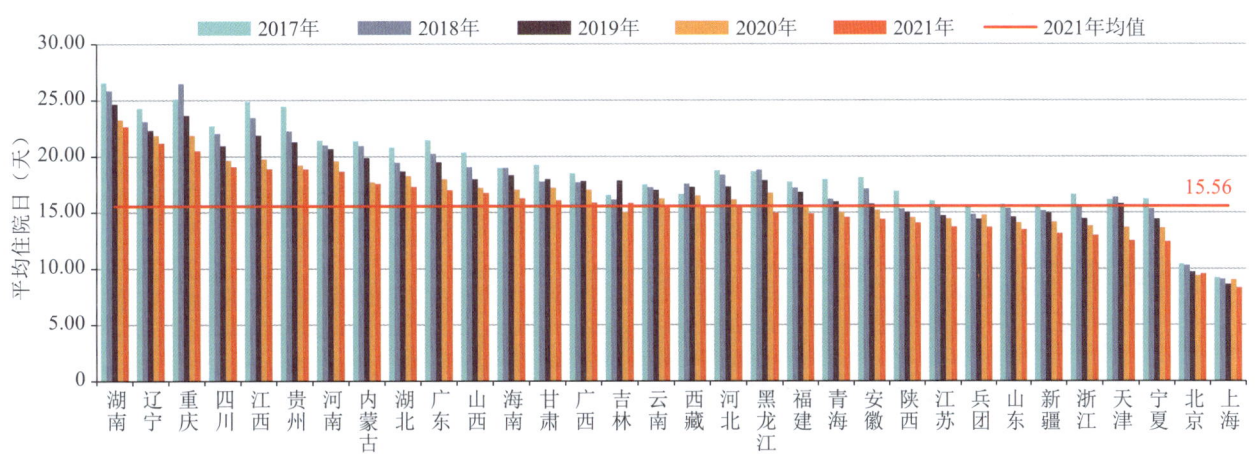

图 2-1-4-54　2017—2021年各省（自治区、直辖市）三级公立综合医院骨折、关节切开复位内固定术患者平均住院日

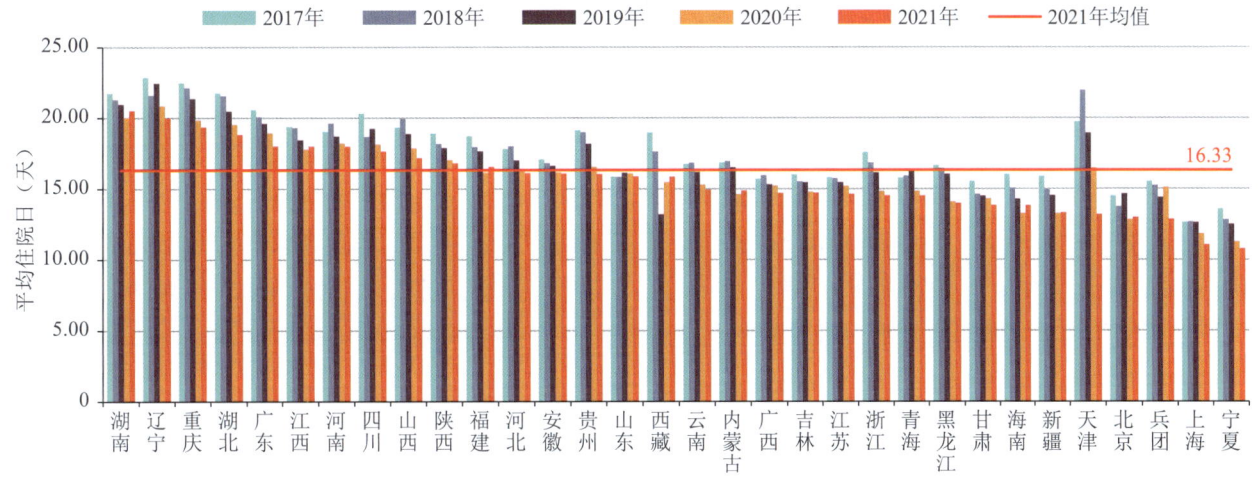

图 2-1-4-55　2017—2021年各省（自治区、直辖市）二级公立综合医院骨折、关节切开复位内固定术患者平均住院日

（4）每住院人次费用

分析全国各省（自治区、直辖市）的骨折、关节切开复位内固定术患者每住院人次费用，2021年三级公立综合医院每住院人次费用均值为38 296.55元，15个省份高于均值，最高为上海60 029.05元（图2-1-4-56）；2021年二级公立综合医院每住院人次费用均值为23 280.88元，15个省份高于均值，最高为上海49 655.93元（图2-1-4-57）。

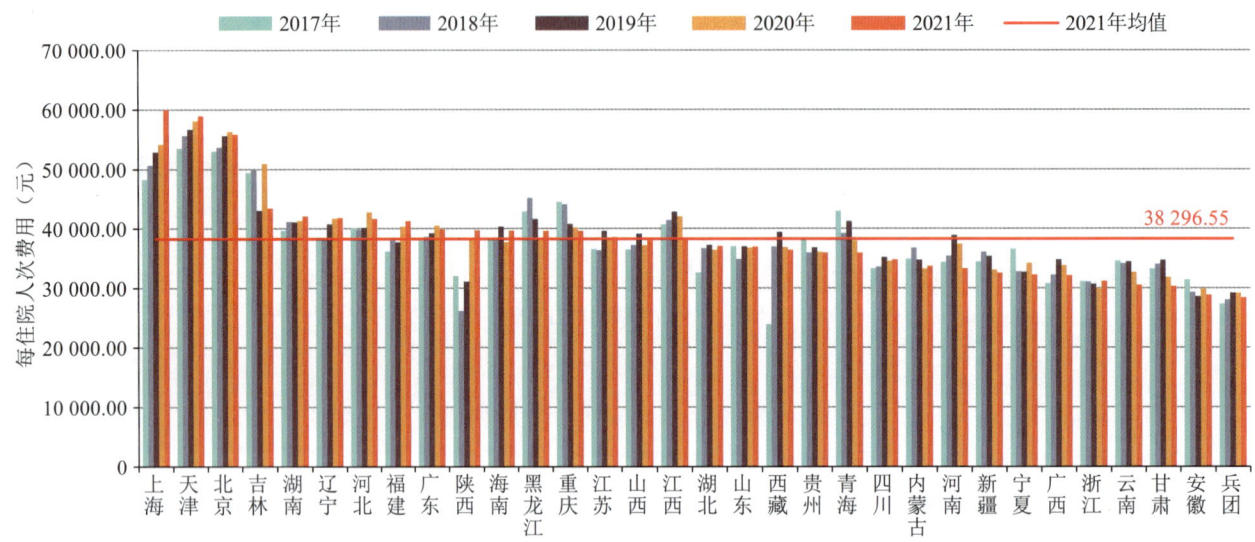

图2-1-4-56　2017—2021年各省（自治区、直辖市）三级公立综合医院骨折、关节切开复位内固定术患者每住院人次费用

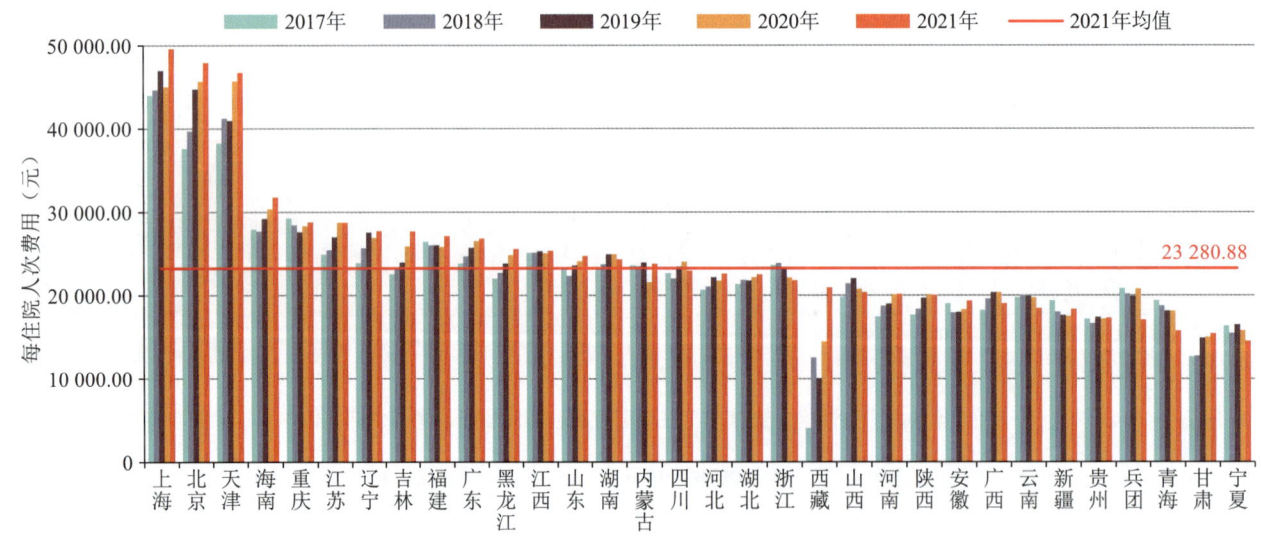

图2-1-4-57　2017—2021年各省（自治区、直辖市）二级公立综合医院骨折、关节切开复位内固定术患者每住院人次费用

3. 各省（自治区、直辖市）的服务开展情况

分析各省（自治区、直辖市）综合医院骨折、关节切开复位内固定术患者人次占总出院人次的比例，2021年全国均值为1.22%，13个省份高于均值，其中最大值为宁夏2.11%（图2-1-4-58）；骨折、关节切开复位内固定术患者人数占每万常住人口比例，2021年全国均值为10.98例/万人，12个省份高于均值，其中最大值为上海23.60例/万人（图2-1-4-59）。

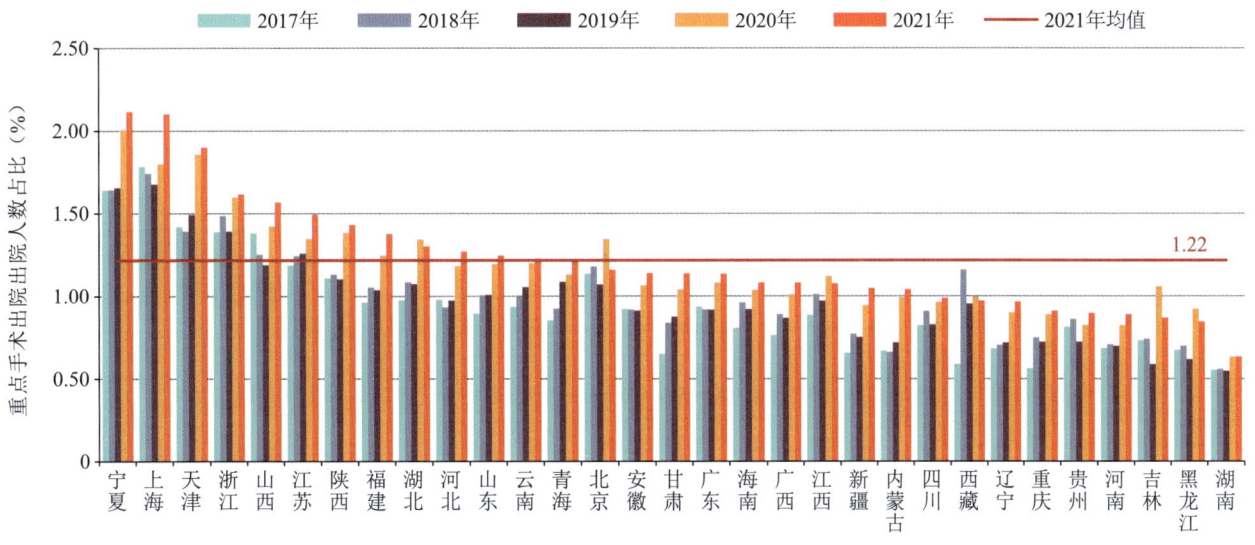

图 2-1-4-58　2017—2021 年各省（自治区、直辖市）综合医院骨折、关节切开复位内固定术患者
人次占总出院患者人次的比例

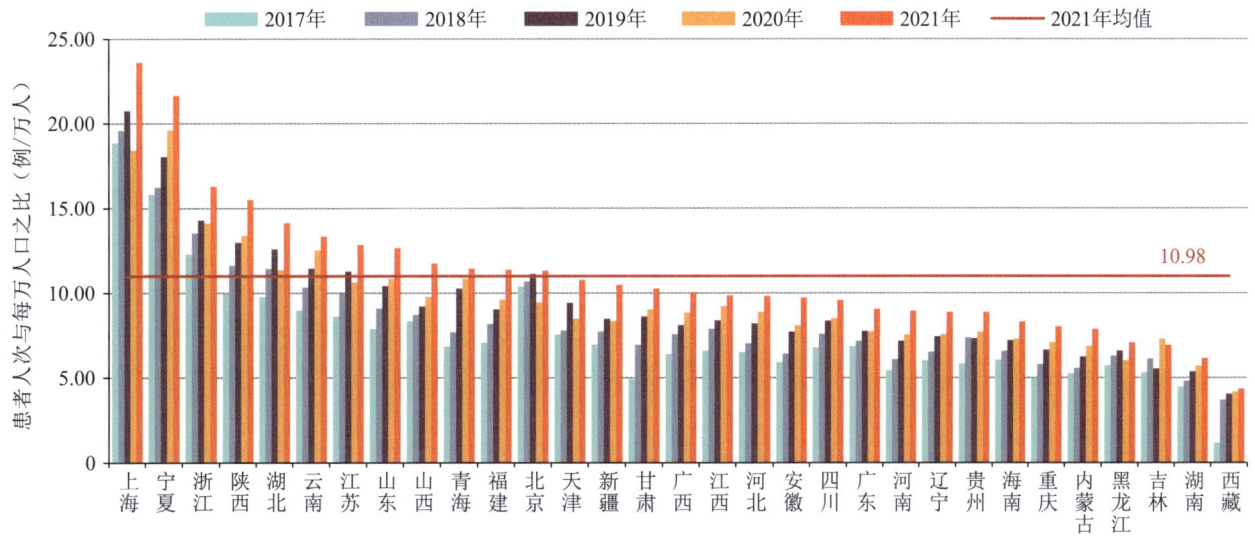

图 2-1-4-59　2017—2021 年各省（自治区、直辖市）综合医院骨折、关节切开复位内固定术患者
人次与每万人口之比

五、子宫切除术

妇产/妇幼专科医院，ICD-9-CM-3 编码：68.4 至 68.9。

1. 全国情况

2016—2021 年三级妇产/妇幼专科医院医院子宫切除术患者住院总死亡率呈下降趋势，其中，2021 年为 0.02%，较 2020 年（0.03%）降低 0.01 个百分点；二级妇产/妇幼专科医院医院子宫切除术患者住院总死亡率呈波动下降趋势，2021 年（0.04%）与 2020 年（0.04%）持平。2021 年三级公立妇产/妇幼专科医院（含委属委管医院）死亡率为 0.01%，二级公立妇产/妇幼专科医院死亡率为 0.02%，其余均为 0（图 2-1-4-60）。

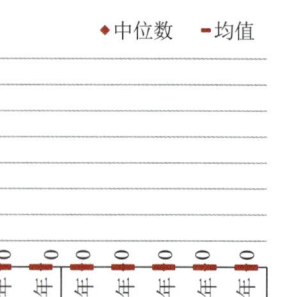

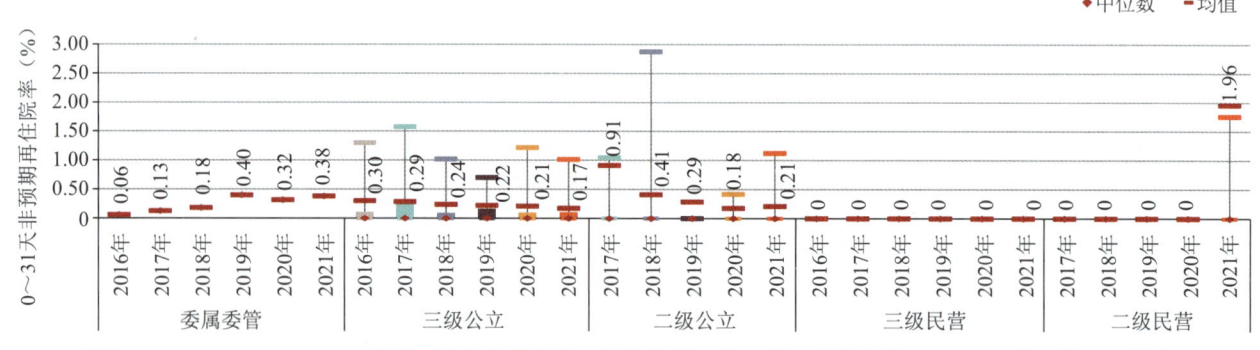

图 2-1-4-60 2016—2021 年全国各级各类妇产/妇幼专科医院子宫切除术患者住院死亡率

2016—2021 年三级妇产/妇幼专科医院医院子宫切除术患者 0～31 天非预期再住院率整体呈下降趋势，其中，2021 年为 0.17%，较 2020 年（0.19%）下降 0.02 个百分点；二级妇产/妇幼专科医院医院子宫切除术患者 0～31 天非预期再住院率呈下降趋势，其中，2021 年为 0.23%，较 2020 年（0.26%）下降 0.03 个百分点。2021 年委属委管、二级公立、二级民营妇产/妇幼专科医院与去年相比均有所上升，三级公立妇产/妇幼专科医院有所下降，其中，委属委管妇产/妇幼专科医院最高（0.38%），三级民营妇产/妇幼专科医院最低（0）（图 2-1-4-61）。

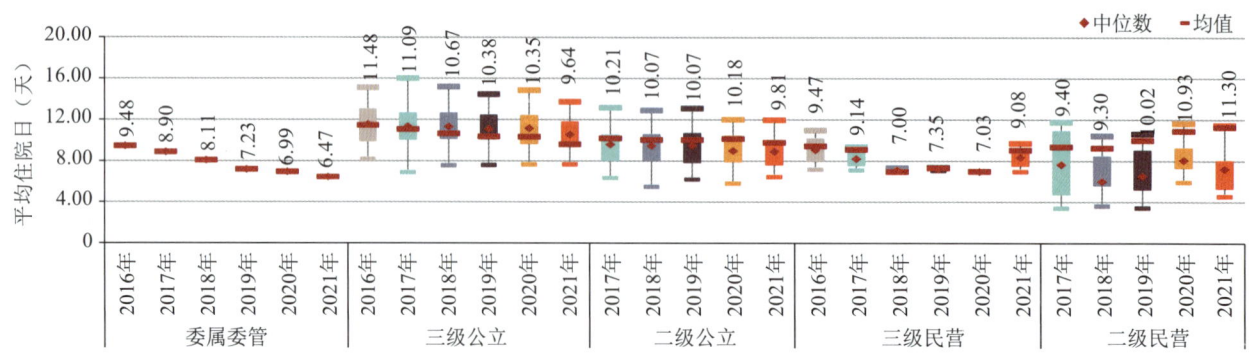

图 2-1-4-61 2016—2021 年全国各级各类妇产/妇幼专科医院子宫切除术患者 0～31 天非预期再住院率

2016—2021 年三级妇产/妇幼专科医院医院子宫切除术患者平均住院日整体呈下降趋势，其中，2021 年为 11.04 天，较 2020 年（11.64 天）下降 0.60 天；二级妇产/妇幼专科医院医院子宫切除术患者平均住院日整体呈波动下降趋势，其中，2021 年为 11.03 天，较 2020 年（11.19 天）下降 0.16 天。2021 年三级公立（含委属委管）、二级公立妇产/妇幼专科医院呈逐年下降趋势，其中，二级民营妇产/妇幼专科医院最高（11.30 天），委属委管妇产/妇幼专科医院最低（6.47 天）（图 2-1-4-62）。

图 2-1-4-62 2016—2021 年全国各级各类妇产/妇幼专科医院子宫切除术患者平均住院日

2016—2021 年三级妇产/妇幼专科医院医院子宫切除术患者每住院人次费用呈先上升后下降的趋

势，其中，2021年为22 997.86元，较2020年（23 214.60元）下降216.73元；二级妇产/妇幼专科医院医院子宫切除术患者每住院人次费用整体呈上升趋势，其中，2021年为13 987.38元，较2020年（13 643.05元）升高344.33元。2021年各级各类妇产/妇幼专科医院医院与2020年相比均有所增长，其中，委属委管妇幼专科医院最高（14 646.05元），二级民营妇产/妇幼专科医院最低（14 646.05元）（图2-1-4-63）。

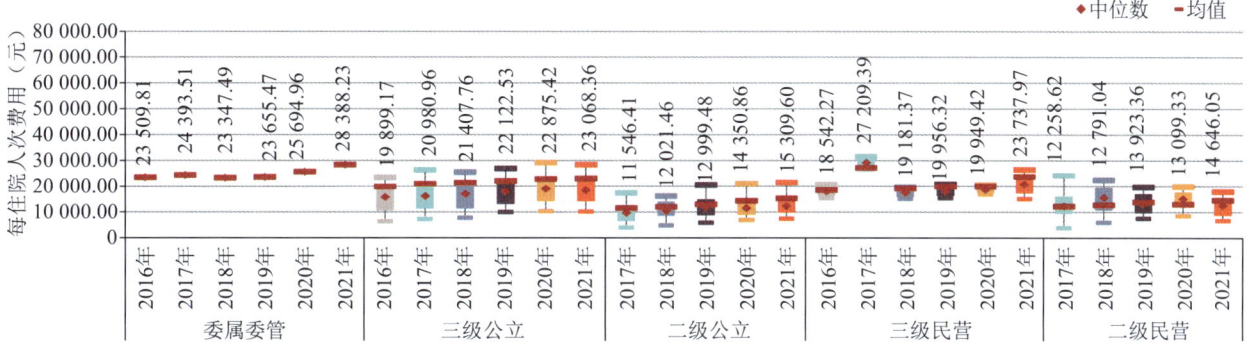

图2-1-4-63　2016—2021年全国各级各类妇产/妇幼专科医院子宫切除术每住院人次费用

2. 各省（自治区、直辖市）情况

（1）住院死亡率

分析全国各省（自治区、直辖市）的子宫切除术患者住院死亡率，2021年三级公立妇产/妇幼专科医院住院死亡率均值为0.01%，4个省份高于均值，最高值为广西0.10%；2021年二级公立妇产/妇幼专科医院住院死亡率四川为0.93%，其他省份均为0。因多个省份数据为0，故不作图表分析。

（2）0~31天非预期再住院率

分析全国各省（自治区、直辖市）的子宫切除术患者0~31天非预期再住院率，2021年三级公立妇产/妇幼专科医院0~31天非预期再住院率均值为0.17%，6个省份高于均值，最高值为云南1.00%（图2-1-4-64）；2021年二级公立妇产/妇幼专科医院住院0~31天非预期再住院率均值为0.21%，最高值为吉林4.76%，除吉林、广东、河南、浙江外，其余省份均为0，故不作图表展示。

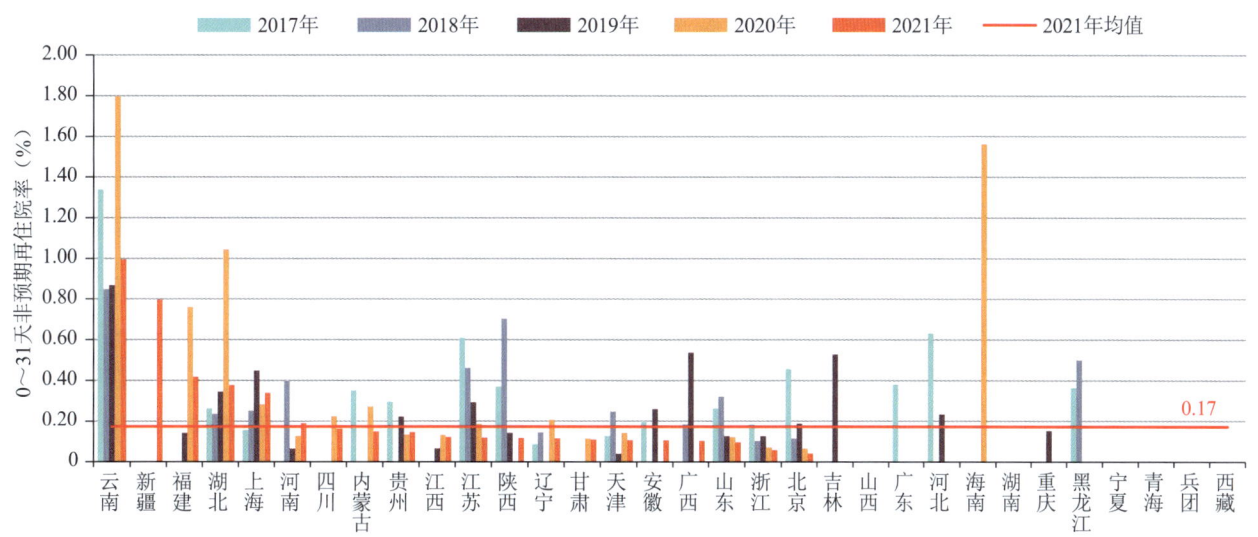

图2-1-4-64　2017—2021年各省（自治区、直辖市）三级公立妇产/妇幼专科医院子宫切除术患者
0~31天非预期再住院率

（3）平均住院日

分析全国各省（自治区、直辖市）的子宫切除术患者平均住院日，2021年三级公立妇产/妇幼专

科医院平均住院日均值为 9.64 天，24 个省份高于均值，最长为新疆 13.03 天（图 2-1-4-65）；2021 年二级公立妇产 / 妇幼专科医院住院平均住院日均值为 9.81 天，5 个省份高于均值，最长为广西 12.00 天（图 2-1-4-66）。

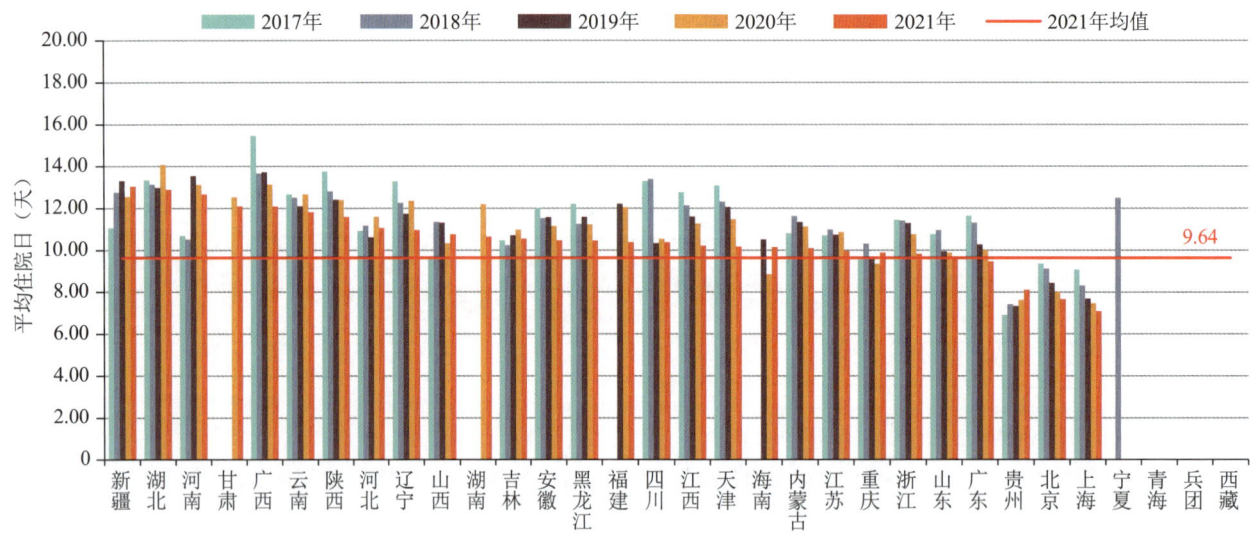

图 2-1-4-65　2017—2021 年各省（自治区、直辖市）三级公立妇产 / 妇幼专科医院子宫切除术患者平均住院日

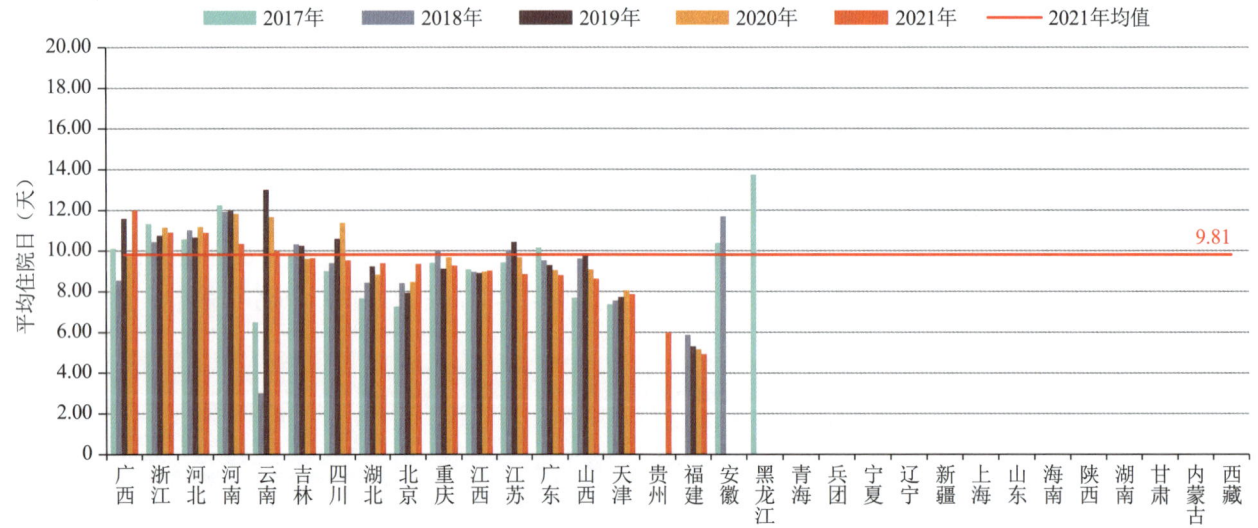

图 2-1-4-66　2017—2021 年各省（自治区、直辖市）二级公立妇产 / 妇幼专科医院子宫切除术患者平均住院日

（4）每住院人次费用

2016—2021 年三级综合医院子宫切除术患者每住院人次费用整体呈上升趋势，2021 年（22 749.10 元）略有下降，较 2020（23 271.77 元）年下降 522.67 元；二级综合医院子宫切除术患者平均住院日整体呈上升趋势，其中，2021 年为 13 122.40 元，较 2020 年（12 958.36 元）升高 164.05 元。2021 年二级公立综合医院和三级民营综合医院与去年相比有所上升，三级公立综合医院及二级民营综合医院有所下降，其中，委属委管医院综合医院最高（37 564.66 元），二级民营综合医院最低（12 632.58 元）。

分析全国各省（自治区、直辖市）的子宫切除术患者每住院人次费用，2021 年三级公立妇产 / 妇幼专科医院每住院人次费用均值为 23 068.36 元，8 个省份高于均值，最高值为河南 29 520.81 元（图 2-1-4-67）；2021 年二级公立妇产 / 妇幼专科医院每住院人次费用均值为 15 309.60 元，4 个省份高于均值，最高值为北京 20 840.31 元（图 2-1-4-68）。

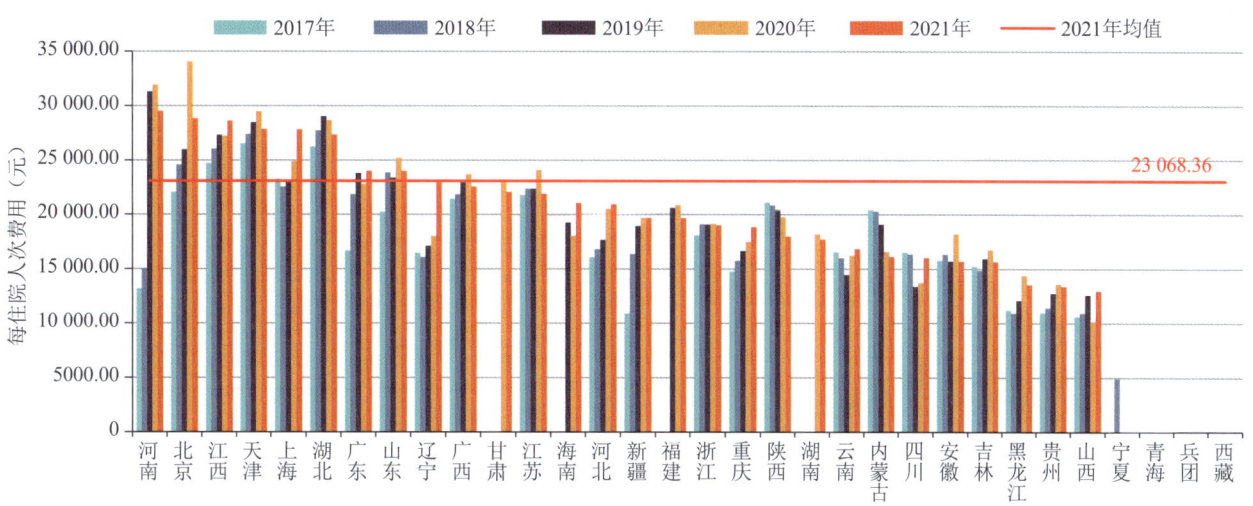

图 2-1-4-67　2017—2021 年各省（自治区、直辖市）三级公立妇产 / 妇幼专科医院子宫切除术患者每住院人次费用

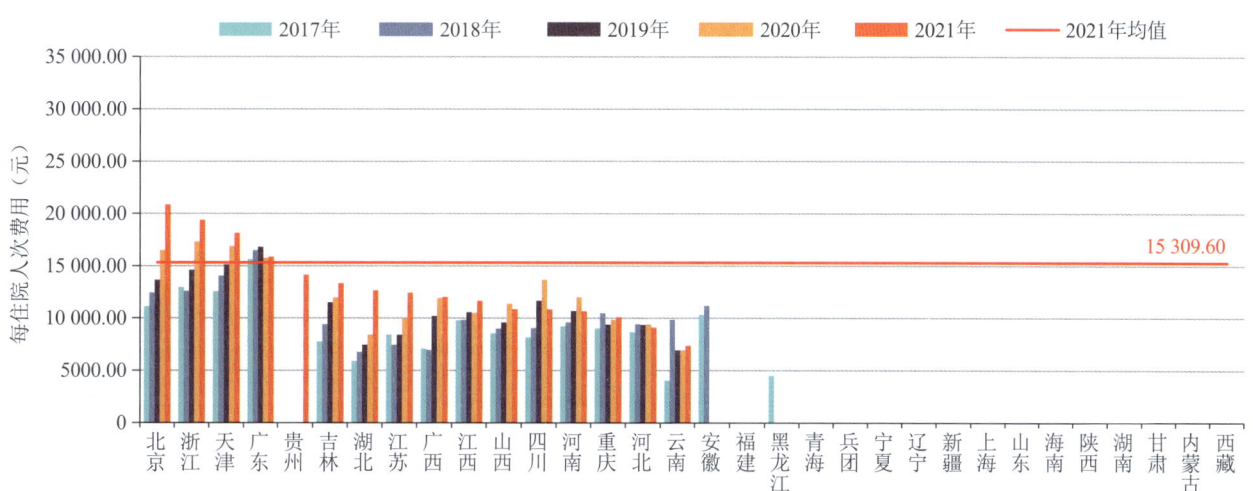

图 2-1-4-68　2017—2021 年各省（自治区、直辖市）二级公立妇产 / 妇幼专科医院子宫切除术患者每住院人次费用

3. 各省（自治区、直辖市）的服务开展情况

分析各省（自治区、直辖市）子宫切除术患者人次占总出院人次的比例，2021 年全国均值为 1.26%，12 个省份高于均值，最高值为上海 6.22%（图 2-1-4-69）。子宫切除术患者人次占每万常住人口的比例，2021 年全国均值为 0.57 例 / 万人，8 个省份高于均值，最高值为上海 4.61 例 / 万人（图 2-1-4-70）。

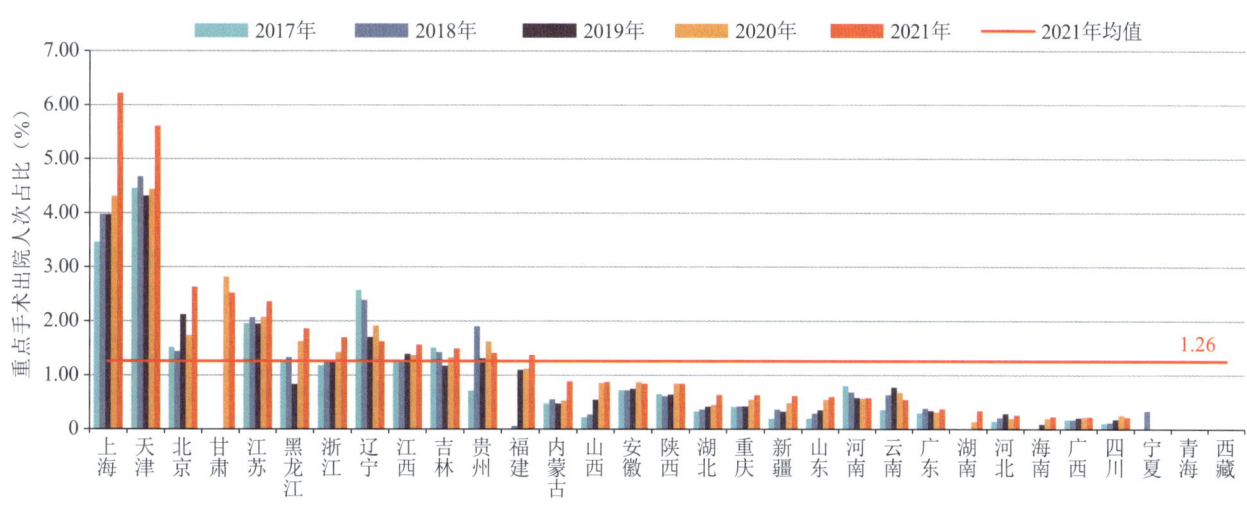

图 2-1-4-69　2017—2021 年各省（自治区、直辖市）妇产 / 妇幼专科医院子宫切除术患者人次占总出院患者人次的比例

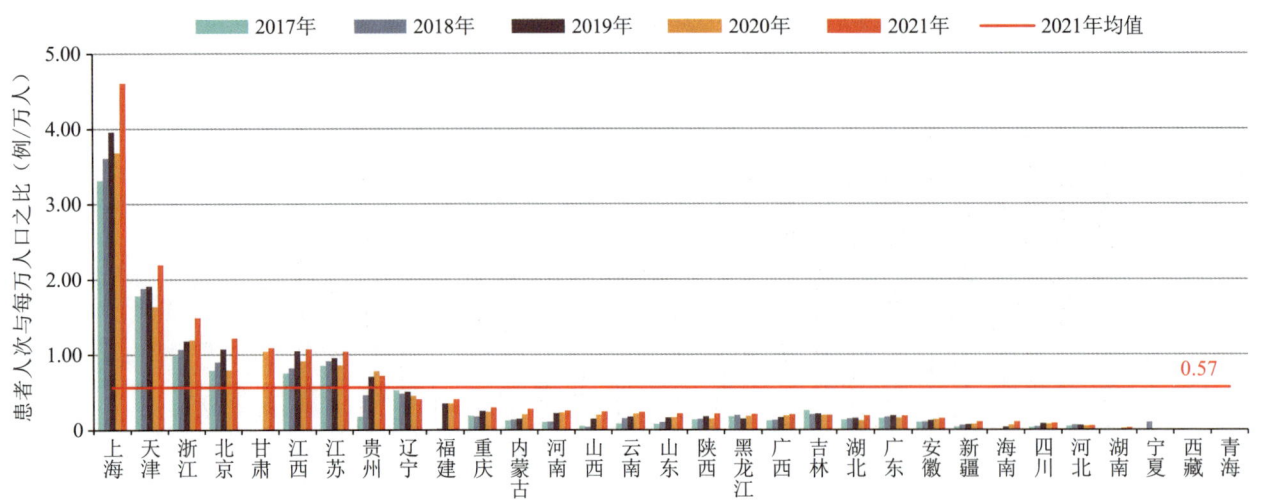

图 2-1-4-70　2017—2021 年各省（自治区、直辖市）妇产 / 妇幼专科医院子宫切除术患者人次与每万人口之比

六、冠状动脉旁路移植术

心血管专科医院，ICD-9-CM-3 编码：36.10 至 36.17。

1. 全国情况

2016—2021 年三级心血管专科医院冠状动脉旁路移植术患者住院总死亡率呈先上升后下降的趋势，其中，2021 年为 2.28%，较 2020 年（2.44%）降低 0.16 个百分点；二级心血管专科医院冠状动脉旁路移植术患者住院总死亡率呈先下降后上升的趋势，2021 年为 2.36%，较 2020 年（1.51%）升高 0.85 个百分点。2021 年各类心血管专科医院与去年相比均有所下降，其中，三级民营心血管专科医院最高（0.96%），三级公立心血管专科医院最低（0.38%）（图 2-1-4-71）。

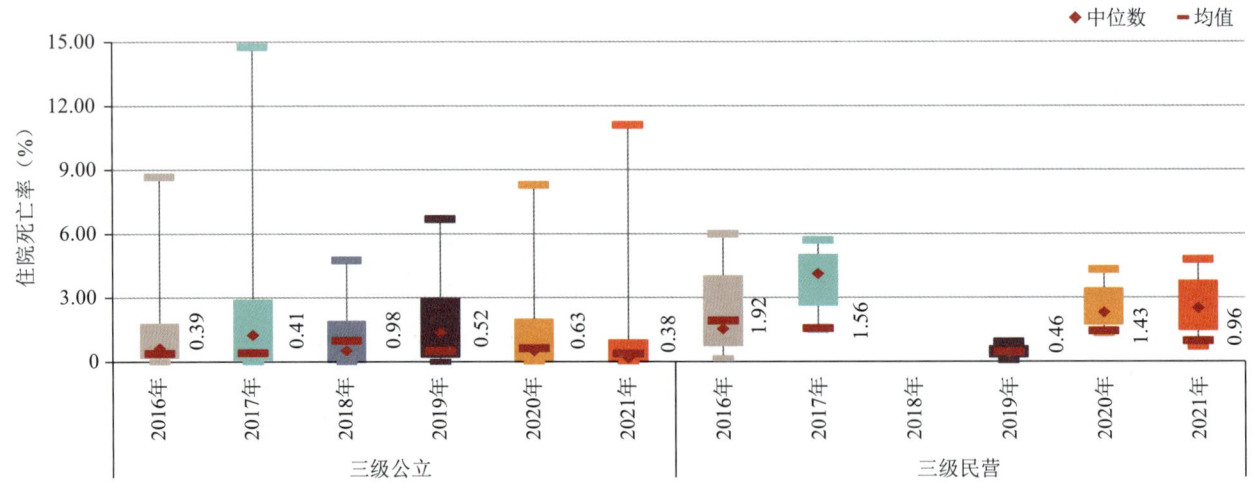

图 2-1-4-71　2016—2021 年全国各级各类心血管专科医院冠状动脉旁路移植术患者住院死亡率

2016—2021 年三级心血管专科医院冠状动脉旁路移植术患者 0～31 天非预期再住院率整体呈下降趋势，其中，2021 年为 0.48%，较 2020 年（0.53%）下降 0.05 个百分点；二级心血管专科医院冠状动脉旁路移植术患者 0～31 天非预期再住院率呈波动下降趋势，其中，2021 年为 1.48%，较 2020 年（2.20%）升高 0.72 个百分点。2021 年各类心血管专科医院与去年相比均有所上升，其中，三级公立心血管专科医院最高（0.42%），三级民营心血管专科医院最低（0.24%）（图 2-1-4-72）。

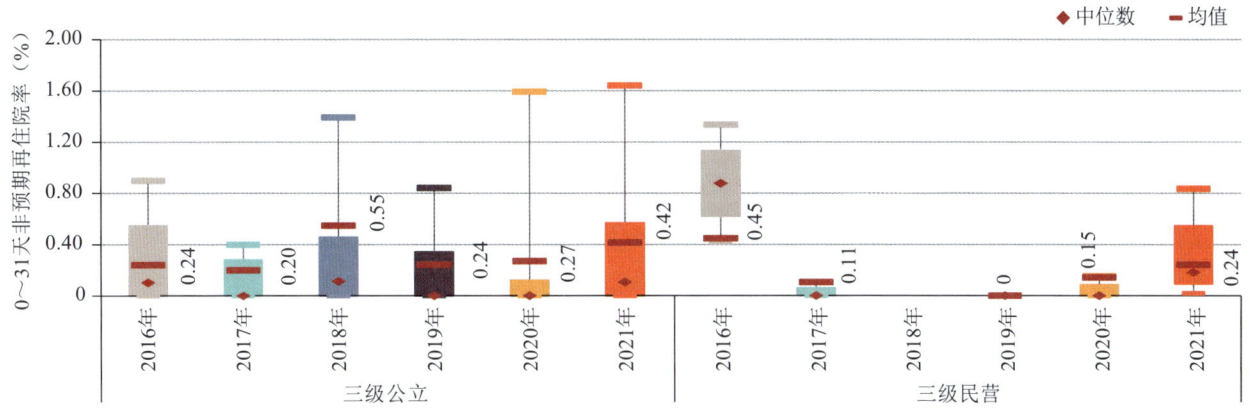

图 2-1-4-72 2016—2021 年全国各级各类心血管专科医院冠状动脉旁路移植术患者 0~31 天非预期再住院率

2016—2021 年三级心血管专科医院冠状动脉旁路移植术患者平均住院日整体呈先上升后下降的趋势，其中，2021 年为 23.27 天，较 2020 年（24.32 天）下降 1.05 天；二级心血管专科医院冠状动脉旁路移植术患者平均住院日整体呈先下降后上升趋势，其中，2021 年为 21.12 天，较 2020 年（17.03 天）上升 4.10 天。2021 年各类心血管专科医院与去年相比均有所下降，其中，三级民营心血管专科医院最高（20.69 天），三级公立心血管专科医院最低（20.13 天）（图 2-1-4-73）。

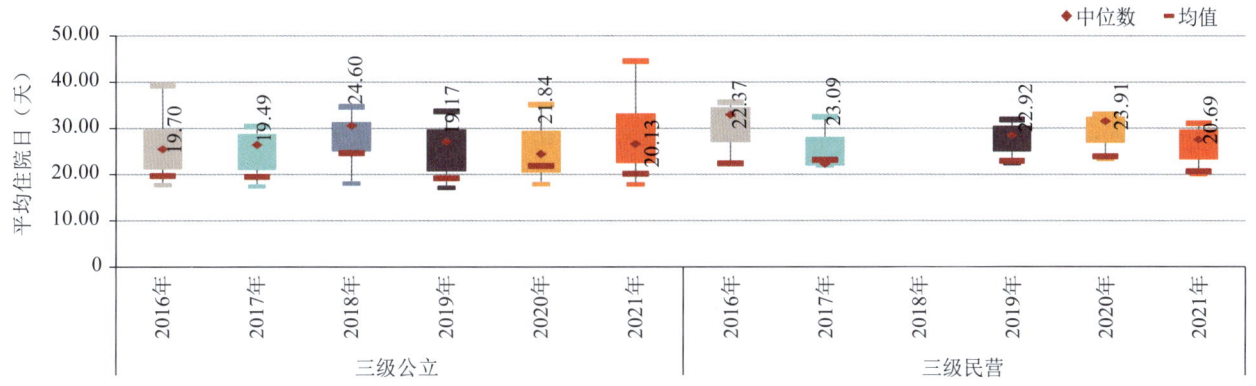

图 2-1-4-73 2016—2021 年全国各级各类心血管专科医院冠状动脉旁路移植术患者平均住院日

2016—2021 年三级心血管专科医院冠状动脉旁路移植术患者每住院人次费用呈上升趋势，其中，2021 年为 148 774.85 元，较 2020 年（148 272.37 元）上升 502.48 元；二级心血管专科医院冠状动脉旁路移植术患者每住院人次费用整体呈上升趋势，其中，2021 年为 96 734.10 元，较 2020 年（62 597.43 元）升高 34 136.67 元。2021 年各类心血管专科医院与去年相比均有所下降，其中，三级民营心血管专科医院最高（142 542.74 元），三级公立心血管专科医院最低（138 541.16 元）（图 2-1-4-74）。

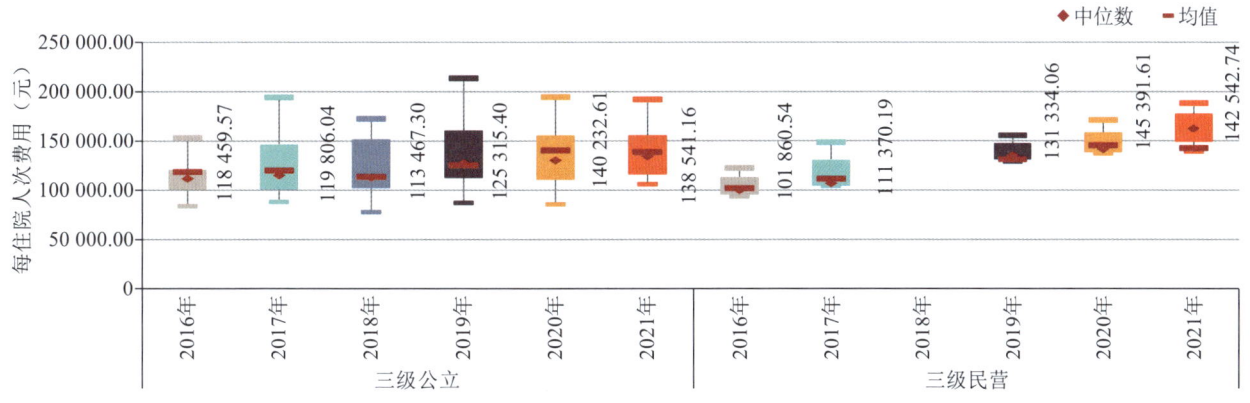

图 2-1-4-74 2016—2021 年全国各类各级心血管专科医院冠状动脉旁路移植术每住院人次费用

2. 各省（自治区、直辖市）情况

（1）住院死亡率

分析全国各省（自治区、直辖市）的冠状动脉旁路移植术患者住院死亡率，2021年三级公立心血管专科医院死亡率均值为0.38%，4个省份高于均值，最高为青海20.00%（图2-1-4-75）。

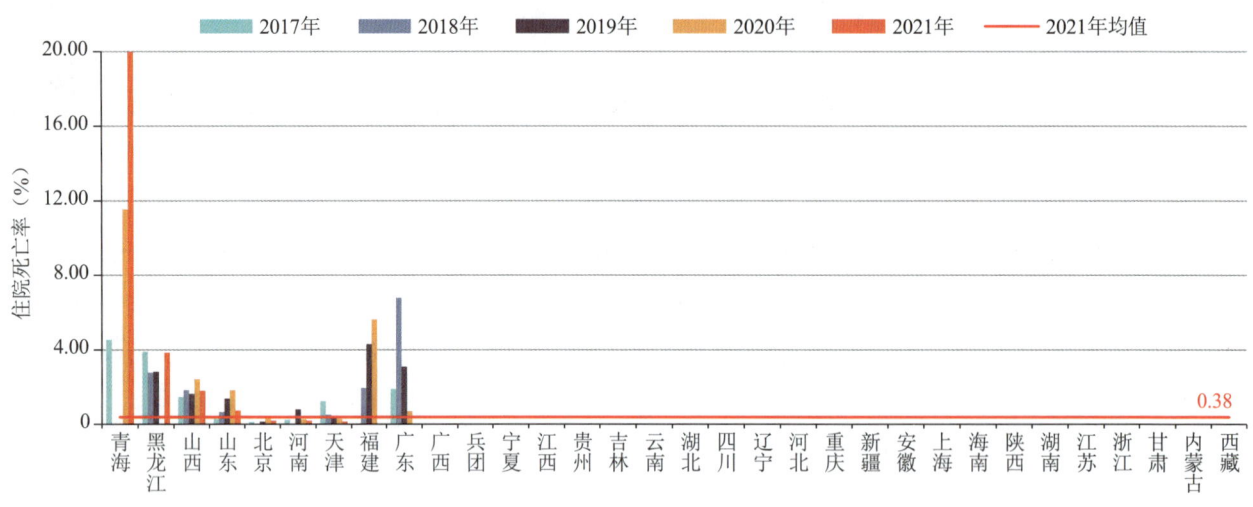

图2-1-4-75　2017—2021年各省（自治区、直辖市）三级公立心血管专科医院冠状动脉旁路移植术患者住院死亡率

（2）0～31天非预期再住院率

分析全国各省（自治区、直辖市）的冠状动脉旁路移植术患者0～31天非预期再住院率，2021年三级公立心血管专科医院0～31天非预期再住院率均值为0.42%，4个省份高于均值，最高为山东1.74%（图2-1-4-76）。

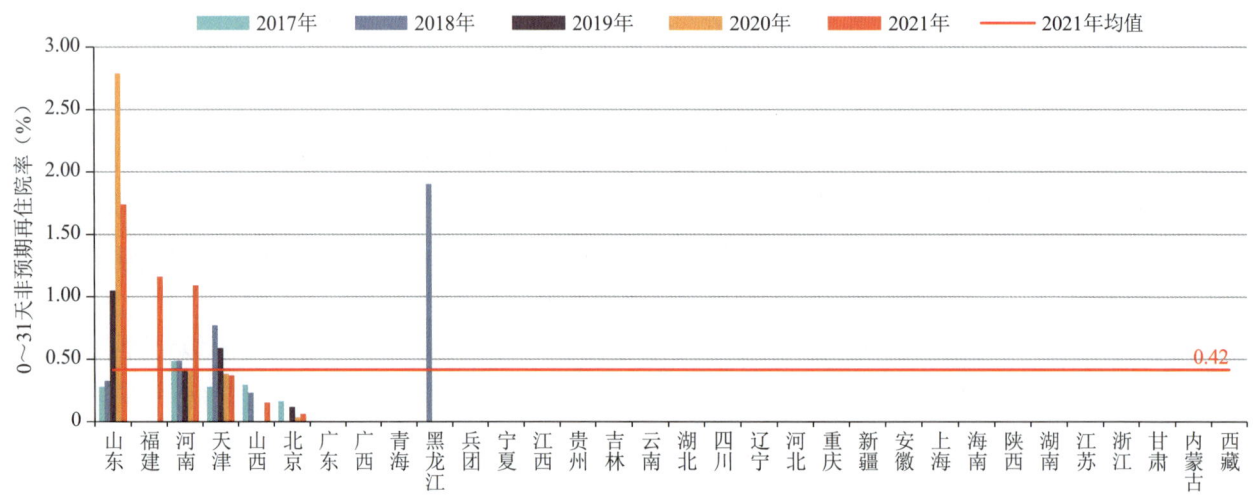

图2-1-4-76　2017—2021年各省（自治区、直辖市）三级公立心血管专科医院冠状动脉旁路移植术患者0～31天非预期再住院率

（3）平均住院日

分析全国各省（自治区、直辖市）的冠状动脉旁路移植术患者平均住院日，2021年三级公立心血管专科医院平均住院日均值为20.13天，7个省份高于均值，最长为广西49.00天（图2-1-4-77）。

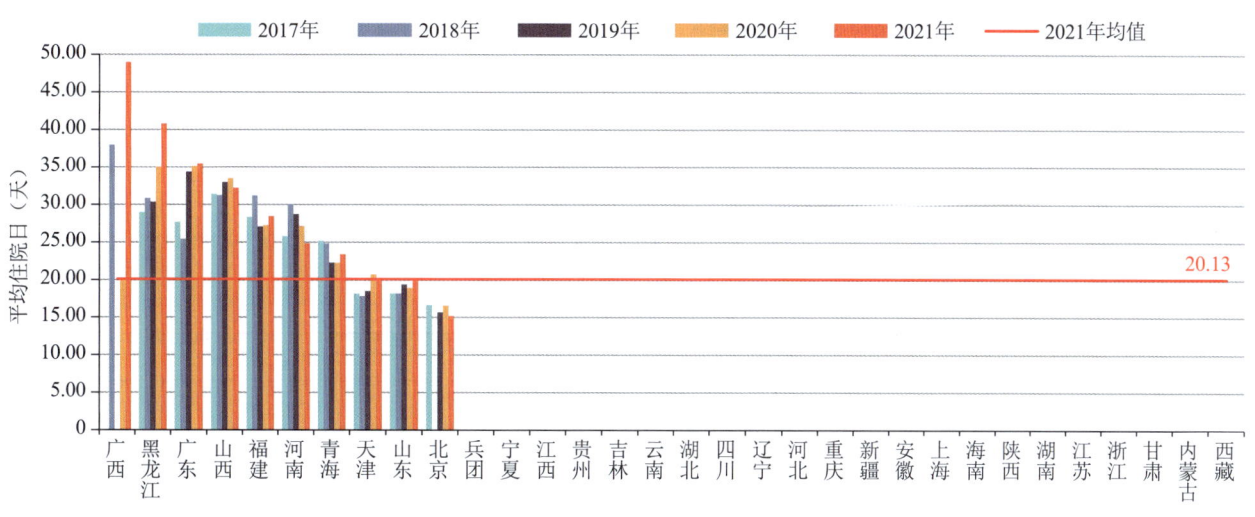

图 2-1-4-77　2017—2021 年各省（自治区、直辖市）三级公立心血管专科医院冠状动脉旁路移植术患者平均住院日

（4）每住院人次费用

分析全国各省（自治区、直辖市）的冠状动脉旁路移植术患者每住院人次费用，2021 年三级公立心血管专科医院每住院人次费用均值为 138 541.16 元，4 个省份高于均值，最高为黑龙江 197 448.91 元（图 2-1-4-78）。

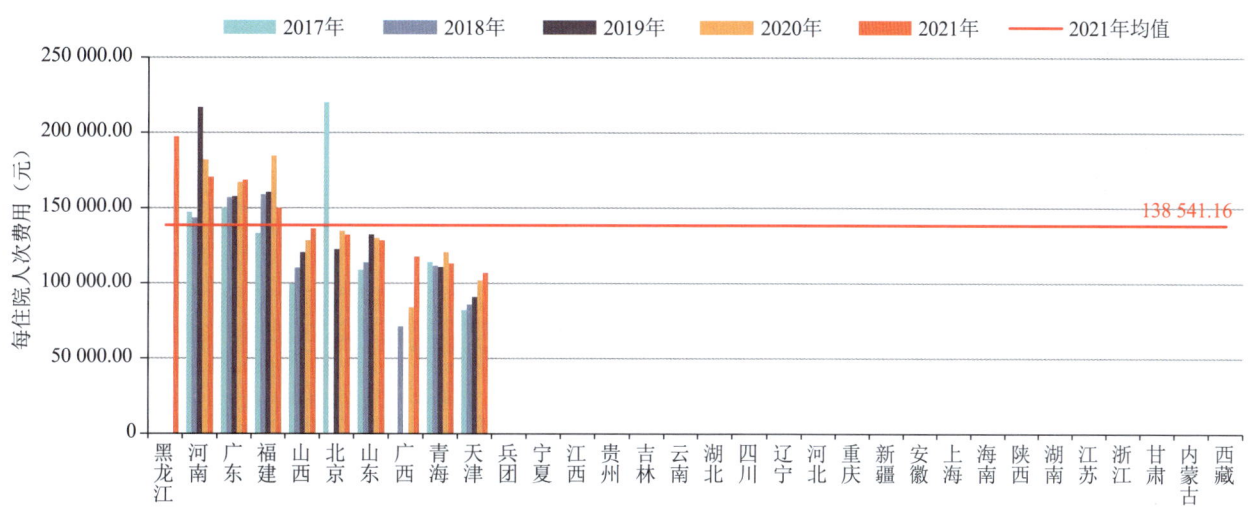

图 2-1-4-78　2017—2021 年各省（自治区、直辖市）三级公立心血管专科医院冠状动脉旁路移植术患者每住院人次费用

3. 各省（自治区、直辖市）的服务开展情况

分析各省（自治区、直辖市）心血管专科医院冠状动脉旁路移植术患者人次占总出院人次的比例，2021 年全国均值为 1.16%，7 个省份高于均值，最高值为北京 7.32%（图 2-1-79）；心血管专科医院冠状动脉旁路移植术患者人次占每万常住人口的比例，2021 年全国均值为 0.16 例/万人，5 个省份高于均值，最高值为吉林 2.01 例/万人（图 2-1-4-80）。

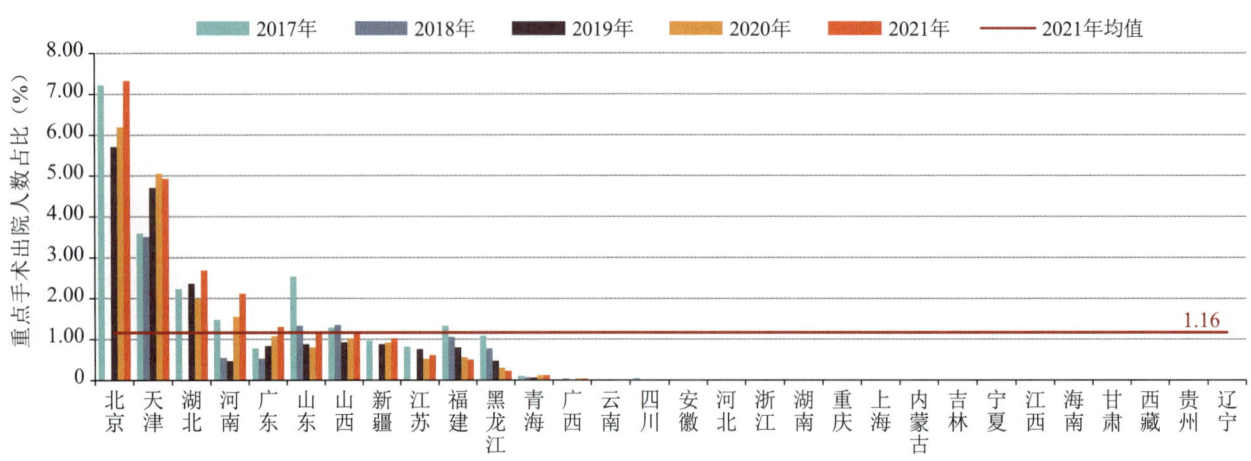

图 2-1-4-79 2017—2021 年各省（自治区、直辖市）心血管专科医院冠状动脉旁路移植术患者人次占总出院患者人次的比例

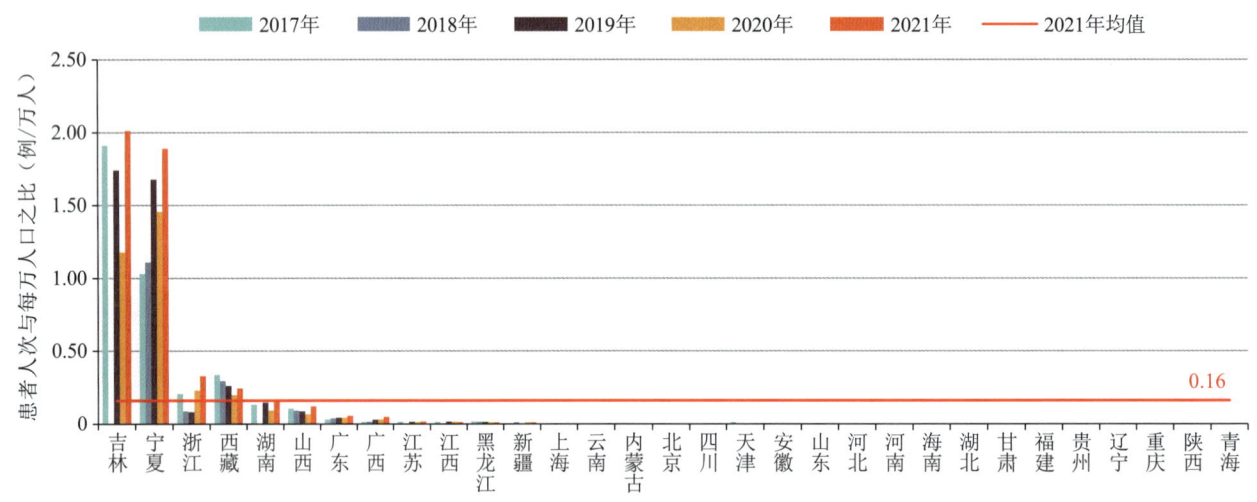

图 2-1-4-80 2017—2021 年各省（自治区、直辖市）心血管专科医院冠状动脉旁路移植术患者人次与每万人口之比

第五节 重点肿瘤（住院手术治疗/住院非手术治疗）相关指标分析

本部分数据来源于HQMS中2016—2021年连续上报的5138家医院的病案首页信息。经数据清洗，纳入分析的各类医院重点肿瘤分布情况见表2-1-5-1。2016—2021年全国收治重点肿瘤的各级各类医疗机构数量不断上升，重点肿瘤患者出院人次持续增加。2021年全国二级和三级综合医院重点肿瘤患者出院人次共计1035.59万人，专科医院出院人次共计233.89万人，其中，委属委管医院110.05万人。

表2-1-5-1 2016—2021年纳入分析医院数量及重点肿瘤患者样本量情况（人次单位：万人）

医院类型		2016		2017		2018		2019		2020		2021		合计出院
		医院数量	出院人次	医院数量	出院人次	医院数量	出院人次	医院数量	出院人次	医院数量	出院人次	医院数量	出院人次	
委属委管*		29	37.99	29	51.16	29	68.86	29	81.21	29	74.48	29	110.05	423.74
综合医院	三级公立	1257	237.96	1270	316.86	1296	427.33	1306	595.73	1332	701.89	1432	929.23	3209.00
	二级公立	699	7.99	1777	28.73	1864	38.55	1924	53.03	1942	72.46	1890	97.24	298.00
	三级民营	25	1.10	25	1.80	27	2.99	31	4.21	30	5.26	31	7.26	22.62
	二级民营	34	0.42	48	0.59	52	0.67	63	0.76	65	1.17	64	1.85	5.46
专科医院*		165	82.30	185	97.94	205	120.48	228	165.38	234	182.18	244	233.89	882.18
合计*		2181	329.77	3306	445.92	3445	590.02	3553	819.11	3605	962.96	3663	1269.49	4417.26

*注：1. 委属委管医院包含综合和专科的委属委管医院，且三级公立综合医院及专科医院数据中包含委属委管医院数据，本节同。
    2. 专科医院包含肿瘤医院、妇产医院及妇幼保健院的，本节同。
    3. 合计数据为综合医院、专科医院及少量未定级医院数据之和。

纳入分析的医疗机构中，2021年重点肿瘤患者1269.49万人次，占全部出院人次数的8.26%，根据2021年重点肿瘤患者人次数排序，排名前5位的重点肿瘤如下。

1. 原发性肺癌（主要诊断或其他诊断编码ICD-10：C34）；
2. 原发性乳腺癌（主要诊断或其他诊断编码ICD-10：C50）；
3. 原发性结直肠癌（主要诊断或其他诊断编码ICD-10：C18、C19、C20）；
4. 原发性胃癌（主要诊断或其他诊断编码ICD-10：C16）；
5. 原发性肝癌（主要诊断或其他诊断编码ICD-10：C22）；

其中，住院手术治疗的前5位重点肿瘤为原发性甲状腺癌、原发性肺癌、原发性结直肠癌、原发性乳腺癌、原发性胃癌，住院非手术治疗的前5位重点肿瘤为原发性肺癌、原发性乳腺癌、原发性结直肠癌、原发性胃癌、原发性肝癌（图2-1-5-1）。

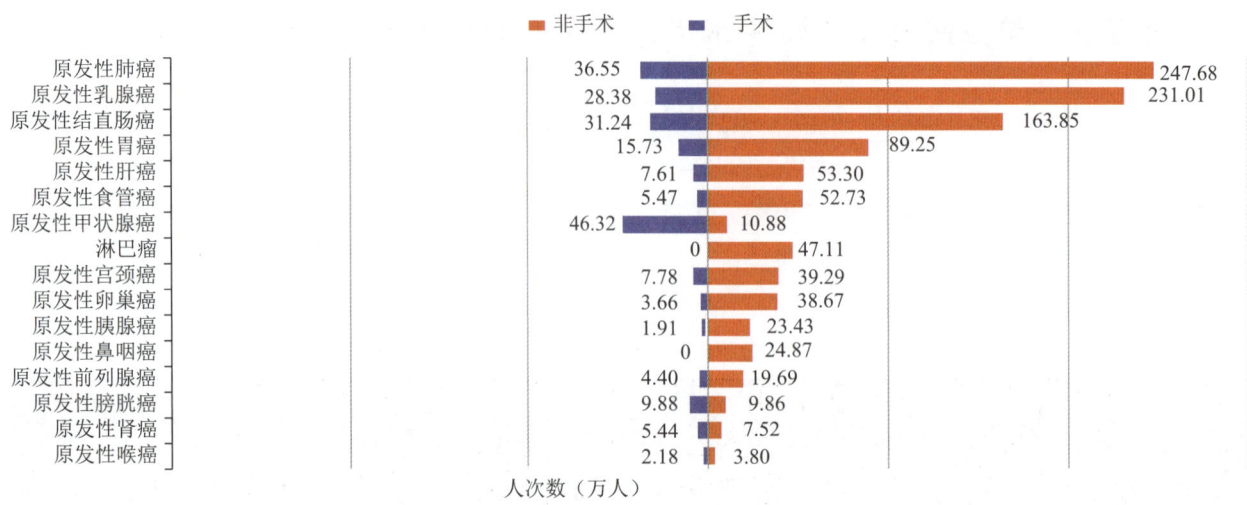

图 2-1-5-1 2021年重点肿瘤出院患者人次数（按2021年肿瘤患者人次数降序）

2016—2021年肿瘤患者中，原发性肺癌患者数量最多（图2-1-5-2）。2016—2021年在各类医疗机构中，住院手术治疗、住院非手术治疗重点肿瘤患者人数占总出院人数比例中，委属委管医院占比最高，其次是专科医院（图2-1-5-3）。2016—2021年各类医院的出院人次、0~31天非预期再住院率、平均住院日及住院死亡率情况如表2-1-5-2~表2-1-5-5所示。

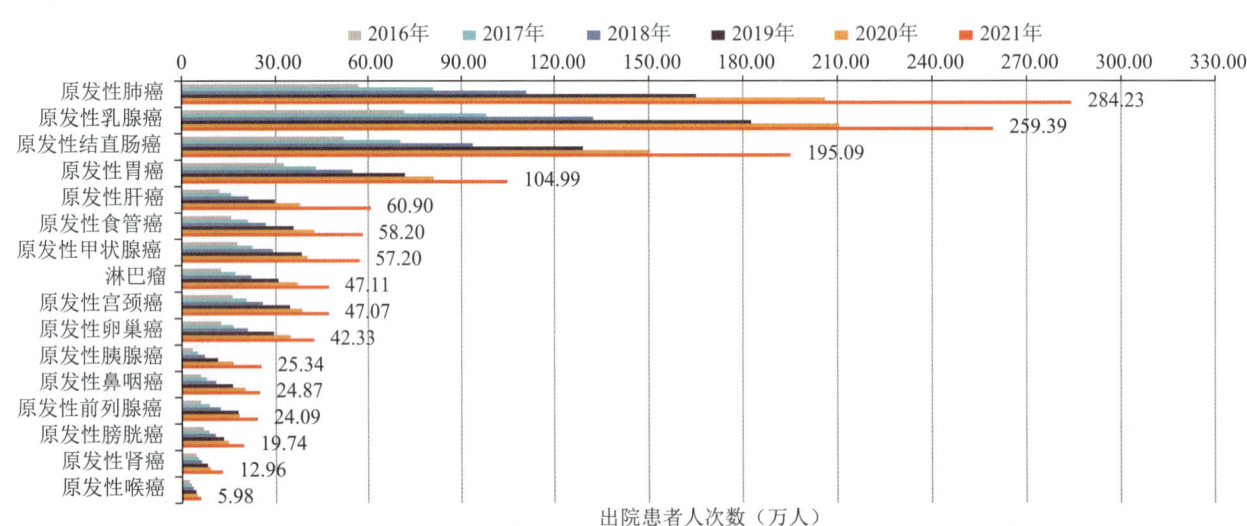

图 2-1-5-2 2016—2021年重点肿瘤患者出院人次数

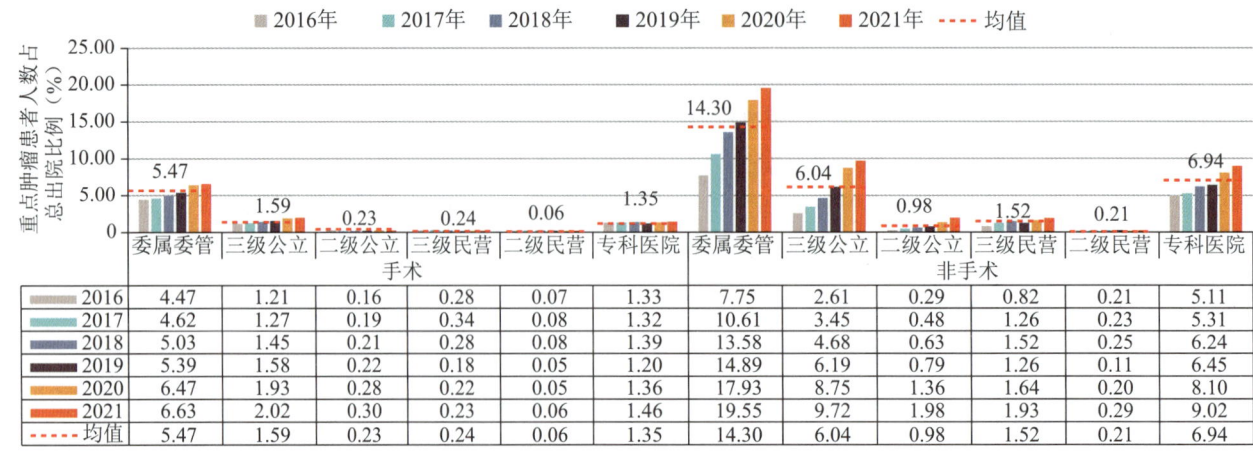

图 2-1-5-3 2016—2021年各类医疗机构重点肿瘤患者人数占总出院人次的比例

第二部分 医疗质量管理与控制数据分析

表 2-1-5-2　2016—2021 年二级和三级综合医院重点肿瘤患者（住院手术治疗）相关指标

重点肿瘤	指标	三级综合						二级综合						变化趋势	
		2016年	2017年	2018年	2019年	2020年	2021年	2016年	2017年	2018年	2019年	2020年	2021年	三级综合	二级综合
原发性肺癌	例数	70 552	92 901	124 263	173 613	212 525	297 981	1414	4272	5847	8799	11 238	13 198		
	住院死亡率（%）	0.22	0.20	0.16	0.13	0.10	0.10	0.07	0.33	0.21	0.17	0.20	0.13		
	平均住院日（天）	18.08	16.98	15.91	14.53	13.25	11.77	20.93	20.69	19.68	17.80	17.10	15.59		
	每住院人次费用（元）	60 151.95	60 465.85	59 608.62	60 334.41	58 664.43	57 751.86	41 866.96	43 075.35	44 749.03	44 682.86	43 661.60	43 921.56		
原发性乳腺癌	例数	120 869	131 750	150 589	168 170	169 927	195 445	6016	15 411	17 235	19 369	20 745	19 931		
	住院死亡率（%）	0.01	0.02	0.01	0.01	0.01	0.01	0.08	0.03	0.01	0.02	0.01	0.02		
	平均住院日（天）	15.40	14.90	14.33	13.56	12.72	11.76	17.50	17.29	17.12	16.43	16.12	15.89		
	每住院人次费用（元）	22 744.78	23 109.85	23 226.85	23 783.39	23 790.71	23 634.59	15 710.13	16 462.97	16 550.08	16 793.53	16 657.36	16 869.88		
原发性结直肠癌	例数	141 258	156 909	176 636	205 199	214 758	247 289	7374	20 178	22 776	26 902	28 273	29 081		
	住院死亡率（%）	0.38	0.33	0.36	0.39	0.42	0.38	0.28	0.32	0.45	0.42	0.33	0.43		
	平均住院日（天）	21.18	20.65	20.17	19.34	18.97	18.03	23.32	22.92	22.54	22.05	21.73	20.86		
	每住院人次费用（元）	54 790.56	56 132.98	56 750.07	58 372.96	59 217.18	59 270.19	35 750.08	37 799.30	38 406.75	40 288.80	39 519.85	40 017.21		
原发性胃癌	例数	89 125	94 661	100 228	111 099	106 460	121 805	4552	12 376	12 757	13 744	13 332	12 451		
	住院死亡率（%）	0.33	0.35	0.36	0.36	0.43	0.37	0.29	0.26	0.42	0.41	0.32	0.44		
	平均住院日（天）	20.72	20.49	20.31	19.72	19.69	18.79	22.47	22.37	22.72	22.33	22.56	22.16		
	每住院人次费用（元）	59 540.73	61 407.31	62 270.90	65 918.46	67 743.06	68 370.45	38 054.93	39 418.69	41 624.61	44 652.72	44 789.01	47 697.28		
原发性肝癌	例数	36 176	41 635	49 860	57 340	57 116	62 846	543	1330	1641	1961	1946	1983		
	住院死亡率（%）	0.41	0.35	0.36	0.36	0.35	0.29	0.74	0.60	1.10	0.56	0.67	0.35		
	平均住院日（天）	17.61	17.20	16.64	15.98	15.60	15.15	20.61	20.58	19.96	19.99	19.91	18.78		
	每住院人次费用（元）	55 813.73	57 507.78	55 946.33	58 541.94	59 519.33	59 193.89	32 707.59	34 169.85	34 683.26	35 990.53	35 827.54	34 862.73		

续表

重点肿瘤	指标	三级综合						二级综合						变化趋势	
		2016年	2017年	2018年	2019年	2020年	2021年	2016年	2017年	2018年	2019年	2020年	2021年	三级综合	二级综合
原发性食管癌	例数	31 441	32 343	34 797	37 409	35 943	39 171	1350	3995	4207	4821	4943	4329		
	住院死亡率（%）	0.52	0.46	0.49	0.47	0.55	0.47	0.44	0.70	0.67	0.79	0.51	0.81		
	平均住院日（天）	24.85	24.67	24.82	24.58	23.82	22.56	25.77	24.70	25.30	25.53	25.73	25.68		
	每住院人次费用（元）	71 879.42	73 956.20	75 730.33	80 901.37	82 008.22	81 534.63	43 118.03	46 027.69	48 824.17	53 550.04	55 438.41	57 883.97		
原发性甲状腺癌	例数	119 141	142 620	183 605	243 280	253 855	371 297	2409	11 181	14 265	20 168	21 322	26 971		
	住院死亡率（%）	0.02	0.01	0.01	0.01	0.01	0.00	0.00	0.02	0.01	0.00	0.00	0.00		
	平均住院日（天）	9.00	8.85	8.63	8.15	7.80	7.20	10.14	9.50	9.63	9.44	9.22	8.76		
	每住院人次费用（元）	19 044.55	20 038.55	20 462.91	20 791.66	21 177.36	21 124.06	12 987.26	14 359.15	14 676.98	15 342.93	14 815.37	15 089.34		
原发性舌颈癌	例数	31 583	33 898	38 870	43 857	42 184	49 753	1215	3142	3729	4150	4345	4410		
	住院死亡率（%）	0.02	0.02	0.02	0.01	0.02	0.02	0.08	0.00	0.03	0.00	0.00	0.02		
	平均住院日（天）	16.78	16.51	15.98	15.37	15.16	14.18	16.92	16.83	16.87	16.47	16.34	16.13		
	每住院人次费用（元）	27 854.28	29 627.78	29 784.87	30 385.68	30 669.87	30 804.71	15 431.37	16 633.77	17 726.24	18 036.92	18 643.04	19 432.83		
原发性卵巢癌	例数	14 835	16 203	18 330	20 869	21 692	24 448	521	1585	1792	1986	2238	2306		
	住院死亡率（%）	0.08	0.06	0.07	0.09	0.09	0.05	0.19	0.13	0.17	0.00	0.09	0.04		
	平均住院日（天）	17.35	17.26	17.34	17.11	16.98	16.22	15.58	15.90	15.95	16.06	16.06	16.12		
	每住院人次费用（元）	34 189.46	35 713.38	37 822.39	38 636.94	39 783.55	40 268.71	16 935.07	18 527.80	20 180.41	21 105.65	21 606.42	23 002.95		
原发性胰腺癌	例数	7257	8031	9578	11 200	12 288	15 304	106	316	338	416	445	495		
	住院死亡率（%）	0.92	1.00	0.95	0.93	1.23	0.93	1.89	1.27	1.78	1.44	1.57	1.01		
	平均住院日（天）	27.55	27.50	27.02	26.63	26.48	25.40	28.96	29.99	28.64	30.27	29.92	29.47		
	每住院人次费用（元）	90 562.70	92 918.88	91 946.46	95 964.62	98 553.40	100 302.59	55 389.79	61 278.66	60 659.43	64 892.44	62 309.85	64 876.35		

续表

重点肿瘤	指标	三级综合						二级综合						变化趋势	
		2016 年	2017 年	2018 年	2019 年	2020 年	2021 年	2016 年	2017 年	2018 年	2019 年	2020 年	2021 年	三级综合	二级综合
原发性前列腺癌	例数	12 503	15 405	19 450	24 433	24 913	36 095	798	2131	2519	3233	3233	4181		
	住院死亡率（%）	0.12	0.03	0.05	0.07	0.04	0.05	0.25	0.05	0.04	0.06	0.03	0.02		
	平均住院日（天）	18.33	17.48	16.46	15.47	15.01	13.86	18.30	17.05	16.51	16.12	15.84	15.72		
	每住院人次费用（元）	35 892.18	36 966.10	37 174.98	38 122.50	37 983.26	39 080.00	18 851.24	19 822.57	20 412.47	20 832.41	20 595.96	21 445.46		
原发性膀胱癌	例数	44 993	49 591	57 871	63 742	66 901	79 631	2301	6298	7268	8793	9210	10 214		
	住院死亡率（%）	0.09	0.09	0.10	0.09	0.10	0.11	0.04	0.10	0.12	0.08	0.07	0.16		
	平均住院日（天）	14.78	14.28	13.67	13.14	12.76	11.91	15.48	15.04	14.76	14.21	13.85	13.44		
	每住院人次费用（元）	26 303.53	26 264.48	26 408.02	26 818.28	26 673.85	26 429.27	16 583.34	17 370.31	17 646.36	18 139.47	17 581.32	17 753.60		
原发性肾癌	例数	25 716	29 009	34 197	38 786	37 109	45 524	571	1604	1820	2254	2294	2488		
	住院死亡率（%）	0.08	0.07	0.06	0.06	0.08	0.04	0.35	0.00	0.11	0.09	0.09	0.04		
	平均住院日（天）	15.71	15.18	14.59	14.01	13.42	12.61	18.23	17.80	17.15	16.68	16.46	15.77		
	每住院人次费用（元）	36 385.05	36 904.67	36 304.80	37 789.95	38 414.84	39 941.32	21 486.54	23 231.61	23 182.04	24 655.10	24 273.47	24 505.62		
原发性喉癌	例数	12 322	13 467	14 996	16 715	17 379	19 235	220	532	653	729	740	797		
	住院死亡率（%）	0.04	0.09	0.03	0.04	0.04	0.06	0.00	0.00	0.00	0.00	0.00	0.00		
	平均住院日（天）	19.42	18.75	18.21	17.35	17.28	15.52	14.75	15.50	16.71	15.60	14.73	13.96		
	每住院人次费用（元）	28 986.39	29 617.02	30 029.66	30 729.78	31 881.08	30 245.80	15 641.68	16 588.20	18 444.09	18 509.20	17 054.44	16 990.77		

表 2-1-5-3 2016—2021 年二级和三级综合医院重点肿瘤患者（住院非手术治疗）相关指标

重点肿瘤	指标	三级综合						二级综合						变化趋势	
		2016年	2017年	2018年	2019年	2020年	2021年	2016年	2017年	2018年	2019年	2020年	2021年	三级综合	二级综合
原发性肺癌	例数	335 638	477 286	675 908	1 020 907	1 290 681	1 785 096	13 899	53 311	71 518	102 534	157 368	231 445		
	住院死亡率（%）	0.67	0.60	0.56	0.48	0.44	0.43	1.81	1.22	1.36	1.31	0.98	0.96		
	平均住院日（天）	10.69	10.11	9.46	8.43	7.69	6.86	12.22	11.54	11.73	10.69	9.81	8.69		
	每住院人次费用（元）	14 895.58	14 233.11	13 849.71	13 512.79	12 899.46	11 903.72	11 615.07	10 343.82	10 757.20	10 535.77	10 206.53	9485.61		
原发性乳腺癌	例数	368 413	545 964	787 733	1 147 843	1 351 203	1 672 417	9109	34 957	54 432	79 521	120 353	154 734		
	住院死亡率（%）	0.10	0.07	0.07	0.07	0.06	0.07	0.29	0.22	0.22	0.20	0.17	0.19		
	平均住院日（天）	6.31	5.94	5.49	4.96	4.55	4.23	7.34	7.05	6.56	5.88	5.42	5.03		
	每住院人次费用（元）	8809.12	8481.43	8412.84	8821.98	8855.36	8882.00	6857.64	6428.31	6260.80	6432.21	6323.67	6511.59		
原发性结直肠癌	例数	259 231	374 970	535 265	781 228	937 308	1 250 189	9615	32 812	48 420	70 716	96 780	131 072		
	住院死亡率（%）	0.30	0.26	0.24	0.22	0.21	0.22	0.83	0.57	0.59	0.58	0.46	0.52		
	平均住院日（天）	7.03	6.60	6.26	5.81	5.36	5.01	7.54	7.54	7.45	6.98	6.65	6.20		
	每住院人次费用（元）	10 843.14	10 564.86	10 409.42	10 667.15	10 425.30	9848.27	7941.98	7693.70	7772.14	7714.70	7268.76	7167.70		
原发性胃癌	例数	154 130	209 825	291 416	409 222	483 346	641 822	7068	27 742	39 211	52 961	71 266	95 953		
	住院死亡率（%）	0.38	0.36	0.33	0.32	0.32	0.33	0.64	0.48	0.70	0.65	0.62	0.62		
	平均住院日（天）	7.65	7.27	6.93	6.49	6.02	5.65	9.26	8.59	8.57	8.31	8.02	7.59		
	每住院人次费用（元）	11 183.16	10 773.53	10 435.41	10 315.93	9643.18	9042.25	9284.84	7934.31	8065.34	8140.59	7317.41	7158.69		
原发性肝癌	例数	57 084	79 668	113 137	169 114	228 783	405 048	1838	7289	10 941	16 558	24 740	46 757		
	住院死亡率（%）	0.98	0.93	0.85	0.75	0.70	0.58	3.37	3.31	3.00	3.09	2.22	2.02		
	平均住院日（天）	10.48	9.93	9.42	8.60	7.92	6.81	11.84	11.75	11.84	10.93	10.27	8.71		
	每住院人次费用（元）	19 425.52	18 962.68	18 501.33	17 749.73	17 027.84	15 007.87	11 533.93	10 619.29	10 892.22	10 893.55	10 768.24	9318.14		

续表

重点肿瘤	指标	三级综合						二级综合						变化趋势	
		2016年	2017年	2018年	2019年	2020年	2021年	2016年	2017年	2018年	2019年	2020年	2021年	三级综合	二级综合
原发性食管癌	例数	81 489	110 749	149 848	211 502	255 988	364 870	4242	17 267	22 288	29 576	44 310	62 805		
	住院死亡率（%）	0.41	0.37	0.38	0.34	0.31	0.32	1.01	0.60	0.83	0.97	0.66	0.72		
	平均住院日（天）	13.40	13.16	12.71	11.68	10.58	9.05	15.95	13.90	13.72	13.05	12.69	10.76		
	每住院人次费用（元）	16 369.70	16 461.87	16 141.16	15 722.14	14 636.46	12 724.61	13 303.60	11 064.94	11 336.75	11 057.11	11 030.79	9957.41		
原发性甲状腺癌	例数	21 570	31 758	45 705	57 458	62 814	84 070	208	937	1346	2002	2492	3610		
	住院死亡率（%）	0.06	0.09	0.07	0.12	0.10	0.10	1.44	0.96	0.52	0.70	0.80	0.50		
	平均住院日（天）	6.62	6.57	6.11	5.85	5.55	5.37	8.92	9.04	8.44	8.47	8.51	7.77		
	每住院人次费用（元）	14 236.37	13 244.53	13 967.98	14 600.81	14 788.79	14 621.10	11 235.10	10 210.78	9960.53	10 702.81	10 643.45	9488.08		
淋巴瘤	例数	87 440	122 745	165 742	229 999	281 159	358 714	1818	6914	8092	10 099	13 298	17 886		
	住院死亡率（%）	0.31	0.26	0.25	0.23	0.22	0.26	0.61	0.91	0.63	0.77	0.59	0.79		
	平均住院日（天）	10.06	9.62	8.93	8.11	7.71	7.04	11.44	10.49	10.42	9.80	8.99	8.35		
	每住院人次费用（元）	16 712.14	16 891.86	16 988.83	17 273.26	17 121.95	16 717.55	11 449.20	12 711.73	12 194.18	12 635.53	10 727.30	10 489.55		
原发性宫颈癌	例数	67 774	94 976	130 635	178 698	206 233	258 525	1428	5177	7207	9324	14 659	18 599		
	住院死亡率（%）	0.13	0.14	0.15	0.14	0.14	0.15	0.49	0.64	0.57	0.79	0.53	0.56		
	平均住院日（天）	12.89	12.48	12.15	11.63	11.38	10.22	15.19	13.87	13.95	12.66	11.92	10.42		
	每住院人次费用（元）	16 472.29	16 781.07	16 842.65	17 070.63	16 990.16	15 797.04	12 254.01	10 994.59	11 430.51	10 983.91	11 357.22	10 884.51		
原发性卵巢癌	例数	66 475	92 913	126 416	173 412	213 748	265 678	2068	7556	10 370	14 785	22 009	27 263		
	住院死亡率（%）	0.22	0.24	0.23	0.23	0.20	0.21	0.39	0.44	0.88	0.65	0.55	0.60		
	平均住院日（天）	7.76	7.43	7.15	6.72	6.17	5.65	9.74	9.07	9.09	8.53	7.77	7.31		
	每住院人次费用（元）	10 642.15	10 444.44	9937.44	10 061.77	9931.84	9285.97	8708.95	7954.59	8303.42	8036.56	7622.92	7557.80		

续表

重点肿瘤	指标	三级综合						二级综合						变化趋势	
		2016年	2017年	2018年	2019年	2020年	2021年	2016年	2017年	2018年	2019年	2020年	2021年	三级综合	二级综合
原发性胰腺癌	例数	19 023	29 993	46 421	76 410	114 611	178 213	799	3003	4071	6951	10 070	17 516		
	住院死亡率（%）	1.83	1.63	1.31	1.07	0.86	0.78	5.01	3.63	3.19	3.61	2.35	2.37		
	平均住院日（天）	10.67	9.56	8.54	7.49	6.72	6.22	14.27	12.45	11.75	11.03	10.38	9.39		
	每住院人次费用（元）	15 303.81	14 592.55	12 898.63	11 924.77	11 031.36	10 319.06	15 057.79	11 949.65	11 431.02	10 814.06	9654.81	8885.37		
原发性鼻咽癌	例数	44 374	57 900	82 532	119 104	144 664	178 861	686	3442	3927	4829	7186	9016		
	住院死亡率（%）	0.14	0.12	0.12	0.12	0.10	0.13	0.87	0.46	0.66	0.64	0.60	0.74		
	平均住院日（天）	14.77	14.61	13.94	12.68	11.92	10.40	12.44	12.21	13.46	12.48	11.52	10.14		
	每住院人次费用（元）	20 717.47	20 806.65	20 741.63	20 329.49	19 329.85	17 184.63	11 644.09	11 455.71	12 235.94	11 727.76	11 189.26	9679.72		
原发性前列腺癌	例数	39 556	56 988	82 128	122 825	121 542	155 071	814	4045	7432	11 552	14 889	21 864		
	住院死亡率（%）	0.34	0.31	0.28	0.23	0.25	0.28	1.11	0.94	0.42	0.80	0.47	0.43		
	平均住院日（天）	6.36	5.76	5.29	4.91	5.15	5.02	8.77	6.74	5.82	5.49	5.41	5.20		
	每住院人次费用（元）	10 140.48	9516.14	9143.78	9086.75	9530.61	9315.03	9848.21	7642.21	6956.52	6801.72	6623.74	6340.21		
原发性膀胱癌	例数	12 776	19 018	26 952	41 340	50 445	76 572	551	2417	3710	5435	7000	10 686		
	住院死亡率（%）	0.88	0.79	0.79	0.52	0.43	0.39	2.36	1.70	1.27	0.98	0.97	0.92		
	平均住院日（天）	9.85	8.68	8.29	7.36	6.88	6.05	9.38	9.02	7.90	6.74	6.73	6.32		
	每住院人次费用（元）	12 627.03	11 006.62	10 556.66	9901.58	9509.46	8616.88	7617.72	7866.53	6790.69	6019.25	6191.49	5804.45		
原发性肾癌	例数	10 319	12 827	16 279	25 811	34 277	55 638	266	1069	1310	2165	3339	5911		
	住院死亡率（%）	0.89	1.00	0.96	0.86	0.71	0.65	1.88	2.71	3.97	3.05	1.89	1.52		
	平均住院日（天）	10.19	9.69	9.45	8.55	7.29	6.12	12.98	11.63	12.23	11.17	10.11	8.30		
	每住院人次费用（元）	13 287.63	12 069.58	12 254.33	12 126.33	11 287.09	10 146.00	11 317.74	9776.88	10 936.99	10 363.29	9395.54	8295.67		

续表

重点肿瘤	指标	三级综合						二级综合						变化趋势	
		2016年	2017年	2018年	2019年	2020年	2021年	2016年	2017年	2018年	2019年	2020年	2021年	三级综合	二级综合
原发性喉癌	例数	7543	10 604	13 765	18 776	21 592	28 374	225	925	1094	1507	2247	2997		
	住院死亡率（%）	0.50	0.47	0.48	0.51	0.49	0.47	1.78	1.08	1.65	1.46	0.89	1.27		
	平均住院日（天）	17.76	17.61	16.44	14.70	14.42	12.44	15.96	15.70	16.63	15.07	14.02	12.72		
	每住院人次费用（元）	22 013.84	22 209.71	21 985.75	20 671.64	21 069.06	18 487.12	14 577.51	12 972.02	14 326.81	13 936.24	12 518.95	11 662.34		

表 2-1-5-4 2016/2017、2020 及 2021 年各类医疗机构重点肿瘤住院死亡率

重点肿瘤名称	机构类别	重点肿瘤患者（非手术治疗）					重点肿瘤患者（手术治疗）				
		2016/2017年数值（%）	2020年数值（%）	2021年数值（%）	趋势	2021年排名	2016/2017年数值（%）	2020年数值（%）	2021年数值（%）	趋势	2021年排名
原发性胰腺癌	委属委管	1.40	0.21	0.13		1	0.49	0.53	0.48		1
	三级公立	1.82	0.81	0.74			0.93	1.23	0.94		
	二级公立	3.74	2.37	2.37			1.30	1.38	1.02		
	三级民营	3.70	6.81	2.92			0.00	1.61	0.00		
	二级民营	0.00	1.40	3.09			0.00	9.09	0.00		
原发性肝癌	委属委管	0.53	0.13	0.09		2	0.33	0.22	0.20		5
	三级公立	0.95	0.67	0.56			0.41	0.35	0.29		
	二级公立	3.37	2.24	2.02			0.62	0.68	0.36		
	三级民营	6.85	5.18	3.05			0.00	0.63	0.00		
	二级民营	0.00	0.59	2.06			0.00	0.00	0.00		
原发性肾癌	委属委管	0.30	0.42	0.20		3	0.07	0.04	0.05		11
	三级公立	0.87	0.69	0.64			0.08	0.08	0.04		
	二级公立	2.76	1.91	1.52			0.00	0.09	0.04		
	三级民营	2.80	2.99	1.77			0.00	0.00	0.66		
	二级民营	0.00	0.00	1.85			0.00	0.00	0.00		
原发性喉癌	委属委管	0.12	0.11	0.15		4	0.00	0.04	0.10		8
	三级公立	0.51	0.48	0.46			0.04	0.04	0.06		
	二级公立	1.13	0.92	1.30			0.00	0.00	0.00		
	三级民营	0.00	2.29	1.75			0.00	0.00	0.00		
	二级民营	0.00	0.00	0.00			0.00	0.00	0.00		

续表

重点肿瘤名称	机构类别	重点肿瘤患者（非手术治疗）					重点肿瘤患者（手术治疗）				
		2016/2017年 数值（%）	2020年 数值（%）	2021年 数值（%）	趋势	2021年 排名	2016/2017年 数值（%）	2020年 数值（%）	2021年 数值（%）	趋势	2021年 排名
原发性膀胱癌	委属委管	1.11	0.25	0.06			0.15	0.10	0.05		
	三级公立	0.87	0.42	0.39			0.09	0.09	0.11		
	二级公立	1.73	0.98	0.93		5	0.10	0.07	0.16		6
	三级民营	2.75	2.48	1.36			0.00	0.73	0.27		
	二级民营	0.00	0.76	0.00			0.00	0.00	0.00		
原发性肺癌	委属委管	0.39	0.19	0.15			0.18	0.05	0.05		
	三级公立	0.66	0.43	0.41			0.22	0.10	0.10		
	二级公立	1.26	0.99	0.96		6	0.31	0.20	0.13		7
	三级民营	3.23	2.19	1.90			1.06	0.33	0.68		
	二级民营	0.00	0.33	0.81			0.89	0.00	0.00		
原发性食管癌	委属委管	0.20	0.10	0.08			0.42	0.43	0.23		
	三级公立	0.40	0.31	0.31			0.52	0.53	0.47		
	二级公立	0.61	0.67	0.73		7	0.72	0.52	0.79		2
	三级民营	1.81	1.72	1.04			0.00	3.85	0.83		
	二级民营	0.00	0.20	0.28			0.00	0.00	1.44		
原发性胃癌	委属委管	0.23	0.15	0.14			0.28	0.14	0.22		
	三级公立	0.36	0.30	0.32			0.33	0.43	0.37		
	二级公立	0.48	0.62	0.62		8	0.26	0.32	0.45		3
	三级民营	3.55	1.93	1.46			0.00	0.76	0.74		
	二级民营	0.25	0.00	0.59			0.00	0.40	0.00		

续表

重点肿瘤名称	机构类别	重点肿瘤患者（非手术治疗）					重点肿瘤患者（手术治疗）				
		2016/2017年数值（%）	2020年数值（%）	2021年数值（%）	趋势	2021年排名	2016/2017年数值（%）	2020年数值（%）	2021年数值（%）	趋势	2021年排名
原发性前列腺癌	委属委管	0.27	0.13	0.12			0.04	0.03	0.02		
	三级公立	0.33	0.24	0.27			0.12	0.04	0.05		
	二级公立	1.00	0.49	0.45		9	0.05	0.03	0.02		10
	三级民营	1.39	0.99	1.32			0.00	0.00	0.66		
	二级民营	0.00	0.00	0.00			0.00	0.00	0.00		
淋巴癌	委属委管	0.38	0.20	0.19			—	—	—		
	三级公立	0.30	0.22	0.25			—	—	—		
	二级公立	0.91	0.59	0.78		10	—	—	—		—
	三级民营	1.71	1.40	0.81			—	—	—		
	二级民营	0.92	0.57	1.47			—	—	—		
原发性结直肠癌	委属委管	0.13	0.07	0.06			0.21	0.19	0.15		
	三级公立	0.29	0.20	0.21			0.39	0.42	0.37		
	二级公立	0.58	0.46	0.51		11	0.32	0.33	0.44		4
	三级民营	1.47	1.36	1.12			0.18	1.41	0.73		
	二级民营	0.00	0.09	0.76			0.00	0.16	0.00		
原发性卵巢癌	委属委管	0.09	0.08	0.06			0.10	0.08	0.08		
	三级公立	0.21	0.19	0.21			0.08	0.09	0.05		
	二级公立	0.44	0.56	0.60		12	0.13	0.09	0.04		9
	三级民营	1.38	1.42	0.74			0.00	0.00	0.00		
	二级民营	0.00	0.40	0.75			0.00	0.00	0.00		

医疗质量管理与控制数据分析 | 第二部分

续表

重点肿瘤名称	机构类别	重点肿瘤患者（非手术治疗）					重点肿瘤患者（手术治疗）				
		2016/2017年数值（%）	2020年数值（%）	2021年数值（%）	趋势	2021年排名	2016/2017年数值（%）	2020年数值（%）	2021年数值（%）	趋势	2021年排名
原发性宫颈癌	委属委管	0.04	0.04	0.04			0.00	0.01	0.02		
	三级公立	0.13	0.13	0.15			0.02	0.02	0.02		
	二级公立	0.65	0.53	0.58		13	0.00	0.00	0.02		12
	三级民营	3.01	1.88	0.70			0.00	0.00	0.00		
	二级民营	0.00	0.33	0.00			0.00	0.00	0.00		
原发性鼻咽癌	委属委管	0.07	0.03	0.03			—	—	—		
	三级公立	0.13	0.09	0.12			—	—	—		
	二级公立	0.48	0.62	0.70		14	—	—	—		—
	三级民营	0.68	0.25	0.99			—	—	—		
	二级民营	0.00	0.00	2.08			—	—	—		
原发性甲状腺癌	委属委管	0.00	0.03	0.04			0.01	0.01	0.00		
	三级公立	0.06	0.10	0.09			0.02	0.01	0.00		
	二级公立	1.11	0.87	0.54		15	0.02	0.00	0.00		14
	三级民营	0.00	0.17	0.61			0.00	0.00	0.00		
	二级民营	0.00	0.00	0.00			0.00	0.00	0.00		
原发性乳腺癌	委属委管	0.05	0.03	0.02			0.02	0.01	0.00		
	三级公立	0.10	0.06	0.07			0.01	0.01	0.01		
	二级公立	0.22	0.17	0.18		16	0.03	0.01	0.02		13
	三级民营	0.20	0.39	0.29			0.00	0.00	0.10		
	二级民营	0.23	0.08	0.27			0.00	0.00	0.00		

注：1. 委属委管医院、三级医院选取2016年数据为基线值，二级医院选取2017年数据为基线值。
2. 按照2021年重点肿瘤患者（非手术治疗）住院死亡率从高到低排序。

表 2-1-5-5 2016/2017、2020 及 2021 年各类医疗机构重点肿瘤 0～31 天非预期再住院率

重点肿瘤名称	机构类别	重点肿瘤患者（非手术治疗）					重点肿瘤患者（手术治疗）				
		2016/2017年数值（%）	2020年数值（%）	2021年数值（%）	趋势	2021年排名	2016/2017年数值（%）	2020年数值（%）	2021年数值（%）	趋势	2021年排名
原发性肝癌	委属委管	0.52	0.34	0.44			2.40	1.96	1.15		
	三级公立	1.87	1.02	0.98			2.89	2.27	1.71		
	二级公立	7.47	6.08	4.70		1	4.92	3.14	3.08		4
	三级民营	1.97	1.95	1.17			5.71	1.35	1.91		
	二级民营	0.92	2.53	4.51			16.67	3.13	2.78		
原发性肾癌	委属委管	0.80	0.20	0.07			0.50	0.29	0.22		
	三级公立	2.04	1.08	1.01			0.57	0.22	0.23		
	二级公立	8.31	5.39	3.63		2	2.12	0.38	0.30		13
	三级民营	6.17	0.00	2.08			0.00	0.00	0.00		
	二级民营	0.00	0.00	7.95			0.00	0.00	0.00		
原发性胰腺癌	委属委管	0.67	0.09	0.15			4.55	1.23	0.36		
	三级公立	2.17	0.68	0.71			1.13	0.67	0.66		
	二级公立	7.53	4.96	4.61		3	4.36	1.76	1.32		9
	三级民营	9.68	2.66	0.53			0.00	0.00	0.00		
	二级民营	0.00	4.20	6.85			0.00	0.00	0.00		
原发性前列腺癌	委属委管	0.69	0.21	0.61			1.48	0.53	0.55		
	三级公立	2.12	0.62	0.70			1.96	0.81	0.63		
	二级公立	5.01	2.26	1.94		4	3.73	2.95	1.97		8
	三级民营	1.65	6.91	0.81			5.71	0.91	1.47		
	二级民营	0.00	4.01	0.42			17.86	2.67	0.00		

续表

重点肿瘤名称	机构类别	重点肿瘤患者（非手术治疗）					重点肿瘤患者（手术治疗）				
		2016/2017年数值（%）	2020年数值（%）	2021年数值（%）	趋势	2021年排名	2016/2017年数值（%）	2020年数值（%）	2021年数值（%）	趋势	2021年排名
原发性喉癌	委属委管	0.69	0.22	0.04		5	1.82	0.91	1.44		3
	三级公立	0.91	0.55	0.52			2.09	1.84	2.02		
	二级公立	3.43	3.30	3.43			4.13	2.09	2.78		
	三级民营	0.00	0.00	0.45			0.00	3.00	1.23		
	二级民营	0.00	0.00	0.00			0.00	0.00	0.00		
原发性食管癌	委属委管	0.44	0.08	0.10		6	1.04	0.37	0.18		11
	三级公立	0.92	0.45	0.50			1.45	0.45	0.51		
	二级公立	2.99	2.43	2.22			4.25	2.96	1.61		
	三级民营	2.85	1.85	0.67			0.00	0.00	0.00		
	二级民营	0.76	0.55	2.80			0.00	5.11	1.57		
原发性肺癌	委属委管	0.48	0.14	0.11		7	0.66	0.14	0.18		12
	三级公立	1.17	0.50	0.53			1.44	0.28	0.25		
	二级公立	3.85	2.62	2.56			3.44	1.75	0.68		
	三级民营	2.48	1.08	0.95			0.00	0.00	0.15		
	二级民营	1.08	2.74	2.77			6.56	1.41	1.20		
原发性膀胱癌	委属委管	0.38	0.29	0.16		8	3.60	4.20	3.54		2
	三级公立	0.97	0.50	0.52			2.29	2.11	2.22		
	二级公立	1.99	1.35	1.73			2.89	2.36	2.21		
	三级民营	1.25	1.77	3.41			3.20	1.79	2.26		
	二级民营	0.00	0.83	0.83			8.64	1.42	3.54		

续表

重点肿瘤名称	机构类别	重点肿瘤患者（非手术治疗）						重点肿瘤患者（手术治疗）				
		2016/2017年数值(%)	2020年数值(%)	2021年数值(%)	趋势	2021年排名		2016/2017年数值(%)	2020年数值(%)	2021年数值(%)	趋势	2021年排名
原发性胃癌	委属委管	0.38	0.08	0.11				0.56	0.39	0.39		
	三级公立	0.77	0.36	0.43				1.48	0.49	0.57		
	二级公立	2.45	2.08	2.46		9		4.44	3.08	1.76		10
	三级民营	0.98	0.99	0.83				1.08	0.72	0.50		
	二级民营	0.00	0.68	2.70				4.30	3.21	1.77		
淋巴癌	委属委管	0.46	0.11	0.14				—	—	—		
	三级公立	0.56	0.33	0.35		10		—	—	—		
	二级公立	1.72	1.84	2.02				—	—	—		
	三级民营	1.09	0.34	0.31				—	—	—		
	二级民营	1.02	3.54	1.21				—	—	—		
原发性宫颈癌	委属委管	0.34	0.06	0.09				1.72	2.53	2.27		
	三级公立	0.67	0.30	0.35		11		3.33	2.19	2.49		1
	二级公立	2.72	1.74	1.91				5.08	3.66	2.90		
	三级民营	1.39	0.84	0.73				10.96	2.35	2.38		
	二级民营	0.85	0.85	0.88				4.35	1.30	0.00		
原发性卵巢癌	委属委管	0.21	0.05	0.05				1.16	0.52	0.58		
	三级公立	0.63	0.26	0.29		12		2.43	1.19	1.03		6
	二级公立	2.00	1.58	1.75				4.48	3.05	2.28		
	三级民营	2.70	0.53	0.25				7.32	1.15	0.00		
	二级民营	0.00	2.78	2.28				0.00	2.56	0.00		

续表

重点肿瘤名称	机构类别	重点肿瘤患者（非手术治疗）					重点肿瘤患者（手术治疗）				
		2016/2017年数值(%)	2020年数值(%)	2021年数值(%)	趋势	2021年排名	2016/2017年数值(%)	2020年数值(%)	2021年数值(%)	趋势	2021年排名
原发鼻咽癌	委属委管	0.10		0.01			—	—	—	—	—
	三级公立	0.47		0.25			—	—	—	—	—
	二级公立	2.76		2.85		13	—	—	—	—	—
	三级民营	2.17		0.67			—	—	—	—	—
	二级民营	3.88		0.82			—	—	—	—	—
原发结直肠癌	委属委管	0.25	0.11	0.08			0.77	0.50	0.67		
	三级公立	0.56	0.22	0.22			1.63	0.64	0.80		
	二级公立	1.58	1.12	1.25		14	4.08	2.57	1.78		7
	三级民营	0.39	0.66	0.55			2.52	1.01	0.49		
	二级民营	0.20	0.96	1.09			6.25	2.14	3.60		
原发性甲状腺癌	委属委管	0.08	0.01	0.00			0.08	0.07	0.08		
	三级公立	0.19	0.16	0.17			0.42	0.11	0.11		
	二级公立	1.35	2.81	2.77		15	0.44	0.31	0.17		14
	三级民营	0.00	0.36	0.28			0.00	0.00	0.06		
	二级民营	0.00	0.00	0.79			0.00	0.00	0.25		
原发乳腺癌	委属委管	0.16	0.03	0.04			2.20	1.59	1.85		
	三级公立	0.33	0.13	0.15			2.46	1.01	1.09		
	二级公立	0.92	0.54	0.62		16	6.73	3.31	2.62		5
	三级民营	1.67	0.21	0.16			1.71	0.50	0.55		
	二级民营	0.25	0.00	0.35			3.66	3.98	5.83		

注：1. 委属委管医院、三级公立医院选取2016年数据为基线值，二级医院选取2017年数据为基线值。
2. 肿瘤按照2021年重点肿瘤患者（非手术治疗）0～31天非预期再住院率从高到低排序。

根据2021年的重点肿瘤出院患者人次数，结合历年的分析报告，本年度报告选取原发性肺癌、原发性结直肠癌、原发性胰腺癌、原发性胃癌以及原发性膀胱癌5种重点肿瘤，分别从患者住院手术治疗与住院非手术治疗角度分析2016—2021年出院患者住院死亡率、0~31天非预期再住院率、平均住院日及每住院人次费用的变化趋势。分析样本中大部分医疗机构（>75%的医院样本）无死亡与0~31天非预期再住院病例，且其他有发生住院死亡或非预期再住院的机构，例数较低，不宜使用箱线图展示其分布情况，故选用柱状图展示其均值变化情况，而平均住院日、每住院人次费用使用箱线图展示其分布情况。因样本中二级医疗机构治疗肿瘤患者例数少，少有住院死亡或0~31天非预期再住院，故不进行分省统计。此外，各省（自治区、直辖市）情况分析中，肿瘤病种上报的医疗机构数小于5家的因数据不具有代表性，故不进行展示。

一、原发性肺癌

1. 全国情况

（1）原发性肺癌住院手术治疗患者相关指标

原发性肺癌住院手术治疗患者住院死亡率总体呈下降趋势，2021年为0.10%，较2017年下降0.09个百分点，其中二级公立医院最高（0.13%），委属委管医院最低（0.05%）；0~31天非预期再住院率总体呈下降趋势，2021年为0.25%，较2017年下降0.71个百分点，其中二级公立医院最高（0.68%），专科医院最低（0.13%）；平均住院日总体呈下降趋势，2021年为11.86天，较2017年下降5.11天，其中三级民营医院最高（17.79天），委属委管医院最低（9.31天）；每住院人次费用呈下降趋势，2021年为58 370.77元，较2017年下降2601.96元，其中委属委管医院最高（69 792.89元），二级民营医院最低（36 542.07元），详见图2-1-5-4～图2-1-5-7。

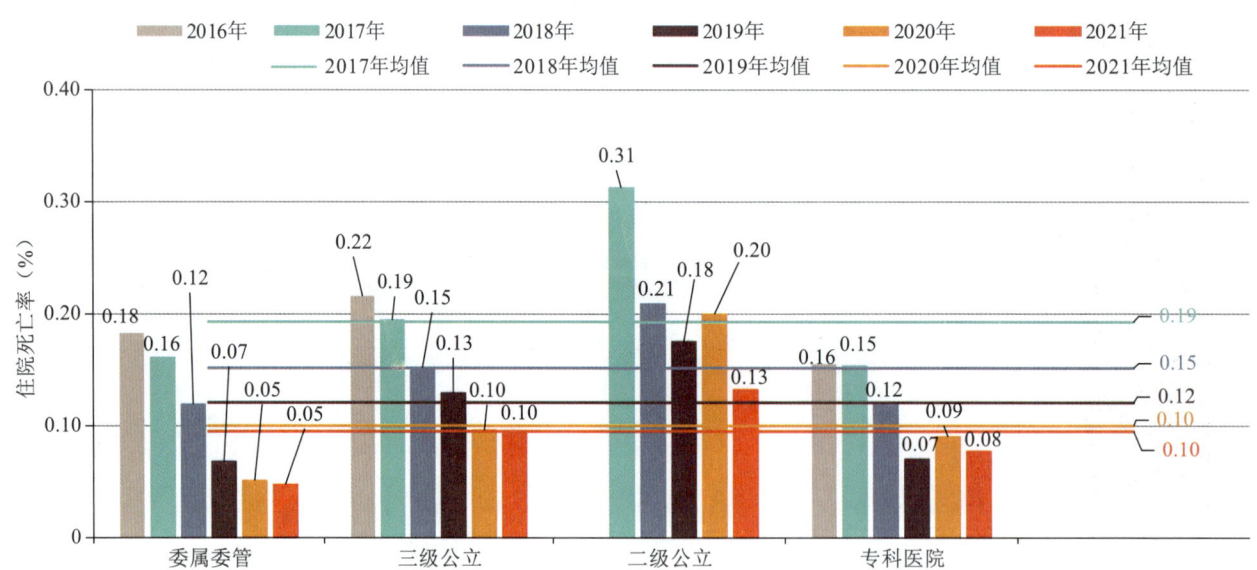

图2-1-5-4 2016—2021年全国各类医院原发性肺癌（手术治疗）患者住院死亡率

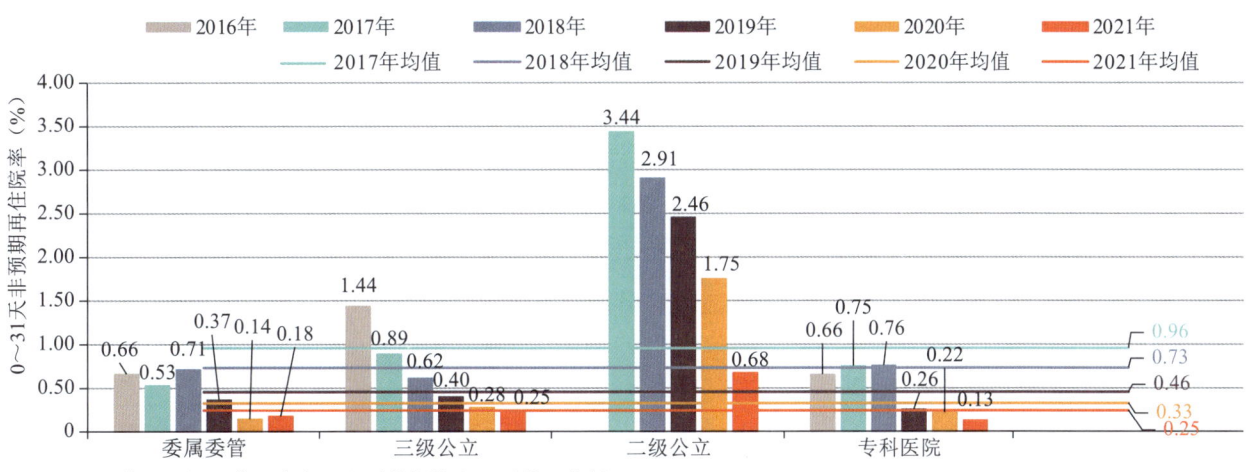

图 2-1-5-5　2016—2021 年全国各类医院原发性肺癌（手术治疗）患者 0～31 天非预期再住院率

注：三级民营、二级民营医院由于此项数据较少，不纳入分析。

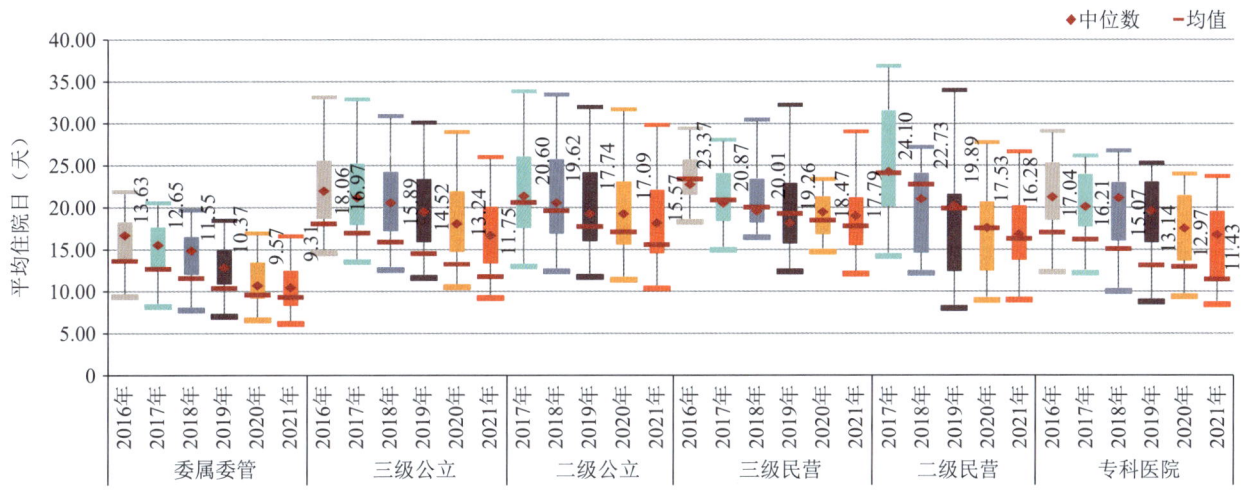

图 2-1-5-6　2016—2021 年全国各类医院原发性肺癌（手术治疗）患者平均住院日

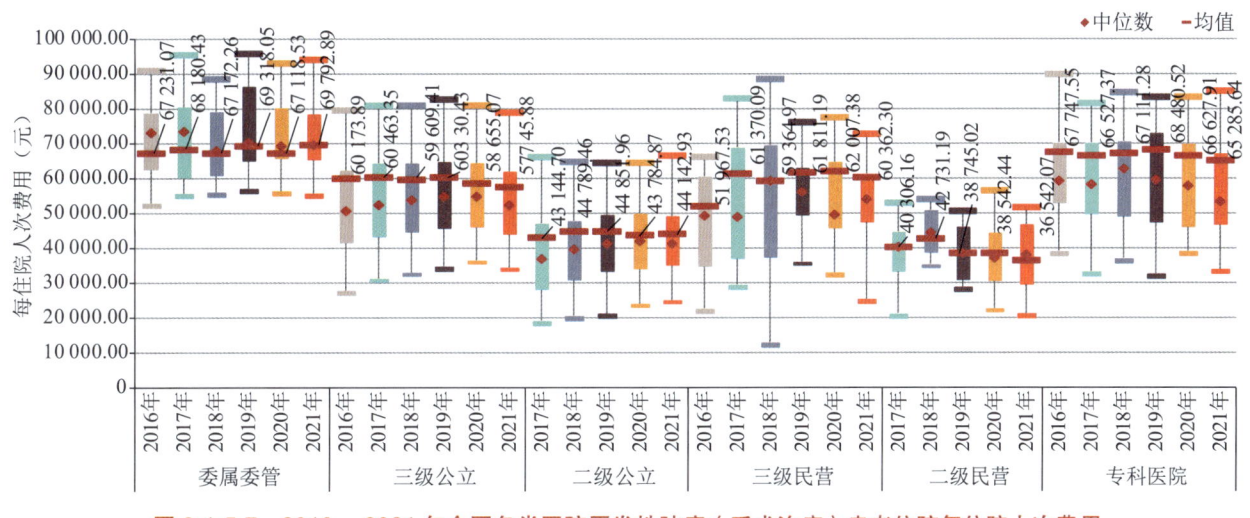

图 2-1-5-7　2016—2021 年全国各类医院原发性肺癌（手术治疗）患者住院每住院人次费用

（2）原发性肺癌住院非手术治疗患者相关指标

原发性肺癌住院非手术治疗患者住院死亡率总体呈下降趋势，2021 年为 0.43%，较 2017 年下降 0.14 个百分点，其中三级民营医院最高（1.90%），委属委管医院最低（0.15%）；0～31 天非预期再住院率总体呈下降趋势，2021 年为 0.65%，较 2017 年下降 0.61 个百分点，其中二级民营医院最高（2.77%），

193

委属委管医院最低（0.11%）；平均住院日总体呈下降趋势，2021年为7.01天，较2017年下降3.44天，其中二级民营医院最高（12.13天），委属委管医院最低（4.69天）；每住院人次费用均值总体呈下降趋势，2021年为12 111.87元，较2017年下降3236.64元，其中三级民营医院最高（15 306.18元），二级公立医院最低（9390.81元），详见图2-1-5-8～图2-1-5-11。

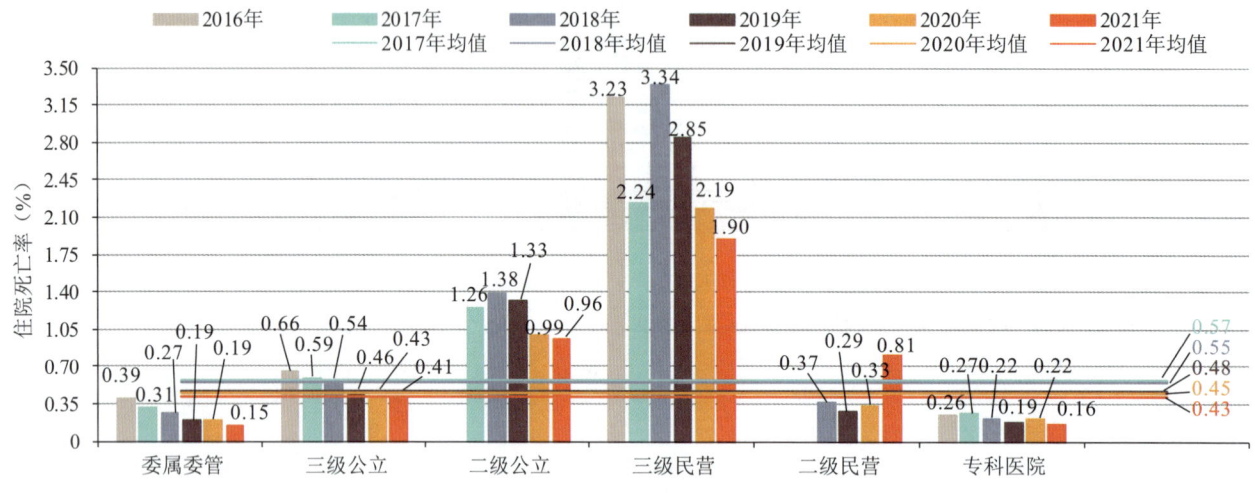

图2-1-5-8　2016—2021年全国各类医院原发性肺癌（非手术治疗）患者住院死亡率

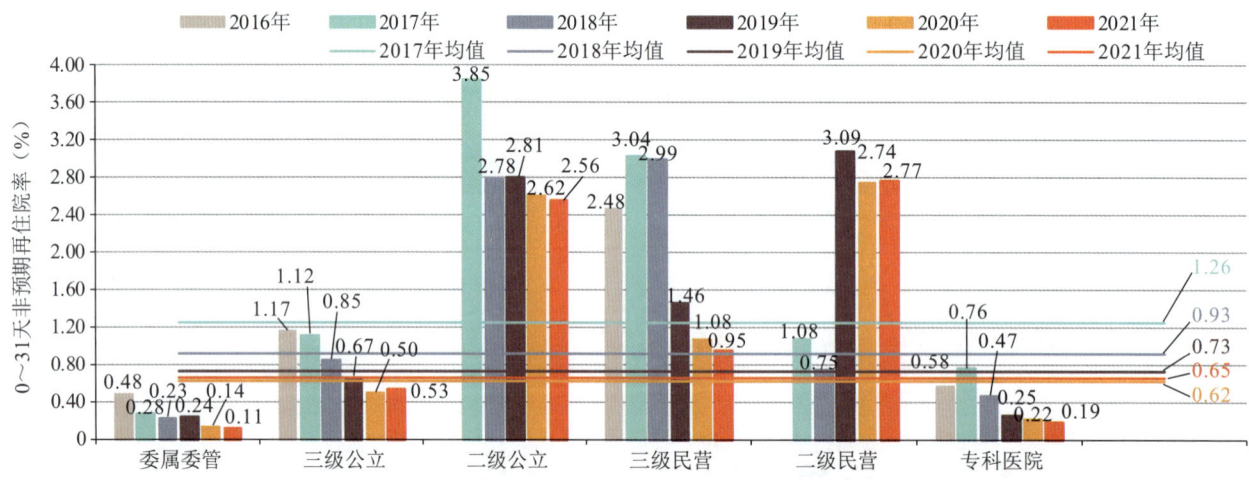

图2-1-5-9　2016—2021年全国各类医院原发性肺癌（非手术治疗）患者0～31天非预期再住院率

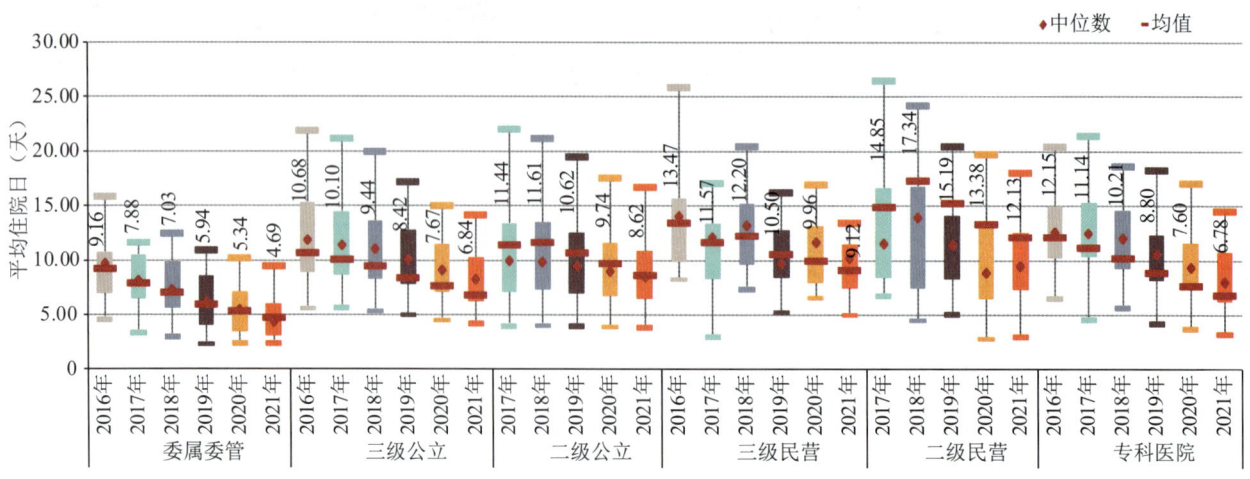

图2-1-5-10　2016—2020年全国各类医院原发性肺癌（非手术治疗）患者平均住院日

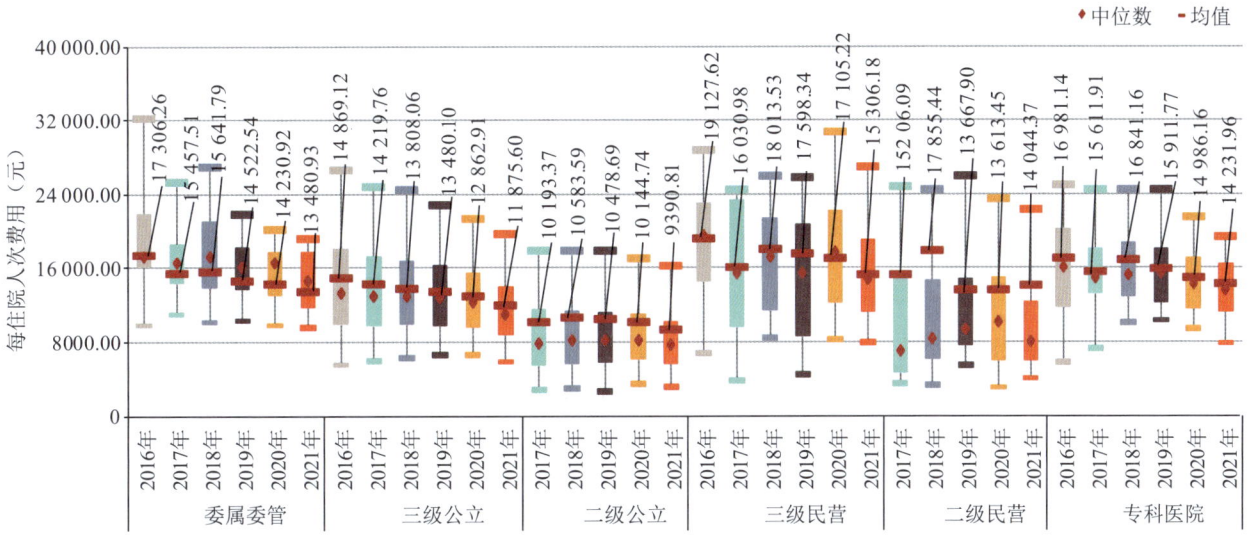

图 2-1-5-11　2016—2021年全国各类医院原发性肺癌（非手术治疗）患者住院每住院人次费用

2. 各省（自治区、直辖市）情况

（1）住院死亡率

1）总体情况

三级公立医院2021年原发性肺癌患者住院死亡率自2020年的0.38%，下降至2021年的0.37%。二级公立医院自2020年的0.94%，下降至2021年的0.92%。

2）住院手术治疗

三级公立医院2021年原发性肺癌（手术治疗）患者住院死亡率均值与2020年持平，均为0.1%，各省（自治区、直辖市）2017—2021年死亡率情况见图2-1-5-12。二级公立医院自2020年的0.20%，下降至2021年的0.13%。

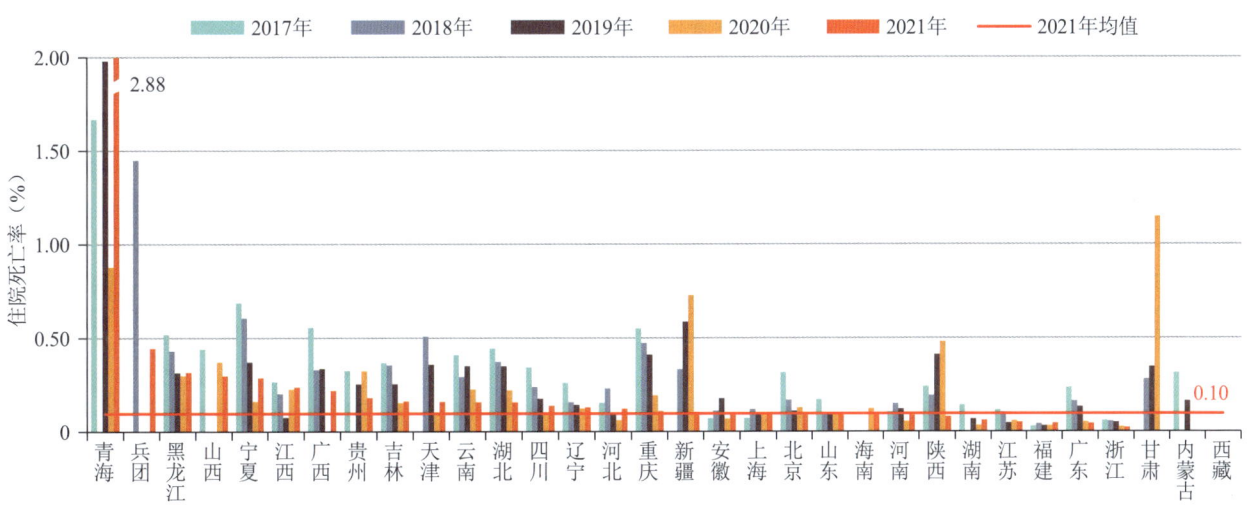

图 2-1-5-12　2017—2021年各省（自治区、直辖市）三级公立医院原发性肺癌（手术治疗）患者住院死亡率

3）住院非手术治疗

三级公立医院原发性肺癌（非手术治疗）患者住院死亡率均值自2020年的0.43%，下降至2021年的0.41%，各省（自治区、直辖市）2017—2021年死亡率情况见图2-1-5-13。二级公立医院自2020年的0.99%，下降至2021年的0.96%。

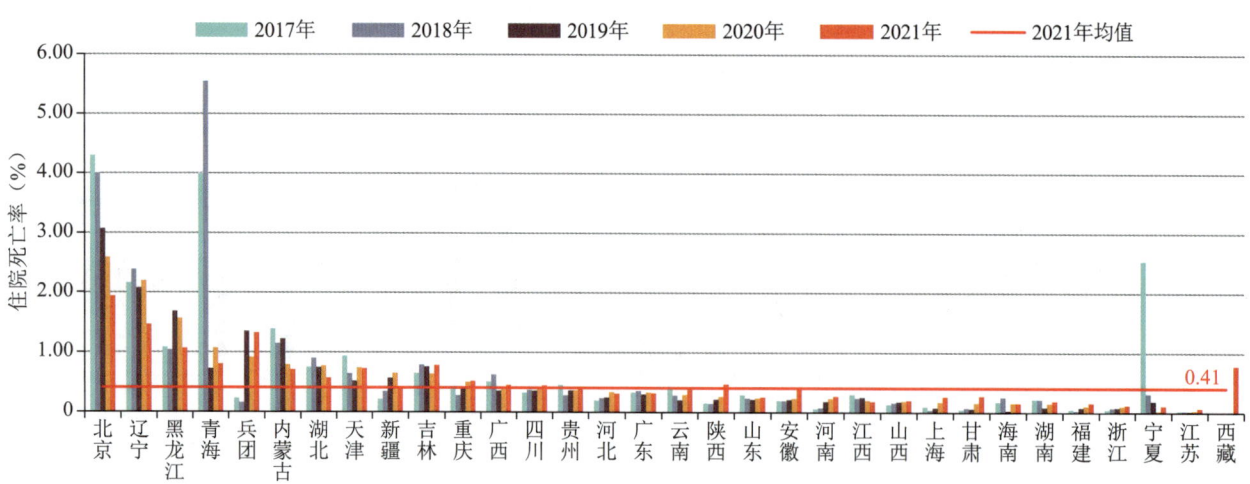

图 2-1-5-13 2017—2021 年各省（自治区、直辖市）三级公立医院原发性肺癌（非手术治疗）患者住院死亡率

（2）0～31 天非预期再住院率

1）总体情况

三级公立医院原发性肺癌患者出院 0～31 天非预期再住院率自 2020 年的 0.47%，增长至 2021 年的 0.49%。二级公立医院自 2020 年的 2.56%，下降至 2021 年的 2.46%。

2）住院手术治疗

三级公立医院原发性肺癌（手术治疗）患者出院 0～31 天非预期再住院率自 2020 年的 0.28%，下降至 2021 年的 0.25%，各省（自治区、直辖市）2017—2021 年指标值见图 2-1-5-14。二级公立医院自 2020 年的 1.75%，下降至 2021 年的 0.68%。

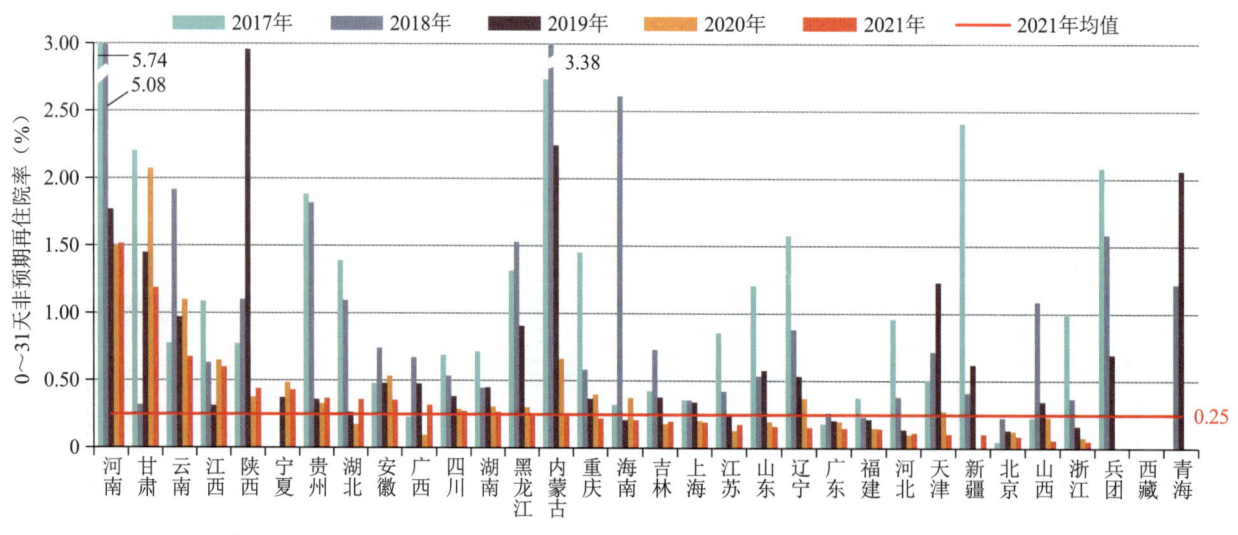

图 2-1-5-14 2017—2021 年各省（自治区、直辖市）三级公立医院原发性肺癌（手术治疗）患者 0～31 天非预期再住院率

3）住院非手术治疗

三级公立医院原发性肺癌（非手术治疗）患者出院 0～31 天非预期再住院率自 2020 年的 0.50%，上升至 2021 年的 0.53%，各省（自治区、直辖市）2017—2021 年指标值见图 2-1-5-15。二级公立医院自 2020 年的 2.62%，下降至 2021 年的 2.56%。

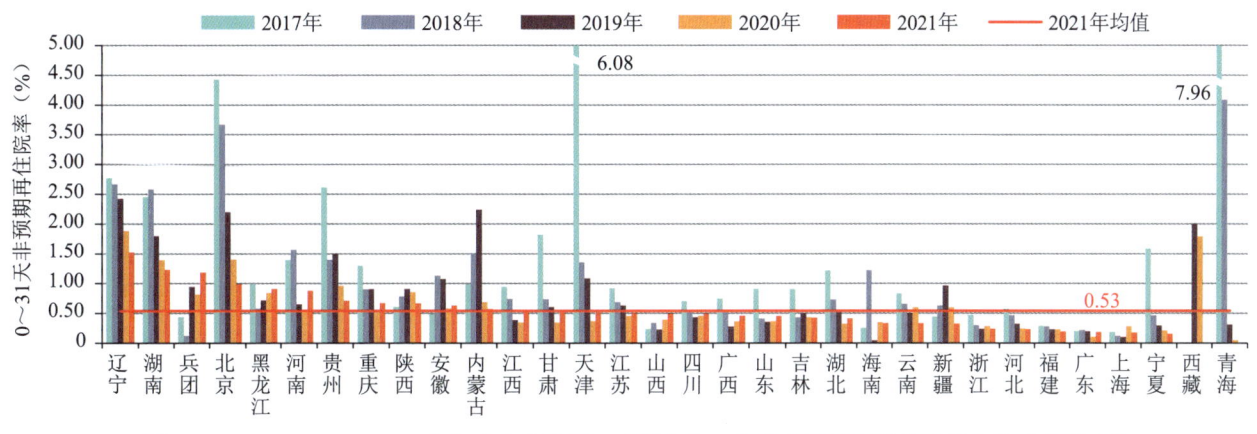

图 2-1-5-15　2017—2021 年各省（自治区、直辖市）三级公立医院原发性肺癌（非手术治疗）患者 0～31 天非预期再住院率

（3）平均住院日

1）总体情况

三级公立医院原发性肺癌患者平均住院日自 2020 年的 8.47 天，下降至 2021 年的 7.55 天。二级公立医院自 2020 年的 10.23 天，下降至 2021 年的 8.99 天。

2）住院手术治疗

三级公立医院原发性肺癌（手术治疗）患者平均住院日自 2020 年的 13.24 天，下降至 2021 年的 11.75 天，各省（自治区、直辖市）2017—2021 年指标值见图 2-1-5-16。二级公立医院自 2020 年的 17.09 天，下降至 2021 年的 15.57 天，各省（自治区、直辖市）2017—2021 年指标值见图 2-1-5-17。

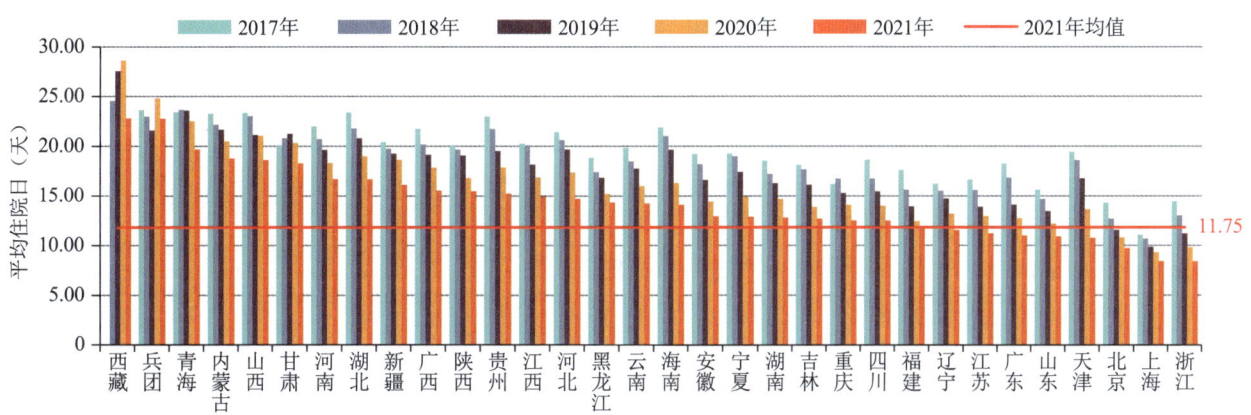

图 2-1-5-16　2017—2021 年各省（自治区、直辖市）三级公立医院原发性肺癌（手术治疗）患者平均住院日

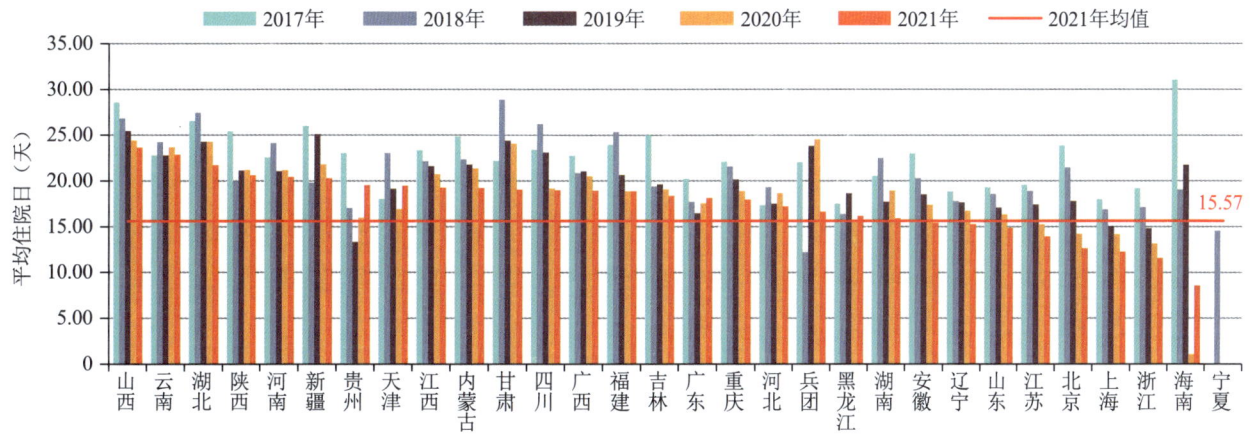

图 2-1-5-17　2017—2021 年各省（自治区、直辖市）二级公立医院原发性肺癌（手术治疗）患者平均住院日

3）住院非手术治疗

三级公立医院原发性肺癌（非手术治疗）患者平均住院日自2020年的7.67天，下降至2021年的6.84天，各省（自治区、直辖市）2017—2021年指标值见图2-1-5-18。二级公立医院自2020年的9.74天，下降至2021年的8.62天，各省（自治区、直辖市）2017—2021年指标值见图2-1-5-19。

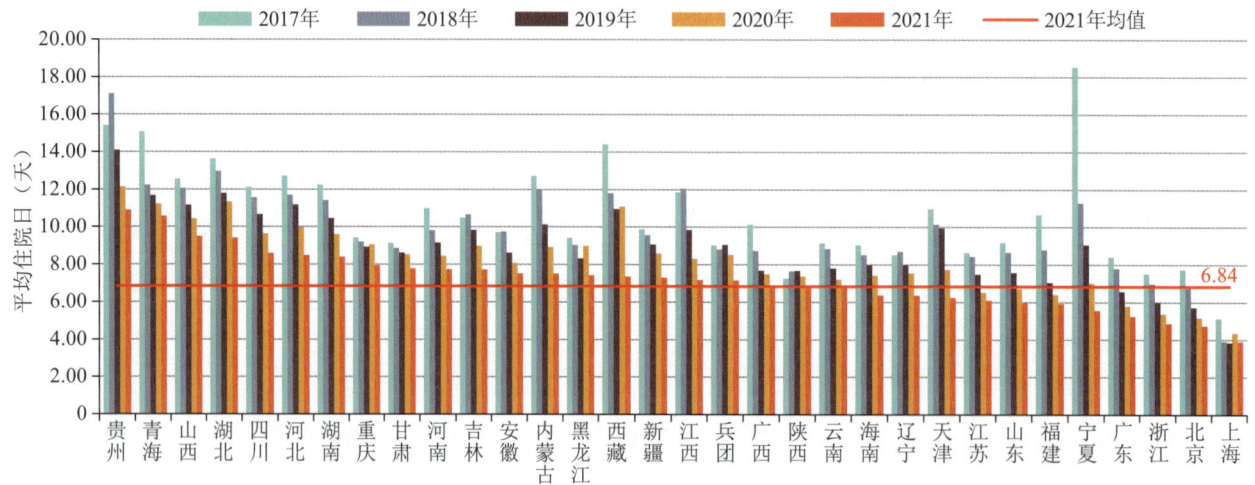

图2-1-5-18　2017—2021年各省（自治区、直辖市）三级公立医院原发性肺癌（非手术治疗）患者平均住院日

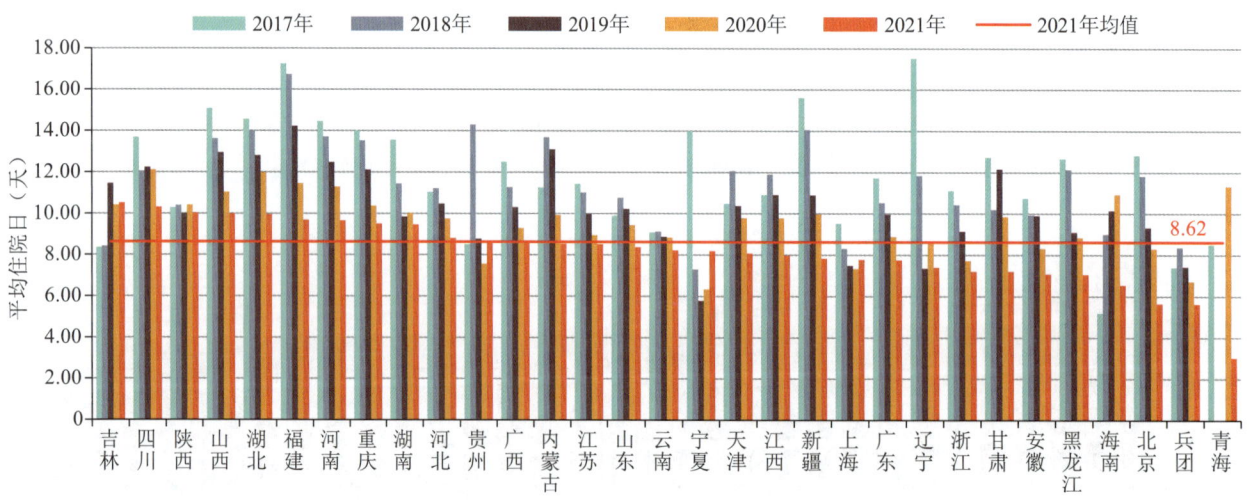

图2-1-5-19　2017—2021年各省（自治区、直辖市）二级公立医院原发性肺癌（非手术治疗）患者平均住院日

（4）每住院人次费用

1）总体情况

三级公立医院原发性肺癌患者每住院人次费用自2020年的19 317.89元，下降至2021年的18 443.59元。二级公立医院自2020年的12 295.95元，下降至2021年的11 250.06元。

2）住院手术治疗

三级公立医院原发性肺癌（手术治疗）患者每住院人次费用自2020年的58 655.07元，下降至2021年的57 745.88元，各省（自治区、直辖市）2017—2021年指标值见图2-1-5-20。二级公立医院自2020年的43 784.87元，增长至2021年的44 142.93元，各省（自治区、直辖市）2017—2021年指标值见图2-1-5-21。

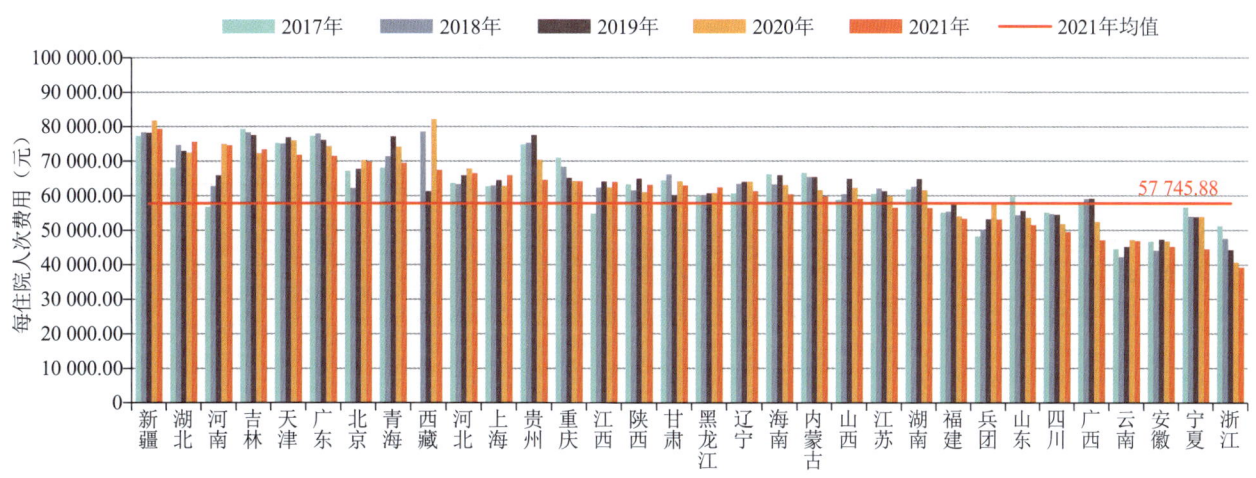

图 2-1-5-20　2017—2021 年各省（自治区、直辖市）三级公立医院原发性肺癌（手术治疗）患者每住院人次费用

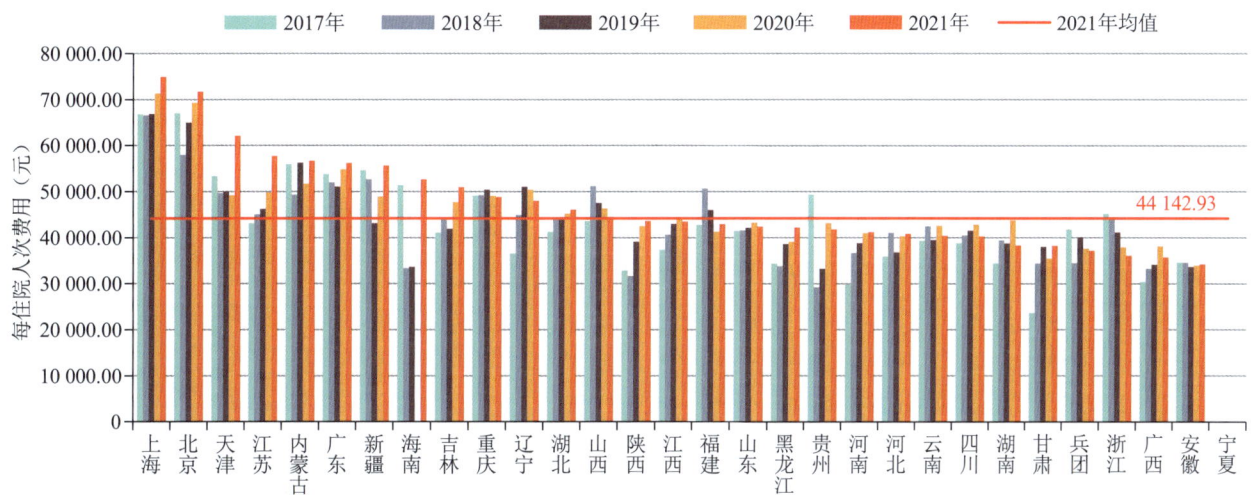

图 2-1-5-21　2017—2021 年各省（自治区、直辖市）二级公立医院原发性肺癌（手术治疗）患者住院每住院人次费用

3）住院非手术治疗

三级公立医院原发性肺癌（非手术治疗）患者每住院人次费用自 2020 年的 12 862.91 元，下降至 2021 年的 11 875.60 元，各省（自治区、直辖市）2017—2021 年指标值见图 2-1-5-22。二级公立医院自 2020 年的 10 144.74 元，下降至 2021 年的 9390.81 元，各省（自治区、直辖市）2017—2021 年指标值见图 2-1-5-23。

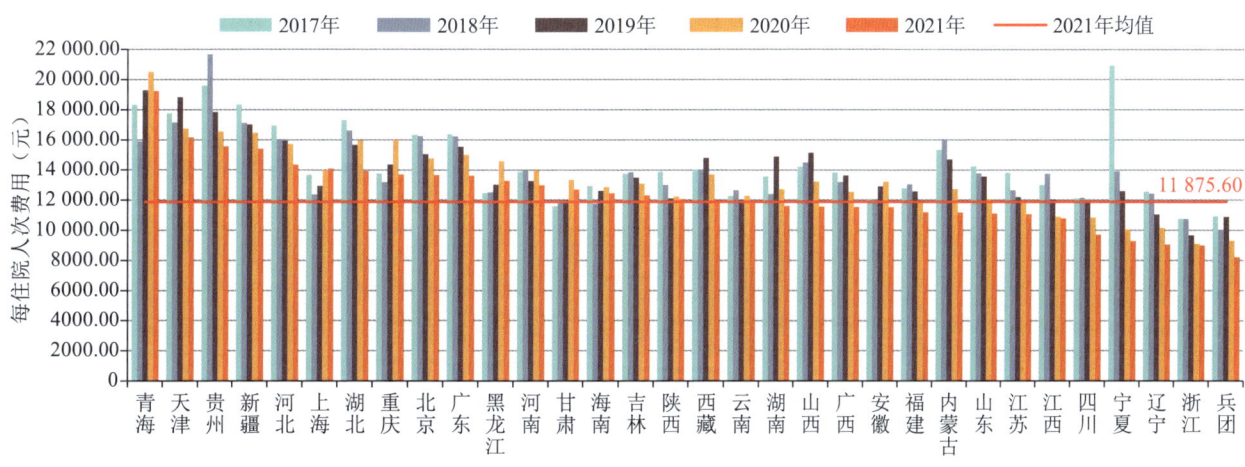

图 2-1-5-22　2017—2021 年各省（自治区、直辖市）三级公立医院原发性肺癌（非手术治疗）患者每住院人次费用

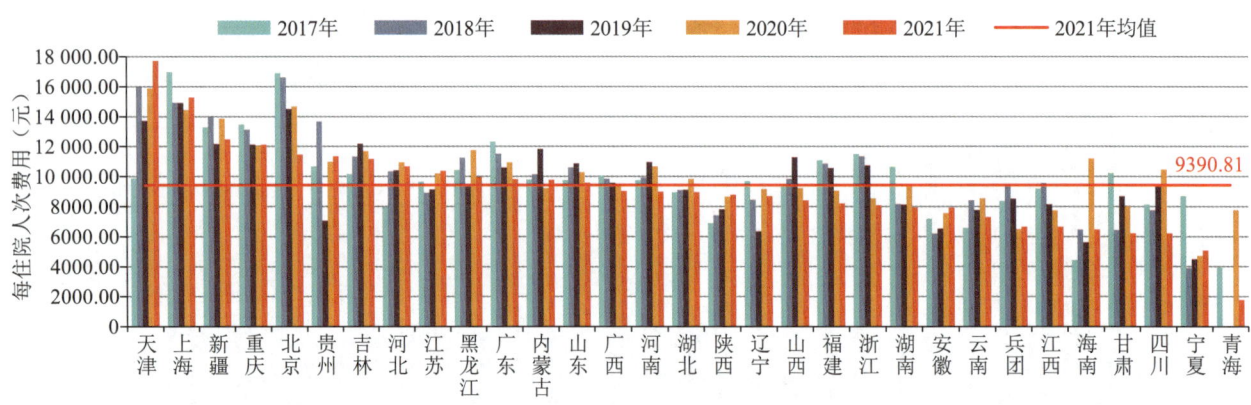

图 2-1-5-23 2017—2021 年各省（自治区、直辖市）二级公立医院原发性肺癌（非手术治疗）患者每住院人次费用

二、原发性结直肠癌

1. 全国情况

（1）原发性结直肠癌住院手术治疗患者相关指标

原发性结直肠癌住院手术治疗患者住院死亡率总体呈上升趋势，2021 年为 0.35%，较 2017 年上升 0.05 个百分点，其中三级民营医院最高（0.73%），专科医院最低（0.11%）；0～31 天非预期再住院率总体呈下降趋势，2021 年为 0.84%，较 2017 年下降 0.77 个百分点，其中二级民营医院最高（3.60%），专科医院最低（0.36%）；平均住院日总体呈下降趋势，2021 年为 18.05 天，较 2017 年下降 2.61 天，其中二级公立医院最高（20.86 天），委属委管医院最低（13.53 天）；每住院人次费用均值呈上升趋势，2021 年为 58 886.25 元，较 2017 年下降 3771.39 元，其中专科医院最高（71 324.71 元），二级民营医院最低（39 279.07 元），详见图 2-1-5-24～图 2-1-5-27。

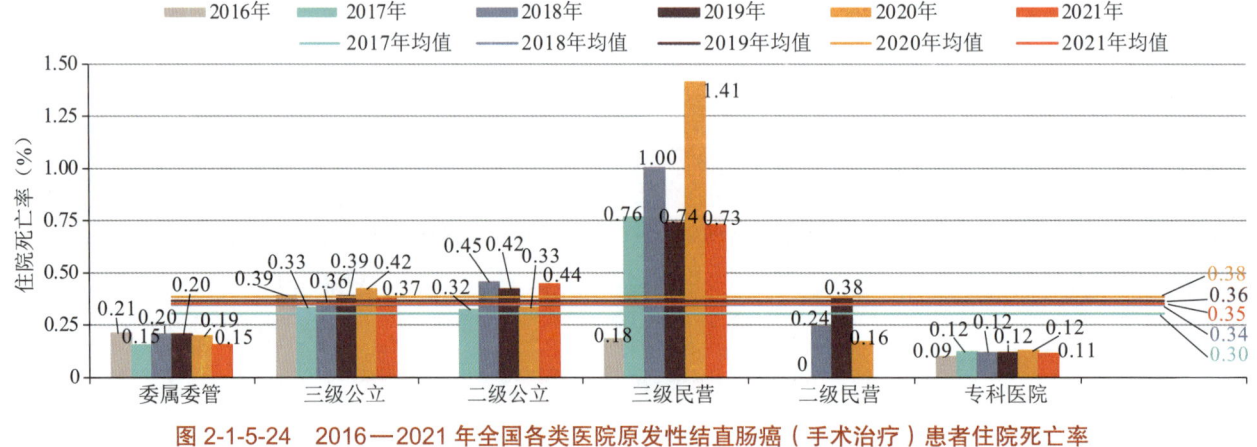

图 2-1-5-24 2016—2021 年全国各类医院原发性结直肠癌（手术治疗）患者住院死亡率

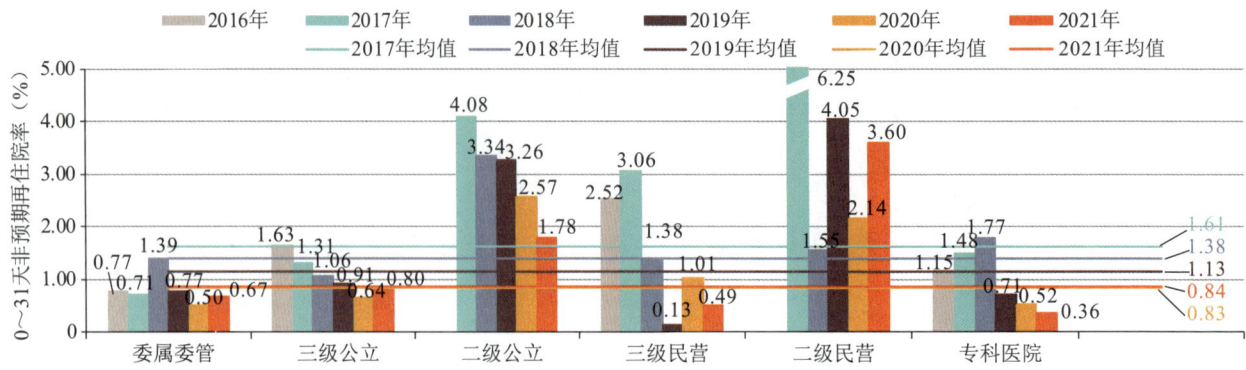

图 2-1-5-25 2016—2021 年全国各类医院原发性结直肠癌（手术治疗）患者 0～31 天非预期再住院率

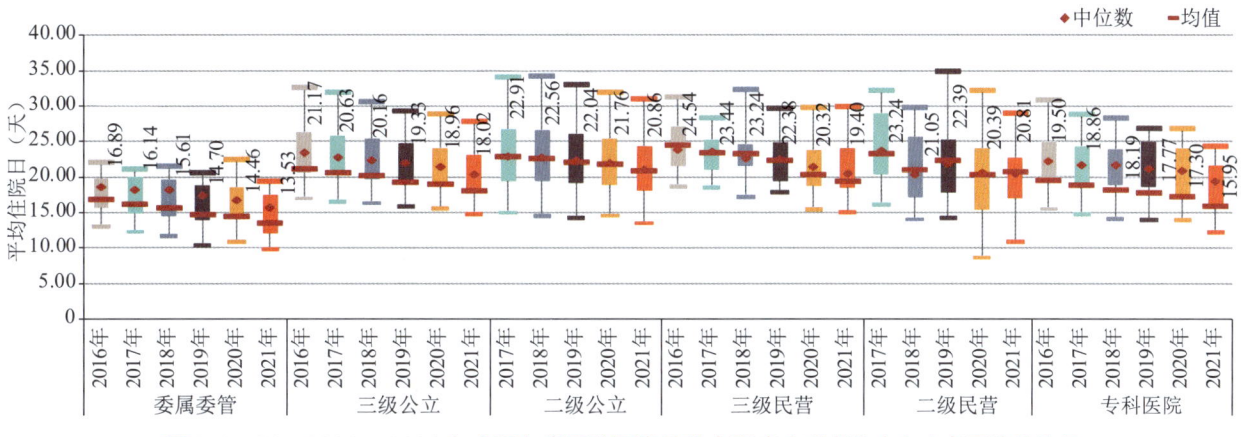

图 2-1-5-26　2016—2021 年全国各类医院原发性结直肠癌（手术治疗）患者平均住院日

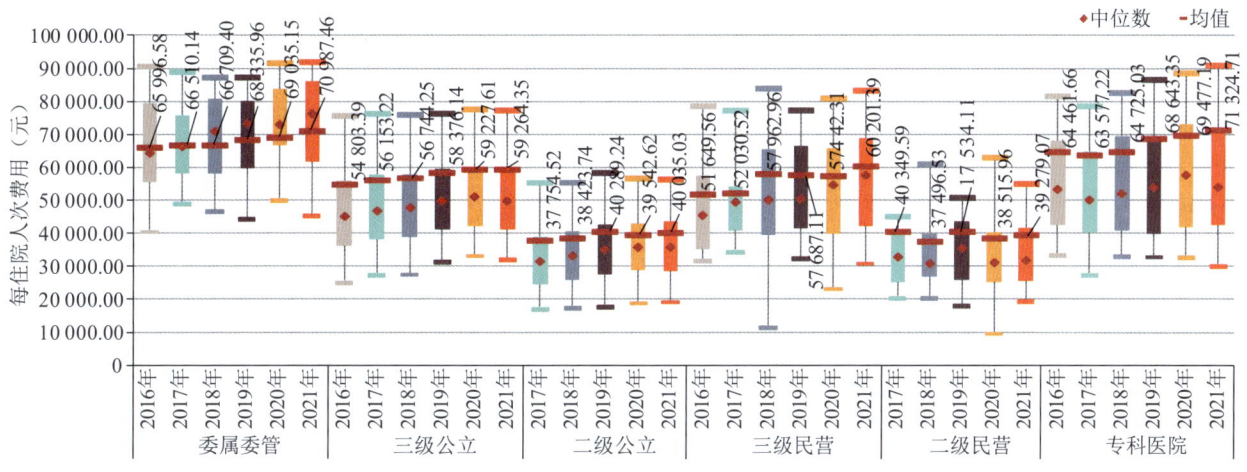

图 2-1-5-27　2016—2021 年全国各类医院原发性结直肠癌（手术治疗）患者住院每住院人次费用

（2）原发性结直肠癌住院非手术治疗患者相关指标

原发性结直肠癌住院非手术治疗患者住院死亡率总体呈下降趋势，2021 年为 0.22%，较 2017 年下降 0.04 个百分点，其中三级民营医院最高（1.12%），委属委管医院最低（0.06%）；0～31 天非预期再住院率总体呈下降趋势，2021 年为 0.29%，较 2017 年下降 0.26 个百分点，其中二级公立医院最高（1.25%），委属委管医院最低（0.08%）；平均住院日总体呈下降趋势，2021 年为 6.76 天，较 2017 年下降 1.68 天，其中二级民营医院最高（8.26 天），委属委管医院最低（3.54 天）；每住院人次费用均值总体呈下降趋势，2021 年为 10 047.07 元，较 2017 年下降 622.05 元，其中专科医院最高（12 474.08 元），二级公立医院最低（7122.73 元），详见图 2-1-5-28～图 2-1-5-31。

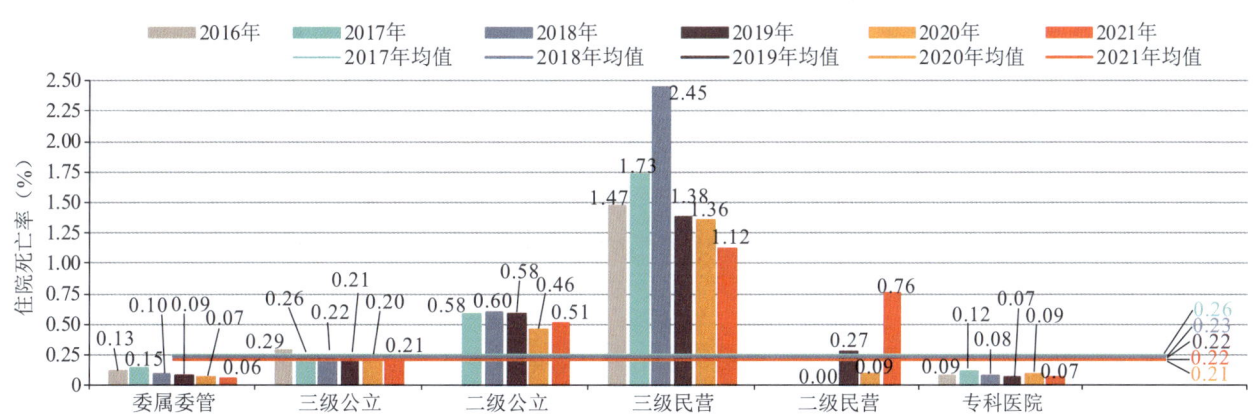

图 2-1-5-28　2016—2021 年全国各类医院原发性结直肠癌（非手术治疗）患者住院死亡率

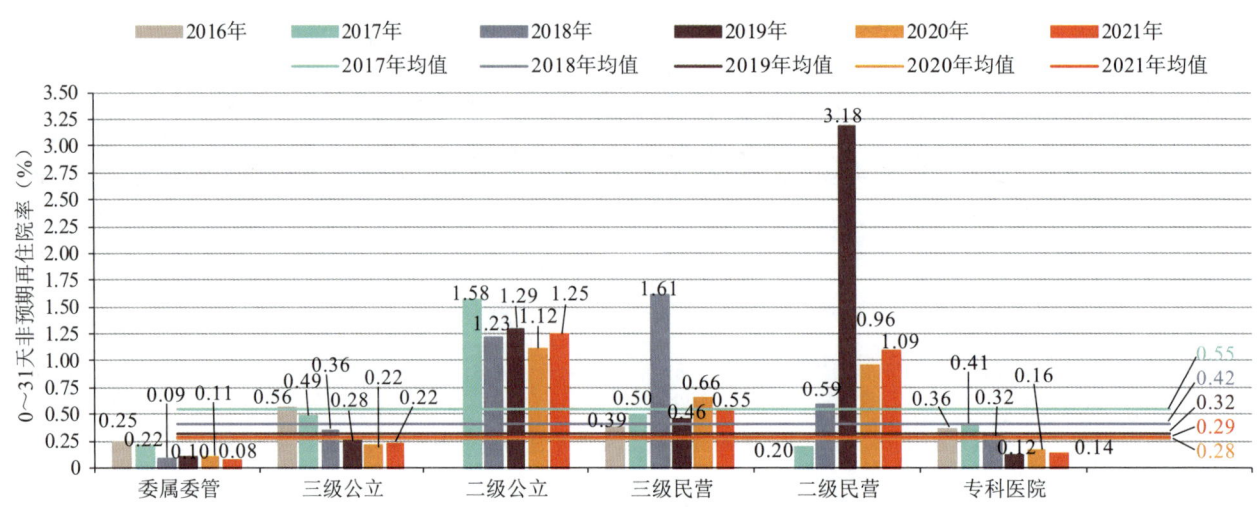

图 2-1-5-29　2016—2021 年全国各类医院原发性结直肠癌（非手术治疗）患者 0～31 天非预期再住院率

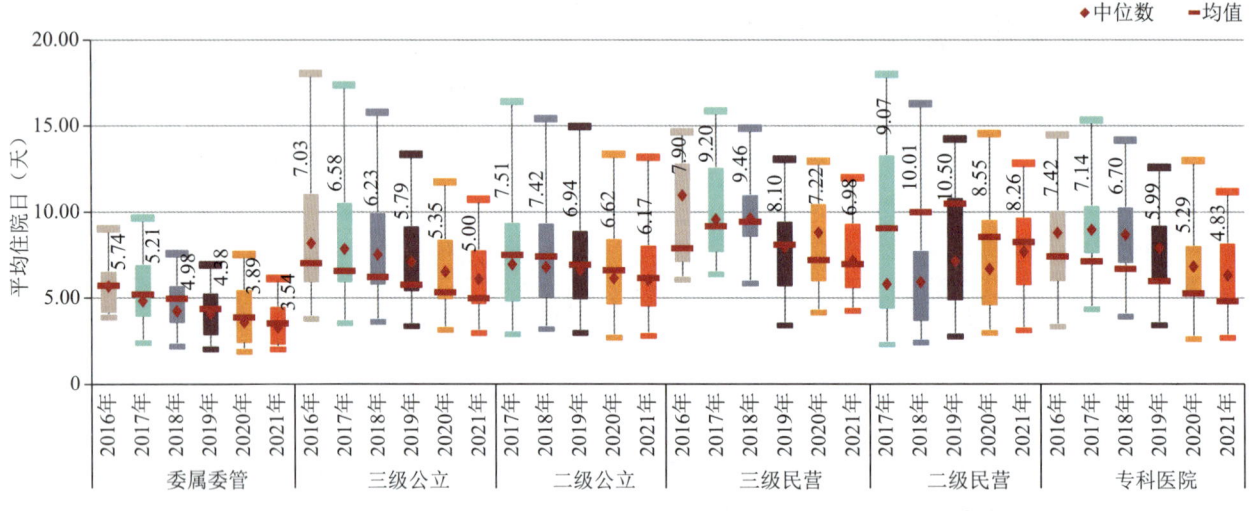

图 2-1-5-30　2016—2021 年全国各类医院原发性结直肠癌（非手术治疗）患者平均住院日

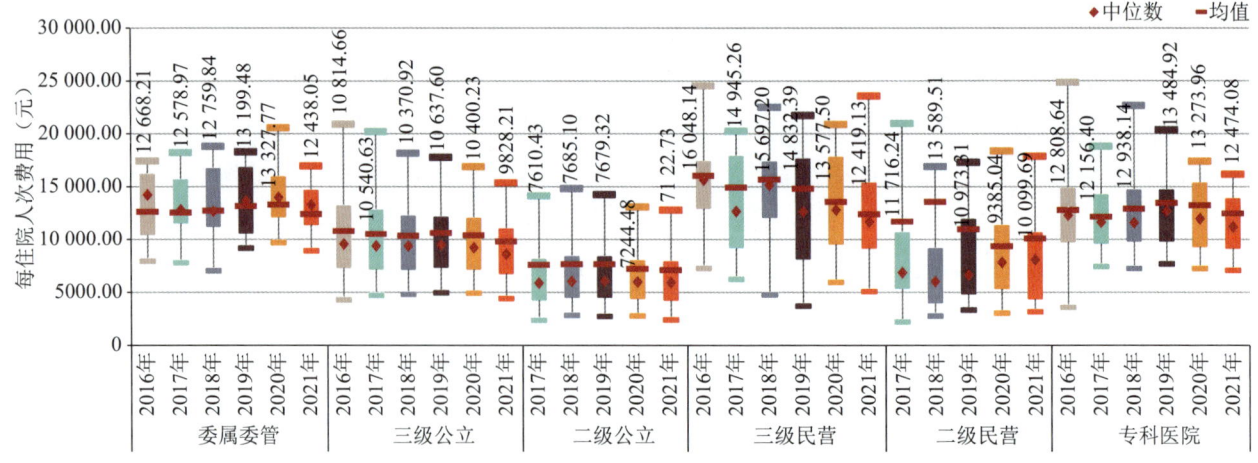

图 2-1-5-31　2016—2021 年全国各类医院原发性结直肠癌（非手术治疗）患者住院每住院人次费用

2. 各省（自治区、直辖市）情况

（1）住院死亡率

1）总体情况

2021 年三级公立医院原发性结直肠癌患者住院死亡率与 2020 年持平，均为 0.24%。二级公立医院

自2020年的0.43%，增长至2021年的0.50%。

2）住院手术治疗

三级公立医院原发性结直肠癌（手术治疗）患者住院死亡率自2020年的0.42%，下降至2021年的0.37%，各省（自治区、直辖市）2017—2021年指标值见图2-1-5-32。二级公立医院自2020年的0.33%，增长至2021年的0.44%。

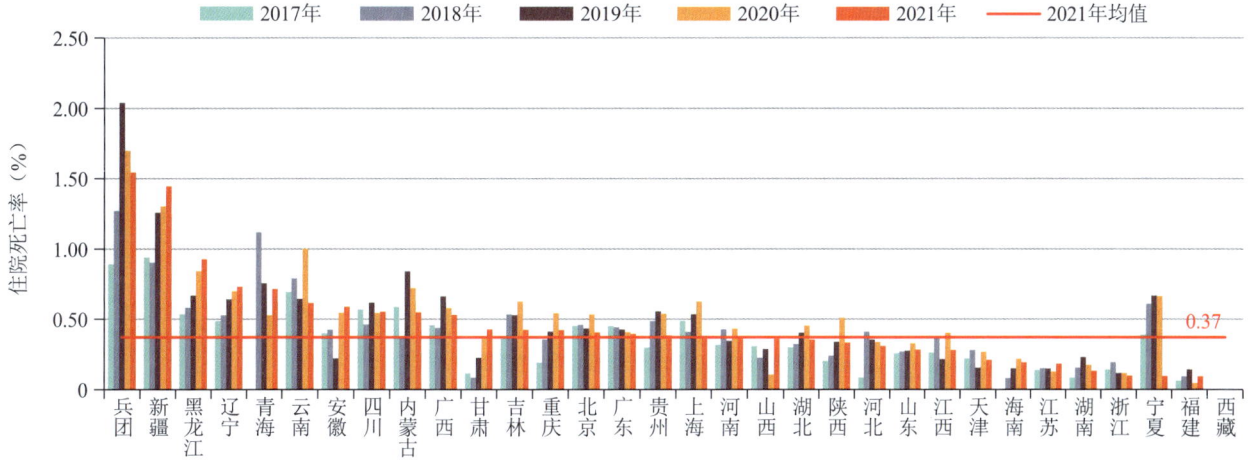

图2-1-5-32　2017—2021年各省（自治区、直辖市）三级公立医院原发性结直肠癌（手术治疗）患者住院死亡率

3）住院非手术治疗

三级公立医院原发性结直肠癌（非手术治疗）患者住院死亡率均值自2020年的0.20%，上升至2021年的0.21%，各省（自治区、直辖市）2017—2021年死亡率情况见图2-1-5-33。二级公立医院自2020年的0.46%，上升至2021年的0.51%。

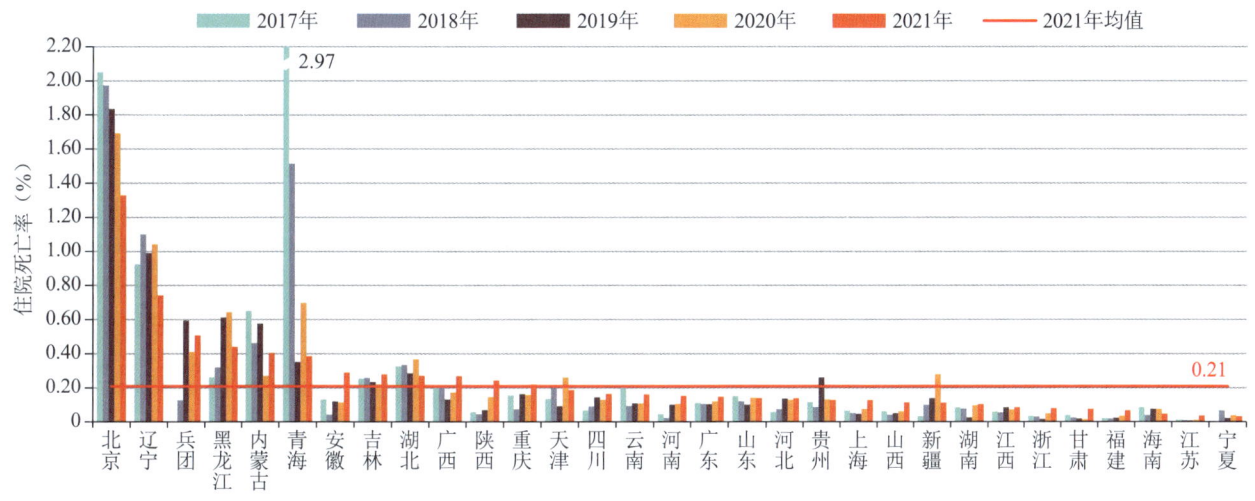

图2-1-5-33　2017—2021年各省（自治区、直辖市）三级公立医院原发性结直肠癌（非手术治疗）患者住院死亡率

（2）0～31天非预期再住院率

1）总体情况

三级公立医院原发性结直肠癌患者出院0～31天非预期再住院率自2020年的0.30%，增长至2021年的0.32%。二级公立医院自2020年的1.44%，下降至2021年的1.34%。

2）住院手术治疗

三级公立医院原发性结直肠癌（手术治疗）患者出院0～31天非预期再住院率自2020年的0.64%，增长至2021年的0.80%，各省（自治区、直辖市）2017—2021年指标值见图2-1-5-34。二级公立医院自 2020 年的 2.57%，下降至 2021 年的 1.78%。

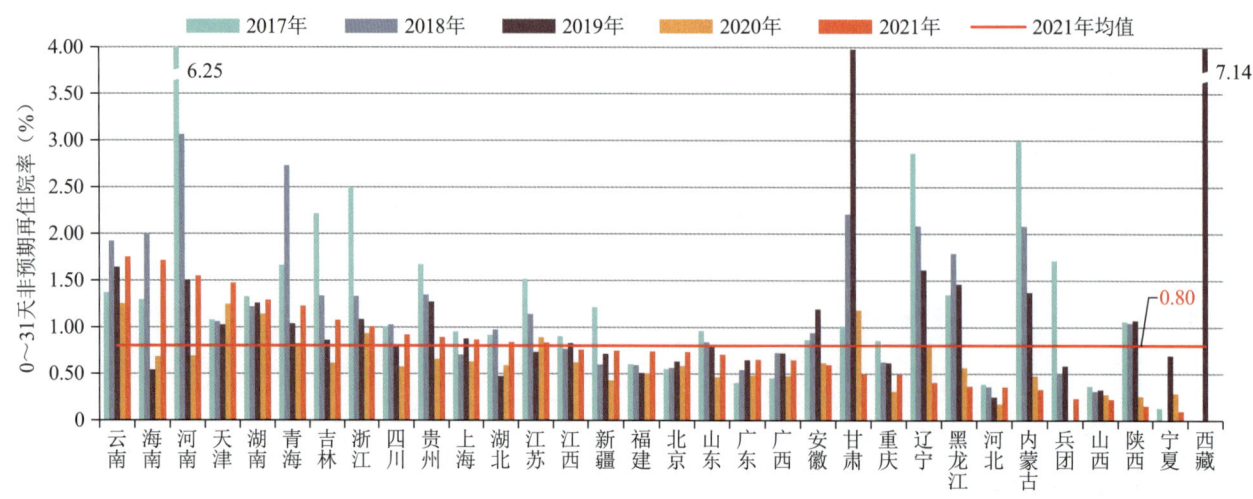

图 2-1-5-34　2017—2021 年各省（自治区、直辖市）三级公立医院原发性结直肠癌（手术治疗）
患者 0～31 天非预期再住院率

3）住院非手术治疗

三级公立医院原发性结直肠癌（非手术治疗）患者出院 0～31 天非预期再住院率 2021 年均值与 2020 年持平，均为 0.22%，各省（自治区、直辖市）2017—2021 年指标值见图 2-1-5-35。二级公立医院自 2020 年的 1.12%，上升至 2021 年的 1.25%。

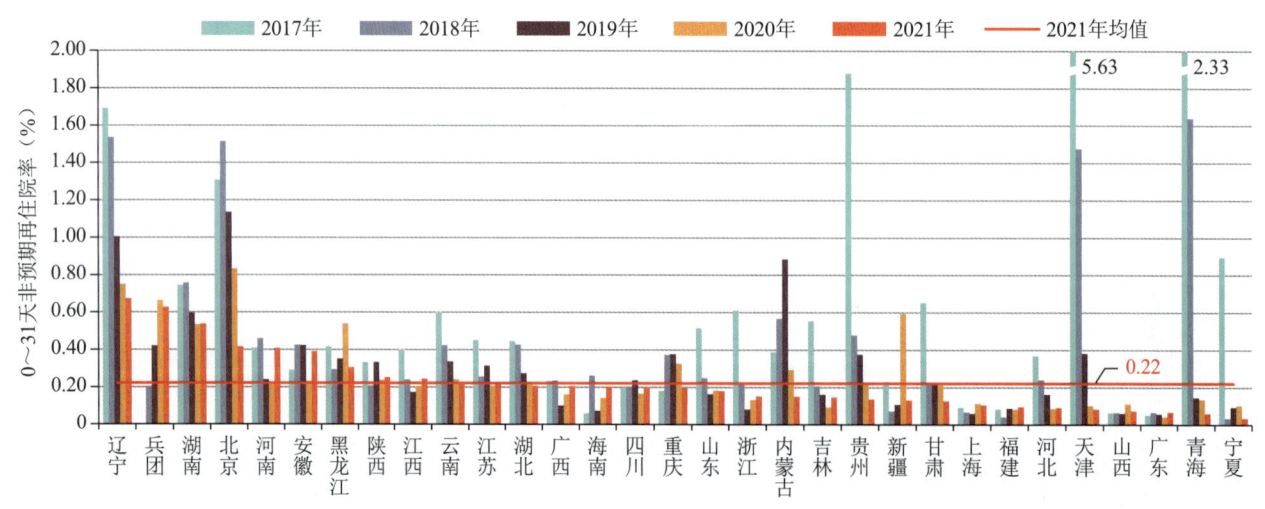

图 2-1-5-35　2017—2021 年各省（自治区、直辖市）三级公立医院原发性结直肠癌（非手术治疗）
患者 0～31 天再住院率

（3）平均住院日

1）总体情况

三级公立医院原发性结直肠癌患者平均住院日自 2020 年的 7.89 天，下降至 2021 年的 7.15 天。二级公立医院自 2020 年的 10.02 天，下降至 2021 年的 8.82 天。

2）住院手术治疗

三级公立医院原发性结直肠癌（手术治疗）患者平均住院日自 2020 年的 18.96 天，下降至 2021 年的 18.02 天，各省（自治区、直辖市）2017—2021 年指标值见图 2-1-5-36。二级公立医院自 2020 年的 21.76 天，下降至 2021 年的 20.86 天，各省（自治区、直辖市）2017—2021 年指标值见图 2-1-5-37。

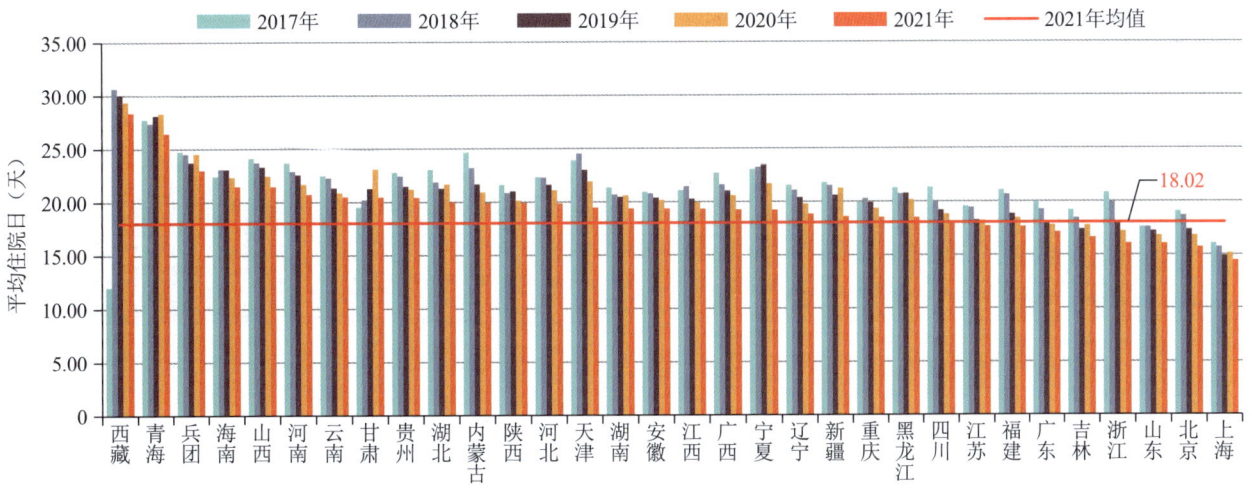

图 2-1-5-36　2017—2021 年各省（自治区、直辖市）三级公立医院原发性结直肠癌（手术治疗）患者平均住院日

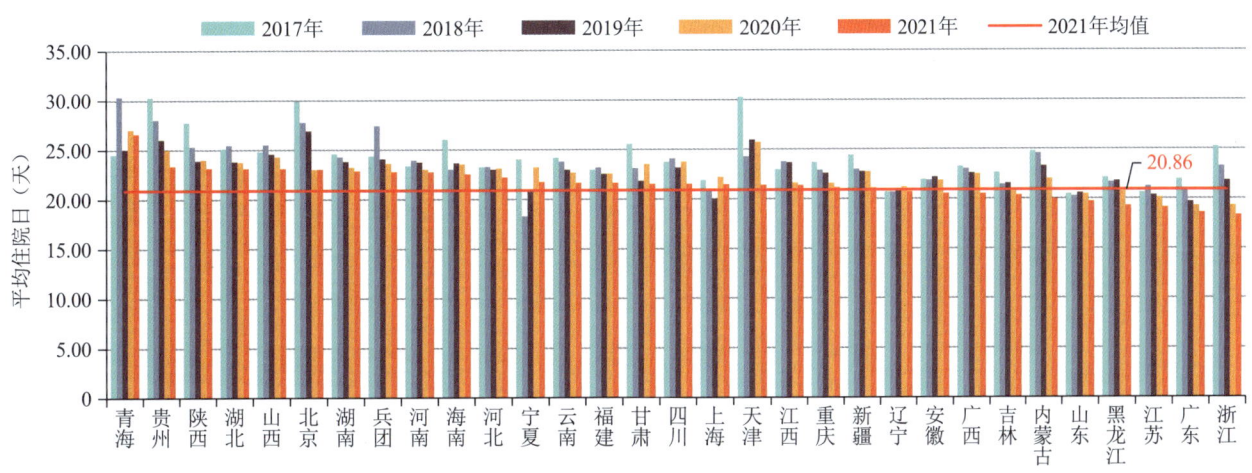

图 2-1-5-37　2017—2021 年各省（自治区、直辖市）二级公立医院原发性结直肠癌（手术治疗）患者平均住院日

3）住院非手术治疗

三级公立医院原发性结直肠癌（非手术治疗）患者平均住院日自 2020 年的 5.35 天，下降至 2021 年的 5.00 天，各省（自治区、直辖市）2017—2021 年指标值见图 2-1-5-38。二级公立医院自 2020 年的 6.62 天，下降至 2021 年的 6.17 天，各省（自治区、直辖市）2017—2021 年指标值见图 2-1-5-39。

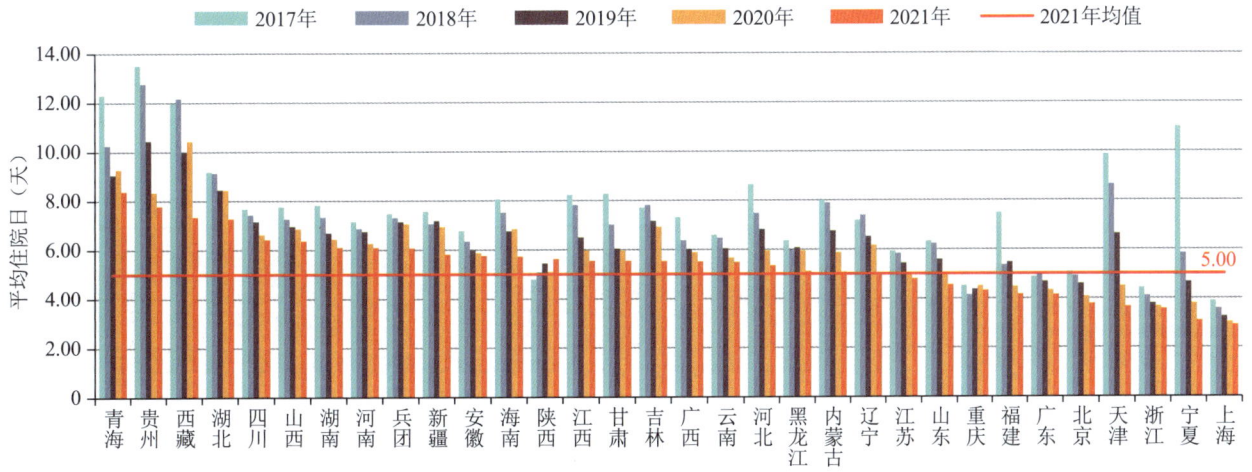

图 2-1-5-38　2017—2021 年各省（自治区、直辖市）三级公立医院原发性结直肠癌（非手术治疗）患者平均住院日

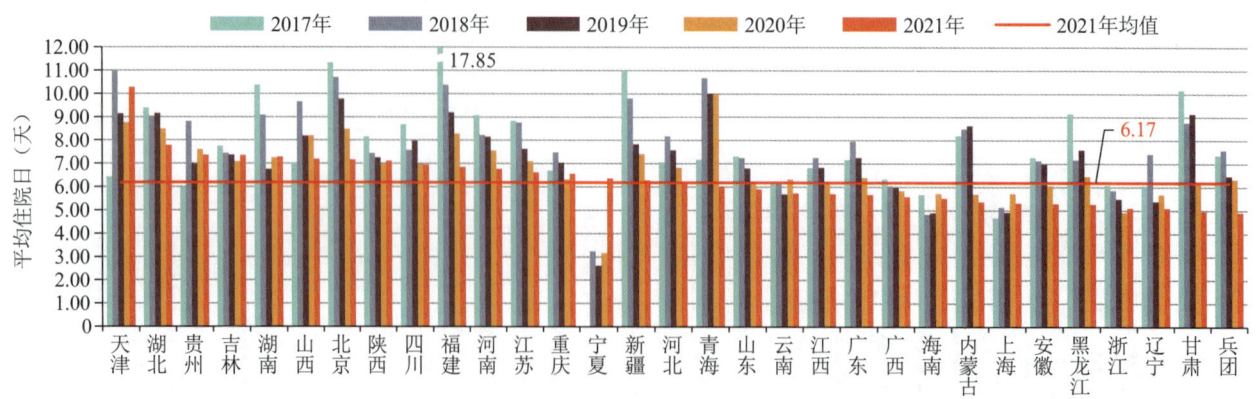

图 2-1-5-39　2017—2021 年各省（自治区、直辖市）二级公立医院原发性结直肠癌（非手术治疗）患者平均住院日

（4）每住院人次费用

1）总体情况

三级公立医院原发性结直肠癌患者每住院人次费用自 2020 年的 19 340.44 元，下降至 2021 年的 17 984.83 元。二级公立医院自 2020 年的 14 261.53 元，下降至 2021 年的 12 995.83 元。

2）住院手术治疗

三级公立医院原发性结直肠癌（手术治疗）患者每住院人次费用自 2020 年的 59 227.61 元，增长至 2021 年的 59 264.35 元，各省（自治区、直辖市）2017—2021 年指标值见图 2-1-5-40。二级公立医院自 2020 年的 39 542.62 元，增长至 2021 年的 40 035.03 元，各省（自治区、直辖市）2017—2021 年指标值见图 2-1-5-41。

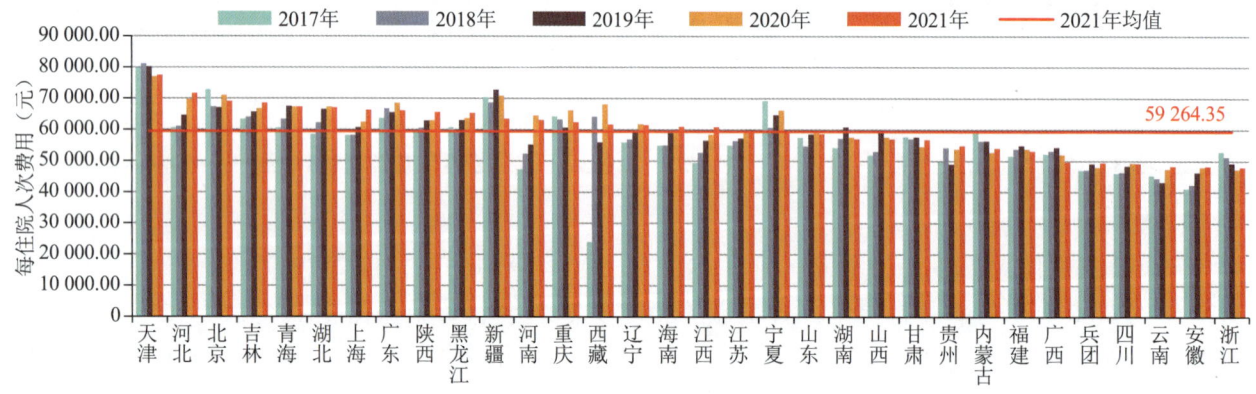

图 2-1-5-40　2017—2021 年各省（自治区、直辖市）三级公立医院原发性结直肠癌（手术治疗）患者住院每住院人次费用

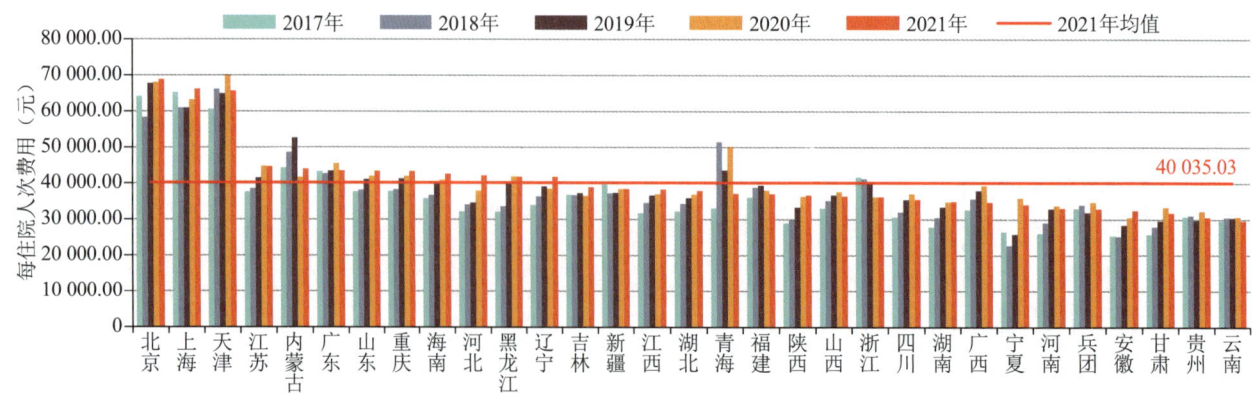

图 2-1-5-41　2017—2021 年各省（自治区、直辖市）二级公立医院原发性结直肠癌（手术治疗）患者住院每住院人次费用

3）住院非手术治疗

三级公立医院原发性结直肠癌（非手术治疗）患者每住院人次费用自2020年的10 400.23元，下降至2021年的9828.21元，各省（自治区、直辖市）2017—2021年指标值见图2-1-5-42。二级公立医院自2020年的7244.48元，下降至2021年的7122.73元，各省（自治区、直辖市）2017—2021年指标值见图2-1-5-43。

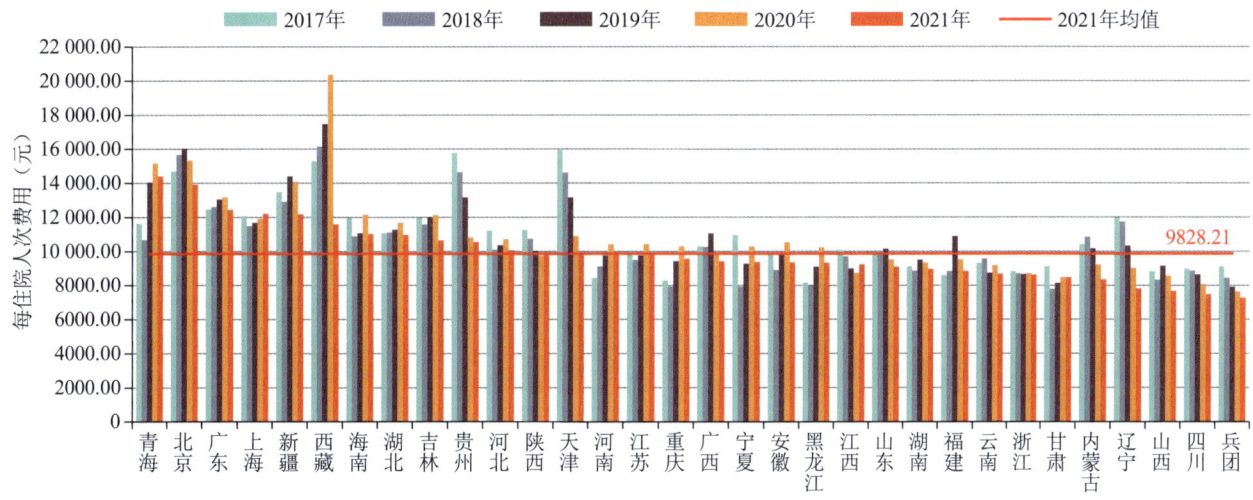

图2-1-5-42　2017—2021年各省（自治区、直辖市）三级公立医院原发性结直肠癌（非手术治疗）患者住院每住院人次费用

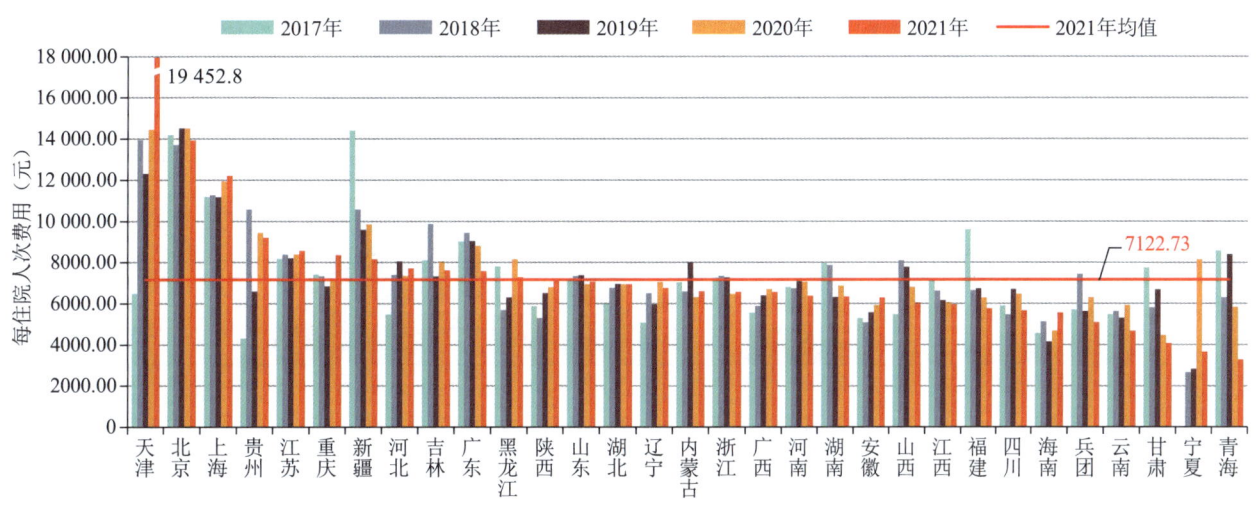

图2-1-5-43　2017—2021年各省（自治区、直辖市）二级公立医院原发性结直肠癌（非手术治疗）患者住院每住院人次费用

三、原发性胰腺癌

1. 全国情况

（1）原发性胰腺癌住院手术治疗患者相关指标

原发性胰腺癌住院手术治疗患者住院死亡率总体呈下降趋势，2021年为0.82%，较2017年下降0.03个百分点，其中二级公立医院最高（1.02%），专科医院最低（0.25%）；0～31天非预期再住院率总体呈下降趋势，2021年为0.69%，较2017年下降1.66个百分点，其中二级公立医院最高（1.32%），委属委管医院最低（0.36%）；平均住院日总体呈下降趋势，2021年为24.39天，较2017年下降2.44天，其中二级公立医院最高（29.49天），委属委管医院最低（18.44天）；每住院人次费用均值呈上升趋势，

2021年为90 821.35元，较2017年下降7638.93元，其中委属委管医院最高（101 031.76元），二级公立医院最低（65 068.22元），详见图2-1-5-44～图2-1-5-47。

注：民营医院因手术胰腺癌手术治疗病例数较少，故不纳入分析

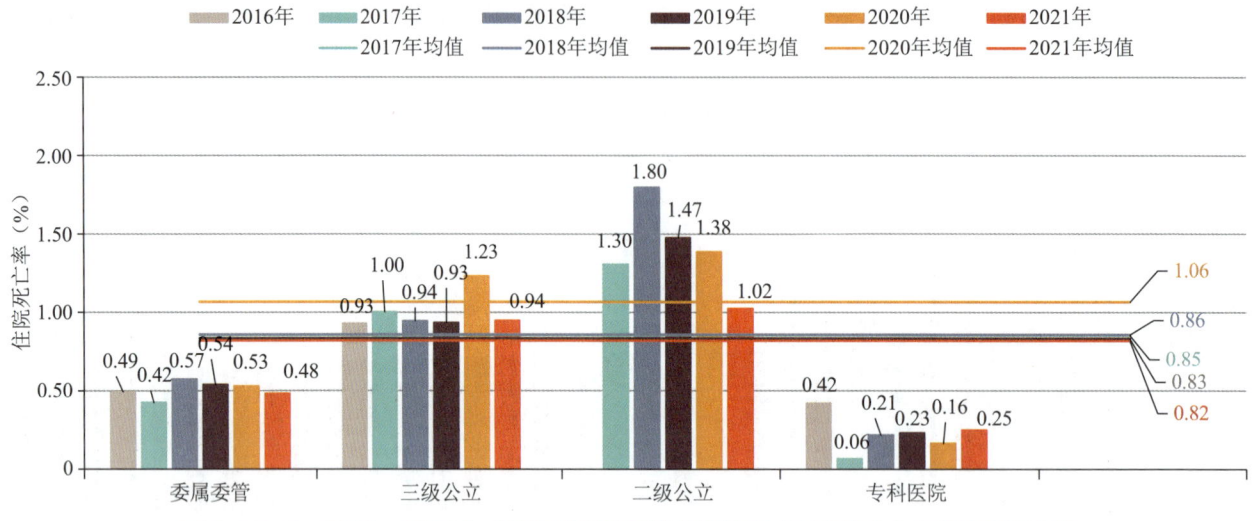

图2-1-5-44　2016—2021年全国各类医院原发性胰腺癌（手术治疗）患者住院死亡率

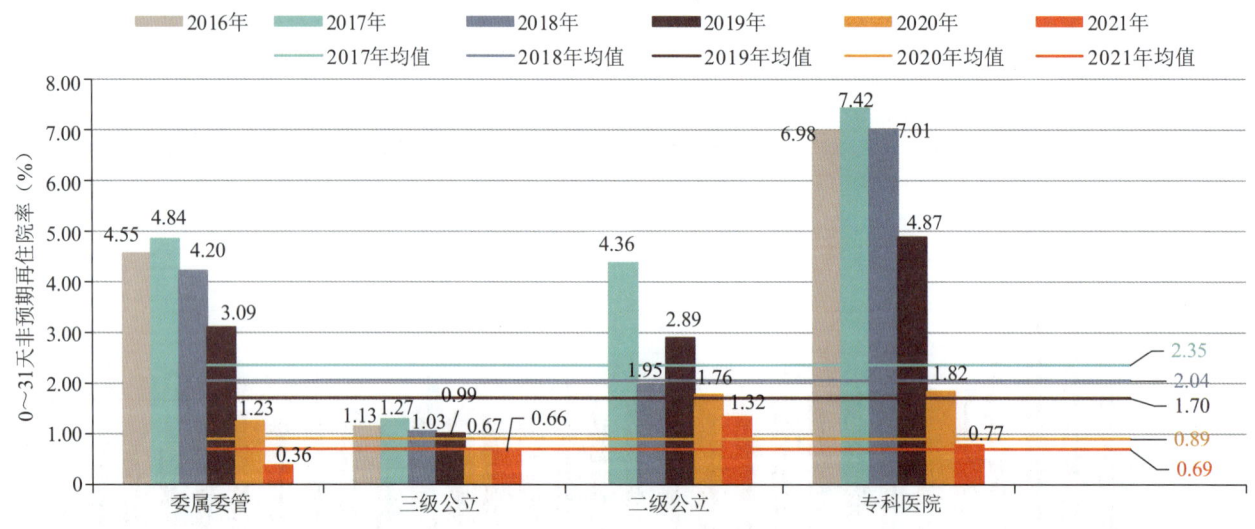

图2-1-5-45　2016—2021年全国各类医院原发性胰腺癌（手术治疗）患者0～31天非预期再住院率

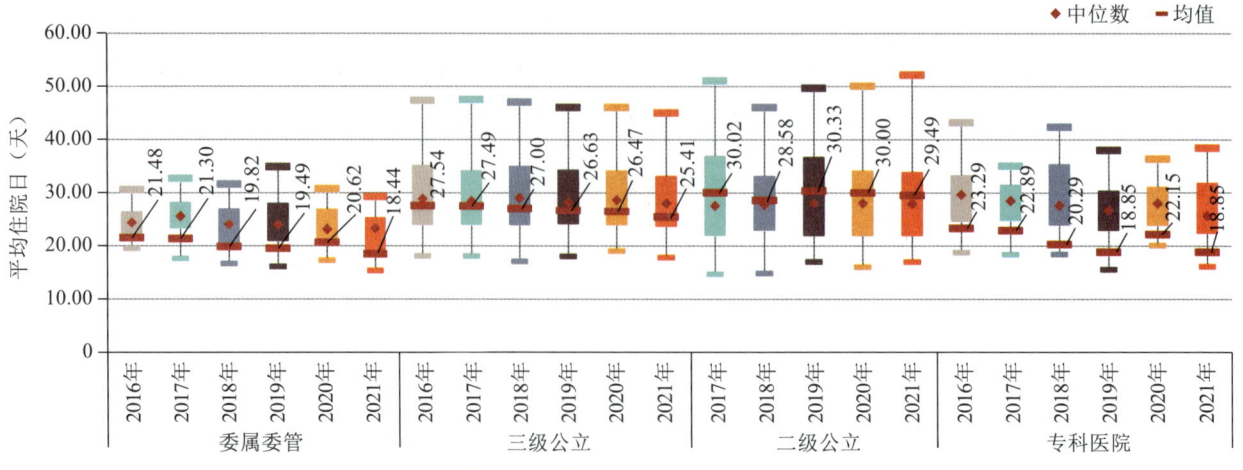

图2-1-5-46　2016—2021年全国各类医院原发性胰腺癌（手术治疗）患者平均住院日

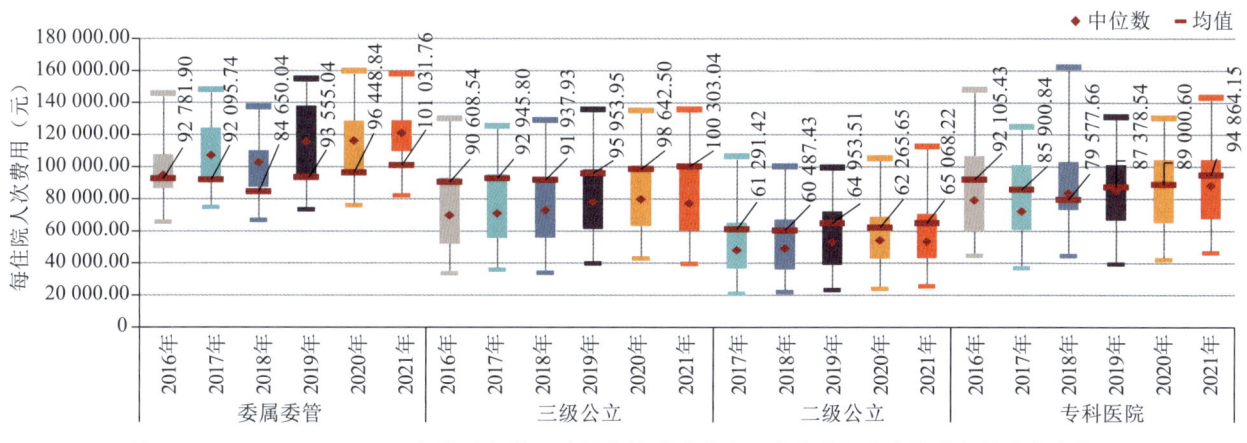

图 2-1-5-47　2016—2021 年全国各类医院原发性胰腺癌（手术治疗）患者住院每住院人次费用

（2）原发性胰腺癌住院非手术治疗患者相关指标

原发性胰腺癌住院非手术治疗患者住院死亡率总体呈下降趋势，2021 年为 0.82%，较 2017 年下降 0.80 个百分点，其中二级民营医院最高（3.09%），委属委管医院最低（0.13%）；0～31 天非预期再住院率总体呈下降趋势，2021 年为 0.91%，较 2017 年下降 0.92 个百分点，其中二级民营医院最高（6.85%），委属委管医院最低（0.15%）；平均住院日总体呈下降趋势，2021 年为 6.41 天，较 2017 年下降 3.59 天，其中二级民营医院最高（15.06 天），委属委管医院最低（2.91 天）；每住院人次费用均值呈下降趋势，2021 年为 10 518.76 元，较 2017 年下降 4239.98 元，其中三级民营医院最高（18 433.41 元），二级公立医院最低（8819.68 元），详见图 2-1-5-48～图 2-1-5-51。

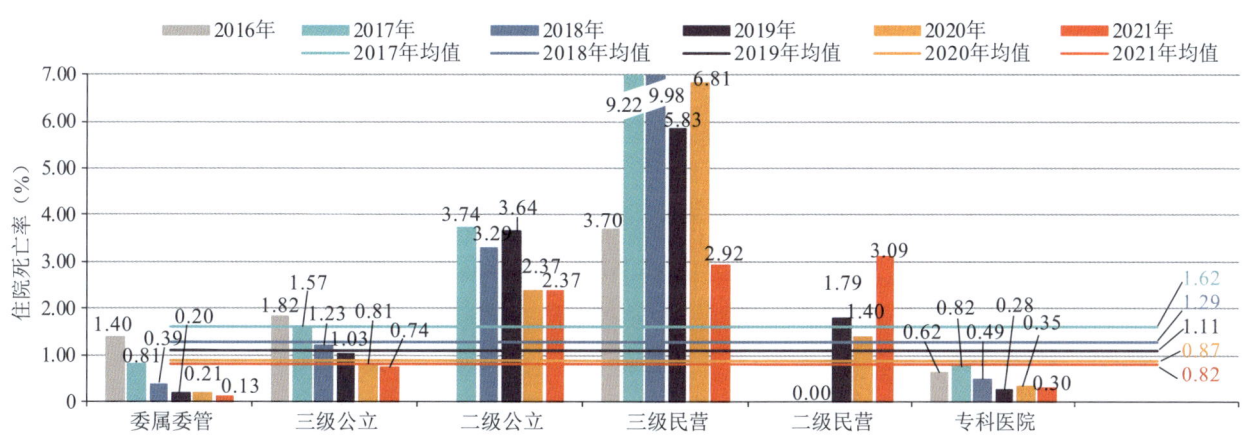

图 2-1-5-48　2016—2021 年全国各类医院原发性胰腺癌（非手术治疗）患者住院死亡率

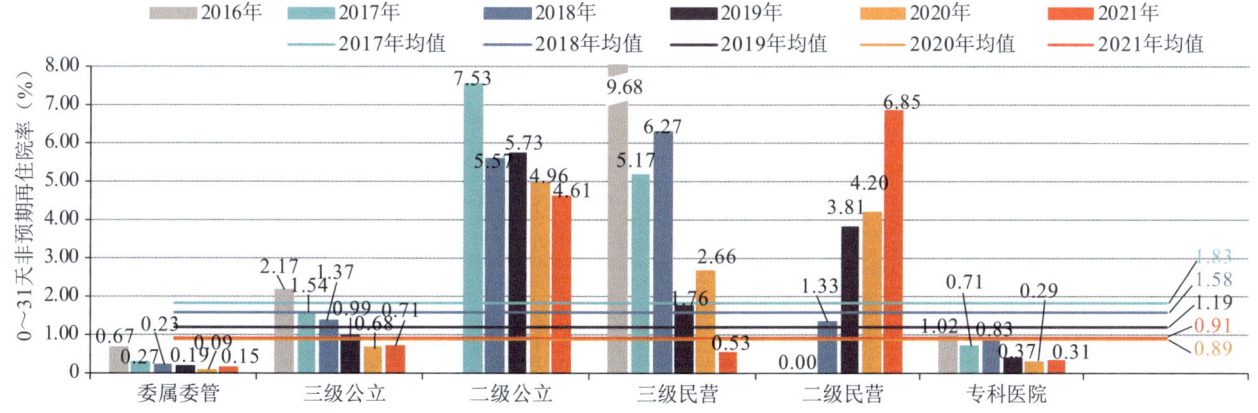

图 2-1-5-49　2016—2021 年全国各类医院原发性胰腺癌（非手术治疗）患者 0～31 天非预期再住院率

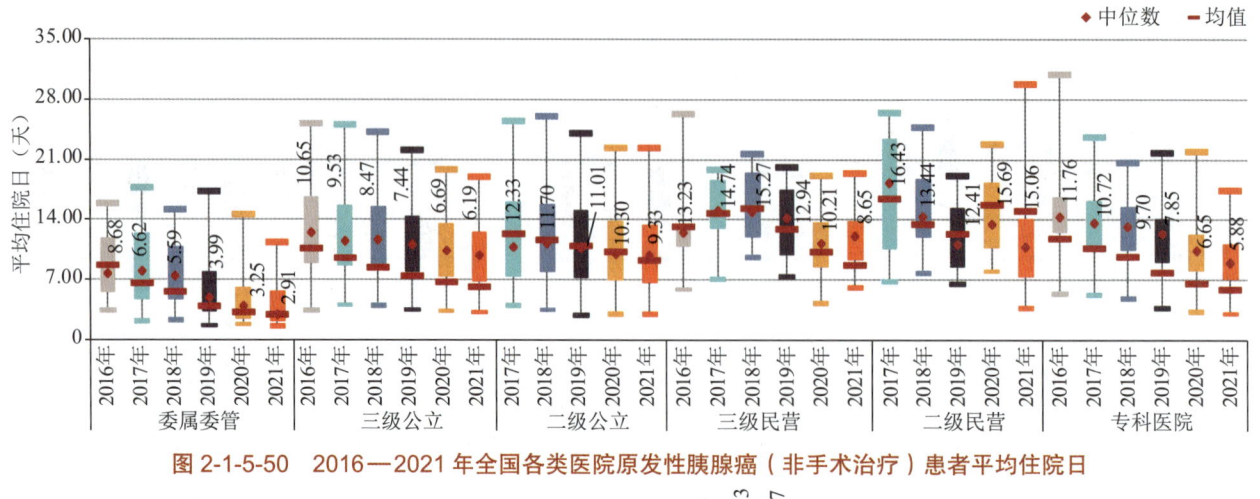

图 2-1-5-50　2016—2021 年全国各类医院原发性胰腺癌（非手术治疗）患者平均住院日

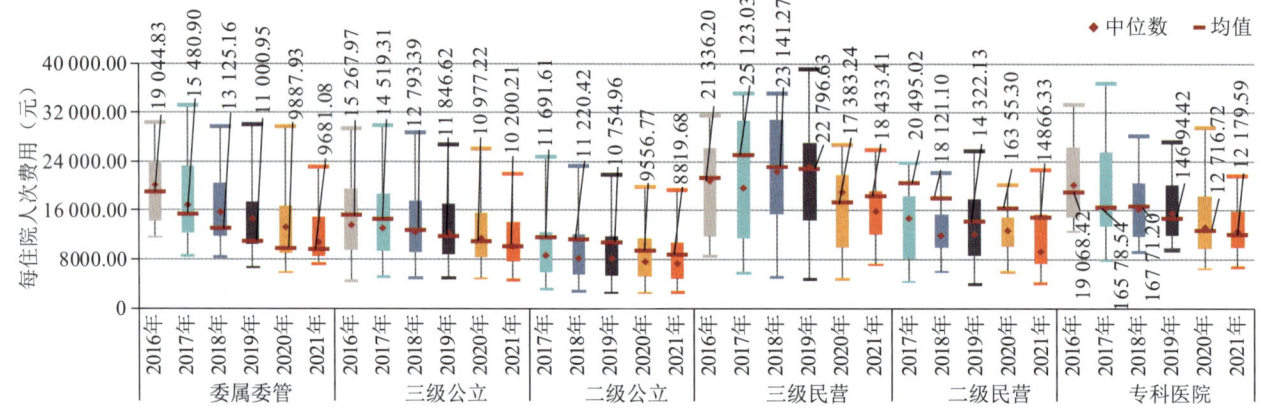

图 2-1-5-51　2016—2021 年全国各类医院原发性胰腺癌（非手术治疗）患者住院每住院人次费用

2. 各省（自治区、直辖市）情况

（1）住院死亡率

1）总体情况

三级公立医院原发性胰腺癌患者住院死亡率自 2020 年的 0.85%，下降至 2021 年的 0.76%。2021 年二级公立医院原发性胰腺癌患者住院死亡率与 2020 年持平，均为 2.33%。

2）住院手术治疗

三级公立医院原发性胰腺癌（手术治疗）患者住院死亡率自 2020 年 1.23%，下降至 2021 年的 0.94%，各省（自治区、直辖市）2017—2021 年指标值见图 2-1-5-52。二级公立医院自 2020 年的 1.38%，下降至 2021 年的 1.02%。

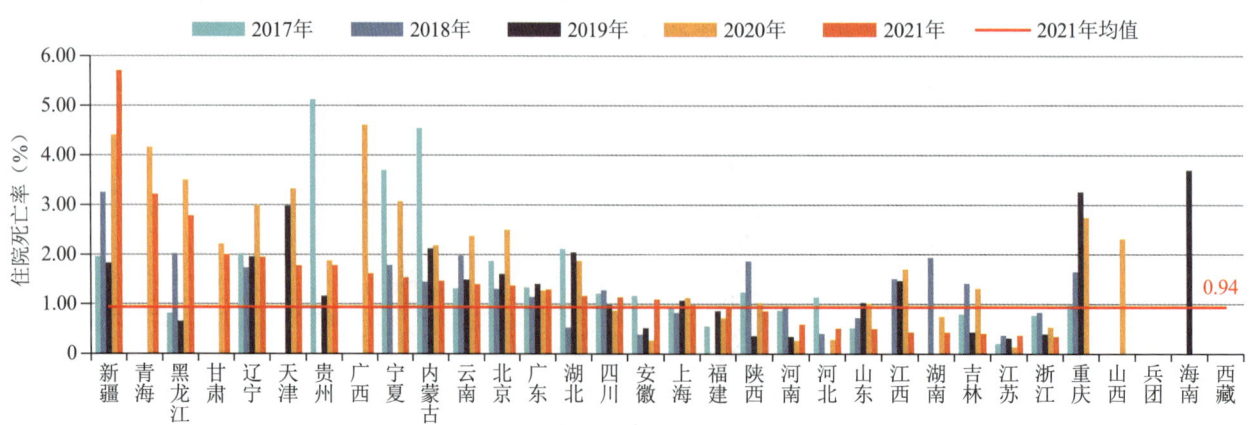

图 2-1-5-52　2017—2021 年各省（自治区、直辖市）三级公立医院原发性胰腺癌（手术治疗）患者住院死亡率

3）住院非手术治疗

三级公立医院原发性胰腺癌（非手术治疗）患者住院死亡率自2020年的0.81%，下降至2021年的0.74%，各省（自治区、直辖市）2017—2021年指标值见图2-1-5-53。二级公立医院2021年为2.37%，与2020年持平。

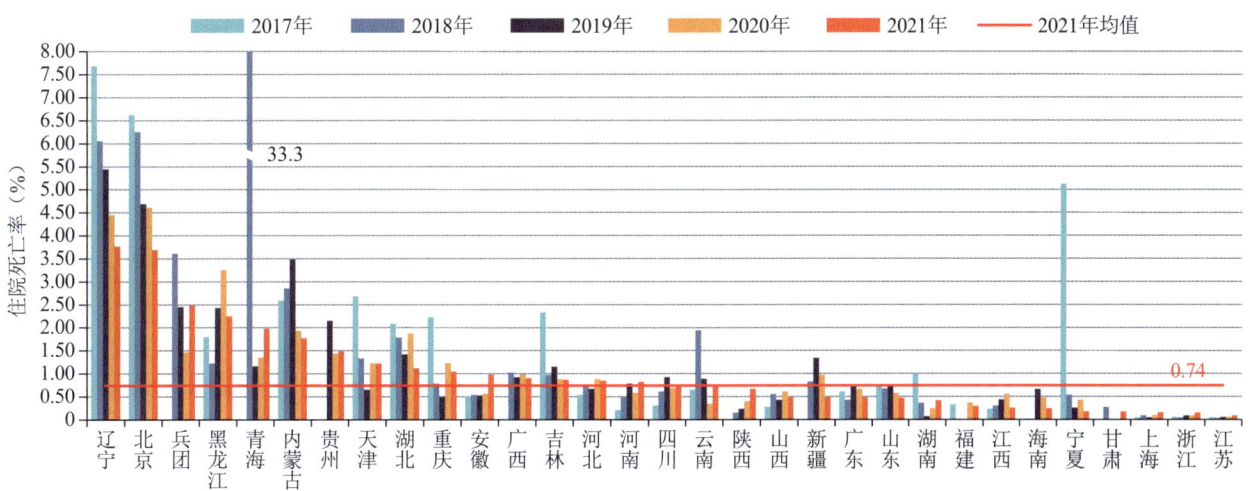

图2-1-5-53　2017—2021年各省（自治区、直辖市）三级公立医院原发性胰腺癌（非手术治疗）患者住院死亡率

（2）出院0～31天非预期再住院率

1）总体情况

三级公立医院原发性胰腺癌患者出院0～31天非预期再住院率自2020年的0.68%，增长至2021年的0.71%。二级公立医院自2020年的4.83%，下降至2021年的4.51%。

2）住院手术治疗

三级公立医院原发性胰腺癌（手术治疗）患者出院0～31天非预期再住院率自2020年的0.67%，下降至2021年的0.66%，各省（自治区、直辖市）2017—2021年指标值见图2-1-5-54。二级公立医院自2020年的1.76%，下降至2021年的1.32%。

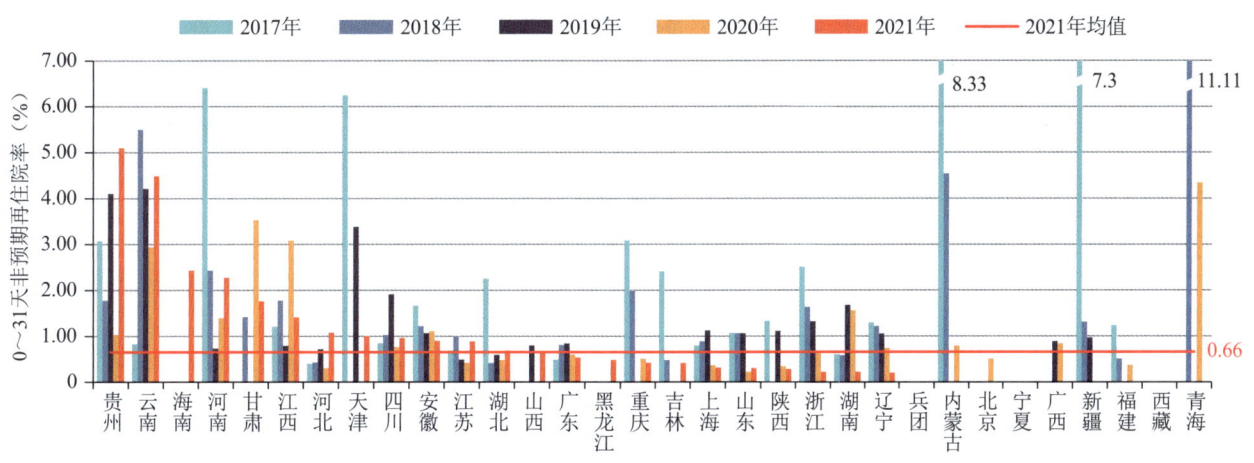

图2-1-5-54　2017—2021年各省（自治区、直辖市）三级公立医院原发性胰腺癌（手术治疗）患者出院0～31天非预期再住院率

3）住院非手术治疗

三级公立医院原发性胰腺癌（非手术治疗）患者出院0～31天非预期再住院率自2020年的0.68%，上升至2021年的0.71%，各省（自治区、直辖市）2017—2021年指标值见图2-1-5-55。二级公立医院自2020年的4.96%，下降至2021年的4.61%。

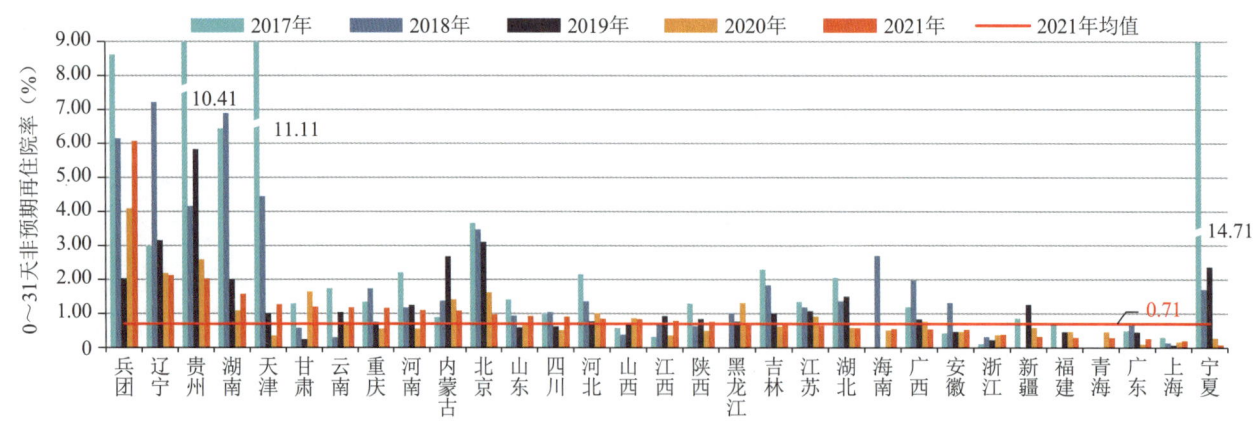

图 2-1-5-55　2017—2021 年各省（自治区、直辖市）三级公立医院原发性胰腺癌（非手术治疗）患者出院 0～31 天非预期再住院率

（3）平均住院日

1）总体情况

三级公立医院原发性胰腺癌患者平均住院日自 2020 年的 8.61 天，下降至 2021 年的 7.72 天。二级公立医院自 2020 年的 11.13 天，下降至 2021 年的 9.88 天。

2）住院手术治疗

三级公立医院原发性胰腺癌（手术治疗）患者平均住院日自 2020 年的 26.47 天，下降至 2021 年的 25.41 天，各省（自治区、直辖市）2017—2021 年指标值见图 2-1-5-56。二级公立医院自 2020 年的 30.00 天，下降至 2021 年的 29.49 天，各省（自治区、直辖市）2017—2021 年指标值见图 2-1-5-57。

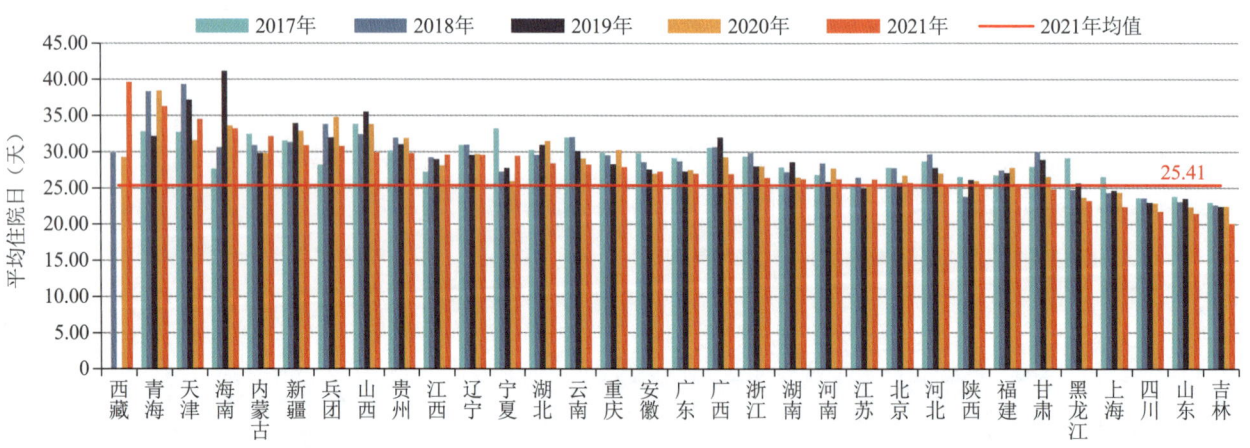

图 2-1-5-56　2017—2021 年各省（自治区、直辖市）三级公立医院原发性胰腺癌（手术治疗）患者平均住院日

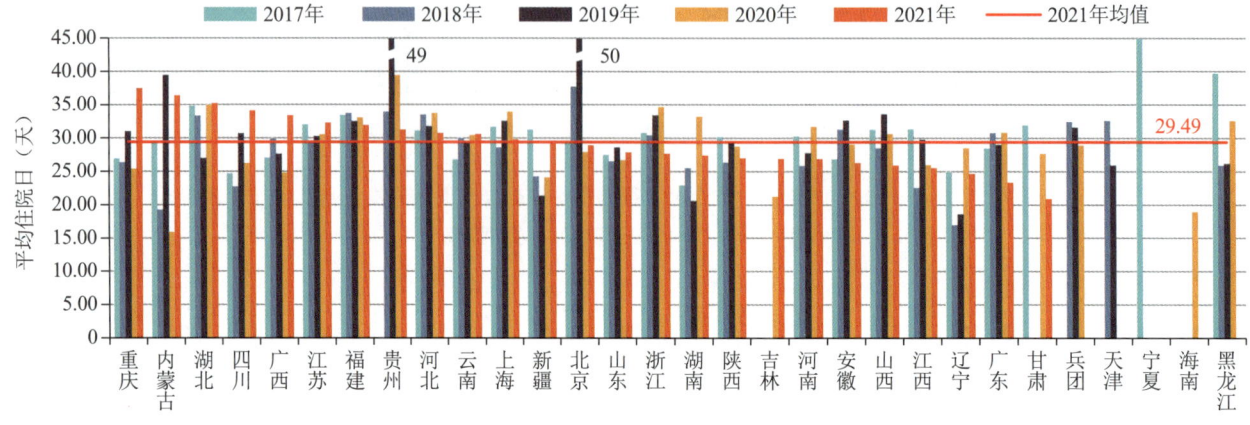

图 2-1-5-57　2017—2021 年各省（自治区、直辖市）二级公立医院原发性胰腺癌（手术治疗）患者平均住院日

3）住院非手术治疗

三级公立医院原发性胰腺癌（非手术治疗）患者平均住院日自2020年的6.69天，下降至2021年的6.19天，各省（自治区、直辖市）2017—2021年指标值见图2-1-5-58。二级公立医院自2020年的10.30天，下降至2021年的9.33天，各省（自治区、直辖市）2017—2021年指标值见图2-1-5-59。

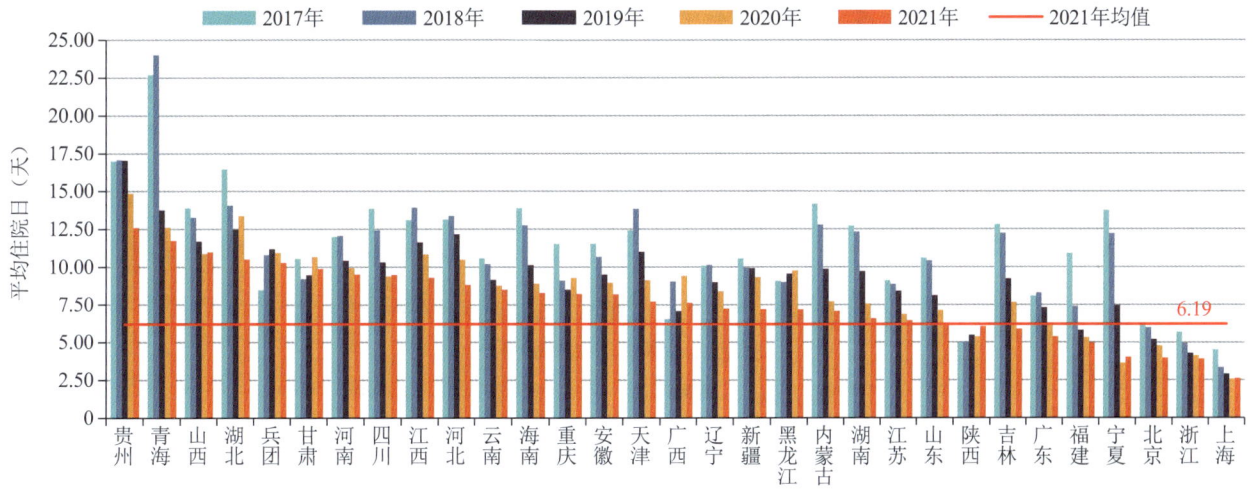

图2-1-5-58　2017—2021年各省（自治区、直辖市）三级公立医院原发性胰腺癌（非手术治疗）患者平均住院日

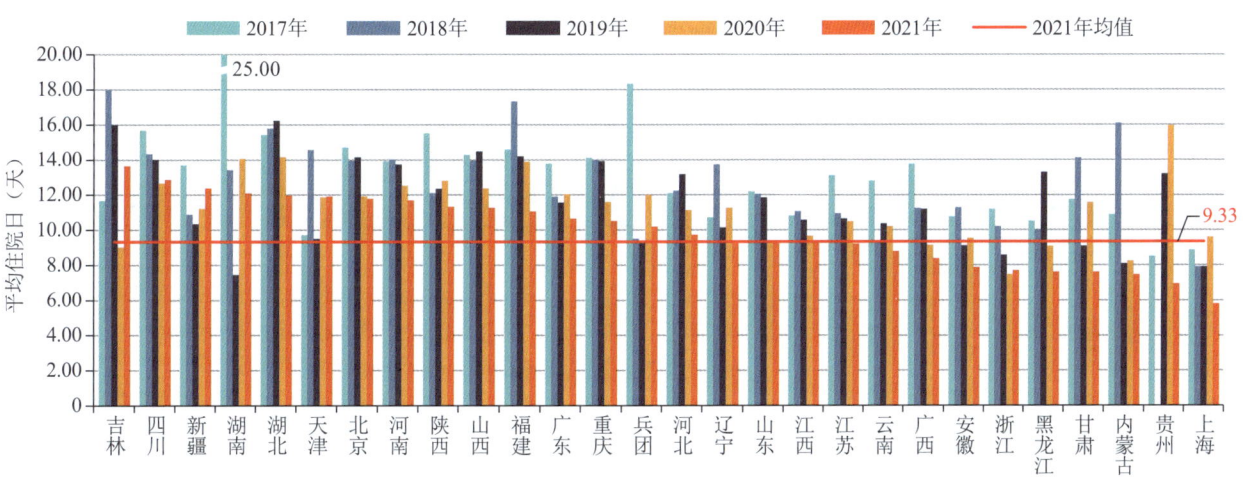

图2-1-5-59　2017—2021年各省（自治区、直辖市）二级公立医院原发性胰腺癌（非手术治疗）患者平均住院日

（4）每住院人次费用

1）总体情况

三级公立医院原发性胰腺癌患者每住院人次费用自2020年的19 393.66元，下降至2021年的17 325.32元。二级公立医院自2020年的11 713.46元，下降至2021年的10 366.60元。

2）住院手术治疗

三级公立医院原发性胰腺癌（手术治疗）患者每住院人次费用自2020年的98 642.50元，增长至2021年的100 303.04元，各省（自治区、直辖市）2017—2021年指标值见图2-1-5-60。二级公立医院自2020年的62 265.65元，增长至2021年的65 068.22元，各省（自治区、直辖市）2017—2021年指标值见图2-1-5-61。

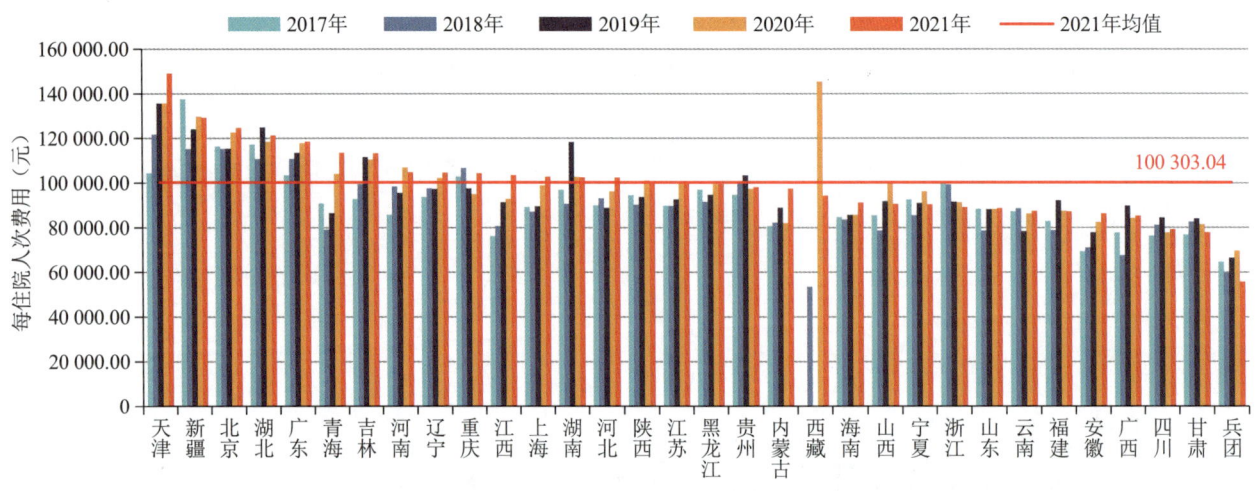

图2-1-5-60 2017—2021年各省（自治区、直辖市）三级公立医院原发性胰腺癌（手术治疗）患者住院每住院人次费用

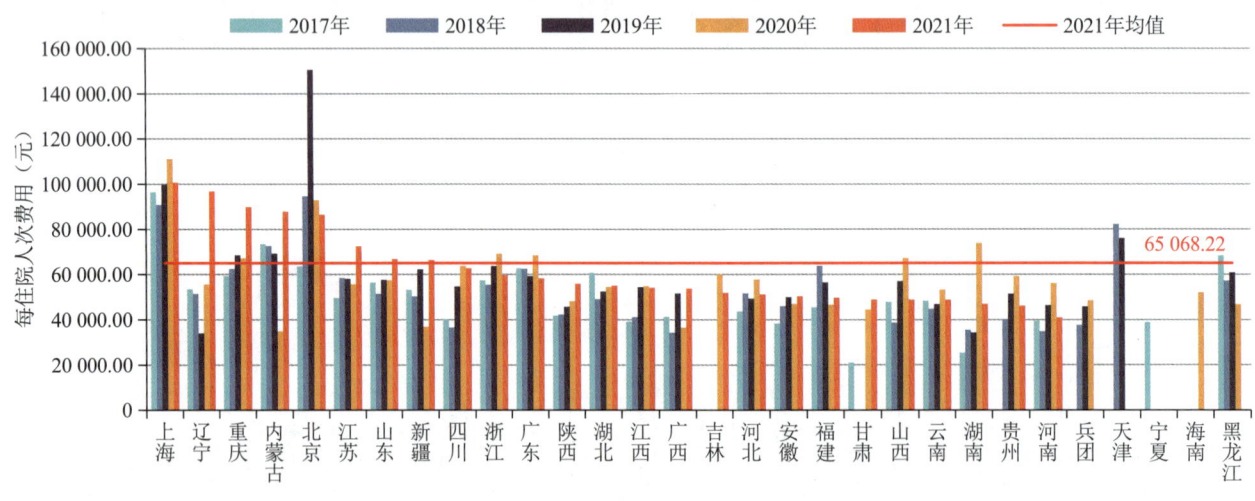

图2-1-5-61 2017—2021年各省（自治区、直辖市）二级公立医院原发性胰腺癌（手术治疗）患者住院每住院人次费用

3）住院非手术治疗

三级公立医院原发性胰腺癌（非手术治疗）患者每住院人次费用自2020年的10 977.22元，下降至2021年的10 200.21元，各省（自治区、直辖市）2017—2021年指标值见图2-1-5-62。二级公立医院自2020年的9556.77元，下降至2021年的8819.68元，各省（自治区、直辖市）2017—2021年指标值见图2-1-5-63。

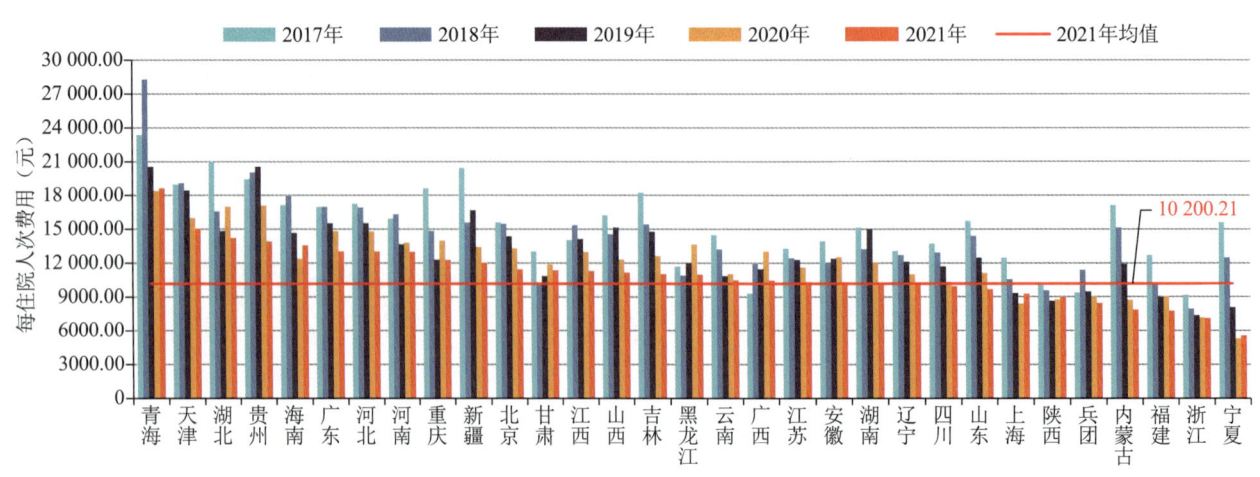

图2-1-5-62 2017—2021年各省（自治区、直辖市）三级公立医院原发性胰腺癌（非手术治疗）患者住院每住院人次费用

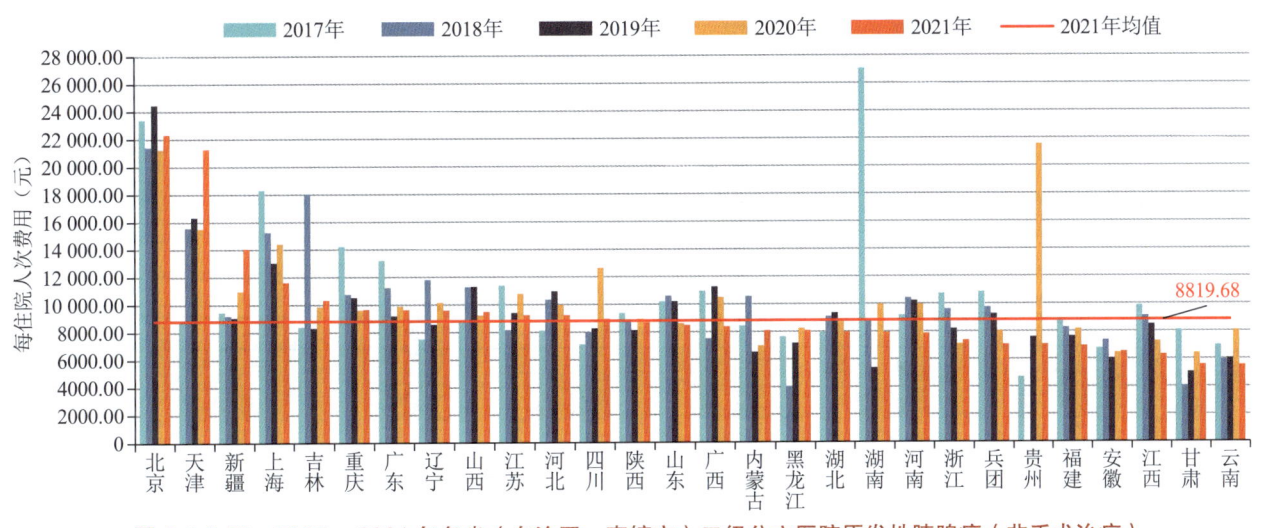

图 2-1-5-63 2017—2021年各省（自治区、直辖市）二级公立医院原发性胰腺癌（非手术治疗）患者住院每住院人次费用

四、原发性胃癌

1. 全国情况

（1）原发性胃癌住院手术治疗患者相关指标

原发性胃癌住院手术治疗患者住院死亡率总体呈上升趋势，2021年为0.35%，较2017年（0.31%）上升0.04个百分点，其中三级民营医院最高（0.74%），专科医院最低（0.19%）；0～31天非预期再住院率总体呈下降趋势，2021年为0.62%，较2017年（1.55%）下降0.93个百分点，其中二级民营医院最高（1.77%），专科医院最低（0.26%）；平均住院日总体呈下降趋势，2021年为18.89天，较2017年（20.69天）下降1.8天，其中二级公立医院最高（22.16天），委属委管医院最低（14.72天）；每住院人次费用均值呈上升趋势，2021年为68 513.55元，较2017年（60 319.16元）上升8194.39元，其中委属委管医院最高（81 477.13元），二级民营医院最低（54 530.48元），详见图2-1-5-64～图2-1-5-67。

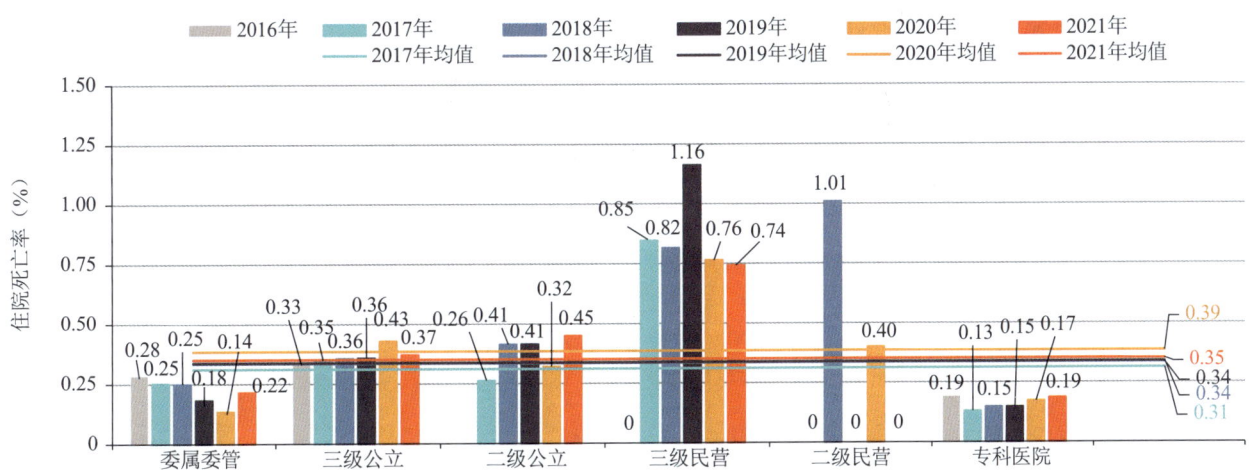

图 2-1-5-64 2016—2021年全国各类医院原发性胃癌（手术治疗）患者住院死亡率

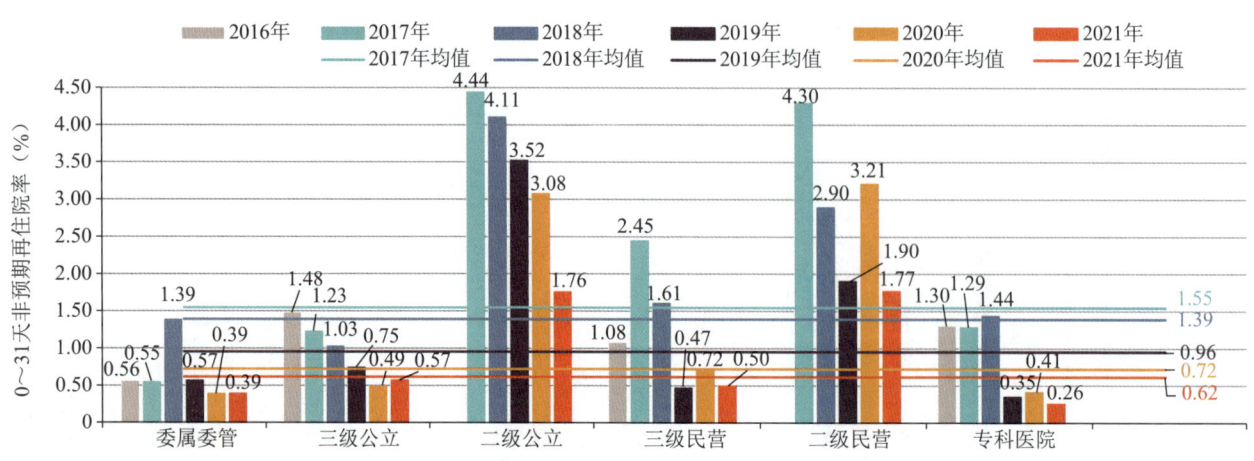

图 2-1-5-65　2016—2021 年全国各类医院原发性胃癌（手术治疗）患者 0～31 天非预期再住院率

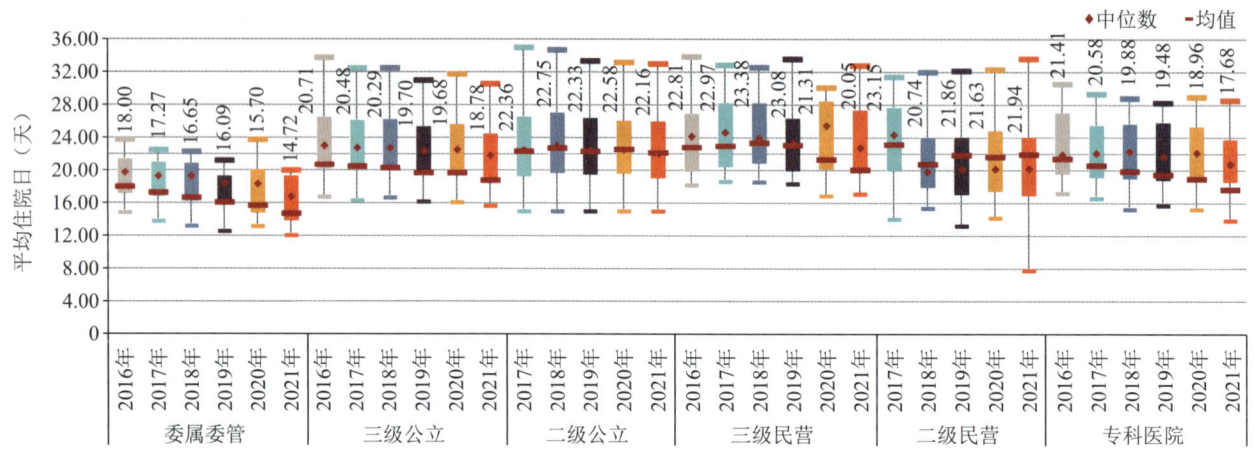

图 2-1-5-66　2016—2021 年全国各类医院原发性胃癌（手术治疗）患者平均住院日

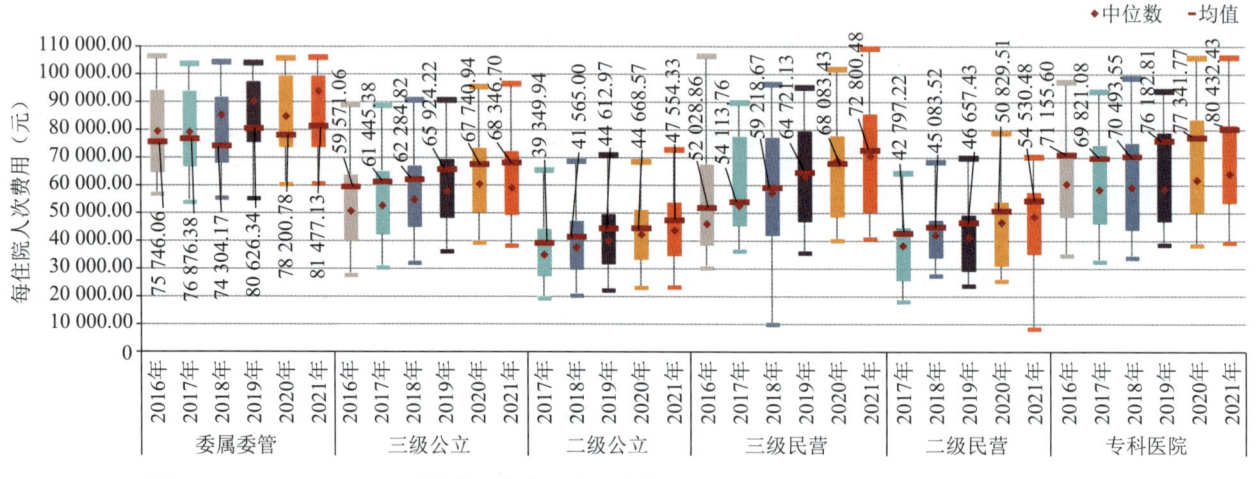

图 2-1-5-67　2016—2021 年全国各类医院原发性胃癌（手术治疗）患者住院每住院人次费用

（2）原发性胃癌住院非手术治疗患者相关指标

原发性胃癌住院非手术治疗患者住院死亡率总体呈波动趋势，2021 年为 0.32%，较 2017 年（0.33%）下降 0.01 个百分点，其中三级民营医院最高（1.46%），专科医院最低（0.13%）；0～31 天非预期再住院率总体呈下降趋势，2021 年为 0.60%，较 2017 年（0.82%）下降 0.22 个百分点，其中二级民营医院最高（2.70%），委属委管医院最低（0.11%）；平均住院日总体呈下降趋势，2021 年为 5.77 天，较 2017 年（7.38 天）下降 1.61 天，其中二级民营医院最高（8.82 天），委属委管医院最低（3.68 天）；每住院人次费用均值呈下降趋势，2021 年为 9106.47 元，较 2017 年（10 683.31）下降 1581.84 元，其中三级民营医院最高（12 507.57 元），二级公立医院最低（7122.31 元），详见图 2-1-5-68～图 2-1-5-71。

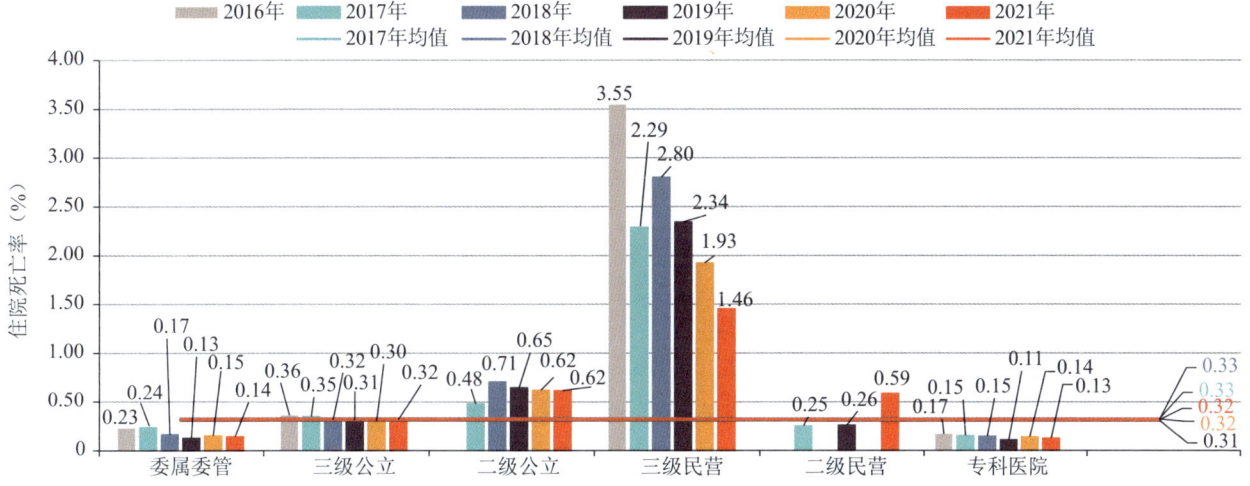

图 2-1-5-68　2016—2021 年全国各类医院原发性胃癌（非手术治疗）患者住院死亡率

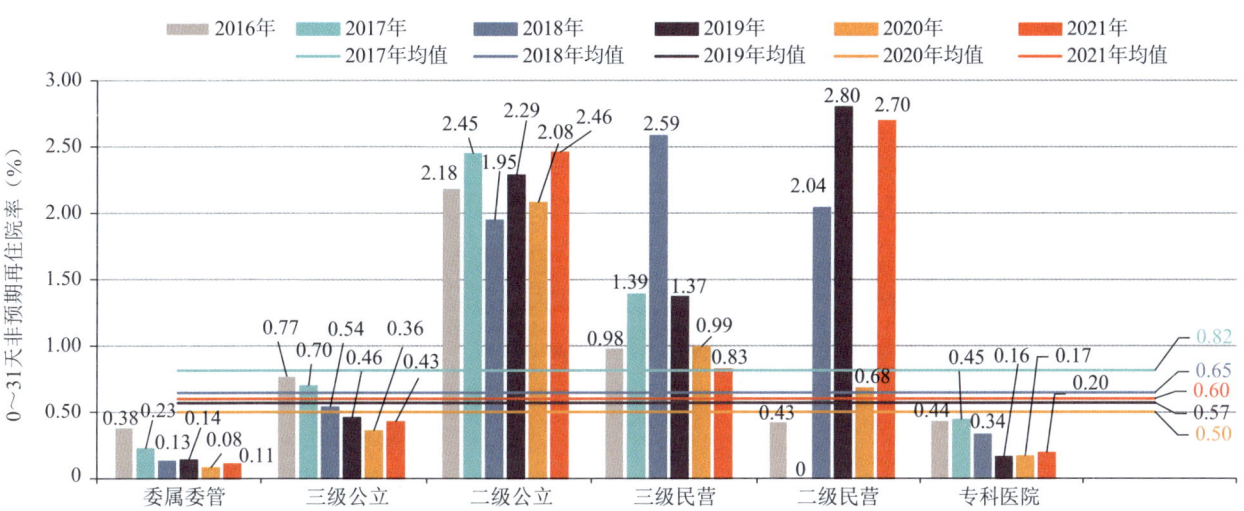

图 2-1-5-69　2016—2021 年全国各类医院原发性胃癌（非手术治疗）患者 0～31 天非预期再住院率

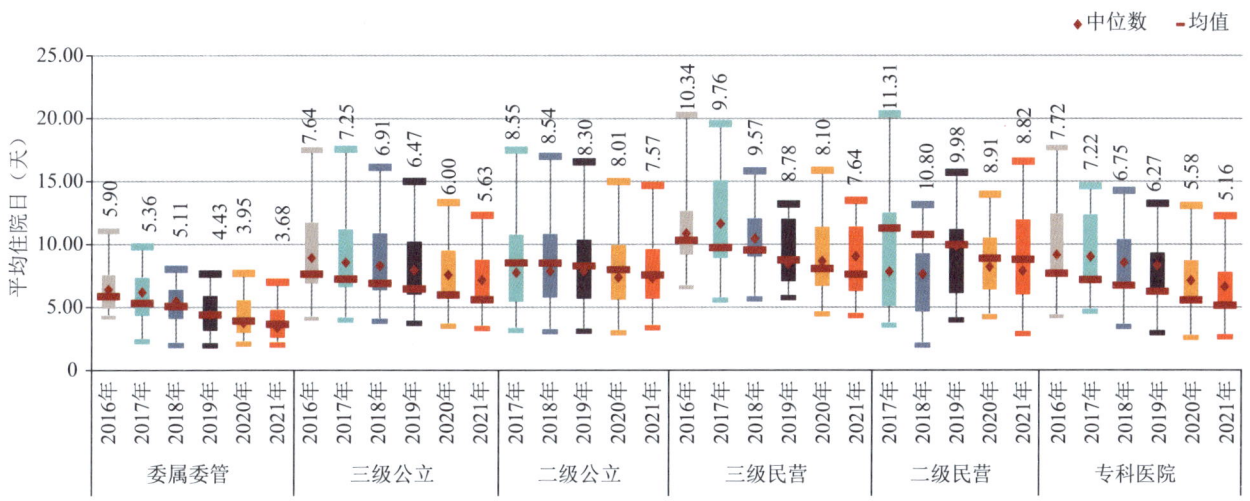

图 2-1-5-70　2016—2021 年全国各类医院原发性胃癌（非手术治疗）患者平均住院日

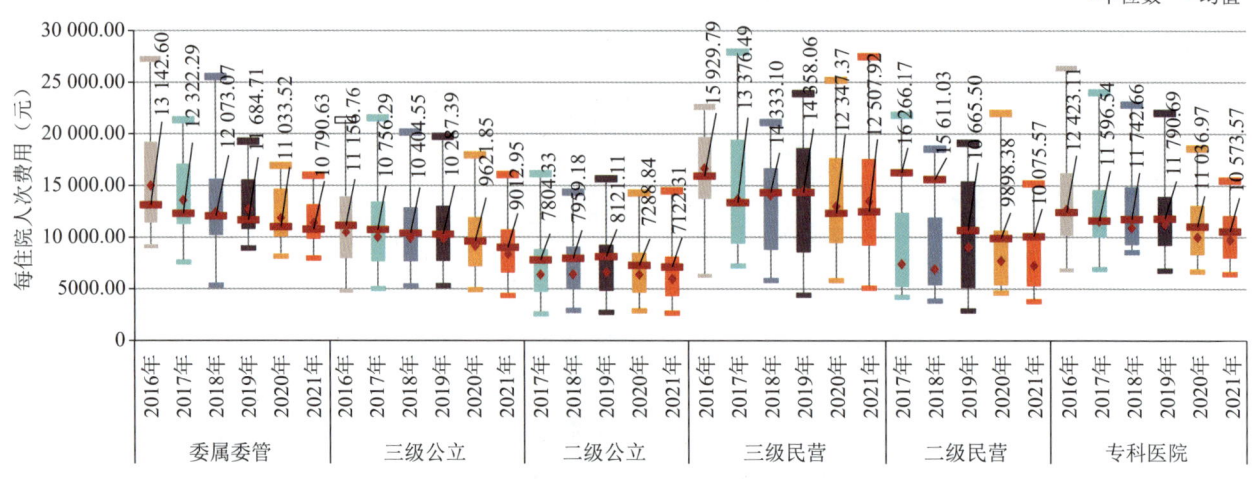

图 2-1-5-71 2016—2021 年全国各类医院原发性胃癌（非手术治疗）患者住院每住院人次费用

2. 各省（自治区、直辖市）情况

（1）住院死亡率

1）总体情况

三级公立医院原发性胃癌患者住院死亡率 2021 年与 2020 年持平，均为 0.33%。二级公立医院自 2020 年的 0.58%，升高至 2021 年的 0.60%。

2）住院手术治疗

三级公立医院 2021 年原发性胃癌（手术治疗）患者住院死亡率自 2020 年的 0.43% 下降至 2021 年的 0.37%，各省（自治区、直辖市）2017—2021 年死亡率情况见图 2-1-5-72；二级公立医院 2021 年原发性胃癌（手术治疗）患者住院死亡率自 2020 年的 0.32% 上升至 2021 年的 0.45%。

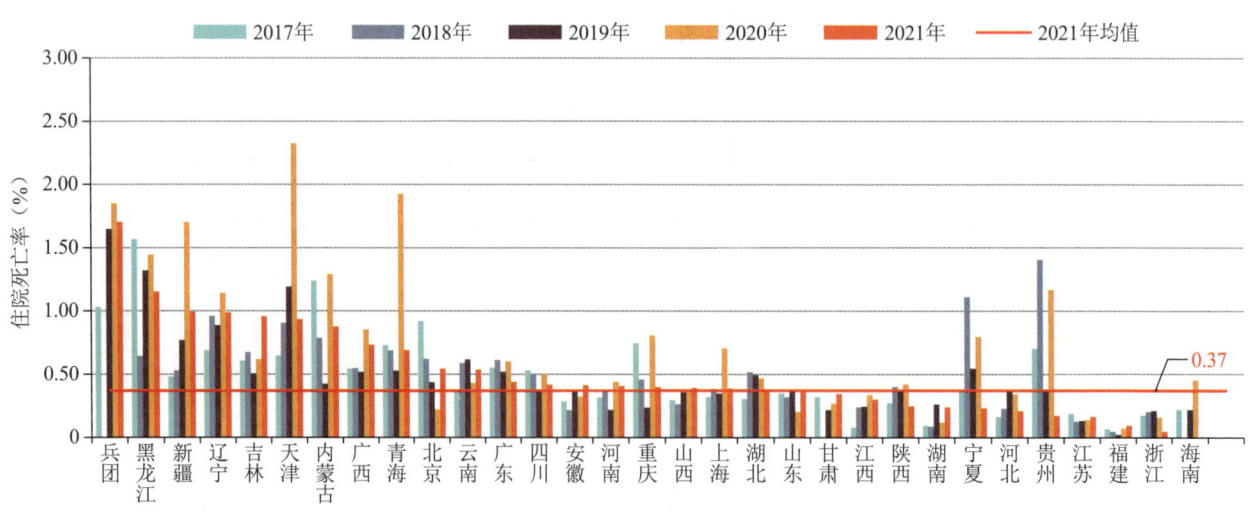

图 2-1-5-72 2017—2021 年各省（自治区、直辖市）三级公立医院原发性胃癌（手术治疗）患者住院死亡率

3）住院非手术治疗

三级公立医院 2021 年原发性胃癌患者（非手术治疗）住院死亡率为 0.32%，相比较 2020 年的死亡率 0.30% 略有上升。各省（自治区、直辖市）2017—2021 年死亡率情况见图 2-1-5-73。二级公立医院 2021 年原发性胃癌患者（非手术治疗）住院死亡率为 0.62%，与 2020 年持平。

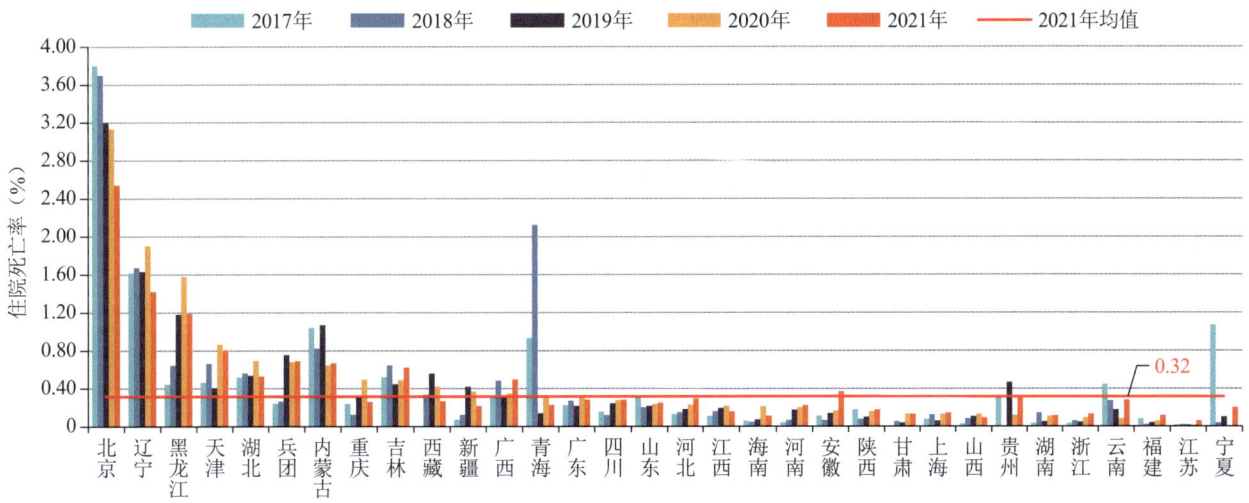

图 2-1-5-73 2017—2021年各省（自治区、直辖市）三级公立医院原发性胃癌（非手术治疗）患者住院死亡率

（2）0～31天非预期再住院率

1）总体情况

三级公立医院原发性胃癌患者0～31天非预期再住院率自2020年的0.38%，上升至2021年的0.45%。二级公立医院自2020年的2.24%，上升至2021年的2.38%。

2）住院手术治疗

三级公立医院原发性胃癌（手术治疗）患者0～31天非预期再住院率自2020年的0.49%，上升至2021年的0.57%，各省（自治区、直辖市）2017—2021年指标值见图2-1-5-74。二级公立医院自2020年的3.08%，下降至2021年的1.76%。

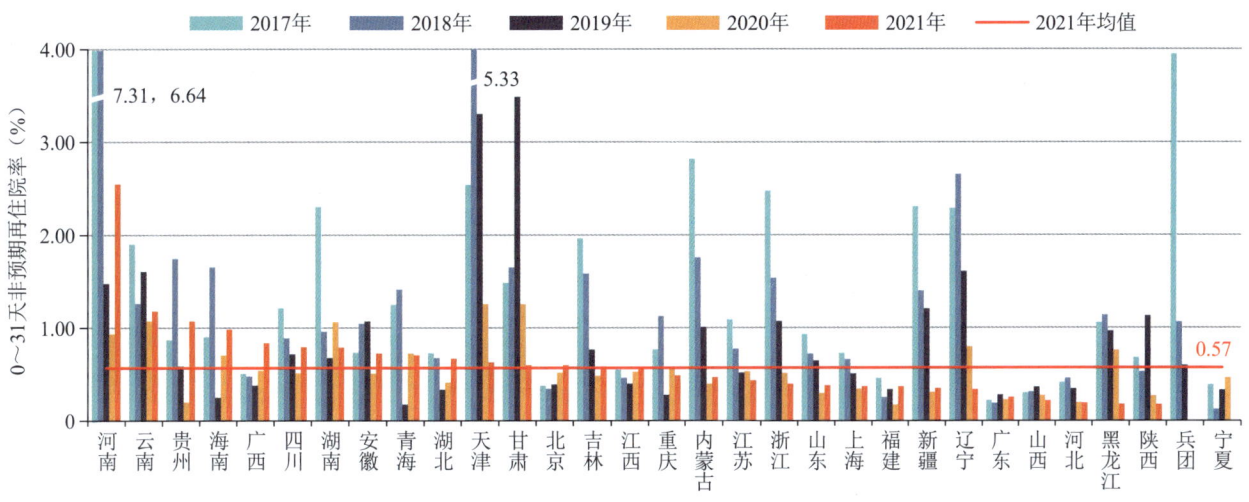

图 2-1-5-74 2017—2021年各省（自治区、直辖市）三级公立医院原发性胃癌（手术治疗）患者0～31天非预期再住院率

3）住院非手术治疗

三级公立医院2021年原发性胃癌患者（非手术治疗）0～31天非预期再住院率为0.43%，相比较2020年的0.36%略有上升。各省（自治区、直辖市）2017—2021年0～31天非预期再住院率情况见图2-1-5-75。二级公立医院2021年原发性胃癌患者（非手术治疗）0～31天非预期再住院率为2.46%，2020年为2.08%。

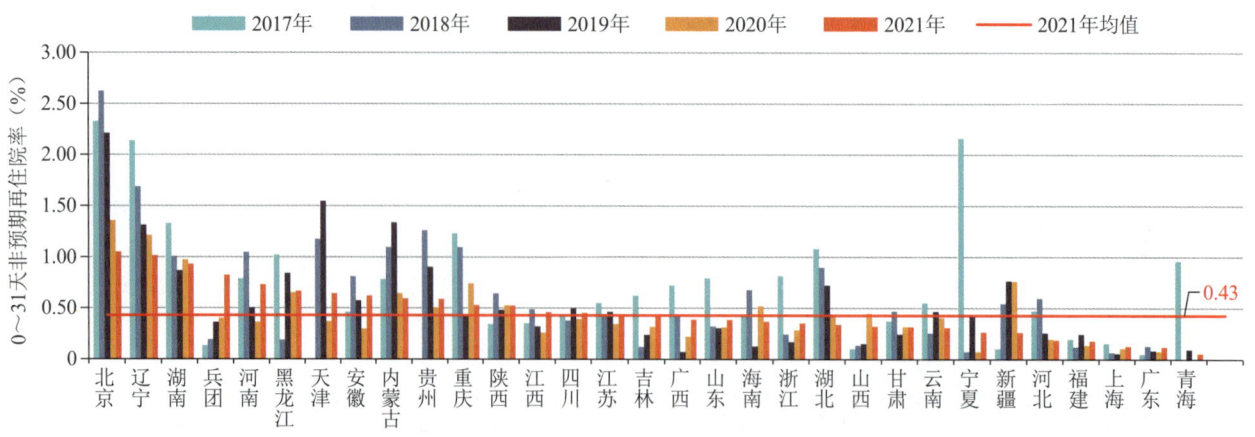

图 2-1-5-75 2017—2021 年各省（自治区、直辖市）三级公立医院原发性胃癌（非手术治疗）患者 0～31 天再住院率

（3）平均住院日

1）总体情况

三级公立医院原发性胃癌患者平均住院日自 2020 年的 8.47 天，下降至 2021 年的 7.73 天。二级公立医院自 2020 年的 10.29 天，下降至 2021 年的 9.24 天。

2）住院手术治疗

三级公立医院原发性胃癌（手术治疗）患者平均住院日自 2020 年的 19.68 天，下降至 2021 年的 18.78 天，各省（自治区、直辖市）2017—2021 年指标值见图 2-1-5-76。二级公立医院自 2020 年的 22.58 天，下降至 2021 年的 22.16 天，各省（自治区、直辖市）2017—2021 年指标值见图 2-1-5-77。

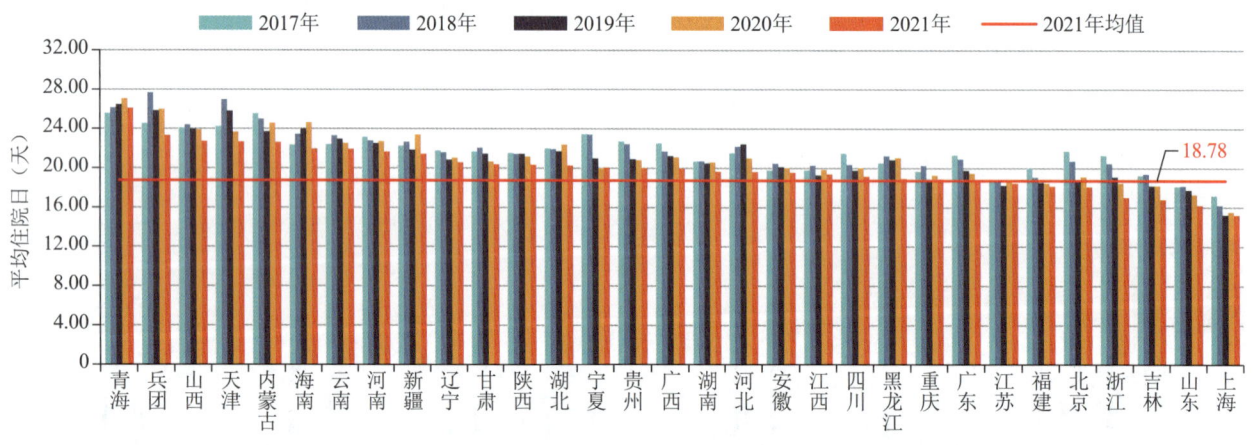

图 2-1-5-76 2017—2021 年各省（自治区、直辖市）三级公立医院原发性胃癌（手术治疗）患者平均住院日

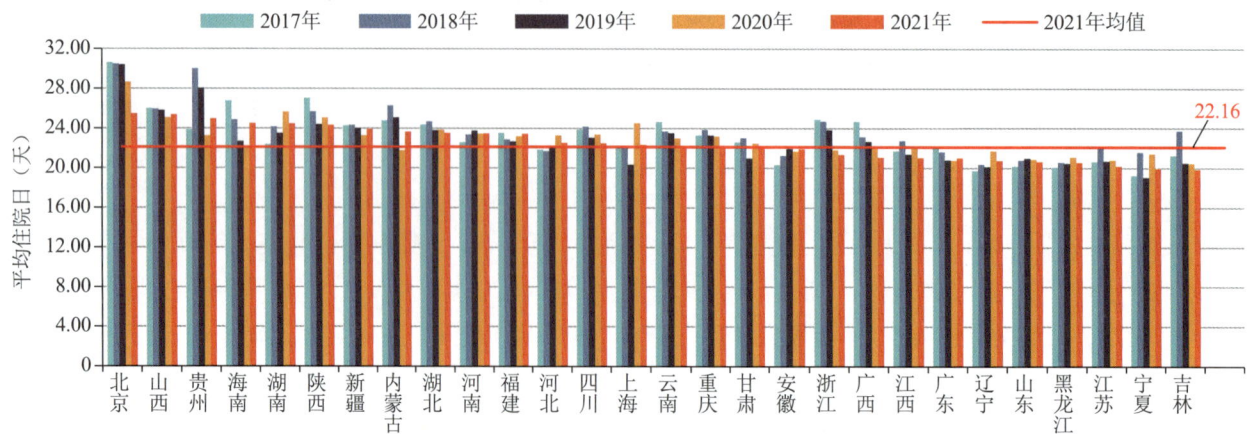

图 2-1-5-77 2017—2021 年各省（自治区、直辖市）二级公立医院原发性胃癌（手术治疗）患者平均住院日

3）住院非手术治疗

三级公立医院原发性胃癌（非手术治疗）患者平均住院日自2020年的6.00天，下降至2021年的5.63天，各省（自治区、直辖市）2017—2021年指标值见图2-1-5-78。二级公立医院自2020年的8.01天，下降至2021年的7.57天，各省（自治区、直辖市）2017—2021年指标值见图2-1-5-79。

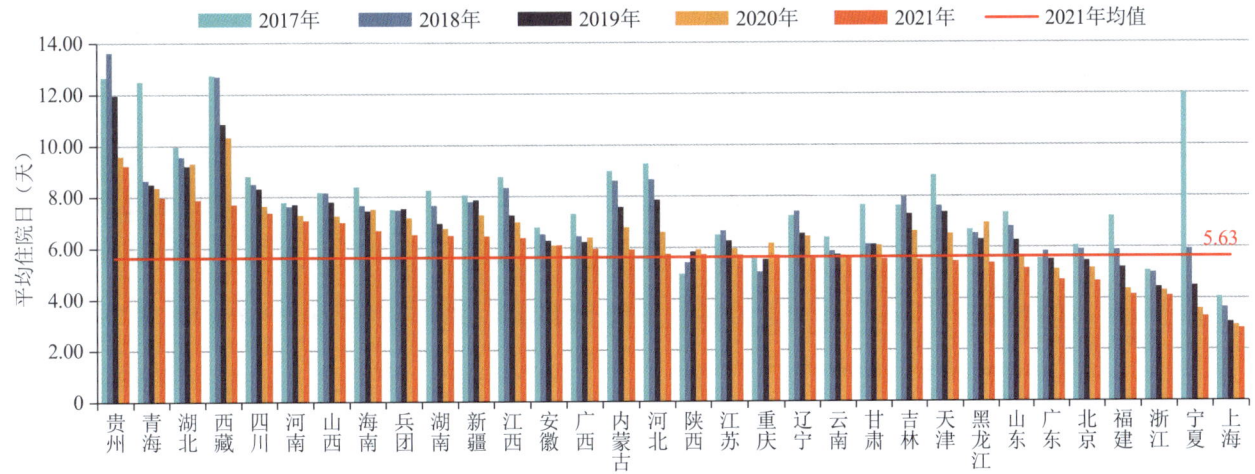

图2-1-5-78　2017—2021年各省（自治区、直辖市）三级公立医院原发性胃癌（非手术治疗）患者平均住院日

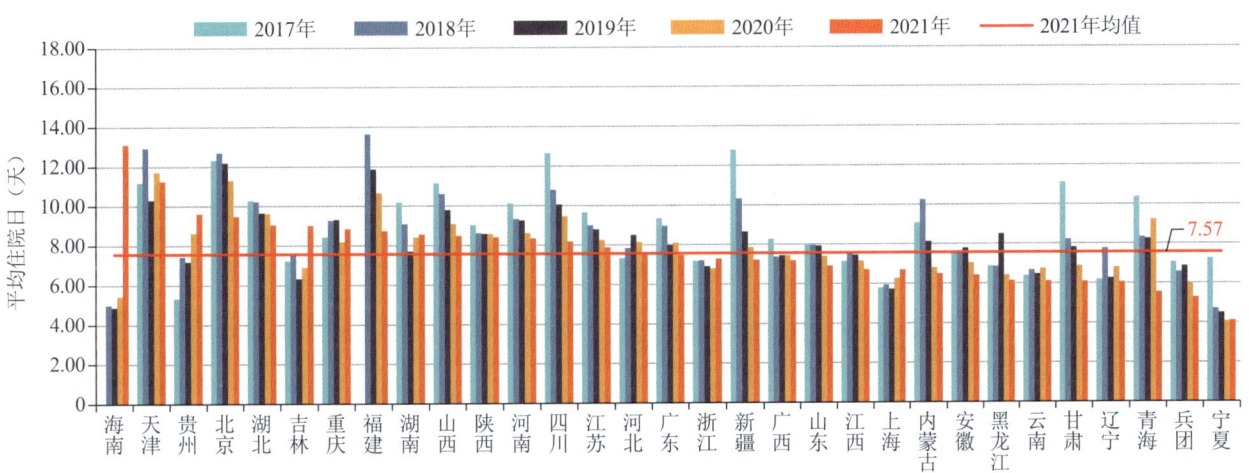

图2-1-5-79　2017—2021年各省（自治区、直辖市）二级公立医院原发性胃癌（非手术治疗）患者平均住院日

（4）每住院人次费用

1）总体情况

三级公立医院原发性胃癌患者每住院人次费用自2020年的19 933.45元，减少至2021年的18 482.78元。二级公立医院自2020年的12 921.94元，减少至2021年的11 675.79元。

2）住院手术治疗

三级公立医院原发性胃癌（手术治疗）患者每住院人次费用自2020年的67 740.94元，增长至2021年的68 346.70元，各省（自治区、直辖市）2017—2021年指标值见图2-1-5-80。二级公立医院自2020年的44 668.57元，增长至2021年的47 554.33元，各省（自治区、直辖市）2017—2021年指标值见图2-1-5-81。

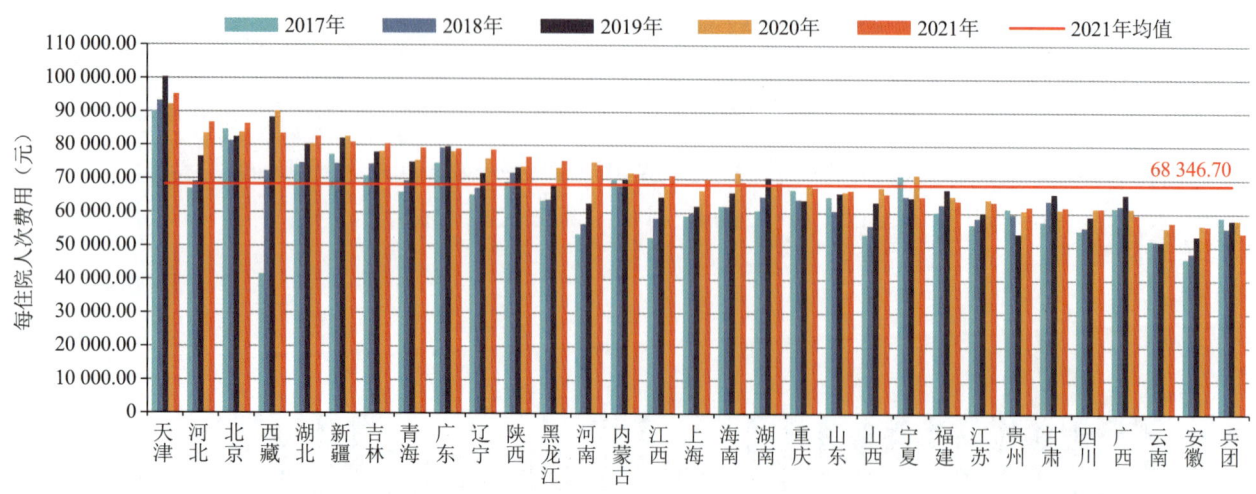

图2-1-5-80　2017—2021年各省（自治区、直辖市）三级公立医院原发性胃癌（手术治疗）患者每住院人次费用

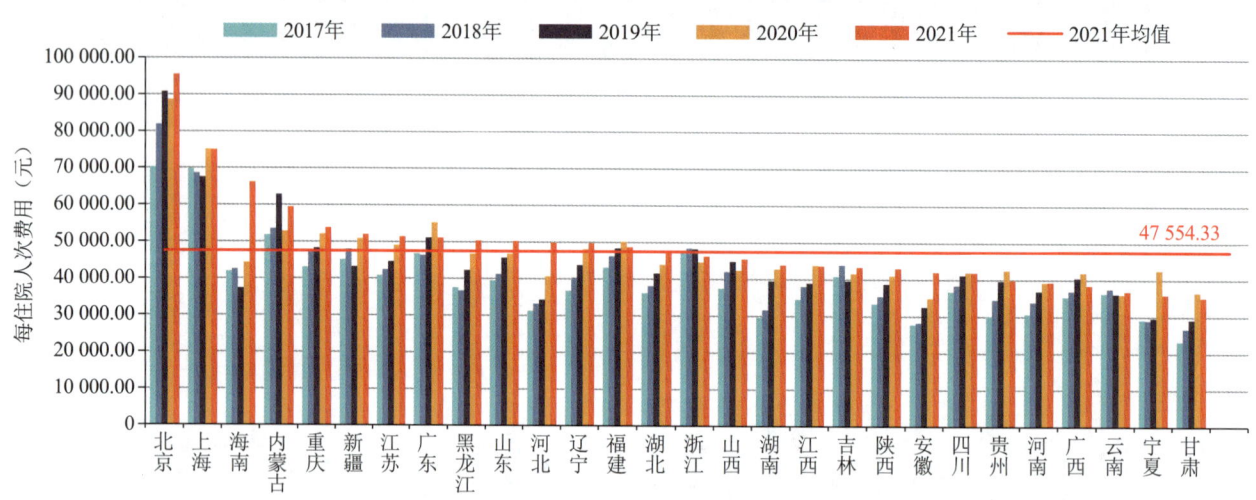

图2-1-5-81　2017—2021年各省（自治区、直辖市）二级公立医院原发性胃癌（手术治疗）患者住院每住院人次费用

3）住院非手术治疗

三级公立医院原发性胃癌（非手术治疗）患者每住院人次费用自2020年的9621.85元，下降至2021年的9012.95元，各省（自治区、直辖市）2017—2021年指标值见图2-1-5-82。二级公立医院自2020年的7288.84元，减少至2021年的7122.31元，各省（自治区、直辖市）2017—2021年指标值见图2-1-5-83。

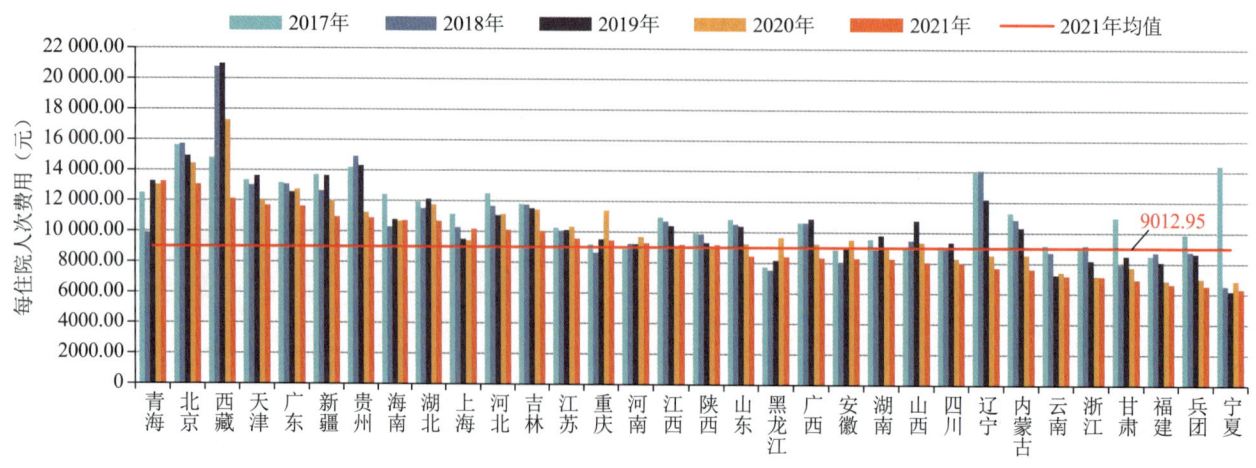

图2-1-5-82　2017—2021年各省（自治区、直辖市）三级公立医院原发性胃癌（非手术治疗）患者每住院人次费用

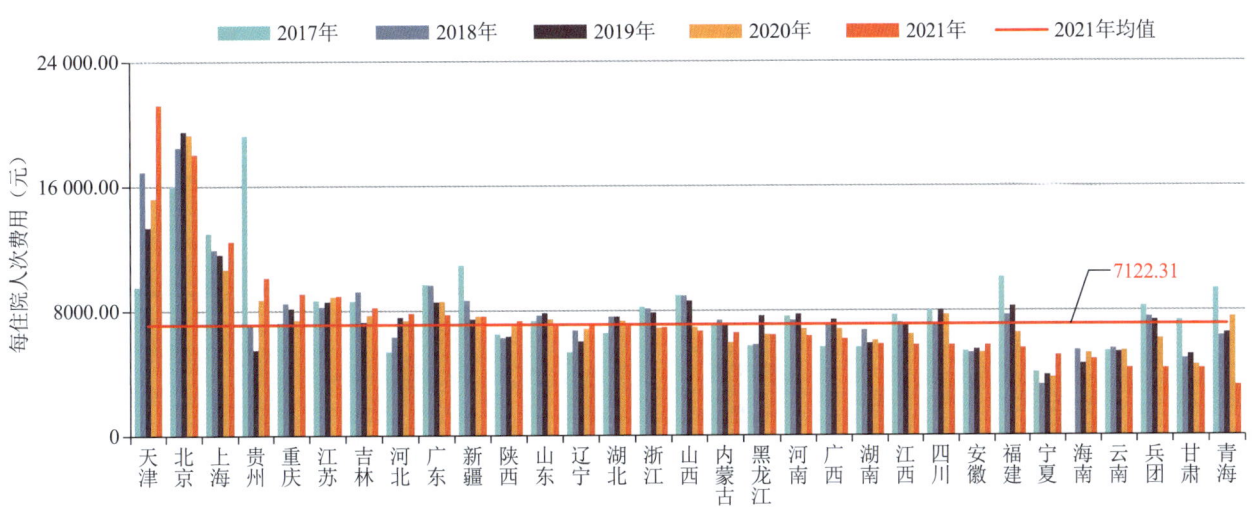

图 2-1-5-83　2017—2021 年各省（自治区、直辖市）二级公立医院原发性胃癌（非手术治疗）患者住院每住院人次费用

五、原发性膀胱癌

1. 全国情况

（1）原发性膀胱癌住院手术治疗患者相关指标

原发性膀胱癌住院手术治疗患者住院死亡率总体呈稳中略升趋势，2021 年为 0.11%，较 2017 年（0.09%）上升 0.02 个百分点，其中三级民营医院最高（0.27%），专科医院最低（0.03%）；0～31 天非预期再住院率总体呈下降趋势，2021 年为 2.36%，较 2017 年（2.49%）下降 0.13 个百分点，其中专科医院最高（3.74%），二级公立医院最低（2.21%）；平均住院日总体呈下降趋势，2021 年为 11.97 天，较 2017 年（14.29 天）下降 2.32 天，其中二级民营医院最高（13.86 天），委属委管医院最低（7.80 天）；每住院人次费用均值呈稳中略升趋势，2021 年为 25 914.11 元，较 2017 年（25 668.65 元）上升 245.46 元，其中委属委管医院最高（29 866.71 元），二级公立医院最低（17 743.91 元），详见图 2-1-5-84～图 2-1-5-87。其中，原发性膀胱癌（手术治疗）患者住院死亡率二级民营医院因 5 年死亡率均为 0，故不予展示。

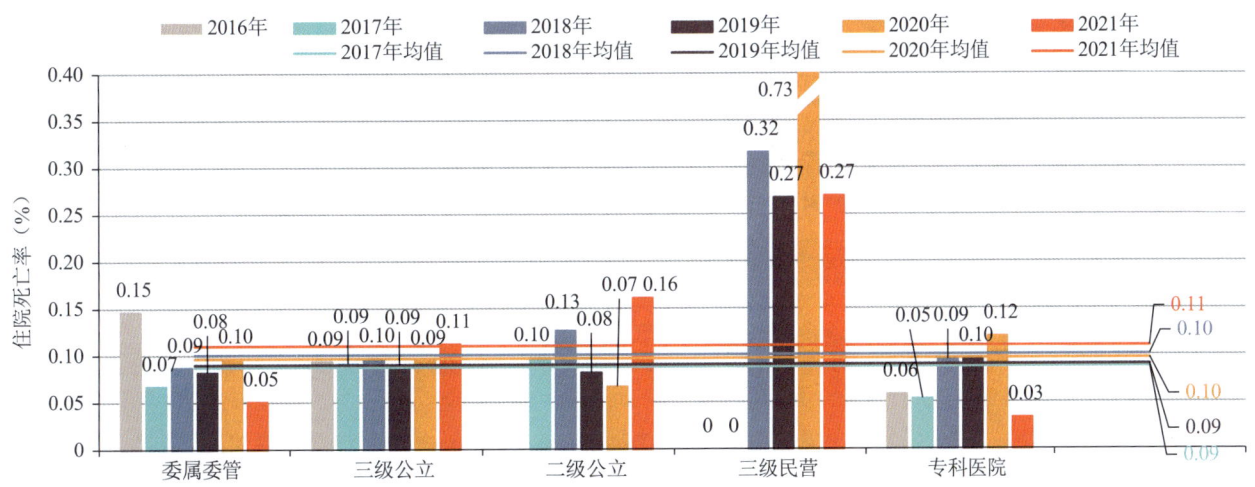

图 2-1-5-84　2016—2021 年全国各类医院原发性膀胱癌（手术治疗）患者住院死亡率

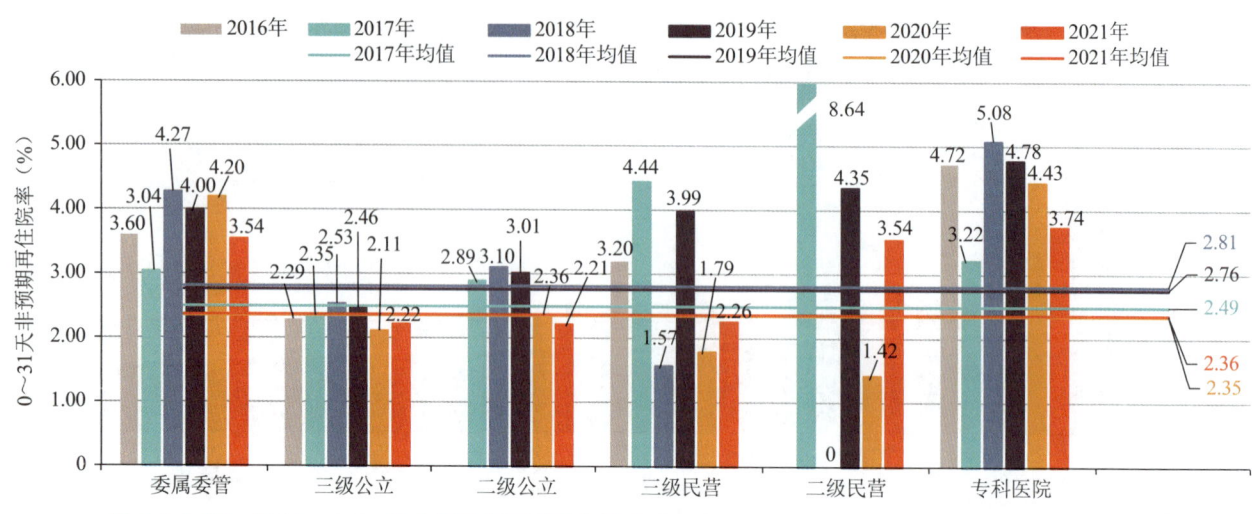

图 2-1-5-85　2016—2021 年全国各类医院原发性膀胱癌（手术治疗）患者 0～31 天非预期再住院率

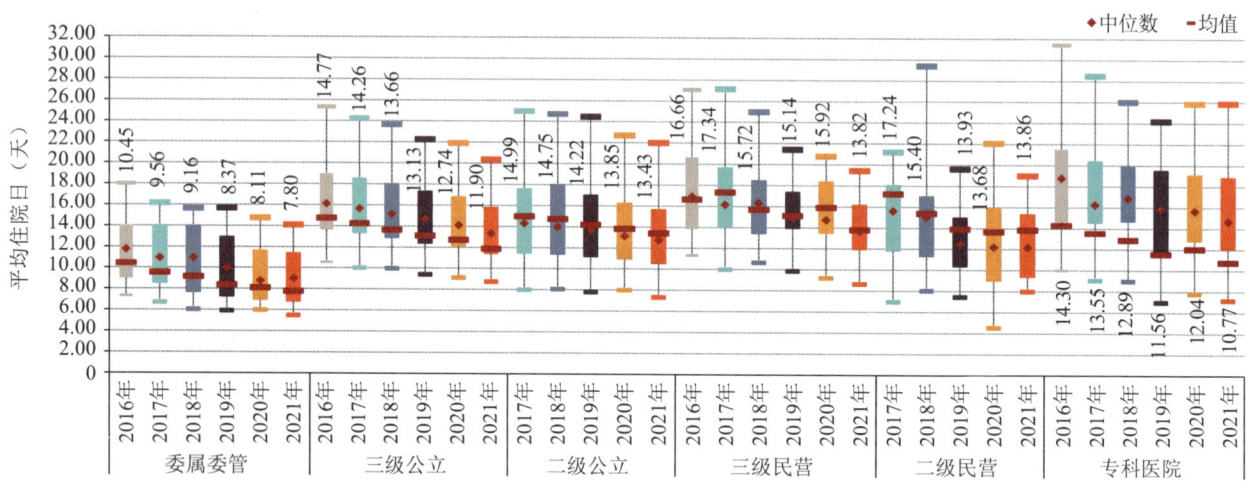

图 2-1-5-86　2016—2021 年全国各类医院原发性膀胱癌（手术治疗）患者平均住院日

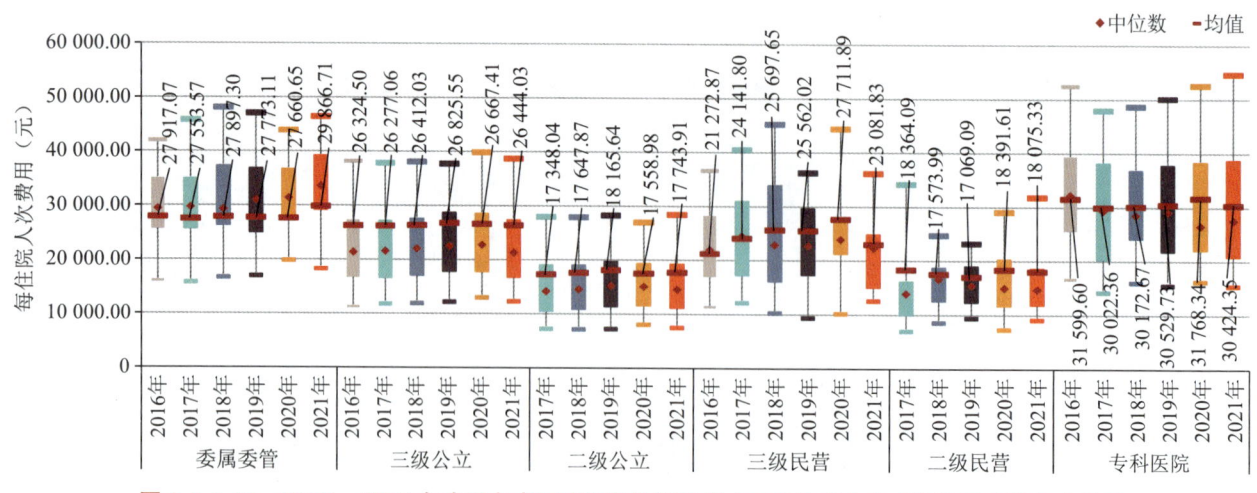

图 2-1-5-87　2016—2021 年全国各类医院原发性膀胱癌（手术治疗）患者住院每住院人次费用

（2）原发性膀胱癌住院非手术治疗患者相关指标

原发性膀胱癌住院非手术治疗患者住院死亡率总体呈下降趋势，2021 年为 0.44%，较 2017 年（0.82%）下降 0.38 个百分点，其中三级民营医院最高（1.36%），委属委管医院最低（0.06%）；0～31 天非预期再住院率总体呈下降趋势，2021 年为 0.64%，较 2017 年（1.27%）下降 0.63 个百分点，其中三级民营医院最高（3.41%），委属委管医院最低（0.16%）；平均住院日总体呈下降趋势，2021年为6.24天，较2017年（9.07天）下降2.83天，其中二级民营医院最高（10.93天），委属委管医院最低（3.83天）；每住院人次费用均值呈下降趋势，2021年为8666.94元，较2017年（11 155.73元）下降2488.79元，其中三级民营医院最高（13 986.78元），二级公立医院最低（5730.08元），详见图2-1-5-88～图2-1-5-91。

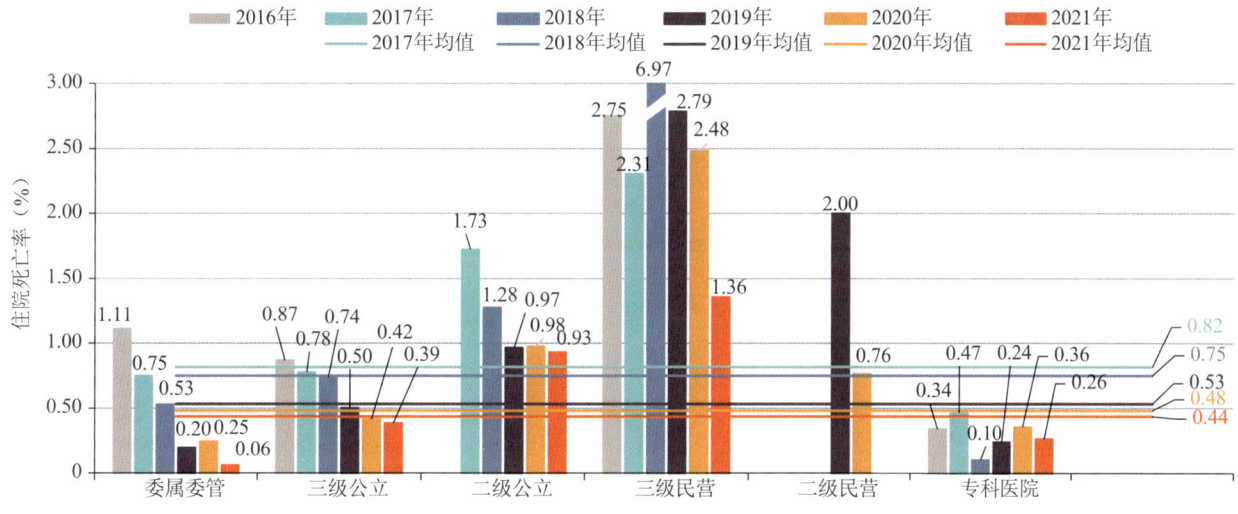

图 2-1-5-88　2016—2021年全国各类医院原发性膀胱癌（非手术治疗）患者住院死亡率

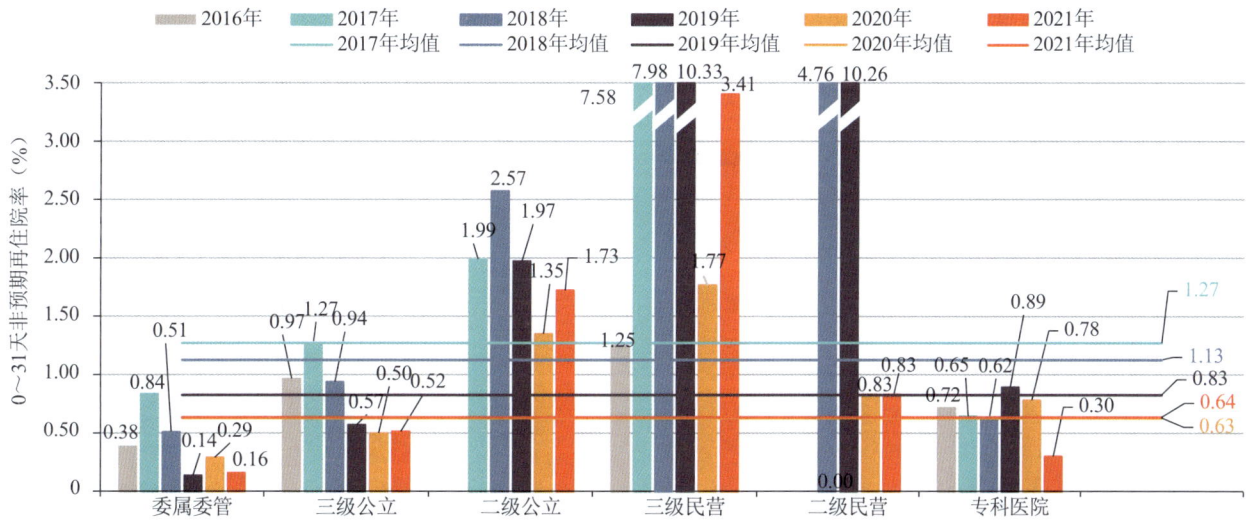

图 2-1-5-89　2016—2021年全国各类医院原发性膀胱癌（非手术治疗）患者0～31天非预期再住院率

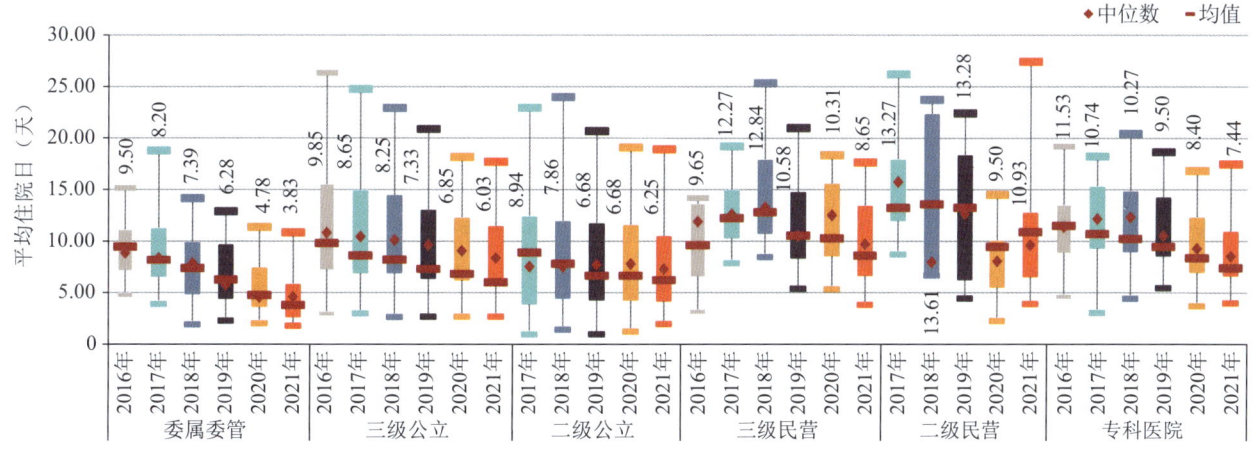

图 2-1-5-90　2016—2021年全国各类医院原发性膀胱癌（非手术治疗）患者平均住院日

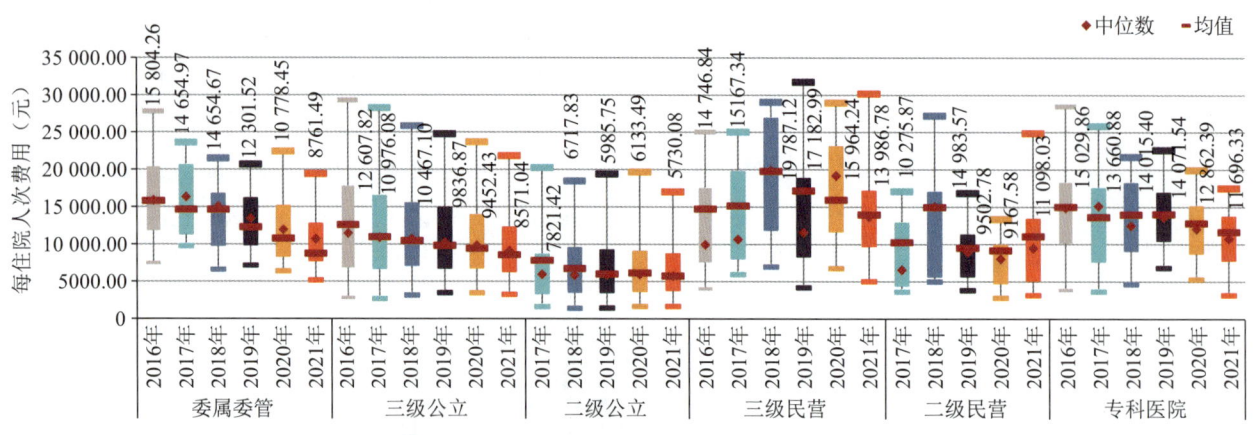

图 2-1-5-91 2016—2021 年全国各类医院原发性膀胱癌（非手术治疗）患者住院每住院人次费用

2. 各省（自治区、直辖市）情况

（1）住院死亡率

1）总体情况

三级公立医院原发性膀胱癌患者住院死亡率自 2020 年的 0.23% 上升至 2021 年的 0.25%。二级公立医院自 2020 年的 0.46%，升高至 2021 年的 0.56%。

2）住院手术治疗

三级公立医院 2021 年原发性膀胱癌（手术治疗）患者住院死亡率自 2020 年的 0.09% 上升至 2021 年的 0.11%，各省（自治区、直辖市）2017—2021 年死亡率情况见图 2-1-5-92；二级公立医院 2021 年原发性膀胱癌（手术治疗）患者住院死亡率自 2020 年的 0.07% 上升至 2021 年的 0.16%。

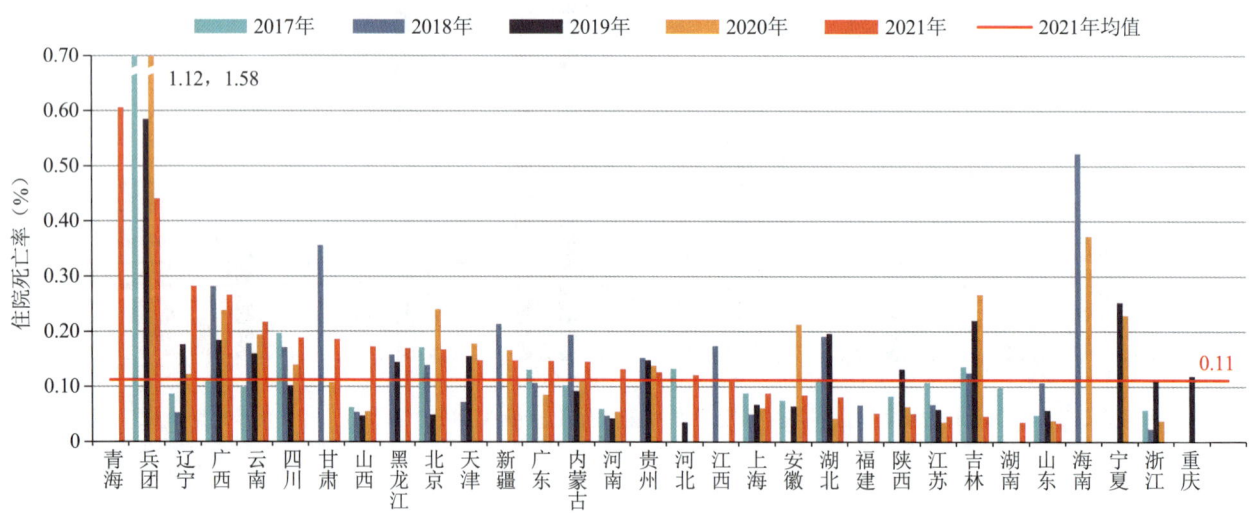

图 2-1-5-92 2017—2021 年各省（自治区、直辖市）三级公立医院原发性膀胱癌（手术治疗）患者住院死亡率

3）住院非手术治疗

三级公立医院 2021 年原发性膀胱癌患者（非手术治疗）住院死亡率为 0.39%，相比较 2020 年的死亡率 0.42% 略有下降，各省（自治区、直辖市）2017—2021 年指标值见图 2-1-5-93。二级公立医院 2021 年原发性膀胱癌患者（非手术治疗）住院死亡率为 0.93%，2020 年的死亡率为 0.98%。

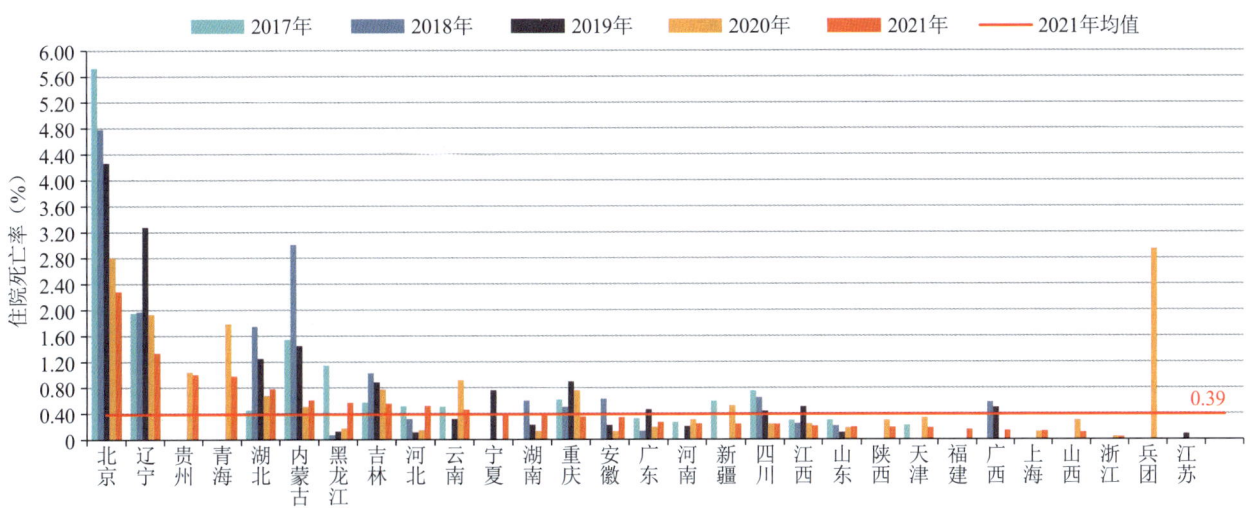

图 2-1-5-93　2017—2021 年各省（自治区、直辖市）三级公立医院原发性膀胱癌（非手术治疗）患者住院死亡率

（2）0～31 天非预期再住院率

1）总体情况

三级公立医院原发性膀胱癌患者 0～31 天非预期再住院率自 2020 年的 1.42%，下降至 2021 年的 1.39%。二级公立医院自 2020 年的 1.93%，上升至 2021 年的 1.96%。

2）住院手术治疗

三级公立医院原发性膀胱癌（手术治疗）患者 0～31 天非预期再住院率自 2020 年的 2.11%，上升至 2021 年的 2.22%，各省（自治区、直辖市）2017—2021 年 0～31 天非预期再住院率情况见图 2-1-5-94。二级公立医院自 2020 年的 2.36%，下降至 2021 年的 2.21%。

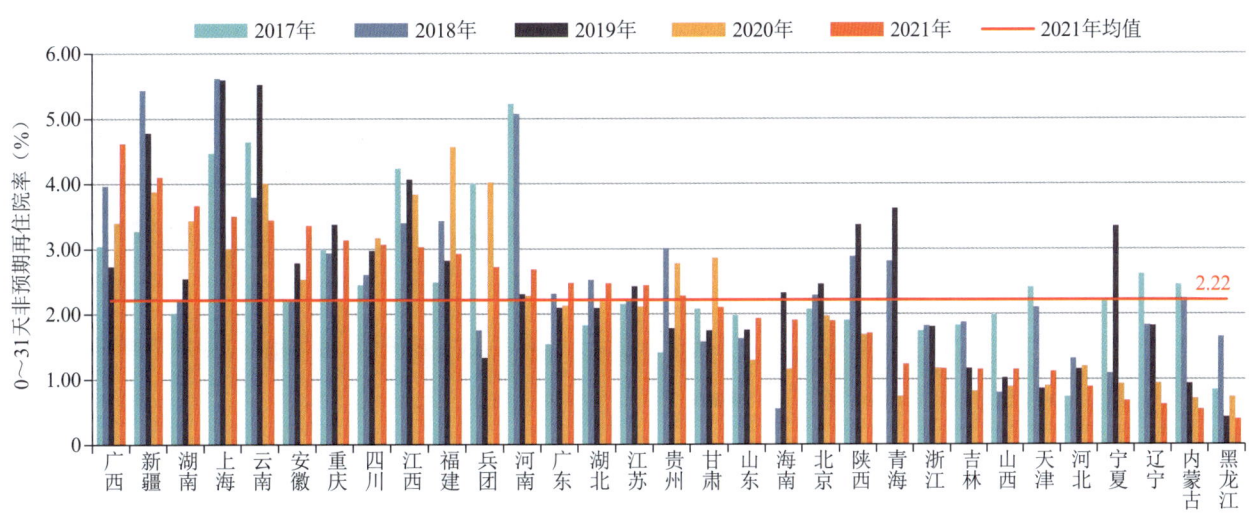

图 2-1-5-94　2017—2021 年各省（自治区、直辖市）三级公立医院原发性膀胱癌（手术治疗）患者出院
0～31 天非预期再住院率

3）住院非手术治疗

三级公立医院原发性膀胱癌（非手术治疗）患者 0～31 天非预期再住院率自 2020 年的 0.50%，上升至 2021 年的 0.52%，各省（自治区、直辖市）2017—2021 年 0～31 天非预期再住院率情况见图 2-1-5-95。二级公立医院自 2020 年的 1.35%，下降至 2021 年的 1.73%。

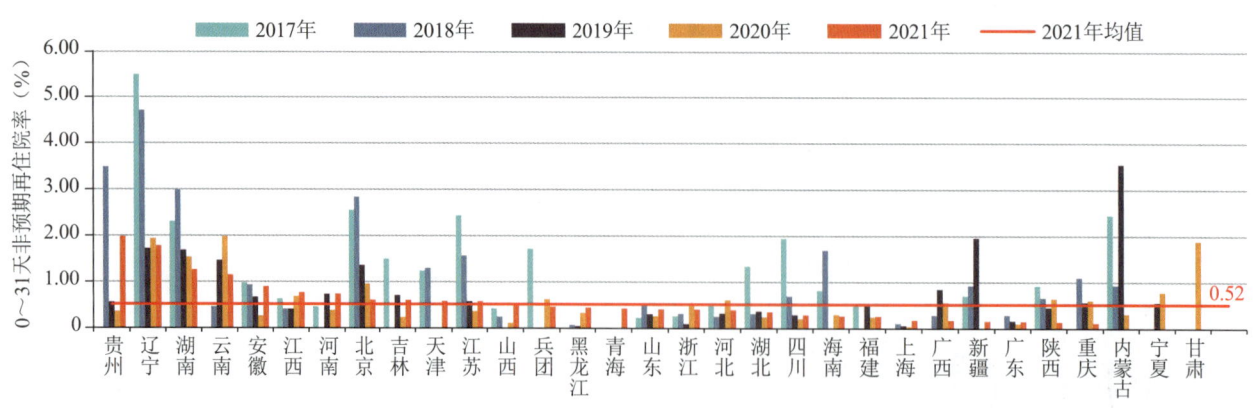

图 2-1-5-95 2017—2021 年各省（自治区、直辖市）三级公立医院膀胱癌（非手术治疗）患者出院 0～31 天再住院率

（3）平均住院日

1）总体情况

三级公立医院原发性膀胱癌患者平均住院日自 2020 年的 10.21 天，下降至 2021 年的 9.03 天。二级公立医院自 2020 年的 10.74 天，下降至 2021 年的 9.73 天。

2）住院手术治疗

三级公立医院原发性膀胱癌（手术治疗）患者平均住院日自 2020 年的 12.74 天，下降至 2021 年的 11.90 天，各省（自治区、直辖市）2017—2021 年平均住院日情况见图 2-1-5-96。二级公立医院自 2020 年的 13.85 天，下降至 2021 年的 13.43 天，各省（自治区、直辖市）2017—2021 年平均住院日情况见图 2-1-5-97。

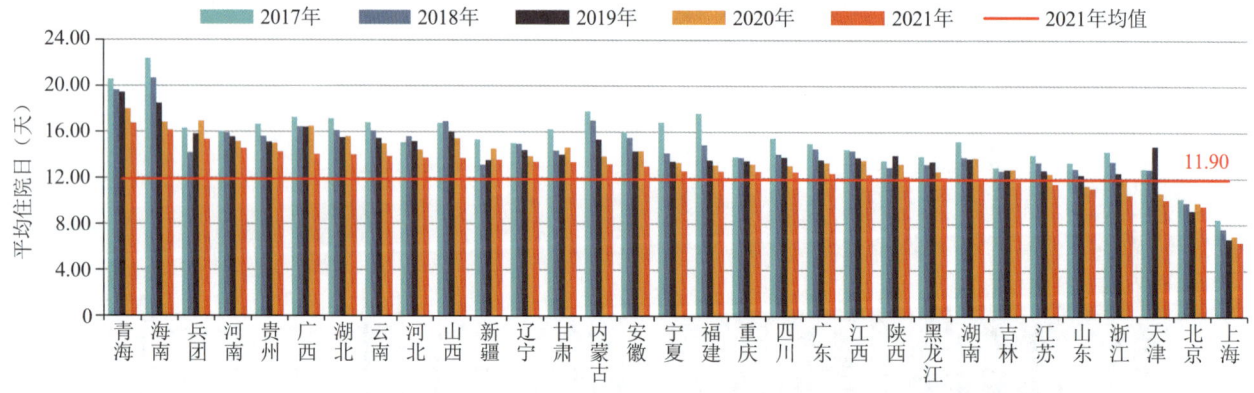

图 2-1-5-96 2017—2021 年各省（自治区、直辖市）三级公立医院原发性膀胱癌（手术治疗）患者平均住院日

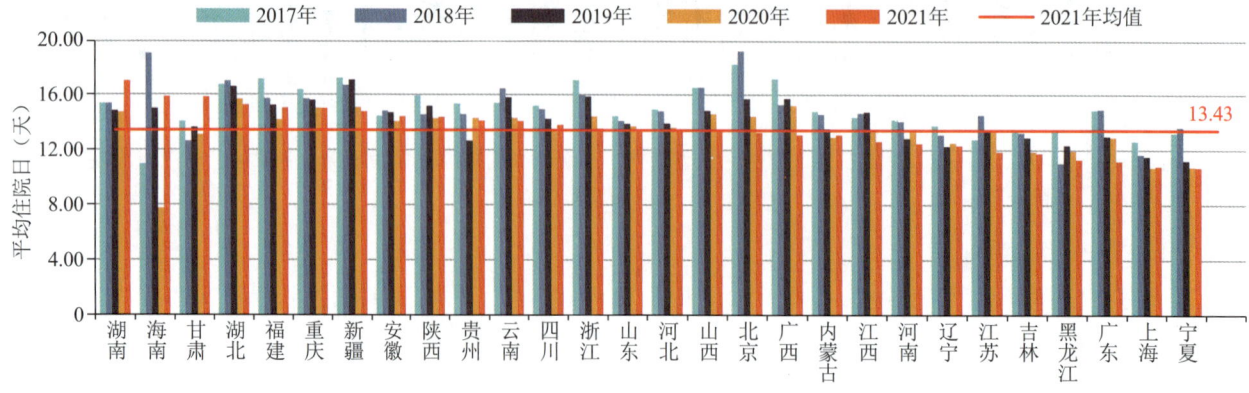

图 2-1-5-97 2017—2021 年各省（自治区、直辖市）二级公立医院原发性膀胱癌（手术治疗）患者平均住院日

3）住院非手术治疗

三级公立医院原发性膀胱癌（非手术治疗）患者平均住院日自 2020 年的 6.85 天，下降至 2021 年

的 6.03 天，各省（自治区、直辖市）2017—2021 年指标值见图 2-1-5-98。二级公立医院自 2020 年的 6.68 天，下降至 2021 年的 6.25 天，各省（自治区、直辖市）2017—2021 年指标值见图 2-1-5-99。

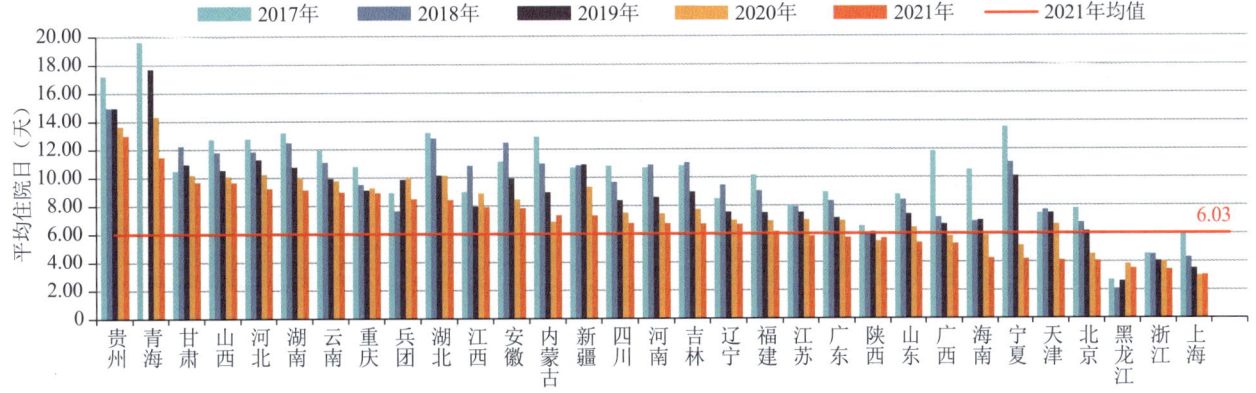

图 2-1-5-98　2017—2021 年各省（自治区、直辖市）三级公立医院原发性膀胱癌（非手术治疗）患者平均住院日

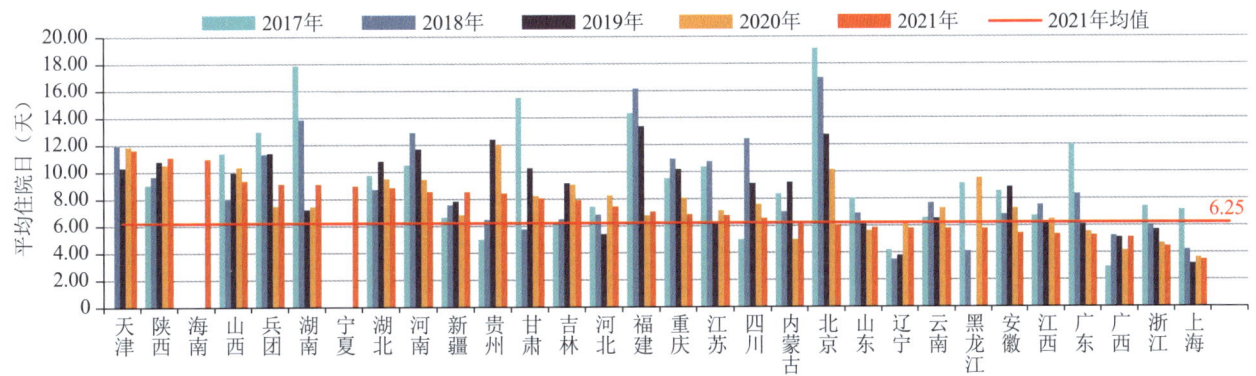

图 2-1-5-99　2017—2021 年各省（自治区、直辖市）二级公立医院原发性膀胱癌（非手术治疗）患者平均住院日

（4）每住院人次费用

1）总体情况

三级公立医院原发性膀胱癌患者每住院人次费用自 2020 年的 19 123.34 元，减少至 2021 年的 17 694.69 元。二级公立医院自 2020 年的 12 540.71 元，减少至 2021 年的 11 506.51 元。

2）住院手术治疗

三级公立医院原发性膀胱癌（手术治疗）患者每住院人次费用自 2020 年的 26 667.41 元，减少至 2021 年的 26 444.03 元，各省（自治区、直辖市）2017—2021 年每住院人次费用情况见图 2-1-5-100。二级公立医院自 2020 年的 17 558.98 元，增长至 2021 年的 17 743.91 元，各省（自治区、直辖市）2017—2021 年每住院人次费用情况见图 2-1-5-101。

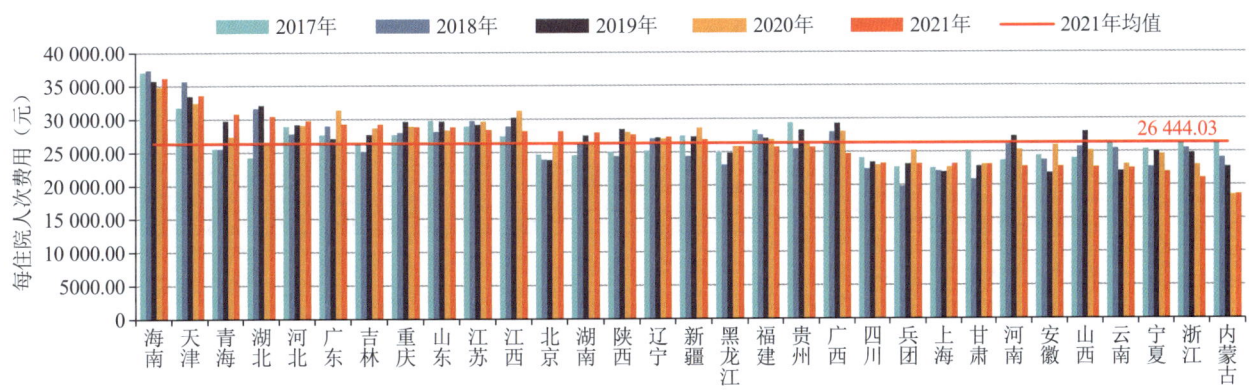

图 2-1-5-100　2017—2021 年各省（自治区、直辖市）三级公立医院原发性膀胱癌（手术治疗）患者每住院人次费用

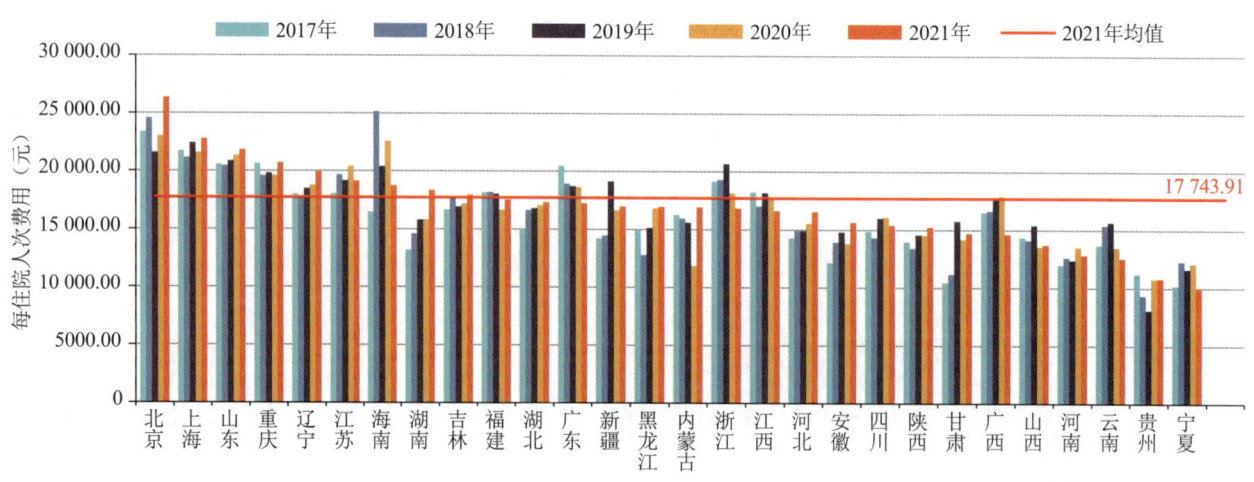

图 2-1-5-101　2017—2021 年各省（自治区、直辖市）二级公立医院原发性膀胱癌（手术治疗）患者住院每住院人次费用

3）住院非手术治疗

三级公立医院原发性膀胱癌（非手术治疗）患者每住院人次费用自 2020 年的 9452.43 元，下降至 2021 年的 8571.04 元，各省（自治区、直辖市）2017—2021 年指标值见图 2-1-5-102。二级公立医院自 2020 年的 6133.49 元，下降至 2021 年的 5730.08 元，各省（自治区、直辖市）2017—2021 年指标值见图 2-1-5-103。

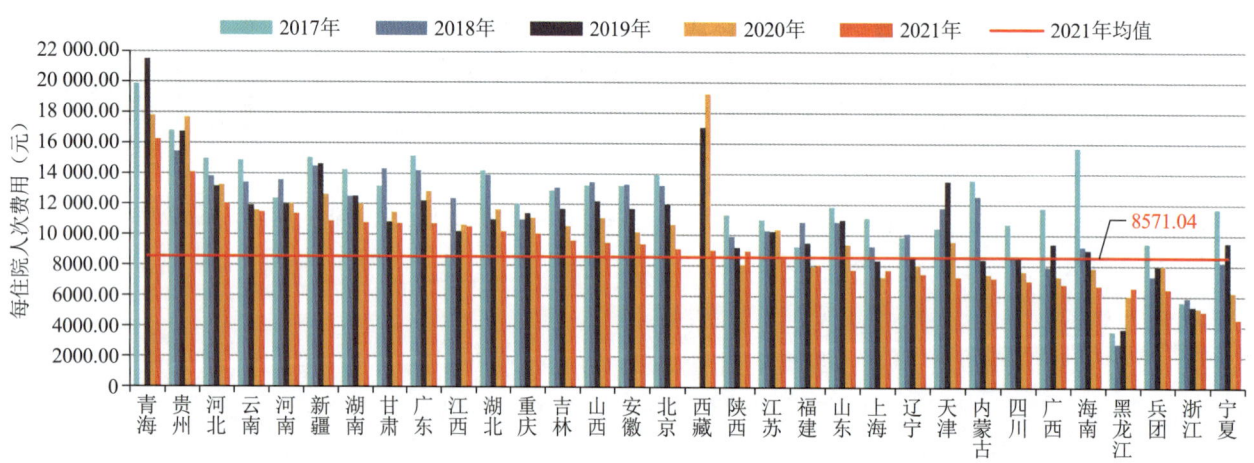

图 2-1-5-102　2017—2021 年各省（自治区、直辖市）三级公立医院原发性膀胱癌（非手术治疗）患者每住院人次费用

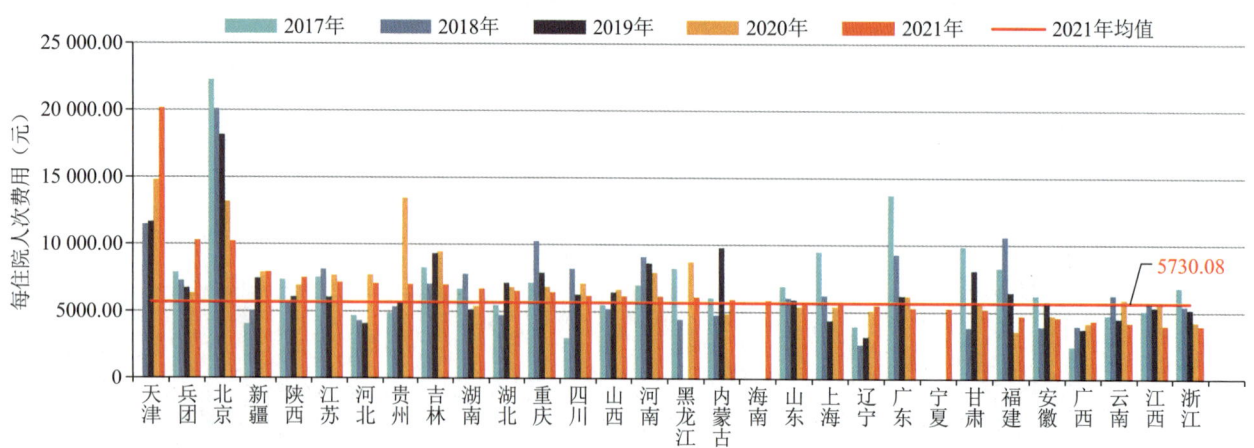

图 2-1-5-103　2017—2021 年各省（自治区、直辖市）二级公立医院原发性膀胱癌（非手术治疗）患者住院每住院人次费用

第六节 医院运行管理类指标分析

本部分数据来源于2016—2021年NCIS全国医疗质量数据抽样调查系统中医疗机构上报的数据以及在HQMS中上传的病案首页数据。数据主要来源如下。

2021年共有12 885家医院参加全国医疗质量抽样调查,其中综合医院9100家,专科医院3785家(含肿瘤专科医院148家,儿童专科医院82家,精神专科医院1077家,妇产专科医院546家,妇幼保健院1665家,传染病专科医院202家及心血管专科医院65家)。在筛除出院患者信息为空及数据质量不合格的医院后共有6441家医院相关数据纳入最终分析(表2-1-6-1)。

本次纳入各类医院的级别结构与去年相比差异不具有统计学意义（χ^2检验,P值均大于0.05）,故本节报告中所反映的结果不受抽样调查的影响。

此次统计中,出院人次、手术人次、住院费用及住院药品费用相关的部分指标数据均采用病案首页数据。综合医院的数据统计中包含了委属委管医院的数据。

表2-1-6-1 纳入分析的医院情况

医院类型	公立医院（家）	民营医院（家）	合计（家）
综合	4096	895	4991
肿瘤专科	66	32	98
儿童专科	32	5	37
精神专科	352	151	503
妇产专科	31	49	80
妇幼保健院	589	–	589
传染病专科	111	–	111
心血管专科	14	18	32
合计	5291	1150	6441

一、资源配置

（一）CT、MRI、彩超台数

1. 全国情况

2017—2021年全国各级综合医院平均CT台数呈现上升的趋势,其中2021年最高值为委属委管医院10.78台,最低值为二级民营医院1.41台(图2-1-6-1)。

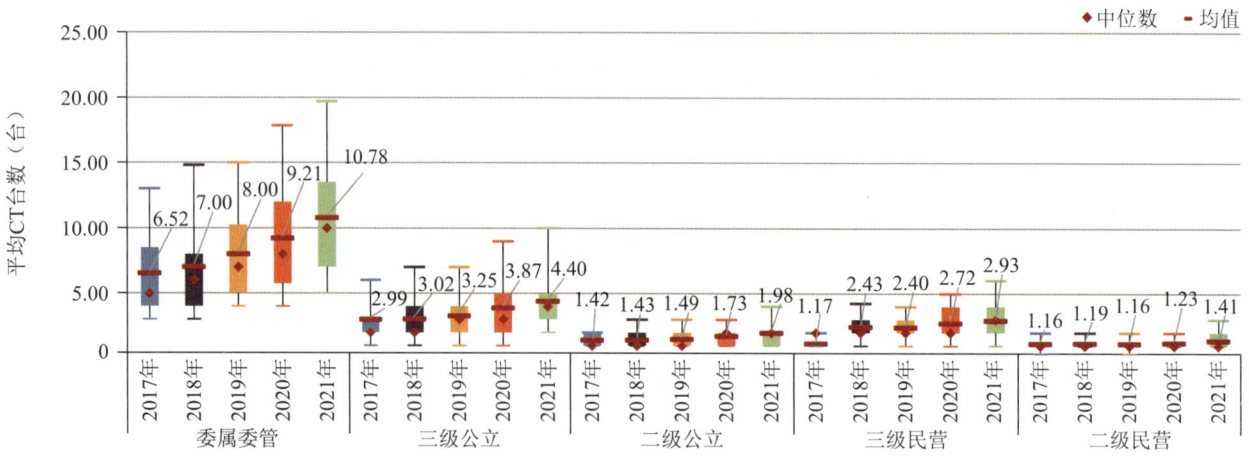

图 2-1-6-1 2017—2021 年全国各级综合医院平均 CT 台数

2017—2021 年委属委管和三级公立综合医院平均 MRI 台数呈逐年上升的趋势，其他综合医院呈波动上升的趋势（图 2-1-6-2）。

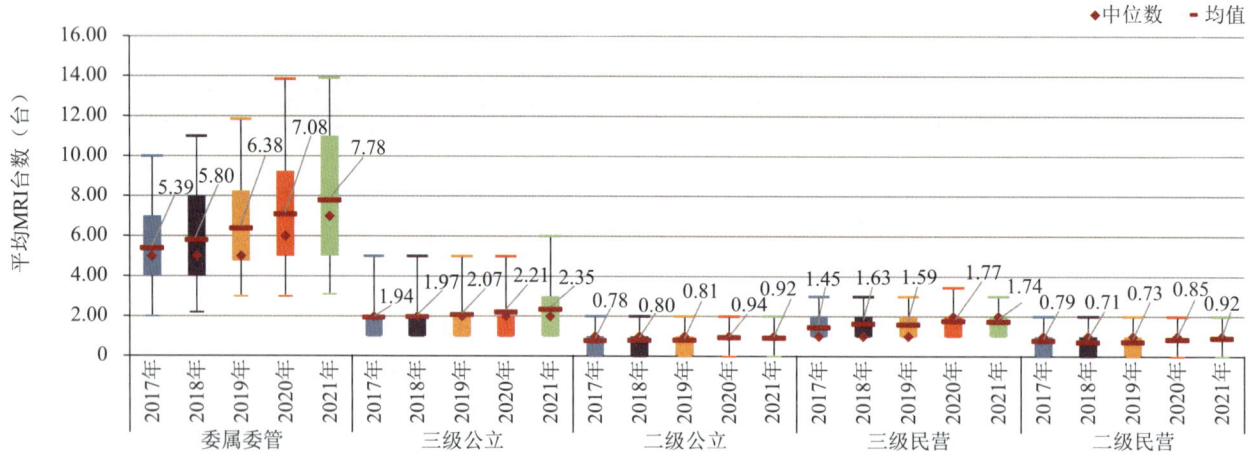

图 2-1-6-2 2017—2021 年全国各级综合医院平均 MRI 台数

2017—2021 年委属委管、三级公立和二级公立医院平均彩超台数呈逐年上升的趋势，三级民营和二级民营医院呈波动上升，其中 2021 年最高值为委属委管 112.61 台，最低值为二级民营医院 3.72 台（图 2-1-6-3）。

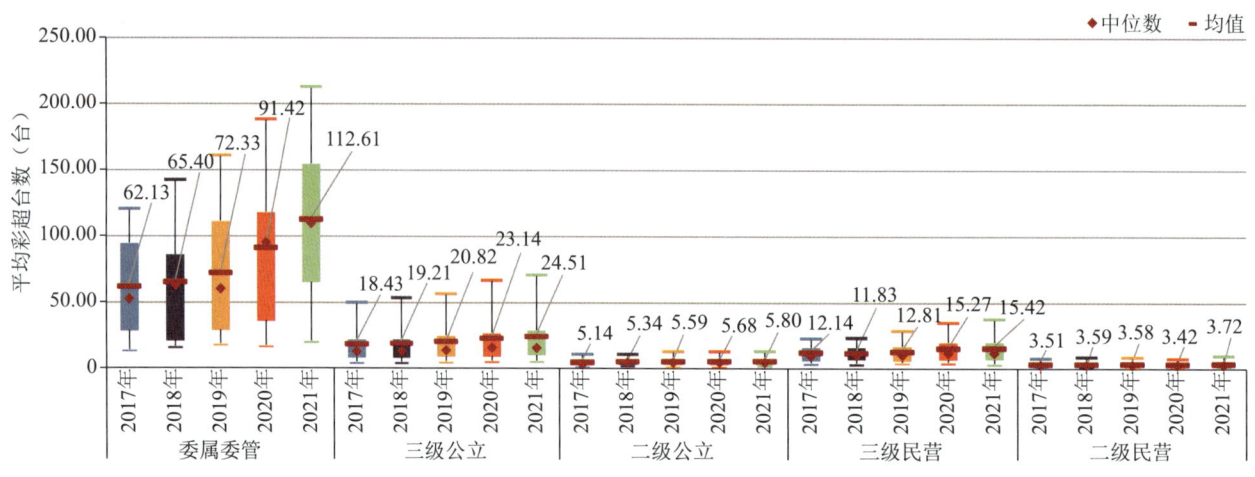

图 2-1-6-3 2017—2021 年全国各级综合医院平均彩超台数

2. 各省（自治区、直辖市）情况

（1）平均CT台数

2021年全国各省（自治区、直辖市）综合医院平均CT台数与2020年相比，三级公立医院中有29个省份呈上升趋势，1个省份呈下降趋势（其余1个省份因数据缺失无法比较）；二级公立医院中有29个省份呈上升趋势，2个省份与去年持平；三级民营医院中有12个省份呈上升趋势，4个省份与去年持平，9个省份呈下降趋势（其余6个省份因数据缺失无法比较）；二级民营医院中有17个省份呈上升趋势，3个省份与去年持平，9个省份呈下降趋势（2个省份无有效数据）（图2-1-6-4～图2-1-6-7）。

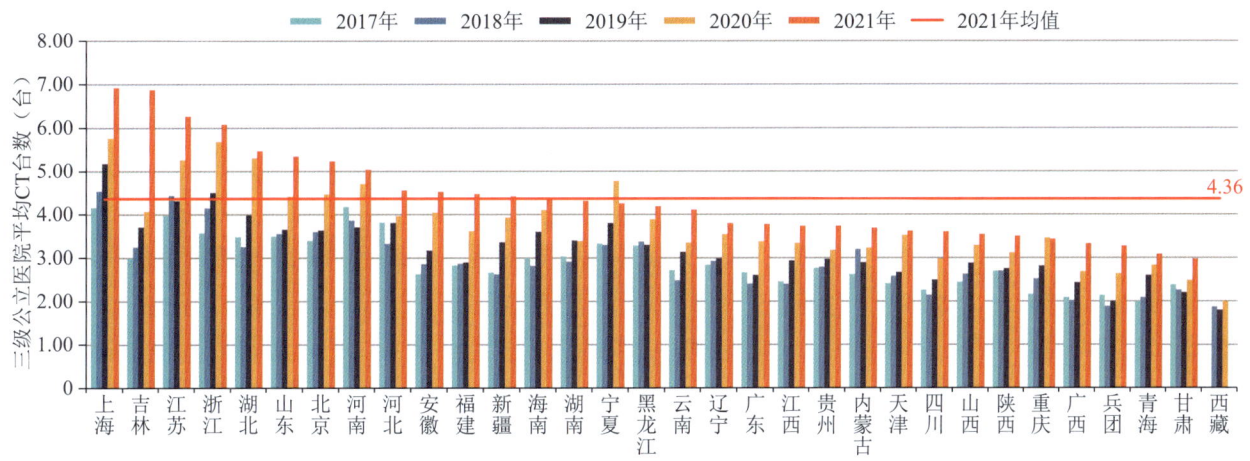

注：无相关医疗机构CT数据的省（自治区、直辖市）及年份，图中不显示，本节同。

图2-1-6-4　2017—2021年各省（自治区、直辖市）三级公立医院平均CT台数

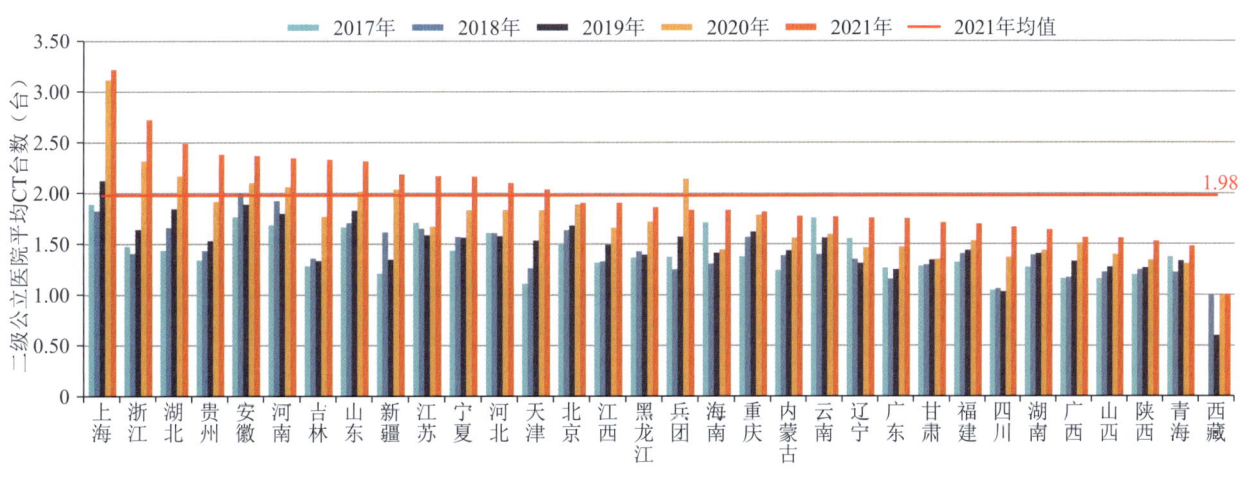

图2-1-6-5　2017—2021年各省（自治区、直辖市）二级公立医院平均CT台数

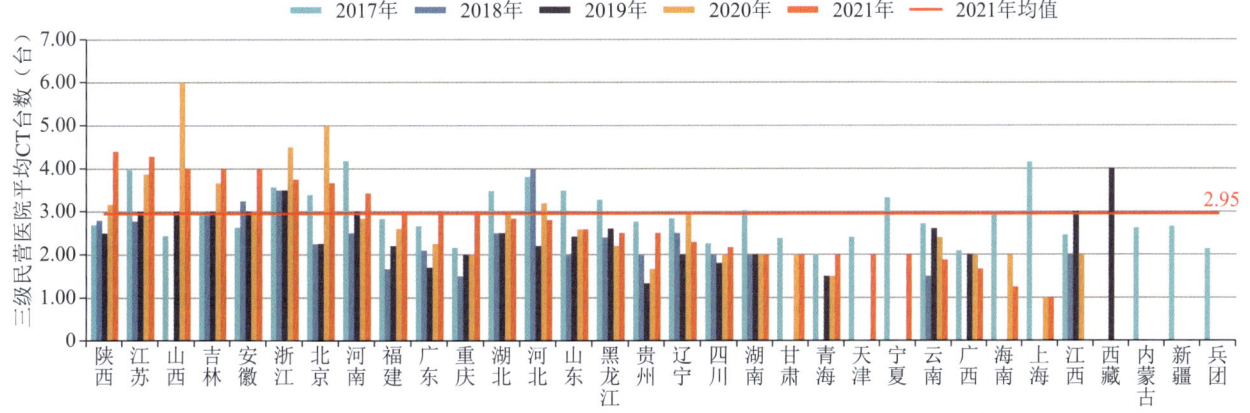

图2-1-6-6　2017—2021年各省（自治区、直辖市）三级民营医院平均CT台数

233

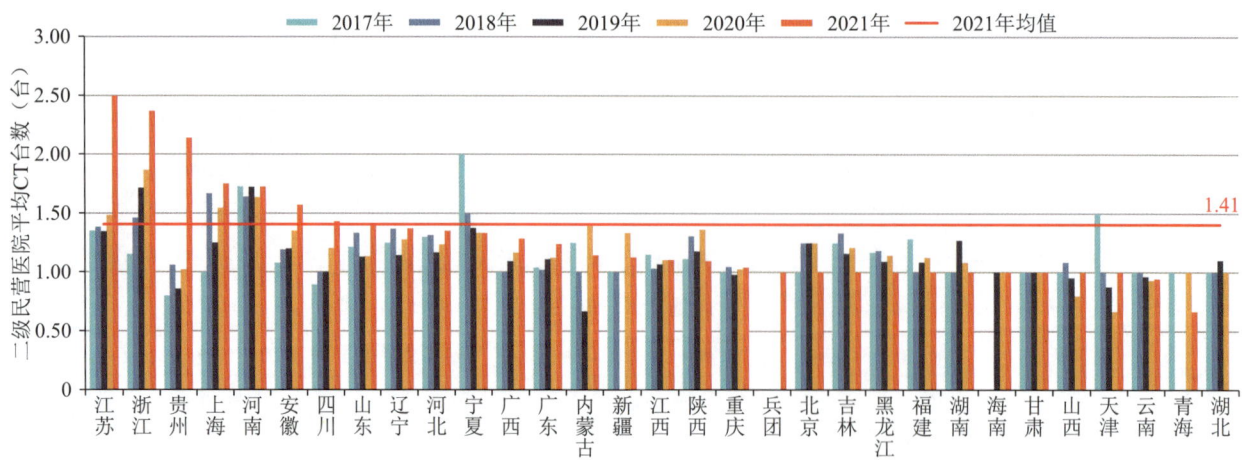

图2-1-6-7 2017—2021年各省（自治区、直辖市）二级民营医院平均CT台数

（2）平均MRI台数

2021年全国各省（自治区、直辖市）综合医院平均MRI台数与2020年相比，三级公立医院中有22个省份呈上升趋势，8个省份呈下降趋势（1个省份无有效数据）；二级公立医院中有17个省份呈上升趋势，1个省份与去年持平，13个省份呈下降趋势；三级民营医院中有6个省份呈上升趋势，9个省份与去年持平，9个省份呈下降趋势（7个省份无有效数据）；二级民营医院中有13个省份呈上升趋势，4个省份与去年持平，12个省份呈下降趋势（3个省份无有效数据）（图2-1-6-8～图2-1-6-11）。

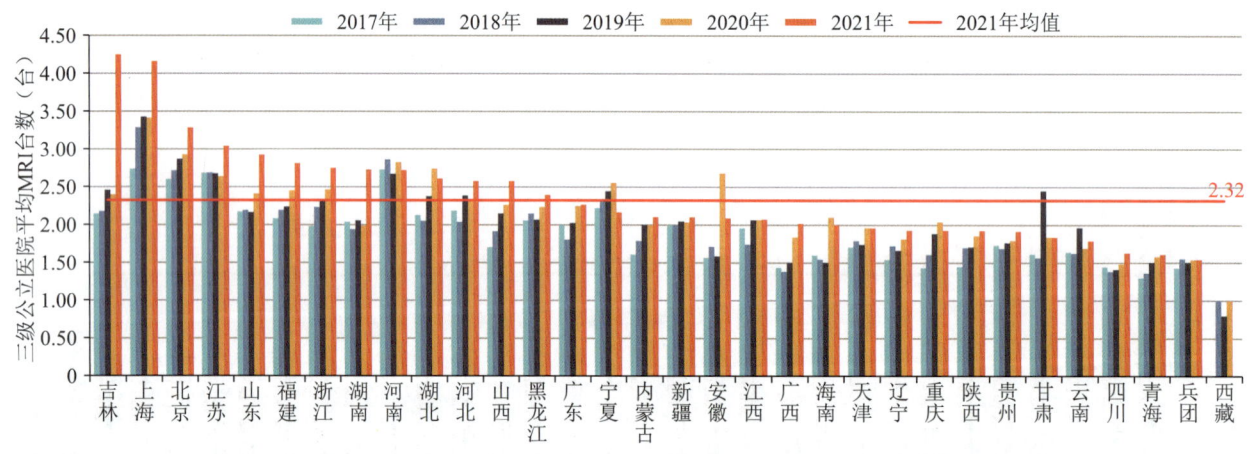

注：无相关医疗机构MRI数据的省（自治区、直辖市）及年份，图中不显示，本节同。

图2-1-6-8 2017—2021年各省（自治区、直辖市）三级公立医院平均MRI台数

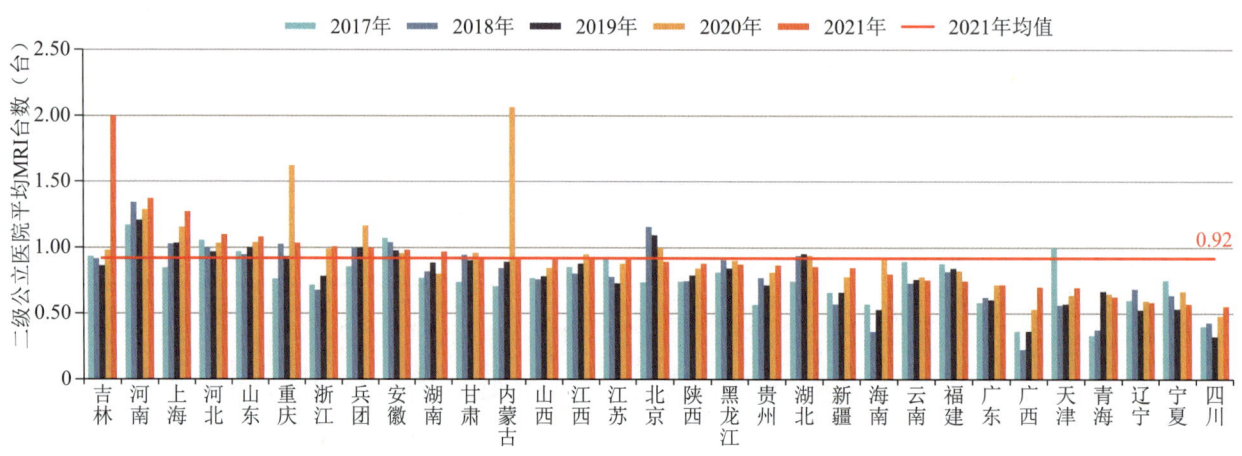

图2-1-6-9 2017—2021年各省（自治区、直辖市）二级公立医院平均MRI台数

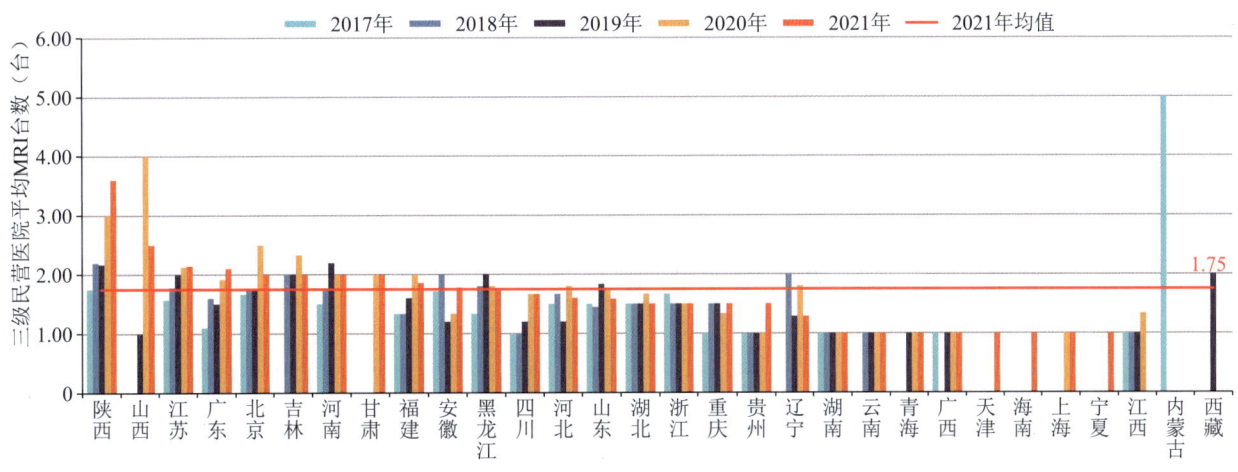

图 2-1-6-10　2017—2021 年各省（自治区、直辖市）三级民营医院平均 MRI 台数

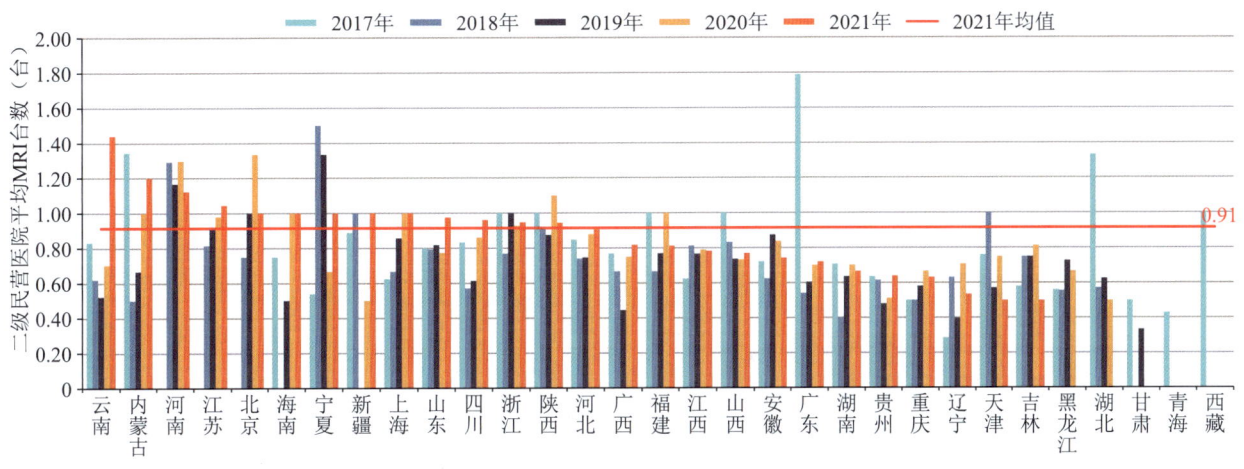

图 2-1-6-11　2017—2021 年各省（自治区、直辖市）二级民营医院平均 MRI 台数

（3）平均彩超台数

2021 年全国各省（自治区、直辖市）综合医院平均彩超台数与 2020 年相比，三级公立医院中有 18 个省份呈上升趋势，12 个省份呈下降趋势（1 个省份无有效数据）；二级公立医院中有 22 个省份呈上升趋势，8 个省份呈下降趋势（1 个省份无有效数据）；三级民营医院中有 14 个省份呈上升趋势，2 个省份与去年持平，9 个省份呈下降趋势（6 个省份无有效数据）；二级民营医院中有 14 个省份呈上升趋势，2 个省份与去年持平，13 个省份呈下降趋势（2 个省份无有效数据）（图 2-1-6-12～图 2-1-6-15）。

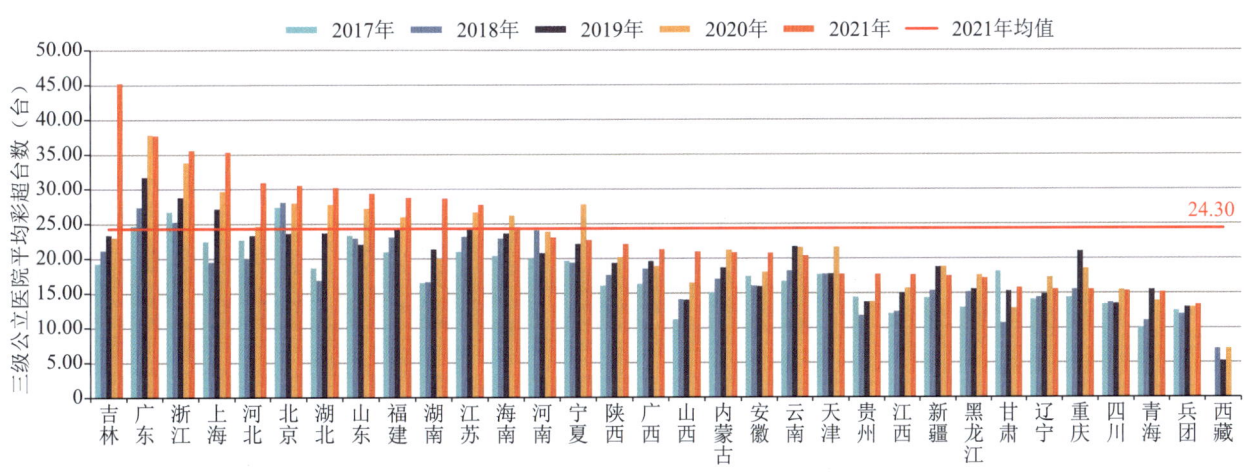

注：无相关医疗机构彩超数据的省（自治区、直辖市）及年份，图中不显示，本节同。

图 2-1-6-12　2017—2021 年各省（自治区、直辖市）三级公立医院平均彩超台数

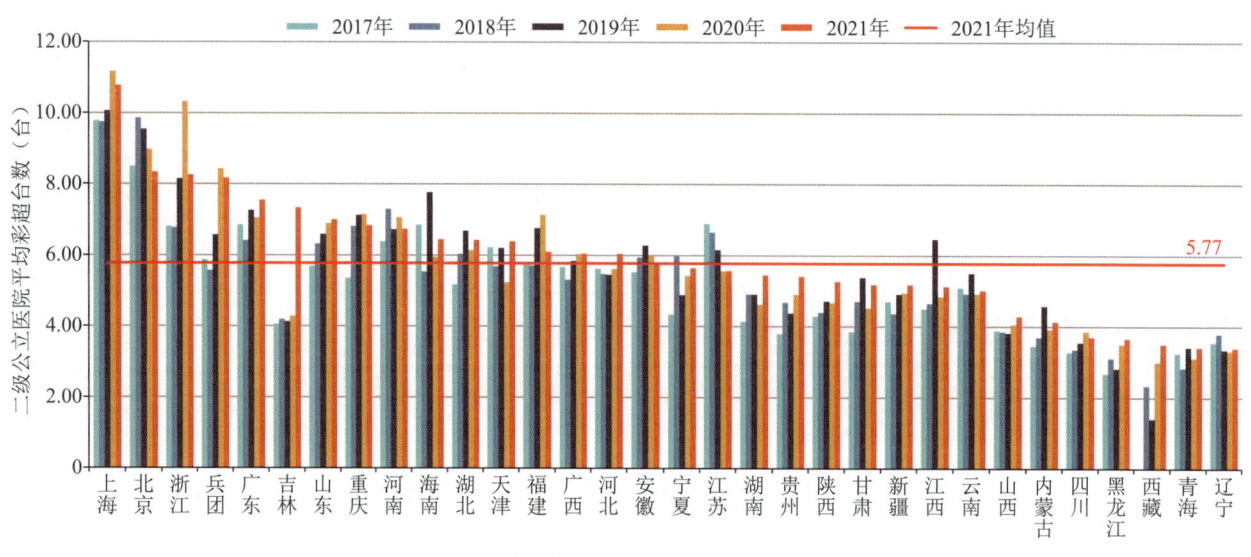

图 2-1-6-13　2017—2021 年各省（自治区、直辖市）二级公立医院平均彩超台数

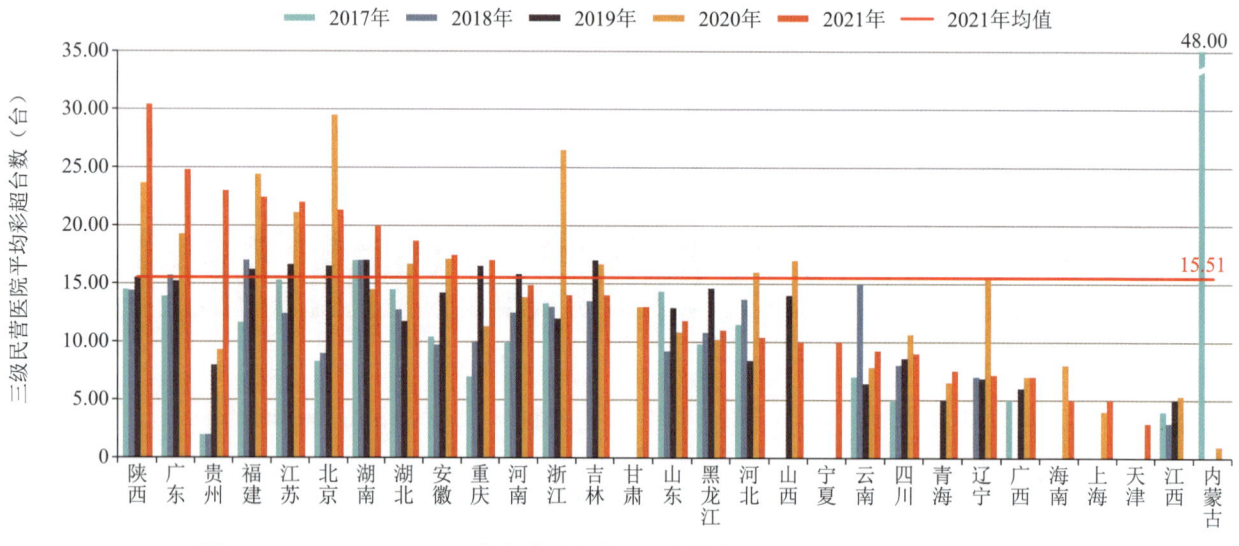

图 2-1-6-14　2017—2021 年各省（自治区、直辖市）三级民营医院平均彩超台数

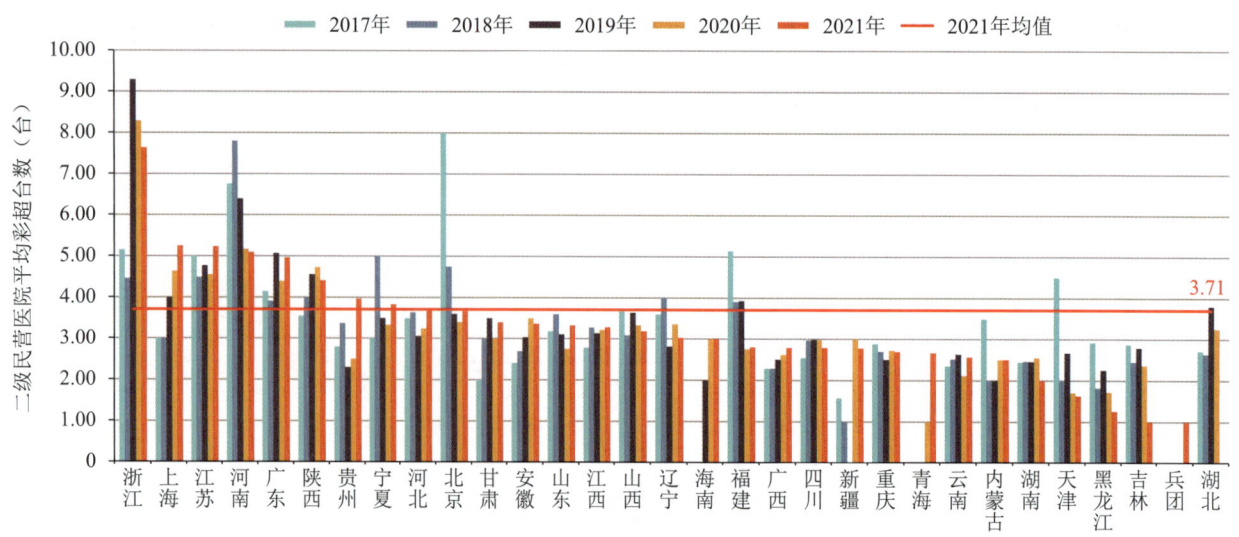

图 2-1-6-15　2017—2021 年各省（自治区、直辖市）二级民营医院平均彩超台数

（二）应急管理设备情况

2021年除委属委管、二级民营医院外，全国各级综合医院平均无创呼吸机台数有所增加，其中最高值为委属委管医院156.29台，显著高于其他各级综合医院；平均有创呼吸机台数，各级综合医院均较2020年有所增加；平均转运呼吸机台数，三级公立医院较2020年增加，其他各级医院相比2020年均减少；监护仪台数，各级综合医院相比2020年均增加，其中委属委管医院显著增加至1289台；多功能监护仪台数，各级综合医院相比2020年均增加，最小值为二级民营医院8.73台（表2-1-6-2）。

表2-1-6-2 2021年全国各级综合医院平均应急管理设备情况

级别	年份	无创呼吸机台数（台）	有创呼吸机台数（台）	转运呼吸机台数（台）	监护仪台数（台）	多功能监护仪台数（台）
委属委管	2019	89.58	127.71	11.96	983.17	208.78
	2020	161.50	141.08	13.67	1037.29	239.41
	2021	156.29	178.38	12.86	1289.00	275.85
三级公立	2019	21.78	37.01	4.83	310.01	55.34
	2020	25.54	40.35	5.42	324.43	61.00
	2021	26.11	43.72	5.69	350.42	65.77
二级公立	2019	5.78	7.48	1.68	81.37	11.57
	2020	6.16	7.98	2.94	79.20	12.71
	2021	6.44	8.61	1.94	83.82	14.50
三级民营	2019	11.86	18.35	3.09	163.88	42.70
	2020	9.82	21.25	4.39	166.57	41.38
	2021	12.03	21.28	3.95	180.05	42.92
二级民营	2019	2.39	2.55	0.60	32.19	11.48
	2020	2.36	2.89	0.77	32.49	8.04
	2021	2.31	3.04	0.74	34.22	8.73

注：此表只统计疫情设备类指标。

二、工作负荷

（一）门诊人次、急诊人次、留观人次

1. 全国各类别医院平均门诊、急诊、留观人次

详细情况见图2-1-6-16～图2-1-6-18。

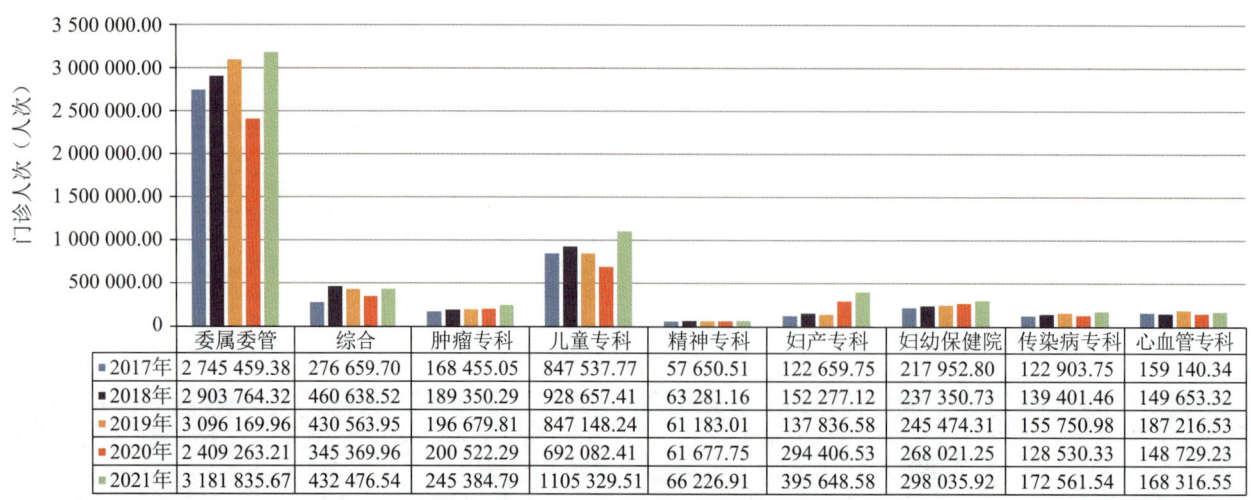

注：综合医院包含委属委管医院。

图 2-1-6-16　2017—2021 年全国各类别医院平均门诊人次

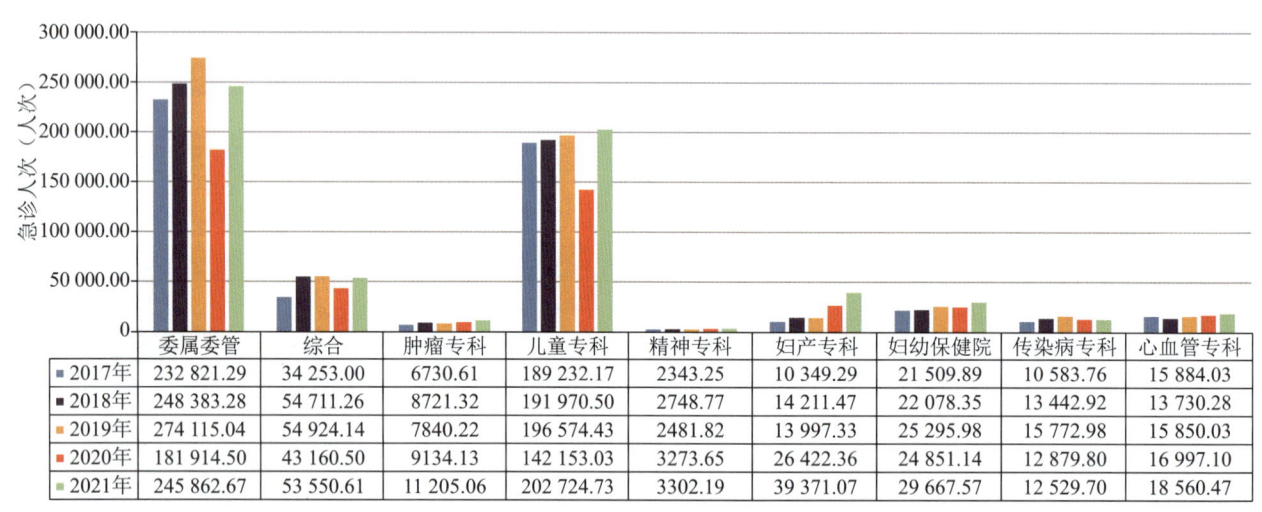

注：综合医院包含委属委管医院。

图 2-1-6-17　2017—2021 年全国各类别医院平均急诊人次

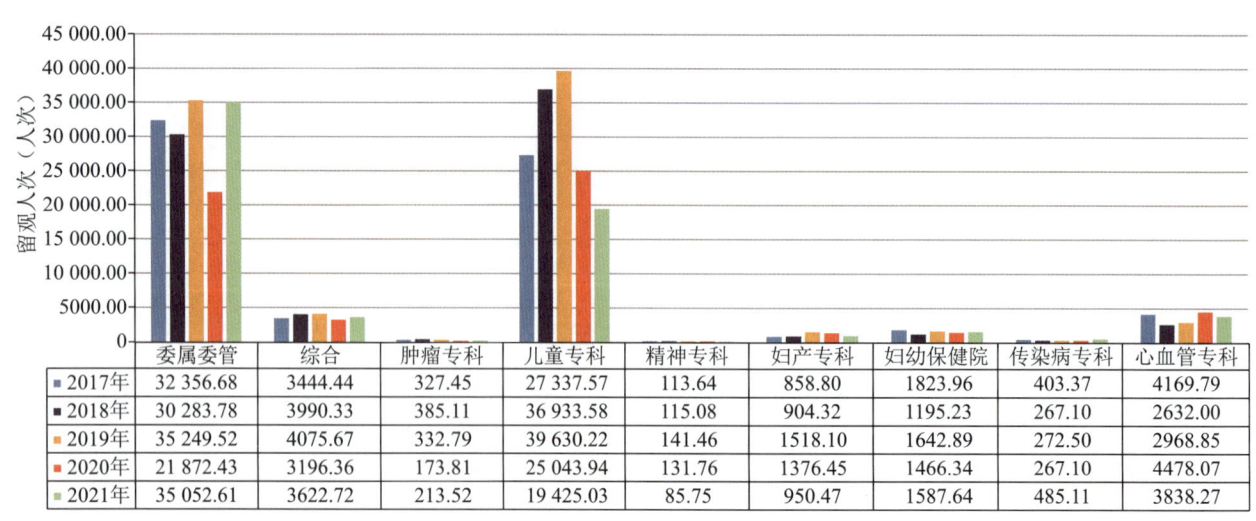

注：综合医院包含委属委管医院。

图 2-1-6-18　2017—2021 年全国各类别医院平均留观人次

2. 全国各级综合医院门诊、急诊、留观人次

（1）全国情况

2021年全国各级综合医院平均门诊人次和平均急诊人次相比2020年均有所上升。平均留观人次，三级民营和二级民营医院相比2020年下降，其余医院相比2020年均上升（图2-1-6-19～图2-1-6-21）。

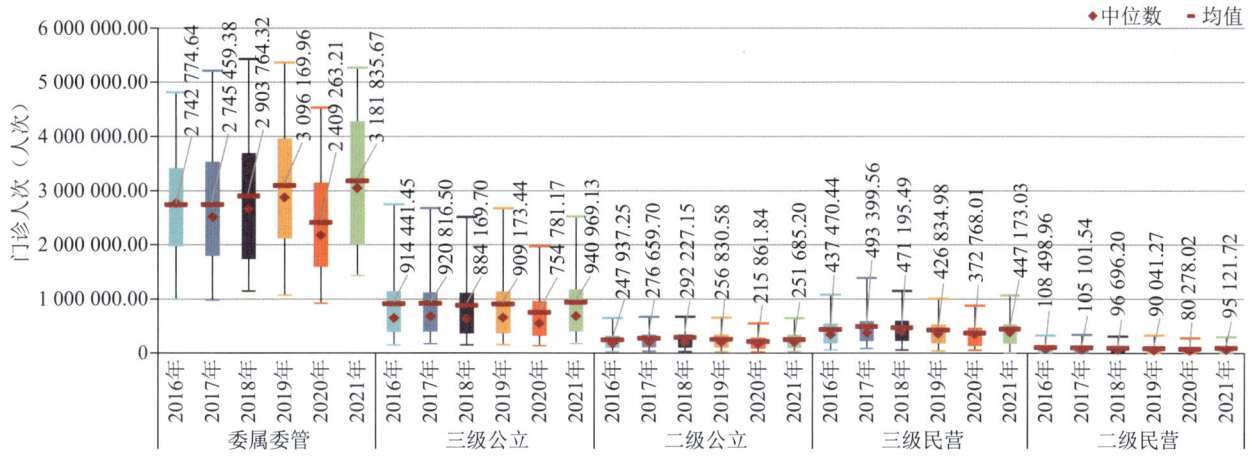

图 2-1-6-19　2016—2021年全国各级综合医院平均门诊人次

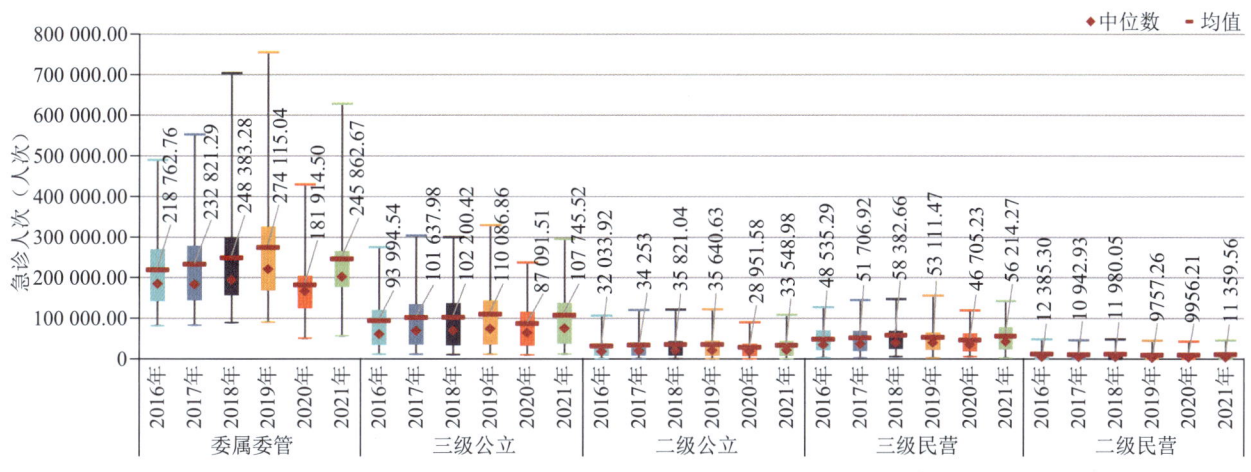

图 2-1-6-20　2016—2021年全国各级综合医院平均急诊人次

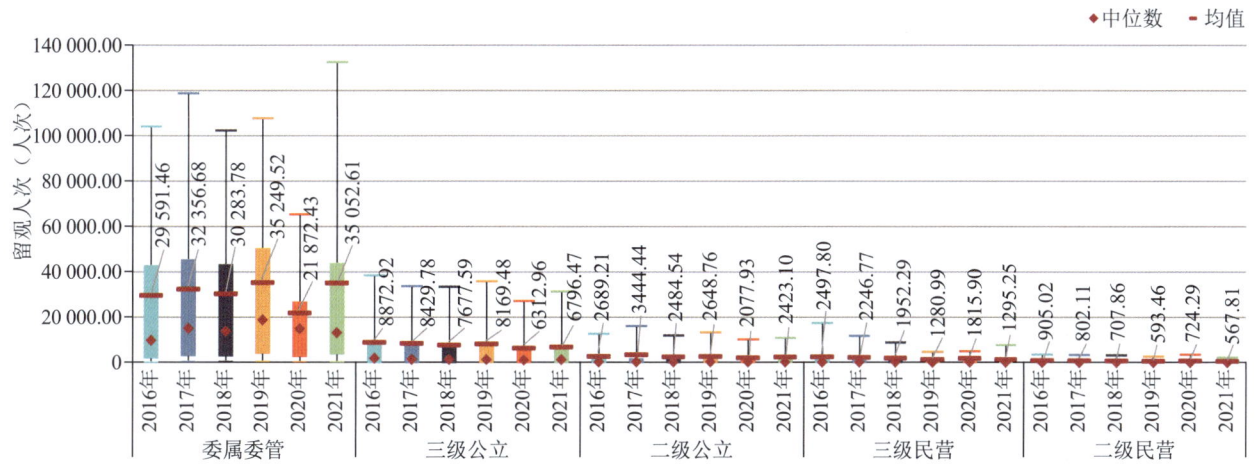

图 2-1-6-21　2016—2021年全国各级综合医院平均留观人次

（2）各省（自治区、直辖市）情况

1）年均门诊人次

2021年全国各省（自治区、直辖市）综合医院平均门诊人次与2020年相比，三级公立医院中有29个省份呈上升趋势，1个省份呈下降趋势（1个省份无有效数据）；二级公立医院中所有省份呈上升趋势；三级民营医院中有18个省份呈上升趋势，9个省份呈下降趋势（4个省份无有效数据）；二级民营医院中有21个省份呈上升趋势，8个省份呈下降趋势（2个省份无有效数据）（图2-1-6-22～图2-1-6-25）。

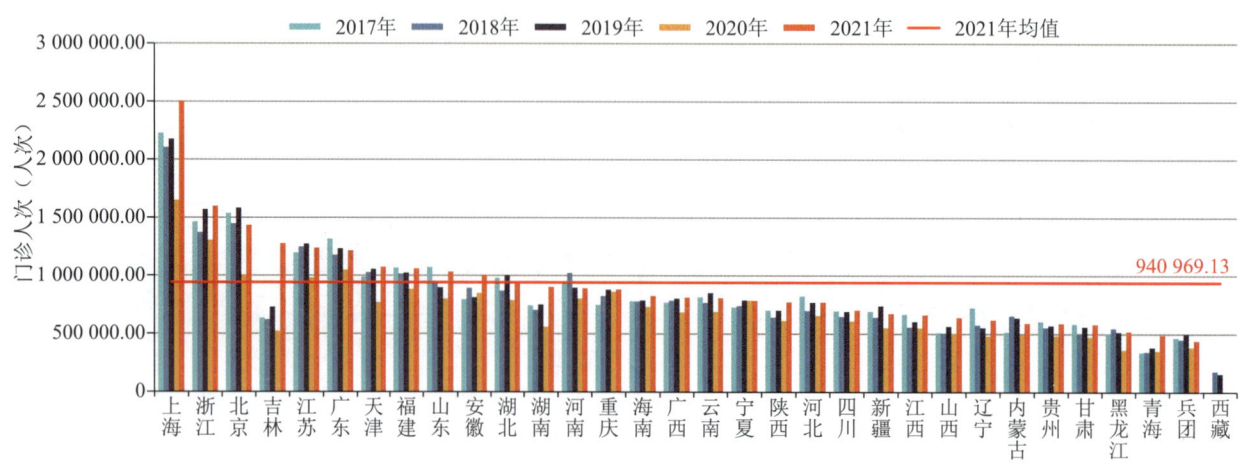

注：无相关医疗机构数据的省（自治区、直辖市）及年份，图中不显示，本节同。

图2-1-6-22　2017—2021年各省（自治区、直辖市）三级公立医院平均门诊人次

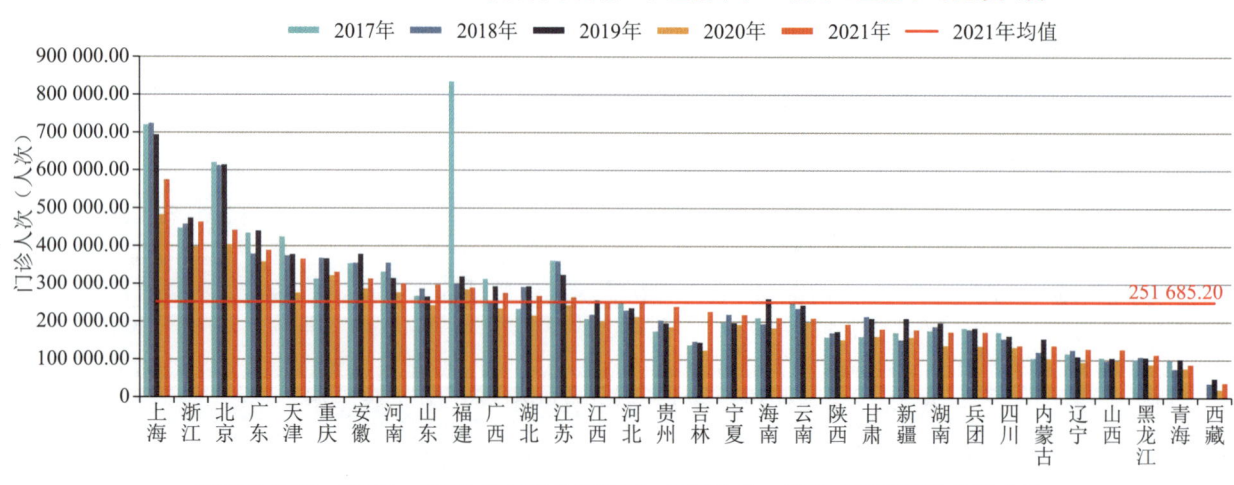

图2-1-6-23　2017—2021年各省（自治区、直辖市）二级公立医院平均门诊人次

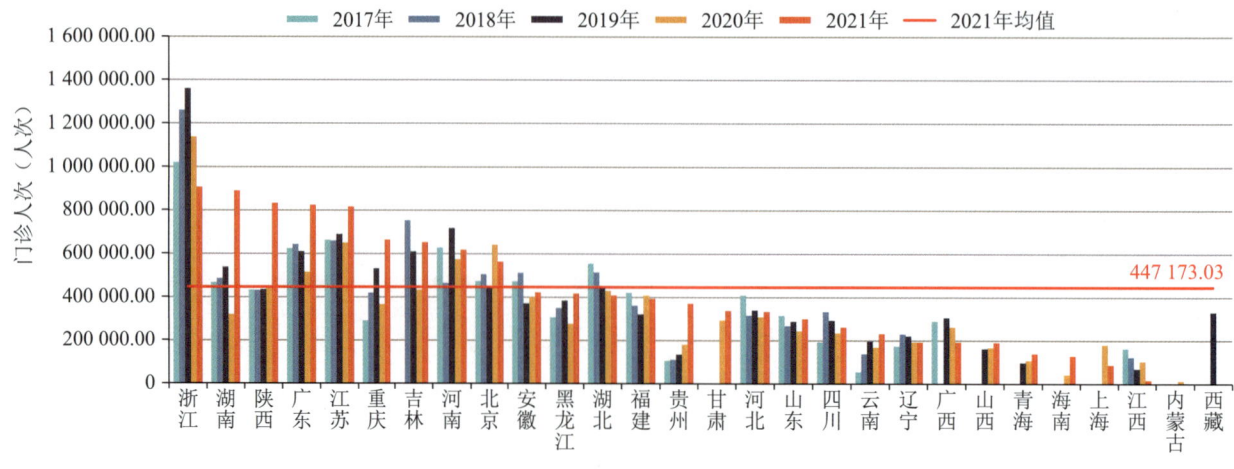

图2-1-6-24　2017—2021年各省（自治区、直辖市）三级民营医院平均门诊人次

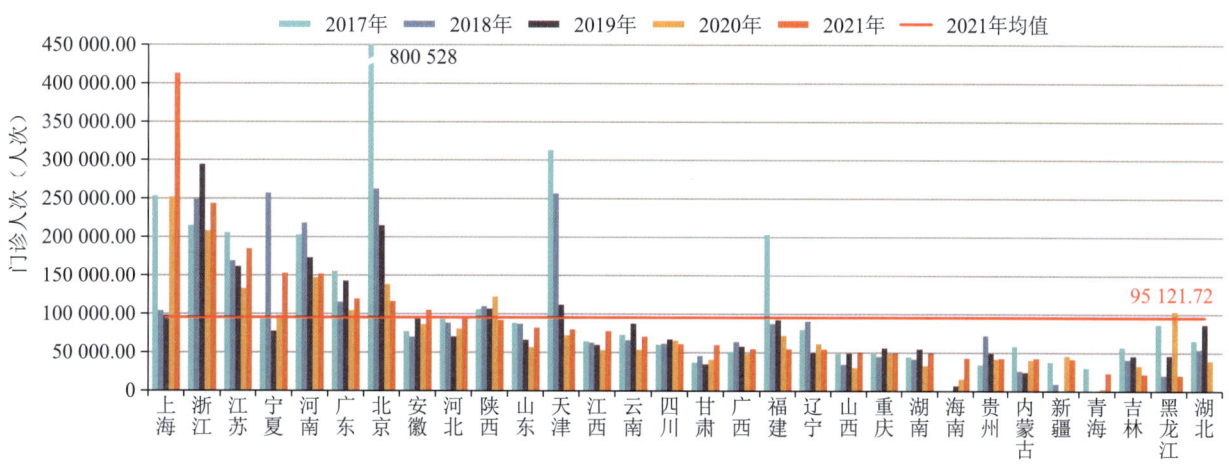

图 2-1-6-25　2017—2021 年各省（自治区、直辖市）二级民营医院平均门诊人次

2）年均急诊人次

2021 年全国各省（自治区、直辖市）综合医院平均急诊人次与 2020 年相比，三级公立医院中有 28 个省份呈上升趋势，2 个省份呈下降趋势（1 个省份无有效数据）；二级公立医院中有 29 个省份呈上升趋势，2 个省份呈下降趋势；三级民营医院中有 18 个省份呈上升趋势，7 个省份呈下降趋势（6 个省份无有效数据）；二级民营医院中有 16 个省份呈上升趋势，12 个省份呈下降趋势（3 个省份无有效数据）（图 2-1-6-26～图 2-1-6-29）。

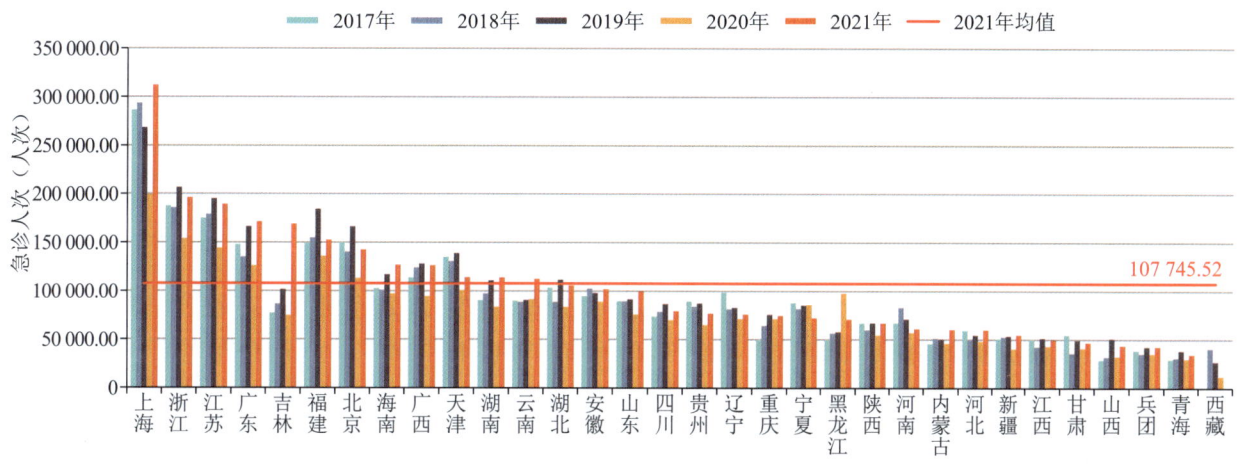

图 2-1-6-26　2017—2021 年各省（自治区、直辖市）三级公立医院平均急诊人次

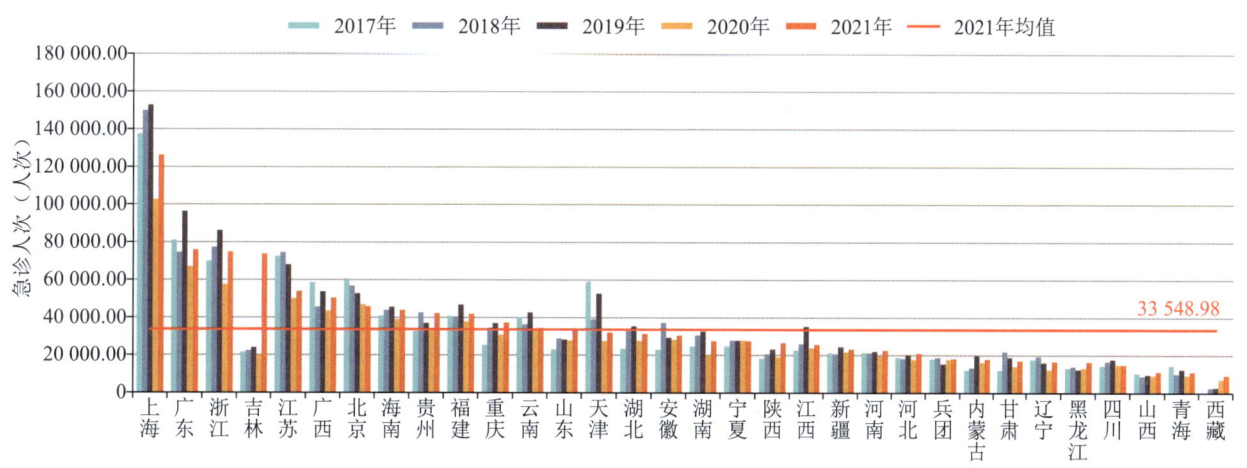

图 2-1-6-27　2017—2021 年各省（自治区、直辖市）二级公立医院平均急诊人次

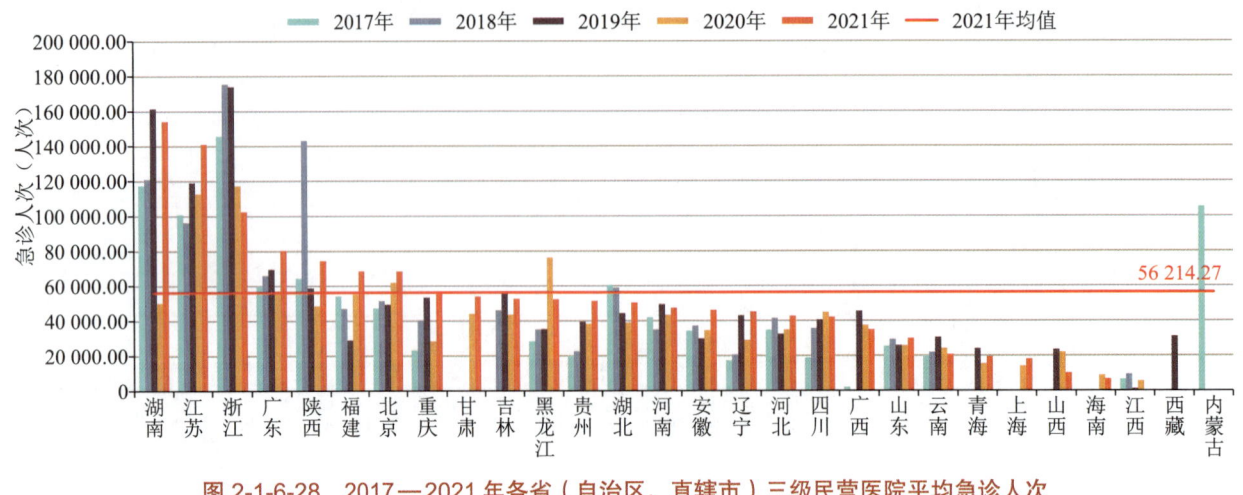

图 2-1-6-28　2017—2021 年各省（自治区、直辖市）三级民营医院平均急诊人次

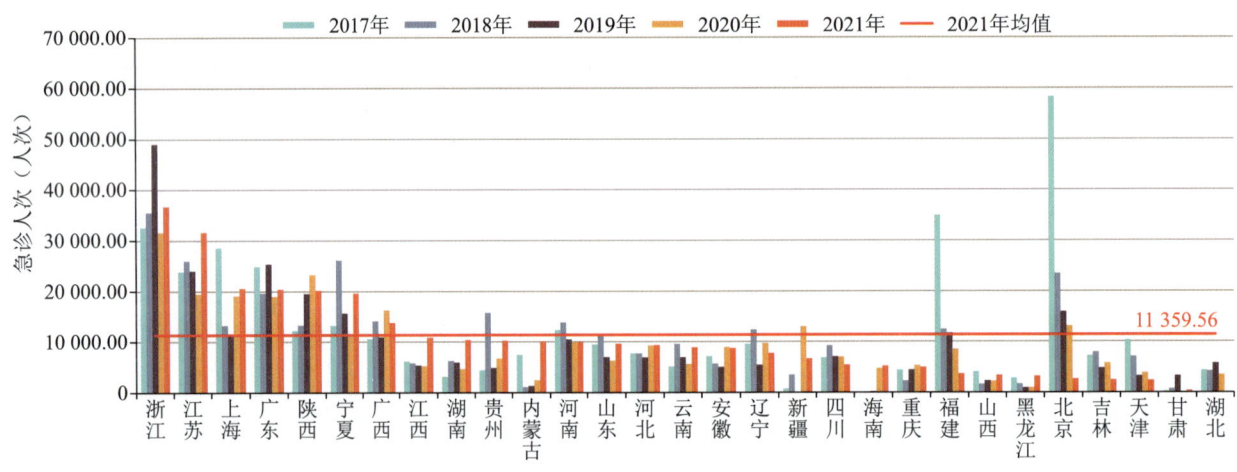

图 2-1-6-29　2017—2021 年各省（自治区、直辖市）二级民营医院平均急诊人次

3）年均留观人次

2021 年全国各省（自治区、直辖市）综合医院平均留观人次与 2020 年相比，三级公立医院中有 21 个省份呈上升趋势，9 个省份呈下降趋势（1 个省份无有效数据）；二级公立医院中有 25 个省份呈上升趋势，6 个省份呈下降趋势；三级民营医院中有 11 个省份呈上升趋势，10 个省份呈下降趋势（10 个省份无有效数据）；二级民营医院中有 8 个省份呈上升趋势，19 个省份呈下降趋势（4 个省份无有效数据）（图 2-1-6-30～图 2-1-6-33）。

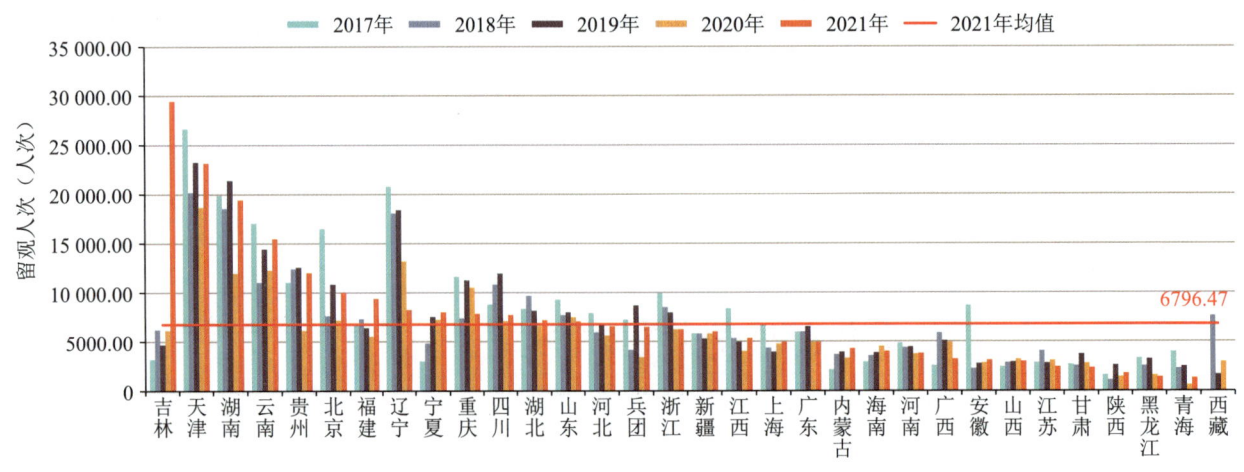

图 2-1-6-30　2017—2021 年各省（自治区、直辖市）三级公立医院平均留观人次

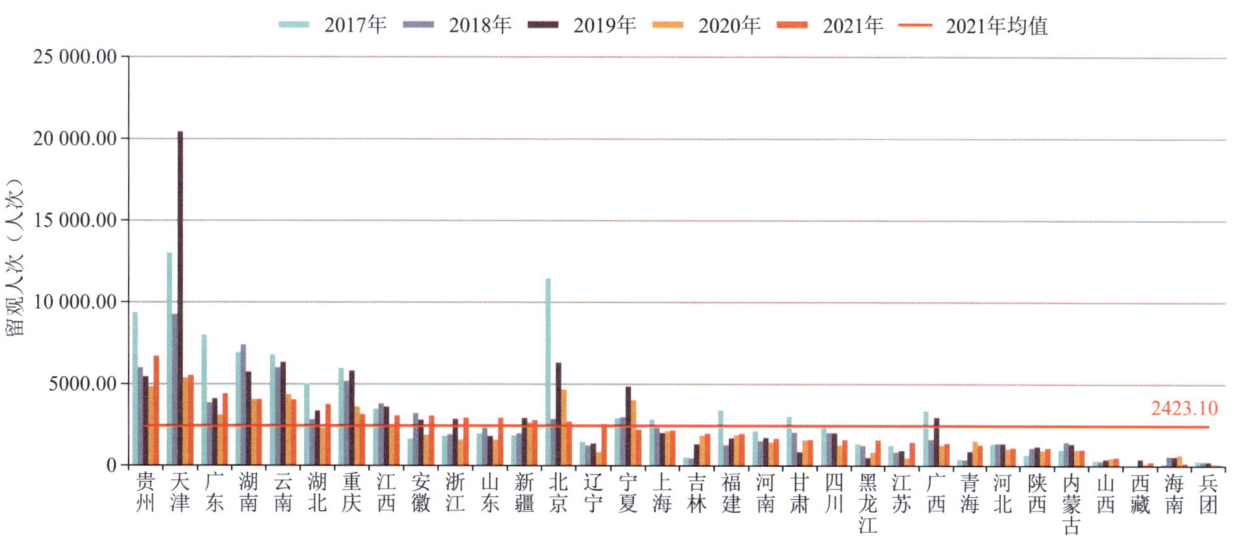

图 2-1-6-31　2017—2021 年各省（自治区、直辖市）二级公立医院平均留观人次

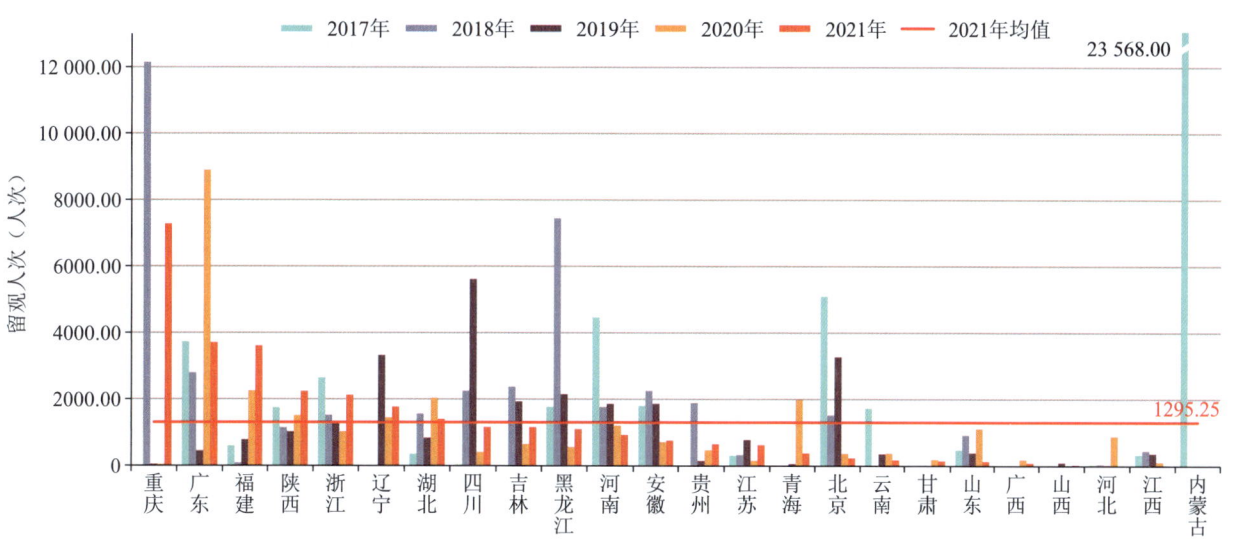

图 2-1-6-32　2017—2021 年各省（自治区、直辖市）三级民营医院平均留观人次

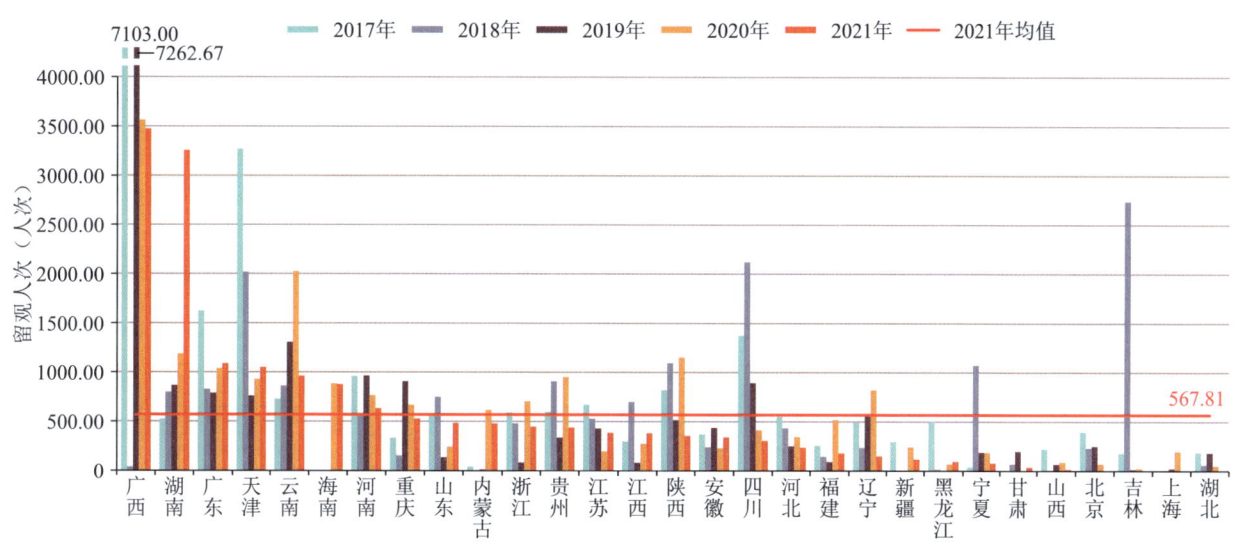

图 2-1-6-33　2017—2021 年各省（自治区、直辖市）二级民营医院平均留观人次

3. 专科医院平均门诊、急诊、留观人次

（1）年均门诊人次

2017—2021年各专科医院平均门诊人次，肿瘤专科、儿童专科、精神专科、妇产专科、妇幼保健院、传染病专科和心血管专科医院均集中在三级公立医院，2021年儿童专科三级公立医院门诊平均1330 158.70人次（图2-1-6-34）。

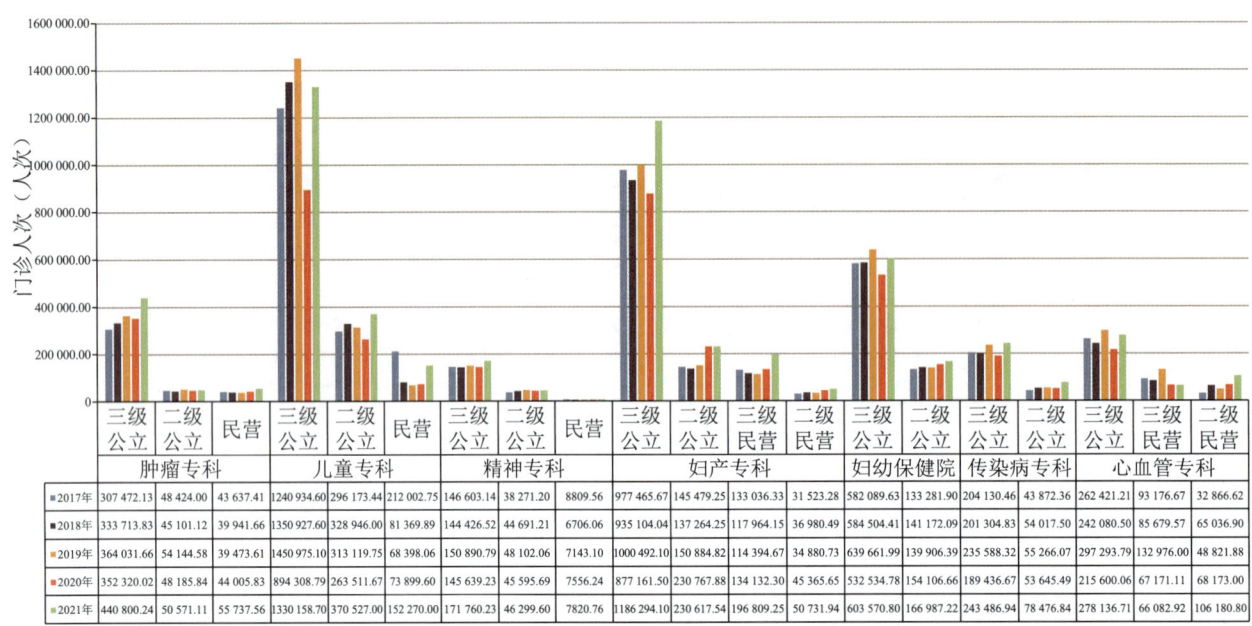

图2-1-6-34　2017—2021年各专科医院平均门诊人次

（2）年均急诊人次

具体情况如图2-1-6-35所示。

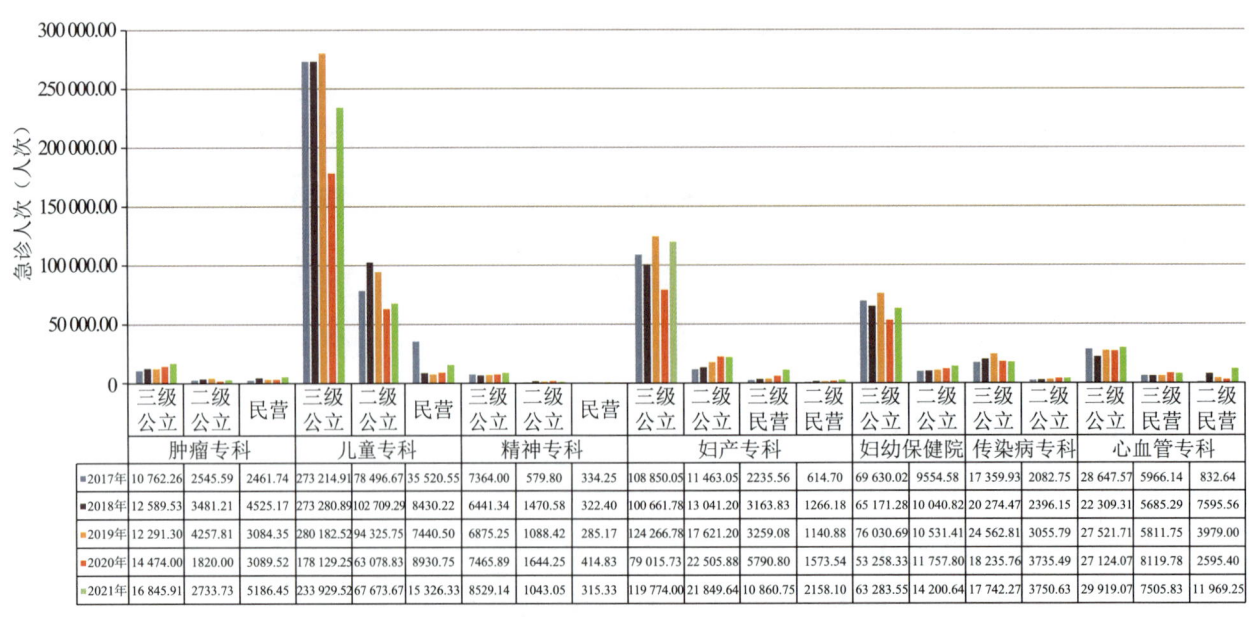

图2-1-6-35　2017—2021年各专科医院平均急诊人次

（3）年均留观人次

具体情况如图2-1-6-36所示。

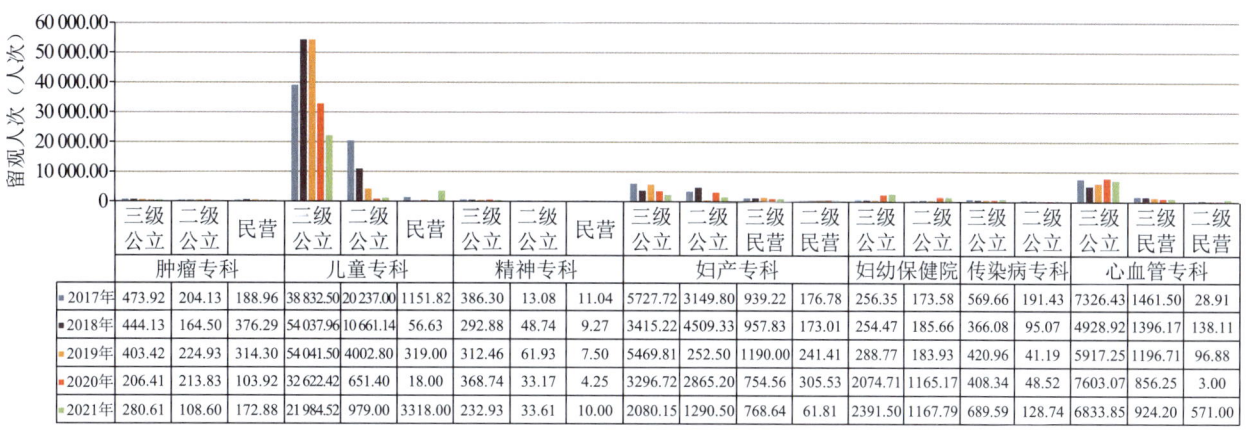

图 2-1-6-36 2017—2021年各专科医院平均留观人次

（二）平均出院人次

1. 全国各类别医院平均出院人次

具体情况如图 2-1-6-37 所示。

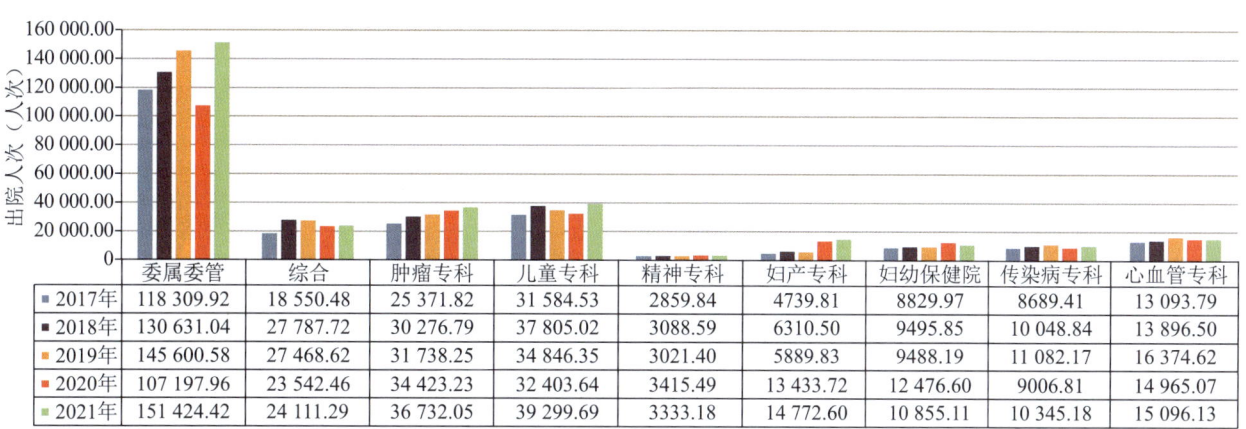

注：综合医院包含委属委管医院。

图 2-1-6-37 2017—2021年各类别医院平均出院人次

2. 全国各级综合医院平均出院人次

（1）全国情况

2021年二级公立医院平均出院人次较2020年有所下降，其余相比2020年均有所增加（图2-1-6-38）。

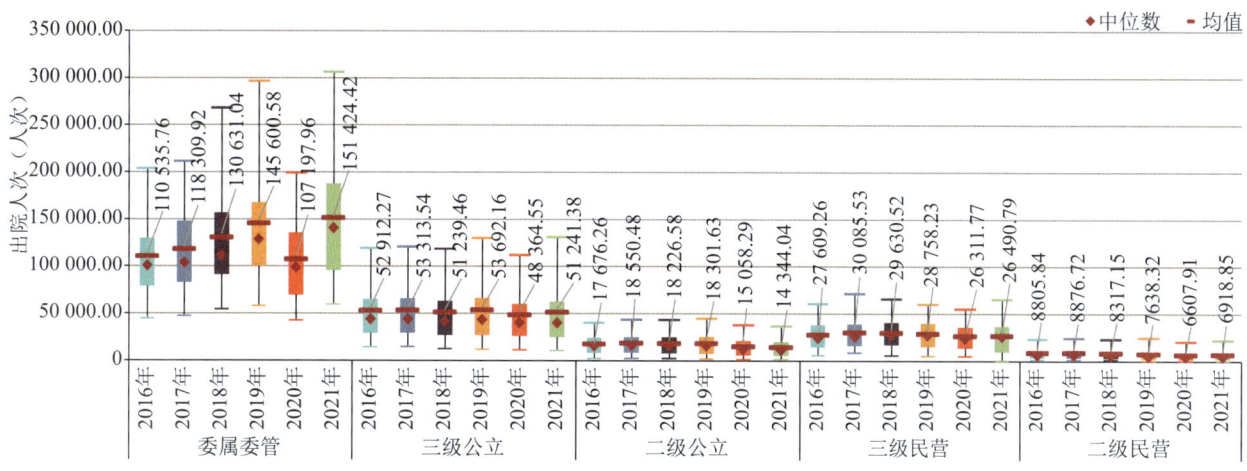

图 2-1-6-38 2016—2021年各级综合医院平均出院人次

（2）各省（自治区、直辖市）情况

2021年全国各省（自治区、直辖市）综合医院平均出院人次与2020年相比，三级公立医院中有20个省份呈上升趋势，10个省份呈下降趋势（1个省份无有效数据）；二级公立医院中有14个省份呈上升趋势，17个省份呈下降趋势；三级民营医院中有14个省份呈上升趋势，11个省份呈下降趋势（6个省份无有效数据）；二级民营医院中有17个省份呈上升趋势，13个省份呈下降趋势（1个省份无有效数据）（图2-1-6-39～图2-1-6-42）。

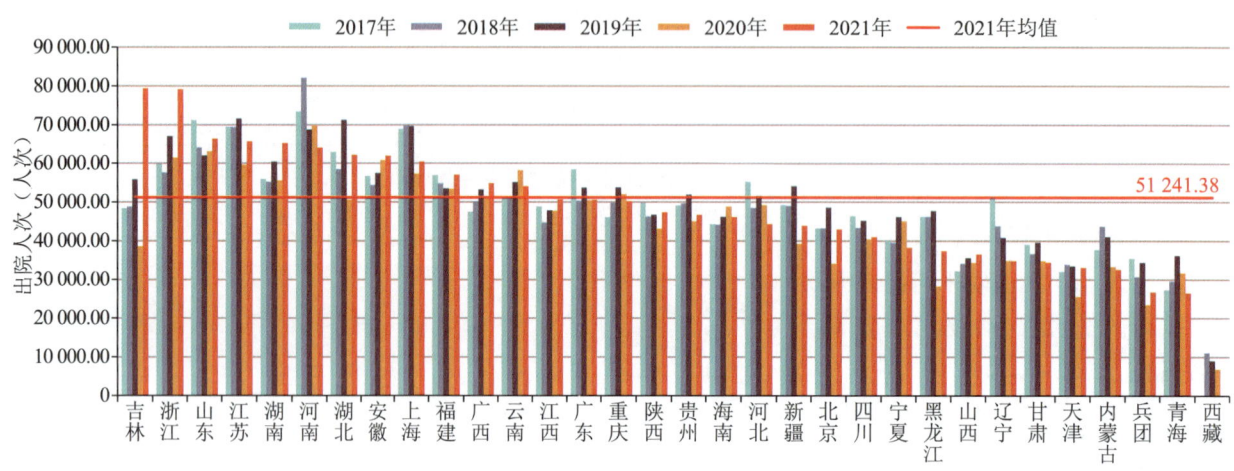

注：无相关医疗机构数据的省（自治区、直辖市）及年份，图中不显示。本节同

图2-1-6-39　2017—2021年各省（自治区、直辖市）三级公立医院平均出院人次

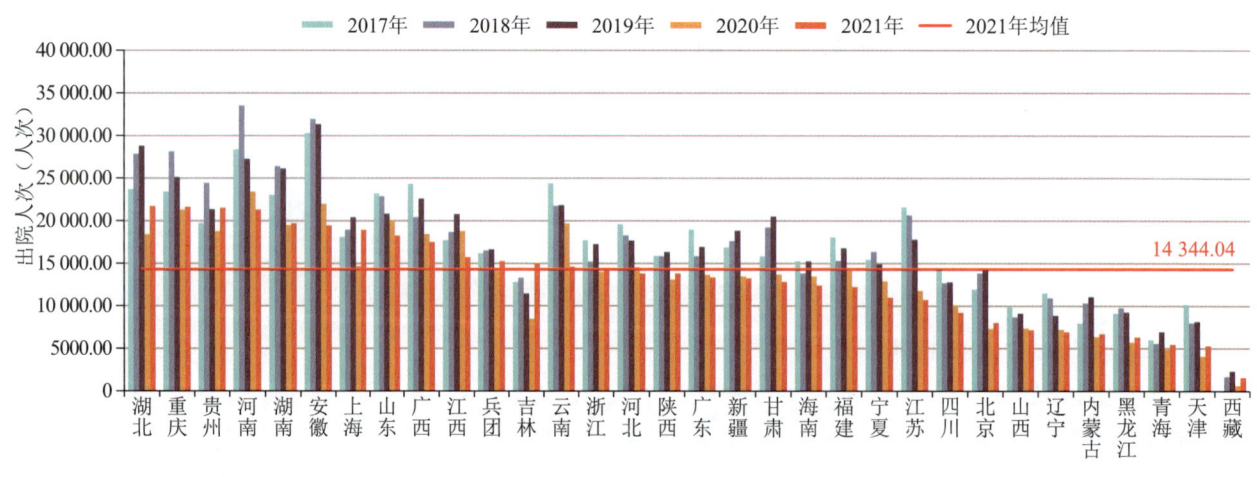

图2-1-6-40　2017—2021年各省（自治区、直辖市）二级公立医院平均出院人次

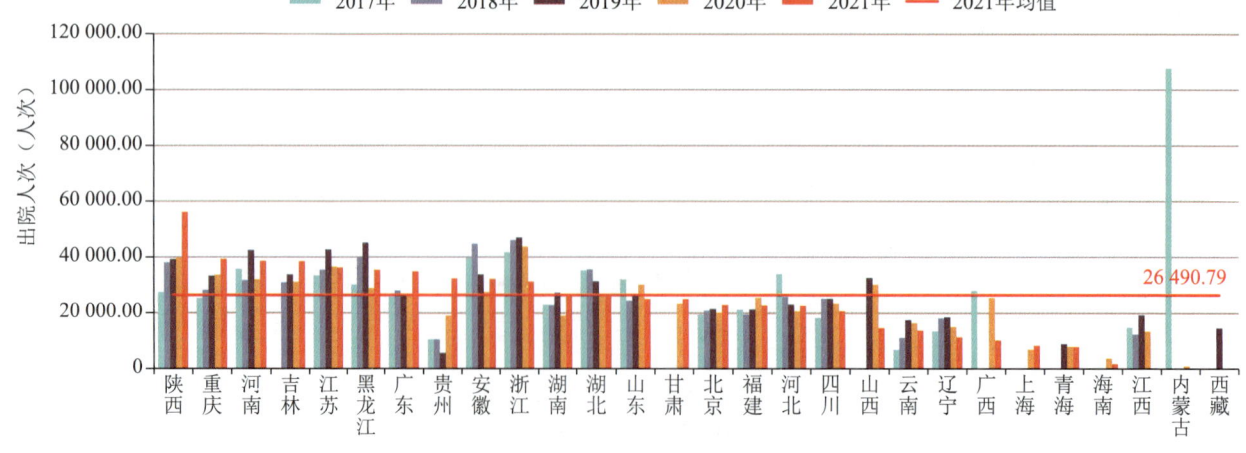

图2-1-6-41　2017—2021年各省（自治区、直辖市）三级民营医院年平均出院人次

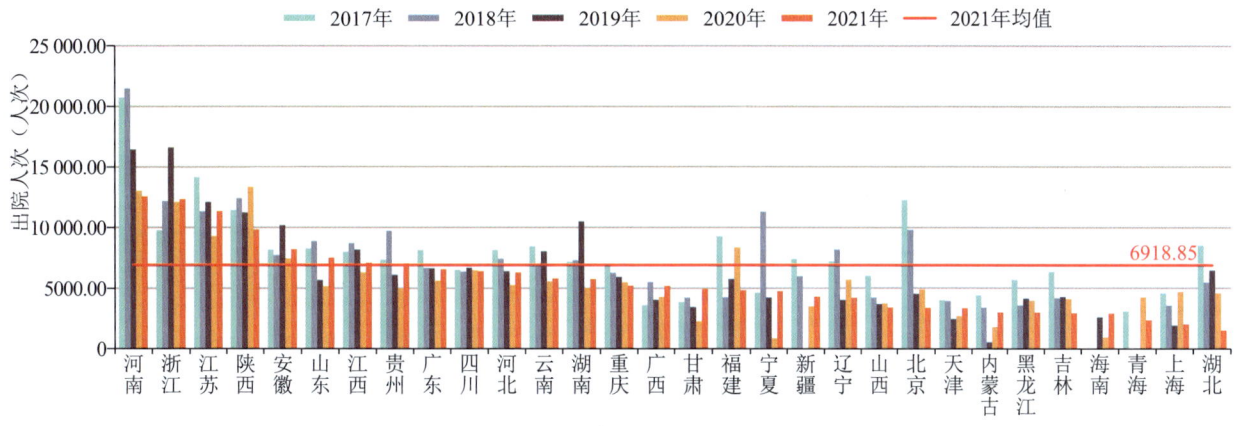

图 2-1-6-42　2017—2021年各省（自治区、直辖市）二级民营医院平均出院人次

3. 专科医院平均出院人次

2017—2021年各专科医院平均出院人次，肿瘤专科、儿童专科、精神专科、妇产专科、妇幼保健院、传染病专科和心血管专科医院均集中在三级公立医院，2021年肿瘤专科三级公立医院（66 751.08人次）相比2020年显著增加（图2-1-6-43）。

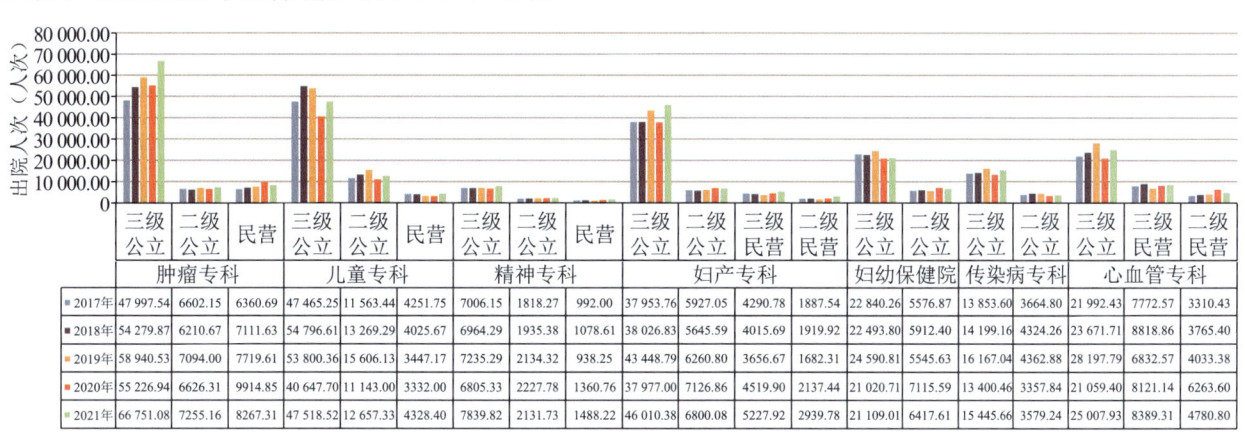

图 2-1-6-43　2017—2021年各专科医院平均出院人次

（三）平均住院患者手术例数

1. 全国各类别医院平均住院患者手术例数

具体情况如图2-1-6-44所示。

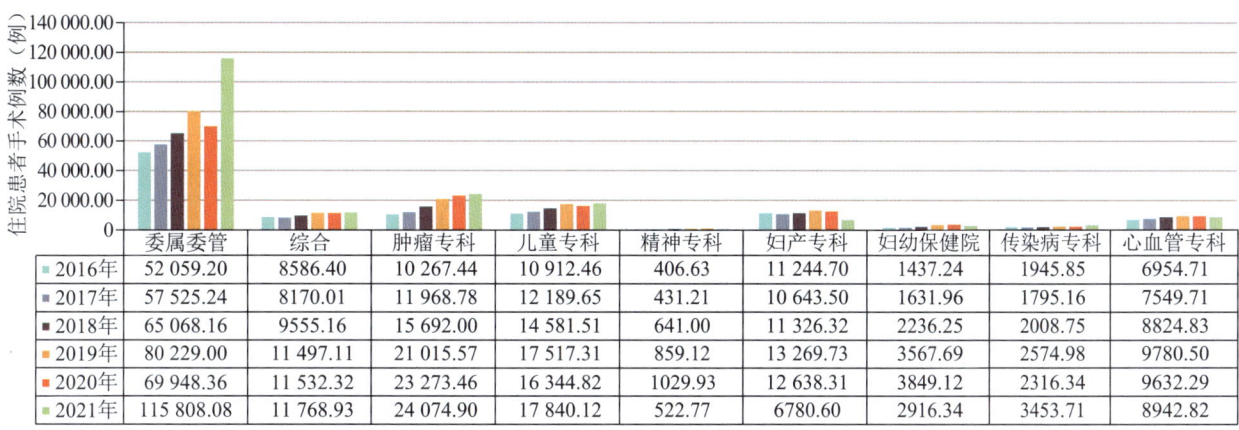

注：综合医院包含委属委管医院。

图 2-1-6-44　2016—2021年全国各类别医院平均住院患者手术例数

2. 全国各级综合医院平均住院患者手术例数

（1）全国情况

2021年除二级民营医院外，全国各级综合医院平均住院患者手术例数相比2020年均有所增加，其中委属委管医院平均住院患者手术例数（115 808.08人次）相比2020年显著增加，三级公立医院增加至31 583.20人次（图2-1-6-45）。

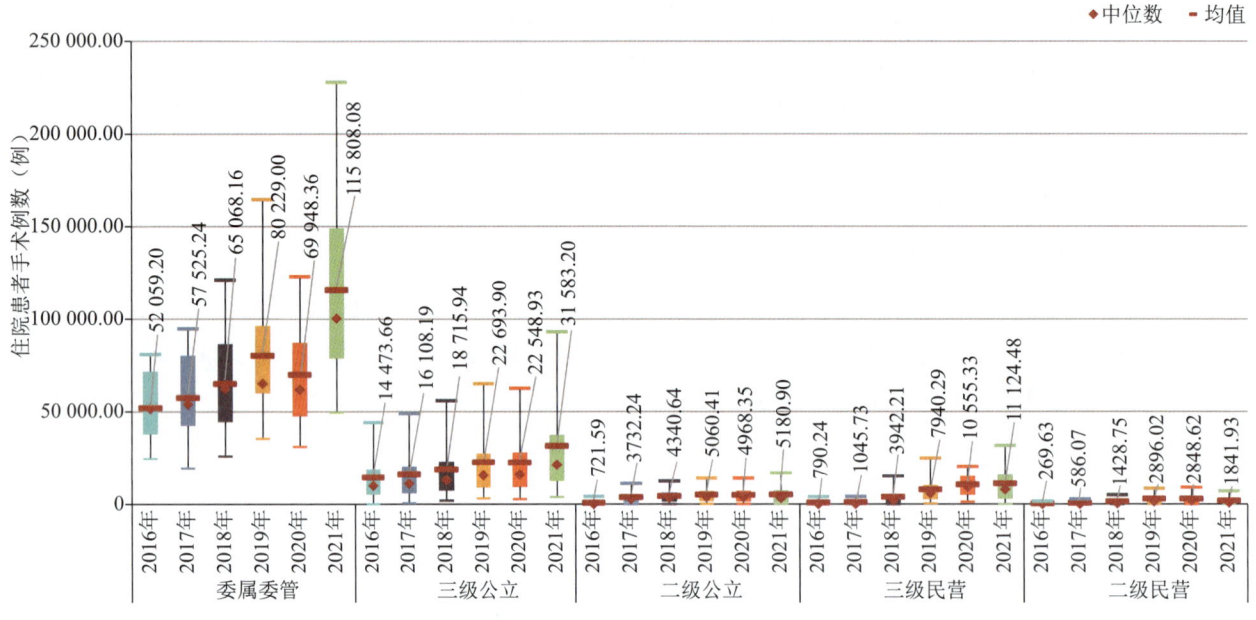

图2-1-6-45　2016—2021年全国各级综合医院平均住院患者手术例数

（2）各省（自治区、直辖市）情况

2021年全国各省（自治区、直辖市）综合医院平均住院患者手术例数与2020年相比，三级公立医院中所有省份均呈上升趋势；二级公立医院中有21个省份呈上升趋势，10个省份呈下降趋势；三级民营医院中有23个省份呈上升趋势，2个省份呈下降趋势（6个省份无有效数据）；二级民营医院中有18个省份呈上升趋势，11个省份呈下降趋势（2个省份无有效数据）（图2-1-6-46～图2-1-6-49）。

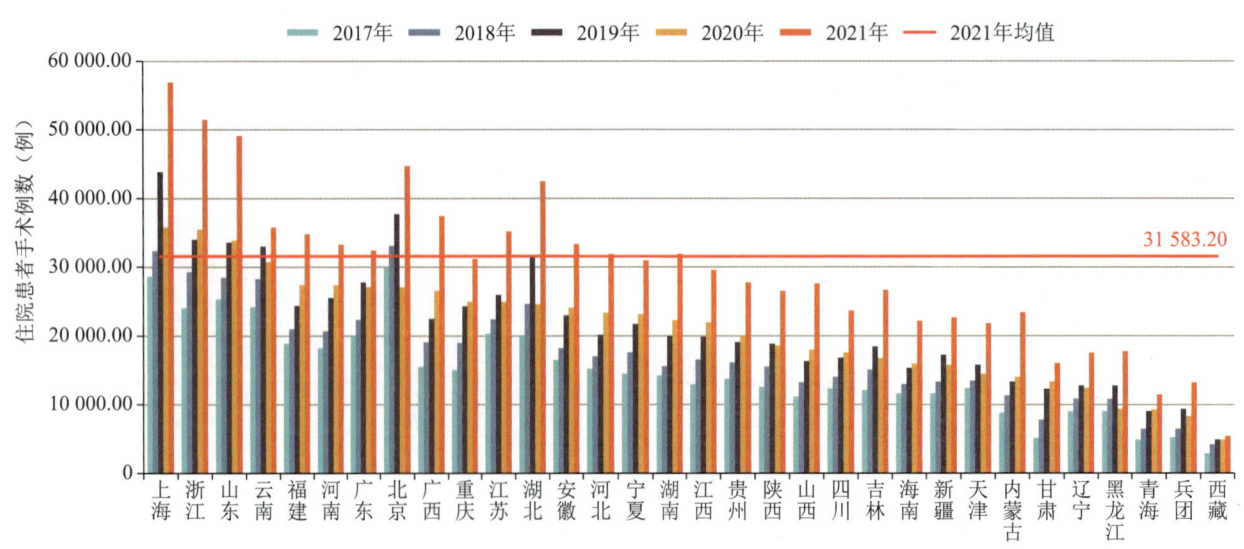

图2-1-6-46　2017—2021年全国各省（自治区、直辖市）三级公立医院平均住院患者手术例数

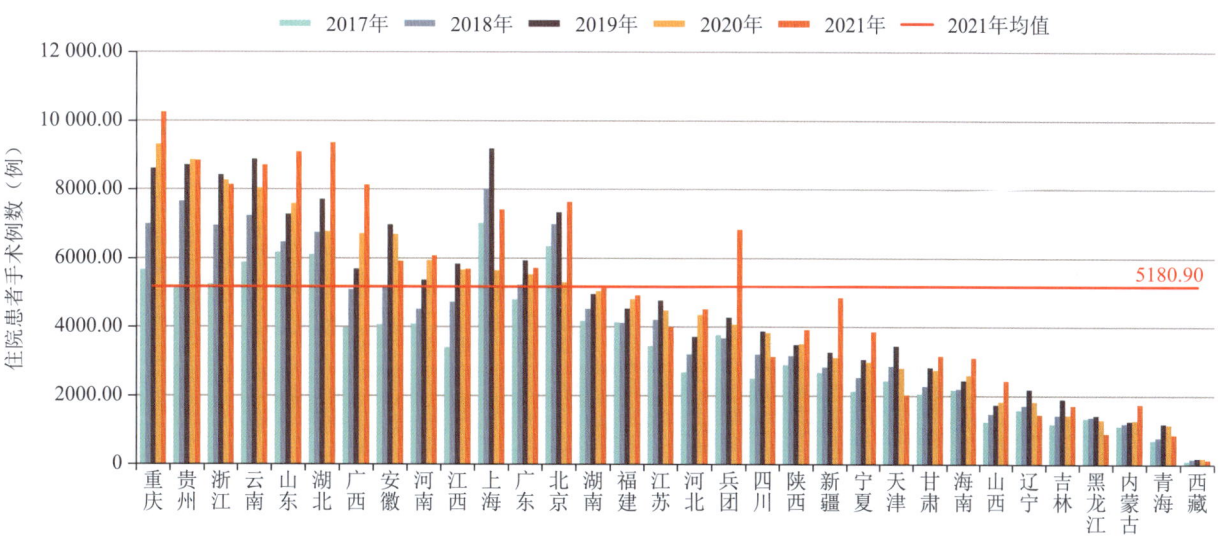

图 2-1-6-47　2017—2021 年各省（自治区、直辖市）二级公立医院平均住院患者手术例数

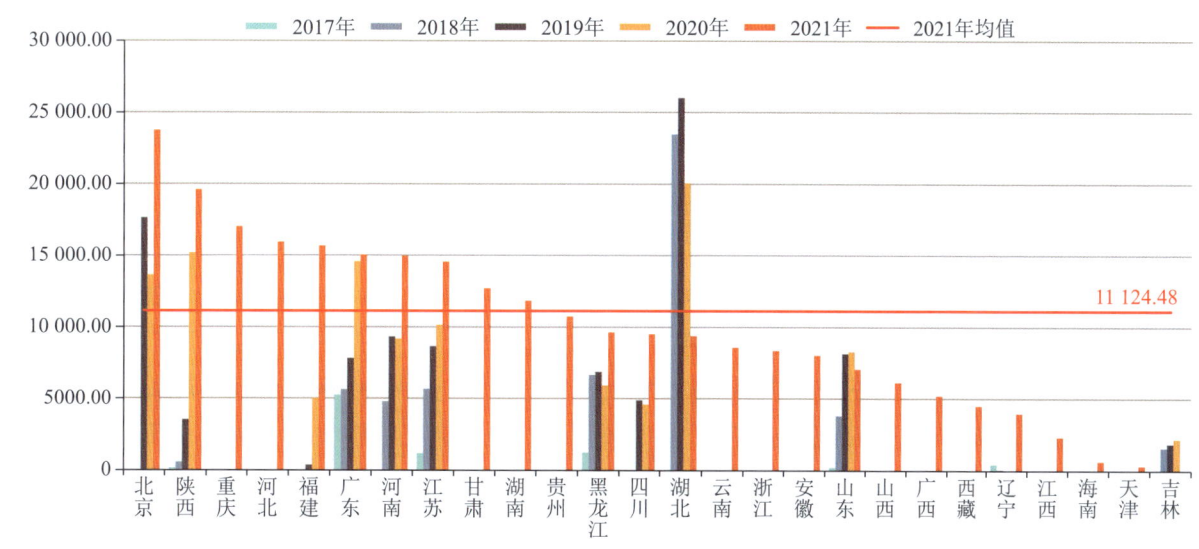

图 2-1-6-48　2017—2021 年各省（自治区、直辖市）三级民营医院平均住院患者手术例数

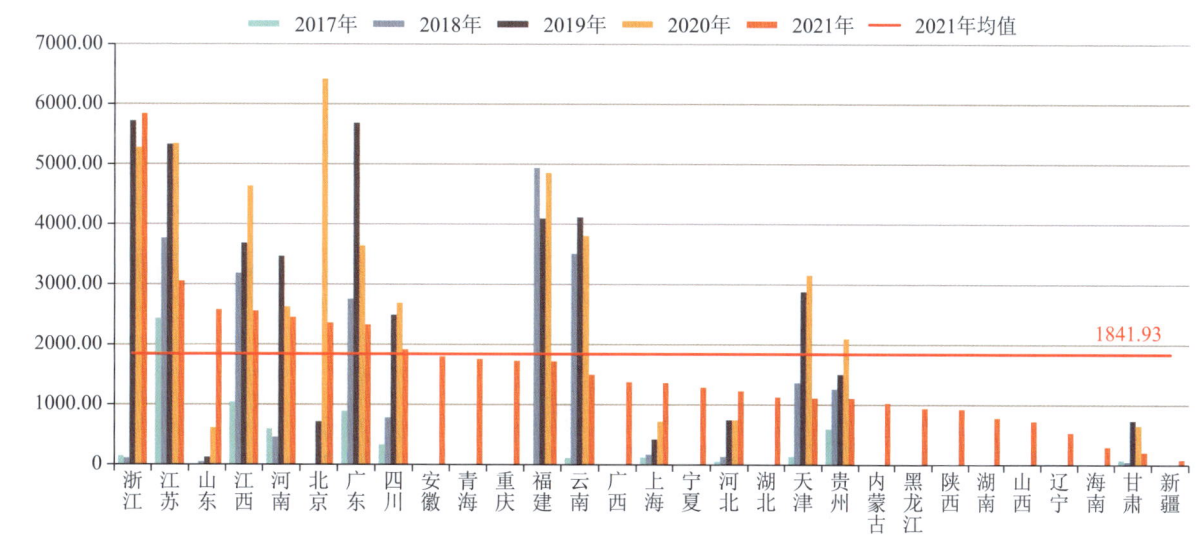

图 2-1-6-49　2017—2021 年各省（自治区、直辖市）二级民营医院平均住院患者手术例数

3. 专科医院平均住院患者手术例数

2017—2021年全国各级各类专科医院住院患者平均手术例数，肿瘤专科、儿童专科、精神专科、妇产专科、妇幼保健院、传染病专科和心血管专科医院均集中在三级公立医院，其中肿瘤专科三级公立医院由2020年28 031.84人次增加至2021年45 751.63人次（图2-1-6-50）。

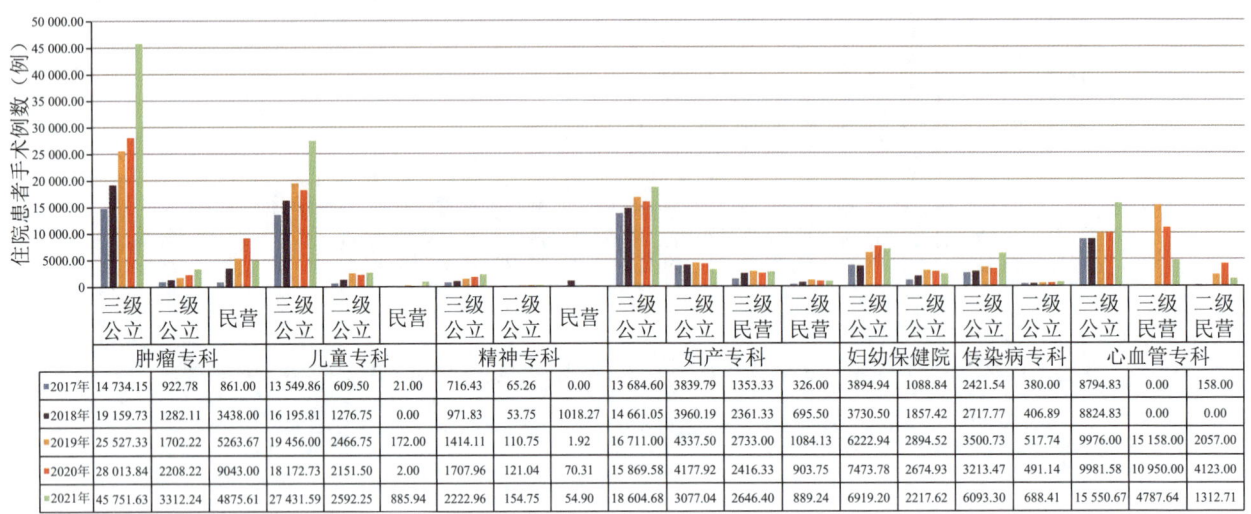

图2-1-6-50 2017—2021年全国各级各类专科医院住院患者平均手术例数

（四）CT、MRI、彩超年度每百名门急诊、出院患者服务人次

（1）全国情况

2021年全国各级综合医院每百名门急诊患者CT服务人次中，二级民营医院较2020年增加，其余医院较2020年减少；每百名出院患者CT服务人次中，委属委管、三级民营和二级民营医院较2020年增加，三级公立医院和二级公立医院较2020年减少；每百名门急诊患者MRI服务人次中，委属委管、二级公立较2020年增加，三级公立、三级民营医院和二级民营医院较2020年减少；每百名出院患者MRI服务人次中，二级公立、三级民营医院较2020年增加，委属委管、三级公立、二级民营医院较2020年减少；每百名门急诊患者彩超服务人次中，委属委管、二级民营医院较2020年增加，三级公立、二级公立、三级民营较2020年减少；每百名出院患者彩超服务人次中，委属委管、三级公立、三级民营医院较2020年增加，二级公立、二级民营医院较2020年减少（图2-1-6-51～图2-1-6-56）。

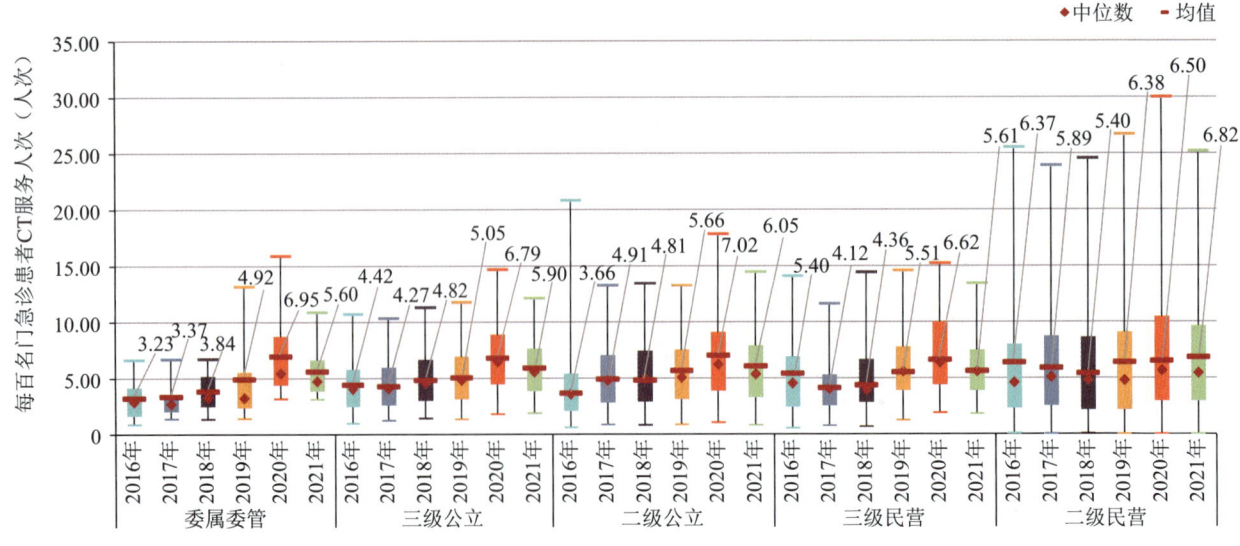

图2-1-6-51 2016—2021年各级综合医院每百名门急诊患者CT服务人次

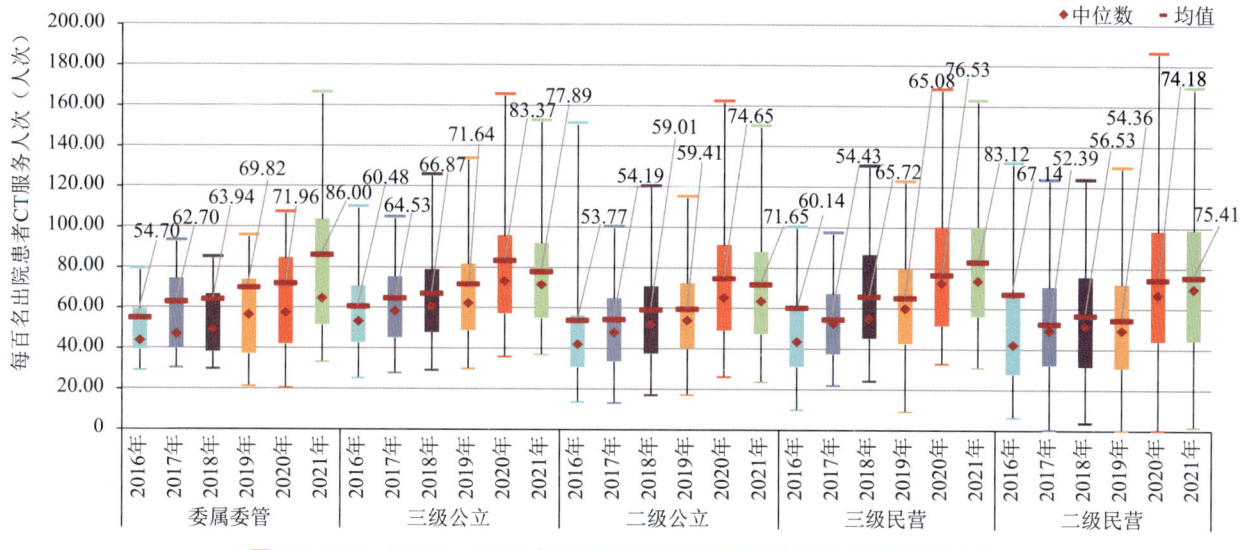

图 2-1-6-52　2016—2021 年各级综合医院每百名出院患者 CT 服务人次

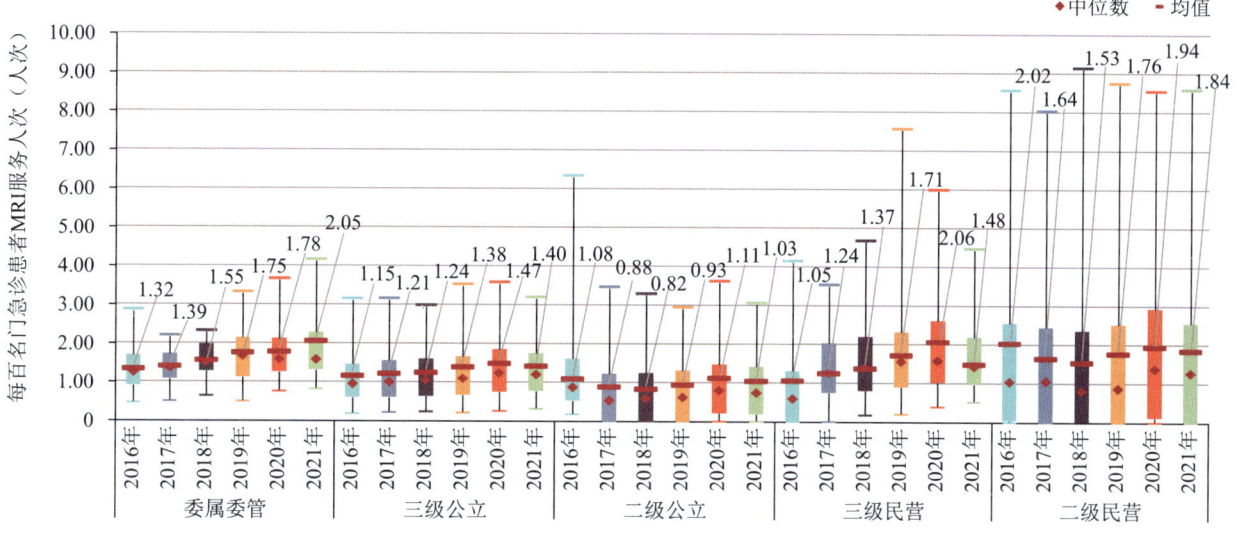

图 2-1-6-53　2016—2021 年各级综合医院每百名门急诊患者 MRI 服务人次

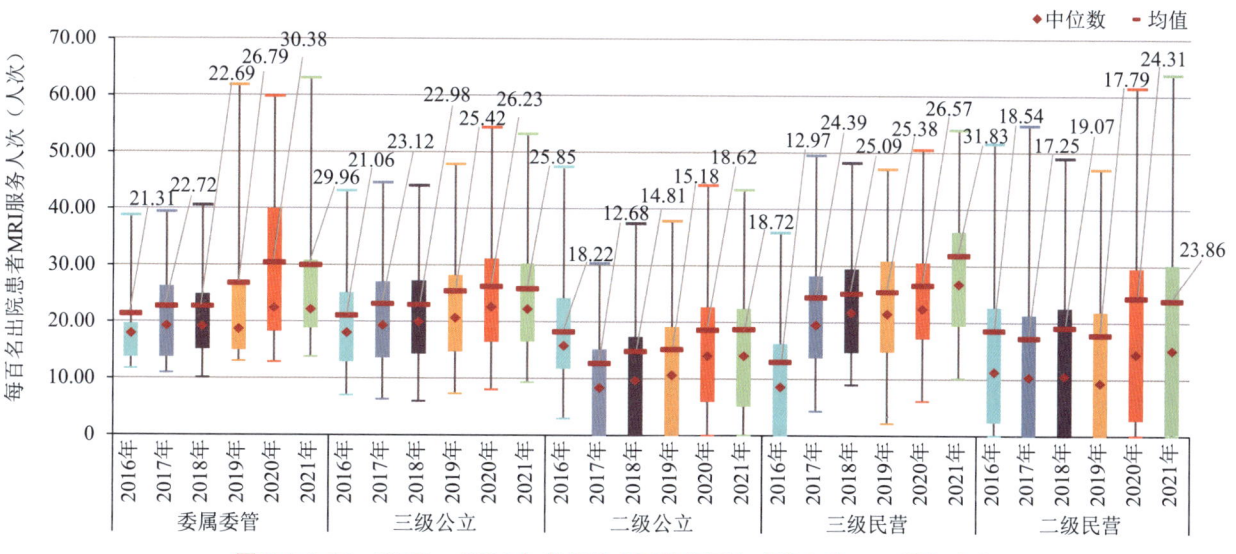

图 2-1-6-54　2016—2021 年各级综合医院每百名出院患者 MRI 服务人次

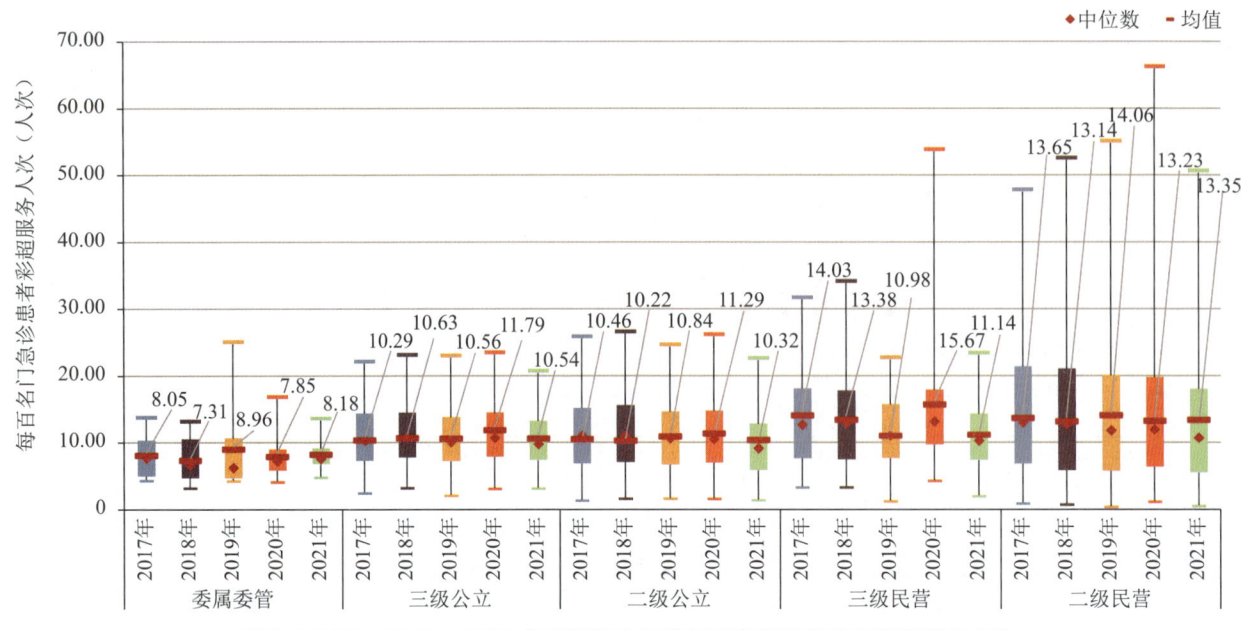

图 2-1-6-55　2017—2021 年各级综合医院每百名门急诊患者彩超服务人次

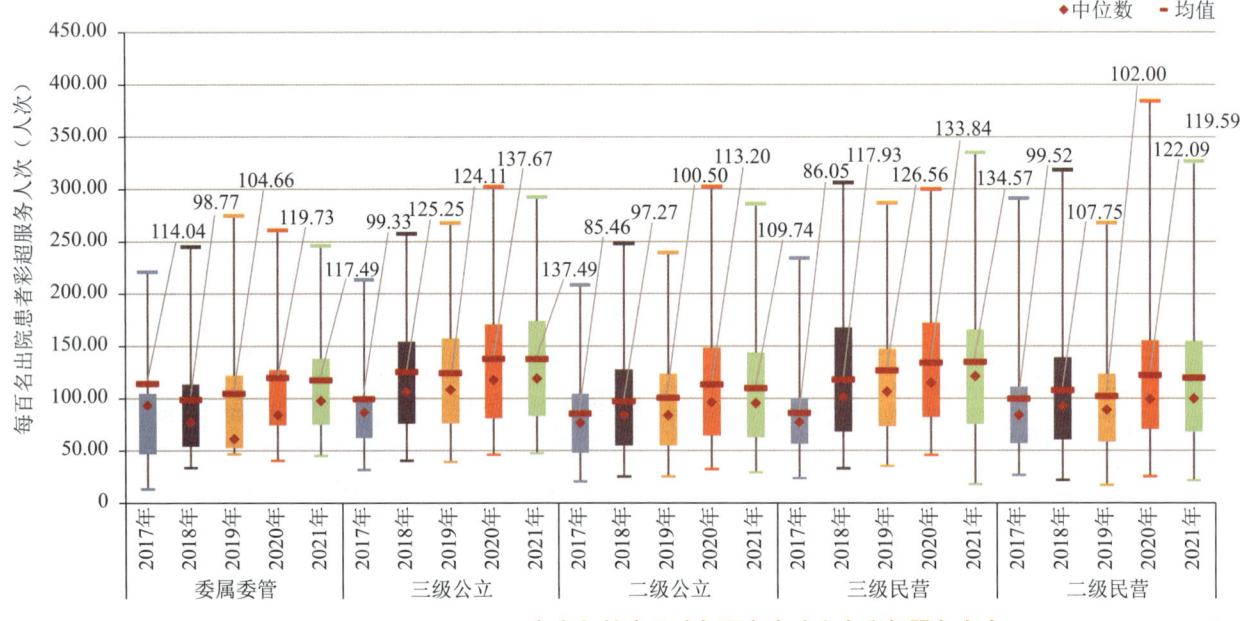

图 2-1-6-56　2017—2021 年各级综合医院每百名出院患者彩超服务人次

（2）各省（自治区、直辖市）情况

1）每百名门急诊患者 CT 服务人次

2021 年全国各省（自治区、直辖市）综合医院每百名门急诊患者 CT 服务人次与 2020 年相比，三级公立医院中有 5 个省份呈上升趋势，25 个省份呈下降趋势（1 个省份无有效数据）；二级公立医院中有 4 个省份呈上升趋势，27 个省份呈下降趋势；三级民营医院中有 7 个省份呈上升趋势，18 个省份呈下降趋势（6 个省份无有效数据）；二级民营医院中有 19 个省份呈上升趋势，9 个省份呈下降趋势（3 个省份无有效数据）（图 2-1-6-57～图 2-1-6-60）。

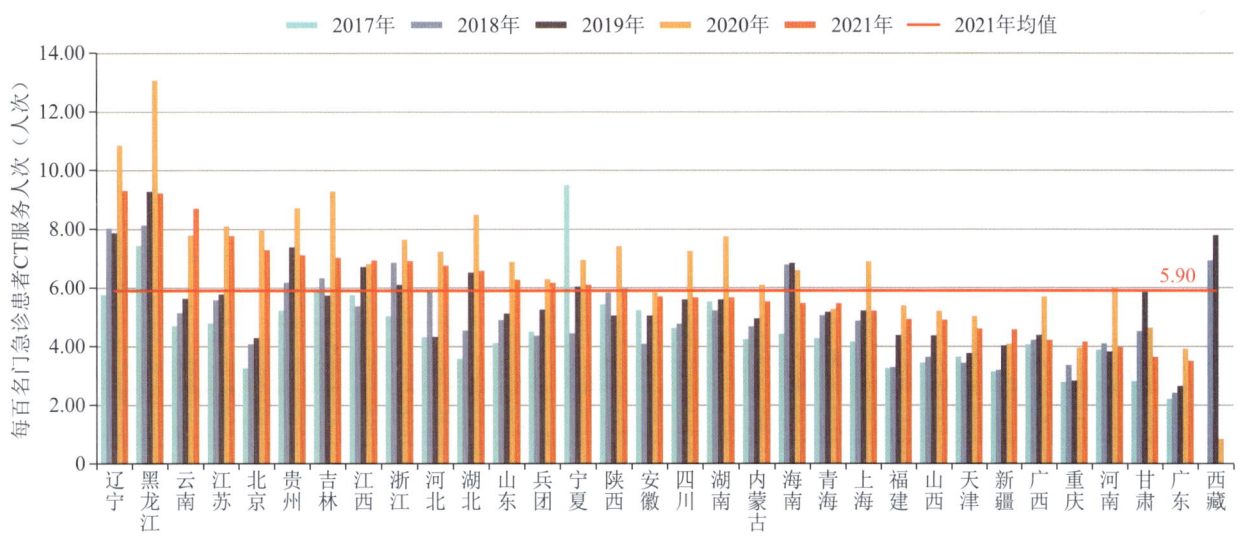

图 2-1-6-57　2017—2021 年各省（自治区、直辖市）三级公立医院每百名门急诊患者 CT 服务人次

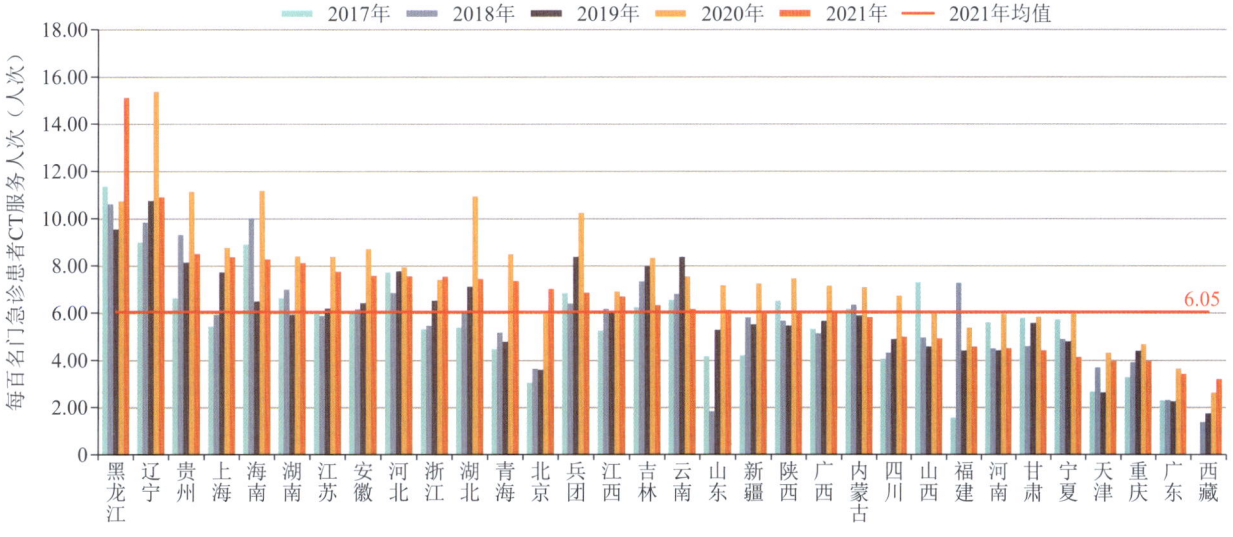

图 2-1-6-58　2017—2021 年各省（自治区、直辖市）二级公立医院每百名门急诊患者 CT 服务人次

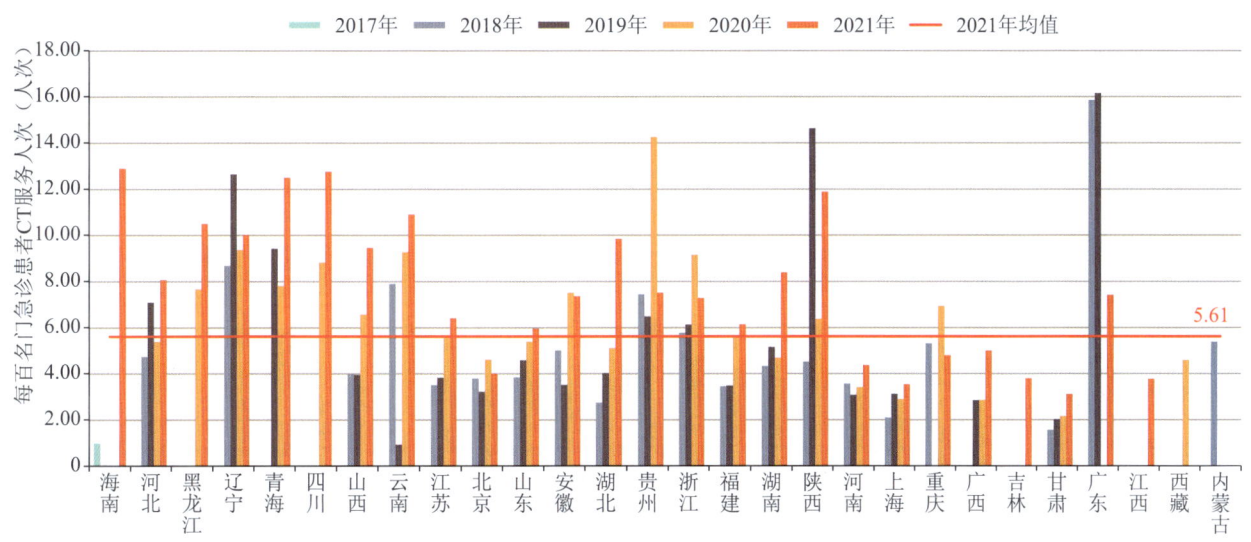

图 2-1-6-59　2017—2021 年各省（自治区、直辖市）三级民营医院每百名门急诊患者 CT 服务人次

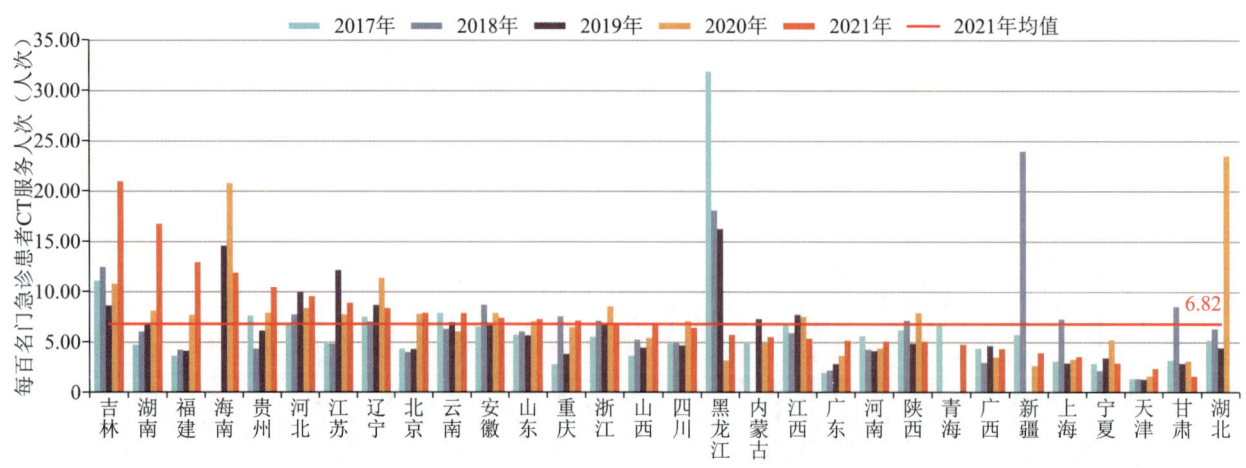

图 2-1-6-60　2017—2021 年各省（自治区、直辖市）二级民营医院每百名门急诊患者 CT 服务人次

2）每百名出院患者 CT 服务人次

2021 年全国各省（自治区、直辖市）综合医院每百名出院患者 CT 服务人次与 2020 年相比，三级公立医院中有 10 个省份呈上升趋势，20 个省份呈下降趋势（1 个省份无有效数据）；二级公立医院中有 11 个省份呈上升趋势，20 个省份呈下降趋势；三级民营医院中有 16 个省份呈上升趋势，9 个省份呈下降趋势（8 个省份无有效数据）；二级民营医院中有 20 个省份呈上升趋势，9 个省份呈下降趋势（2 个省份无有效数据）（图 2-1-6-61～图 2-1-6-64）。

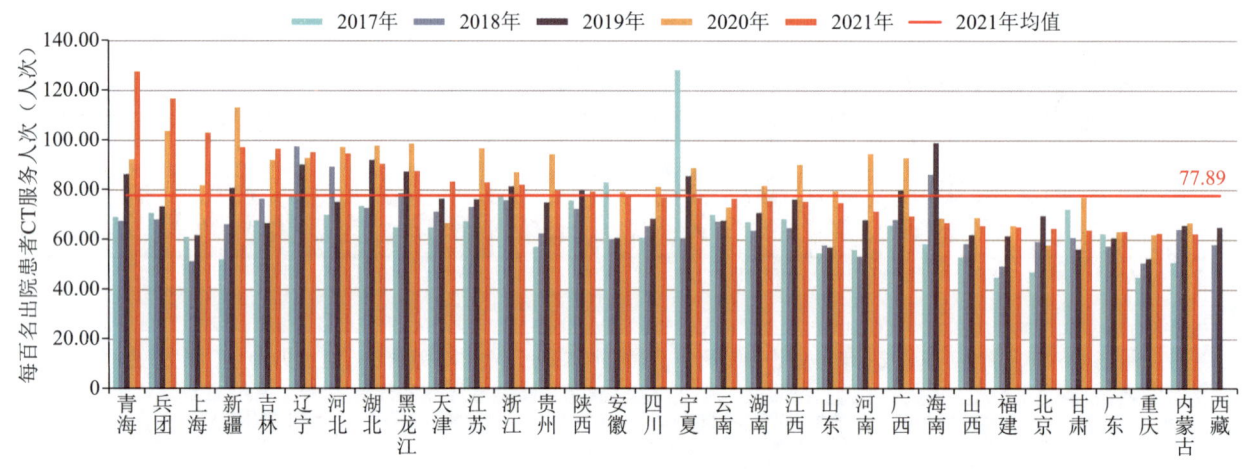

图 2-1-6-61　2017—2021 年各省（自治区、直辖市）三级公立医院每百名出院患者 CT 服务人次

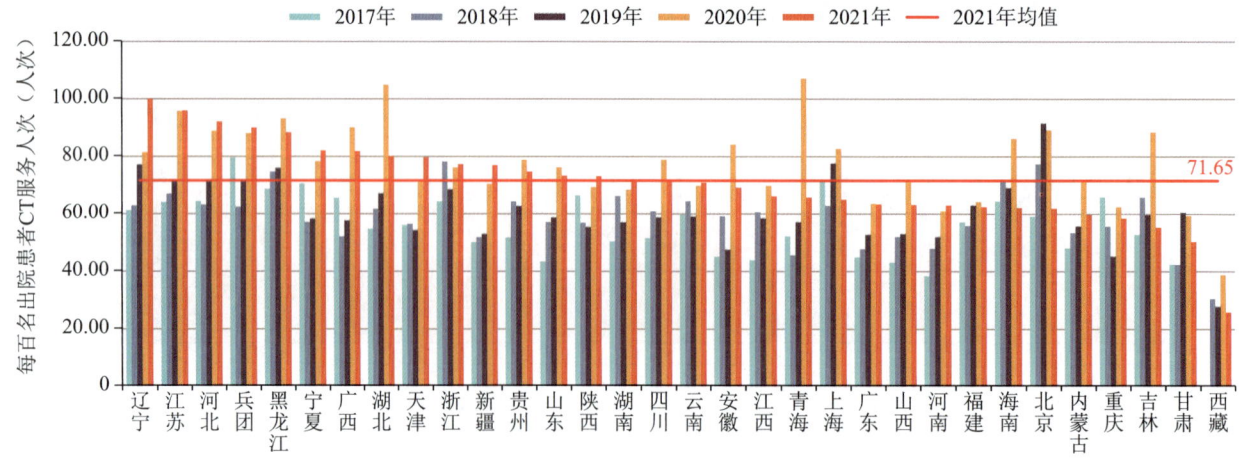

图 2-1-6-62　2017—2021 年各省（自治区、直辖市）二级公立医院每百名出院患者 CT 服务人次

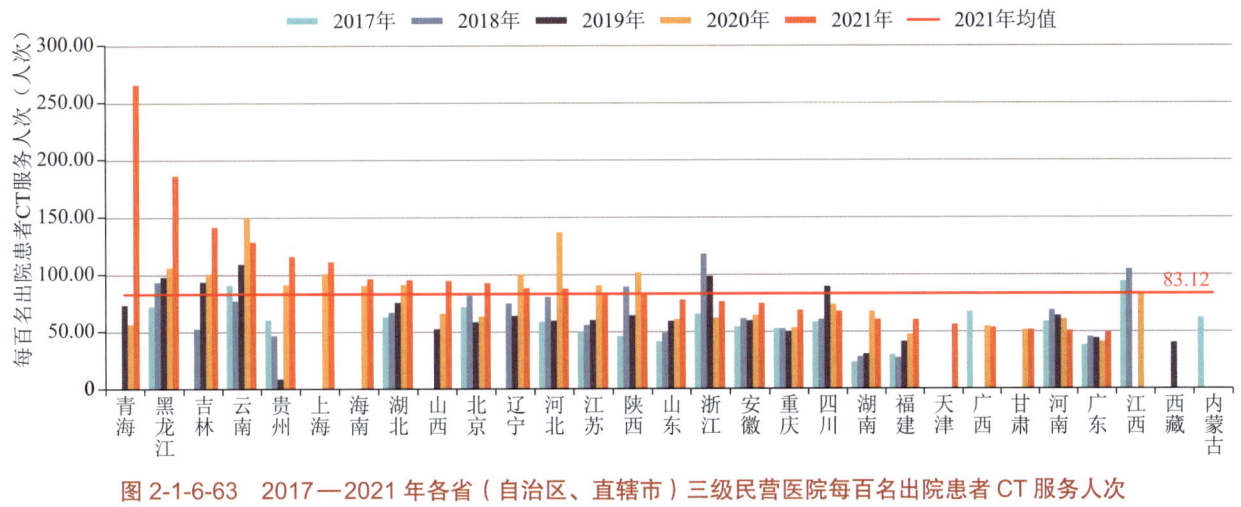

图 2-1-6-63　2017—2021 年各省（自治区、直辖市）三级民营医院每百名出院患者 CT 服务人次

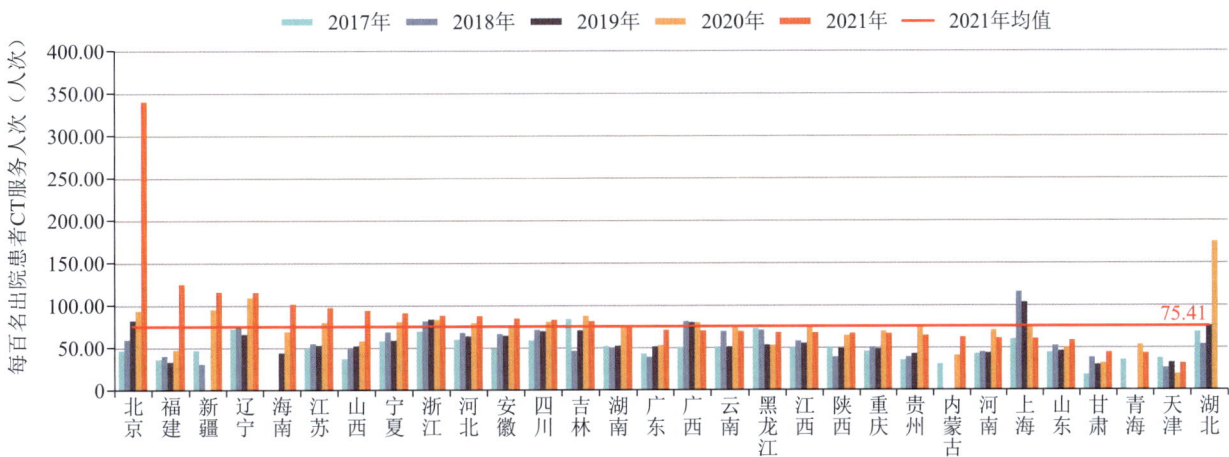

图 2-1-6-64　2017—2021 年各省（自治区、直辖市）二级民营医院每百名出院患者 CT 服务人次

3）每百名门急诊患者 MRI 服务人次

2021 年全国各省（自治区、直辖市）综合医院每百名门急诊患者 MRI 服务人次与 2020 年相比，三级公立医院中有 11 个省份呈上升趋势，19 个省份呈下降趋势（1 个省份无有效数据）；二级公立医院中有 9 个省份呈上升趋势，21 个省份呈下降趋势（1 个省份无有效数据）；三级民营医院中有 9 个省份呈上升趋势，16 个省份呈下降趋势（6 个省份无有效数据）；二级民营医院中有 10 个省份呈上升趋势，17 个省份呈下降趋势（4 个省份无有效数据）（图 2-1-6-65～图 2-1-6-68）。

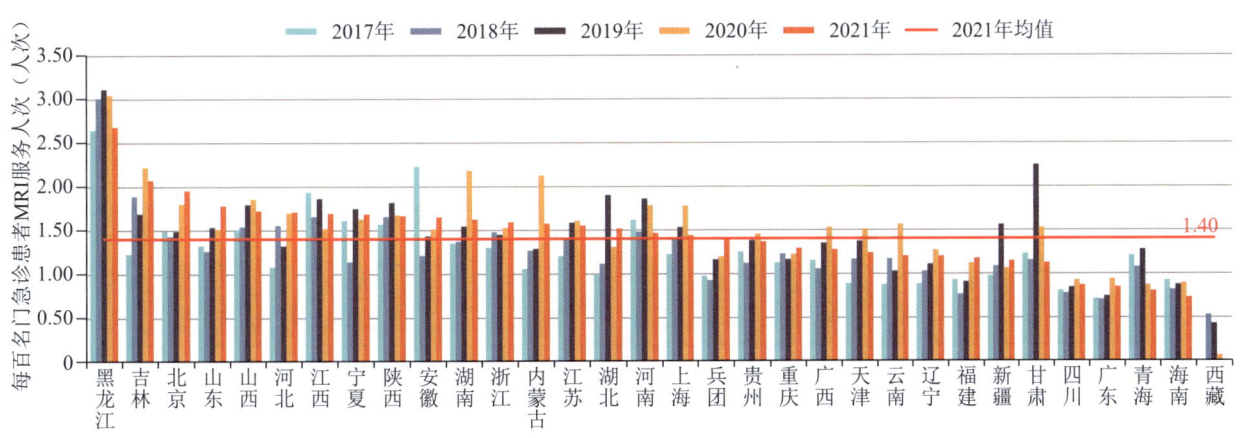

图 2-1-6-65　2017—2021 年各省（自治区、直辖市）三级公立医院每百名门急诊患者 MRI 服务人次

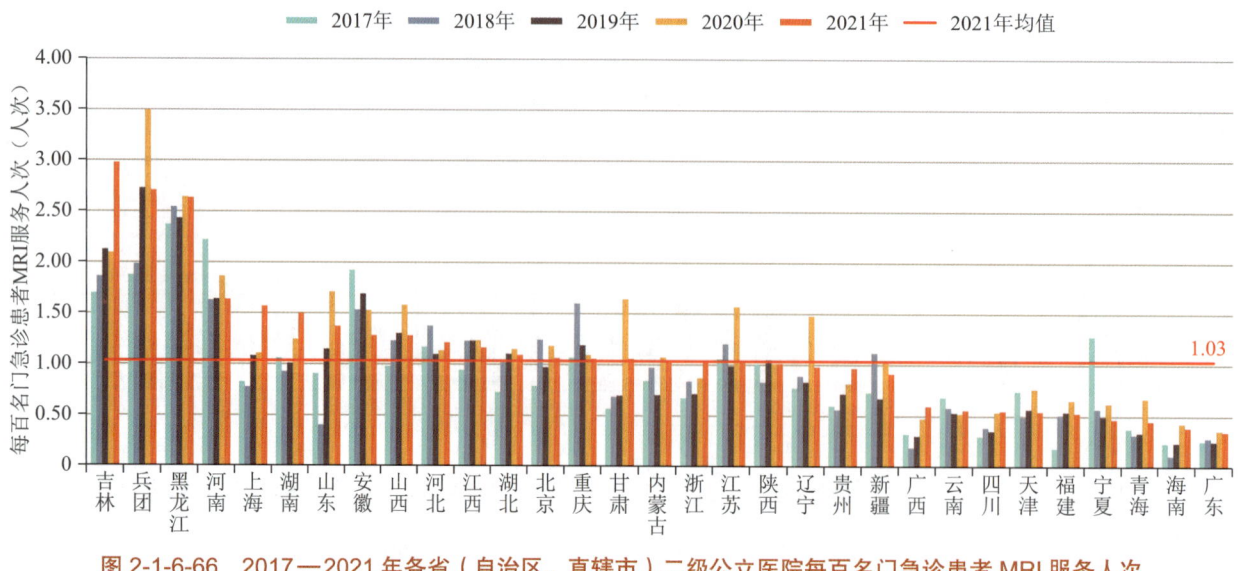

图 2-1-6-66 2017—2021 年各省（自治区、直辖市）二级公立医院每百名门急诊患者 MRI 服务人次

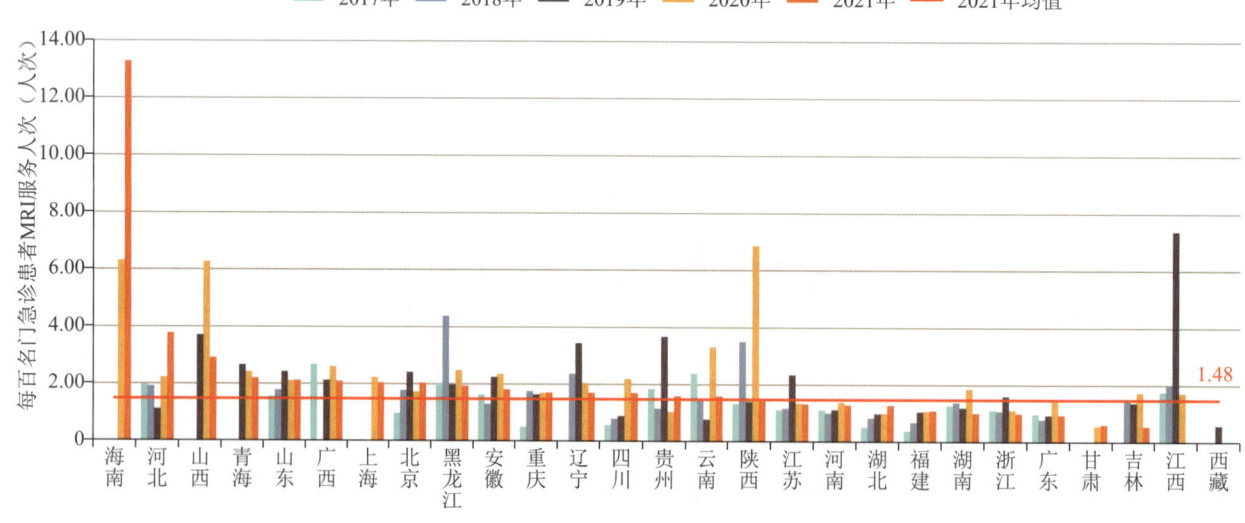

图 2-1-6-67 2017—2021 年各省（自治区、直辖市）三级民营医院每百名门急诊患者 MRI 服务人次

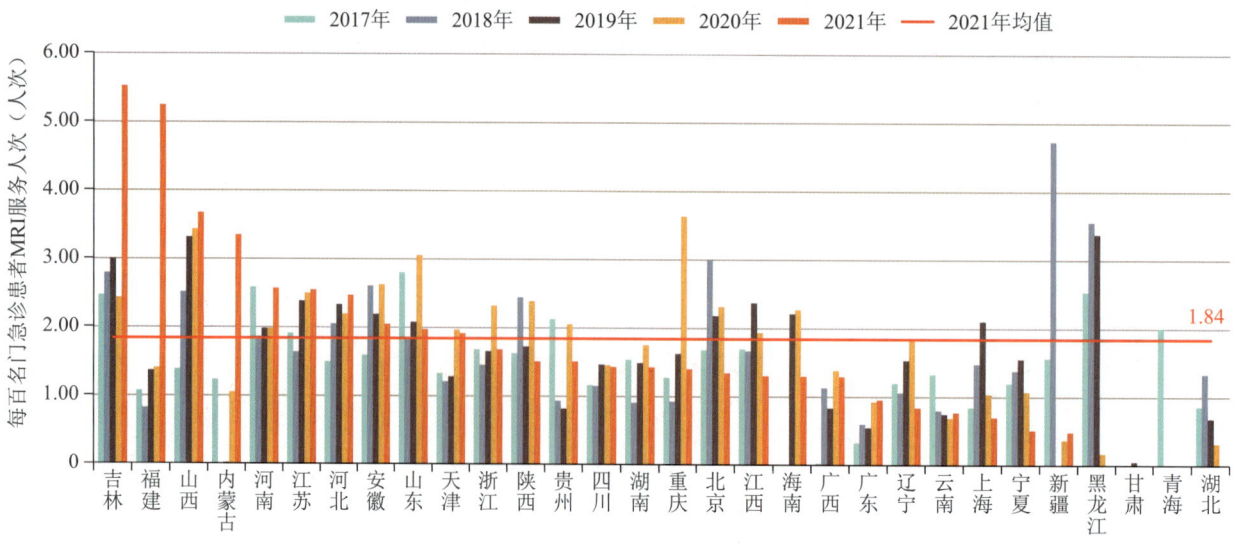

图 2-1-6-68 2017—2021 年各省（自治区、直辖市）二级民营医院每百名门急诊患者 MRI 服务人次

4）每百名出院患者 MRI 服务人次

2021 年全国各省（自治区、直辖市）综合医院每百名出院患者 MRI 服务人次与 2020 年相比，三级公立医院中有 12 个省份呈上升趋势，18 个省份呈下降趋势（1 个省份无有效数据）；二级公立医院中有 17 个省份呈上升趋势，13 个省份呈下降趋势（1 个省份无有效数据）；三级民营医院中有 14 个省份呈上升趋势，11 个省份呈下降趋势（6 个省份无有效数据）；二级民营医院中有 18 个省份呈上升趋势，9 个省份呈下降趋势（4 个省份无有效数据）（图 2-1-6-69～图 2-1-6-72）。

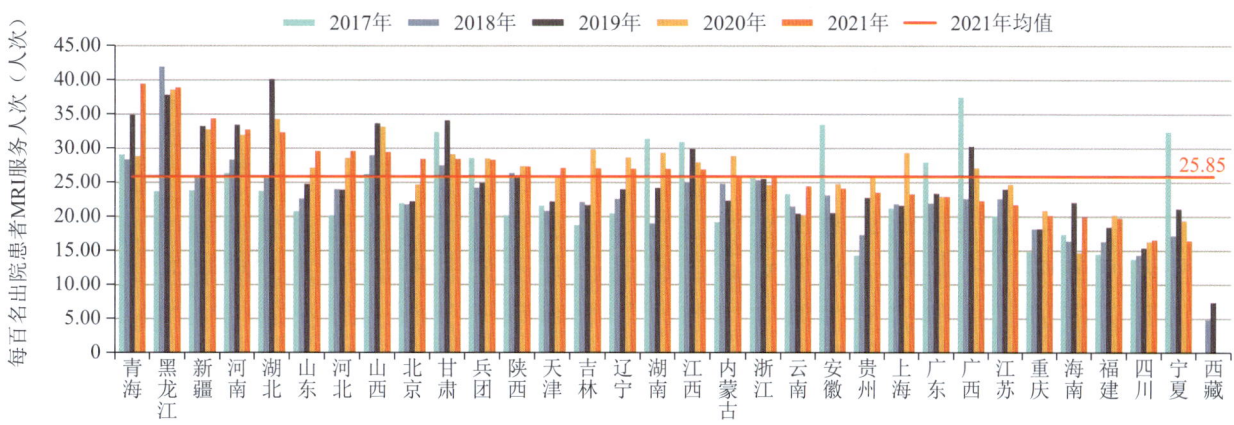

图 2-1-6-69　2017—2021 年各省（自治区、直辖市）三级公立医院每百名出院患者 MRI 服务人次

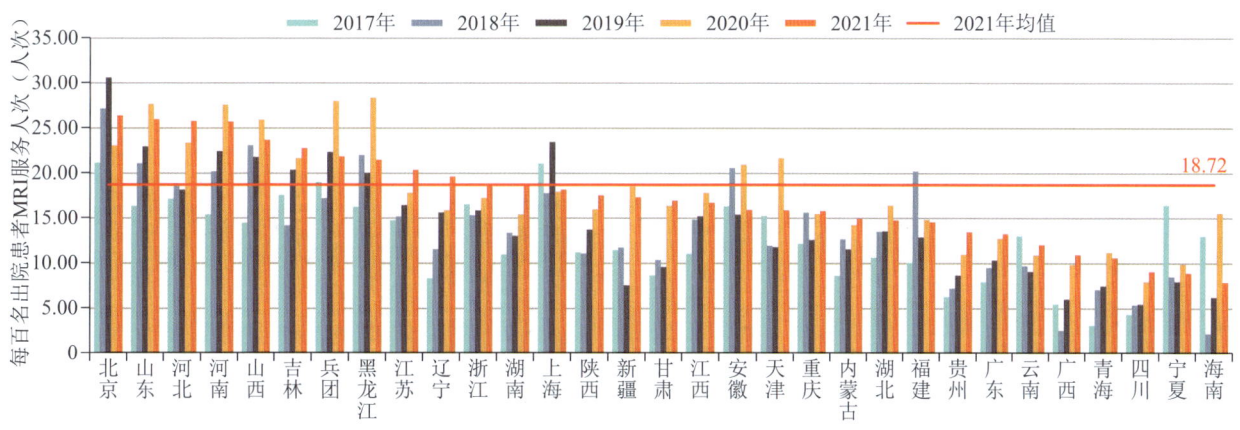

图 2-1-6-70　2017—2021 年各省（自治区、直辖市）二级公立医院每百名出院患者 MRI 服务人次

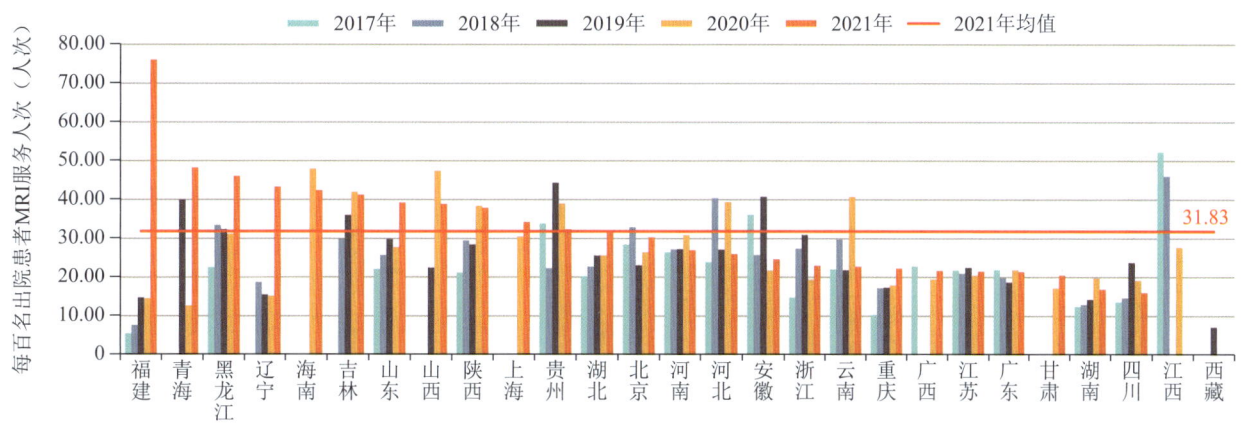

图 2-1-6-71　2017—2021 年各省（自治区、直辖市）三级民营医院每百名出院患者 MRI 服务人次

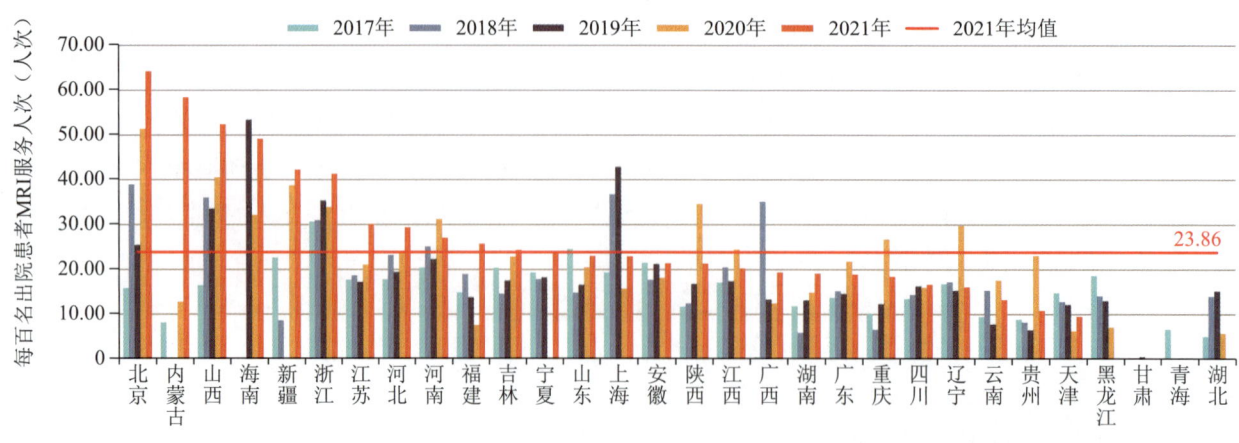

图 2-1-6-72 2017—2021 年各省（自治区、直辖市）二级民营医院每百名出院患者 MRI 服务人次

5）每百名门急诊患者彩超服务人次

2021 年全国各省（自治区、直辖市）综合医院每百名门急诊患者彩超服务人次与 2020 年相比，三级公立医院中有 5 个省份呈上升趋势，25 个省份呈下降趋势（1 个省份无有效数据）；二级公立医院中有 2 个省份呈上升趋势，29 个省份呈下降趋势；三级民营医院中有 5 个省份呈上升趋势，19 个省份呈下降趋势（7 个省份无有效数据）；二级民营医院中有 11 个省份呈上升趋势，17 个省份呈下降趋势（3 个省份无有效数据）（图 2-1-6-73～图 2-1-6-76）。

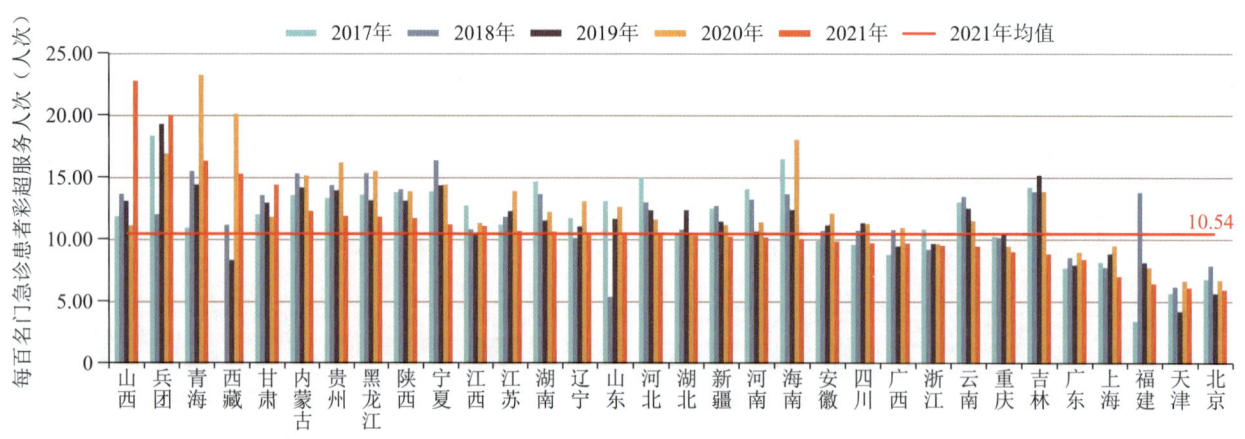

图 2-1-6-73 2017—2021 年各省（自治区、直辖市）三级公立医院每百名门急诊患者彩超服务人次

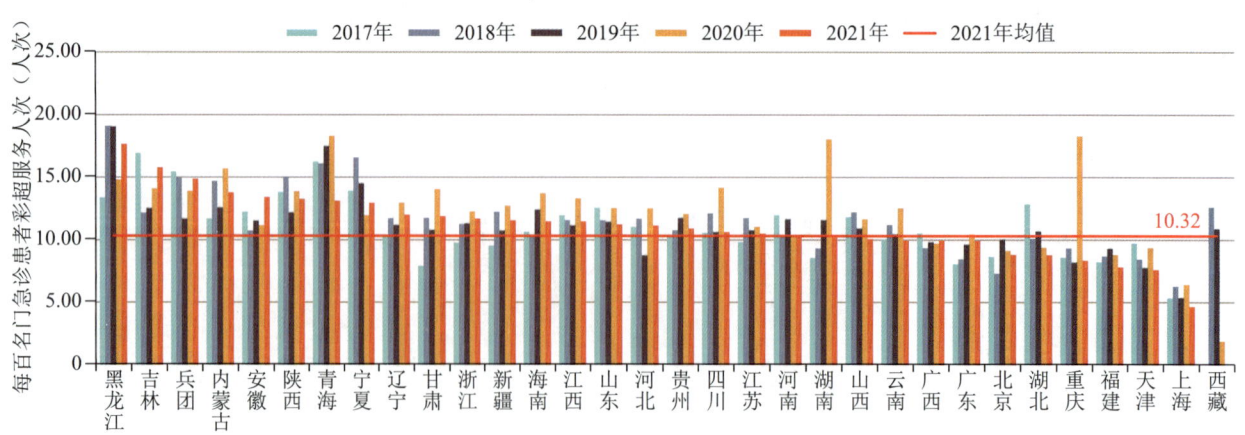

图 2-1-6-74 2017—2021 年各省（自治区、直辖市）二级公立医院每百名门急诊患者彩超服务人次

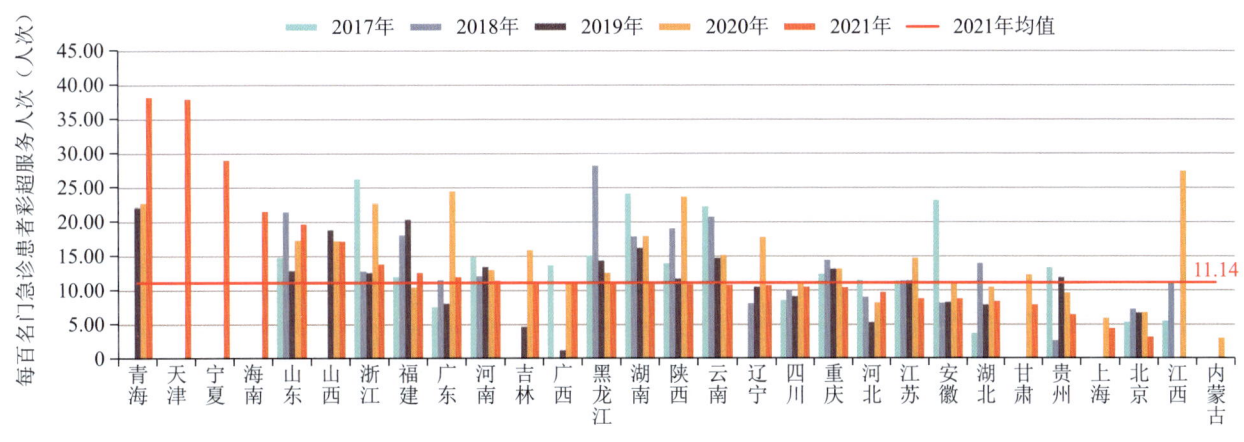

图 2-1-6-75 2017—2021 年各省（自治区、直辖市）三级民营医院每百名门急诊患者彩超服务人次

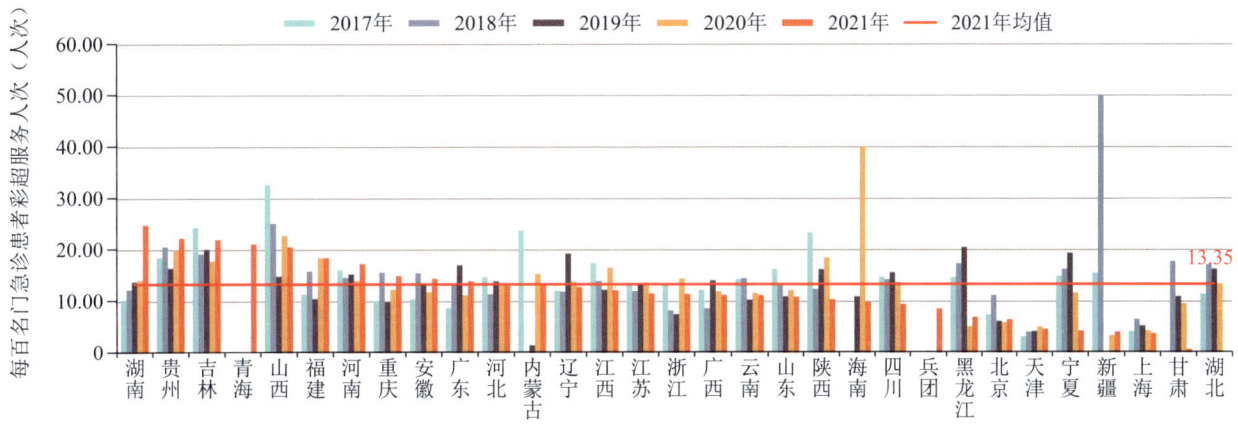

图 2-1-6-76 2017—2021 年各省（自治区、直辖市）二级民营医院每百名门急诊患者彩超服务人次

6）每百名出院患者彩超服务人次

2021 年全国各省（自治区、直辖市）综合医院每百名出院患者彩超服务人次与 2020 年相比，三级公立医院中有 16 个省份呈上升趋势，14 个省份呈下降趋势（1 个省份无有效数据）；二级公立医院中有 13 个省份呈上升趋势，18 个省份呈下降趋势；三级民营医院中有 26 个省份呈下降趋势（5 个省份无有效数据）；二级民营医院中有 17 个省份呈上升趋势，12 个省份呈下降趋势（2 个省份无有效数据）（图 2-1-6-77～图 2-1-6-80）。

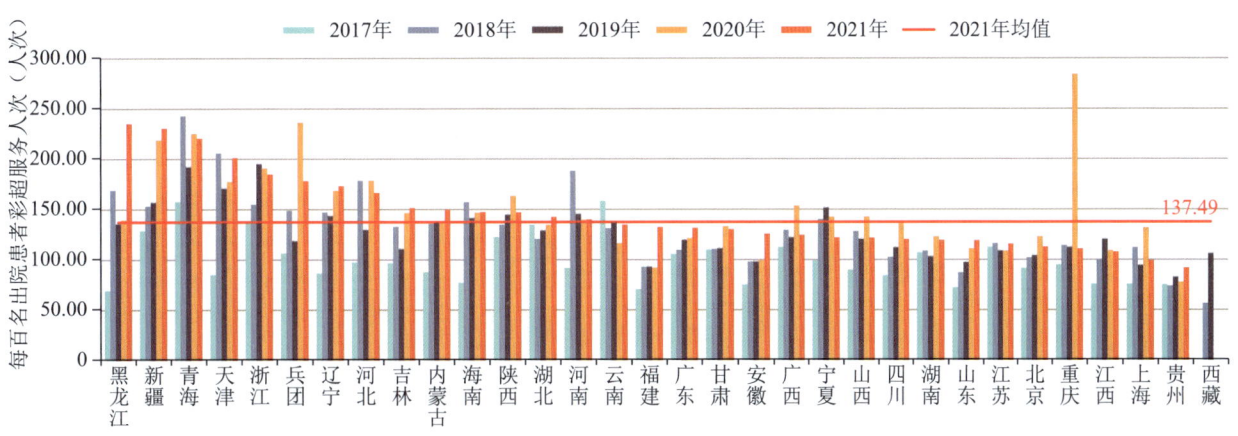

图 2-1-6-77 2017—2021 年各省（自治区、直辖市）三级公立医院每百名出院患者彩超服务人次

259

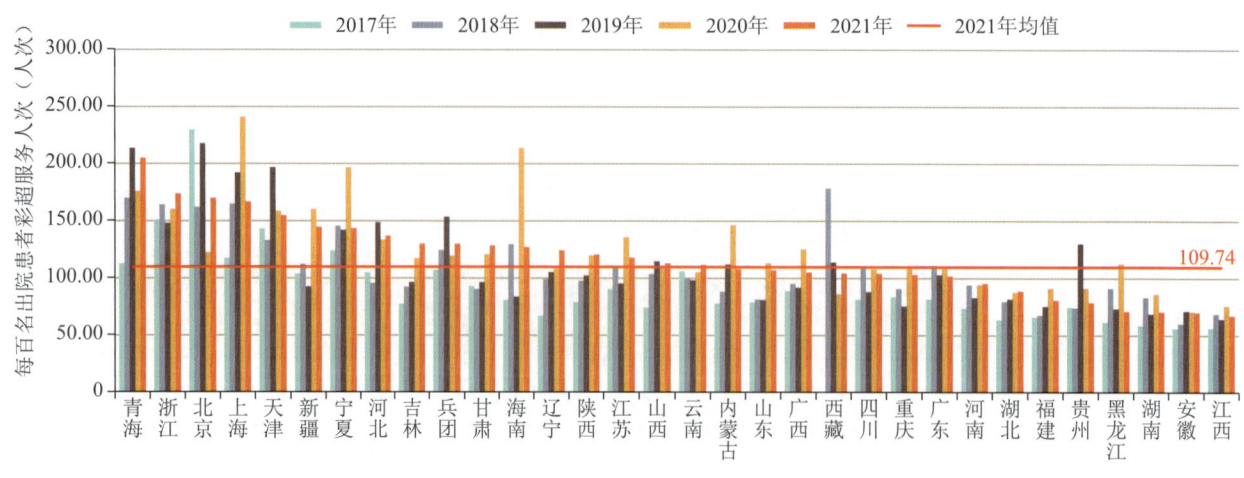

图 2-1-6-78　2017—2021 年各省（自治区、直辖市）二级公立医院每百名出院患者彩超服务人次

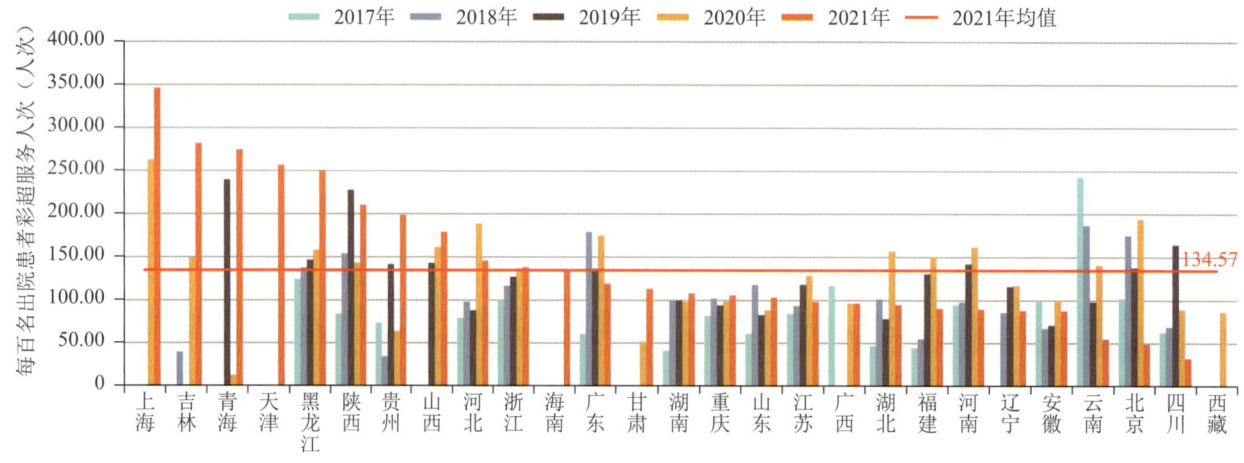

图 2-1-6-79　2017—2021 年各省（自治区、直辖市）三级民营医院每百名出院患者彩超服务人次

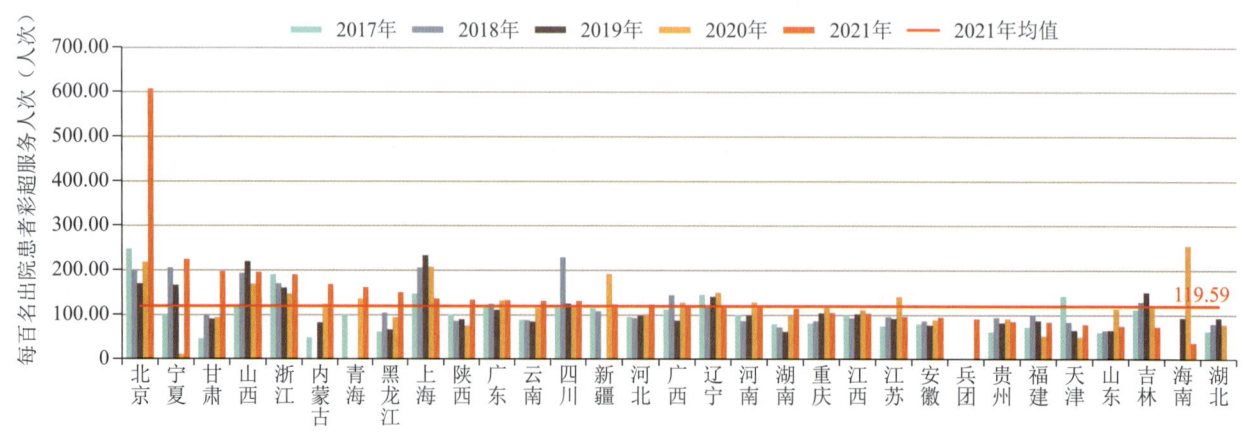

图 2-1-6-80　2017—2021 年各省（自治区、直辖市）二级民营医院每百名出院患者彩超服务人次

三、治疗质量

（一）住院患者非医嘱离院率

1. 全国各类别医院住院患者非医嘱离院率

2021 年委属委管、综合、肿瘤和妇产专科医院住院患者非医嘱离院率较 2020 年有所降低，其他各类别医院较 2020 年整体上升（图 2-1-6-81）。

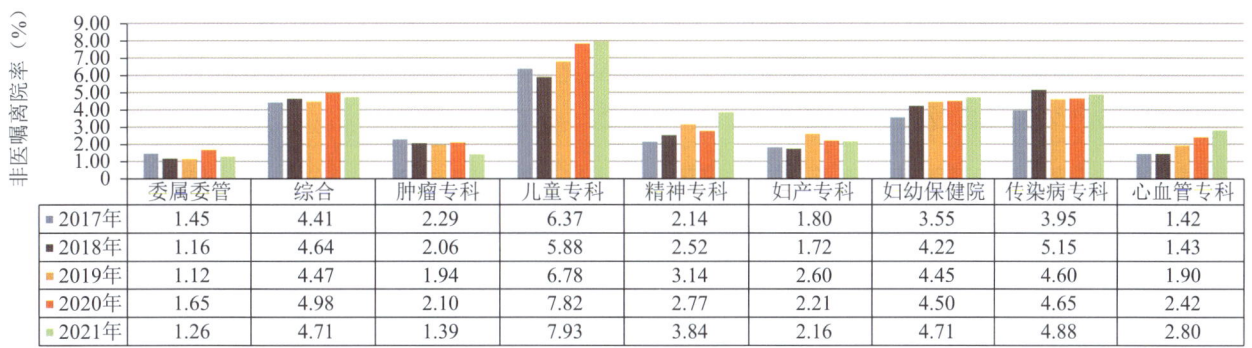

注：综合医院包含委属委管医院，此部分出院例数计算来自病案首页数据。

图 2-1-6-81　2017—2021 年各类别医院住院患者非医嘱离院率

2. 全国各级综合医院住院患者非医嘱离院率

（1）全国各级综合医院住院患者离院情况

2021 年委属委管、三级公立、二级公立医院出院患者医嘱离院率较 2020 年有所升高，出院患者非医嘱离院率委属委管、三级公立、三级民营医院较 2020 年有所降低，出院患者死亡率所有医院相较 2020 平均有所降低（图 2-1-6-82）。

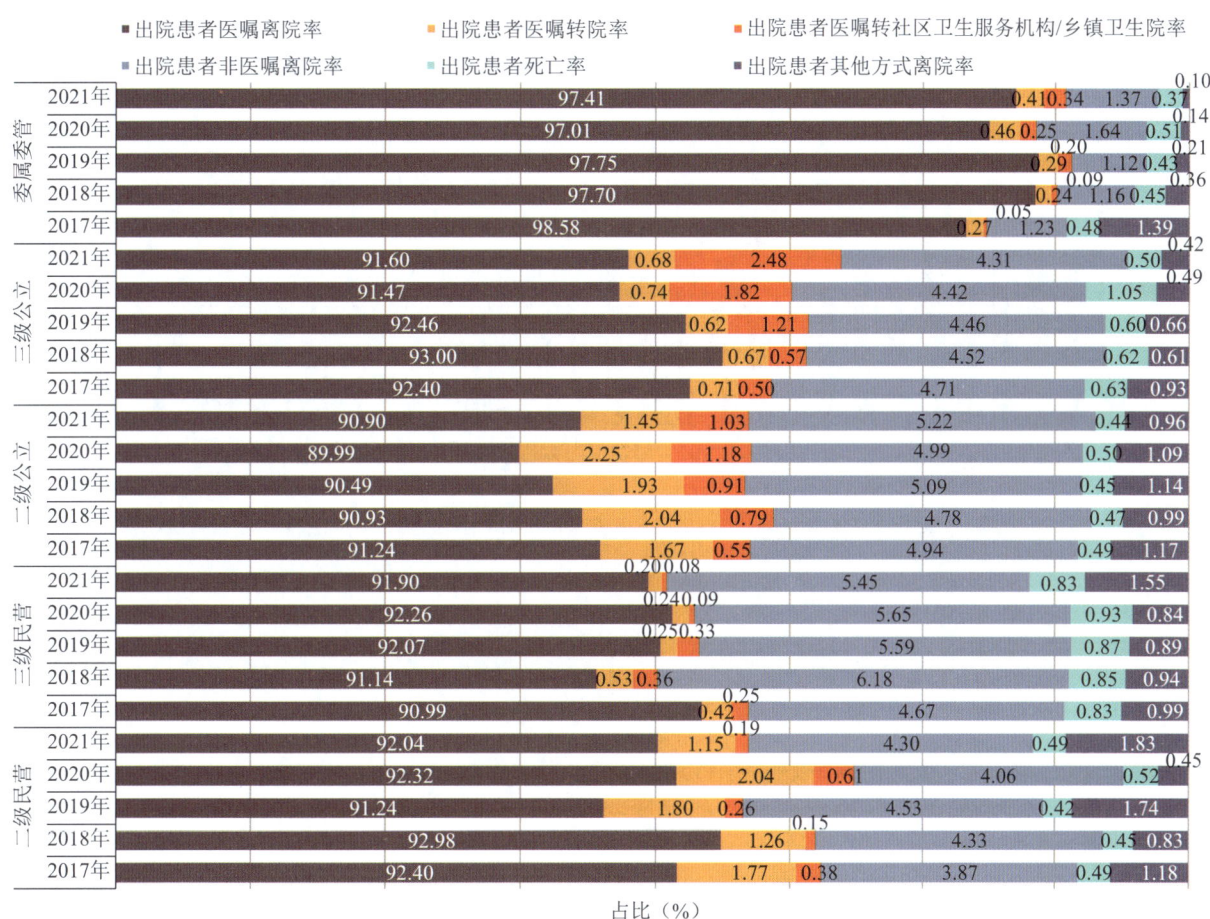

注：此部分出院例数计算来自 NCIS 数据。

图 2-1-6-82　2017—2021 年全国各级综合医院患者离院方式分布

（2）各省（自治区、直辖市）情况

2021 年全国各省（自治区、直辖市）综合医院全国各级综合医院住院患者非医嘱离院率与 2020 年相比，三级公立医院中有 11 个省份呈上升趋势，19 个省份呈下降趋势（1 个省份无有效数据）；二级公立医院中有16个省份呈上升趋势，15个省份呈下降趋势；三级民营医院中有10个省份呈上升趋势，16个省份呈下降趋势（5个省份无有效数据）；二级民营医院中有14个省份呈上升趋势，12个省份呈下降趋势（5个省份无有效数据）（图2-1-6-83～图2-1-6-86）。

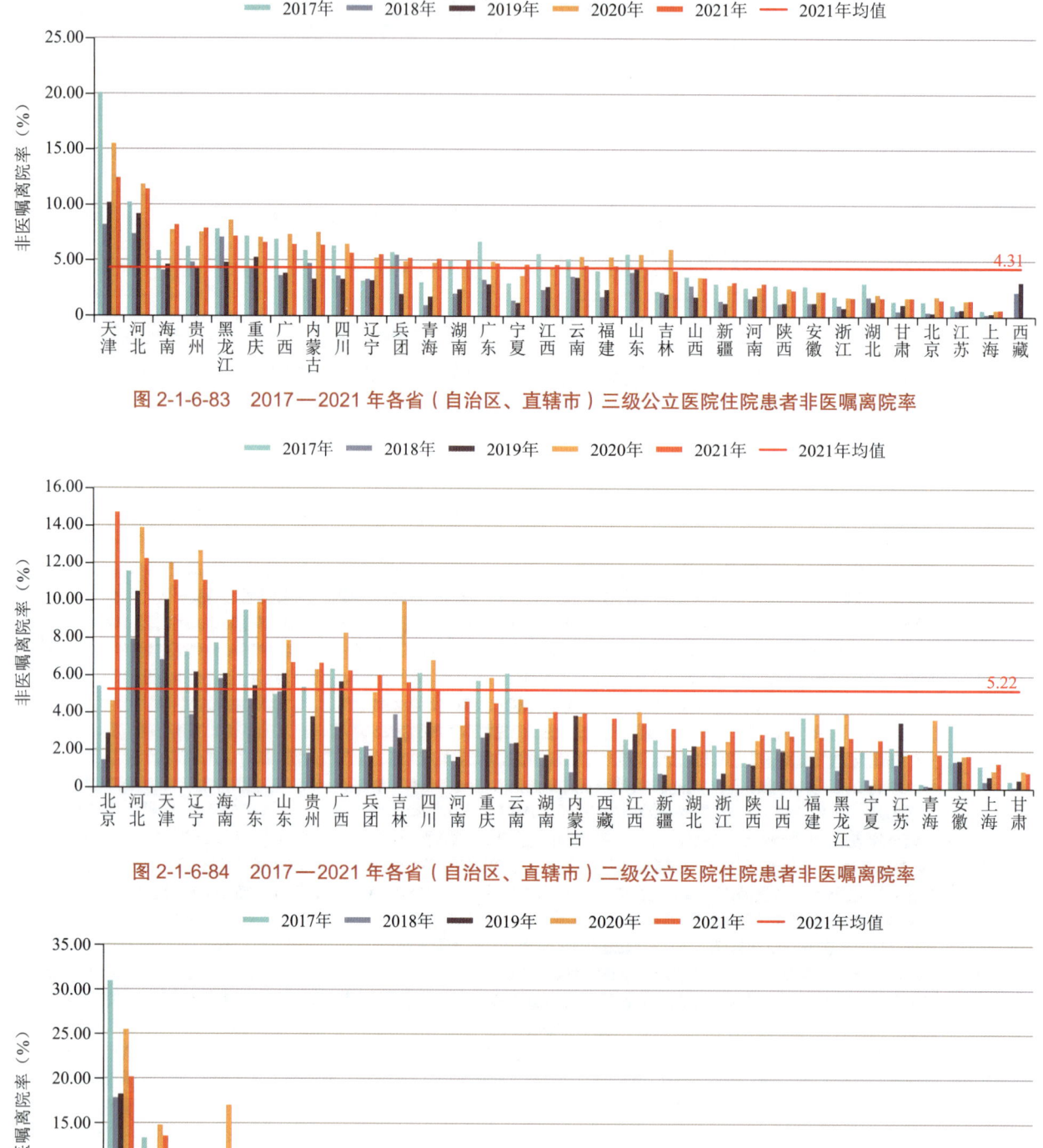

图2-1-6-83 2017—2021年各省（自治区、直辖市）三级公立医院住院患者非医嘱离院率

图2-1-6-84 2017—2021年各省（自治区、直辖市）二级公立医院住院患者非医嘱离院率

注：无相关医疗机构数据的省（自治区、直辖市）及年份，图中不显示。本节同。

图2-1-6-85 2017—2021年各省（自治区、直辖市）三级民营医院住院患者非医嘱离院率

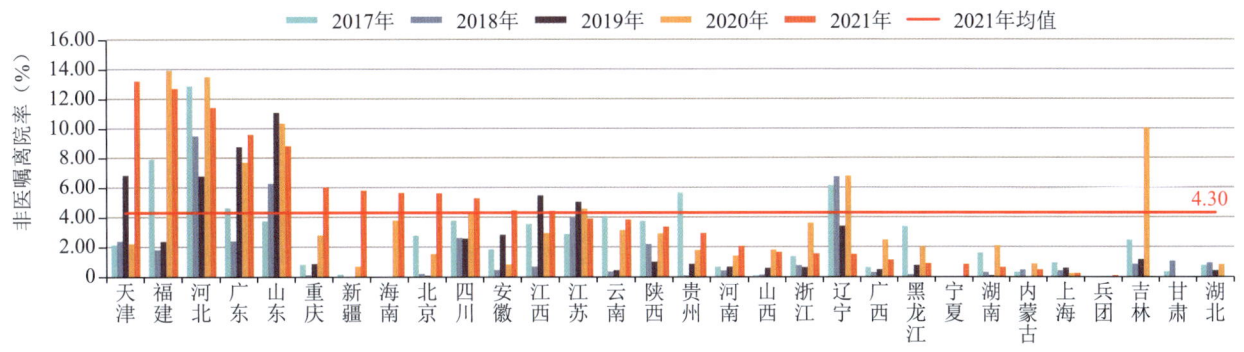

图 2-1-6-86　2017—2021 年各省（自治区、直辖市）二级民营医院住院患者非医嘱离院率

（二）手术患者非医嘱离院率

1. 全国各类别医院手术患者非医嘱离院率

具体情况如图 2-1-6-87 所示。

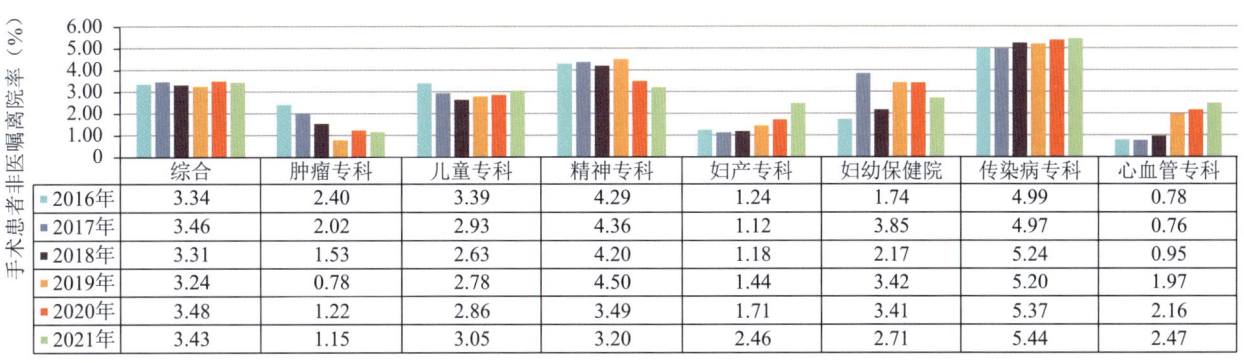

	综合	肿瘤专科	儿童专科	精神专科	妇产专科	妇幼保健院	传染病专科	心血管专科
2016年	3.34	2.40	3.39	4.29	1.24	1.74	4.99	0.78
2017年	3.46	2.02	2.93	4.36	1.12	3.85	4.97	0.76
2018年	3.31	1.53	2.63	4.20	1.18	2.17	5.24	0.95
2019年	3.24	0.78	2.78	4.50	1.44	3.42	5.20	1.97
2020年	3.48	1.22	2.86	3.49	1.71	3.41	5.37	2.16
2021年	3.43	1.15	3.05	3.20	2.46	2.71	5.44	2.47

图 2-1-6-87　2016—2021 年全国各类别医院手术患者非医嘱离院率

2. 全国各级综合医院手术患者非医嘱离院率

（1）全国情况

2021 年全国各级综合医院中，二级公立医院、三级民营医院手术患者非医嘱离院率均较 2020 年上升，三级公立医院、二级民营医院较 2020 年下降（图 2-1-6-88）。

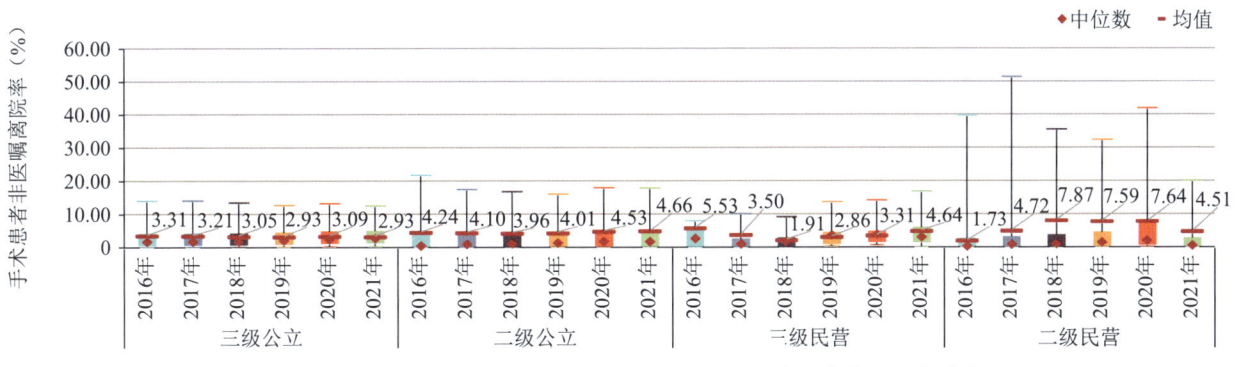

图 2-1-6-88　2016—2021 年全国各级综合医院手术患者非医嘱离院率

（2）各省（自治区、直辖市）情况

2021 年全国各省（自治区、直辖市）综合医院手术患者非医嘱离院率与 2020 年相比，三级公立医院中有 13 个省份呈上升趋势，18 个省份呈下降趋势；二级公立医院中有 16 个省份呈上升趋势，15 个省份呈下降趋势；三级民营医院中有 6 个省份呈上升趋势，4 个省份呈下降趋势（21 个省份无有效数据）；二级民营医院中有 4 个省份呈上升趋势，12 个省份呈下降趋势（15 个省份无有效数据）（图 2-1-6-89～图 2-1-6-92）。

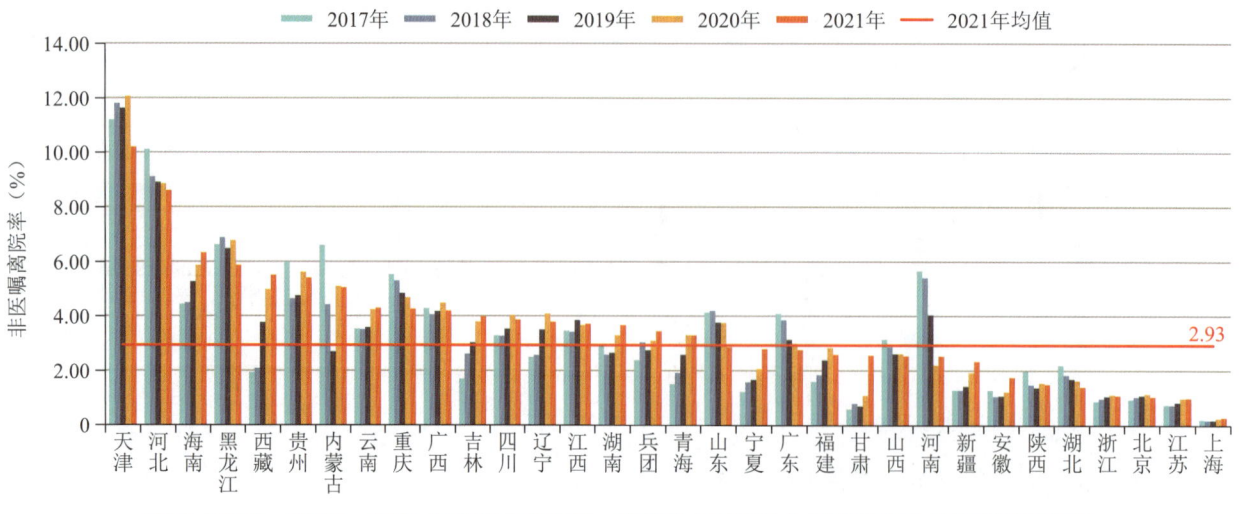

图 2-1-6-89　2017—2021年各省（自治区、直辖市）三级公立医院手术患者非医嘱离院率

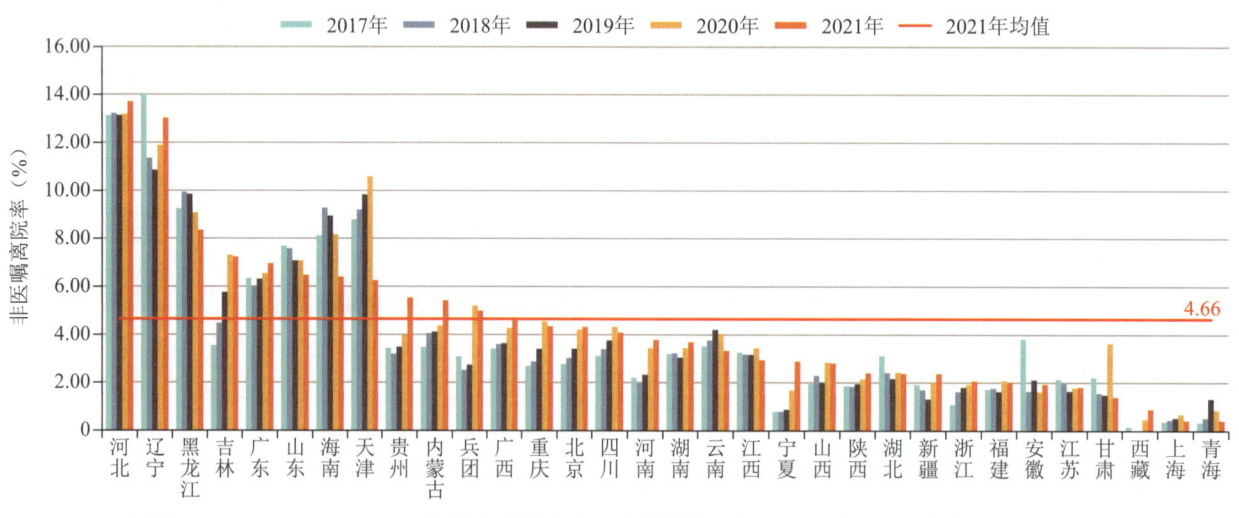

图 2-1-6-90　2017—2021年各省（自治区、直辖市）二级公立医院手术患者非医嘱离院率

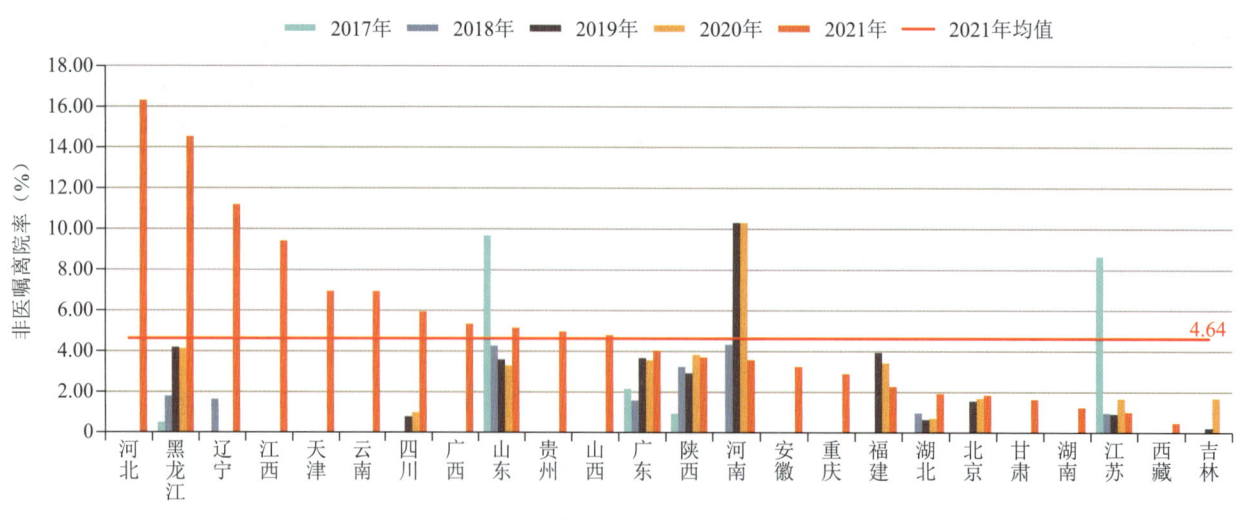

图 2-1-6-91　2017—2021年各省（自治区、直辖市）三级民营医院手术患者非医嘱离院率

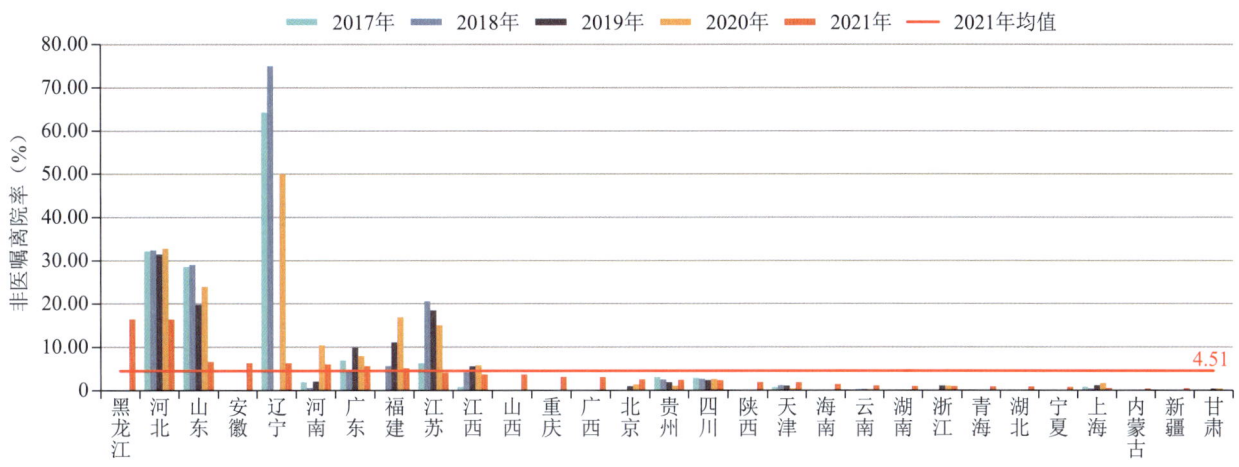

注：由于非医嘱离院率存在部分省份数据缺失情况，故不展示缺失省份数据结果，本节同。

图 2-1-6-92　2017—2021 年各省（自治区、直辖市）二级民营医院手术患者非医嘱离院率

3. 专科医院手术患者非医嘱离院率

具体情况如图 2-1-6-93 所示。

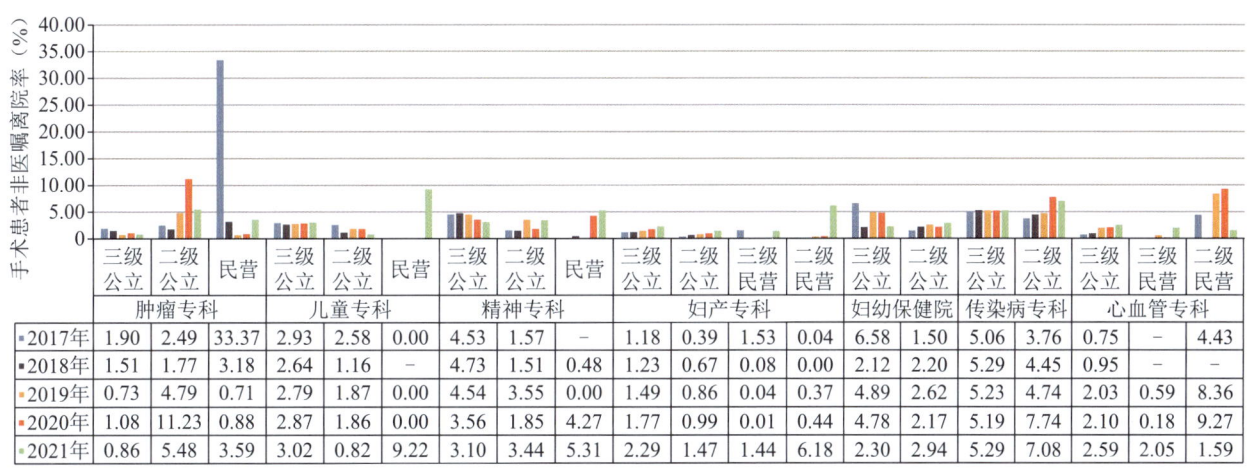

图 2-1-6-93　2017—2021 年全国各级各类专科医院手术患者非医嘱离院率

（三）急诊患者死亡率

（1）全国情况

2021 年全国各级综合医院急诊患者死亡率均较 2020 年降低（图 2-1-6-94）。

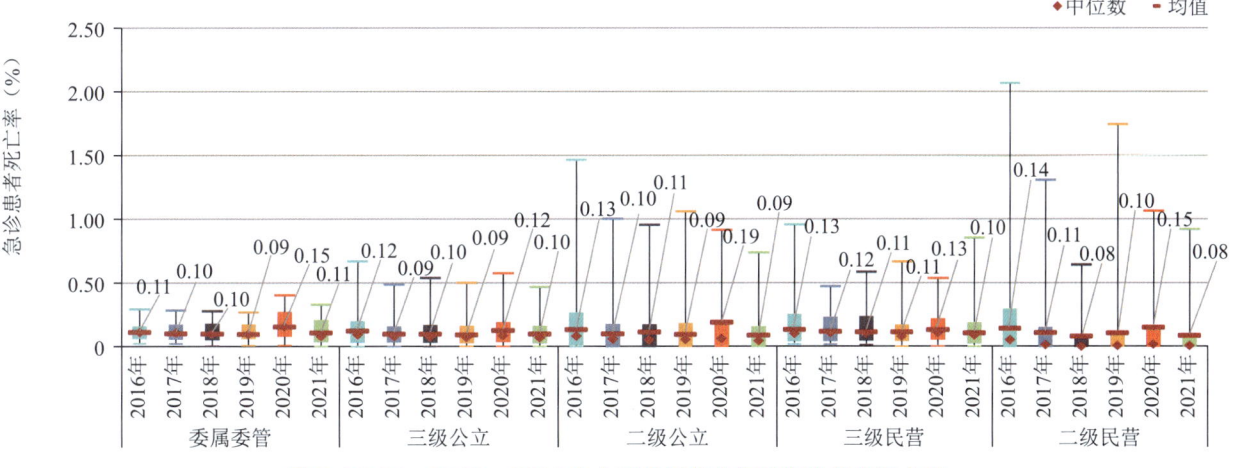

图 2-1-6-94　2016—2021 年全国各级综合医院急诊患者死亡率

（2）各省（自治区、直辖市）情况

2021年全国各省（自治区、直辖市）综合医院急诊患者死亡率与2020年相比，三级公立医院中有4个省份呈上升趋势，26个省份呈下降趋势（1个省份无有效数据）；二级公立医院中有5个省份呈上升趋势，26个省份呈下降趋势；三级民营医院中有6个省份呈上升趋势，18个省份呈下降趋势（7个省份无有效数据）；二级民营医院中有10个省份呈上升趋势，17个省份呈下降趋势（4个省份无有效数据）（图2-1-6-95～图2-1-6-98）。

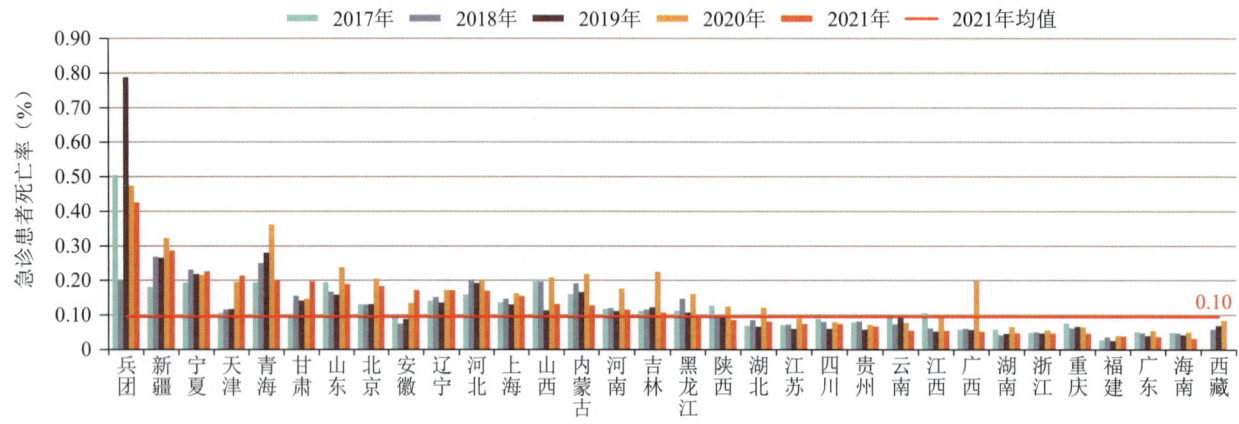

注：由于患者死亡率存在部分省份数据缺失情况，故不展示缺失省份数据结果，本节同。

图2-1-6-95　2017—2021年各省（自治区、直辖市）三级公立医院急诊患者死亡率

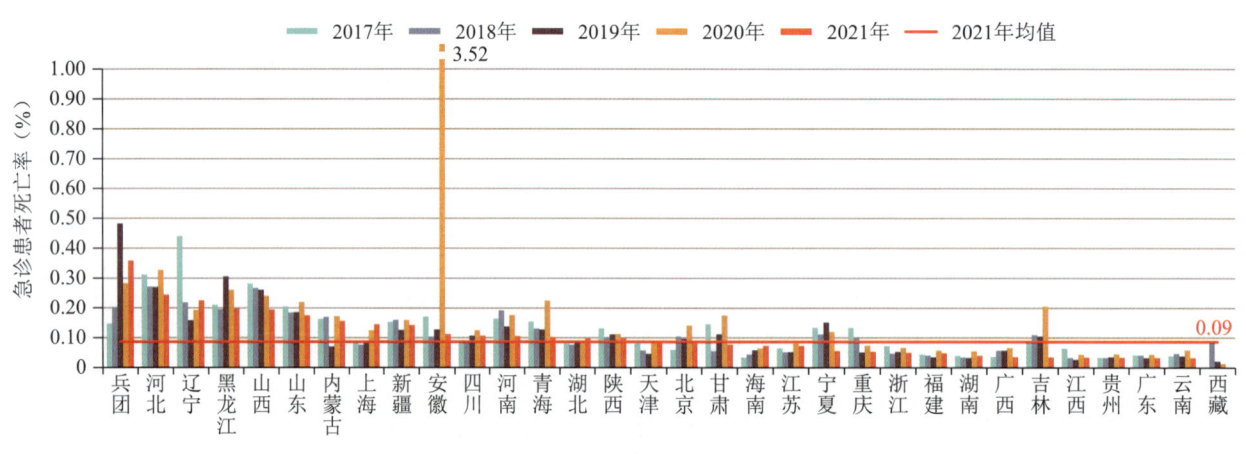

图2-1-6-96　2017—2021年各省（自治区、直辖市）二级公立医院急诊患者死亡率

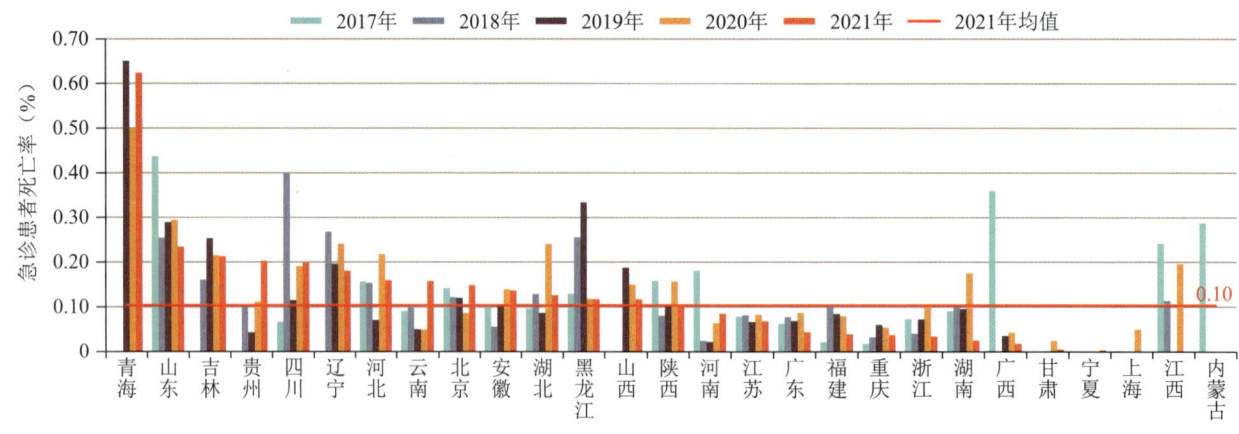

图2-1-6-97　2017—2021年各省（自治区、直辖市）三级民营医院急诊患者死亡率

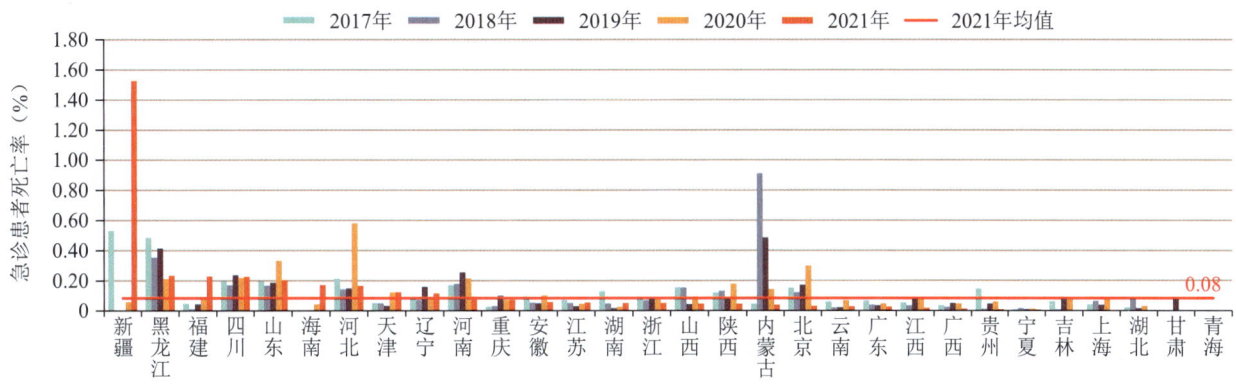

图 2-1-6-98　2017—2021 年各省（自治区、直辖市）二级民营医院急诊患者死亡率

（四）留观患者死亡率

（1）全国情况

2021 年全国各级综合医院留观患者死亡率情况，委属委管医院和三级、二级公立医院较 2020 年降低，三级和二级民营医院较 2020 年升高（图 2-1-6-99）。

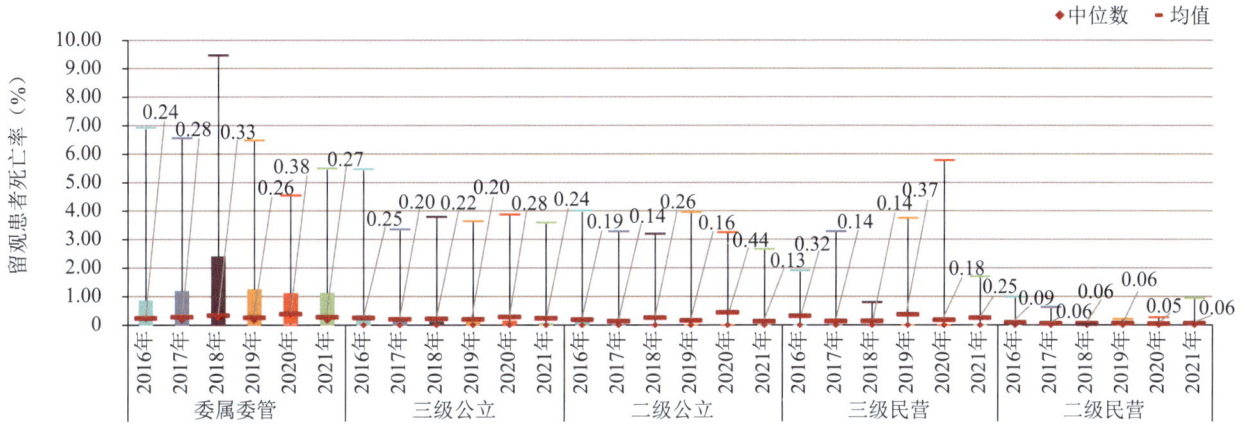

图 2-1-6-99　2017—2021 年全国各级综合医院留观患者死亡率

（2）各省（自治区、直辖市）情况

2021 年全国各省（自治区、直辖市）综合医院留观患者死亡率与 2020 年相比，三级公立医院中有 11 个省份呈上升趋势，19 个省份呈下降趋势（1 个省份无有效数据）；二级公立医院中有 13 个省份呈上升趋势，1 个省份与去年持平，17 个省份呈下降趋势（图 2-1-6-100、图 2-1-6-101）。

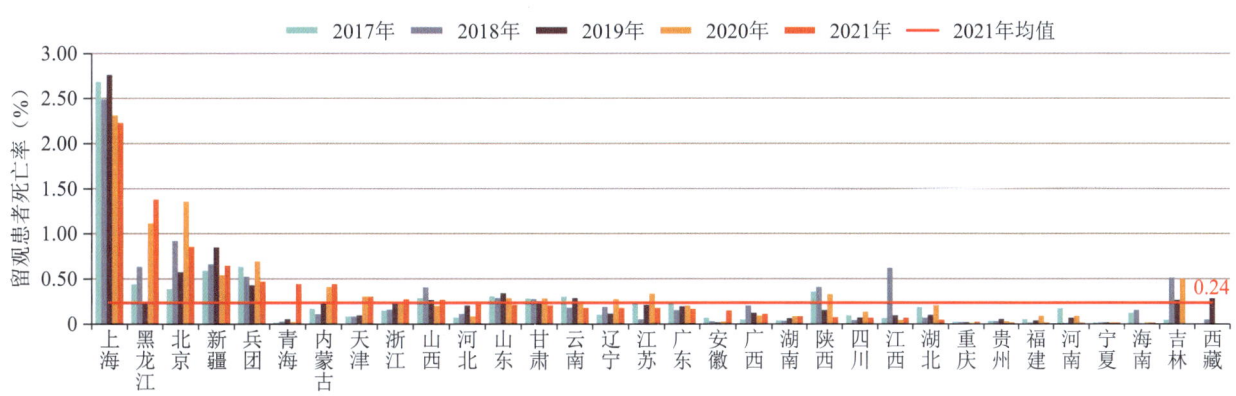

图 2-1-6-100　2017—2021 年各省（自治区、直辖市）三级公立医院留观患者死亡率

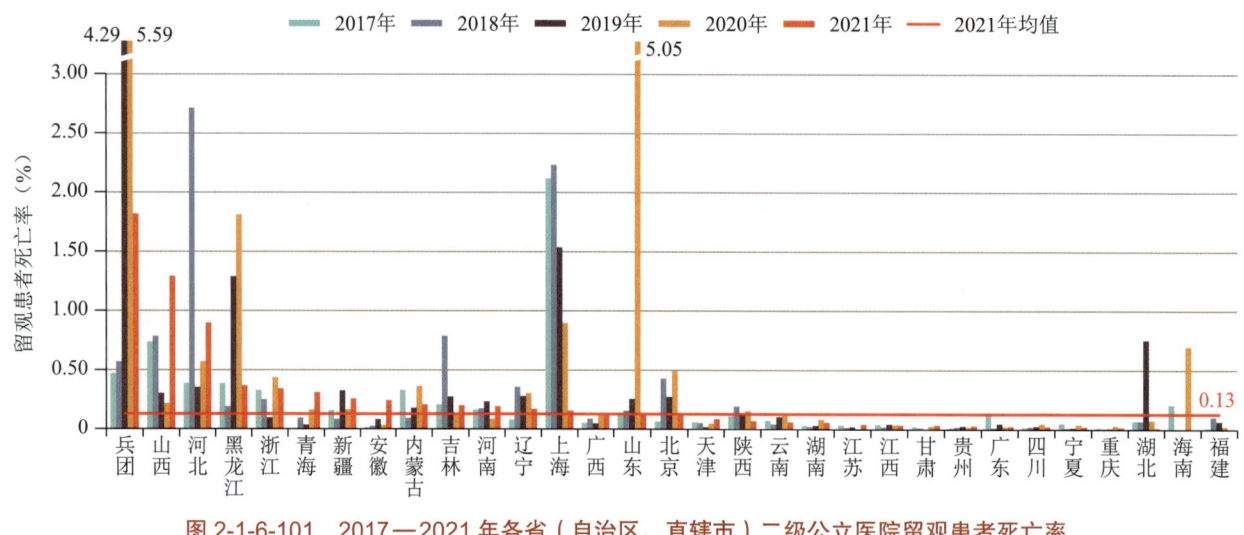

图 2-1-6-101　2017—2021 年各省（自治区、直辖市）二级公立医院留观患者死亡率

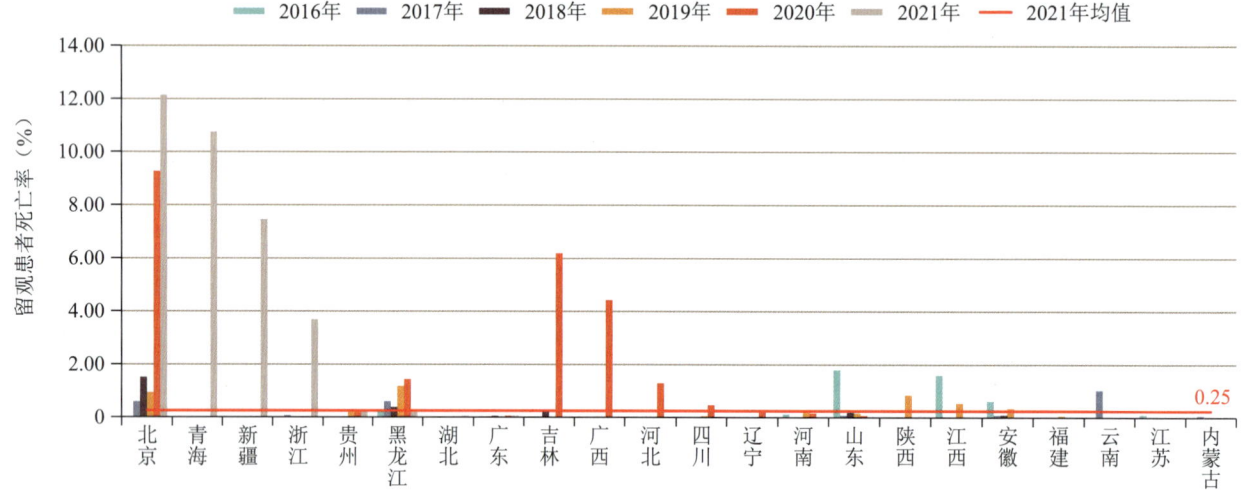

图 2-1-6-102　2016—2021 年各省（自治区、直辖市）三级民营医院留观患者死亡率

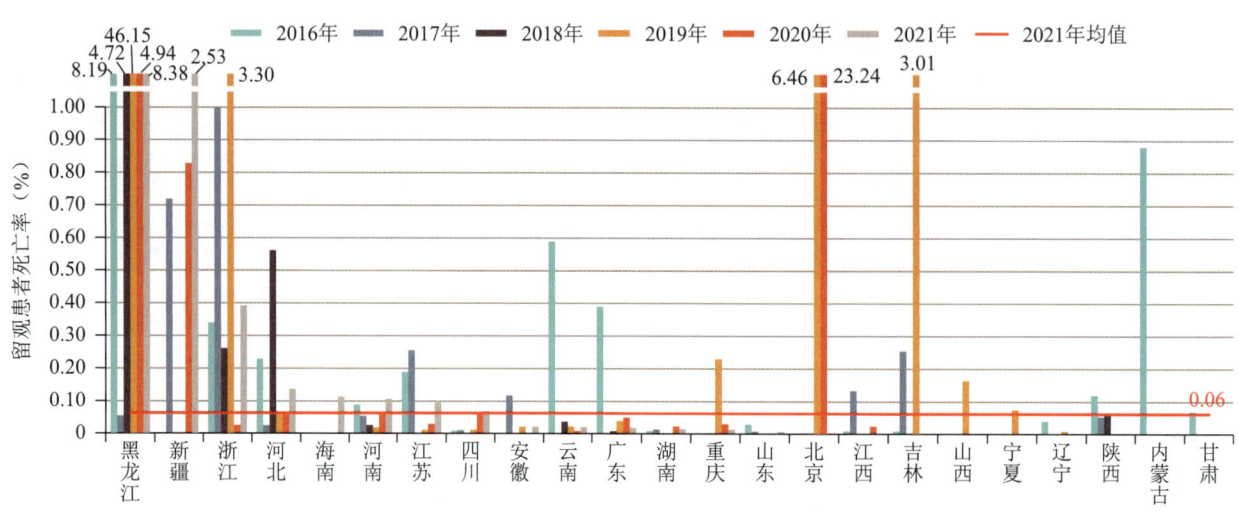

图 2-1-6-103　2016—2021 年各省（自治区、直辖市）二级民营医院留观患者死亡率

（五）临床路径病种开展情况

1. 全国各级综合医院临床路径病种开展情况

2021 年全国各级综合医院临床路径病种开展情况，完成与收治临床路径例数之比，各级综合医院

相比2020年均有增加；完成临床路径占同期出院例数之比，三级民营医院相比2020年有所增加，其余医院均有所下降（表2-1-6-3）。

表2-1-6-3 2018—2021年全国各级综合医院临床路径病种开展情况

	年份	开展临床路径病种（个）	临床路径平均收治住院例数（例）	完成临床路径平均出院例数（例）	完成与收治临床路径例数之比（%）	同期平均出院例数（例）	占同期出院例数之比（%）
委属委管	2018	234.00	25 637.18	20 837.14	81.28	130 631.04	15.95
	2019	267.17	34 185.92	29 478.65	85.08	145 600.58	19.40
	2020	259.22	26 289.73	20 057.33	72.83	107 197.96	16.37
	2021	317.59	31 748.78	21 184.95	70.43	150 462.14	12.16
三级公立	2018	182.37	16 568.09	14 562.95	87.75	51 239.46	28.42
	2019	185.85	20 415.68	18 298.39	89.37	53 692.16	33.32
	2020	187.32	17 632.46	15 776.32	89.66	48 364.55	36.50
	2021	200.98	21 023.71	18 725.93	88.69	50 805.78	35.38
二级公立	2018	92.51	5037.11	4481.47	88.87	18 223.85	24.59
	2019	93.01	6118.06	5513.23	89.81	18 301.63	28.64
	2020	85.90	5185.04	4592.87	88.75	15 058.29	32.79
	2021	88.21	5367.08	4825.01	89.60	14 347.49	30.11
三级民营	2018	142.80	6343.71	5305.29	83.80	29 630.52	17.90
	2019	143.98	8449.52	6930.54	82.02	28 758.23	20.69
	2020	148.91	8083.70	6864.45	84.92	26 311.77	21.57
	2021	137.19	9202.41	7645.89	83.09	26 642.35	22.24
二级民营	2018	29.25	833.94	745.20	90.45	8317.15	8.96
	2019	30.42	945.37	839.69	88.66	7638.32	7.75
	2020	34.61	1208.17	1096.09	90.72	6607.91	10.71
	2021	30.20	1245.63	1114.11	89.00	6907.39	8.59

2. 专科医院临床路径开展情况

2021年专科医院临床路径开展情况，完成与收治临床路径例数之比，精神专科、心血管专科医院相比2020年有所上升，其余专科医院有所下降；完成临床路径占同期出院例数之比，精神专科和传染病专科医院有所上升，其余专科医院略微下降（表2-1-6-4）。

表 2-1-6-4　2017—2021 年各专科医院临床路径病种开展情况

	年份	开展临床路径病种（个）	临床路径平均收治住院例数（例）	完成临床路径平均出院例数（例）	完成与收治临床路径例数之比（%）	同期平均出院例数（例）	占同期出院例数之比（%）
肿瘤专科	2017	24.90	5509.43	4553.78	82.65	25 371.82	17.95
	2018	38.86	7470.73	6546.79	87.63	29 766.87	21.99
	2019	363.54	10 986.22	9856.38	88.51	31 738.25	31.06
	2020	56.10	13 595.78	12 006.19	88.31	34 423.23	31.27
	2021	67.32	16 674.95	13 961.57	82.61	35 085.87	30.05
儿童专科	2017	35.04	8360.73	7784.50	92.95	31 584.53	23.16
	2018	45.12	10 324.75	9460.60	91.63	33 260.77	26.69
	2019	51.86	12 989.00	11 855.75	91.28	34 846.35	34.02
	2020	71.16	11 640.33	11 634.72	99.95	32 403.64	35.91
	2021	85.94	18 523.03	15 508.58	83.73	38 988.32	35.48
精神专科	2017	27.39	775.51	632.75	81.39	2859.84	17.51
	2018	11.01	1051.28	866.94	82.41	3088.59	22.54
	2019	19.51	1162.51	949.55	81.22	3021.40	31.43
	2020	13.31	1405.66	1139.75	80.86	3415.49	28.02
	2021	18.71	1669.97	1382.56	81.63	3404.03	28.46
妇产专科	2017	29.80	1737.65	1612.15	92.31	4739.81	25.19
	2018	13.46	2847.52	2693.34	94.59	6320.47	31.22
	2019	89.89	2564.36	2447.71	95.45	5889.83	33.48
	2020	35.81	6290.82	5994.62	95.29	13 433.72	39.27
	2021	23.21	7762.75	7092.60	91.37	13 497.20	37.44
妇幼保健院	2017	13.17	2280.75	2031.50	88.84	8829.97	19.97
	2018	15.96	3274.94	2842.69	86.54	9579.06	25.77
	2019	68.20	3897.55	3549.23	91.07	9488.19	33.50
	2020	24.90	4546.25	4189.61	92.51	12 476.60	42.24
	2021	26.75	4887.65	4493.67	91.77	10 789.18	37.93

续表

	年份	开展临床路径病种（个）	临床路径平均收治住院例数（例）	完成临床路径平均出院例数（例）	完成与收治临床路径例数之比（%）	同期平均出院例数（例）	占同期出院例数之比（%）
传染病专科	2017	21.44	1850.13	1595.22	85.54	8689.41	15.72
	2018	142.18	2798.79	2370.17	84.01	10 048.84	21.36
	2019	398.91	3322.01	2916.00	89.20	11 082.17	23.68
	2020	41.02	2633.49	2385.46	89.83	9006.81	24.62
	2021	45.20	3177.82	2697.26	84.06	9553.84	26.20
心血管专科	2017	64.41	2864.50	2691.62	89.69	13 093.79	19.50
	2018	31.86	4801.18	2300.63	50.53	13 896.45	14.42
	2019	30.97	7234.79	5977.48	82.86	16 374.62	36.50
	2020	44.68	5971.28	5120.69	85.76	14 965.07	36.75
	2021	36.93	5755.04	4981.19	86.55	15 096.13	27.84

四、工作效率

（一）出院患者平均住院日

1. 全国各类别医院出院患者平均住院日

2021年精神专科医院、妇幼保健院较2020年有所上升，其中精神专科由2020年50.60天上升至2021年58.37天，剩下全国各类别医院较2020年有所下降（图2-1-6-104）。

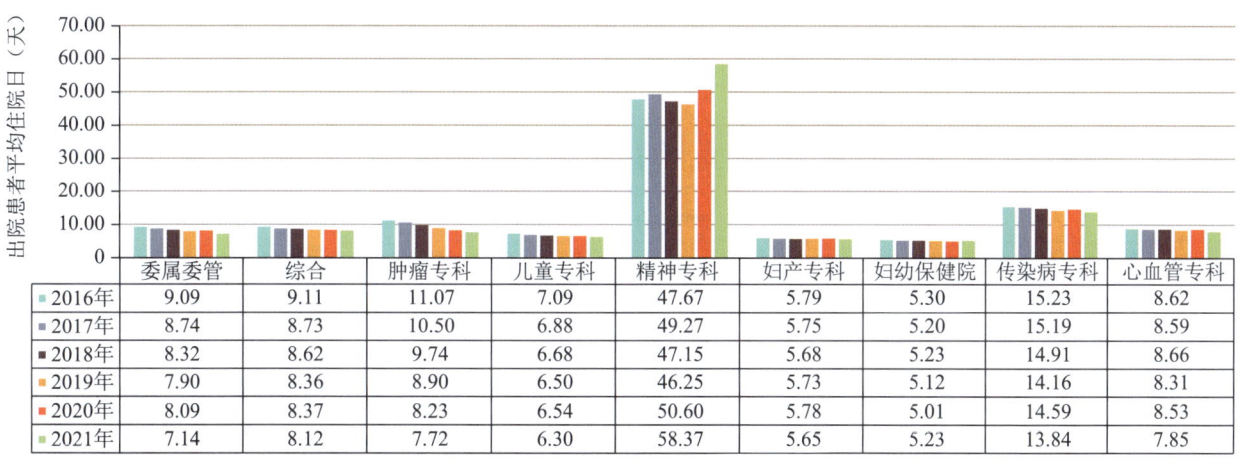

注：综合医院包含委属委管医院。

图2-1-6-104　2016—2021年各类别医院出院患者平均住院日

2. 全国各级综合医院出院患者平均住院日

（1）全国情况

2021年全国各级综合医院出院患者平均住院日，除二级公立医院和二级民营医院外，其余均较2020年有所降低（图2-1-6-105）。

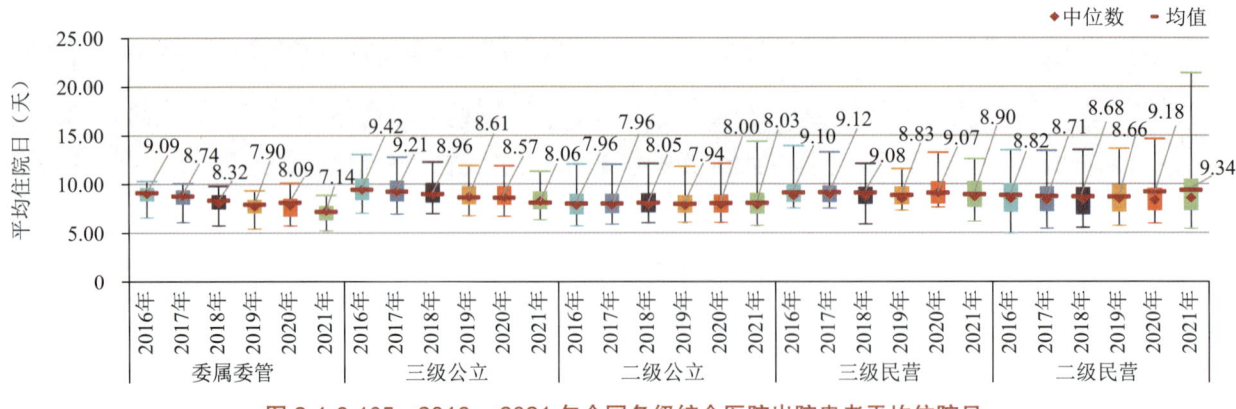

图 2-1-6-105　2016—2021 年全国各级综合医院出院患者平均住院日

（2）各省（自治区、直辖市）情况

分析近 2 年各省份出院患者平均住院日趋势情况，三级公立医院有 1 个省份呈上升趋势，30 个省份呈下降趋势；二级公立医院有 18 个省份呈上升趋势，13 个省份呈下降趋势；三级民营医院有 4 个省份呈上升趋势，7 个省份呈下降趋势（其余 20 个省份无有效数据）；二级民营医院有 12 个省份呈上升趋势，有 6 个省份呈下降趋势（其余 13 个省份无有效数据）（图 2-1-6-106～图 2-1-6-109）。

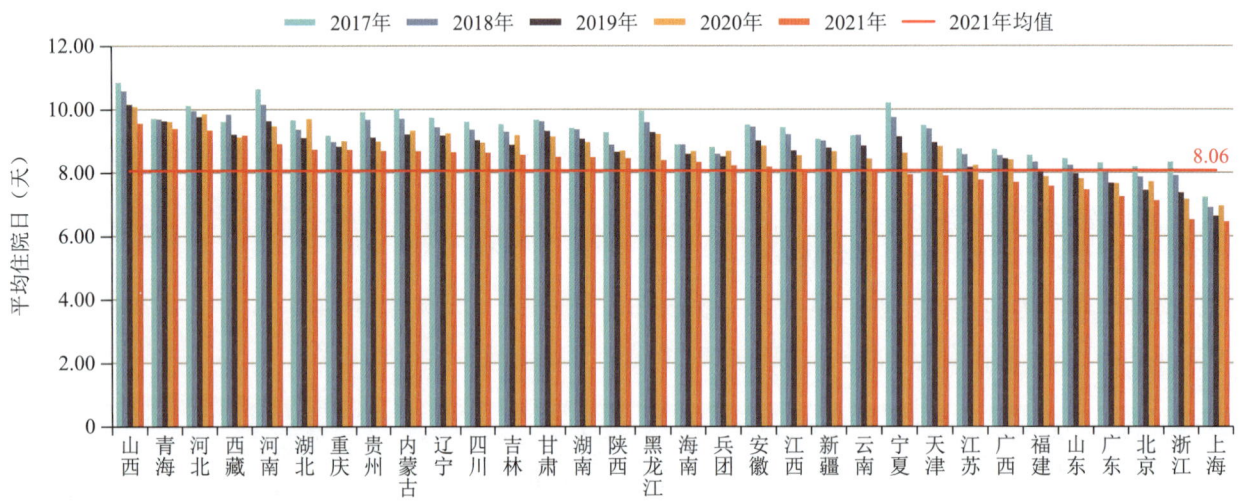

图 2-1-6-106　2017—2021 年全国各省（自治区、直辖市）三级公立医院出院患者平均住院日

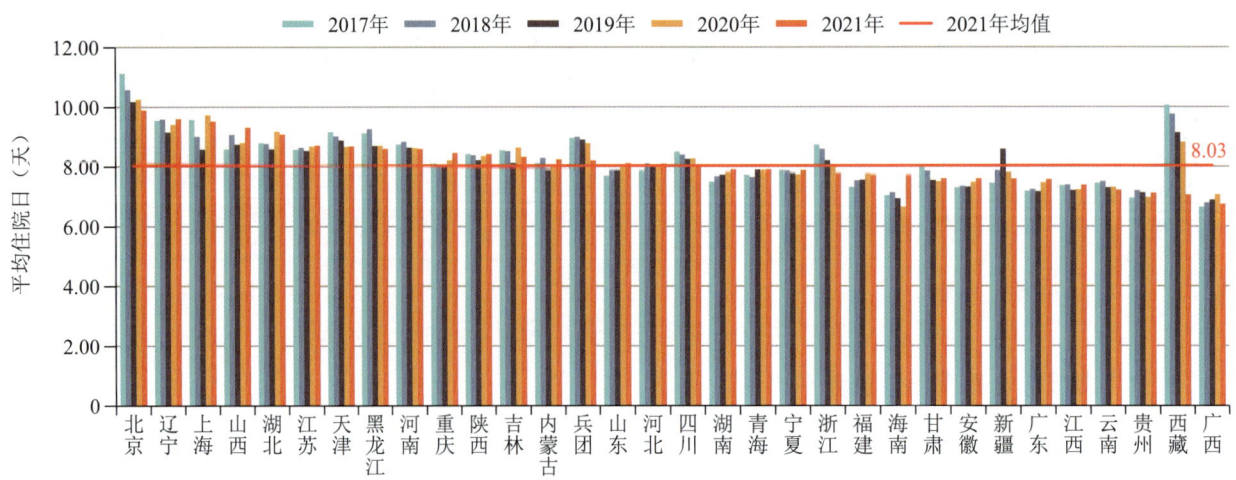

注：由于住院日数据存在部分省份数据缺失情况，故不展示缺失省份数据结果，本节同。

图 2-1-6-107　2017—2021 年各省（自治区、直辖市）二级公立医院出院患者平均住院日

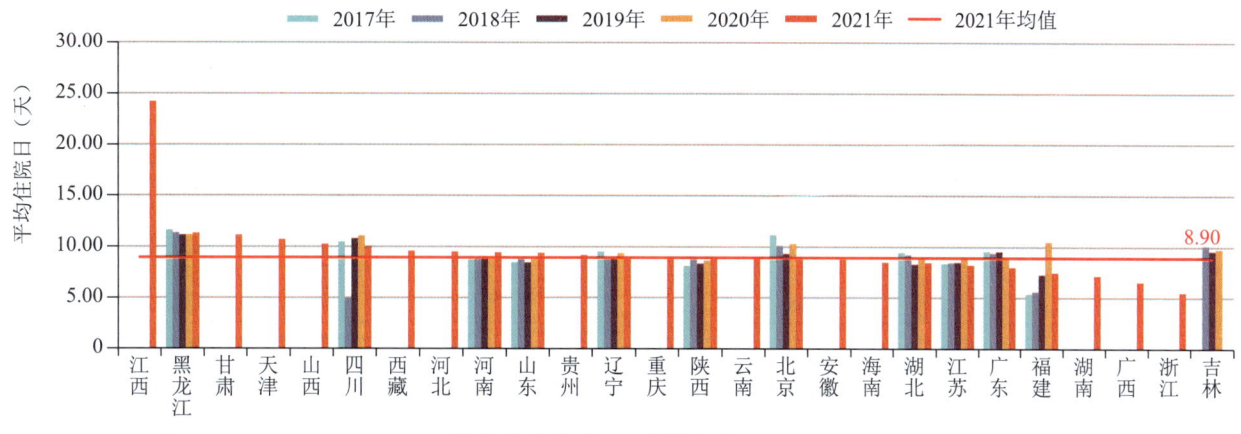

图 2-1-6-108　2017—2021 年各省（自治区、直辖市）三级民营医院出院患者平均住院日

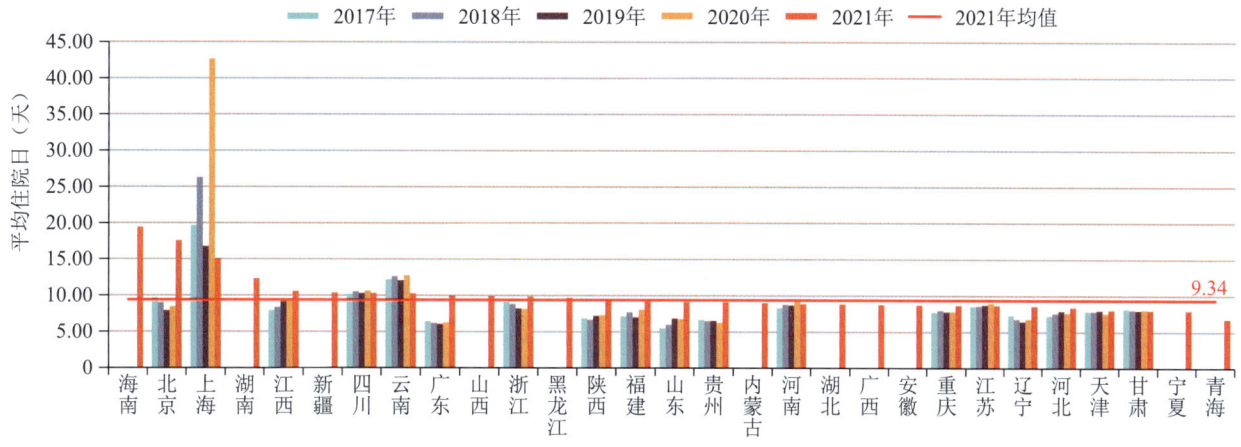

图 2-1-6-109　2017—2021 年各省（自治区、直辖市）二级民营医院出院患者平均住院日

3. 专科医院出院患者平均住院日

具体情况如图 2-1-6-110 所示。

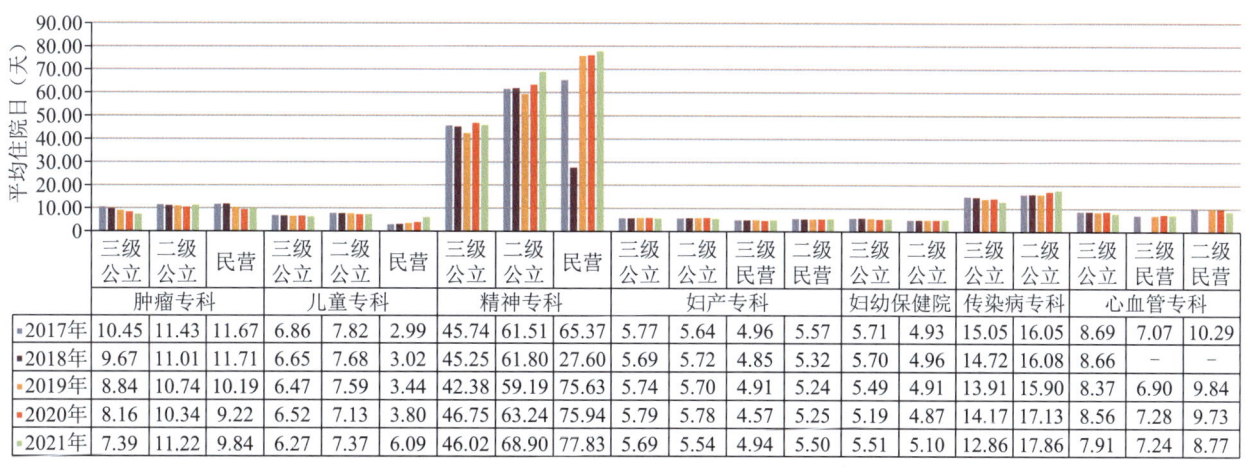

图 2-1-6-110　2017—2021 年全国各级各类专科医院出院患者平均住院日

（二）病床使用率

1. 全国各类别医院病床使用率

具体情况如图 2-1-6-111 所示。

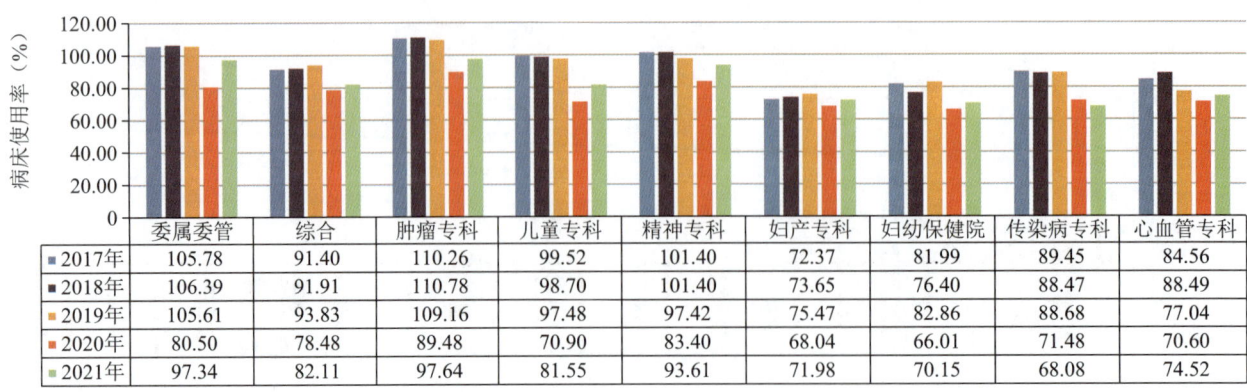

注：综合医院包含委属委管医院。

图 2-1-6-111　2017—2021 年各类别医院病床使用率

2. 全国各级综合医院病床使用率

（1）全国情况

2021年全国各级综合医院病床使用率，所有医院较2020年相比均有不同幅度的下降（图2-1-6-112）。

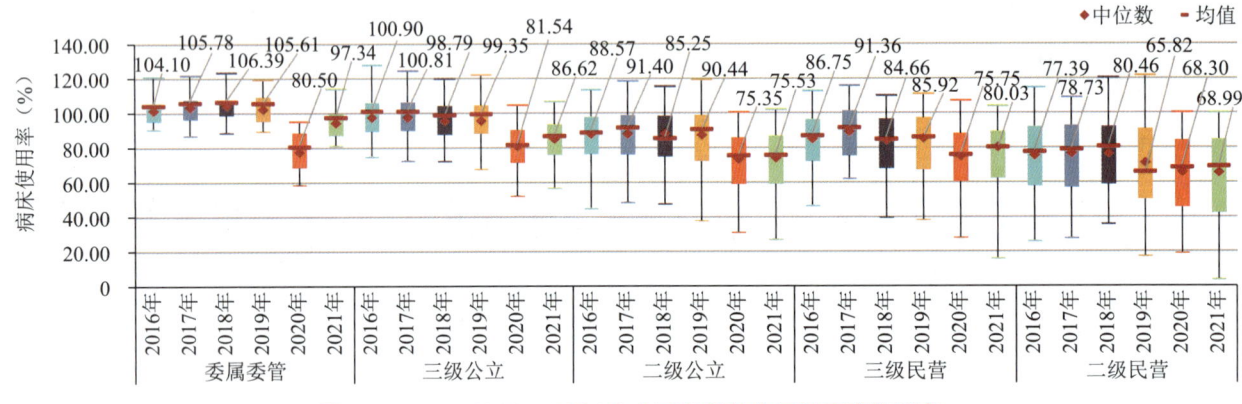

图 2-1-6-112　2016—2021 年全国各级综合医院病床使用率

（2）各省（自治区、直辖市）情况

分析近2年各省份病床使用率趋势情况，三级公立医院有25个省份呈上升趋势，5个省份下降趋势（其余1个省份无有效数据）；二级公立医院有19个省份呈上升趋势，12个省份呈下降趋势；三级民营医院有18个省份呈上升趋势，9个省份呈下降趋势（其余4个省份无有效数据）；二级民营医院有15个省份呈上升趋势，有14个省份呈下降趋势（其余2个省份无有效数据）（图2-1-6-113～图2-1-6-116）。

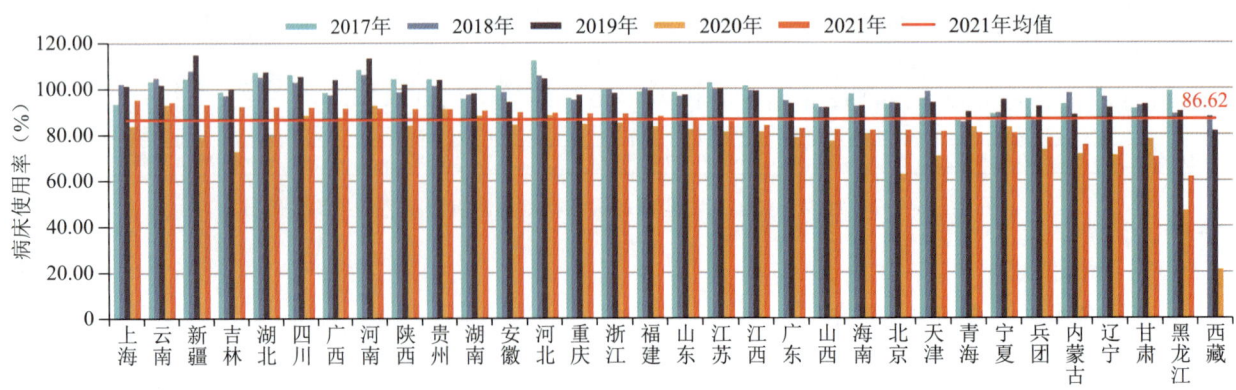

注：由于病床使用率存在部分省份数据缺失情况，故不展示缺失省份数据结果，本节同。

图 2-1-6-113　2017—2021 年各省（自治区、直辖市）三级公立医院病床使用率

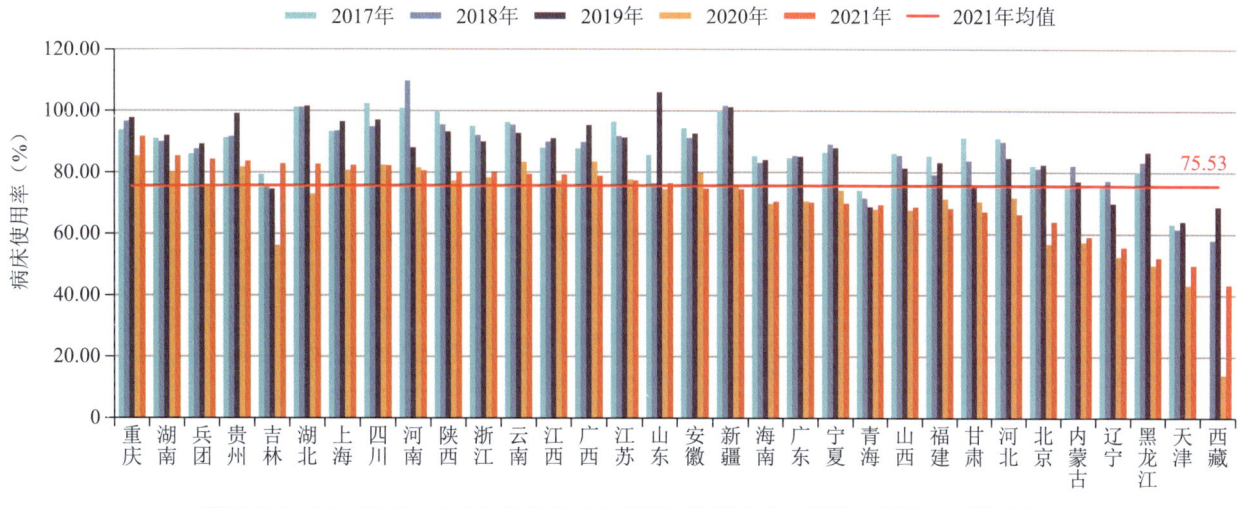

图 2-1-6-114　2017—2021 年各省（自治区、直辖市）二级公立医院病床使用率

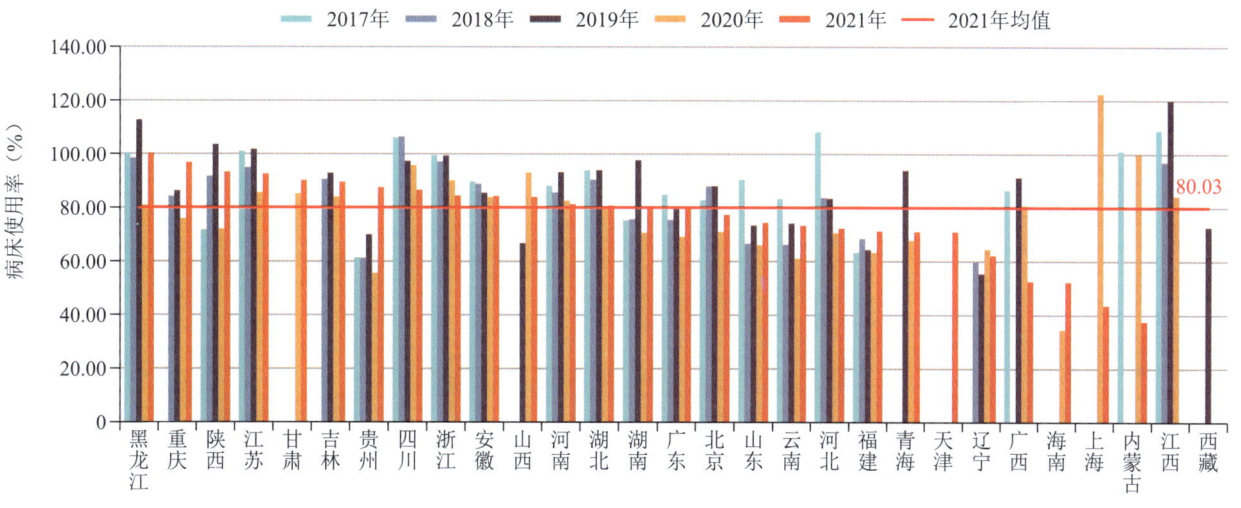

图 2-1-6-115　2017—2021 年各省（自治区、直辖市）三级民营医院病床使用率

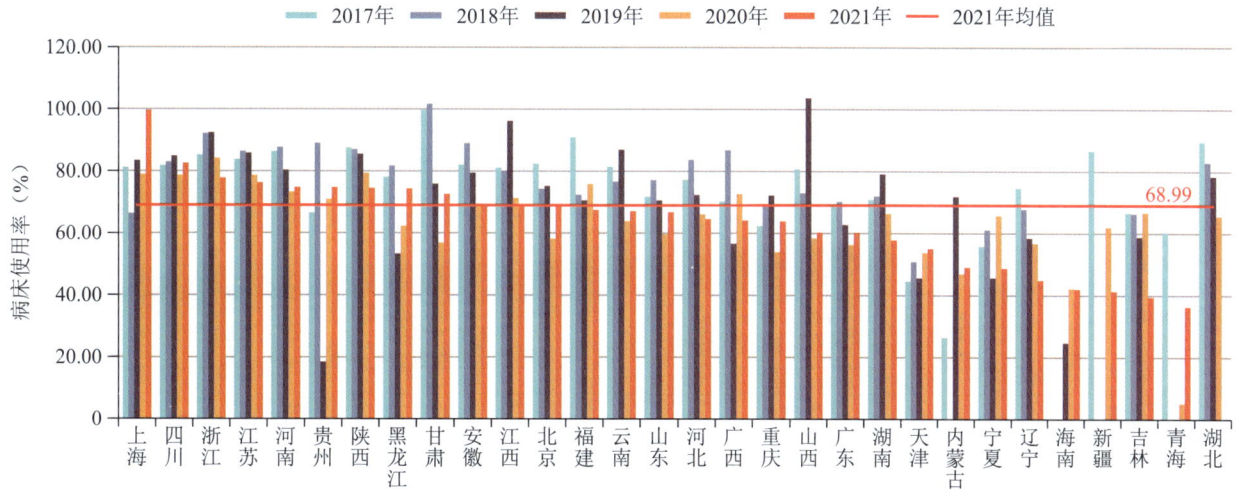

图 2-1-6-116　2017—2021 年各省（自治区、直辖市）二级民营医院病床使用率

3. 专科医院病床使用率

具体情况如图 2-1-6-117 所示。

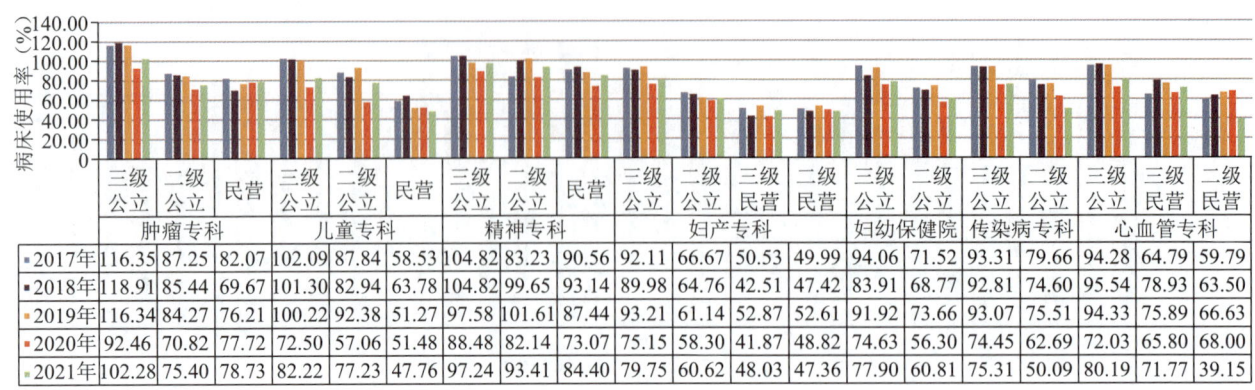

图 2-1-6-117　2017—2021 年各专科医院病床使用率

五、患者负担

（一）每门诊（含急诊）人次费用及其中的药品费用、药占比

1. 全国各类别医院每门诊（含急诊）人次费用及人次药费

具体情况如图 2-1-6-118 及图 2-1-6-119 所示。

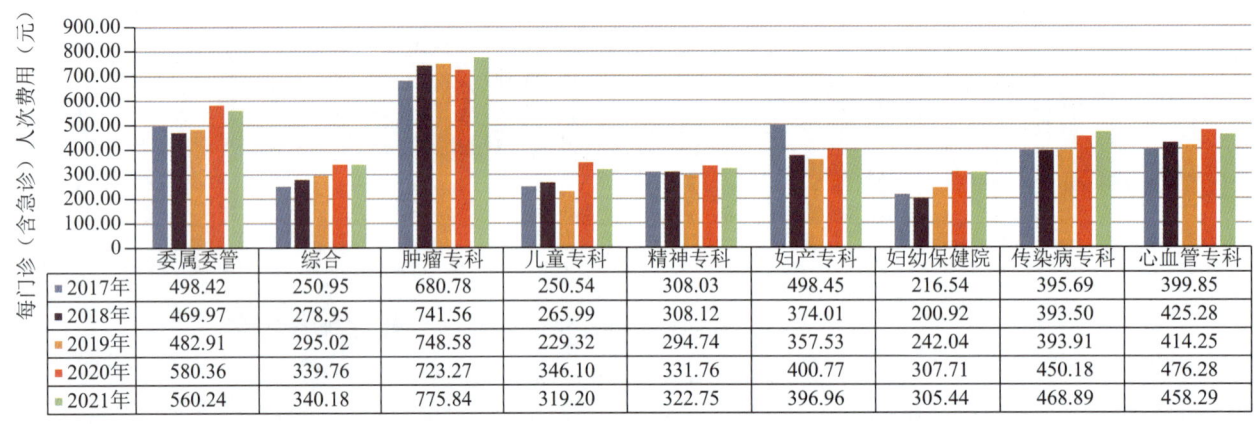

注：综合医院包含委属委管医院。

图 2-1-6-118　2017—2021 年全国各类别医院每门诊（含急诊）人次费用

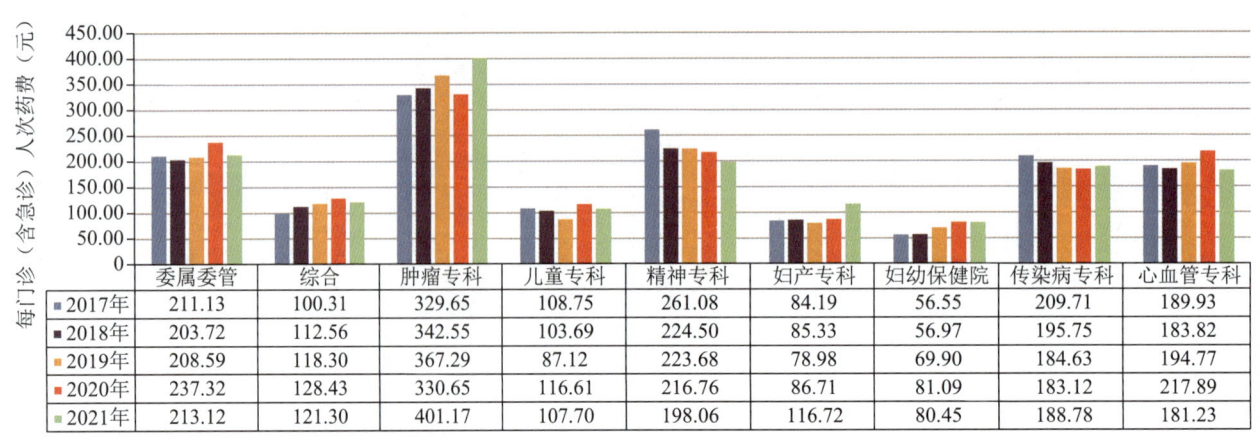

注：综合医院包含委属委管医院。

图 2-1-6-119　2017—2021 年全国各类别医院每门诊（含急诊）人次药费

2. 全国各级综合医院每门诊（含急诊）人次费用及其中的药品费用、药占比

（1）全国情况

2021年除二级民营医院外，全国各级综合医院每门诊（含急诊）人次费用相比2020年有所上升；除委属委管、二级公立医院外，全国各级综合医院每门诊（含急诊）人次药费相比2020年有所上升；全国各级综合医院每门诊（含急诊）药占比较2020年均有所下降（图2-1-6-120～图2-1-6-122）。

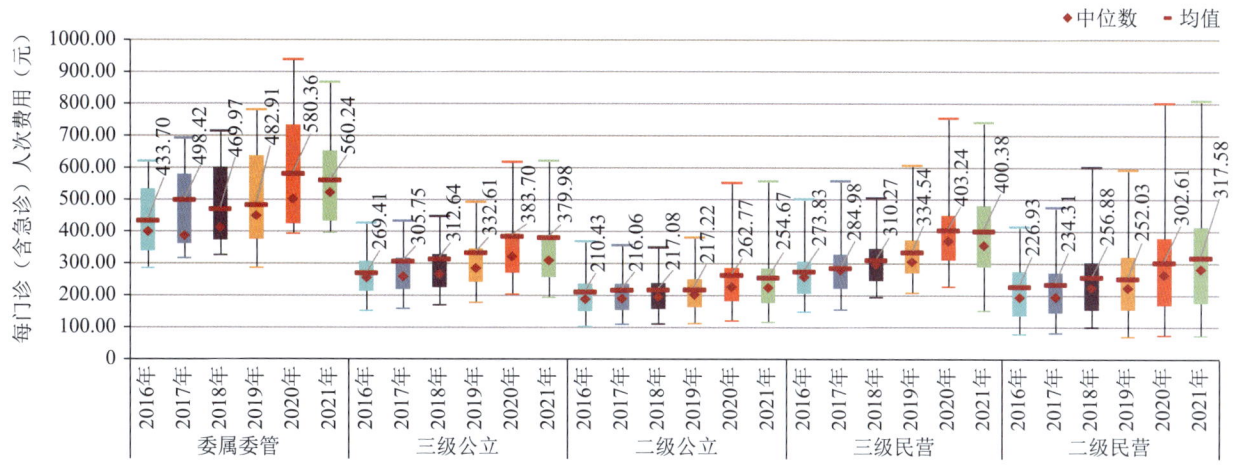

图2-1-6-120 2016—2021年全国各级综合医院每门诊（含急诊）人次费用

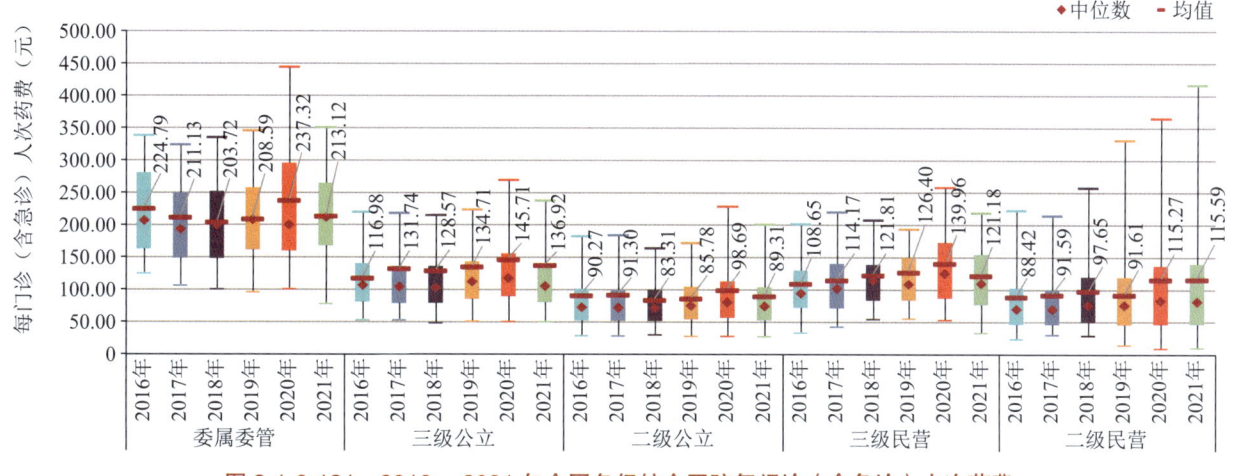

图2-1-6-121 2016—2021年全国各级综合医院每门诊（含急诊）人次药费

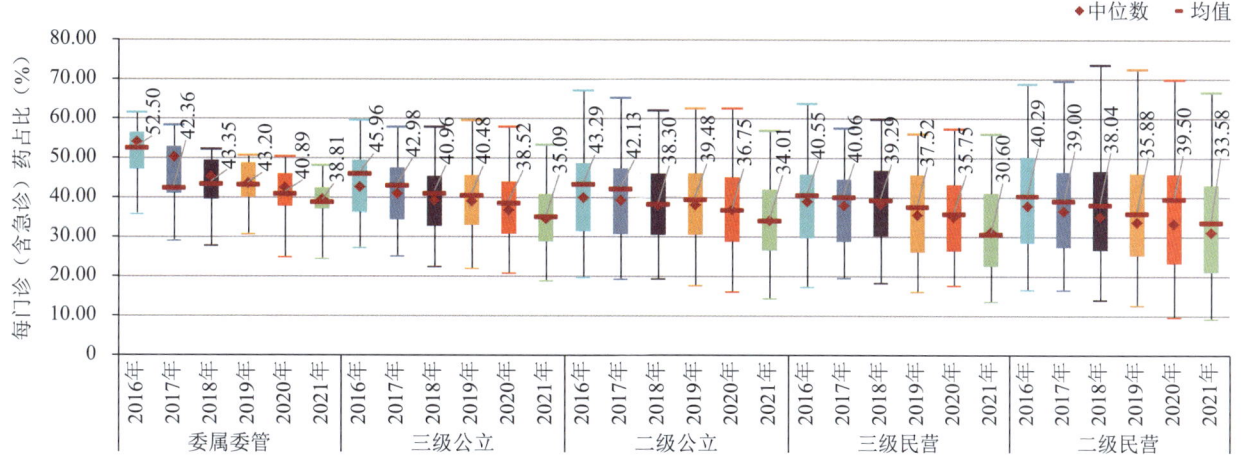

图2-1-6-122 2016—2021年全国各级综合医院每门诊（含急诊）药占比

277

（2）各省（自治区、直辖市）情况

1）每门诊（含急诊）人次费用

分析近2年各省份每门诊（含急诊）人次费用趋势情况，三级公立医院有12个省份呈上升趋势，18个省份均下降趋势（其余1个省份无有效数据）；二级公立医院有12个省份呈上升趋势，19个省份呈下降趋势；三级民营医院有12个省份呈上升趋势，12个省份呈下降趋势（其余7个省份无有效数据）；二级民营医院有5个省份呈上升趋势，22个省份呈下降趋势（其余4个省份无有效数据）（图2-1-6-123～图2-1-6-126）。

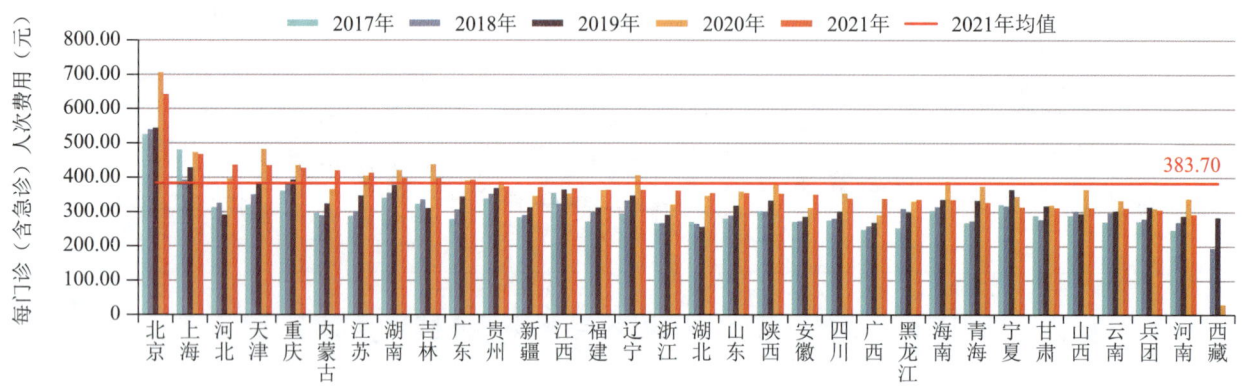

注：由于费用数据存在部分省份数据缺失情况，故不展示缺失省份数据结果，本节同。

图2-1-6-123　2017—2021年各省（自治区、直辖市）三级公立医院每门诊（含急诊）人次费用

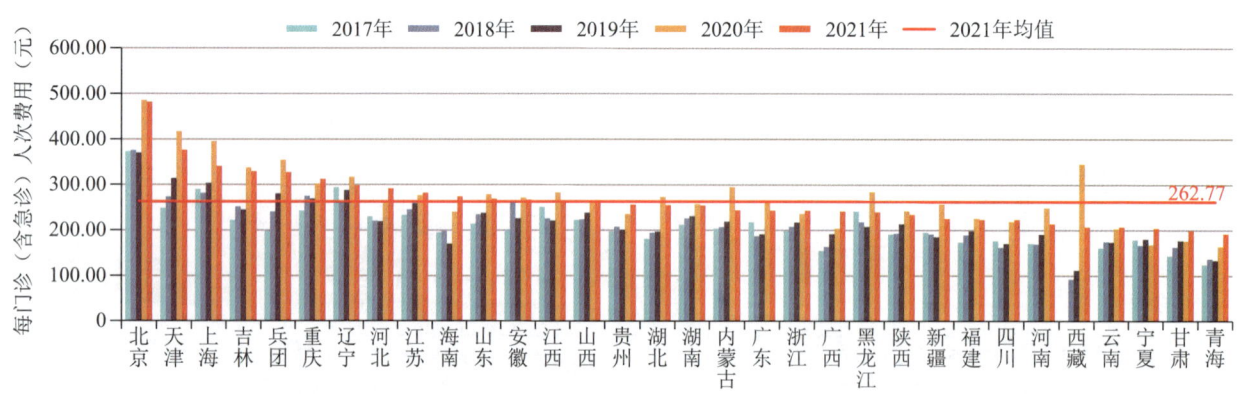

图2-1-6-124　2017—2021年各省（自治区、直辖市）二级公立医院每门诊（含急诊）人次费用

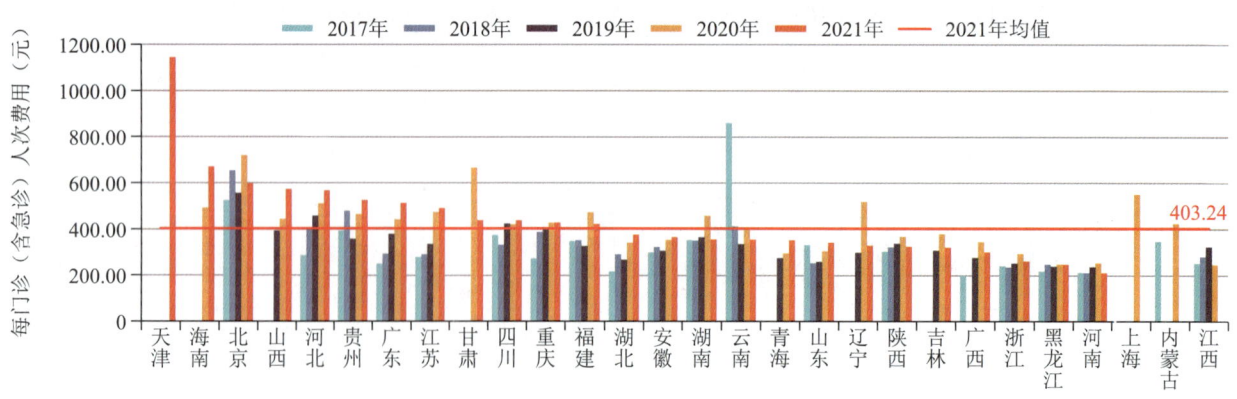

图2-1-6-125　2017—2021年各省（自治区、直辖市）三级民营医院每门诊（含急诊）人次费用

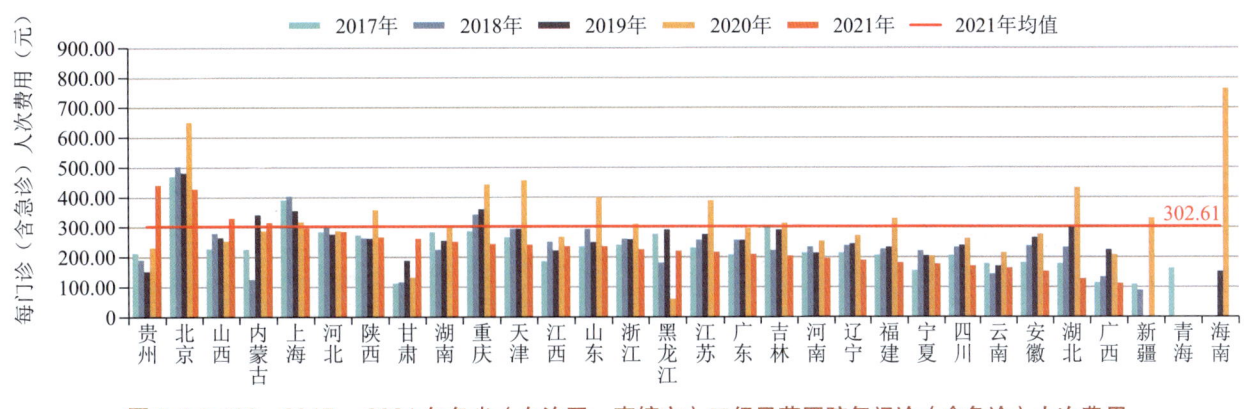

图 2-1-6-126　2017—2021 年各省（自治区、直辖市）二级民营医院每门诊（含急诊）人次费用

2）每门诊（含急诊）人次药费

分析近 2 年各省份每门诊（含急诊）人次药费趋势情况，三级公立医院有 7 个省份呈上升趋势，24 个省份均下降趋势（其余 1 个省份无有效数据）；二级公立医院有 5 个省份呈上升趋势，26 个省份呈下降趋势；三级民营医院有 7 个省份呈上升趋势，20 个省份呈下降趋势（其余 4 个省份无有效数据）；二级民营医院有 10 个省份呈上升趋势，18 个省份呈下降趋势（其余 3 个省份无有效数据）（图 2-1-6-127～图 2-1-6-130）。

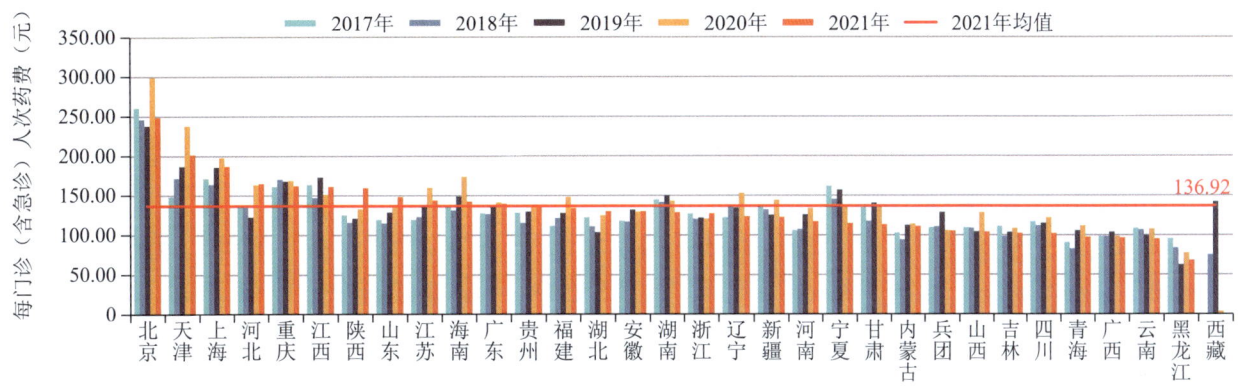

图 2-1-6-127　2017—2021 年各省（自治区、直辖市）三级公立医院每门诊（含急诊）人次药费

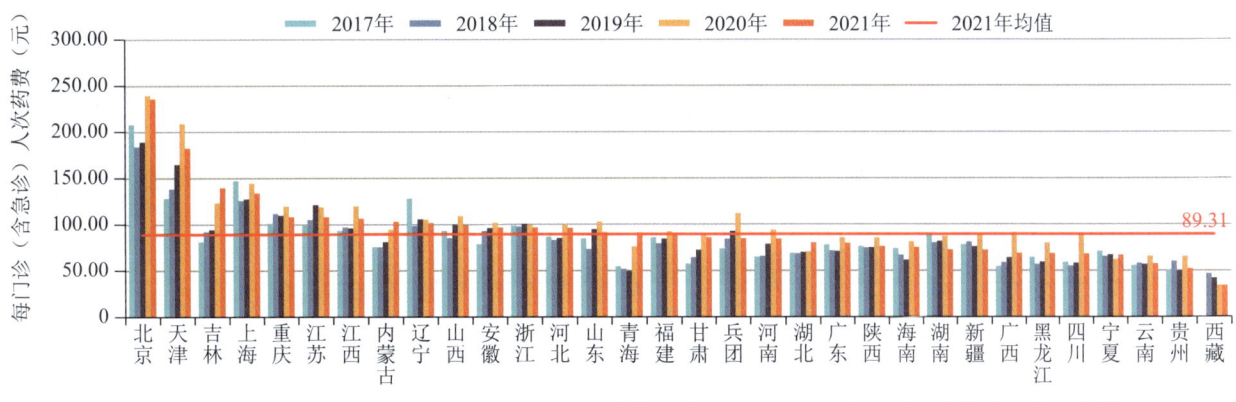

图 2-1-6-128　2017—2021 年各省（自治区、直辖市）二级公立医院每门诊（含急诊）人次药费

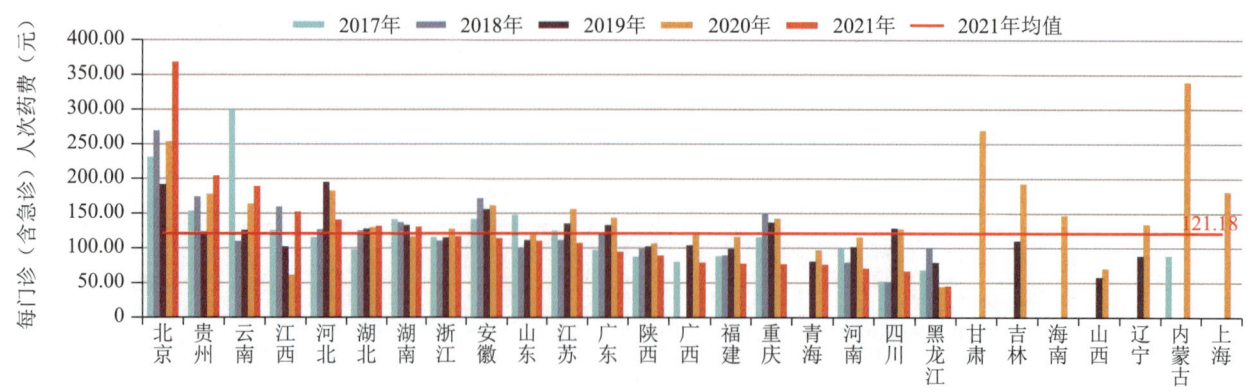

图 2-1-6-129　2017—2021年各省（自治区、直辖市）三级民营医院每门诊（含急诊）人次药费

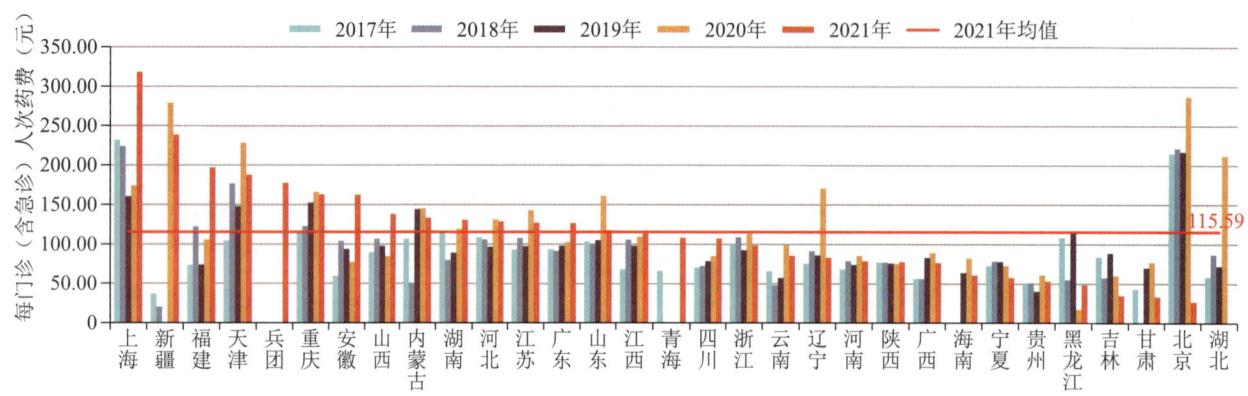

图 2-1-6-130　2017—2021年各省（自治区、直辖市）二级民营医院每门诊（含急诊）人次药费

3）每门诊（含急诊）药占比

分析近2年各省份每门诊（含急诊）药占比趋势情况，三级公立医院有4个省份呈上升趋势，其余27个省份均下降趋势；二级公立医院有5个省份呈上升趋势，其余26个省份呈下降趋势；三级民营医院有10个省份呈上升趋势，17个省份呈下降趋势（其余4个省份无有效数据）；二级民营医院有19个省份呈上升趋势，有11个省份呈下降趋势（其余1个省份无有效数据）（图2-1-6-131～图2-1-6-134）。

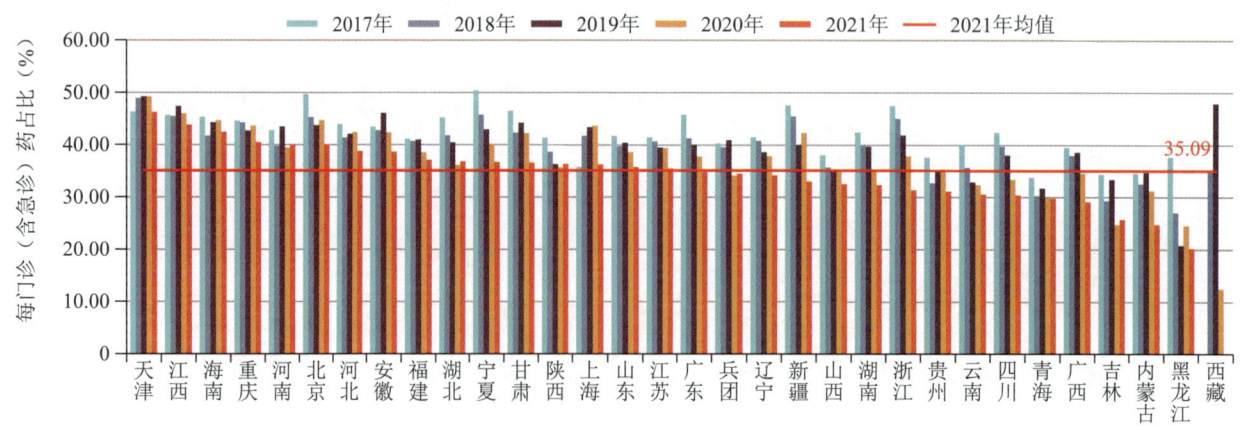

图 2-1-6-131　2017—2021年各省（自治区、直辖市）三级公立医院每门诊（含急诊）药占比

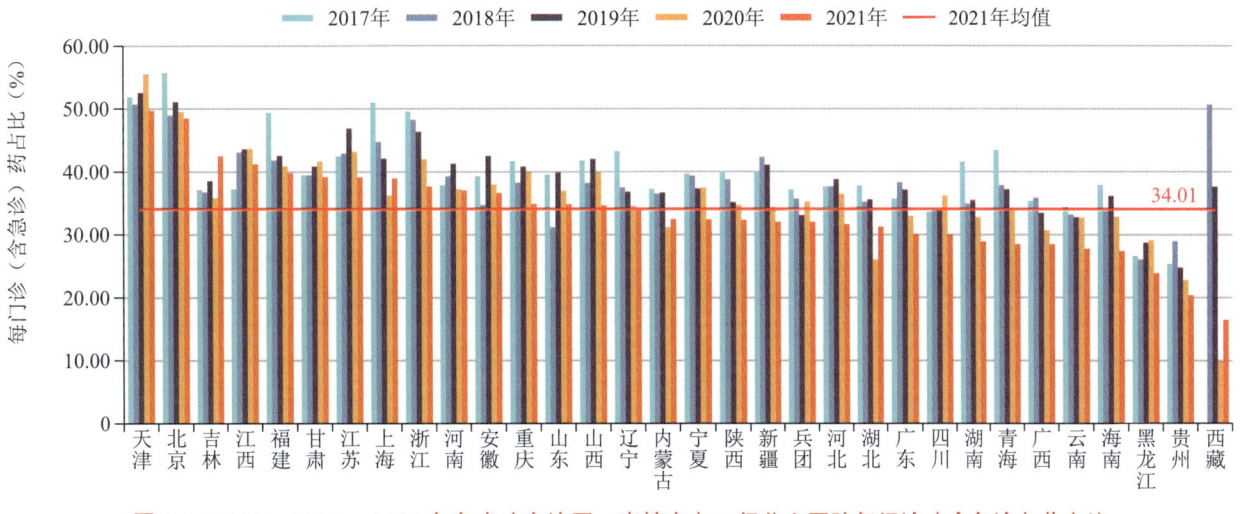

图 2-1-6-132 2017—2021 年各省（自治区、直辖市）二级公立医院每门诊（含急诊）药占比

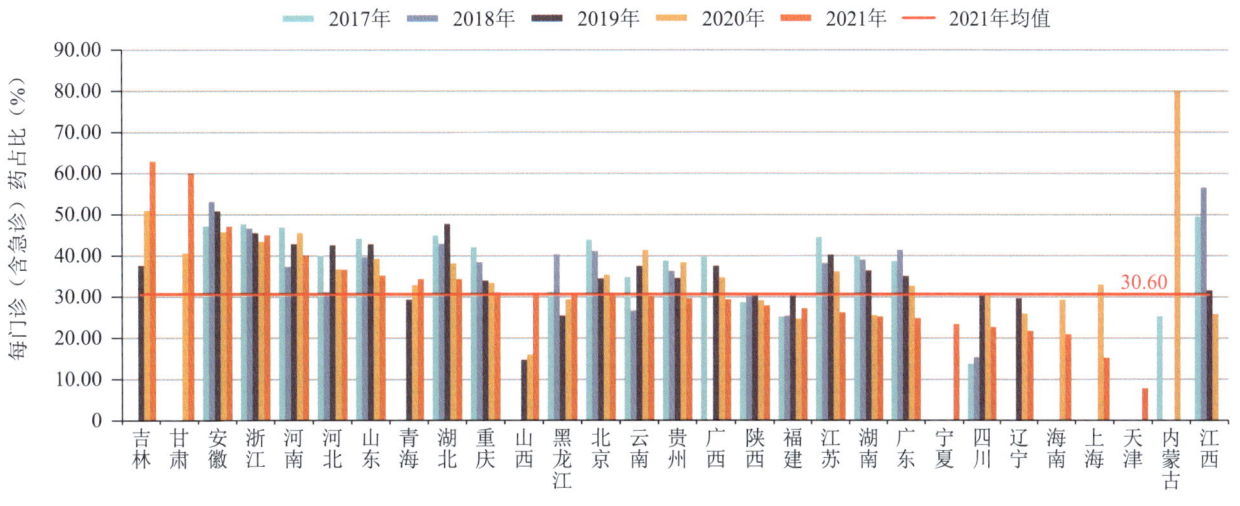

图 2-1-6-133 2017—2021 年各省（自治区、直辖市）三级民营医院每门诊（含急诊）药占比

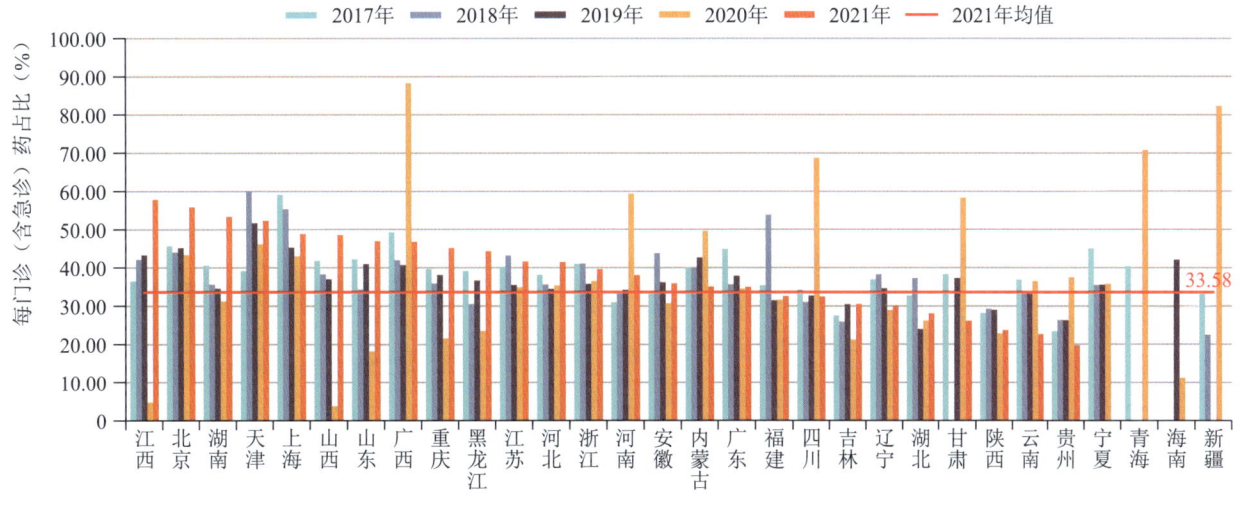

图 2-1-6-134 2017—2021 年各省（自治区、直辖市）二级民营医院每门诊（含急诊）药占比

3. 专科医院每门诊（含急诊）人次费用及其中的药品费用、药占比

（1）专科医院每门诊（含急诊）人次费用

具体情况如图 2-1-6-135 所示。

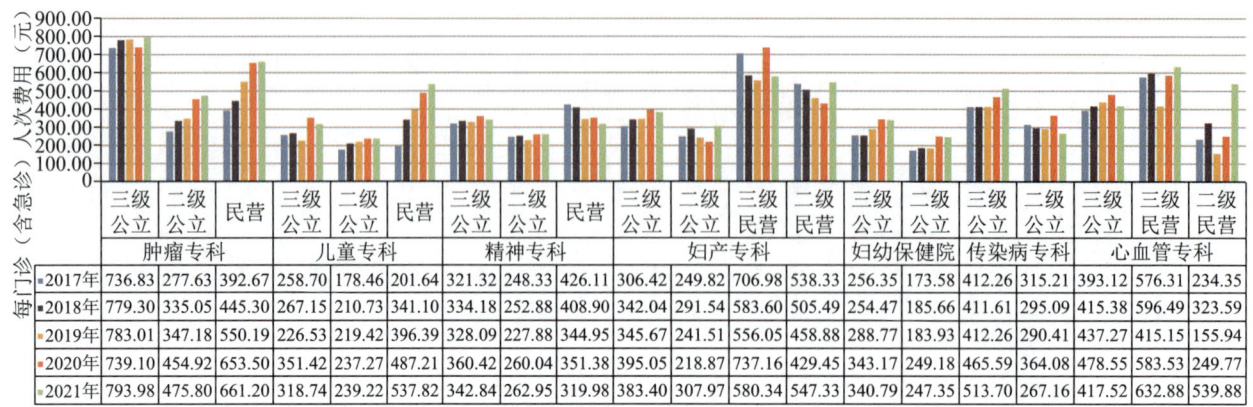

图 2-1-6-135　2017—2021 年各专科医院每门诊（含急诊）人次费用

（2）专科医院每门诊（含急诊）人次药费

具体情况如图 2-1-6-136 所示。

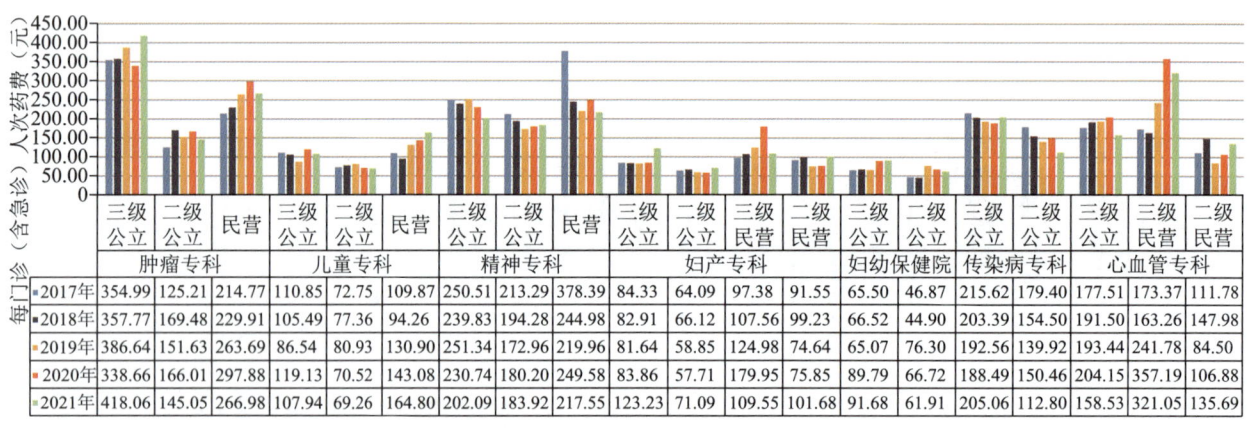

图 2-1-6-136　2017—2021 年各专科医院每门诊（含急诊）人次药费

（3）专科医院每门诊（含急诊）药占比

具体情况如图 2-1-6-137 所示。

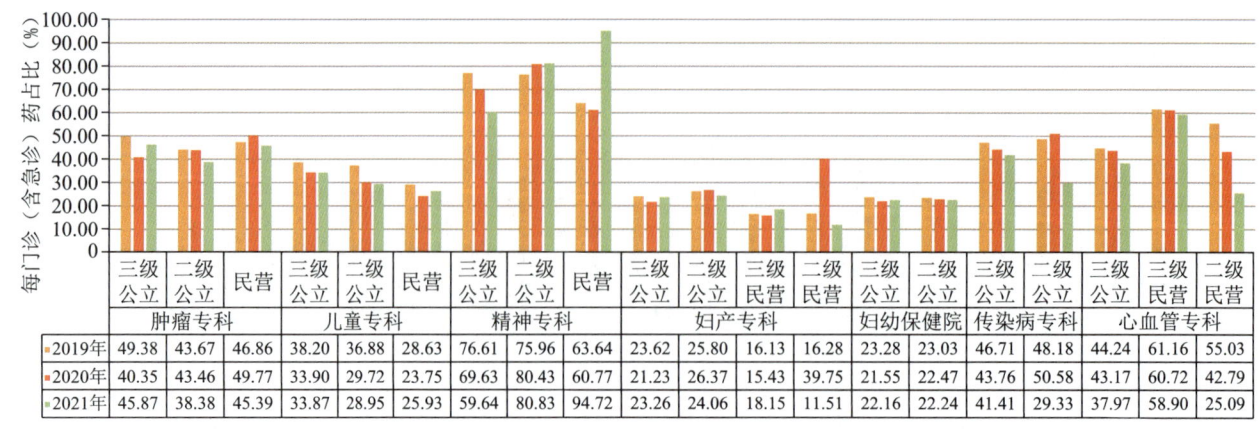

图 2-1-6-137　2019—2021 年各专科医院每门诊（含急诊）药占比

（二）每住院人次费用及其中的药费、药占比

1. 全国各类别医院每住院人次费用及其中的药费、药占比

详细情况见图 2-1-6-138～图 2-1-6-140。

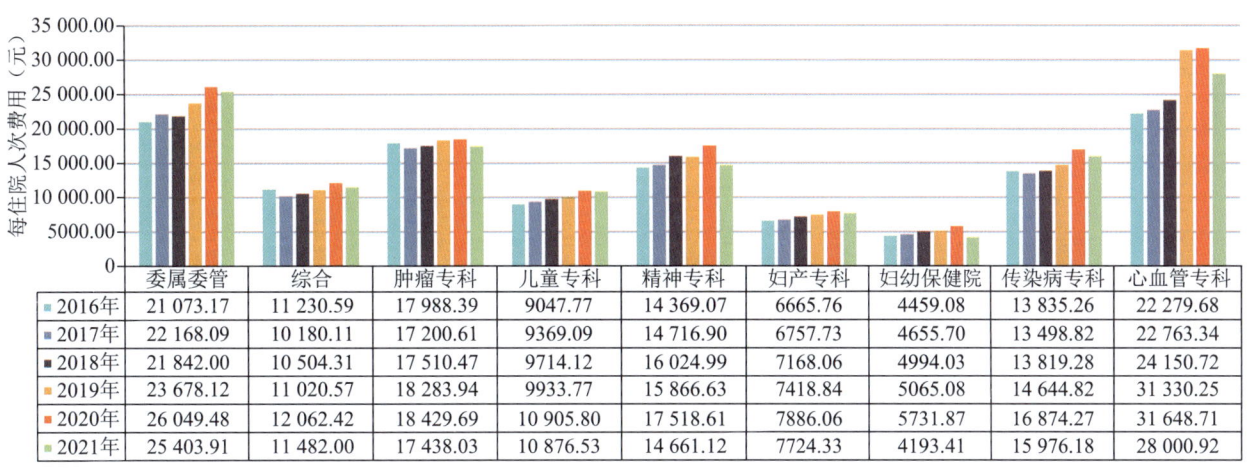

注：综合医院包含委属委管医院。

图 2-1-6-138　2016—2021 年全国各类别医院每住院人次费用

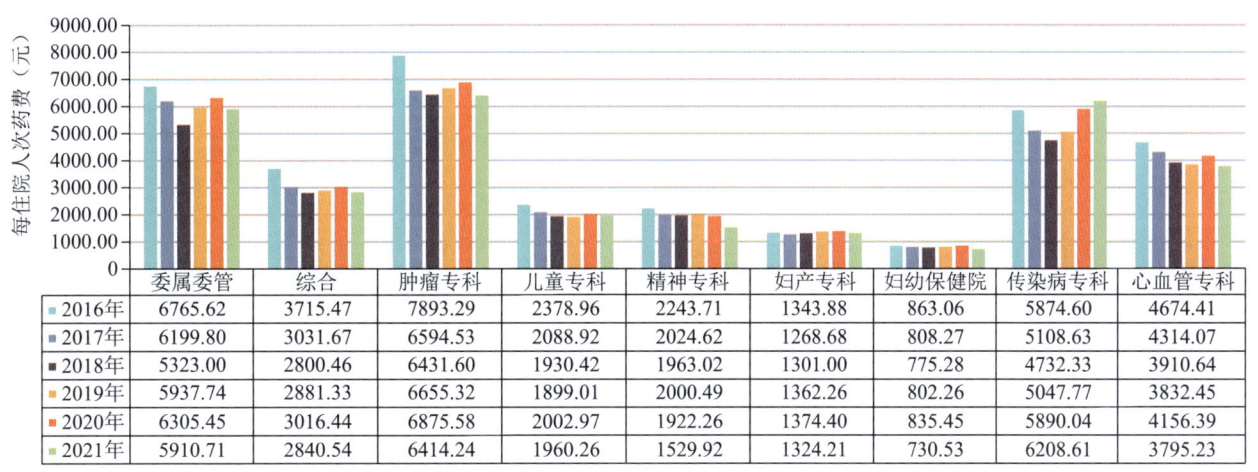

注：综合医院包含委属委管医院。

图 2-1-6-139　2016—2021 年全国各类别医院每住院人次药费

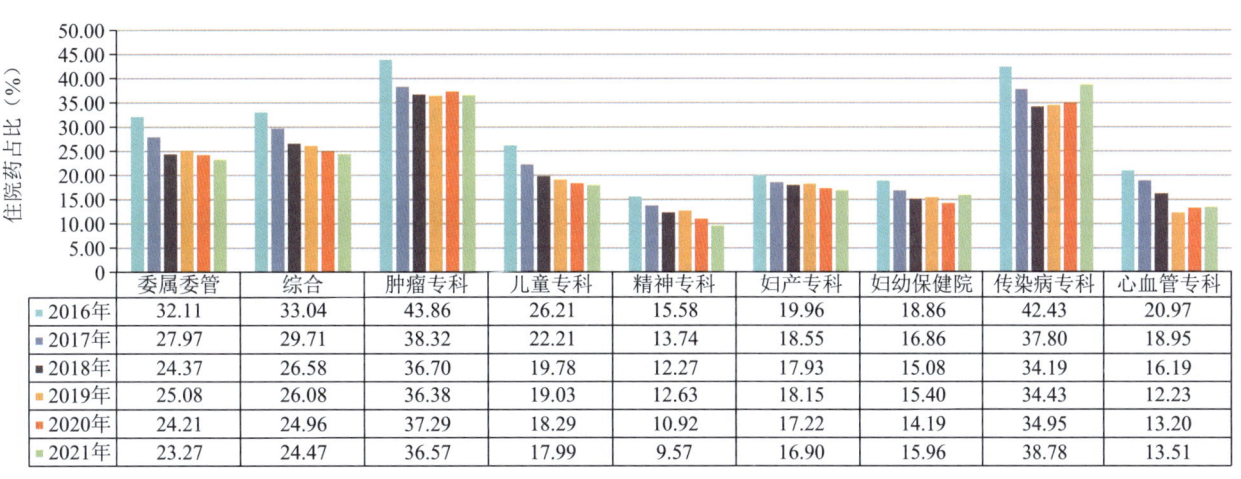

注：综合医院包含委属委管医院。

图 2-1-6-140　2016—2021 年全国各类别医院患者住院药占比

2. 全国各级综合医院每住院人次费用及其中的药费、药占比

（1）全国情况

2021年全国各级综合医院每住院人次费用均较2020年降低；每住院人次药费除二级公立外，均较2020年有降低；药占比除二级公立和二级民营医院外，其余均较2020年减少（图2-1-6-141～图2-1-6-143）。

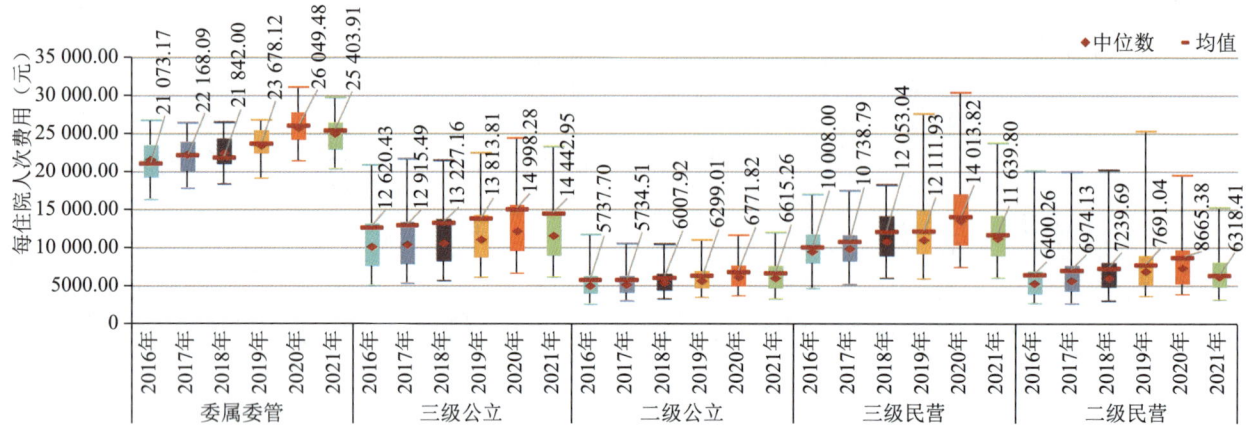

图 2-1-6-141　2016—2021年全国各级综合医院每住院人次费用

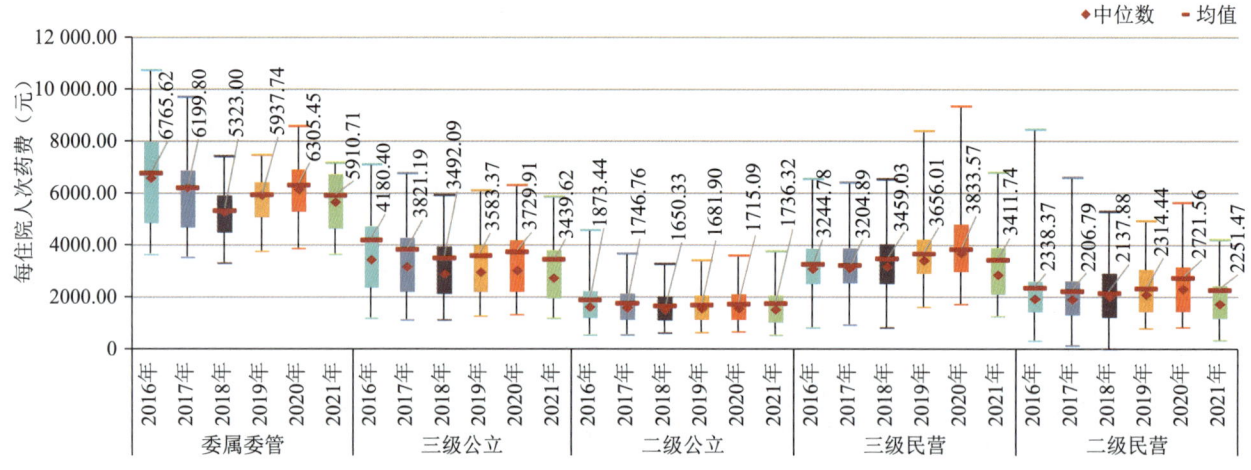

图 2-1-6-142　2016—2021年全国各级综合医院每住院人次药费

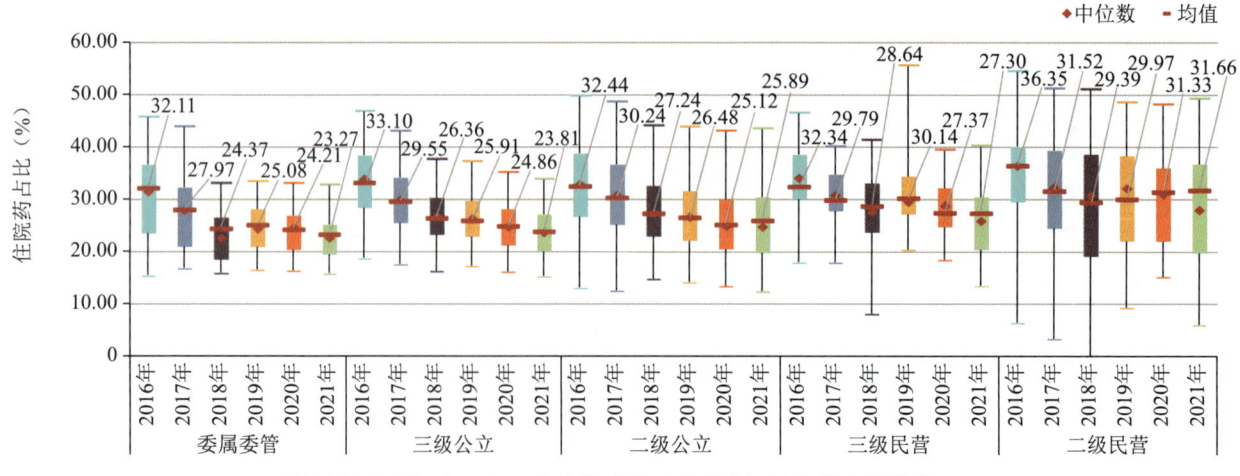

图 2-1-6-143　2016—2021年全国各级综合医院患者住院药占比

（2）各省（自治区、直辖市）情况

1）每住院人次费用

分析近2年各省份每住院人次费用趋势情况，三级公立医院有4个省份呈上升趋势，其余27个省份均下降趋势；二级公立医院有7个省份呈上升趋势，其余24个省份呈下降趋势；三级民营医院有18个省份呈上升趋势，7个省份呈下降趋势（其余6个省份无有效数据）；二级民营医院有18个省份呈上升趋势，有11个省份呈下降趋势（其余2个省份无有效数据）（图2-1-6-144～图2-1-6-147）。

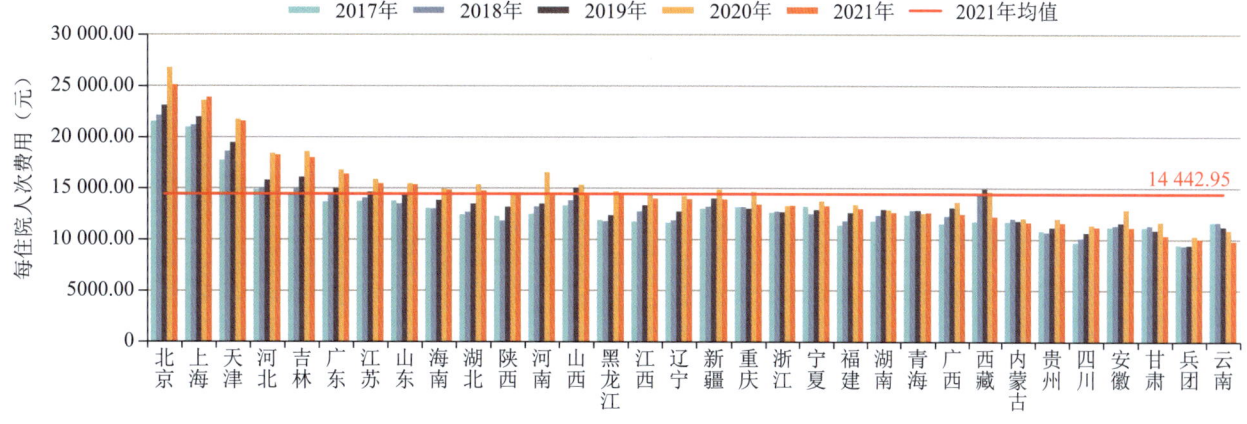

图2-1-6-144　2017—2021年全国各省（自治区、直辖市）三级公立医院每住院人次费用

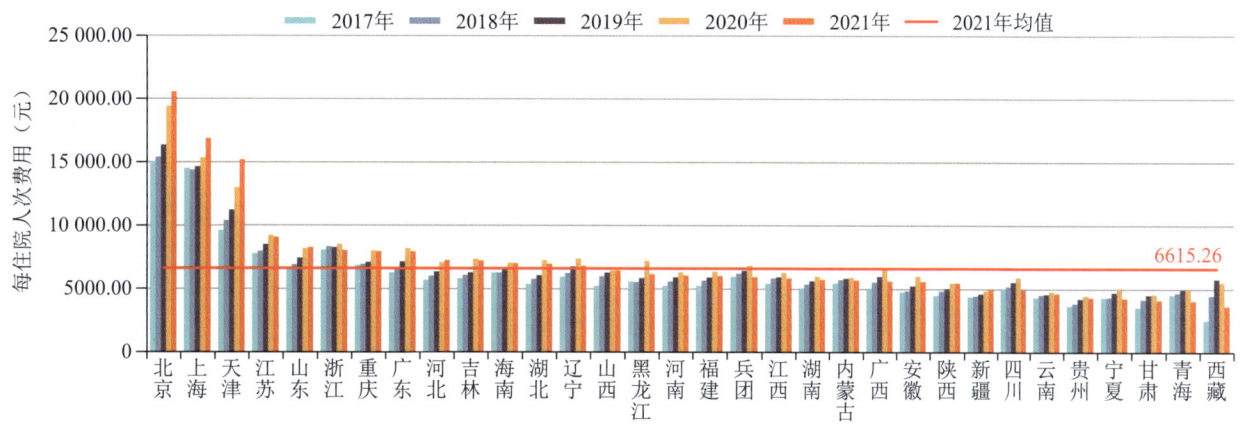

图2-1-6-145　2017—2021年全国各省（自治区、直辖市）二级公立医院每住院人次费用

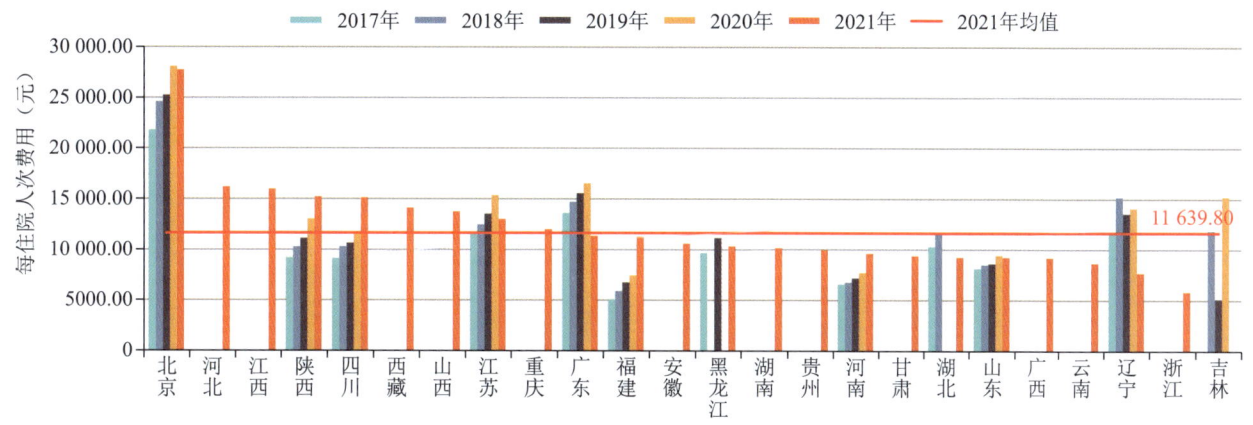

图2-1-6-146　2017—2021年各省（自治区、直辖市）三级民营医院每住院人次费用

285

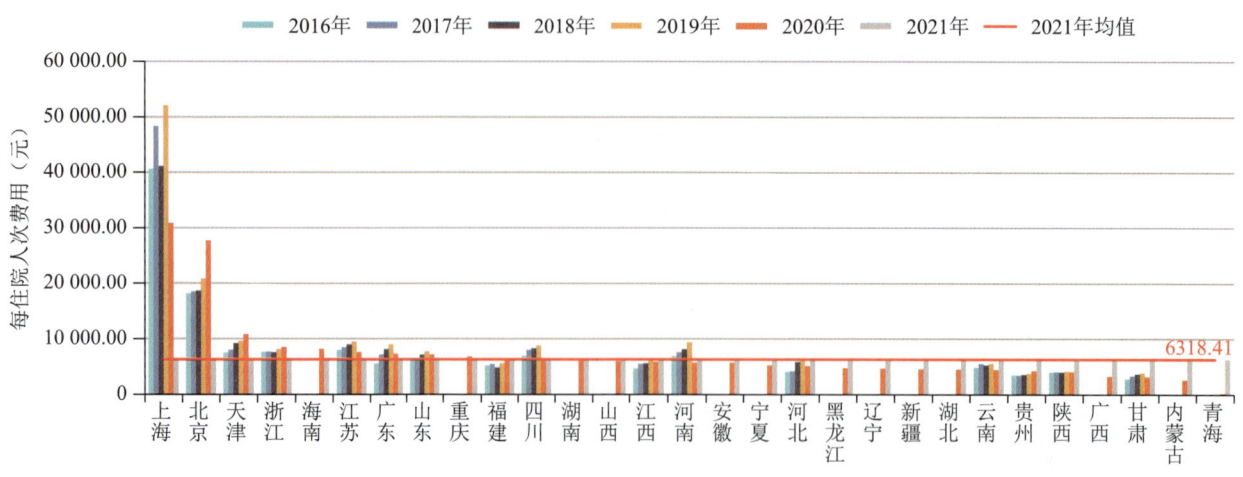

图 2-1-6-147　2016—2021 年各省（自治区、直辖市）二级民营医院每住院人次费用

2）每住院人次药费

分析近 2 年各省份每住院人次药费趋势情况，三级公立医院有 1 个省份呈上升趋势，其余 30 个省份均下降趋势；二级公立医院有 16 个省份呈上升趋势，其余 15 个省份呈下降趋势；三级民营医院有 18 个省份呈上升趋势，5 个省份呈下降趋势（其余 8 个省份无有效数据）；二级民营医院有 20 个省份呈上升趋势，9 个省份呈下降趋势（其余 2 个省份无有效数据）（图 2-1-6-148～图 2-1-6-151）。

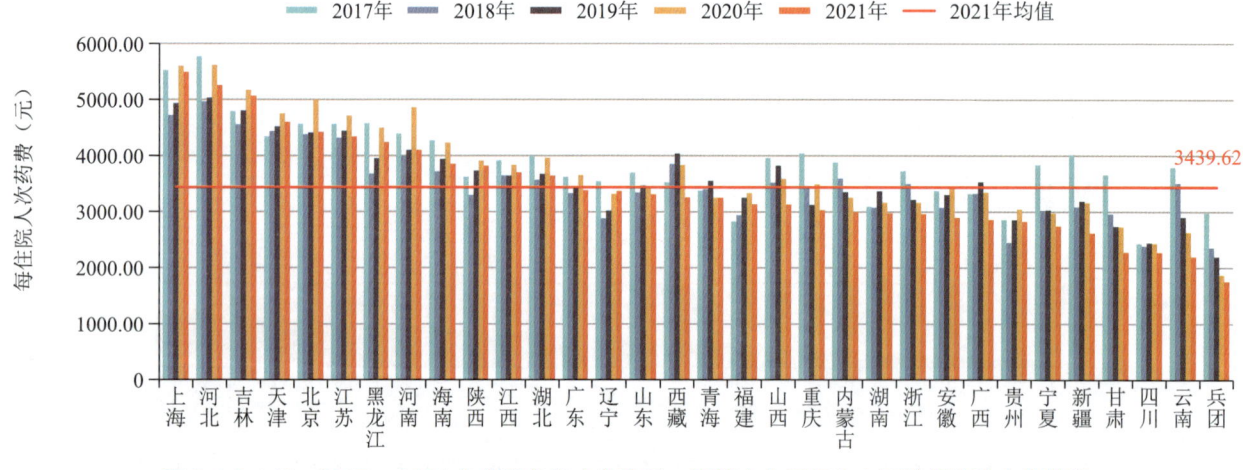

图 2-1-6-148　2017—2021 年全国各省（自治区、直辖市）三级公立医院每住院人次药费

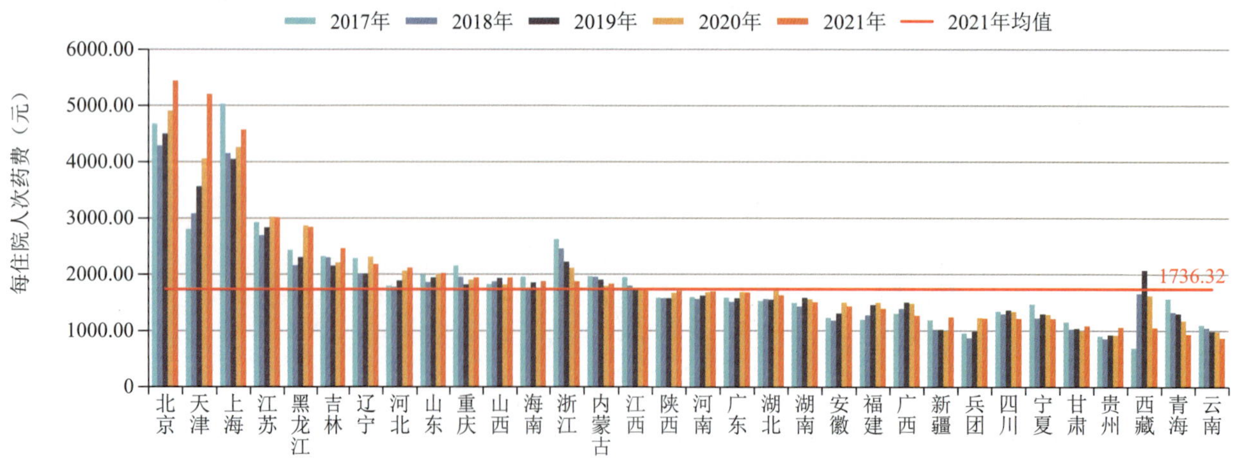

图 2-1-6-149　2017—2021 年全国各省（自治区、直辖市）二级公立医院每住院人次药费

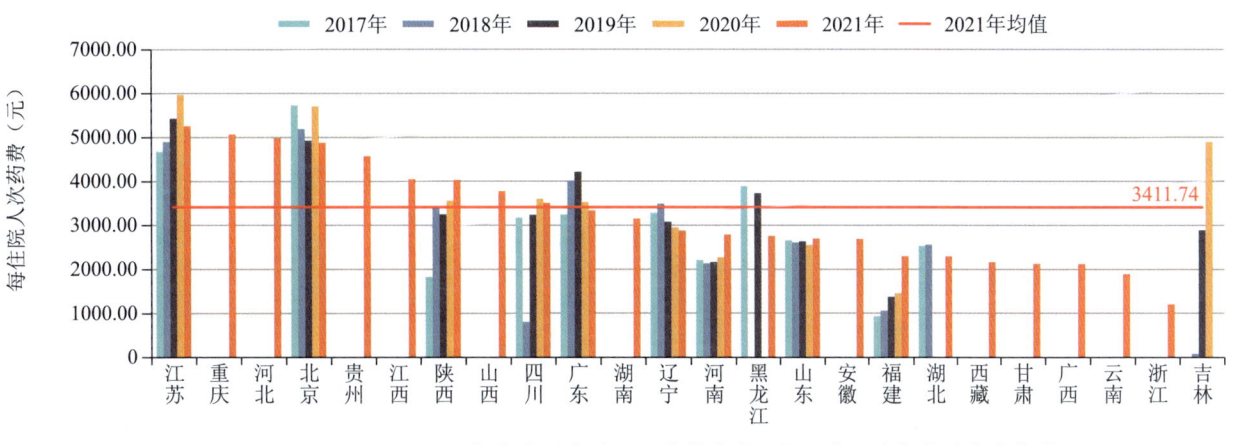

图 2-1-6-150 2017—2021 年各省（自治区、直辖市）三级民营医院每住院人次药费

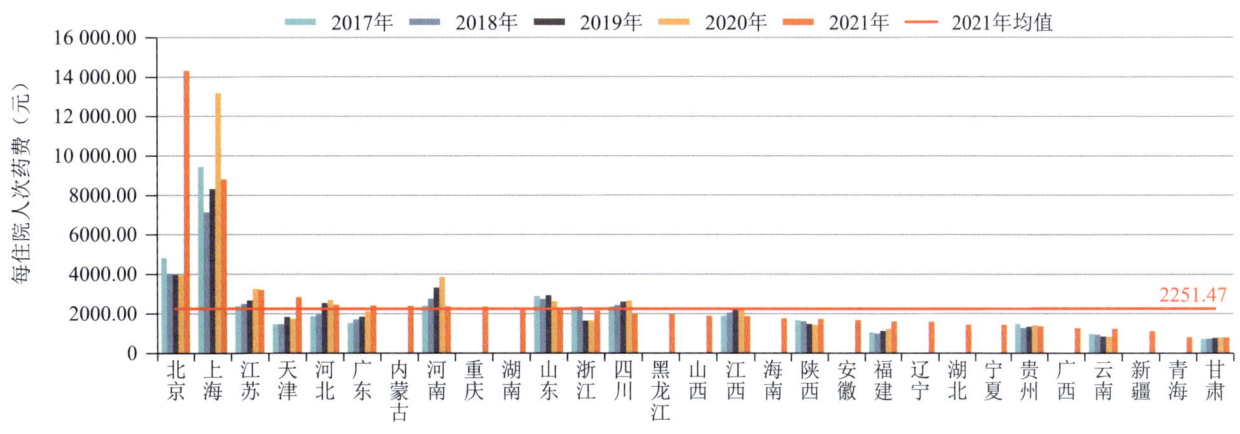

图 2-1-6-151 2017—2021 年各省（自治区、直辖市）二级民营医院每住院人次药费

3）住院药占比

分析近2年各省份住院药占比趋势情况，三级公立医院有3个省份呈上升趋势，其余28个省份均下降趋势；二级公立医院有18个省份呈上升趋势，其余13个省份呈下降趋势；三级民营医院有17个省份呈上升趋势，6个省份呈下降趋势（其余8个省份无有效数据）；二级民营医院有23个省份呈上升趋势，6个省份呈下降趋势（其余2个省份无有效数据）（图2-1-6-152～图2-1-6-155）。

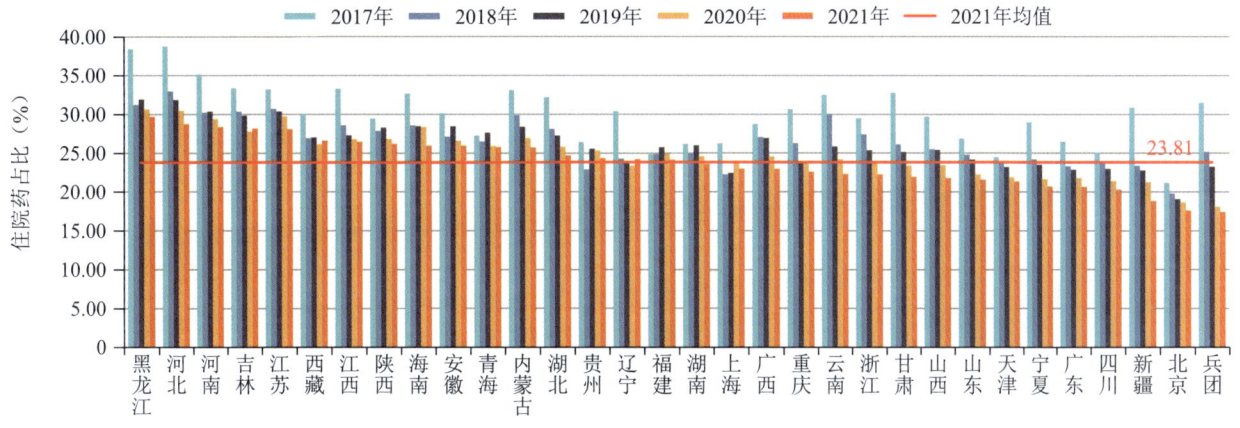

图 2-1-6-152 2017—2021 年全国各省（自治区、直辖市）三级公立医院住院药占比

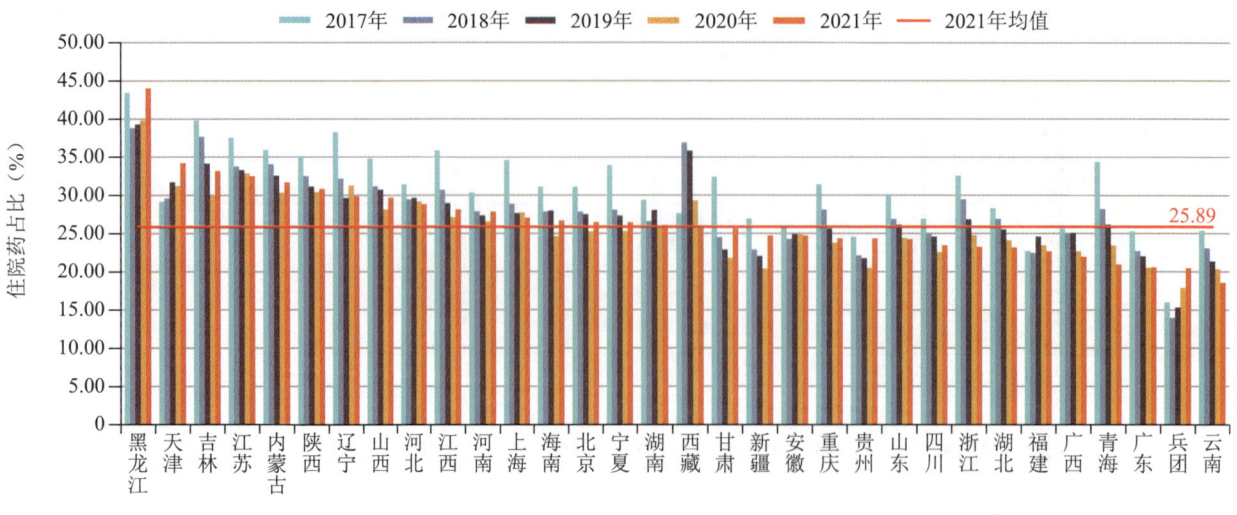

图 2-1-6-153　2017—2021 年全国各省（自治区、直辖市）二级公立医院住院药占比

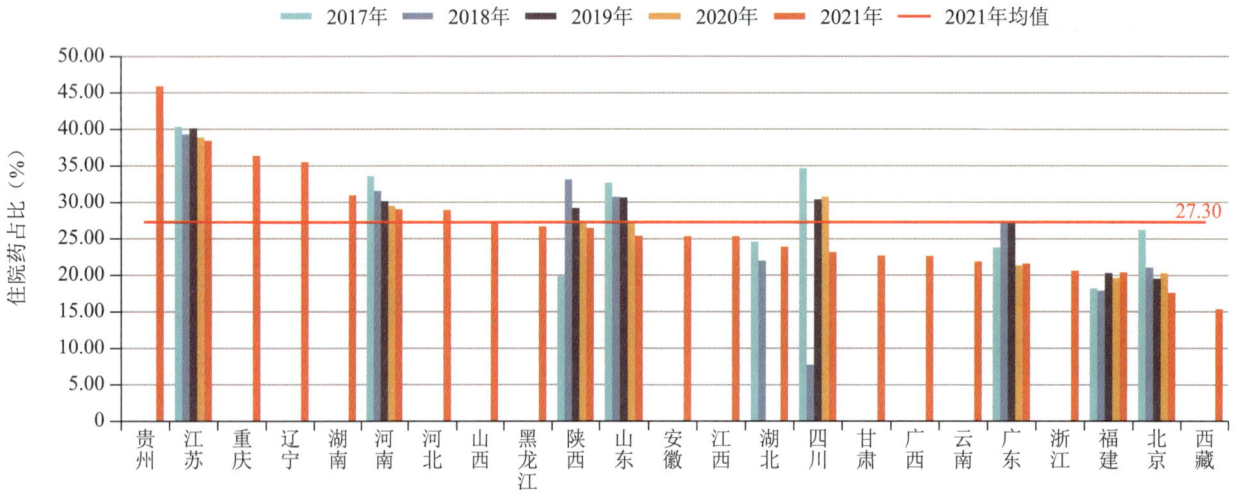

图 2-1-6-154　2017—2021 年各省（自治区、直辖市）三级民营医院住院药占比

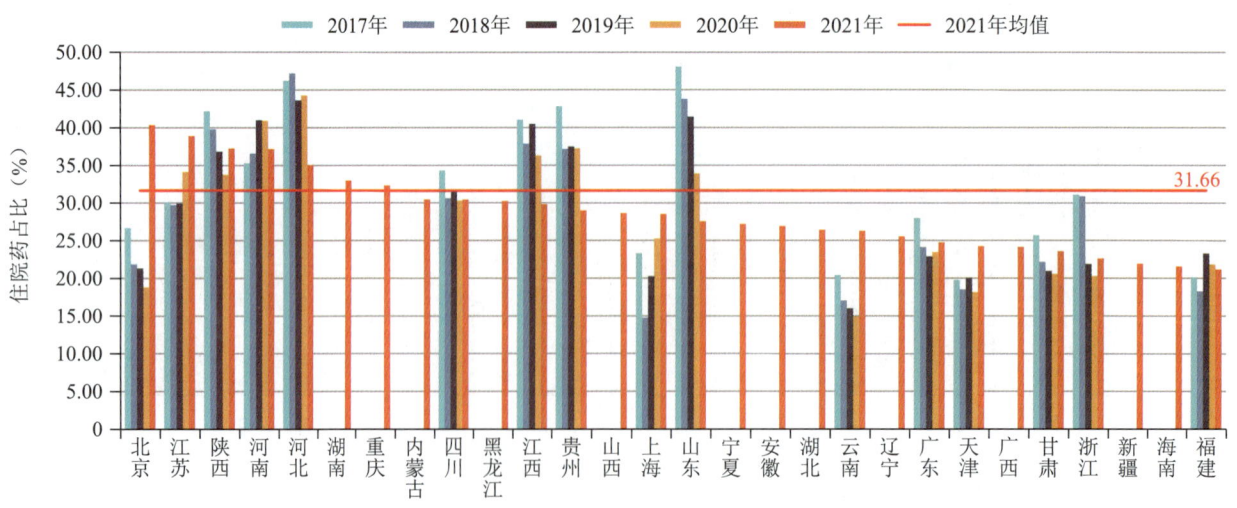

图 2-1-6-155　2017—2021 年各省（自治区、直辖市）二级民营医院住院药占比

4. 专科医院每住院人次费用及其中的药费、药占比

详细情况见图 2-1-6-156～图 2-1-6-158。

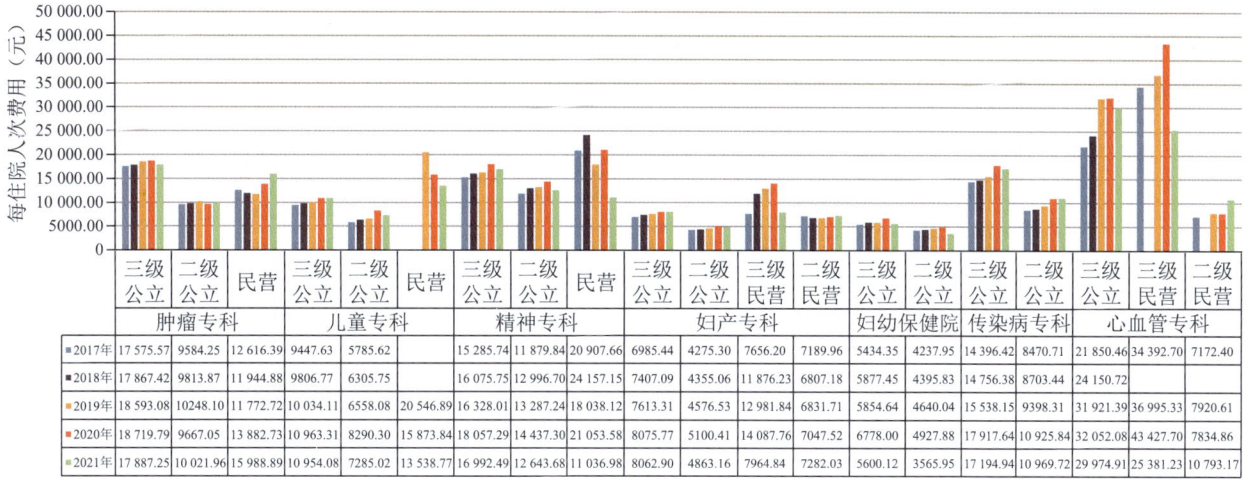

图 2-1-6-156　2017—2021 年全国各级各类专科医院每住院人次费用

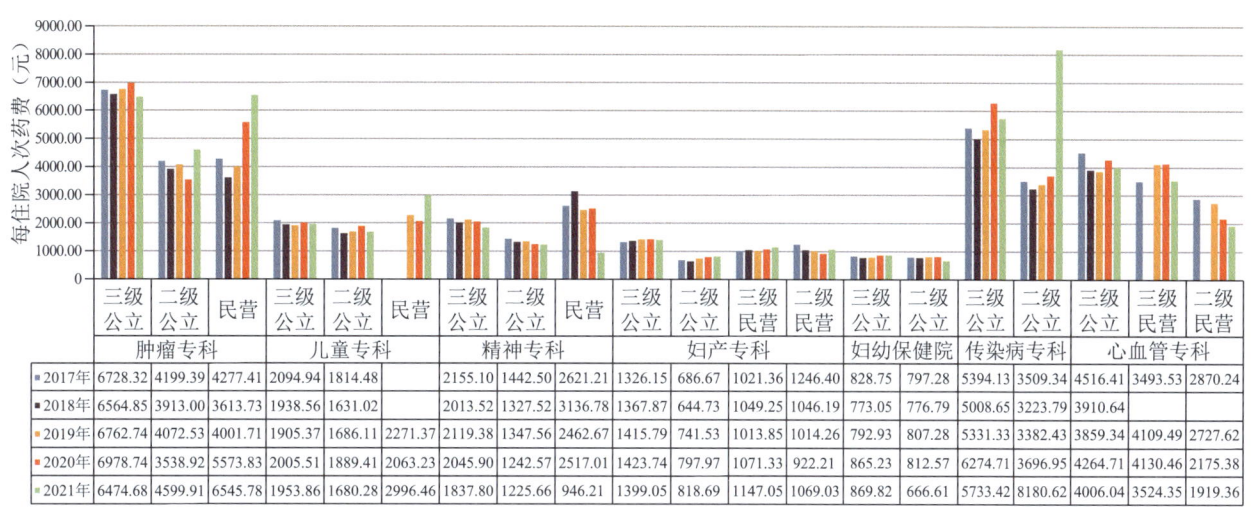

图 2-1-6-157　2017—2021 年全国各级各类专科医院每住院人次药费

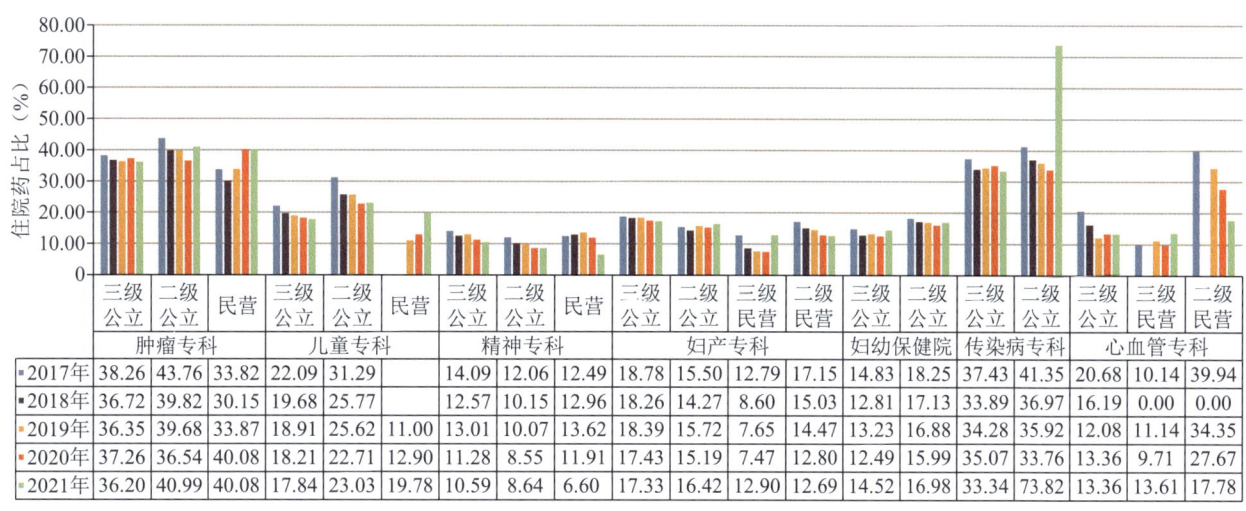

图 2-1-6-158　2017—2021 年全国各级各类专科医院住院药占比

第二章 国家级医疗质量控制中心关键质控指标分析

第一节 呼吸内科专业

本部分数据来源于 NCIS 全国医疗质量抽样调查系统,共收集 4072 家综合医院的 2021 年度数据,经数据清洗,最终纳入 2525 家综合医院数据进行分析,其中,委属委管医院 22 家,三级公立医院 954 家(不含委属委管医院),三级民营医院 104 家,二级公立医院 1079 家,二级民营医院 366 家。

一、成人社区获得性肺炎住院患者中低危患者的比例

2021 年成人社区获得性肺炎(community-acquired pneumonia,CAP)住院患者中低危 CAP 患者的平均比例为 40.65%,较 2020 年的 44.36% 下降 3.71 个百分点。三级医院低于二级医院,三级民营医院低于二级民营医院,二级和三级民营医院 2021 年均低于 2020 年(图 2-2-1-1)。从省际比较看,三级医院中最高的为天津、兵团和甘肃,最低的为青海、吉林和黑龙江;二级医院中最高的为青海、上海和海南,最低的为福建、甘肃和四川(图 2-2-1-2)。

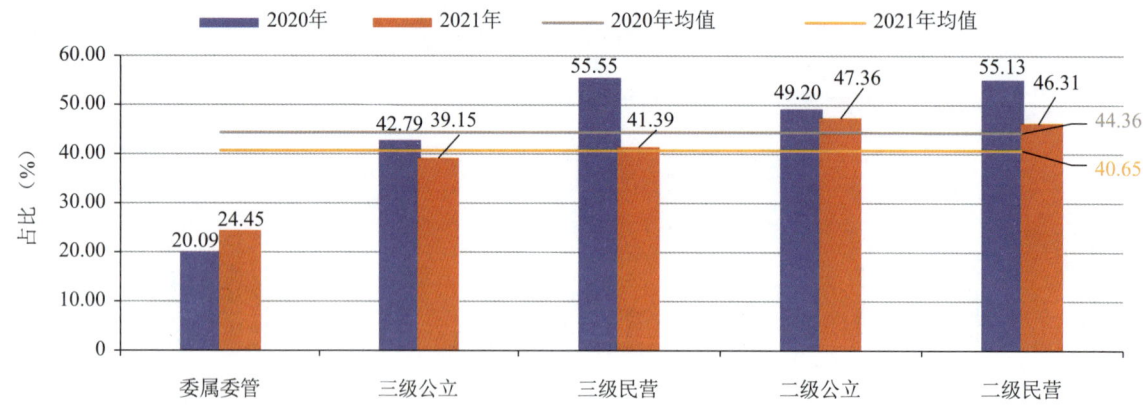

图 2-2-1-1 2020 年与 2021 年不同类别医院成人 CAP 住院患者中低危 CAP 患者的比例

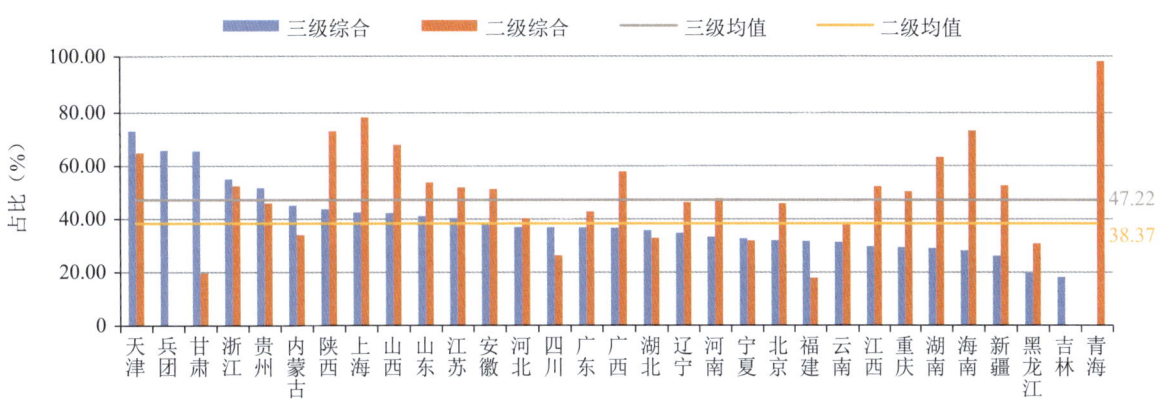

图 2-2-1-2 2021年各省（自治区、直辖市）成人 CAP 住院患者中低危 CAP 患者的比例

二、慢性阻塞性肺疾病急性加重住院患者出院时处方长期维持吸入药物的比例

2021年全国医院慢性阻塞性肺疾病急性加重（acute exacerbation of chronic obstructive pulmonary disease，AECOPD）住院患者出院时处方长期维持吸入药物的比例均值为81.20%，较2020年的78.89%增加2.31个百分点（图2-2-1-3）。其中三级医院为84.45%（委属委管85.37%，三级公立84.54%，三级民营82.37%），高于二级医院74.97%（二级公立77.73%，二级民营62.74%）。从省际比较看，三级医院中最高的为陕西、北京和湖南，最低的为青海、河北和四川；二级医院中最高的为兵团、上海和福建，最低的为青海、吉林和广西（图2-2-1-4）。

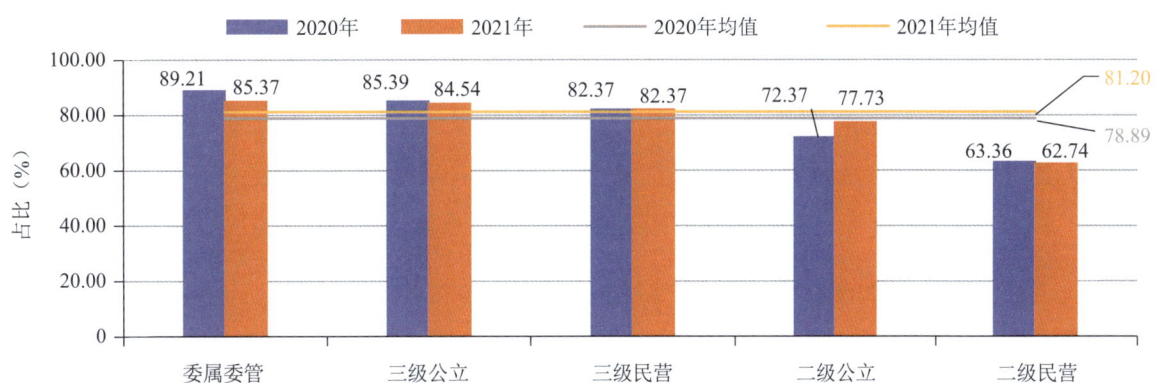

图 2-2-1-3 2020年与2021年不同类别医院 AECOPD 住院患者出院时处方长期维持吸入药物的比例

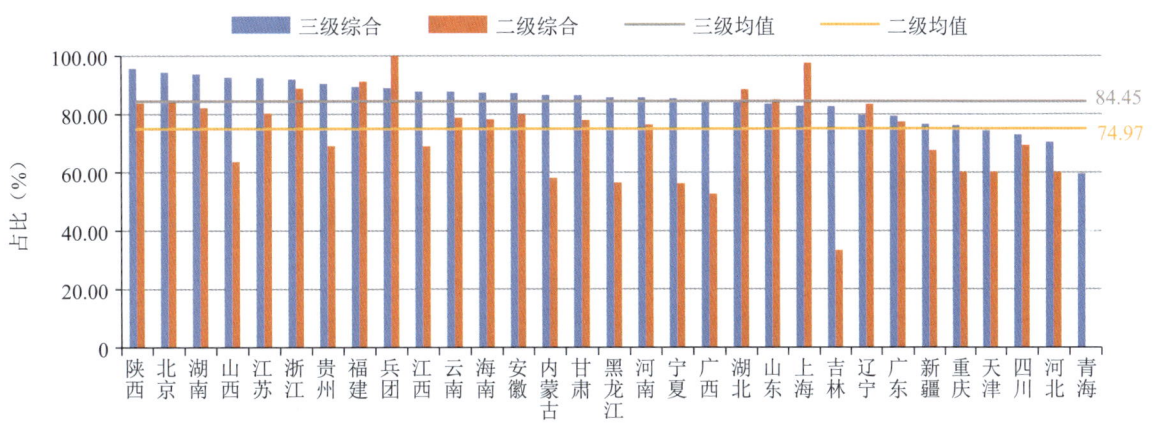

图 2-2-1-4 2021年各省（自治区、直辖市）AECOPD 住院患者出院时处方长期维持吸入药物的比例

三、慢性阻塞性肺疾病急性加重住院患者住院应用雾化吸入治疗的比例

2021年AECOPD住院患者住院应用雾化吸入治疗的比例为87.68%，高于2020年的86.85%。其中三级医院为87.86%，高于二级医院的87.34%（图2-2-1-5）。从省际比较看，三级医院中最高的为青海、贵州和云南，最低的为湖北、天津和四川；二级医院中最高的为青海、吉林和新疆，最低的为河北、安徽和四川（图2-2-1-6）。

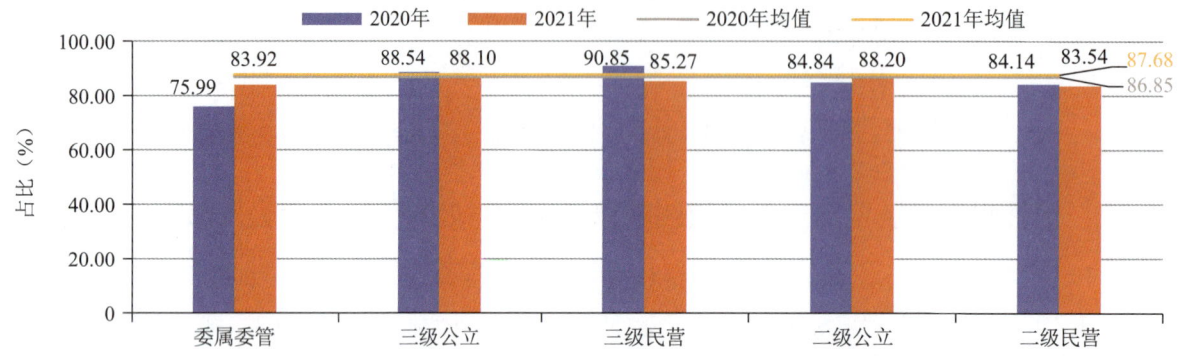

图2-2-1-5　2020年与2021年不同类别医院AECOPD住院患者应用雾化吸入治疗的比例

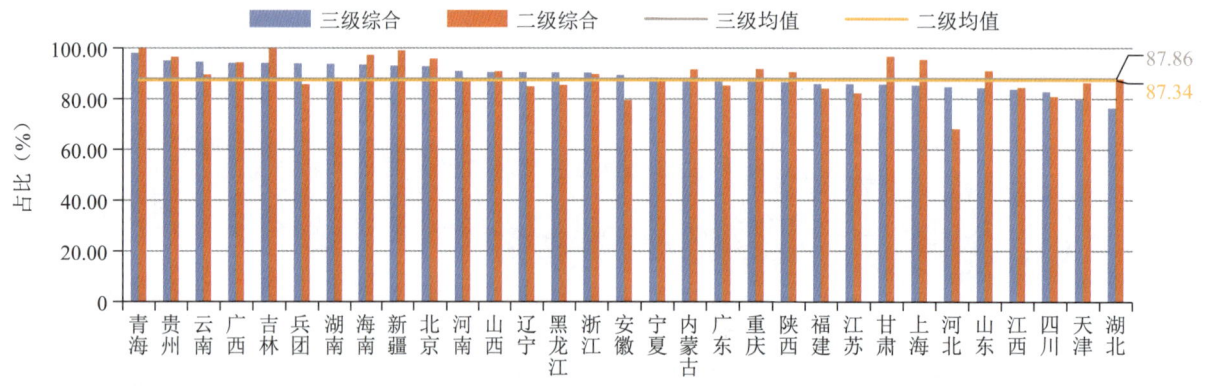

图2-2-1-6　2021年各省（自治区、直辖市）AECOPD住院患者应用雾化吸入治疗的比例

四、支气管哮喘住院患者应用抗菌药物治疗的比例

2021年全国支气管哮喘住院患者应用抗菌药物治疗的比例为61.71%，低于2020年的63.99%。除二级民营医院较2020年增加，委属委管医院、二级和三级公立医院、三级民营医院均较2020年有所降低（图2-2-1-7）。从省际数据看，三级医院中最高的为辽宁、黑龙江和青海，最低的为北京、兵团、云南；二级医院中最高的为青海、海南、江苏，最低的为湖北、上海和吉林（图2-2-1-8）。

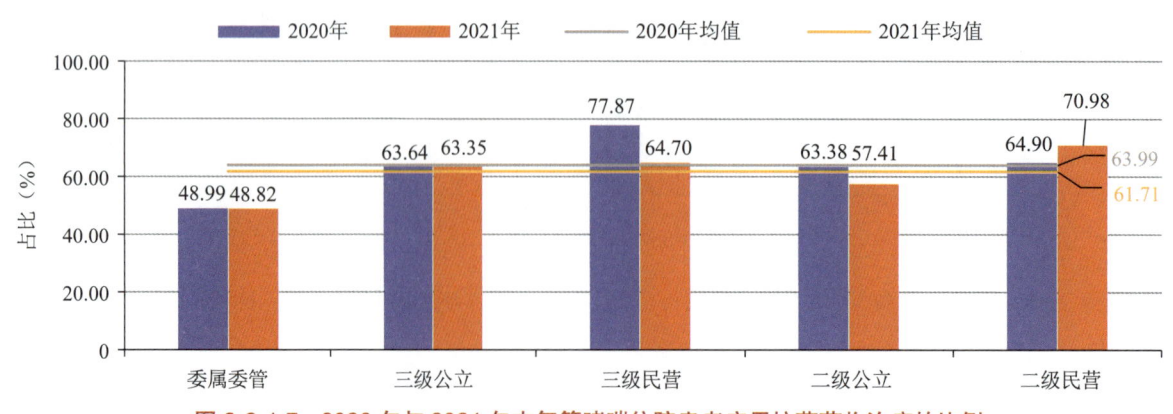

图2-2-1-7　2020年与2021年支气管哮喘住院患者应用抗菌药物治疗的比例

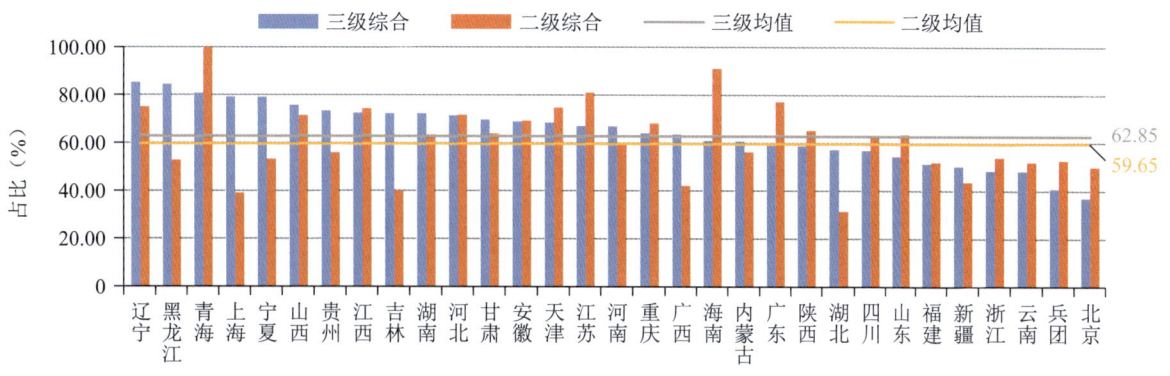

图 2-2-1-8　2021 年各省（自治区、直辖市）支气管哮喘住院患者应用抗菌药物治疗的比例

第二节 消化内镜专业

2021年消化内镜专业的数据来源于NCIS全国医疗质量抽样调查系统,共收集9527家二级及以上医疗机构数据,按照数据填报完整度、逻辑性等原则进行数据整理,最终纳入3491家医院的数据进行分析,其中委属委管医院16家,三级公立综合医院1125家(不含委属委管医院,简称三级公立医院),二级公立综合医院(简称二级公立医院)1797家,民营综合医院459家,儿童专科医院28家,肿瘤专科医院66家。

一、消化道癌早期诊断率

消化道癌早期诊断率连续6年呈上升趋势(图2-2-2-1)。2021年为18.48%,较2020年(17.46%)上升1.02个百分点。三级公立医院均值为19.90%,高于其他类型医院(图2-2-2-2)。从各省数据看,上海(37.27%)、浙江(28.09%)的消化道癌早期诊断率较高(图2-2-2-3)。

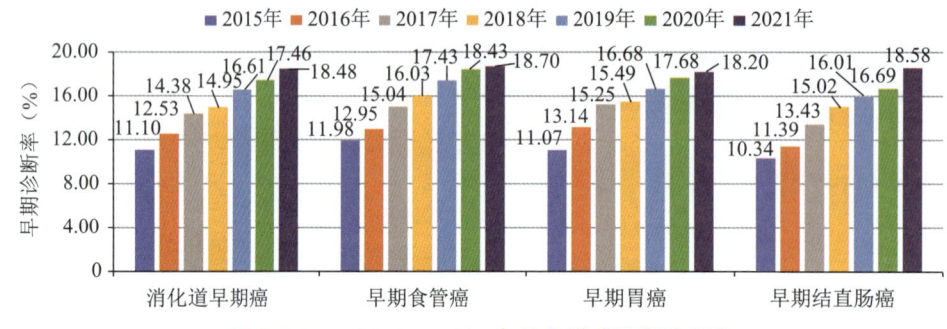

图2-2-2-1 2015—2021年消化道癌早期诊断率

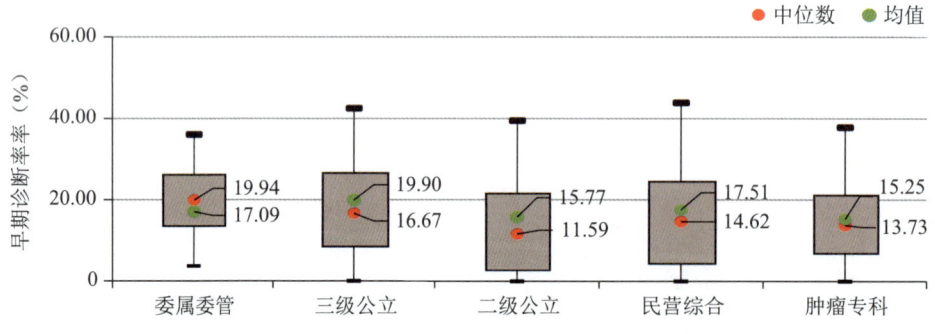

图2-2-2-2 2021年各类型医院消化道癌早期诊断率

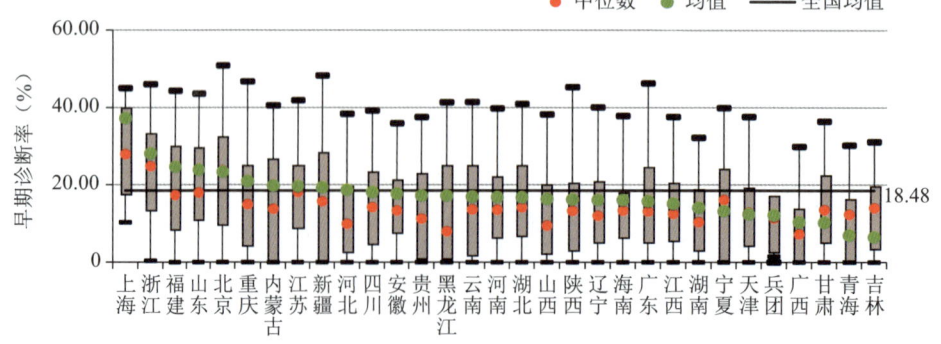

图2-2-2-3 2021年各省(自治区、直辖市)消化道癌早期诊断率

2021年食管癌早期诊断率总体为18.70%，较2020年（18.43%）有所提升。其中，上海（41.30%）、北京（30.87%）居全国前列。三级公立医院（20.58%）食管癌早期诊断率均值高于其他类型医院（图2-2-2-4）。

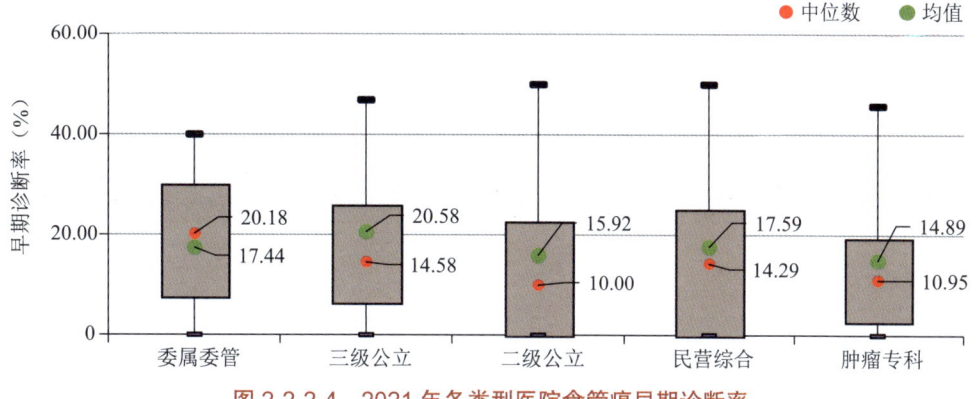

图2-2-2-4　2021年各类型医院食管癌早期诊断率

2021年胃癌早期诊断率总体为18.20%，较2020年（17.68%）有所提升。其中，上海（34.10%）、浙江（30.92%）胃癌早期诊断率较高。三级公立医院（19.71%）胃癌早期检出率均值较高（图2-2-2-5）。

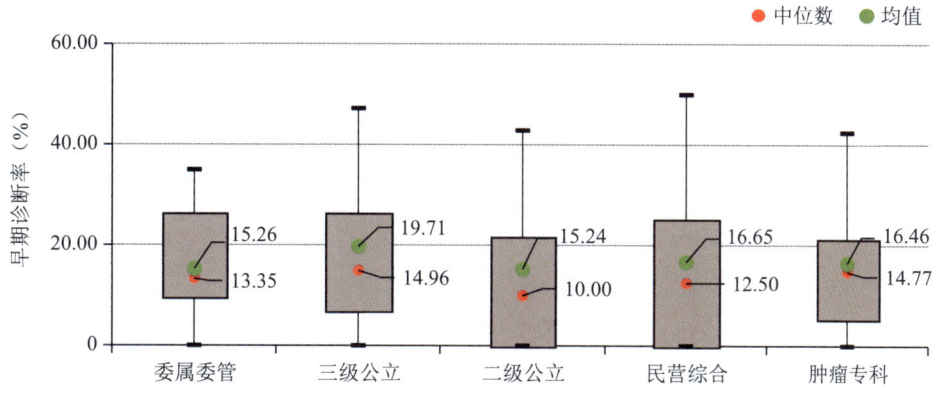

图2-2-2-5　2021年各类型医院胃癌早期诊断率

2021年结直肠癌早期诊断率总体为18.58%，较2020年（16.69%）有所提升。其中，上海（38.40%）、浙江（26.79%）结直肠癌早期诊断率较高。三级公立医院（19.69%）结直肠癌早期诊断率均值较高（图2-2-2-6）。

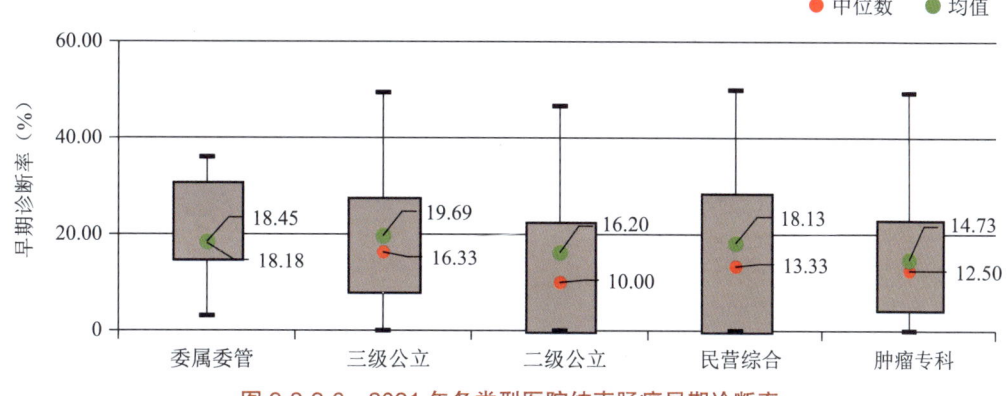

图2-2-2-6　2021年各类型医院结直肠癌早期诊断率

二、内镜黏膜下剥离术完整切除率

2021年纳入分析医院共完成内镜黏膜下剥离术（endoscopic submucosal dissection，ESD）134 542例，其中结直肠ESD占比最大，占所有ESD诊疗量的40.49%。全国ESD完整切除率为91.27%，较2020年（92.68%）下降1.41个百分点。按医院类型来看，民营综合医院ESD完整切除率（73.97%）相对较低（表2-2-2-1）。

表2-2-2-1 2021年各类型医院ESD完整切除率

医院类型	食管（%）	贲门（%）	胃（%）	结直肠（%）	合计（%）
委属委管	95.07	89.14	91.64	90.26	91.71
三级公立	94.30	92.27	92.89	91.74	92.63
二级公立	91.39	86.52	86.37	81.35	84.71
民营综合	86.75	58.01	64.51	80.77	73.97
儿童专科	100.00	–	100.00	95.65	97.22
肿瘤专科	98.54	98.51	96.29	97.36	97.50
全国总体	94.17	90.51	91.06	90.33	91.27

三、经内镜逆行胰胆管造影术中对目标胆管或胰管深插管成功率

2021年纳入分析医院共完成经内镜逆行胰胆管造影（endoscopic retrograde colangiopancreatography，ERCP）134 025次，其中急诊ERCP占比为12.81%，镇静/麻醉ERCP占比为69.47%。小于1 cm的胆总管结石行ERCP结石完全取出率总体为91.73%，较2020年（95.78%）有所下降。全国ERCP选择性深插管成功率总体为91.16%，较2020年（94.21%）有所下降；二级公立医院ERCP选择性深插管成功率均值相对较低（89.86%）（图2-2-2-7）。

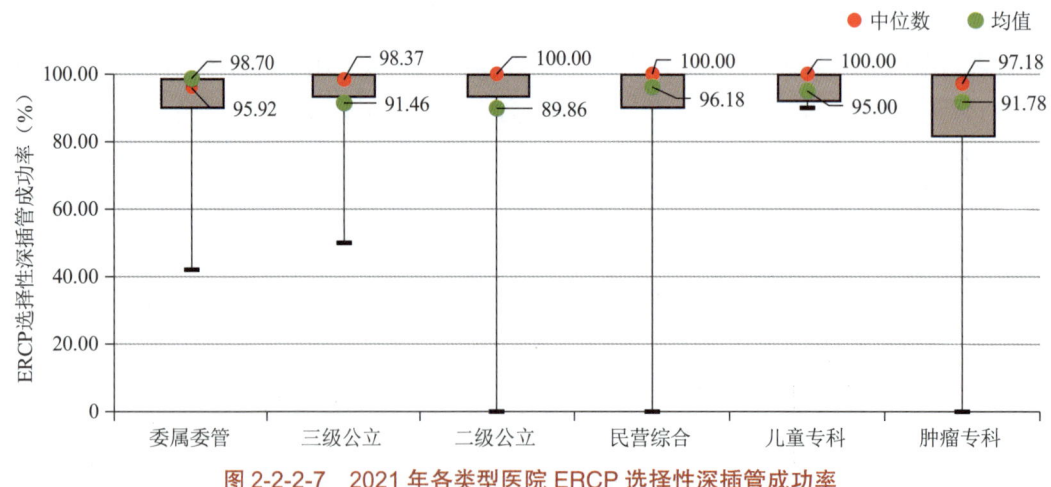

图2-2-2-7 2021年各类型医院ERCP选择性深插管成功率

四、超声内镜引导下细针穿刺活检术标本病理符合率

2021年纳入分析医院共完成超声内镜检查（endoscopic ultrasonography，EUS）诊疗操作303 905例，其中消化道EUS完成244 363例，胆胰EUS完成414 07例。行EUS诊疗的医院中有350家开展EUS引导下细针穿刺活检术（EUS-guided fine needle aspiration，EUS-FNA），共完成13 398例。我国EUS完整

率总体为97.07%，各级医院开展EUS完整率均较高。我国EUS-FNA标本病理符合率总体为87.30%，部分二级公立医院标本符合率较低，拉低了全国二级公立医院总体水平(67.12%)（图2-2-2-8）。

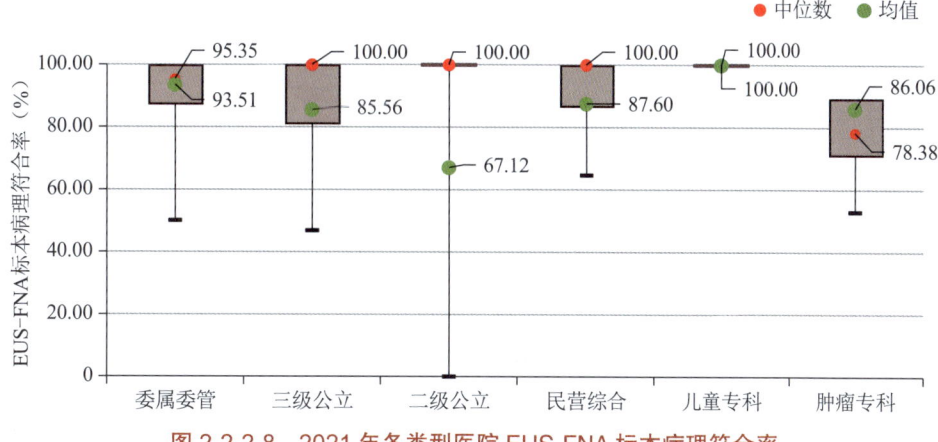

图2-2-2-8　2021年各类型医院EUS-FNA标本病理符合率

五、结肠镜下结直肠腺瘤检出率

2021年纳入分析医院共开展诊断性肠镜9 026 045例，我国整体结肠镜检查肠道准备优良率总体为82.66%，各类型医院结肠镜检查肠道准备优良率均在80%左右，下一步应就肠道准备方案和科普宣教进行相关工作。全国结直肠腺瘤检出率总体为18.77%，较2020年（17.59%）有所提升。其中肿瘤专科医院结直肠腺瘤检出率较高（25.45%）（图2-2-2-9）。

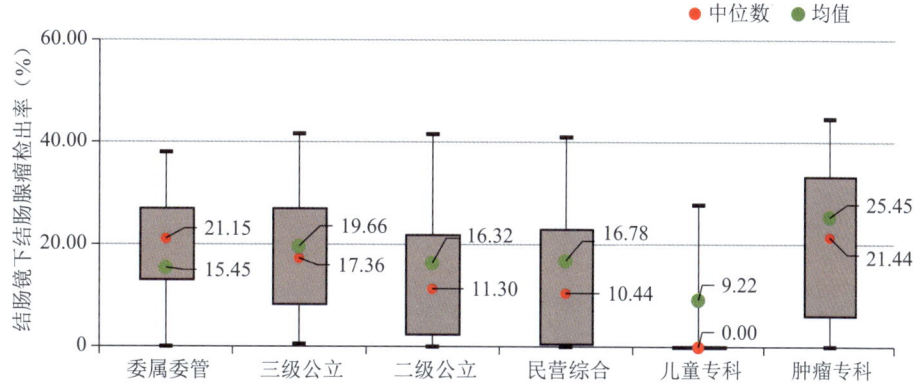

图2-2-2-9　2021年各类型医院结肠镜下结肠腺瘤检出率

第三节 肾病专业

本部分数据来源于 NCIS 全国医疗质量抽样调查系统，全国共 3803 家医院填报了肾病专业 [包括慢性肾脏病（chronic kidney disease, CKD）、IgA 肾病、糖尿病肾病（diabetic nephropathy, DN）] 数据，其中公立医院 3328 家（二级 1892 家，三级 1427 家，未定级 9 家），民营医院 475 家（二级 358 家，三级 109 家，未定级 8 家）。

血液净化医疗质量指标（2021 年）数据结果来源于国家肾病专业医疗质量控制中心血液净化病例信息登记系统。

一、肾脏病质量安全情况分析

（一）慢性肾脏病活检技术及病理诊断

慢性肾脏病是慢性进展性疾病，随着患者病情发展，最终进展为终末期肾脏病（end stage renal disease, ESRD），给患者和家庭带来沉重的经济负担。2022 年度抽样数据显示，全国共 2244 家医院完成慢性肾脏病非透析住院患者 2021 年疾病分期数据填报，评估住院患者 845 649 例，需住院治疗以 CKD 4～5 期患者为主（表 2-2-3-1）。

表 2-2-3-1 2021 年 CKD 不同分期的患者例次与比例

CKD 分期	例次	比例
CKD1 期	147 317	17.42%
CKD2 期	109 076	12.89%
CKD3a 期	109 915	13.00%
CKD3b 期	115 731	13.69%
CKD4 期	157 363	18.61%
CKD5 期	206 247	24.39%
合计	845 649	100.00%

2021 年 3803 家开展肾脏病诊疗的医院中有 1290 家（33.92%）开展了肾穿刺活检术，其中公立医院 1197 家（92.79%），民营医院 93 家（7.21%）；三级医院 1031 家（79.92%），二级医院 255 家（19.77%），未定级 4 家（0.31%）。其中有 307 家（23.80%）可独立完成病理切片制作，269 家（20.85%）可独立完成肾脏病理诊断。

全国共完成肾穿刺活检术 125 054 例次。病理诊断中，按疾病病理类型排序，前 5 位依次是膜性肾病（27.73%）、IgA 肾病（27.29%）、微小病变（8.91%）、糖尿病肾脏疾病（7.31%）和局灶节段硬化性肾炎（5.58%），膜性肾病的检出率高于 IgA 肾病。

（二）IgA 肾病

抽样数据显示，2021 年全国 1290 家医疗机构经肾穿刺活检技术诊断 IgA 肾病共计 34 133 例，占总肾脏病理诊断患者的 27.29%。各省（自治区、直辖市）2020 年与 2021 年确诊 IgA 肾病患者占比情况见图 2-2-3-1。

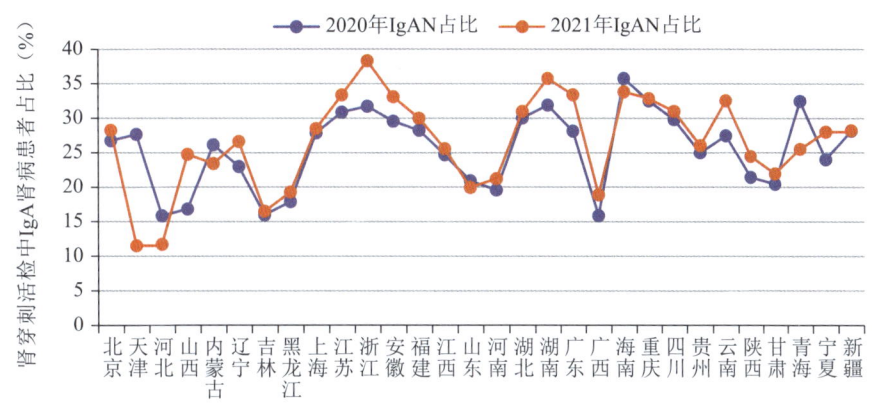

图 2-2-3-1　2020 年与 2021 年各省（自治区、直辖市）肾穿刺活检中 IgA 肾病患者占比

根据 2020 年版 IgA 肾病医疗质量控制指标进行 IgA 肾病医疗质量过程和结局指标数据采集，质控指标分析结果如表 2-2-3-2 所示。

表 2-2-3-2　2021 年 IgA 肾病医疗质量指标

IgA 肾病医疗质量指标	执行情况（%）
IgA 肾病 RAS 阻滞剂的使用率	81.24
IgA 肾病患者的随访完成率	84.37
IgA 肾病患者血压控制达标率	76.17
IgA 肾病患者肾功能恶化率	6.56
IgA 肾病患者治疗 6 个月后 24 小时尿蛋白 < 1 g 的患者比例	56.68
肾活检严重并发症发生率	0.29
激素、免疫抑制剂治疗的严重并发症发生率	/
伴呼吸衰竭的肺部感染	2.11
合并股骨头坏死	0.49
合并消化道出血	0.81

（三）糖尿病肾病

我国自 2011 年起，糖尿病所致慢性肾脏病占比已超过肾小球肾炎（glomerulonephritis，GN），且两者之间的差距正逐渐扩大。美国国家健康和营养调查（National Health and Nutrition Examination Survey，NHANES，2009—2014）数据显示，美国成年人中糖尿病肾病患者约占慢性肾脏病患者的 24%。2021 年全国抽样调查数据显示，纳入此部分分析的 3803 家医疗机构，糖尿病肾病患者（包括临床诊断和病理诊断）年收治人数为 369 195 人，占肾内科年收治人数的 14.93%，占慢性肾脏病年收治患者数的 25.52%，略高于 NHANES 数据。其中：

（1）完成糖化血红蛋白（glycosylated hemoglobin，HbA1c）检测的人数 307 177 人，检测完成率为 83.20%，糖化血红蛋白 < 7% 的达标率为 44.49%；

（2）低密度脂蛋白检测完成率为 84.56%。肾小球滤过率估计值（estimated glomerular filtration rate，eGFR）< 60 mL/（min·1.73 m^2）的糖尿病肾脏疾病患者中低密度脂蛋白 < 1.8 mmol/L 的达标率为 48.66%，高于欧洲糖尿病人群的血脂达标率（10.7%，英国 36.8%，法国 20.3%）；

（3）eGFR ≥ 15 mL/（min·1.73 m^2）糖尿病肾脏疾病患者中，血压（BP < 130/80 mmHg）达标率为 51.66%，高于 2019 年国内报道的 17.5%；中欧和东欧 DEPAC Survey 研究 1 型糖尿病达标率为 42%，2 型糖尿病达标率为 9%。

二、血液净化技术质量安全情况分析

（一）血液透析

截止2021年12月31日，全国范围登记的血液透析中心共6313家，在透患者登记例数为751 098例，较2020年增长8.52%，年患病率为531.9百万人口（pmp）。2021年新增患者155 738例，较2020年增长7.61%，年发病率为110.3 pmp。

1. 尿毒症原发疾病

原发性肾小球疾病虽然是在透患者尿毒症最主要的原发疾病，但其构成比逐年降低，从2011年的59.47%降至2021年的41.56%；糖尿病肾病排在第2位，且构成比逐年增高，从2011年的15.08%升至2021年的21.14%；高血压肾损害是第3位原发病因（图2-2-3-2）。

原发性肾小球疾病作为新增患者最主要的原发疾病，其构成比也呈逐年下降趋势，从2011年的54.28%降至2021年的30.34%；糖尿病肾病作为第2位病因，2011—2021年构成比从18.04%升至29.18%（图2-2-3-3）。下一步，应加强对糖尿病肾病的重视。

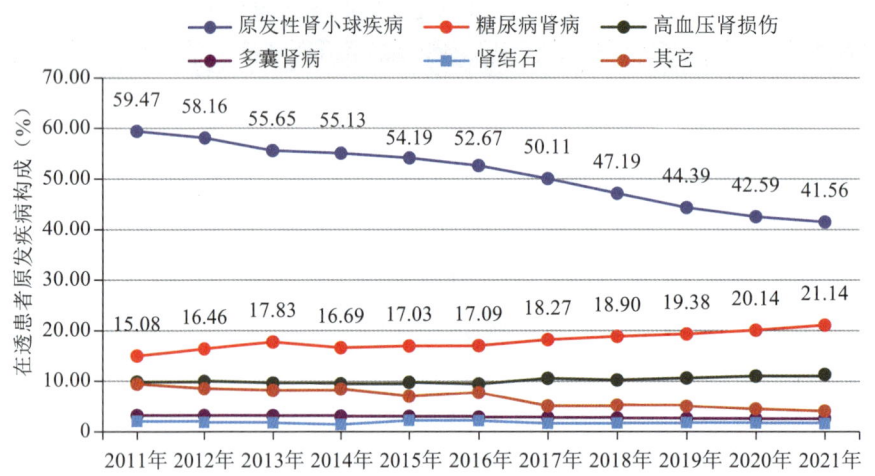

图2-2-3-2　2011—2021年血液透析在透患者尿毒症原发疾病构成

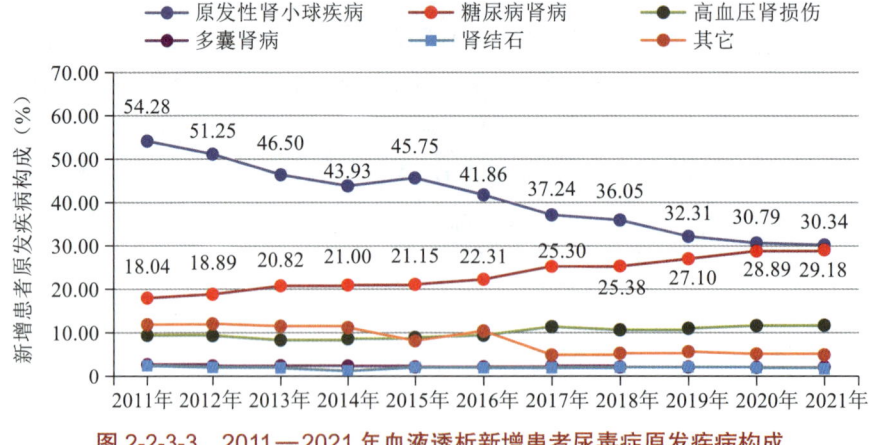

图2-2-3-3　2011—2021年血液透析新增患者尿毒症原发疾病构成

2. 肾性贫血控制情况

贫血是血液透析患者最常见的并发症之一，可显著增加心血管事件及死亡风险，严重影响血液透析患者的生活和生存质量。2011年以来血红蛋白维持在110 g/L以上的血液透析患者比例逐年增加。2021年国家卫生健康委将"提高透析患者肾性贫血控制率"作为肾病专业年度质控工作改进目标，进行持续改进工作，通过有针对性的质量改进措施，2020年血红蛋白年平均值≥110g/L的患者比例（控制率）

为 39.99%，2021 年的血红蛋白年平均值由 2020 年的 104.40g/L 提升至 105.48g/L，控制率（42.73%）较 2020 年提高了 2.74 个百分点（图 2-2-3-4）。

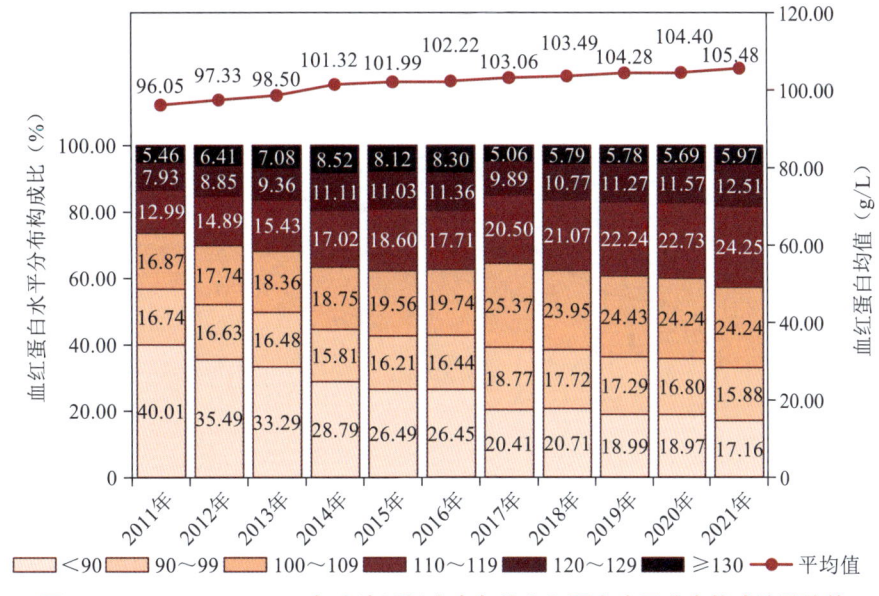

图 2-2-3-4　2011—2021 年血液透析患者年均血红蛋白水平分布构成比及均值

（二）腹膜透析

截至 2021 年 12 月 31 日，全国范围腹膜透析（peritoneal dialysis，PD）在透患者登记例数为 126 372 例，年患病率为 89.64 pmp；2021 年度新增患者为 23 699 例，年发病率为 16.81 pmp。全国共有腹膜透析中心 1089 家，其中登记 50 例以上的腹膜透析中心占 49.40%，较 2020 年（45.73%）有所增加，腹膜透析中心平均管理患者数为 116 人，较 2020 年（105 人）增加 11 人。

1. 在透患者透析龄

2021 年腹膜透析患者平均透析龄为 50.26 个月（4.19 年），呈现逐年稳步增长的趋势（表 2-2-3-3）。其中透析龄＞10 年的患者比例逐年增长，2021 年占比达 7.5%，目前共有 53.1% 的患者透析龄超过 3 年。

表 2-2-3-3　2012—2021 年全国登记腹膜透析在透患者平均透析龄及占比

	透析龄	2012 年	2013 年	2014 年	2015 年	2016 年	2017 年	2018 年	2019 年	2020 年	2021 年
	平均值（月）	29.87	32.79	36.92	41.45	45.37	44.36	46.90	48.56	50.04	50.26
	平均值（年）	2.49	2.73	3.08	3.45	3.78	3.70	3.91	4.05	4.17	4.19
占比	y ≤ 1 年	26.37%	22.05%	19.37%	16.79%	16.05%	16.53%	17.42%	16.27%	16.99%	18.17%
	1 < y ≤ 3 年	43.08%	43.29%	37.81%	32.66%	29.97%	32.05%	29.25%	28.95%	28.88%	28.69%
	3 < y ≤ 5 年	18.62%	20.78%	25.27%	27.86%	24.78%	23.46%	22.53%	22.21%	20.47%	19.21%
	5 < y ≤ 10 年	11.26%	13.03%	16.30%	20.89%	26.43%	24.86%	26.72%	27.61%	27.49%	26.45%
	y > 10 年	0.67%	0.85%	1.25%	1.80%	2.78%	3.10%	4.07%	4.96%	6.16%	7.47%

2. 营养状态

根据2020年版血液净化技术医疗质量控制指标，使用血清白蛋白水平评估腹膜透析患者营养状态，其质控标准为＞35 g/L。2021年度全国腹膜透析患者年平均血清白蛋白为35.40 g/L，与2020年基本持平，全国55.67%的患者达标（图2-2-3-5）。

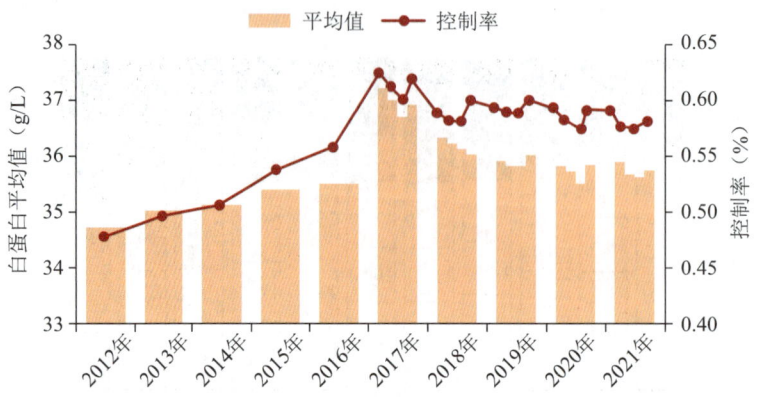

图2-2-3-5　2012—2021年全国腹膜透析患者血清白蛋白均值及控制率

3. 肾性贫血控制情况

肾性贫血作为肾病专业重点质控改进目标，腹膜透析患者有明显提高。2021年全国腹膜透析患者血红蛋白的年均水平为103.77g/L，控制率为38.40%，较2020年（35.44%）提高2.96个百分点，其中第3季度和第4季度控制率均为45%以上（图2-2-3-6）。

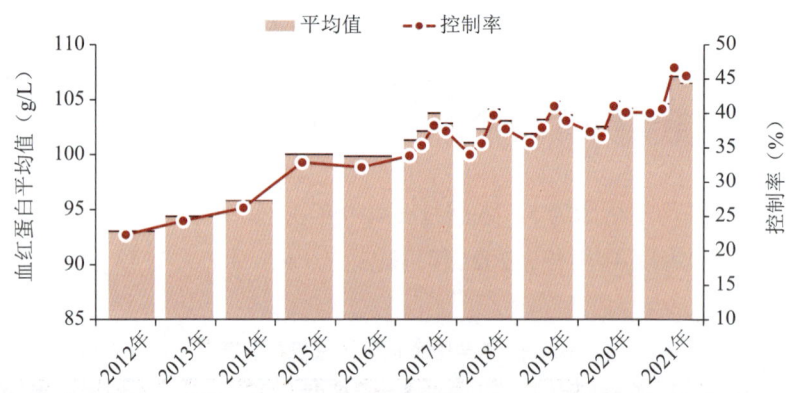

图2-2-3-6　2012—2021年全国腹膜透析患者肾性贫血控制情况

第四节 整形美容专业

2021年整形美容专业的数据来源于NCIS全国医疗质量抽样调查系统，共5370家二级及以上医疗机构填写了整形美容专业医疗质量控制指标相关数据。按照数据填报完整度、逻辑性等原则进行数据整理，最终纳入1202家医疗机构数据进行分析，其中综合医院1175家，专科医院27家（19家为整形美容专业专科医院，8家为其他专业专科医院）；公立医院1054家，民营医院148家。

一、住院患者基本情况

整形美容专业住院患者按疾病类型分为创伤性（急慢性创面、体表肿瘤等）、先天性（小耳畸形、Poland综合征等）及美容性（体形雕塑、假体隆乳等）。2021年纳入分析的医院整形外科共收治住院患者299 395人次，其中创伤性患者占比为67.58%，美容性患者占比为20.19%，先天性患者占比为12.24%。2018—2021年全国整形外科收治住院患者疾病类型变化情况如图2-2-4-1所示。

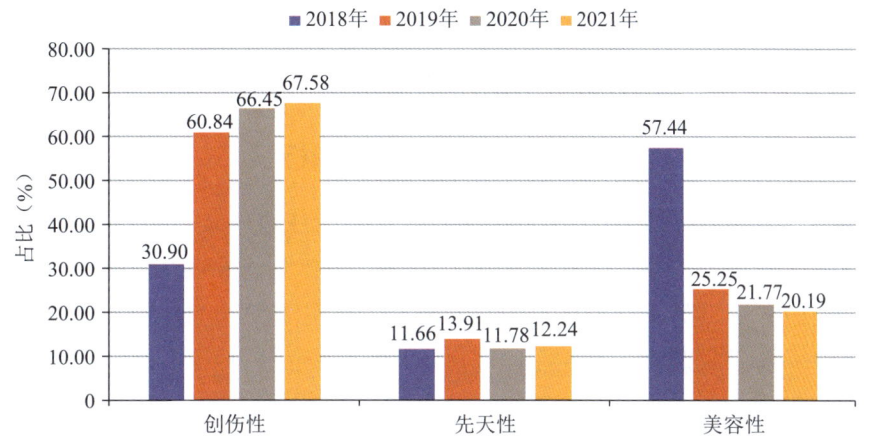

图2-2-4-1　2018—2021年全国整形外科病房收治患者疾病类型占比

从所有制形式看，公立医院过去4年仍以创伤性疾病为主要收治疾病类型，先天性疾病类型占比相对稳定，2019—2021年美容性类型占比呈缓慢下降趋势（图2-2-4-2）。而在民营医院，创伤性和美容性类型占比变化较为显著，美容性呈逐年下降趋势，可能与新冠疫情影响相关（图2-2-4-2）。

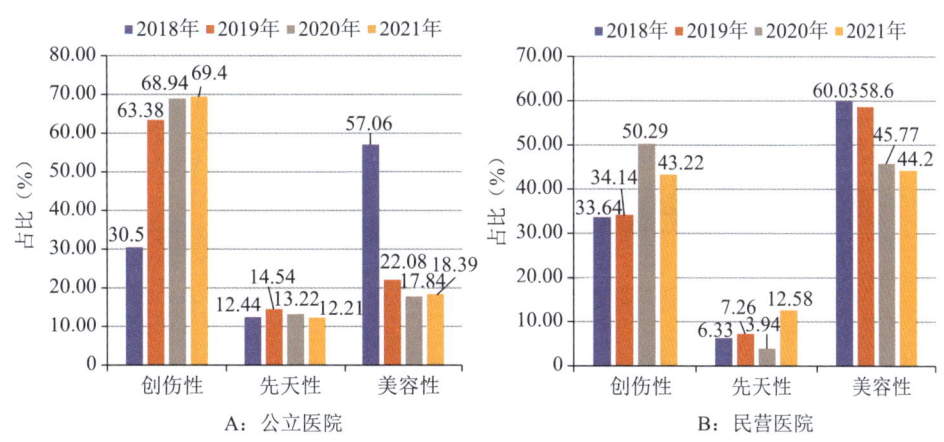

图2-2-4-2　2018—2021年公立医院和民营医院整形外科病房收治患者疾病类型占比

全国整形相关治疗并发症发生率呈逐年升高趋势，结合整形外科住院患者创伤性疾病占比逐年升高的趋势，考虑可能与创伤性疾病治疗难度相对较大，从而出现并发症发生率升高的情况。从所有制形式看，公立医院和民营医院整形外科并发症发生率均呈升高趋势（图2-2-4-3）。公立医院升高趋势相对缓慢，民营医院在2021年显著升高。这可能与民营机构近4年来收治疾病类型调整，对技术能力要求相对简单的美容性占比逐年下降，技术要求较高的创伤性患者占比总体升高有关。

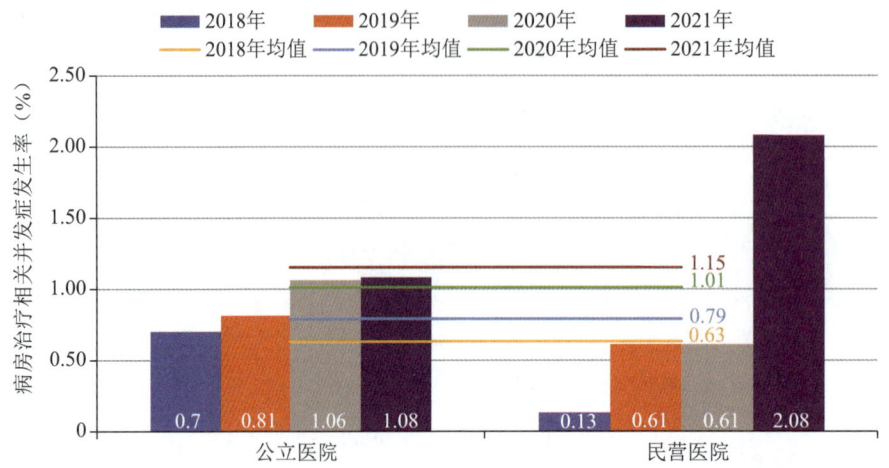

图2-2-4-3　2018—2021年公立医院和民营医院整形外科病房治疗相关并发症发生率

二、门诊相关数据指标

2021年抽样医院整形外科门诊量为7 280 672人次。门诊注射相关并发症发生率总体为0.24%，较2019及2020年有所下降（图2-2-4-4）。公立医院门诊注射相关并发症发生率明显高于民营医院，但公立医院2021年较2020年下降了0.32个百分点，而民营医院2021年较前2年有所上升。经调研，公立医院发生注射相关并发症的患者绝大多数来源于非本院的民营机构，说明患者在出现相关并发症后的主要诊疗去向为公立医院。

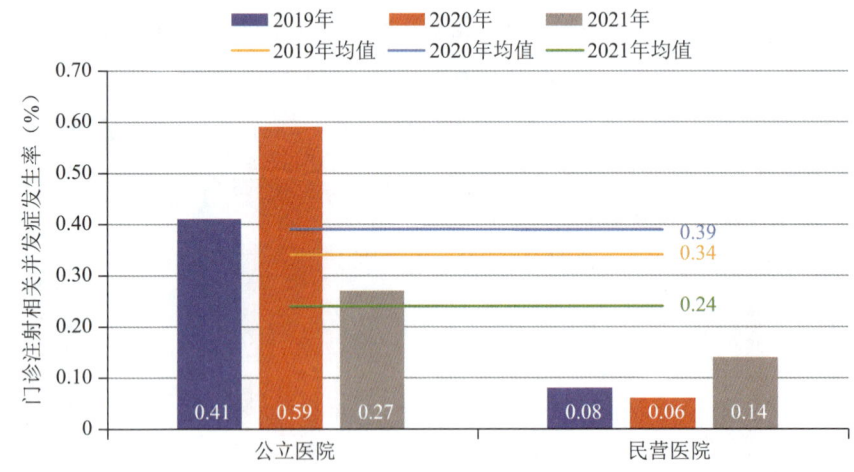

图2-2-4-4　2019—2021年公立医院和民营医院门诊注射相关并发症发生率

三、单病种相关指标

2021年全国123家整形美容专业医疗机构（其中公立医院118家，民营医院5家）开展乳腺癌术后乳房再造手术。2021年手术部位感染率为2.07%其中公立医院为2.06%，民营医院为2.86%（图2-2-4-5）；抗菌药物使用率为74.77%，其中公立医院为75.47%，民营医院为34.29%；非生物材料使用率为51.65%，其中公立医院为52.20%，民营医院为20.00%。

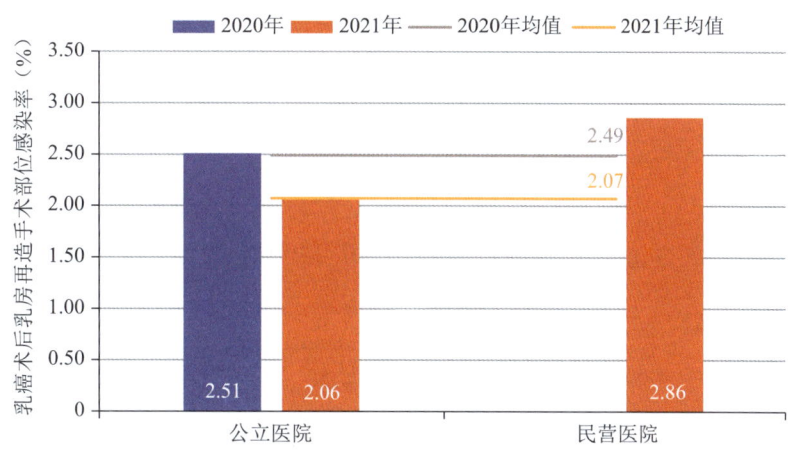

图 2-2-4-5　2020 年与 2021 年公立医院和民营医院乳癌术后乳房再造手术部位感染率

全国 600 家整形美容专业医疗机构（其中公立医院 541 家，民营医院 59 家）开展重睑术，2021 年重睑术后修复率为 6.81%，其中公立医院为 6.79%，民营医院为 6.88%；多次修复率为 1.12%，其中公立医院为 1.15%，民营医院为 0.98%（图 2-2-4-6）。

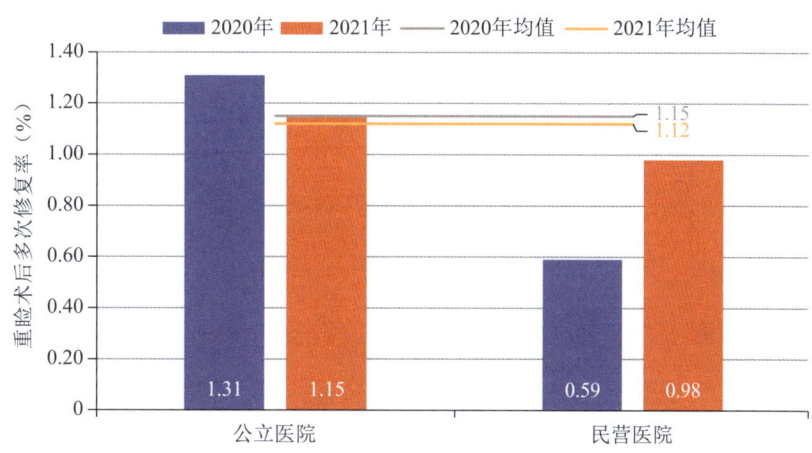

图 2-2-4-6　2020 年与 2021 年公立医院和民营医院重睑术后多次修复率

第五节 产科专业

本部分数据来源于 NCIS 全国医疗质量抽样调查系统，全国 31 个省（自治区、直辖市）及兵团共 5414 家有产科专业的二级及以上医疗机构上报了 2021 年产科专业医疗质量控制指标相关数据。经过数据质量评估和清理，最终有 5259 家医院的数据纳入分析。其中西藏仅 2 家，样本代表性有限，分析结果仅供参考。

一、剖宫产率

剖宫产术是产科最常见手术。严格把握剖宫产指征，合理控制剖宫产术的实施，对于保护女性生育力和防范妊娠风险具有重要意义。NCIS 抽样调查数据显示，2017—2021 年我国剖宫产率基本保持平稳，2021 年剖宫产率为 44.13%，比 2020 年（43.79%）高 0.34 个百分点；初产妇剖宫产率 41.85%，比 2020 年（40.88%）高 0.97 个百分点（图 2-2-5-1）。

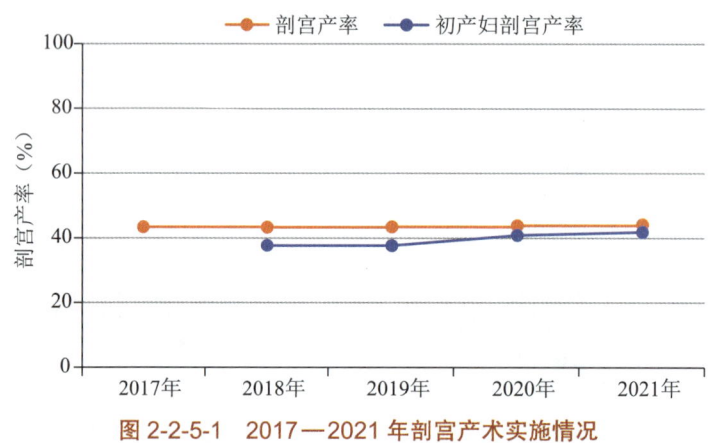

图 2-2-5-1　2017—2021 年剖宫产术实施情况

从地域分布看，剖宫产率总体仍呈现由东北向西南逐渐降低的趋势。2021 年剖宫产率最高的 5 个省依次为吉林、黑龙江、湖北、辽宁和四川，初产妇剖宫产率最高的 5 个省依次为黑龙江、湖北、辽宁、天津和四川，均高于 2020 年各省相应水平（图 2-2-5-2、图 2-2-5-3）。

二、阴道分娩会阴切开率和麻醉分娩镇痛率

临床诊疗过程中应避免在无医学指征时实施会阴切开术。NCIS 抽样调查数据显示，我国会阴切开率逐年下降，已从 2017 年的 28.78% 下降到 2021 年的 22.79%。各类别医疗机构阴道分娩会阴切开率在 2017—2021 年均呈下降趋势；公立综合医院阴道分娩会阴切开率要明显高于公立专科医院（图 2-2-5-4）。从地域分布看，辽宁、天津、北京、四川、黑龙江 5 个省份会阴切开率处于全国高位（图 2-2-5-5）。

麻醉分娩镇痛是产科优质服务的重要指标。NCIS 抽样调查数据显示我国麻醉分娩镇痛率从 2017 年的 16.45% 上升到 2021 年的 42.41%。专科医院、民营医院麻醉分娩镇痛率明显高于综合医院（图 2-2-5-6）。从地域分布看，麻醉分娩镇痛实施呈现明显东高西低的趋势（图 2-2-5-7）。有 10 个省份麻醉分娩镇痛率超过 50%，9 个省份在 40%～49%；麻醉分娩镇痛率最低的 4 个省份依次为西藏、青海、云南和新疆（含兵团），均低于 25%；几乎所有省（自治区、直辖市）2021 年麻醉分娩镇痛率较 2020 年有不同程度增长（图 2-2-5-8）。

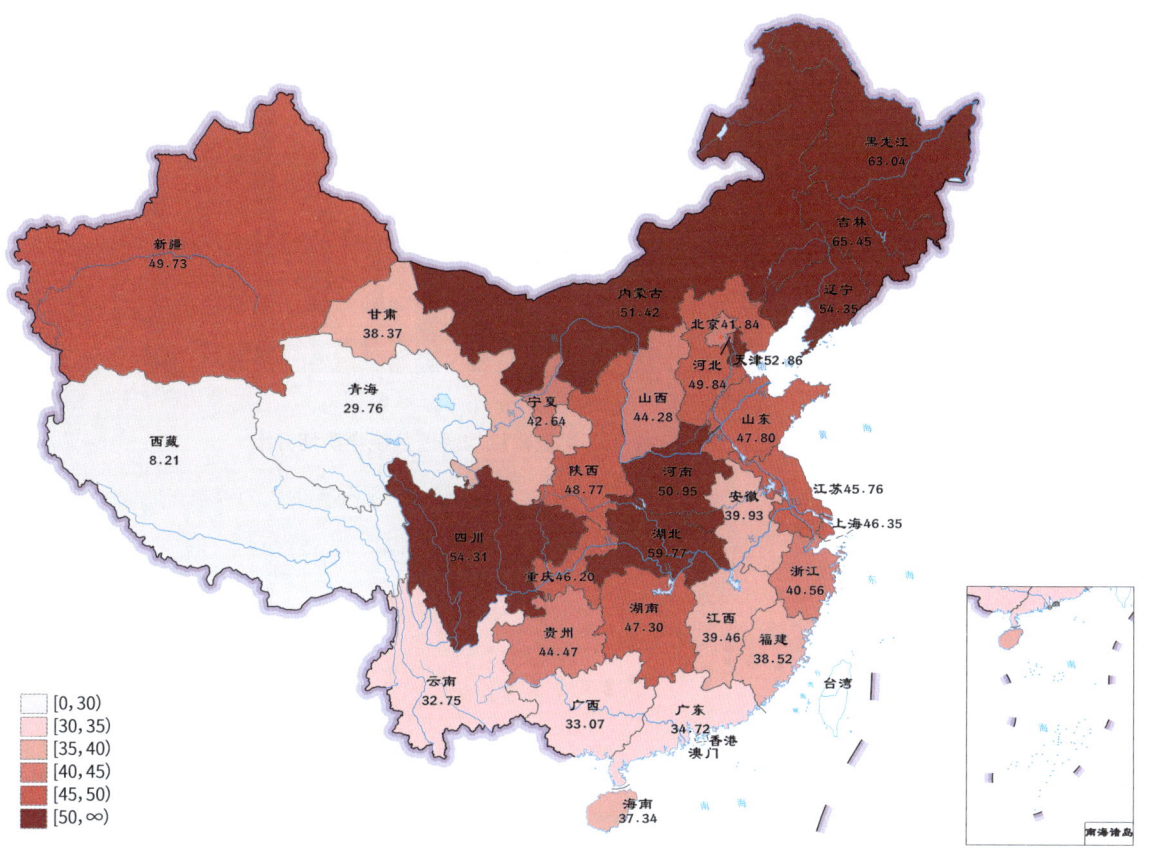

注：地图中数据不包含我国港澳台地区。本节同。

图 2-2-5-2　2021 年各省（自治区、直辖市）剖宫产率（%）

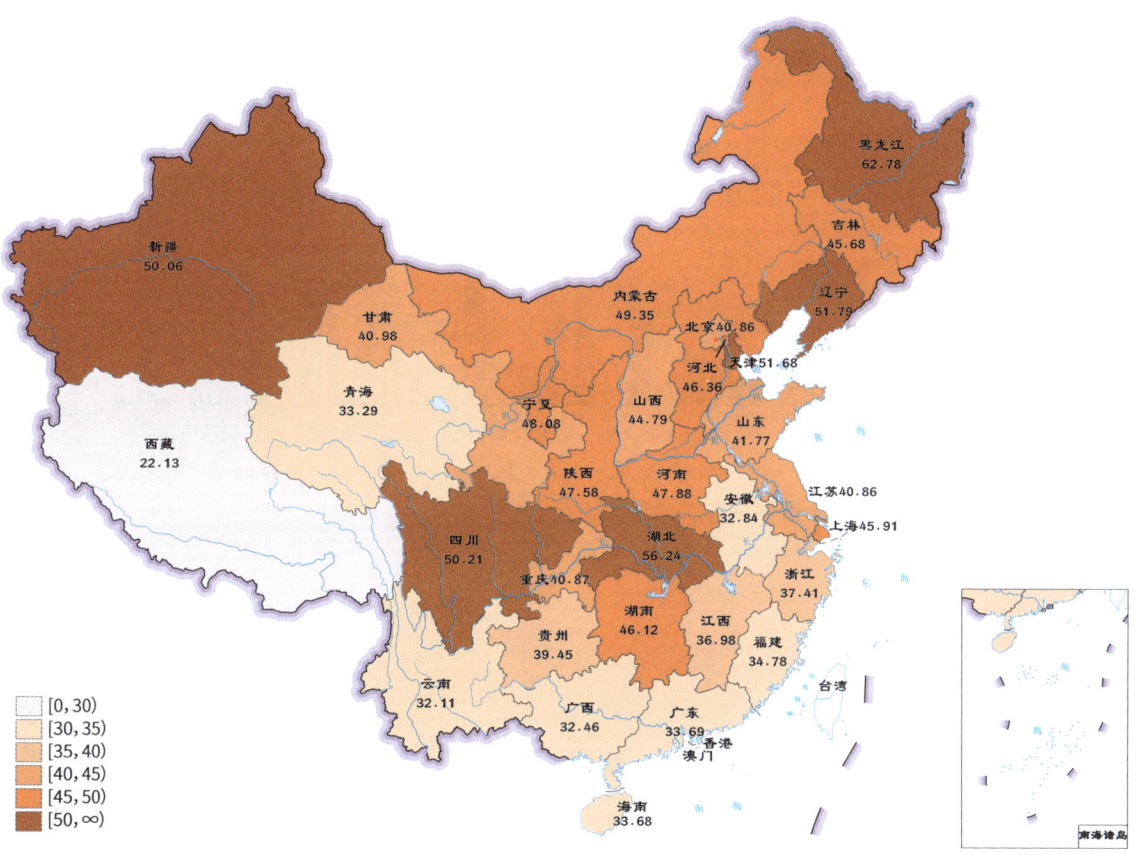

图 2-2-5-3　2021 年各省（自治区、直辖市）初产妇剖宫产率（%）

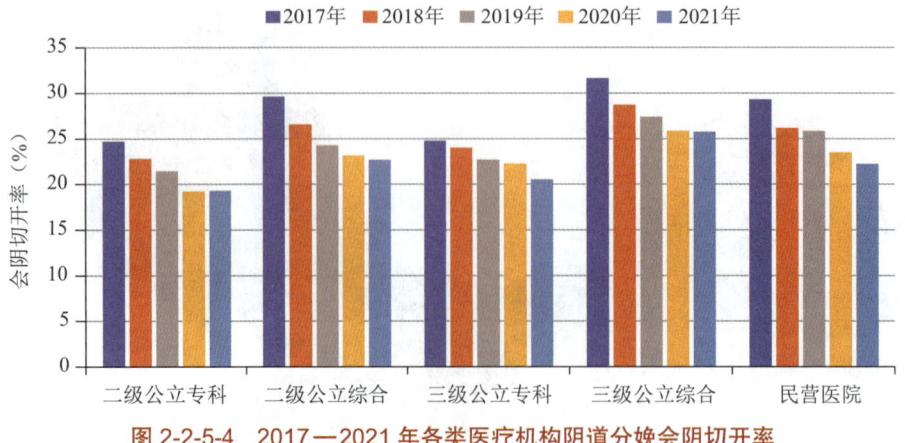

图 2-2-5-4　2017—2021 年各类医疗机构阴道分娩会阴切开率

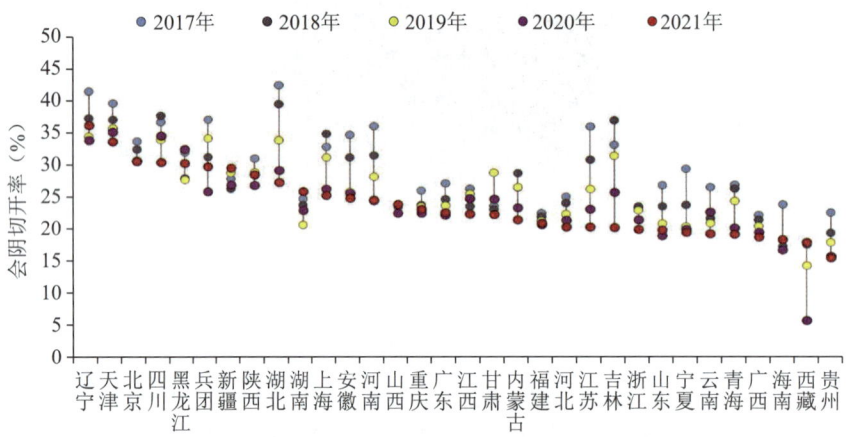

图 2-2-5-5　2017—2021 年各省（自治区、直辖市）阴道分娩会阴切开率

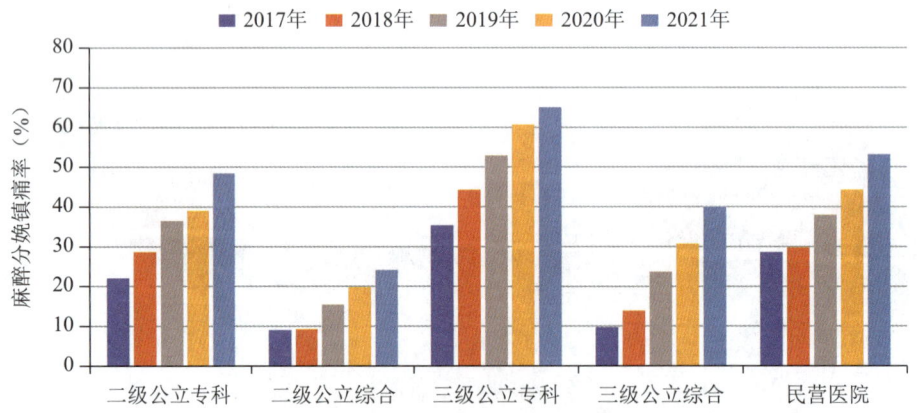

图 2-2-5-6　2017—2021 年各类别医疗机构阴道分娩麻醉分娩镇痛率

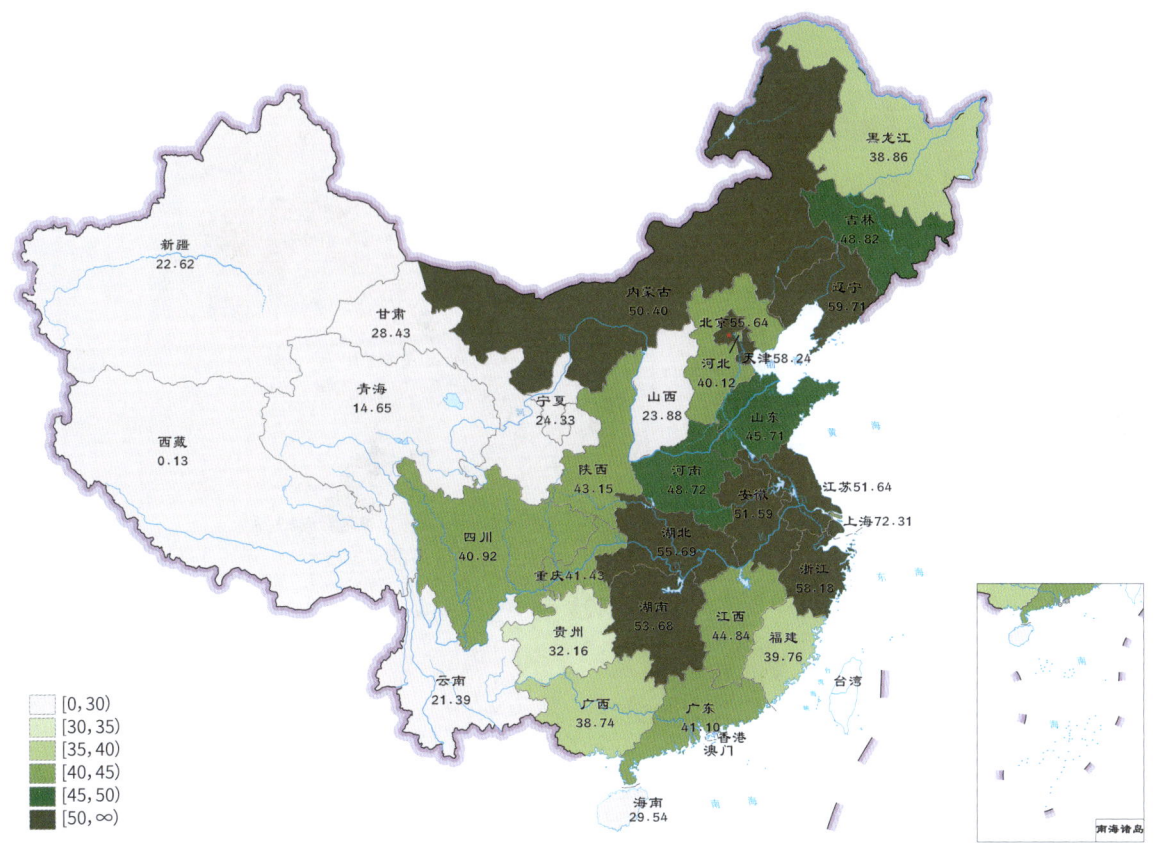

图 2-2-5-7　2021 年各省（自治区、直辖市）阴道分娩麻醉分娩镇痛率（%）

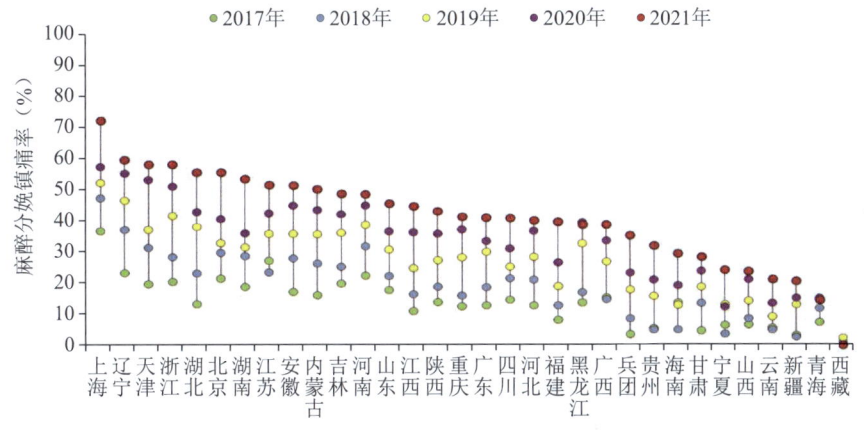

图 2-2-5-8　2017—2021 年各省（自治区、直辖市）阴道分娩麻醉分娩镇痛率

三、严重产后出血率

产后出血是全球和我国孕产妇死亡的首要原因。严重产后出血，即胎儿娩出后 24 小时内出血量≥1000 mL。NCIS 抽样调查数据显示，我国严重产后出血率从 2017 年的 0.82% 上升至 2020 年的 0.96%，2021 年为 0.93%，较 2020 年略有下降。从地域分布看，云南、江苏、北京、宁夏在全国各省（自治区、直辖市）中严重产后出血率最高（图 2-2-5-9）。从趋势上看，全国 17 个省（自治区、直辖市）2021 年严重产后出血率较 2020 年下降（图 2-2-5-10）。

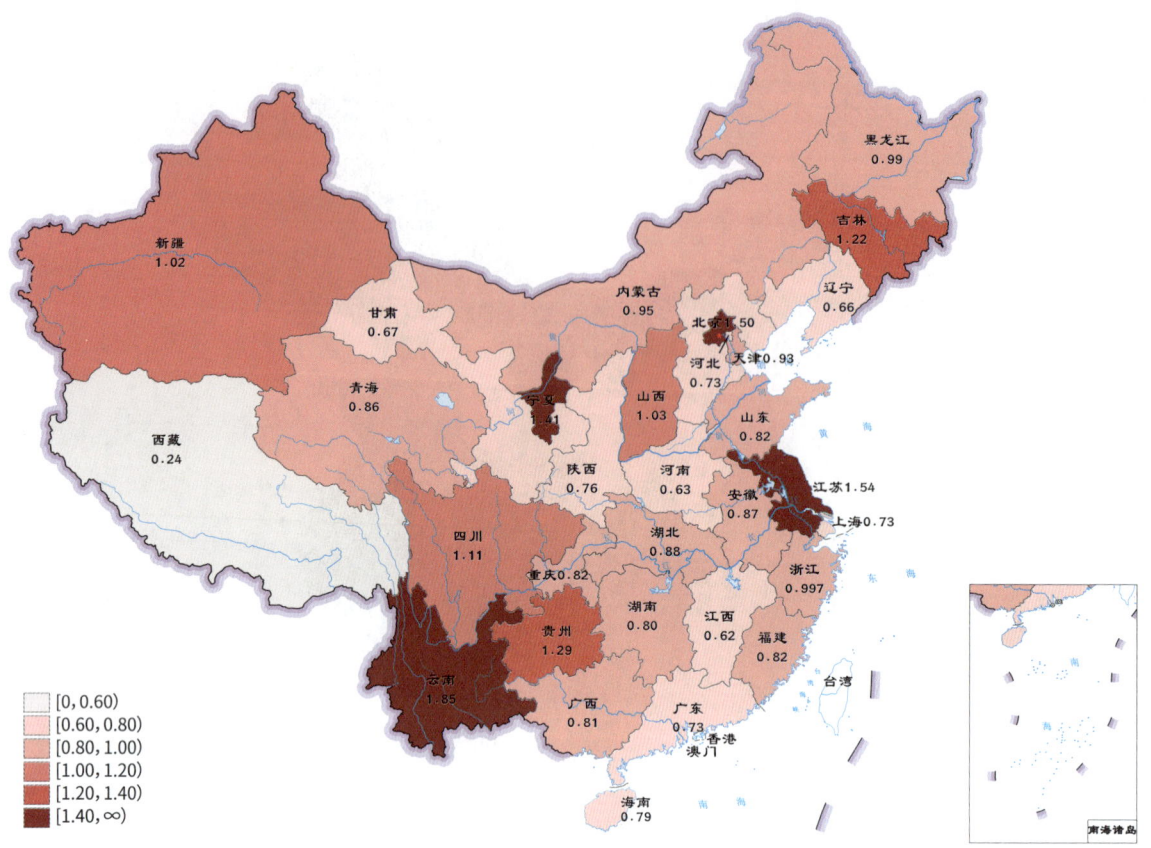

图 2-2-5-9 2021年各省（自治区、直辖市）严重产后出血率（%）

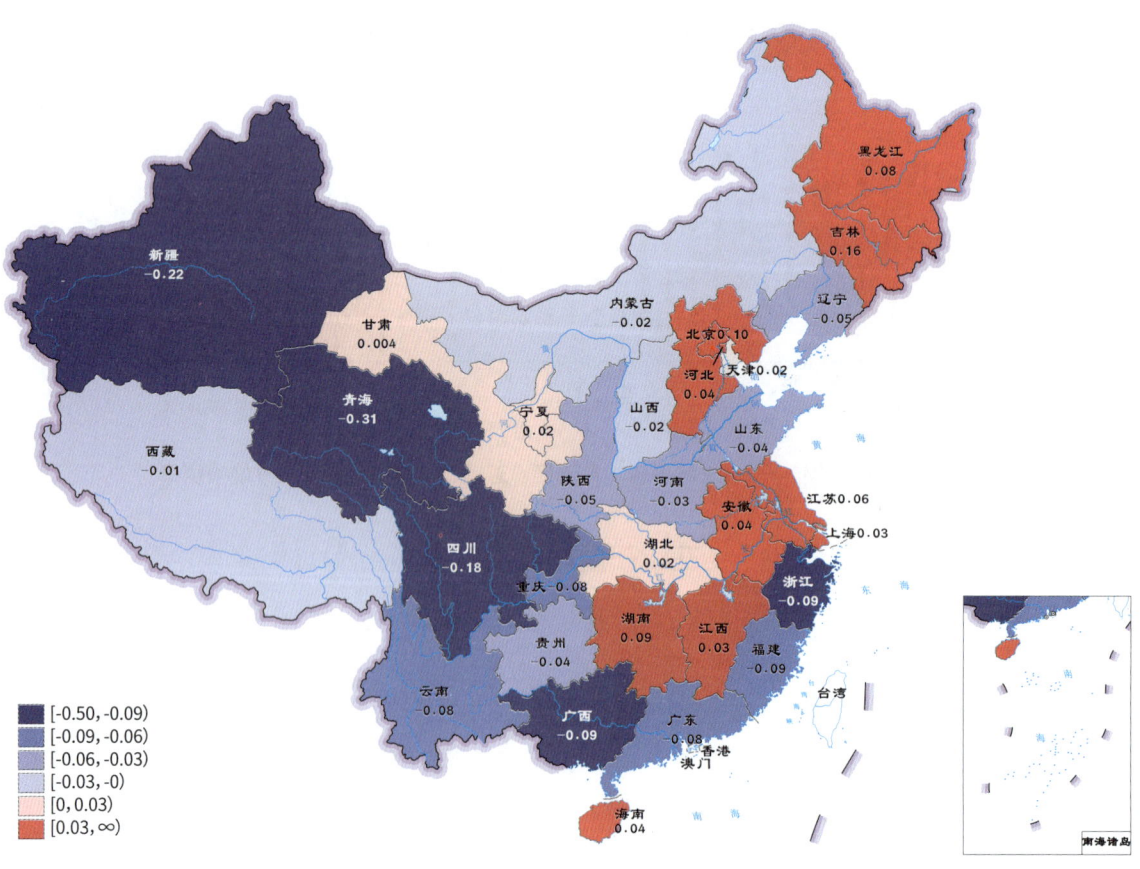

图 2-2-5-10 2020—2021年各省（自治区、直辖市）严重产后出血率变化（%）

四、足月新生儿窒息率

新生儿窒息在产科医疗质量监测中定义为新生儿5分钟Apgar评分<7分。NCIS抽样调查数据显示，2017—2021年我国足月新生儿窒息率持续下降，2021年为0.56%，较2017年（1.33%）下降超过一半。在地域分布上，足月新生儿窒息率呈现西高东低的特征；青海、吉林、云南、新疆4个省份足月新生儿窒息率高于1%，在全国各省（自治区、直辖市）中处于高位水平（图2-2-5-11）。2017—2021年绝大多数省（自治区、直辖市）足月新生儿窒息率不同程度下降（图2-2-5-12）。

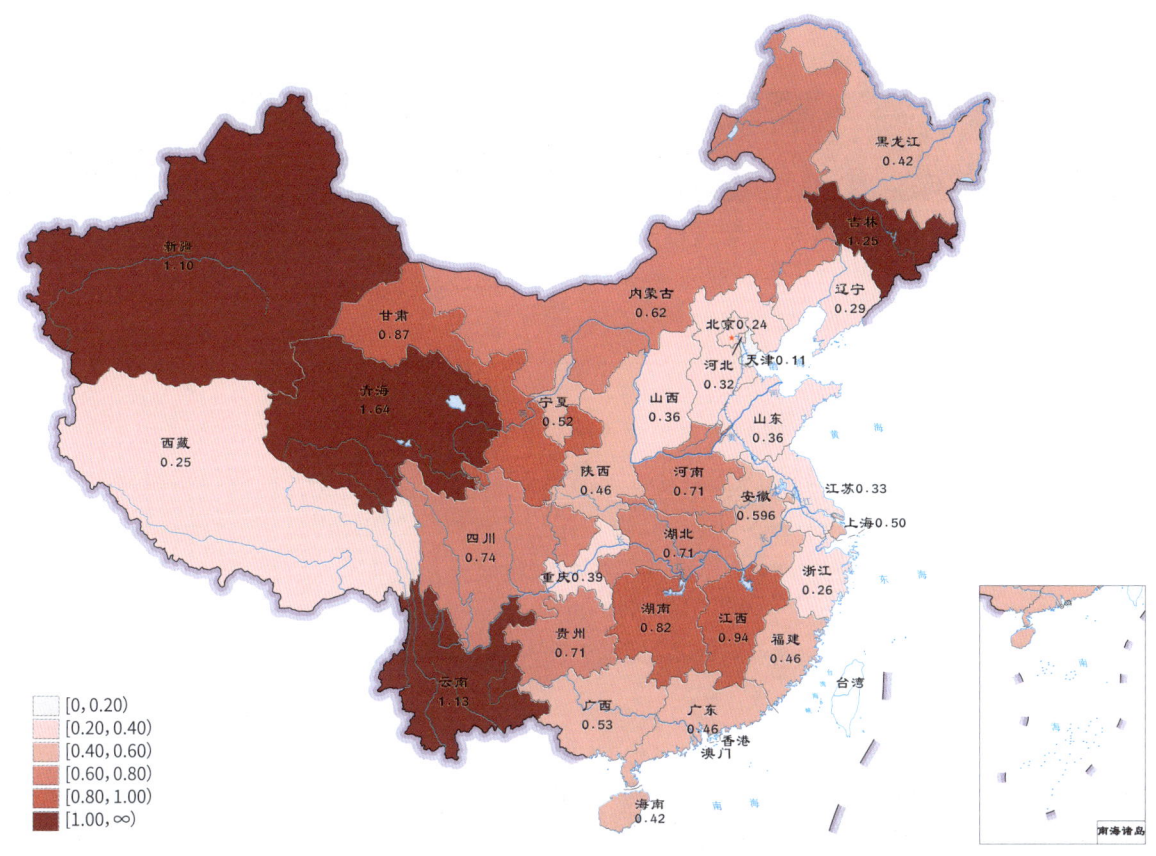

图 2-2-5-11　2021年各省（自治区、直辖市）足月新生儿窒息率（%）

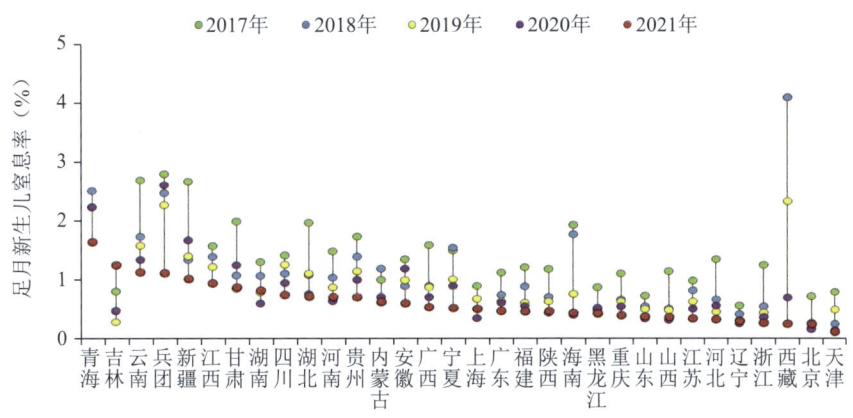

图 2-2-5-12　2017—2021年各省（自治区、直辖市）足月新生儿窒息率变化

第六节　儿科专业

本部分数据来源于 NCIS 全国医疗质量抽样调查系统，2019—2021 年纳入分析的儿童专科医院情况详见表 2-2-6-1。2022 年 NCIS 首次面向综合医院儿科进行抽样调查，共调查 9297 家医疗机构，经数据清洗，最终共有 4958 家二级以上综合医院纳入分析，其中三级公立 1411 家，二级公立 2644 家，民营 903 家，涵盖全国 31 个省（自治区、直辖市）（含新疆生产建设兵团）。

表 2-2-6-1　2019—2021 年儿童专科医院上报数量

专科医院类别	2019 年			2020 年				2021 年		
	三级	二级	合计	三级	二级	未定级	合计	三级	二级	合计
公立	27	5	32	28	6	0	34	29	3	32
民营	1	4	5	1	3	1	5	2	3	5
合计	28	9	37	29	9	1	39	31	6	37

1. 降低住院新生儿黄疸中胆红素脑病发生率（PIT-2022-04）

4958 所综合医院儿童专业和 37 所儿童专科医院 2021 年共有住院新生儿高胆红素血症患儿 348 173 例，其中严重高胆红素血症患儿 36 358 例（10.44%）[胆红素值 > 25 mg/dL（427.5 mmol/L）]；高危患儿 2309 例 [胆红素相关神经损伤（BIND）相关的头颅核磁共振异常患儿]，占住院新生儿高胆红素血症患儿比例为 0.66%。

各类型医院新生儿高胆红素血症出院患儿院均收治情况见表 2-2-6-2。

表 2-2-6-2　各类型医院新生儿高胆红素血症出院患儿院均收治情况

医院类别 患者类别	综合医院				儿童专科医院			
	三级公立	二级公立	民营	合计	三级公立	二级公立	民营	合计
新生儿高胆红素血症患儿	166.42	89.73	38.93	112.18	270.68	147.00	127.50	254.00
其中，严重高胆红素血症患儿（胆红素值大于 25 mg/dL）	21.59	10.94	3.37	13.93	44.79	25.00	0	41.71
其中，听力筛查异常	5.82	4.23	1.90	4.51	7.40	80.00	0	11.24
其中，诊断为胆红素相关神经损伤（BIND）（> 0，≤ 9 分）	2.74	0.79	0.30	1.47	25.77	2.00	0	23.71
胆红素相关神经损伤（BIND）相关的头颅核磁共振异常	1.70	0.57	0.06	0.94	6.68	2.00	0	6.14

2. 降低儿童抗菌药物使用强度（PIT-2022-05）

2021 年在 NCIS 系统有效填报儿童抗菌药物使用强度数据的医院共 1777 家，包括儿童专科医院 32 家，综合医院 1745 家。整体来看，儿科专业抗菌药物使用强度为 38.5 DDDs，其中儿童专科医院为 24.0 DDDs，综合医院儿科为 41.6 DDDs。各类型综合医院儿科抗菌药物使用强度情况见图 2-2-6-1。

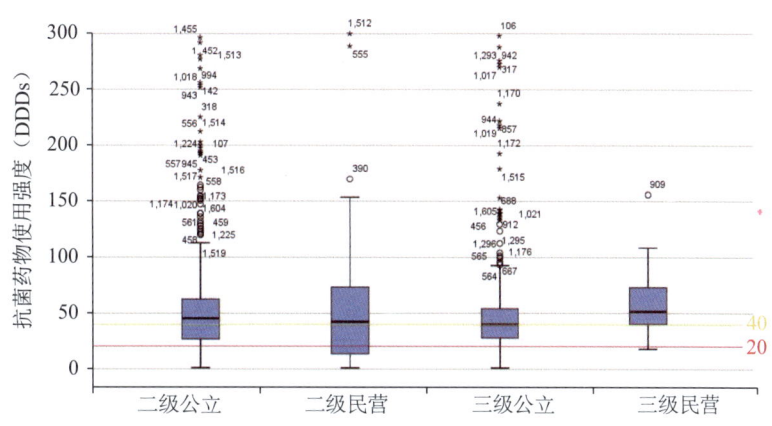

* 为离群值医院编号。

图 2-2-6-1　2021 年综合医院儿科抗菌药物使用强度

第七节 眼科专业

2021年眼科专业数据来源于NCIS全国医疗质量抽样调查系统,按照数据填报完整度、逻辑性等原则进行了数据整理,最终纳入4654家综合医院数据进行分析,其中,三级综合1573家,二级综合3081家。

前房角镜检查、24小时眼压监测是青光眼诊断专家共识推荐的检查项目。2021年全国青光眼患者前房角镜检查率总体为61.80%,其中,三级医疗机构为85.20%,二级医疗机构为48.80%。各省(自治区、直辖市)三级医疗机构对青光眼患者开展此项检查情况见图2-2-7-1,二级医疗机构对青光眼患者开展此项检查的情况见图2-2-7-2。

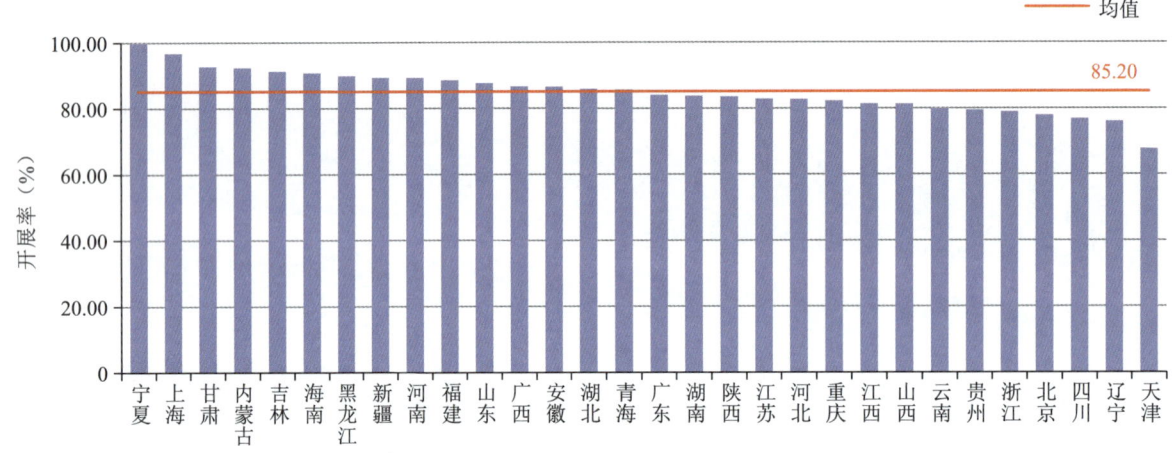

注:新疆数据包含新疆生产建设兵团数据,本节同。

图2-2-7-1 2021年各省(自治区、直辖市)三级医疗机构开展前房角镜检查率

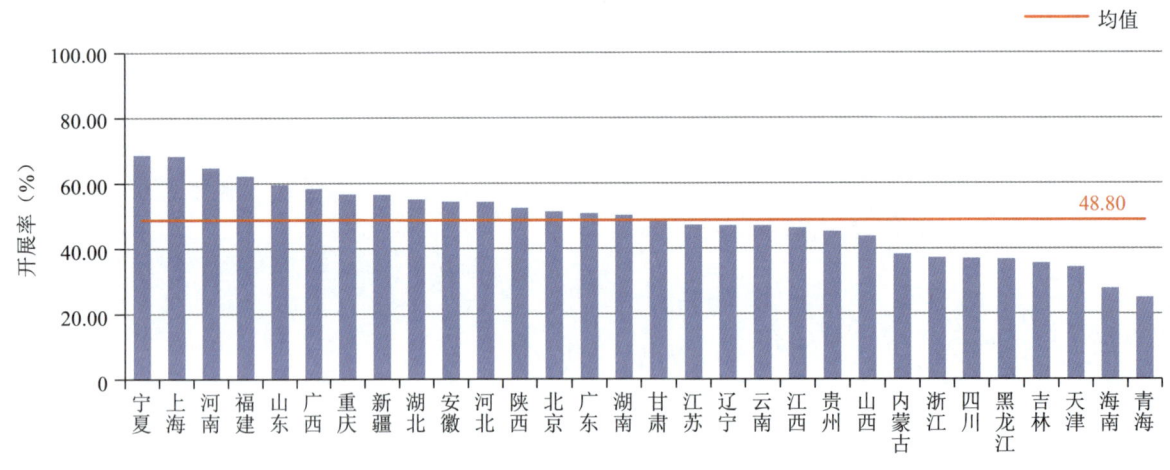

图2-2-7-2 2021年各省(自治区、直辖市)二级医疗机构开展前房角镜检查率

青光眼患者24小时眼压监测开展率总体为47.80%,其中,三级医疗机构为70.60%,二级医疗机构为35.30%。各省(自治区、直辖市)三级医疗机构眼科对青光眼患者开展此项检查情况见图2-2-7-3,二级医疗机构开展此项检查的情况见图2-2-7-4。

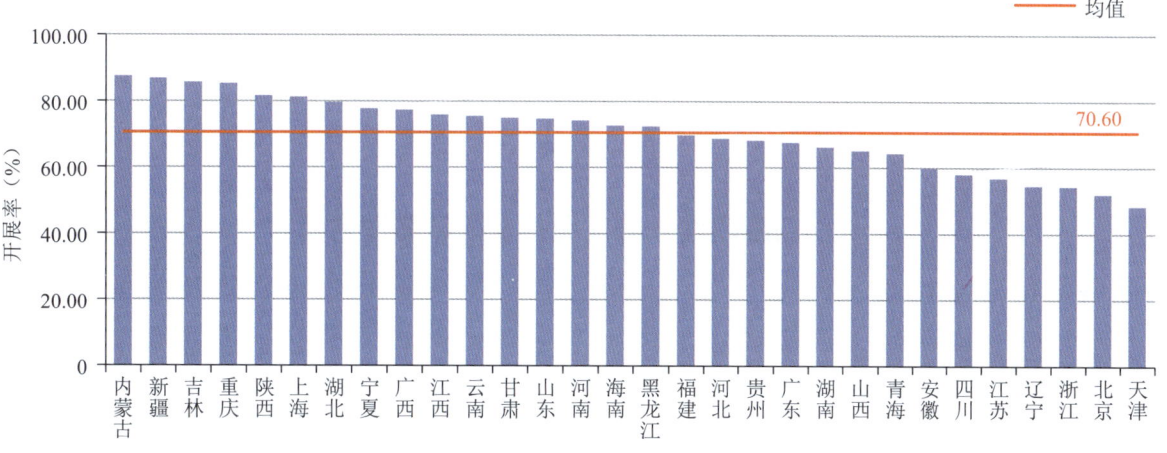

图 2-2-7-3　2021 年各省（自治区、直辖市）三级医疗机构青光眼患者 24 小时眼压监测开展率

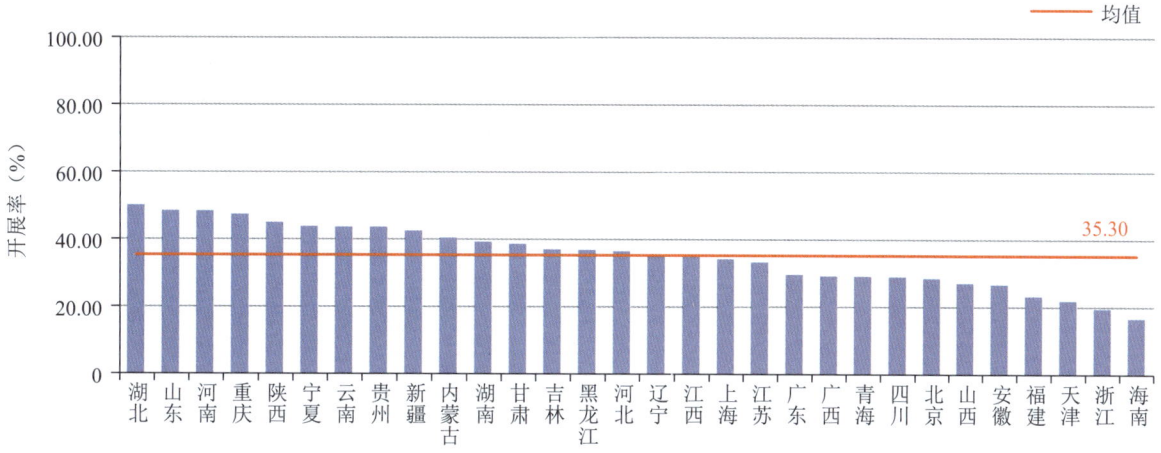

图 2-2-7-4　2021 年各省（自治区、直辖市）二级医疗机构青光眼患者 24 小时眼压监测开展率

第八节 口腔专业

2021年口腔专业的数据来源于 NCIS 全国医疗质量抽样调查系统。

一、口腔门诊7类常见并发症总体发生率

在全国31个省（自治区、直辖市）及兵团参加全国医疗质量抽样调查并纳入分析的2943家医疗机构中，2021年口腔门诊患者83 904 327人次，门诊7类常见并发症共发生109 179例次，总体发生率为0.13%。按照发生率排序，排名前5位的并发症依次为口腔软组织损伤、门诊手术并发症、根管内器械分离（根管治疗断针）、种植体脱落、治疗牙位错误（表2-2-8-1、图2-2-8-1）。

表2-2-8-1 2021年口腔门诊7类常见并发症在每家医疗机构的年均发生人次

常见并发症	三级 公立	三级 民营	二级 公立	二级 民营	二级以下 公立	二级以下 民营	平均值
口腔软组织损伤	23.60	4.19	25.67	3.94	16.07	7.23	16.26
门诊手术并发症	76.30	27.38	22.61	6.69	7.13	3.39	11.13
根管内器械分离（根管治疗断针）	21.14	10.19	13.48	18.69	5.28	3.51	7.10
种植体脱落	24.32	10.19	3.55	10.64	0.47	1.00	2.06
治疗牙位错误	0.25	0.13	0.10	5.91	0.25	0.09	0.39
误吞或误吸异物	0.92	0.31	0.16	0.22	0.05	0.19	0.11
拔牙错误	0.28	0.13	0.06	0.02	0.03	0.04	0.04
合计	146.81	52.50	65.64	46.11	29.26	15.44	37.10

注：在分析口腔门诊相关质控指标数据时，根据实际开放牙椅数，牙椅60台及以上的医疗机构比照三级进行分析，牙椅20～59台的医疗机构比照二级进行分析，牙椅3～19台的医疗机构比照二级以下进行分析。

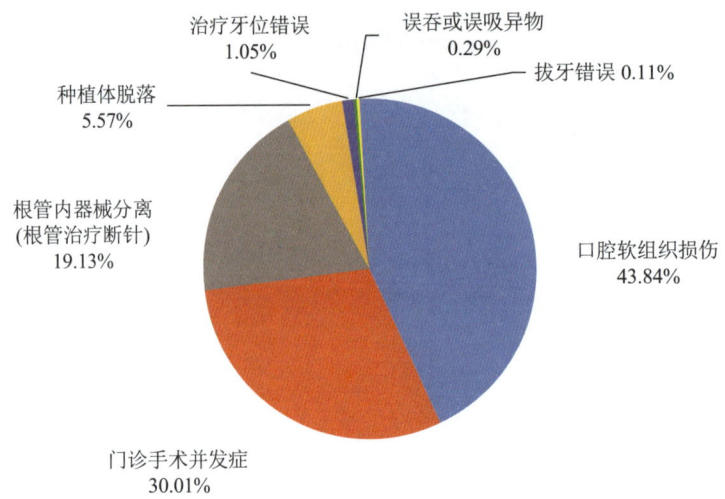

图2-2-8-1 2021年口腔门诊7类常见并发症构成

二、口腔住院患者出院后 31 天内非预期再住院率

纳入此部分分析的 946 家医疗机构中，2021 年口腔出院患者总数 456 187 人次，住院患者出院后 31 天内非预期再住院患者 1740 人次（其中发生较多的病种为舌癌 56 人次、口腔颌面部间隙感染 44 人次、牙颌面畸形 41 人次、腮腺良性肿瘤 30 人次、上颌骨骨折 8 人次、先天性唇裂 6 人次），住院患者出院后 31 天内非预期再住院率为 0.38%（表 2-2-8-2、图 2-2-8-2）。

表 2-2-8-2　2021 年口腔住院患者出院后 31 天内非预期再住院在不同医疗机构中发生情况

质控指标	三级		二级		二级以下		平均值
	公立	民营	公立	民营	公立	民营	
年平均出院患者（人次）	2 098.39	337.00	720.95	580.11	213.17	138.37	482.23
住院患者出院后 31 天内非预期再住院患者均值（人次）	6.36	1.33	2.64	2.56	1.07	0.17	1.84
住院患者出院后 31 天内非预期再住院率（%）	0.30	0.40	0.37	0.44	0.50	0.12	0.38
住院患者出院当天非预期再住院率（%）	0.01	0.00	0.03	0.00	0.02	0.00	0.02
住院患者出院 2～15 天非预期再住院率（%）	0.12	0.00	0.13	0.23	0.21	0.08	0.15
住院患者出院 16～31 天非预期再住院率（%）	0.17	0.40	0.21	0.21	0.26	0.04	0.21

注：在分析口腔住院相关质控指标数据时，根据编制床位数（口腔医学相关），床位 50 张及以上的医疗机构比照三级进行分析，床位 15～49 张的医疗机构比照二级进行分析，床位 1～14 张的医疗机构比照二级以下进行分析。

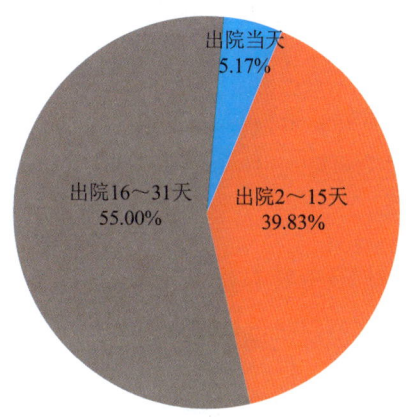

图 2-2-8-2　2021 年口腔住院患者出院后 31 天内非预期再住院构成

三、口腔住院手术患者术后 31 天内非计划重返手术室再次手术率

纳入此部分分析的 946 家医疗机构中，2021 年口腔住院手术患者总数 371 413 人次，术后 31 天内非计划重返手术室再次手术患者 1497 人次［其中发生较多的手术为舌癌扩大切除术＋颈淋巴清扫术 160 人次、口腔颌面部肿瘤切除整复术 122 人次、游离腓骨复合组织瓣移植术 75 人次、腮腺肿块切除＋面神经解剖术 28 人次、牙颌面畸形矫正术（上颌 LeFort Ⅰ型截骨术＋双侧下颌升支劈开截骨术）7 人次、唇裂修复术 2 人次］，术后 31 天内非计划重返手术室再次手术率为 0.40%（表 2-2-8-3、图 2-2-8-3）。

表 2-2-8-3　2021 年口腔住院手术患者术后 31 天内非计划重返手术室再次手术在不同医疗机构中发生情况

质控指标	三级		二级		二级以下		平均值
	公立	民营	公立	民营	公立	民营	
年平均出院患者手术（人次）	1 899.16	313.67	591.93	417.44	150.52	99.40	392.61
平均术后 31 天内非计划重返手术室再次手术（人次）	13.30	2.33	1.51	0.33	0.34	0.09	1.58
术后 31 天内非计划重返手术室再次手术率（%）	0.70	0.74	0.26	0.08	0.22	0.09	0.40
术后 48 小时内非计划重返手术室再次手术率（%）	0.53	0.32	0.11	0.05	0.08	0.06	0.25
术后 3～31 天非计划重返手术室再次手术率（%）	0.17	0.43	0.15	0.03	0.14	0.03	0.15

注：在分析口腔住院相关质控指标数据时，根据编制床位数（口腔医学相关），床位 50 张及以上的医疗机构比照三级进行分析，床位 15～49 张的医疗机构比照二级进行分析，床位 1～14 张的医疗机构比照二级以下进行分析。

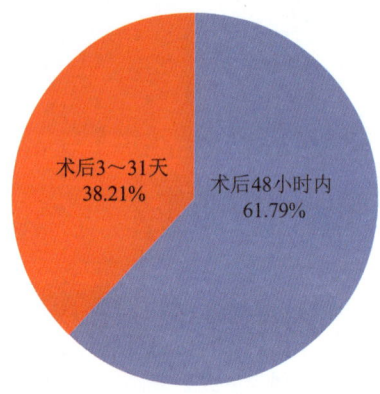

图 2-2-8-3　2021 年口腔住院手术患者术后 31 天内非计划重返手术室再次手术构成

四、口腔住院手术患者 9 类常见并发症总体发生率

纳入此部分分析的 946 家医疗机构中，2021 年口腔出院患者手术总例数 394 110 例次，手术患者 9 类常见并发症共发生 3368 例次，总体发生率为 0.85%，按照发生率排序，排名前 5 位的并发症依次为手术后出血或血肿、与手术/操作相关感染、手术后呼吸道并发症、手术伤口裂开、手术后生理/代谢紊乱（图 2-2-8-4）。

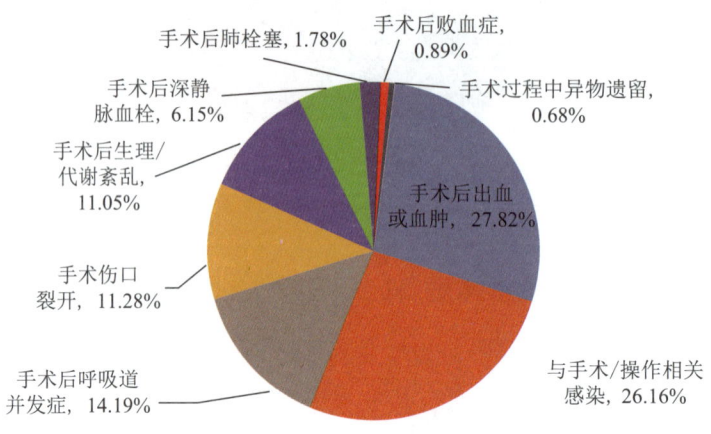

图 2-2-8-4　2021 年口腔住院手术患者 9 类常见并发症构成

第九节 感染性疾病专业

2021年度全国医疗质量数据抽样调查采集了全国8613家各级各类医疗机构医疗服务与质量安全数据，其中有5304家医疗机构上报感染性疾病专业数据，与2020年上报医院数（5590家）基本持平。31个省（自治区、直辖市）和新疆生产建设兵团上报数据，但西藏仅有1家医院上报数据，不具有区域代表性。抽样调查数据结果显示，有3035家医疗机构设置感染性疾病科，设置率为57.22%，较2020年数据（3112家，设置率为54.84%）有所上升。除传染病专科医院外，2021年全国各级各类医疗机构感染科设置率，三级公立综合医院最高（86.55%），二级民营综合医院最低（7.27%）（图2-2-9-1）。

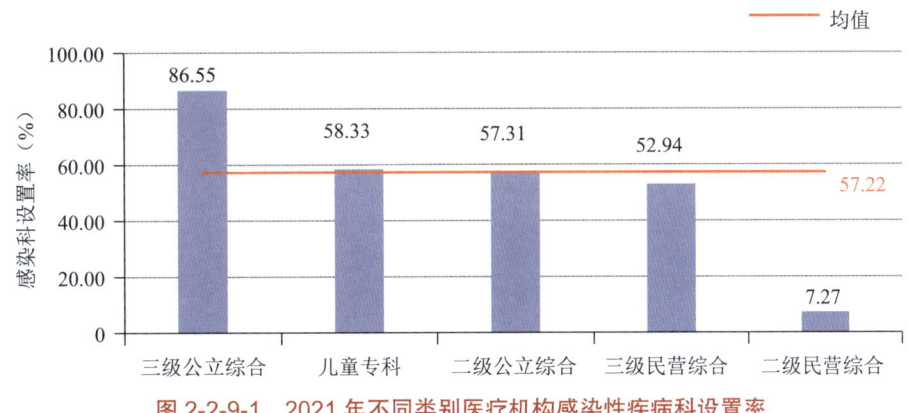

图 2-2-9-1　2021 年不同类别医疗机构感染性疾病科设置率

1. 呼吸道病原体检测覆盖率

2021年全国共有2075家医疗机构上报呼吸道病原体，包括新型冠状病毒、流感病毒（甲型、乙型流感）、副流感病毒、呼吸道合胞病毒、鼻病毒、腺病毒、肺炎支原体、肺炎衣原体等8种病原体的检测数据。呼吸道病原体检测覆盖率均值为67.35%，其中独立设置感染性疾病科的有1938家（67.43%），未独立设置感染性疾病科的有137家（66.20%）。按照医院类别划分，三级公立综合医院、二级传染病专科医院、儿童专科医院均为70.30%，二级民营医院（58.29%）最低（图2-2-9-2）。各省（自治区、直辖市）医疗机构检测覆盖率，上海（82.45%）最高，山西（40.83%）最低（图2-2-9-3）。

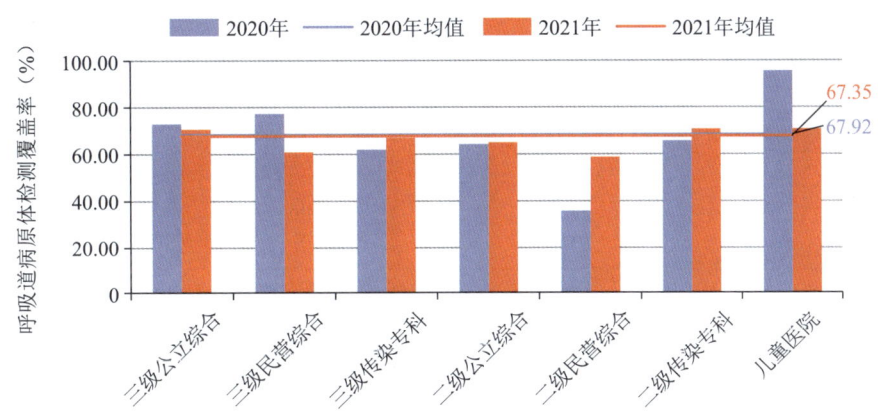

图 2-2-9-2　2020 年与 2021 年不同类别医疗机构呼吸道病原体检测覆盖率

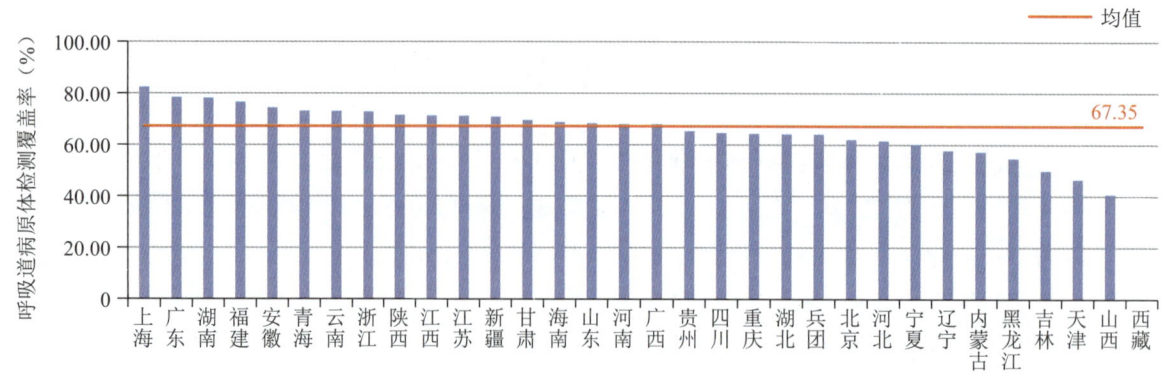

图 2-2-9-3　2021 年各省（自治区、直辖市）医疗机构呼吸道病原体检测覆盖率

2. 呼吸道感染性疾病核酸检测率

2021 年全国 2148 家医疗机构上报了呼吸道感染性疾病核酸检测百分比数据，呼吸道感染性疾病核酸检测百分比均值为 82.36%，较 2020 年（81.91%）增加。其中，独立设置感染性疾病科的有 1999 家（82.75%），未独立设置感染性疾病科的有 149 家（77.15%）。按照医院类别划分，三级民营医院最高（84.44%），儿童专科医院最低（71.28%）（图 2-2-9-4）。全国各省（自治区、直辖市）医疗机构呼吸道疾病核酸检测百分比，北京最高（93.36%），新疆兵团最低（60.25%）（图 2-2-9-5）。

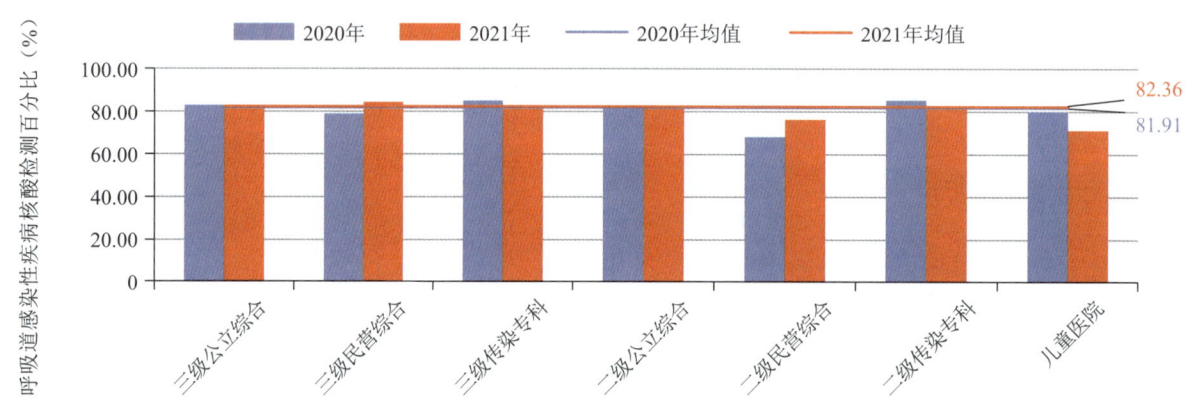

图 2-2-9-4　2020 年与 2021 年不同类别医疗机构呼吸道感染性疾病核酸检测百分比

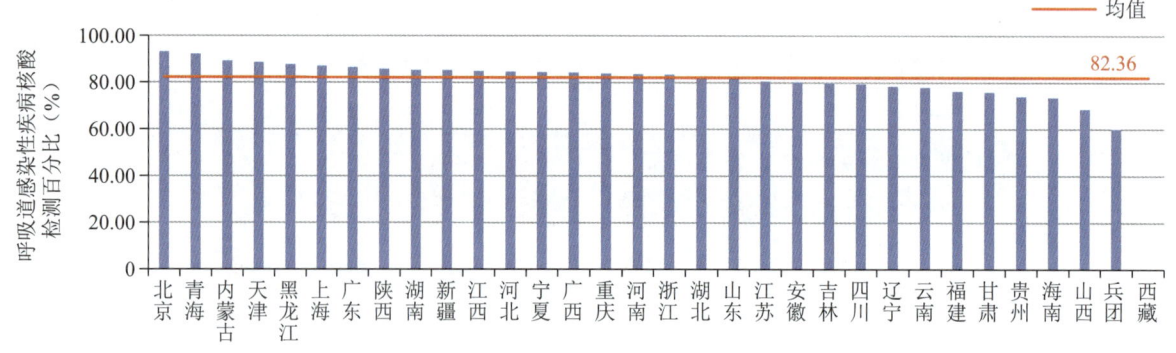

图 2-2-9-5　2021 年各省（自治区、直辖市）医疗机构呼吸道感染性疾病核酸检测百分比

3. 全国住院患者中肝病合并腹水腹腔穿刺率与抗菌药物使用率

2021 年全国有 1969 家医疗机构上报了肝病合并腹水患者腹腔穿刺率数据，肝病合并腹水患者腹腔穿刺率总体为 40.06%，独立设置感染性疾病科的有 1821 家（39.83%），未独立设置感染性疾病科的有 148 家（48.64%），各省（自治区、直辖市）中，河北最高（65.21%），北京最低（17.51%）。

2021 年全国有 1988 家医疗机构上报了肝病合并腹水患者抗菌药物使用率数据，肝病合并腹水患者抗菌药物使用率总体为46.76%，独立设置感染性疾病科的有1833家（46.55%），未独立设置感染性疾病科的有155家（54.19%）；全国各省（自治区、直辖市）医疗机构肝病合并腹水患者抗菌药物使用率，新疆最高（69.82%），兵团最低（14.21%）。1805家上报腹腔穿刺率及抗菌药物使用率的医疗机构中，856家医院抗菌药物使用率大于腹腔穿刺率，占47.42%。大部分省（自治区、直辖市）肝病合并腹水患者抗菌药物使用率大于腹腔穿刺率（图2-2-9-6）。

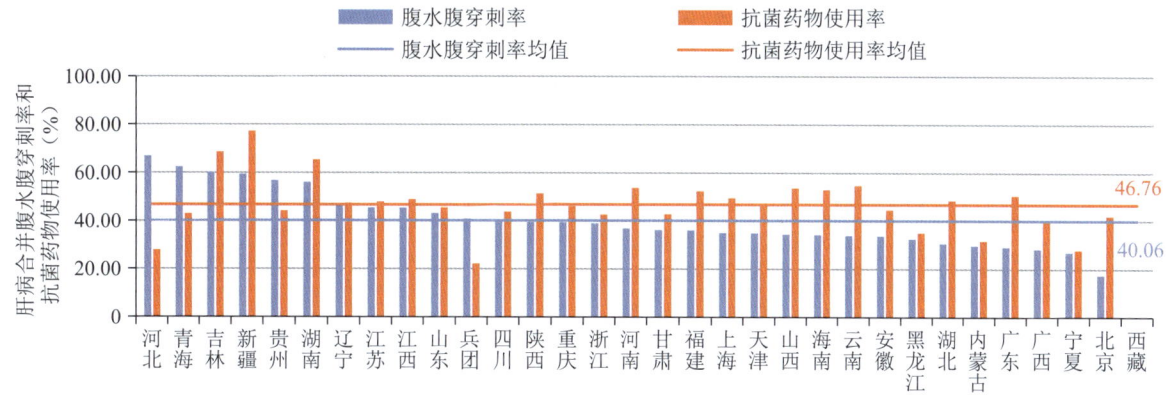

图2-2-9-6 2021年各省（自治区、直辖市）医疗机构肝病合并腹水患者腹腔穿刺率和抗菌药物使用率

4. 感染性腹泻病原学诊断阳性率与抗菌药物使用率

2021年全国1969家医疗机构上报了感染性腹泻病原学诊断阳性率数据，感染性腹泻病原学诊断阳性率总体为39.89%，独立设置感染性疾病科的有1832家（39.84%），未独立设置感染性疾病科的有137家（40.55%）。

2021年全国1972家医疗机构上报了感染性腹泻抗菌药物使用率数据，全国各级医疗机构感染性腹泻抗菌药物使用率总体为69.70%，较2019年及2020年呈上升趋势。其中，独立设置感染性疾病科的有1829家（69.74%），未独立设置感染性疾病科的有143家（69.13%）。按照医院类别划分，三级民营医院最高（78.85%），儿童专科医院最低（44.32%）。儿童专科医院数据较2020年度明显下降，由51.43%下降至44.32%（图2-2-9-7）。

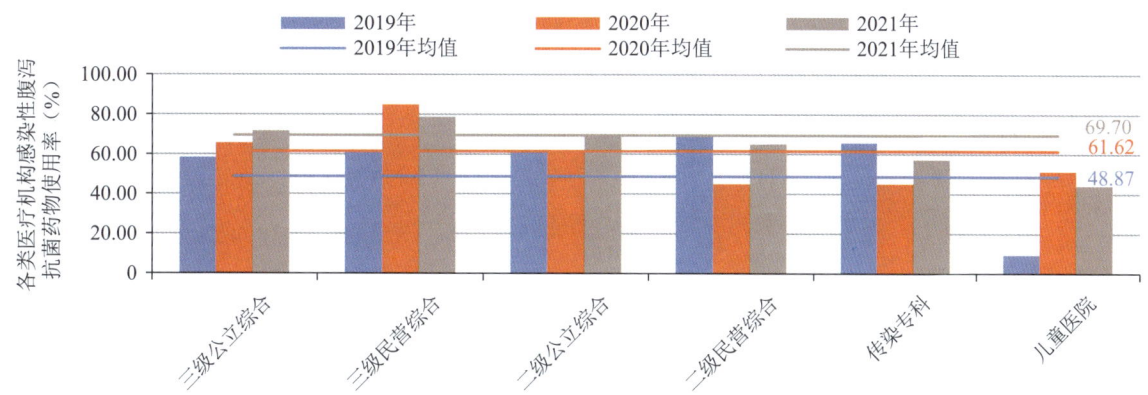

图2-2-9-7 2019—2021年度各类医疗机构感染性腹泻抗菌药物使用率

2021年1818家上报感染性腹泻病原学诊断阳性率及抗菌药物使用率的医疗机构中，1004家医院抗菌药物使用率大于病原学诊断阳性率，占55.23%。各省（自治区、直辖市）医疗机构感染性腹泻抗菌药物使用率均高于病原学诊断阳性率，抗菌药物使用率高的前3位依次为海南（86.78%）、甘肃（78.93%）和四川（78.60%），后3位分别为吉林（56.65%）、新疆（56.91%）和内蒙古（57.90%）（图2-2-9-8）。

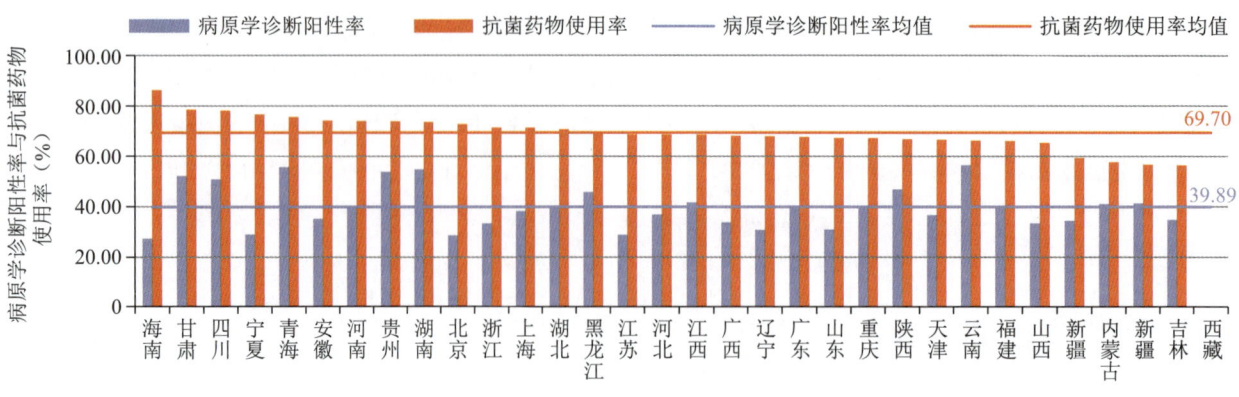

图 2-2-9-8　2021 年各省（自治区、直辖市）感染性腹泻病原学诊断阳性率与抗菌药物使用率

第十节 急诊专业

急诊专业数据来源于 NCIS 全国医疗质量抽样调查系统，2021 年共收集 9297 家二级及以上医疗机构的急诊专业相关数据。按照数据填报完整度、逻辑性等原则，经数据清洗后，最终纳入 4492 家医疗机构数据进行分析，其中，委属委管 21 家，三级公立 1394 家（不包含委属委管），二级公立 2441 家，三级民营医院 113 家，二级民营医院 523 家。

一、急诊科结构及运行管理类指标

1. 发热门诊—急诊一体化管理比例

发热门诊—急诊一体化管理模式是疫情下提高危重患者救治效率的有效措施之一。抽样调查数据显示，2021 年全国发热门诊—急诊一体化管理比例总体为 19.44%，较 2020 年（19.14%）略有增长。其中，委属委管医院该比例明显升高，其他类型医院变化不大（图 2-2-10-1）。

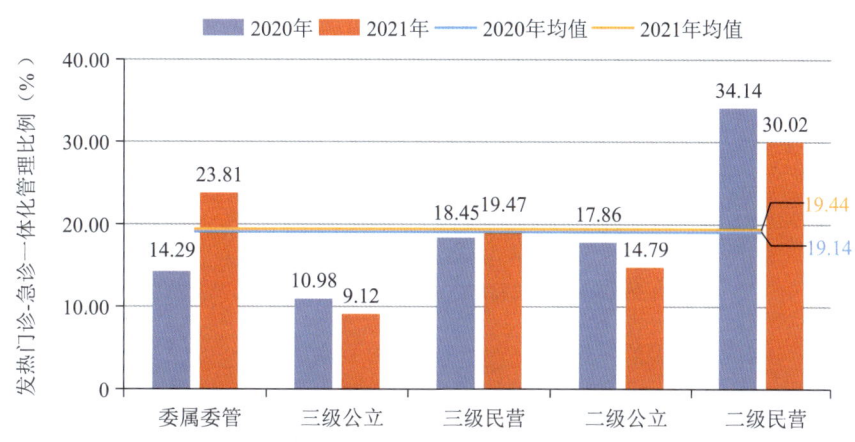

图 2-2-10-1　2020 年与 2021 年各类医院发热门诊—急诊一体化管理比例

2. 急诊重症监护病房设置率

急诊重症监护病房（emergency intensive care unit，EICU）的设置有利于疏解急诊科压力并改善患者预后。2021 年我国急诊科 EICU 设置率为 40.94%，较 2020 年（31.73%）有较明显提升。其中委属委管医院高达 90.48% 的急诊科设置 EICU，三级公立医院急诊科半数以上设置 EICU，除二级民营医院外，其他类型医院 2020 年与 2021 年期间急诊科 EICU 设置率均有所上升（图 2-2-10-2）。

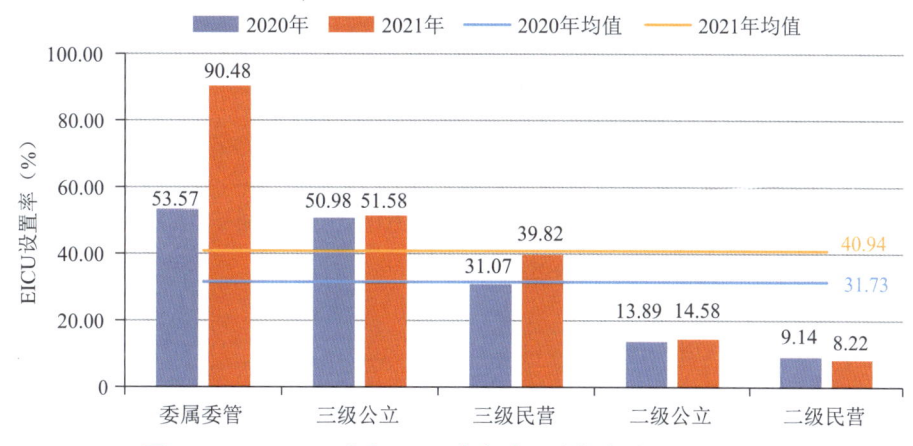

图 2-2-10-2　2020 年与 2021 年各类医院急诊科 EICU 设置率

3. 抢救室床位日周转率

抢救室床位日周转率在体现急诊医疗效率的同时，也反映了抢救室资源负荷情况。2021年委属委管、三级公立及三级民营医院抢救室床位日周转率超过100%，特别是三级公立医院，抢救室床位日周转率达193.95%（图2-2-10-3）。

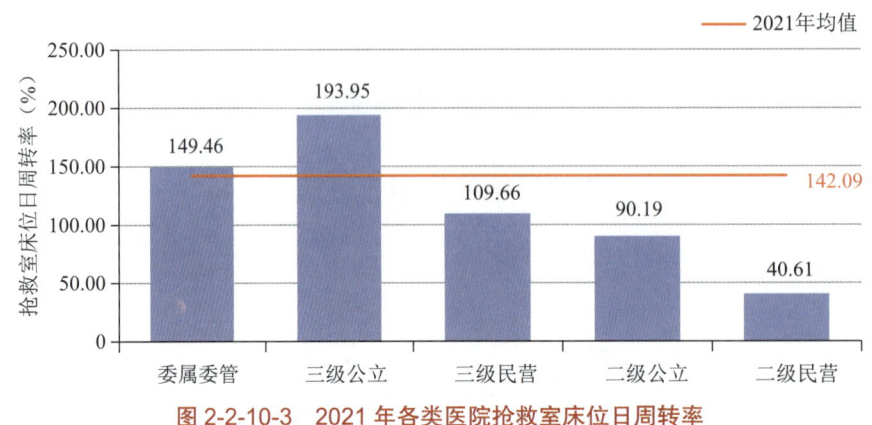

图2-2-10-3 2021年各类医院抢救室床位日周转率

二、脓毒症患者3小时内抗生素使用率

抗生素的早期应用是脓毒症集束化治疗的重要组成部分。2020及2021年脓毒症患者3小时内抗生素使用率，除二级民营医院外，均有所升高（图2-2-10-4）。整体而言，脓毒症患者3小时内抗生素使用率仍有较大提升空间，特别是二级民营医院。

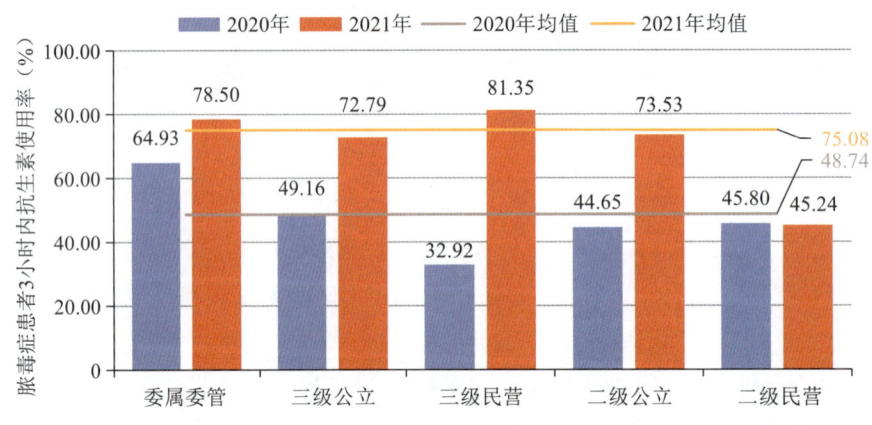

图2-2-10-4 2020年与2021年各类医院脓毒症患者3小时内抗生素使用率

三、院内心搏骤停复苏成功率

心搏骤停复苏成功率是急诊科抢救能力的体现。院内心搏骤停复苏成功率除二级公立医院外，其余各类医院均稳中有升（图2-2-10-5）。从地区分布上看，各省（自治区、直辖市）院内心搏骤停复苏成功率仍有较大差距，2021年湖南、安徽、上海居于前3位。2020年排名后3位的省份中，天津、黑龙江均有明显提升，宁夏提高不明显（图2-2-10-6）。

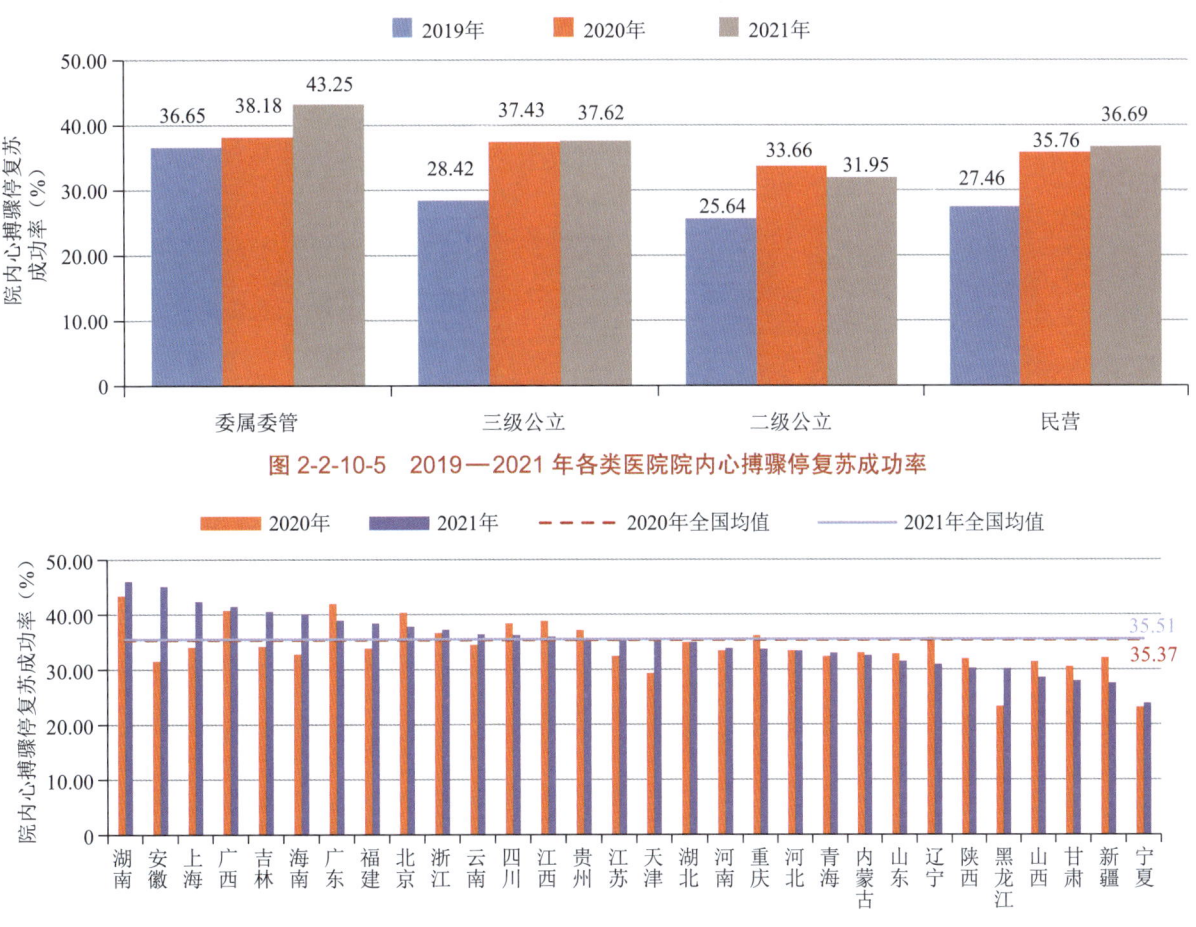

图 2-2-10-5　2019—2021年各类医院院内心搏骤停复苏成功率

图 2-2-10-6　2020年与2021年各省（自治区、直辖市）院内心搏骤停复苏成功率

四、中毒患者病死率

数据显示，2021年中毒患者病死率较2020年有所下降（图2-2-10-7）。从省际维度看，山东、青海两省中毒患者病死率高达4%左右（图2-2-10-8）。鉴于本次抽样调查未对中毒疾病群进行细化分析，无法明确中毒患者院内死亡主要原因，后续将增加疾病谱调查，进而有针对性的进行单病种质量控制。

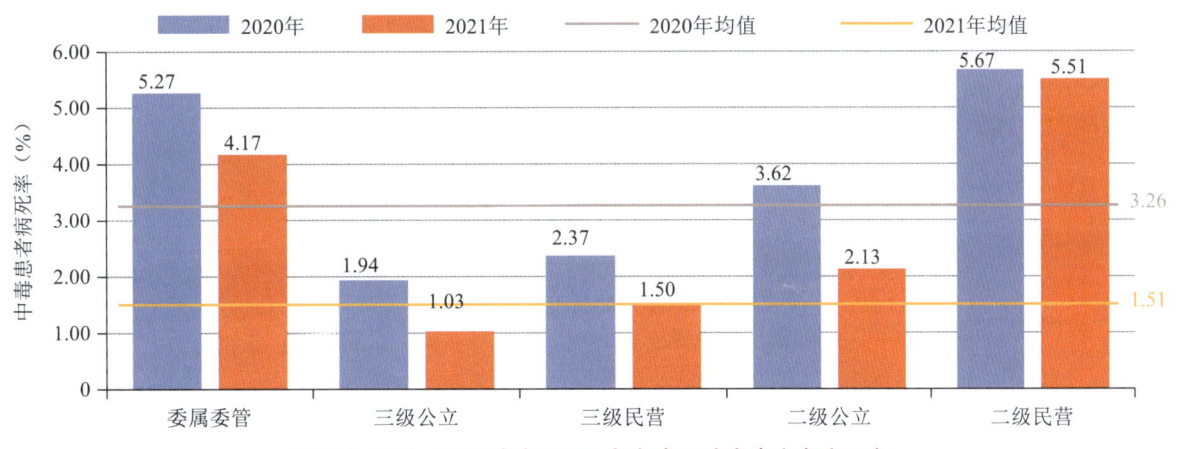

图 2-2-10-7　2020年与2021年各类医院中毒患者病死率

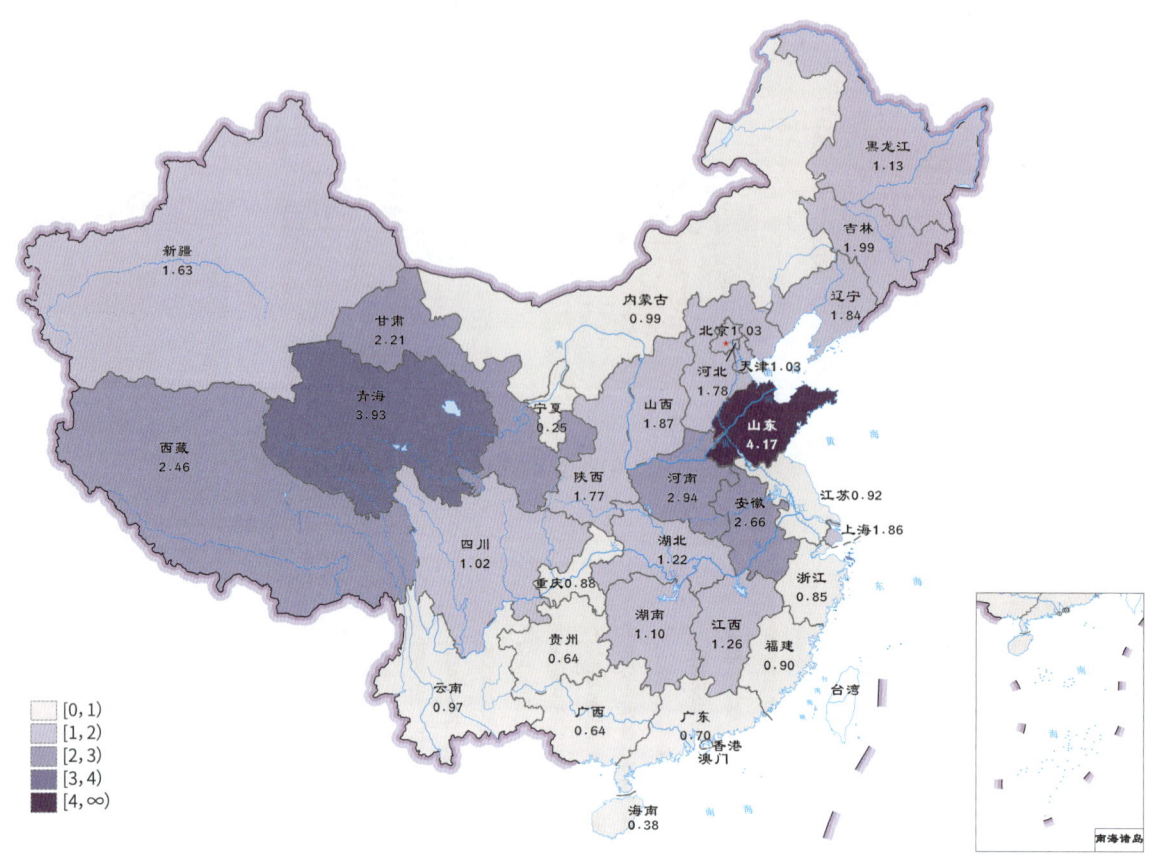

注：地图中数据不包含我国港澳台地区。

图 2-2-10-8　2021 年各省（自治区、直辖市）中毒患者病死率（%）

第十一节 康复医学专业

本年度全国医疗质量抽样调查共有9328家医疗机构参与康复医学专业数据填报，剔除未设置康复医学病房及不符合纳入要求的医疗机构，最终共有2523家医院纳入分析。2022年5月国家卫生健康委员会正式发布《康复医学专业医疗质量控制指标（2022年版）》，对促进我国康复医疗的同质化及持续改进具有重要意义。

一、早期康复介入率

指标五　REH-ER-01、指标六　REH-ER-02、指标七　REH-ER-03

本次调查中，骨科病房早期（术后24～48小时）康复介入率为13.45%。其中髋、膝关节置换手术后早期康复介入率为36.41%，脊髓损伤术后早期康复介入率为23.10%；神经内科病房早期康复介入率为20.67%，其中急性脑梗死早期康复介入率为38.03%。重症医学科病房早期康复介入率为29.74%。大部分指标较2020年度有所提高。各级各类医院早期康复介入率如图2-2-11-1及图2-2-11-2所示。

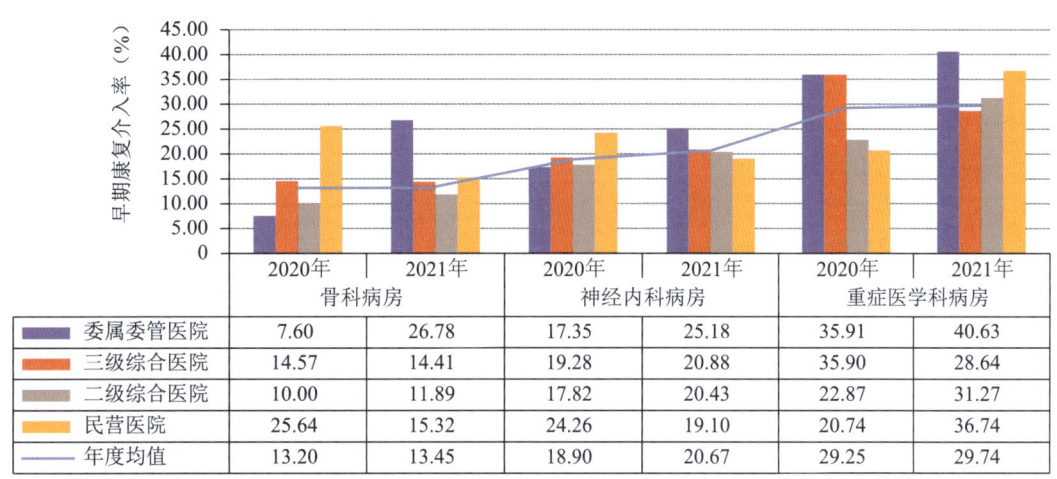

注：三级综合医院含委属委管医院数据。本节同。

图2-2-11-1　2020年与2021年各级各类医院各专业病房早期康复介入率

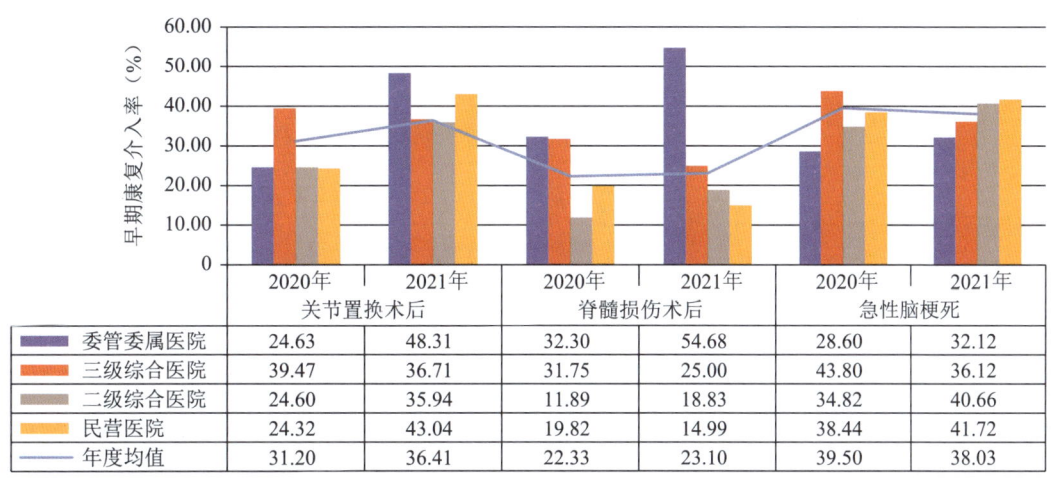

图2-2-11-2　2020年与2021年各级各类医院重点病种早期康复介入率

二、日常生活活动能力改善率

指标八　REH-ADL-01

日常生活活动能力（activities of daily living，ADL）改善是患者功能改善的重要指标，也是康复治疗的重要目的之一。2021 年 ADL 改善率总体为 77.25%，较 2020 年的 76.30% 略有提高（图 2-2-11-3）。

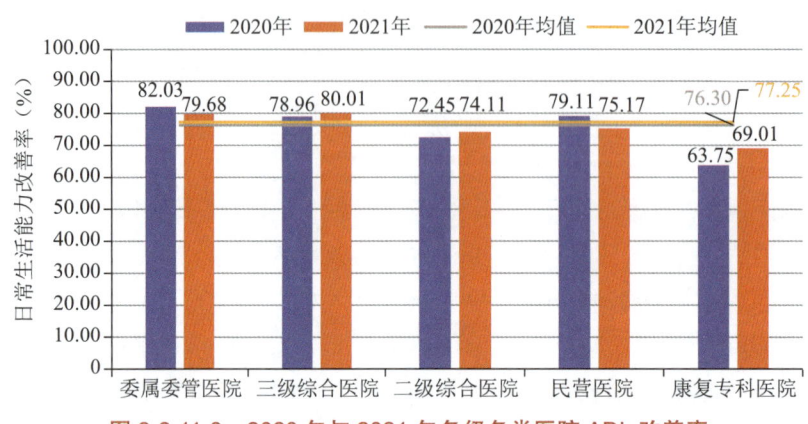

图 2-2-11-3　2020 年与 2021 年各级各类医院 ADL 改善率

三、住院脑卒中患者静脉输液使用率

指标十二　REH-IVG-01

本次调查中，住院脑卒中患者静脉输液使用率平均为 48.63%，其中委属委管、三级综合、二级综合及康复医院分别为 51.38%、50.10%、47.15% 及 40.68%，较 2020 年略有降低（图 2-2-11-4）。

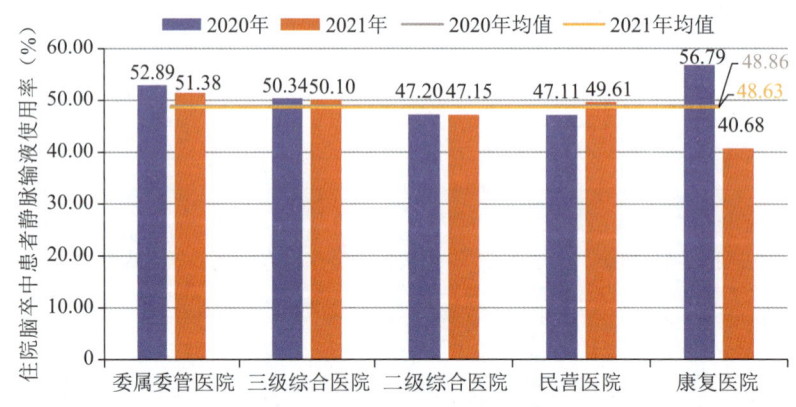

图 2-2-11-4　2020 年与 2021 年各级各类医院住院脑卒中患者静脉输液使用率

四、住院患者深静脉血栓形成的预防率和发生率

指标十三（五）　REH-AE-05、（六）　REH-AE-06

深静脉血栓形成（deep vein thrombosis，DVT）是康复医学科住院患者的常见并发症。本次调查中，将 DVT 临床特征评分/Wells 评分作为 DVT 风险评估指标，将对应的药物、物理预防等措施视为进行 DVT 的规范预防。2021 年我国康复医学科住院患者的 DVT 规范预防率为 16.41%、DVT 风险评估率为 19.14%，均较 2020 年有明显提高（图 2-2-11-5、图 2-2-11-6）；DVT 发生率为 2.21%，较 2020 年略有降低（图 2-2-11-7）。

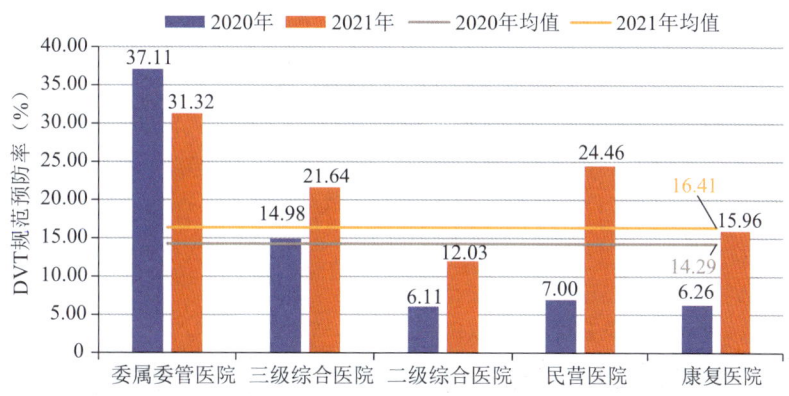

图 2-2-11-5　2020 年与 2021 年各级各类医院 DVT 规范预防率

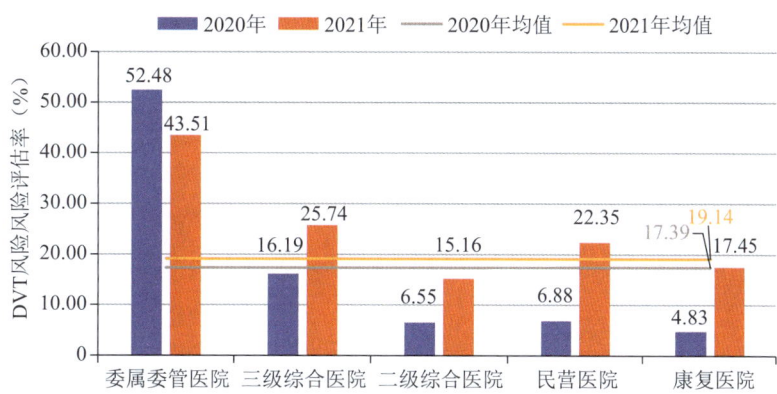

图 2-2-11-6　2020 年与 2021 年各级各类医院 DVT 风险评估率

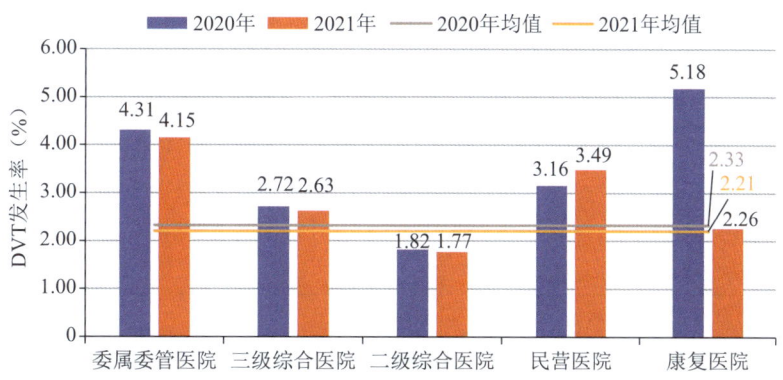

图 2-2-11-7　2020 年与 2021 年各级各类医院 DVT 发生率

第十二节 麻醉专业

本部分分析样本来源于 NCIS 全国医疗质量抽样调查系统。经数据清洗，二次抽样，最终共纳入 5890 家样本医院进行分析（表 2-2-12-1），西藏自治区因最终纳入分析样本的医院数量较少，相关数据仅供参考。

表 2-2-12-1 2021年纳入样本的医疗机构

医疗机构 三级	数量（家）	医疗机构 二级	数量（家）
公立综合（含委属委管）	1391（25）	公立综合	2101
民营综合	121	民营综合	746
儿童专科	34	儿童专科	6
妇产专科	29	妇产专科	134
妇幼保健院	187	妇幼保健院	635
妇儿专科	6	妇儿专科	10
肿瘤专科	56	肿瘤专科	27
精神专科	46	精神专科	22
传染病专科	58	传染病专科	20
心血管/心脑血管专科	25	心血管/心脑血管专科	3
脑血管病/脑科专科	3	脑血管病/脑科专科	0
整形美容专科	2	整形美容专科	3
口腔专科	44	口腔专科	25
耳鼻喉专科	2	耳鼻喉专科	7
眼科专科	42	眼科专科	32
康复专科	11	康复专科	13
其他专科	12	其他专科	37
合计	2069	合计	3821

一、麻醉门诊工作

麻醉门诊的开设有助于将麻醉评估的时间提前至患者住院前，有利于复杂合并症患者术前功能状态调整及日间手术患者的评估，是提升麻醉质量的重要举措。各类综合医院麻醉门诊开设率见图 2-2-12-1，各类综合医院麻醉门诊例次数占麻醉总例数百分比见图 2-2-12-2，各类专科医疗机构麻醉门诊开设率见表 2-2-12-2。

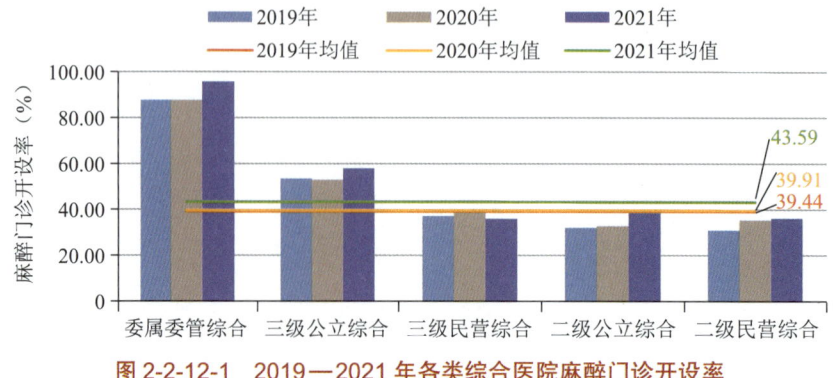

图 2-2-12-1 2019—2021年各类综合医院麻醉门诊开设率

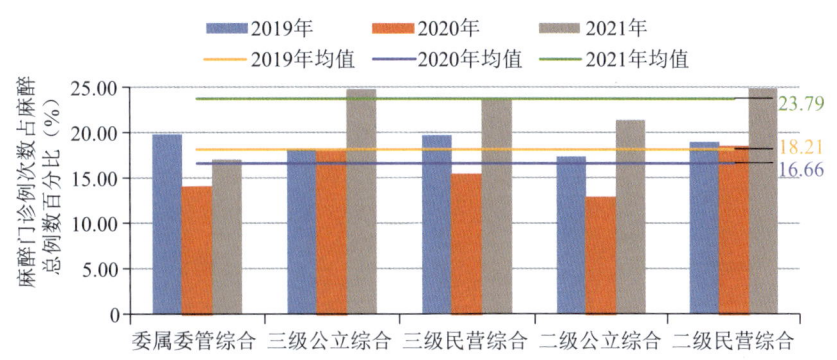

图 2-2-12-2 2019—2021 年各类综合医院麻醉门诊例次数占麻醉总例数百分比

表 2-2-12-2 2019—2021 年各类专科医疗机构麻醉门诊开设率（%）

专科类别	2019 年		2020 年		2021 年	
	三级	二级	三级	二级	三级	二级
儿童专科	44.83	35.71	48.28	22.22	55.88	50.00
妇产专科	66.67	46.79	71.43	57.69	79.31	50.38
妇幼保健院	45.22	35.07	50.53	41.37	55.61	39.91
妇儿专科	66.67	61.54	66.67	38.46	50.00	40.00
肿瘤专科	46.43	15.38	50.00	23.33	51.79	25.93
精神专科	15.38	29.17	25.42	13.51	36.96	9.09
传染病专科	20.00	5.26	21.21	14.29	32.76	20.00
心血管专科	21.05	0.00	29.17	50.00	25.00	33.33
脑科专科	0.00	/	25.00	/	33.33	/
整形专科	0.00	12.50	25.00	50.00	0.00	33.33
口腔专科	40.54	44.44	42.22	37.50	43.18	41.67
耳鼻喉专科	/	/	0.00	20.00	50.00	28.57
眼科专科	/	/	15.63	15.15	16.67	23.33
康复专科	/	/	28.57	19.23	27.27	23.08
其他专科	/	/	11.11	30.43	25.00	29.73
专科总体	38.69	36.58	40.83	39.82	45.90	38.81

与 2020 年数据相比，在门诊开设率上，综合医院中除三级民营综合医院有所降低外，其他类型综合医院均有所上升；在麻醉门诊例次数与麻醉总例数比上，所有类型综合医院均有一定程度升高。专科医院方面，儿童专科、妇产专科、三级妇幼保健院、三级肿瘤专科医院等有明显升高。虽然当前医疗机构麻醉门诊整体开设率较前 2 年有所上升，但总体看，仍不足 50%，需要进一步加强建设。

二、麻醉后 24 小时内死亡率

各类综合医院麻醉后 24 小时内死亡率见图 2-2-12-3。各省（自治区、直辖市）综合医院麻醉后 24 小时内死亡率见图 2-2-12-4，各类专科医院麻醉后 24 小时内死亡率见表 2-2-12-3。

与 2020 年数据相比，所有类型综合医院的麻醉后 24 小时内死亡率均有明显下降，委属委管综合、三级民营综合及二级公立综合医院的麻醉后 24 小时内死亡率与 2019 年数据基本持平。在地区分布上，三级公立医院（含委属委管医院）麻醉后 24 小时内平均死亡率最高的地区为西藏，最低的为海南；二级公立医院麻醉后 24 小时内平均死亡率最高的地区为辽宁（由于部分地区上报数据不充足，此处不分析死亡率最低的地区）。

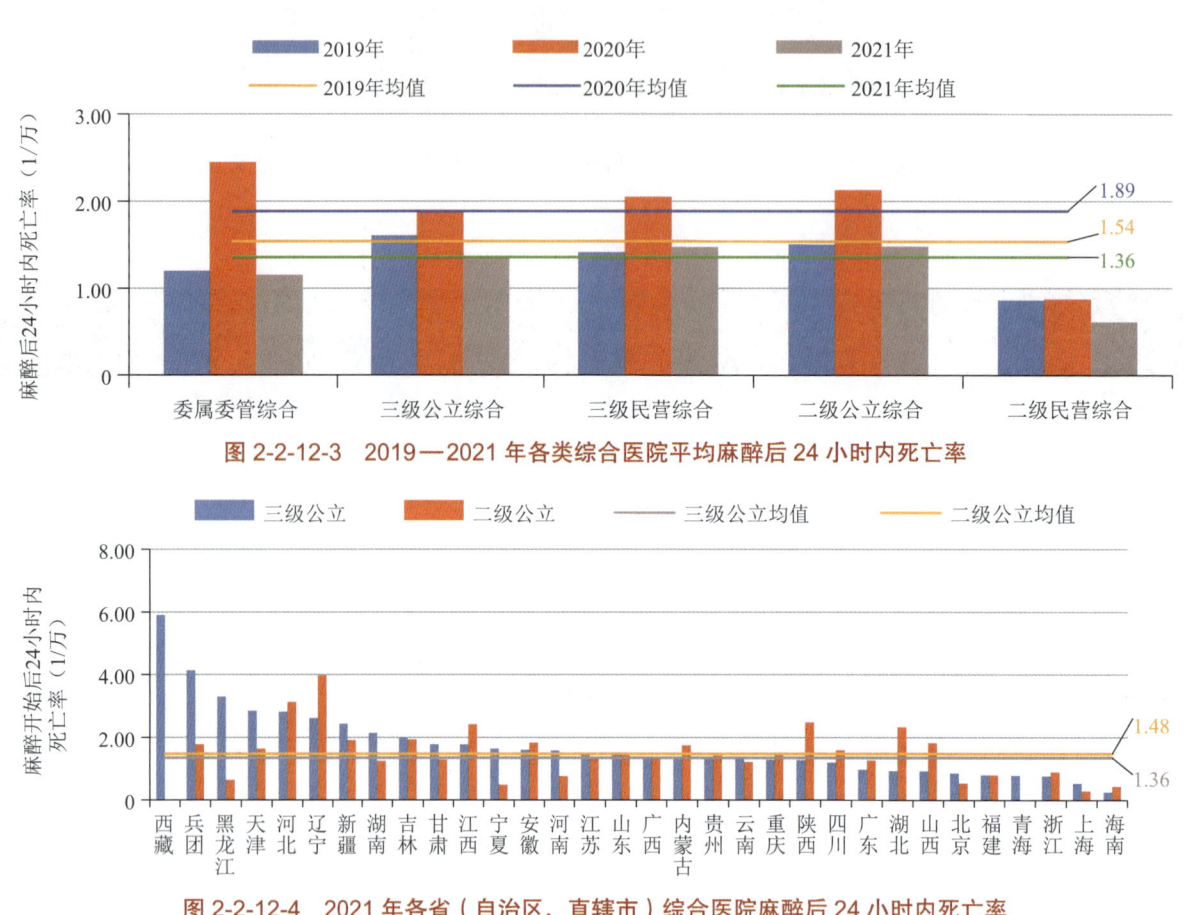

图 2-2-12-3　2019—2021 年各类综合医院平均麻醉后 24 小时内死亡率

图 2-2-12-4　2021 年各省（自治区、直辖市）综合医院麻醉后 24 小时内死亡率

表 2-2-12-3　2019—2021 年各类专科医院麻醉后 24 小时内死亡率（1/万）

专科类别	2019 年		2020 年		2021 年	
	三级	二级	三级	二级	三级	二级
儿童专科	0.35	/	1.41	/	0.67	/
妇产专科	0.05	0.00	0.04	0.28	0.14	0.07
妇幼保健院	0.14	0.20	0.12	0.14	0.13	0.12
妇儿专科	0.53	/	0.00	/	/	0.00
肿瘤专科	0.68	1.20	0.79	0.00	0.43	0.41
精神专科	0.21	0.00	0.52	0.00	0.30	0.00
传染病专科	0.70	0.00	1.37	0.00	1.28	0.56
心血管专科	2.64	/	4.77	/	3.58	/
脑科专科	/	/	/	/	/	/
整形专科	/	/	/	/	/	/

续表

专科类别	2019年 三级	2019年 二级	2020年 三级	2020年 二级	2021年 三级	2021年 二级
口腔专科	0.13	0.64	0.25	0.00	0.07	0.00
耳鼻喉专科	/	/	/	/	/	/
眼科专科	/	/	0.00	0.00	0.00	0.00
康复专科	/	/	/	0.00	0.00	1.89
其他专科	/	/	/	0.00	2.00	0.63
专科总体	0.33	0.19	0.50	0.15	0.38	0.14

除此外，针对麻醉后24小时内患者麻醉直接相关死亡率，各类型医院2021年的相关数据如下：综合医院0.052/万、专科医院0.040/万，均远小于麻醉后24小时内患者死亡率，提示麻醉因素直接引起的死亡在术后短期死亡中比例较小。2021年纳入分析样本医院共报告197例麻醉后24小时内麻醉直接相关死亡，其中167例来自公立综合医院，占比较公立综合医院麻醉量占比略高，可能是由于存在较高麻醉挑战患者更多集中于公立综合医院，也有可能是专科医院与民营综合医院对该指标相关数据收集不完整导致。

三、非计划转入ICU率

《麻醉专业质控指标（2022年版）》对非计划转入ICU率的定义进行了修正，分母从2015版麻醉后转入ICU患者总数改为了同期麻醉总例次数，旨在关注那些手术麻醉后无法返回普通病房，而需要返回ICU进一步监护治疗的患者。

各类综合医院非计划转入ICU率见图2-2-12-5；各类专科医院非计划转入ICU率见表2-2-12-4。

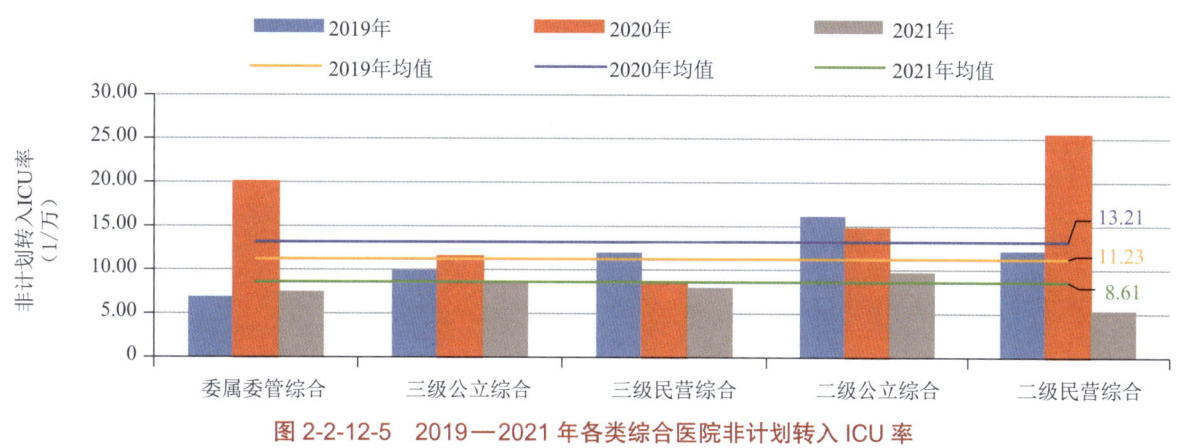

图2-2-12-5 2019—2021年各类综合医院非计划转入ICU率

二级公立综合医院各类综合医院平均非计划转入ICU率最高，二级民营综合医院最低。与2020年数据相比，各类型综合医院非计划转入ICU率均有所降低。专科医院中，除妇产专科、口腔专科医院外，其他类型专科医院的非计划转入ICU率均有所降低。

表 2-2-12-4　2019—2021 年各类专科医院非计划转入 ICU 率（1/万）

专科类别	2019 年		2020 年		2021 年	
	三级	二级	三级	二级	三级	二级
儿童专科	9.36	1.39	5.70	/	5.52	/
妇产专科	9.65	0.76	5.45	0.32	10.71	0.97
妇幼保健院	5.85	3.28	24.20	10.20	7.75	4.85
妇儿专科	/	/	/	/	/	0.00
肿瘤专科	21.67	14.09	58.93	13.94	17.70	6.82
精神专科	1.77	0.00	1.17	0.00	0.64	0.00
传染病专科	19.33	19.19	10.21	7.80	6.42	6.19
心血管专科	12.76	/	9.29	/	7.40	/
脑科专科	/	/	/	/	/	/
整形专科	/	/	/	/	/	/
口腔专科	0.97	3.36	11.99	3.11	16.95	6.75
耳鼻喉专科	/	/	/	/	/	/
眼科专科	/	/	0.00	6.95	0.40	0.00
康复专科	/	/	/	42.50	4.54	/
其他专科	/	/	/	0.00	4.43	1.75
专科总体	9.08	2.98	21.38	8.18	8.55	4.02

第十三节 疼痛专业

本报告相关数据来源于 NCIS 及 HQMS。其中，NCIS 共收集了 9683 家医疗机构 2021 年的医疗质量填报数据，根据纳入标准及数据质量进行筛选，最终共纳入 5548 家医疗机构疼痛专业数据进行分析。HQMS 共分析了 1079 家医疗机构出院时间为 2021 年 1 月 1 日至 12 月 31 日的疼痛科住院患者病案首页数据。

一、疼痛科住院患者疾病谱及手术操作谱

（一）疼痛科住院患者疾病谱

2021 年疼痛科住院病案首页中主要诊断共涉及编码 3135 个，约占所有国家临床 2.0 版疾病编码（ICD-10）的 8.74%。依照国家临床 2.0 版疾病编码（ICD-10）进行统计，2021 年全国疼痛科收治率前 10 位的诊断分别为腰椎间盘突出、带状疱疹性神经痛、颈椎间盘突出、颈椎病、腰椎间盘突出伴神经根病、肩周炎、混合型颈椎病、双侧膝关节骨性关节病、三叉神经痛和腰椎管狭窄（表 2-2-13-1）。

表 2-2-13-1　2020 年与 2021 年全国疼痛科收治占比前 10 位的诊断

序号	主要诊断		趋势
	2020 年	2021 年	
1	腰椎间盘突出	腰椎间盘突出	-
2	带状疱疹性神经痛	带状疱疹性神经痛	-
3	颈椎病	颈椎间盘突出	↑
4	混合型颈椎病	颈椎病	↓
5	颈椎间盘突出	腰椎间盘突出伴神经根病	*
6	肩周炎	肩周炎	-
7	三叉神经痛	混合型颈椎病	↓
8	腰椎间盘脱出伴坐骨神经痛	双侧膝关节骨性关节病	*
9	神经根型颈椎病	三叉神经痛	↓
10	骨质疏松伴有病理性骨折	腰椎管狭窄	*
收治占比（%）	45.31	62.25	

注：趋势代表 2021 年相较于 2020 年的结果；- 排序不变；↑ 排序上升；↓ 排序下降；* 新诊断/新入术式。本节同。

整体看，2021 年疼痛科前 10 位的诊断收治占比较 2020 年有升高（62.25% vs 45.31%）。相较于 2020 年的排序结果，腰椎间盘突出和带状疱疹性神经痛仍是占比前 2 位的诊断。2021 年新入前 10 位的诊断有 3 个，分别为腰椎间盘突出伴神经根病、双侧膝关节骨性关节病和腰椎管狭窄。

（二）疼痛科住院患者手术操作谱

2021 年疼痛科住院病案首页中主要手术编码共 1640 种，约占所有国家临床 3.0 版手术操作编码（ICD-9-CM3）的 12.01%。依照国家临床 3.0 版手术操作编码（ICD-9-CM3）进行统计，2021 年全国疼痛科主要手术操作编码排名前 10 位的分别为椎间盘射频消融术、周围神经阻滞术、脊神经根射频消融术、关节治疗性物质注射、内镜下腰椎髓核切除术、脊神经根阻滞术、椎间盘镜下后入路腰椎间盘切除术、针刀治疗、椎间盘化学溶解术和周围神经松解术（表 2-2-13-2）。

整体上，2021 年疼痛科前 10 位的主要手术操作占比较 2020 年有升高（51.28% vs 40.76%）。相较于 2020 年的排序结果，椎间盘射频消融术、周围神经阻滞术、脊神经根射频消融术、关节治疗性物质

注射仍是占比前 4 位的手术操作。2021 年新入前 10 位的手术操作有 3 个，分别为针刀治疗、椎间盘化学溶解术和周围神经松解术。

表 2-2-13-2　2020 年与 2021 年全国疼痛科排名前 10 位的主要手术操作编码

序号	主要手术操作		趋势
	2020 年	2021 年	
1	周围神经阻滞术	椎间盘射频消融术	↑
2	椎间盘射频消融术	周围神经阻滞术	↓
3	脊神经根射频消融术	脊神经根射频消融术	−
4	关节治疗性物质注射	关节治疗性物质注射	−
5	周围神经麻醉止痛	内镜下腰椎髓核切除术	↑
6	脊神经根阻滞术	脊神经根阻滞术	−
7	内镜下腰椎髓核切除术	椎间盘镜下后入路腰椎间盘切除术	↑
8	椎间盘镜下后入路腰椎间盘切除术	针刀治疗	*
9	关节穿刺术	椎间盘化学溶解术	*
10	电针治疗	周围神经松解术	*
占比（%）	40.76	51.28	

二、带状疱疹后神经痛规范化治疗率

（一）住院患者 8 小时内疼痛综合评估完成率

2021 年全国医疗质量数据抽样调查显示，带状疱疹后神经痛（postherpetic neuralgia，PHN）住院患者 8 小时内疼痛综合评估完成率较 2020 年有所提高（86.77% vs 77.83%）。其中，三级综合、二级综合、三级专科和二级专科医院 PHN 住院患者 8 小时内疼痛综合评估完成率分别为 87.99%、84.36%、89.43% 和 85.30%，二级专科医院较 2020 年稍有下降（图 2-2-13-1）。

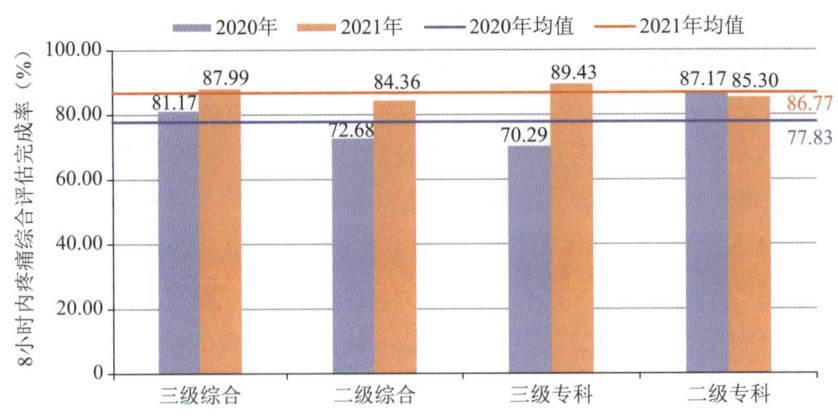

图 2-2-13-1　2020 年与 2021 年疼痛科 PHN 患者入院 8 小时内疼痛综合评估完成率

（二）一线药物治疗率和微创介入手术治疗率

2021 年全国疼痛科 PHN 患者首诊一线药物使用率总体为 84.50%，较 2020 年有所提高。其中，三级专科和二级综合医院患者首诊一线药物使用率低于均值，分别为 81.88% 和 74.95%（图 2-2-13-2）。

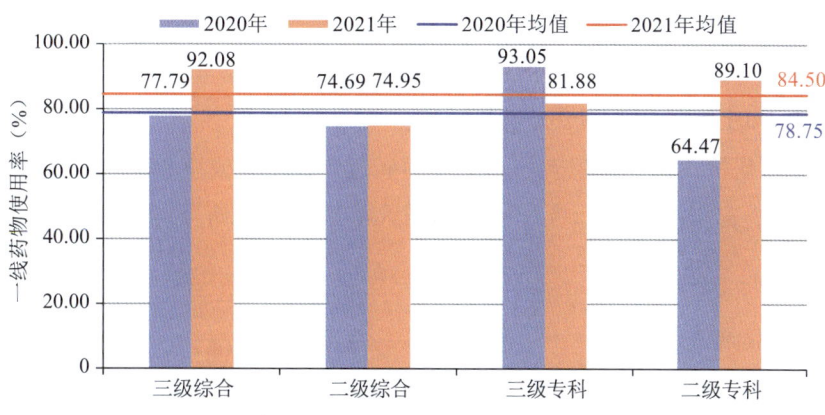

图 2-2-13-2　2020 年与 2021 年疼痛科 PHN 患者首诊一线药物使用率

2021 年全国疼痛科 PHN 住院患者微创介入手术治疗率总体为 57.40%，较 2020 年有所升高（35.40%）。其中，仅二级综合医院微创介入手术治疗率未超过 50%，其他类型医院疼痛科 PHN 住院患者微创介入手术治疗率超过 50%（图 2-2-13-3）。

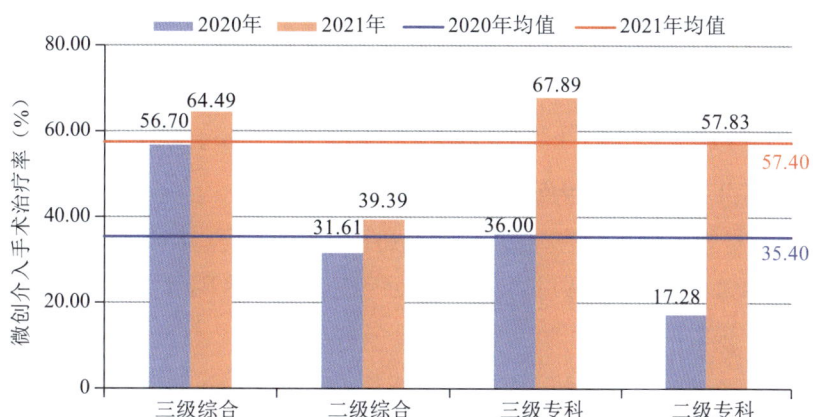

图 2-2-13-3　2020 年与 2021 年疼痛科 PHN 住院患者微创介入手术治疗率

（三）住院患者微创介入手术并发症发生率

2021 年全国医疗质量数据抽样调查中，PHN 住院患者微创介入手术并发症发生率总体为 1.48%，较 2020 年有所下降（2.94%）。其中，三级专科和二级专科医院疼痛科 PHN 住院患者微创介入手术治疗的并发症发生率分别为 0.60% 和 1.66%，较 2020 年明显下降（图 2-2-13-4）。

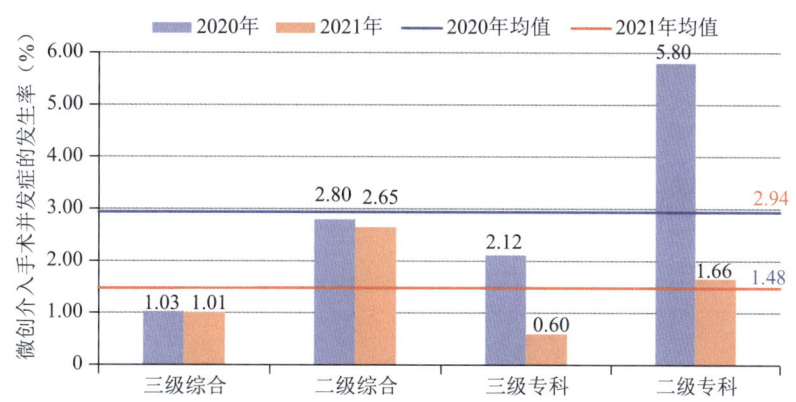

图 2-2-13-4　2020 年与 2021 年疼痛科 PHN 住院患者微创介入手术并发症的发生率

三、癌性疼痛规范化治疗率

（一）住院患者 8 小时内疼痛量化评估完成率

2021 年全国疼痛科癌性疼痛住院患者 8 小时内疼痛量化评估完成率总体为 75.53%，较 2020 年有所升高（60.44%）。其中，三级综合和三级专科医院完成率较去年有所下降，分别下降 10.54 和 13.19 个百分点（图 2-2-13-5）。

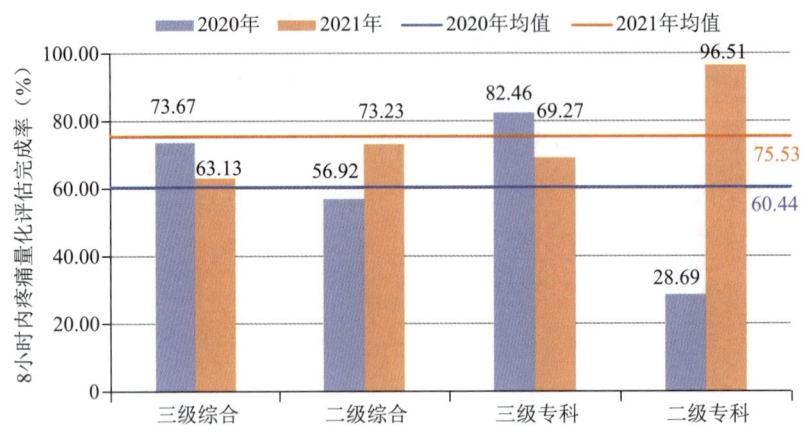

图 2-2-13-5　2020 年与 2021 年疼痛科癌性疼痛住院患者 8 小时内疼痛量化评估完成率

（二）重度癌性疼痛患者阿片类药物使用率

2021 年全国医疗质量数据抽样调查显示，重度癌性疼痛患者阿片类药物使用率总体为 88.61%，较 2020 年有所升高（67.94%）。其中二级综合医院重度癌性疼痛患者阿片类药物使用率较去年下降 8.40 个百分点（图 2-2-13-6）。

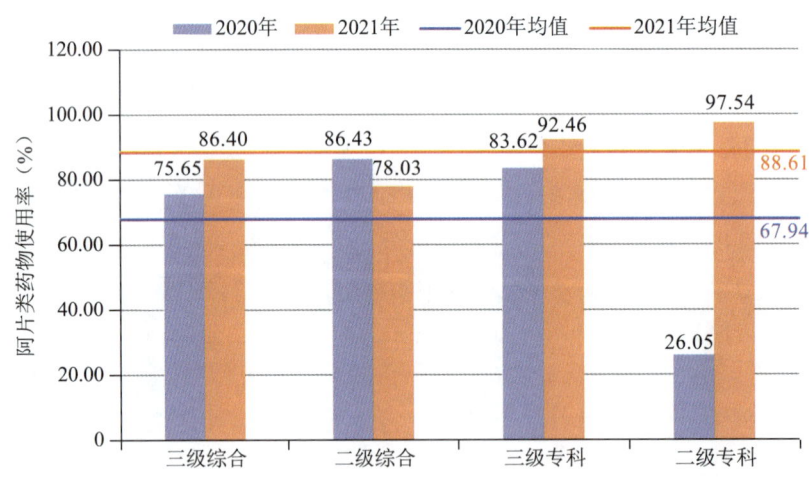

图 2-2-13-6　2020 年与 2021 年疼痛科重度癌性疼痛患者阿片类药物使用率

第十四节　重症医学专业

本部分数据来源于 NCIS 全国医疗质量抽样调查系统，2022 年共收集 12 015 家医院 2021 年 1 月 1 日至 12 月 31 日数据，根据纳入标准及数据质量进行筛选，最终纳入 2993 家医疗机构数据进行分析（表 2-2-14-1）。

表 2-2-14-1　2014—2021 年全国重症医学专业医疗质量与服务抽样调查概况

年度	抽样医院总数	重症医学抽样医院数	二级/三级医院/民营医院/专科医院纳入抽样数量	总抽样重症医学科收治患者数	重症医学抽样医院总床日数	总抽样重症医学科总床日数
2014 年	1174	689	243/426/0	593 629	246 357 717	3 744 292
2015 年	2277	1404	689/715/0	950 913	652 305 924	6 313 681
2016 年	4654	2419	1368/1051/247	1 531 280	824 907 514	10 151 717
2017 年	6146	3425	1554/1873/307	2 352 807	1 016 950 812	27 607 376
2018 年	9778	3035	1344/1188/245	2 110 685	825 563 524	13 526 417
2019 年	8000	2820	1223/1102/229	2 352 590	871 405 548	16 278 173
2020 年	11 763	3891	1790/1441/323/337	2 724 160	1 671 501 048	18 781 707
2021 年	12 015	2993	1277/1248/245/223	2 338 891	1 562 123 028	15 942 798
合计				14 954 955	7 671 115 115	112 346 161

一、2019—2021 年全国重症医学专业医疗质量控制指标的总体情况

详细情况如表 2-2-14-2 所示。

表 2-2-14-2　2019—2021 年全国重症医学专业质控数据

序号	质控指标	2019 年	2020 年	2021 年
1	ICU 患者收治率（%）	1.98	2.08	2.07
2	ICU 患者收治床日率（%）	1.64	1.04	1.52
3	APACHE Ⅱ 评分 ≥ 15 分患者收治率（%）	48.26	53.26	53.71
4	感染性休克诊断率（%）	9.09	9.28	8.84
5	3 小时集束化治疗完成率（%）	82.61	80.60	83.19
6	6 小时集束化治疗完成率（%）	71.72	78.81	81.50
7	抗菌药物治疗前病原学送检率（%）	79.23	54.41	84.95
8	DVT 预防率（%）	64.69	70.62	73.15
11	非计划气管插管拔管率（%）	1.42	1.42	1.21
12	气管插管拔管后 48 小时内再插管率（%）	2.02	2.06	2.06
13	非计划转入 ICU 率（%）	7.19	6.86	6.77
14	转出 ICU 后 48 小时内重返率（%）	1.24	1.26	1.22
15	患者病死率（%）	7.98	8.69	8.51
16	VAP 发病率（‰）	8.01	5.89	5.54
17	CRBSI 发病率（‰）	1.56	1.05	1.04
18	CAUTI 发病率（‰）	2.13	1.15	1.83

注：VAP，呼吸机相关性肺炎；CRBSI，导管相关性血流感染；CAUTI，导尿管相关性尿路感染。

二、重症医学专业重点医疗质量控制指标完成情况

1. ICU 深静脉血栓预防率

2019—2021 年全国 ICU 深静脉血栓预防率从 64.69% 上升至 73.15%。除专科医院外，其余全国不同类型医院 ICU 深静脉血栓预防率均在 60% 以上，详细情况如表 2-2-14-3、图 2-2-14-1 及图 2-2-14-2 所示。

表 2-2-14-3　2021 年各省（自治区、直辖市）ICU 深静脉血栓（DVT）预防率

省（自治区、直辖市）	DVT 预防率（%）	省（自治区、直辖市）	DVT 预防率（%）	省（自治区、直辖市）	DVT 预防率（%）
海南	85.83	宁夏	77.45	北京	68.53
江苏	85.32	吉林	75.98	甘肃	67.00
上海	83.16	河北	75.90	新疆	66.21
青海	81.31	山东	75.20	广西	65.59
河南	79.55	湖北	74.77	广东	65.37
浙江	79.37	四川	73.31	福建	62.66
安徽	78.90	湖南	73.18	云南	62.63
贵州	78.61	重庆	73.16	黑龙江	62.14
陕西	77.88	江西	72.97	内蒙古	62.12
天津	77.76	辽宁	70.83	山西	57.39

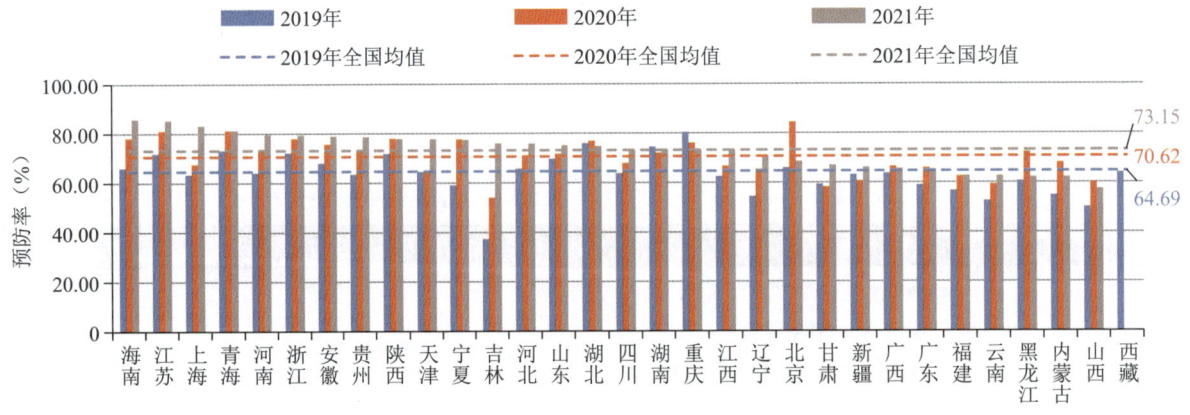

图 2-2-14-1　2019—2021 年各省（自治区、直辖市）ICU 深静脉血栓预防率

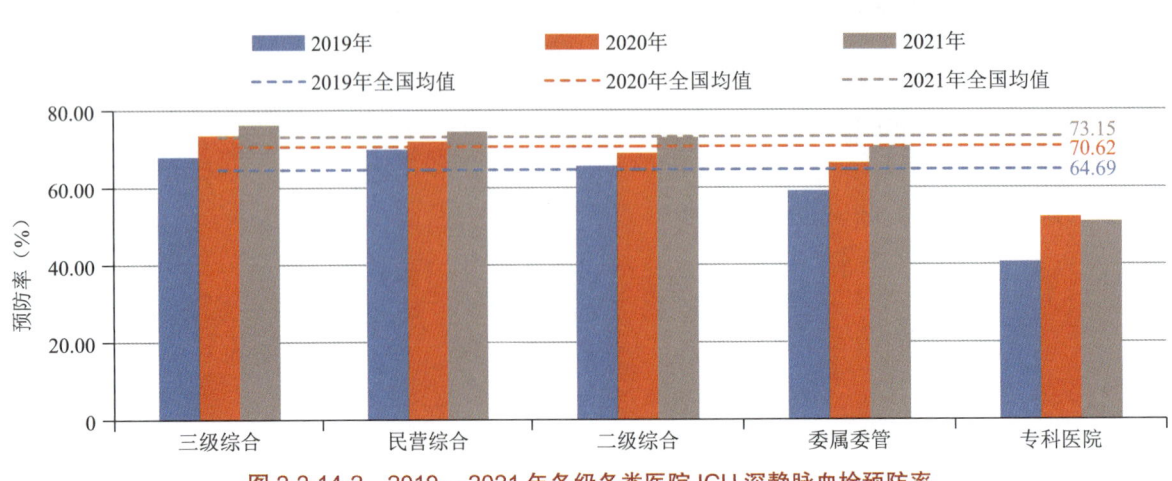

图 2-2-14-2　2019—2021 年各级各类医院 ICU 深静脉血栓预防率

2. ICU 每千机械通气日呼吸机相关性肺炎（VAP）发生率

详细情况如表 2-2-14-4、图 2-2-14-3 及图 2-2-14-4 所示。

表 2-2-14-4　2021 年各省（自治区、直辖市）ICU 每千机械通气日呼吸机相关性肺炎（VAP）发生率

省（自治区、直辖市）	VAP 发生率（‰）	省（自治区、直辖市）	VAP 发生率（‰）	省（自治区、直辖市）	VAP 发生率（‰）
上海	16.66	北京	7.10	福建	5.27
黑龙江	10.89	宁夏	7.06	广东	4.92
辽宁	10.53	湖南	6.78	陕西	4.91
甘肃	9.51	新疆	6.58	重庆	4.77
内蒙古	9.33	河南	6.21	四川	4.73
青海	8.56	河北	5.82	江苏	4.57
云南	8.53	湖北	5.77	浙江	3.77
山西	7.88	山东	5.70	吉林	2.77
安徽	7.78	海南	5.61	天津	2.54
江西	7.55	广西	5.35	贵州	1.68

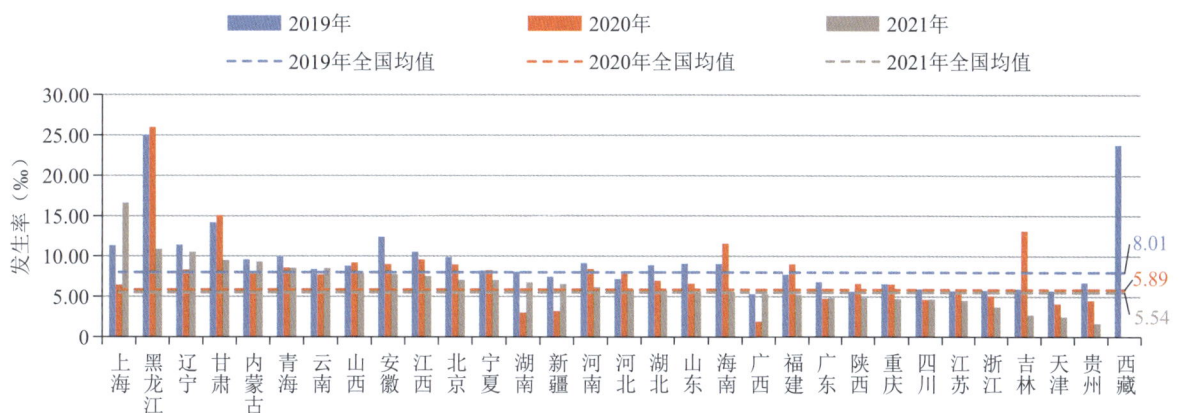

图 2-2-14-3　2019—2021 年各省（自治区、直辖市）ICU 每千机械通气日呼吸机相关性肺炎（VAP）发生率

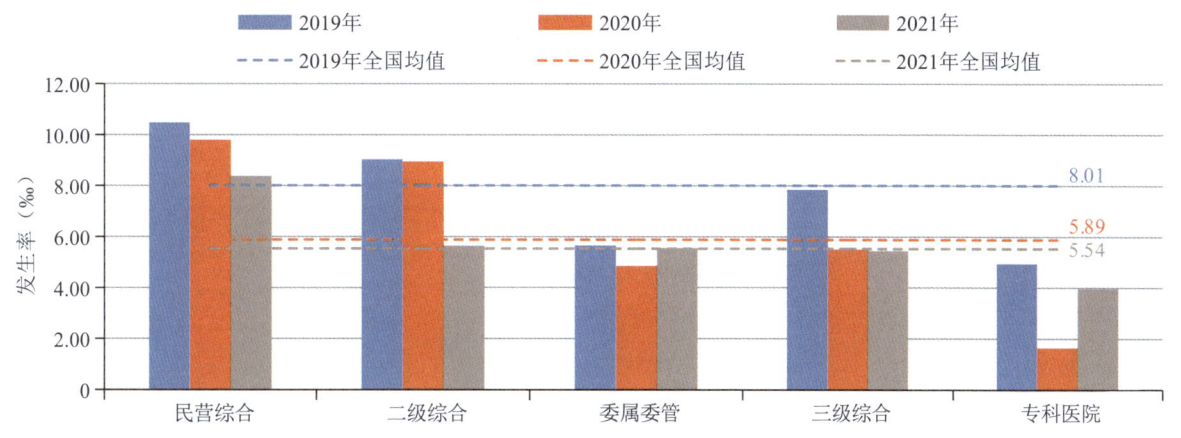

图 2-2-14-4　2019—2021 年各级各类医院 ICU 每千机械通气日呼吸机相关性肺炎（VAP）发生率

3. ICU 每千导管日血管内导管相关血流感染（CRBSI）发生率

ICU 每千导管日血管内导管相关血流感染（CRBSI）发生率近 3 年呈连续下降趋势。2021 年该指标全国总体为 1.04‰，明显低于 2019 年的 1.56‰。详细情况如表 2-2-14-5、图 2-2-14-5 及图 2-2-14-6 所示。

表 2-2-14-5　2021 年各省（自治区、直辖市）ICU 每千导管日血管内导管相关血流感染（CRBSI）发生率

省（自治区、直辖市）	CRBSI 发生率（‰）	省（自治区、直辖市）	CRBSI 发生率（‰）	省（自治区、直辖市）	CRBSI 发生率（‰）
辽宁	2.61	山东	1.15	江苏	0.96
北京	2.14	吉林	1.11	天津	0.82
湖南	1.79	浙江	1.09	甘肃	0.81
河南	1.77	海南	1.06	宁夏	0.76
安徽	1.70	黑龙江	1.06	广东	0.72
上海	1.67	新疆	1.02	四川	0.66
福建	1.37	云南	1.00	湖北	0.55
山西	1.35	青海	0.97	陕西	0.49
河北	1.29	重庆	0.97	内蒙古	0.42
江西	1.21	广西	0.96	贵州	0.30

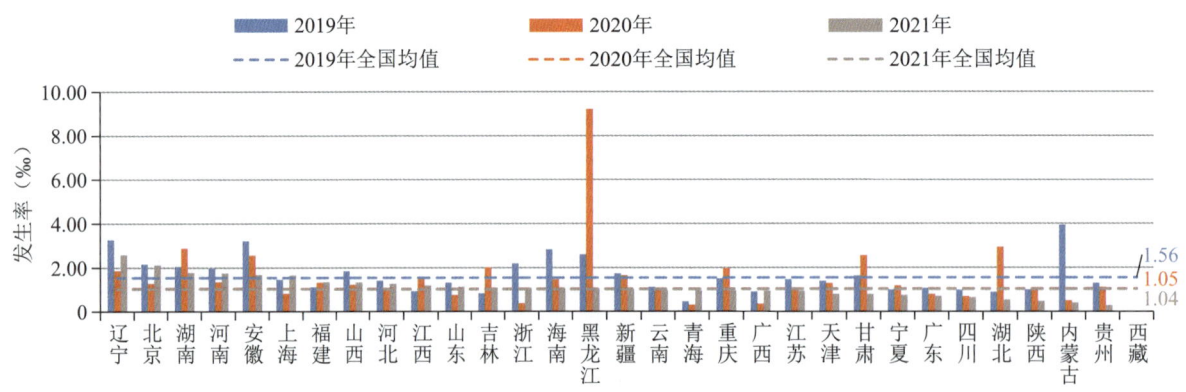

图 2-2-14-5　2019—2021 年各省（自治区、直辖市）ICU 每千导管日血管内导管相关血流感染（CRBSI）发生率

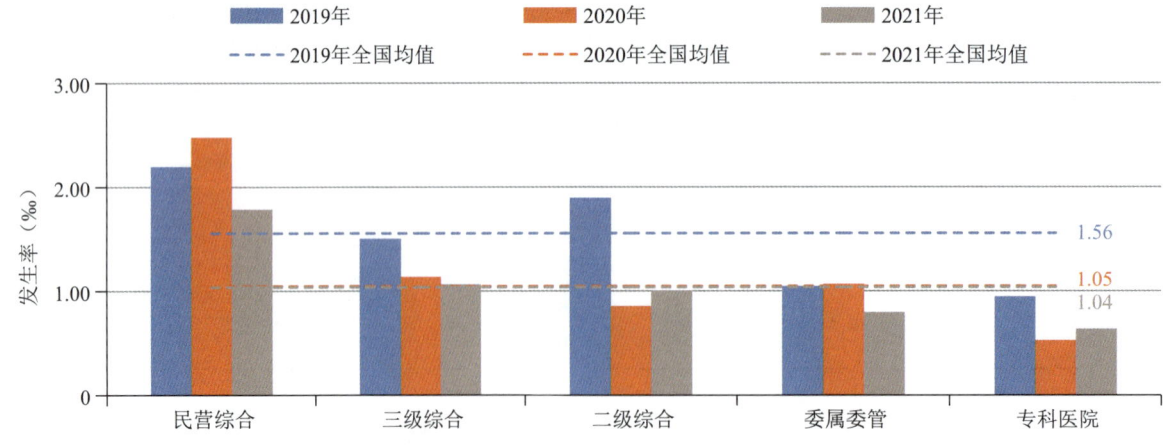

图 2-2-14-6　2019—2021 年各级各类医院 ICU 每千导管日血管内导管相关血流感染（CRBSI）发生率

4. ICU每千导管日导尿管相关泌尿系感染（CAUTI）发生率

ICU每千导管日导尿管相关泌尿系感染（CAUTI）发生率在2018-2020三年连续下降。2020年该指标的全国平均值为1.15‰，明显低于2018年（2.55‰）与2019年（2.13‰）。但是值得注意的2021年该指标有上升趋势，需持续监测。详细情况如表2-2-14-6、图2-2-14-7及图2-2-14-8所示。

表 2-2-14-6 2021年各省（自治区、直辖市）ICU每千导管日导尿管相关泌尿系感染（CAUTI）发生率

省（自治区、直辖市）	CAUTI发生率（‰）	省（自治区、直辖市）	CAUTI发生率（‰）	省（自治区、直辖市）	CAUTI发生率（‰）
上海	4.45	江西	2.08	重庆	1.63
内蒙古	3.67	河南	2.01	安徽	1.59
辽宁	3.09	湖南	1.97	陕西	1.59
福建	2.96	甘肃	1.95	宁夏	1.42
河北	2.92	广东	1.90	浙江	1.40
北京	2.88	山东	1.83	江苏	1.37
黑龙江	2.67	湖北	1.79	吉林	1.28
新疆	2.36	山西	1.76	四川	1.09
云南	2.32	海南	1.71	天津	0.81
广西	2.14	青海	1.67	贵州	0.57

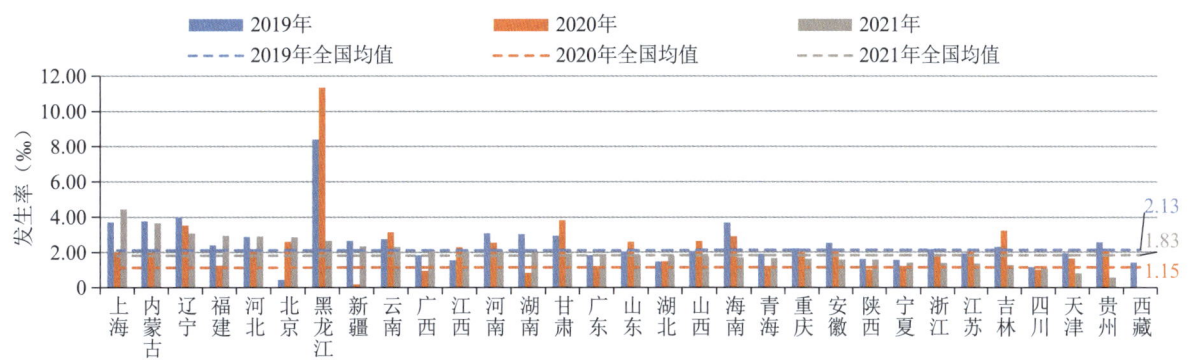

图 2-2-14-7 2019—2021年各省（自治区、直辖市）ICU每千导管日导尿管相关泌尿系感染（CAUTI）发生率

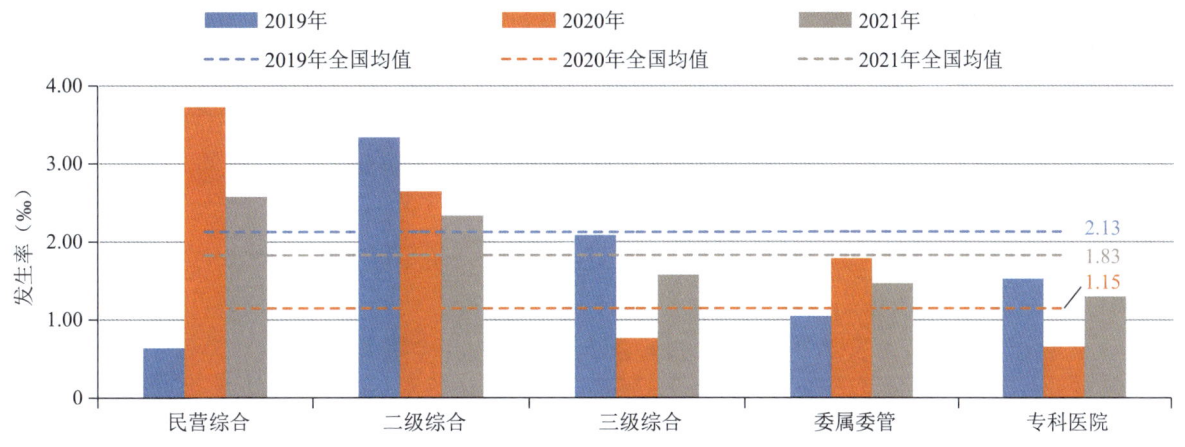

图 2-2-14-8 2019—2021年各级各类医院ICU每千导管日导尿管相关泌尿系感染（CAUTI）发生率

第十五节　临床营养专业

2021年全国医疗质量数据抽样调查，共2109家二级以上医疗机构开展临床营养专业工作，其中设置有营养科的医疗机构1994家。按照数据填报完整度、逻辑性等原则进行数据清洗与整理，最终纳入1783家医疗机构进行数据分析。

一、医床比

营养科医床比为医疗机构固定在岗（本院）营养科医师总数与同期医疗机构实际开放床位数之比。2009年卫生部印发《临床营养科规范化建设与管理指南（试行）》，规定医师人数与医院床位数之比应至少为1∶150。

2021年营养科医床比平均为1∶461.99（图2-2-15-1），相较于2019及2020年有所增长。但医师人数严重不足，各省（自治区、直辖市）均未达到文件的最低要求。全国各类医疗机构营养科医床比具体分布见图2-2-15-2。

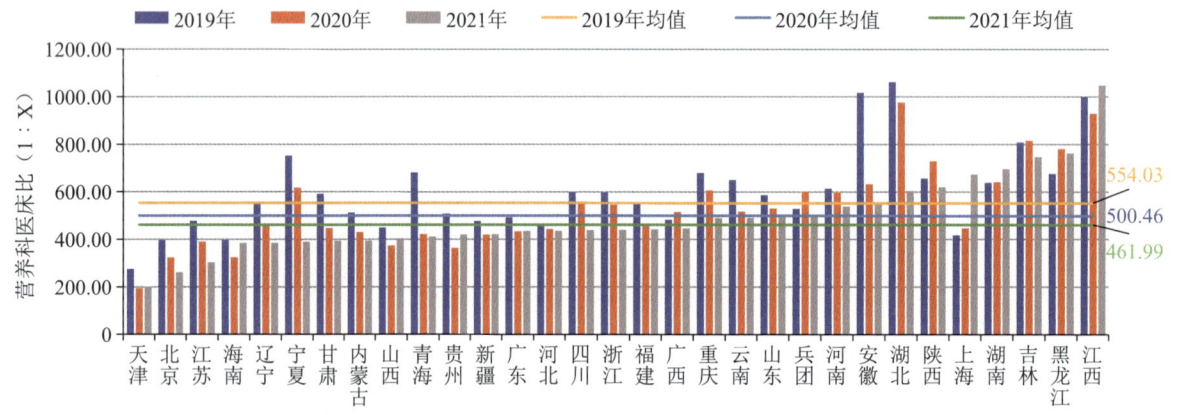

图2-2-15-1　2019—2021年各省（自治区、直辖市）营养科医床比

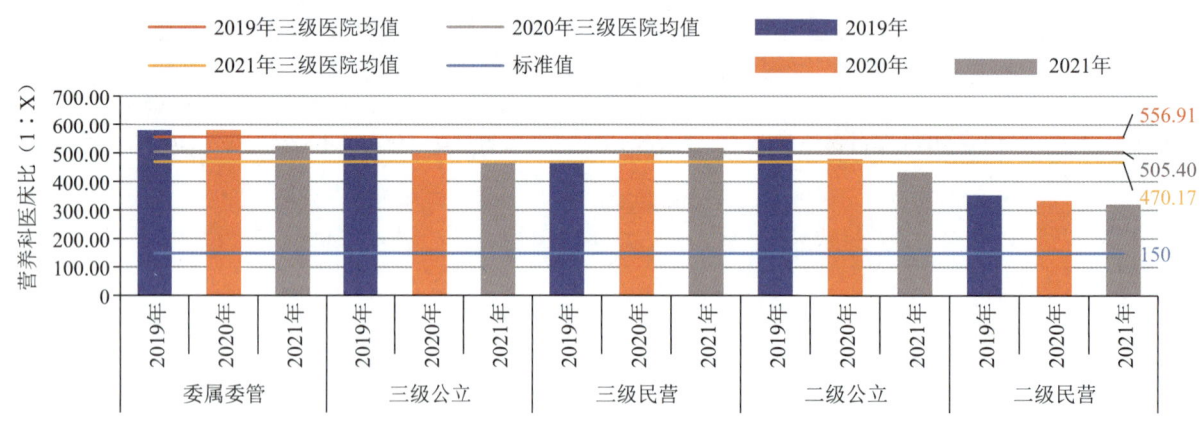

图2-2-15-2　2019—2021年全国各类医疗机构营养科医床比

二、患者入院24小时内营养风险筛查率

2021年患者入院24小时内营养风险筛查率总体为23.12%，较2020年降低5.06个百分点。这可能与自2021年起推行质控工作改进目标，以目标为切入点开展系统改进工作有关，包括统一标准规范、明确营养风险筛查的工具、时间与频率、责任人、操作者、数据统计口径等，促使营养风险筛查工作更

加规范、专业、科学（图 2-2-15-3）。2019—2021 年全国各类医疗机构患者入院 24 小时内营养风险筛查率见图 2-2-15-4。

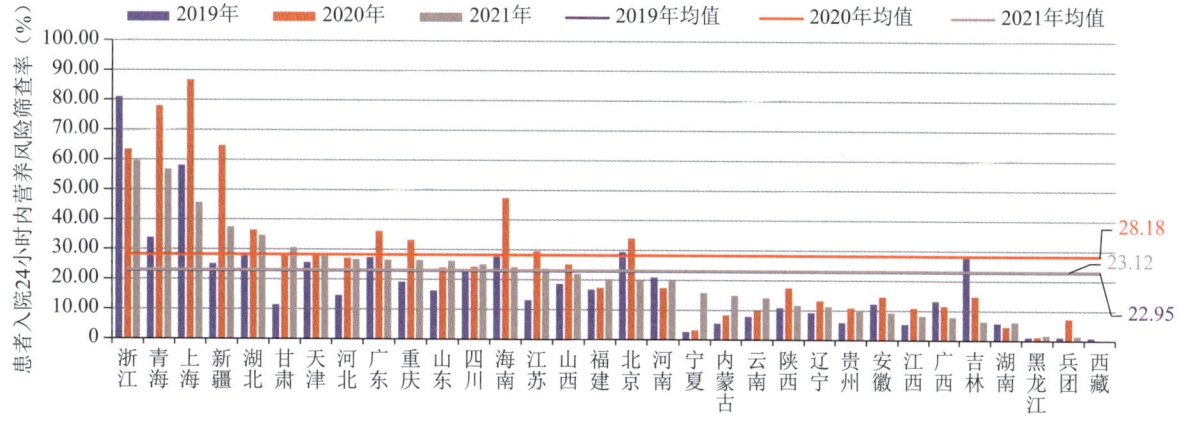

图 2-2-15-3 2019—2021 年各省（自治区、直辖市）患者入院 24 小时内营养风险筛查率

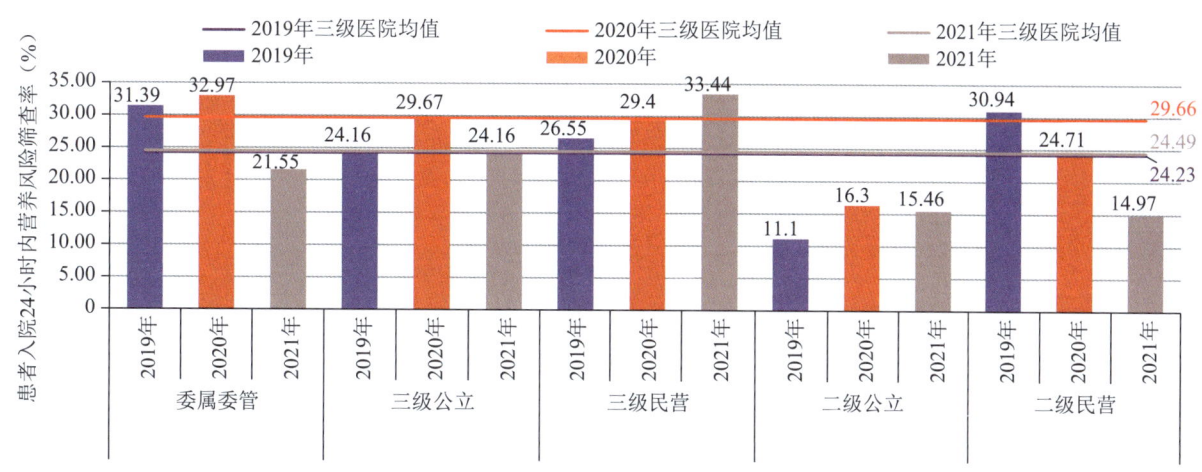

注：此类图中三级公立医院包括委属委管医院，本节同。

图 2-2-15-4 2019—2021 年各类别医疗机构患者入院 24 小时内营养风险筛查率

三、患者入院 24 小时内营养风险筛查阳性率

数据分析结果显示，2021 年患者入院 24 小时内营养风险筛查阳性率总体为 17.66%，呈逐年下降趋势。各省（自治区、直辖市）及不同类别医疗机构的患者入院 24 小时内营养风险筛查阳性率分别见图 2-2-15-5 及图 2-2-15-6。

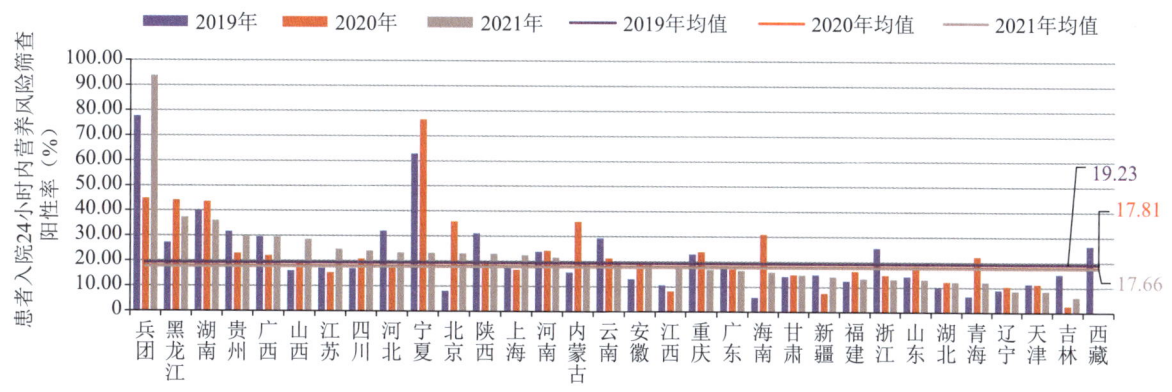

图 2-2-15-5 2019—2021 年各省（自治区、直辖市）患者入院 24 小时内营养风险筛查阳性率

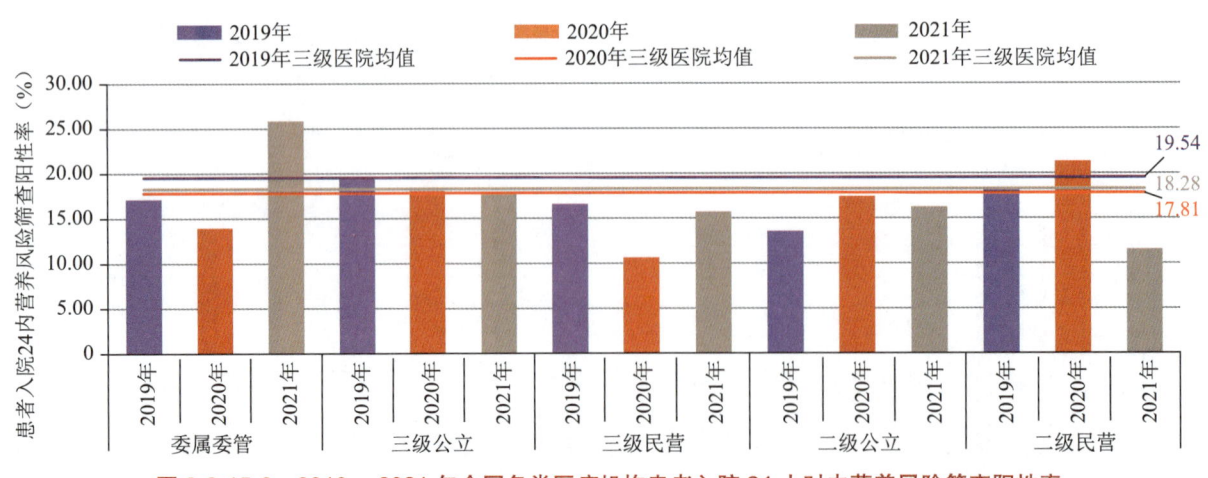

图 2-2-15-6 2019—2021 年全国各类医疗机构患者入院 24 小时内营养风险筛查阳性率

四、住院患者营养评估率

营养评估是探索建立营养评估体系，体现营养科专业工作核心技术价值，促进专业人员营养诊疗能力提升的重要手段。2021 年全国住院患者营养评估率总体为 6.01%，其中三级医院为 6.49%。各省（自治区、直辖市）及不同类别医疗机构的住院患者营养评估率分别见图 2-2-15-7 及图 2-2-15-8。

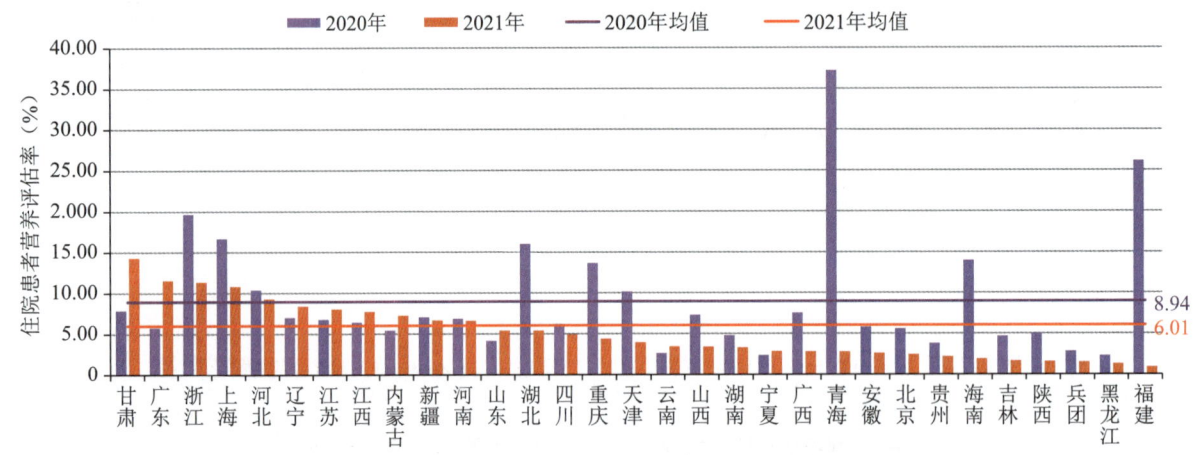

图 2-2-15-7 2020—2021 年各省（自治区、直辖市）住院患者营养评估率

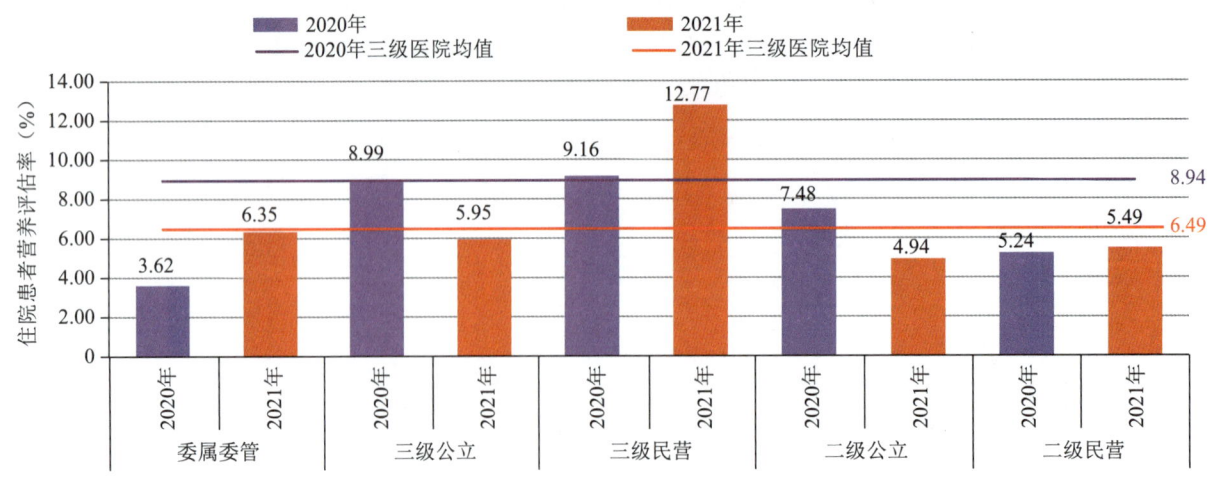

图 2-2-15-8 2020 年与 2021 年各类别医疗机构住院患者营养评估率

五、营养治疗率

2021年全国及各省(自治区、直辖市)住院患者肠外营养、肠内营养、膳食营养、基本膳食、调整营养素治疗率见表2-2-15-1。

表 2-2-15-1 2021年各省(自治区、直辖市)营养治疗率

省 (自治区、 直辖市)	营养治疗率(%)			膳食营养 治疗率(%)		基本膳食治疗率(%)				调整营养素膳食 治疗率(%)		
	肠外 营养	肠内 营养	膳食 营养	基本 膳食	调整营 养素膳 食	普食	软食	半流质	流质	糖尿病 膳食	限制蛋 白膳食	低嘌呤 膳食
上海	7.39	4.13	72.50	47.35	18.82	28.14	4.25	6.99	2.17	15.75	2.52	0.55
北京	2.41	4.77	37.32	43.40	12.61	34.75	1.67	3.45	3.63	9.06	0.60	0.53
浙江	2.65	4.38	36.95	29.62	9.45	15.14	5.35	5.29	4.10	4.77	0.50	0.37
天津	0.37	3.73	34.02	30.79	4.39	25.21	2.19	3.16	3.00	3.44	0.12	0.15
甘肃	3.93	2.25	27.29	24.02	3.07	19.06	2.88	2.67	5.23	1.04	0.30	0.23
海南	3.96	3.61	21.99	19.54	2.44	11.45	0.48	3.38	4.24	2.00	0.28	0.08
广东	6.15	5.06	20.53	21.20	6.46	21.42	1.70	4.42	4.23	3.74	0.30	0.15
江苏	4.15	4.60	18.69	18.09	5.82	11.38	4.07	4.05	3.24	3.39	0.19	0.13
陕西	0.74	2.49	17.57	14.29	5.74	5.45	0.29	0.74	2.64	1.74	0.08	0.03
福建	6.01	3.25	16.96	12.07	4.54	7.21	0.86	1.80	2.26	2.80	0.26	0.17
河南	2.45	3.34	13.29	10.69	3.88	5.93	0.84	1.01	2.17	2.06	0.32	0.18
江西	3.59	2.07	12.41	10.48	1.92	5.80	2.39	0.32	1.90	1.49	0.23	0.14
辽宁	2.00	2.94	12.02	10.22	2.50	6.75	1.43	0.89	1.15	1.20	0.58	0.17
四川	1.67	2.29	11.97	13.31	2.53	8.43	1.47	1.04	1.58	1.61	0.10	0.05
安徽	2.45	1.74	11.18	6.43	1.34	4.65	0.47	0.63	0.56	0.91	0.31	0.33
重庆	1.03	4.31	10.34	10.10	1.24	8.11	0.73	0.24	2.86	0.48	0.07	0.06
湖南	1.05	3.59	9.60	6.99	0.94	5.23	0.28	0.48	1.23	0.84	0.02	0.04
内蒙古	4.57	1.78	8.82	10.89	2.93	4.52	0.74	1.61	2.03	1.52	0.18	0.14
山西	4.55	3.54	8.77	6.10	1.20	2.58	0.37	0.30	1.11	0.59	0.09	0.05
河北	3.41	4.72	7.98	12.34	1.87	7.72	1.17	1.12	2.18	1.00	0.05	0.07
湖北	5.26	4.08	7.58	8.22	1.48	4.12	1.01	1.32	0.93	1.02	0.21	0.14
广西	1.49	5.81	6.95	11.51	2.18	11.07	1.12	1.38	2.50	1.47	0.24	0.20
新疆	2.01	3.85	6.94	6.23	2.01	3.79	0.78	0.94	0.73	0.87	0.55	0.52
山东	3.27	3.02	6.92	7.63	2.04	4.74	0.41	1.28	1.46	1.43	0.12	0.08
云南	0.79	2.07	5.46	4.17	0.59	2.82	0.24	0.50	0.70	0.42	0.03	0.04
贵州	0.27	1.90	2.67	5.76	1.02	5.31	1.36	0.79	1.83	0.94	0.07	0.01
黑龙江	1.43	1.18	1.86	1.23	0.43	0.89	0.08	0.15	0.22	0.27	0.03	0.02
吉林	0.02	0.24	0.79	0.83	1.01	0.57	0.26	0.35	0.06	0.04	0.10	0.04
兵团	1.11	1.12	0.20	0.37	0.32	0.11	0.06	0.06	0.10	0.21	0.15	0.15
宁夏	0.40	6.67	0.16	0.00	0.15	0.00	0.00	0.00	0.00	0.03	0.00	0.00
青海	9.75	0.46	0.03	0.02	0.00	0.02	0.00	0.00	0.00	0.00	0.00	0.00
全国总体	2.90	3.48	14.14	13.36	3.57	9.19	1.41	1.80	2.21	2.07	0.23	0.15

第十六节 健康体检与管理专业

2021年健康体检与管理专业的数据来源于NCIS全国医疗质量抽样调查系统，共提取9298家医疗机构数据，剔除未开展健康体检与管理专业的医院，并按照数据填报完整度、逻辑性等原则进行数据清洗与整理，最终纳入覆盖全国31个省（自治区、直辖市）的4372家综合医院数据进行分析。

一、腰、臀围测量完成率

肥胖是代谢性疾病的重要危险因素，对该指标进行监测有助于进行疾病早期风险评估。本指标纳入2426家医院6686.45万健康体检人次进行分析，其中2315.20万人次完成腰、臀围检查项目，完成率为34.63%（图2-2-16-1），较2020年（32.66%）增长1.97个百分点。

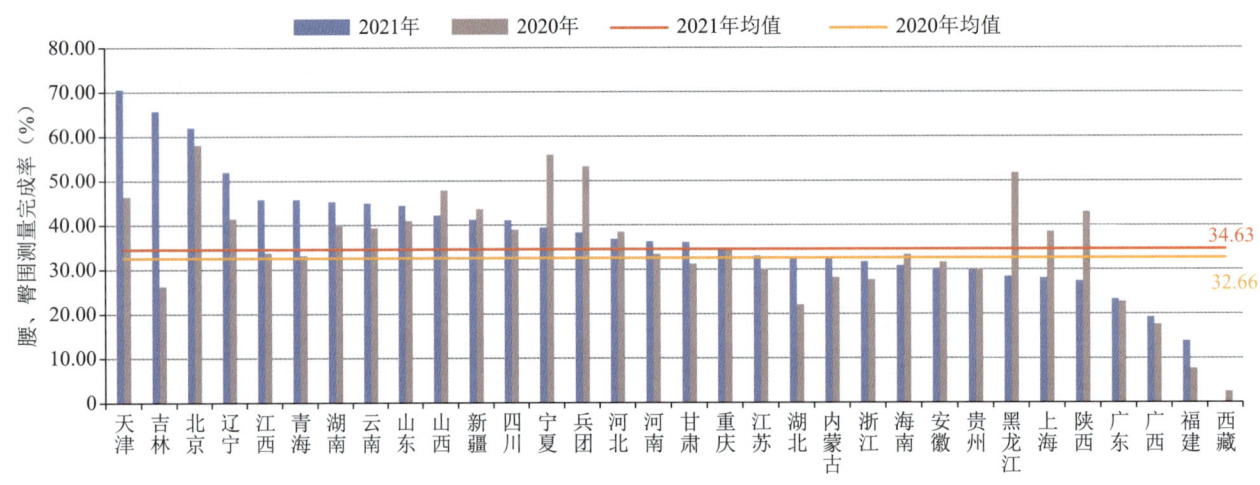

图2-2-16-1　2020年与2021年各省（自治区、直辖市）腰、臀围测量完成率

二、健康问卷完成率

健康问卷是健康体检的基础项目，对科学开展健康管理具有重要意义。本指标纳入3145家医院9959.28万健康体检人次进行分析，其中4595.50万人次完成健康问卷评估，完成率为46.14%（图2-2-16-2），较2020年（35.70%）增长10.44个百分点。

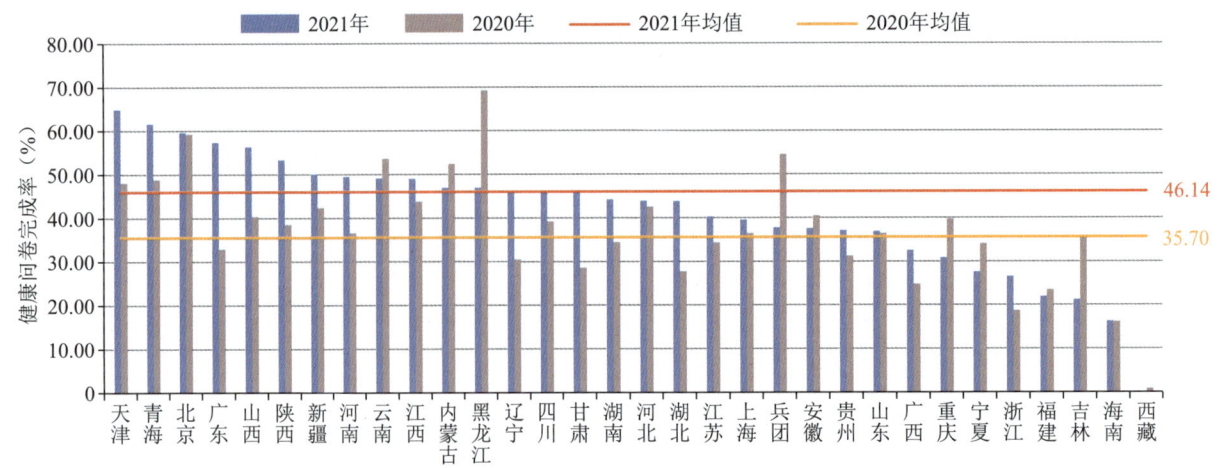

图2-2-16-2　2020年与2021年各省（自治区、直辖市）健康问卷完成率

三、健康体检重要异常结果检出率

重大疾病早发现、早诊断是健康体检的重要目的之一，及时检出异常结果能够促使重大疾病得到及时、规范的治疗，对提高重大疾病诊疗效果具有重要意义。本指标纳入 3844 家医院的 11 809.41 万健康体检人次进行分析，其中 572.74 万人次存在重要异常结果，检出率为 4.85%（图 2-2-16-3），较 2020 年（5.00%）降低 0.15 个百分点。

注：健康体检重要异常结果参照《健康体检重要异常结果管理专家共识（试行版）》

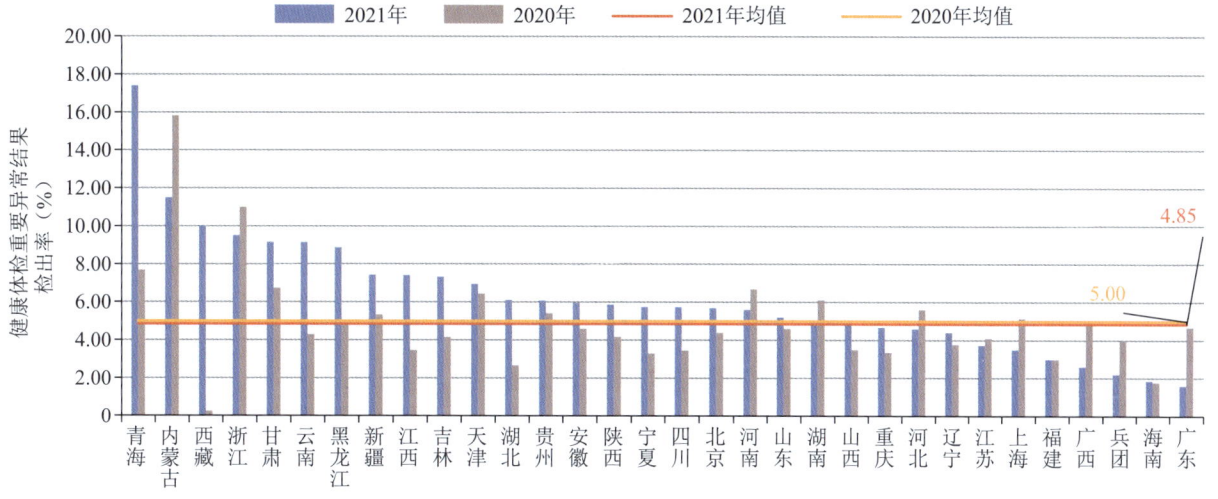

图 2-2-16-3　2020 年与 2021 年各省（自治区、直辖市）健康体检重要异常结果检出率

第十七节 肺脏移植专业

2015 年 1 月 1 日至 2021 年 12 月 31 日中国肺移植注册系统（China Lung Transplantation Registry，CLuTR）共上报肺脏移植手术 2800 例，各年度开展肺脏移植手术例数分别为 118、204、299、403、489、513 和 775 例。

一、术后移植物失功发生率

2015—2021 年肺移植受者术后移植物失功发生率分别为 7.10%、22.67%、11.04%、20.10%、17.44%、11.87% 和 13.21%（图 2-2-17-1）。

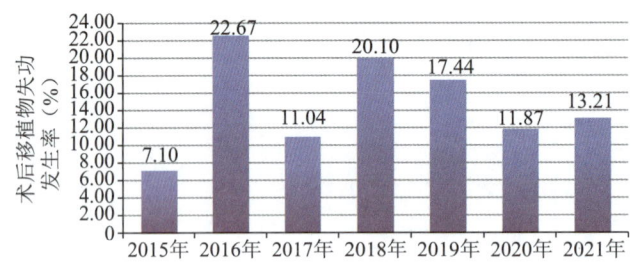

图 2-2-17-1　2015—2021 年肺移植受者术后移植物失功发生率

二、术后急性排斥反应发生率

2015—2021 年肺移植受者术后急性排斥反应发生率分别为 9.53%、16.28%、14.64%、9.70%、8.14%、5.31% 和 7.16%（图 2-2-17-2）。

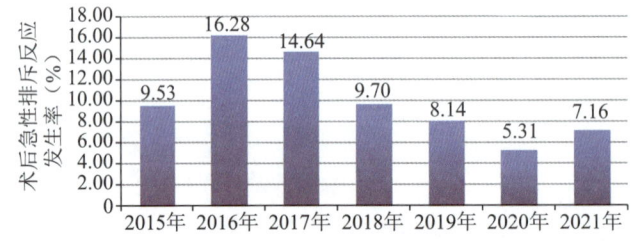

图 2-2-17-2　2015—2021 年肺移植受者术后急性排斥反应发生率

三、术后吻合口并发症发生率

2015—2021 年肺移植受者术后吻合口并发症发生率分别为 3.22%、4.78%、3.74%、8.72%、6.03%、10.10% 和 8.79%（图 2-2-17-3）。

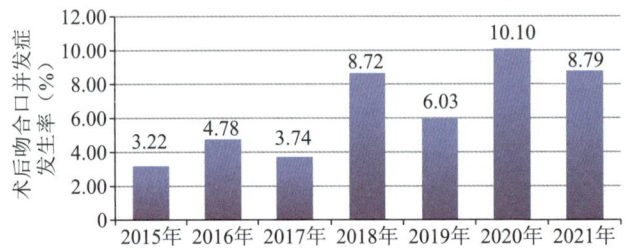

图 2-2-17-3　2015—2021 年肺移植受者术后吻合口并发症发生率

第十八节 肝脏移植专业

本节内容主要基于中国肝脏移植注册系统（China Liver Transplant Registry，CLTR）的数据分析，数据统计范围为 31 个省（自治区、直辖市）及新疆生产建设兵团（不含中国香港特别行政区、澳门特别行政区和台湾省）。

一、肝脏移植总体情况

2015—2021 年中国共实施肝脏移植 35 566 例，包括 30 595 例公民逝世后器官捐献肝脏移植（deceased donor liver transplantation，DDLT），占比 86.02%；4971 例活体亲属供者肝脏移植（living related donor liver transplantation，LDLT），占比 13.98%（图 2-2-18-1）。成人肝脏移植 29 101 例，占比 81.82%；儿童肝脏移植 6465 例，占比 18.18%。

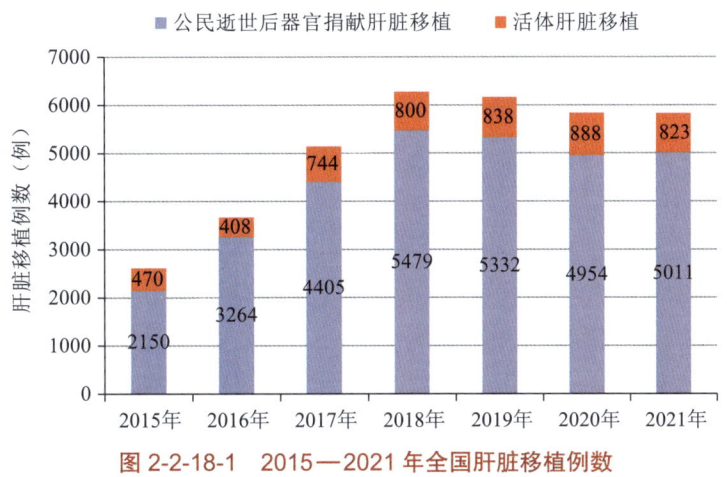

图 2-2-18-1　2015—2021 年全国肝脏移植例数

2021 年中国共实施肝脏移植手术 5834 例，其中 11 所医疗机构的肝脏移植年实施例数在 150 例及以上，其移植总量占全国全年总例数的 44.02%。肝脏移植受者的年龄均值为 41.57 岁，中位数 48.67 岁；以男性受者为主，占比 73.23%；受者血型以 O 型、A 型、B 型为主，3 种血型的受者分别占 32.45%、29.16%、27.91%，血型为 AB 型的受者占比最少，为 10.49%。

二、肝脏移植质量安全分析

在国家卫生健康委员会的指导下，肝脏移植专业积极推进以目标为导向的医疗质量管理工作，近年来相关质控指标实施情况有所提升。

我国近 3 年肝脏移植受者冷缺血时间 ≤ 6 小时比例、无肝期 ≤ 60 分钟比例、成人术中大出血比例指标变化情况详见表 2-2-18-1。

表 2-2-18-1　2019—2021 年肝脏移植重要临床指标分布

指标	2019 年	2020 年	2021 年
冷缺血时间 ≤ 6 小时比例（%）	65.05	68.51	69.43
无肝期 ≤ 60 分钟比例（%）	79.41	83.63	84.28
成人术中大出血比例（%）	25.64	25.31	20.91

选取 2015—2021 年中国范围内开展的肝脏移植病例进行受者和移植物的生存分析，结果如表 2-2-18-2 所示。

（1）中国 DDLT 受者术后 1 年、3 年、5 年累计生存率分别为 83.73%、74.46%、68.94%；LDLT 受者术后 1 年、3 年、5 年累计生存率分别为 92.35%、89.26%、88.16%。

（2）中国 DDLT 移植物术后 1 年、3 年、5 年累计生存率分别为 82.98%、73.44%、67.77%；LDLT 移植物术后 1 年、3 年、5 年累计生存率分别为 91.61%、88.17%、86.39%。

表 2-2-18-2　2015-2021 年中国肝脏移植受者 / 移植物术后生存率

分组	术后 1 年生存率（%）		术后 3 年生存率（%）		术后 5 年生存率（%）	
	受者	移植物	受者	移植物	受者	移植物
DDLT	83.73	82.98	74.46	73.44	68.94	67.77
LDLT	92.35	91.61	89.26	88.17	88.16	86.39

供肝短缺是限制肝脏移植发展的瓶颈难题，科学合理应用边缘供肝是增加供肝来源的重要途径。

1. 高龄供肝：近年来，中国 DDLT 中高龄供者所占比例逐渐上升，供者年龄 > 65 岁的比例从 2015 年的 2.15% 上升至 2021 年的 6.52%。在中国逐渐步入人口老龄化社会的背景下，高龄供肝占比走高的情况或将继续存在。

2. 劈离式供肝：2021 年 DDLT 中有 502 例受者接受劈离式肝移植（split liver transplantation，SLT），其中儿童受者 217 例，较 2020 年的 387 例 SLT 增加了 115 例。SLT 的推行可以有效扩大供肝来源、减少患者移植等待时间，尤其是解决儿童肝脏器官短缺的问题。适合劈离的供肝以及可接受 SLT 的受者选择标准还需进一步明确，以实现肝脏的最优化分配。

3. ABO 血型不合供肝：2021 年全国 DDLT 中共开展 120 例 ABO 血型不合肝脏移植。相关研究显示，ABO 血型不合肝脏移植受者术后存活率显著低于 ABO 血型相合肝脏移植受者，但符合"杭州标准"[中国肝癌肝移植临床实践指南（2021 版）] 的肝癌受者，两组预后相近。对于拟行肝脏移植治疗的肝癌患者，应尽早进行降期治疗，以获得更好的预后；在紧急情况下，若等待 ABO 血型相合供肝的时间过长，为防止病情恶化，可考虑进行 ABO 血型不合肝脏移植。

第十九节 心脏移植专业

部分数据来源于中国心脏移植注册系统（数据不含港澳台地区）。2021年共有53家心脏移植医疗机构实施并上报心脏移植手术738例，移植例数较2020年增加了32.5%，较2019年增加了8.7%。

一、心脏供体缺血时间

2021年我国心脏移植心脏缺血时间中位数为3.6小时，呈逐年下降趋势（图2-2-19-1）。2021年心脏移植缺血时间小于等于6小时的移植受者占比为86.6%，较前两年有所改善。

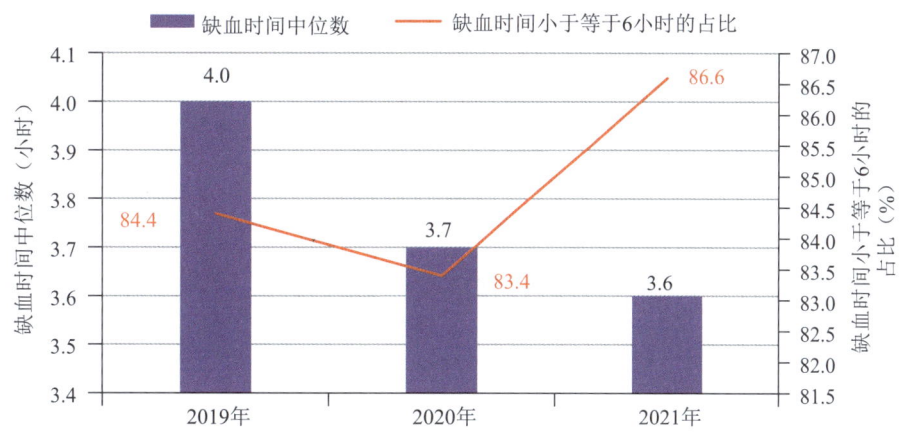

图2-2-19-1　2019—2021年心脏移植心脏缺血时间

二、术前心肺运动试验检查率

2021年通过在全国范围内开展"提高术前心肺运动试验检查率"质量改善行动，我国成人心脏移植接受术前心肺运动试验的检查率从37.4%（1—5月）提升至44.3%（6—12月）。

三、术后院内生存情况

2021年我国心脏移植受者院内存活率为91.0%，心脏移植受者术后感染发生率为18.3%，其他术后主要并发症分别为心搏骤停（6.2%）、二次开胸（7.5%）、气管切开（6.6%）和二次插管（9.4%）。心脏移植受者院内主要死亡原因排名前3位的分别为感染（28.8%）、多器官功能衰竭（24.2%）和移植心脏衰竭（15.2%）（表2-2-19-1）。

表2-2-19-1　2021年心脏移植受者术后院内生存情况

	率/构成比（%）		
	总体移植受者（$n=738$）	成人移植受者（$n=661$）	儿童移植受者（$n=77$）
院内存活			
术后并发症	91.0	92.2	81.5
术后感染	18.3	18.1	19.8
心搏骤停	6.2	5.3	13.6
二次开胸	7.5	7.0	11.1

续表

	率/构成比（%）		
	总体移植受者 ($n=738$)	成人移植受者 ($n=661$)	儿童移植受者 ($n=77$)
气管切开	6.6	6.9	4.9
二次插管	9.4	8.8	13.6
院内死亡原因			
多器官衰竭	24.2	19.6	40.0
移植心脏衰竭	15.2	13.7	20.0
感染	28.8	33.3	13.3
脑血管原因	7.6	3.9	20.0
急性排异	9.1	11.8	0.0
其他	15.1	17.7	6.7

四、术后生存率

截止2021年底，全国心脏移植人群术后30天、1年、3年和5年的生存率分别为91.1%、85.4%、79.9%和75.3%。成人及儿童心脏移植术后生存率详见表2-2-19-2。

表2-2-19-2　2015—2021年心脏移植术后生存率

	术后30天生存率（%）	术后1年生存率（%）	术后3年生存率（%）	术后5年生存率（%）
总体移植受者	91.1	85.4	79.9	75.3
成人移植受者	91.1	85.1	79.5	75.2
儿童移植受者	91.6	89.7	84.8	76.5

第二十节 肾病移植专业

本部分数据来源于中国肾脏移植科学登记系统（Chinese Scientific Registry of Kidney Transplantation，CSRKT），不包含港澳台地区数据。

一、肾脏移植开展情况

2021年全国共实施肾脏移植12 039例，其中公民逝世后器官捐献（donation after citizen's death，DD）肾脏移植9577例，较2020年增加1.89%；亲属间活体捐献（living donor，LD）肾脏移植2462例，较2020年增加50.31%（图2-2-20-1）。

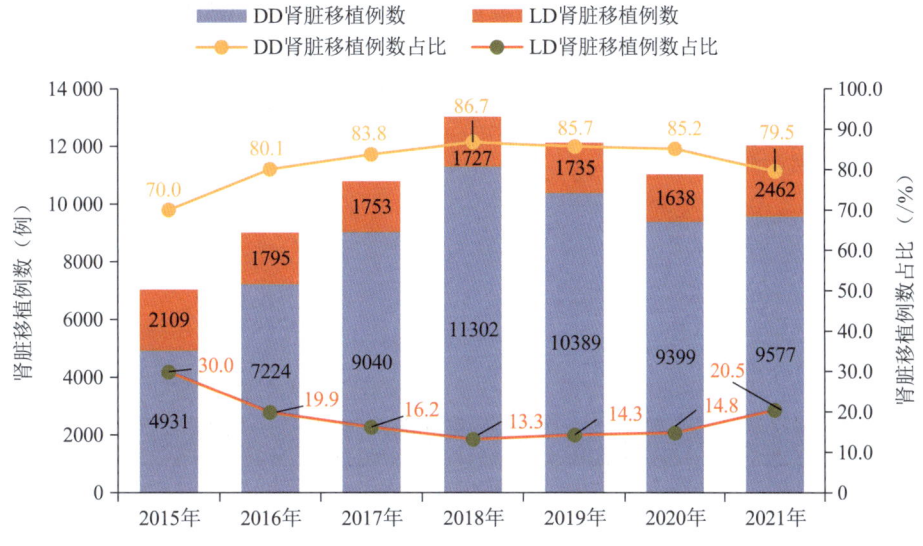

图2-2-20-1　2015—2021年全国LD肾脏移植与DD肾脏移植实施例数及占比

2021年全国共实施肾脏相关的多器官联合移植136例，较2020年减少8.7%，其中肝肾联合移植44例、胰肾联合移植86例、心肾联合移植6例。2021年实施肾脏相关的多器官联合移植排名前3位的省份分别为广东、广西和山东（图2-2-20-2）。

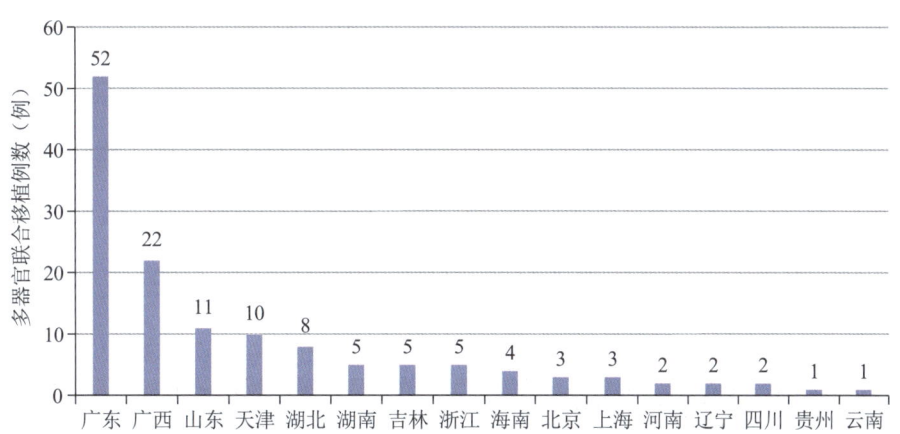

图2-2-20-2　2021年各省（自治区、直辖市）肾脏相关的多器官联合移植实施例数

儿童（＜18岁）肾脏移植自2015年以来呈逐年上升趋势，2021年全国共实施儿童肾脏移植680例，占全国当年肾脏移植总例数的5.70%，移植例数较2020年增加132.88%（图2-2-20-3）。

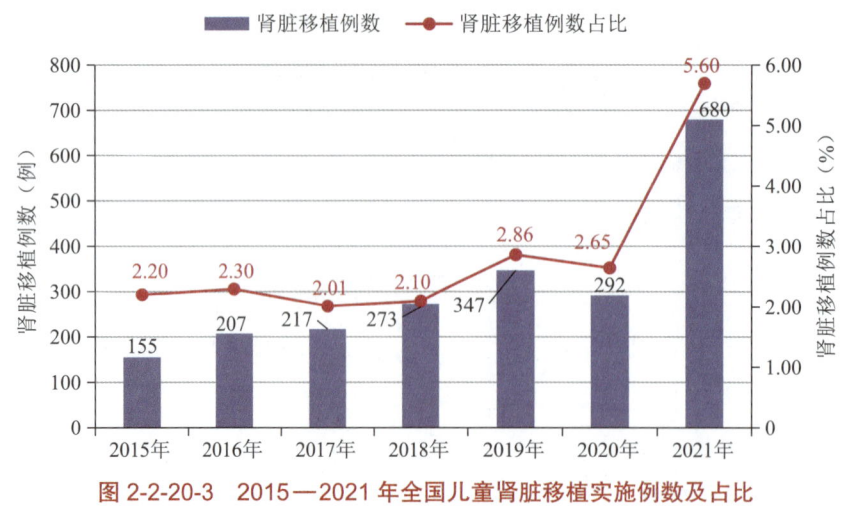

图 2-2-20-3　2015—2021 年全国儿童肾脏移植实施例数及占比

二、肾脏移植质量安全分析

1. DD 肾脏移植供肾缺血时间

分别对 2021 年 LD 及 DD 肾脏移植病例进行分析，供肾平均冷缺血时间不超过 6 小时（表 2-2-20-1）。99.6% 的 LD 肾脏移植和 98.9% 的 DD 肾脏移植，其供肾冷缺血时间 ≤ 24 小时；98.7% 的 LD 肾脏移植和 77.5% 的 DD 肾脏移植，其供肾热缺血时间 ≤ 10 分钟（表 2-2-20-2）。

表 2-2-20-1　2021 年 LD 及 DD 肾脏移植供肾缺血时间

变量	LD（均值 ± 标准差）	DD（均值 ± 标准差）
供肾冷缺血时间（小时）	1.9 ± 1.2	5.6 ± 3.6
供肾热缺血时间（分钟）	3.1 ± 2.1	8.5 ± 4.7

表 2-2-20-2　2021 年 LD 及 DD 肾脏移植供肾缺血时间占比

变量	LD（%）	DD（%）
供肾冷缺血时间 ≤ 24 小时	99.6	98.9
供肾热缺血时间 ≤ 10 分钟	98.7	77.5

2. 肾脏移植前后血清肌酐值的变化情况

2021 年 12 039 例肾脏移植手术，根据 CSRKT 系统要求，对 4 个随访时间点（术前、术后 30、180 及 360 天）肾脏移植受者的血清肌酐平均值进行监测（表 2-2-20-3）。

表 2-2-20-3　2021 年 LD 及 DD 肾脏移植受者术前、术后血清肌酐平均值

时间点	LD（mol/L）	DD（mol/L）
术前	985.6	929.2
术后 30 天	118.1	147.7
术后 180 天	116.2	122.3
术后 360 天	117.0	120.8

3. 肾脏移植术后感染、死亡率

2021年12 039例肾脏移植手术术后30天内受者死亡率为0.3%。上报术后感染1137例（9.4%）。根据感染部位进行分析，其中呼吸系统感染485例（4%）、泌尿系统感染387例（3.2%）、手术切口感染26例（0.2%）、腹腔感染20例（0.2%）、其他部位感染219例（1.8%）。

4. 肾脏移植受者、移植物生存分析

选取2015—2021年开展的75 081例肾脏移植手术进行移植受者/移植物生存分析，具体结果详见表2-2-20-4。

表2-2-20-4 全国肾脏移植术后生存率

移植类型	术后1年		术后3年	
	移植受者（%）	移植物（%）	移植受者（%）	移植物（%）
LD肾脏移植	99.5	98.6	98.7	96.6
DD肾脏移植	97.7	95.9	96.1	93.0

第二十一节　结构性心脏病介入专业

2021 年数据来源于 HQMS，共有先天性心脏病（含先天性主动脉或肺动脉疾病）介入治疗住院患者 78 651 例，其中，三级医院 77 866 例（99.0%），二级医院治疗 785 例（1.0%），患者中位年龄为 34（8～52）岁，女性占 60.4%；共有瓣膜介入治疗住院患者 9351 例，其中，三级医院治疗 9302 例（99.5%），二级医院治疗 49 例（0.5%），患者中位年龄为 71（65～76）岁，女性占 44.8%。

一、先天性心脏病介入治疗

1. 先天性心脏病介入治疗各手术类型病例分布

2021 年行先天性心脏病介入治疗的各类手术病例数由高到低依次为房间隔缺损封堵术（ASD）14 167 例（35.2%），卵圆孔未闭封堵术（PFO）10 471 例（26%），动脉导管未闭封堵术（PDA）5071 例（12.5%），室间隔缺损封堵术（VSD）4173 例（10.4%），肺动脉瓣狭窄介入术（PS）690 例（1.7%）。其中，卵圆孔未闭封堵术增长幅度最大（图 2-2-21-1）。

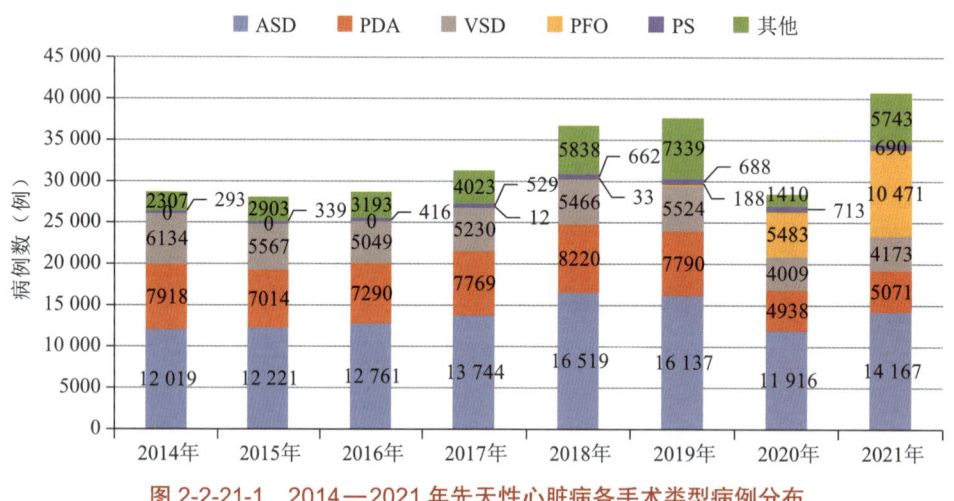

图 2-2-21-1　2014—2021 年先天性心脏病各手术类型病例分布

2. 先天性心脏病手术院内结局

2021 年行先天性心脏病介入治疗的患者中，医嘱离院率总体为 97.4%，院内死亡率为 0.2%，非医嘱离院率 0.8%。医嘱离院率与 2018 年（97.7%）、2019 年（97.3%）和 2020 年（97.1%）基本持平。患者 30 天再住院率从 2018 年的 1.6%、2019 年的 1.3%、2020 年的 1.1% 到 2021 年的 0.8%，呈逐年下降的趋势。患者平均住院日为 7.2 天，中位住院时长为 6（4～9）天；平均住院日较 2018 年（10.8 天）、2019 年（10.7 天）和 2020 年（11.1 天）有所下降。诊疗费用方面，平均总费用为 38 676.5 元，其中，三级医院平均总费用为 130 138.7 元，平均药费为 10 165.7 元（占 7.8%，较 2018 的 11.7% 有所下降），平均治疗费为 13 445.9 元（占 10.4%，与 2018 的 10.3% 基本持平），平均检查费为 10 505.5 元（占 8.1%，较 2018 年的 10.8% 略有下降），平均材料费为 74 221.6 元（占 57.0%，与 2018 的 53.5% 基本持平）。

二、经导管介入主动脉瓣置换手术

近年来，经导管介入主动脉瓣置换手术（transcatheter aortic valve replacement，TAVR）总手术量明显增长，从 2016 年的 199 例上升到 2021 年的 6437 例，增长 31.3 倍。2016—2021 年各省（自治区、直辖市）TAVR 手术量均显著上升，但地区间差异仍然显著。手术量上升最多的省份分别是北京 695 例

（2016年51例，2021年746例）、四川679例（2016年74例，2021年752例）和广东614例（2016年3例，2021年614例）（图2-2-21-2）。

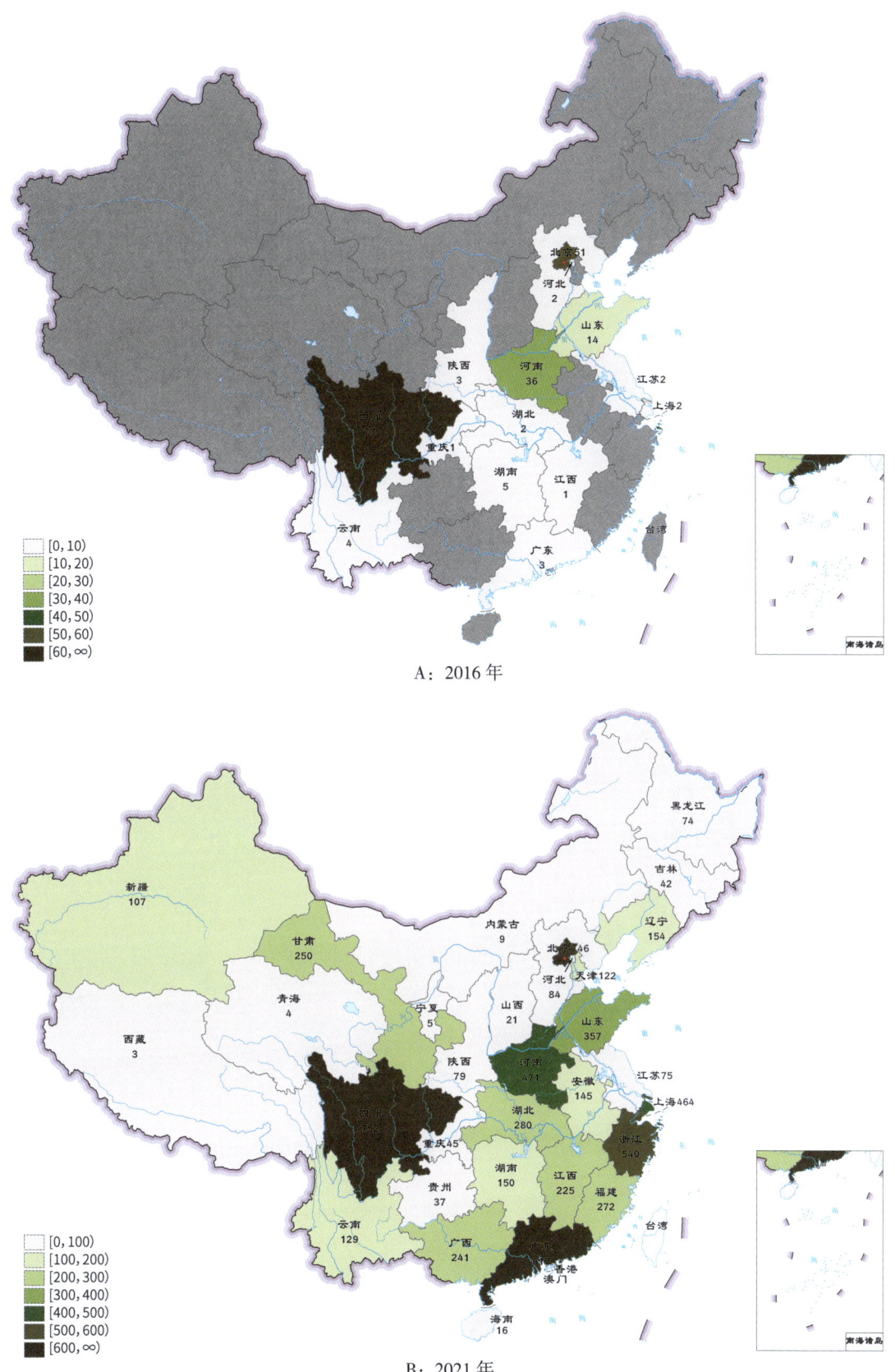

注：地图中数据不包含我国港澳台地区。

图2-2-21-2 2016年与2021年我国TAVR手术例数的地区分布

三、瓣膜病介入治疗

我国开展瓣膜介入手术的医院由 2020 年的 67 家增长至 2021 年的 91 家，治疗患者人数也由 2654 例增长至 9351 例。2021 瓣膜介入治疗患者的医嘱离院率总体为 95.0%，院内死亡率为 1.6%，非医嘱离院率为 1.7%。与 2018 年（92.7%、3.5% 和 2.2%），2019 年（93.4%、2.5% 和 1.5%），2020 年（95%、2.0% 和 1.2%）相比，院内死亡率呈持续下降趋势。患者 30 天再住院率为 4.5%，较 2018 年（4.4%）、2019 年（4.3%）和 2020 年（4.1%）有小幅度上升。患者平均住院日为 16.2 天，中位住院时长为 14（10～20）天，平均住院日与 2019 年（21 天）和 2020 年（18.1 天）相比有减少趋势。平均总费用方面，从 2018 年的 282 911.5 元、2019 年的 315 848.0 元、2020 年的 294 979.2 元到 2021 年的 246 373.3 元，总体呈下降趋势。

第二十二节　心律失常介入专业

2021年心律失常介入专业的数据来源为心血管疾病介入诊疗管理信息网络直报平台及省级质控中心对常规开展心律失常介入诊疗的全国29个省（自治区、直辖市）的586家医院进行的抽样调查。

2021年心脏起搏器植入上报例数为99 306例，百万人口植入量为70.33例（人口数据参照2021年全国人口普查结果141 178万计算，本节同）。植入型心律转复除颤器（ICD）植入上报例数为6547例，百万人口植入量为4.64例。心脏再同步治疗（CRT）植入上报例数为5333例，百万人口植入量为3.8例。

一、器械治疗患者住院期间严重并发症发生情况

抽样调查数据显示，永久起搏器植入严重并发症发生率为0.65%（心脏压塞31例，导线脱位270例，住院期间死亡12例）。ICD严重并发症发生率为0.54%（心脏压塞2例，导线脱位15例，住院期间死亡3例）。CRT严重并发症发生率为0.72%（心脏压塞3例，导线脱位16例，其中左室导线脱位7例，住院期间死亡3例）。

二级医院和三级医院永久起搏器植入患者住院期间严重并发症发生率详见表2-2-22-1。虽然在二级医院永久起搏器、ICD和CRT的植入量（2396例）显著低于三级医院（45748例），仅为三级医院的2%～6%，但是除导线脱位外，其他住院期间严重并发症发生率二级医院均高于三级医院，尤其是CRT和ICD。二级医院CRT植入术住院期间严重并发症高达5.97%，ICD植入术住院期间严重并发症达1.05%。

表 2-2-22-1　永久起搏器患者住院期间并发症发生率分布 [例（%）]

严重并发症	二级医院（N=158）	三级医院（N=428）
心脏压塞	2（0.08）	29（0.06）
导线脱位	13（0.54）	257（0.56）
住院期间死亡	1（0.04）	11（0.02）
合计	16（0.67）	297（0.65）

二、阵发性室上性心动过速导管消融的即刻成功率及并发症发生情况

586家抽查医院中，458家医院提供了阵发性室上性心动过速（PSVT）导管消融情况的数据，其中二级医院100家，完成PSVT导管消融1149例，三级医院358家，完成PSVT导管消融34767例。458家医院中，PSVT消融治疗的即刻成功率为97.27%。即刻成功率为100%的医院有313家（占比68.34%），90.0%～99.9%的医院有100家（占比21.83%），低于90%的医院45家（占比9.83%）（表2-2-22-2）。二级医院PSVT消融治疗的即刻成功率低于三级医院（96.70% vs. 97.28%）。

PSVT导管消融的严重并发症主要包括二度二型、高度或三度房室传导阻滞（AVB），需要心包穿刺引流或外科处理的心脏压塞以及住院期间死亡3类。PSVT导管消融住院期间的严重并发症发生率为0.16%（二度二型、高度或三度AVB 22例，心脏压塞32例，住院期间死亡4例）。在二级医院和三级医院并发症发生率均较低（表2-2-22-3）。

表 2-2-22-2 PSVT 导管消融即刻成功率 [例（%）]

成功率（%）	二级医院（N=100）	三级医院（N=358）
100	83（83.00）	230（64.25）
90～99.9	9（9.00）	91（25.42）
<90	8（8.00）	37（10.33）

表 2-2-22-3 PSVT 导管消融住院期间严重并发症 [例（%）]

严重并发症	二级医院（N=100）	三级医院（N=358）
二度二型、高度或三度 AVB	0	22（0.06）
心脏压塞	2（0.17）	30（0.09）
住院期间死亡	0	4（0.01）
合计	2（0.17）	56（0.16）

三、房颤导管消融治疗

在586家抽查医院中，有407家医院开展并提供了房颤导管消融情况的数据（二级医院66家，三级医院341家），总共开展房颤导管消融50 036例，其中二级医院796例，三级医院49240例。房颤导管消融患者占所有导管消融治疗患者的比例为44.28%，其中，三级医院中房颤导管消融占所有导管消融的比例明显高于二级医院（44.51% vs. 33.61%）。

房颤导管消融住院期间严重并发症主要包括脑卒中、需要心包穿刺引流或外科处理的心脏压塞以及住院期间死亡。2021年上报数据医院房颤导管消融住院期间严重并发症发生率平均值为0.38%，除住院期间死亡外，二级医院房颤导管消融围术期严重并发症发生率显著高于三级医院（表2-2-22-4）。

表 2-2-22-4 房颤导管消融严重并发症 [例（%）]

严重并发症	二级医院（N=66）	三级医院（N=341）
住院期间脑卒中	4（0.50）	53（0.11）
心脏压塞	4（0.50）	122（0.25）
住院期间死亡	0	7（0.01）
合计	8（1.00）	182（0.37）

第二十三节 神经系统疾病专业

本节数据来源主要包括2个：一是来源于2021年全国医疗质量数据抽样调查系统（以下简称抽样调查）。全国9373抽样调查医院填报了神经科专业（包括神经内科、神经外科、神经介入科或神经重症科）数据，其中，三级医院2206家，二级医院6896家，未定级医院271家；二是来源于国家神经系统疾病医疗质量控制中心脑梗死医疗质量信息平台，如脑梗死、癫痫等单病种。

一、神经内科质量安全情况分析

（一）脑梗死

脑梗死是神经系统疾病中常见的、疾病负担重的单病种，根据2020年版脑梗死医疗质量控制指标，通过国家神经系统疾病信息平台进行脑梗死医疗质量过程和在院结局指标数据采集。国家神经系统疾病医疗质量控制中心脑梗死医疗质量信息平台2021年从全国31个省（自治区、直辖市）的903家医疗机构采集数据，其中，二级医院501家，三级医院402家，共纳入198 335例脑梗死住院患者数据，内科治疗质控指标分析结果详见表2-2-23-1。与2020年相比（图2-2-23-1），脑梗死患者神经功能缺损评估率、发病4.5小时内的患者静脉溶栓率、DTN时间小于60分钟的比率有比较明显的改进，其他质控指标执行率差异不显著。

表2-2-23-1 2021年脑梗死住院患者医疗质量指标

脑梗死医疗服务过程指标	执行情况 /% (n_1/n_2)
脑梗死患者神经功能缺损评估率	83.66（165 637/197 982）
发病4.5小时内脑梗死患者静脉溶栓率	37.95（19 533/51 476）
静脉溶栓的脑梗死患者DTN时间小于60分钟的比率	73.03（15 068/20 632）
住院期间脑梗死患者血管内机械取栓率	1.63（3236/197 982）
住院期间脑梗死患者血管评价率	91.63（181 411/197 982）
入院48小时内脑梗死患者抗血小板药物治疗率	86.05（167 571/194 748）
入院48小时内非致残性脑梗死双抗治疗率	48.93（55 728/113 896）
住院期间脑梗死患者他汀类药物治疗率	90.54（178 823/197 501）
住院期间合并房颤的脑梗死患者抗凝治疗率	45.09（5950/13 195）
入院48小时内不能自行行走的脑梗死患者深静脉血栓预防率[#]	13.85（8016/57 898）
脑梗死患者吞咽功能筛查率	84.29（166 872/197 982）
脑梗死患者康复评估率	72.32（143 185/197 982）
出院时脑梗死患者抗栓治疗率	88.67（171 333/193 226）
出院时脑梗死患者他汀药物治疗率	92.08（172 257/187 072）
出院时合并糖尿病的脑梗死患者降糖药物治疗率	78.27（44 547/56 913）
出院时合并高血压的脑梗死患者降压治疗率	69.15（105 346/152 354）
出院时合并房颤的脑梗死患者抗凝治疗率	49.66（6441/12 971）
脑梗死患者住院病死率	0.34（668/198 335）

注：1. DNT door-to-needle time，从到达医院到给予静脉溶栓药物的时间；
2. # 深静脉血栓预防措施是指在常规治疗（阿司匹林和输液）基础上，联合间歇充气加压。

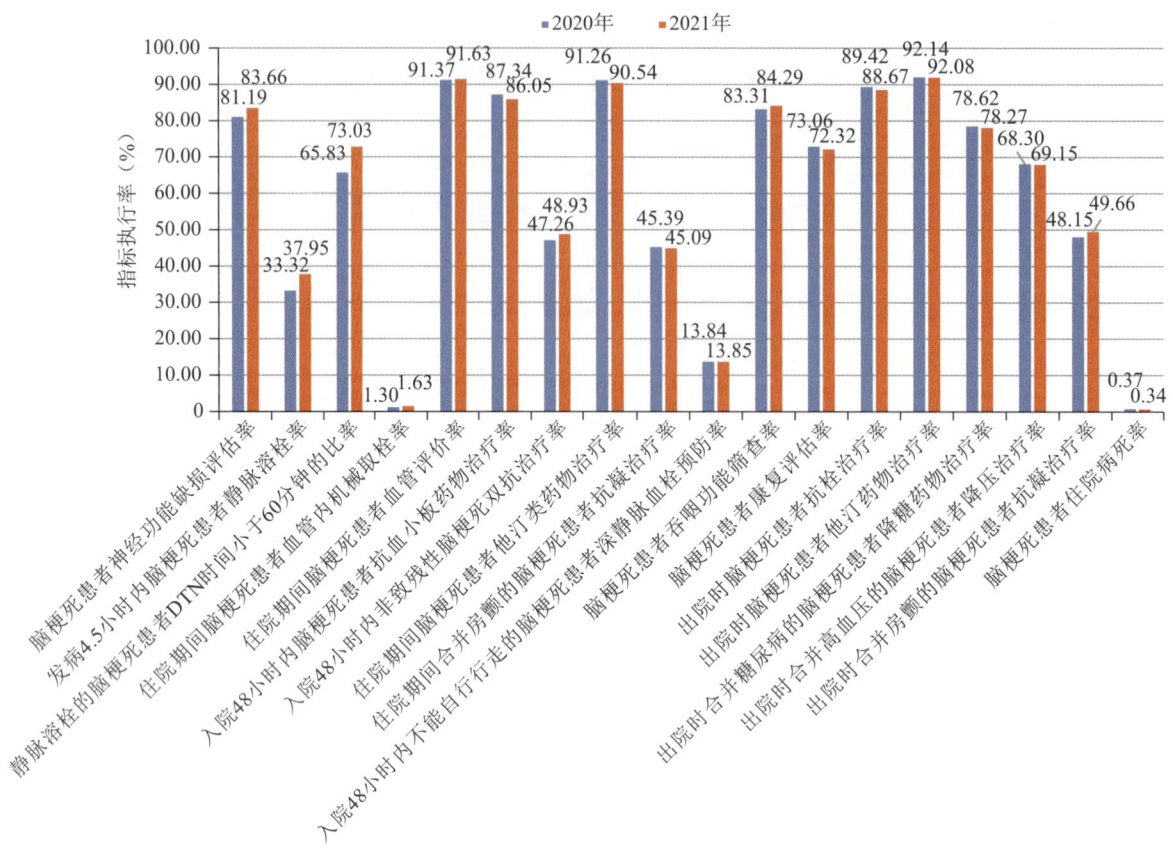

图 2-2-23-1　2020 年与 2021 年脑梗死住院患者医疗质量指标执行情况

（二）癫痫及惊厥性癫痫持续状态

癫痫是最常见的神经系统疾病之一，也是全球公认的重大疾病和公共卫生问题。在我国，癫痫年患病率为 7.2‰，其中，约 60% 为活动性癫痫，30% 为耐药性癫痫。2021 年国家卫生健康委对癫痫与惊厥性癫痫持续状态医疗质量指标执行情况的抽样调查中，全国 31 个省（自治区、直辖市）共计 3228 家医院上报癫痫病例，其中，三级医院 1454 家（包括三级甲等医院 842 家），二级医院 1759 家（包括二级甲等医院 1398 家）；共计 2829 家医疗机构上报惊厥性癫痫持续状态病例，其中，三级医院 1341 家（包括三级甲等医院 781 家），二级医院 1476 家（包括二级甲等医院 1185 家）。癫痫与惊厥性癫痫持续状态医疗质量指标执行情况结果详见表 2-2-23-2 及表 2-2-23-3。与 2020 年相比较（图 2-2-23-2、图 2-2-23-3），癫痫发作频率记录率、抗癫痫药物规律服用率、育龄期女性癫痫患者妊娠宣教执行率和出院继续抗癫痫药物治疗率明显提升；癫痫患者术后病理明确率和癫痫患者术后并发症发生率不理想，提示外科治疗及术中术后病理要加强规范化。

表 2-2-23-2　2021 年癫痫住院患者医疗质量指标

癫痫医疗质量指标	执行情况 /%（n_1/n_2）
癫痫发作频率记录率	59.83（161 978/270 737）
抗癫痫药物规律服用率	74.14（165 010/222 578）
抗癫痫药物严重不良事件率	1.66（3690/222 578）
癫痫患者完成神经影像学检查完成率	87.76（237 593/270 737）

续表

癫痫医疗质量指标	执行情况 /%（n_1/n_2）
癫痫患者脑电图学检查完成率	74.85（202 653/270 737）
癫痫患者精神行为共患病筛查率	36.06（97 625/270 737）
育龄期女性癫痫患者妊娠宣教执行率	59.84（25 635/42 840）
癫痫患者术后病理明确率	57.20（3734/6528）
癫痫患者术后并发症发生率	9.27（605/6528）
癫痫患者择期手术在院死亡率	0.58（38/6528）
出院继续抗癫痫药物治疗率	72.46（3416/4714）

表 2-2-23-3　2021 年惊厥性癫痫持续状态住院患者医疗质量指标

惊厥性癫痫持续状态医疗质量指标	执行情况 /%（n_1/n_2）
惊厥性癫痫持续状态发作控制率	66.12（28 853/43 636）
惊厥性癫痫持续状态初始治疗标准方案应用率	74.40（32 464/43 636）
难治性惊厥性癫痫持续状态患者麻醉药物应用率	51.58（7559/14 655）
难治性惊厥性癫痫持续状态患者气管插管或机械通气应用率	37.09（5436/14 655）
在院惊厥性癫痫持续状态患者脑电监测率	34.82（15 192/43 636）
在院惊厥性癫痫持续状态患者影像检查率	76.38（33 328/43 636）
在院惊厥性癫痫持续状态患者脑脊液检查率	23.98（10 466/43 636）
在院期间惊厥性癫痫持续状态患者病因明确率	58.74（25 633/43 636）
惊厥性癫痫持续状态患者在院死亡率	1.55（678/43 636）
惊厥性癫痫持续状态患者出院 30 天内死亡率	1.18（516/43 636）

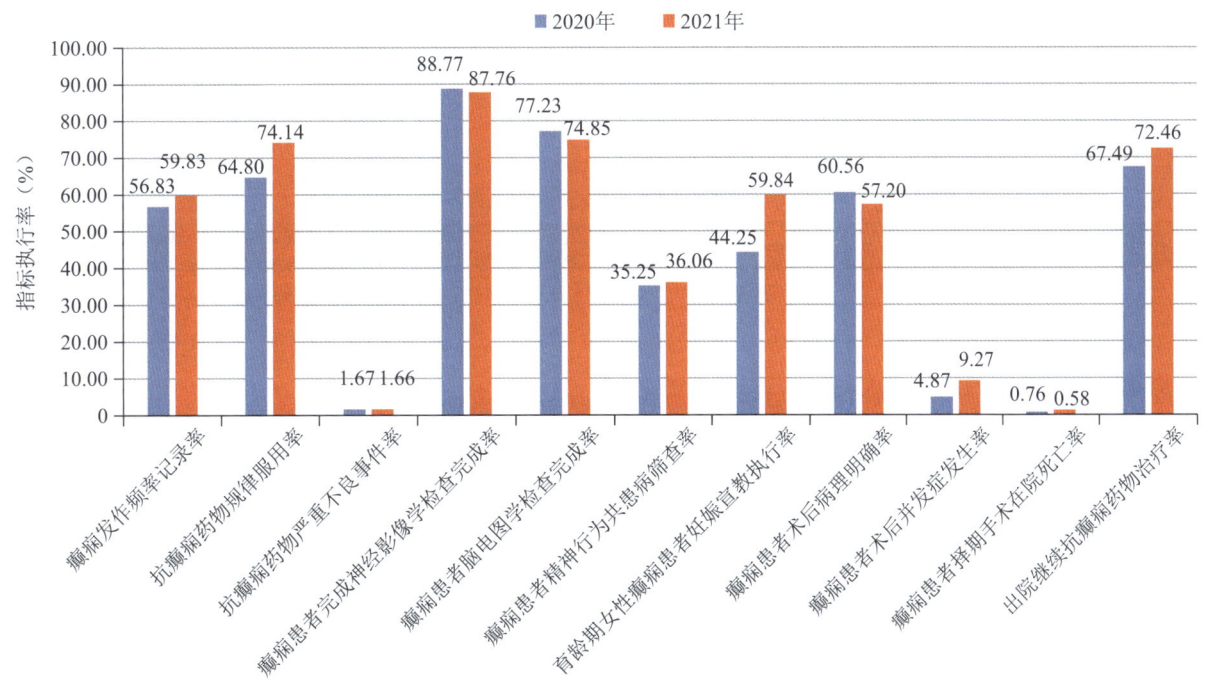

图 2-2-23-2　2020 年与 2021 年癫痫住院患者医疗质量指标执行情况

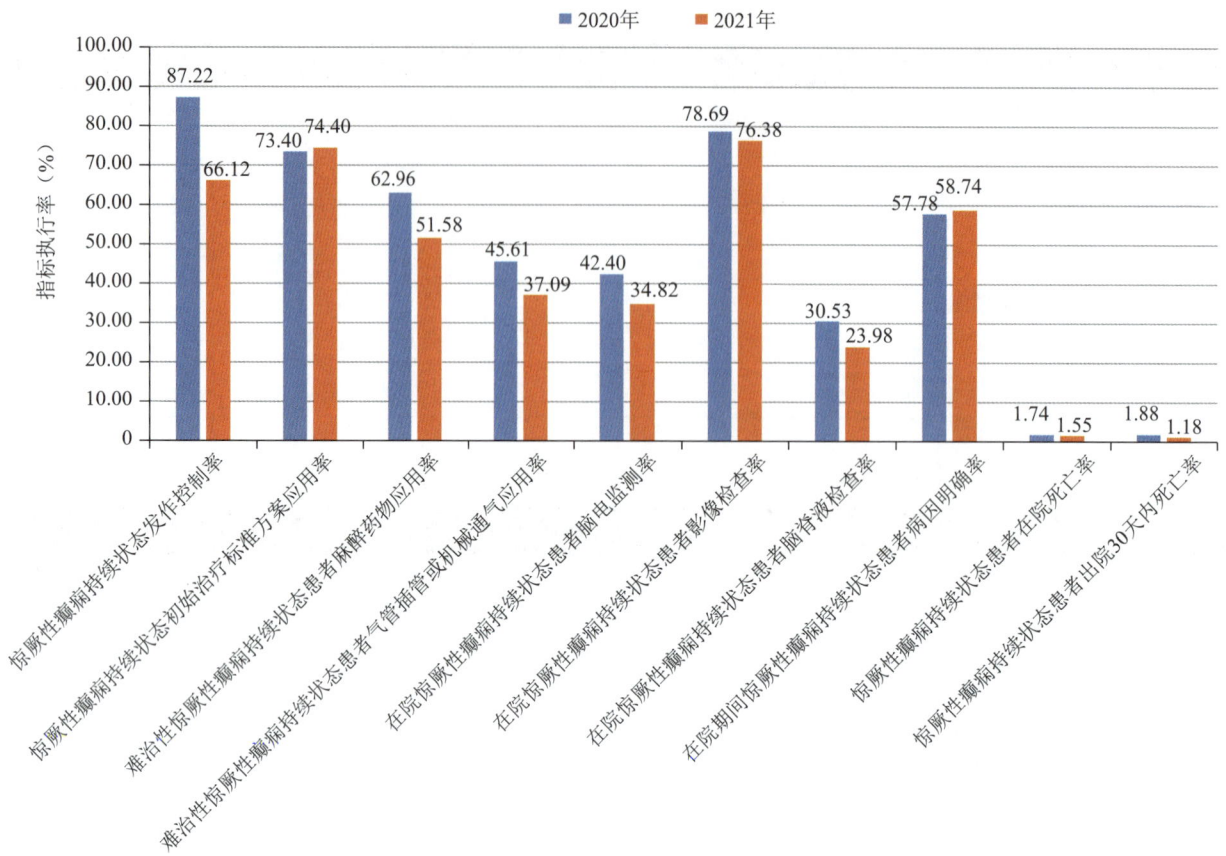

图 2-2-23-3 2020年与2021年惊厥性癫痫持续状态住院患者医疗质量指标执行情况

(三)帕金森病

帕金森病是一种常见的神经系统退行性疾病,临床表现为震颤、肌强直、动作迟缓、姿势平衡障碍等运动症状和睡眠障碍、嗅觉障碍、自主神经功能障碍、认知和精神障碍等非运动症状。全国抽样调查有623家医院上报帕金森病相关数据,帕金森病医疗过程质控指标详见表2-2-23-4。

表 2-2-23-4 2021年帕金森病质量控制指标

帕金森病医疗服务过程指标	执行情况 /%(n_1/n_2)
住院帕金森病患者规范化诊断应用率	90.09(35 477/39 378)
住院帕金森病患者完成头颅MRI或CT检查完成率	92.35(36 366/39 378)
住院帕金森病患者进行急性左旋多巴实验评测执行率	39.09(15 393/39 378)
住院帕金森病患者进行临床分期执行率	57.97(22 828/39 378)
住院帕金森病患者使用MDS-UPDRS量表评估执行率	48.61(19 142/39 378)
住院帕金森病患者进行运动并发症筛查执行率	59.18(23 302/39 378)
住院帕金森病患者进行认知功能障碍筛查执行率	57.45(22 624/39 378)
住院帕金森病患者进行体位性低血压筛查执行率	57.31(22 566/39 378)
合并运动并发症的住院帕金森病患者进行DBS适应症筛选执行率	35.68(5858/16 418)
住院帕金森病患者进行康复评估执行率	55.05(21679/39 378)

注:MDS-UPDRS 世界运动障碍学会帕金森病综合评量表;DBS deep brain stimulation,脑深部电刺激术。

二、神经外科质量安全情况分析

2021年度的全国抽样调查医院中，建设有独立神经外科病房的医院2896家，其中，三级医院1450家，二级医院共1446家。神经外科编制床位数共有120 952张，其中，三级医院79 228张（65.50%），二级医院41 353张（34.19%），未定级医院371张。神经外科住院服务共2 623 762人次，其中，三级医院1 760 778人次，二级医院857 009人次，未定级医院5975人次。门急诊服务共9 687 558人次，其中，三级医院7 205 099人次，二级医院2 463 059人次，未定级医院19 400人次。

全国神经外科现有专用手术显微镜台数4192台，其中，三级医院2737台，二级医院1445台，未定级医院10台。全国神经外科现有手术头架套数4488套，其中，三级医院3033套，二级医院1439套，未定级医院16套。神经外科手术服务1 051 138台，其中，三级医院861 292台，二级医院187 422台，未定级医院2 424台。

（一）脑肿瘤

2021年度全国抽样调查医院共收治脑肿瘤患者177 218例，开展脑肿瘤手术133 346台。

1. 脑肿瘤患者神经外科手术术后感染

2021年度全国抽样调查医院神经外科脑肿瘤手术患者住院期间感染发生率为6.33%；其中，二级医院为7.56%，三级医院为6.29%。胶质瘤、胶质母细胞瘤、脑膜瘤、垂体瘤、颅内神经鞘瘤和转移瘤是常见的脑肿瘤类型，不同类型脑肿瘤手术患者住院期间感染发生率与2020年相比较如图2-2-23-4所示。

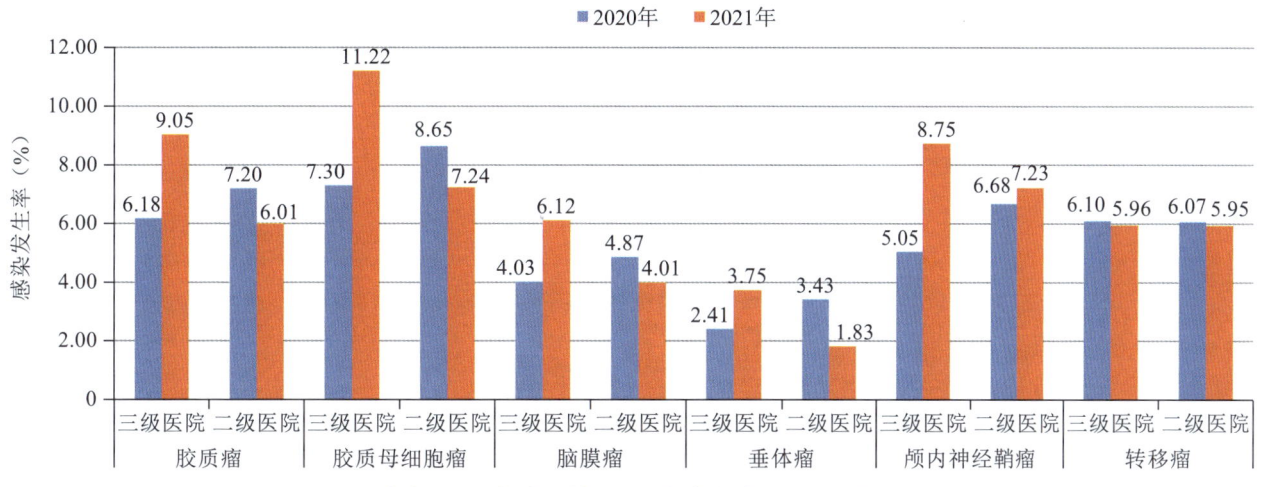

图2-2-23-4　2020年与2021年全国神经外科各类脑肿瘤手术患者住院期间感染发生率

2. 脑肿瘤患者非计划重返手术室再手术率

2021年度全国抽样调查医院神经外科脑肿瘤手术患者非计划重返手术室再手术率均值为1.35%，其中，二级医院为1.32%，三级医院为1.35%。不同类型脑肿瘤非计划重返手术室再手术率与2020年相比较如图2-2-23-5所示。

（二）自发性蛛网膜下腔出血

2021年全国抽样调查医院共收治自发性蛛网膜下腔出血129 903例，其中，三级医院107 473例，二级医院22 097例，未定级医院333例。2021年度全国抽样调查医院收治的自发性蛛网膜下腔出血患者中，明确动脉瘤诊断并行开颅夹闭动脉瘤手术（含复合手术）的总例数27 457例，其中，三级医院24 572例，二级医院2832例，未定级医院53例；行血管内介入治疗手术的总例数55 247例，其中，三级医院49 819例，二级医院5322例，未定级医院106例。

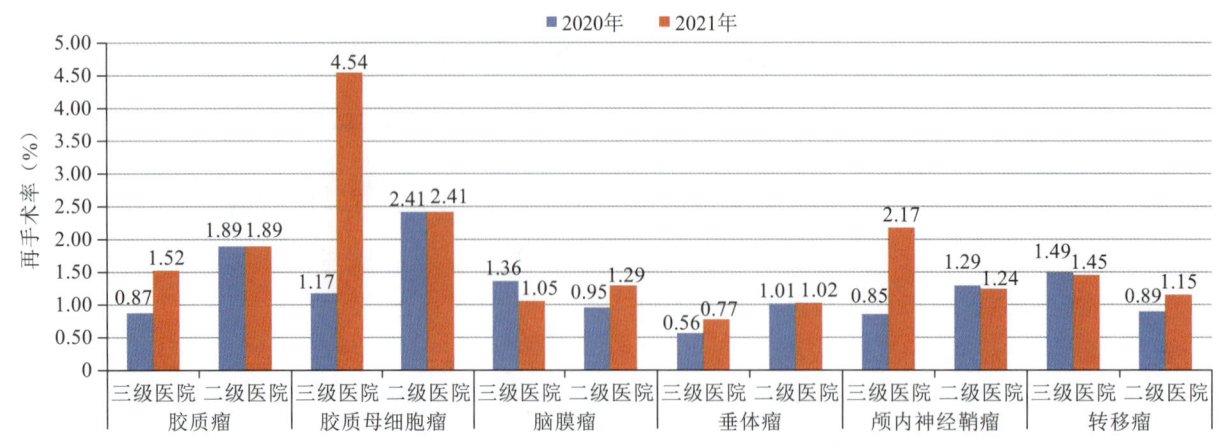

图 2-2-23-5　2020 年与 2021 年全国神经外科各类脑肿瘤手术患者非计划重返手术室再手术率

行开颅夹闭动脉瘤手术（含复合手术）的患者中，14 745 例在 24 小时内接受手术治疗，其中，三级医院 13 353 例（90.56%），二级医院 1345 例（9.12%）；11 332 例在 24～48 小时接受手术治疗，其中，三级医院 9940 例（87.72%），二级医院 1379 例（12.17%）。

三、神经重症专业质量安全情况分析

（一）病情评估类指标

2021 年在病情评估方面，意识水平评估、镇痛镇静评估、VTE 评估及机械预防等项目执行率均值均在 50% 以上；疑似有颅内压升高并使用 ICP 监测、谵妄评估等项目执行率相对较低，需进一步提高；在高渗透治疗的规范使用方面，仍存在一定不足；高渗透治疗使用率、VTE 机械及药物预防使用率、镇痛及镇静治疗评估率等指标较 2020 年有所升高（图 2-2-23-6）。

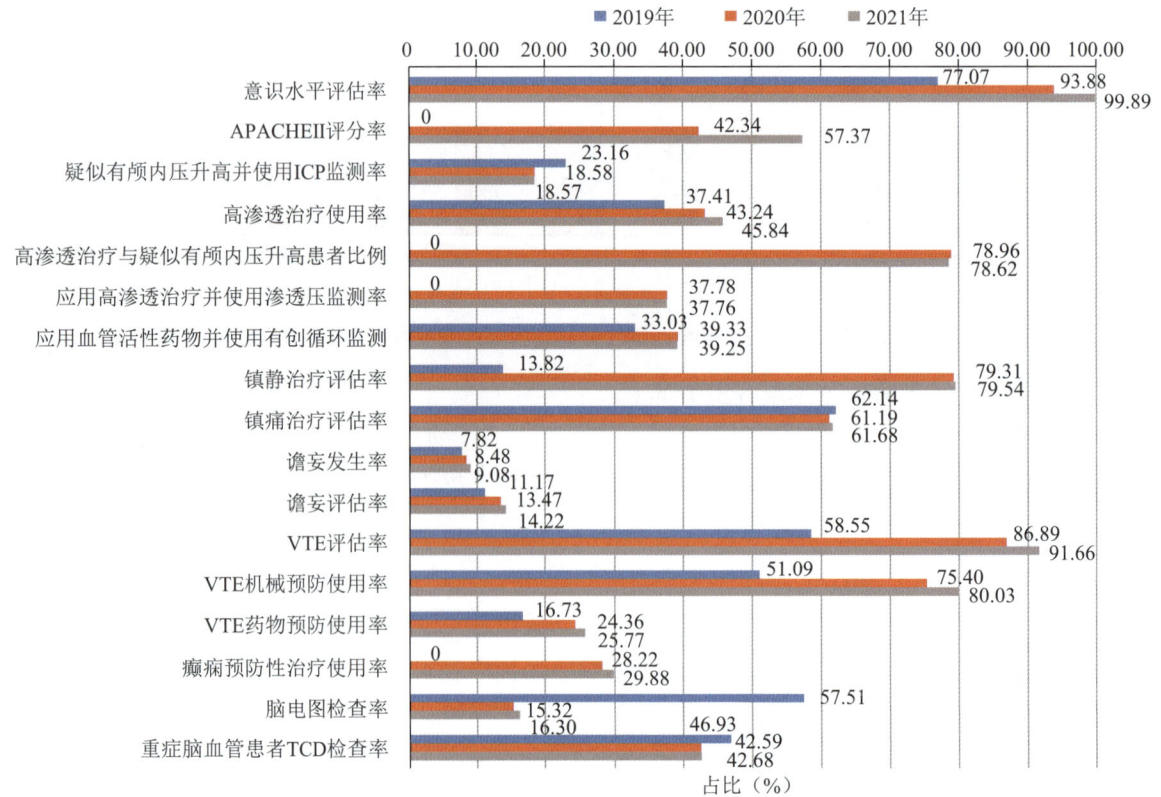

图 2-2-23-6　2019—2021 年 NCU 病情评估类指标

（二）医院感染控制、脱机拔管及重返类指标

在医院感染控制、脱机拔管及重返类指标方面，抗菌药物治疗前病原学送检率、机械通气患者脱机拔管相关评估率等项目执行率均值均在50%以上；气管插管拔管后48小时内再插管率、GCS≤8分的人工气道保有率与2020年变化不大，说明在气道管理方面神经重症医师们倾向于提高运行效率，详见图2-2-23-7。

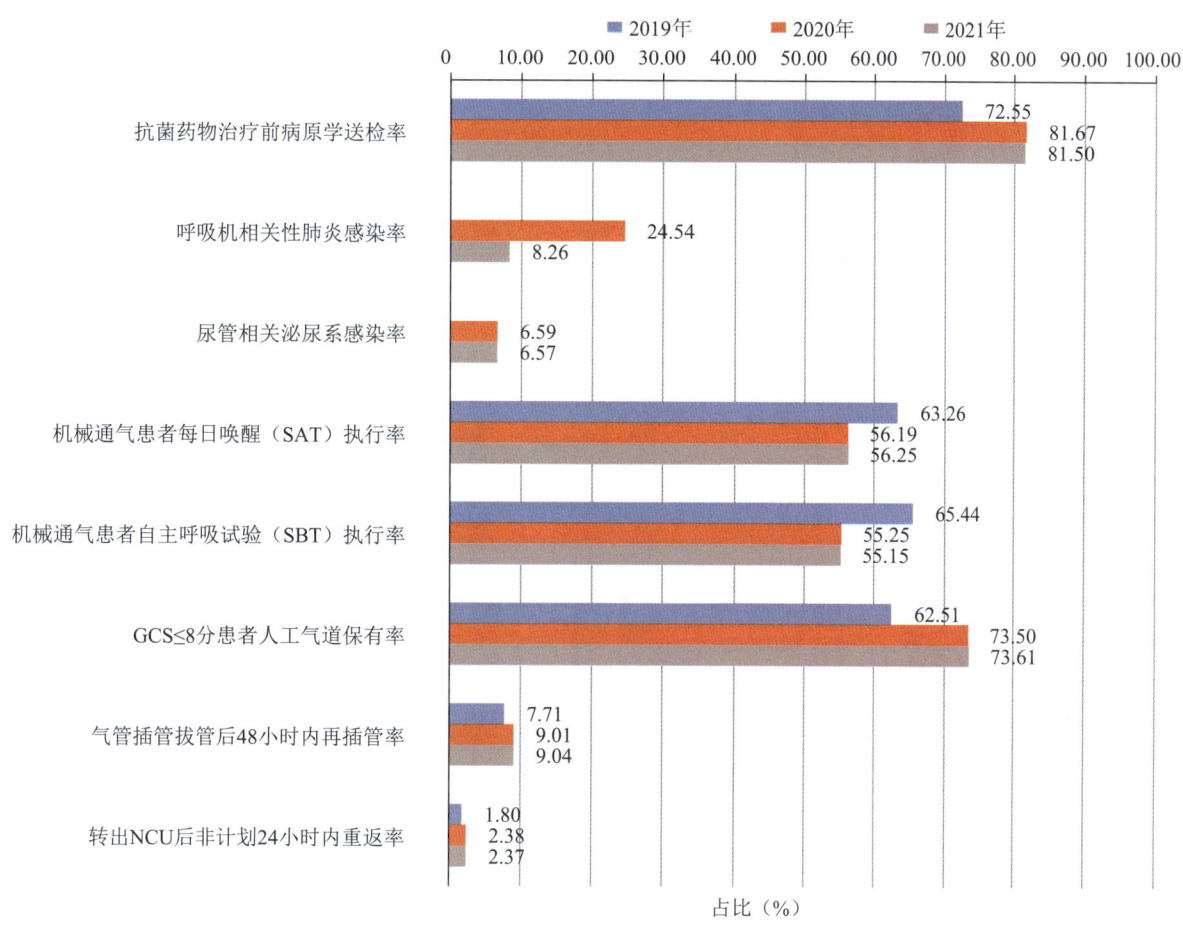

图2-2-23-7　2019—2021年NCU感染控制、脱机拔管及重返指标

四、神经介入专业质量安全情况分析

2021年全国医疗质量抽样调查中，填写神经介入开展急性缺血性卒中（AIS）血管内治疗工作部分数据的医院有1014家，其中，三级医院762家，二级医院248家，未定级医院4家。1014家医院共完成AIS血管内治疗手术49 728台，质控指标分析结果详见表2-2-23-6。与2020年相比（图2-2-23-8），发病6小时内前循环大血管闭塞性脑梗死患者血管内治疗率、急性脑梗死患者血管内治疗率有比较明显的改进，90分钟内完成动脉穿刺率有下降，其他质控指标执行率差异不显著。

表 2-2-23-6　2021年急性缺血性卒中血管内治疗医疗质量指标

急性缺血性卒中血管内治疗医疗质量指标	执行情况 /%（n_1/n_2）
发病6小时内前循环大血管闭塞性脑梗死患者血管内治疗率	39.18（31 473/80 338）
急性脑梗死患者血管内治疗率	5.37（49 728/926 590）
90分钟内完成动脉穿刺率	53.13（26 418/49 728）
60分钟内成功再灌注率	55.34（27 518/49 728）
术后90天良好神经功能预后率	66.65（26 681/40 033）
术后90天死亡率	11.67（4672/40 033）

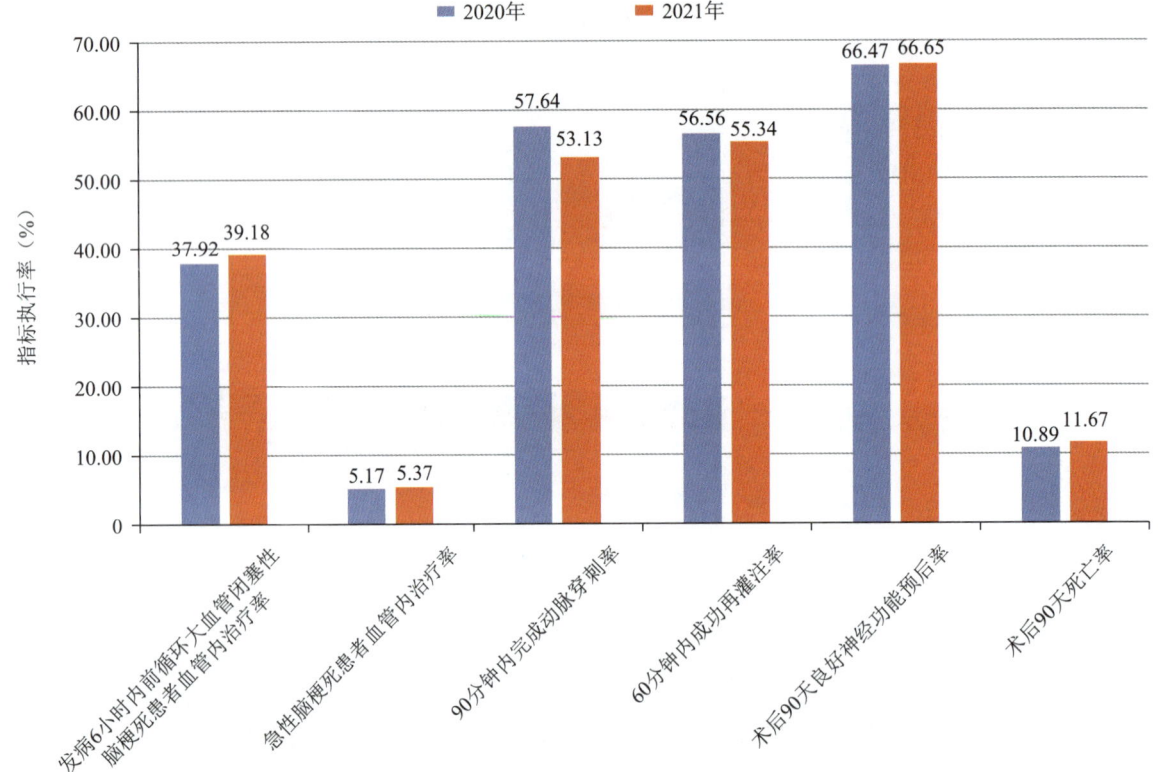

图 2-2-23-8　2020年与2021年急性缺血性卒中血管内治疗医疗质量指标执行情况

第二十四节 心血管病专业

一、急性 STEMI 再灌注治疗实施情况

本部分数据来源于国家单病种医疗质量管理与控制平台，纳入分析 2021 年急性 ST 段抬高型心肌梗死（STEMI）患者 72 411 例（发病 48 小时内的成人患者）。

2021 年发病 24 小时内再灌注治疗率为 81.48%，较 2020 年（70.3%）大幅提升，其中直接 PCI 为 75.5%，溶栓 6.0%。2021 年发病 12 小时内到院患者再灌注治疗率为 83.44%，较 2020 年（72.1%）大幅提高。

2021 年发病 24 小时内患者到院 90 分钟内进行直接 PCI 的比例为 45.30%，较 2020 年（41.5%）有所提升。2021 年发病 12 小时内到院 90 分钟内进行直接 PCI 的比例为 47.74%，较 2020 年（43.4%）有所提升。

2021 年发病 24 小时内患者到院 30 分钟内给予静脉溶栓治疗的比例为 34.41%，较 2020 年（34.2%）稍有提升。2021 年发病 12 小时内患者到院 30 分钟内溶栓治疗的比例为 35.93%，较 2020 年（35.3%）稍有提升。

二、心力衰竭诊疗过程指标完成情况

本部分数据来源于国家单病种医疗质量管理与控制平台，主要针对主要诊断或次要诊断包含"心力衰竭"的住院患者。

2021 年心力衰竭各项过程指标总体较 2020 年呈改善趋势（图 2-2-24-1），其中醛固酮受体拮抗剂的使用率高于美国（41.9%）水平，但 β 受体阻滞剂和 RAS 系统抑制剂使用率与美国（89.9%、94.5%）仍有一定差距。

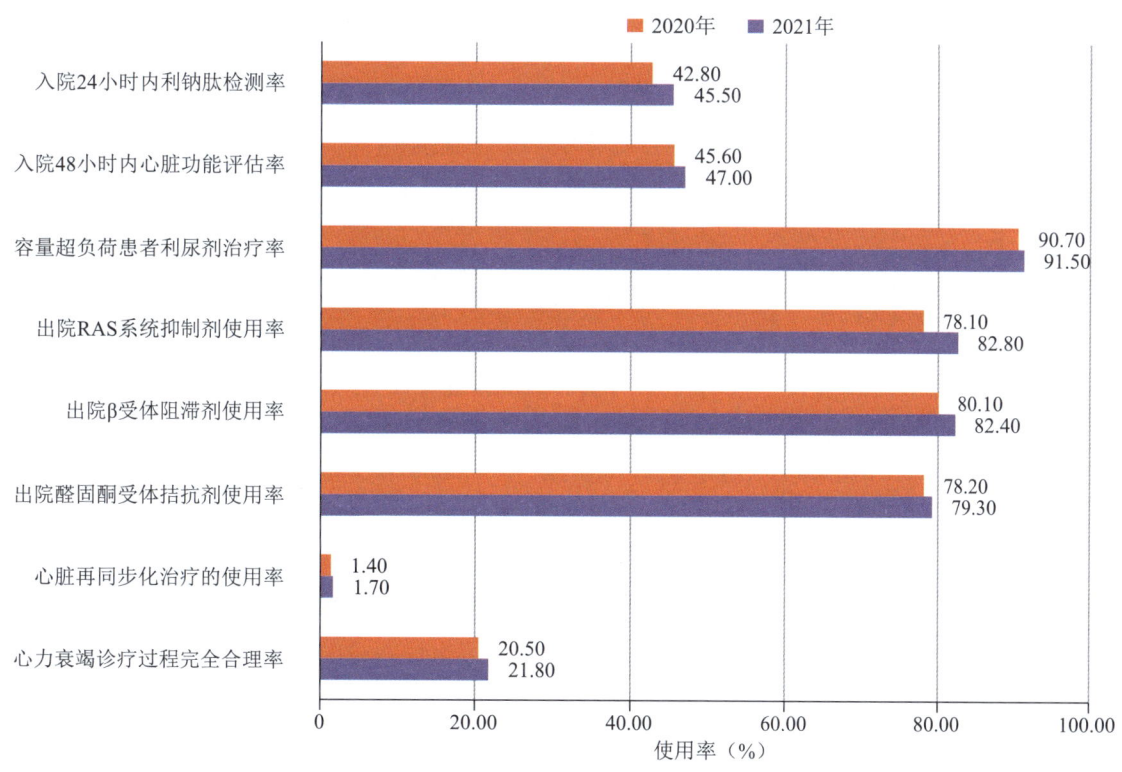

图 2-2-24-1　2020 年与 2021 年心力衰竭各项诊疗过程指标变化情况

三、单纯 CABG 手术动脉桥血管选择

本部分数据来源于中国心脏外科注册登记系统（CCSR），纳入分析 2016—2021 年单纯冠状动脉旁路移植术（CABG）患者 68 163 例。

动脉桥血管包括左乳内动脉、右乳内动脉、桡动脉、胃网膜右动脉等，CCSR 数据显示，仅 82.31% 的 CABG 患者接受了至少一支动脉桥，7.32% 的 CABG 患者采用多支动脉桥，3.32% 的 CABG 患者为全动脉化 CABG，东部、西部地区的桥血管使用率高于中部地区（图 2-2-24-2）。从 2016 年至 2021 年，动脉桥的使用情况稳步好转，至少一支动脉桥（2016 年 80.92%，2021 年 87.56%）、多支动脉桥（2016 年 5.11%，2021 年 11.0%）、全动脉搭桥（2016 年 2.38%，2021 年 5.96%）使用率呈现上升趋势（图 2-2-24-3）。我国动脉桥使用率与欧美国家仍有明显差距，2018 年美国 STS 数据库中，至少一支乳内动脉桥的使用率超过 99%，SWEDEHEART 数据库为 98.8%。

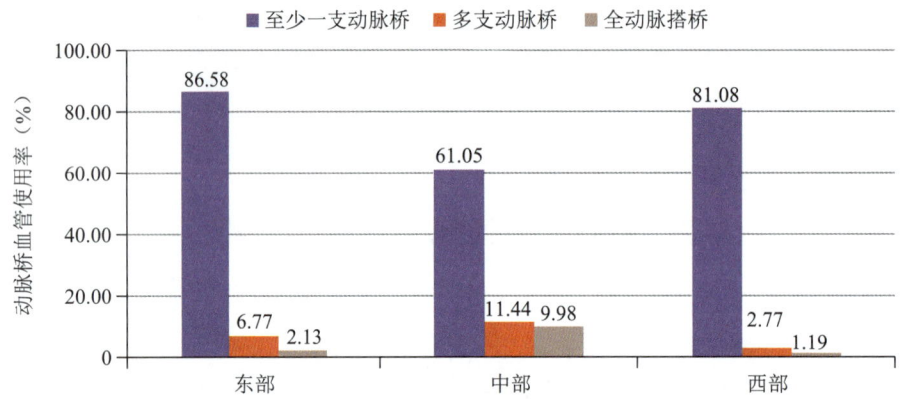

注：地区划分标准来自国家统计局。东部地区包括北京、天津、河北、上海、江苏、浙江、福建、山东、广东、海南、辽宁、吉林、黑龙江；中部地区包括山西、安徽、江西、河南、湖北、湖南；西部地区包括内蒙古、广西、重庆、四川、贵州、云南、西藏、陕西、甘肃、青海、宁夏、新疆。

图 2-2-24-2　不同地区 CABG 动脉桥血管使用率

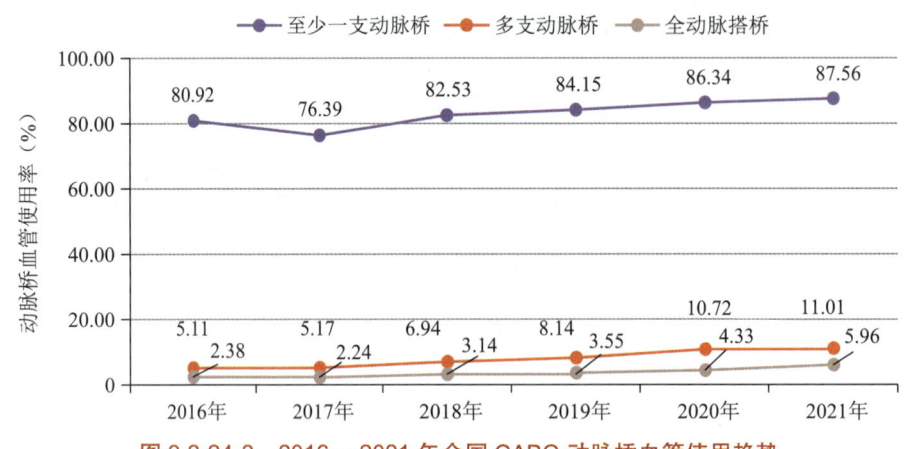

图 2-2-24-3　2016—2021 年全国 CABG 动脉桥血管使用趋势

四、主动脉手术重点术式结局差异分析

本部分数据来源于 HQMS，纳入分析 2021 年胸主动脉腔内修复手术（TEVAR）手术 28 761 例，腹主动脉腔内修复手术（EVAR）手术 17 890 例，带主动脉瓣人工血管升主动脉替换术（Bentall 手术）5901 例，全主动脉弓人工血管置换术（全弓置换术）9400 例。

2017—2021 年 TEVAR 手术结局结果改善较为明显，院内死亡率从 2.0% 降至 1.3%，院内死亡加

非医嘱离院率从 4.9% 降至 4.0%；EVAR 手术结局稍有下降，院内死亡率从 1.7% 降至 1.3%，院内死亡加非医嘱离院率从 3.8% 降至 3.7%；Bentall 手术院内死亡率无明显变化，但院内死亡加非医嘱离院率从 4.4% 降至 2.5%；全弓置换术院内死亡率前四年变化不明显，2021 年大幅下降至 5.9%，院内死亡加非医嘱离院率前四年呈持续上升趋势，2021 年稍有下降（图 2-2-24-4）。

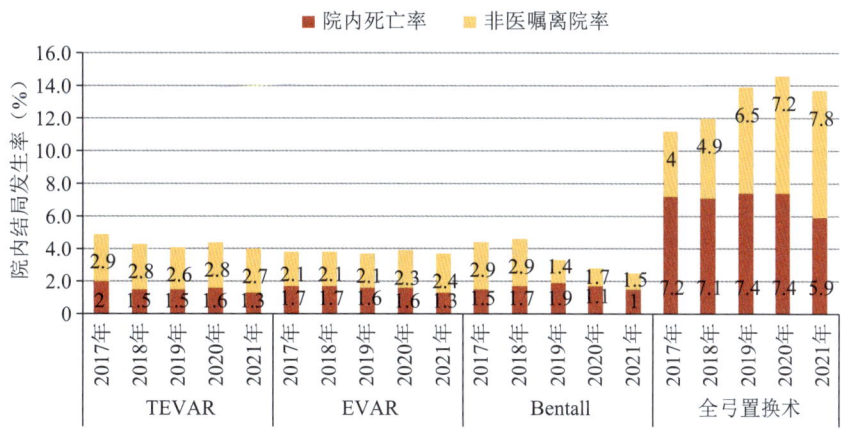

图 2-2-24-4　2017—2021 年 4 种主动脉术式院内结局

2021 年 4 种主动脉重点术式，不同年手术量规模医院的诊疗结局存在一定差异，院内死亡率、院内死亡加非医嘱离院率这两个不良结局指标都有随年手术量规模增长而下降（图 2-2-24-5）。TEVAR、EVAR 手术的院内死亡率、院内死亡加非医嘱离院率在年手术例数大于 100 台的医院较低；Bentall 手术的院内死亡率、院内死亡加非医嘱离院率在年手术量大于 10 例的医院较低；全弓置换术的院内死亡率、院内死亡加非医嘱离院率在年手术量超过 50 例的医院较低。

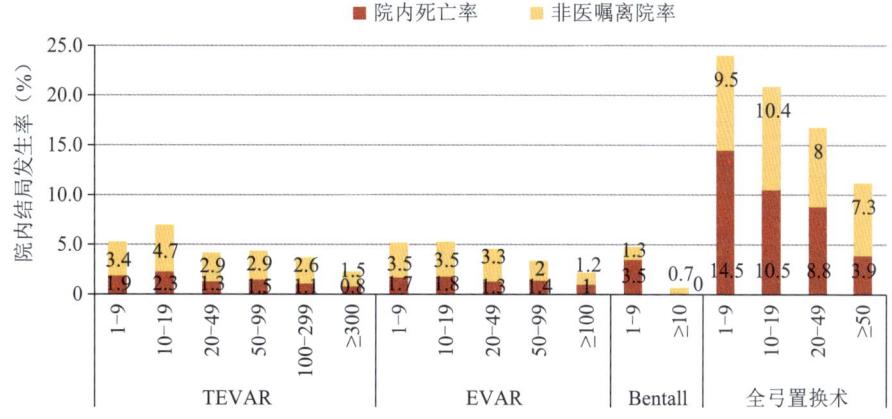

图 2-2-24-5　2021 年不同年手术量医院的 4 种主动脉手术院内结局

第二十五节　肿瘤专业

一、肿瘤专业医疗服务与质量安全情况分析

本部分数据主要来源于HQMS的三级公立医院肿瘤住院患者病案首页信息。2021年共收集2068家三级公立医院（综合医院1498家，肿瘤专科医院52家，其他专科医院518家）肿瘤住院患者数据16 639 429例，其中，肿瘤手术住院患者数据2 862 948例。

（一）肿瘤手术患者四级手术比例

2021年三级公立医院肿瘤手术患者四级手术比例平均值为61.29%，较2020年（54.77%）有所提升（图2-2-25-1）。按省域分布，江苏相对较高（74.22%），云南相对较低（40.76%）（图2-2-25-2）。

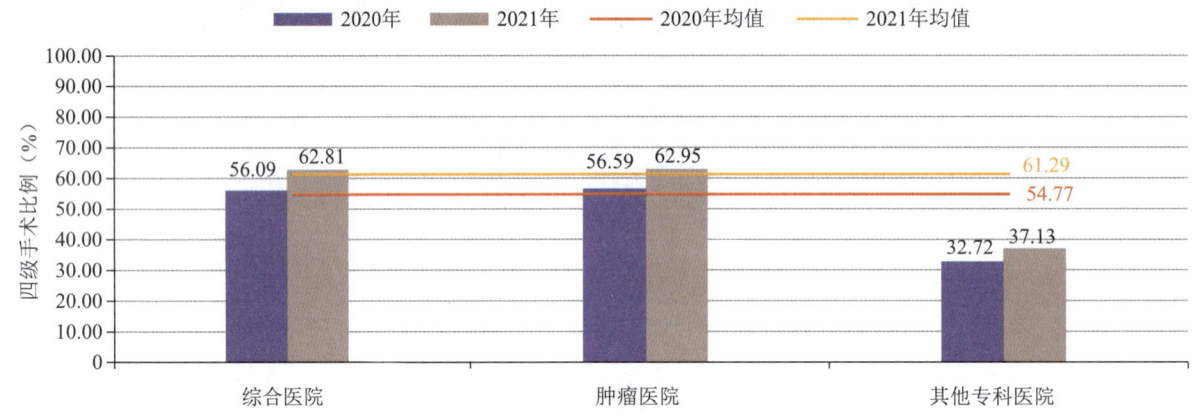

图2-2-25-1　2020年与2021年各类医院肿瘤手术患者四级手术比例

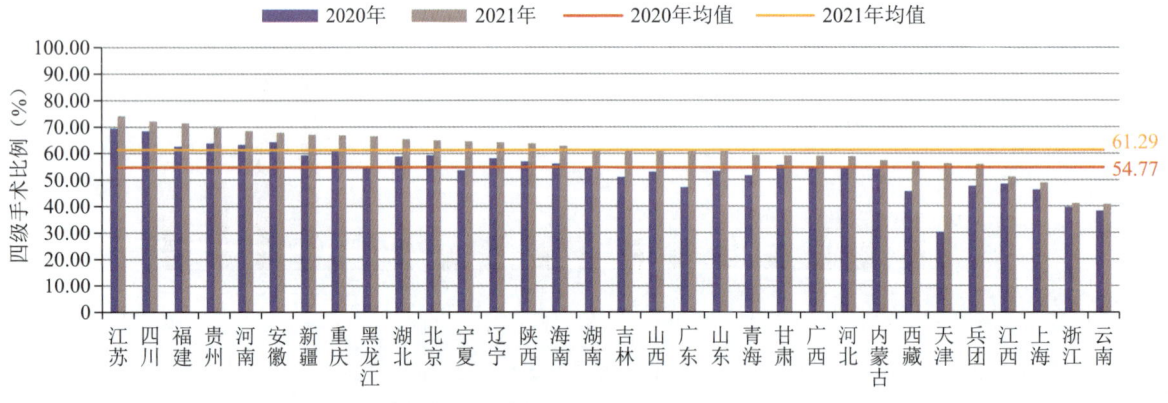

图2-2-25-2　2020年与2021年各省（自治区、直辖市）肿瘤手术患者四级手术比例

（二）肿瘤手术患者Ⅰ类切口手术部位感染率

2021年三级公立医院肿瘤手术患者Ⅰ类切口手术部位感染率总体为0.69‰，较2020年（1.50‰）明显下降（图2-2-25-3）。按省域分布，兵团相对较高（15.35‰），西藏相对较低（0）（图2-2-25-4）。

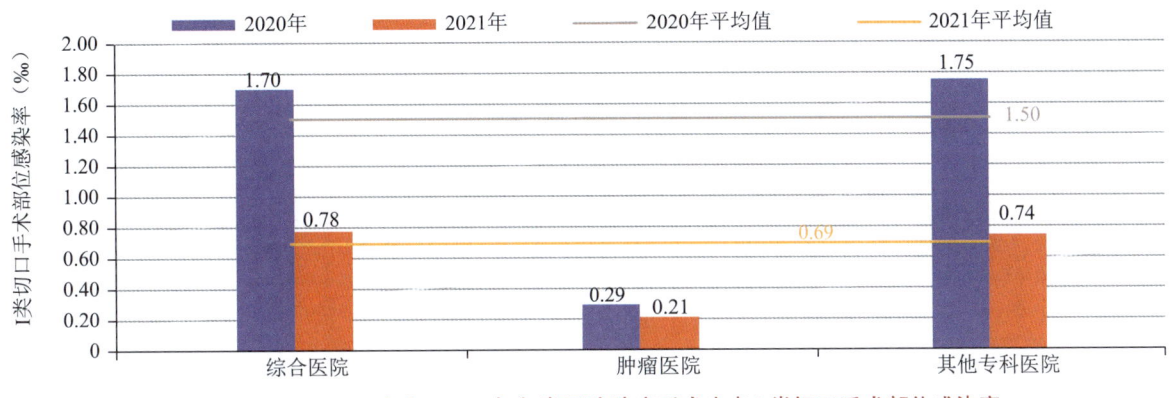

图 2-2-25-3　2020 年与 2021 年各类医院肿瘤手术患者 I 类切口手术部位感染率

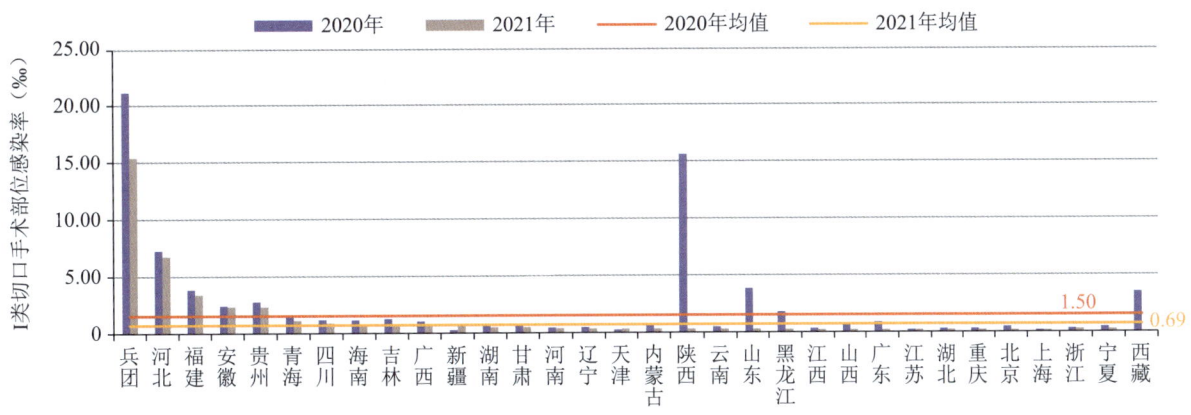

图 2-2-25-4　2020 年与 2021 年各省（自治区、直辖市）肿瘤手术患者 I 类切口手术部位感染率

二、肿瘤专业关键质控指标分析

本部分数据来源于 NCIS 全国医疗质量抽样调查系统，2021 年共有 3016 家医院填报了肿瘤专业医疗质量管理控制情况调查表。经数据清洗与整理，最终纳入 2506 家医疗机构进行数据分析，其中，三级公立 1254 家，二级公立 1004 家，民营 248 家（其中，三级民营 88 家，二级民营 160 家）。

（一）肿瘤住院患者治疗前完成临床 TNM 分期比例

2021 年二级、三级医院 5 个癌种住院患者治疗前完成临床 TNM 分期比例平均值为 61.97%，较 2020 年有所降低。其中，三级公立医院、二级公立医院、民营医院的 5 个癌种住院患者治疗前完成临床 TNM 分期比例平均值分别为 61.63%、63.12%、66.68%（图 2-2-25-5）。按省域分布，上海相对较高（95.32%），青海相对较低（29.27%）（图 2-2-25-6）。

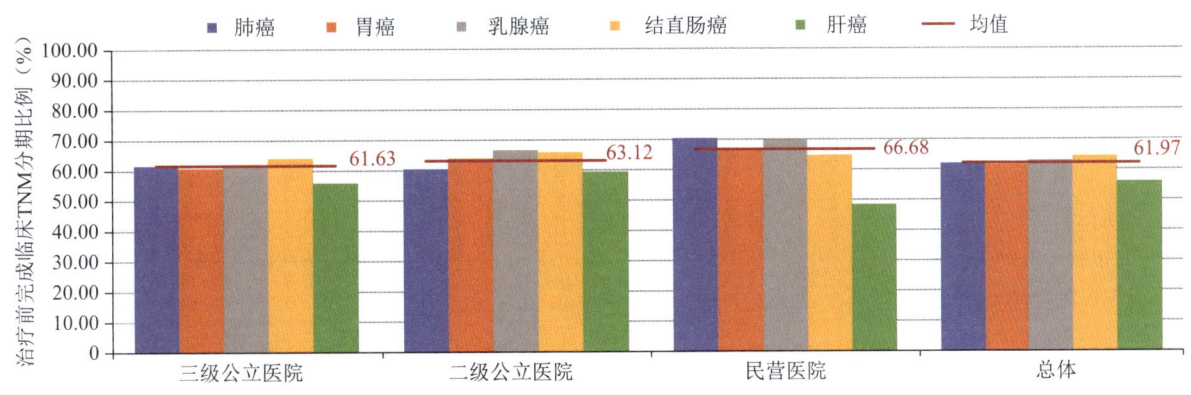

图 2-2-25-5　2021 年各级各类医院 5 个癌种住院患者治疗前完成临床 TNM 分期比例

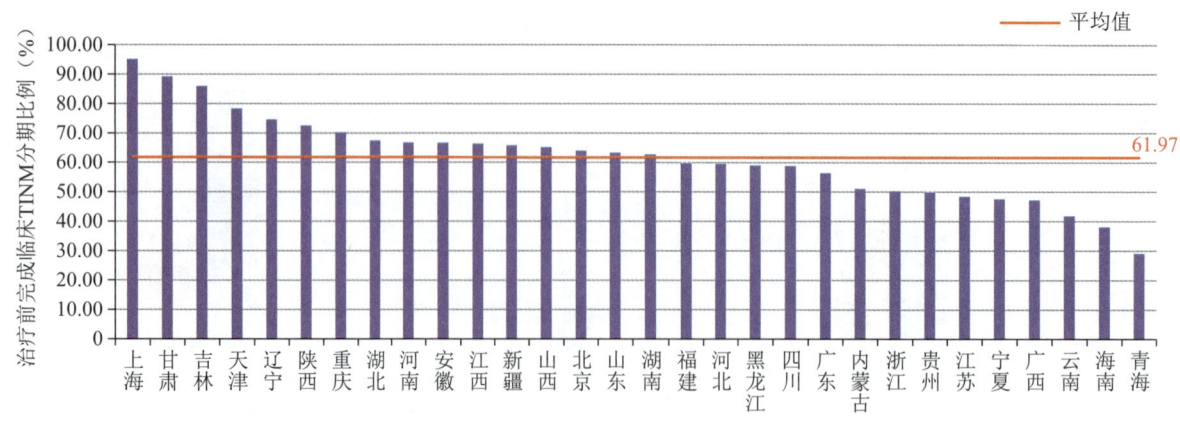

图 2-2-25-6　2021 年各省（自治区、直辖市）5 个癌种住院患者治疗前完成临床 TNM 分期比例

（二）肿瘤住院患者治疗前完成病理诊断比例

2021 年二级、三级医院 5 个癌种住院患者治疗前完成病理诊断比例平均值为 59.81%，较 2020 年变化不大。其中，三级公立医院、二级公立医院、民营医院的 5 个癌种住院患者治疗前完成病理诊断比例平均值分别为 58.82%、65.16%、67.68%（图 2-2-25-7）。按省域分布，上海相对较高（76.10%），青海相对较低（31.93%）（图 2-2-25-8）。

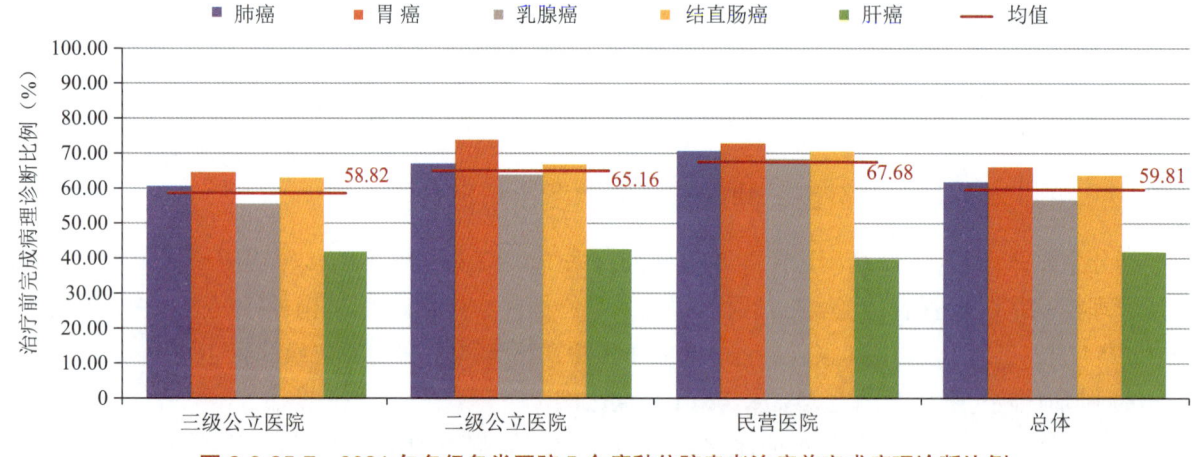

图 2-2-25-7　2021 年各级各类医院 5 个癌种住院患者治疗前完成病理诊断比例

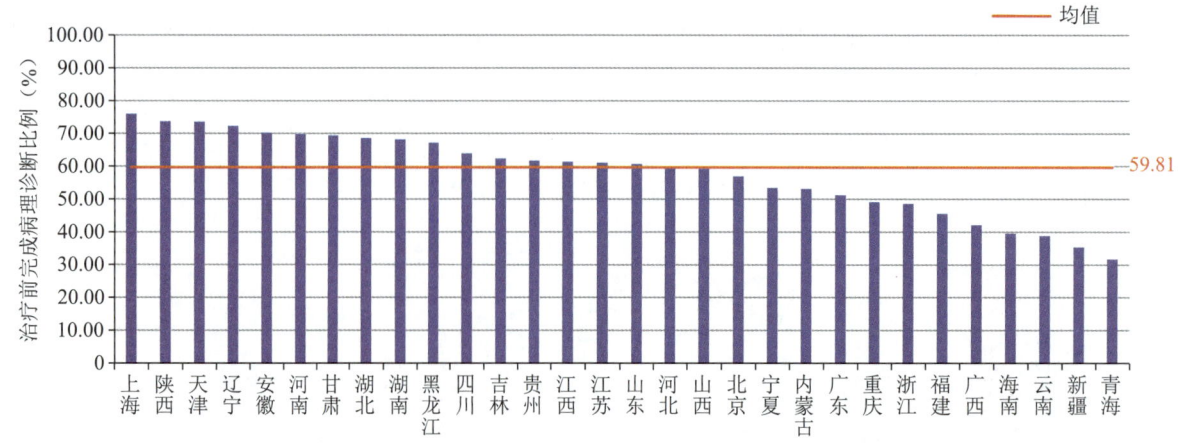

图 2-2-25-8　2021 年各省（自治区、直辖市）5 个癌种住院患者治疗前完成病理诊断比例

第二十六节 罕见病专业

本部分数据来源于HQMS及国家罕见病专业质控中心2022年全国罕见病医疗质量抽样调查。

一、我国住院罕见病患者现况

2022年共分析HQMS中10个重点质控病种。即特发性心肌病、马凡综合征、先天性脊柱侧凸、肺泡蛋白沉积症、Gitelman综合征、不典型溶血尿毒症综合征（aHUS）、肌萎缩侧索硬化、自身免疫性脑炎、卟啉病和多发性硬化的病案首页信息。

1. 2018—2021年10个罕见病住院患者趋势分析

2018—2021年10个罕见病住院患者共计130 195例，213 317人次，平均每位罕见病患者住院1.64次，10个罕见病病种住院患者人次数占全国住院患者总人次数的0.05%，患者数量从2018年29 114人上升到2021年45 906人，平均年增长率为16.4%（表2-2-26-1）。

表2-2-26-1 10大质控试点罕见病年度住院患者人数和比例

年份	罕见病患者数（人次）	HQMS（%）	罕见病住院患者数（人次）	HQMS（%）
2018	45 004	0.04	29 114	0.04
2019	51 087	0.04	34 339	0.04
2020	52 928	0.04	38 091	0.05
2021	64 298	0.05	45 906	0.05
合计	213 317	0.04	130 195	0.05

2018—2021年全国10个罕见病住院患者存在区域分布差异，其中，罕见病住院患者数占当地住院患者总数的比例高于全国平均水平的省份为北京（13 747例，0.14%）、上海（7498例，0.06%）云南（12 187例，0.06%）、广东（19 288例，0.05%）、重庆（5559例，0.05%）、天津（2460例，0.05%）和山西（5072例，0.05%）（图2-2-26-1）。

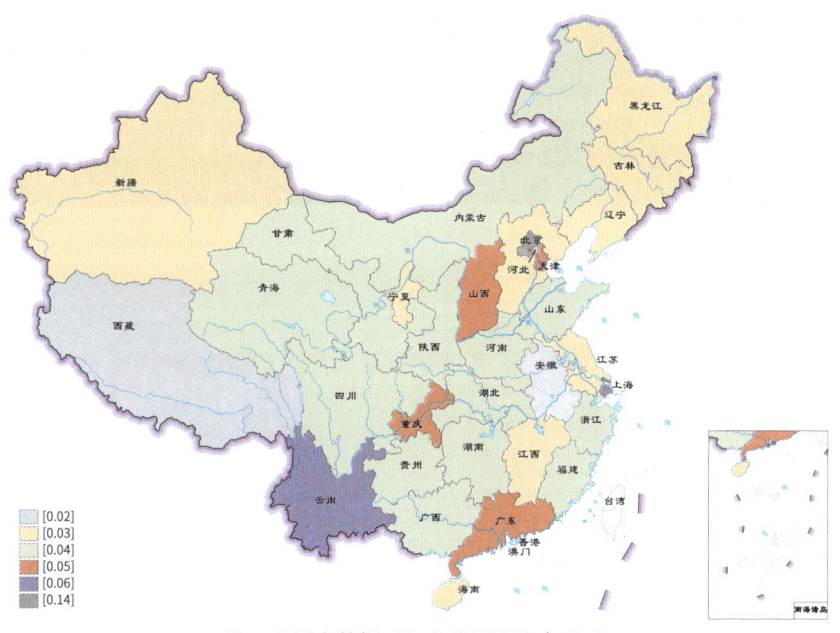

注：地图中数据不包含我国港澳台地区。

图2-2-26-1 10个罕见病住院患者区域分布情况

2. 2018—2021 年 10 个罕见病住院患者特征

10 个罕见病出院患者中，男女患者比例为 1.09 : 1，年龄分布占比最高的是 50～59 岁（38 269 例，17.64%），其余年龄占比依次为 69～69 岁（34 489 例，16.17%），40～49 岁（28 796 例，13.50%），30～39 岁（24 563 例，11.52%）和 1～9 岁（23 671 例，11.10%）（图 2-2-26-2）。

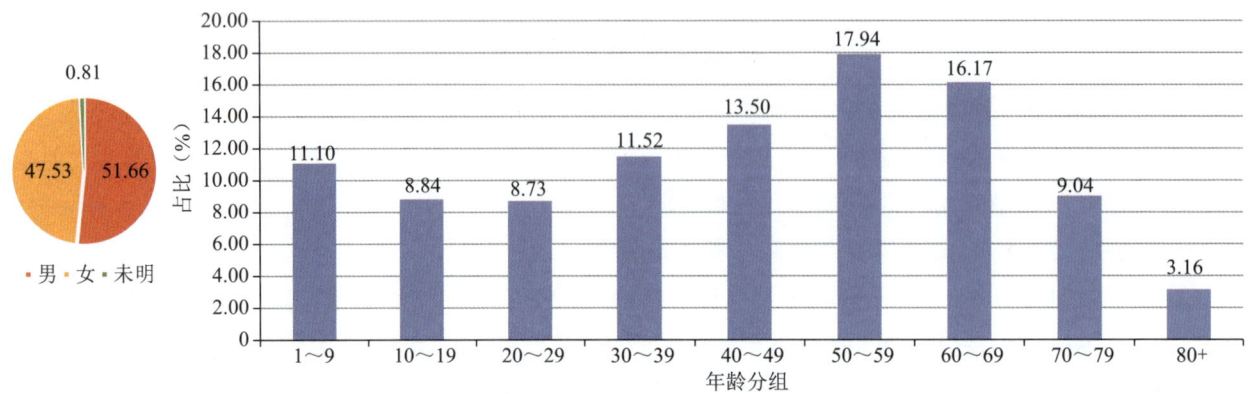

图 2-2-26-2　2018—2021 年 10 个罕见病住院患者性别和年龄分布情况

二、2017—2020 年中国首批罕见病目录药物可及性调查

根据我国《第一批罕见病目录》批准的 79 种罕见病药物（孤儿药），国家罕见病质控中心对我国 29 个省（自治区、直辖市）30 家省级医疗机构进行 2017—2020 年药物可及性和可负担性调研。可及性从市场、医院和药品 3 个层面进行衡量。

1. 我国不同地区药物可及性比较

2017—2020 年 72 种孤儿药在全国及东部、中部、西部地区的医疗机构可获得性呈显著上升趋势（27.2% 上升至 41.1%），其中，2020 年东部地区最高，为 43.0%，中部和西部地区为 36.7%（表 2-2-26-2）。2020 年医院层面的孤儿药可获得性增幅显著高于 2018 年和 2019 年。

表 2-2-26-2　2017—2020 年我国不同区域罕见病药物可及性

年份	全国		东部		中部		西部		P 值[c]
	可及性（IQR）[a]	医院特异性改变中位数（IQR）[b]	可及性（IQR）[a]	医院特异性改变中位数（IQR）[b]	可及性（IQR）[a]	医院特异性改变中位数（IQR）[b]	可及性（IQR）[a]	医院特异性改变中位数（IQR）[b]	
2017	27.2（10.4）		31.0（8.9）		24.7（27.8）		27.2（7.9）		< 0.001
2018	32.9（10.1）	1.9（5.1）**	34.8（18.7）	1.9（3.1）*	25.3（32.3）	1.3（4.7）	32.9（10.1）	3.2（6.6）*	< 0.001
2019	34.8（11.4）	1.9（3.5）	36.1（19.3）	2.5（5.4）	30.4（29.1）	3.2（2.8）	34.2（10.1）	1.3（4.7）	< 0.001
2020	41.1（12.3）	5.1（7.6）*	43.0（20.3）	3.2（10.8）	36.7（27.8）	5.1（9.2）	36.7（14.6）	8.9（9.2）*	< 0.001

注：a IQR：四分位间距，25%～75% 区间的差异；

b 各医院孤儿药可及性年度改变的中位数。各年度医院特异性改变中位数与前一年之差，由 Wilcoxon 秩和检验获得 P 值：*P < 0.05，**P < 0.01；

c 使用 Wilcoxon 秩和检验比较东部、西部、中部地区每年医院孤儿药平均可及性差异获得 P 值。

2. 2017—2020年我国不同类型的孤儿药可及性比较

截至2020年，全国药品水平可及性为43.3%，地区间无显著差异。2017—2020年孤儿药可及性有了巨大提升，可及性为"低"的药品比例从77.2%下降到62.1%，可及性为"高"的药品从0.0%上升到16.1%，各组药物可及性均呈上升趋势。截至2020年，用于"发育异常"的孤儿药在医院层面的可及性中位数最高，为71.4%。相比之下，治疗"内分泌、营养和代谢性疾病"的药物可及性最低，仅有6.67%的医疗机构有该组药品（图2-2-26-3）。

注：基于文献用以下标准描述孤儿药的可及性：无（0）：被调查机构均未发现上述孤儿药；极低（<30%）：这些孤儿药在被调查机构中很难找到；低（30%～49%）：这些孤儿药不容易找到；相对高（50%～80%）：这些孤儿药在许多被调查的机构均有；高（>80%）：这些孤儿药在大多数机构都有，可及性良好。

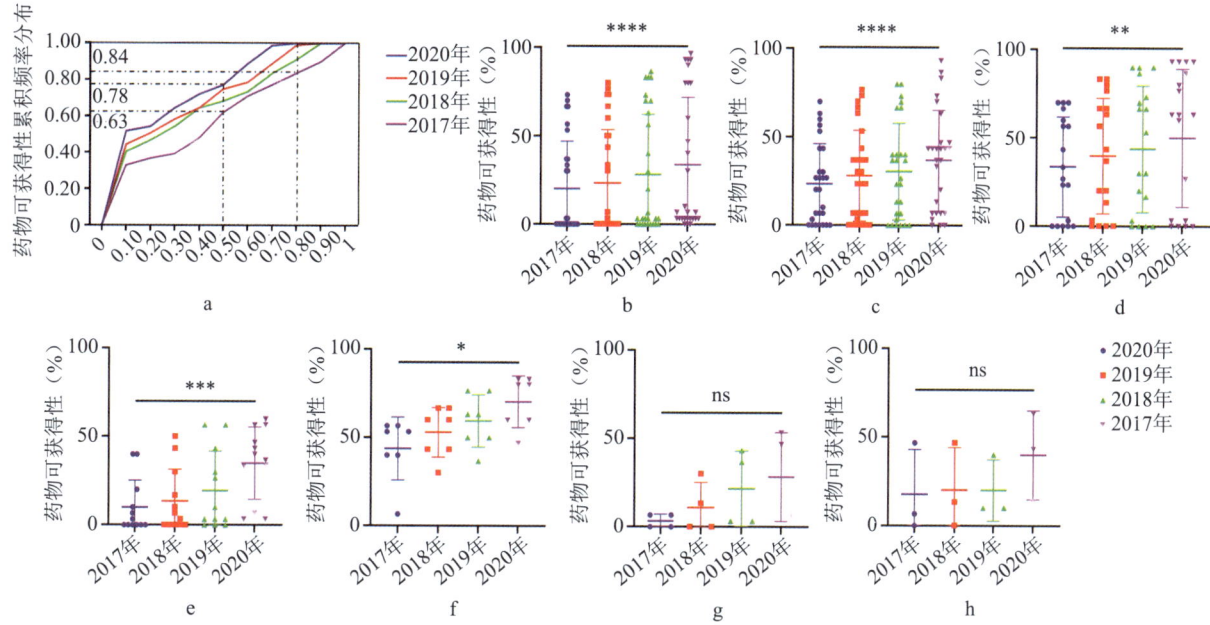

a.2017—2020年药物可及性积累频率分布；b~h 各系统罕见病药物可及性：b. 内分泌、营养、代谢疾病；c. 神经系统疾病；d. 血液和造血系统疾病；e. 循环系统疾病；f. 发育异常；g. 呼吸系统疾病；h. 免疫系统疾病。

图2-2-26-3 2017—2020年我国不同种类罕见病药物可及性情况

3. 2017—2020年我国罕见病药物和DDDc区间及药物支付情况

进一步分析国家基本医疗保险下各类药物和总药物的可负担性，调研结果显示，2017—2020年孤儿药可负担比例提高，进口药品医保负担标准提高。在城乡地区，各类患病人群的负担能力和药品总量均呈现同比上升趋势。治疗神经系统疾病的孤儿药可负担性最高，2020年城市和农村分别达到22.2%和20.2%；治疗"循环系统疾病"的孤儿药涨幅最大，在城市和农村地区分别增长了7.1和5.1个百分点（表2-2-26-3）。

表 2-2-26-3 2017—2020 年我国各疾病系统的孤儿药单价、DDDc 区间及可负担性（%）

ICD-11 分类	单价中位数（最大值~最小值）/美元汇率[a]				DDDc 中位数（最大值~最小值）/美元汇率[b]				城镇可负担率[c]（5%OOP）[d]			农村可负担率[c]（5%OOP）[d]		
	2017	2018	2019	2020	2017	2018	2019	2020	2018	2019	2020	2018	2019	2020
内分泌、营养和代谢疾病	0.02（0.00~579.02）	0.02（0.00~563.04）	0.05（0.00~563.04）	0.10（0.00~506.17）	2.10（0.06~57.32）	2.00（0.07~56.42）	2.43（0.09~1464.71）	10.77（0.07~2519.71）	15.2	17.2	18.2	15.2	15.2	16.2
神经系统疾病	0.04（0.00~3.7）	0.03（0.00~6.43）	0.03（0.00~6.67）	0.07（0.00~8574.75）	2.44（0.02~53.31）	2.62（0.03~53.31）	2.62（0.03~30.95）	3.59（0.04~857.48）	21.2	21.2	22.2	18.2	18.2	20.2
血液或造血器官疾病	0.14（0.00~904.18）	0.14（0.00~850.00）	0.14（0.00~850）	0.14（0.00~808.82）	10.68（0.00~5696.30）	10.29（0.00~5355.00）	10.24（0.00~5355.00）	10.18（0.00~5095.59）	11.1	11.1	11.1	9.1	9.1	9.1
循环系统疾病	0.20（0.07~0.97）	0.25（0.07~14.70）	0.73（0.06~3516.62）	1.35（0.06~3516.62）	15.15（1.27~131.81）	22.40（1.27~146.96）	29.38（1.27~146.96）	23.41（1.27~131.77）	2.0	4.0	9.1	1.0	1.0	8.1
发育异常	5.16（0.00~8.58）	5.00（0.00~7.65）	4.86（0.00~7.02）	4.66（0.00~7.01）	7.30（0.06~34.18）	6.84（0.07~35.89）	6.53（0.08~35.89）	6.52（0.07~32.50）	7.1	8.1	8.1	3.0	5.1	5.1
呼吸系统疾病	2.02（0.02~4.02）	2.12（0.02~4.22）	0.37（0.02~4.22）	0.23（0.02~3.2）	38.24（38.26~40.21）	39.24（36.26~42.22）	76.01（36.26~109.80）	38.24（28.57~69.22）	1.0	2.0	3.0	1.0	2.0	3.0
免疫系统疾病	0.04（0.00~0.0）	0.04（0.00~0.7）	0.07（0.00~75.49）	0.06（0.00~75.49）	0.36（0.13~0.59）	0.37（0.13~0.62）	0.59（0.12~63.4）	0.59（0.11~63.4）	2.0	2.0	3.0	2.0	2.0	3.0
总计	0.11（0.00~904.18）	0.10（0.00~850.00）	0.13（0.00~3516.62）	0.20（0.00~8574.75）	6.00（0.00~5696.30）	6.43（0.00~5355）	7.45（0.00~5355）	10.68（0.00~5095.59）	59.6	65.7	74.7	49.5	52.5	64.6

注：a 以最低规格作为被调查药品的标准。对价格进行换算，以中位数为分析对象；

b 在计算中，我们使用了以下平均值：成人体重 70 千克，儿童体重 15 千克，婴儿体重 1.5 千克；体表面积为 1.7 平方米；

c 可负担率＝各疗效组可负担药物数量/各疗效组药物数量×100%。2017 年 NMBI 的实施是年中，为了确保数据的准确性，我们从分析 2018 年的负担能力为起始；

d OOP 自费。

第二十七节 护理专业

本报告数据来源于国家护理质量数据平台,包含两部分内容:一是2021年4个季度均上报数据且完整有效的2040家二级以上综合医院(含中医综合医院)的护理专业医疗质控指标数据,其中,二级综合医院686家,三级综合医院1354家;二是2019—2021年连续3年均上报数据且完整有效的863家三级综合医院对比数据。

一、血管内导管相关血流感染发生率

本报告监测两类血管内导管相关血流感染,一是中心静脉导管(central venous catheter,CVC),二是经外周静脉置入中心静脉导管(peripherally inserted central catheter,PICC)。

(一)中心静脉导管(CVC)相关血流感染发生率

2021年2040家二级以上综合医院共上报住院患者CVC相关血流感染事件6535例次,CVC相关血流感染发生率为0.24‰,与2020年相比有所降低(2020年1572家二级以上综合医院CVC相关血流感染发生率0.25‰)。2021年二级、三级综合医院发生率分别为0.20‰和0.25‰。与以往分析结果一致,发生CVC相关血流感染的住院患者中,置管原因(图2-2-27-1)主要是抢救和监测需要,占47.87%,且同比增长8.16%;其次是长期输液,占20.46%,同比下降7.04%。导管类型以双腔导管为主(73.83%),同比下降0.83%;非抗菌导管为主(占62.05%),同比增长1.67%。

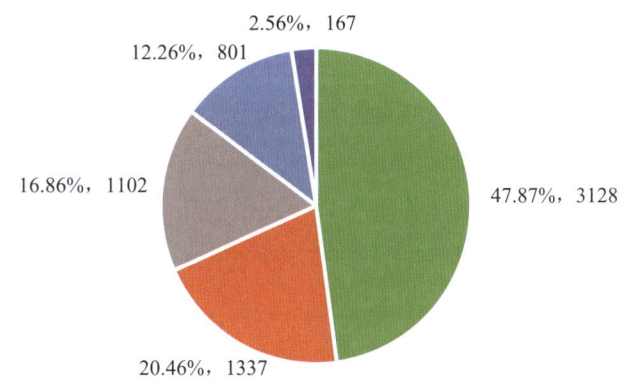

图2-2-27-1 发生CVC相关血流感染患者留置导管的原因构成

2019—2021年全国三级综合医院(863家)CVC相关血流感染发生率有所下降,2021年国家医疗质量安全改进目标将"降低血管内导管相关血流感染发生率"作为十大目标之一,凝聚行业力量、引导关注与精准改进,其成效正在显现。各省(自治区、直辖市)情况见图2-2-27-2。

(二)经外周静脉置入中心静脉导管(PICC)相关血流感染发生率

2021年2040家二级以上综合医院共上报住院患者PICC相关血流感染事件1434例次,PICC相关血流感染发生率为0.06‰,与2020年持平。其中,二级、三级综合医院发生率分别为0.05‰和0.06‰。与以往分析结果一致,发生PICC相关血流感染的住院患者中,置管原因(图2-2-27-3)主要是长期输液,占37.59%,同比增长2.01%;其次是输入化疗药物,占34.31%,同比增长2.14%;导管类型以单腔导管为主,占83.61%,同比增长1.64%;非抗菌导管为主,占68.69%,同比下降3.54%。

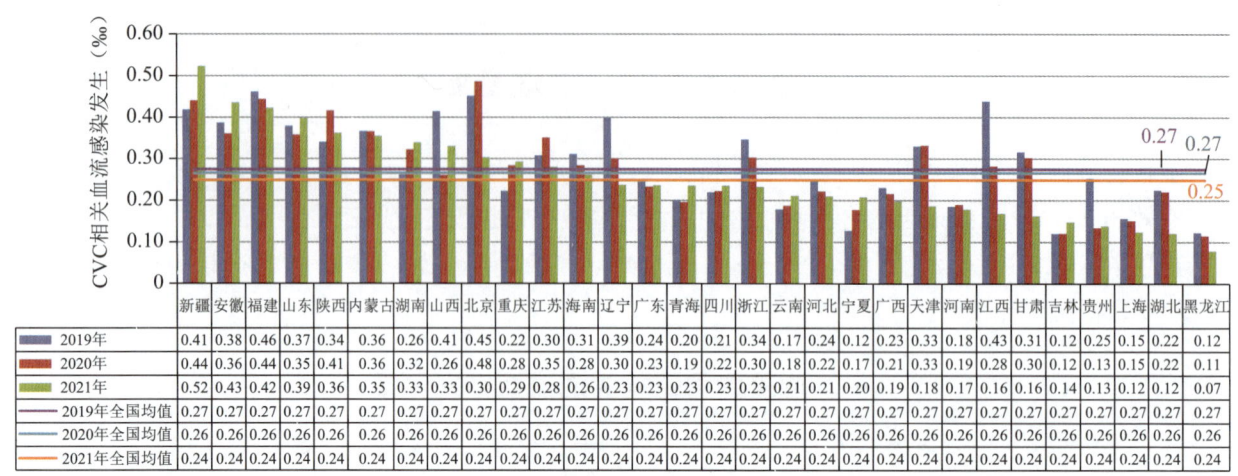

图 2-2-27-2　2019—2021 年各省（自治区、直辖市）三级综合医院 CVC 相关血流感染发生率

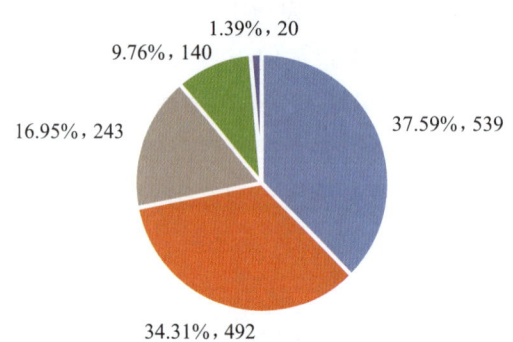

图 2-2-27-3　发生 PICC 相关血流感染患者留置导管的原因构成

2019—2021 年全国三级综合医院（863 家）PICC 相关血流感染发生率略有下降，国家医疗质量安全改进目标的发布与落实起到推进作用。各省（自治区、直辖市）情况见图 2-2-27-4。

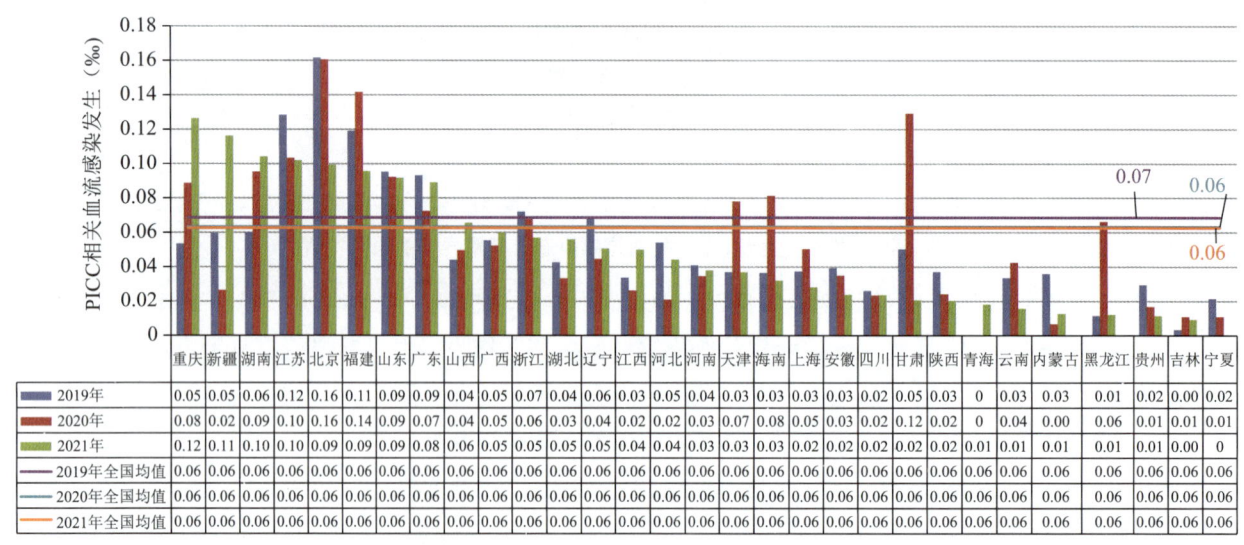

图 2-2-27-4　2019—2021 年各省（自治区、直辖市）三级综合医院 PICC 相关血流感染发生

二、住院患者跌倒发生率

2021年二级、三级综合医院住院患者跌倒发生率中位数[M（p25，p75）]分别为0.07‰（0.03‰，0.12‰）和0.06‰（0.03‰，0.10‰）（图2-2-27-5）；平均值分别为0.08‰和0.07‰。跌倒伤害占比中位数[M（p25，p75）]分别为66.67%（50.00%，85.17%）和63.16%（50.94%，76.00%）（图2-2-27-6）；平均值分别为61.65%和60.07%。

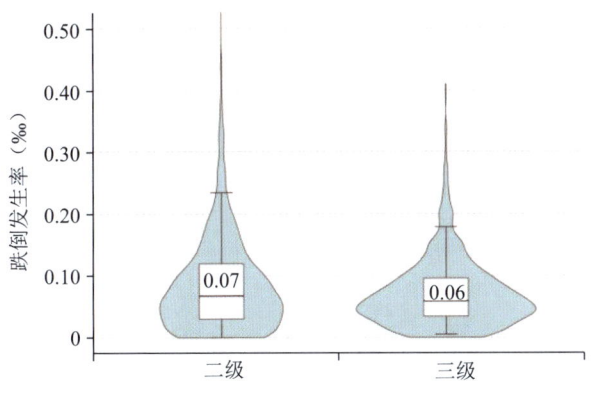

图2-2-27-5　2021年二级、三级综合医院住院患者跌倒发生率

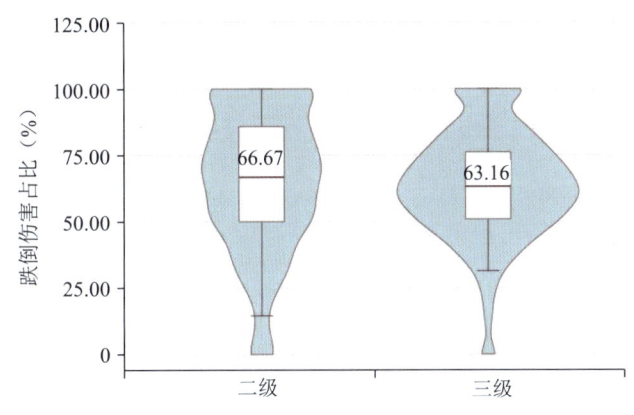

图2-2-27-6　2021年二级、三级综合医院住院患者跌倒伤害占比

2021年2040家二级以上综合医院共上报住院患者跌倒发生事件49 844例次。进一步分析发现，发生跌倒的住院患者中，以65岁及以上的老龄人群为主，占63.47%，同比增长2.99%；跌倒前患者的活动能力以活动自如居多，占53.91%（图2-2-27-7）；患者在如厕时发生跌倒居多，占32.81%（图2-2-27-8）；跌倒发生时间以早晨06：00～08：00为多，占13.15%（图2-2-27-9），同比增长4.45%，且此时间段护患比中位数为1：27（图2-2-27-10），护士人力配置相对较低，且与2020年同时间段护患比中位数1：25相比，护士人力负荷进一步加剧。建议除加强关注老龄、活动不便等跌倒高风险人群，以及如厕、06：00～08：00时间段等跌倒高风险环节外，对活动自如人群的跌倒健康教育亦不容忽视。此外，06：00～08：00时间段内护士人力配置应引发关注、思考与改进。

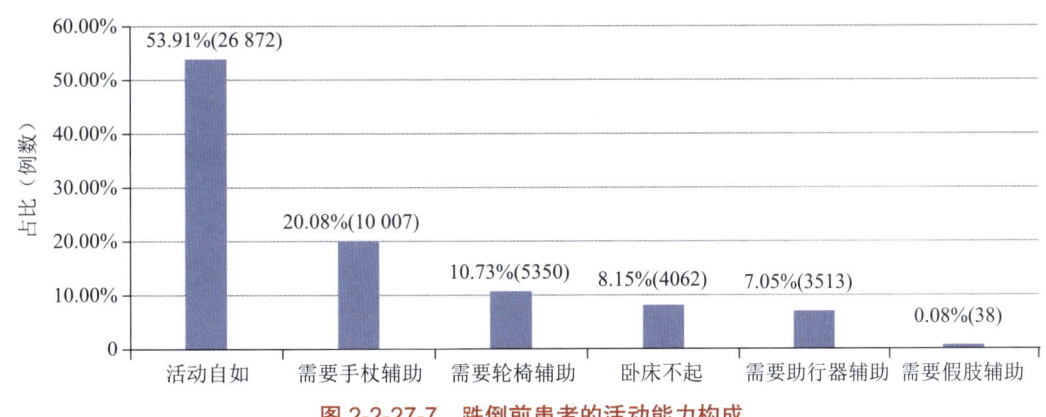

图2-2-27-7　跌倒前患者的活动能力构成

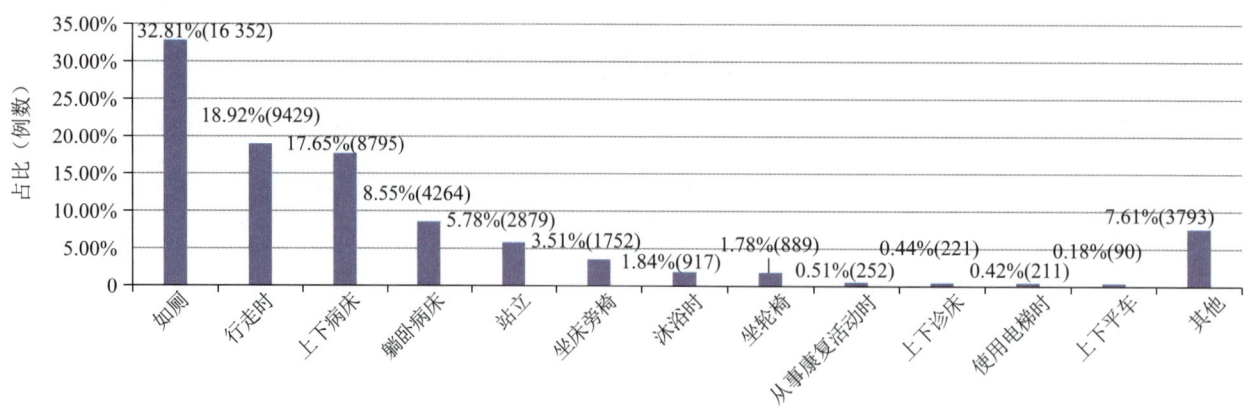

图 2-2-27-8　跌倒发生时患者的活动过程构成①

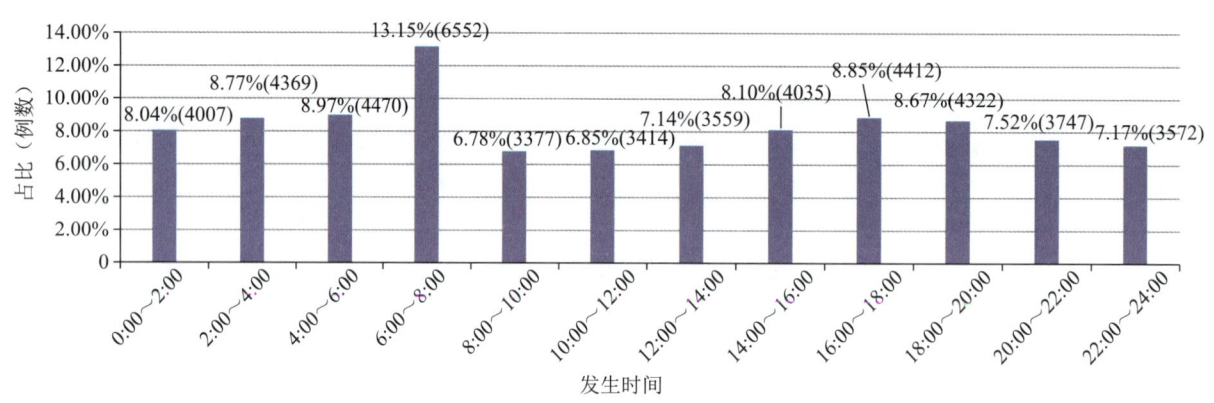

图 2-2-27-9　跌倒发生时间构成②

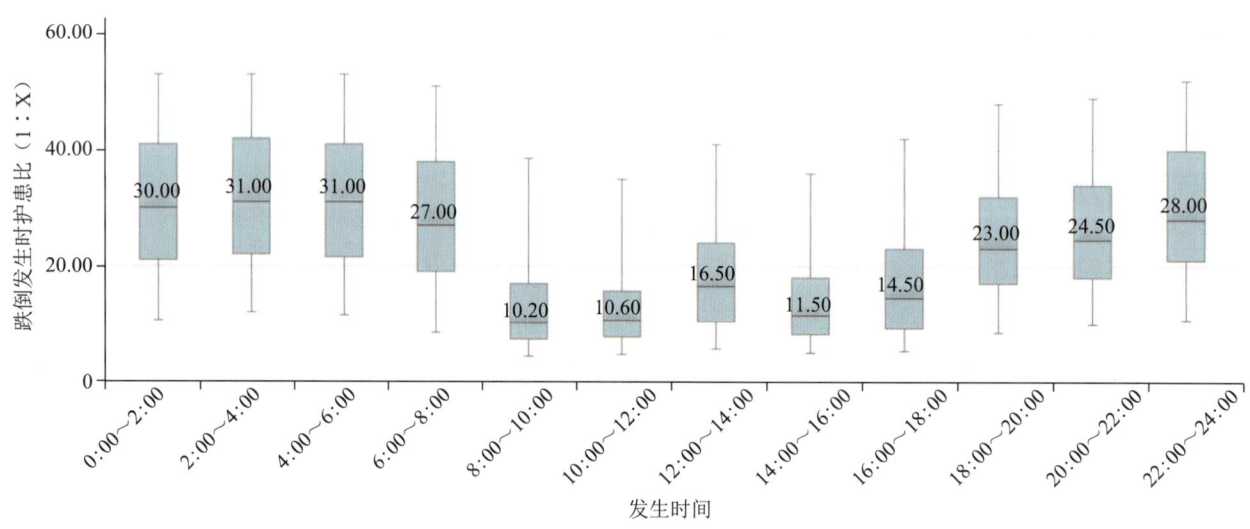

图 2-2-27-10　跌倒发生时间段的护患比

2019—2021 年全国三级综合医院（863 家）住院患者跌倒发生率中位数未发生变化（均为 0.06‰），但跌倒伤害占比逐年下降，可能与无伤害跌倒事件上报增多有关，一方面说明上报医院对跌倒指标的理解加深，另一方面说明医疗质量安全事件信息记录、报告制度与文化建设取得一定成效。各省（自治区、直辖市）情况见图 2-2-27-11、图 2-2-27-12。

---

① 在上报的 49 844 例次跌倒相关信息中，有 2 例次患者跌倒发生时的活动过程无法确定，此处对 49 842 例次跌倒相关信息进行分析。

② 在上报的 49 844 例次跌倒相关信息中，有 8 例次患者跌倒发生时段无法确定，此处对 49 836 例次跌倒相关信息进行分析。

三、住院患者 2 期及以上院内压力性损伤发生率

2021 年二级、三级综合医院住院患者 2 期及以上院内压力性损伤（pressure injury，PI）发生率中位数［M(p25，p75)］相同，均为 0.01%(0.00%，0.03%)（图 2-2-27-13）；平均值分别为 0.03% 和 0.02%。2 期及以上 PI 中，器械相关 PI 占 8.58%，和 2020 年（11.21%）与 2019 年（9.69%）相比有所下降。

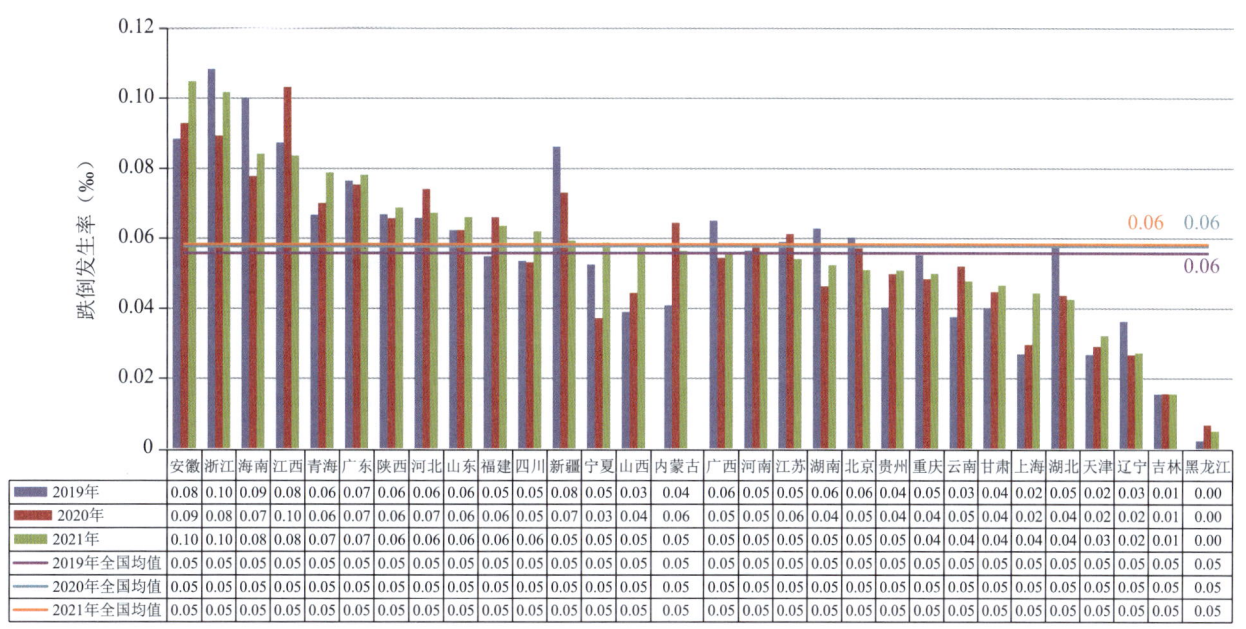

图 2-2-27-11　2019—2021 年各省（自治区、直辖市）三级综合医院跌倒发生率

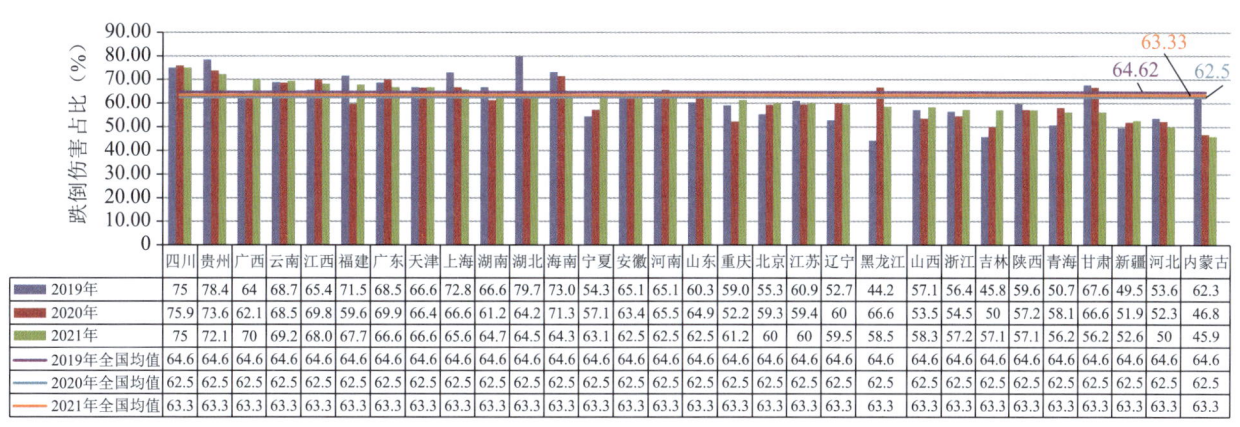

图 2-2-27-12　2019—2021 年各省（自治区、直辖市）三级综合医院跌倒伤害占比

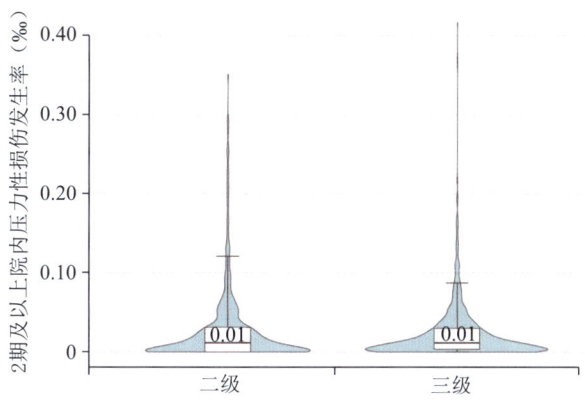

图 2-2-27-13　2021 年二级、三级综合医院住院患者 2 期及以上院内压力性损伤发生率

2021年2040家二级以上综合医院共上报住院患者2期及以上PI事件17 572例。进一步分析发现，发生2期及以上PI的住院患者中，98.60%的患者入病区时进行了PI风险评估，风险评估工具以Braden居多（93.66%），评估结果显示高风险患者占62.84%；而患者在发生PI前24小时内进行风险评估的仅有49.21%，因此应关注病区患者的PI管理与预防，建议加强高风险患者风险评估以及评估后相应措施的制定、执行、监测与再评估。

2019—2021年全国三级综合医院（863家）住院患者2期及以上PI发生率中位数略有下降；各省（自治区、直辖市）情况见图2-2-27-14。

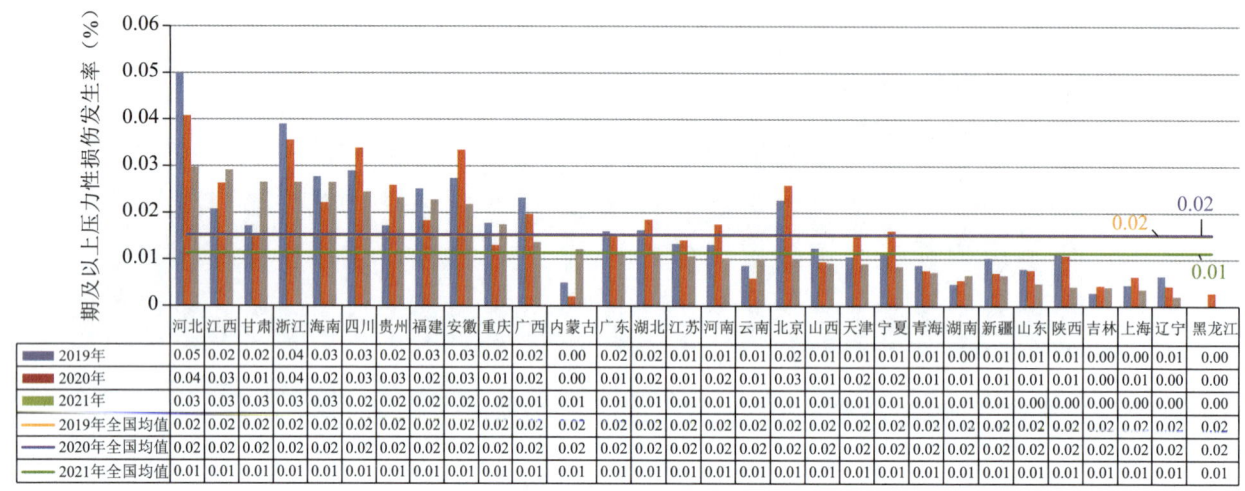

图2-2-27-14　2019—2021年各省（自治区、直辖市）三级综合医院2期及以上院内压力性损伤发生率

第二十八节 药事管理专业

2021年全国医疗质量抽样调查共有31个省（自治区、直辖市）5119家医疗机构参与药事管理专业数据填报。根据数据上报情况，选择有效数据占比≥60%的综合医院作为样本医院，全国共计4112家（占80.33%）综合医院纳入统计，其中公立综合医院3448家，民营综合医院664家。3448家公立综合医院中三级公立医院1280家（包括委属委管医院24家），二级公立医院2168家；664家民营综合医院中三级民营医院104家，二级民营医院560家。

一、住院患者静脉输液使用率

2021年全国住院患者静脉输液使用率总体为87.25%，总体呈下降趋势。其中委属委管、三级公立、二级公立、三级民营、二级民营医院的住院患者静脉输液使用率分别为85.27%、85.53%、88.81%、87.23%和89.66%（图2-2-28-1、图2-2-28-2）。

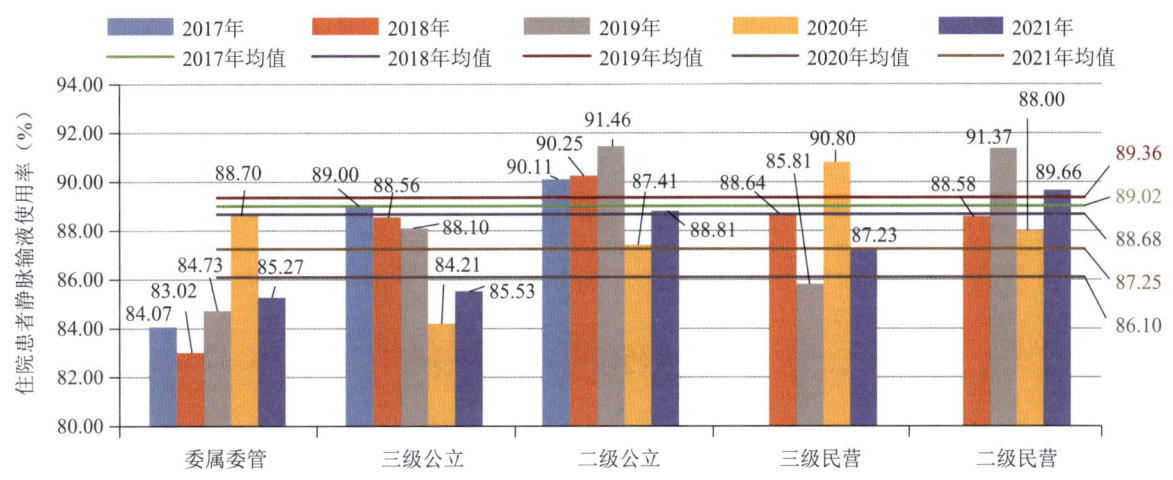

图2-2-28-1　2017—2021年全国各级各类医院住院患者静脉输液使用率

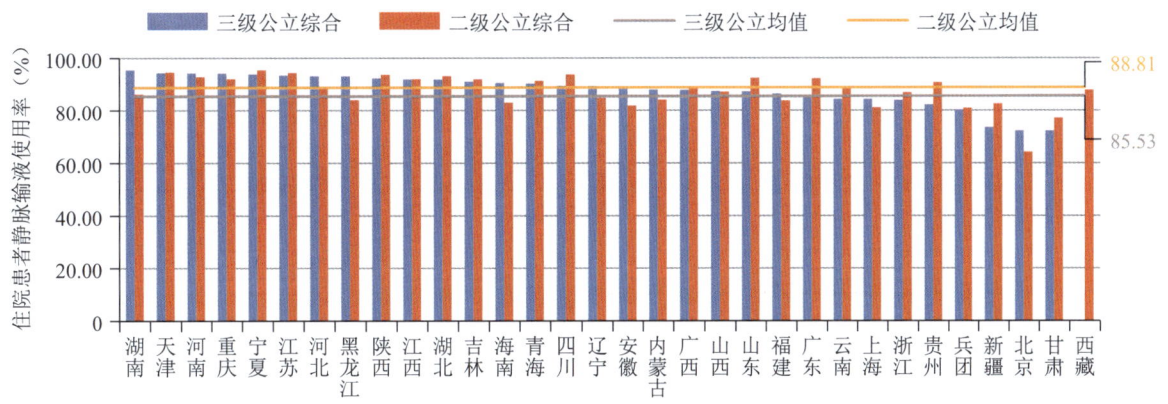

图2-2-28-2　2021年各省（自治区、直辖市）二级、三级公立综合医院住院患者静脉输液使用率

二、住院患者抗菌药物注射剂静脉输液使用率

2021年全国住院患者抗菌药物注射剂静脉输液使用率总体为39.96%，较2020年增加了0.82个百分点，其中委属委管、三级公立、二级公立、三级民营、二级民营医院住院患者抗菌药物注射剂静脉输液使用率分别为27.07%、36.45%、42.68%、39.26%和47.63%（图2-2-28-3、图2-2-28-4）。

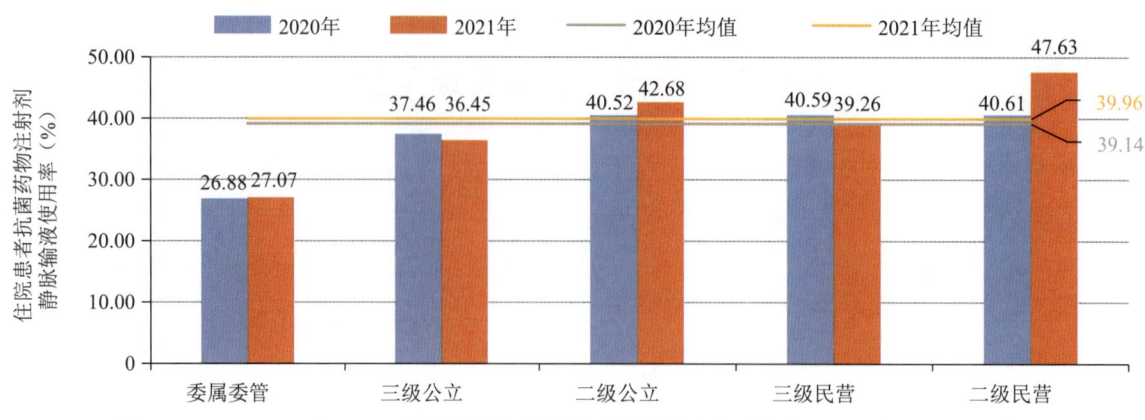

图 2-2-28-3　2020 与 2021 年全国各级各类医院住院患者抗菌药物注射剂静脉输液使用率

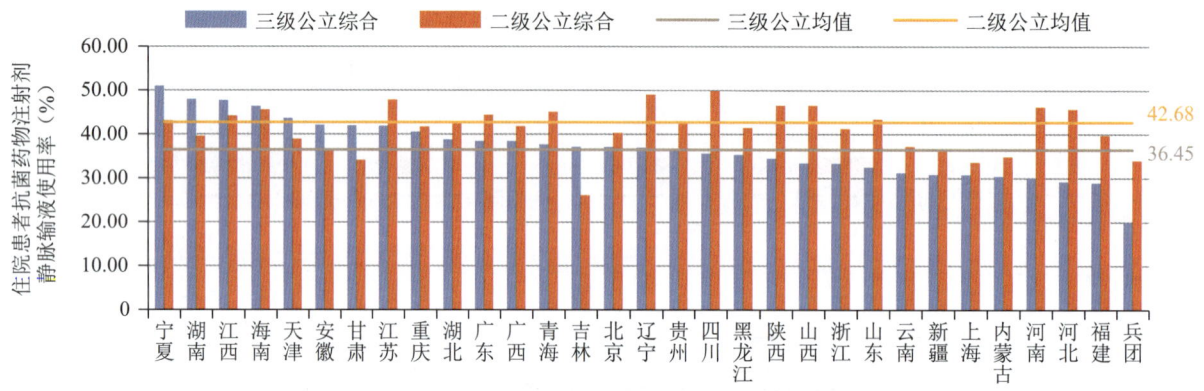

图 2-2-28-4　2021 年各省（自治区、直辖市）二级、三级公立综合医院住院患者抗菌药物注射剂静脉输液使用率

三、住院患者中药注射剂静脉输液使用率

2021 年全国住院患者中药注射剂静脉输液使用率总体为 16.37%，较 2020 年降低 1.73 个百分点，其中委属委管、三级公立、二级公立、三级民营、二级民营医院住院患者中药注射剂静脉输液使用率分别为 5.74%、13.17%、19.35%、15.89% 和 22.26%（图 2-2-28-5、图 2-2-28-6）。

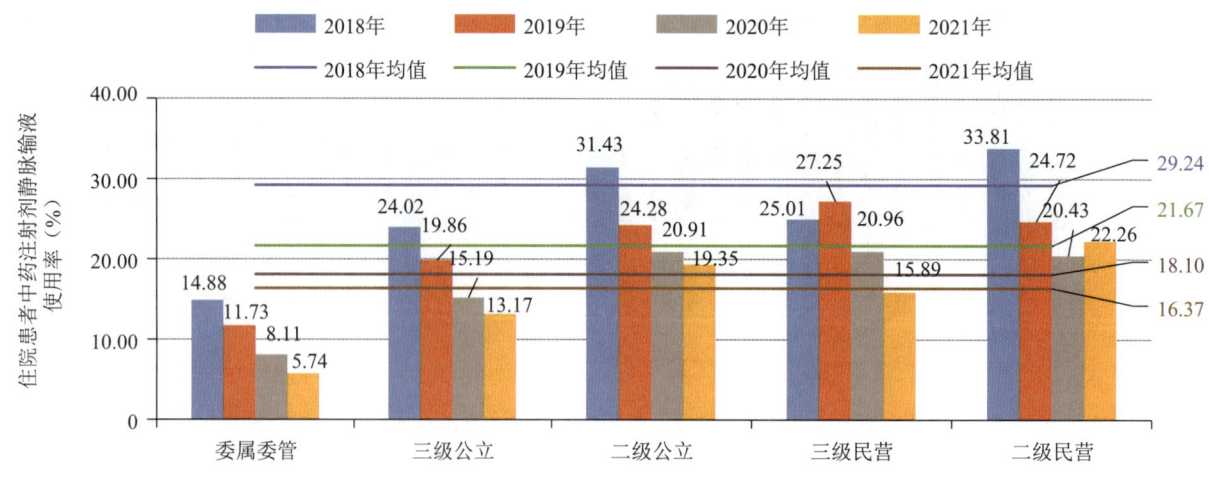

图 2-2-28-5　2018—2021 年全国各级各类医院住院患者中药注射剂静脉输液使用率

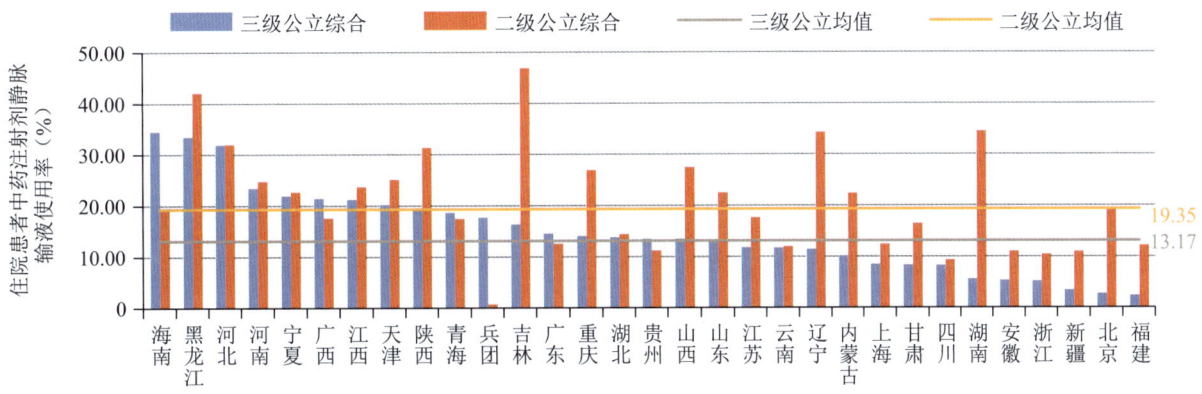

图 2-2-28-6 2021年各省（自治区、直辖市）二级、三级公立综合医院住院患者中药注射剂静脉输液使用率

四、住院患者质子泵抑制药注射剂静脉使用率

2021年全国住院患者质子泵抑制药注射剂静脉使用率总体为14.86%，较2020年降低4.25个百分点，其中委属委管、三级公立、二级公立、三级民营、二级民营医院住院患者质子泵抑制药注射剂静脉使用率分别为15.72%、14.92%、15.00%、14.49%和13.71%（图2-2-28-7、图2-2-28-8）。

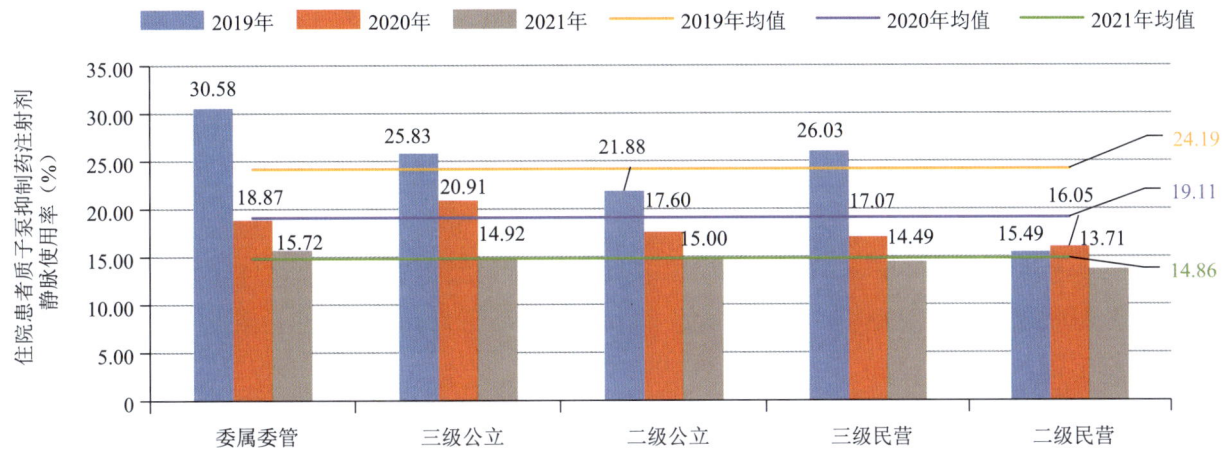

图 2-2-28-7 2019—2021年全国各级各类医院住院患者质子泵抑制药注射剂静脉使用率

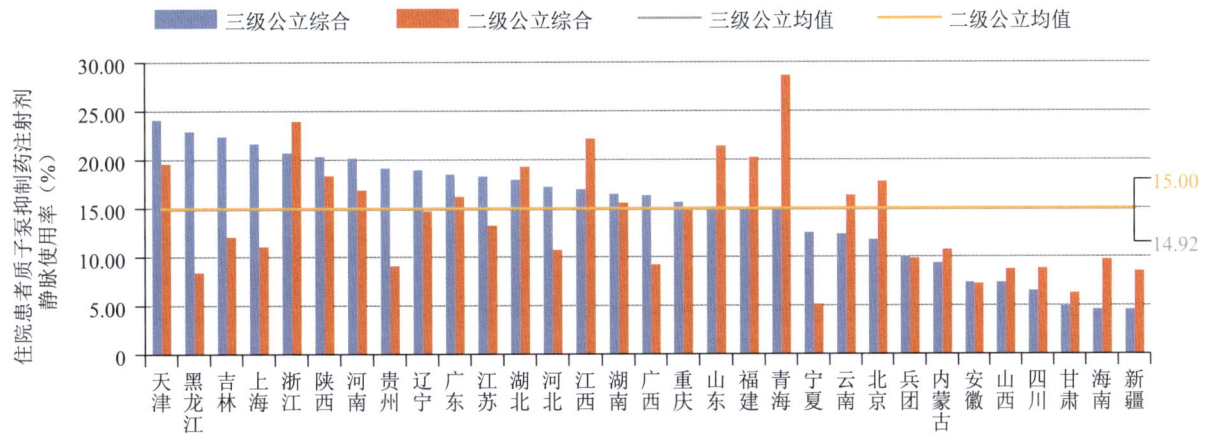

图 2-2-28-8 2021年各省（自治区、直辖市）二级、三级公立综合医院住院患者质子泵抑制药注射剂静脉使用率

第二十九节　临床检验专业

2021 年临床检验专业的数据来源于 NCIS 全国医疗质量抽样调查系统，共 13 796 家二级及以上医疗机构填报了临床检验专业相关数据。按照数据填报完整度、逻辑性等原则进行数据整理，最终纳入 6894 家医疗机构数据进行分析，其中综合医院 4948 家，专科医院 1946 家。

一、抗凝标本凝集率

以生化专业为例，不同等级和所有制类型综合医院纳入分析抗凝标本凝集率结果显示，三级公立综合医院（含委属委管医院）的均值低于二级公立综合医院和民营综合医院，二级公立综合医院的中位数低于三级公立综合医院（含委属委管医院）和民营综合医院（表 2-2-29-1）。

表 2-2-29-1　综合医院生化专业抗凝标本凝集率分布情况（%）

医院类别	实验室数	均值	第 5 百分位数	第 25 百分位数	中位数	第 75 百分位数	第 95 百分位数
三级公立综合	1293	0.214	0.000	0.005	0.039	0.156	0.730
二级公立综合	1741	0.458	0.000	0.000	0.037	0.185	1.471
民营综合	472	0.740	0.000	0.000	0.039	0.251	2.864

三级公立综合医院（含委属委管医院）生化专业抗凝标本凝集率全国中位数为 0.039%，二级公立综合医院全国中位数为 0.037%。按照省份对公立综合医院中位数升序排列结果显示，三级公立综合医院中黑龙江中位数较低，二级公立综合医院中兵团和山西中位数较低（图 2-2-29-1）；民营综合医院全国中位数为 0.039%，其中安徽、江苏、宁夏、山东、天津、云南和浙江中位数较低（图 2-2-29-2）。个别省（自治区、直辖市）纳入统计的医疗机构数量相对较少（少于 3 家），中位数可比性较差，结果未予列出。

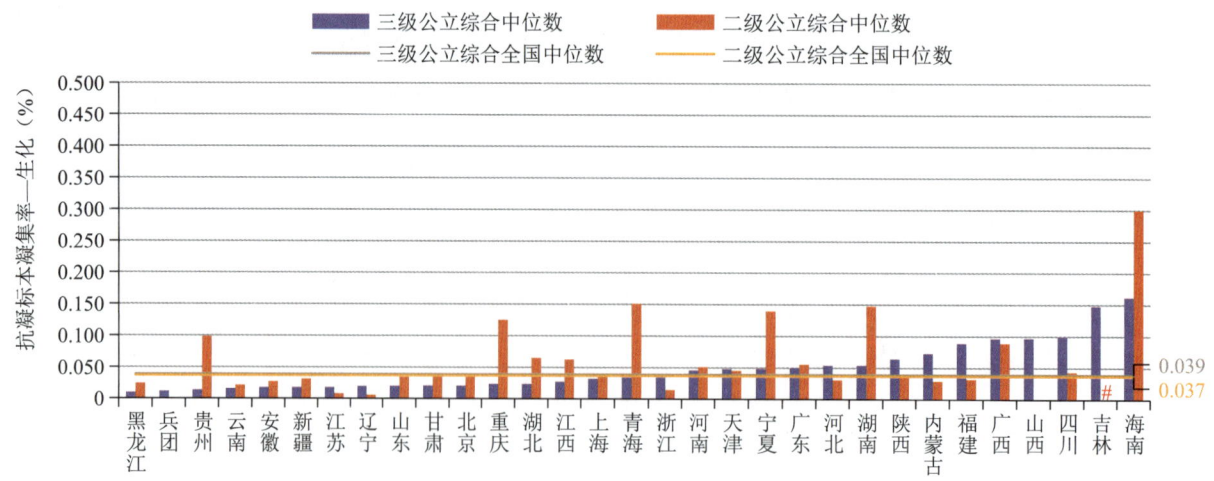

注：# 表示二级公立医院数量少于 3 家，结果未予列出。

图 2-2-29-1　各省（自治区、直辖市）公立综合医院生化专业抗凝标本凝集率中位数

不同等级和所有制类型专科医院纳入分析生化专业抗凝标本凝集率结果显示，三级公立专科医院（含委属委管医院）的均值低于二级公立专科医院和民营专科医院；而二级公立专科医院和民营专科医院的中位数低于三级公立专科医院（含委属委管医院）（表 2-2-29-2）。

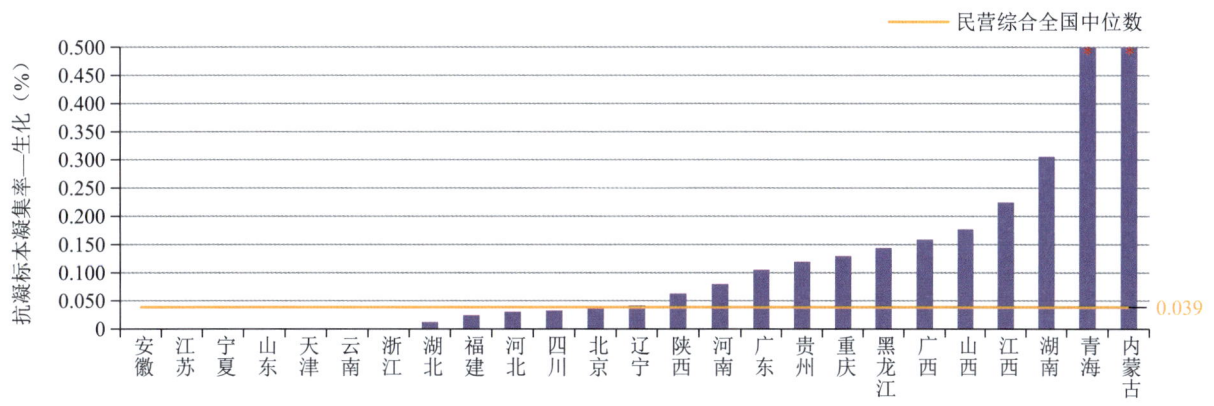

注：* 表示柱子超出图表范围。

图 2-2-29-2　各省（自治区、直辖市）民营综合医院生化专业抗凝标本凝集率中位数

表 2-2-29-2　专科医院生化专业抗凝标本凝集率分布情况（%）

医院类别	实验室数	均值	第 5 百分位数	第 25 百分位数	中位数	第 75 百分位数	第 95 百分位数
三级公立专科	363	0.337	0.000	0.000	0.033	0.197	1.362
二级公立专科	447	0.350	0.000	0.000	0.000	0.137	1.610
民营专科	112	0.518	0.000	0.000	0.000	0.115	1.817

三级公立专科医院（含委属委管医院）生化专业抗凝标本凝集率全国中位数为 0.033%，二级公立专科医院全国中位数为 0.000%。按照省份对公立专科医院中位数升序排列结果显示，三级公立专科医院中甘肃、湖北、内蒙古、陕西和黑龙江中位数较低，二级公立专科医院中甘肃、湖北、内蒙古、陕西、福建、云南、安徽、四川、重庆、天津、浙江、山东、新疆、江苏、江西、河北、北京和宁夏中位数较低（图 2-2-29-3）。民营专科医院全国中位数为 0.000%，其中安徽、广东、河南、江苏、辽宁、山东、陕西、天津和云南中位数较低（图 2-2-29-4）。个别省（自治区、直辖市）纳入统计的医疗机构数量相对较少（少于 3 家），中位数可比性较差，结果未予列出。

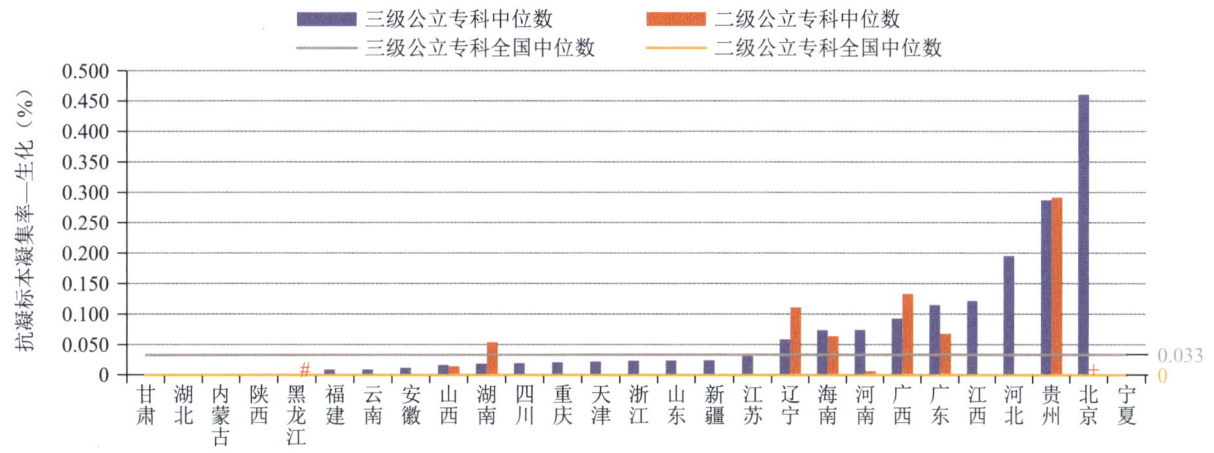

注：+ 表示三级公立医院数量少于 3 家，# 表示二级公立医院数量少于 3 家，结果均未予列出。

图 2-2-29-3　各省（自治区、直辖市）公立专科医院生化专业抗凝标本凝集率中位数

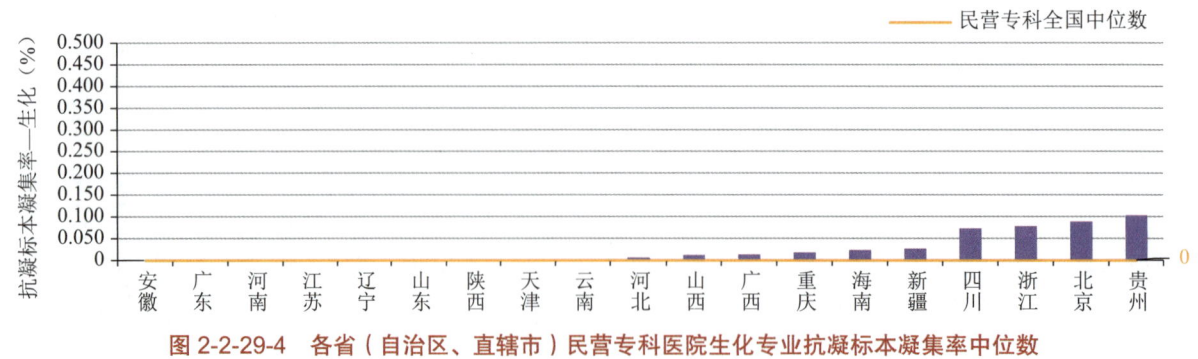

图 2-2-29-4　各省（自治区、直辖市）民营专科医院生化专业抗凝标本凝集率中位数

二、血培养污染率

不同等级和所有制类型综合医院纳入分析血培养污染率结果显示，三级公立综合医院（含委属委管医院）均值低于二级公立综合医院和民营综合医院；而民营综合医院中位数低于三级公立综合医院（含委属委管医院）和二级公立综合医院（表2-2-29-3）。

表 2-2-29-3　综合医院血培养污染率分布情况（%）

医院类别	实验室数	均值	第5百分位数	第25百分位数	中位数	第75百分位数	第95百分位数
三级公立综合	1433	1.064	0.000	0.240	0.690	1.297	2.897
二级公立综合	1968	1.220	0.000	0.000	0.333	1.136	4.150
民营综合	477	2.538	0.000	0.000	0.261	1.058	4.854

三级公立综合医院（含委属委管医院）血培养污染率全国中位数为0.690%，二级公立综合医院全国中位数为0.333%。按照省份对公立综合医院中位数升序排列结果显示，三级公立综合医院中辽宁中位数较低，二级公立综合医院中辽宁、甘肃、黑龙江、山西、内蒙古和天津中位数较低（图2-2-29-5）。民营综合医院全国中位数为0.261%，其中天津、河北、辽宁、山西、黑龙江、广西、四川和青海中位数较低（图2-2-29-6）。个别省（自治区、直辖市）纳入统计的医疗机构数量相对较少（少于3家），中位数可比性较差，结果未予列出。

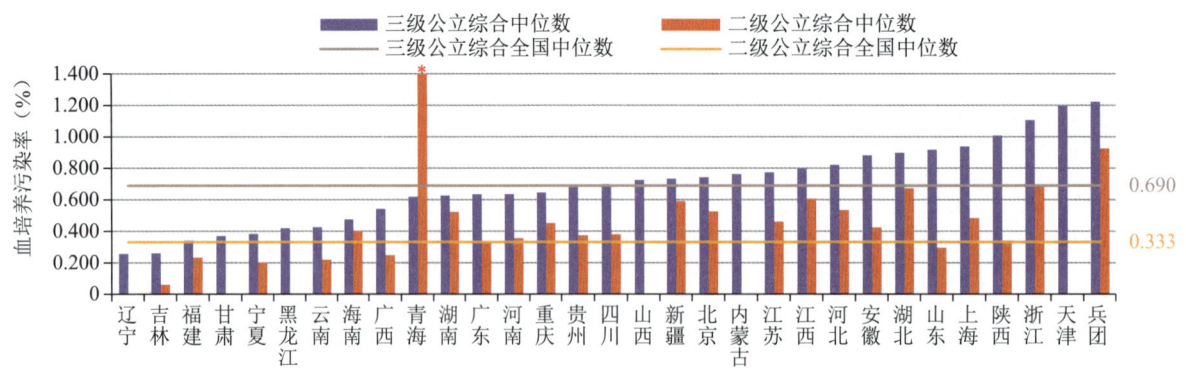

注：*表示柱子超出图表范围。

图 2-2-29-5　各省（自治区、直辖市）公立综合医院血培养污染率中位数

不同等级和所有制类型专科医院纳入分析血培养污染率结果显示，三级公立专科医院（含委属委管医院）均值低于二级公立专科医院和民营专科医院；而二级公立专科医院和民营专科医院中位数低于三级公立专科医院（含委属委管医院）（表2-2-29-4）。

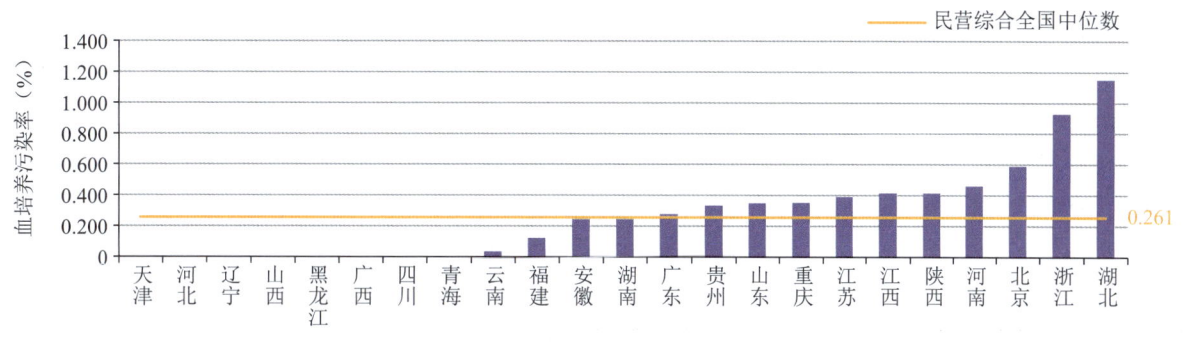

图 2-2-29-6 各省（自治区、直辖市）民营综合医院血培养污染率中位数

表 2-2-29-4 专科医院血培养污染率分布情况（%）

医院类别	实验室数	均值	第 5 百分位数	第 25 百分位数	中位数	第 75 百分位数	第 95 百分位数
三级公立专科	428	1.005	0.000	0.023	0.420	0.989	2.640
二级公立专科	413	1.207	0.000	0.000	0.000	0.876	3.715
民营专科	90	1.908	0.000	0.000	0.000	0.425	5.460

三级公立专科医院（含委属委管医院）血培养污染率全国中位数为 0.420%，二级公立专科医院全国中位数为 0.000%。按照省份对公立专科医院中位数升序排列结果显示，三级公立专科医院中内蒙古中位数较低，二级公立专科医院中辽宁、贵州、云南、重庆、安徽、河南、山东、四川、江苏、湖北、北京和宁夏中位数较低（图 2-2-29-7）。民营专科医院全国中位数为 0.000%，其中北京、天津、辽宁、江苏、山东、广东、四川、云南和新疆中位数较低（图 2-2-29-8）。个别省（自治区、直辖市）纳入统计的医疗机构数量相对较少（少于 3 家），中位数可比性较差，结果未予列出。

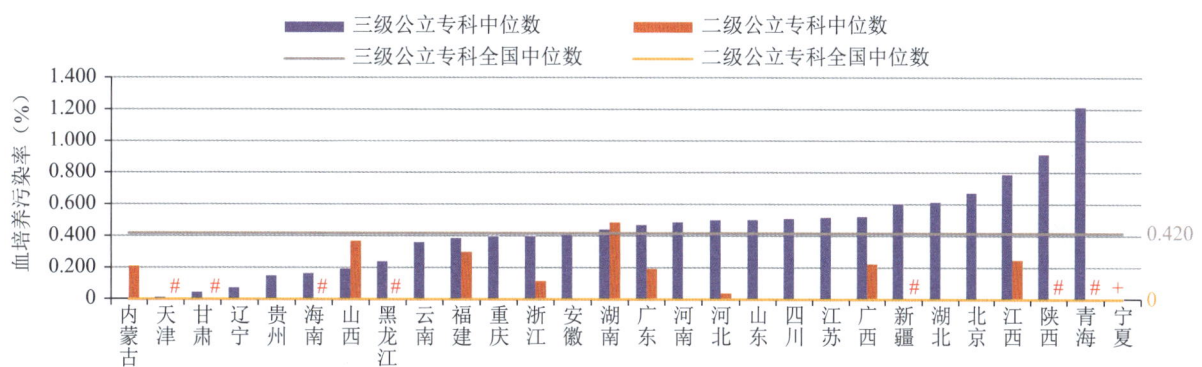

注：+ 表示三级公立医院数量少于 3 家，# 表示二级公立医院数量少于 3 家，结果均未予列出。

图 2-2-29-7 各省（自治区、直辖市）公立专科医院血培养污染率中位数

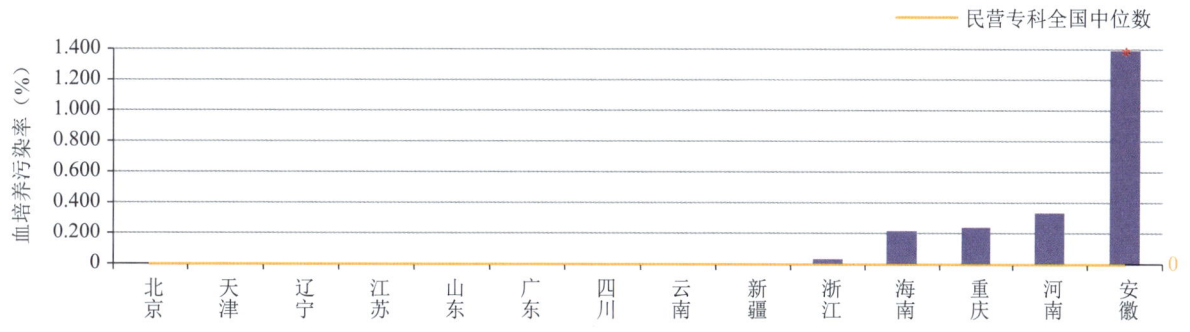

注：* 表示柱子超出图表范围。

图 2-2-29-8 各省（自治区、直辖市）民营专科医院血培养污染率中位数

三、检验前周转时间中位数

以急诊生化为例，不同等级和所有制类型综合医院纳入分析检验前周转时间中位数结果显示，二级公立综合医院均值低于三级公立综合医院（含委属委管医院）和民营综合医院；而民营综合医院中位数低于三级公立综合医院（含委属委管医院）和二级公立综合医院（表2-2-29-5）。

表2-2-29-5 综合医院急诊生化检验前周转时间中位数分布情况（%）

医院类别	实验室数	均值	第5百分位数	第25百分位数	中位数	第75百分位数	第95百分位数
三级公立综合	1404	29.83	8.00	16.00	25.00	37.00	63.85
二级公立综合	2502	27.12	5.00	10.00	20.00	30.00	51.00
民营综合	766	30.08	4.00	10.00	15.00	25.00	47.75

三级公立综合医院（含委属委管医院）急诊生化检验前周转时间中位数全国中位数为25.00分钟，二级公立综合医院全国中位数为20.00分钟。按照省份对公立综合医院中位数升序排列结果显示，三级公立综合医院中上海中位数较低，二级公立综合医院中辽宁、吉林、内蒙古、山西、云南和河北中位数较低（图2-2-29-9）；民营综合医院全国中位数为15.00分钟，其中宁夏中位数较低（图2-2-29-10）。个别省（自治区、直辖市）纳入统计的医疗机构数量相对较少（少于3家），中位数可比性较差，结果未予列出。

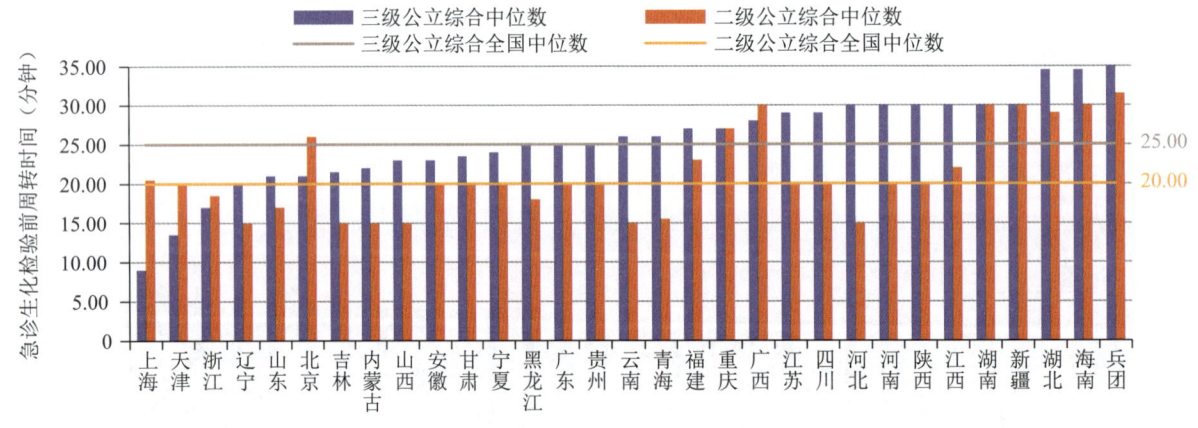

图2-2-29-9 各省（自治区、直辖市）公立综合医院急诊生化检验前周转时间中位数

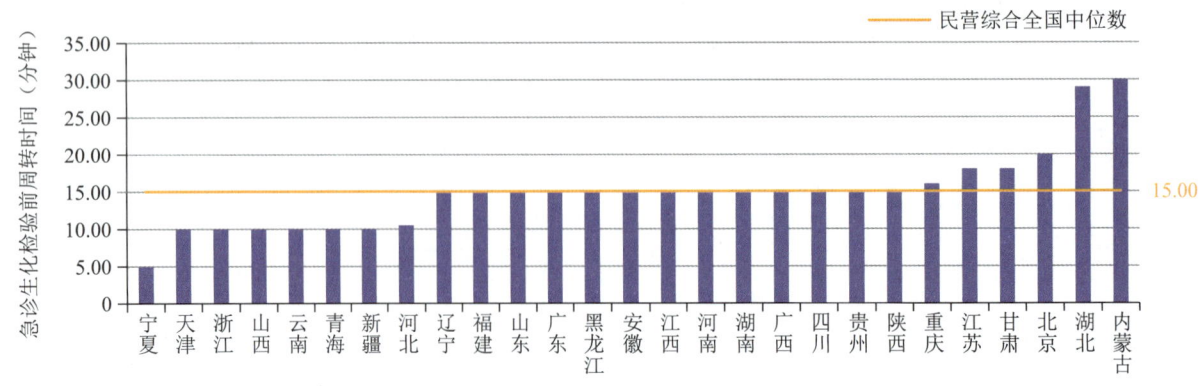

图2-2-29-10 各省（自治区、直辖市）民营综合医院急诊生化检验前周转时间中位数

不同等级和所有制类型专科医院纳入分析急诊生化检验前周转时间中位数结果显示，三级公立专科医院（含委属委管医院）均值低于二级公立专科医院和民营专科医院；而民营专科医院中位数低于三级公立专科医院（含委属委管医院）和二级公立专科医院（表2-2-29-6）。

表2-2-29-6　专科医院急诊生化检验前周转时间中位数情况（%）

医院类别	实验室数	均值	第5百分位数	第25百分位数	中位数	第75百分位数	第95百分位数
三级公立专科	478	25.41	8.00	15.00	20.50	30.00	60.00
二级公立专科	916	102.30	4.00	10.00	15.00	25.00	55.00
民营专科	282	228.65	1.00	10.00	10.00	20.00	58.30

三级公立专科医院（含委属委管医院）急诊生化检验前周转时间中位数全国中位数为20.50分钟，二级公立专科医院全国中位数为15.00分钟。按照省份对公立专科医院中位数进行升序排列结果显示，三级公立专科医院中四川中位数较低，二级公立专科医院中山东、黑龙江、贵州和宁夏中位数较低（图2-2-29-11）。民营专科医院急诊生化检验前周转时间中位数全国中位数为10.00分钟，其中江苏中位数较低（图2-2-29-12）。个别省份纳入统计的医疗机构数量相对较少（少于3家），中位数可比性较差，结果未予列出。

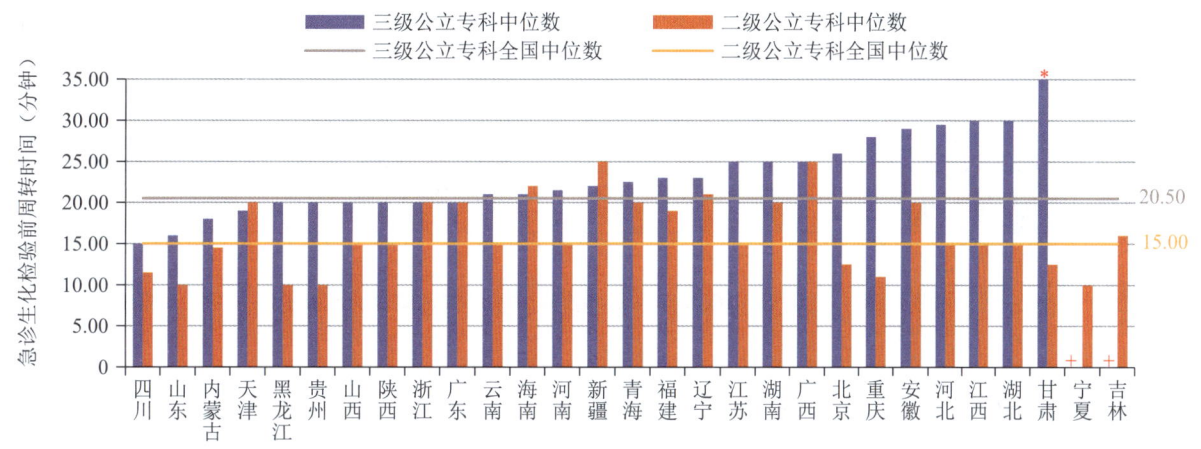

注：+表示三级公立医院数量少于3家，结果未予列出；*表示柱子超出图表范围。

图2-2-29-11　各省（自治区、直辖市）公立专科医院急诊生化检验前周转时间中位数

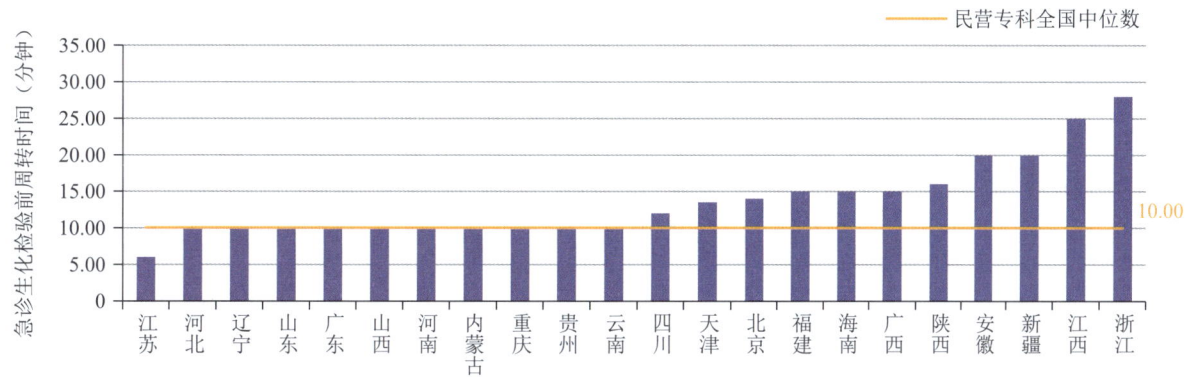

图2-2-29-12　各省（自治区、直辖市）民营专科医院急诊生化检验前周转时间中位数

第三十节 病理专业

2021年病理专业的数据来源于NCIS全国医疗质量抽样调查系统，按照数据填报完整度、逻辑性等原则进行数据清洗，最终有3040家医疗机构纳入分析，其中，三级公立医院1556家（含委属委管医院24家），二级公立医院1225家，民营医院259家。

一、术中快速病理诊断及时率

术中快速病理诊断可缩短手术医师的等待/手术时间。2021年全国术中快速病理诊断及时率总体为96.90%，较前2年略有上升。其中委属委管医院与其他类型医院相比，2021年较2020年涨幅较为明显，提升了1.81个百分点。从省际维度看，2021年各省（自治区、直辖市）三级、二级公立医院术中快速病理诊断及时率均在90%以上（图2-2-30-1、图2-2-30-2）。

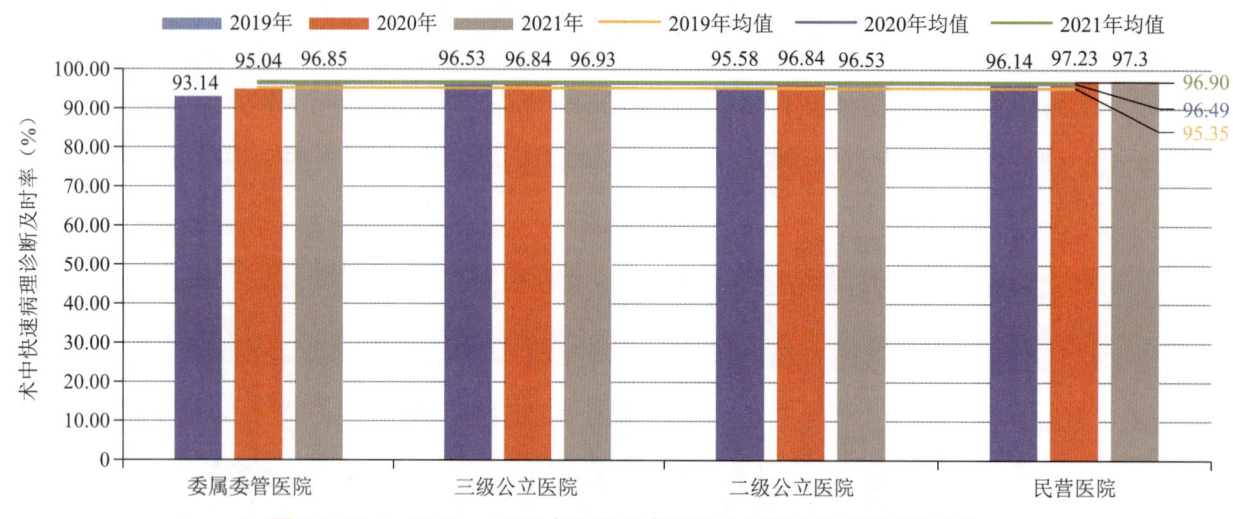

图2-2-30-1　2019—2021年各级各类医院术中快速病理诊断及时率

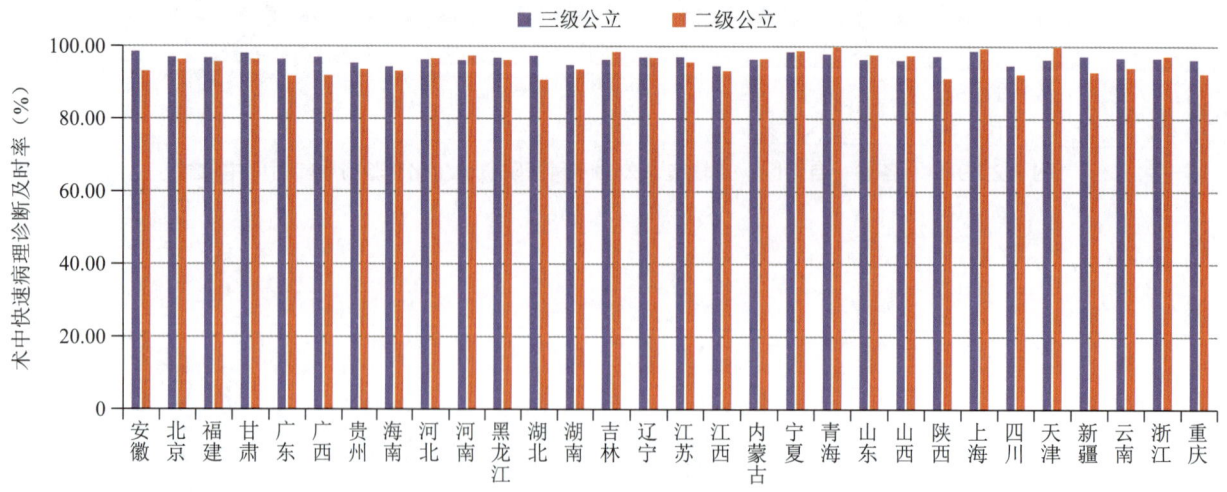

图2-2-30-2　2021年各省（自治区、直辖市）三级、二级公立医院术中快速病理诊断及时率

二、小活检标本病理诊断及时率

2021年全国小活检病理诊断及时率总体为97.34%，较前2年虽有提升，但涨幅不大。其中民营医院小活检标本病理诊断及时率与其他类型医院相比涨幅略明显，这可能与质控培训、宣传，以及非公立医院病理诊断质控组的成立与加强管理有关，通过以上措施促进小活检样本相关病理核心质量控制指标落地，有效缩短了患者病理报告的等待时间。从省际维度看，2021年各省（自治区、直辖市）三级、二级公立医院小活检标本病理诊断及时率均在90%以上（图2-2-30-3、图2-2-30-4）。

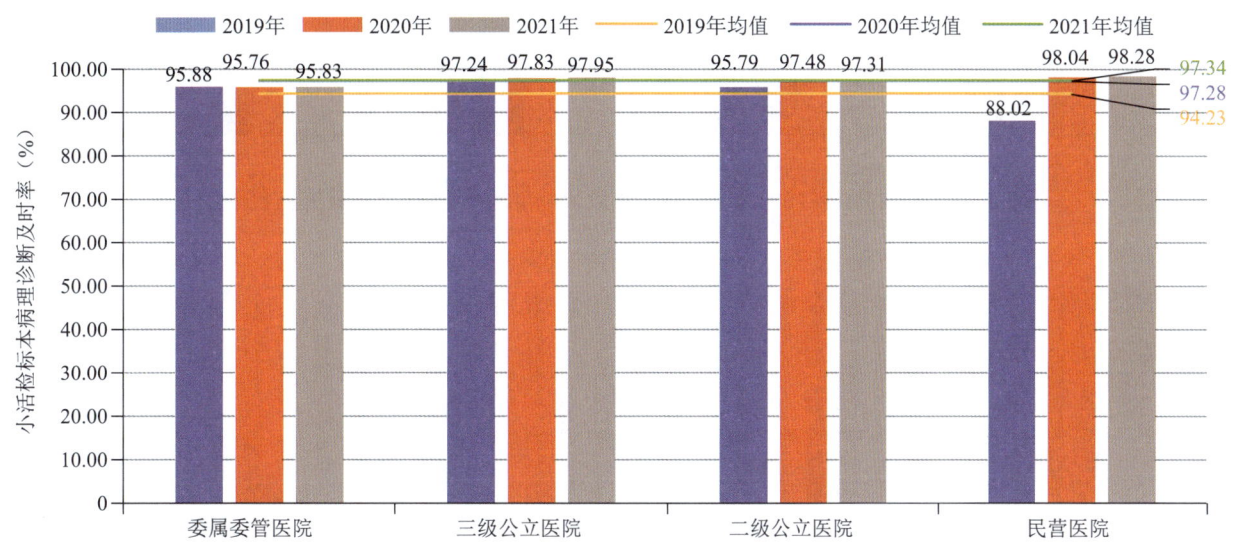

图2-2-30-3　2019—2021年各级各类医院小活检标本病理诊断及时率

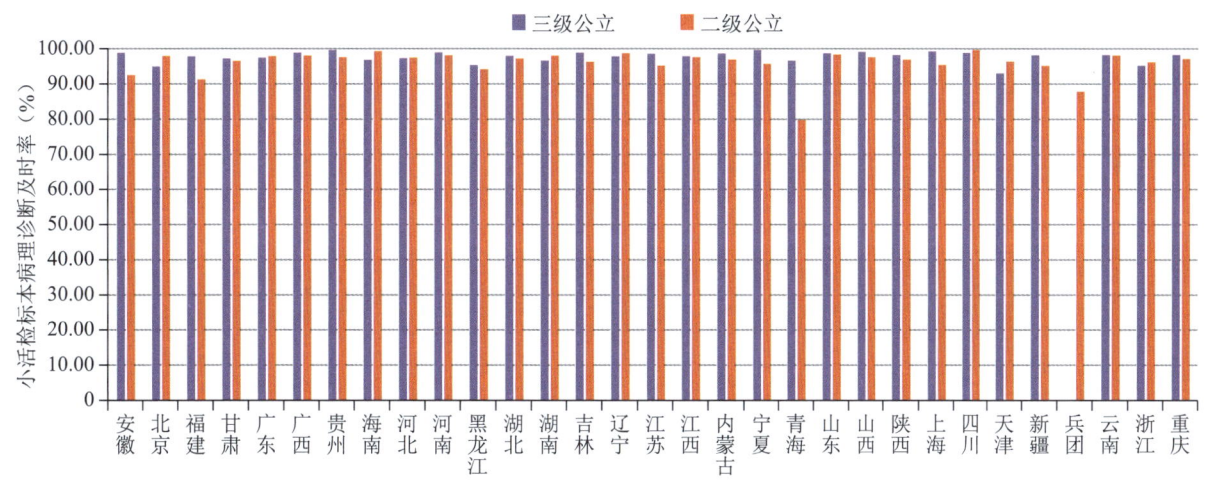

图2-2-30-4　2021年各省（自治区、直辖市）三级、二级公立医院小活检标本病理诊断及时率

三、术中快速诊断与石蜡诊断符合率

2021年度全国术中快速诊断与石蜡诊断符合率总体为98.97%，与前两年基本持平。委属委管、三级公立、二级公立及民营医院的术中快速诊断与石蜡诊断符合率分别为98.99%、99.12%、98.94%及98.82%。从省际维度看，2021年各省（自治区、直辖市）三级、二级公立医院术中快速诊断与石蜡诊断符合率均在95%以上（图2-2-30-5、图2-2-30-6）。

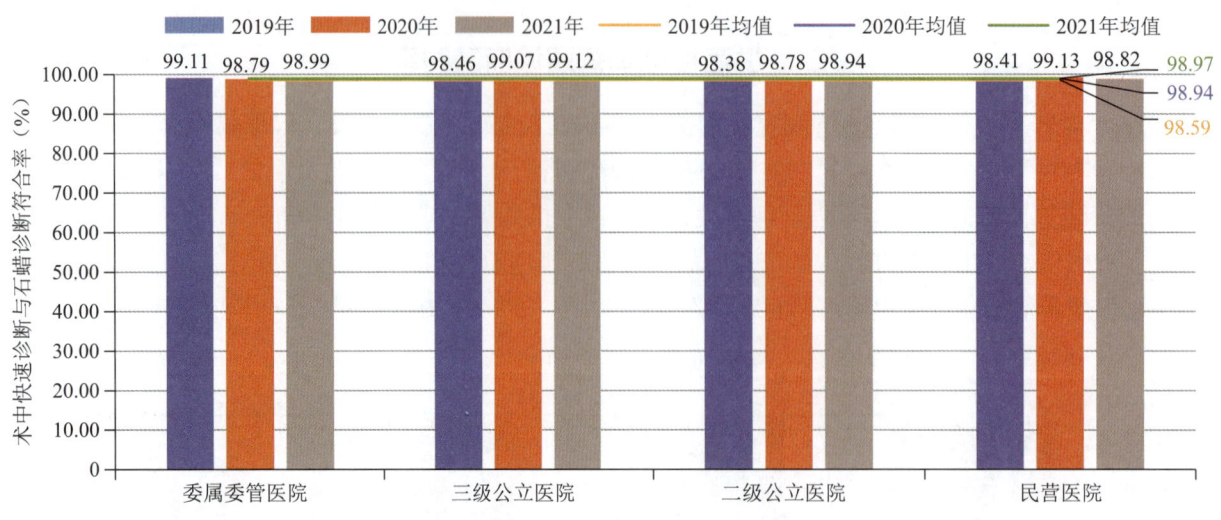

图 2-2-30-5 2019—2021年各级各类医院术中快速诊断与石蜡诊断符合率对比

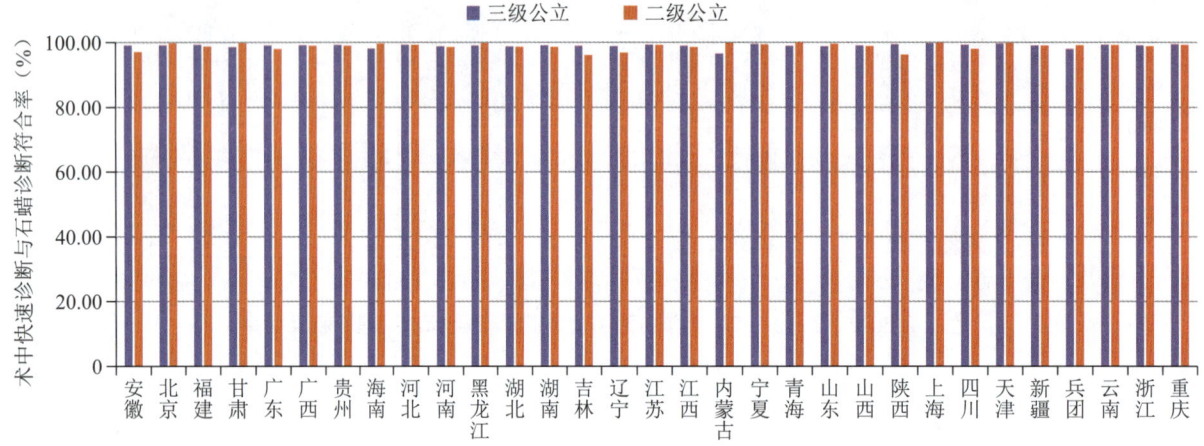

图 2-2-30-6 2021年各省（自治区、直辖市）三级、二级公立医院术中快速诊断与石蜡诊断符合率

第三十一节 超声医学专业

2021年全国医疗质量抽样调查共收集31个省（自治区、直辖市）7032家设置超声医学专业的医疗机构数据进行分析。其中公立医院5736家，包括三级综合医院1660家（23.61%），二级综合医院2872家（40.84%），三级专科医院351家（4.99%），二级专科医院853家（12.13%）；民营医院1296家（18.43%）。

一、超声报告阳性率

2021年全国超声报告阳性率总体水平为74.09%，分布范围为43.82%～86.61%（图2-2-31-1）。在各类医疗机构中，三级综合医院超声报告阳性率最高，为75.45%；二级专科医院最低，为64.66%（图2-2-31-2）。

2017—2021年超声报告阳性率总体呈逐年上升趋势，2021年较2017年上涨17.3个百分点（图2-2-31-2）。

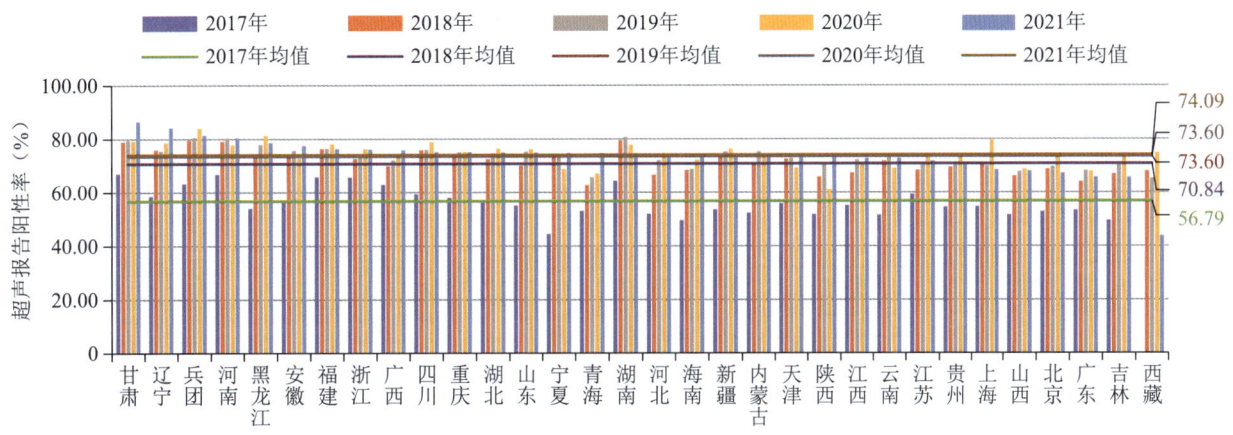

图2-2-31-1　2017—2021年各省（自治区、直辖市）医疗机构超声报告阳性率变化

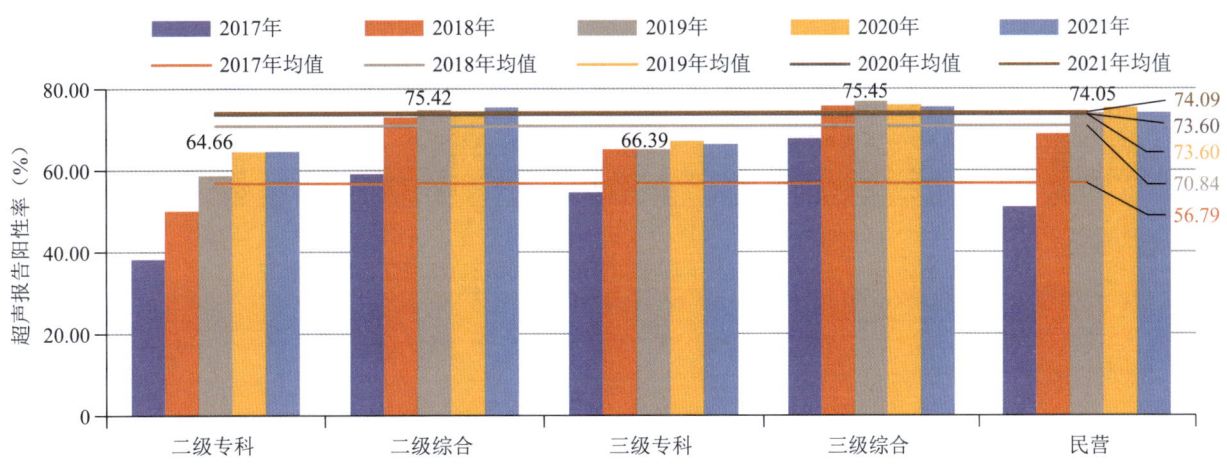

图2-2-31-2　2017—2021年全国各级各类医疗机构超声报告阳性率

二、超声诊断符合率

2021年全国医疗机构超声诊断符合率总体为87.15%，分布范围为57.83%～96.70%（图2-2-31-3）。不同类型医疗机构中，三级综合医院最高，为89.74%，民营医院最低，为82.83%（图2-2-31-4）。

2017—2021年超声诊断符合率呈波动上涨趋势，2021年较2017年上涨4.49个百分点（图2-2-31-4）。

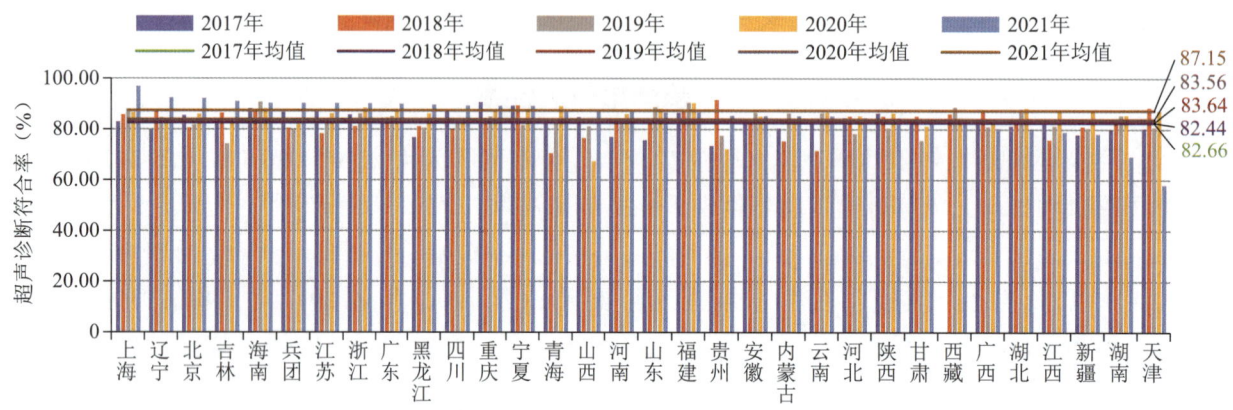

图2-2-31-3 2017—2021年各省（自治区、直辖市）医疗机构超声诊断符合率

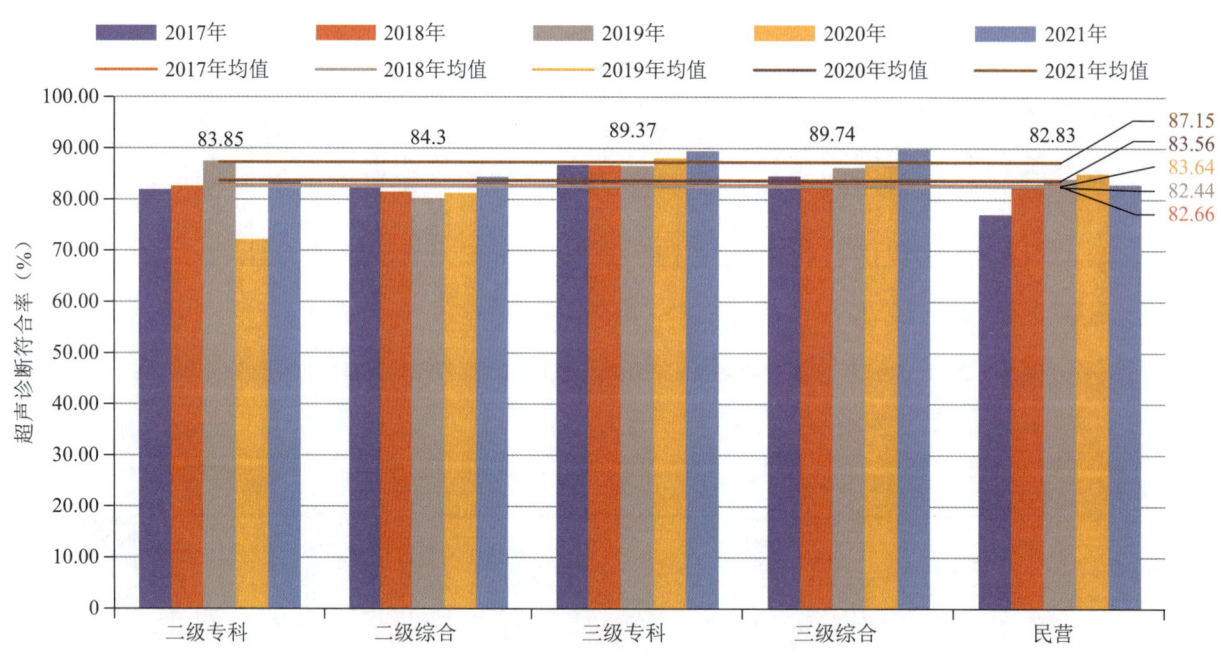

图2-2-31-4 2017—2021年全国各级各类医疗机构超声诊断符合率

第三十二节 放射影像专业

2021年全国医疗质量抽样调查共收集31个省（自治区、直辖市）7414家设有放射影像专业的医疗机构数据进行分析。其中公立医院5840家（78.77%），包括三级综合1472家（19.85%）、三级专科572家（7.72%）、二级综合2761家（37.24%）、二级专科1035家（13.96%）；民营医院1574家（21.23%），包括三级医院202家（2.72%）、二级医院1372家（18.51%）。

一、放射报告阳性率

2021年全国放射报告阳性率总体为78.34%，各省（自治区、直辖市）分布范围为67.17%～83.22%（图2-2-32-1）。在各类医疗机构中，三级综合医院整体放射报告阳性率最高，为84.58%，二级专科医院最低，为63.90%（图2-2-32-2）。三级综合医院门诊、急诊和住院报告的阳性率分别为81.86%、83.12%、88.78%，均高于其他类型医院（图2-2-32-3）。

2021年全国放射报告阳性率总体较2020年提升8.83个百分点，不同类型医疗机构放射报告阳性率均较2020年有所提高，其中二级专科和民营医院放射报告阳性率提升幅度较为明显（图2-2-32-2）。

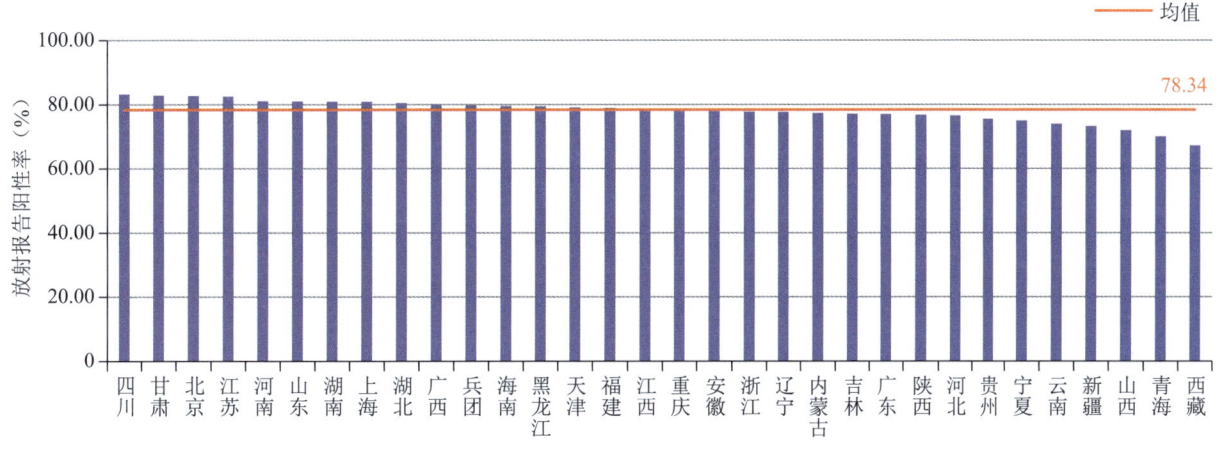

图2-2-32-1 2021年各省（自治区、直辖市）医疗机构放射报告阳性率

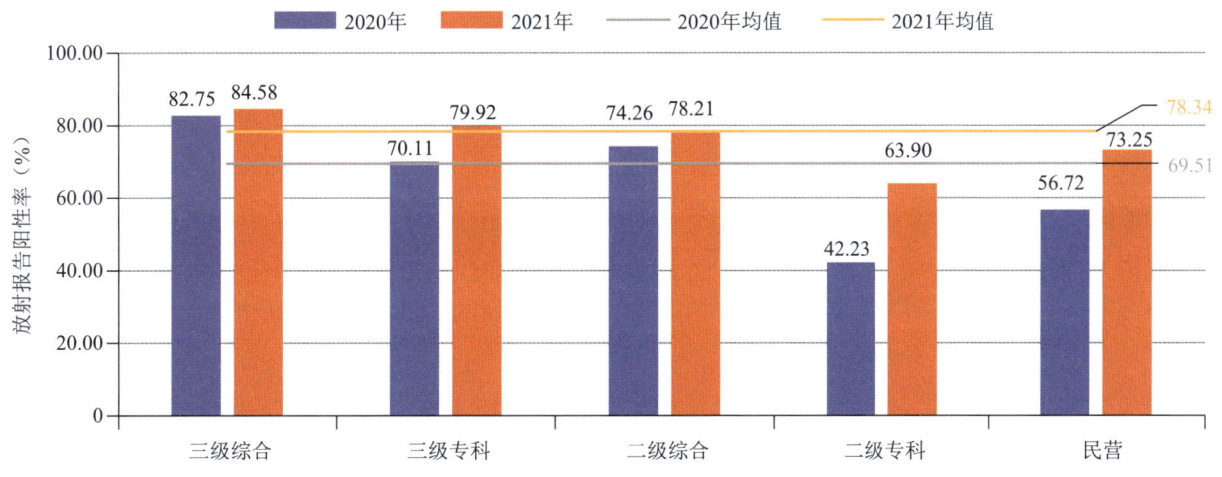

图2-2-32-2 2020年与2021年全国各级各类医疗机构放射报告阳性率

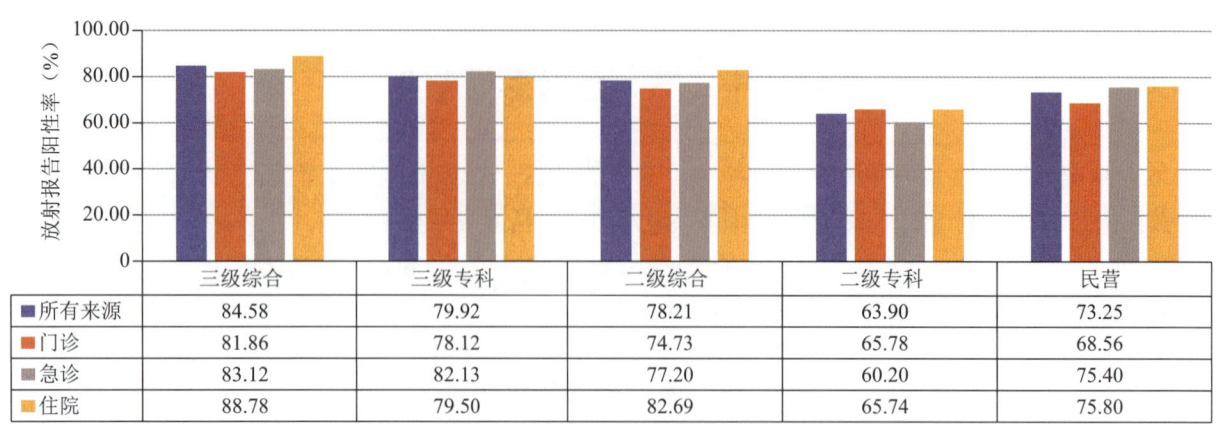

图 2-2-32-3　2021 年全国各级各类医疗机构不同来源放射报告阳性率

二、放射诊断符合率

2021 年全国医疗机构放射诊断符合率总体为 90.62%，各省（自治区、直辖市）分布范围为 83.33%～100.00%（图 2-2-32-4）。在各类型医疗机构中，专科医院放射诊断符合率高于同等级综合医院，其中最高为二级专科（91.93%），二级综合最低（88.94%）（图 2-2-32-5）。2020 及 2021 年全国放射诊断符合率总体持平，其中专科医院和民营医院的放射诊断符合率较 2020 年有所提升，综合医院有所下降。

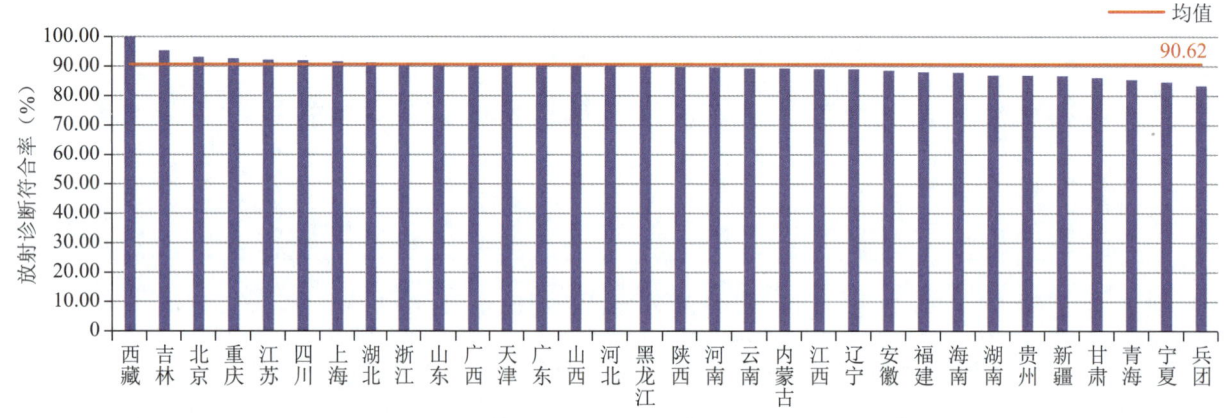

图 2-2-32-4　2021 年各省（自治区、直辖市）医疗机构放射诊断符合率

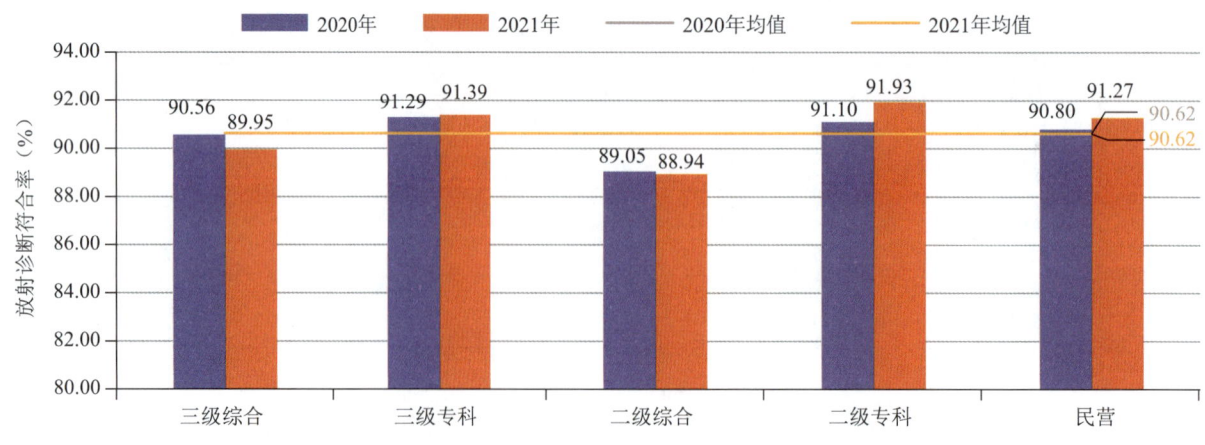

图 2-2-32-5　2020 年与 2021 年全国各级各类医疗机构放射诊断符合率

第三十三节　核医学专业

2021年全国医疗质量抽样调查共收集30个省（自治区、直辖市）的813家设有核医学专业的医疗机构数据进行分析。其中公立医院738家（90.77%），包括三级综合医院628家（77.24%）、三级专科医院66家（8.12%）、二级综合医院41家（5.04%）、二级专科医院2家（0.24%）、未定级医院1家（0.12%）；民营医院75家（9.23%），包括三级医院51家（6.27%）、二级医院22家（2.71%）、未定级医院2家（0.24%）。

一、单光子显像项目开展率

基于所调研的数据，2020年与2021年全国各省核医学科单光子显像项目开展率如图2-2-33-1和表2-2-33-1所示（单光子显像项目开展率=实际开展的单光子项目数/调研中单光子项目总数），该指标客观反映单光子显像项目的诊断价值、普及度与被认可度。基于开展单光子显像项目的医院，2021年全国核医学科单光子显像项目平均开展率为23.26%，比2020年的22.60%略有提升，超过全国平均水平的省（自治区、直辖市）有11个，位居前5位的是宁夏（42.86%）、北京（33.44%）、重庆（30.39%）、上海（29.12%）和广东（26.67%）。相较于2020年，有22个省（自治区、直辖市）的单光子显像项目开展率处于上升趋势，其中开展率增加位居前5位的是宁夏、湖南、甘肃、上海与内蒙古；而开展率减少位居前5位的分别是云南、黑龙江、河南、安徽与新疆。

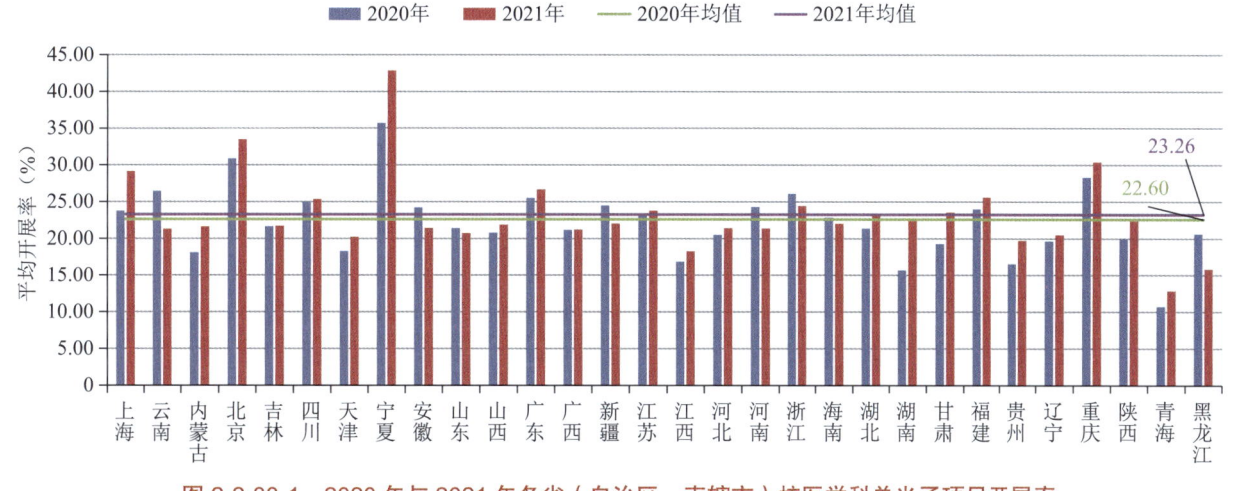

图2-2-33-1　2020年与2021年各省（自治区、直辖市）核医学科单光子项目开展率

表2-2-33-1　2020年与2021年各省（自治区、直辖市）核医学科单光子项目开展率排名及变化趋势

省（自治区、直辖市）	2021年		2020年		趋势
	开展率（%）	排名	开展率（%）	排名	
上海	29.12	4	23.74	12	上升
云南	21.30	22	26.43	4	下降
内蒙古	21.61	18	18.10	26	上升
北京	33.44	2	30.84	2	上升
吉林	21.71	17	21.63	15	上升

续表

省（自治区、直辖市）	2021年 开展率（%）	排名	2020年 开展率（%）	排名	趋势
四川	25.34	7	24.94	7	上升
天津	20.22	26	18.29	25	上升
宁夏	42.86	1	35.71	1	上升
安徽	21.43	19	24.20	10	下降
山东	20.73	24	21.40	16	下降
山西	21.87	16	20.78	19	上升
广东	26.67	5	25.50	6	上升
广西	21.22	23	21.17	18	上升
新疆	22.04	14	24.49	8	下降
江苏	23.79	9	23.38	13	上升
江西	18.29	28	16.81	27	上升
河北	21.43	19	20.50	21	上升
河南	21.39	21	24.29	9	下降
浙江	24.43	8	26.07	5	下降
海南	22.04	14	22.86	14	下降
湖北	23.41	11	21.38	17	上升
湖南	22.45	13	15.65	29	上升
甘肃	23.57	10	19.29	24	上升
福建	25.60	6	24.00	11	上升
贵州	19.74	27	16.51	28	上升
辽宁	20.50	25	19.66	23	上升
重庆	30.39	3	28.31	3	上升
陕西	22.68	12	20.00	22	上升
青海	12.86	30	10.71	30	上升
黑龙江	15.81	29	20.63	20	下降

二、全身骨扫描住院患者随访率

在2020年NCIS核医学专业首次调查中，全身骨扫描在所有单光子显像项目中，是总检查量与开展率均最高的检查项目，因此成为2021年度NCIS调查的研究方向。基于2021年NCIS调查数据，2021年全国各省（自治区、直辖市）全身骨扫描住院患者平均随访率（随访率＝随访总数量/检查总量）结果如图2-2-33-2所示。全国全身骨扫描住院患者平均随访率为49.69%，高于全国水平的省（自治区、直辖市）有11个，其中位居前5位的为上海（92.42%）、吉林（77.50%）、天津（73.62%）、北京（72.85%）和四川（70.52%）。

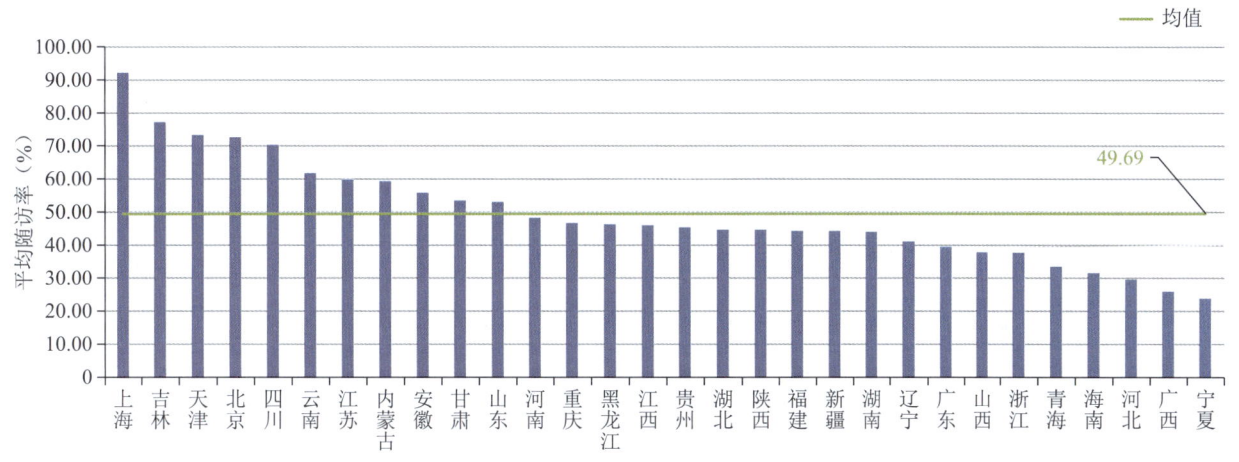

图 2-2-33-2　2021 年各省（自治区、直辖市）全身骨扫描住院患者的平均随访率

三、^{18}F-FDG PET/CT 检查住院患者随访率

基于 2021 年 NCIS 调查数据，2021 年全国各省（自治区、直辖市）^{18}F-FDG PET/CT 检查住院患者平均随访率（随访率＝随访总量/显像检查总量）结果如图 2-2-33-3 所示。2021 年全国进行 ^{18}F-FDG PET/CT 检查的住院患者的随访率在 46.00%～100%，平均随访率为 74.70%，高于全国平均水平的省（自治区、直辖市）有 17 个，其中位居前 5 位的为上海（97.00%）、新疆（95.75%）、云南（90.00%）、重庆（87.60%）和河南（86.47%）。

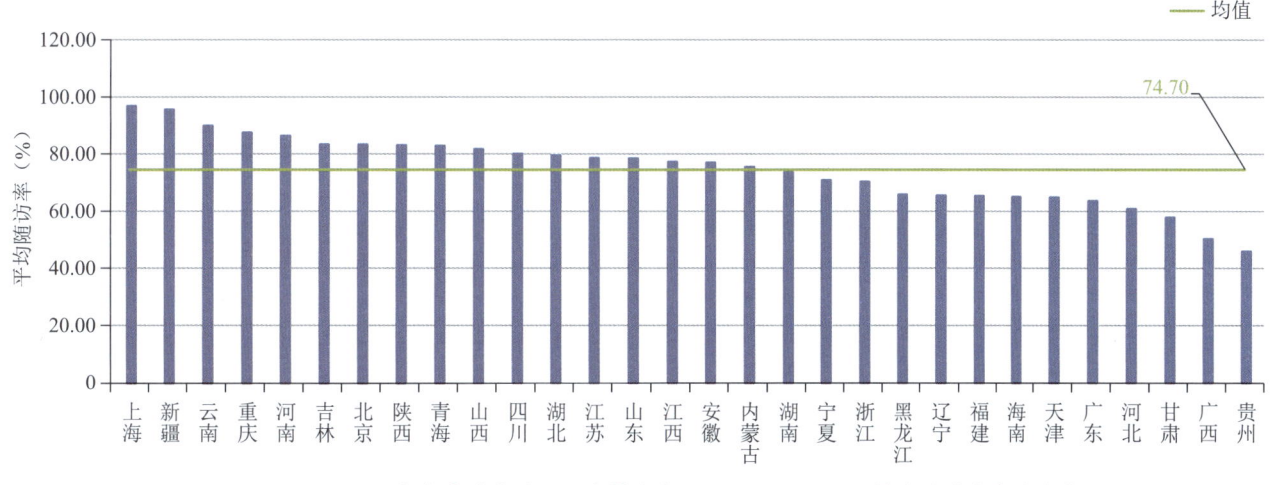

图 2-2-33-3　2021 年各省（自治区、直辖市）18F-FDG PET/CT 检查住院患者随访率

四、^{131}I 治疗甲状腺功能亢进患者有效率

基于所调查数据，2020 年与 2021 年全国各省（自治区、直辖市）^{131}I 治疗甲状腺功能亢进患者的有效率（有效率＝治疗有效患者量/接受治疗患者总量）结果如图 2-2-33-4 和表 2-2-33-2 所示。2021 年全国各省（自治区、直辖市）^{131}I 治疗甲状腺功能亢进的有效率在 86.57～100%，平均有效率为 93.44%，较 2020 年的 81.86% 有较大幅度的提升。2021 年平均治疗有效率高于全国平均水平的省（自治区、直辖市）有 17 个，其中有效率位居前 5 位的为宁夏（100.00%）、甘肃（100.00%）、山西（99.32%）、重庆（98.91%）和湖南（98.80%）。相较于 2020 年，2021 年有 23 个省（自治区、直辖市）的 ^{131}I 治疗甲状腺功能亢进患者有效率有所增加，其中吉林、辽宁、河北、湖南和海南增加较多；有 7 个省（自治区、直辖市）的平均有效率有所降低，其中安徽、天津、青海、黑龙江和新疆降低较多。

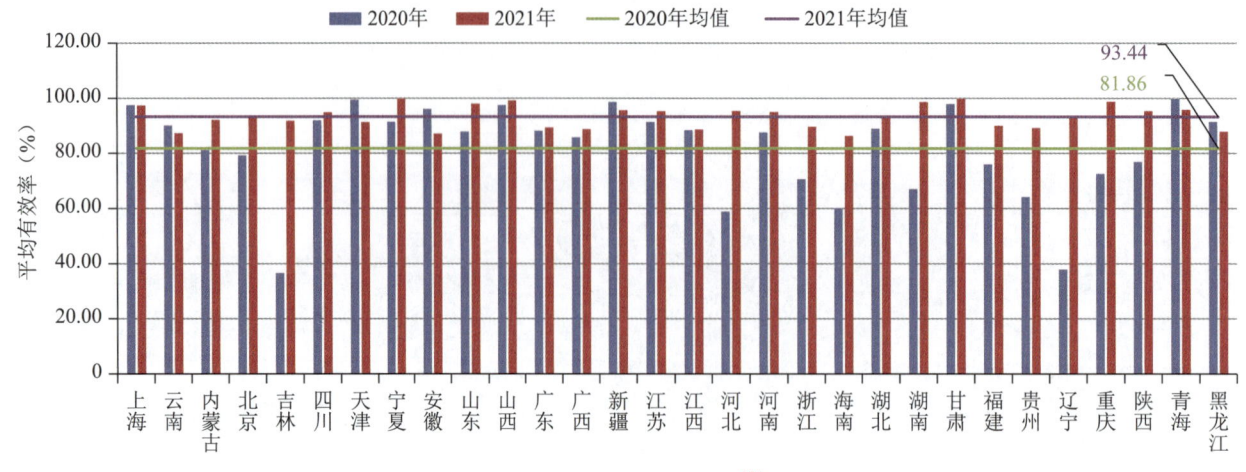

图 2-2-33-4　2020年与2021年各省（自治区、直辖市）¹³¹I治疗甲状腺功能亢进患者有效率

表 2-2-33-2　2020年与2021年各省（自治区、直辖市）¹³¹I治疗甲状腺功能亢进患者有效率、排名及变化趋势

省（自治区、直辖市）	2021年 有效率（%）	排名	2020年 有效率（%）	排名	趋势
上海	97.50	7	97.64	5	下降
云南	87.36	28	90.27	12	下降
内蒙古	92.31	18	81.22	19	上升
北京	93.44	16	79.33	20	上升
吉林	92.00	19	36.59	30	上升
四川	95.03	14	92.17	8	上升
天津	91.50	20	99.59	2	下降
宁夏	100.00	1	91.60	10	上升
安徽	87.30	29	96.26	7	下降
山东	98.15	6	88.04	16	上升
山西	99.32	3	97.63	6	上升
广东	89.55	23	88.35	15	上升
广西	88.94	25	85.87	18	上升
新疆	95.80	9	98.80	3	下降
江苏	95.44	12	91.56	11	上升
江西	88.85	26	88.59	14	上升
河北	95.56	10	59.04	28	上升
河南	95.16	13	87.82	17	上升
浙江	89.85	22	70.74	24	上升
海南	86.57	30	60.31	27	上升
湖北	93.48	15	89.16	13	上升
湖南	98.80	5	67.14	25	上升
甘肃	100.00	1	98.07	4	上升

续表

省（自治区、直辖市）	2021年 有效率（%）	2021年 排名	2020年 有效率（%）	2020年 排名	趋势
福建	90.20	21	76.12	22	上升
贵州	89.40	24	64.35	26	上升
辽宁	93.14	17	38.10	29	上升
重庆	98.91	4	72.69	23	上升
陕西	95.55	11	77.01	21	上升
青海	96.00	8	100.00	1	下降
黑龙江	88.10	27	91.68	9	下降

五、^{131}I治疗分化型甲状腺癌患者有效率

基于所调查数据，2020年与2021年全国各省（自治区、直辖市）^{131}I治疗分化型甲状腺癌患者的有效率（有效率=治疗有效患者量/接受治疗患者总量）结果如图2-2-33-5和表2-2-33-3所示。2021年全国各省（自治区、直辖市）^{131}I治疗分化型甲状腺癌患者的有效率在82.67%~100%，平均有效率为95.40%，较2020年的90.20%有所升高。2021年治疗有效率高于全国平均水平的省（自治区、直辖市）有19个，其中有效率位居前5位的为江西（100.00%）、湖南（100.00%）、甘肃（100.00%）、山西（99.53%）和云南（99.17%）。相较于2020年，2021年有21个省（自治区、直辖市）的^{131}I治疗分化型甲状腺癌患者有效率有所增加，其中浙江、云南、内蒙古、福建和陕西增加较多；有8个省（自治区、直辖市）的平均有效率有所降低，其中上海、贵州、安徽、辽宁和天津降低较多；青海暂未开展^{131}I治疗分化型甲状腺癌患者的相关工作。

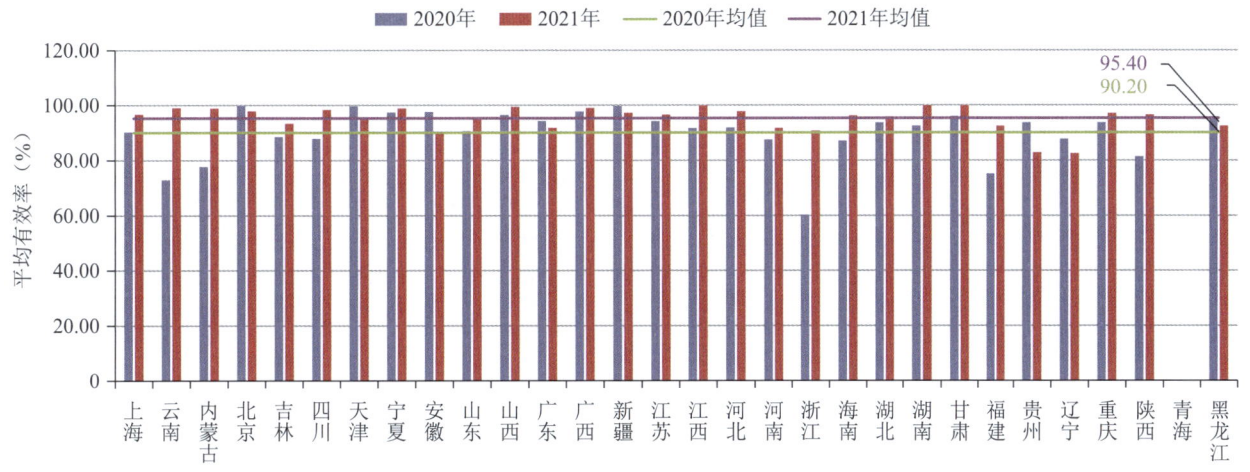

图2-2-33-5　2020年与2021年各省（自治区、直辖市）^{131}I治疗分化型甲状腺癌患者有效率

表 2-2-33-3　2020 年与 2021 年各省（自治区、直辖市）^{131}I 治疗分化型甲状腺癌患者有效率、排名及变化趋势

省（自治区、直辖市）	2021 年 有效率（%）	排名	2020 年 有效率（%）	排名	趋势
上海	96.83	14	90.39	19	下降
云南	99.17	5	73.07	28	上升
内蒙古	99.00	7	77.89	26	上升
北京	98.00	10	100.00	1	下降
吉林	93.50	21	88.69	20	上升
四川	98.50	9	88.05	21	上升
天津	95.33	19	99.80	0	下降
宁夏	99.00	7	97.55	6	上升
安徽	90.00	27	97.69	5	下降
山东	95.15	20	90.80	18	上升
山西	99.53	4	96.58	7	上升
广东	91.89	24	94.39	10	下降
广西	99.13	6	97.87	4	上升
新疆	97.33	12	99.84	2	下降
江苏	96.67	15	94.29	11	上升
江西	100.00	1	91.80	17	上升
河北	97.88	11	91.99	16	上升
河南	91.82	25	87.67	23	上升
浙江	90.88	26	60.42	29	上升
海南	96.33	17	87.24	24	上升
湖北	95.94	18	93.81	13	上升
湖南	100.00	1	92.64	15	上升
甘肃	100.00	1	96.10	8	上升
福建	92.58	22	75.30	27	上升
贵州	83.00	28	93.85	12	下降
辽宁	82.67	29	87.86	22	下降
重庆	97.17	13	93.81	13	上升
陕西	96.60	16	81.48	25	上升
青海	0.00	30	0.00	30	不变
黑龙江	92.56	23	94.96	9	下降

第三十四节　门诊管理专业

2021年门诊专业的数据来源于NCIS全国医疗质量抽样调查系统，按照数据填报完整度、逻辑性等原则进行数据清洗，最终纳入5033家综合医院进行分析，其中，委属委管医院20家，三级公立医院1429家，三级民营医院120家，二级公立医院2601家，二级民营医院803家，未定级医院60家。

一、预约挂号率

该指标2021年共纳入4096家医院数据进行分析，预约挂号率总体为44.36%，总体呈上升趋势。其中，委属委管医院最高，为76.12%；二级公立医院最低，为38.18%（图2-2-34-1）。从省际维度看，北京最高，为96.97%；兵团最低，为22.29%（图2-2-34-2）。

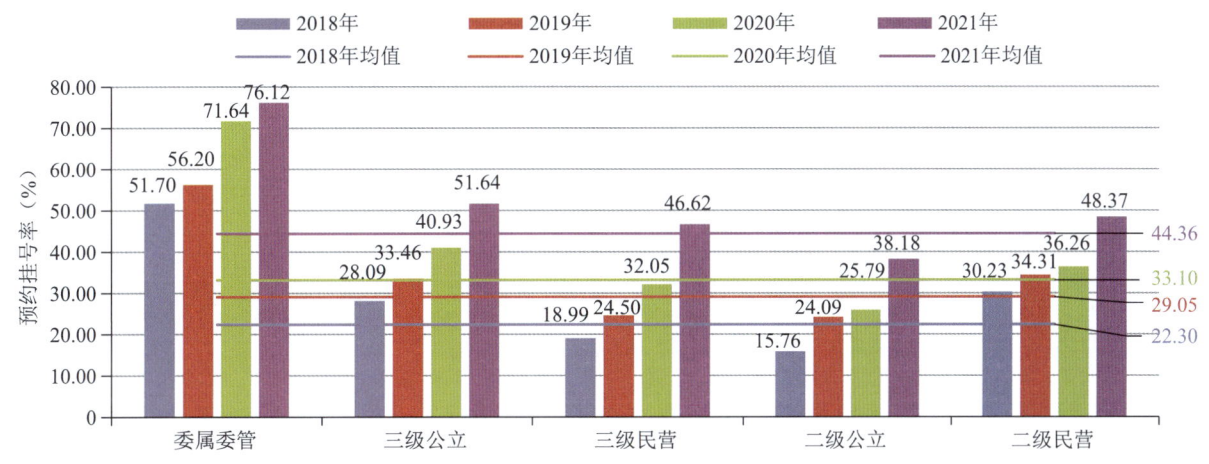

注：三级公立医院数据中不含委属委管医院数据，本节同。

图 2-2-34-1　2018—2021年各级各类医院预约挂号率

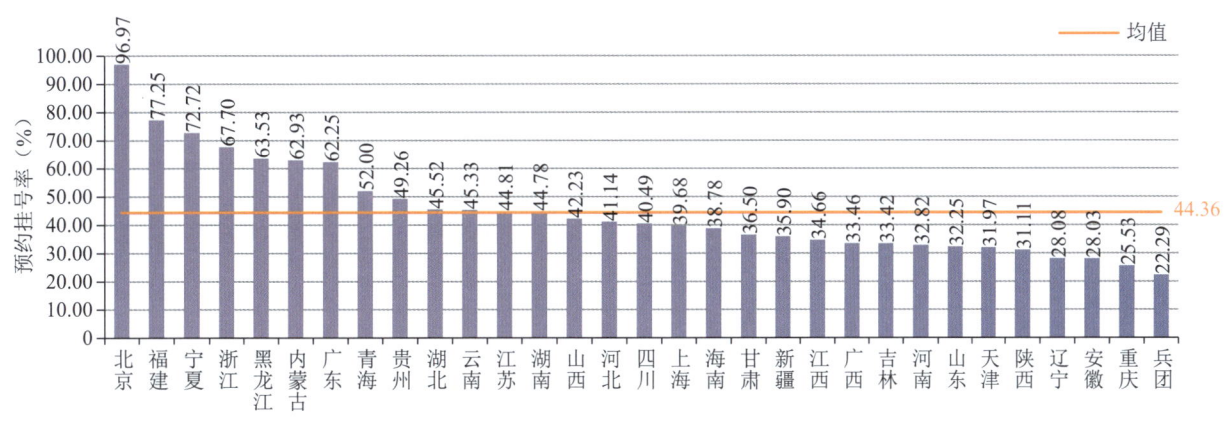

图 2-2-34-2　2021年各省（自治区、直辖市）医院预约挂号率

二、门诊患者预约后平均等待时间

该指标2021年共纳入5033家医院数据进行分析，门诊患者预约后平均等待时间为14.49分钟，其中，委属委管医院最高，为24.16分钟；二级公立医院最低，为11.55分钟（图2-2-34-3）。从省际维度看，上海最高，为25.52分钟；青海最低，为9.72分钟（图2-2-34-4）。

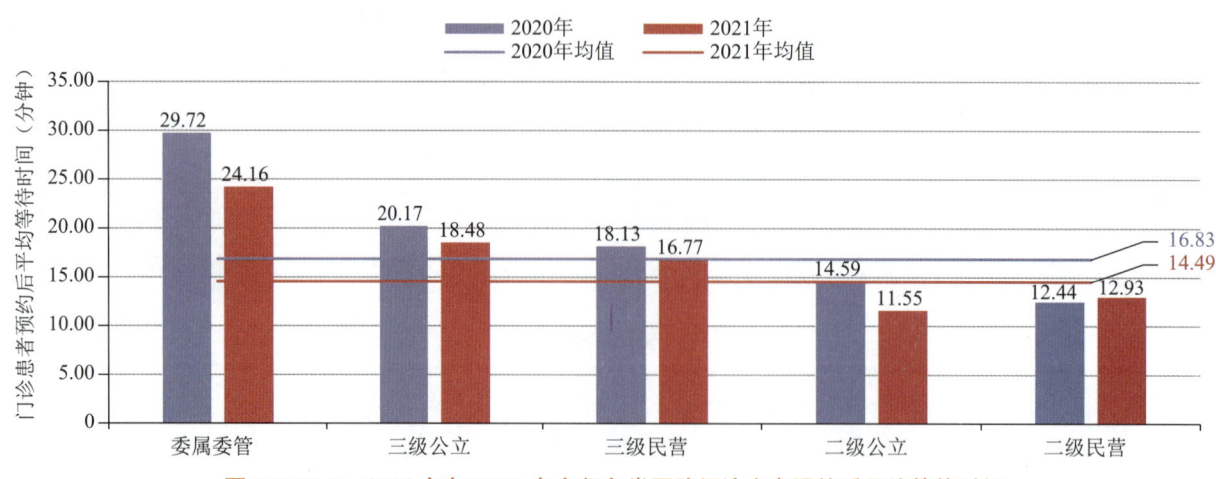

图 2-2-34-3　2020 年与 2021 年各级各类医院门诊患者预约后平均等待时间

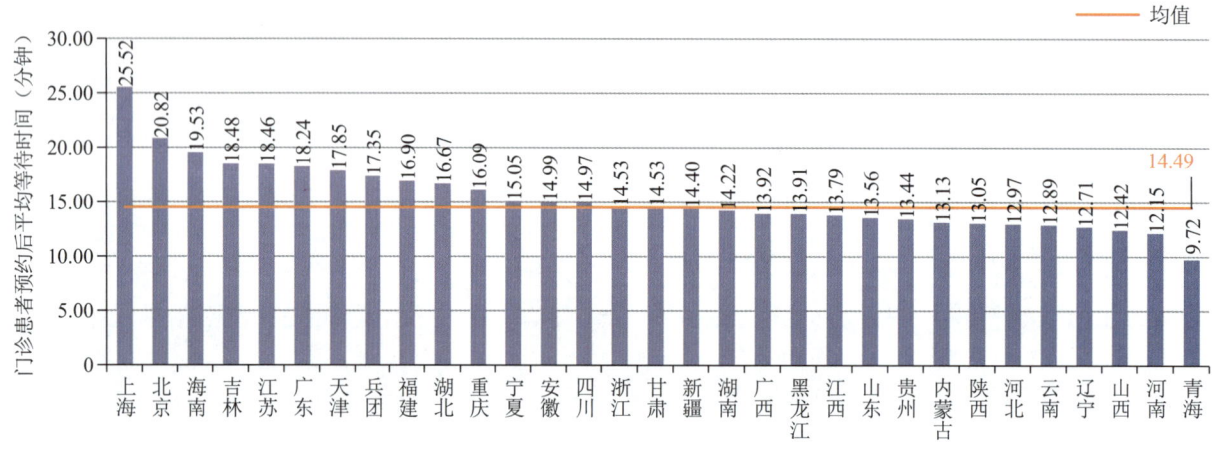

图 2-2-34-4　2021 年各省（自治区、直辖市）医院门诊患者预约后平均等待时间

三、门诊患者静脉输液使用率

该指标 2021 年共纳入 3599 家医院数据进行分析，门诊患者静脉输液使用率总体为 4.25%，总体呈下降趋势。其中，委属委管医院最低，为 1.42%；二级民营医院最高（7.38%），且降幅最大（图 2-2-34-5）。从省际维度看，云南最高，为 12.02%；兵团最低，为 0.25%（图 2-2-34-6）。

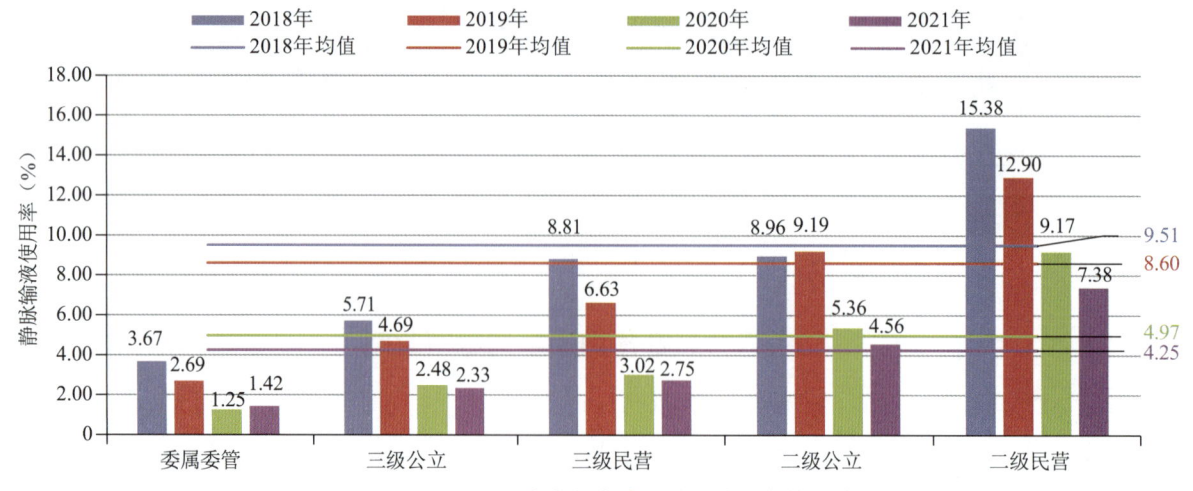

图 2-2-34-5　2018—2021 年各级各类医院门诊患者静脉输液使用率

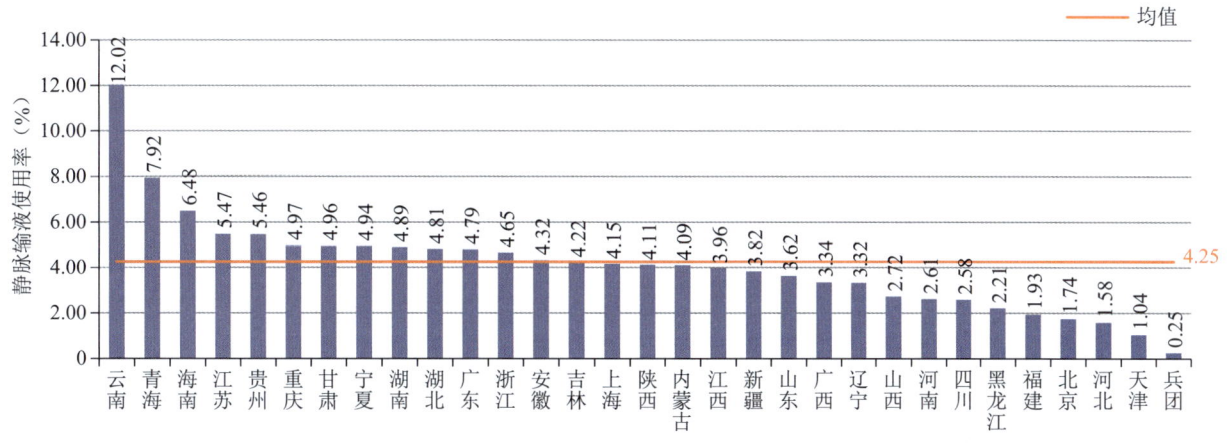

图 2-2-34-6　2021年各省（自治区、直辖市）医院门诊患者静脉输液使用率

四、门诊电子病历使用率

该指标2021年共纳入3099家医院数据进行分析，门诊电子病历使用率总体为72.16%。其中，三级民营医院最高，为76.61%；委属委管医院最低，为65.20%（图2-2-34-7）。从省际维度看，青海最高，为83.12%；天津最低，为48.15%（图2-2-34-8）。

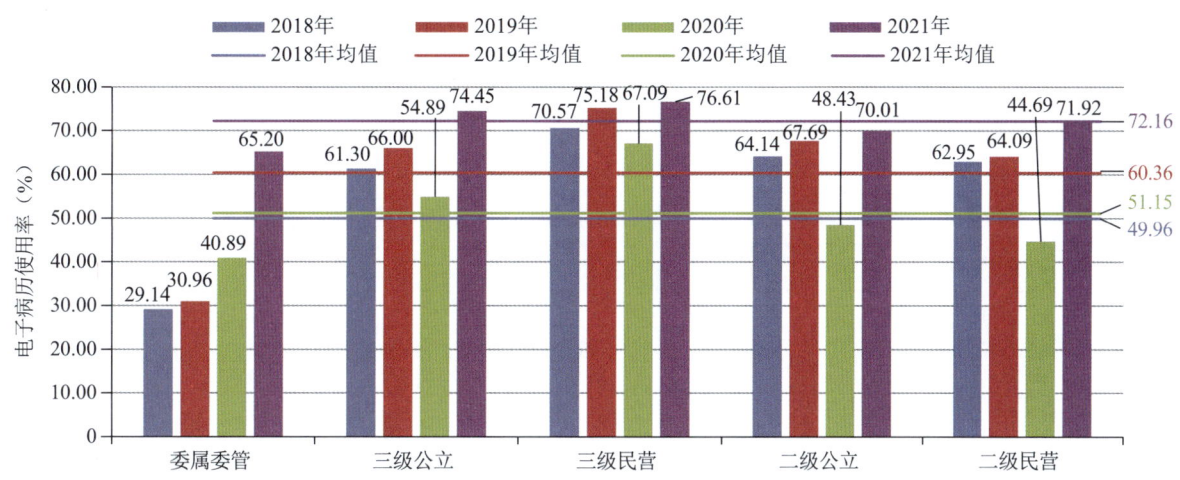

图 2-2-34-7　2018—2021年各级各类医院门诊电子病历使用率

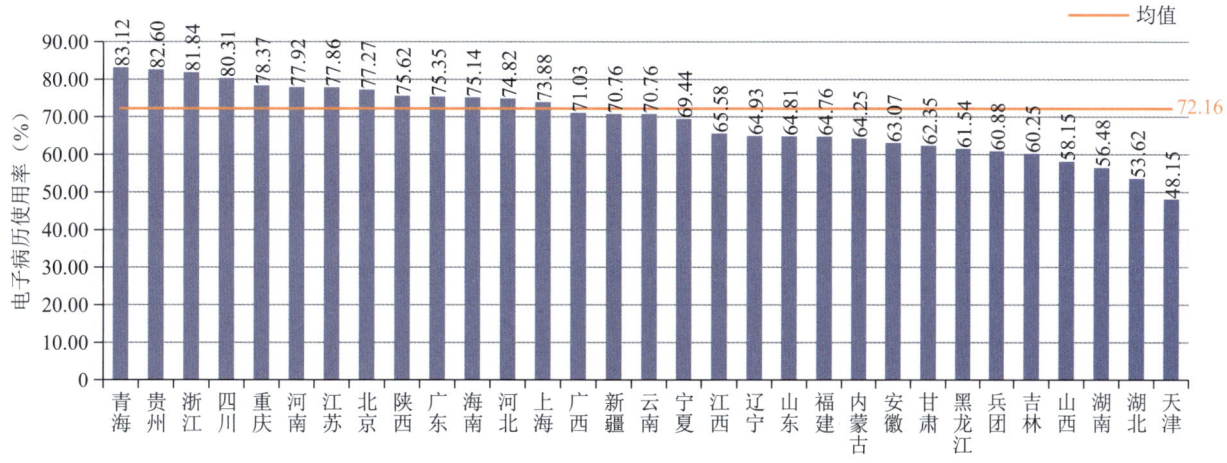

图 2-2-34-8　2021年各省（自治区、直辖市）医院门诊电子病历使用率

五、标准门诊诊断库使用率

该指标2021年共纳入5033家医院数据进行分析,标准门诊诊断库使用率平均为75.75%。其中,委属委管医院最高,为100.00%;二级公立医院最低,为54.45%(图2-2-34-9)。从省际维度看,上海最高,为100.00%;山西最低,为51.88%(图2-2-34-10)。

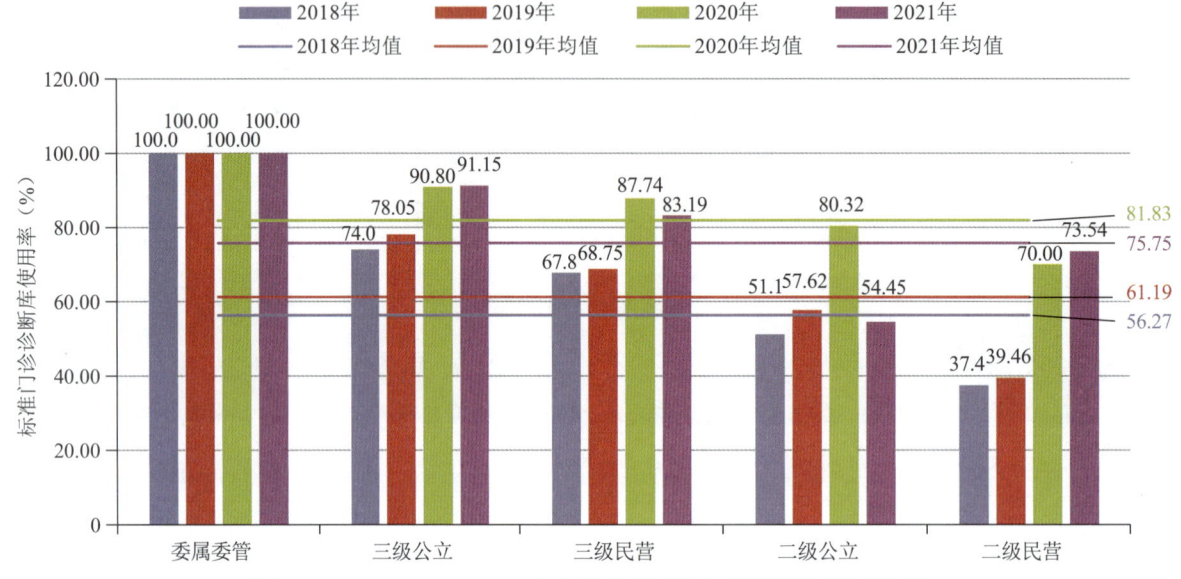

图2-2-34-9 2018—2021年各级各类医院标准门诊诊断库使用率

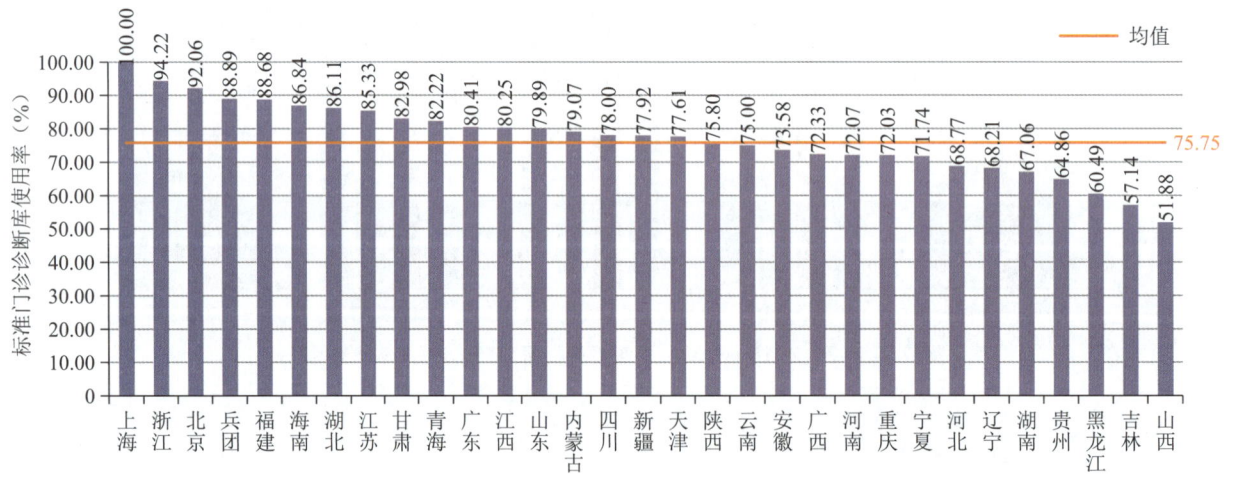

图2-2-34-10 2021年各省(自治区、直辖市)医院标准门诊诊断库使用率

第三十五节　病案管理专业

2021年病案管理专业调查数据来源于 NCIS 全国医疗质量抽样调查系统，共有 7497 家医疗机构填报相关内容，经数据清洗，最终有 6661 家医疗机构纳入数据分析，其中综合医院 4805 家，专科医院及妇幼保健院 1856 家。

一、出院患者病历 2 日归档率

根据调查数据，对纳入分析的各医疗机构出院患者纸质病历和电子病历 2 日归档率（归档时间 ≤ 48 小时）进行分析。结果显示，全国纸质病历 2 日归档率总体为 46.03%，较 2020 年（42.89%）提高 3.14 个百分点，其中综合医院归档率为 46.40%，专科医院的归档率为 41.77%；全国电子病历 2 日归档率总体为 49.23%，较 2020 年（46.41%）提高 2.82 个百分点，其中综合医院归档率为 49.92%，专科医院的归档率为 42.14%（图 2-2-35-1、图 2-2-35-2）。综合医院纸质病历及电子病历的 2 日归档率均高于专科医院。

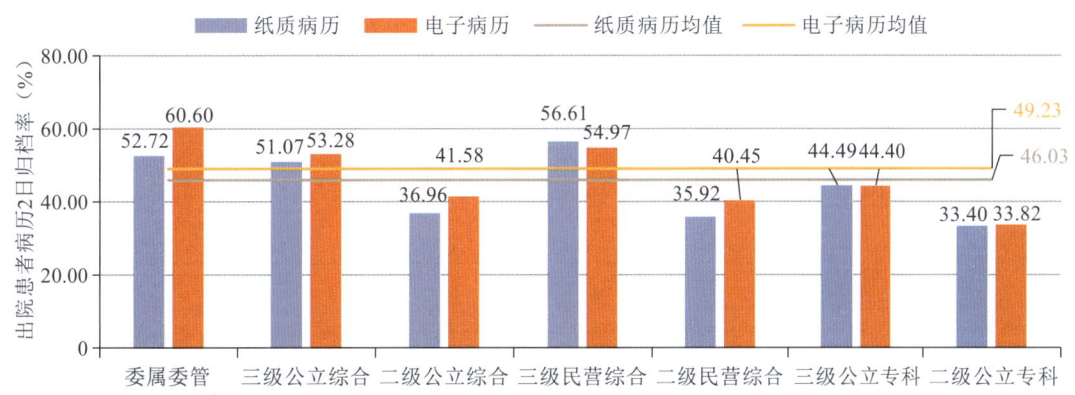

注：1. 本次统计纳入委属委管医院 34 家，其中综合医院 17 家，专科医院 17 家，本节同。
2. 三级公立综合及专科医院数据包括委属委管医院，本节同。

图 2-2-35-1　2021 年各级各类医疗机构出院患者病历 2 日归档率

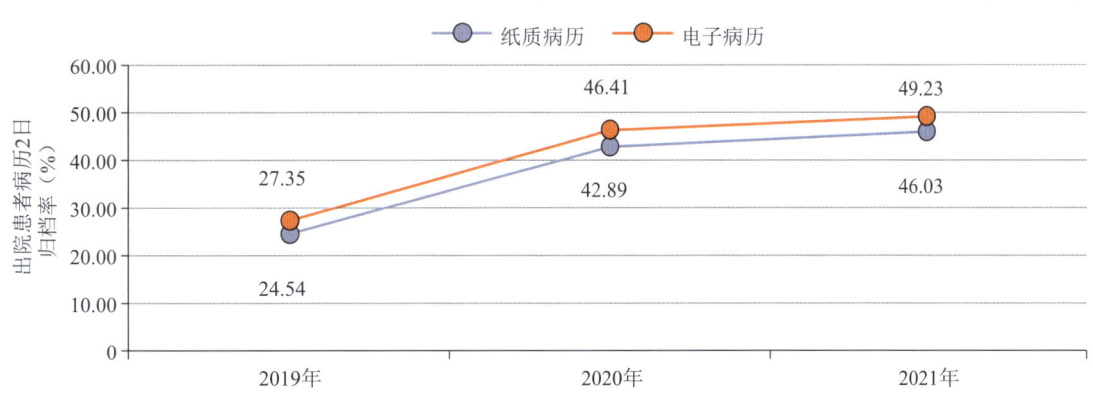

图 2-2-35-2　2019—2021 年医疗机构出院患者病历 2 日归档率

二、病案管理质量控制指标监测结果

共 6661 家医疗机构填报了 2021 年度病历书写时效性、重大检查记录符合率、诊疗行为记录符合率、病历归档质量 4 个方面的病案质量检查结果，具体信息如表 2-2-35-1 至表 2-2-35-3 所示。

表 2-2-35-1　2021 年各级各类医疗机构病历书写时效性指标监测情况

医院类别	入院记录24小时内完成率（%）	手术记录24小时内完成率（%）	出院记录24小时内完成率（%）	病案首页24小时内完成率（%）
委属委管	88.95	86.22	94.67	72.19
三级公立综合	89.18	87.15	84.54	80.31
二级公立综合	83.78	89.87	82.64	85.82
三级民营综合	85.14	90.62	86.96	78.67
二级民营综合	87.37	91.47	91.47	91.57
三级公立专科	88.49	95.00	91.13	81.42
二级公立专科	99.29	96.42	96.42	88.62

表 2-2-35-2　2021 年各级各类医疗机构重大检查记录符合率和部分归档质量指标监测情况

医院类别	CT/MRI检查记录符合率（%）	病理检查记录符合率（%）	细菌培养检查记录符合率（%）	不合理复制病历发生率（%）	知情同意书规范签署率（%）	甲级病历率（%）
委属委管	72.84	89.26	91.86	11.24	98.07	98.49
三级公立综合	95.15	96.44	95.31	10.76	97.26	96.74
二级公立综合	97.27	85.26	96.97	6.19	98.79	95.90
三级民营综合	98.10	95.47	98.36	16.05	99.09	94.70
二级民营综合	97.65	87.48	95.42	8.73	98.55	90.54
三级公立专科	97.89	97.44	98.10	9.14	98.80	97.01
二级公立专科	96.82	98.83	98.40	3.77	98.98	97.22

表 2-2-35-3　2021 年各级各类医疗机构监测诊疗行为记录符合率指标监测情况

医院类别	抗菌药物使用记录符合率（%）	恶性肿瘤化学治疗记录符合率（%）	恶性肿瘤放射治疗记录符合率（%）	手术相关记录完整率（%）	植入物相关记录符合率（%）	临床用血相关记录符合率（%）	医师查房记录完整率（%）	患者抢救记录及时完成率（%）
委属委管	88.53	91.86	85.65	97.84	96.50	91.87	92.54	92.37
三级公立综合	95.72	98.63	99.22	97.74	96.53	98.02	98.18	96.02
二级公立综合	97.04	97.32	98.59	99.26	96.04	95.57	96.44	83.58
三级民营综合	98.22	99.51	99.69	98.55	95.59	97.98	99.05	99.19
二级民营综合	99.15	96.51	99.31	97.39	99.74	99.12	93.83	89.19
三级公立专科	99.45	99.27	94.95	99.60	99.34	97.45	98.60	91.82
二级公立专科	97.57	99.83	98.60	97.76	99.12	92.45	98.84	73.74

三、病案首页数据质量控制

1. 主要诊断填写正确率

纳入分析的医疗机构中，二级公立专科医院主要诊断填写正确率最高，为 95.31%；三级民营综合医院最低，为 85.73%。同类型医院中，除三级公立综合高于二级公立综合外，其余三级医院主要诊断填写正确率均低于二级医院。主要诊断填写正确率最高的三类医院依次为二级公立专科医院、三级公立专科医院和委属委管医院（图 2-2-35-3）。

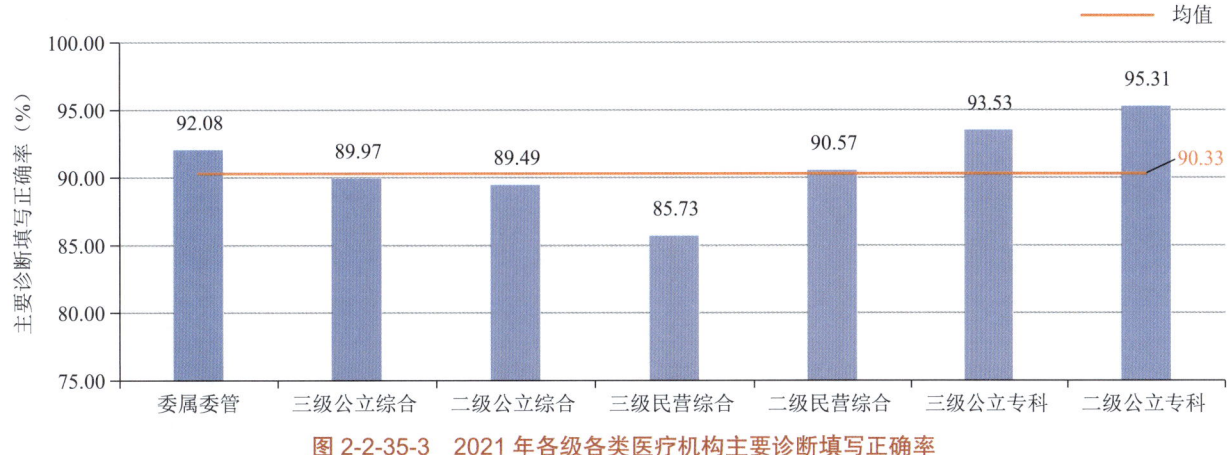

图 2-2-35-3 2021年各级各类医疗机构主要诊断填写正确率

根据数据分析各省份公立综合医院主要诊断填写正确率情况，三级公立综合医院中青海正确率最高（97.35%），甘肃最低（81.66%）；二级公立综合医院中吉林正确率最高（99.55%），安徽最低（77.48%）（图2-2-35-4）。

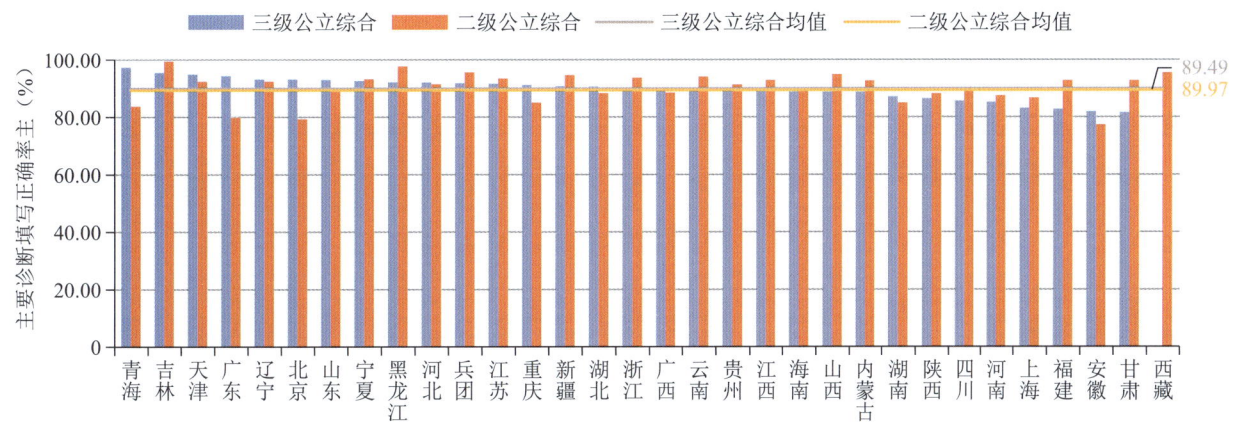

图 2-2-35-4 2021年各省（自治区、直辖市）公立综合医院主要诊断填写正确率

2. 主要诊断编码正确率

纳入分析的医疗机构中，三级公立专科医院主要诊断编码正确率最高，为95.97%；委属委管医院次之，为95.48%。同类型医院中，除三级民营综合医院低于二级民营综合医院外，其他三级医院主要诊断编码正确率均高于二级医院。主要诊断编码正确率最高的三类医院分别为三级公立专科医院、委属委管医院、二级公立专科医院（图2-2-35-5）。

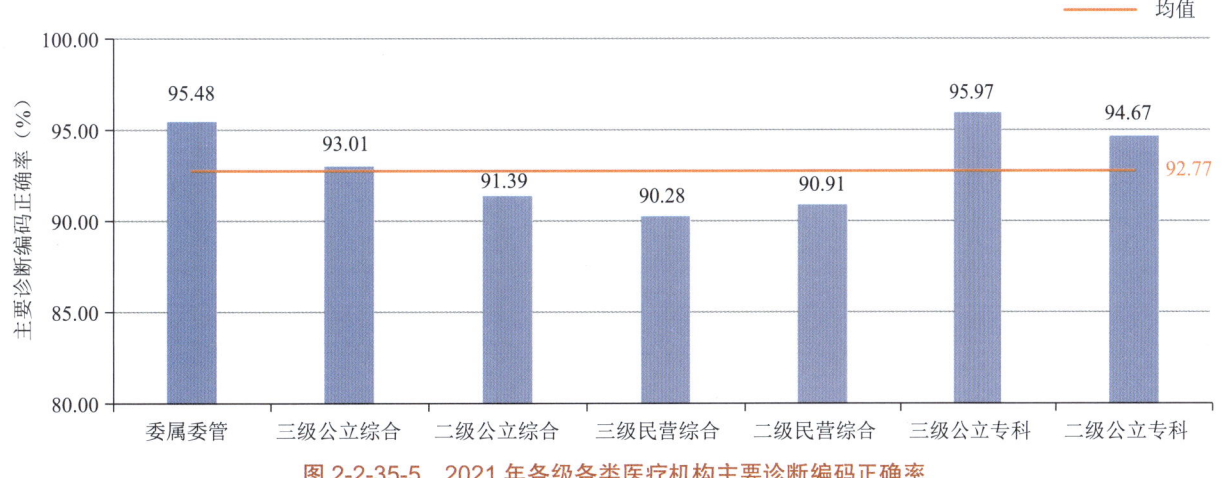

图 2-2-35-5 2021年各级各类医疗机构主要诊断编码正确率

根据数据分析各省份公立综合医院主要诊断编码正确率情况，三级公立综合医院中广东正确率最高（97.68%），青海最低（60.57%）；二级公立综合医院中，吉林正确率最高（100%），安徽最低（77.23%）（图2-2-35-6）。

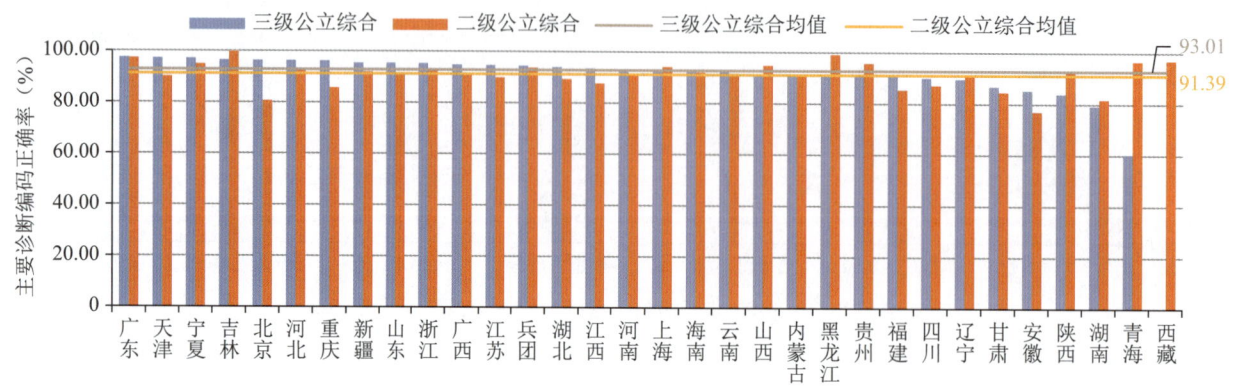

图 2-2-35-6　2021 年各省（自治区、直辖市）公立综合医院主要诊断编码正确率

3. 主要手术填写正确率

纳入分析的医疗机构中，委属委管医院主要手术填写正确率最高（94.98%）；三级民营综合医院最低（87.72%）。同类型医院中，除三级民营综合医院低于二级民营综合医院，其余三级医院主要手术填写正确率皆高于二级医院。主要手术填写正确率最高的三类医院分别为委属委管医院、三级公立专科医院、二级公立专科医院（图2-2-35-7）。

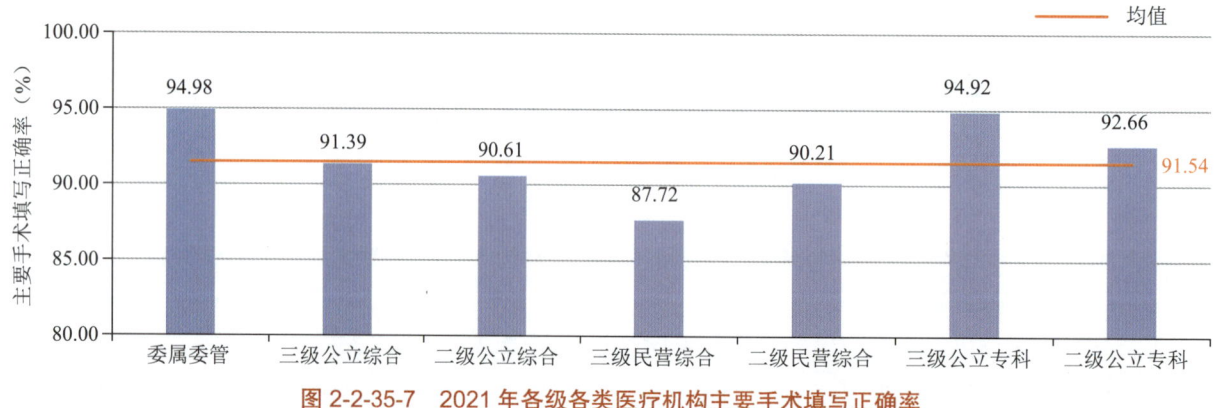

图 2-2-35-7　2021 年各级各类医疗机构主要手术填写正确率

根据数据分析各省份公立综合医院主要手术填写正确率情况，三级公立综合医院中，宁夏正确率最高（96.35%），海南最低（81.36%）；二级公立综合医院中，青海正确率最高（99.78%），黑龙江最低（64.26%）（图2-2-35-8）。

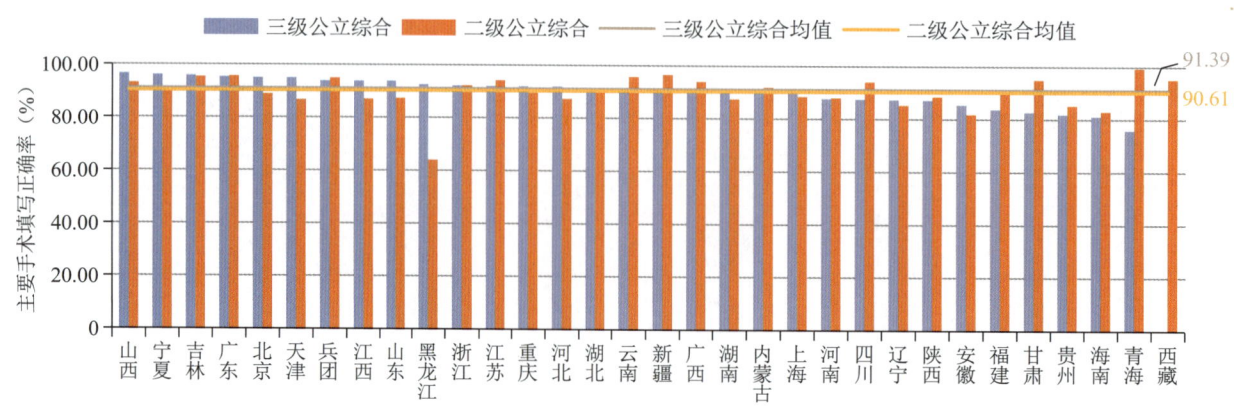

图 2-2-35-8　2021 年各省（自治区、直辖市）公立综合医院主要手术填写正确率

4. 主要手术编码正确率

纳入分析的医疗机构中，三级公立专科医院主要手术编码正确率最高（96.57%）；三级民营综合医院最低（89.75%）。同类型医院中，除三级民营综合医院低于二级民营综合医院，其余三级医院主要手术编码正确率皆高于二级医院。主要手术编码正确率最高的三类医院分别为：三级公立专科医院、委属委管医院、三级公立综合医院（图2-2-35-9）。

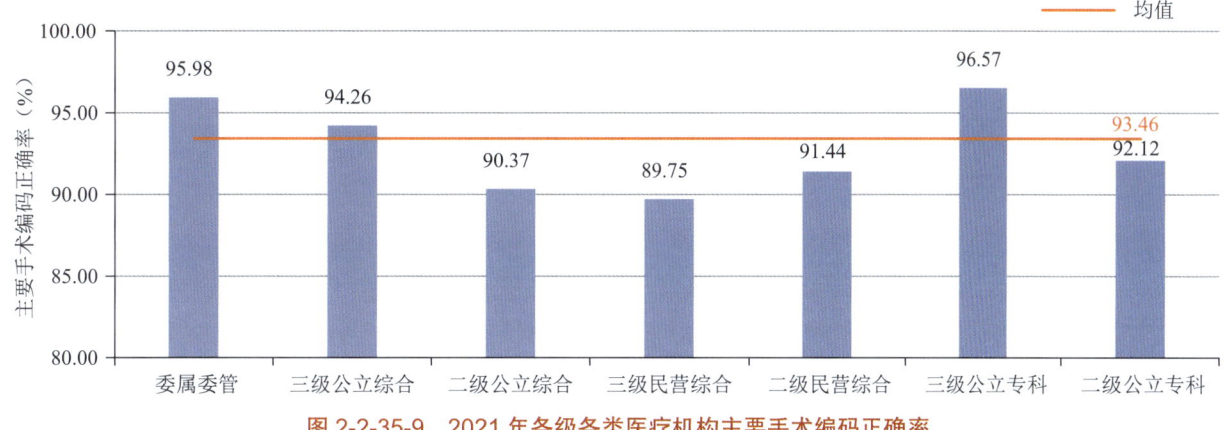

图2-2-35-9　2021年各级各类医疗机构主要手术编码正确率

根据数据分析各省份公立综合医院主要手术编码正确率情况，三级公立综合医院中，山西正确率最高（99.01%），青海最低（55.66%）；二级公立综合医院中，吉林正确率最高（99.86%），西藏最低（72.34%）（图2-2-35-10）。

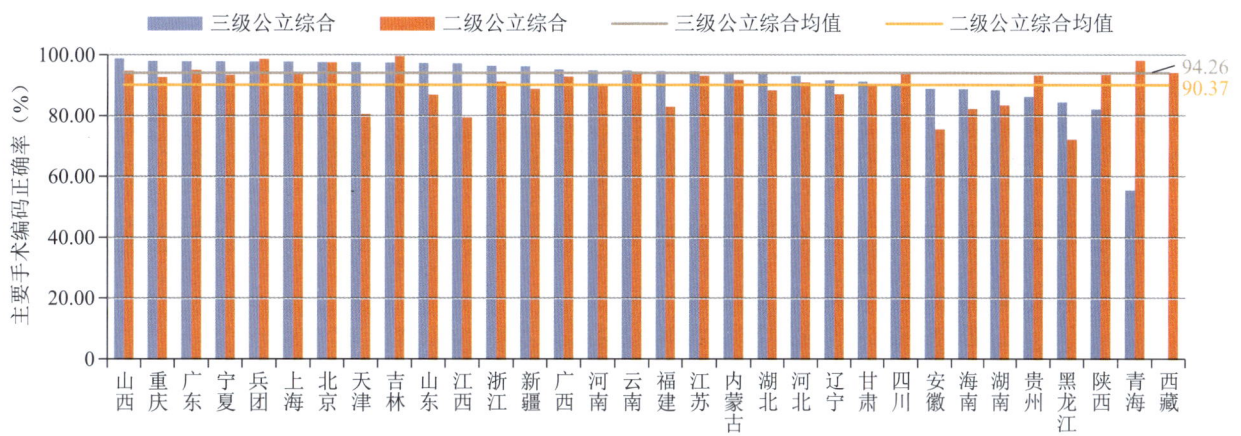

图2-2-35-10　2021年各省（自治区、直辖市）公立综合医院主要手术编码正确率

第三十六节 医院感染管理专业

2021年医院感染管理专业的数据来源于NCIS全国医疗质量抽样调查系统。全国共有13 854家医疗机构参与国家医疗质量抽样调查感染管理专业数据填报,涵盖31个省(自治区、直辖市)及兵团的医疗机构,其中三级医院共计2915家(包括民营276家),二级医院共计10 206家(包括民营3613家),未定级医院共计733家(包括民营405家)。

一、医院感染例次发病率

2021年共有6133家医院纳入医院感染例次发病率的数据统计分析,占完成数据填报医院总数(7582家)的80.89%。全国医疗机构的医院感染例次发病率较2020年下降0.10个百分点,三级公立、二级公立、三级民营、二级民营医疗机构的医院感染例次发病率分别为1.05%、0.53%、0.93%、0.56%;委属委管综合、三级公立综合、二级公立综合、三级民营综合、二级民营综合医院分别较2020年下降0.27、0.16、0.05、0.10及0.02个百分点(图2-2-36-1)。

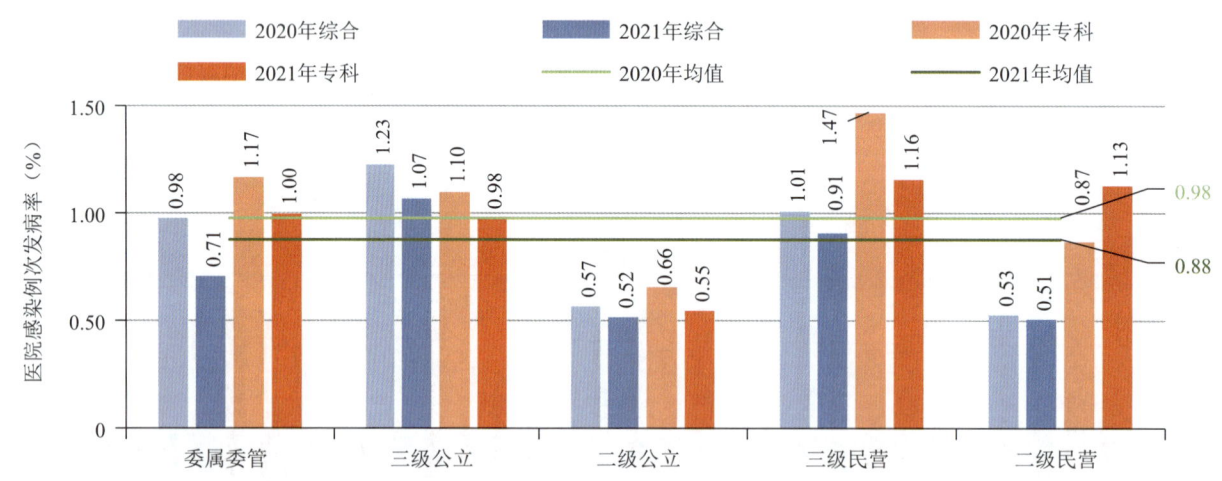

注:三级公立医院包括委属委管医院,本节同。

图2-2-36-1　2020年与2021年各级各类医疗机构医院感染例次发病率

三级公立综合医院医院感染例次发病率为0.51%(黑龙江)～2.27%(福建),西藏无分析数据;二级公立综合医院医院感染例次发病率为0.17%(青海)～1.25%(浙江)(图2-2-36-2)。

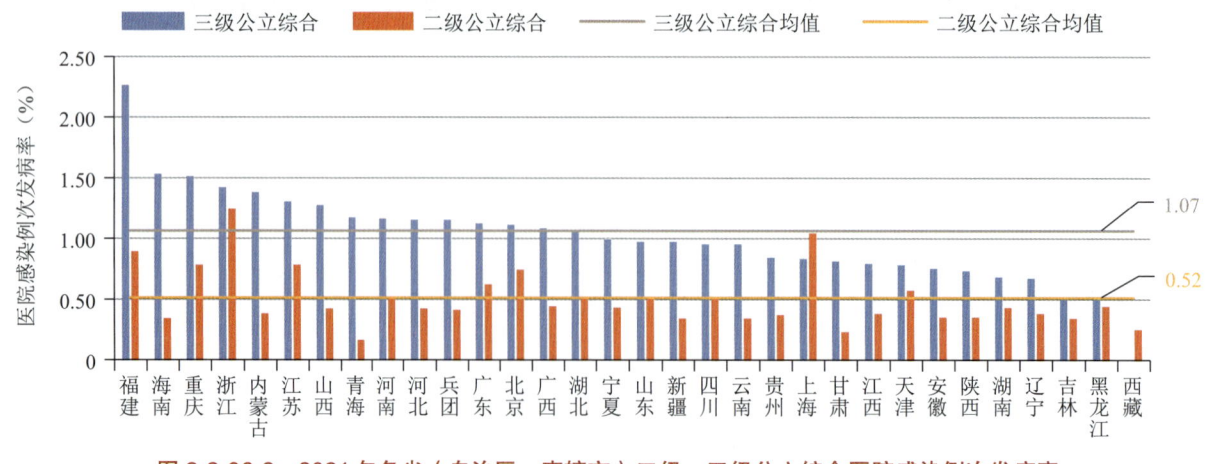

图2-2-36-2　2021年各省(自治区、直辖市)二级、三级公立综合医院感染例次发病率

三级民营综合医院医院感染例次发病率为0.27%（天津）~1.93%（浙江），江西、内蒙古、新疆、上海、宁夏、西藏、兵团无分析数据；二级民营综合医院医院感染例次发病率为0（兵团）~1.10%（福建），湖北、吉林、海南、上海、西藏无分析数据（图2-2-36-3）。

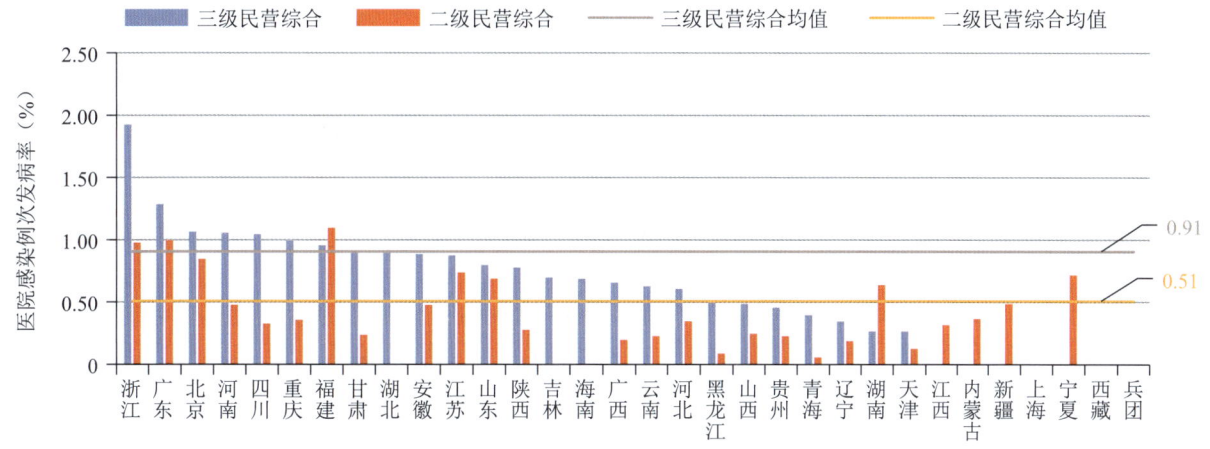

图2-2-36-3　2021年各省（自治区、直辖市）二级、三级民营综合医院医院感染例次发病率

三级公立专科医疗机构医院感染例次发病率为0.38%（黑龙江）~1.70%（山西），西藏无分析数据；二级公立专科医疗机构医院感染例次发病率为0（青海）~1.75%（上海），西藏无分析数据（图2-2-36-4）。

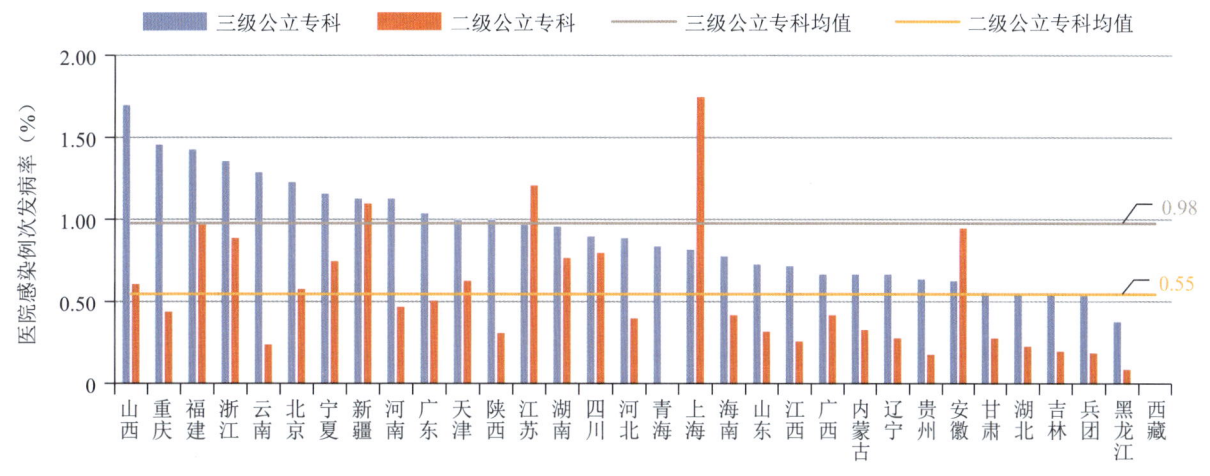

图2-2-36-4　2021年各省（自治区、直辖市）二级、三级公立专科医疗机构医院感染例次发病率

二、抗菌药物治疗前指向特定病原体的病原学送检率

2021年共有4590家医院纳入抗菌药物治疗前指向特定病原体的病原学送检率的数据统计分析，占完成数据填报医院总数（7582家）的60.54%。全国医疗机构的抗菌药物治疗前指向特定病原体的病原学送检率较2020年下降0.60个百分点，三级公立、二级公立、三级民营、二级民营医疗机构分别为40.55%、34.84%、36.65%、28.04%；委属委管综合、三级公立综合、三级民营综合医院较2020年分别下降3.85、1.87及0.66个百分点，二级公立综合、二级民营综合医院较2020年分别上升0.45及1.16个百分点。由于2020年与2021年委属委管专科上报数量分别为8和11家，其均值受个别医院上报值影响较大，因此委属委管专科该指标两年数值波动较大（图2-2-36-5）。

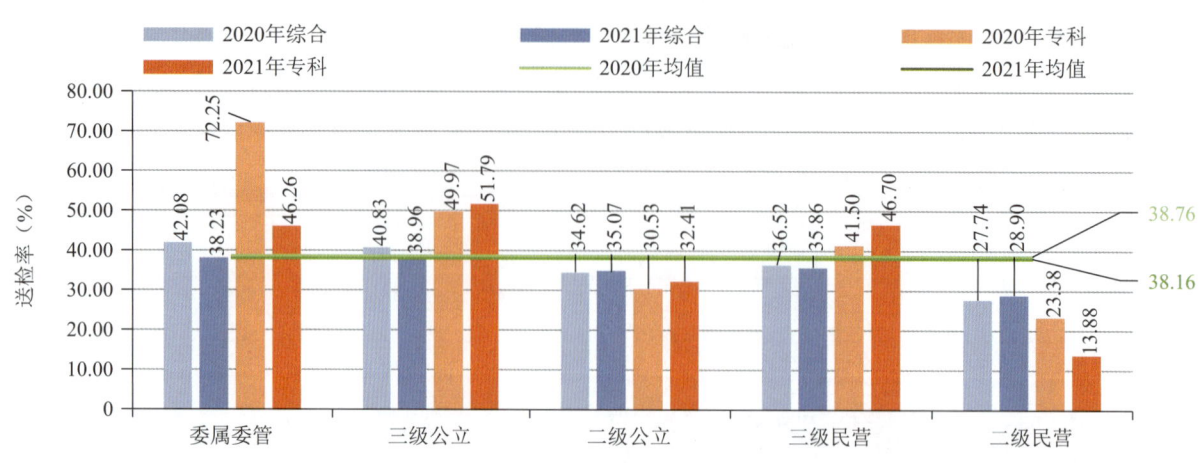

图 2-2-36-5　2020 年与 2021 年各类医疗机构抗菌药物治疗前指向特定病原体的病原学送检率

三级公立综合医院抗菌药物治疗前指向特定病原体的病原学送检率介于 27.63%（河南）～61.06%（青海），西藏无分析数据；二级公立综合医院抗菌药物治疗前指向特定病原体的病原学送检率介于 0（西藏）～53.00%（兵团）（图 2-2-36-6）。

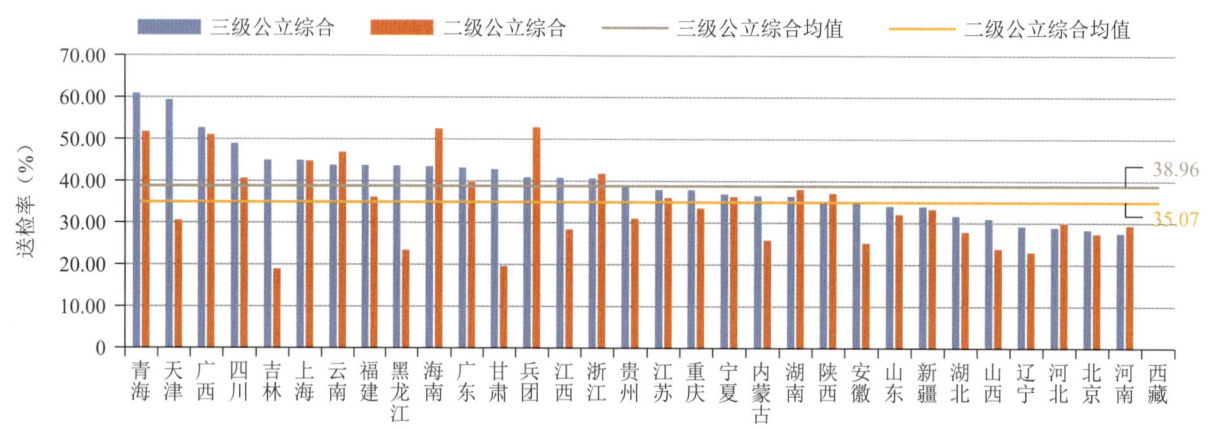

图 2-2-36-6　2021 年各省（自治区、直辖市）二级、三级公立综合医院抗菌药物治疗前指向特定病原体的病原学送检率

三级民营综合医院抗菌药物治疗前指向特定病原体的病原学送检率为 12.21%（重庆）～77.01%（广西），江西、内蒙古、新疆、上海、天津、宁夏、海南、西藏、兵团无分析数据；二级民营综合医院抗菌药物治疗前指向特定病原体的病原学送检率为 5.20%（山西）～69.21%（宁夏），青海、湖北、吉林、内蒙古、上海、海南、西藏、兵团无分析数据（图 2-2-36-7）。

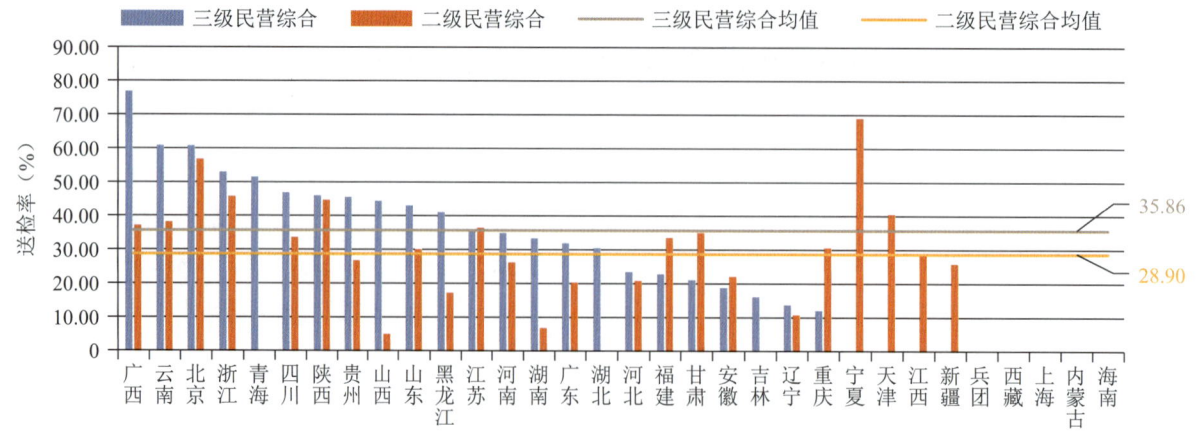

图 2-2-36-7　2021 年各省（自治区、直辖市）二级、三级民营综合医院抗菌药物治疗前指向特定病原体的病原学送检率

三级公立专科医疗机构抗菌药物治疗前指向特定病原体的病原学送检率为0（吉林）～84.86%（海南），西藏无分析数据；二级公立专科医疗机构抗菌药物治疗前指向特定病原体的病原学送检率为0（兵团）～69.15%（天津），青海、吉林、西藏无分析数据（图2-2-36-8）。

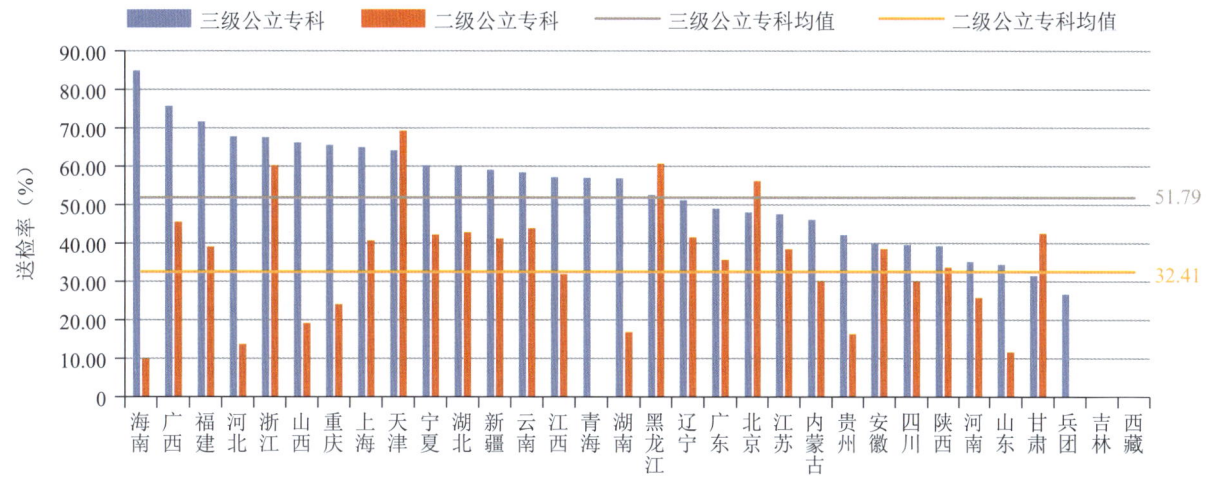

图2-2-36-8　2021年各省（自治区、直辖市）二级、三级公立专科医疗机构抗菌药物治疗前指向特定病原体的病原学送检率

三级民营专科医疗机构抗菌药物治疗前指向特定病原体的病原学送检率为0（陕西、天津）～65.86%（北京），二级民营专科医疗机构抗菌药物治疗前指向特定病原体的病原学送检率为0（天津）～43.30%（福建）（图2-2-36-9）。由于二级、三级民营专科医疗机构基数偏小，上报此数据的医疗机构相对偏少，所以较多省份缺少数据或结果易受极值影响。

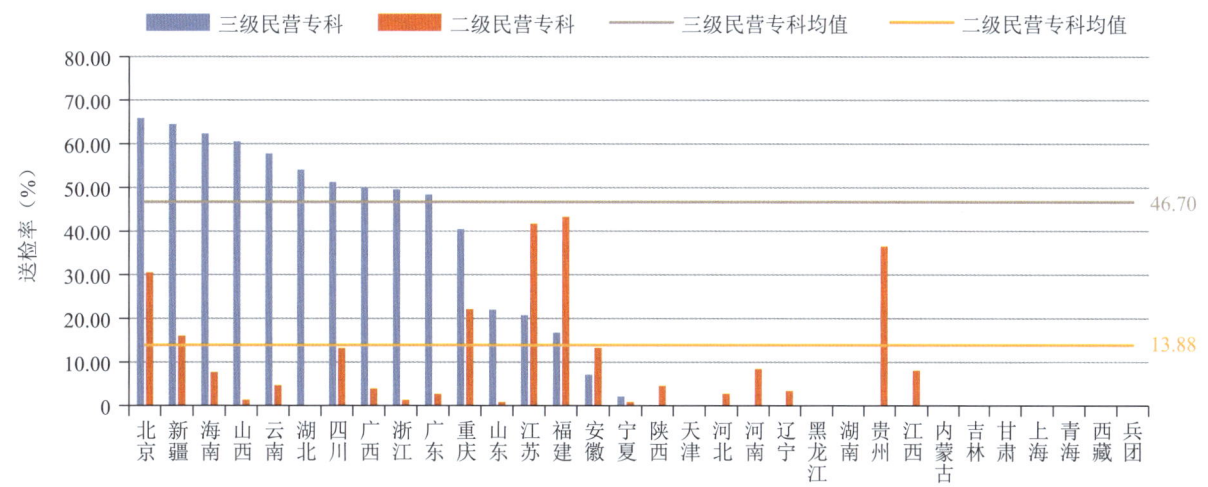

图2-2-36-9　2021年各省（自治区、直辖市）二级、三级民营专科医疗机构抗菌药物治疗前指向特定病原体的病原学送检率

三、血管内导管相关血流感染发病率

2021年共有4075家医院纳入血管内导管相关血流感染发病率的数据统计分析，占完成数据填报医院总数（7582家）的53.75%。全国医疗机构的血管内导管相关血流感染发病率较2020年上升0.02个千分点，三级公立、二级公立医院分别为0.32‰、0.56‰；委属委管综合医院较2020年下降0.09个千分点，三级公立综合医院与2020年持平，二级公立综合医院较2020年分别上升0.03个千分点（图2-2-36-10）。

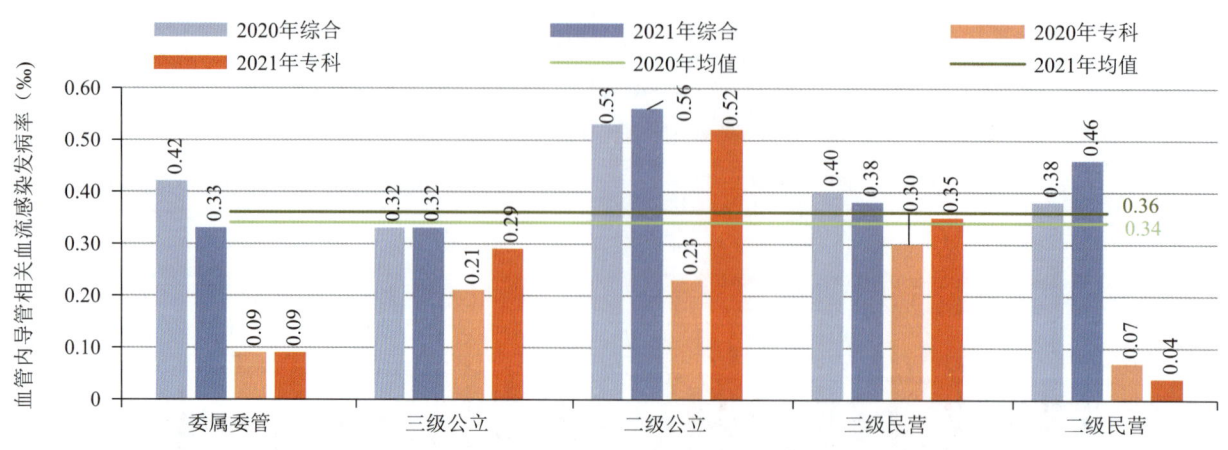

图 2-2-36-10　2020 年与 2021 年各类医疗机构血管内导管相关血流感染发病率

三级公立综合医院血管内导管相关血流感染发病率为 0.12‰（湖北）～0.83‰（海南），西藏无分析数据；二级公立综合医院血管内导管相关血流感染发病率为 0（青海、吉林）～1.89‰（河南），西藏无分析数据（图 2-2-36-11）。

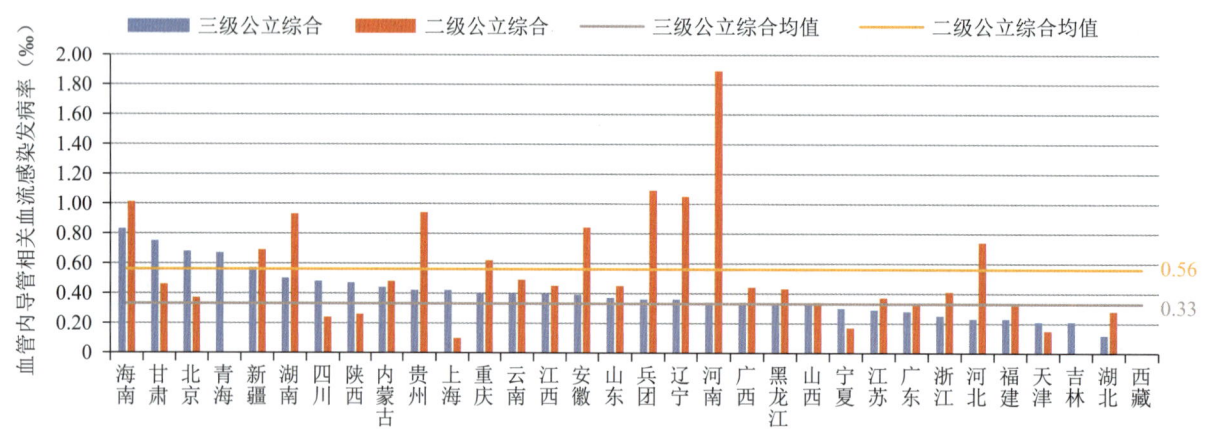

图 2-2-36-11　2021 年各省（自治区、直辖市）二级、三级公立综合医院血管内导管相关血流感染发病率

三级公立专科医疗机构血管内导管相关血流感染发病率为 0（宁夏）～1.88‰（内蒙古），吉林、西藏、兵团无分析数据；二级公立专科医疗机构血管内导管相关血流感染发病率为 0（安徽、海南、辽宁、江西、新疆、河北、贵州、上海、山西、四川、陕西、湖北、湖南、甘肃、云南、福建、吉林）～4.94‰（天津），青海、黑龙江、西藏、新疆兵团无分析数据（图 2-2-36-12）。

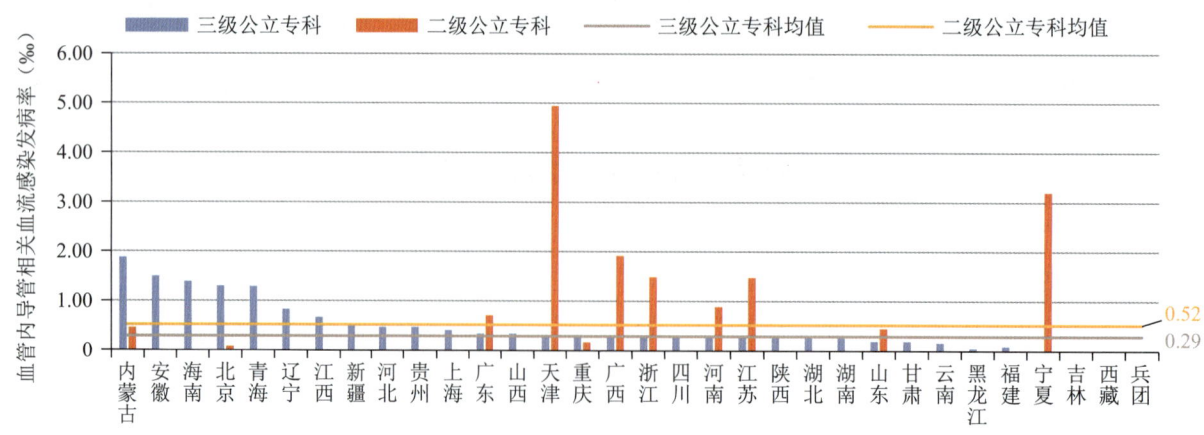

图 2-2-36-12　2021 年各省（自治区、直辖市）二级、三级公立专科医疗机构血管内导管相关血流感染发病率

第三章

医院临床用药情况监测与分析

一、全国合理用药监测网分布概况

全国合理用药监测网已覆盖全国30个省（自治区、直辖市）（不含西藏），共1829家医院，占全国公立医院总数（基于《2021中国卫生健康统计年鉴》）的17.11%。其中三级监测点医院1239家，占全国三级公立医院总数的47.87%；二级监测点医院543家，占全国二级公立医院总数的9.31%。包含中央、省、市、区（县）、行业、军队的综合与专科医院（图2-3-1-1）。

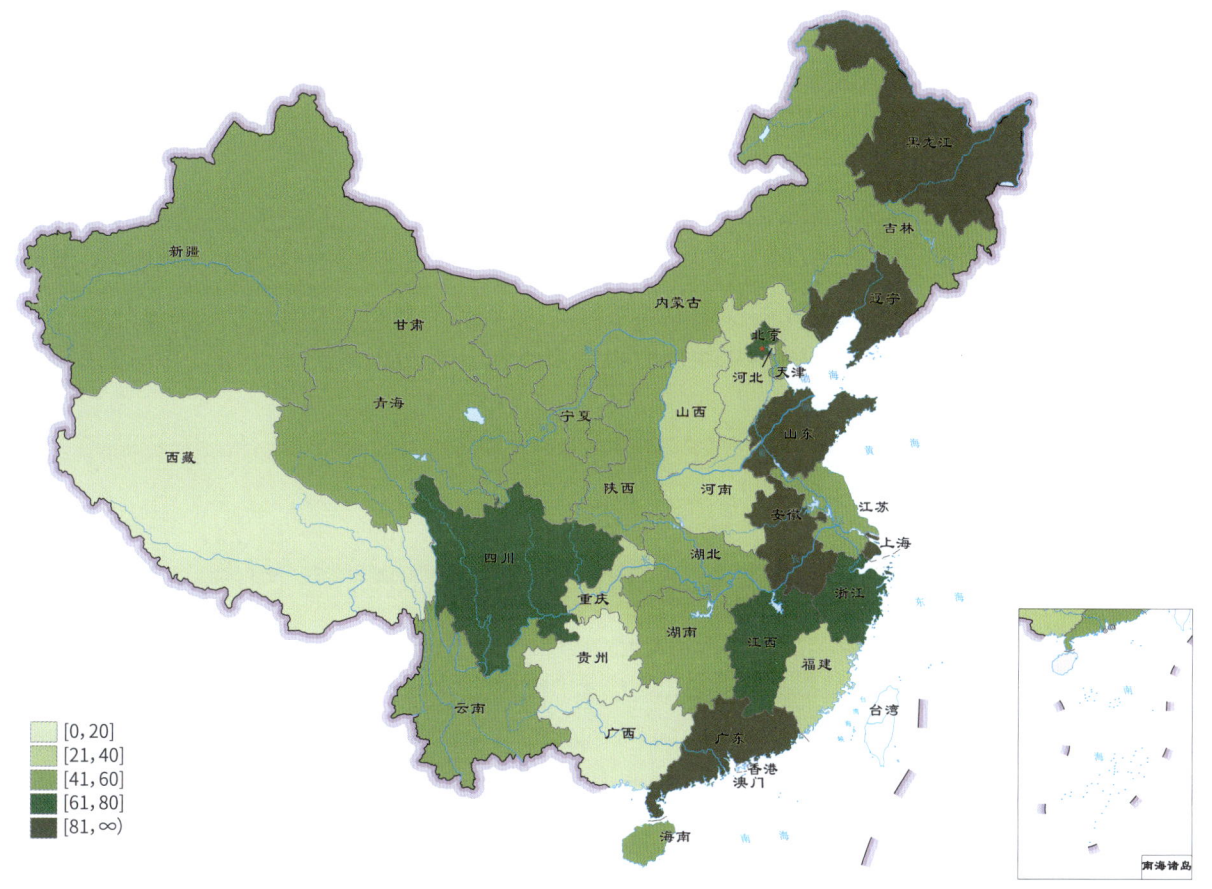

注：地图中数据不包含我国港澳台地区。

图2-3-1-1　2021年全国监测点医院的覆盖与分布

二、全国样本医院临床用药规模与趋势

（一）全国样本医院临床用药情况

为真实、客观地反映临床用药的规模与变化，全国合理用药监测网汇总了2019—2021年全国相同样本1540家医院的有效数据。

中西药合计临床用药金额，3年分别为4660.46亿、4122.54亿、4590.63亿元，增长率为-11.55%、11.35%；年均复合增长率为-0.75%。

西药用药金额，3年分别为4075.43亿、3631.60亿、4031.56亿元，增长率为-10.89%、11.01%；年均复合增长率为-0.54%。药品通用名数有增有减，2020年较2019年减少1种，2021年较2020年增加23种。

中成药用药金额，3年分别为585.03亿、490.95亿、559.08亿元，增长率为-16.08%、13.88%；年均复合增长率为-2.24%。产品名数呈下降趋势，2020年较2019年减少155种，2021年较2020年减少146种（图2-3-1-2）。

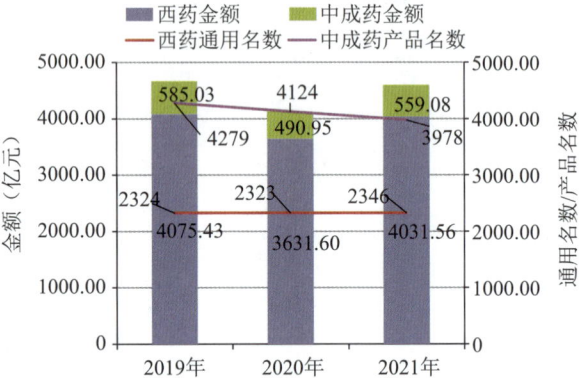

图2-3-1-2　2019—2021年全国相同样本医院中西药用药情况

（二）全国不同等级医院临床用药情况

1. 三级医院

2019—2021年三级医院西药临床用药金额有所波动，占三级医院临床用药总金额87.91%～88.58%，年均复合增长率为-0.49%。药品通用名数有增有减。

中成药临床用药金额有所波动，占三级医院临床用药总金额11.42%～12.09%，年均复合增长率为-2.26%。产品名数逐年减少。

西药用药金额是中成药的7.27～7.76倍（图2-3-1-3）。

2. 二级医院

2019—2021年二级医院西药临床用药金额有所波动，占二级医院临床用药总金额79.61%～79.99%，年均复合增长率为-1.56%。药品通用名数逐年增加。

中成药临床用药金额有所波动，占二级医院临床用药总金额20.01%～20.39%，年均复合增长率为-2.11%。产品名数逐年减少。

西药用药金额是中成药的3.91～4.00倍（图2-3-1-4）。

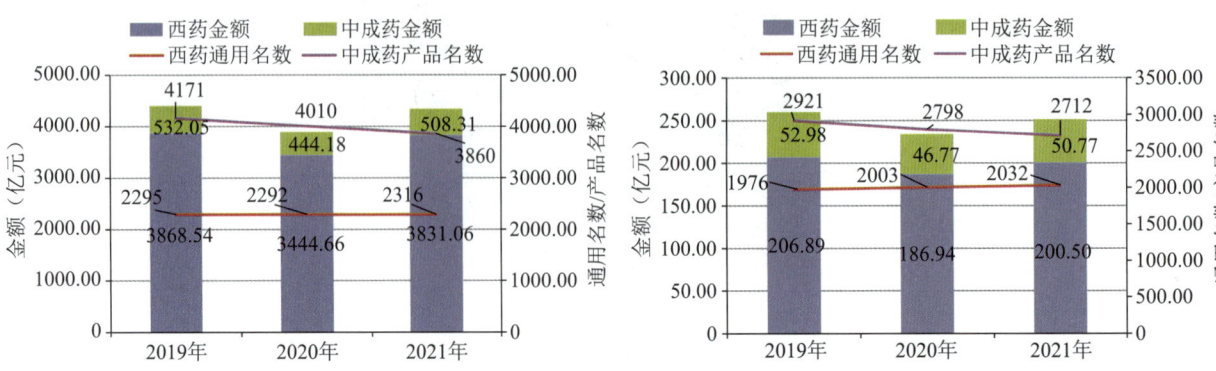

图2-3-1-3　2019—2021年全国三级样本医院中、西药用药情况

图2-3-1-4　2019—2021年全国二级样本医院中、西药用药情况

（三）全国不同等级医院平均用药情况

1. 三级医院

三级医院西药平均每家医院用药金额，3 年分别为 3.64 亿、3.24 亿、3.60 亿元；中成药平均每家医院用药金额，分别为 0.50 亿、0.42 亿、0.48 亿元（图 2-3-1-5）。

2. 二级医院

二级医院西药平均每家医院用药金额，3 年分别为 0.43 亿、0.39 亿、0.42 亿元；中成药平均每家医院用药金额，分别为 0.11 亿、0.10 亿、0.11 亿元（图 2-3-1-6）。

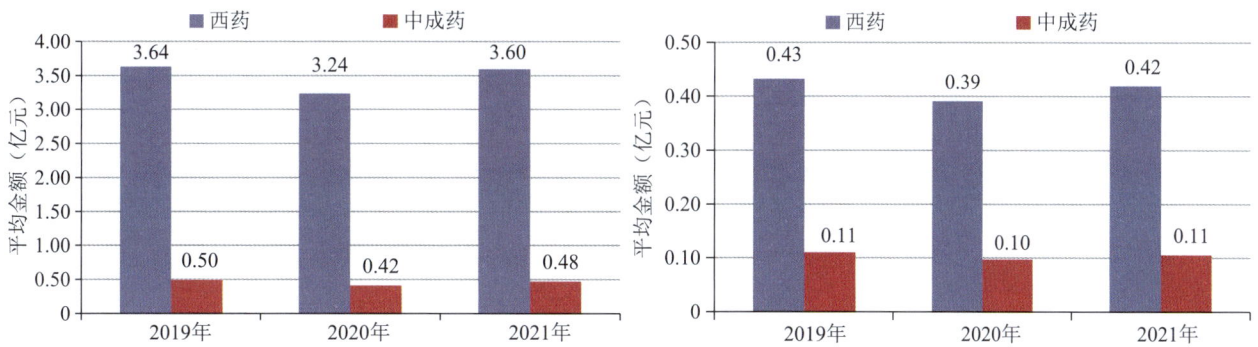

图 2-3-1-5　2019—2021 年全国三级平均每家医院中西药用药规模

图 2-3-1-6　2019—2021 年全国二级平均每家医院中西药用药规模

三、全国各疾病系统临床用药现状

（一）全国各疾病系统临床用药份额

2019—2021 年按 WHO-ATC 的 14 个疾病系统药物分类，西药用药金额排序前 6 位仍然为六大疾病系统药物，分别为抗肿瘤药及免疫调节剂、血液和造血器官药物、消化系统及影响代谢药物、全身用抗感染药物、神经系统药物和心血管系统药物。3 年六大疾病系统用药金额占西药总金额分别为 82.92%、83.11%、82.73%，其他 8 个疾病系统用药总金额占西药总金额分别为 17.08%、16.89%、17.27%（图 2-3-1-7）。

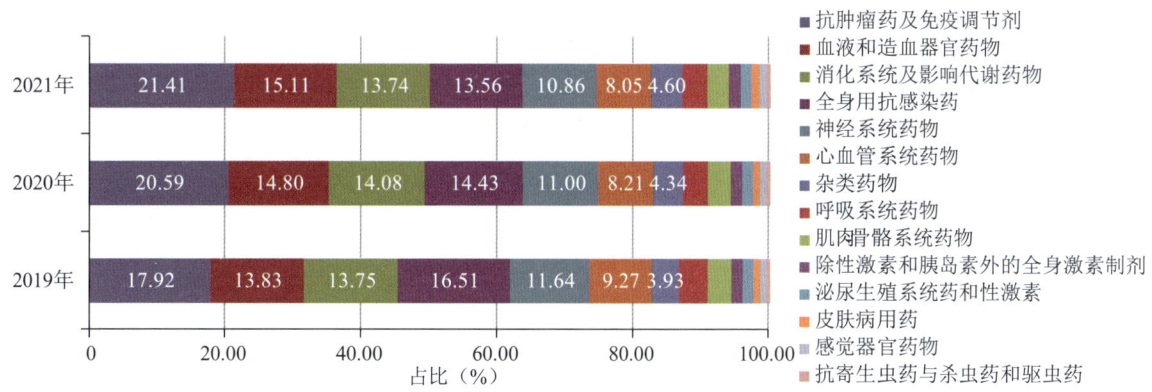

图 2-3-1-7　2019—2021 年全国各疾病系统临床用药分布与份额

1. 各疾病系统用药金额排序与占比

2019—2021 年在临床用药中抗肿瘤药及免疫调节剂用药金额 3 年均排序第 1 位，占西药总金额 17.92%～21.41%；血液和造血器官药物分别排序第 3、第 2、第 2 位，占 13.83%～15.11%；消化系统及影响代谢药物分别排序第 4、第 4、第 3 位，占 13.74%～14.08%；全身用抗感染药物分别排序第 2、第 3、第 4 位，占 13.56%～16.51%；神经系统药物均排序第 5 位，占 10.86%～11.64%；心血管系统药物均排序第 6 位，占 8.05%～9.27%。其他 8 个疾病系统用药不再详细列出，已在图表中显示

（图2-3-1-7）。

2. 各疾病系统用药金额年均复合增长率

2019—2021年14个疾病系统药物分类中，年均复合增长率排序前3位的为抗寄生虫药与杀虫药和驱虫药12.07%、皮肤病用药11.40%、抗肿瘤药及免疫调节剂8.70%；排序后3位的为呼吸系统药物-6.80%、心血管系统药物-7.27%、全身用抗感染药-9.85%；其余的杂类药物、血液和造血器官药物、除性激素和胰岛素外的全身激素制剂、感觉器官药物、消化系统及影响代谢药物、泌尿生殖系统药和性激素、神经系统药物、肌肉—骨骼系统药物年均复合增长率分别为7.50%、3.96%、3.73%、2.96%、-0.58%、-1.98%、-3.93%、-6.38%（图2-3-1-8）。

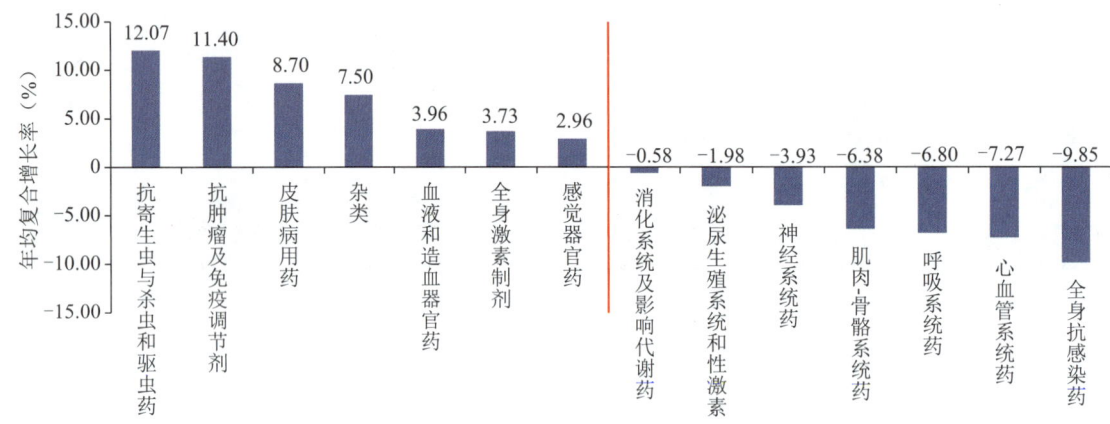

图2-3-1-8　2019—2021年全国各疾病系统临床用药金额年均复合增长率

（二）全国不同等级医院各疾病系统用药情况

1. 三级医院

2019—2021年三级医院用药金额排序前6位的分别为抗肿瘤药及免疫调节剂、血液和造血器官药物、全身用抗感染药、消化系统及影响代谢药物、神经系统药物、心血管系统药物。六大疾病系统用药金额，排序虽与全国存在差异，但仍占主导地位，占三级医院西药总金额的82.67%～83.07%；其他8个疾病系统共占16.93%～17.33%（图2-3-1-9）。

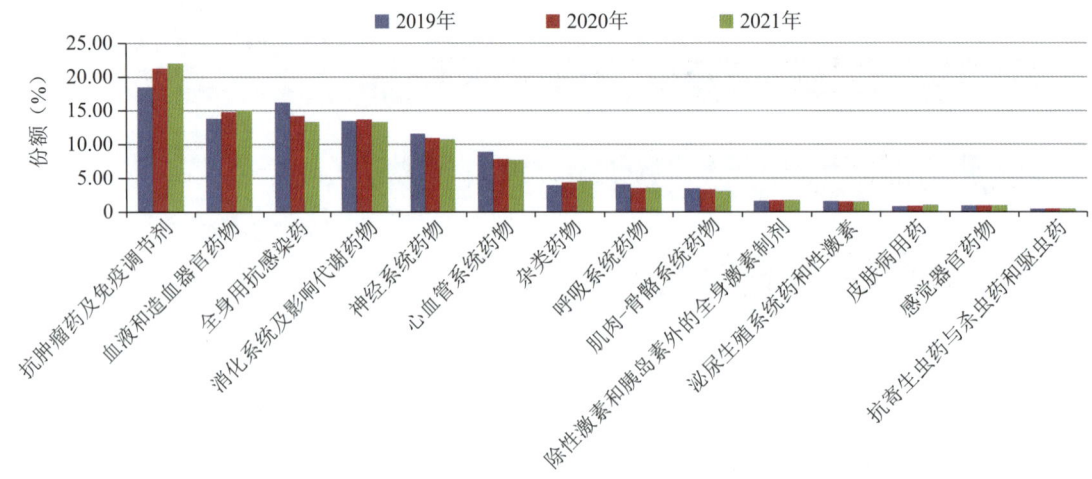

图2-3-1-9　2019—2021年全国三级医院各疾病系统临床用药份额排序

2. 二级医院

2019—2021年二级医院用药金额排序前6位的分别为消化系统及影响代谢药物、全身用抗感染药物、血液和造血器官药物、心血管系统药物、神经系统药物、抗肿瘤药及免疫调节剂。六大疾病系统用药金额，排序虽与全国存在差异，但仍占主导地位，其占二级医院西药总金额的83.63%～83.96%；其他 8 个疾病系统共占 16.04% ~ 16.37%（图 2-3-1-10）。

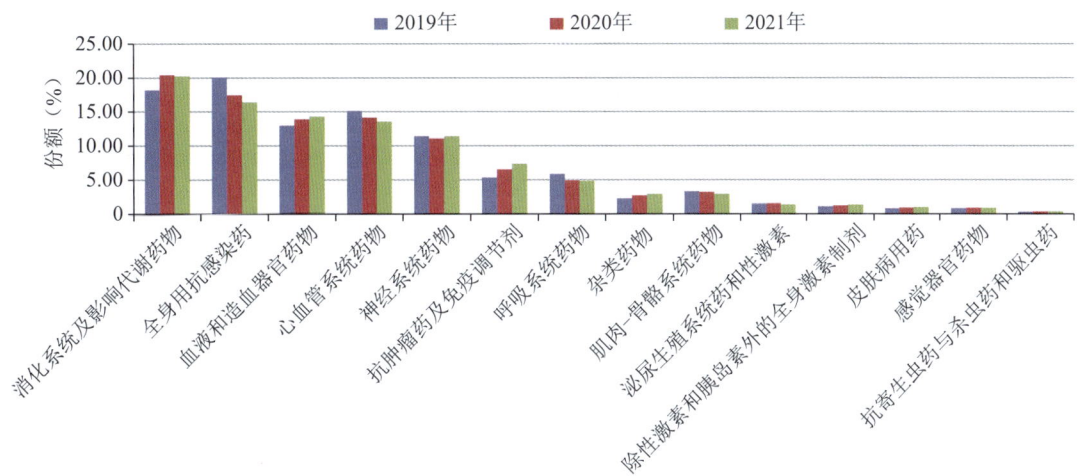

图 2-3-1-10　2019—2021 年全国二级医院各疾病系统临床用药份额排序

四、全国抗菌药物临床用药监测与分析

自 2011 年开展"全国抗菌药物临床应用专项整治活动"以来，抗菌药物不合理使用情况得到有效遏制。全身用抗菌药与全身用抗真菌药两个亚类，是抗菌药物专项整治的重点内容。

本部分汇总了 2010—2021 年连续相同样本医院数据，在简要描述全身用抗感染药物临床应用情况基础上，再进一步分析全国抗菌药物临床应用的变化。

（一）全国全身用抗感染药物临床用药规模与趋势

1. 全身用抗感染药物临床用药趋势

2019—2021 年全身用抗感染药物用药金额有所波动，分别为 672.93 亿、523.89 亿、546.83 亿元；占西药总金额分别为 16.51%、14.43%、13.56%（图 2-3-1-11）；增长率为 -22.15%、4.38%；年均复合增长率为 -9.85%。

2. 全身用抗感染药物各亚类临床用药情况

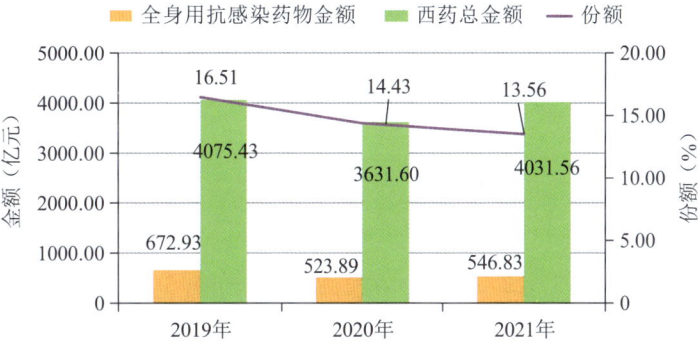

图 2-3-1-11　2019—2021 年全身用抗感染药物临床用药规模

2019—2021 年按 WHO-ATC 药物分类，全身用抗感染药物共 6 个亚类。其中，全身用抗菌药物用药份额 75.49% ~ 76.42%，年均复合增长率为 -10.40%；全身用抗真菌药用药份额 7.57% ~ 8.61%，年均复合增长率为 -4.42%；免疫血清及免疫球蛋白用药份额 5.18% ~ 7.42%，年均复合增长率为 7.96%；全身用抗病毒药用药份额 5.75% ~ 9.17%，年均复合增长率为 -28.60%；疫苗类用药份额 0.91% ~ 1.74%，年均复合增长率最高，为 24.42%；抗分枝杆菌药用药份额 0.75% ~ 1.08%，年均复合增长率为 8.21%（图 2-3-1-12）。

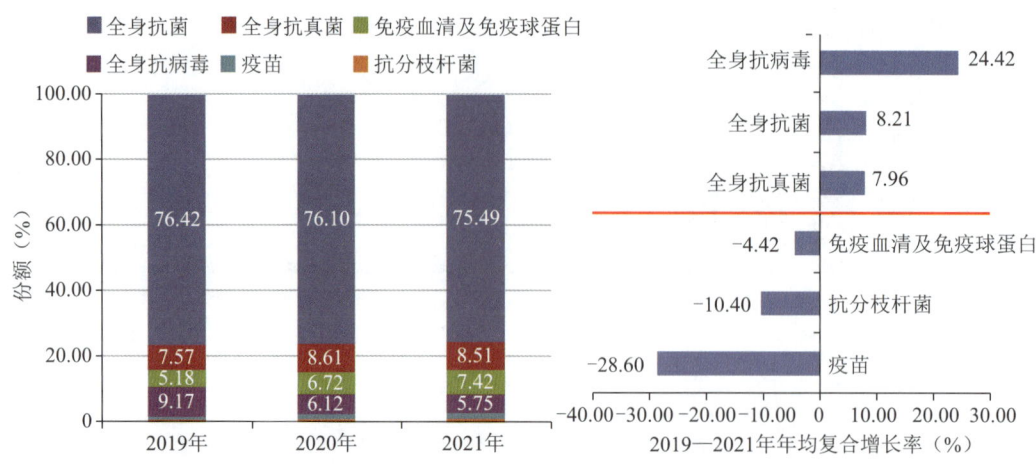

图 2-3-1-12　2019—2021 年全身用抗感染药物各亚类临床用药情况

（二）全国抗菌药物临床用药监测与分析

1. 抗菌药物临床用药整体趋势变化

为全面反映临床应用抗菌药物情况，完善我国抗菌药物科学长效的管理体系与机制，汇总 2010—2021 年相同样本医院数据分析。结果显示，12 年来抗菌药物用药金额在 234.88 亿～345.88 亿元，占西药总金额的份额由 2010 年的 24.50% 降至 2021 年的 11.38%，共下降 13.12 个百分点，年均复合增长率为 -0.11%。抗菌药物用药的品种数量控制较稳定（图 2-3-1-13、图 2-3-1-14）。

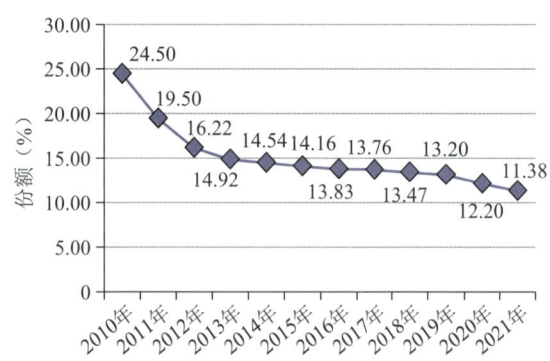

图 2-3-1-13　2010—2021 年抗菌药物临床用药份额与趋势

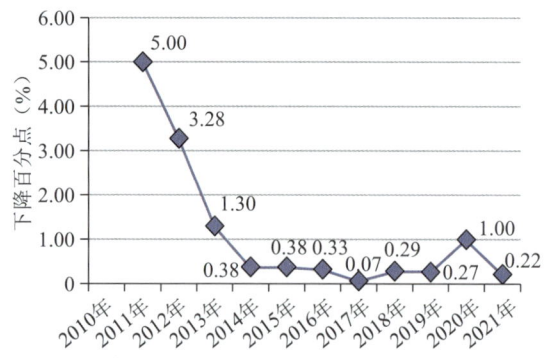

图 2-3-1-14　2010—2021 年抗菌药物临床用药份额下降百分点

2. 不同等级医院抗菌药物用药分析

（1）三级医院

三级医院抗菌药物用药金额有所波动，3 年分别为 529.14 亿、415.74 亿、431.23 亿元；占三级医院西药总金额分别为 13.68%、12.07%、11.26%；增长率为 -21.43%、3.73%；年均复合增长率为 -9.72%。三级医院承担着疑难危重患者救治任务，就诊人数多，患者病情复杂，用药量大，但其份额、品种数在近 3 年均控制较好（图 2-3-1-15）。

（2）二级医院

二级医院抗菌药物用药金额有所波动，3 年分别为 36.03 亿、28.08 亿、28.12 亿元；占二级医院西药总金额分别为 17.41%、15.02%、14.02%；增长率为 -22.06%、0.12%；年均复合增长率为 -11.66%。二级医院主要以常见病、多发病、慢性病治疗为主，3 年用药份额有所下降，但与三级医院用药份额相比仍偏高（图 2-3-1-15）。

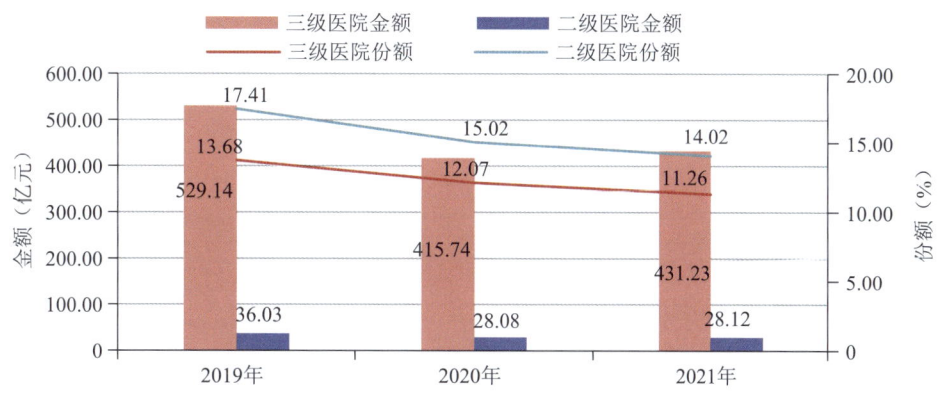

图 2-3-1-15　2019—2021 年不同等级医院抗菌药物临床用药规模

（三）全国抗菌药物临床用药集中度较高的类别

2019—2021 年抗菌药物用药集中度较高的次亚类：头孢菌素及其他 β- 内酰胺类药物（包括头孢菌素、碳青霉烯类和单酰胺类药物），用药金额排序第 1 位，增长率为 -21.32%、3.49%，年均复合增长率为 -9.77%；青霉素类药物排序第 2 位，增长率为 -29.13%、15.61%，年均复合增长率为 -9.49%；其他抗菌药物排序第 3 位，增长率为 -1.10%、16.63%，年均复合增长率为 7.40%；全身用抗真菌药物排序第 4 位，增长率为 -11.45%、3.17%，年均复合增长率为 -4.42%；喹诺酮类药物排序第 5 位，增长率为 -32.35%、-38.07%，年均复合增长率为 -35.28%。以上 5 个次亚类用药占抗菌药物总金额约 92%，其他 5 个次亚类用药仅占 8% 左右（图 2-3-1-16、图 2-3-1-17）。

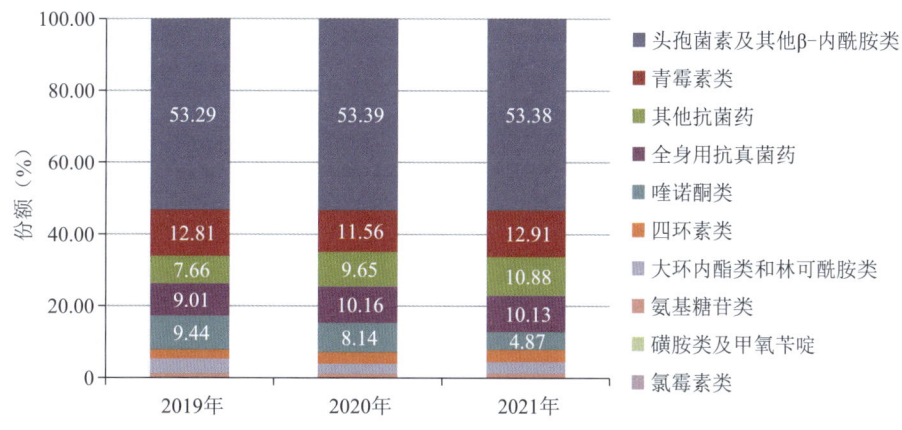

图 2-3-1-16　2019—2021 年抗菌药物各次亚类临床用药份额

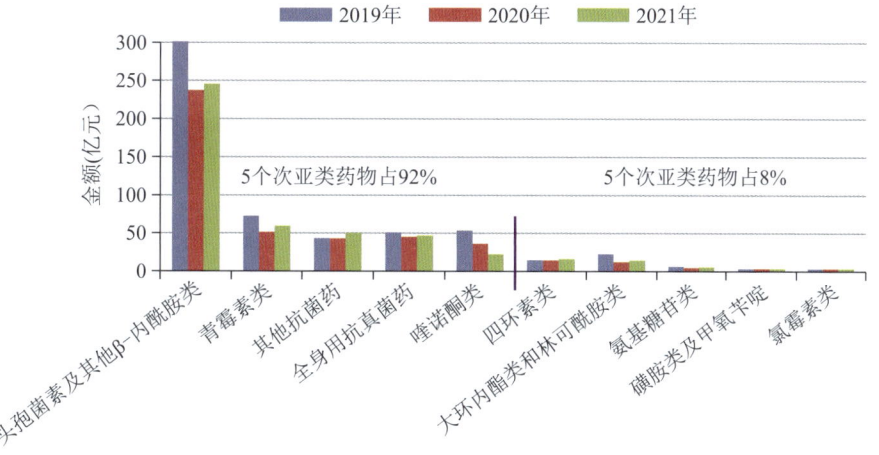

图 2-3-1-17　2019—2021 年抗菌药物各次亚类用药情况

（四）全国抗菌药物 20 个重点药品监测与分析

2019—2021 年抗菌药物临床用药金额各排序前 20 位的重点药品消耗量大、金额高，主要分布在 7 个次亚类中，用药金额占抗菌药物总金额分别为 62.79%、65.85%、64.49%（图 2-3-1-18～图 2-3-1-20）。

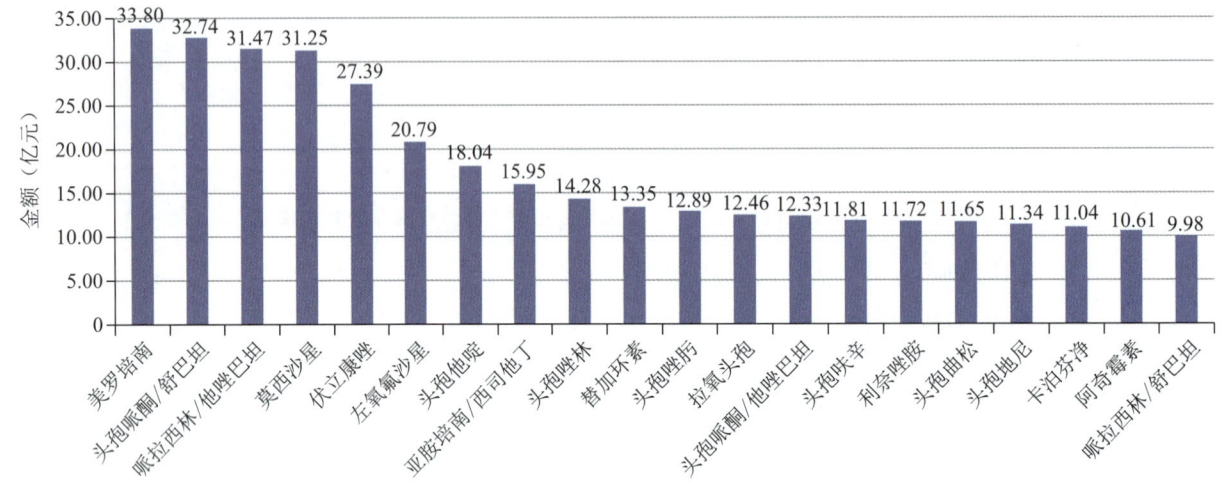

图 2-3-1-18　2019 年抗菌药物用药金额排序前 20 位的重点药品

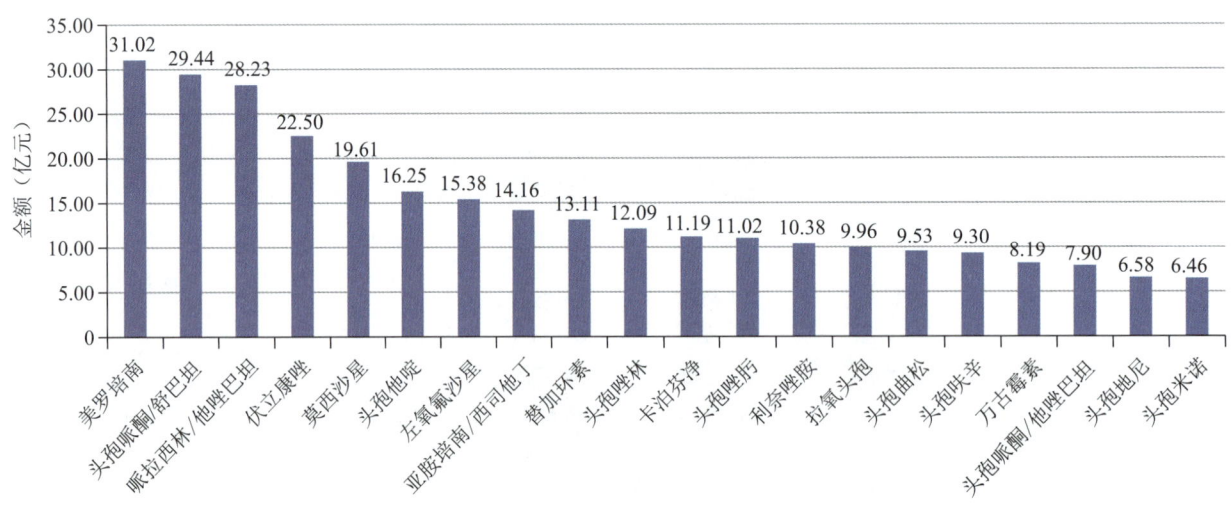

图 2-3-1-19　2020 年抗菌药物用药金额排序前 20 位的重点药品

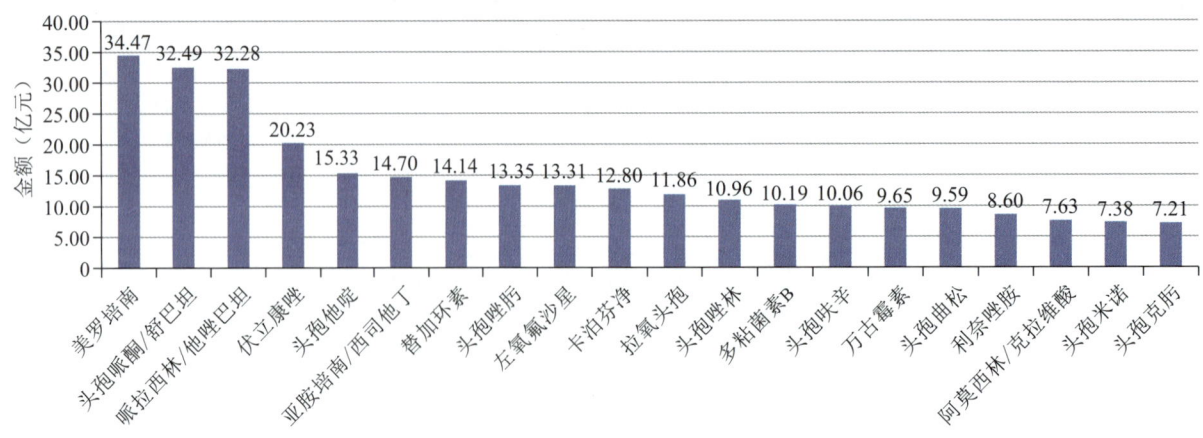

图 2-3-1-20　2021 年抗菌药物用药金额排序前 20 位的重点药品

1. 头孢菌素及其他 β- 内酰胺类药物

该次亚类涉及 13 个药品，第一代头孢菌素有头孢唑林；第二代头孢菌素有头孢呋辛、头孢米诺；第三代头孢菌素有头孢哌酮/舒巴坦、头孢他啶、头孢唑肟、拉氧头孢、头孢曲松、头孢哌酮/他唑巴坦、头孢克肟、头孢地尼；碳青霉烯类有美罗培南和亚胺培南/西司他丁。

2. 青霉素类药物

该次亚类涉及 3 个药品，哌拉西林/他唑巴坦、哌拉西林/舒巴坦、阿莫西林/克拉维酸。

3. 全身用抗真菌药

该次亚类涉及伏立康唑、卡泊芬净 2 个药品。其中伏立康唑为作用较强的抗真菌药，用药量较大，临床应用时应警戒。

4. 其他抗菌药物

该次亚类涉及 3 个药品，多粘菌素 B、利奈唑胺和万古霉素。

5. 喹诺酮类药物

该次亚类涉及 2 个药品，左氧氟沙星 3 年排序分别为第 6、第 7、第 9 位；莫西沙星用药金额 2019 年、2020 年排序分别为第 4、第 5 位，2021 年未进入前 20 位。多年来，临床使用该类药物频度一直较高。

氟喹诺酮类药物存在严重不良反应/事件。药品说明书"黑框警告"：氟喹诺酮类药物可能致残及并发多种永久性严重不良反应。该类药物只用于没有其他抗菌药物可选择的急性细菌性鼻窦炎、慢性支气管炎急性发作、单纯性尿路感染和急性非复杂性膀胱炎的患者。

6. 四环素类

该次亚类涉及替加环素 1 个药品，该药品排序分别为第 10、第 9、第 7 位。

7. 大环内酯类和林可酰胺类

该次亚类涉及阿奇霉素 1 个药品，2019 年排序第 19 位，2020 年与 2021 年未进入前 20 位。

（五）全国抗菌药物重点药品口服与注射剂药物使用频度分析

2021 年抗菌药物用药金额排序前 20 位的重点药品中，既有口服又有注射剂的药物涉及 5 个药品。按照 DDDs（万人次）排序：左氧氟沙星第 1 位、头孢呋辛第 2 位、阿莫西林/克拉维酸第 3 位、伏立康唑第 4 位、利奈唑胺第 5 位。

注射剂有 19 个药品，按照 DDDs（万人次）排序：左氧氟沙星第 1 位、头孢呋辛第 2 位、头孢曲松第 3 位、哌拉西林/他唑巴坦第 4 位、头孢哌酮/舒巴坦第 5 位、头孢他啶第 6 位、头孢唑林第 7 位，以上 7 个药品 DDDs 共计 10 576.42 万人次；其他 12 个药品为 3484.81 万人次。

口服制剂有 6 个药品，按照 DDDs（万人次）排序：左氧氟沙星第 1 位、阿莫西林/克拉维酸第 2 位、头孢克肟第 3 位、头孢呋辛第 4 位、伏立康唑第 5 位、利奈唑胺第 6 位，DDDs 共计 19 759.77 万人次（图 2-3-1-21）。

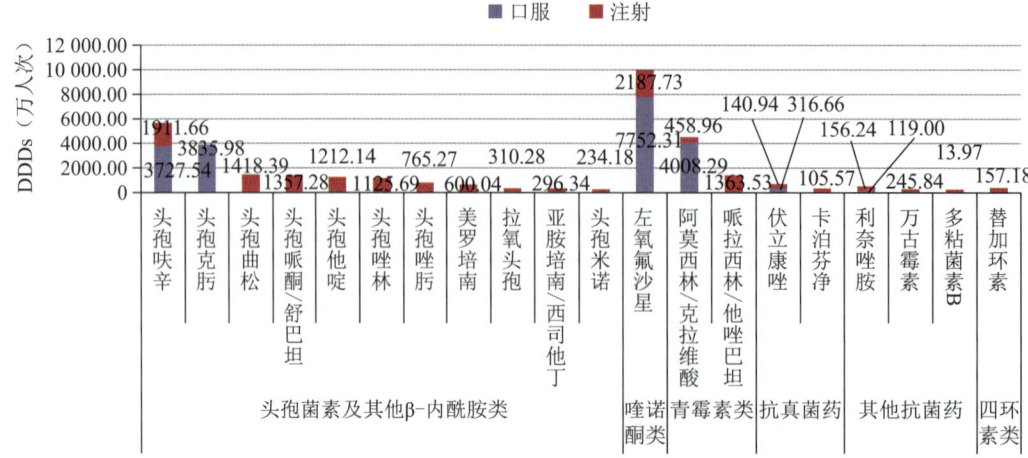

图 2-3-1-21　2021年抗菌药物重点药品口服与注射剂药物使用频度

五、全国抗肿瘤药物及免疫调节剂临床用药监测与分析

恶性肿瘤发病率在全球呈增长趋势，WHO全球最新癌症负担数据显示，2020年全球新发癌症病例1929万例，死亡病例达996万例。其中我国新发癌症病例457万例，占全球新发癌症总病例数的23.7%；癌症死亡人数300万，占死亡总人数的30%。2022年2月国家癌症中心发布，统计我国2016年癌症新发病例406.4万，总死亡人数241.4万。

（一）全国抗肿瘤药物及免疫调节剂临床用药规模与趋势

1. 抗肿瘤药物及免疫调节剂临床用药趋势

2019—2021年抗肿瘤药物及免疫调节剂用药金额逐年递增，分别为730.49亿、747.86亿、863.05亿元；占西药总金额分别为17.92%、20.59%、21.41%；增长率为2.38%、15.40%；年均复合增长率为8.70%（图2-3-1-22）。

2. 不同等级医院抗肿瘤药物及免疫调节剂用药趋势

（1）三级医院

三级医院抗肿瘤药物及免疫调节剂用药金额逐年递增，3年分别为719.26亿、735.51亿、848.07亿元；占三级医院西药总金额分别为18.59%、21.35%、22.14%；增长率为2.26%、15.30%；年均复合增长率为8.59%（图2-3-1-23）。

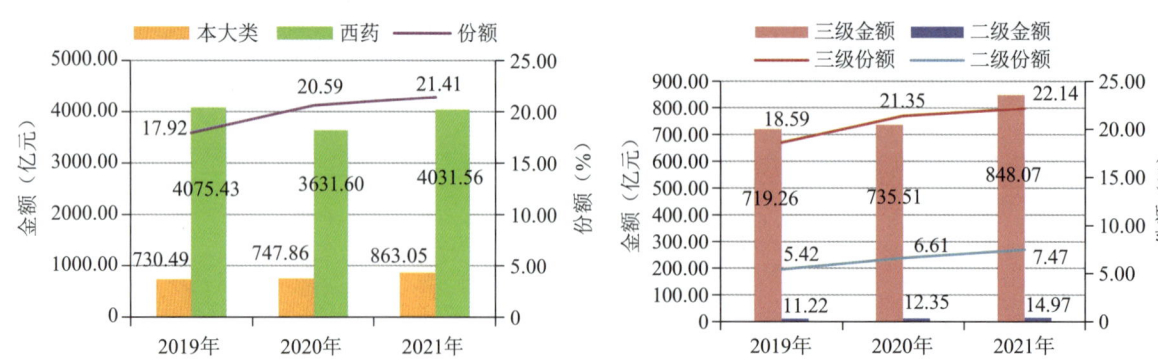

图 2-3-1-22　2019—2021年抗肿瘤药物及免疫调节剂临床用药规模

图 2-3-1-23　2019—2021年不同等级医院抗肿瘤药物及免疫调节剂临床用药情况

（2）二级医院

二级医院抗肿瘤药物及免疫调节剂用药金额逐年递增，3年分别为11.22亿、12.35亿、14.97亿元；占二级医院西药总金额分别为5.42%、6.61%、7.47%；增长率为10.06%、21.23%；年均复合增长率为15.51%（图2-3-1-23）。

三级医院用药份额是二级医院的2.96～3.43倍。

3. 抗肿瘤药物及免疫调节剂各亚类临床用药情况

按WHO-ATC药物分类，抗肿瘤药物及免疫调节剂共4个亚类。2019—2021年抗肿瘤药物用药金额排序第1位；增长率为4.05%、16.29%；年均复合增长率为10.00%。免疫增强剂排序第2位；增长率为-12.16%、13.02%；年均复合增长率为-0.36%。以上2个亚类用药约占本大类总金额80%，其他2个亚类用药占20%左右（图2-3-1-24、图2-3-1-25）。

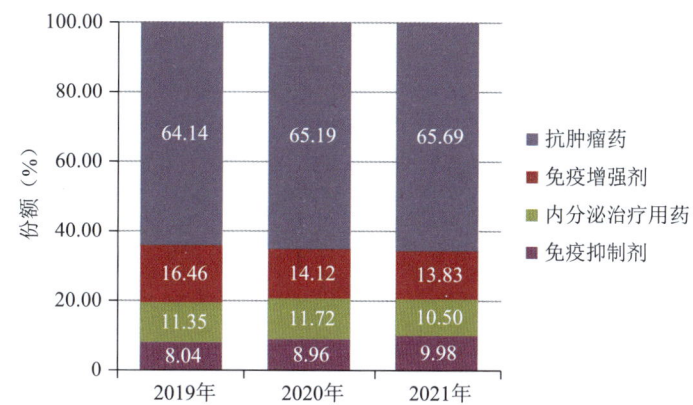

图2-3-1-24　2019—2021年抗肿瘤药物及免疫调节剂各亚类临床用药份额

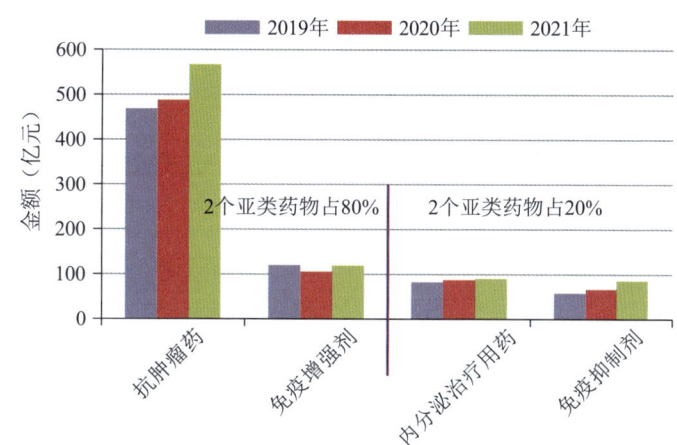

图2-3-1-25　2019—2021年抗肿瘤药物及免疫调节剂各亚类临床用药情况

（二）全国抗肿瘤重点药品临床用药监测

1. 细胞毒类抗肿瘤药物用药金额排序

2019—2021年细胞毒类抗肿瘤药物治疗恶性肿瘤方案成熟，疗效确切，临床用量较高。其中紫杉醇在本大类3年金额排序第1、第1、第3位；培美曲塞排序第4、第6、第5位；多柔比星排序第17、第14、第10位；奥沙利铂排序第11、第12、第11位；多西他赛排序第6、第10、第15位；伊立替康2020及2021年分别为第19、第18位，2019年未进入前20位；卡培他滨2019及2020年分别为第10、第13位，2021年未进入前20位；替莫唑胺2019及2020年用药金额排序，分别为第16、第17位，2021年未进入前20位；吉西他滨2019及2020年均第18位，2021年未进入前20位；替吉奥2019年用药金额排序第 7 位，2020 及 2021 年未进入前 20 位（图 2-3-1-26）。

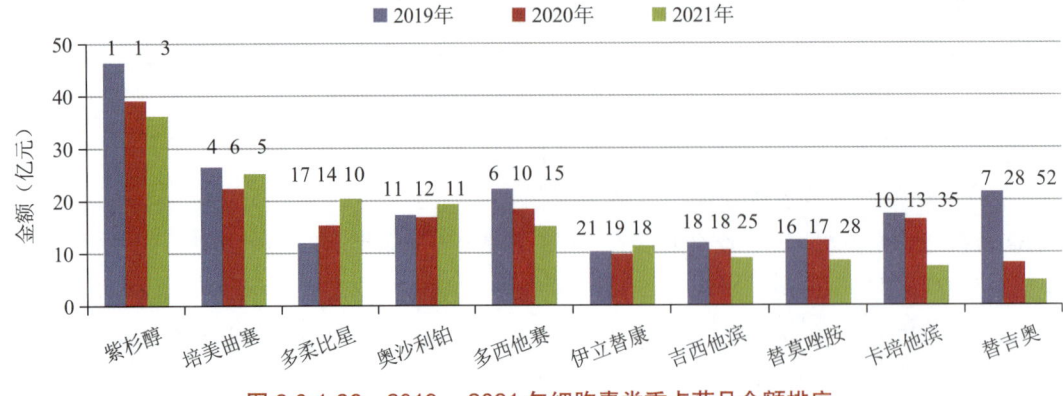

图 2-3-1-26　2019—2021 年细胞毒类重点药品金额排序

2. 靶向抗肿瘤药物用药金额与份额

2019—2021 年靶向抗肿瘤药物中，单克隆抗体和抗体药物偶联物的贝伐珠单抗、曲妥珠单抗、利妥昔单抗、帕妥珠单抗、西妥昔单抗 5 个药品共占本大类用药总金额，3 年分别为 11.42%、12.22%、14.62%；年均复合增长率分别为 36.57%、-0.46%、6.99%、537.00%、22.25%（图 2-3-1-27）。蛋白激酶抑制剂的奥希替尼、安罗替尼、阿来替尼、伊马替尼 4 个药品共占本大类用药总金额，3 年分别为 5.18%、7.37%、6.75%；年均复合增长率分别为 24.66%、20.43%、461.92%、-12.44%。靶向抗肿瘤药物用药金额增长迅速，这与政府的惠民政策及发病率与治疗有关（图 2-3-1-27）。

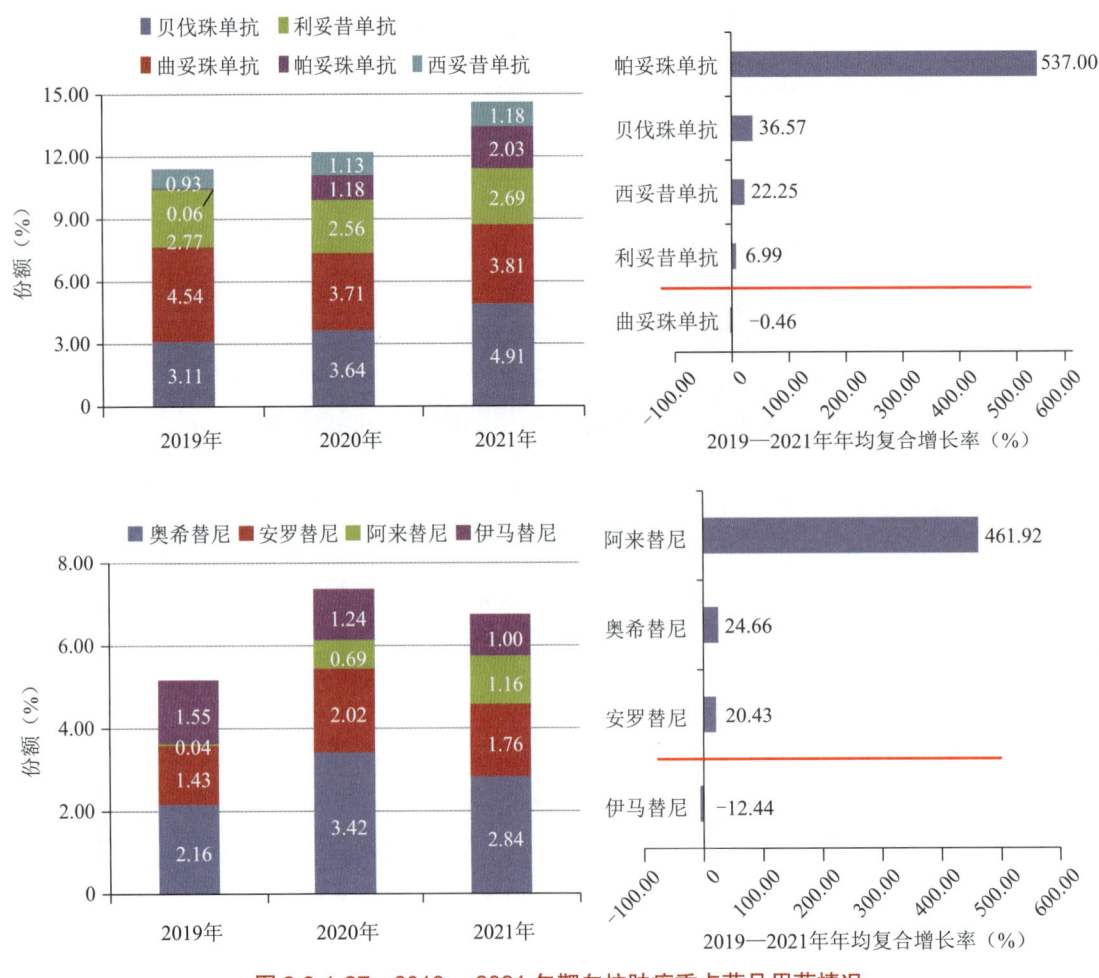

图 2-3-1-27　2019—2021 年靶向抗肿瘤重点药品用药情况

（三）全国免疫增强剂重点药品监测

免疫增强剂能增强机体免疫功能，提高抗肿瘤治疗效果，降低毒副作用，为辅助药物，但临床存在不合理用药问题。经过重点监控药品的整治，临床用药整体有所好转。

1. 胸腺五肽是第一批国家重点监控药品，3年用药金额有所波动，2019年与2020年在本大类金额排序第23、第63位，2021年降至第105位。

2. 脾多肽、胸腺肽α1、胎盘多肽、香菇多糖、小牛脾提取物、脾氨肽、甘露聚糖肽、薄芝糖肽、胸腺肽，均为全国合理用药监测网与相关省级卫生健康委监测的重点药品。2019—2021年7个药品均呈下降趋势，其中以小牛脾提取物最为明显，年均复合增长率 –91.72%；甘露聚糖肽、胸腺肽2个药品呈增长趋势，年均复合增长率分别为1.23%、1.93%（图2-3-1-28）。

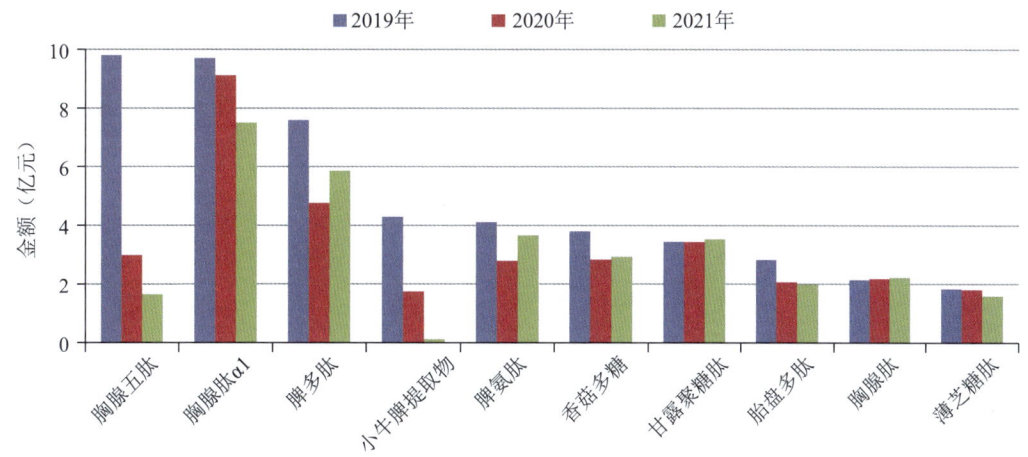

图 2-3-1-28　2019—2021年免疫增强剂重点药品用药情况

六、全国血液和造血器官药物临床用药监测与分析

随着工业发展和环境污染的加重，血液及相关疾病系统的疾病，严重危害人类健康和生命安全，合理使用该类药品至关重要。

（一）全国血液和造血器官药物用药规模与趋势

1. 血液和造血器官药物临床用药趋势

2019—2021年血液和造血器官药物用药金额有所波动，分别为563.63亿、537.53亿、609.19亿元；占西药总金额分别为13.83%、14.80%、15.11%；增长率为 –4.63%、13.33%；年均复合增长率为3.96%（图2-3-1-29）。

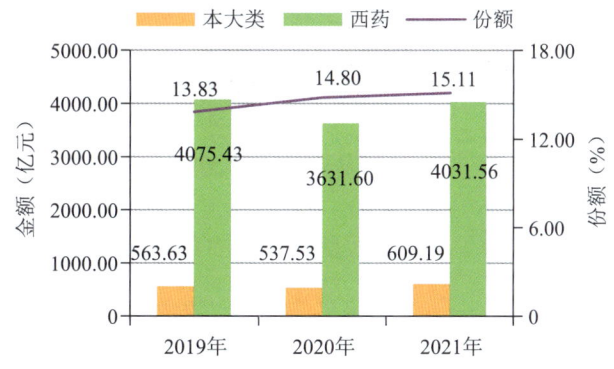

图 2-3-1-29　2019—2021年血液和造血器官药物临床用药规模

2. 不同等级医院血液和造血器官药物临床用药规模

（1）三级医院

三级医院血液和造血器官药物用药金额有所波动，3年分别为536.63亿、511.44亿及580.35亿元；占三级医院西药总金额分别为13.87%、14.85%、15.15%；增长率为-4.70%、13.48%；年均复合增长率为3.99%（图2-3-1-30）。

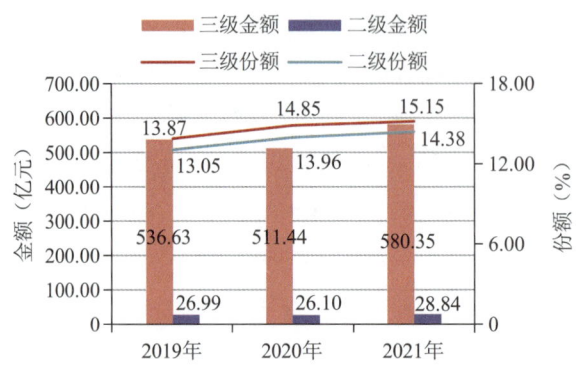

图2-3-1-30 2019—2021年不同等级医院血液和造血器官药物临床用药情况

（2）二级医院

二级医院血液和造血器官药物用药金额也有所波动，3年分别为26.99亿、26.10亿及28.84亿元；占二级医院西药总金额分别为13.05%、13.96%、14.38%；增长率为-3.32%、10.50%；年均复合增长率为3.36%（图2-3-1-30）。

三级医院用药份额与二级医院基本相当。

3. 血液和造血器官药物各亚类临床用药情况

按WHO-ATC药物分类，血液和造血器官药物共5个亚类。2019—2021年血液代用品和灌注液用药金额排序第1位，增长率为-3.65%、15.01%，年均复合增长率为5.27%；抗血栓形成药排序第2位，增长率为-10.78%、9.50%，年均复合增长率为-1.16%；抗出血药排序第3位，增长率为0.99%、15.91%，年均复合增长率为8.19%。以上3个亚类用药约占本大类总金额93%，其他2个亚类用药占7%左右（图2-3-1-31、图2-3-1-32）。

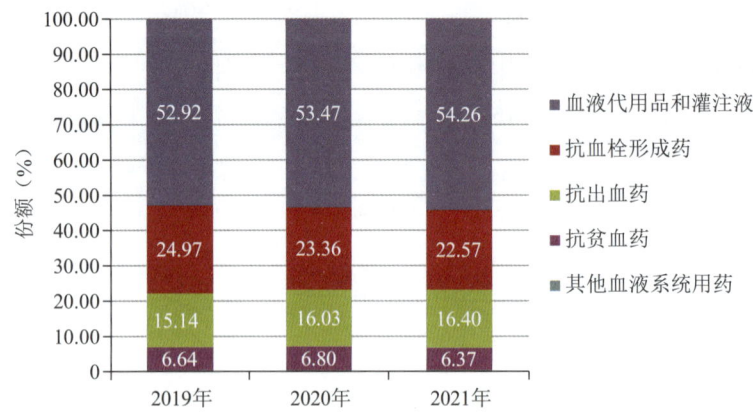

图2-3-1-31 2019—2021年血液和造血器官药物各亚类临床用药份额

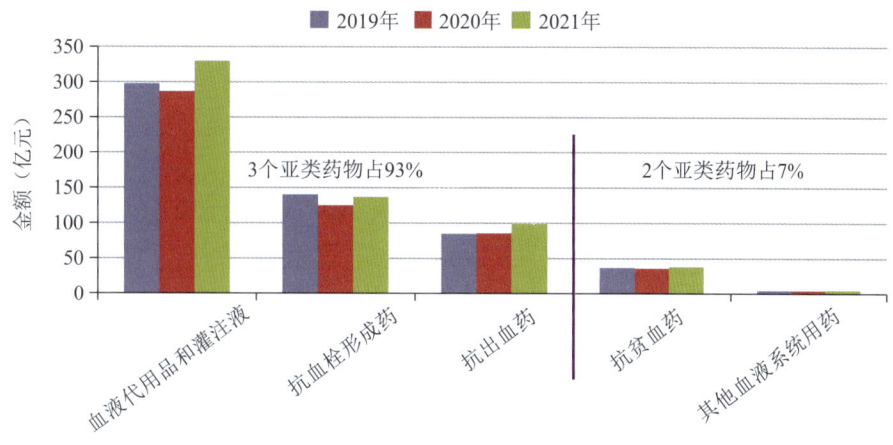

图 2-3-1-32　2019—2021年血液和造血器官药物各亚类临床用药情况

（二）全国血液和造血器官重点药品监测

2021年人血白蛋白用药金额在本大类用药中排序第1位。该药品是由健康人的血浆提取后制成，血源匮乏，价格昂贵，应严格掌握使用指征标准、应用时限制条件和相关循证医学证据，加强合理使用。

氯化钠用药金额在本大类排序第2位，显示了我国静脉输液的使用量大，特别是抗菌药物多以氯化钠作为溶媒。

静脉输液给药易发生不良反应，治疗风险大、成本高。WHO制定的基本用药原则"能口服给药不注射给药，能肌内注射用药不静脉注射用药"是全世界医务人员的用药共识。静脉输液的过度使用，会造成公共健康的隐性损害及卫生资源的巨大浪费，必须加强临床静脉输液的治理。

转化糖电解质注射液是第一批国家重点监控药品，临床适应证与葡萄糖注射液、葡萄糖氯化钠注射液类似，但药品价格远远高于后两者。2021年虽未进入前20位，但有必要对用药量大的医院与科室进行处方点评，对其用药的合理性、必要性、成本效益比，认真进行分析评估（图2-3-1-33）。

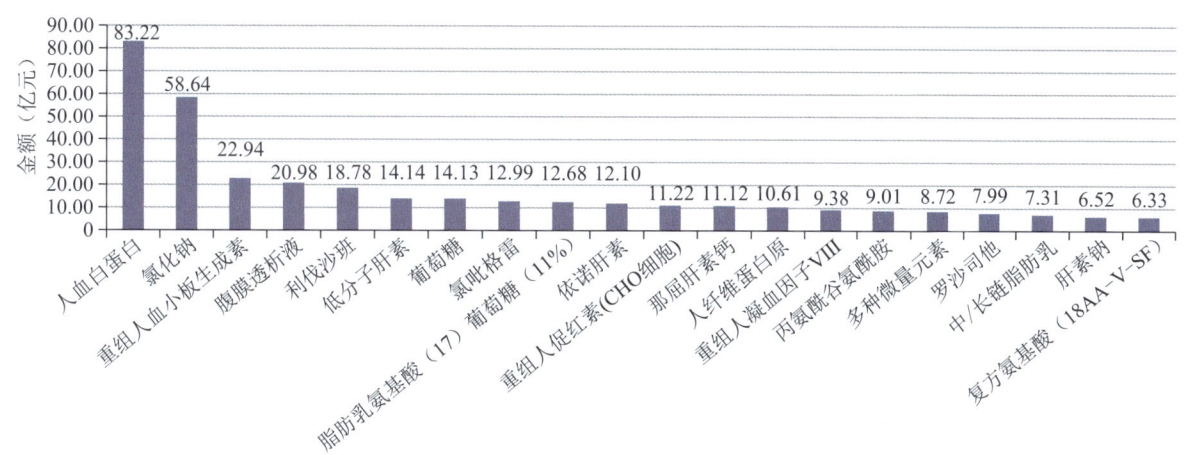

图 2-3-1-33　2021年血液和造血器官药物用药金额排序前20位的重点药品

七、全国消化系统及影响代谢药物临床用药监测与分析

消化系统及影响代谢药物品种日益增多，如不正确选择与使用，所产生的不合理用药问题，会直接危害患者的健康与生命。因此，监测与规范临床合理用药十分重要。

（一）全国消化系统及影响代谢药物的临床用药规模与趋势

1. 消化系统及影响代谢药物的临床用药

2019—2021年消化系统及影响代谢药物用药金额有所波动，分别为560.37亿、511.51亿、553.86

亿元；占西药总金额分别为13.75%、14.08%、13.74%；增长率为-8.72%、8.28%；年均复合增长率为-0.58%（图2-3-1-34）。

2. 不同等级医院消化系统及影响代谢药物的临床用药规模与趋势

（1）三级医院

三级医院消化系统及影响代谢药物用药金额有所波动，3年分别为522.54亿、473.20亿、513.04亿元；占三级医院西药总金额分别为13.51%、13.74%、13.39%；增长率为-9.44%、8.42%；年均复合增长率为-0.91%（图2-3-1-35）。

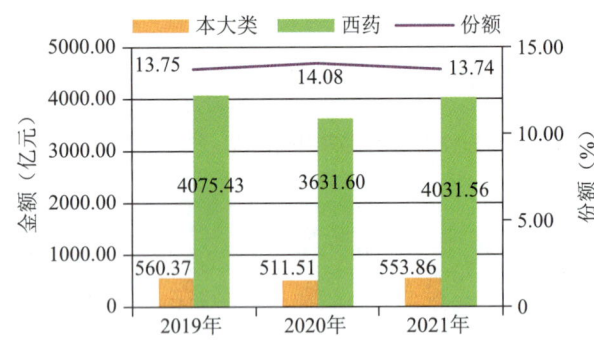

图2-3-1-34　2019—2021年消化系统及影响代谢药物临床用药规模

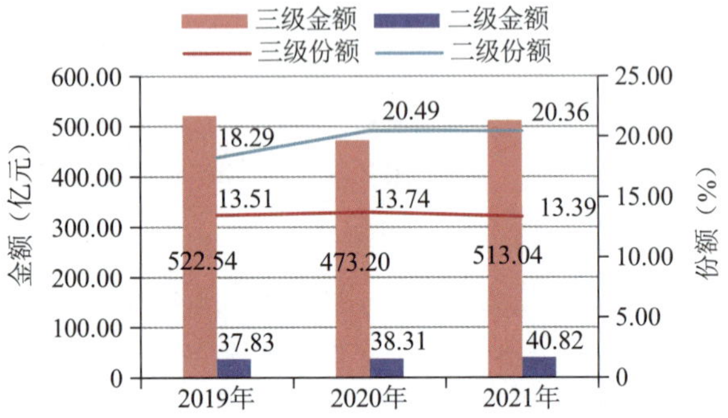

图2-3-1-35　2019—2021年不同等级医院消化系统及影响代谢药物临床用药情况

（2）二级医院

二级医院消化系统及影响代谢药物用药金额逐年递增，3年分别为37.83亿、38.31亿、40.82亿元；占二级医院西药总金额分别为18.29%、20.49%、20.36%；增长率为1.26%、6.55%；年均复合增长率为3.87%（图2-3-1-35）。

二级医院用药份额是三级医院的1.35~1.52倍。

3. 消化系统及影响代谢药物各亚类临床用药情况

按WHO-ATC药物分类，消化系统及影响代谢药物共14个亚类。2019—2021年治疗胃酸相关疾病的药物用药金额排序第1位，增长率为-11.00%、-0.23%，年均复合增长率为-5.77%；糖尿病用药排序第2位，增长率为-4.92%、3.87%，年均复合增长率为-0.62%；肝胆疾病治疗药排序第3位，增长率为-18.73%、12.33%，年均复合增长率为-4.45%。以上3个亚类用药占本大类总金额63.32%~67.33%，其他11个亚类用药占本大类总金额32.67%~36.68%（图2-3-1-36、图2-3-1-37）。

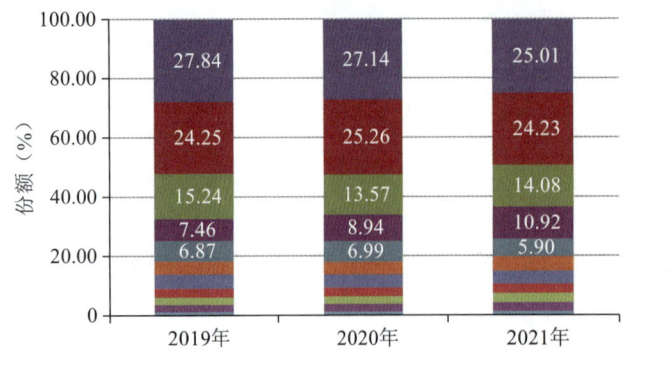

图2-3-1-36　2019—2021年消化系统及影响代谢药物各亚类临床用药份额

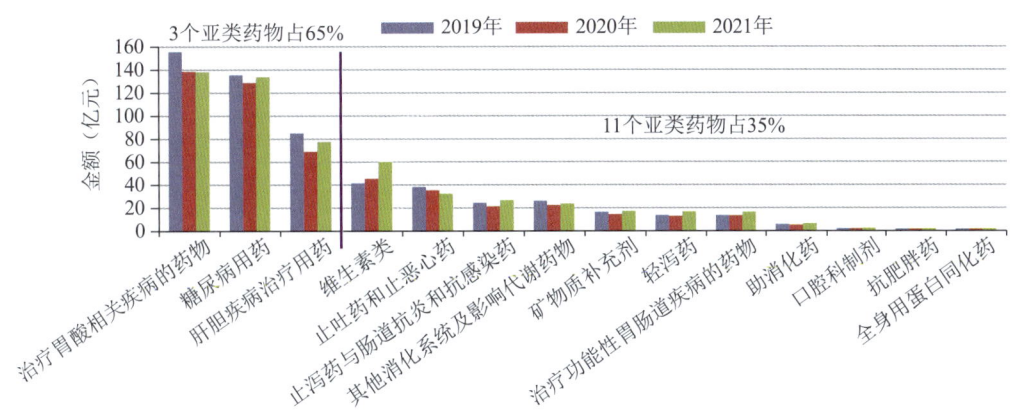

图 2-3-1-37　2019—2021 年消化系统及影响代谢各亚类临床用药情况

（二）全国质子泵抑制剂使用频度分析

质子泵抑制剂（PPIs）作用于胃酸分泌的最后一个环节，是目前抑制胃酸分泌作用最强的一类药物。临床主要用于治疗胃酸相关疾病，如消化性溃疡、幽门螺杆菌（Hp）感染、胃食管反流、上消化道出血、应激性溃疡等。近年来，此类药物临床应用日益广泛，用药金额和份额明显增加，存在超适应证、超疗程用药。PPIs 注射剂在围术期预防应激性溃疡中的超适应证、超疗程的问题最为明显，严重增加了患者和社会的经济负担。

2019—2021 年临床常用的 PPIs 为 7 个药品，无论注射剂还是口服制剂，用药金额总体呈下降趋势。注射剂 DDDs 分别占总 DDDs 的 21.34%、19.15%、15.02%，呈下降趋势，但用药金额仍为口服制剂的 1.78 倍、1.68 倍、1.53 倍。口服制剂 DDDs 分别占 78.66%、80.75%、84.98%，呈增长趋势。说明用药金额成本小，患者获益比例大（图 2-3-1-38～图 2-3-1-41）。

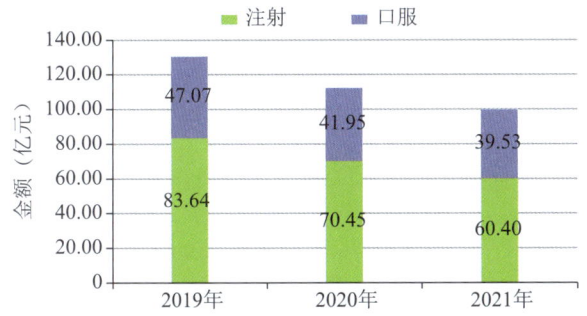

图 2-3-1-38　2019—2021 年 PPIs 口服与注射剂用药规模

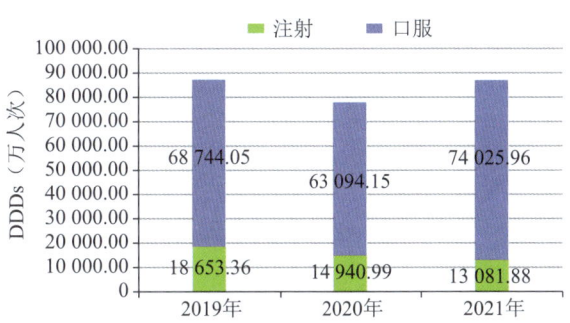

图 2-3-1-39　2019—2021 年 PPIs 口服与注射剂药物使用频度

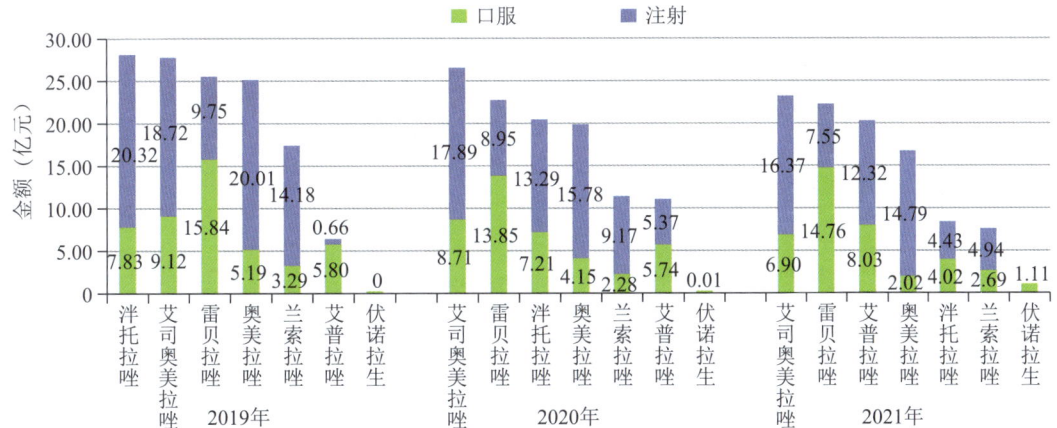

图 2-3-1-40　2019—2021 年 PPIs 各品种口服与注射剂用药规模

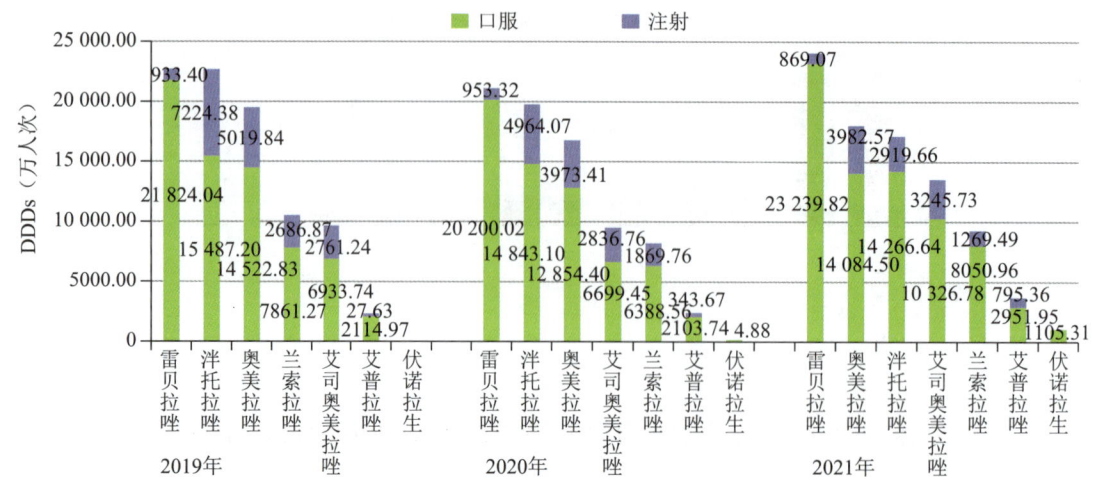

图 2-3-1-41　2019—2021 年 PPIs 各品种口服与注射剂药物使用频度

八、全国神经系统药物临床用药监测与分析

神经系统疾病是常见的高病死率和高致残率的疾病，如脑血管病、阿尔茨海默病和帕金森病等，是我国老龄化社会存在的重要公共卫生问题之一。当前治疗神经系统疾病的药物较多，监测和杜绝不合理用药尤为重要。

（一）全国神经系统药物临床用药规模与趋势

1. 神经系统药物临床用药趋势

2019—2021 年神经系统药物用药金额有所波动，分别为 474.23 亿、399.56 亿、437.72 亿元；占西药总金额分别为 11.64%、11.00%、10.86%；增长率为 -15.75%、9.55%；年均复合增长率为 -3.93%（图 2-3-1-42）。

2. 不同等级医院神经系统药物临床用药

（1）三级医院

三级医院神经系统药物用药金额有所波动，3 年分别为 450.44 亿、378.74 亿、414.68 亿元；占三级医院西药总金额分别为 11.64%、10.99%、10.82%；增长率为 -15.92%、9.49%；年均复合增长率为 -4.05%（图 2-3-1-43）。

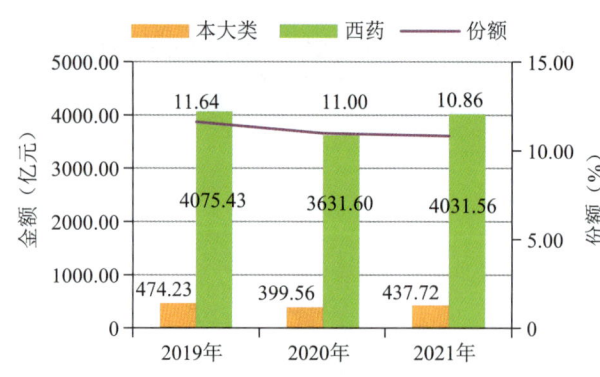

图 2-3-1-42　2019—2021 年神经系统药物临床用药规模

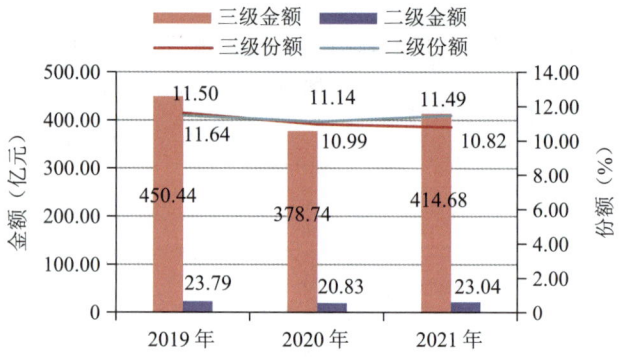

图 2-3-1-43　2019—2021 年不同等级医院神经系统药物临床用药情况

（2）二级医院

二级医院神经系统药物用药金额也有所波动，3年分别为23.79亿、20.83亿、23.04亿元；占二级医院西药总金额分别为11.50%、11.14%、11.49%；增长率为-12.47%、10.64%；年均复合增长率为-1.59%（图2-3-1-43）。

三级医院用药份额与二级医院基本相当。

3. 神经系统药物各亚类临床用药情况

按WHO-ATC药物分类，神经系统药物共7个亚类。2019—2021年其他神经系统药物用药金额排序第1位，增长率为-33.87%、6.94%，年均复合增长率为-15.91%；精神兴奋药排序第2位，增长率为-19.70%、2.34，年均复合增长率为-9.35%；镇痛药排序第3位，增长率为-3.04%、19.83%，年均复合增长率为7.79%。以上3个亚类用药占本大类总金额61.28%～66.40%，其他4个亚类用药占33.60%～38.72%（图2-3-1-44、图2-3-1-45）。

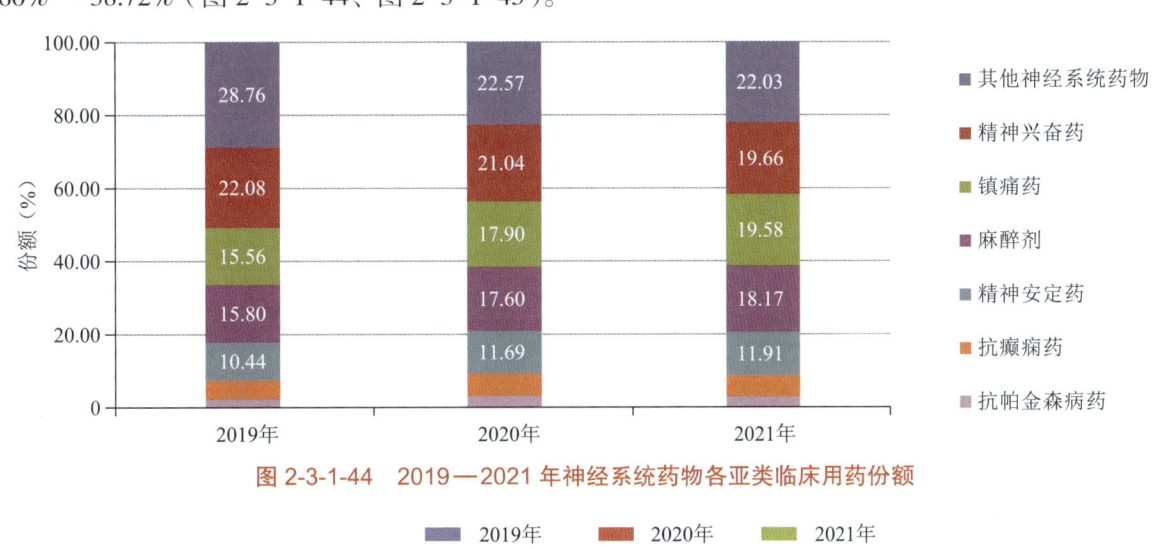

图2-3-1-44　2019—2021年神经系统药物各亚类临床用药份额

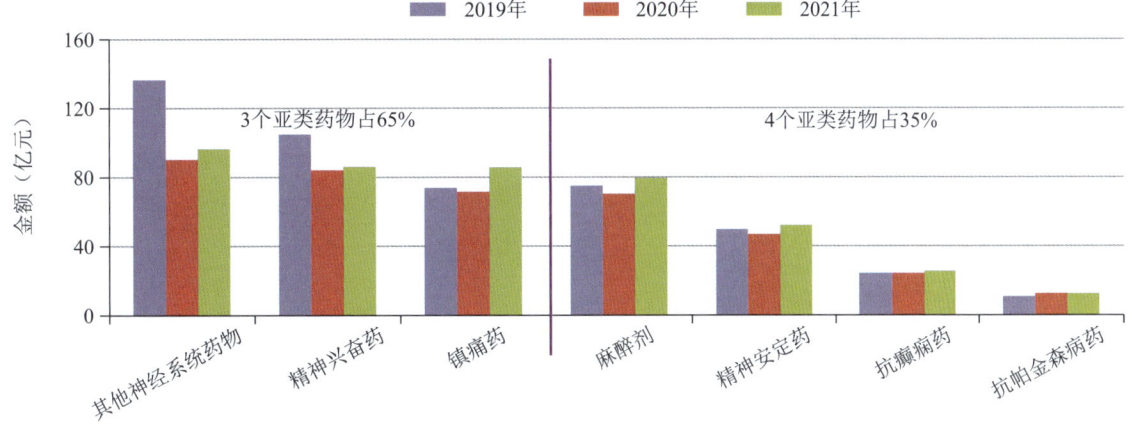

图2-3-1-45　2019—2021年神经系统药物各亚类临床用药情况

（二）全国神经系统重点药品临床用药监测

奥拉西坦、神经节苷脂、依达拉奉、脑苷肌肽、曲克芦丁脑蛋白水解物、脑蛋白水解物、鼠神经生长因子、长春西汀、小牛血清去蛋白、小牛血去蛋白提取物，2021年均未进入前20位。以上均为第一批国家重点监控药品，这些药品多年来临床用药量大、金额排序前位，经过国家重点监控药品整治，临床用药发生了极大地变化。但临床仍需继续监控，严格管理，加强合理用药（图2-3-1-46）。

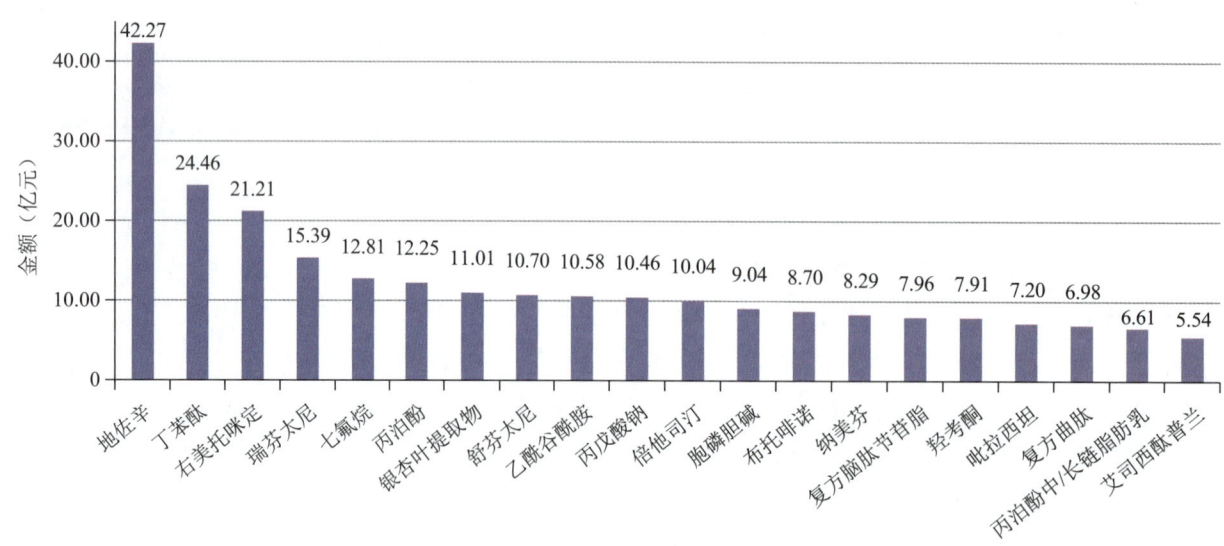

图 2-3-1-46　2021 年神经系统用药金额排序前 20 位的重点药品

九、全国心血管系统药物临床用药监测与分析

WHO 发布的《2021 世界卫生统计报告》显示，2019 年 1790 万人死于心血管疾病，仍为四大慢病致死人数之首。2019 年《中国心血管健康与疾病报告》显示，我国心血管疾病患病率处于持续上升阶段。推算现患病人数 3.3 亿，死亡率仍居首位，约达 40%。治疗心血管疾病药物众多，应严格按照适应证选择疗效可靠的药物并规范治疗。

（一）全国心血管系统药物临床用药规模与趋势

1. 心血管系统药物临床用药趋势

2019—2021 年心血管系统药物用药金额有所波动，分别为 377.59 亿、297.99 亿、324.67 亿元；占西药总金额分别为 9.27%、8.21%、8.05%；增长率为 -21.08%、8.95%；年均复合增长率为 -7.27%（图 2-3-1-47）。

2. 不同等级医院心血管系统药物临床用药规模

（1）三级医院

三级医院心血管系统药物用药金额有所波动，3 年分别为 346.16 亿、271.41 亿、297.32 亿元；占三级医院西药总金额分别为 8.95%、7.88%、7.76%；增长率为 -21.59%、9.55%；年均复合增长率为 -7.32%（图 2-3-1-48）。

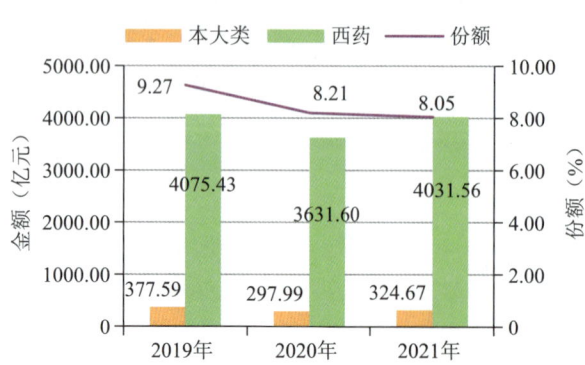

图 2-3-1-47　2019—2021 年心血管系统药物临床用药规模

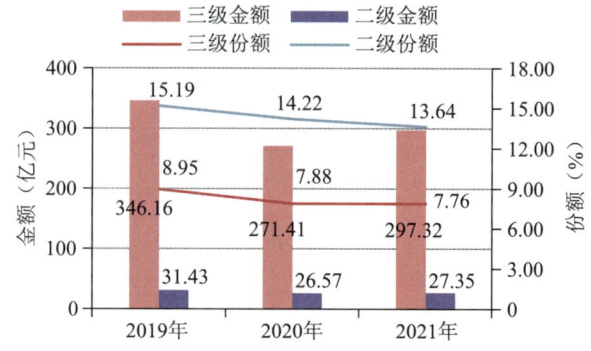

图 2-3-1-48　2019—2021 年不同等级医院心血管系统药物临床用药情况

（2）二级医院

二级医院心血管系统药物用药金额有所波动，3 年分别为 31.43 亿、26.57 亿、27.35 亿元；占二级医院西药总金额分别为 15.19%、14.22%、13.64%；增长率为 –15.46%、2.90%；年均复合增长率为 –6.73%（图 2-3-1-48）。

二级医院用药份额是三级医院的 1.70～1.80 倍。

3. 心血管系统药物各亚类临床用药情况

按 WHO-ATC 药物分类，心血管系统药物共 9 个亚类。2019—2021 年心脏治疗药用药金额排序第 1 位，增长率为 –30.60%、13.06%，年均复合增长率为 –11.42%；作用于肾素—血管紧张素系统的药物排序第 2 位，增长率为 –12.56%、–3.34%，年均复合增长率为 –8.06%；调节血脂药排序第 3 位，增长率为 7.40%、23.63%，年均复合增长率为 15.23%。以上 3 个亚类用药占本大类总金额 55.87%～57.62%，其他 6 个亚类用药占 42.38%～44.13%（图 2-3-1-49、图 2-3-1-50）。

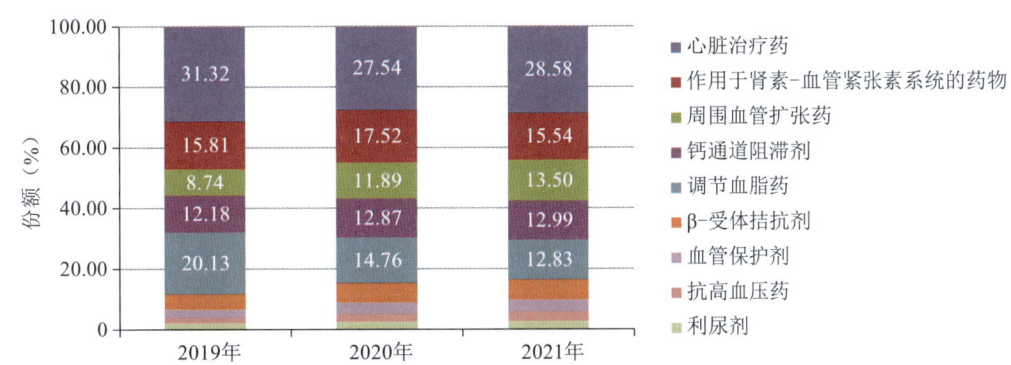

图 2-3-1-49　2019—2021 年心血管系统药物各亚类临床用药份额

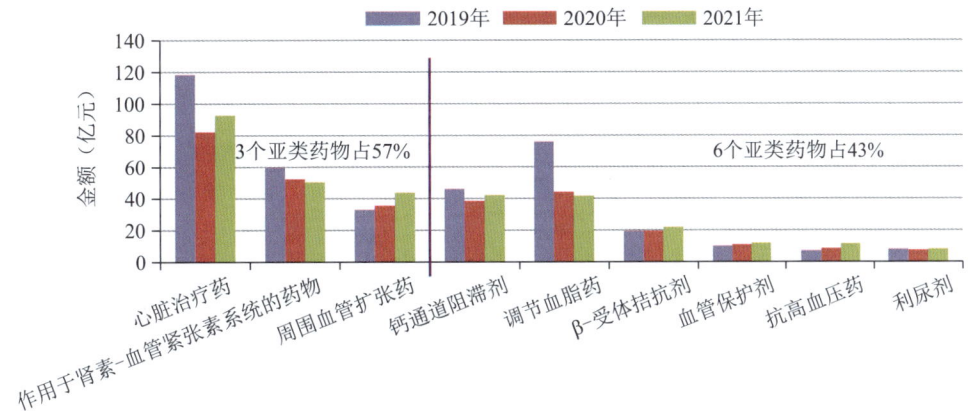

图 2-3-1-50　2019—2021 年心血管系统药物各亚类临床用药情况

（二）全国心血管系统重点药品临床用药监测

1. 抗高血压重点药品监测

2019—2021 年抗高血压药物用药金额各排序前 20 位的重点药品中，作用于肾素 – 血管紧张素系统的药物涉及 15 个药品，用药金额分别为 54.62 亿、46.83 亿、43.00 亿元，年均复合增长率为 –11.28%；DDDs 分别为 15.87 亿、16.04 亿、17.33 亿人次，年均复合增长率为 4.48%。钙通道阻滞剂涉及 6 个药品，3 年用药金额分别为 41.90 亿、34.30 亿、37.55 亿元，年均复合增长率为 –5.33%；DDDs 分别为 15.97 亿、15.93 亿、18.20 亿人次，年均复合增长率为 6.76%。β - 受体拮抗剂涉及 3 个药品，用药金额分别为 17.56 亿、17.30 亿、19.50 亿元，年均复合增长率为 5.38%；DDDs 分别为 3.00 亿、3.04 亿、3.40 亿人次，年均复合增长率为 6.54%。抗高血压药、利尿剂位居第 4、第 5 位，共涉及 4 个药品（图 2-3-1-51、图 2-3-1-52）。

2. 心血管系统其他重点药品监测

2021年前列地尔、磷酸肌酸钠用药金额在本大类用药中分别排序第23、第32位，复合辅酶、桂哌齐特、丹参川芎嗪排序分别为第81、第91、第124位。以上均为第一批国家重点监控药品，经过国家重点监控药品整治，临床用药发生了极大地变化。但临床仍需继续监控，严格管理，加强合理用药（图2-3-1-53）。

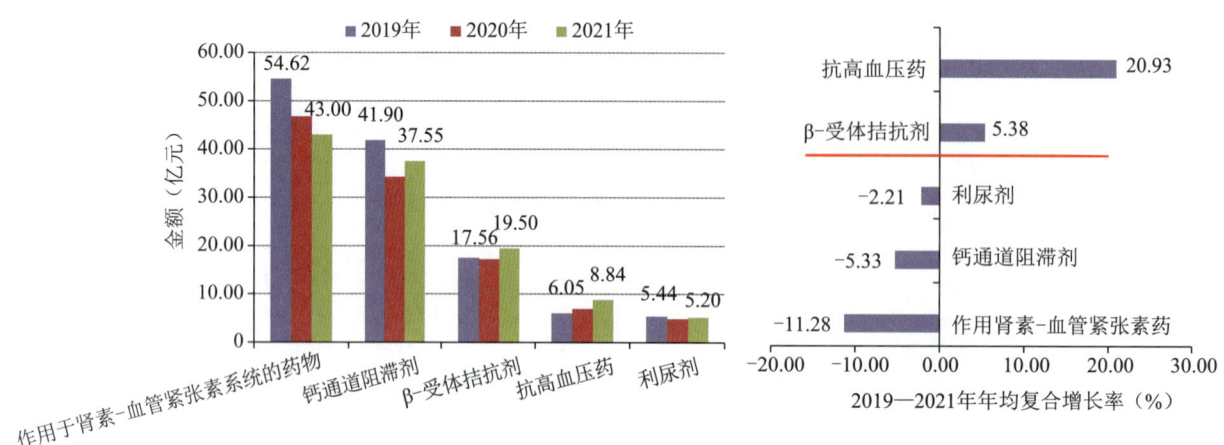

图 2-3-1-51　2019—2021年抗高血压药重点药品各类别用药金额情况

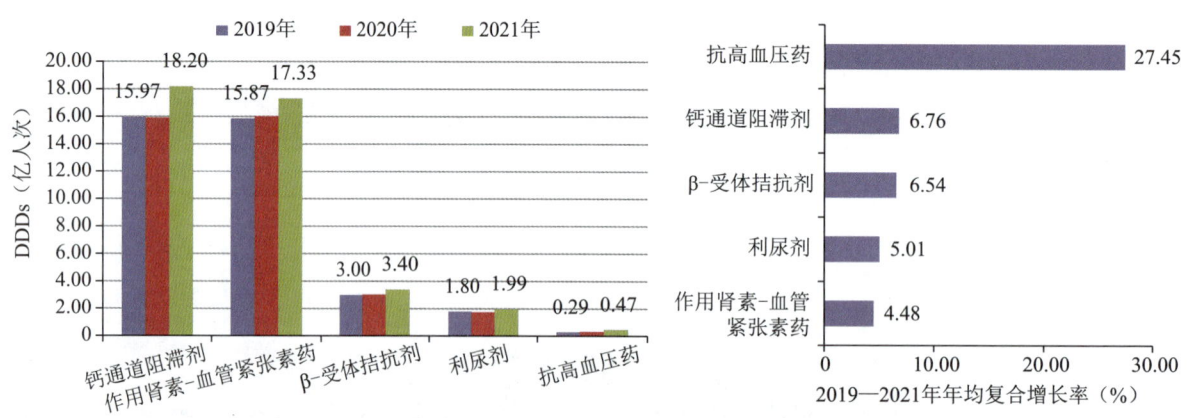

图 2-3-1-52　2019—2021年抗高血压药重点药品各类别药物使用频度

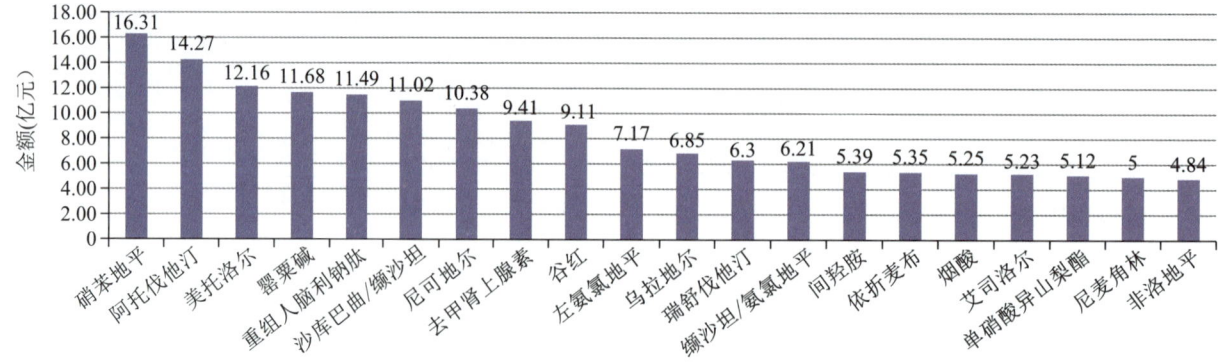

图 2-3-1-53　2021年心血管系统用药金额排序前20位的重点药品

第四章

重点病种/手术过程质量指标管理与控制

2016年《医疗质量管理办法》（委主任令第10号）第二十八条要求，医疗机构应当加强单病种质量管理与控制工作，建立本机构单病种管理的指标体系，制订单病种医疗质量参考标准，促进医疗质量精细化管理。本章节主要目的是为医疗机构提供重点病种/手术规范化诊疗组合完成情况（以下简称组合完成情况）全国年度基线数据。

一、概况

本章数据来源于NCIS全国医疗质量抽样调查系统及国家单病种质量管理与控制平台。

数据纳入标准：全国各级各类医疗机构上报至国家单病种质量管理与控制平台，出院日期在2021年1月1日至2021年12月31日的相关病种/手术出院患者信息，上报日期截至2023年3月17日。

2021年纳入监测分析的45个病种：膝关节置换术（TKR）、乳腺癌（手术治疗）（BC）、儿童急性淋巴细胞白血病（初始诱导化疗）（ALL）、异位妊娠（手术治疗）（EP）、围手术期预防深静脉血栓栓塞（DVT）、胶质瘤（初发，手术治疗）（GLI）、中高危风险患者预防静脉血栓栓塞症（VTE）、住院精神疾病（HBIPS）、二尖瓣置换术（MVR）、发育性髋关节发育不良（手术治疗）（DDH）、急性脑梗死（首次住院）（AIS）、房间隔缺损手术（ASD）、慢性阻塞性肺疾病急性发作（住院）（AECOPD）、急性动脉瘤性蛛网膜下腔出血（初发，手术治疗）（aSAH）、惊厥性癫痫持续状态（CSE）、急性心肌梗死（ST段抬高型，首次住院）（STEMI）、子宫肌瘤（手术治疗）（UM）、胃癌（手术治疗）（GC）、糖尿病肾病（DKD）、HBV感染分娩母婴阻断、宫颈癌（手术治疗）（CC）、哮喘（儿童，住院）（CAC2）、哮喘（成人，急性发作，住院）（CAC）、房颤（AF）、室间隔缺损手术（VSD）、短暂性脑缺血发作（TIA）、髋关节置换术（THR）、脑出血（ICH）、甲状腺癌（手术治疗）（TC）、剖宫产（CS）、垂体腺瘤（初发，手术治疗）（PA）、社区获得性肺炎（儿童，首次住院）（CAP2）、帕金森病（PD）、围手术期预防感染（PIP）、结肠癌（手术治疗）（CoC）、脑膜瘤（初发，手术治疗）（MEN）、肺癌（手术治疗）（LC）、舌鳞状细胞癌（手术治疗）（TSCC）、甲状腺结节（手术治疗）（TN）、冠状动脉旁路移植术（CABG）、主动脉瓣置换术（AVR）、社区获得性肺炎（成人，首次住院）（CAP）、儿童急性早幼粒细胞白血病（初始化疗）（APL）、心力衰竭（HF）、严重脓毒症和脓毒症休克早期治疗（SEP）。

2021年纳入分析的5091家医疗机构共上报45个病种符合统计学要求的有效病例10 057 737例，涉及491项质量指标（图2-4-1-1）。

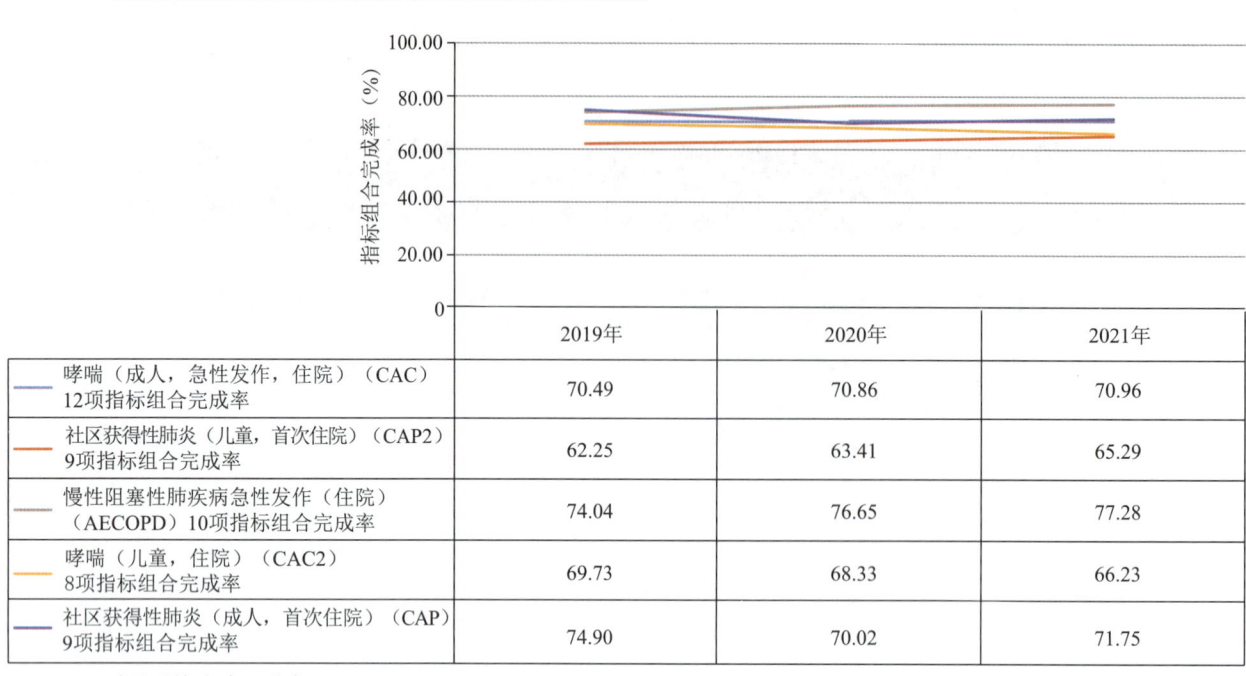

A：呼吸系统疾病 / 手术

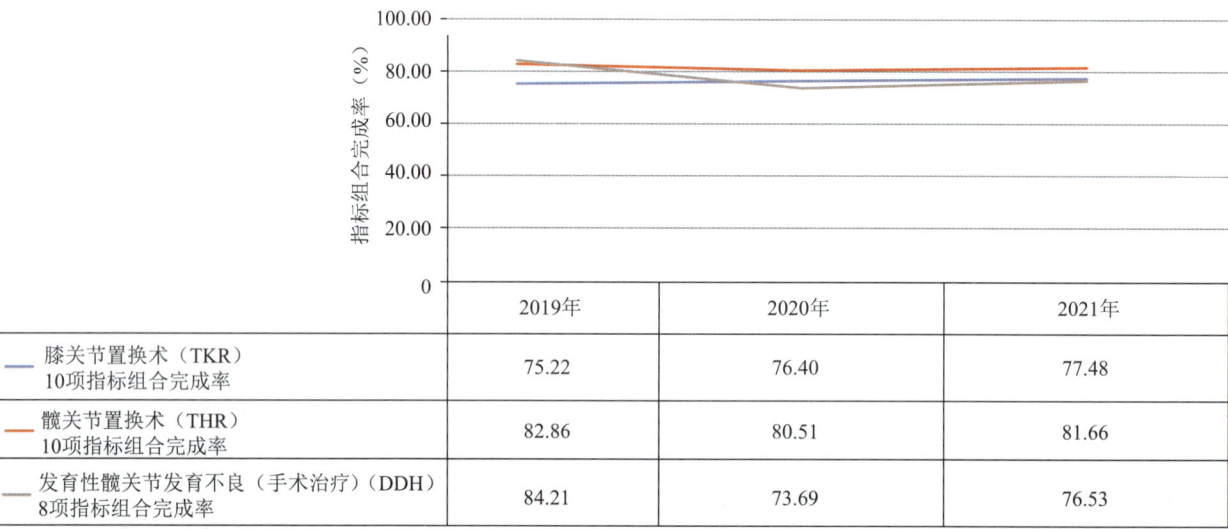

B：运动系统疾病 / 手术

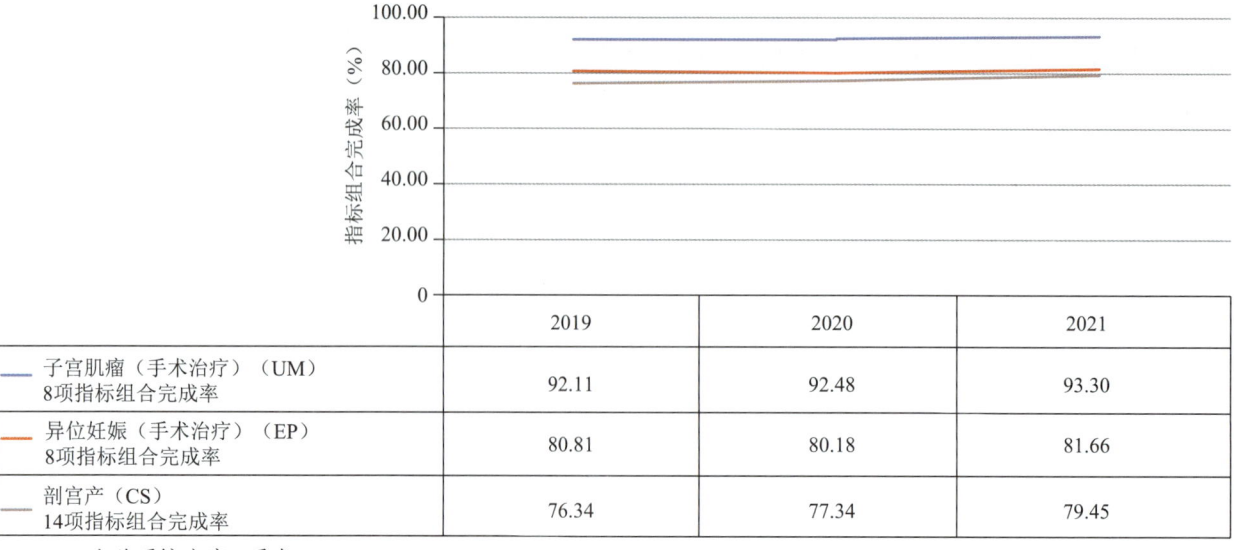

C：生殖系统疾病 / 手术

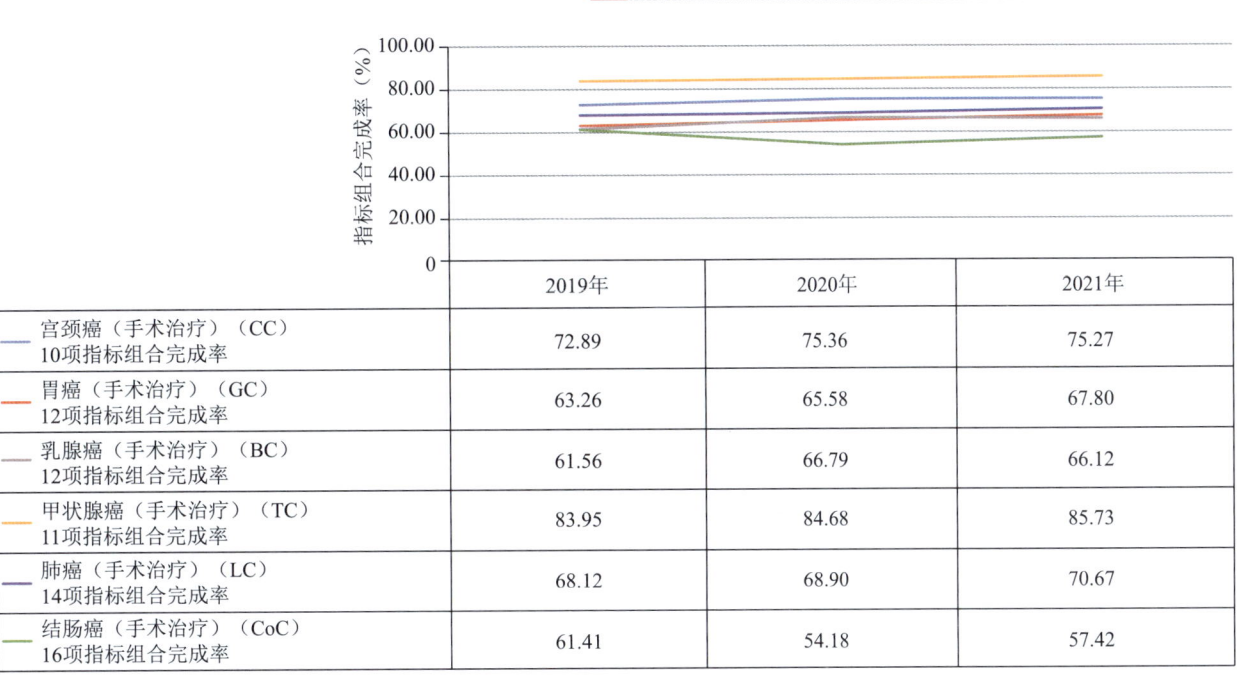

D：肿瘤（手术治疗）

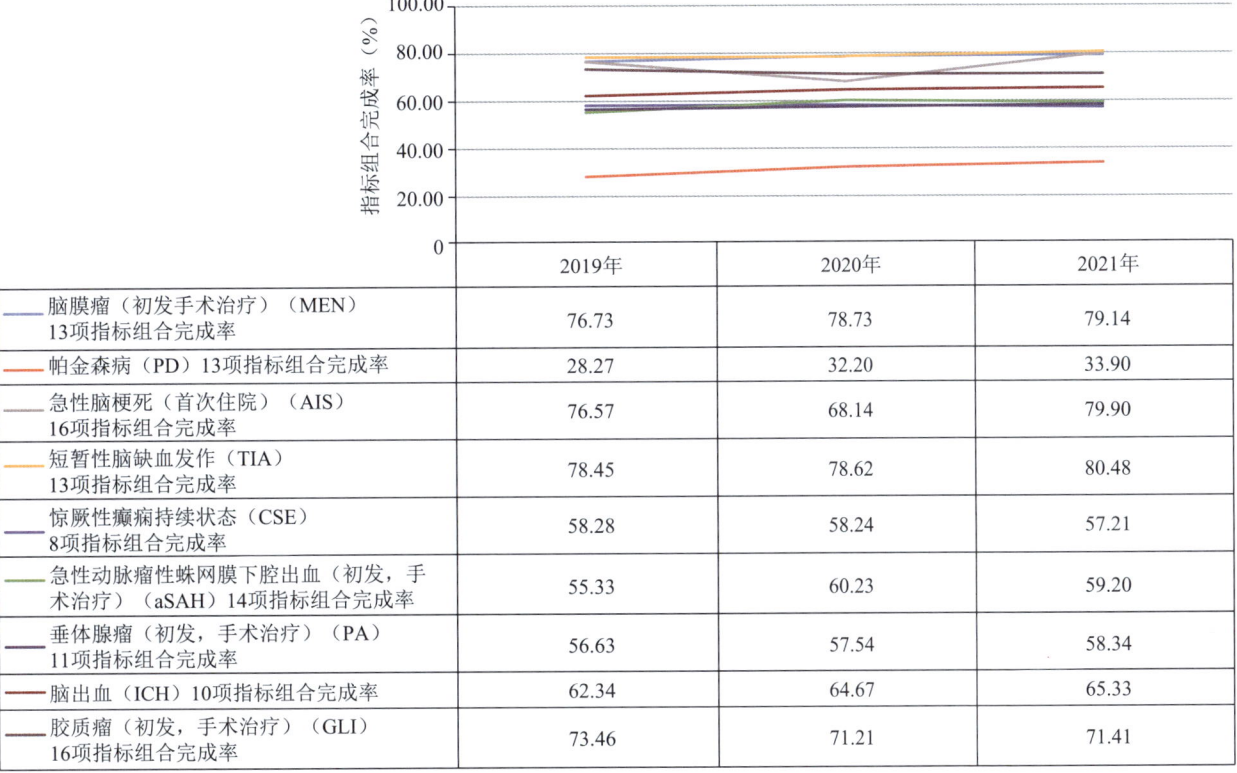

E：神经系统疾病 / 手术

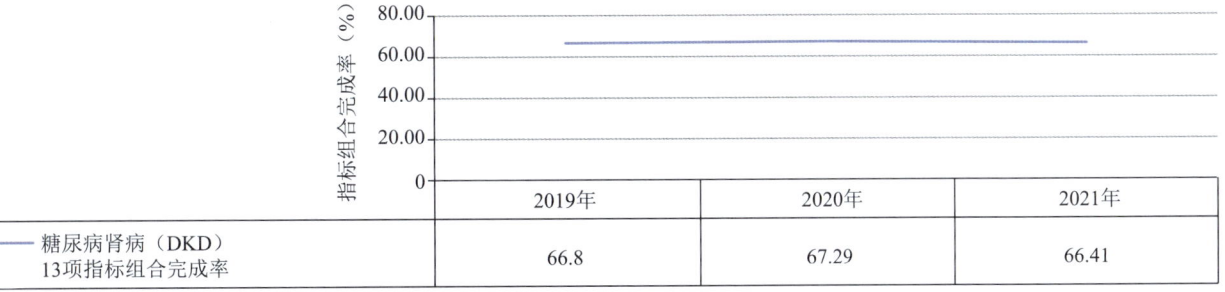

F：泌尿系统疾病 / 手术

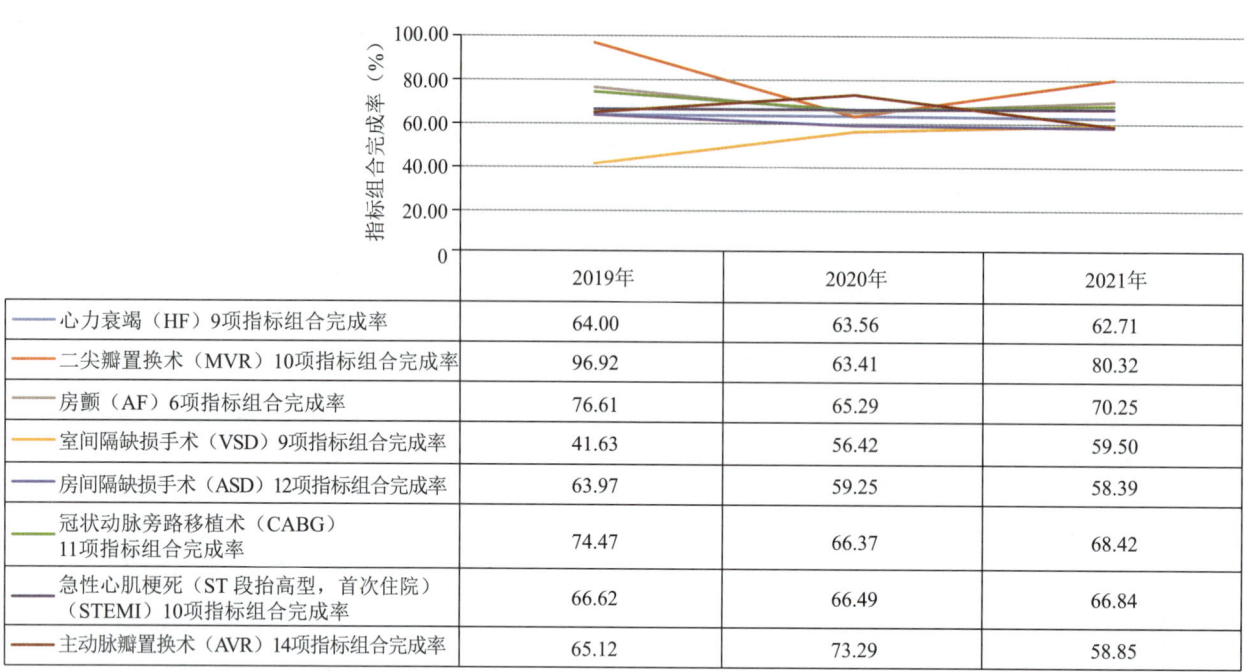

G：心血管系统疾病/手术

	2019年	2020年	2021年
心力衰竭（HF）9项指标组合完成率	64.00	63.56	62.71
二尖瓣置换术（MVR）10项指标组合完成率	96.92	63.41	80.32
房颤（AF）6项指标组合完成率	76.61	65.29	70.25
室间隔缺损手术（VSD）9项指标组合完成率	41.63	56.42	59.50
房间隔缺损手术（ASD）12项指标组合完成率	63.97	59.25	58.39
冠状动脉旁路移植术（CABG）11项指标组合完成率	74.47	66.37	68.42
急性心肌梗死（ST段抬高型，首次住院）（STEMI）10项指标组合完成率	66.62	66.49	66.84
主动脉瓣置换术（AVR）14项指标组合完成率	65.12	73.29	58.85

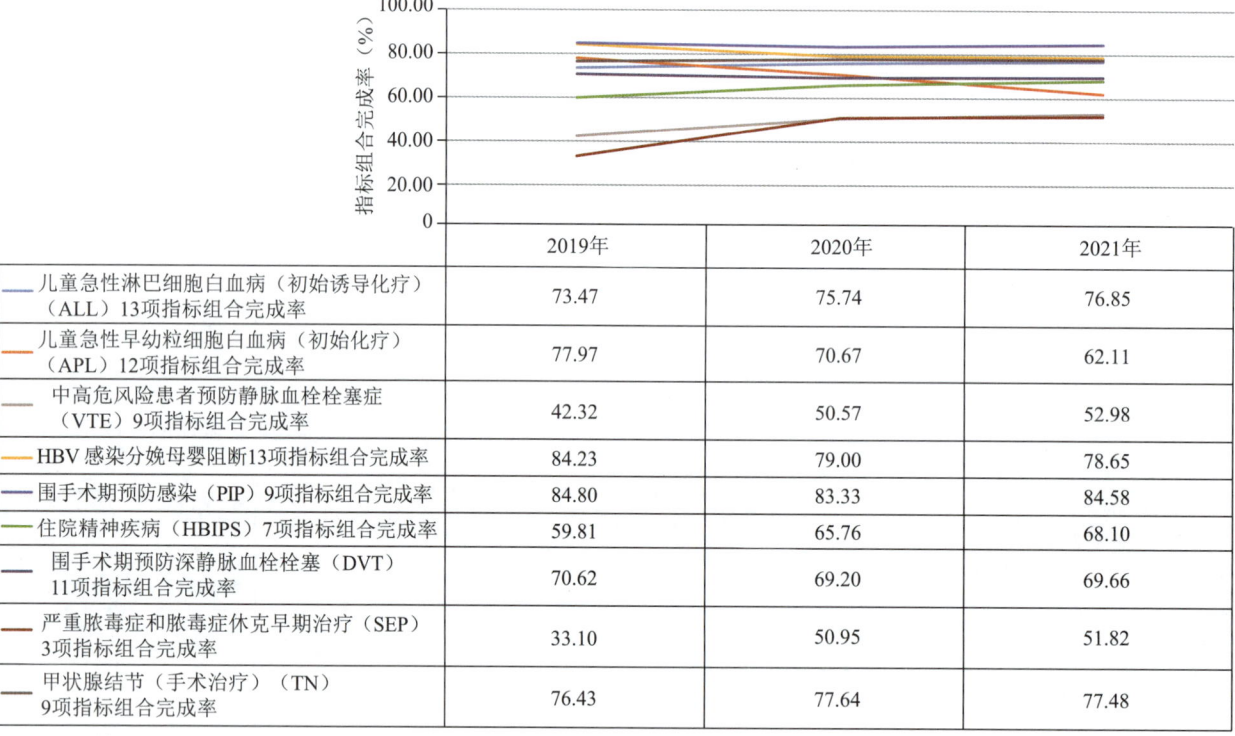

H：其他疾病/手术

	2019年	2020年	2021年
儿童急性淋巴细胞白血病（初始诱导化疗）（ALL）13项指标组合完成率	73.47	75.74	76.85
儿童急性早幼粒细胞白血病（初始化疗）（APL）12项指标组合完成率	77.97	70.67	62.11
中高危风险患者预防静脉血栓栓塞症（VTE）9项指标组合完成率	42.32	50.57	52.98
HBV感染分娩母婴阻断13项指标组合完成率	84.23	79.00	78.65
围手术期预防感染（PIP）9项指标组合完成率	84.80	83.33	84.58
住院精神疾病（HBIPS）7项指标组合完成率	59.81	65.76	68.10
围手术期预防深静脉血栓栓塞（DVT）11项指标组合完成率	70.62	69.20	69.66
严重脓毒症和脓毒症休克早期治疗（SEP）3项指标组合完成率	33.10	50.95	51.82
甲状腺结节（手术治疗）（TN）9项指标组合完成率	76.43	77.64	77.48

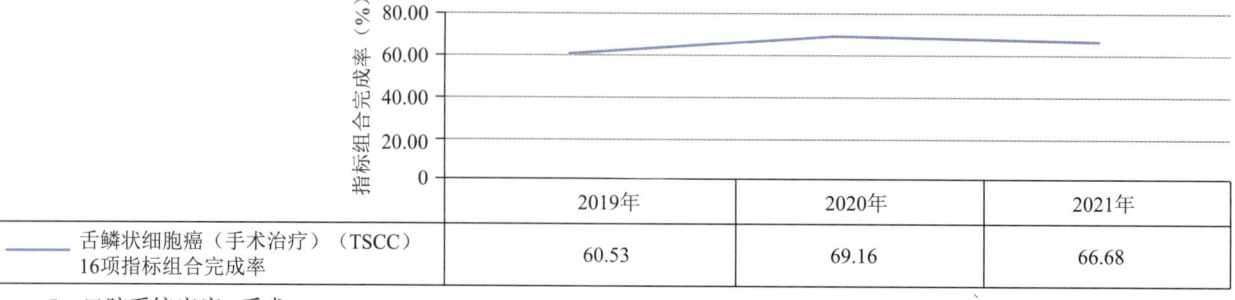

I：口腔系统疾病/手术

	2019年	2020年	2021年
舌鳞状细胞癌（手术治疗）（TSCC）16项指标组合完成率	60.53	69.16	66.68

图 2-4-1-1 2019—2021年全国45个病种491项质控指标组合完成情况

二、单病种/手术质量安全情况分析

(一)心力衰竭(HF)

2021年各省(自治区、直辖市)及兵团共纳入2297家医疗机构290 565例心力衰竭(HF)有效数据进行分析。

1. 2021年心力衰竭(HF)9项质控指标组合完成情况

2021年心力衰竭(HF)9项质控指标组合完成率为62.71%(图2-4-1-2)。

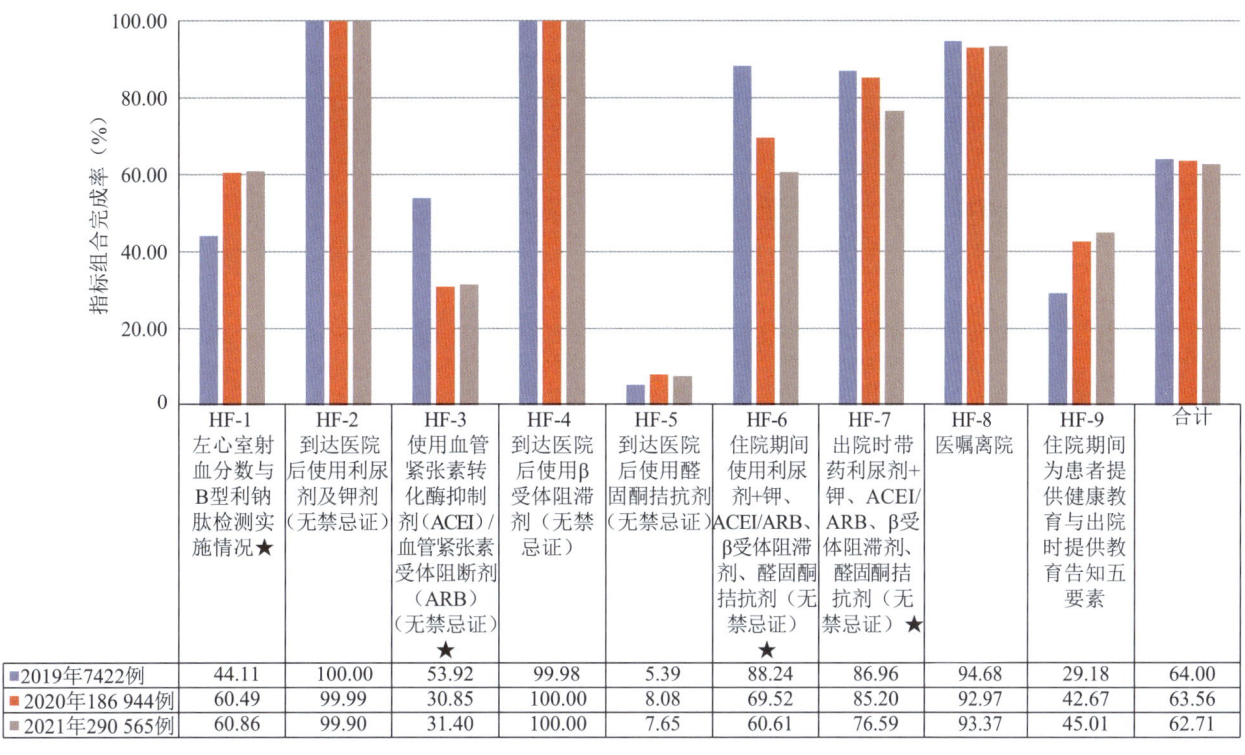

图2-4-1-2 2019—2021年医疗机构心力衰竭(HF)9项质控指标组合完成情况

2. 2021年各省(自治区、直辖市)心力衰竭(HF)9项质控指标组合完成情况

2021年共有17个省(自治区、直辖市)心力衰竭(HF)9项质控指标组合完成率高于全国平均值,分别是西藏、浙江、山西、贵州、福建、云南、河北、广西、广东、江苏、安徽、重庆、北京、江西、甘肃、湖北、四川(图2-4-1-3)。

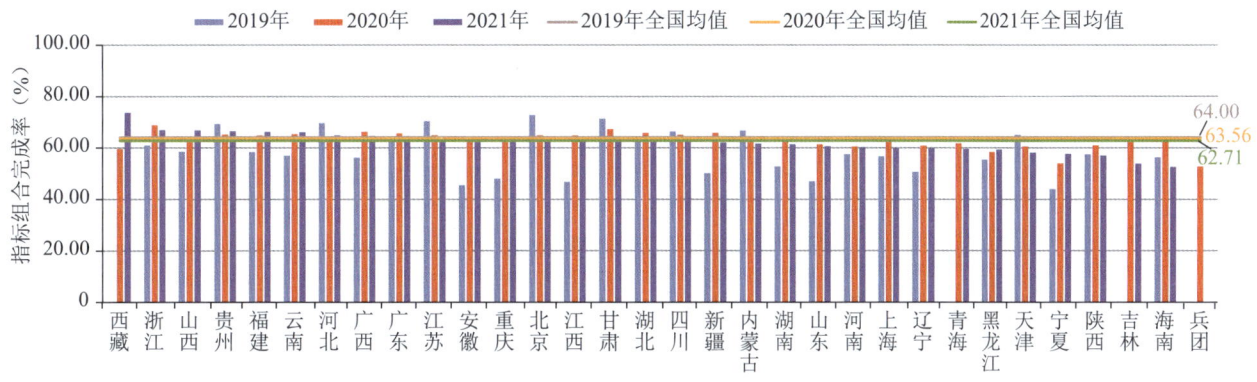

图2-4-1-3 2019—2021年各省(自治区、直辖市)心力衰竭(HF)9项质控指标组合完成率

3. 2021年心力衰竭(HF)医疗资源消耗情况

2021年心力衰竭(HF)平均住院日为8.40天,每住院人次费用为12 874.03元,其中药费为3163.61元(图2-4-1-4)。

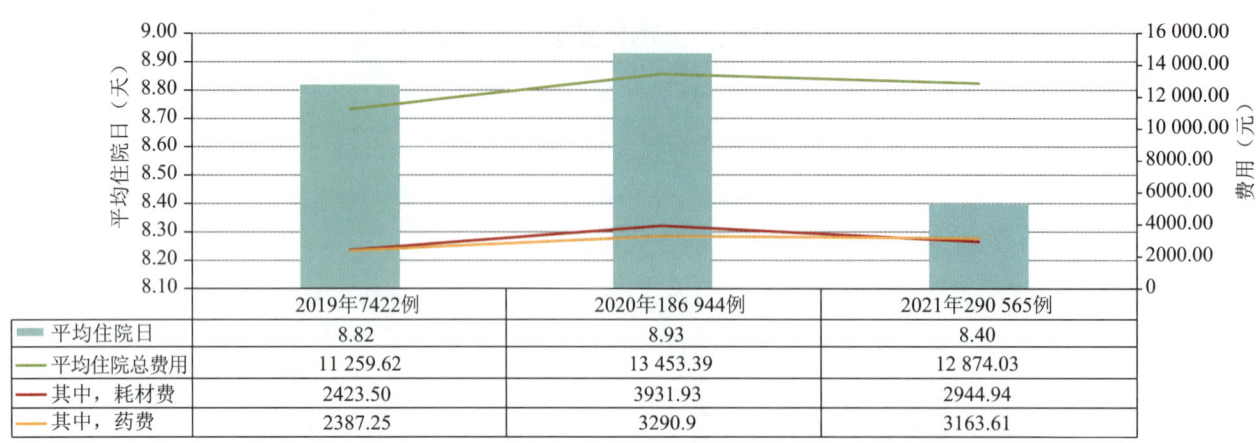

图 2-4-1-4 2019—2021年心力衰竭（HF）医疗资源消耗情况

4. 2021年心力衰竭（HF）住院天数与住院费用四分位值

2021年心力衰竭（HF）住院天数的中位数为7.27天，每住院人次费用的中位数为8404.78元（图2-4-1-5）。

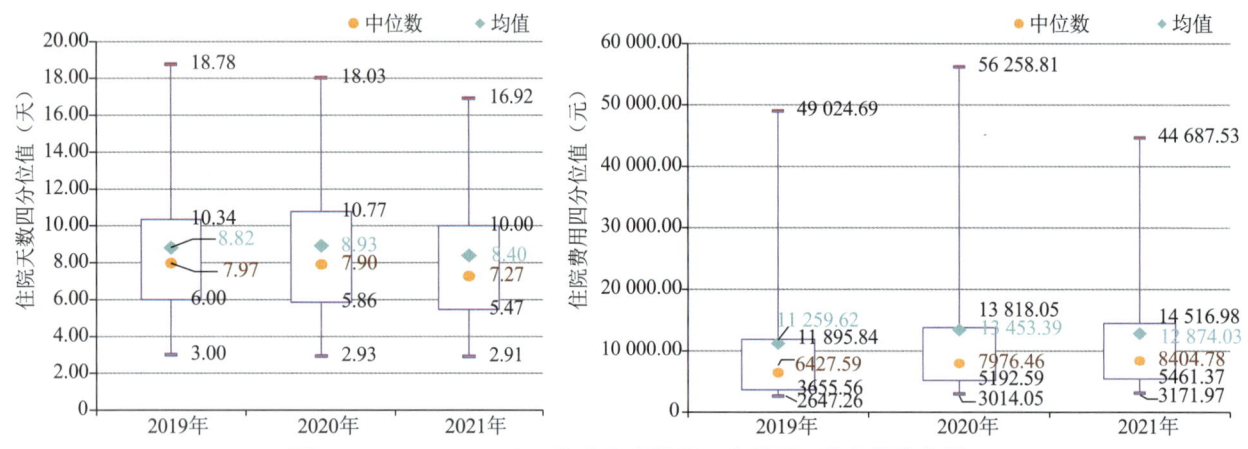

图 2-4-1-5 2019—2021年心力衰竭（HF）住院天数与住院费用

（二）房颤（AF）

2021年各省（自治区、直辖市）及兵团共纳入1774家医疗机构156 831例房颤（AF）有效数据进行分析。

1. 2021年房颤（AF）6项质量指标组合完成情况

2021年房颤（AF）6项质量指标组合完成率为70.25%（图2-4-1-6）。

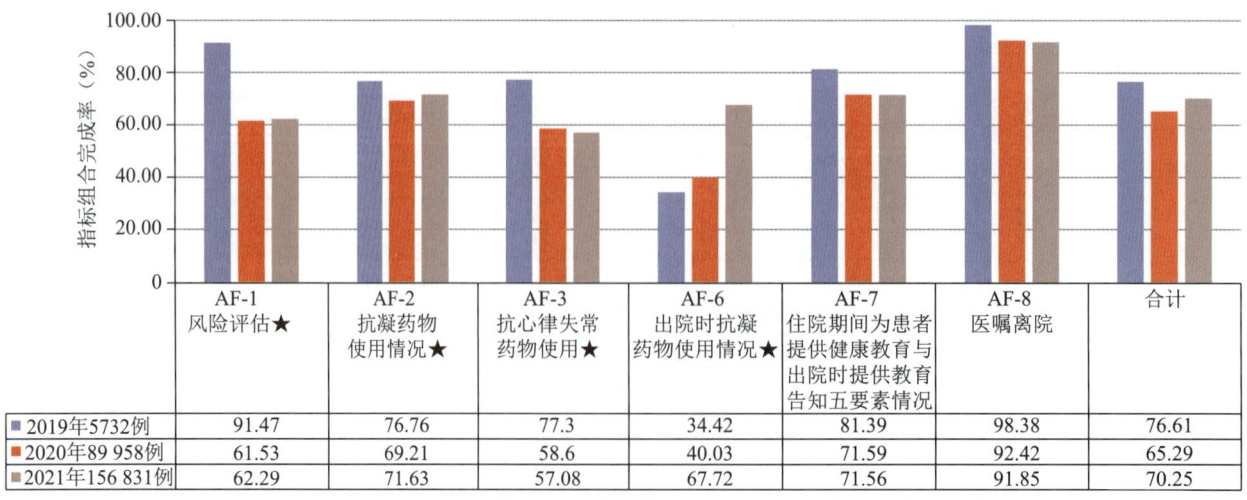

图 2-4-1-6 2019—2021年医疗机构房颤（AF）6项质量指标组合完成情况

2. 2021年各省（自治区、直辖市）房颤（AF）6项质控指标组合完成情况

2021年共有15个省（自治区、直辖市）房颤（AF）6项质控指标组合完成率高于全国平均值，分别是西藏、北京、天津、山西、贵州、浙江、新疆、江苏、福建、甘肃、湖北、广东、青海、河北、安徽（图2-4-1-7）。

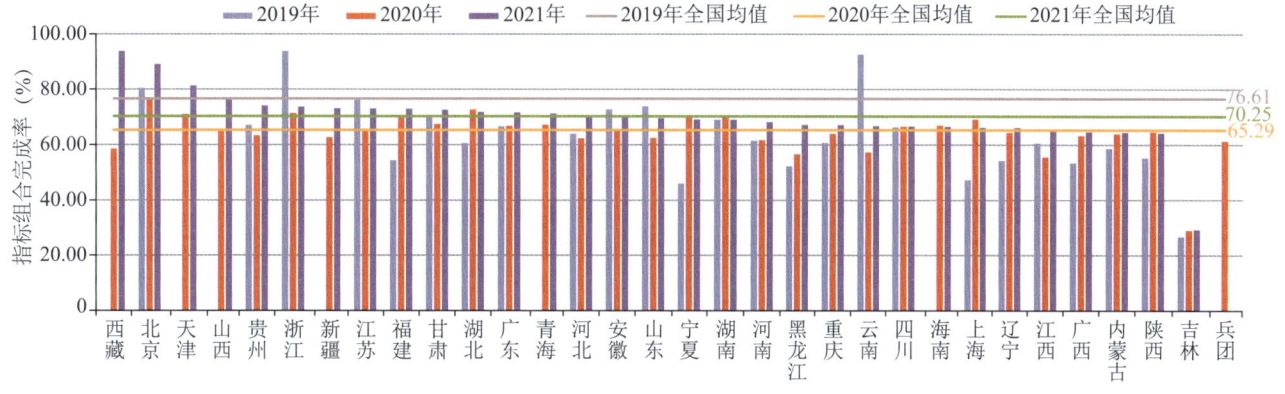

图2-4-1-7　2019—2021年各省（自治区、直辖市）房颤（AF）6项质控指标组合完成率

3. 2021年房颤（AF）医疗资源消耗情况

2021年房颤（AF）平均住院日为8.15天，每住院人次费用为26 139.03元，其中药费为3214.15元（图2-4-1-8）。

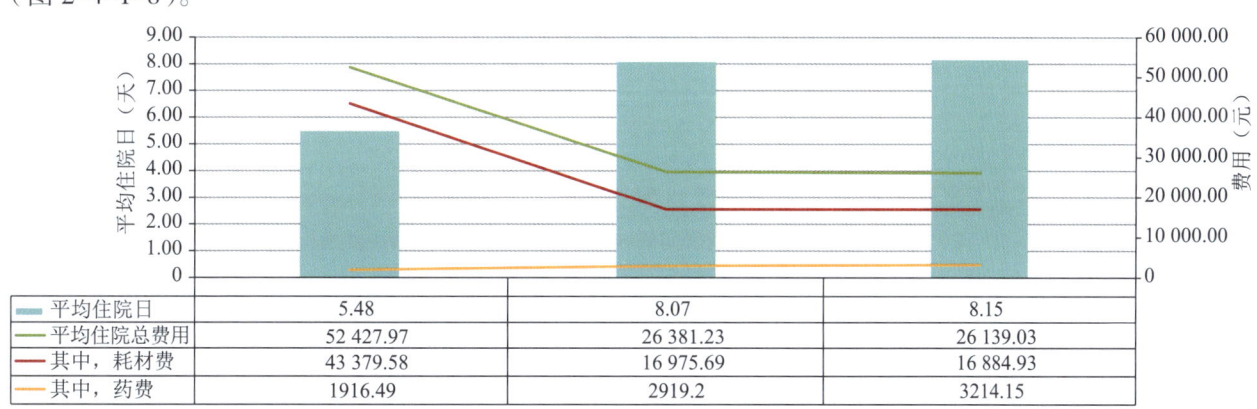

图2-4-1-8　2019—2021年房颤（AF）医疗资源消耗情况

4. 2021年房颤（AF）住院天数与住院费用四分位值

2021年房颤（AF）住院天数的中位数为6.88天，每住院人次费用的中位数为10 094.19元（图2-4-1-9）。

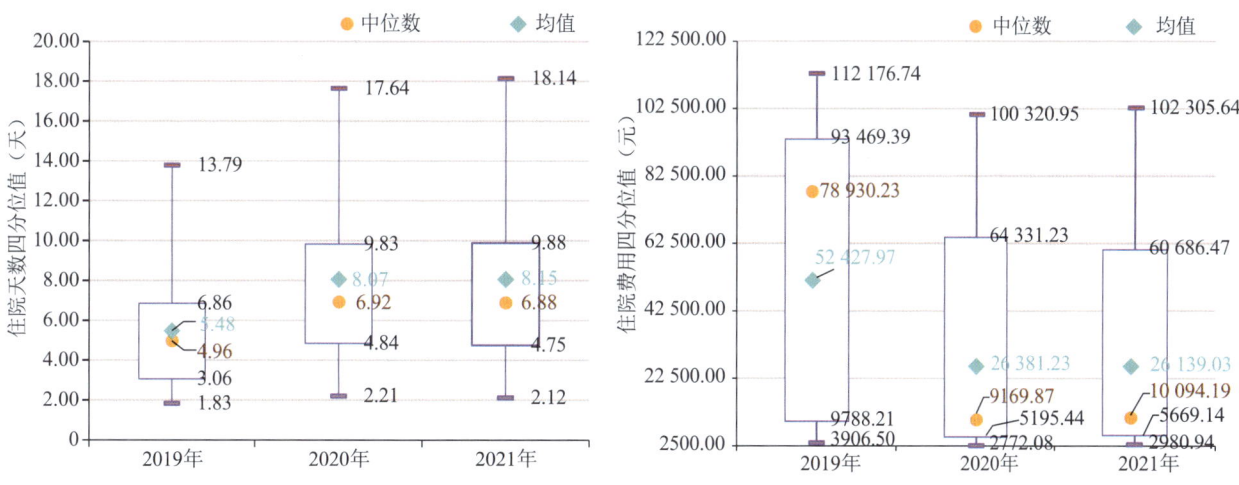

图2-4-1-9　2019—2021年房颤（AF）住院天数与住院费用

(三)房间隔缺损手术(ASD)

2021年各省(自治区、直辖市)及兵团共纳入477家医疗机构18 985例房间隔缺损手术(ASD)有效数据进行分析。

1. 2021年房间隔缺损手术(ASD)12项质量指标组合完成情况

2021年房间隔缺损手术(ASD)12项质量指标组合完成率为58.39%(图2-4-1-10)。

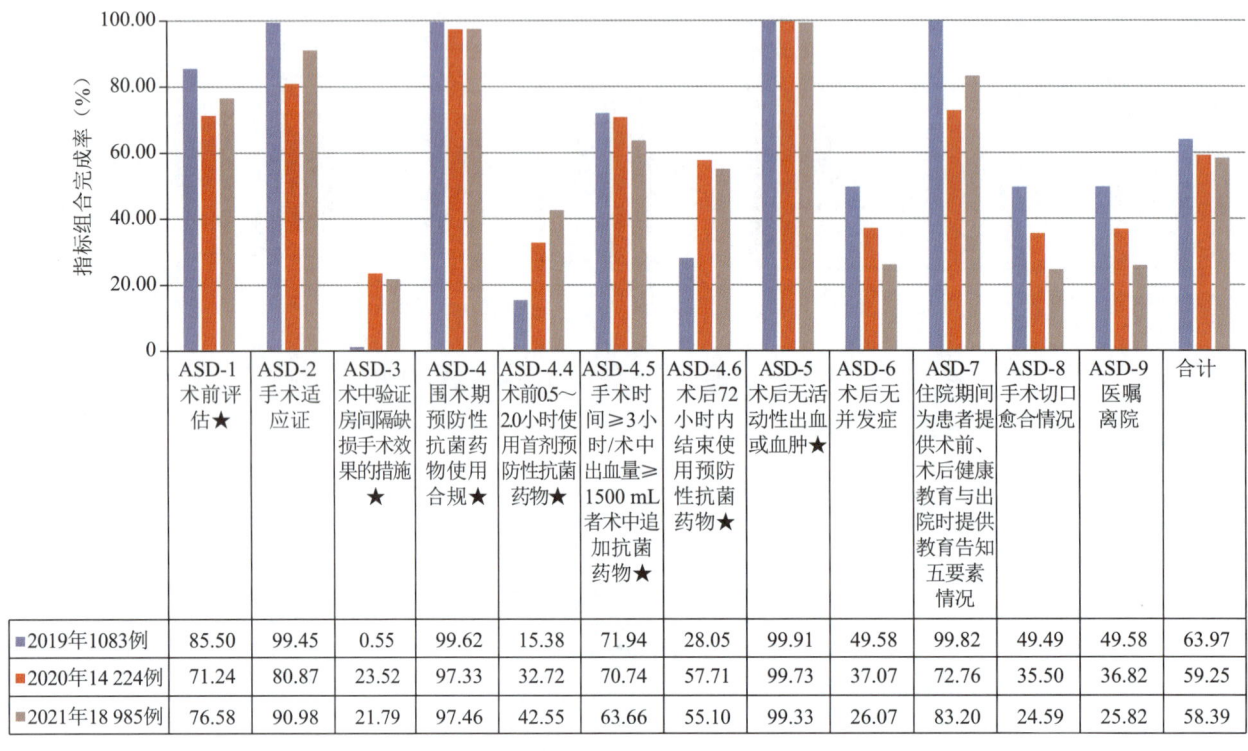

图2-4-1-10　2019—2021年医疗机构房间隔缺损手术(ASD)12项质量指标组合完成情况

2. 2021年各省(自治区、直辖市)房间隔缺损手术(ASD)12项质控指标组合完成情况

2021年共有12个省(自治区、直辖市)房间隔缺损手术(ASD)12项质控指标组合完成率高于全国平均值,分别是江苏、重庆、山西、湖南、天津、湖北、江西、广东、上海、北京、新疆、四川(图2-4-1-11)。

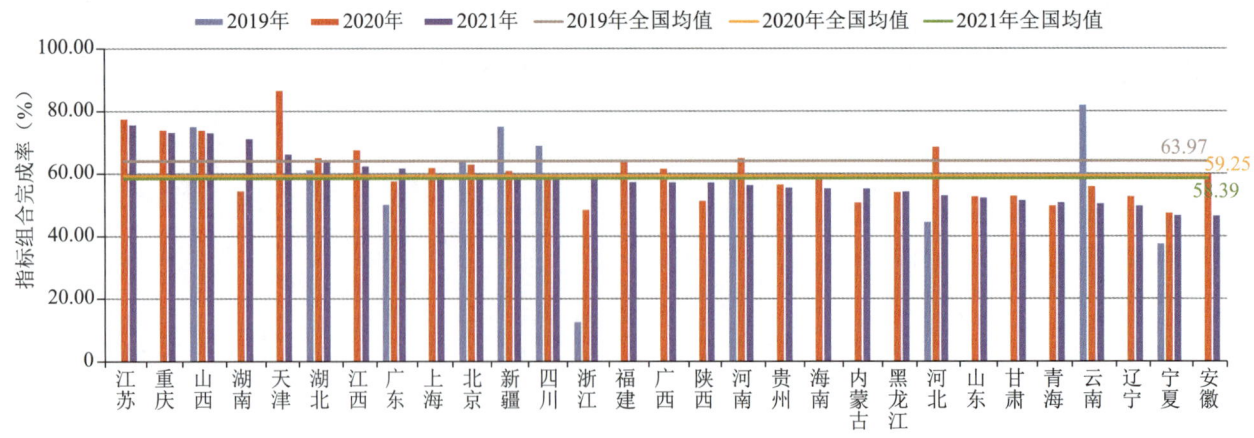

图2-4-1-11　2019—2021年各省(自治区、直辖市)房间隔缺损手术(ASD)12项质控指标组合完成率

3. 2021年房间隔缺损手术(ASD)医疗资源消耗情况

2021年房间隔缺损手术(ASD)平均住院日为7.83天,每住院人次费用为36 848.92元,其中药费为3034.91元(图2-4-1-12)。

第二部分 医疗质量管理与控制数据分析

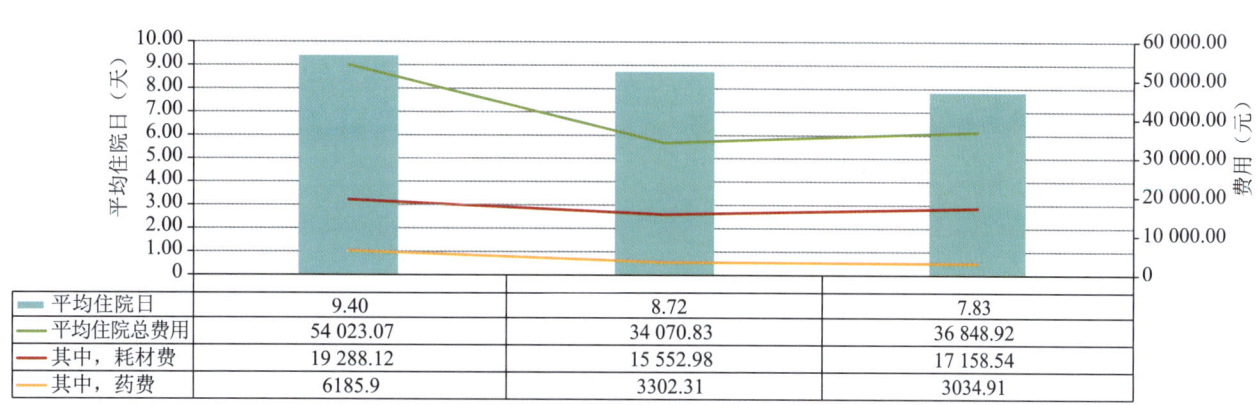

图 2-4-1-12 2019—2021年房间隔缺损手术（ASD）医疗资源消耗情况

4. 2021年房间隔缺损手术（ASD）住院天数与住院费用四分位值

2021年房间隔缺损手术（ASD）住院天数的中位数为6.03天，每住院人次费用的中位数为33 873.50元（图2-4-1-13）。

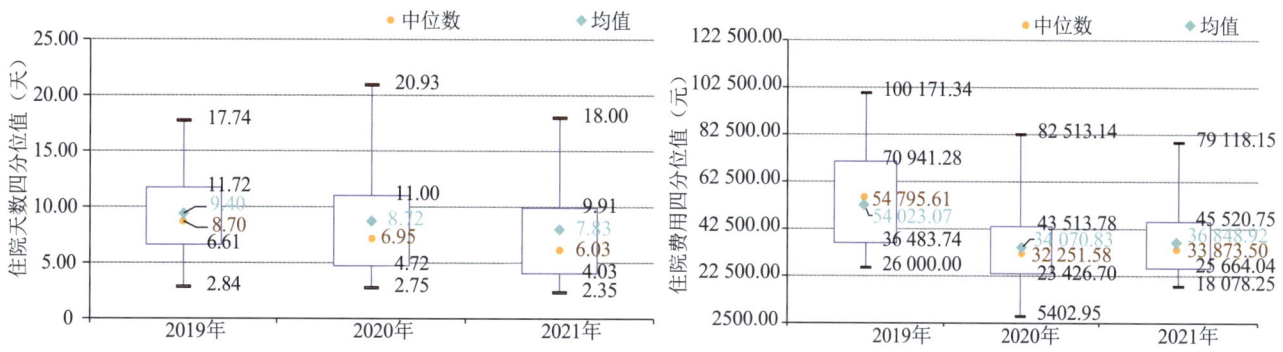

图 2-4-1-13 2019—2021年房间隔缺损手术（ASD）住院天数与住院费用

（四）主动脉瓣置换术（AVR）

2021年各省（自治区、直辖市）及兵团共纳入409家医疗机构14 327例主动脉瓣置换术（AVR）有效数据进行分析。

1. 2021年主动脉瓣置换术（AVR）14项质量指标组合完成情况

2021年主动脉瓣置换术（AVR）14项质量指标组合完成率为58.85%（图2-4-1-14）。

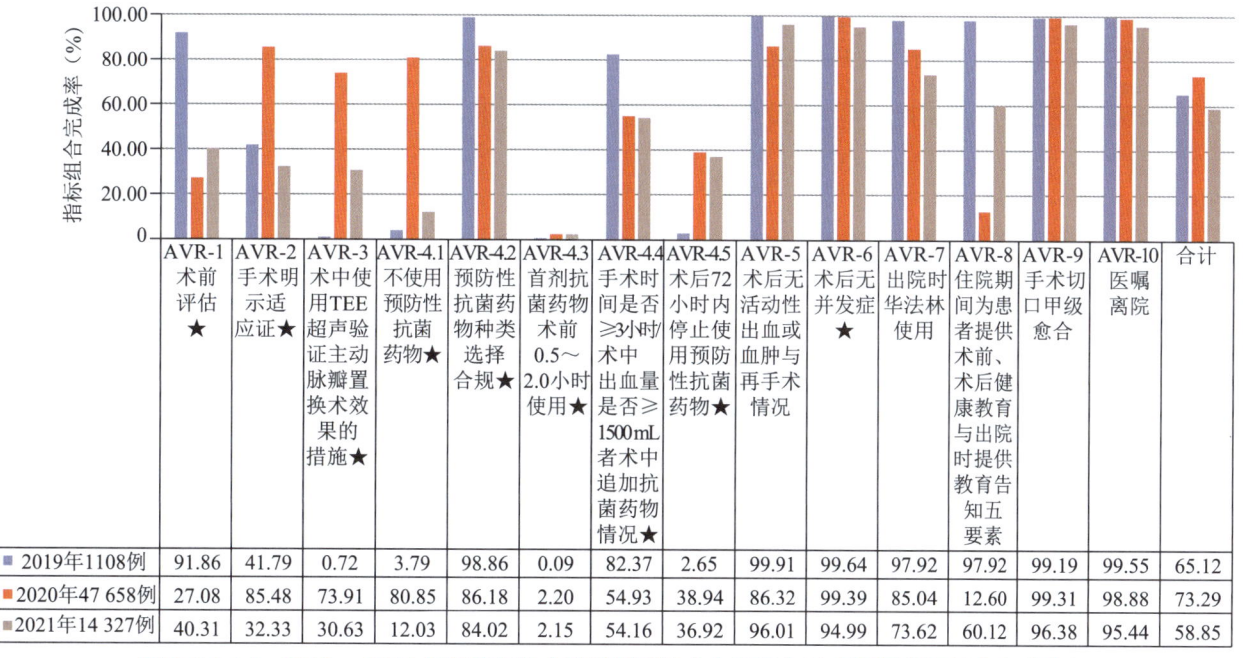

图 2-4-1-14 2019—2021年医疗机构主动脉瓣置换术（AVR）14项质量指标组合完成情况

453

2. 2021年各省（自治区、直辖市）主动脉瓣置换术（AVR）14项质控指标组合完成情况

2021年共有15个省（自治区、直辖市）主动脉瓣置换术（AVR）14项质控指标组合完成率高于全国平均值，分别是天津、湖北、海南、北京、江苏、陕西、广西、广东、贵州、云南、山西、甘肃、河南、新疆、辽宁（图2-4-1-15）。

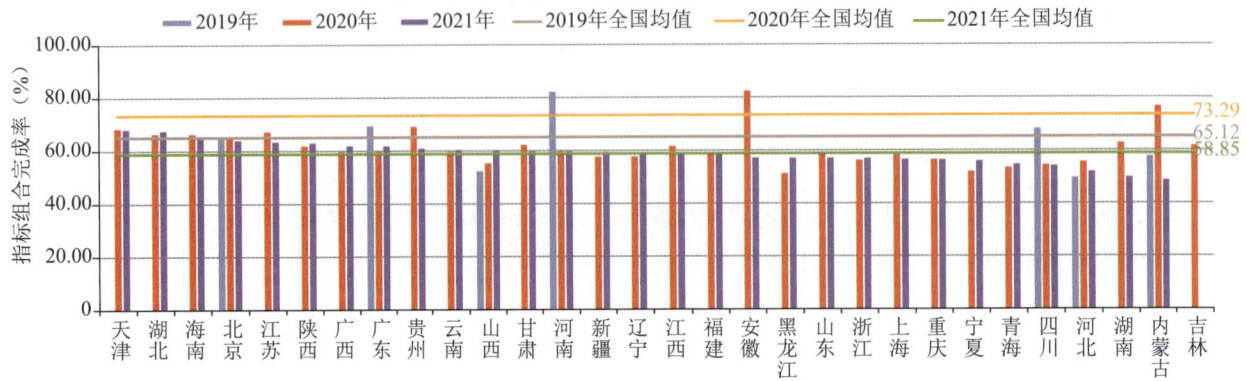

图2-4-1-15　2019—2021年各省（自治区、直辖市）主动脉瓣置换术（AVR）14项质控指标组合完成率

3. 2021年主动脉瓣置换术（AVR）医疗资源消耗情况

2021年主动脉瓣置换术（AVR）平均住院日为19.37天，每住院人次费用为167 719.94元，其中药费为22 214.69元（图2-4-1-16）。

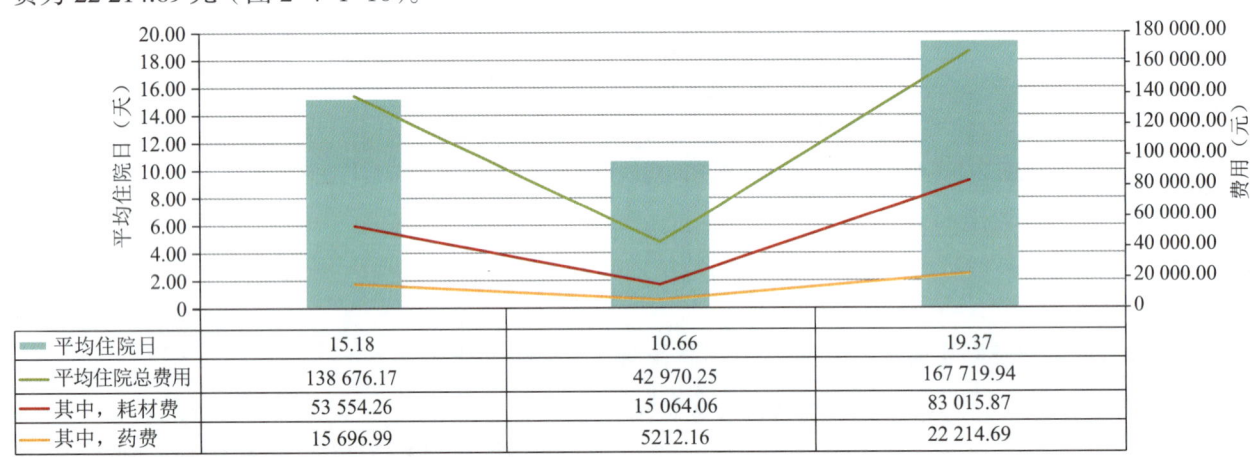

图2-4-1-16　2019—2021年主动脉瓣置换术（AVR）医疗资源消耗情况

4. 2021年主动脉瓣置换术（AVR）住院天数与住院费用四分位值

2021年主动脉瓣置换术（AVR）住院天数的中位数为16.88天，每住院人次费用的中位数为139 118.18元（图2-4-1-17）。

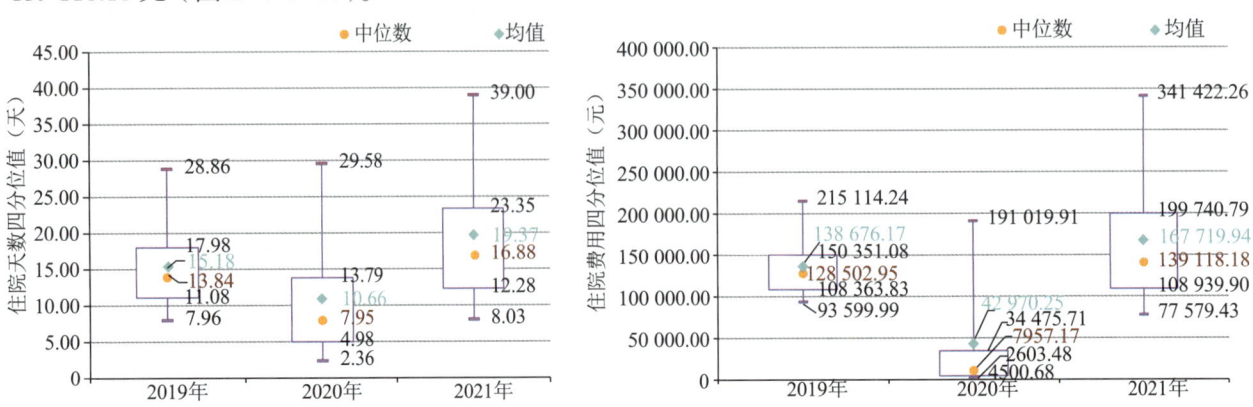

图2-4-1-17　2019—2021年主动脉瓣置换术（AVR）住院天数与住院费用

（五）冠状动脉旁路移植术（CABG）

2021年各省（自治区、直辖市）及兵团共纳入403家医疗机构22 870例冠状动脉旁路移植术（CABG）有效数据进行分析。

1. 2021年冠状动脉旁路移植术（CABG）11项质量指标组合完成情况

2021年冠状动脉旁路移植术（CABG）11项质量指标组合完成率为68.42%（图2-4-1-18）。

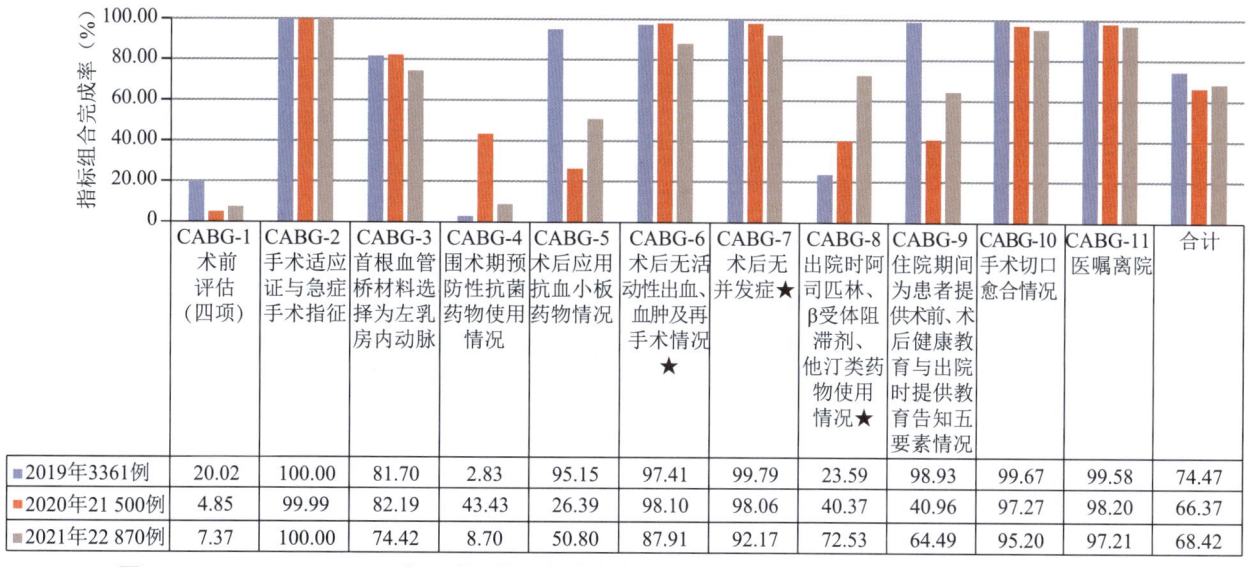

图2-4-1-18 2019—2021年医疗机构冠状动脉旁路移植术（CABG）11项质量指标组合完成情况

2. 2021年各省（自治区、直辖市）冠状动脉旁路移植术（CABG）11项质控指标组合完成情况

2021年共有8个省（自治区、直辖市）冠状动脉旁路移植术（CABG）11项质控指标组合完成率高于全国平均值，分别是北京、河北、海南、河南、浙江、山西、江苏、云南（图2-4-1-19）。

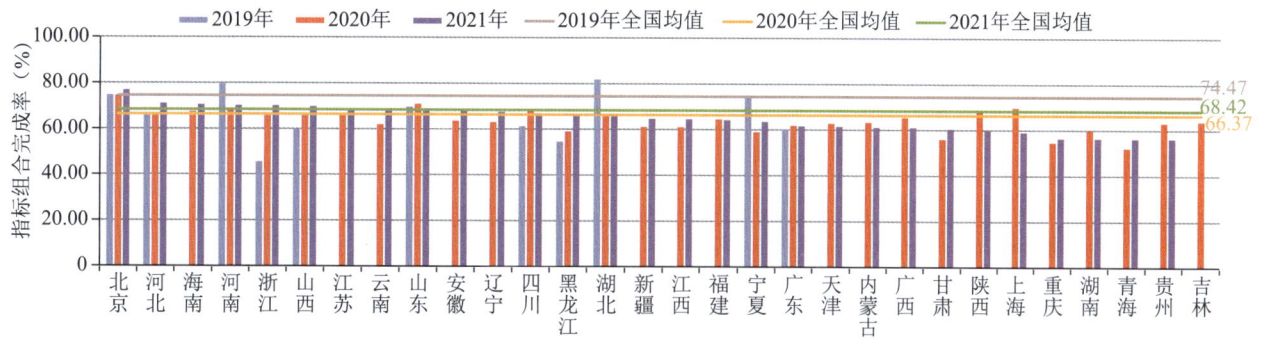

图2-4-1-19 2019—2021年各省（自治区、直辖市）冠状动脉旁路移植术（CABG）11项质控指标组合完成率

3. 2021年冠状动脉旁路移植术（CABG）医疗资源消耗情况

2021年冠状动脉旁路移植术（CABG）平均住院日为20.78天，每住院人次费用为124 531.03元，其中药费为21 532.18元（图2-4-1-20）。

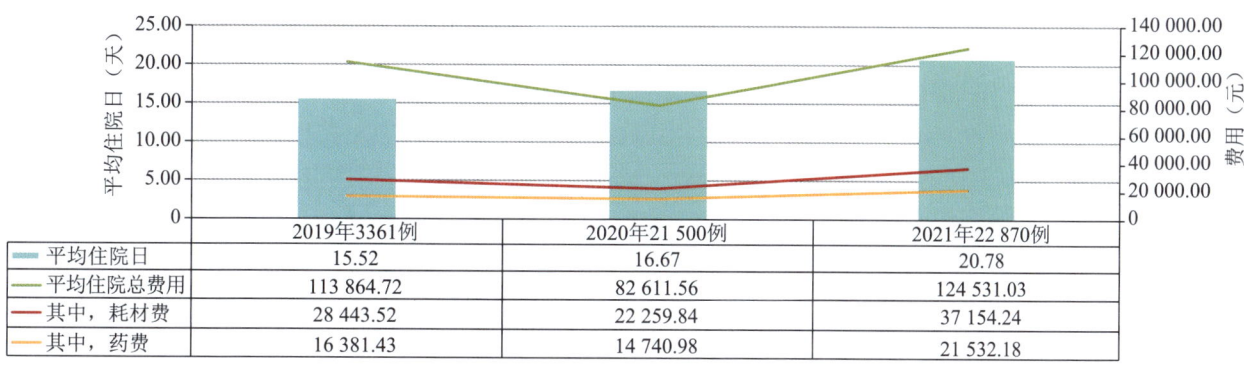

图2-4-1-20 2019—2021年冠状动脉旁路移植术（CABG）医疗资源消耗情况

4. 2021年冠状动脉旁路移植术（CABG）住院天数与住院费用四分位值

2021年冠状动脉旁路移植术（CABG）住院天数的中位数为18.85天，每住院人次费用的中位数为112 197.47元（图2-4-1-21）。

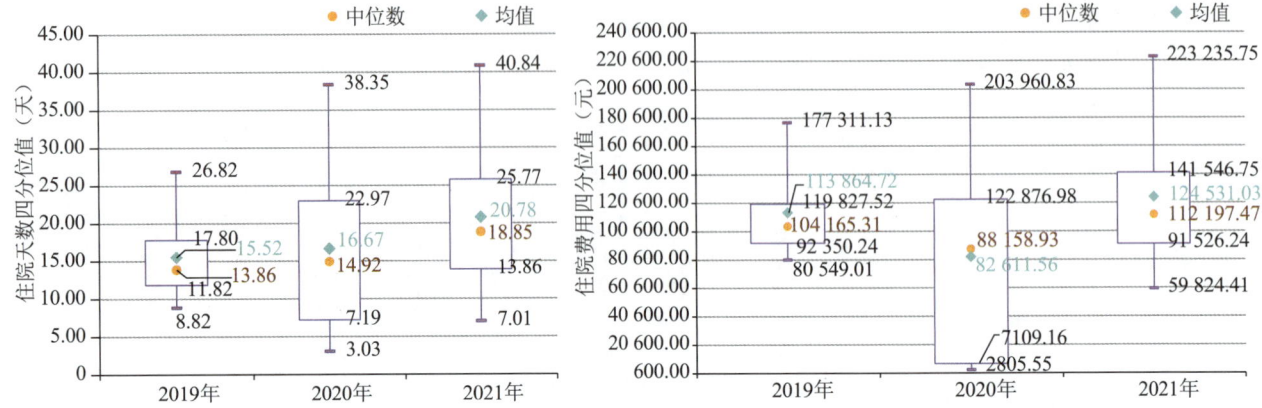

图2-4-1-21　2019—2021年冠状动脉旁路移植术（CABG）住院天数与住院费用

（六）二尖瓣置换术（MVR）

2021年各省（自治区、直辖市）及兵团共纳入411家医疗机构14 636例二尖瓣置换术（MVR）有效数据进行分析。

1. 2021年二尖瓣置换术（MVR）10项质量指标组合完成情况

2021年二尖瓣置换术（MVR）10项质量指标组合完成率为80.32%（图2-4-1-22）。

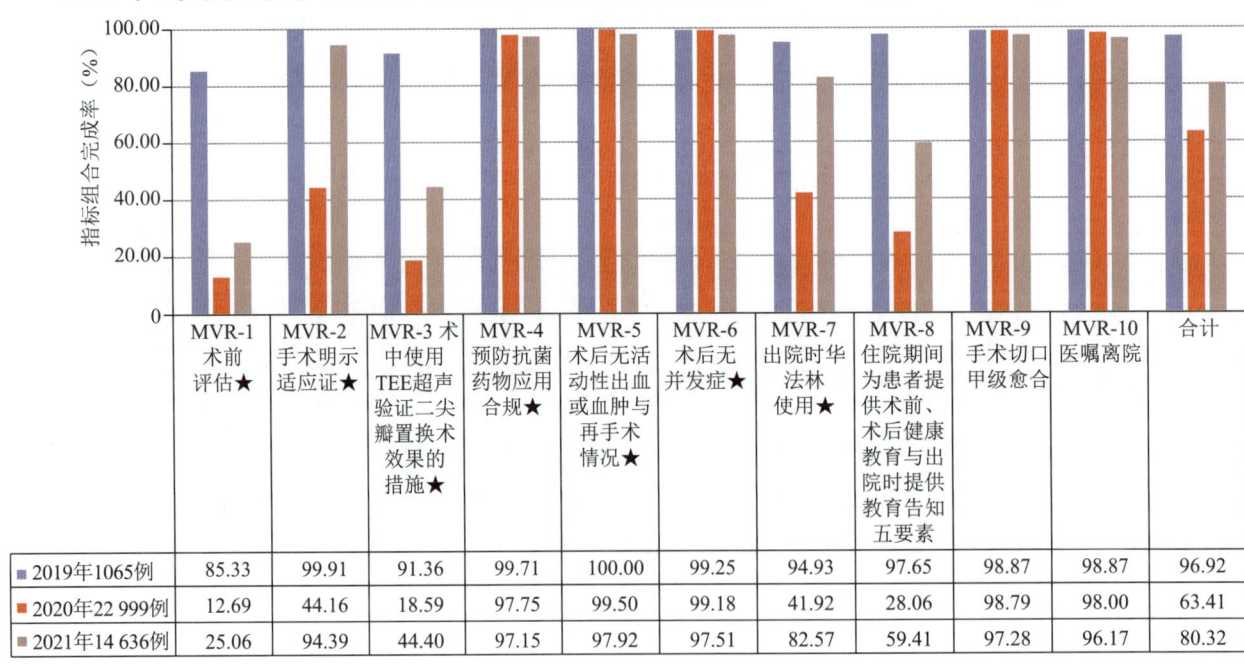

图2-4-1-22　2019—2021年医疗机构二尖瓣置换术（MVR）10项质量指标组合完成情况

2. 2021年各省（自治区、直辖市）二尖瓣置换术（MVR）10项质控指标组合完成情况

2021年共有9个省（自治区、直辖市）二尖瓣置换术（MVR）10项质控指标组合完成率高于全国平均值，分别是北京、甘肃、湖北、江苏、海南、陕西、广西、浙江、广东（图2-4-1-23）。

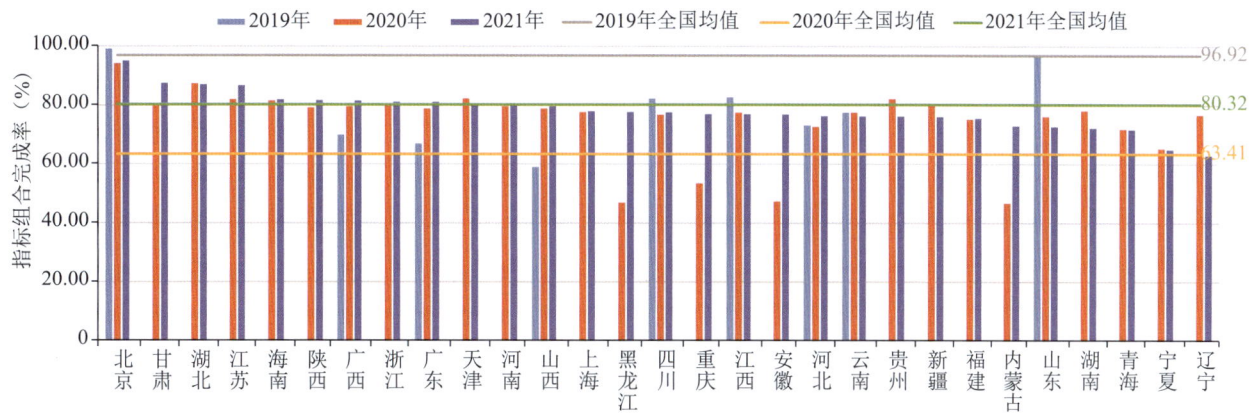

图 2-4-1-23　2019—2021 年各省（自治区、直辖市）二尖瓣置换术（MVR）10 项质控指标组合完成率

3. 2021 年二尖瓣置换术（MVR）医疗资源消耗情况

2021 年二尖瓣置换术（MVR）平均住院日为 22.01 天，每住院人次费用为 144 853.99 元，其中药费为 23 940.99 元（图 2-4-1-24）。

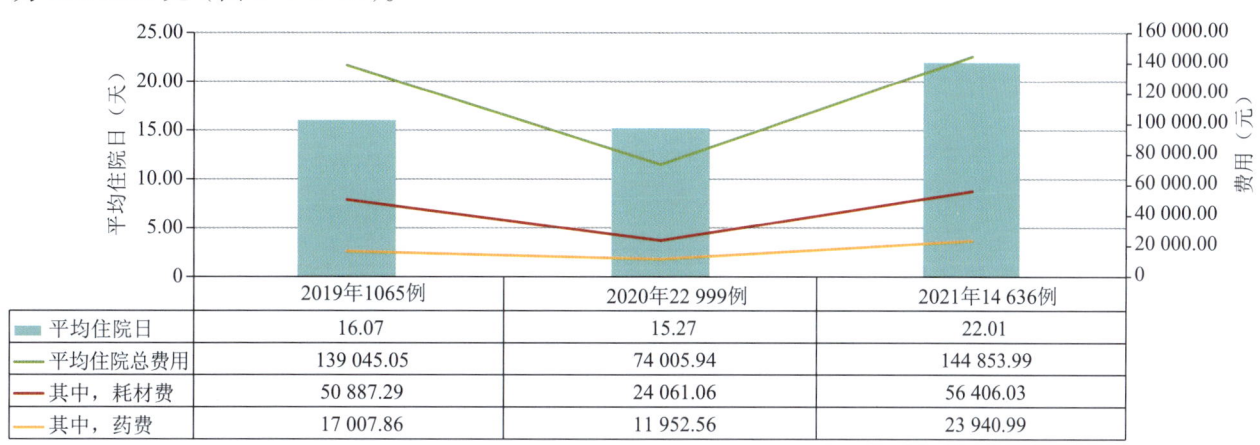

图 2-4-1-24　2019—2021 年二尖瓣置换术（MVR）医疗资源消耗情况

4. 2021 年二尖瓣置换术（MVR）住院天数与住院费用四分位值

2021 年二尖瓣置换术（MVR）住院天数的中位数为 19.83 天，每住院人次费用的中位数为 129 495.83 元（图 2-4-1-25）。

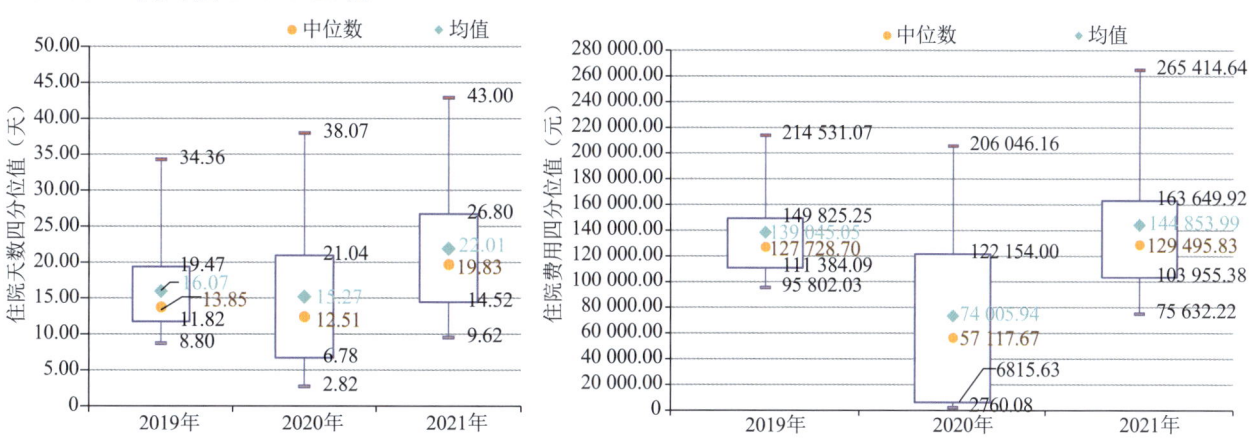

图 2-4-1-25　2019—2021 年二尖瓣置换术（MVR）住院天数与住院费用

（七）急性心肌梗死（ST 段抬高型，首次住院）（STEMI）

2021 年各省（自治区、直辖市）及兵团共纳入 2032 家医疗机构 116 499 例急性心肌梗死（ST 段抬高型，首次住院）（STEMI）有效数据进行分析。

1. 2021年急性心肌梗死（ST段抬高型，首次住院）（STEMI）10项质量指标组合完成情况

2021年急性心肌梗死（ST段抬高型，首次住院）（STEMI）10项质量指标组合完成率为66.84%（图2-4-1-26）。

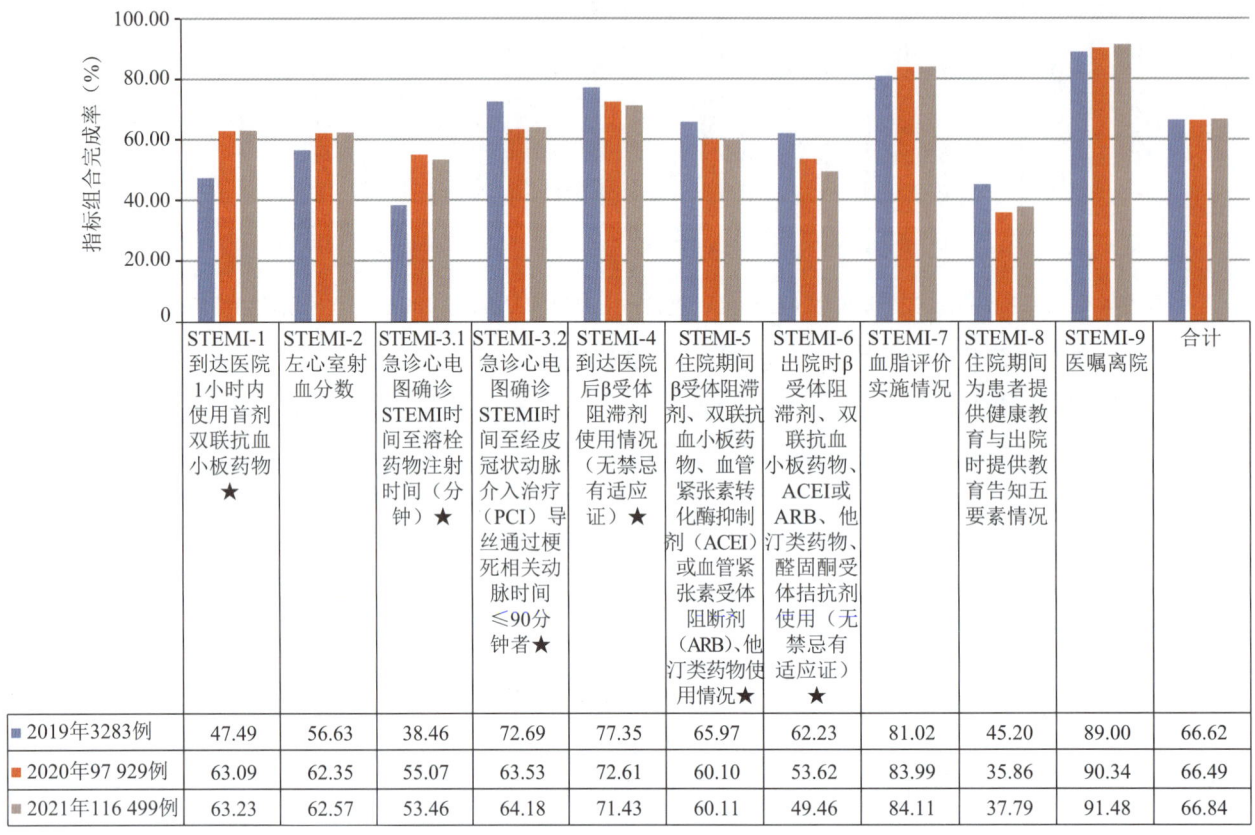

图2-4-1-26 2019—2021年医疗机构急性心肌梗死（ST段抬高型，首次住院）（STEMI）10项质量指标组合完成情况

2. 2021年各省（自治区、直辖市）急性心肌梗死（ST段抬高型，首次住院）（STEMI）10项质控指标组合完成情况

2021年共有17个省（自治区、直辖市）急性心肌梗死（ST段抬高型，首次住院）（STEMI）10项质控指标组合完成率高于全国平均值，分别是北京、广东、湖北、山西、陕西、天津、广西、福建、江苏、河南、青海、吉林、云南、浙江、河北、甘肃、内蒙古（图2-4-1-27）。

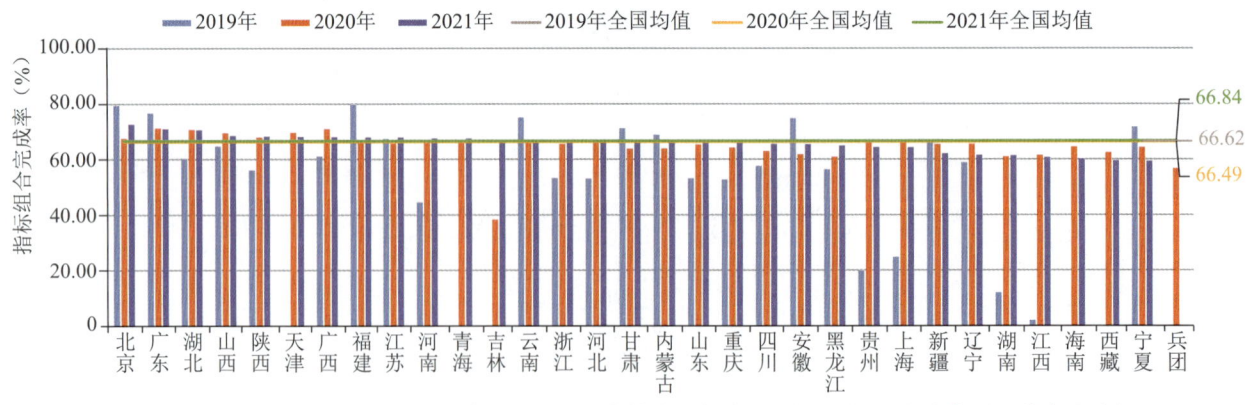

图2-4-1-27 2019—2021年各省（自治区、直辖市）急性心肌梗死（ST段抬高型，首次住院）（STEMI）10项质控指标组合完成率

3. 2021年急性心肌梗死（ST段抬高型，首次住院）（STEMI）医疗资源消耗情况

2021年急性心肌梗死（ST段抬高型，首次住院）（STEMI）平均住院日为8.58天，每住院人次费用为29 844.11元，其中药费为4903.98元（图2-4-1-28）。

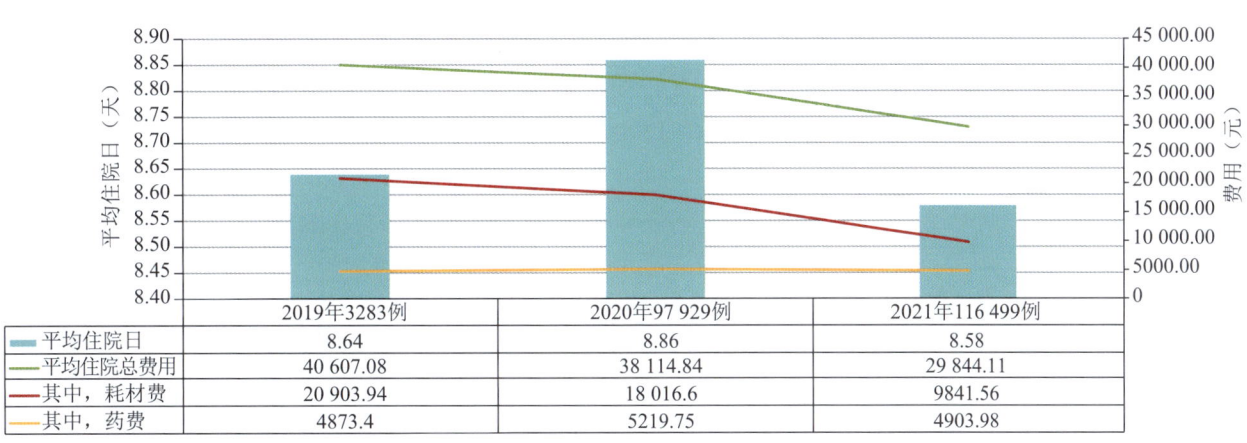

图 2-4-1-28　2019—2021年急性心肌梗死（ST 段抬高型，首次住院）（STEMI）医疗资源消耗情况

4. 2021年急性心肌梗死（ST段抬高型，首次住院）（STEMI）住院天数与住院费用四分位值

2021年急性心肌梗死（ST段抬高型，首次住院）（STEMI）住院天数的中位数为7.84天，每住院人次费用的中位数为27 208.02元（图2-4-1-29）。

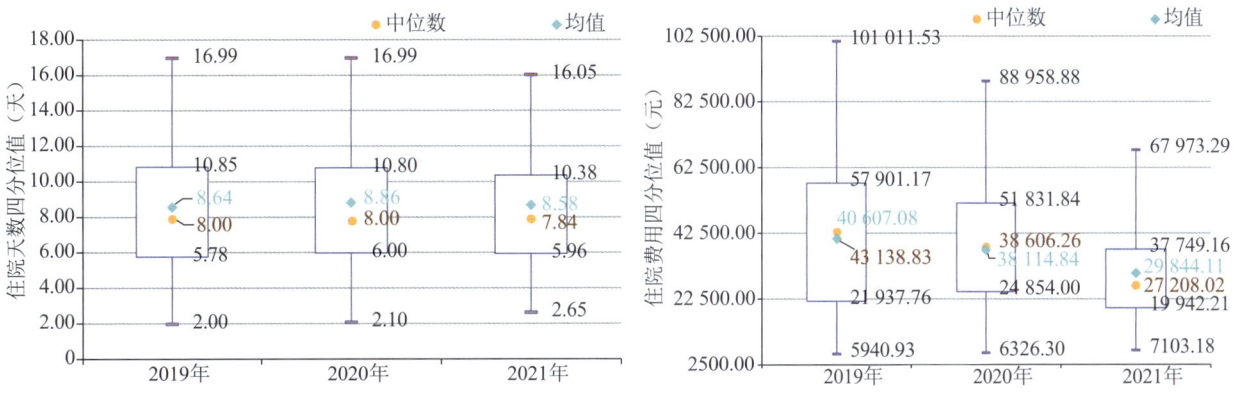

图 2-4-1-29　2019—2021年急性心肌梗死（ST 段抬高型，首次住院）（STEMI）住院天数与住院费用

（八）室间隔缺损手术（VSD）

2021年各省（自治区、直辖市）及兵团共纳入333家医疗机构8006例室间隔缺损手术（VSD）有效数据进行分析。

1. 2021年室间隔缺损手术（VSD）9项质量指标组合完成情况

2021年室间隔缺损手术（VSD）9项质量指标组合完成率为59.50%（图2-4-1-30）。

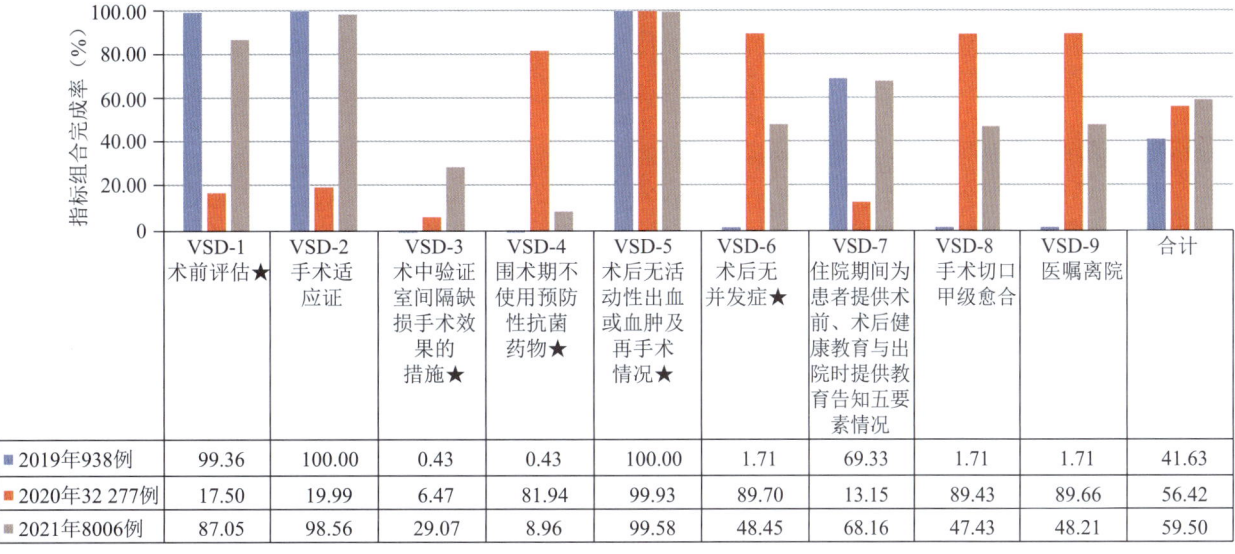

图 2-4-1-30　2019—2021年医疗机构室间隔缺损手术（VSD）9项质量指标组合完成情况

2. 2021年各省（自治区、直辖市）室间隔缺损手术（VSD）9项质控指标组合完成情况

2021年共有11个省（自治区、直辖市）室间隔缺损手术（VSD）9项质控指标组合完成率高于全国平均值，分别是江苏、重庆、江西、天津、湖南、广东、湖北、浙江、山西、广西、山东（图2-4-1-31）。

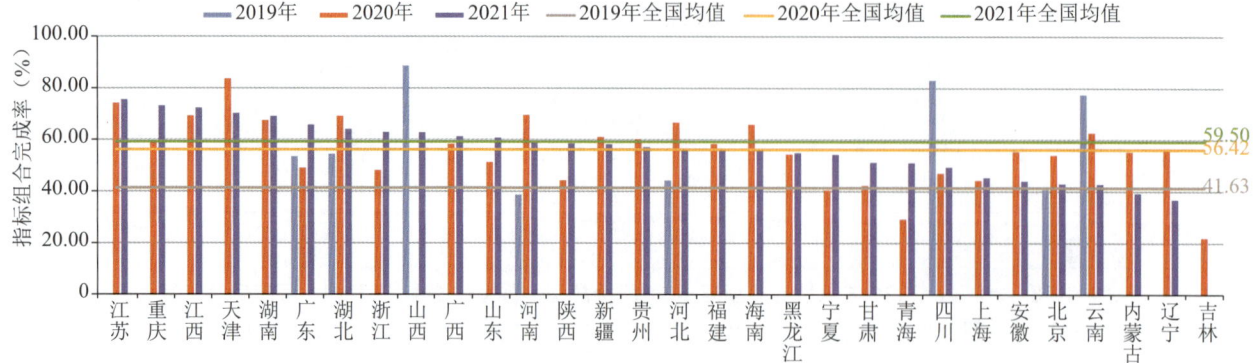

图2-4-1-31　2019—2021年各省（自治区、直辖市）室间隔缺损手术（VSD）9项质控指标组合完成率

3. 2021年室间隔缺损手术（VSD）医疗资源消耗情况

2021年室间隔缺损手术（VSD）平均住院日为10.31天，每住院人次费用为44 630.87元，其中药费为4994.97元（图2-4-1-32）。

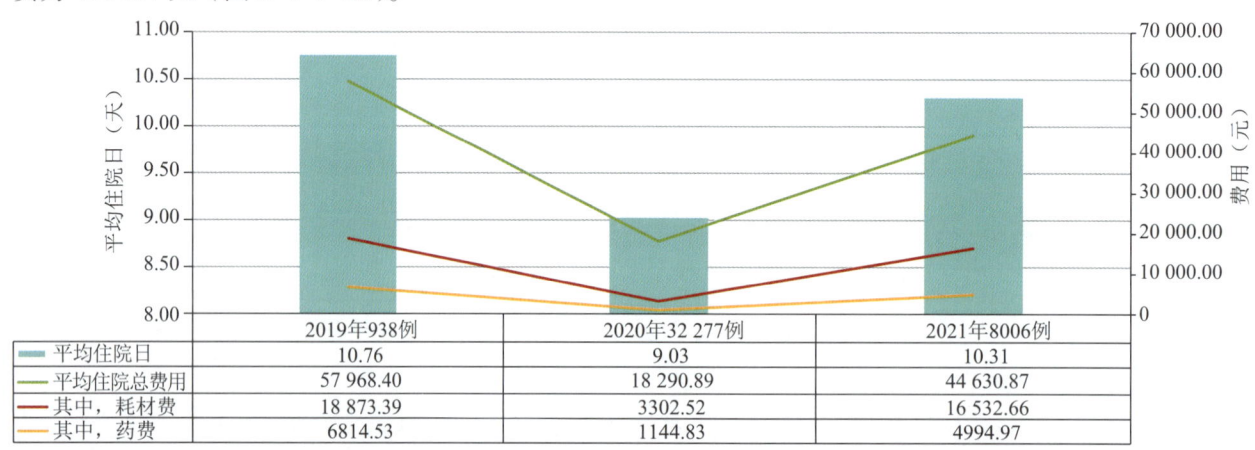

图2-4-1-32　2019—2021年室间隔缺损手术（VSD）医疗资源消耗情况

4. 2021年室间隔缺损手术（VSD）住院天数与住院费用四分位值

2021年室间隔缺损手术（VSD）住院天数的中位数为8.79天，每住院人次费用的中位数为43 208.13元（图2-4-1-33）。

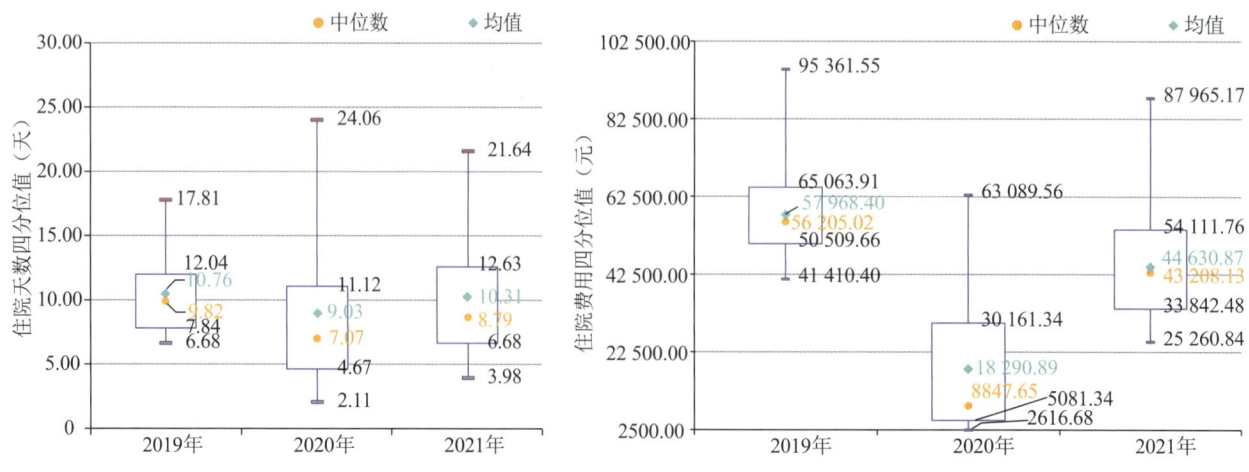

图2-4-1-33　2019—2021年室间隔缺损手术（VSD）住院天数与住院费用

（九）慢性阻塞性肺疾病急性发作（住院）（AECOPD）

2021年各省（自治区、直辖市）及兵团共纳入2996家医疗机构648 984例慢性阻塞性肺疾病急性发作（住院）（AECOPD）有效数据进行分析。

1. 2021年慢性阻塞性肺疾病急性发作（住院）（AECOPD）10项质量指标组合完成情况

2021年慢性阻塞性肺疾病急性发作（住院）（AECOPD）10项质量指标组合完成率为77.28%（图2-4-1-34）。

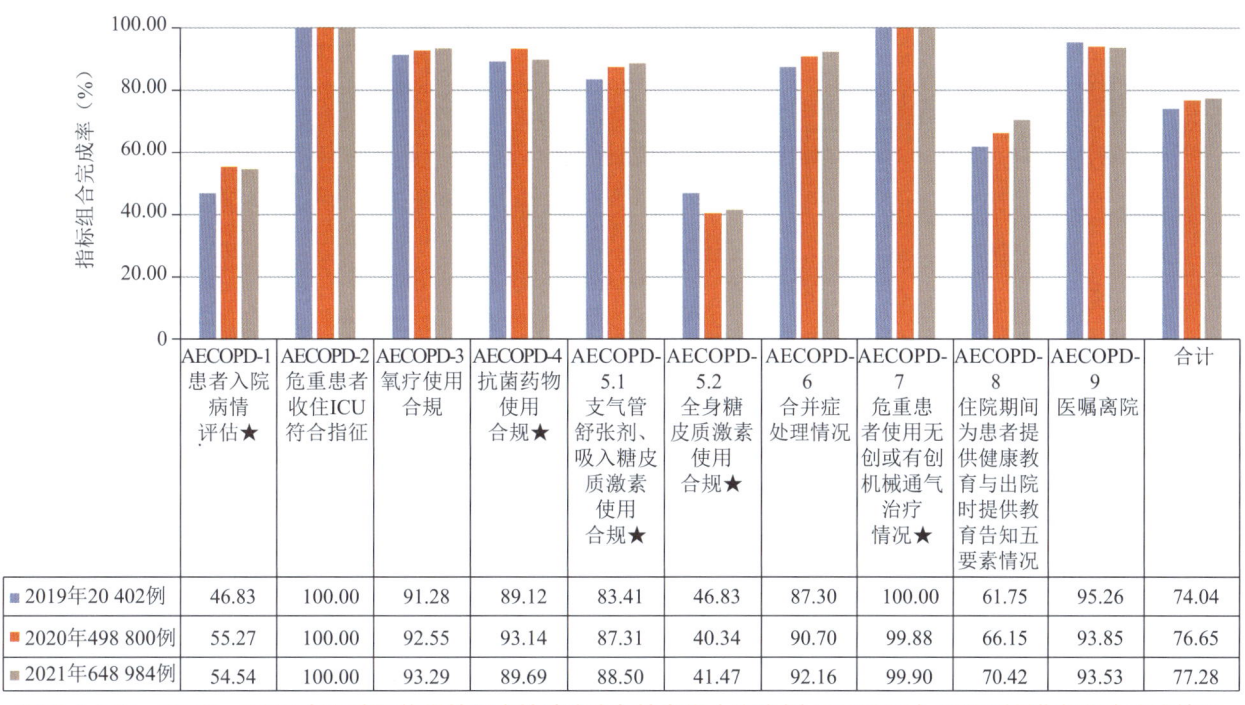

图2-4-1-34　2019—2021年医疗机构慢性阻塞性肺疾病急性发作（住院）（AECOPD）10项质量指标组合完成情况

2. 2021年各省（自治区、直辖市）慢性阻塞性肺疾病急性发作（住院）（AECOPD）10项质控指标组合完成情况

2021年共有13个省（自治区、直辖市）慢性阻塞性肺疾病急性发作（住院）（AECOPD）10项质控指标组合完成率高于全国平均值，分别是天津、重庆、江苏、上海、浙江、甘肃、山东、广西、福建、河南、广东、四川、河北（图2-4-1-35）。

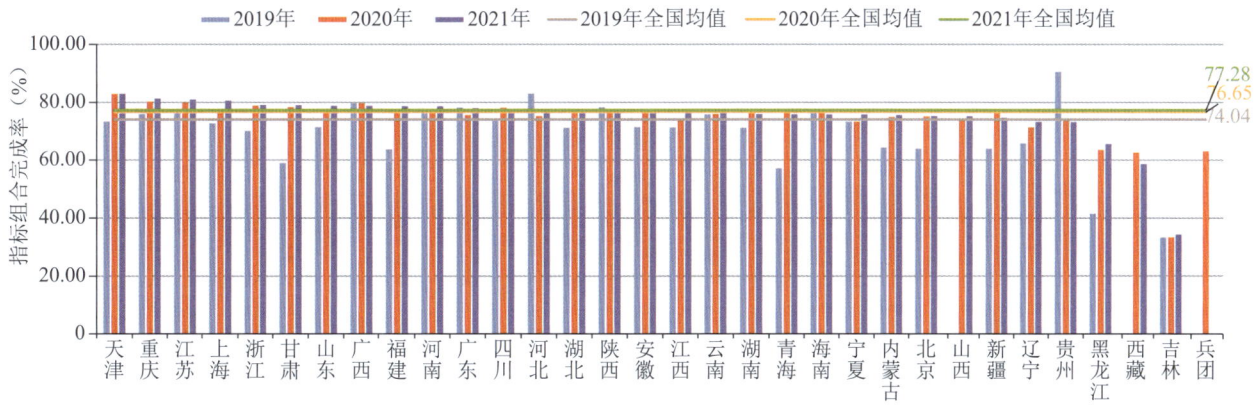

图2-4-1-35　2019—2021年各省（自治区、直辖市）慢性阻塞性肺疾病急性发作（住院）（AECOPD）10项质控指标组合完成率

3. 2021年慢性阻塞性肺疾病急性发作（住院）（AECOPD）医疗资源消耗情况

2021年慢性阻塞性肺疾病急性发作（住院）（AECOPD）平均住院日为9.52天，每住院人次费用为9610.87元，其中药费为3136.86元（图2-4-1-36）。

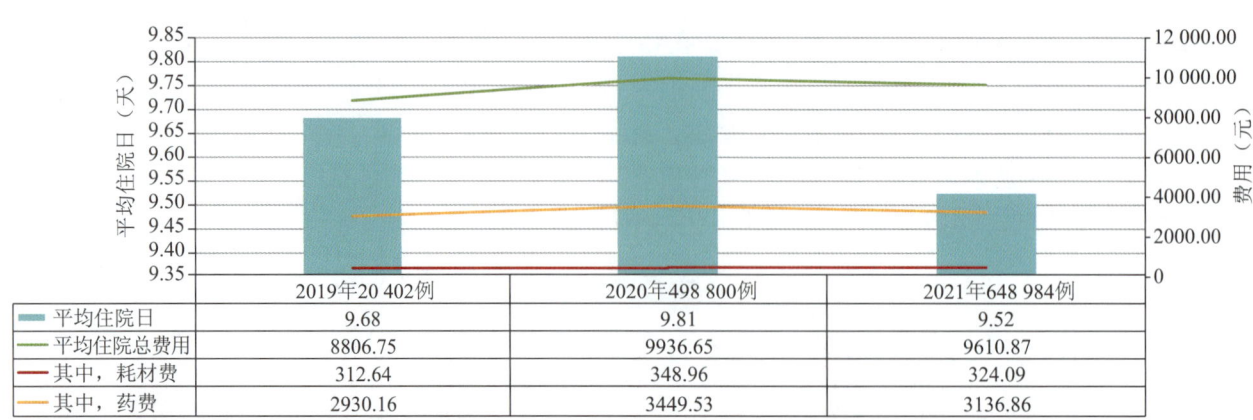

图 2-4-1-36　2019—2021 年慢性阻塞性肺疾病急性发作（住院）(AECOPD) 医疗资源消耗情况

4. 2021 年慢性阻塞性肺疾病急性发作（住院）(AECOPD) 住院天数与住院费用四分位值

2021 年慢性阻塞性肺疾病急性发作（住院）(AECOPD) 住院天数的中位数为 8.63 天，每住院人次费用的中位数为 7652.13 元（图 2-4-1-37）。

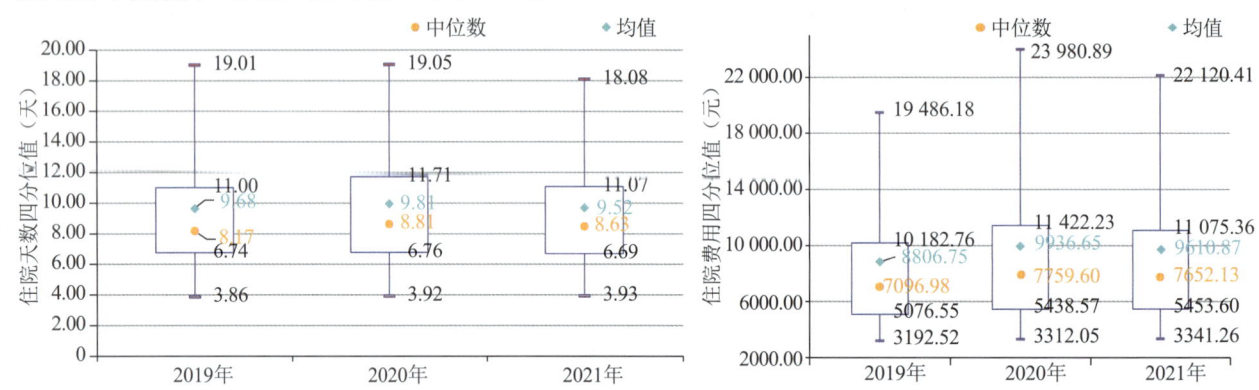

图 2-4-1-37　2019—2021 年慢性阻塞性肺疾病急性发作（住院）(AECOPD) 住院天数与住院费用

（十）哮喘（成人，急性发作，住院）(CAC)

2021 年各省（自治区、直辖市）及兵团共纳入 2371 家医疗机构 78 490 例哮喘（成人，急性发作，住院）(CAC) 有效数据进行分析。

1. 2021 年哮喘（成人，急性发作，住院）(CAC) 12 项质量指标组合完成情况

2021 年哮喘（成人，急性发作，住院）(CAC) 12 项质量指标组合完成率为 70.96%（图 2-4-1-38）。

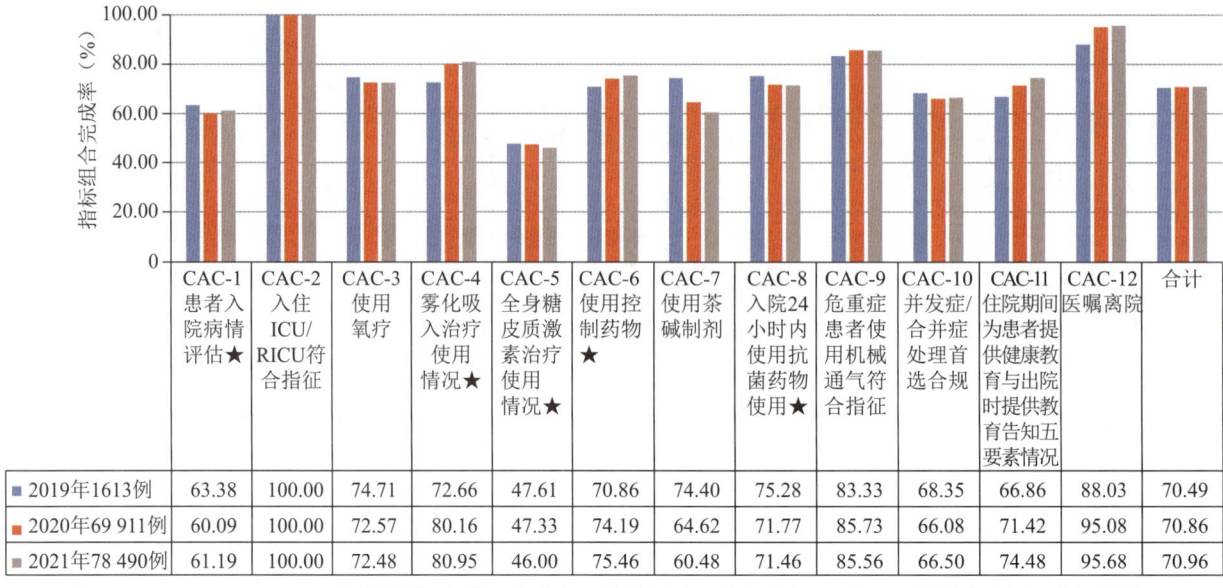

	CAC-1 患者入院病情评估★	CAC-2 入住ICU/RICU符合指征	CAC-3 使用氧疗	CAC-4 雾化吸入治疗使用情况★	CAC-5 全身糖皮质激素治疗使用情况★	CAC-6 使用控制药物★	CAC-7 使用茶碱制剂	CAC-8 入院24小时内使用抗菌药物使用★	CAC-9 危重症患者使用机械通气符合指征	CAC-10 并发症/合并症处理首选合规	CAC-11 住院期间为患者提供健康教育与出院时提供教育告知五要素情况	CAC-12 医嘱离院	合计
2019年1613例	63.38	100.00	74.71	72.66	47.61	70.86	74.40	75.28	83.33	68.35	66.86	88.03	70.49
2020年69 911例	60.09	100.00	72.57	80.16	47.33	74.19	64.62	71.77	85.73	66.08	71.42	95.08	70.86
2021年78 490例	61.19	100.00	72.48	80.95	46.00	75.46	60.48	71.46	85.56	66.50	74.48	95.68	70.96

图 2-4-1-38　2019—2021 年医疗机构哮喘（成人，急性发作，住院）(CAC) 12 项质量指标组合完成情况

2. 2021年各省（自治区、直辖市）哮喘（成人，急性发作，住院）（CAC）12项质控指标组合完成情况

2021年共有17个省（自治区、直辖市）哮喘（成人，急性发作，住院）（CAC）12项质控指标组合完成率高于全国平均值，分别是天津、青海、甘肃、海南、宁夏、云南、广西、山东、四川、江苏、河北、重庆、内蒙古、广东、湖北、浙江、福建（图2-4-1-39）。

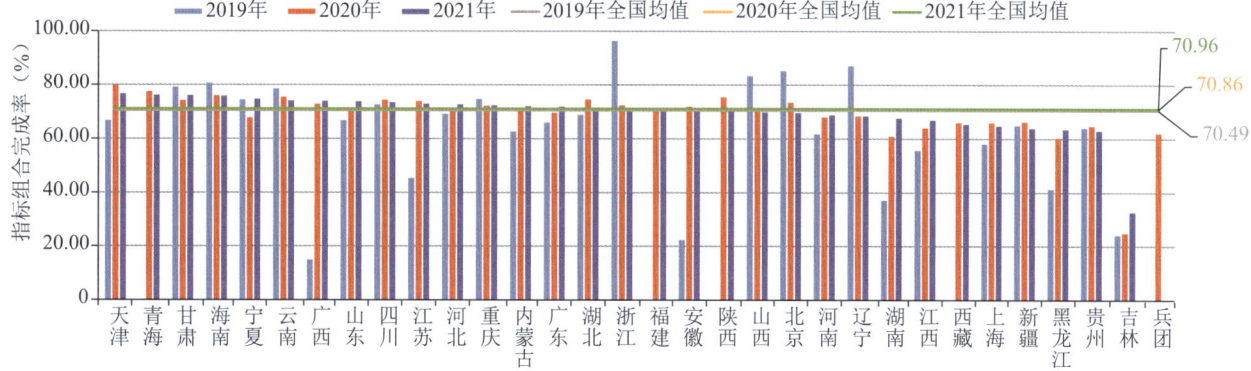

图2-4-1-39　2019—2021年各省（自治区、直辖市）哮喘（成人，急性发作，住院）（CAC）12项质控指标组合完成率

3. 2021年哮喘（成人，急性发作，住院）（CAC）医疗资源消耗情况

2021年哮喘（成人，急性发作，住院）（CAC）平均住院日为7.56天，每住院人次费用为7405.50元，其中药费为2181.15元（图2-4-1-40）。

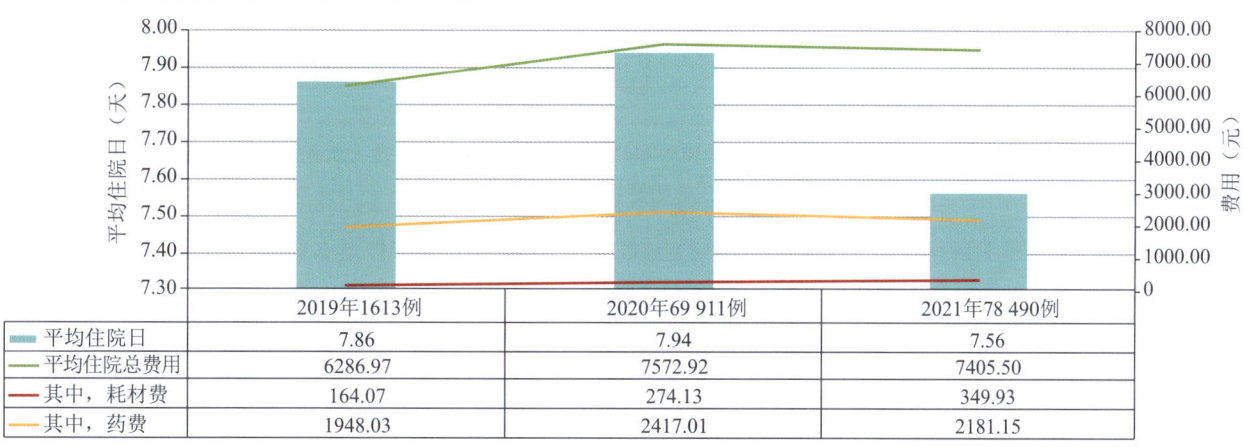

图2-4-1-40　2019—2021年哮喘（成人，急性发作，住院）（CAC）医疗资源消耗情况

4. 2021年哮喘（成人，急性发作，住院）（CAC）住院天数与住院费用四分位值

2021年哮喘（成人，急性发作，住院）（CAC）住院天数的中位数为7.00天，每住院人次费用的中位数为6133.72元（图2-4-1-41）。

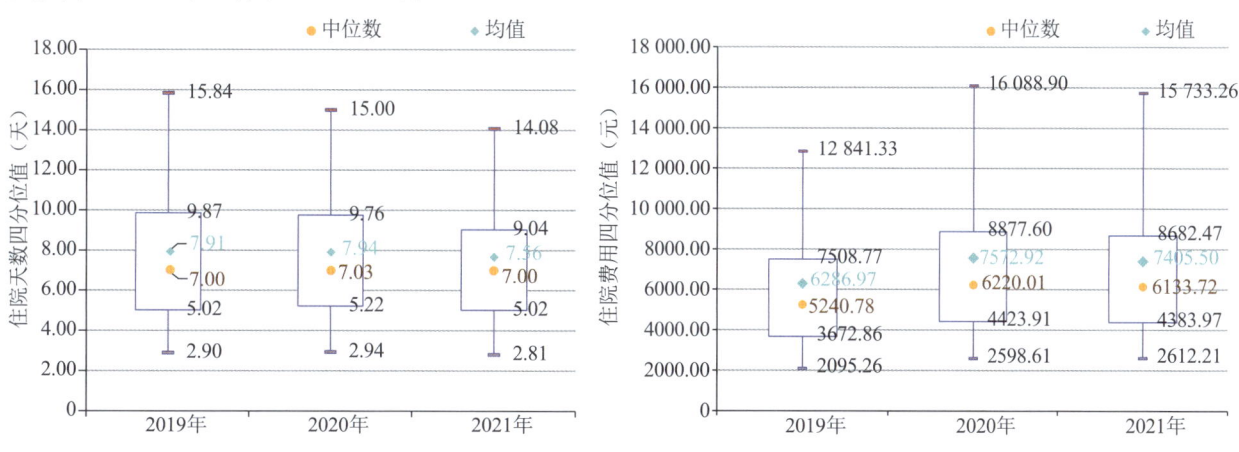

图2-4-1-41　2019—2021年哮喘（成人，急性发作，住院）（CAC）住院天数与住院费用

（十一）社区获得性肺炎（儿童，首次住院）（CAP2）

2021年各省（自治区、直辖市）及兵团共纳入2673家医疗机构635 859例社区获得性肺炎（儿童，首次住院）（CAP2）有效数据进行分析。

1. 2021年社区获得性肺炎（儿童，首次住院）（CAP2）9项质量指标组合完成情况

2021年社区获得性肺炎（儿童，首次住院）（CAP2）9项质量指标组合完成率为65.29%（图2-4-1-42）。

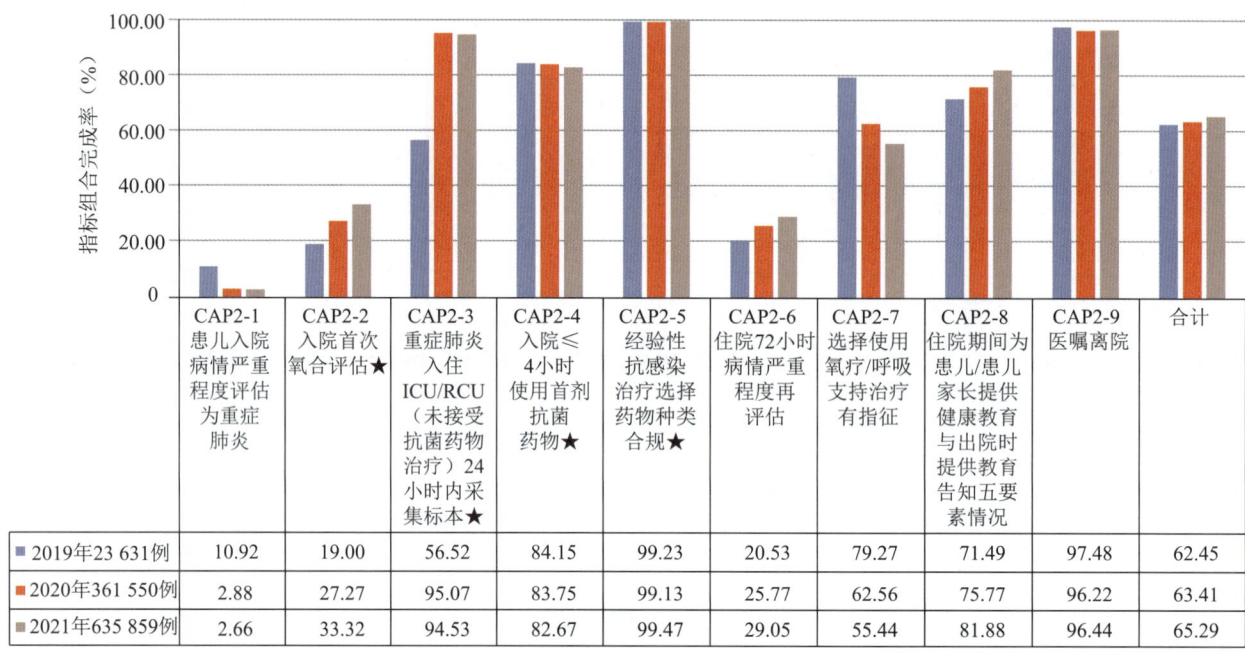

图2-4-1-42　2019—2021年医疗机构社区获得性肺炎（儿童，首次住院）（CAP2）9项质量指标组合完成情况

2. 2021年各省（自治区、直辖市）社区获得性肺炎（儿童，首次住院）（CAP2）9项质控指标组合完成情况

2021年共有11个省（自治区、直辖市）社区获得性肺炎（儿童，首次住院）（CAP2）9项质控指标组合完成率高于全国平均值，分别是天津、上海、云南、浙江、北京、福建、广西、湖北、四川、宁夏、广东（图2-4-1-43）。

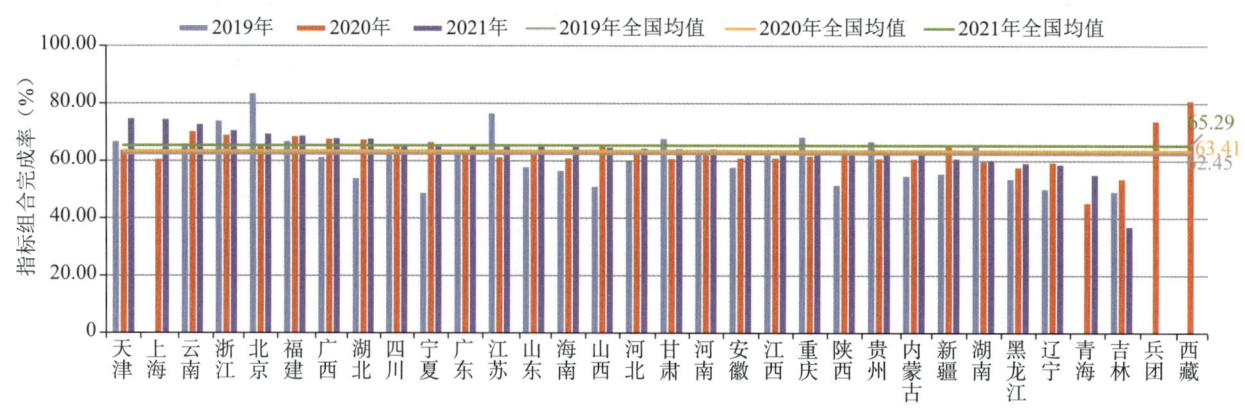

图2-4-1-43　2019—2021年各省（自治区、直辖市）社区获得性肺炎（儿童，首次住院）（CAP2）9项质控指标组合完成率

3. 2021年社区获得性肺炎（儿童，首次住院）（CAP2）医疗资源消耗情况

2021年社区获得性肺炎（儿童，首次住院）（CAP2）平均住院日为6.55天，每住院人次费用为3889.58元，其中药费为1055.38元（图2-4-1-44）。

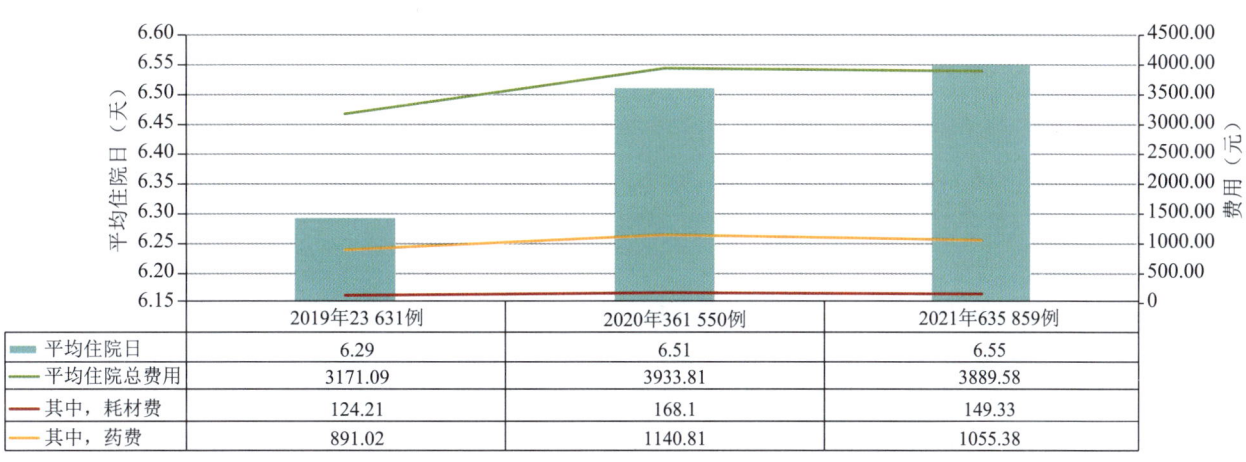

图 2-4-1-44　2019—2021 年社区获得性肺炎（儿童，首次住院）（CAP2）医疗资源消耗情况

4. 2021 年社区获得性肺炎（儿童，首次住院）（CAP2）住院天数与住院费用四分位值

2021 年社区获得性肺炎（儿童，首次住院）（CAP2）住院天数的中位数为 6.07 天，每住院人次费用的中位数为 3319.52 元（图 2-4-1-45）。

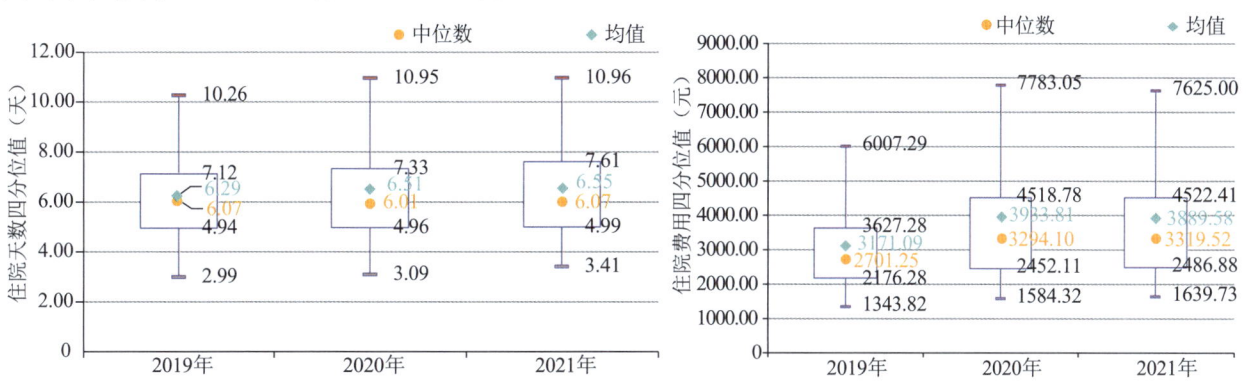

图 2-4-1-45　2019—2021 年社区获得性肺炎（儿童，首次住院）（CAP2）住院天数与住院费用

（十二）社区获得性肺炎（成人，首次住院）（CAP）

2021 年各省（自治区、直辖市）及兵团共纳入 2860 家医疗机构 548 651 例社区获得性肺炎（成人，首次住院）（CAP）有效数据进行分析。

1. 2021 年社区获得性肺炎（成人，首次住院）（CAP）9 项质量指标组合完成情况

2021 年社区获得性肺炎（成人，首次住院）（CAP）9 项质量指标组合完成率为 71.75%（图 2-4-1-46）。

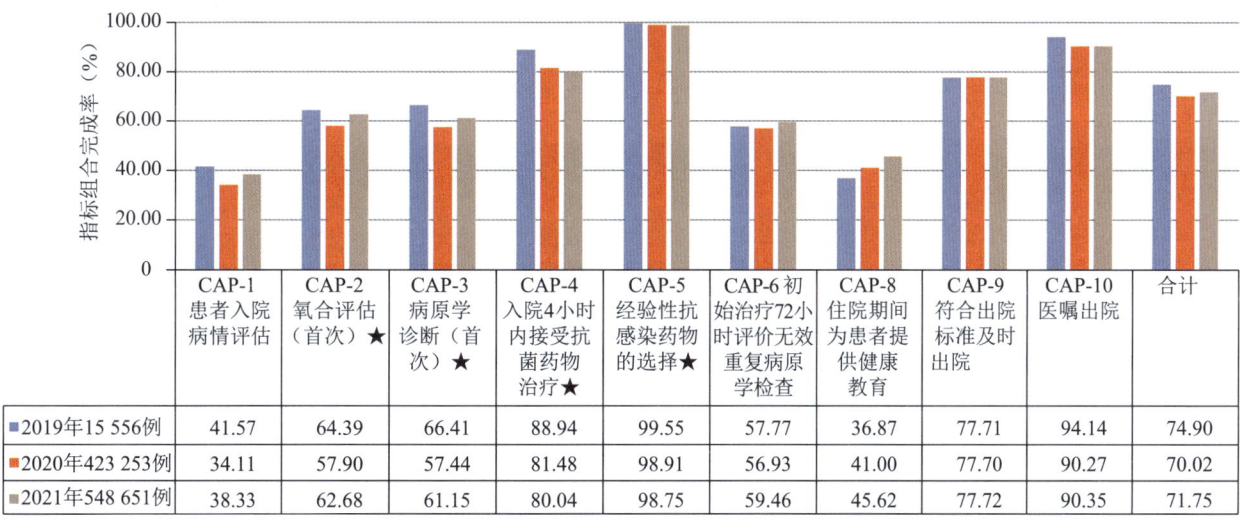

	CAP-1 患者入院病情评估	CAP-2 氧合评估（首次）★	CAP-3 病原学诊断（首次）★	CAP-4 入院4小时内接受抗菌药物治疗★	CAP-5 经验性抗感染药物的选择★	CAP-6 初始治疗72小时评价无效重复病原学检查	CAP-8 住院期间为患者提供健康教育	CAP-9 符合出院标准及时出院	CAP-10 医嘱出院	合计
2019年15 556例	41.57	64.39	66.41	88.94	99.55	57.77	36.87	77.71	94.14	74.90
2020年423 253例	34.11	57.90	57.44	81.48	98.91	56.93	41.00	77.70	90.27	70.02
2021年548 651例	38.33	62.68	61.15	80.04	98.75	59.46	45.62	77.72	90.35	71.75

图 2-4-1-46　2019—2021 年医疗机构社区获得性肺炎（成人，首次住院）（CAP）9 项质量指标组合完成情况

2. 2021年各省（自治区、直辖市）社区获得性肺炎（成人，首次住院）（CAP）9项质控指标组合完成情况

2021年共有12个省（自治区、直辖市）社区获得性肺炎（成人，首次住院）（CAP）9项质控指标组合完成率高于全国平均值，分别是浙江、江苏、天津、福建、广东、四川、上海、陕西、广西、宁夏、湖北、重庆（图2-4-1-47）。

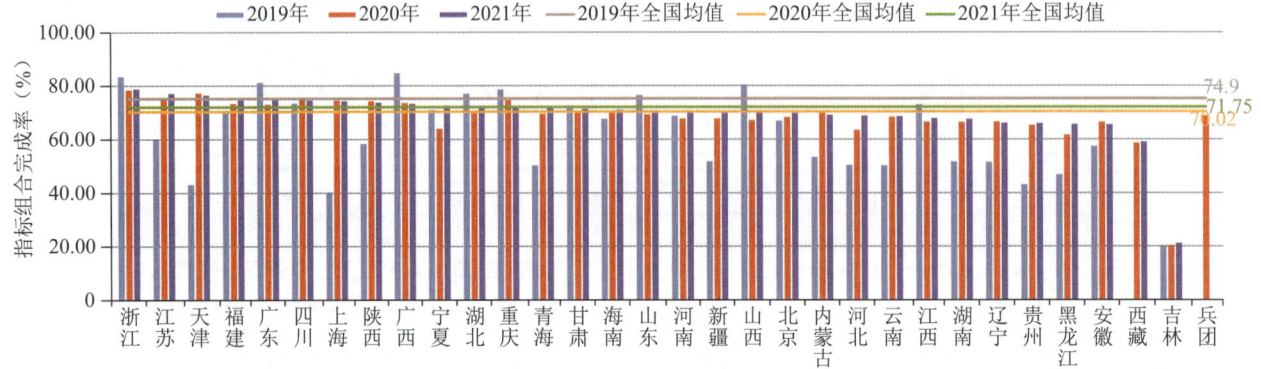

图2-4-1-47　2019—2021年各省（自治区、直辖市）社区获得性肺炎（成人，首次住院）（CAP）9项质控指标组合完成率

3. 2021年社区获得性肺炎（成人，首次住院）（CAP）医疗资源消耗情况

2021年社区获得性肺炎（成人，首次住院）（CAP）平均住院日为9.61天，每住院人次费用为10 718.88元，其中药费为4068.03元（图2-4-1-48）。

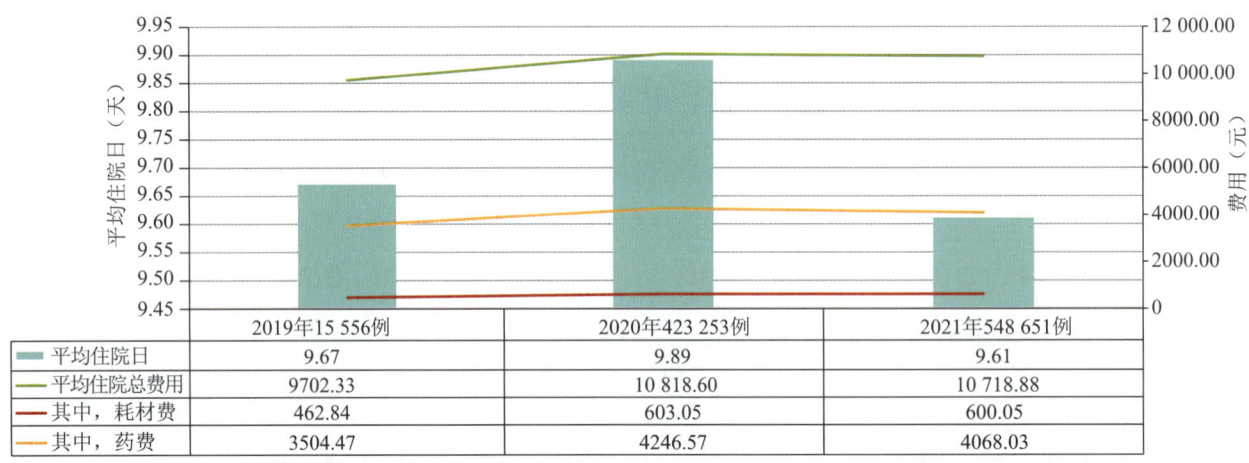

图2-4-1-48　2019—2021年社区获得性肺炎（成人，首次住院）（CAP）医疗资源消耗情况

4. 2021年社区获得性肺炎（成人，首次住院）（CAP）住院天数与住院费用四分位值

2021年社区获得性肺炎（成人，首次住院）（CAP）住院天数的中位数为8.01天，每住院人次费用的中位数为7234.62元（图2-4-1-49）。

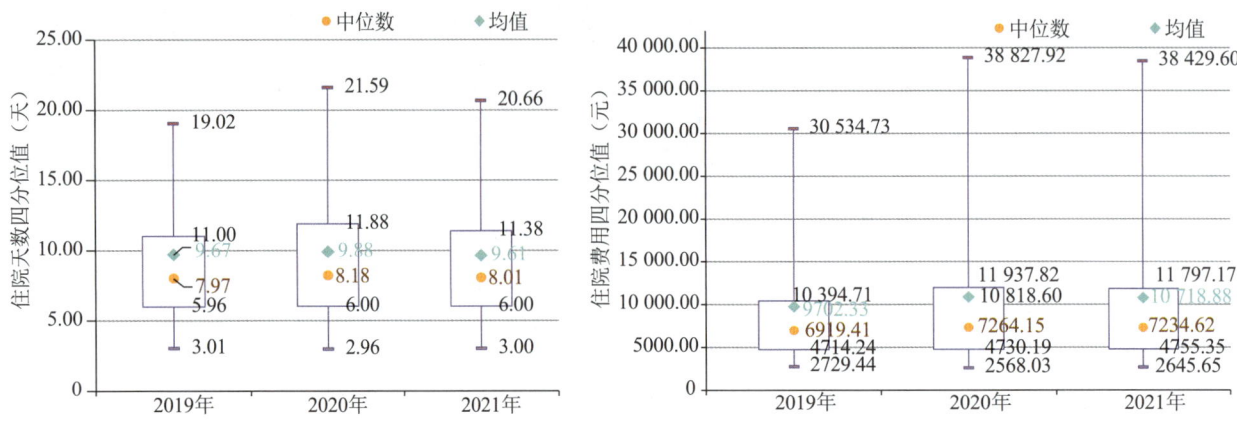

图2-4-1-49　2019—2021年社区获得性肺炎（成人，首次住院）（CAP）住院天数与住院费用

（十三）急性动脉瘤性蛛网膜下腔出血（初发，手术治疗）（aSAH）

2021年各省（自治区、直辖市）及兵团共纳入856家医疗机构9554例急性动脉瘤性蛛网膜下腔出血（初发，手术治疗）（aSAH）有效数据进行分析。

1. 2021年急性动脉瘤性蛛网膜下腔出血（初发，手术治疗）（aSAH）14项质量指标组合完成情况

2021年急性动脉瘤性蛛网膜下腔出血（初发，手术治疗）（aSAH）14项质量指标组合完成率为59.20%（图2-4-1-50）。

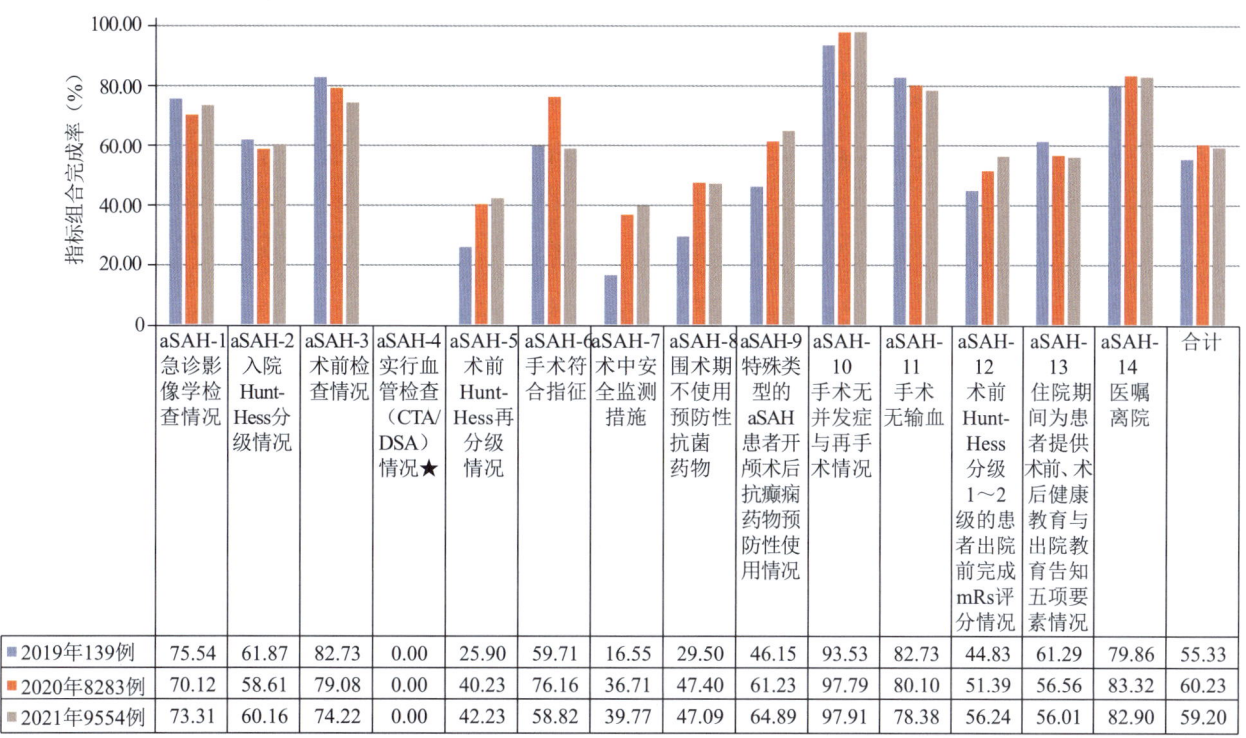

图2-4-1-50　2019—2021年医疗机构急性动脉瘤性蛛网膜下腔出血（初发，手术治疗）（aSAH）14项质量指标组合完成情况

2. 2021年各省（自治区、直辖市）急性动脉瘤性蛛网膜下腔出血（初发，手术治疗）（aSAH）14项质控指标组合完成情况

2021年共有15个省（自治区、直辖市）急性动脉瘤性蛛网膜下腔出血（初发，手术治疗）（aSAH）14项质控指标组合完成率高于全国平均值，分别是陕西、江苏、云南、广西、重庆、甘肃、新疆、贵州、山西、海南、辽宁、四川、上海、宁夏、安徽（图2-4-1-51）。

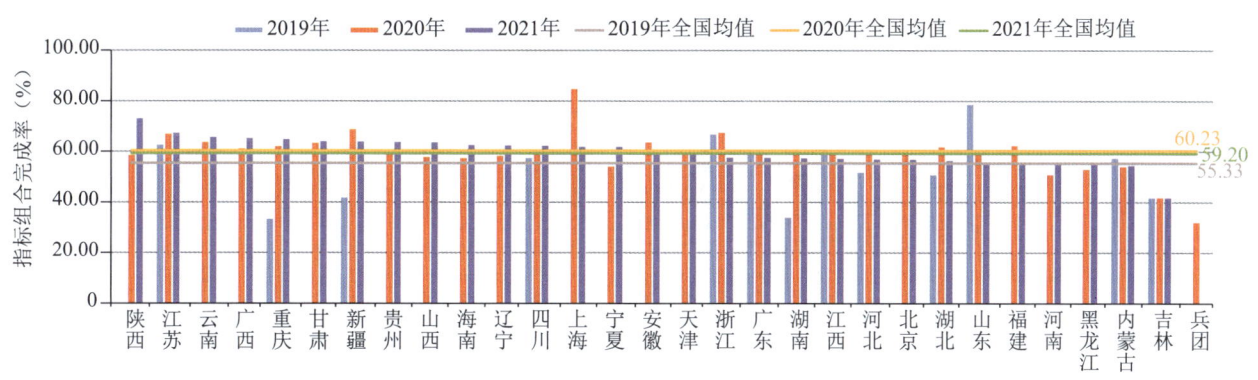

图2-4-1-51　2019—2021年各省（自治区、直辖市）急性动脉瘤性蛛网膜下腔出血（初发，手术治疗）（aSAH）14项质控指标组合完成率

3. 2021年急性动脉瘤性蛛网膜下腔出血（初发，手术治疗）（aSAH）医疗资源消耗情况

2021年急性动脉瘤性蛛网膜下腔出血（初发，手术治疗）（aSAH）平均住院日为20.27天，每住院人次费用为118 634.51元，其中药费为21 695.82元（图2-4-1-52）。

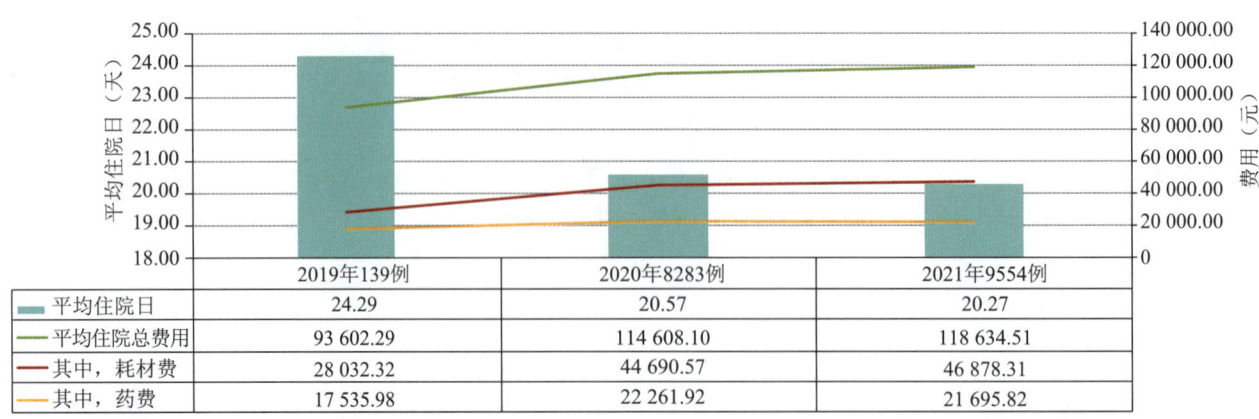

图 2-4-1-52 2019—2021 年急性动脉瘤性蛛网膜下腔出血（初发，手术治疗）（aSAH）医疗资源消耗情况

4. 2021 年急性动脉瘤性蛛网膜下腔出血（初发，手术治疗）（aSAH）住院天数与住院费用四分位值

2021年急性动脉瘤性蛛网膜下腔出血（初发，手术治疗）（aSAH）住院天数的中位数为17.41天，每住院人次费用的中位数为104 736.29元（图2-4-1-53）。

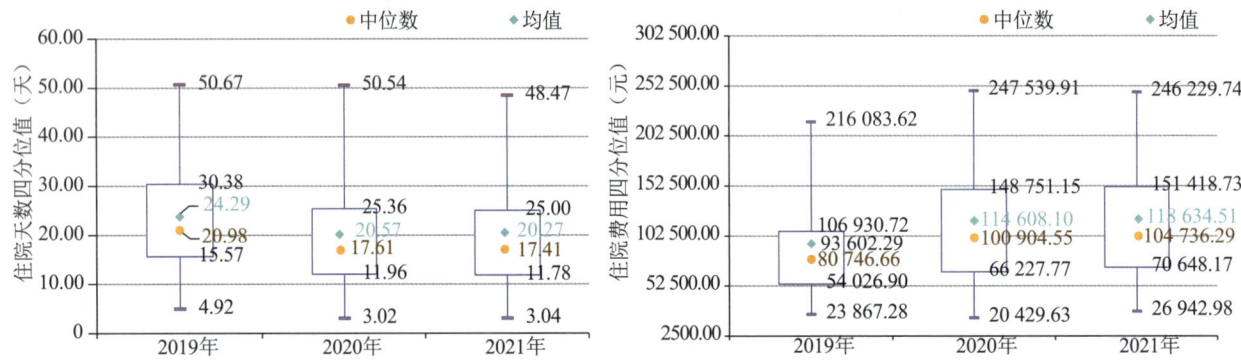

图 2-4-1-53 2019—2021 年急性动脉瘤性蛛网膜下腔出血（初发，手术治疗）（aSAH）住院天数与住院费用

（十四）惊厥性癫痫持续状态（CSE）

2021年各省（自治区、直辖市）及兵团共纳入1037家医疗机构6653例惊厥性癫痫持续状态（CSE）有效数据进行分析。

1. 2021 年惊厥性癫痫持续状态（CSE）8 项质量指标组合完成情况

2021年惊厥性癫痫持续状态（CSE）8项质量指标组合完成率为57.21%（图2-4-1-54）。

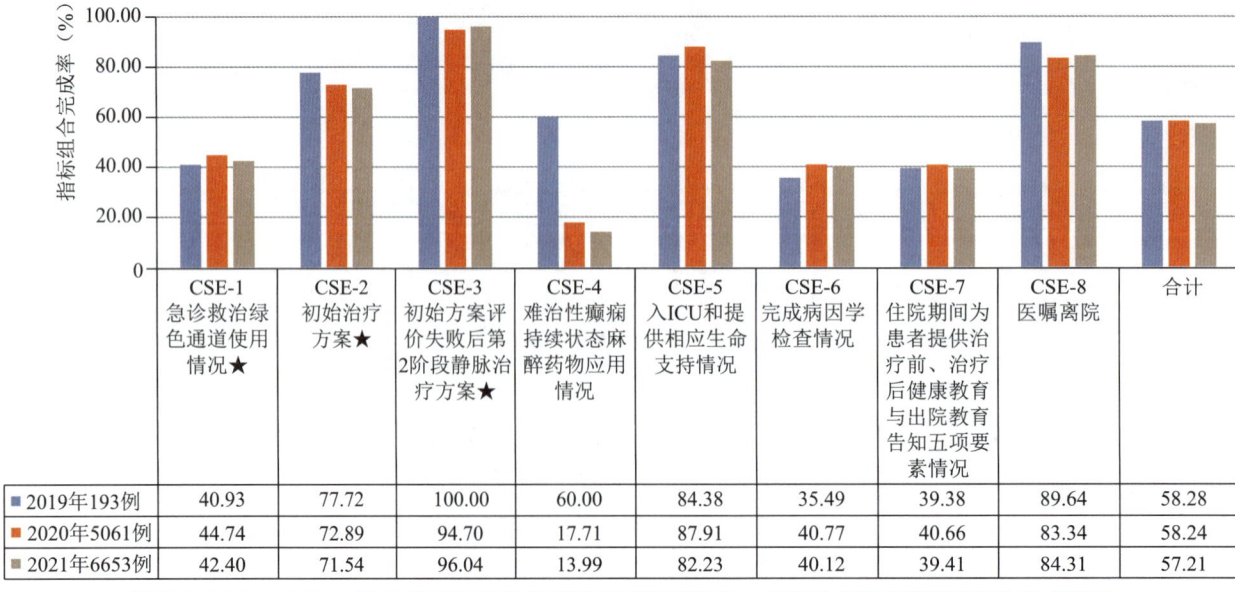

图 2-4-1-54 2019—2021 年医疗机构惊厥性癫痫持续状态（CSE）8 项质量指标组合完成情况

2. 2021年各省（自治区、直辖市）惊厥性癫痫持续状态（CSE）8项质控指标组合完成情况

2021年共有14个省（自治区、直辖市）惊厥性癫痫持续状态（CSE）8项质控指标组合完成率高于全国平均值，分别是上海、北京、甘肃、青海、广东、浙江、陕西、江苏、辽宁、天津、广西、山西、湖北、安徽（图2-4-1-55）。

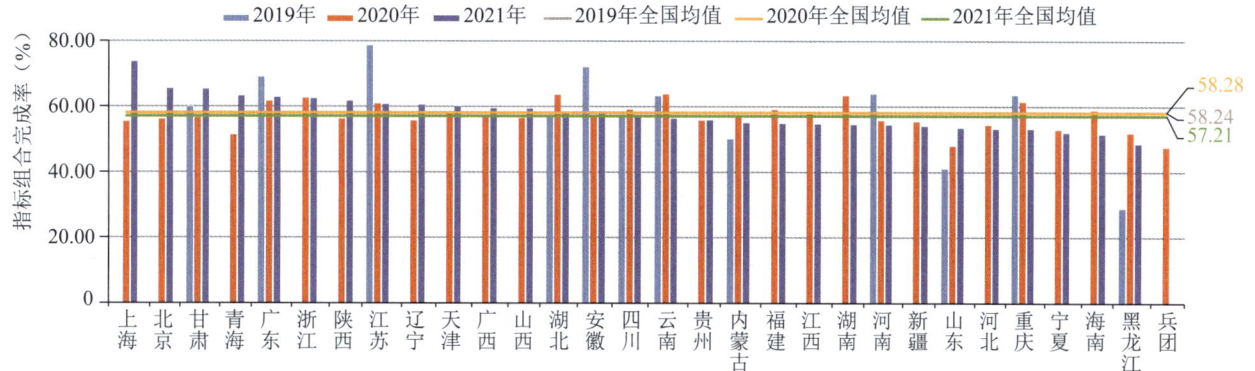

图2-4-1-55　2019—2021年各省（自治区、直辖市）惊厥性癫痫持续状态（CSE）8项质控指标组合完成率

3. 2021年惊厥性癫痫持续状态（CSE）医疗资源消耗情况

2021年惊厥性癫痫持续状态（CSE）平均住院日为9.03天，每住院人次费用为13 297.67元，其中药费为4375.44元（图2-4-1-56）。

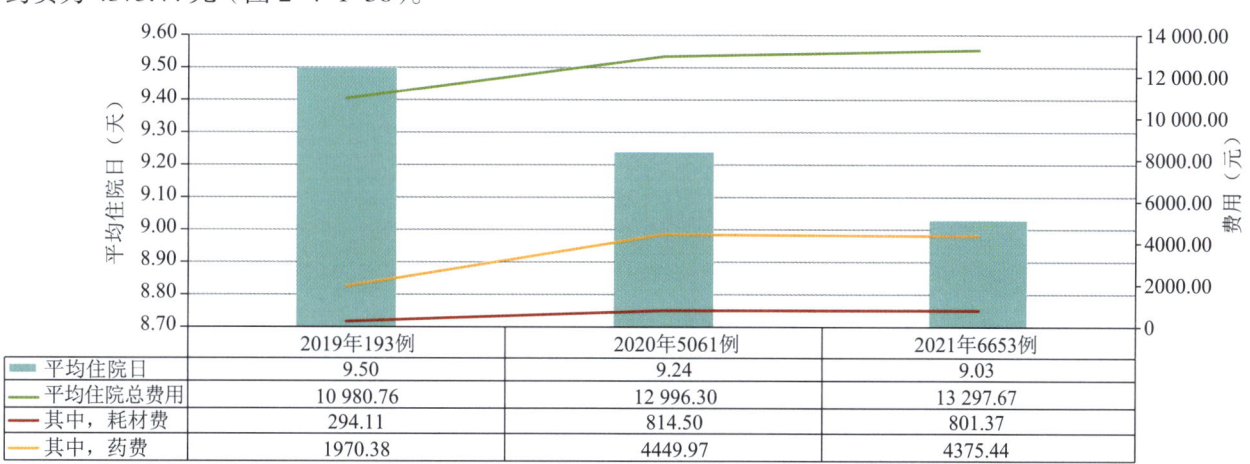

图2-4-1-56　2019—2021年惊厥性癫痫持续状态（CSE）医疗资源消耗情况

4. 2021年惊厥性癫痫持续状态（CSE）住院天数与住院费用四分位值

2021年惊厥性癫痫持续状态（CSE）住院天数的中位数为6.88天，每住院人次费用的中位数为8219.16元（图2-4-1-57）。

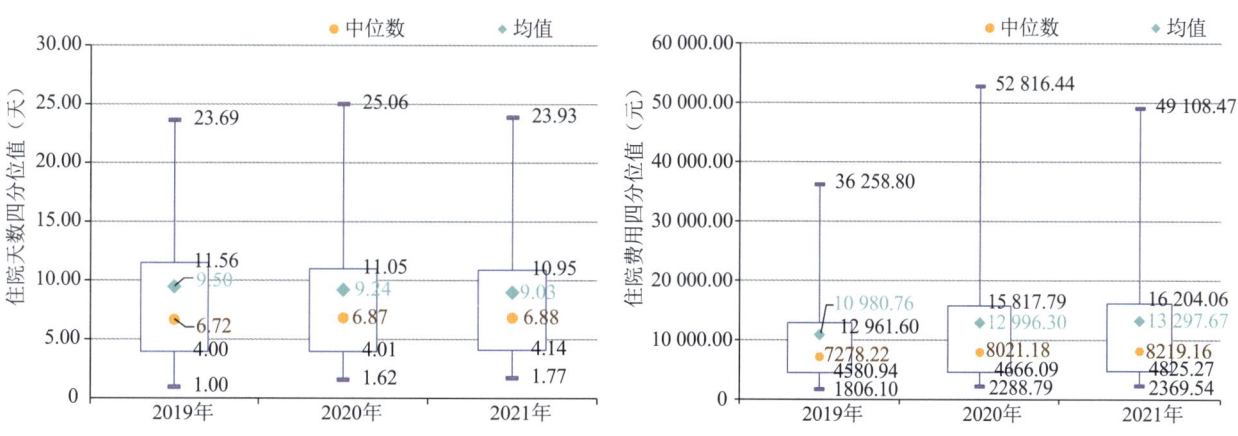

图2-4-1-57　2019—2021年惊厥性癫痫持续状态（CSE）住院天数与住院费用

（十五）胶质瘤（初发，手术治疗）（GLI）

2021年各省（自治区、直辖市）及兵团共纳入560家医疗机构6060例胶质瘤（初发，手术治疗）（GLI）有效数据进行分析。

1. 2021年胶质瘤（初发，手术治疗）（GLI）16项质量指标组合完成情况

2021年胶质瘤（初发，手术治疗）（GLI）16项质量指标组合完成率为71.41%（图2-4-1-58）。

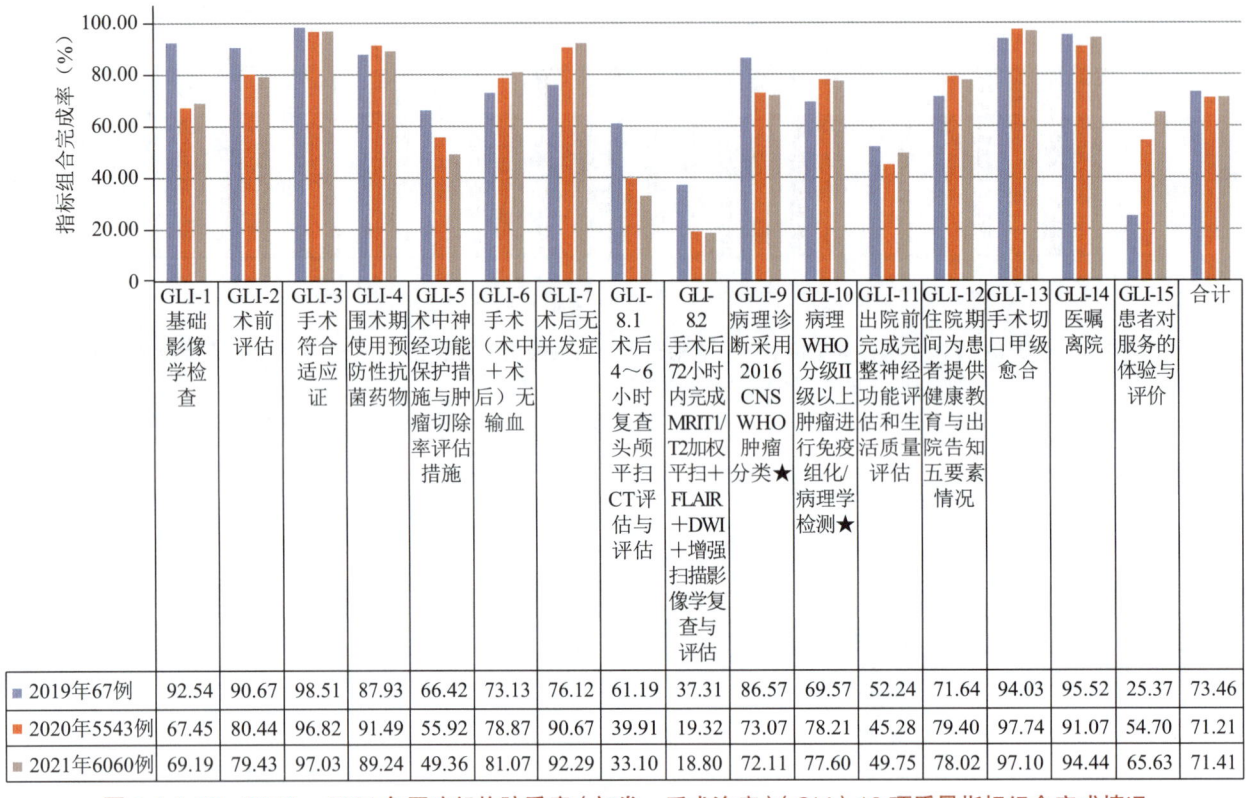

图2-4-1-58　2019—2021年医疗机构胶质瘤（初发，手术治疗）（GLI）16项质量指标组合完成情况

2. 2021年各省（自治区、直辖市）胶质瘤（初发，手术治疗）（GLI）16项质控指标组合完成情况

2021年共有10个省（自治区、直辖市）胶质瘤（初发，手术治疗）（GLI）16项质控指标组合完成率高于全国平均值，分别是浙江、贵州、天津、广东、北京、宁夏、江苏、广西、河北、四川（图2-4-1-59）。

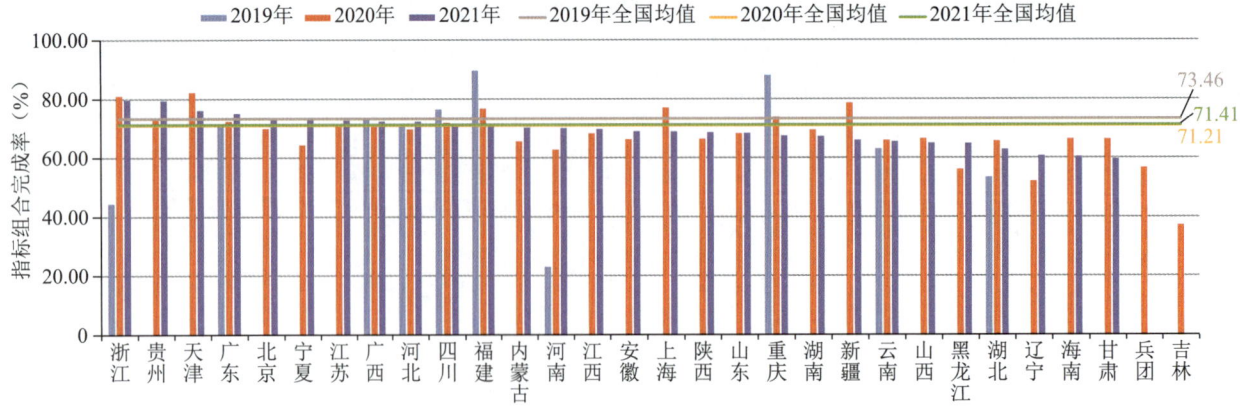

图2-4-1-59　2019—2021年各省（自治区、直辖市）胶质瘤（初发，手术治疗）（GLI）16项质控指标组合完成率

3. 2021年胶质瘤（初发，手术治疗）（GLI）医疗资源消耗情况

2021年胶质瘤（初发，手术治疗）（GLI）平均住院日为22.81天，每住院人次费用为65 918.37元，其中药费为19 148.23元（图2-4-1-60）。

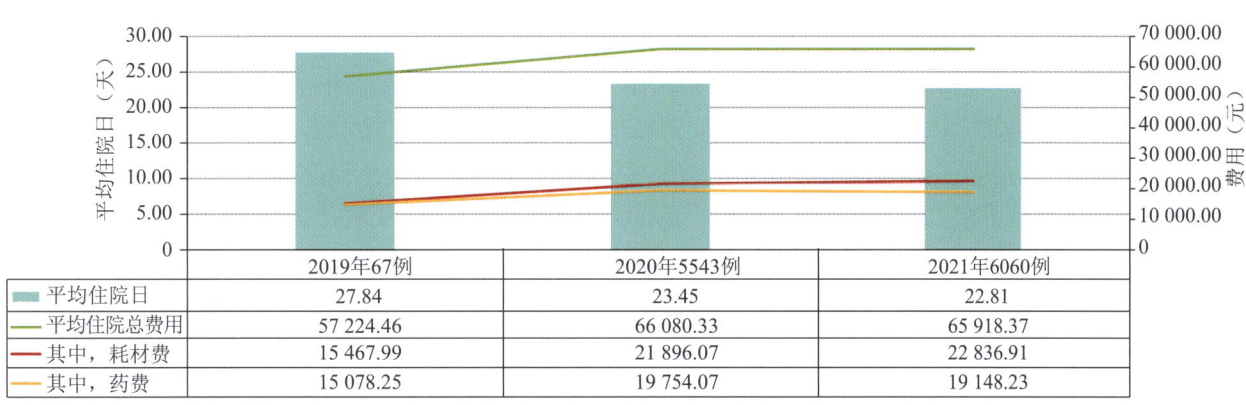

图 2-4-1-60　2019—2021 年胶质瘤（初发，手术治疗）（GLI）医疗资源消耗情况

4. 2021 年胶质瘤（初发，手术治疗）（GLI）住院天数与住院费用四分位值

2021 年胶质瘤（初发，手术治疗）（GLI）住院天数的中位数为 19.91 天，每住院人次费用的中位数为 75 625.14 元（图 2-4-1-61）。

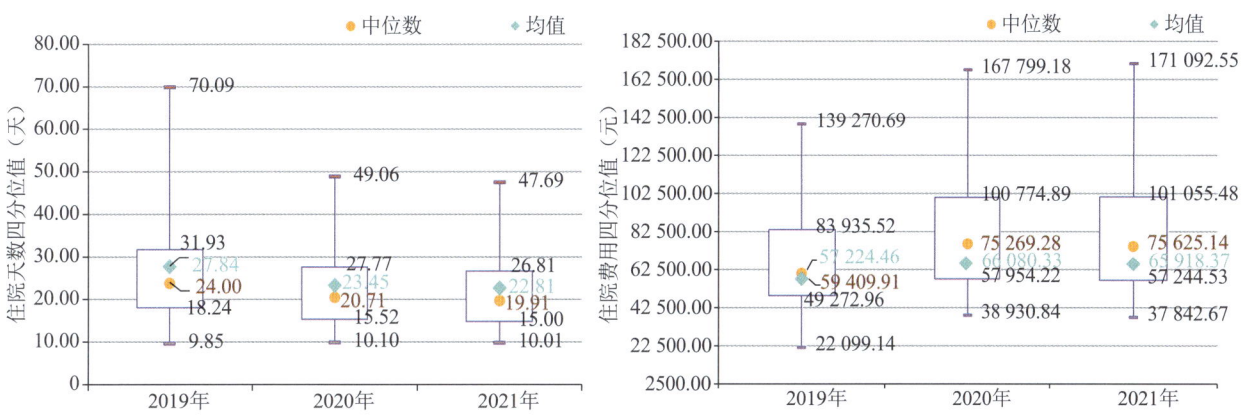

图 2-4-1-61　2019—2021 年胶质瘤（初发，手术治疗）（GLI）住院天数与住院费用

（十六）脑出血（ICH）

2021 年各省（自治区、直辖市）及兵团共纳入 2138 家医疗机构 154 537 例脑出血（ICH）有效数据进行分析。

1. 2021 年脑出血（ICH）10 项质量指标组合完成情况

2021 年脑出血（ICH）10 项质量指标组合完成率为 65.33%（图 2-4-1-62）。

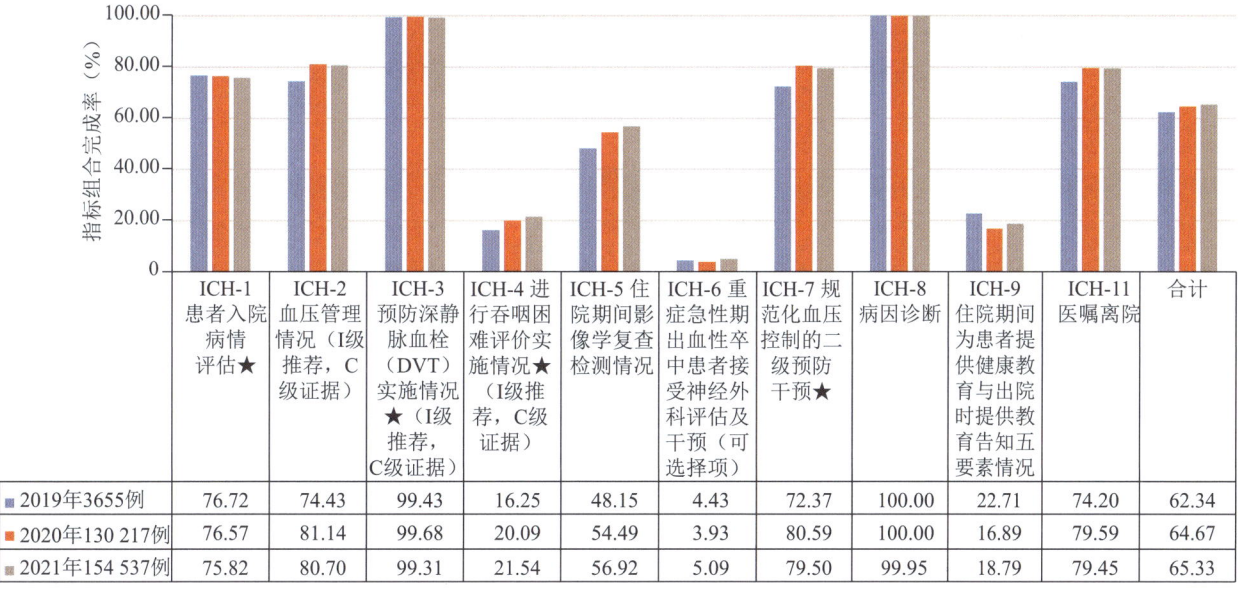

图 2-4-1-62　2019—2021 年医疗机构脑出血（ICH）10 项质量指标组合完成情况

2. 2021年各省（自治区、直辖市）脑出血（ICH）10项质控指标组合完成情况

2021年共有17个省（自治区、直辖市）脑出血（ICH）10项质控指标组合完成率高于全国平均值，分别是云南、甘肃、广西、江苏、湖北、广东、河北、吉林、重庆、天津、青海、贵州、浙江、安徽、四川、北京、上海（图2-4-1-63）。

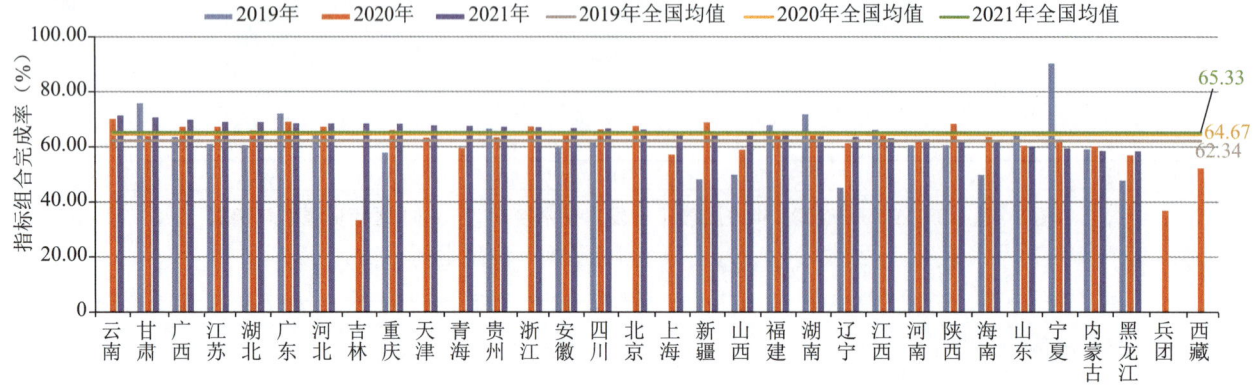

图2-4-1-63　2019—2021年各省（自治区、直辖市）脑出血（ICH）10项质控指标组合完成率

3. 2021年脑出血（ICH）医疗资源消耗情况

2021年脑出血（ICH）平均住院日为16.78天，每住院人次费用为25 183.68元，其中药费为10 361.27元（图2-4-1-64）。

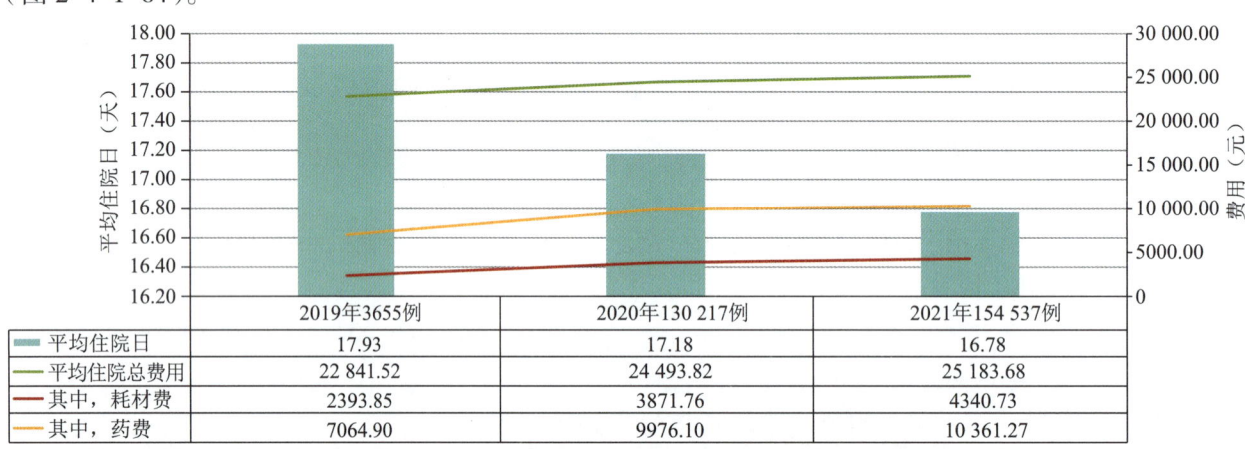

图2-4-1-64　2019—2021年脑出血（ICH）医疗资源消耗情况

4. 2021年脑出血（ICH）住院天数与住院费用四分位值

2021年脑出血（ICH）住院天数的中位数为13.94天，每住院人次费用的中位数为18 415.60元（图2-4-1-65）。

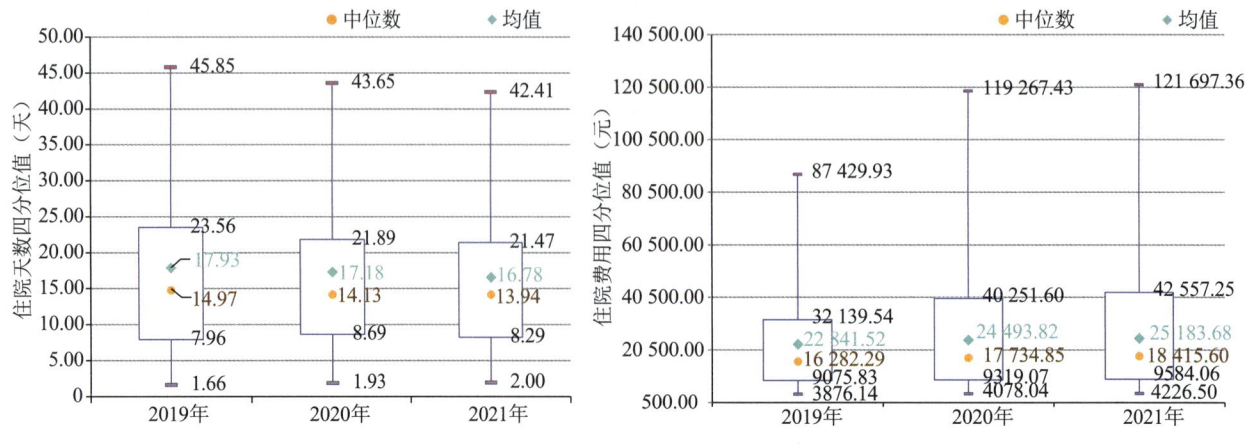

图2-4-1-65　2019—2021年脑出血（ICH）住院天数与住院费用

（十七）脑膜瘤（初发，手术治疗）（MEN）

2021年各省（自治区、直辖市）及兵团共纳入718家医疗机构10 710例脑膜瘤（初发，手术治疗）（MEN）有效数据进行分析。

1. 2021年脑膜瘤（初发，手术治疗）（MEN）13项质量指标组合完成情况

2021年脑膜瘤（初发，手术治疗）（MEN）13项质量指标组合完成率为79.14%（图2-4-1-66）。

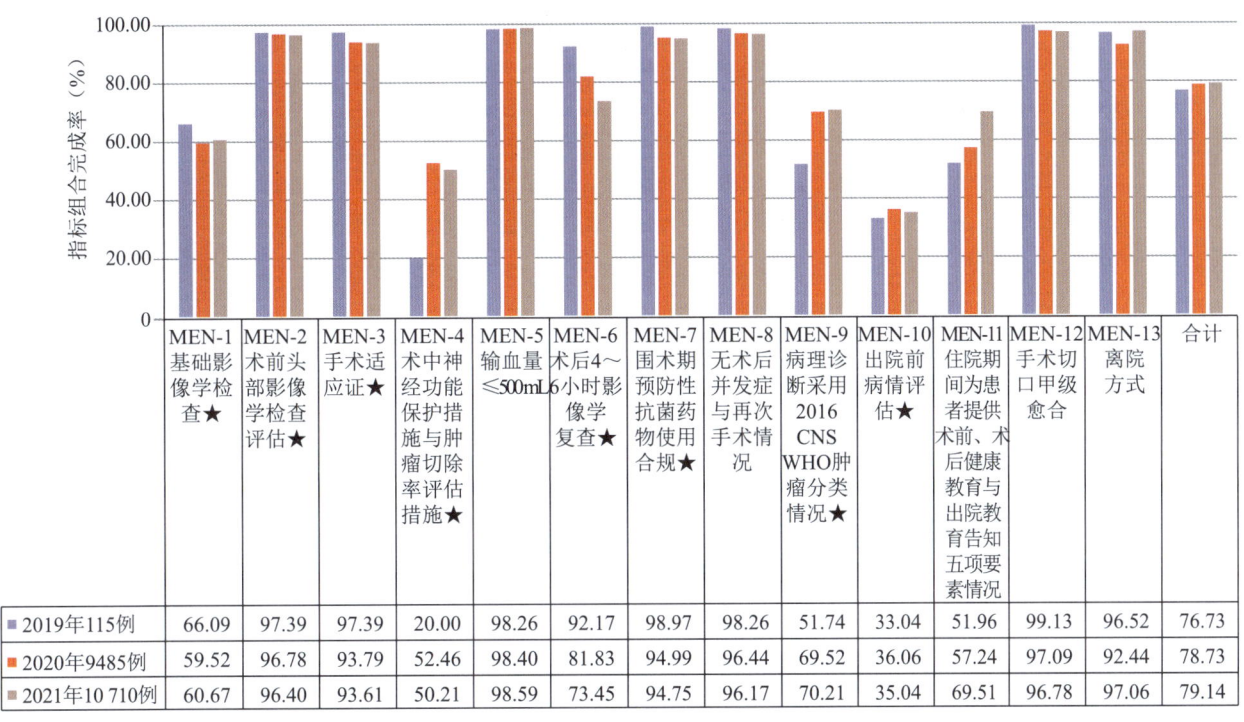

图2-4-1-66　2019—2021年医疗机构脑膜瘤（初发，手术治疗）（MEN）13项质量指标组合完成情况

2. 2021年各省（自治区、直辖市）脑膜瘤（初发，手术治疗）（MEN）13项质控指标组合完成情况

2021年共有13个省（自治区、直辖市）脑膜瘤（初发，手术治疗）（MEN）13项质控指标组合完成率高于全国平均值，分别是河北、贵州、广东、广西、安徽、四川、江苏、北京、湖南、山东、天津、福建、河南（图2-4-1-67）。

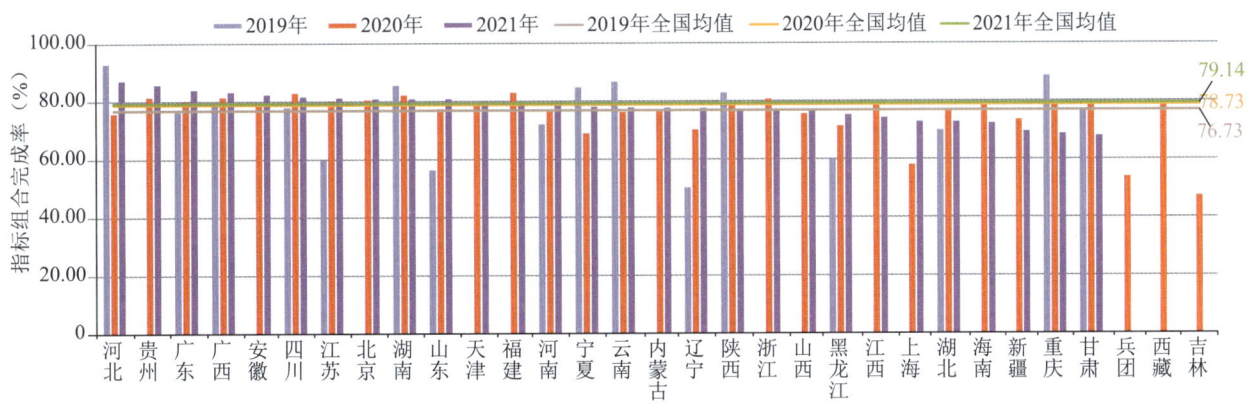

图2-4-1-67　2019—2021年各省（自治区、直辖市）脑膜瘤（初发，手术治疗）（MEN）13项质控指标组合完成率

3. 2021年脑膜瘤（初发，手术治疗）（MEN）医疗资源消耗情况

2021年脑膜瘤（初发，手术治疗）（MEN）平均住院日为19.08天，每住院人次费用为59 302.52元，其中药费为13 423.46元（图2-4-1-68）。

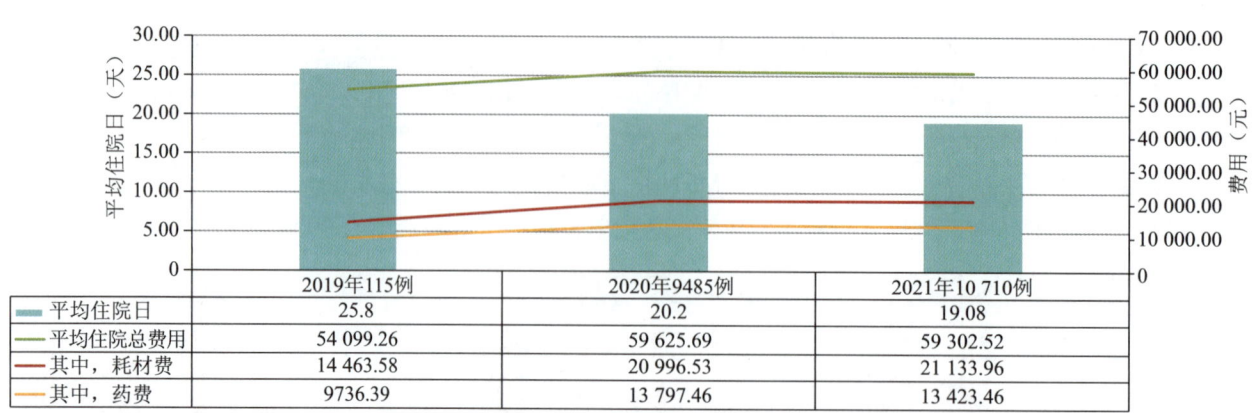

图 2-4-1-68 2019—2021 年脑膜瘤（初发，手术治疗）（MEN）医疗资源消耗情况

4. 2021 年脑膜瘤（初发，手术治疗）（MEN）住院天数与住院费用四分位值

2021 年脑膜瘤（初发，手术治疗）（MEN）住院天数的中位数为 17.01 天，每住院人次费用的中位数为 61 266.45 元（图 2-4-1-69）。

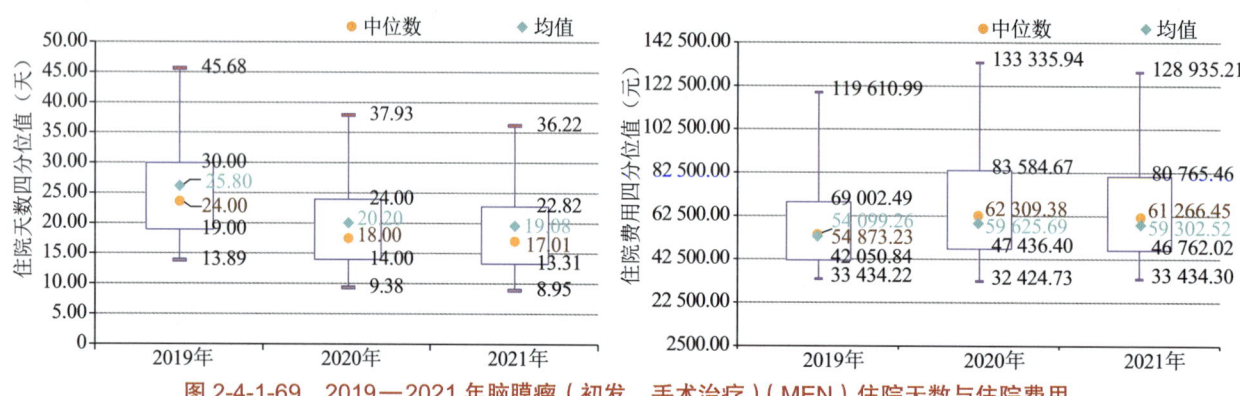

图 2-4-1-69 2019—2021 年脑膜瘤（初发，手术治疗）（MEN）住院天数与住院费用

（十八）垂体腺瘤（初发，手术治疗）（PA）

2021 年各省（自治区、直辖市）及兵团共纳入 528 家医疗机构 7802 例垂体腺瘤（初发，手术治疗）（PA）有效数据进行分析。

1. 2021 年垂体腺瘤（初发，手术治疗）（PA）11 项质量指标组合完成情况

2021 年垂体腺瘤（初发，手术治疗）（PA）11 项质量指标组合完成率为 58.34%（图 2-4-1-70）。

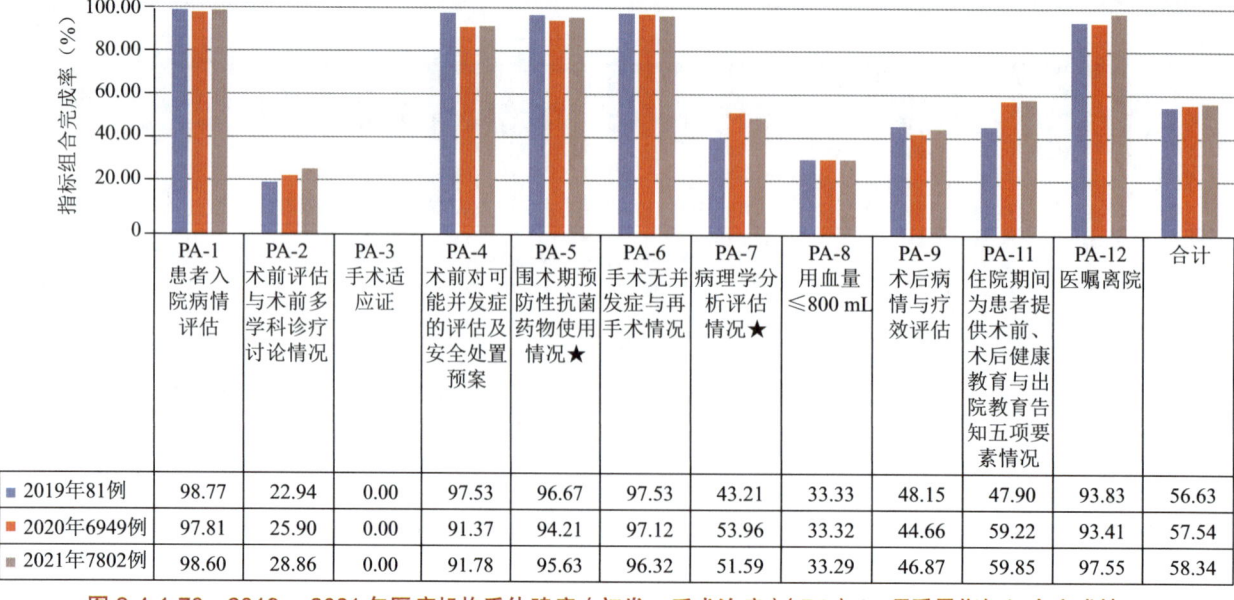

图 2-4-1-70 2019—2021 年医疗机构垂体腺瘤（初发，手术治疗）（PA）11 项质量指标组合完成情况

2. 2021年各省（自治区、直辖市）垂体腺瘤（初发，手术治疗）（PA）11项质控指标组合完成情况

2021年共有11个省（自治区、直辖市）垂体腺瘤（初发，手术治疗）（PA）11项质控指标组合完成率高于全国平均值，分别是河北、天津、宁夏、湖南、广东、四川、北京、广西、贵州、江苏、上海（图2-4-1-71）。

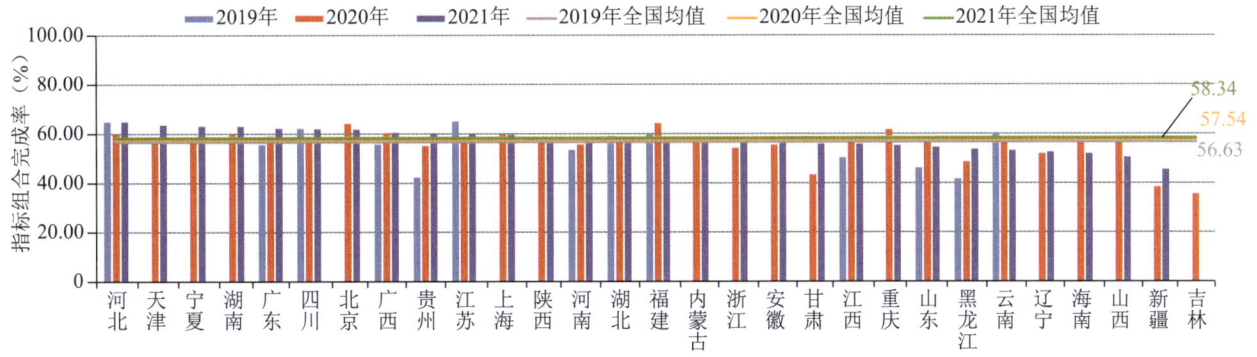

图2-4-1-71　2019—2021年各省（自治区、直辖市）垂体腺瘤（初发，手术治疗）（PA）11项质控指标组合完成率

3. 2021年垂体腺瘤（初发，手术治疗）（PA）医疗资源消耗情况

2021年垂体腺瘤（初发，手术治疗）（PA）平均住院日为15.38天，每住院人次费用为46 413.27元，其中药费为9286.50元（图2-4-1-72）。

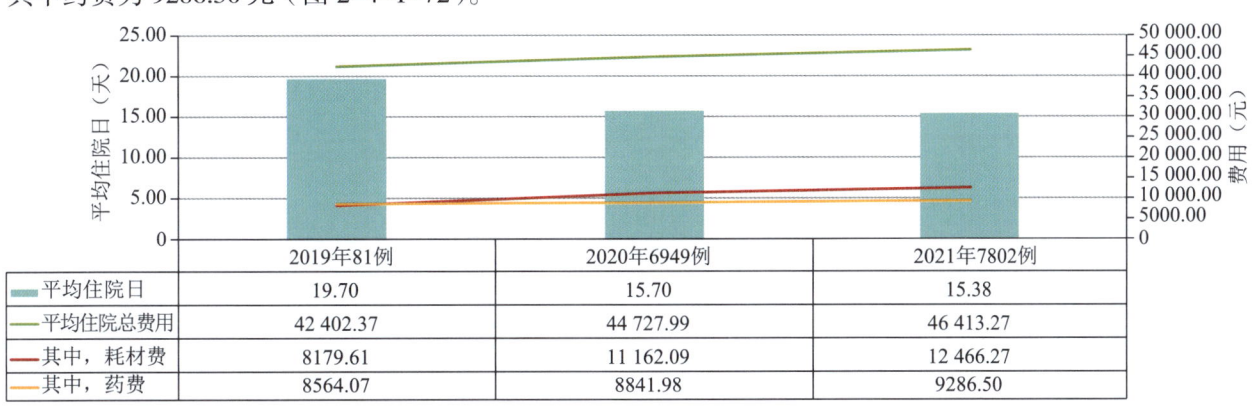

图2-4-1-72　2019—2021年垂体腺瘤（初发，手术治疗）（PA）医疗资源消耗情况

4. 2021年垂体腺瘤（初发，手术治疗）（PA）住院天数与住院费用四分位值

2021年垂体腺瘤（初发，手术治疗）（PA）住院天数的中位数为13.83天，每住院人次费用的中位数为44 449.06元（图2-4-1-73）。

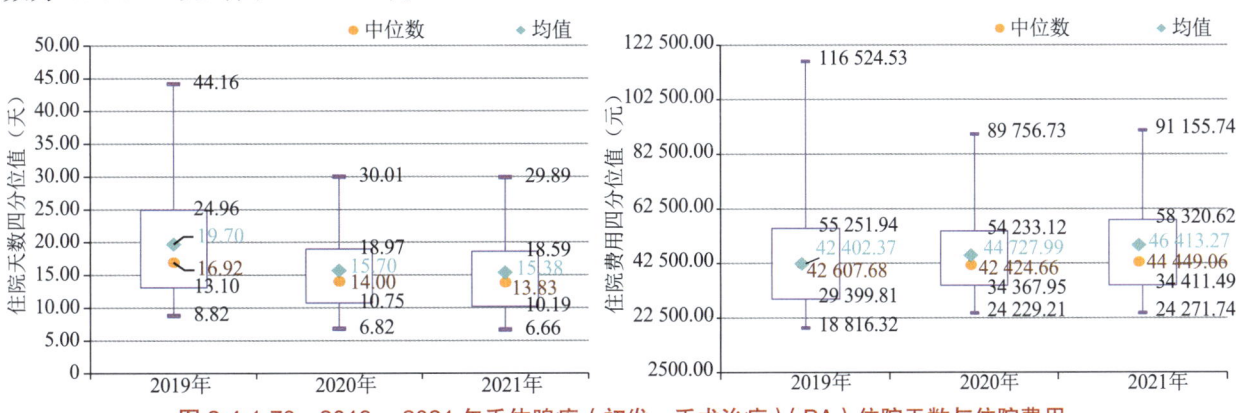

图2-4-1-73　2019—2021年垂体腺瘤（初发，手术治疗）（PA）住院天数与住院费用

（十九）帕金森病（PD）

2021年各省（自治区、直辖市）及兵团共纳入1218家医疗机构17 819例帕金森病（PD）有效数据进行分析。

1. 2021年帕金森病（PD）13项质量指标组合完成情况

2021年帕金森病（PD）13项质量指标组合完成率为33.90%（图2-4-1-74）。

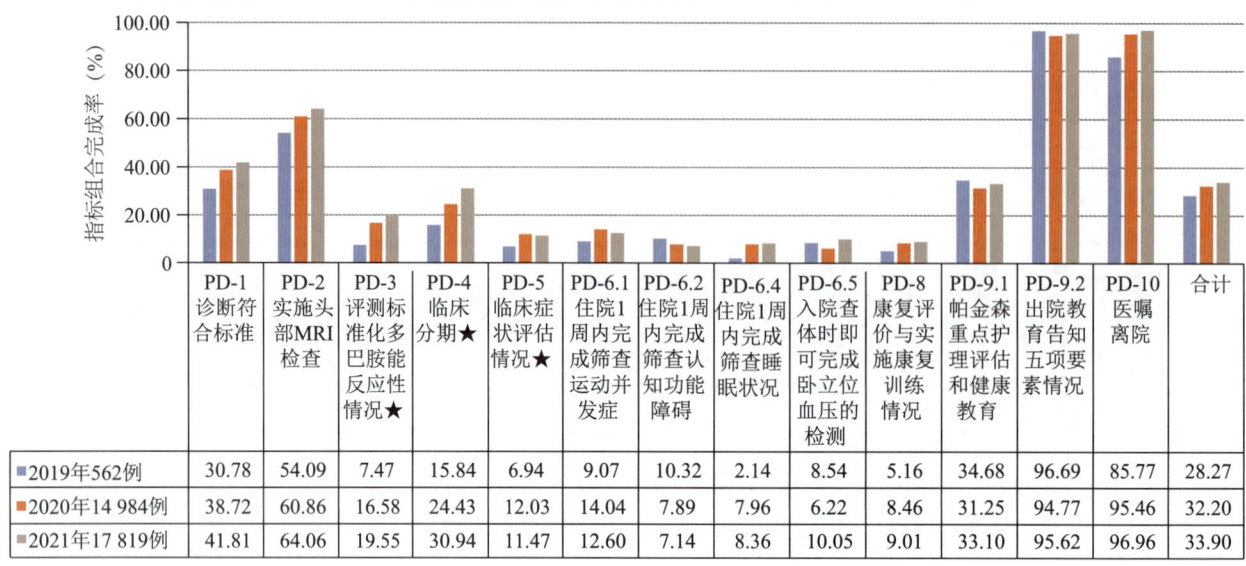

图2-4-1-74　2019—2021年医疗机构帕金森病（PD）13项质量指标组合完成情况

2. 2021年各省（自治区、直辖市）帕金森病（PD）13项质控指标组合完成情况

2021年共有13个省（自治区、直辖市）帕金森病（PD）13项质控指标组合完成率高于全国平均值，分别是北京、青海、河北、安徽、山西、广东、福建、河南、广西、浙江、湖北、辽宁、云南（图2-4-1-75）。

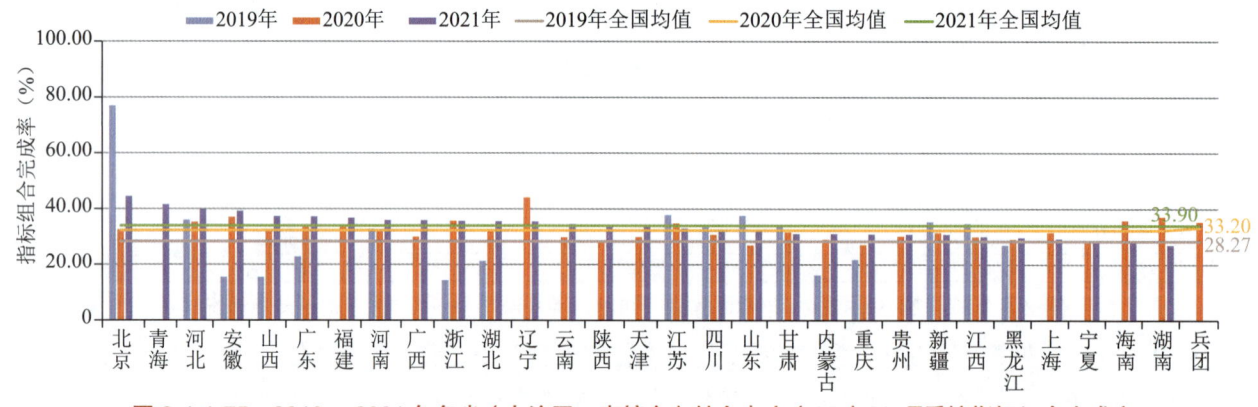

图2-4-1-75　2019—2021年各省（自治区、直辖市）帕金森病（PD）13项质控指标组合完成率

3. 2021年帕金森病（PD）医疗资源消耗情况

2021年帕金森病（PD）平均住院日为8.98天，每住院人次费用为15 996.94元，其中药费为2018.84元（图2-4-1-76）。

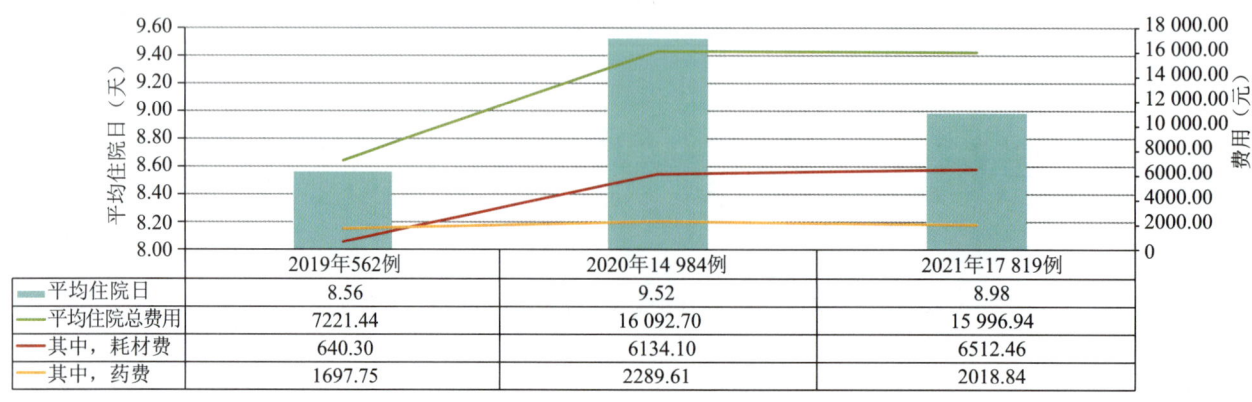

图2-4-1-76　2019—2021年帕金森病（PD）医疗资源消耗情况

4. 2021年帕金森病（PD）住院天数与住院费用四分位值

2021年帕金森病（PD）住院天数的中位数为7.94天，每住院人次费用的中位数为6863.64元（图2-4-1-77）。

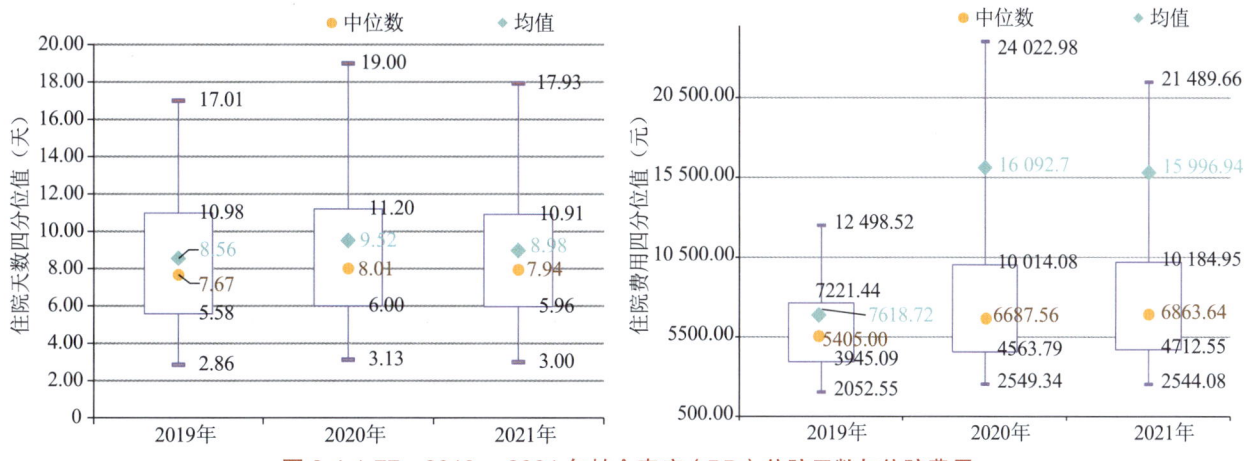

图2-4-1-77　2019—2021年帕金森病（PD）住院天数与住院费用

（二十）急性脑梗死（首次住院）（AIS）

2021年各省（自治区、直辖市）及兵团共纳入2838家医疗机构692 967例急性脑梗死（首次住院）（AIS）有效数据进行分析。

1. 2021年急性脑梗死（首次住院）（AIS）16项质量指标组合完成情况

2021年急性脑梗死（首次住院）（AIS）16项质量指标组合完成率为79.90%（图2-4-1-78）。

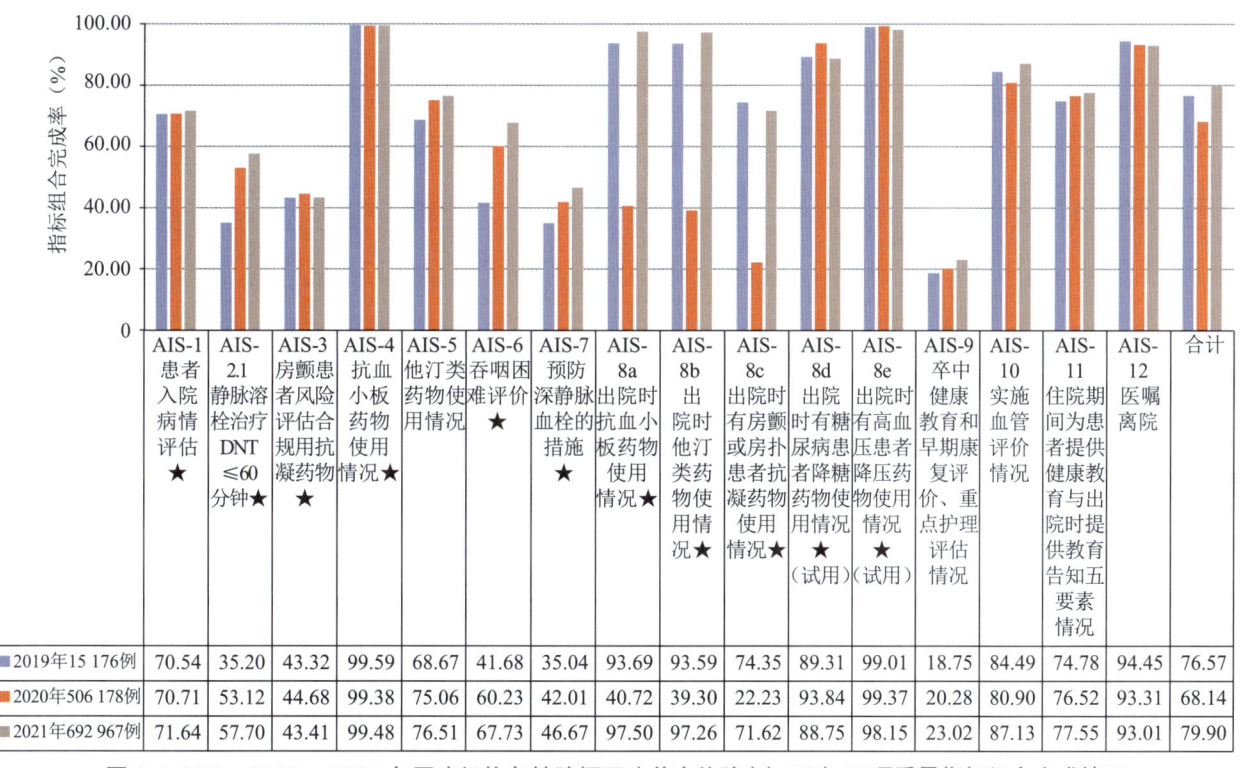

图2-4-1-78　2019—2021年医疗机构急性脑梗死（首次住院）（AIS）16项质量指标组合完成情况

2. 2021年各省（自治区、直辖市）急性脑梗死（首次住院）（AIS）16项质控指标组合完成情况

2021年共有15个省（自治区、直辖市）急性脑梗死（首次住院）（AIS）16项质控指标组合完成率高于全国平均值，分别是浙江、北京、福建、广东、广西、湖北、上海、云南、江苏、陕西、山西、河南、天津、四川、重庆（图2-4-1-79）。

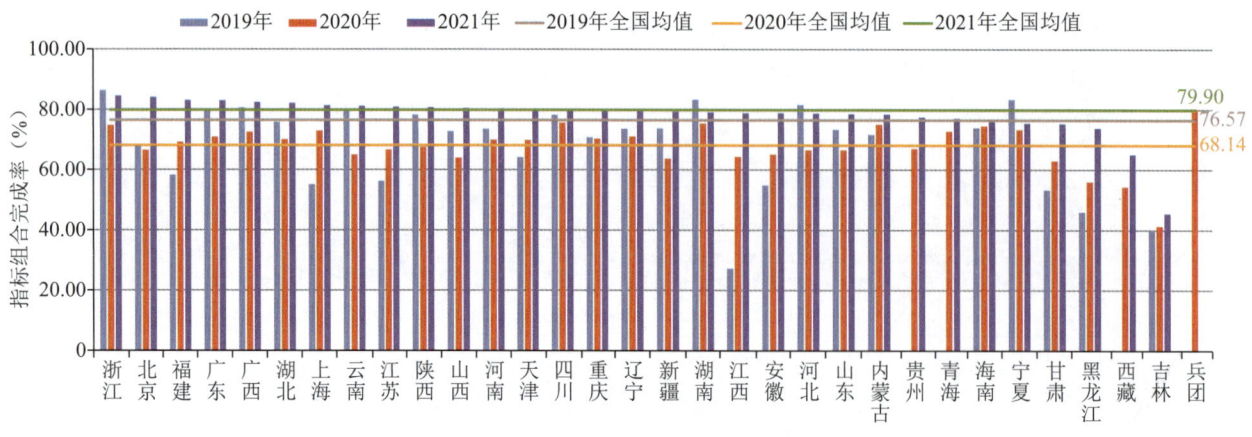

图 2-4-1-79　2019—2021年各省（自治区、直辖市）急性脑梗死（首次住院）（AIS）
16项质控指标组合完成率

3. 2021年急性脑梗死（首次住院）（AIS）医疗资源消耗情况

2021年急性脑梗死（首次住院）（AIS）平均住院日为10.04天，每住院人次费用为12 430.16元，其中药费为4252.82元（图2-4-1-80）。

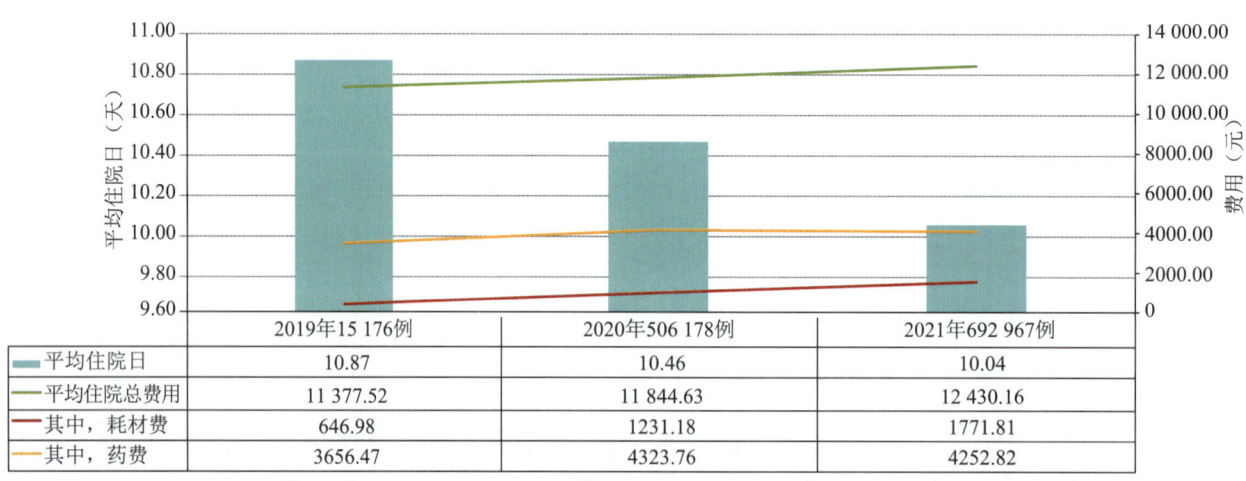

	2019年15 176例	2020年506 178例	2021年692 967例
平均住院日	10.87	10.46	10.04
平均住院总费用	11 377.52	11 844.63	12 430.16
其中，耗材费	646.98	1231.18	1771.81
其中，药费	3656.47	4323.76	4252.82

图 2-4-1-80　2019—2021年急性脑梗死（首次住院）（AIS）医疗资源消耗情况

4. 2021年急性脑梗死（首次住院）（AIS）住院天数与住院费用四分位值

2021年急性脑梗死（首次住院）（AIS）住院天数的中位数为8.96天，每住院人次费用的中位数为9373.41元（图2-4-1-81）。

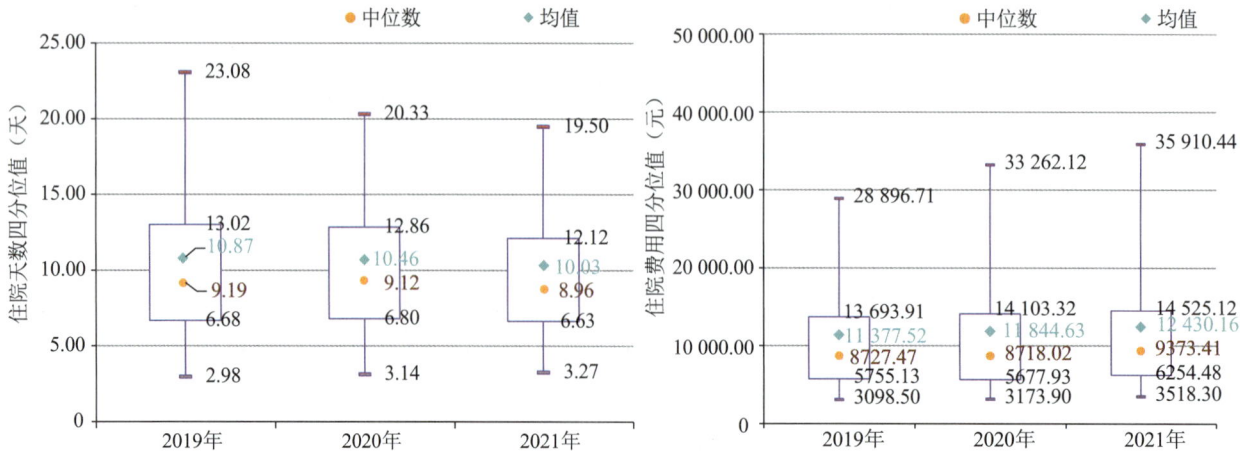

图 2-4-1-81　2019—2021年急性脑梗死（首次住院）（AIS）住院天数与住院费用

(二十一)短暂性脑缺血发作(TIA)

2021年各省(自治区、直辖市)及兵团共纳入2099家医疗机构142 606例短暂性脑缺血发作(TIA)有效数据进行分析。

1. 2021年短暂性脑缺血发作(TIA)13项质量指标组合完成情况

2021年短暂性脑缺血发作(TIA)13项质量指标组合完成率为80.48%(图2-4-1-82)。

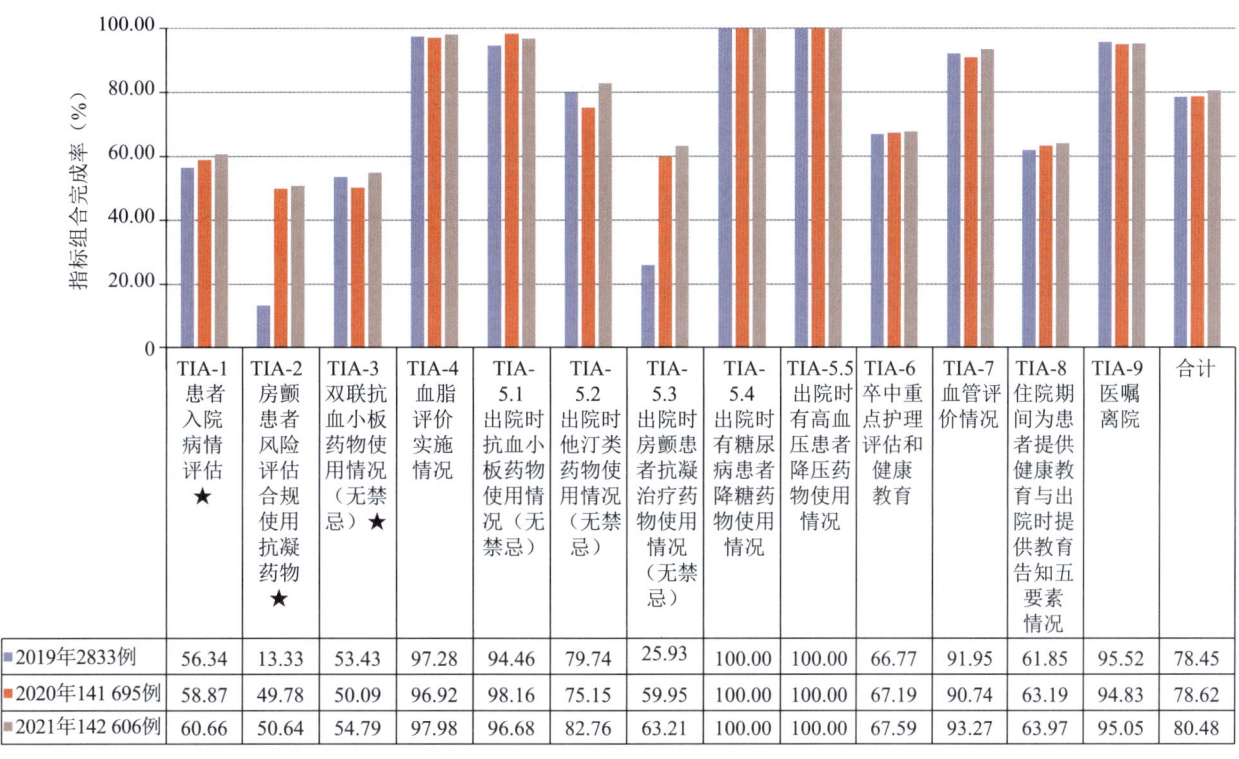

图2-4-1-82　2019—2021年医疗机构短暂性脑缺血发作(TIA)13项质量指标组合完成情况

2. 2021年各省(自治区、直辖市)短暂性脑缺血发作(TIA)13项质控指标组合完成情况

2021年共有19个省(自治区、直辖市)短暂性脑缺血发作(TIA)13项质控指标组合完成率高于全国平均值,分别是上海、浙江、山西、广西、江苏、天津、安徽、辽宁、北京、广东、陕西、福建、河南、新疆、河北、云南、重庆、宁夏、山东(图2-4-1-83)。

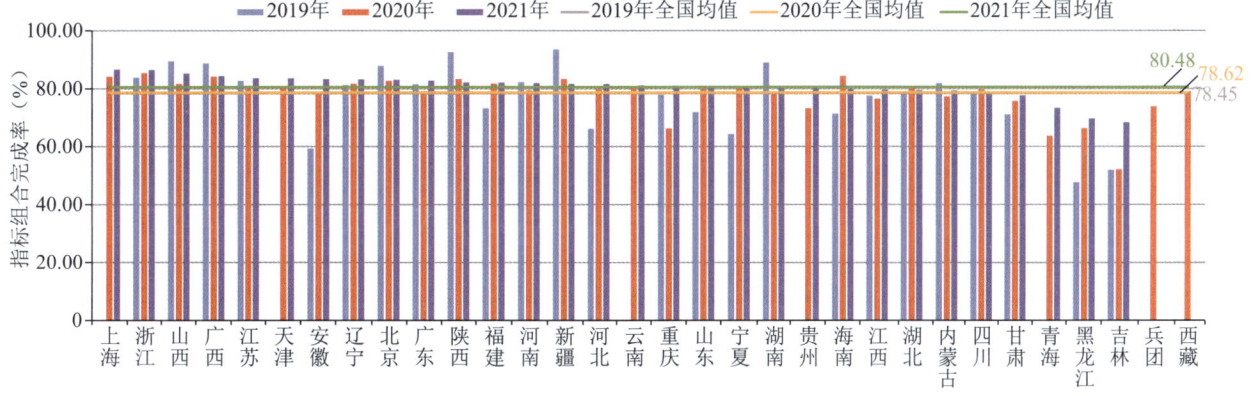

图2-4-1-83　2019—2021年各省(自治区、直辖市)短暂性脑缺血发作(TIA)13项质控指标组合完成率

3. 2021年短暂性脑缺血发作(TIA)医疗资源消耗情况

2021年短暂性脑缺血发作(TIA)平均住院日为7.34天,每住院人次费用为7251.48元,其中药费为1785.48元。(图2-4-1-84)

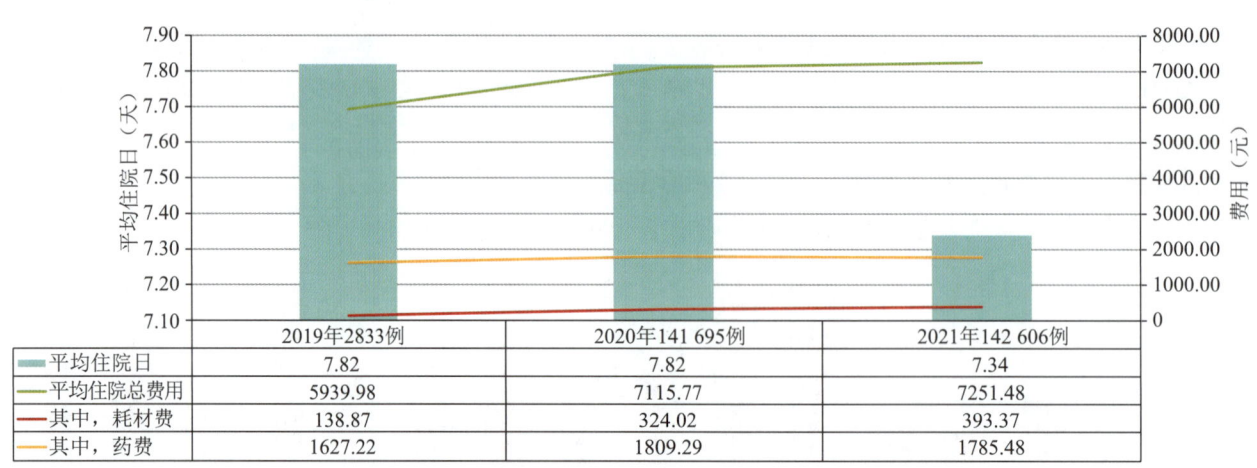

图 2-4-1-84 2019—2021年短暂性脑缺血发作（TIA）医疗资源消耗情况

4. 2021年短暂性脑缺血发作（TIA）住院天数与住院费用四分位值

2021年短暂性脑缺血发作（TIA）住院天数的中位数为6.79天，每住院人次费用的中位数为6126.67元（图2-4-1-85）。

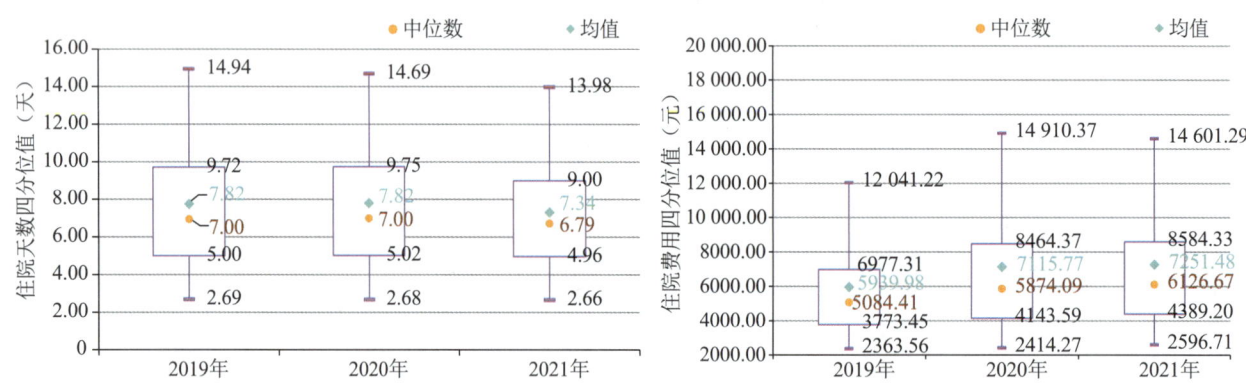

图 2-4-1-85 2019—2021年短暂性脑缺血发作（TIA）住院天数与住院费用

（二十二）剖宫产（CS）

2021年各省（自治区、直辖市）及兵团共纳入3178家医疗机构1 174 597例剖宫产（CS）有效数据进行分析。

1. 2021年剖宫产（CS）14项质量指标组合完成情况

2021年剖宫产（CS）14项质量指标组合完成率为79.45%（图2-4-1-86）。

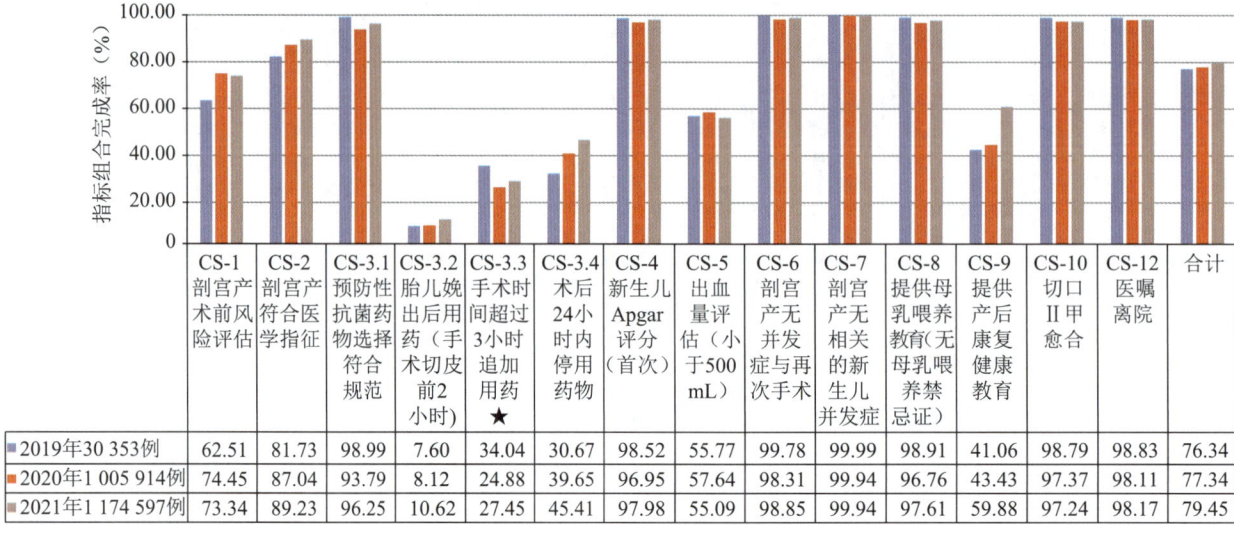

图 2-4-1-86 2019—2021年医疗机构剖宫产（CS）14项质量指标组合完成情况

2. 2021年各省（自治区、直辖市）剖宫产（CS）14项质控指标组合完成情况

2021年共有14个省（自治区、直辖市）剖宫产（CS）14项质控指标组合完成率高于全国平均值，分别是广西、重庆、青海、北京、四川、福建、浙江、天津、新疆、云南、海南、广东、贵州、陕西（图2-4-1-87）。

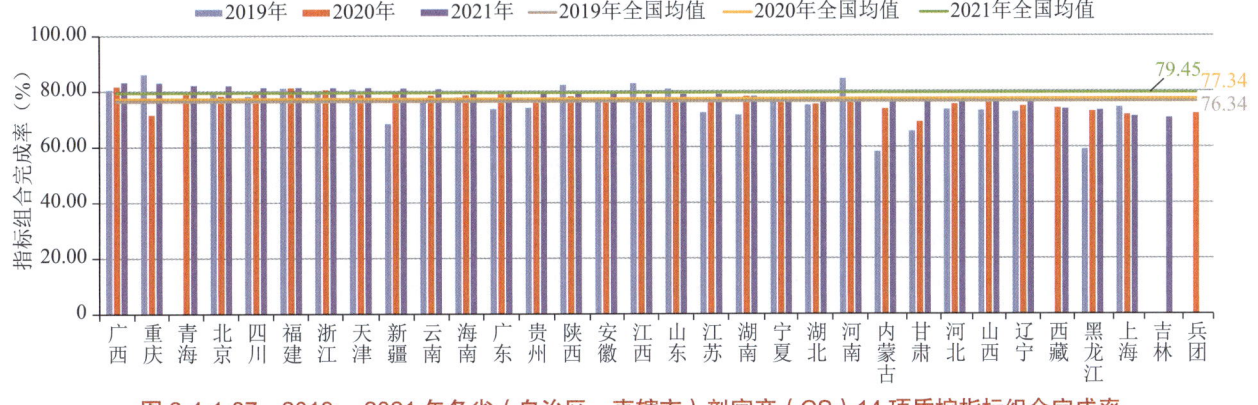

图2-4-1-87　2019—2021年各省（自治区、直辖市）剖宫产（CS）14项质控指标组合完成率

3. 2021年剖宫产（CS）医疗资源消耗情况

2021年剖宫产（CS）平均住院日为5.92天，每住院人次费用为9208.23元，其中药费为1496.29元（图2-4-1-88）。

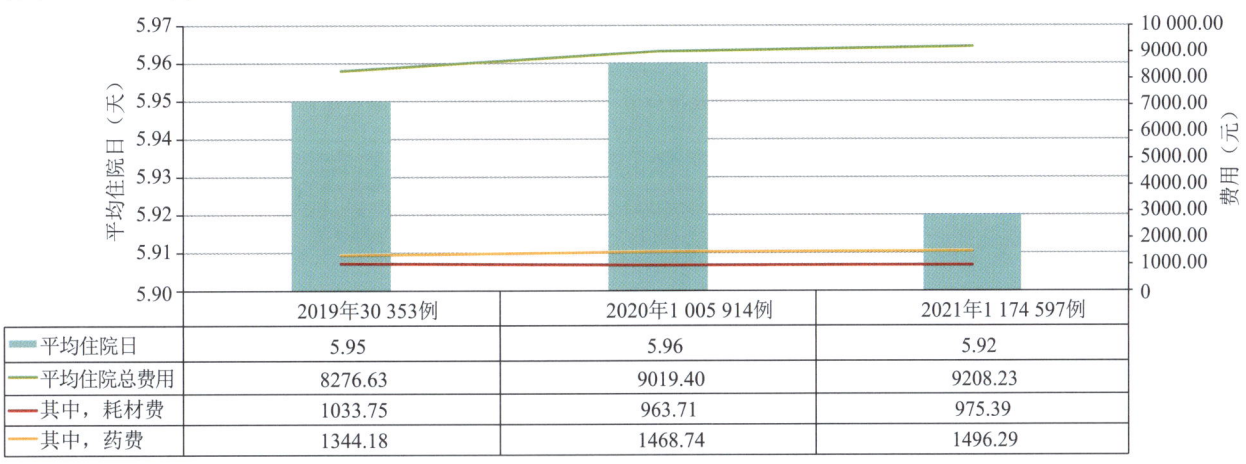

图2-4-1-88　2019—2021年剖宫产（CS）医疗资源消耗情况

4. 2021年剖宫产（CS）住院天数与住院费用四分位值

2021年剖宫产（CS）住院天数的中位数为5.30天，每住院人次费用的中位数为8331.84元（图2-4-1-89）。

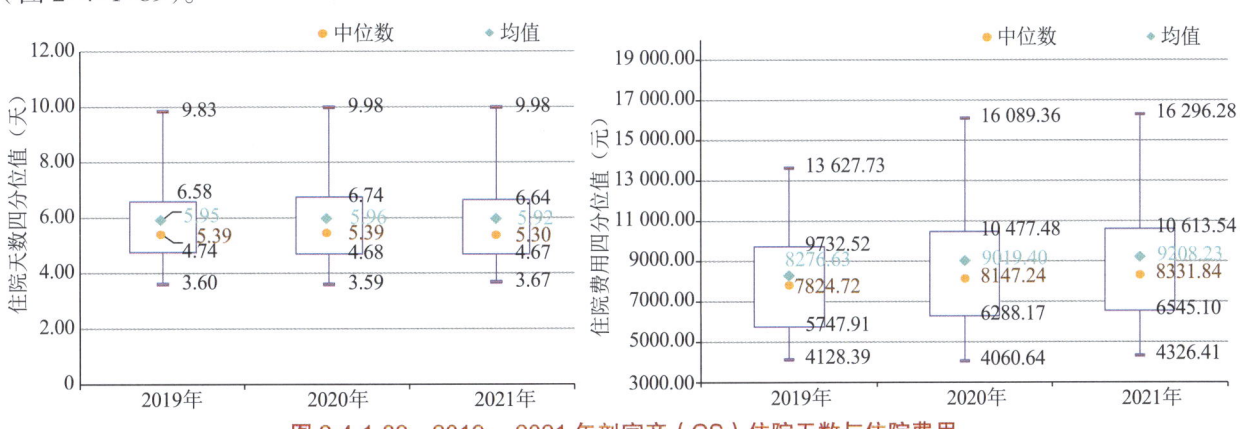

图2-4-1-89　2019—2021年剖宫产（CS）住院天数与住院费用

（二十三）异位妊娠（手术治疗）（EP）

2021年各省（自治区、直辖市）及兵团共纳入2620家医疗机构89 662例异位妊娠（手术治疗）（EP）有效数据进行分析。

1. 2021年异位妊娠（手术治疗）（EP）8项质量指标组合完成情况

2021年异位妊娠（手术治疗）（EP）8项质量指标组合完成率为81.66%（图2-4-1-90）。

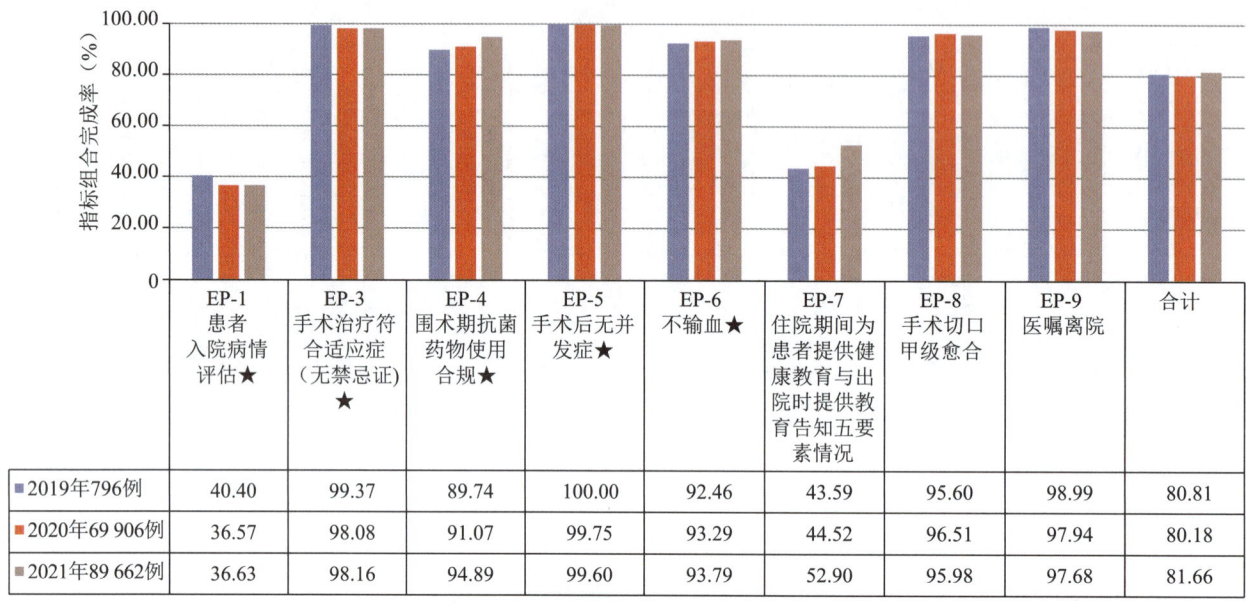

图2-4-1-90　2019—2021年医疗机构异位妊娠（手术治疗）（EP）8项质量指标组合完成情况

2. 2021年各省（自治区、直辖市）异位妊娠（手术治疗）（EP）8项质控指标组合完成情况

2021年共有13个省（自治区、直辖市）异位妊娠（手术治疗）（EP）8项质控指标组合完成率高于全国平均值，分别是甘肃、青海、四川、重庆、广西、安徽、新疆、福建、海南、云南、河南、广东、江苏（图2-4-1-91）。

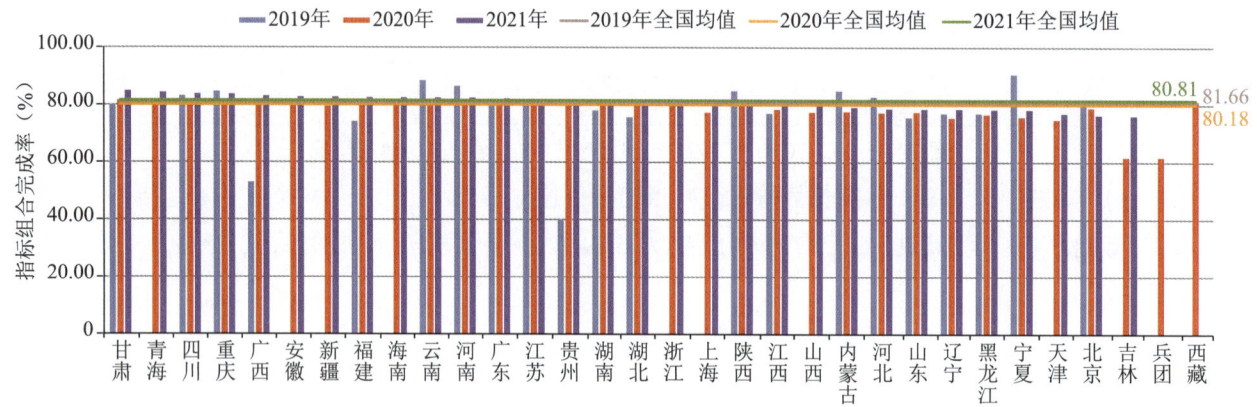

图2-4-1-91　2019—2021年各省（自治区、直辖市）异位妊娠（手术治疗）（EP）8项质控指标组合完成率

3. 2021年异位妊娠（手术治疗）（EP）医疗资源消耗情况

2021年异位妊娠（手术治疗）（EP）平均住院日为5.33天，每住院人次费用为10 424.81元，其中药费为1432.87元（图2-4-1-92）。

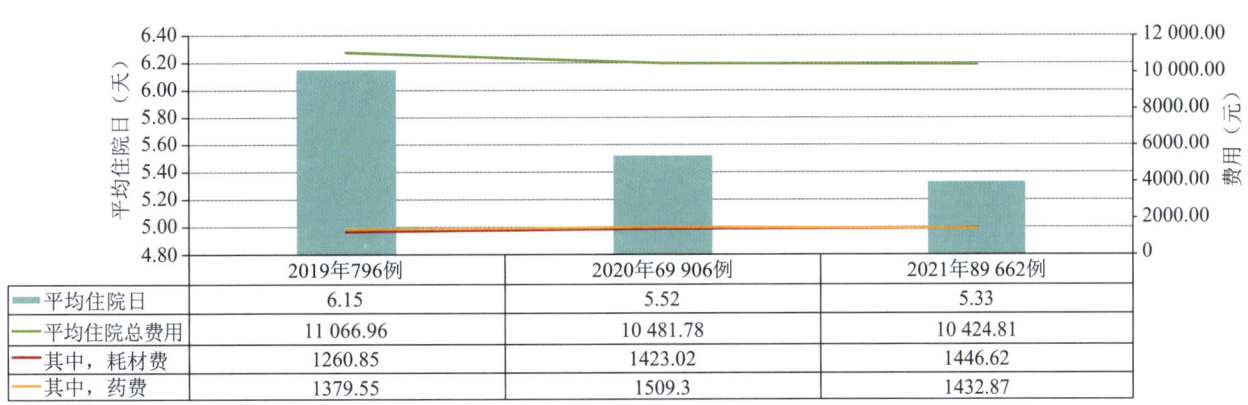

图 2-4-1-92 2019—2021 年异位妊娠（手术治疗）（EP）医疗资源消耗情况

4. 2021 年异位妊娠（手术治疗）（EP）住院天数与住院费用四分位值

2021 年异位妊娠（手术治疗）（EP）住院天数的中位数为 4.68 天，每住院人次费用的中位数为 9927.35 元（图 2-4-1-93）。

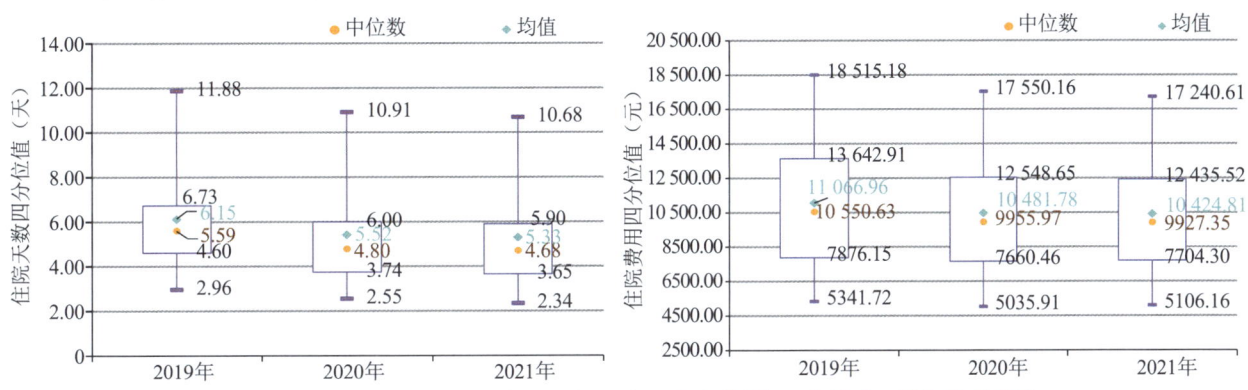

图 2-4-1-93 2019—2021 年异位妊娠（手术治疗）（EP）住院天数与住院费用

（二十四）子宫肌瘤（手术治疗）（UM）

2021 年各省（自治区、直辖市）及兵团共纳入 2627 家医疗机构 204 197 例子宫肌瘤（手术治疗）（UM）有效数据进行分析。

1. 2021 年子宫肌瘤（手术治疗）（UM）8 项质量指标组合完成情况

2021 年子宫肌瘤（手术治疗）（UM）8 项质量指标组合完成率为 93.30%（图 2-4-1-94）。

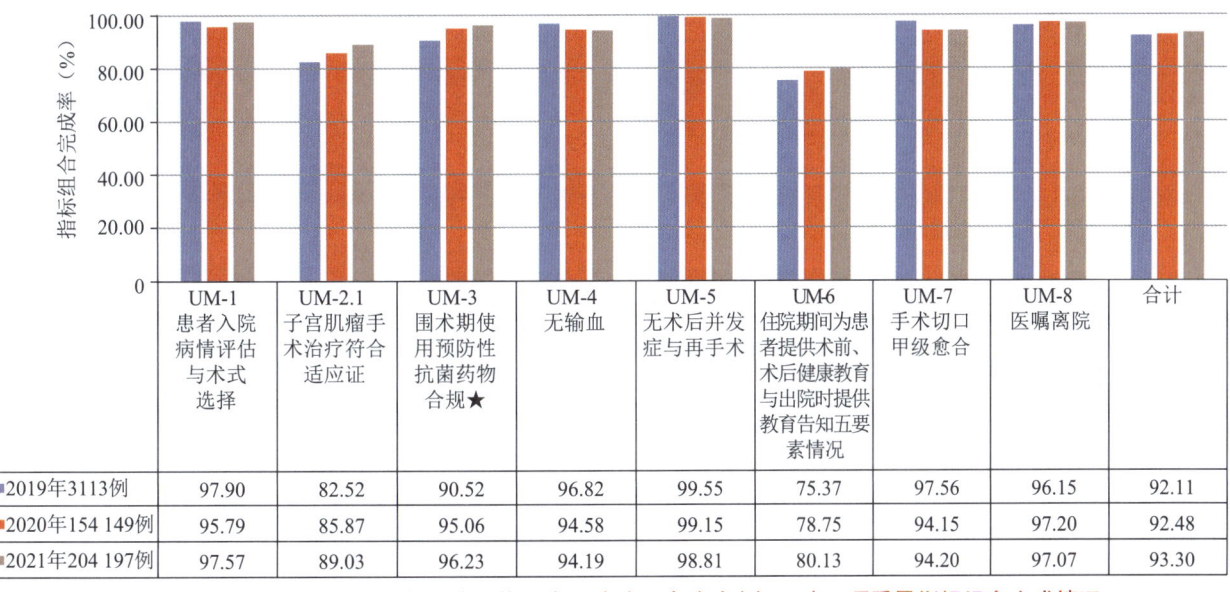

图 2-4-1-94 2019—2021 年医疗机构子宫肌瘤（手术治疗）（UM）8 项质量指标组合完成情况

2. 2021年各省（自治区、直辖市）子宫肌瘤（手术治疗）（UM）8项质控指标组合完成情况

2021年共有14个省（自治区、直辖市）子宫肌瘤（手术治疗）（UM）8项质控指标组合完成率高于全国平均值，分别是海南、安徽、上海、江苏、湖北、河南、甘肃、重庆、四川、新疆、广西、辽宁、内蒙古、山东（图2-4-1-95）。

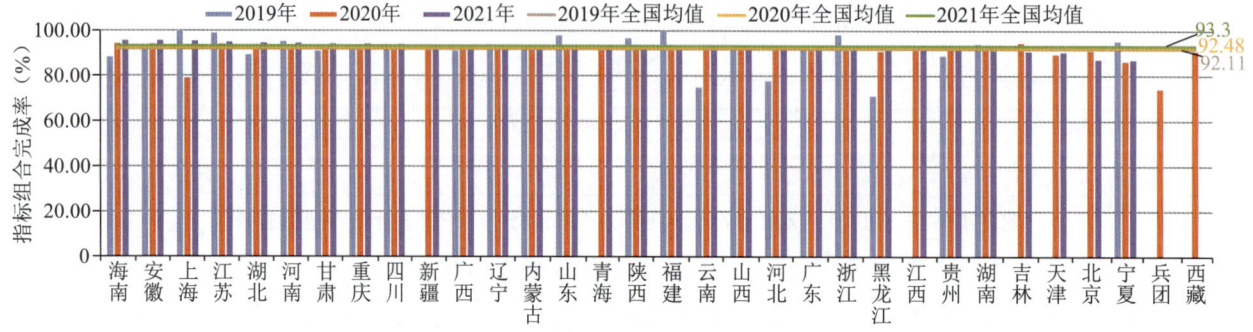

图2-4-1-95　2019—2021年各省（自治区、直辖市）子宫肌瘤（手术治疗）（UM）8项质控指标组合完成率

3. 2021年子宫肌瘤（手术治疗）（UM）医疗资源消耗情况

2021年子宫肌瘤（手术治疗）（UM）平均住院日为7.99天，每住院人次费用为15 923.88元，其中药费为2171.47元（图2-4-1-96）。

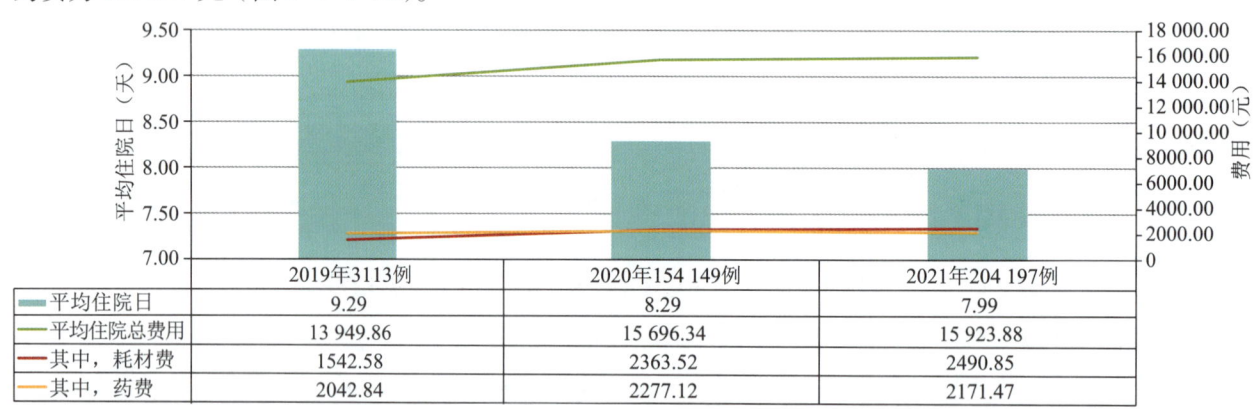

图2-4-1-96　2019—2021年子宫肌瘤（手术治疗）（UM）医疗资源消耗情况

4. 2021年子宫肌瘤（手术治疗）（UM）住院天数与住院费用四分位值

2021年子宫肌瘤（手术治疗）（UM）住院天数的中位数为7.62天，每住院人次费用的中位数为14 973.34元（图2-4-1-97）。

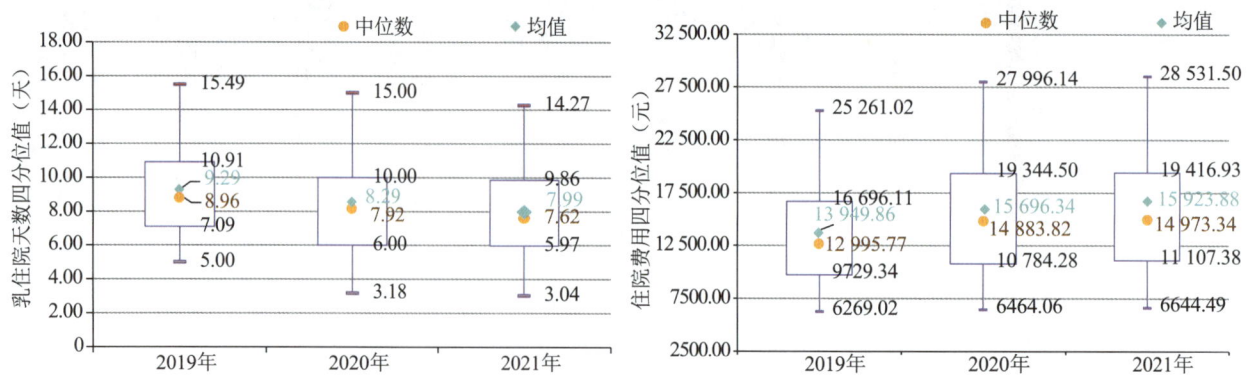

图2-4-1-97　2019—2021年子宫肌瘤（手术治疗）（UM）住院天数与住院费用

（二十五）髋关节置换术（THR）

2021年各省（自治区、直辖市）及兵团共纳入2286家医疗机构114 629例髋关节置换术（THR）有效数据进行分析。

第二部分 医疗质量管理与控制数据分析

1. 2021年髋关节置换术（THR）10项质量指标组合完成情况

2021年髋关节置换术（THR）10项质量指标组合完成率为81.66%（图2-4-1-98）。

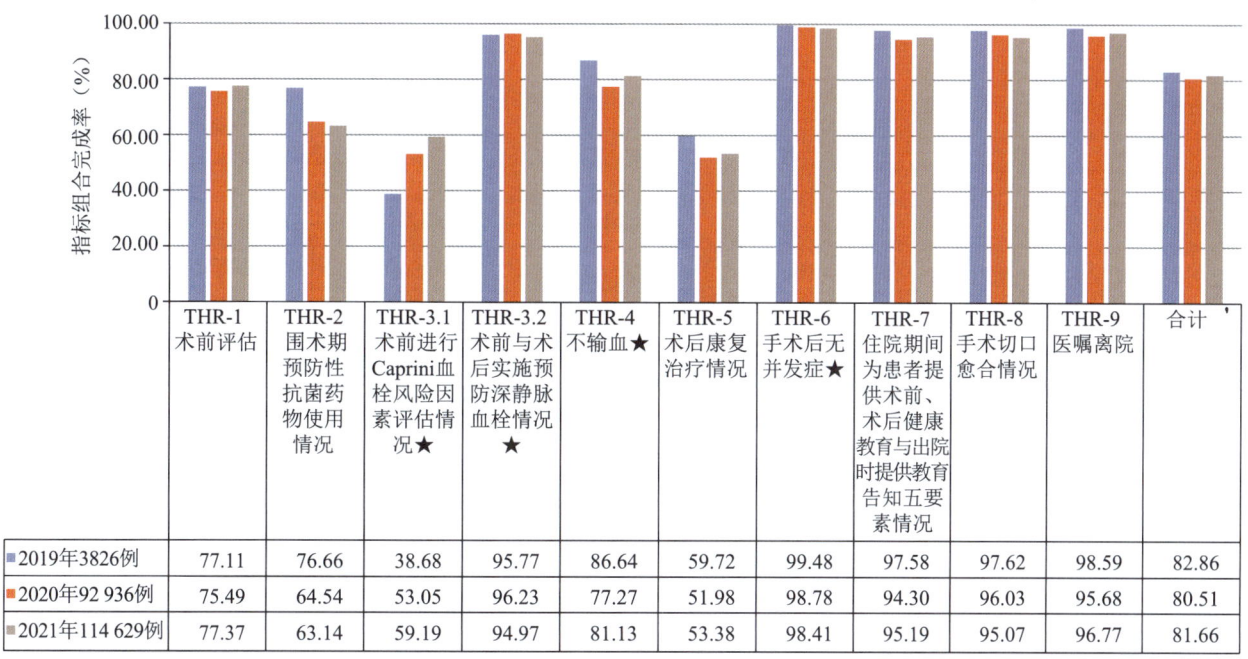

图2-4-1-98　2019—2021年医疗机构髋关节置换术（THR）10项质量指标组合完成情况

2. 2021年各省（自治区、直辖市）髋关节置换术（THR）10项质控指标组合完成情况

2021年共有11个省（自治区、直辖市）髋关节置换术（THR）10项质控指标组合完成率高于全国平均值，分别是浙江、重庆、四川、福建、北京、江西、广东、江苏、广西、安徽、新疆（图2-4-1-99）。

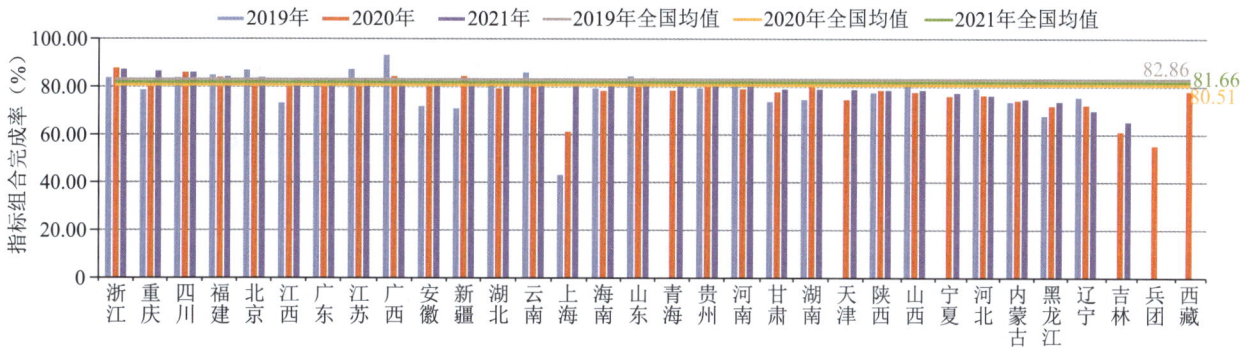

图2-4-1-99　2019—2021年各省（自治区、直辖市）髋关节置换术（THR）10项质控指标组合完成率

3. 2021年髋关节置换术（THR）医疗资源消耗情况

2021年髋关节置换术（THR）平均住院日为14.06天，每住院人次费用为48 616.60元，其中药费为4578.60元（图2-4-1-100）。

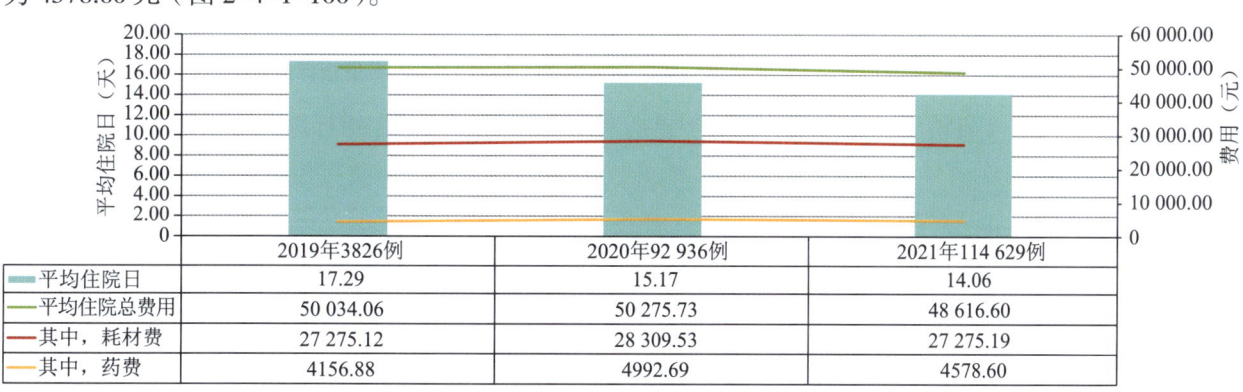

图2-4-1-100　2019—2021年髋关节置换术（THR）医疗资源消耗情况

4. 2021年髋关节置换术（THR）住院天数与住院费用四分位值

2021年髋关节置换术（THR）住院天数的中位数为12.87天，每住院人次费用的中位数为47 056.96元（图2-4-1-101）。

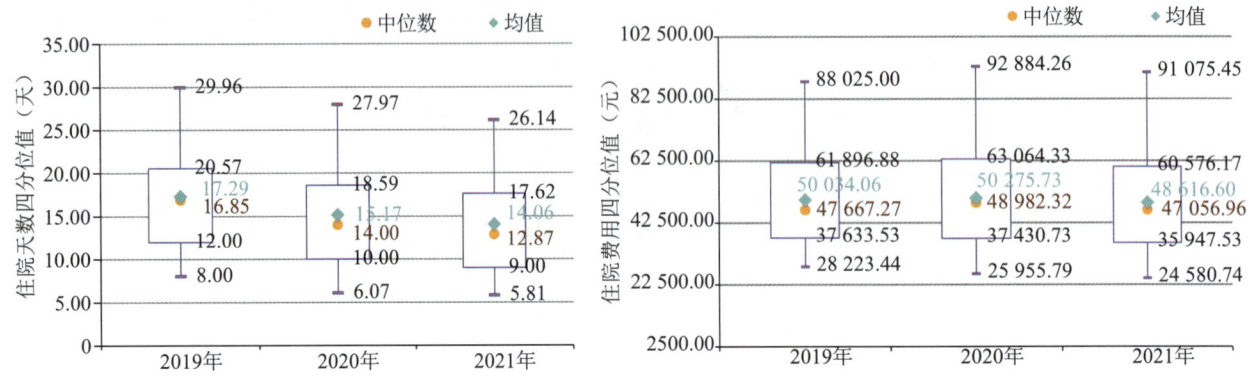

图2-4-1-101　2019—2021年髋关节置换术（THR）住院天数与住院费用

（二十六）膝关节置换术（TKR）

2021年各省（自治区、直辖市）及兵团共纳入1798家医疗机构79 399例膝关节置换术（TKR）有效数据进行分析。

1. 2021年膝关节置换术（TKR）10项质量指标组合完成情况

2021年膝关节置换术（TKR）10项质量指标组合完成率为77.48%（图2-4-1-102）。

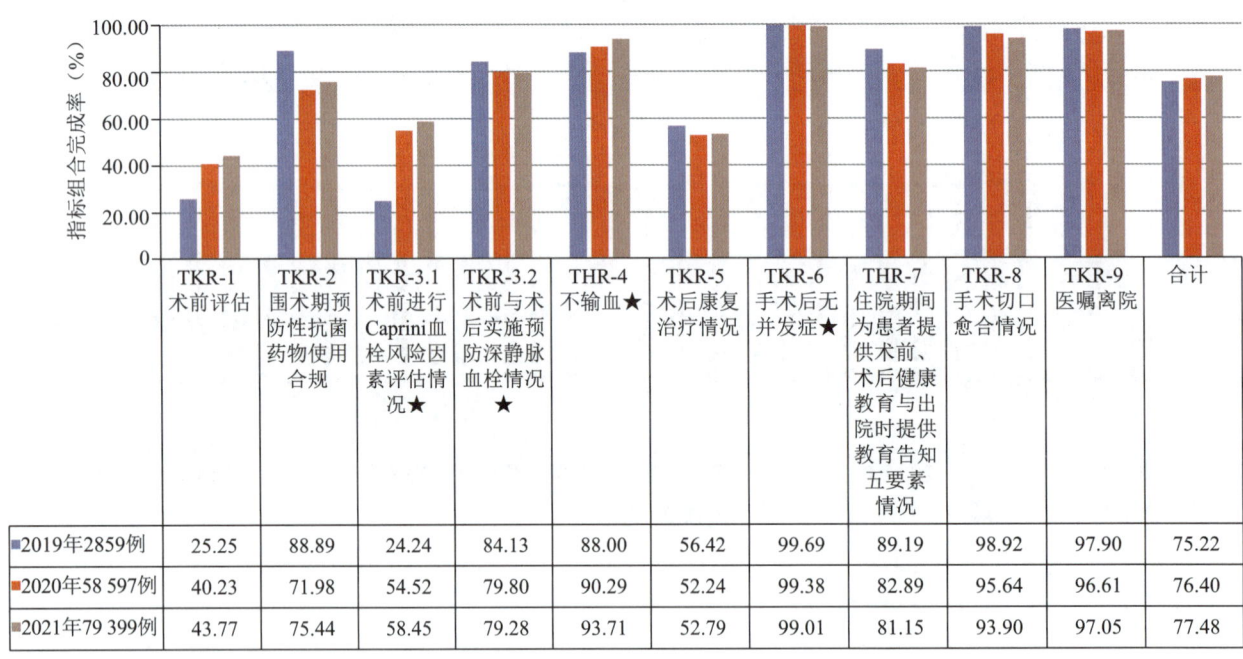

	TKR-1 术前评估	TKR-2 围术期预防性抗菌药物使用合规	TKR-3.1 术前进行Caprini血栓风险因素评估情况★	TKR-3.2 术前与术后实施预防深静脉血栓情况★	THR-4 不输血★	TKR-5 术后康复治疗情况	TKR-6 手术后无并发症★	THR-7 住院期间为患者提供术前、术后健康教育与出院时提供教育告知五要素情况	TKR-8 手术切口愈合情况	TKR-9 医嘱离院	合计
2019年2859例	25.25	88.89	24.24	84.13	88.00	56.42	99.69	89.19	98.92	97.90	75.22
2020年58 597例	40.23	71.98	54.52	79.80	90.29	52.24	99.38	82.89	95.64	96.61	76.40
2021年79 399例	43.77	75.44	58.45	79.28	93.71	52.79	99.01	81.15	93.90	97.05	77.48

图2-4-1-102　2019—2021年医疗机构膝关节置换术（TKR）10项质量指标组合完成情况

2. 2021年各省（自治区、直辖市）膝关节置换术（TKR）10项质控指标组合完成情况

2021年共有12个省（自治区、直辖市）膝关节置换术（TKR）10项质控指标组合完成率高于全国平均值，分别是北京、浙江、四川、安徽、江苏、福建、重庆、广东、广西、天津、江西、新疆（图2-4-1-103）。

第二部分 医疗质量管理与控制数据分析

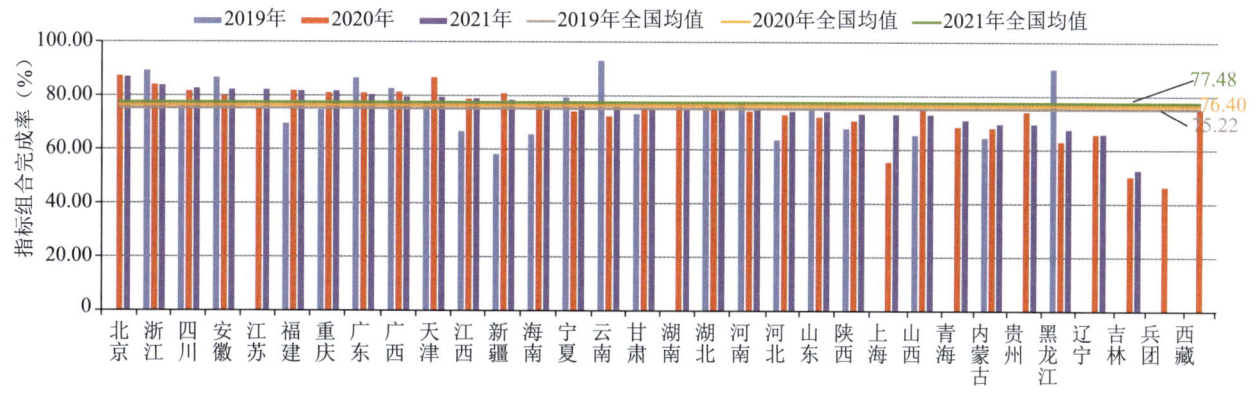

图 2-4-1-103 2019—2021 年各省（自治区、直辖市）膝关节置换术（TKR）10 项质控指标组合完成率

3. 2021 年膝关节置换术（TKR）医疗资源消耗情况

2021 年膝关节置换术（TKR）平均住院日为 12.26 天，每住院人次费用为 49 799.43 元，其中药费为 4108.47 元（图 2-4-1-104）。

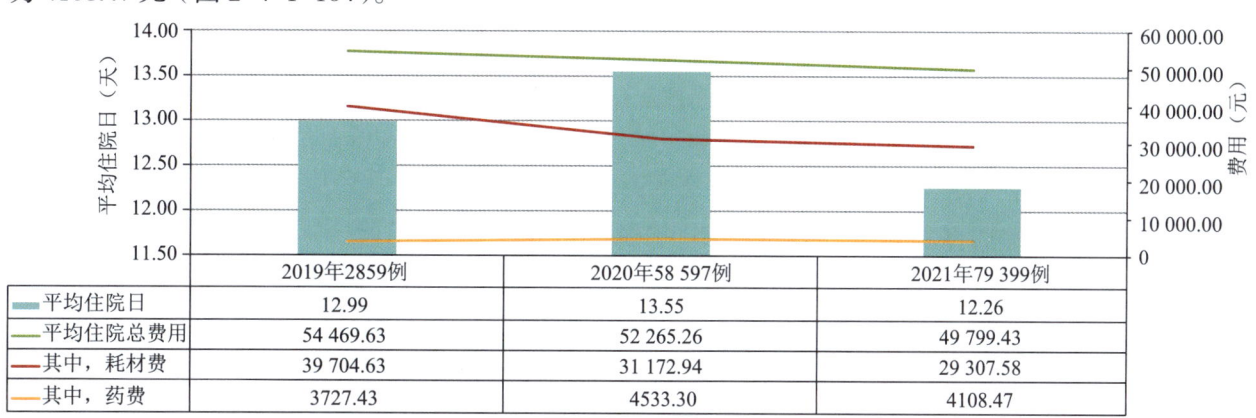

图 2-4-1-104 2019—2021 年膝关节置换术（TKR）医疗资源消耗情况

4. 2021 年膝关节置换术（TKR）住院天数与住院费用四分位值

2021 年膝关节置换术（TKR）住院天数的中位数为 10.99 天，每住院人次费用的中位数为 47 258.57 元（图 2-4-1-105）。

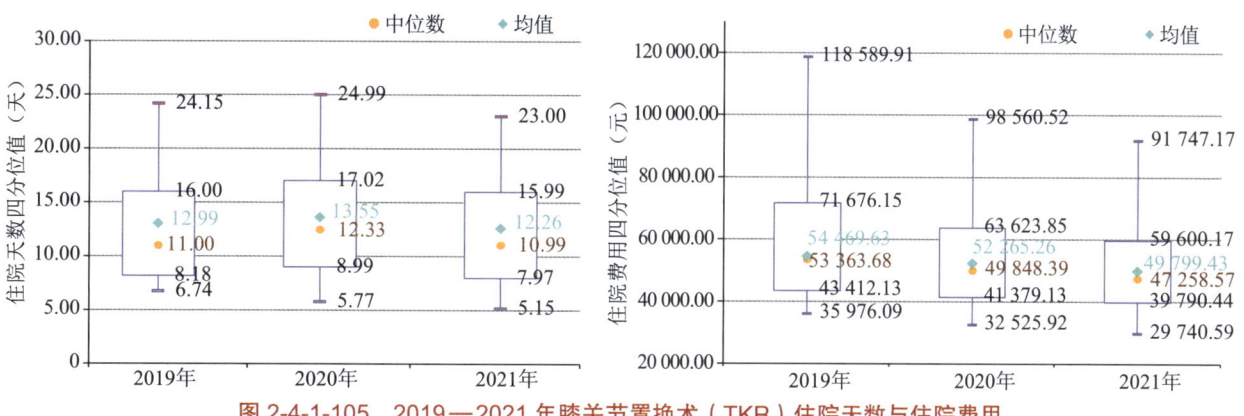

图 2-4-1-105 2019—2021 年膝关节置换术（TKR）住院天数与住院费用

（二十七）乳腺癌（手术治疗）（BC）

2021 年各省（自治区、直辖市）及兵团共纳入 1695 家医疗机构 85 068 例乳腺癌（手术治疗）（BC）有效数据进行分析。

1. 2021 年乳腺癌（手术治疗）（BC）12 项质量指标组合完成情况

2021 年乳腺癌（手术治疗）（BC）12 项质量指标组合完成率为 66.12%（图 2-4-1-106）。

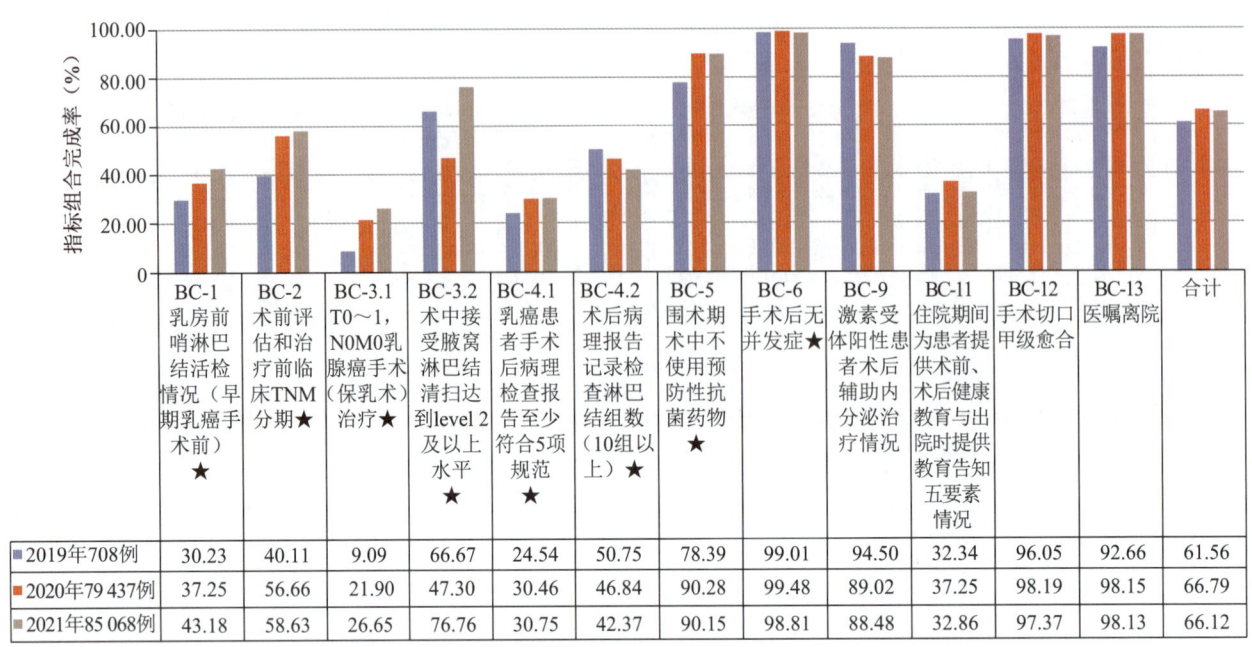

图 2-4-1-106　2019—2021年医疗机构乳腺癌（手术治疗）（BC）12项质量指标组合完成情况

2. 2021年各省（自治区、直辖市）乳腺癌（手术治疗）（BC）12项质控指标组合完成情况

2021年共有16个省（自治区、直辖市）乳腺癌（手术治疗）（BC）12项质控指标组合完成率高于全国平均值，分别是青海、新疆、北京、上海、广东、海南、陕西、山西、天津、辽宁、福建、河北、浙江、四川、甘肃、江西（图2-4-1-107）。

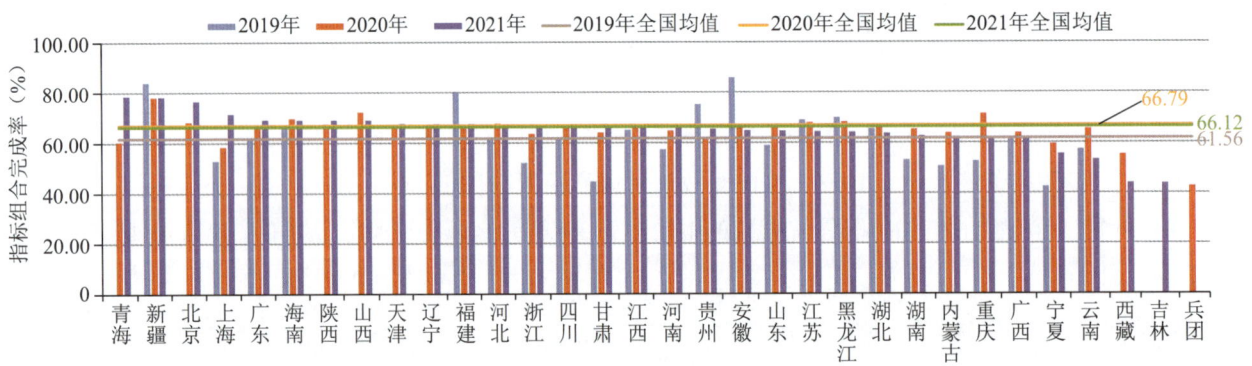

图 2-4-1-107　2019—2021年各省（自治区、直辖市）乳腺癌（手术治疗）（BC）12项质控指标组合完成率

3. 2021年乳腺癌（手术治疗）（BC）医疗资源消耗情况

2021年乳腺癌（手术治疗）（BC）平均住院日为11.85天，每住院人次费用为24 553.19元，其中药费为3626.89元（图2-4-1-108）。

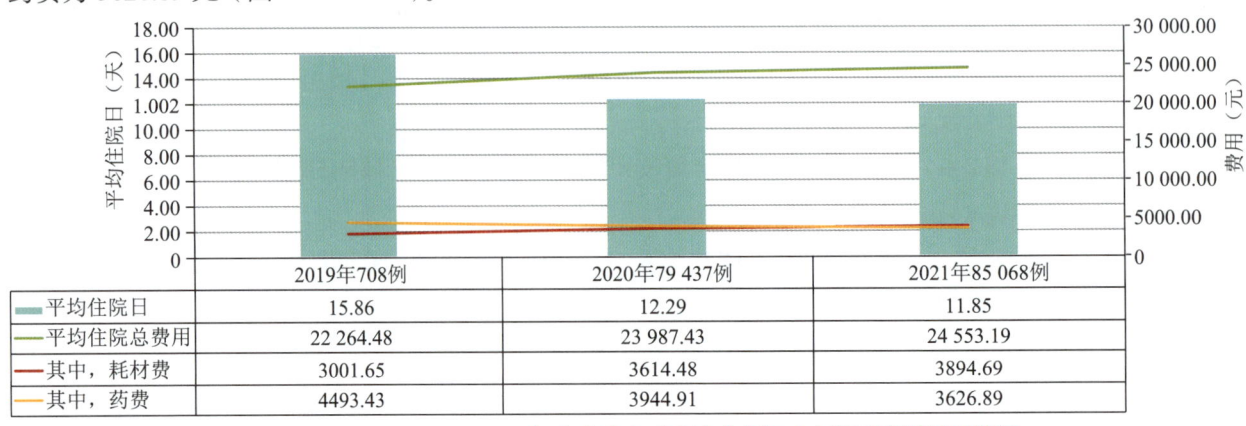

图 2-4-1-108　2019—2021年乳腺癌（手术治疗）（BC）医疗资源消耗情况

4. 2021年乳腺癌（手术治疗）（BC）住院天数与住院费用四分位值

2021年乳腺癌（手术治疗）（BC）住院天数的中位数为10.96天，每住院人次费用的中位数为22 124.66元（图2-4-1-109）。

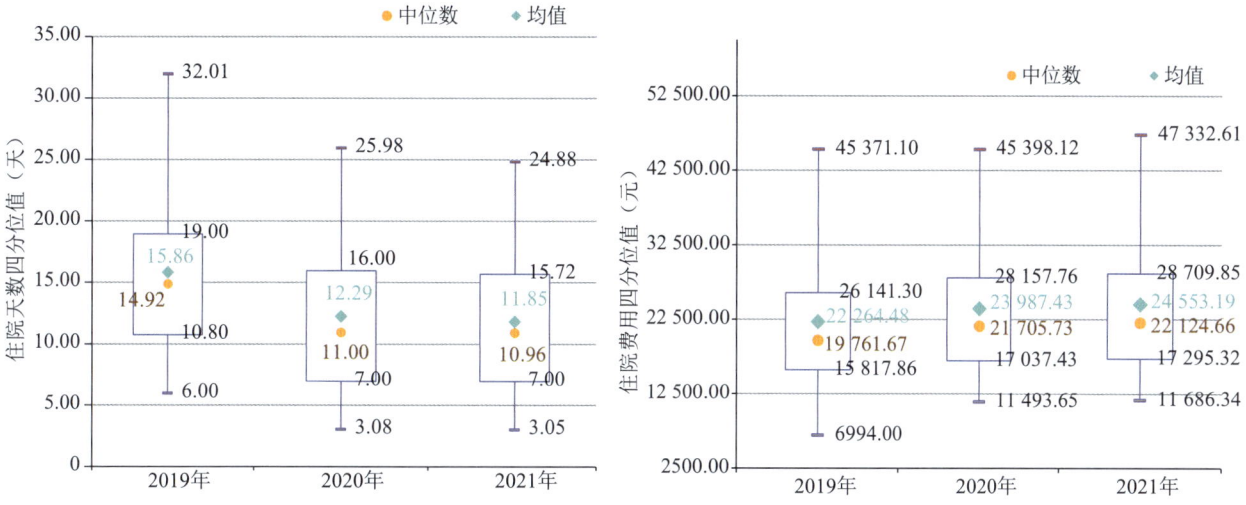

图2-4-1-109 2019—2021年乳腺癌（手术治疗）（BC）住院天数与住院费用

（二十八）胃癌（手术治疗）（GC）

2021年各省（自治区、直辖市）及兵团共纳入1351家医疗机构38 142例胃癌（手术治疗）（GC）有效数据进行分析。

1. 2021年胃癌（手术治疗）（GC）12项质量指标组合完成情况

2021年胃癌（手术治疗）（GC）12项质量指标组合完成率为67.80%（图2-4-1-110）。

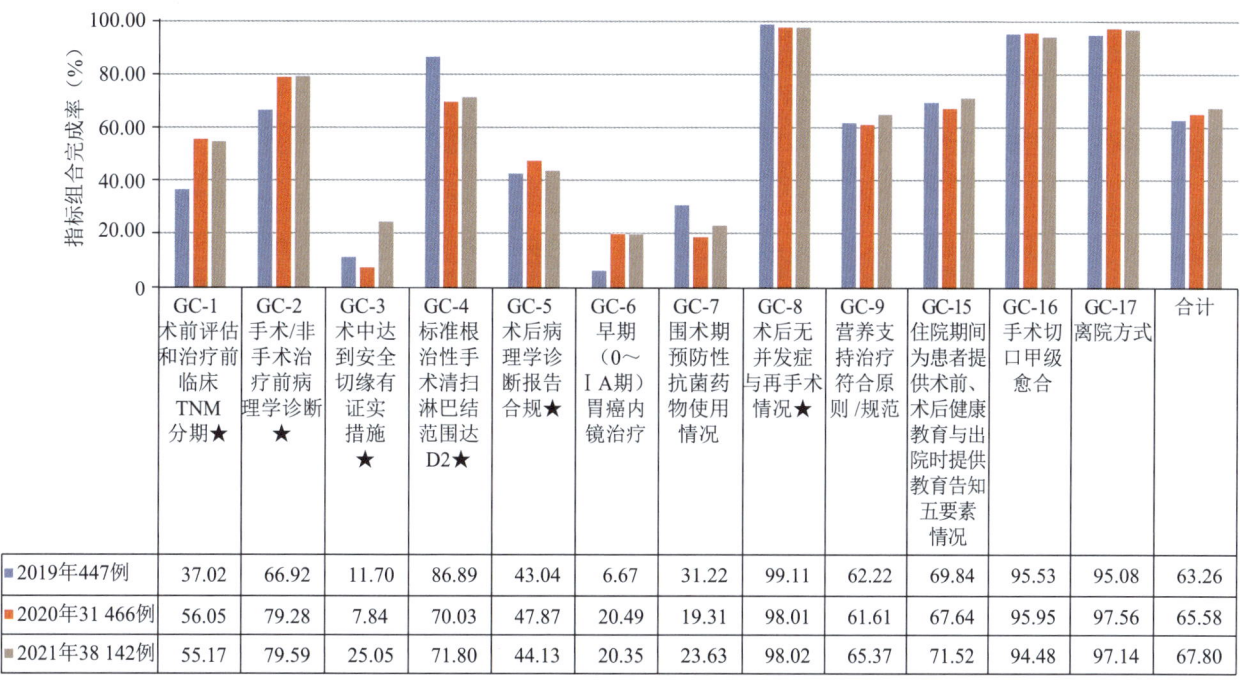

图2-4-1-110 2019—2021年医疗机构胃癌（手术治疗）（GC）12项质量指标组合完成情况

2. 2021年各省（自治区、直辖市）胃癌（手术治疗）（GC）12项质控指标组合完成情况

2021年共有13个省（自治区、直辖市）胃癌（手术治疗）（GC）12项质控指标组合完成率高于全国平均值，分别是青海、福建、重庆、海南、新疆、浙江、黑龙江、江苏、四川、天津、河北、山西、山东（图2-4-1-111）。

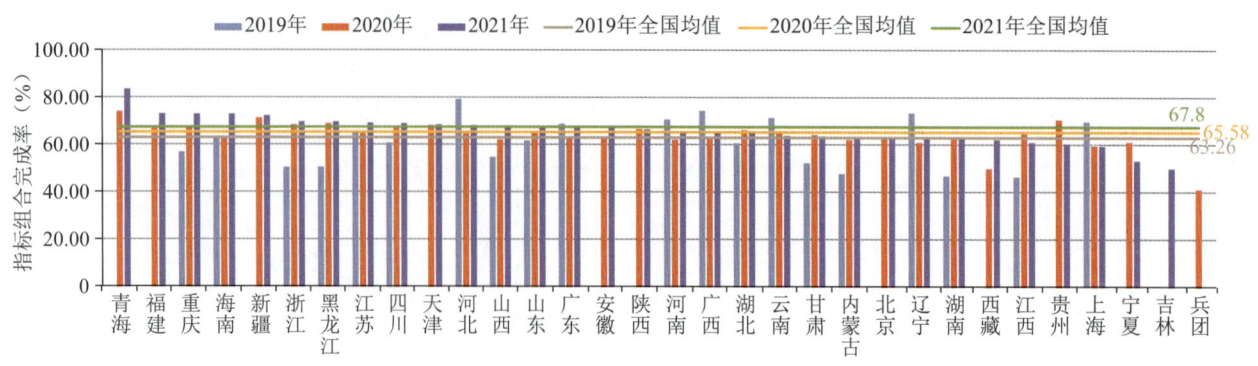

图 2-4-1-111　2019—2021年各省（自治区、直辖市）胃癌（手术治疗）（GC）12项质控指标组合完成率

3. 2021年胃癌（手术治疗）（GC）医疗资源消耗情况

2021年胃癌（手术治疗）（GC）平均住院日为19.02天，每住院人次费用为61 728.88元，其中药费为14 611.51元（图2-4-1-112）。

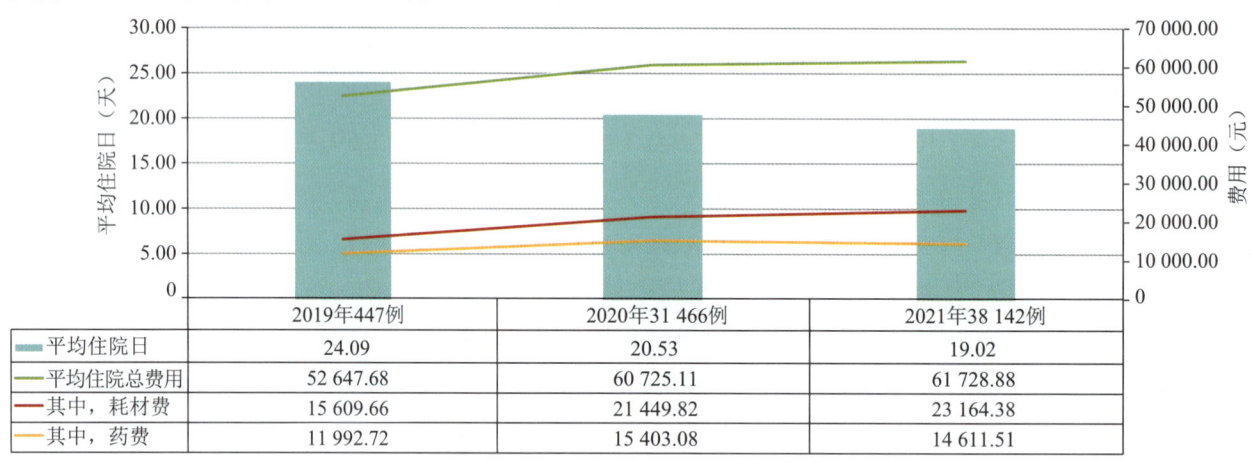

图 2-4-1-112　2019—2021年胃癌（手术治疗）（GC）医疗资源消耗情况

4. 2021年胃癌（手术治疗）（GC）住院天数与住院费用四分位值

2021年胃癌（手术治疗）（GC）住院天数的中位数为17.44天，每住院人次费用的中位数为65 424.23元（图2-4-1-113）。

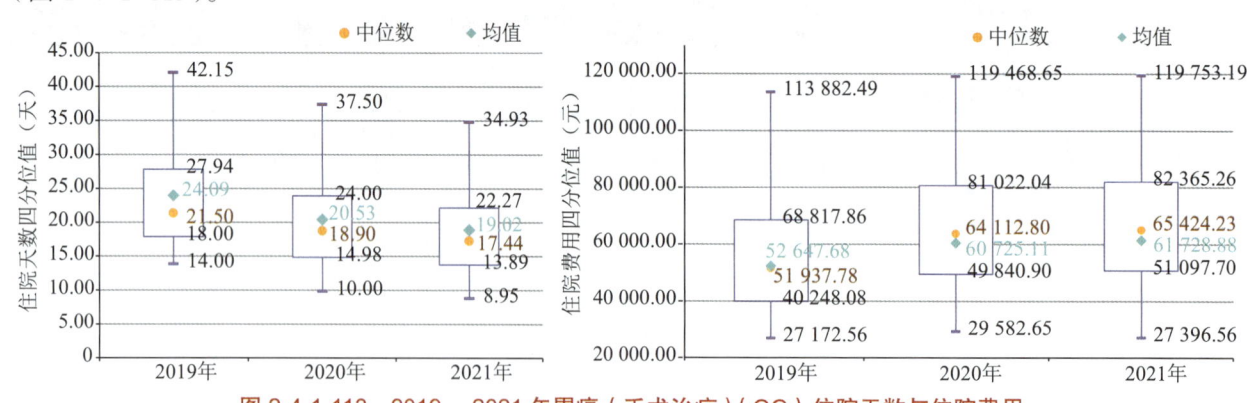

图 2-4-1-113　2019—2021年胃癌（手术治疗）（GC）住院天数与住院费用

（二十九）肺癌（手术治疗）（LC）

2021年各省（自治区、直辖市）及兵团共纳入1182家医疗机构111 523例肺癌（手术治疗）（LC）有效数据进行分析。

1. 2021年肺癌（手术治疗）（LC）14项质量指标组合完成情况

2021年肺癌（手术治疗）（LC）14项质量指标组合完成率为70.67%（图2-4-1-114）。

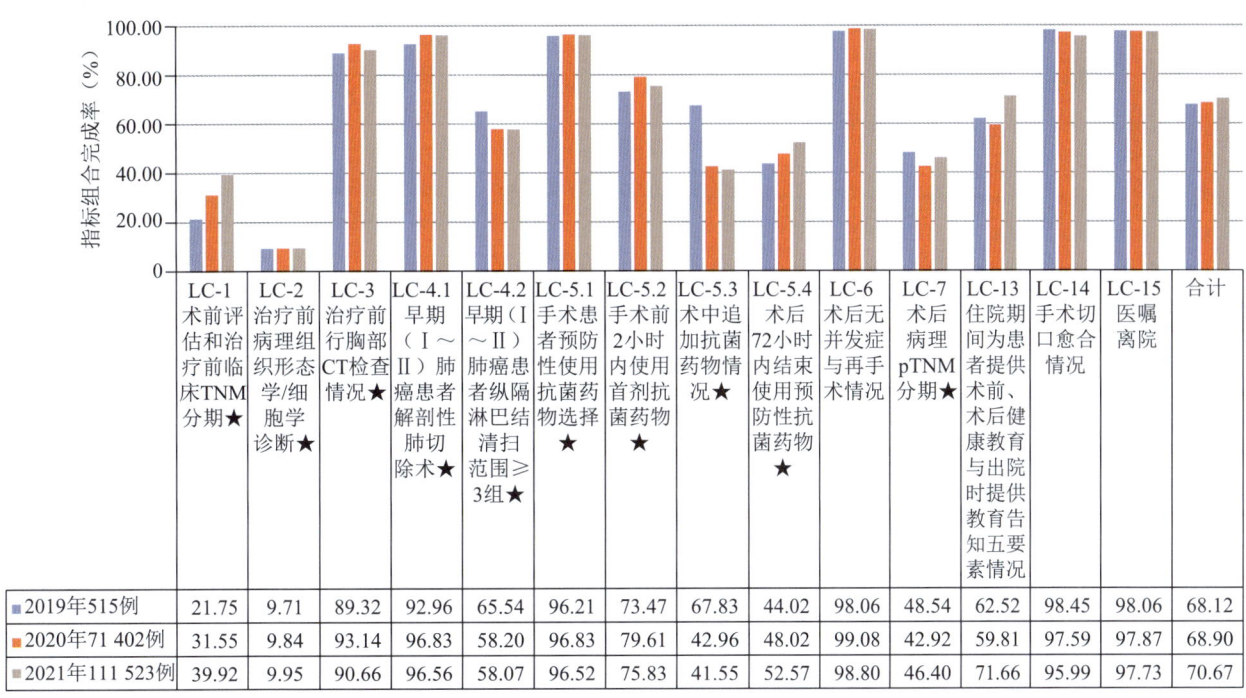

图 2-4-1-114 2019—2021 年医疗机构肺癌（手术治疗）（LC）14 项质量指标组合完成情况

2. 2021 年各省（自治区、直辖市）肺癌（手术治疗）（LC）14 项质控指标组合完成情况

2021 年共有 12 个省（自治区、直辖市）肺癌（手术治疗）（LC）14 项质控指标组合完成率高于全国平均值，分别是上海、重庆、天津、海南、四川、湖北、安徽、福建、广东、甘肃、新疆、陕西（图 2-4-1-115）。

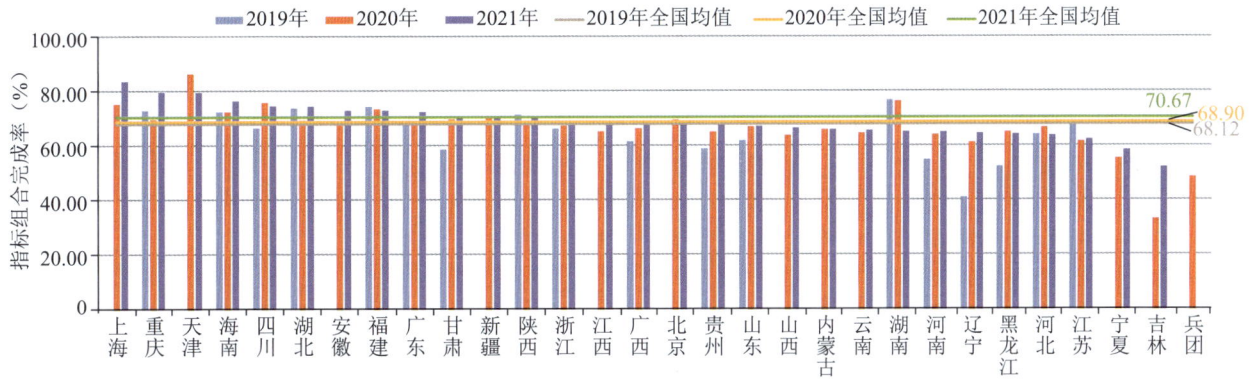

图 2-4-1-115 2019—2021 年各省（自治区、直辖市）肺癌（手术治疗）（LC）14 项质控指标组合完成率

3. 2021 年肺癌（手术治疗）（LC）医疗资源消耗情况

2021 年肺癌（手术治疗）（LC）平均住院日为 11.91 天，每住院人次费用为 53 803.70 元，其中药费为 6242.64 元（图 2-4-1-116）。

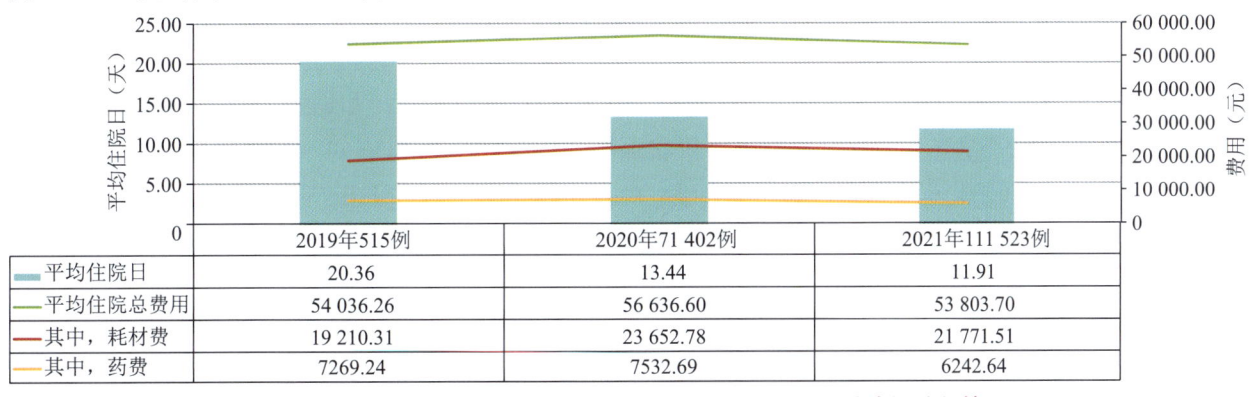

图 2-4-1-116 2019—2021 年肺癌（手术治疗）（LC）医疗资源消耗情况

4. 2021年肺癌（手术治疗）(LC)住院天数与住院费用四分位值

2021年肺癌（手术治疗）(LC)住院天数的中位数为10.07天，每住院人次费用的中位数为52 844.36元（图2-4-1-117）。

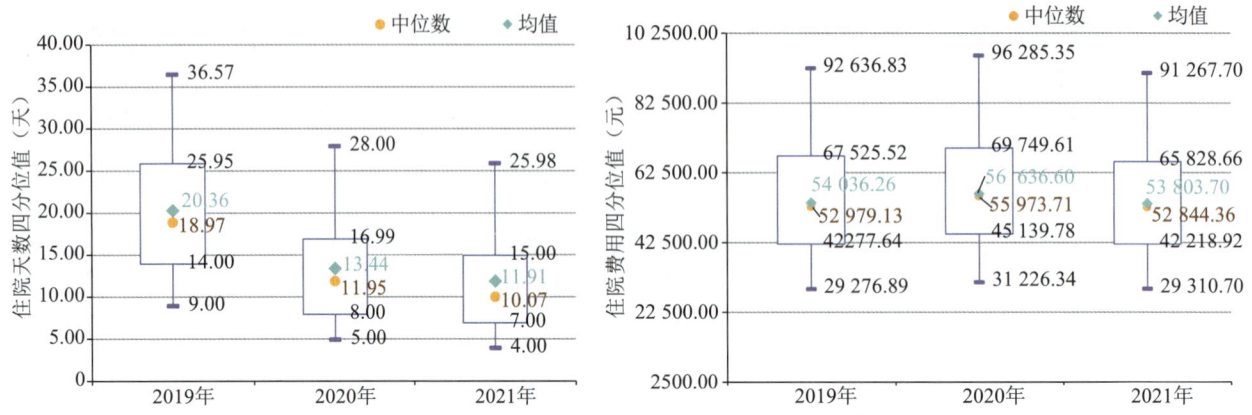

图2-4-1-117　2019—2021年肺癌（手术治疗）(LC)住院天数与住院费用

（三十）甲状腺癌（手术治疗）(TC)

2021年各省（自治区、直辖市）及兵团共纳入1611家医疗机构142 581例甲状腺癌（手术治疗）(TC)有效数据进行分析。

1. 2021年甲状腺癌（手术治疗）(TC) 11项质量指标组合完成情况

2021年甲状腺癌（手术治疗）(TC) 11项质量指标组合完成率为85.73%（图2-4-1-118）。

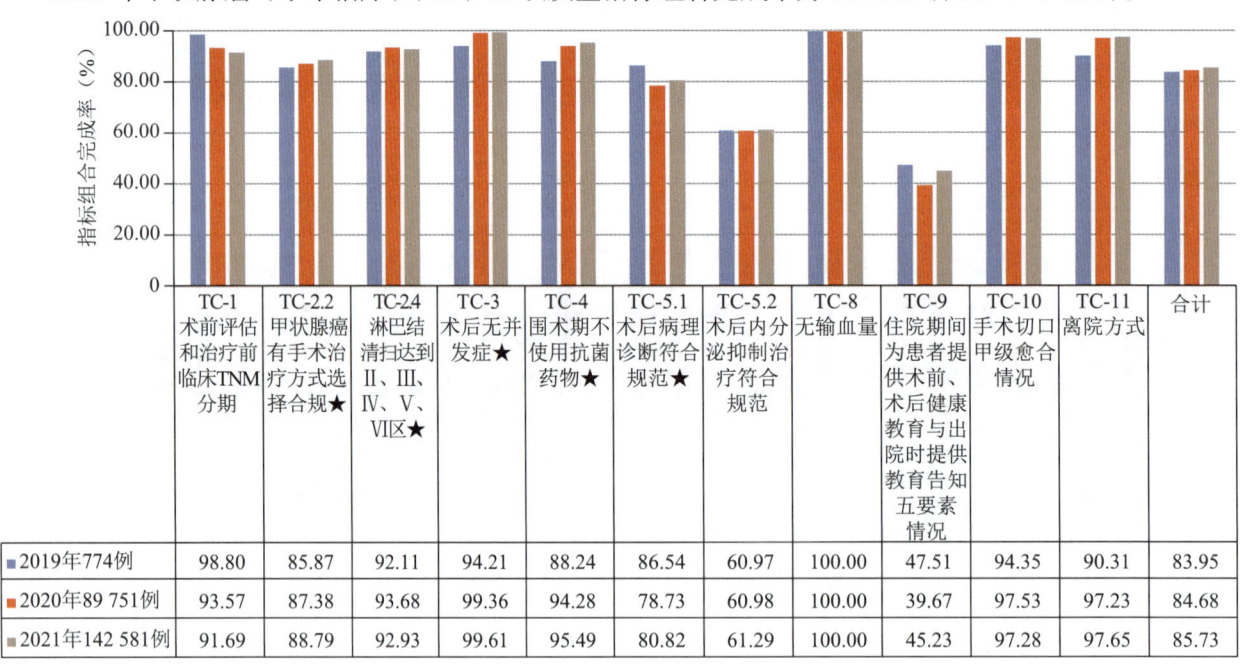

	TC-1 术前评估和治疗前临床TNM分期	TC-2.2 甲状腺癌有手术治疗方式选择合规★	TC-24 淋巴结清扫达到Ⅱ、Ⅲ、Ⅳ、Ⅴ、Ⅵ区★	TC-3 术后无并发症★	TC-4 围术期不使用抗菌药物★	TC-5.1 术后病理诊断符合规范★	TC-5.2 术后内分泌抑制治疗符合规范	TC-8 无输血量	TC-9 住院期间为患者提供术前、术后健康教育与出院时提供教育告知五要素情况	TC-10 手术切口甲级愈合情况	TC-11 离院方式	合计
2019年774例	98.80	85.87	92.11	94.21	88.24	86.54	60.97	100.00	47.51	94.35	90.31	83.95
2020年89 751例	93.57	87.38	93.68	99.36	94.28	78.73	60.98	100.00	39.67	97.53	97.23	84.68
2021年142 581例	91.69	88.79	92.93	99.61	95.49	80.82	61.29	100.00	45.23	97.28	97.65	85.73

图2-4-1-118　2019—2021年医疗机构甲状腺癌（手术治疗）(TC) 11项质量指标组合完成情况

2. 2021年各省（自治区、直辖市）甲状腺癌（手术治疗）(TC) 11项质控指标组合完成情况

2021年共有12个省（自治区、直辖市）甲状腺癌（手术治疗）(TC) 11项质控指标组合完成率高于全国平均值，分别是北京、新疆、浙江、安徽、海南、四川、江苏、甘肃、陕西、广东、福建、辽宁（图2-4-1-119）。

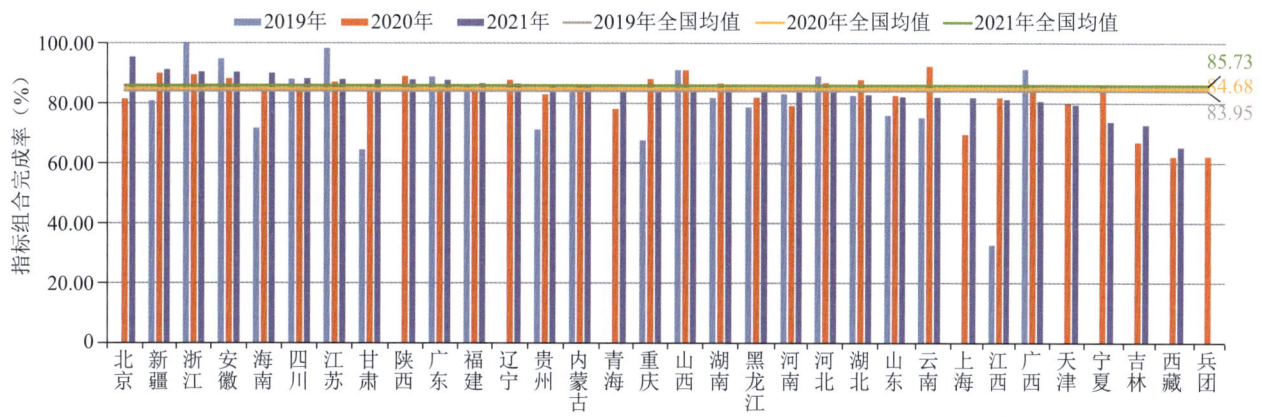

图 2-4-1-119　2019—2021年各省（自治区、直辖市）甲状腺癌（手术治疗）（TC）11项质控指标组合完成率

3. 2021年甲状腺癌（手术治疗）（TC）医疗资源消耗情况

2021年甲状腺癌（手术治疗）（TC）平均住院日为7.34天，每住院人次费用为21 629.23元，其中药费为2879.15元（图2-4-1-120）。

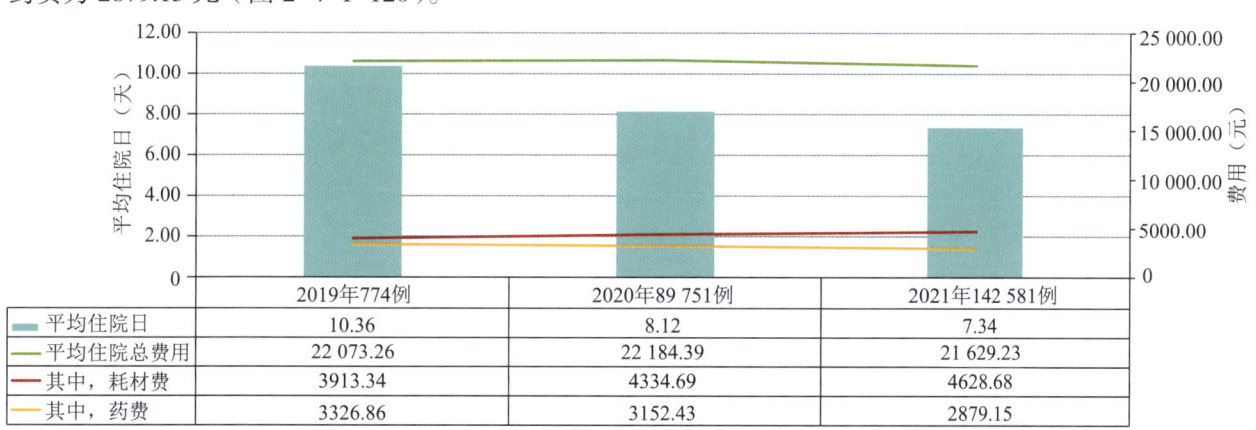

图 2-4-1-120　2019—2021年甲状腺癌（手术治疗）（TC）医疗资源消耗情况

4. 2021年甲状腺癌（手术治疗）（TC）住院天数与住院费用四分位值

2021年甲状腺癌（手术治疗）（TC）住院天数的中位数为6.97天，每住院人次费用的中位数为20 266.54元（图2-4-1-121）。

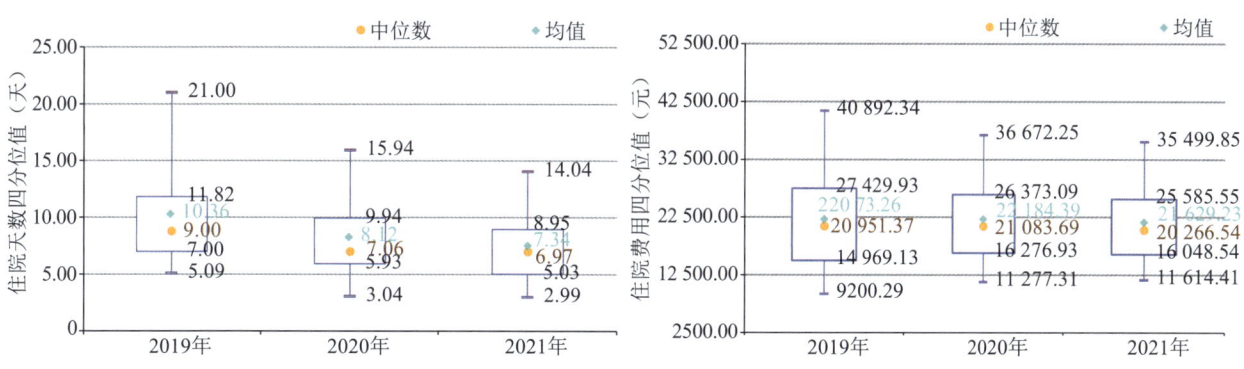

图 2-4-1-121　2019—2021年甲状腺癌（手术治疗）（TC）住院天数与住院费用

（三十一）围手术期预防深静脉血栓栓塞（DVT）

2021年各省（自治区、直辖市）及兵团共纳入1534家医疗机构498 335例围手术期预防深静脉血栓栓塞（DVT）有效数据进行分析。

1. 2021年围手术期预防深静脉血栓栓塞（DVT）11项质量指标组合完成情况

2021年围手术期预防深静脉血栓栓塞（DVT）11项质量指标组合完成率为69.66%（图2-4-1-122）。

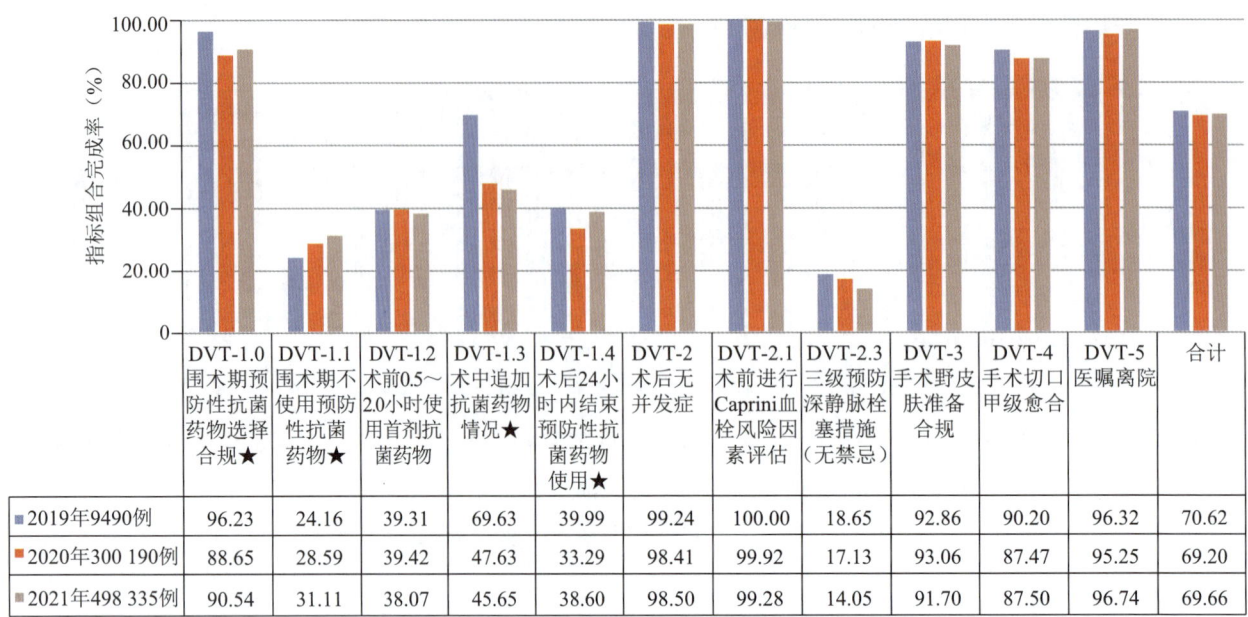

图 2-4-1-122　2019—2021 年医疗机构围手术期预防深静脉血栓栓塞（DVT）11 项质量指标组合完成情况

2. 2021 年各省（自治区、直辖市）围手术期预防深静脉血栓栓塞（DVT）11 项质控指标组合完成情况

2021 年共有 15 个省（自治区、直辖市）围手术期预防深静脉血栓栓塞（DVT）11 项质控指标组合完成率高于全国平均值，分别是四川、福建、新疆、重庆、山东、内蒙古、山西、贵州、广西、黑龙江、江苏、湖北、海南、安徽、甘肃（图 2-4-1-123）。

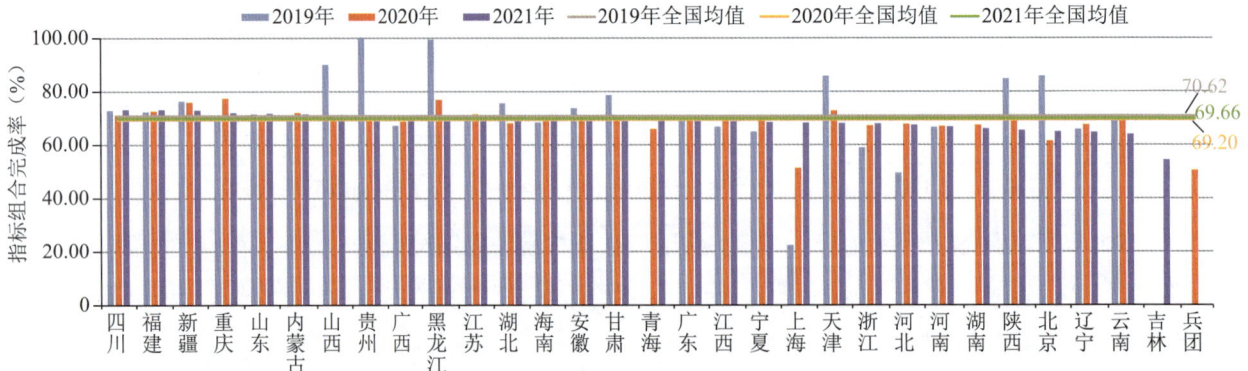

图 2-4-1-123　2019—2021 年各省（自治区、直辖市）围手术期预防深静脉血栓栓塞（DVT）11 项质控指标组合完成率

3. 2021 年围手术期预防深静脉血栓栓塞（DVT）医疗资源消耗情况

2021 年围手术期预防深静脉血栓栓塞（DVT）平均住院日为 9.85 天，每住院人次费用为 26 028.35 元，其中药费为 4196.68 元（图 2-4-1-124）。

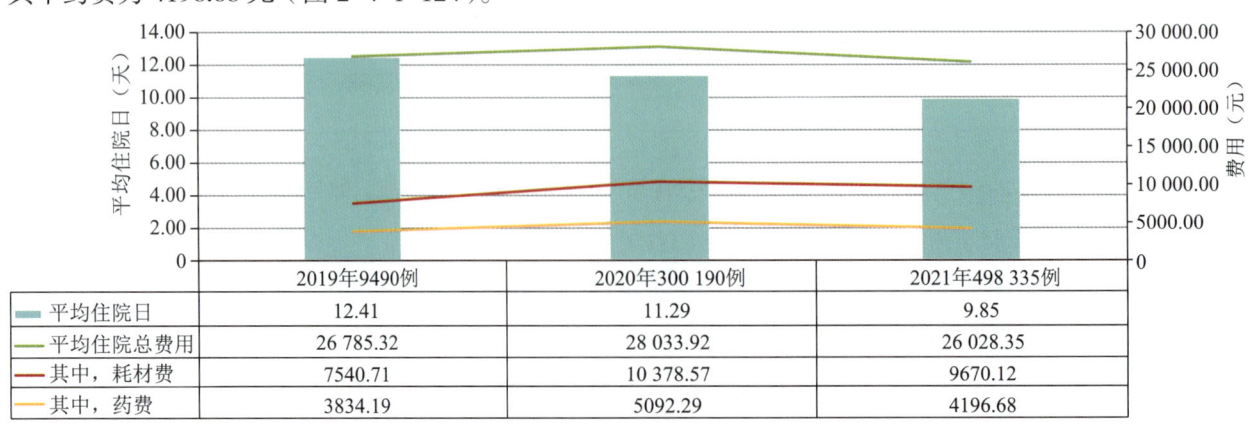

图 2-4-1-124　2019—2021 年围手术期预防深静脉血栓栓塞（DVT）医疗资源消耗情况

4. 2021年围手术期预防深静脉血栓栓塞（DVT）住院天数与住院费用四分位值

2021年围手术期预防深静脉血栓栓塞（DVT）住院天数的中位数为8.00天，每住院人次费用的中位数为17 919.37元（图2-4-1-125）。

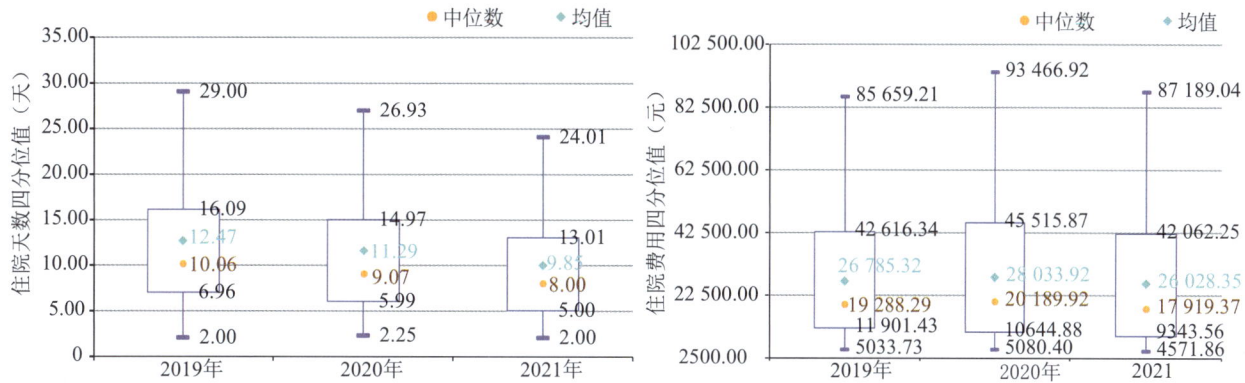

图2-4-1-125　2019—2021年围手术期预防深静脉血栓栓塞（DVT）住院天数与住院费用

（三十二）住院精神疾病（HBIPS）

2021年各省（自治区、直辖市）及兵团共纳入1163家医疗机构426 294例住院精神疾病（HBIPS）有效数据进行分析。

1. 2021年住院精神疾病（HBIPS）7项质量指标组合完成情况

2021年住院精神疾病（HBIPS）7项质量指标组合完成率为68.10%（图2-4-1-126）。

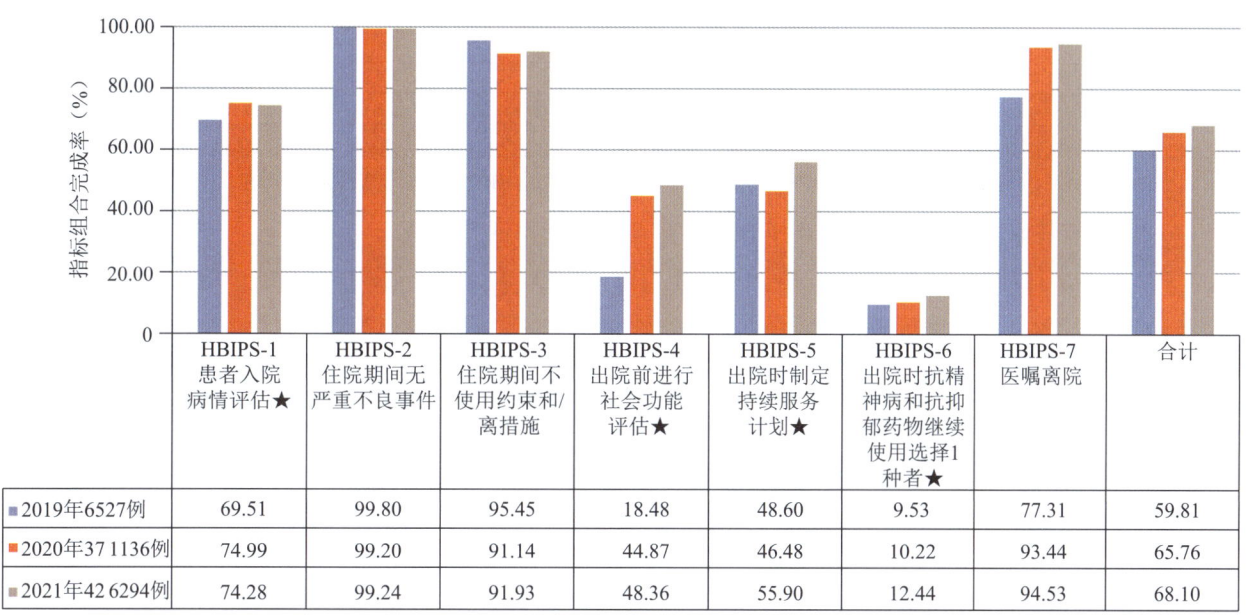

图2-4-1-126　2019—2021年医疗机构住院精神疾病（HBIPS）7项质量指标组合完成情况

2. 2021年各省（自治区、直辖市）住院精神疾病（HBIPS）7项质控指标组合完成情况

2021年共有11个省（自治区、直辖市）住院精神疾病（HBIPS）7项质控指标组合完成率高于全国平均值，分别是云南、陕西、甘肃、湖北、浙江、四川、广西、北京、山西、新疆、安徽（图2-4-1-127）。

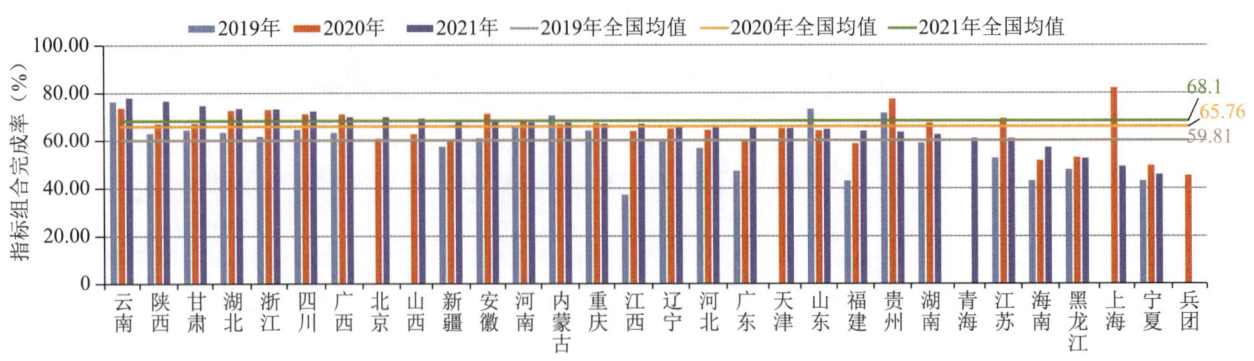

图 2-4-1-127　2019—2021年各省（自治区、直辖市）住院精神疾病（HBIPS）7项质控指标组合完成率

3. 2021年住院精神疾病（HBIPS）医疗资源消耗情况

2021年住院精神疾病（HBIPS）平均住院日为29.91天，每住院人次费用为14 212.61元，其中药费为1187.27元（图2-4-1-128）。

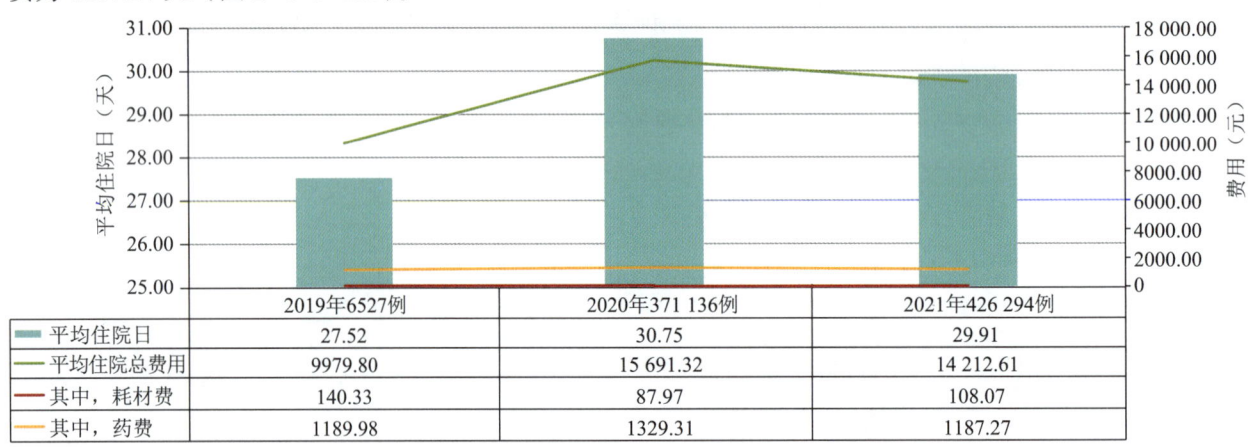

图 2-4-1-128　2019—2021年住院精神疾病（HBIPS）医疗资源消耗情况

4. 2021年住院精神疾病（HBIPS）住院天数与住院费用四分位值

2021年住院精神疾病（HBIPS）住院天数的中位数为28.00天，每住院人次费用的中位数为10 657.08元（图2-4-1-129）。

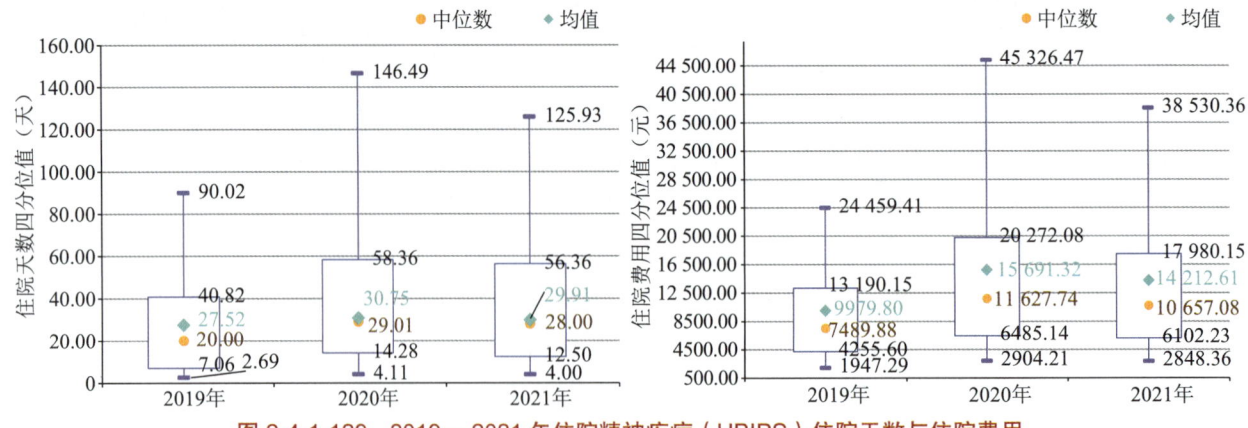

图 2-4-1-129　2019—2021年住院精神疾病（HBIPS）住院天数与住院费用

（三十三）围手术期预防感染（PIP）

2021年各省（自治区、直辖市）及兵团共纳入2033家医疗机构1 689 898例围手术期预防感染（PIP）有效数据进行分析。

1. 2021年围手术期预防感染（PIP）9项质量指标组合完成情况

2021年围手术期预防感染（PIP）9项质量指标组合完成率为84.58%（图2-4-1-130）。

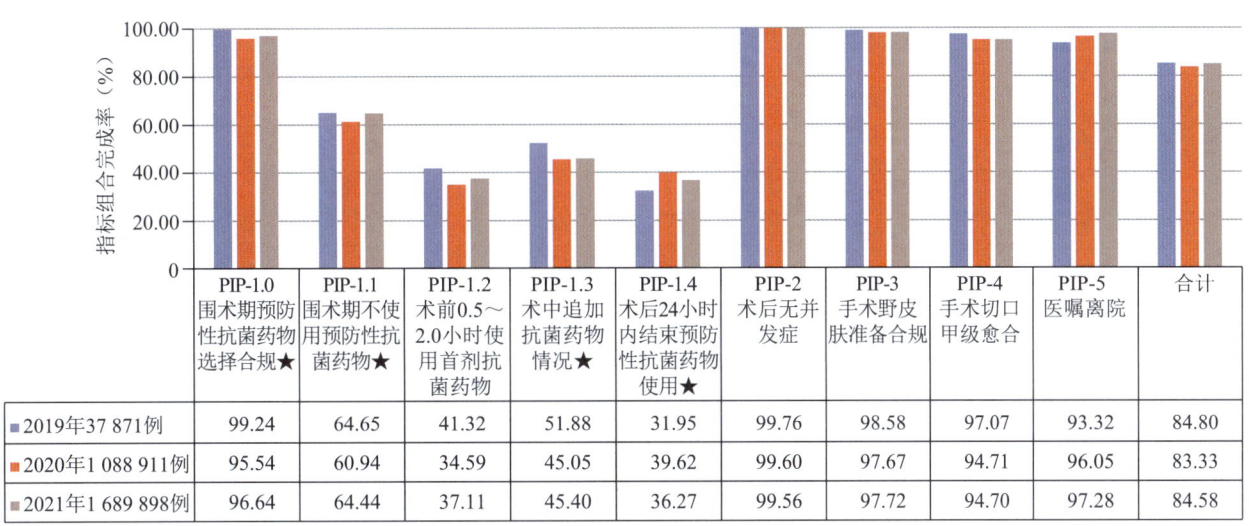

图 2-4-1-130　2019—2021 年医疗机构围手术期预防感染（PIP）9 项质量指标组合完成情况

2. 2021 年各省（自治区、直辖市）围手术期预防感染（PIP）9 项质控指标组合完成情况

2021 年共有 10 个省（自治区、直辖市）围手术期预防感染（PIP）9 项质控指标组合完成率高于全国平均值，分别是海南、四川、广东、贵州、新疆、广西、福建、浙江、云南、安徽（图 2-4-1-131）。

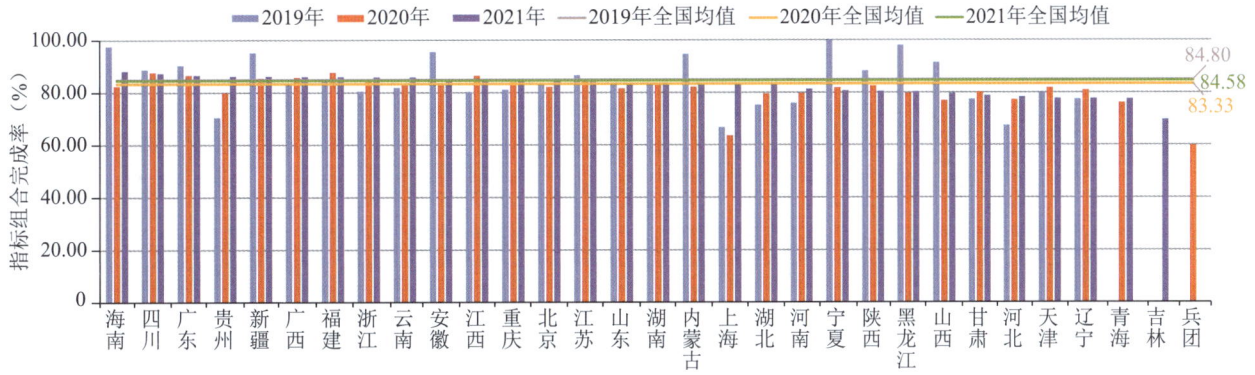

图 2-4-1-131　2019—2021 年各省（自治区、直辖市）围手术期预防感染（PIP）9 项质控指标组合完成率

3. 2021 年围手术期预防感染（PIP）医疗资源消耗情况

2021 年围手术期预防感染（PIP）平均住院日为 7.32 天，每住院人次费用为 15 225.33 元，其中药费为 2015.38 元（图 2-4-1-132）。

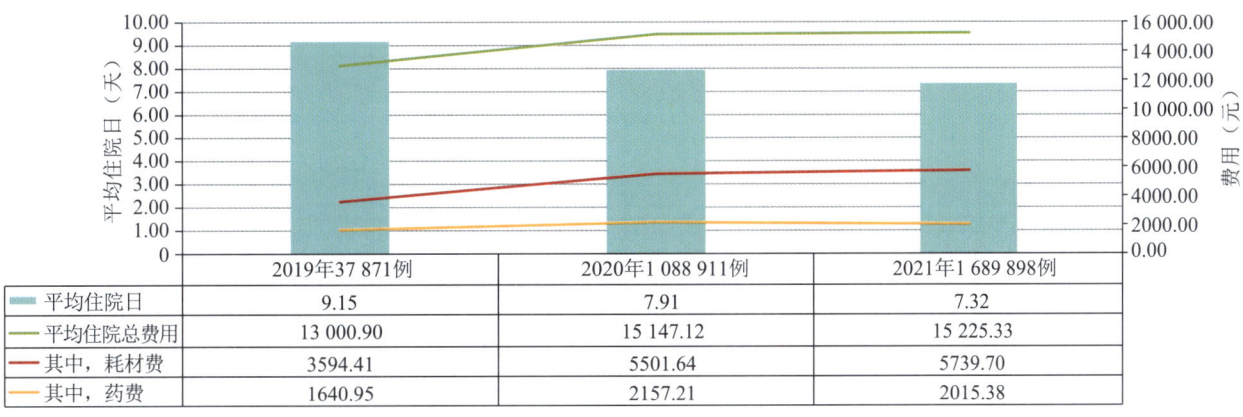

图 2-4-1-132　2019—2021 年围手术期预防感染（PIP）医疗资源消耗情况

4. 2021 年围手术期预防感染（PIP）住院天数与住院费用四分位值

2021 年围手术期预防感染（PIP）住院天数的中位数为 5.01 天，每住院人次费用的中位数为 9623.40 元（图 2-4-1-133）。

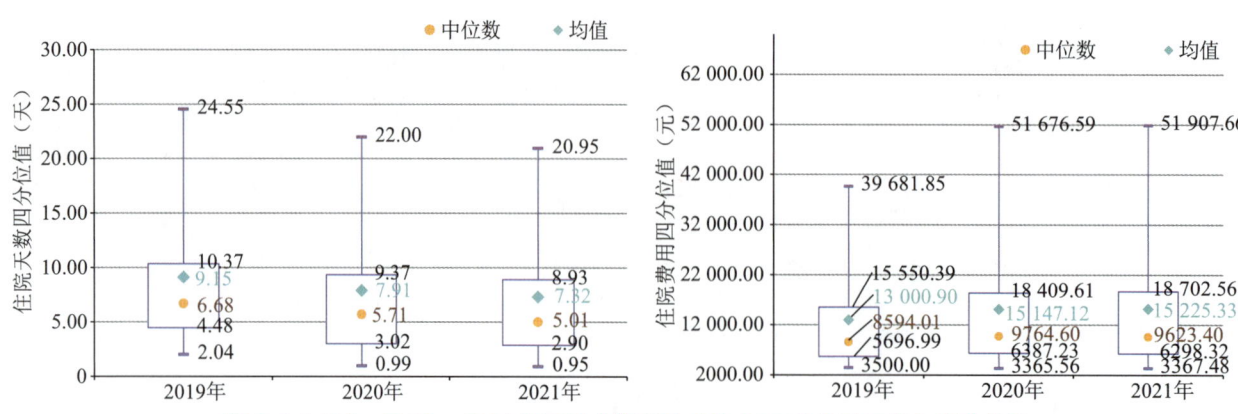

图 2-4-1-133　2019—2021 年围手术期预防感染（PIP）住院天数与住院费用

（三十四）严重脓毒症和脓毒症休克早期治疗（SEP）

2021 年各省（自治区、直辖市）及兵团共纳入 1431 家医疗机构 94 303 例严重脓毒症和脓毒症休克早期治疗（SEP）有效数据进行分析。

1. 2021 年严重脓毒症和脓毒症休克早期治疗（SEP）3 项质量指标组合完成情况

2021 年严重脓毒症和脓毒症休克早期治疗（SEP）3 项质量指标组合完成率为 51.82%（图 2-4-1-134）。

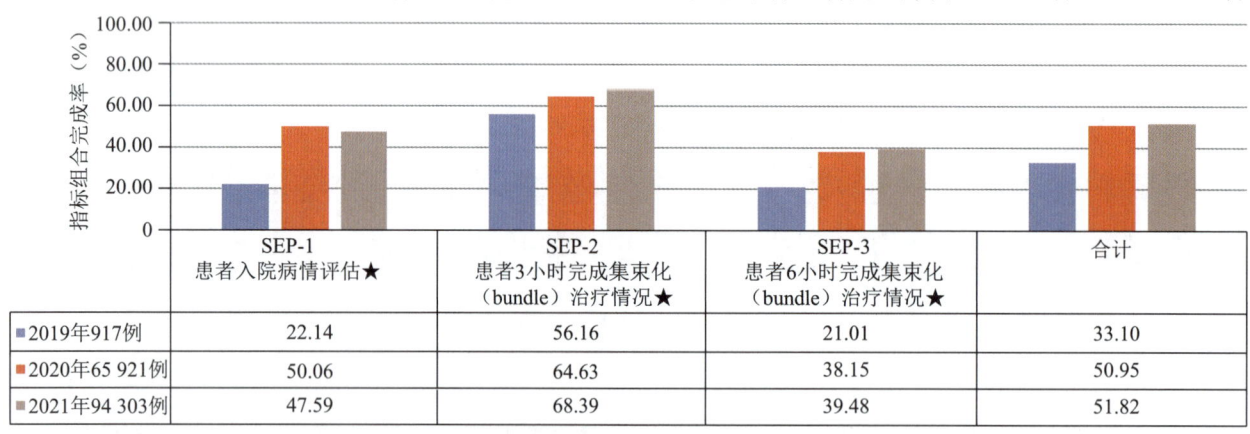

图 2-4-1-134　2019—2021 年医疗机构严重脓毒症和脓毒症休克早期治疗（SEP）3 项质量指标组合完成情况

2. 2021 年各省（自治区、直辖市）严重脓毒症和脓毒症休克早期治疗（SEP）3 项质控指标组合完成情况

2021 年共有 13 个省（自治区、直辖市）严重脓毒症和脓毒症休克早期治疗（SEP）3 项质控指标组合完成率高于全国平均值，分别是天津、青海、辽宁、河北、北京、上海、黑龙江、陕西、安徽、浙江、四川、甘肃、河南（图 2-4-1-135）。

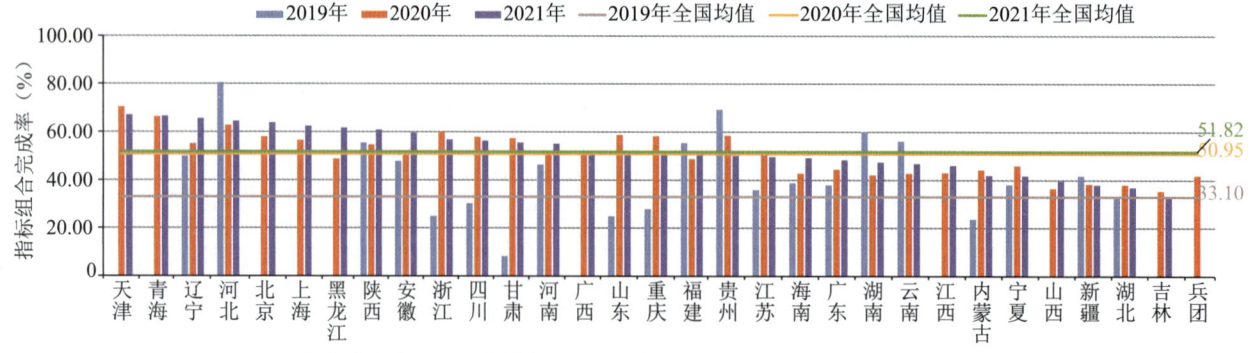

图 2-4-1-135　2019—2021 年各省（自治区、直辖市）严重脓毒症和脓毒症休克早期治疗（SEP）3 项质控指标组合完成率

3. 2021 年严重脓毒症和脓毒症休克早期治疗（SEP）医疗资源消耗情况

2021 年严重脓毒症和脓毒症休克早期治疗（SEP）平均住院日为 14.57 天，每住院人次费用为 28 145.65 元，其中药费为 17 117.16 元（图 2-4-1-136）。

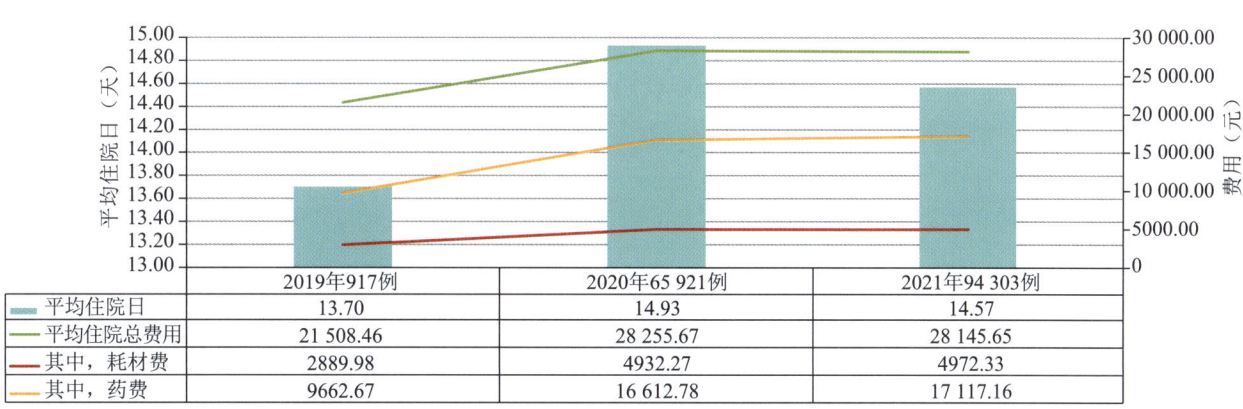

图 2-4-1-136 2019—2021 年严重脓毒症和脓毒症休克早期治疗（SEP）医疗资源消耗情况

4. 2021 年严重脓毒症和脓毒症休克早期治疗（SEP）住院天数与住院费用四分位值

2021 年严重脓毒症和脓毒症休克早期治疗（SEP）住院天数的中位数为 11.29 天，每住院人次费用的中位数为 24 285.04 元（图 2-4-1-137）。

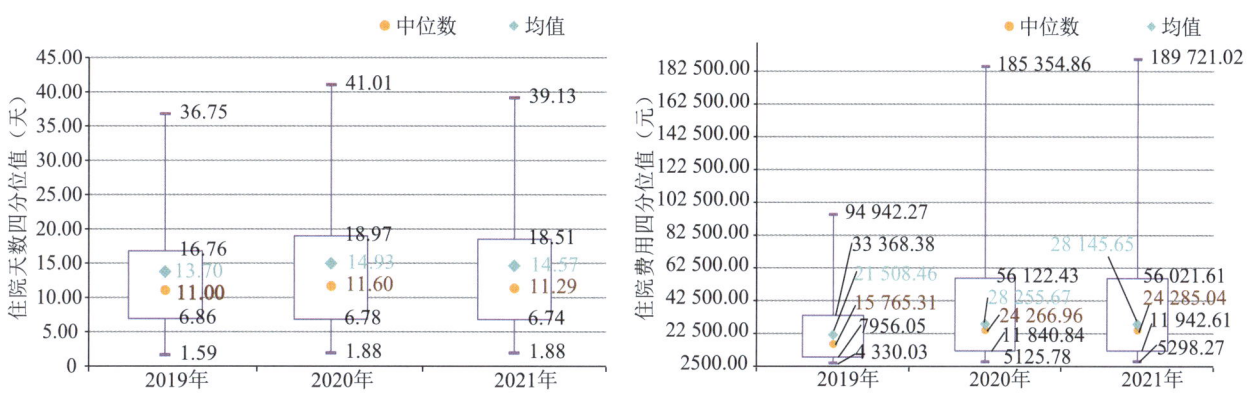

图 2-4-1-137 2019—2021 年严重脓毒症和脓毒症休克早期治疗（SEP）住院天数与住院费用

（三十五）甲状腺结节（手术治疗）（TN）

2021 年各省（自治区、直辖市）及兵团共纳入 1611 家医疗机构 64 785 例甲状腺结节（手术治疗）（TN）有效数据进行分析。

1. 2021 年甲状腺结节（手术治疗）（TN）9 项质量指标组合完成情况

2021 年甲状腺结节（手术治疗）（TN）9 项质量指标组合完成率为 77.48%（图 2-4-1-138）。

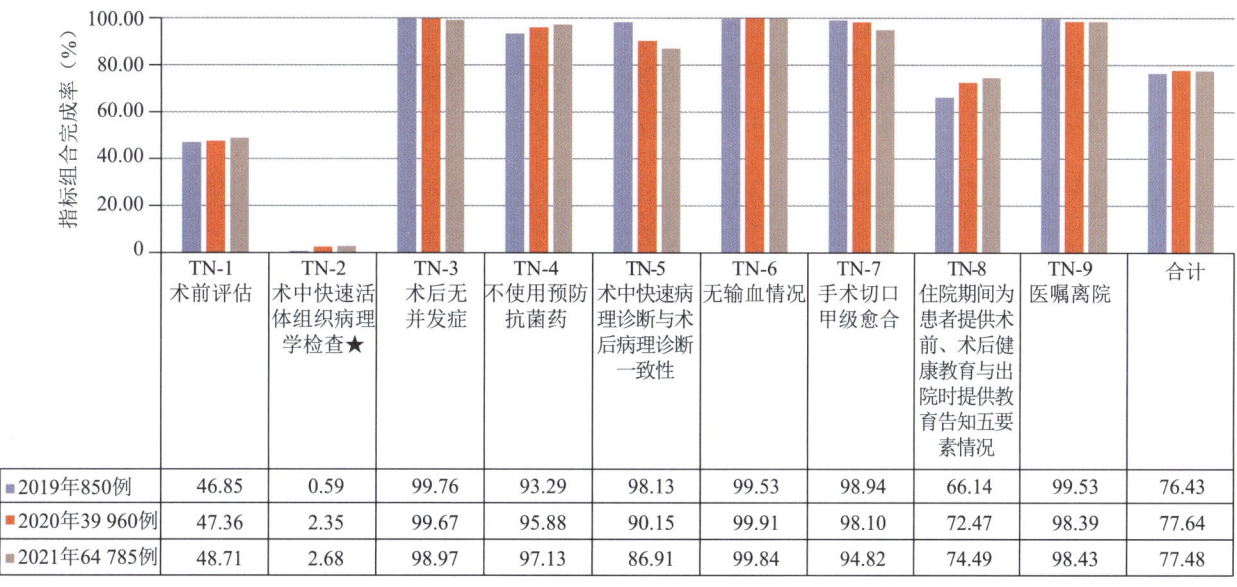

	TN-1 术前评估	TN-2 术中快速活体组织病理学检查★	TN-3 术后无并发症	TN-4 不使用预防抗菌药	TN-5 术中快速病理诊断与术后病理诊断一致性	TN-6 无输血情况	TN-7 手术切口甲级愈合	TN-8 住院期间为患者提供术前、术后健康教育与出院时提供教育告知五要素情况	TN-9 医嘱离院	合计
2019年850例	46.85	0.59	99.76	93.29	98.13	99.53	98.94	66.14	99.53	76.43
2020年39 960例	47.36	2.35	99.67	95.88	90.15	99.91	98.10	72.47	98.39	77.64
2021年64 785例	48.71	2.68	98.97	97.13	86.91	99.84	94.82	74.49	98.43	77.48

图 2-4-1-138 2019—2021 年医疗机构甲状腺结节（手术治疗）（TN）9 项质量指标组合完成情况

499

2. 2021年各省（自治区、直辖市）甲状腺结节（手术治疗）（TN）9项质控指标组合完成情况

2021年共有16个省（自治区、直辖市）甲状腺结节（手术治疗）（TN）9项质控指标组合完成率高于全国平均值，分别是青海、江苏、贵州、上海、安徽、四川、福建、广西、北京、湖北、浙江、内蒙古、云南、重庆、甘肃、辽宁（图2-4-1-139）。

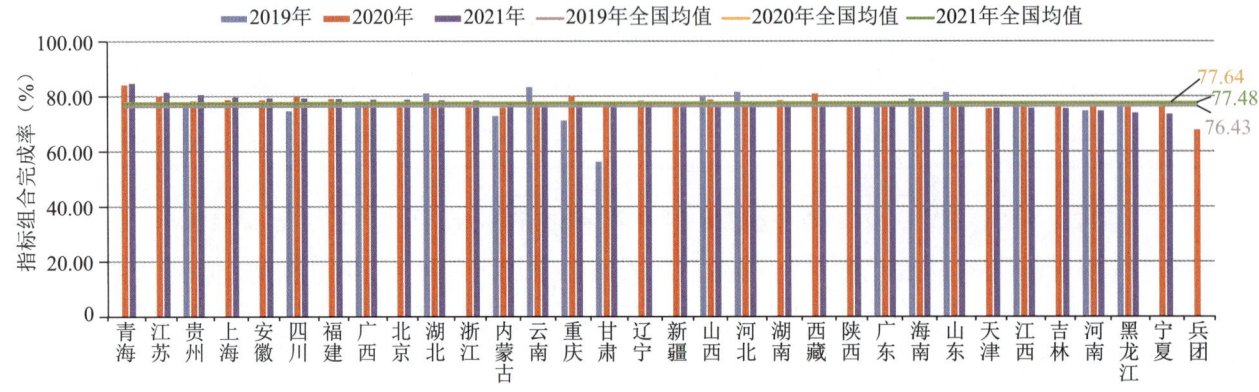

图2-4-1-139　2019—2021年各省（自治区、直辖市）甲状腺结节（手术治疗）（TN）9项质控指标组合完成率

3. 2021年甲状腺结节（手术治疗）（TN）医疗资源消耗情况

2021年甲状腺结节（手术治疗）（TN）平均住院日为6.67天，每住院人次费用为15 538.90元，其中药费为1785.81元（图2-4-1-140）。

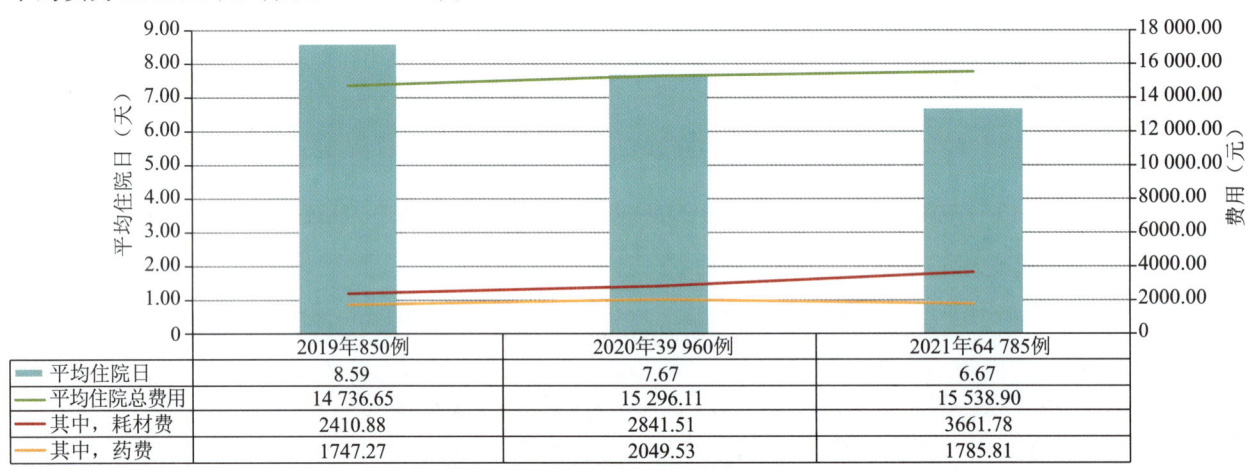

图2-4-1-140　2019—2021年甲状腺结节（手术治疗）（TN）医疗资源消耗情况

4. 2021年甲状腺结节（手术治疗）（TN）住院天数与住院费用四分位值

2021年甲状腺结节（手术治疗）（TN）住院天数的中位数为6.22天，每住院人次费用的中位数为14 636.95元（图2-4-1-141）。

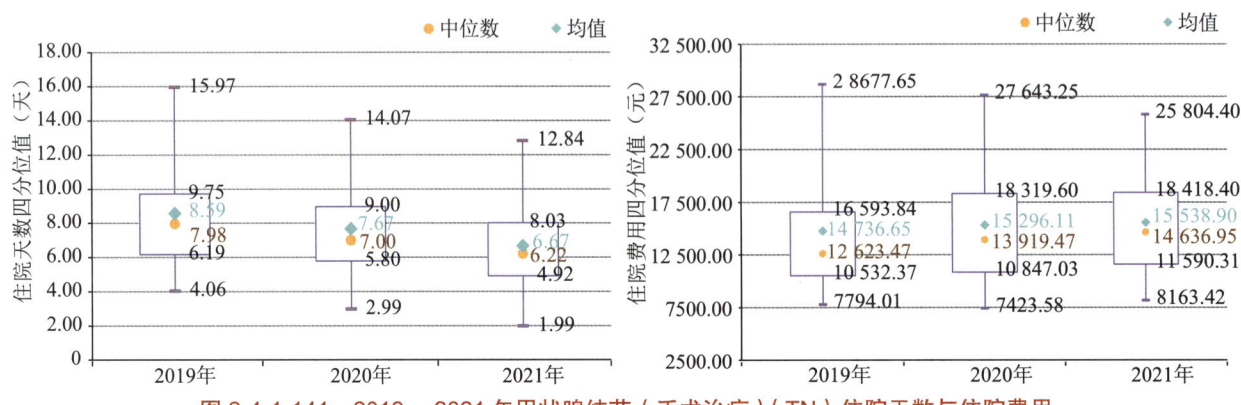

图2-4-1-141　2019—2021年甲状腺结节（手术治疗）（TN）住院天数与住院费用

(三十六)中高危风险患者预防静脉血栓栓塞症(VTE)

2021年各省(自治区、直辖市)及兵团共纳入1227家医疗机构1 388 044例中高危风险患者预防静脉血栓栓塞症(VTE)有效数据进行分析。

1. 2021年中高危风险患者预防静脉血栓栓塞症(VTE)9项质量指标组合完成情况

2021年中高危风险患者预防静脉血栓栓塞症(VTE)9项质量指标组合完成率为52.98%(图2-4-1-142)。

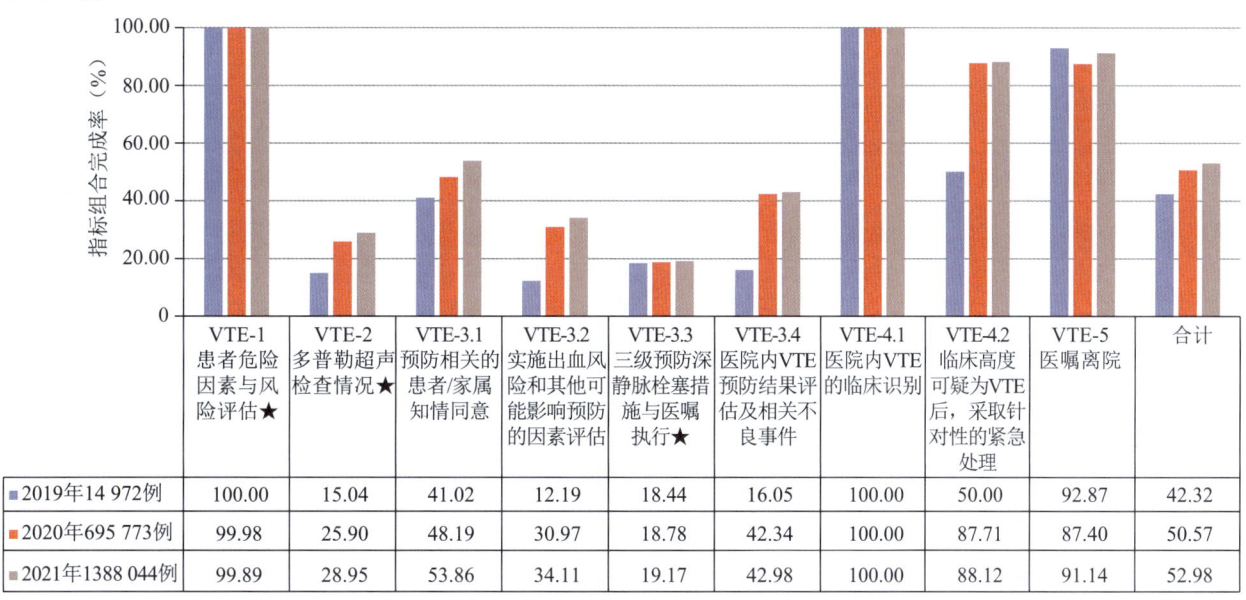

图2-4-1-142 2019—2021年医疗机构中高危风险患者预防静脉血栓栓塞症(VTE)
9项质量指标组合完成情况

2. 2021年各省(自治区、直辖市)中高危风险患者预防静脉血栓栓塞症(VTE)9项质控指标组合完成情况

2021年共有12个省(自治区、直辖市)中高危风险患者预防静脉血栓栓塞症(VTE)9项质控指标组合完成率高于全国平均值,分别是青海、上海、陕西、江苏、浙江、四川、重庆、福建、广东、湖北、江西、广西(图2-4-1-143)。

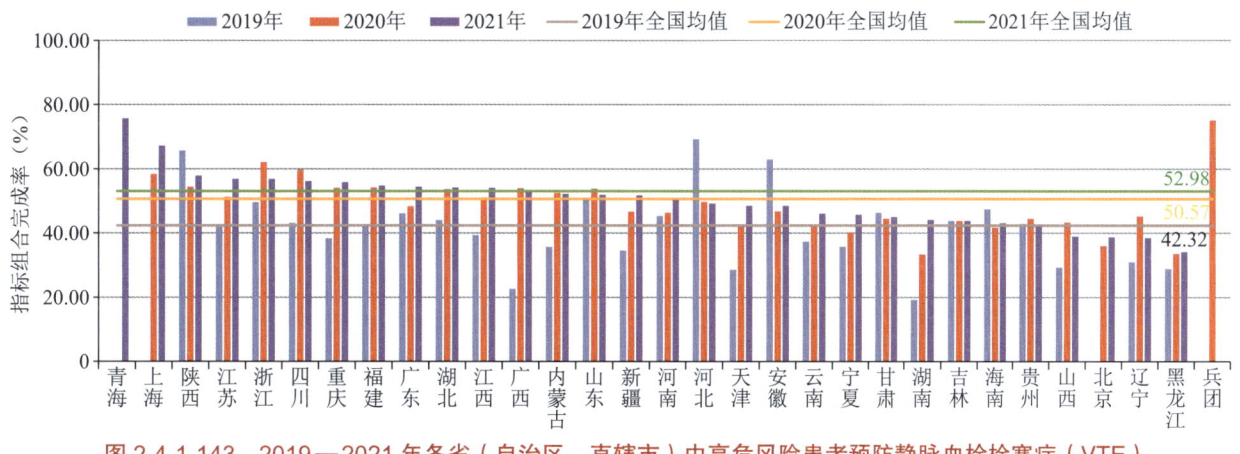

图2-4-1-143 2019—2021年各省(自治区、直辖市)中高危风险患者预防静脉血栓栓塞症(VTE)
9项质控指标组合完成率

3. 2021年中高危风险患者预防静脉血栓栓塞症(VTE)医疗资源消耗情况

2021年中高危风险患者预防静脉血栓栓塞症(VTE)平均住院日为9.69天,每住院人次费用为16 277.66元,其中药费为5370.65元(图2-4-1-144)。

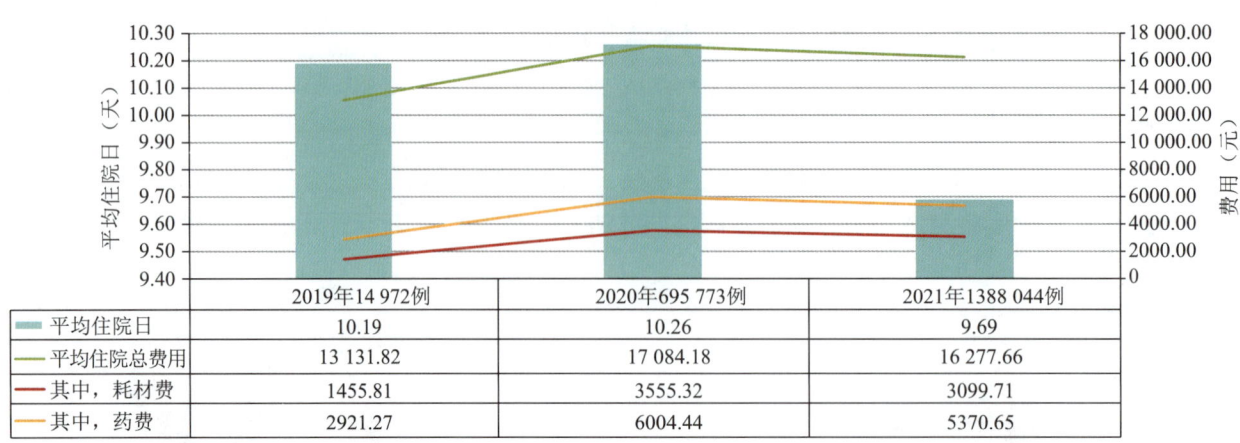

图 2-4-1-144 2019—2021 年中高危风险患者预防静脉血栓栓塞症（VTE）医疗资源消耗情况

4. 2021 年中高危风险患者预防静脉血栓栓塞症（VTE）住院天数与住院费用四分位值

2021 年中高危风险患者预防静脉血栓栓塞症（VTE）住院天数的中位数为 7.03 天，每住院人次费用的中位数为 10 144.23 元（图 2-4-1-145）。

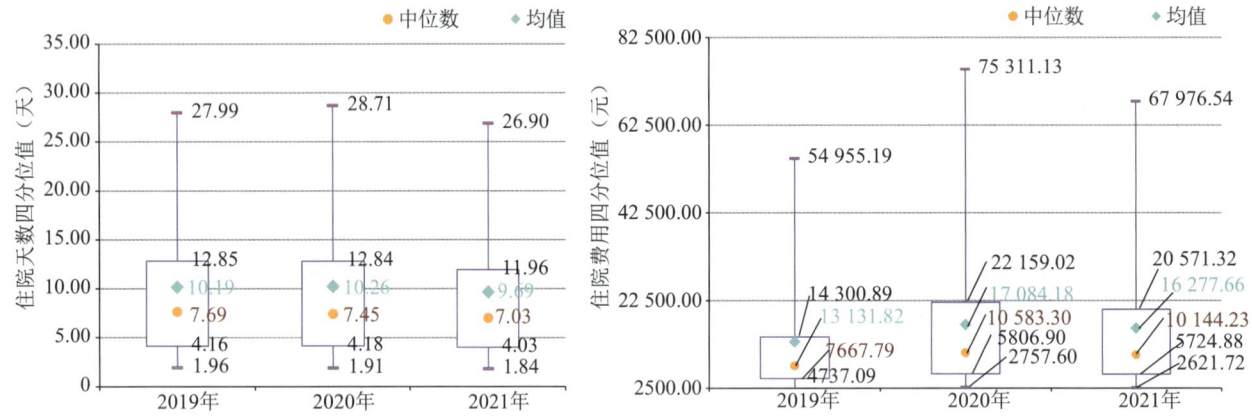

图 2-4-1-145 2019—2021 年中高危风险患者预防静脉血栓栓塞症（VTE）住院天数与住院费用

（三十七）哮喘（儿童，住院）（CAC2）

2021 年各省（自治区、直辖市）及兵团共纳入 989 家医疗机构 9107 例哮喘（儿童，住院）（CAC2）有效数据进行分析。

1. 2021 年哮喘（儿童，住院）（CAC2）8 项质量指标组合完成情况

2021 年哮喘（儿童，住院）（CAC2）8 项质量指标组合完成率为 66.23%（图 2-4-1-146）。

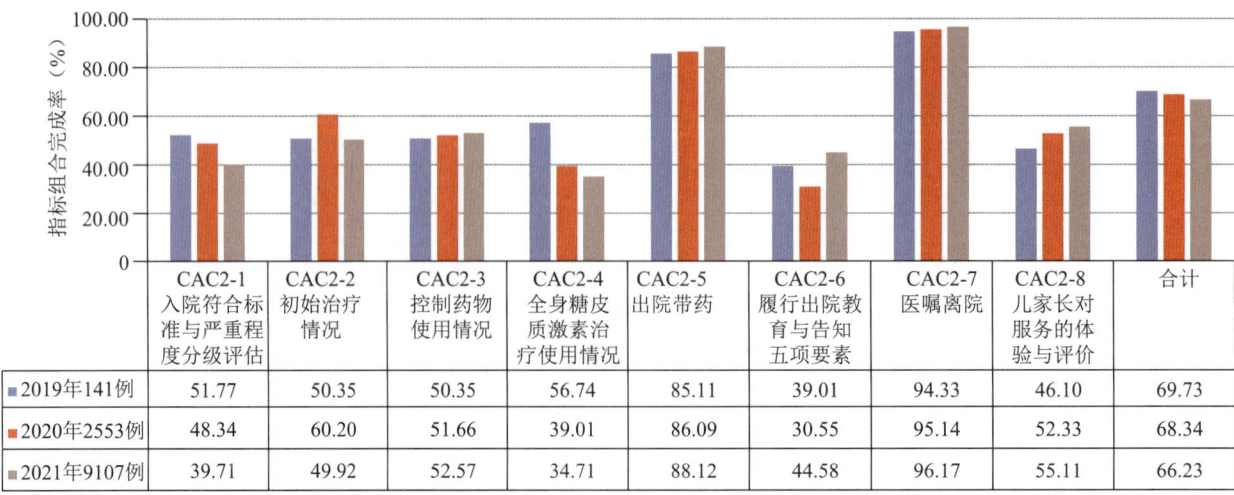

	CAC2-1 入院符合标准与严重程度分级评估	CAC2-2 初始治疗情况	CAC2-3 控制药物使用情况	CAC2-4 全身糖皮质激素治疗使用情况	CAC2-5 出院带药	CAC2-6 履行出院教育与告知五项要素	CAC2-7 医嘱离院	CAC2-8 儿家长对服务的体验与评价	合计
2019年141例	51.77	50.35	50.35	56.74	85.11	39.01	94.33	46.10	69.73
2020年2553例	48.34	60.20	51.66	39.01	86.09	30.55	95.14	52.33	68.34
2021年9107例	39.71	49.92	52.57	34.71	88.12	44.58	96.17	55.11	66.23

图 2-4-1-146 2019—2021 年医疗机构哮喘（儿童，住院）（CAC2）8 项质量指标组合完成情况

2. 2021年各省（自治区、直辖市）哮喘（儿童，住院）（CAC2）8项质控指标组合完成情况

2021年共有16个省（自治区、直辖市）哮喘（儿童，住院）（CAC2）8项质控指标组合完成率高于全国平均值，分别是安徽、浙江、广东、上海、江苏、江西、山东、甘肃、湖南、天津、山西、四川、河北、福建、内蒙古、重庆（图2-4-1-147）。

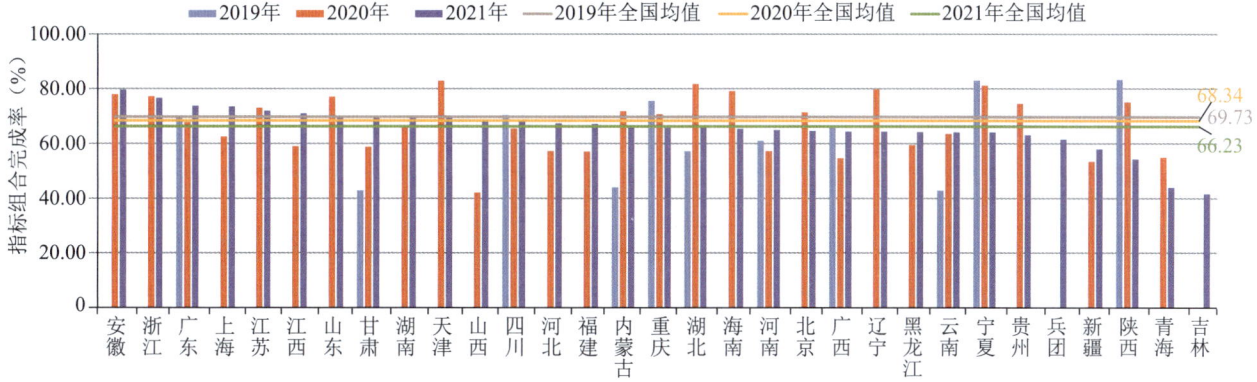

图2-4-1-147　2019—2021年各省（自治区、直辖市）哮喘（儿童，住院）（CAC2）8项质控指标组合完成率

3. 2021年哮喘（儿童，住院）（CAC2）医疗资源消耗情况

2021年哮喘（儿童，住院）（CAC2）平均住院日为4.97天，每住院人次费用为4477.28元，其中药费为1036.00元（图2-4-1-148）。

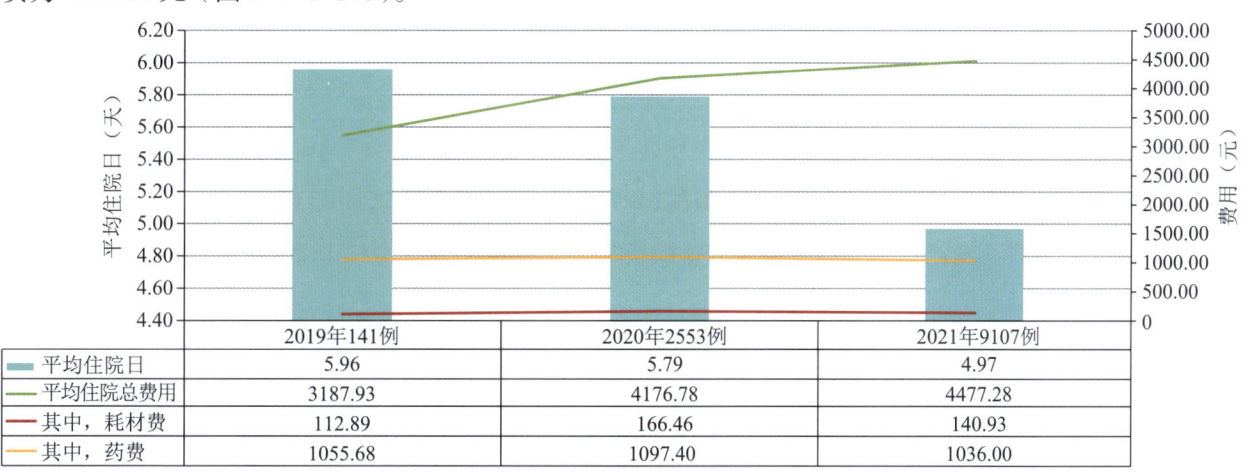

图2-4-1-148　2019—2021年哮喘（儿童，住院）（CAC2）医疗资源消耗情况

4. 2021年哮喘（儿童，住院）（CAC2）住院天数与住院费用四分位值

2021年哮喘（儿童，住院）（CAC2）住院天数的中位数为4.96天，每住院人次费用的中位数为3820.83元（图2-4-1-149）。

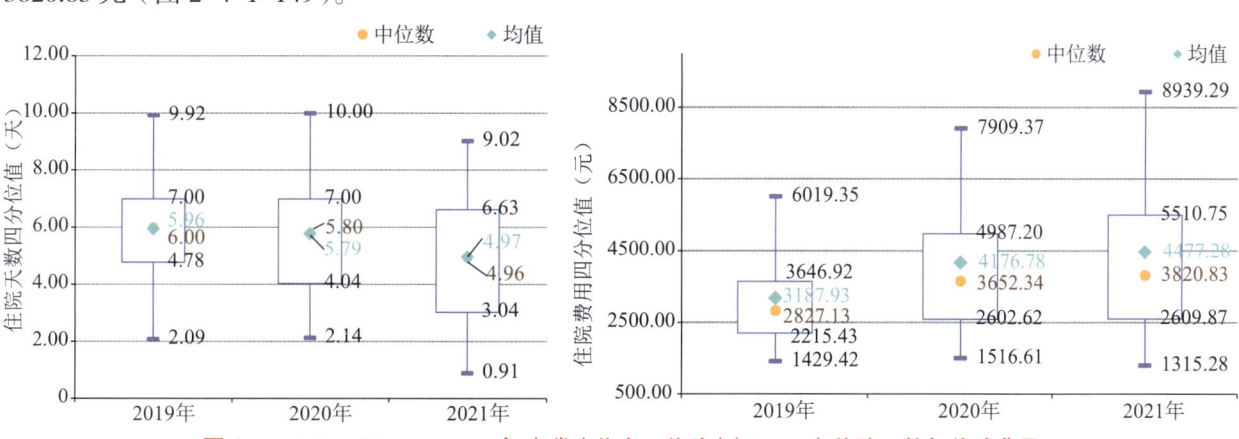

图2-4-1-149　2019—2021年哮喘（儿童，住院）（CAC2）住院天数与住院费用

（三十八）发育性髋关节发育不良（手术治疗）（DDH）

2021年各省（自治区、直辖市）及兵团共纳入127家医疗机构742例发育性髋关节发育不良（手术治疗）（DDH）有效数据进行分析。

1. 2021年发育性髋关节发育不良（手术治疗）（DDH）8项质量指标组合完成情况

2021年发育性髋关节发育不良（手术治疗）（DDH）8项质量指标组合完成率为76.53%（图2-4-1-150）。

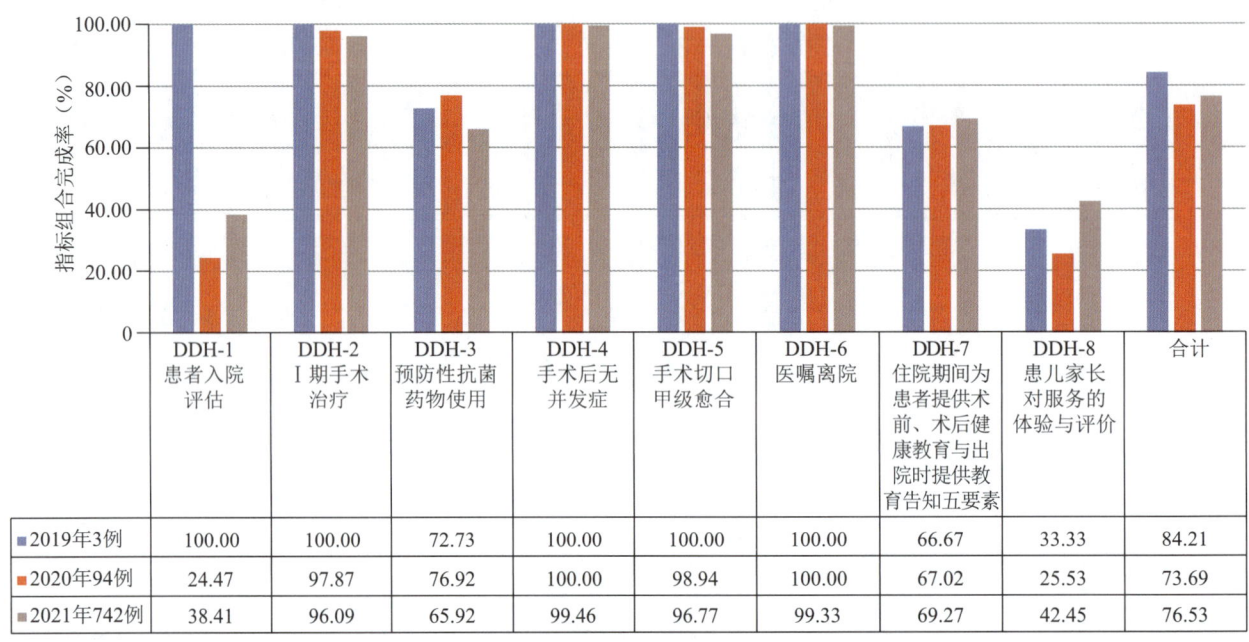

图2-4-1-150　2019—2021年医疗机构发育性髋关节发育不良（手术治疗）（DDH）8项质量指标组合完成情况

2. 2021年各省（自治区、直辖市）发育性髋关节发育不良（手术治疗）（DDH）8项质控指标组合完成情况

2021年共有9个省（自治区、直辖市）发育性髋关节发育不良（手术治疗）（DDH）8项质控指标组合完成率高于全国平均值，分别是重庆、四川、海南、湖北、浙江、河北、江西、广西、陕西（图2-4-1-151）。

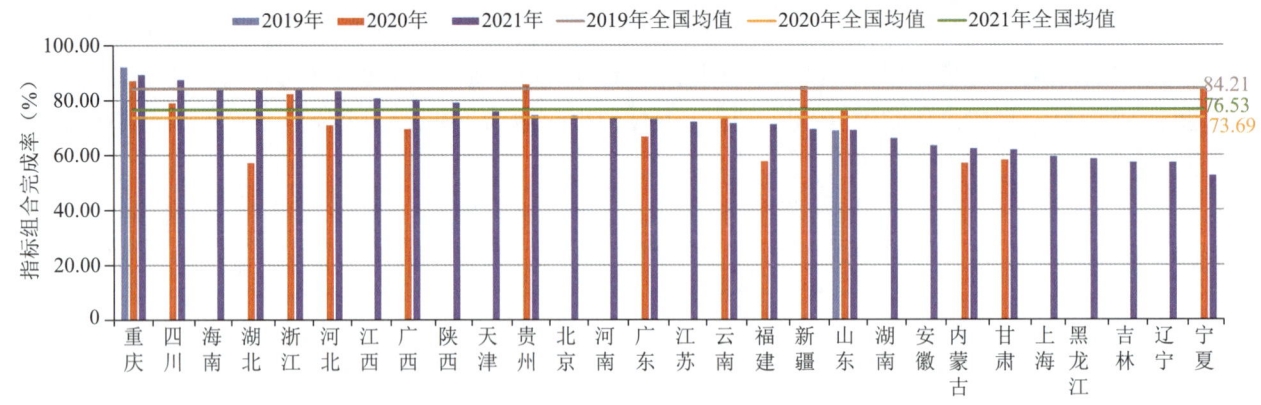

图2-4-1-151　2019—2021年各省（自治区、直辖市）发育性髋关节发育不良（手术治疗）（DDH）8项质控指标组合完成率

3. 2021年发育性髋关节发育不良（手术治疗）（DDH）医疗资源消耗情况

2021年发育性髋关节发育不良（手术治疗）（DDH）平均住院日为10.29天，每住院人次费用为33 102.48元，其中药费为1675.72元（图2-4-1-152）。

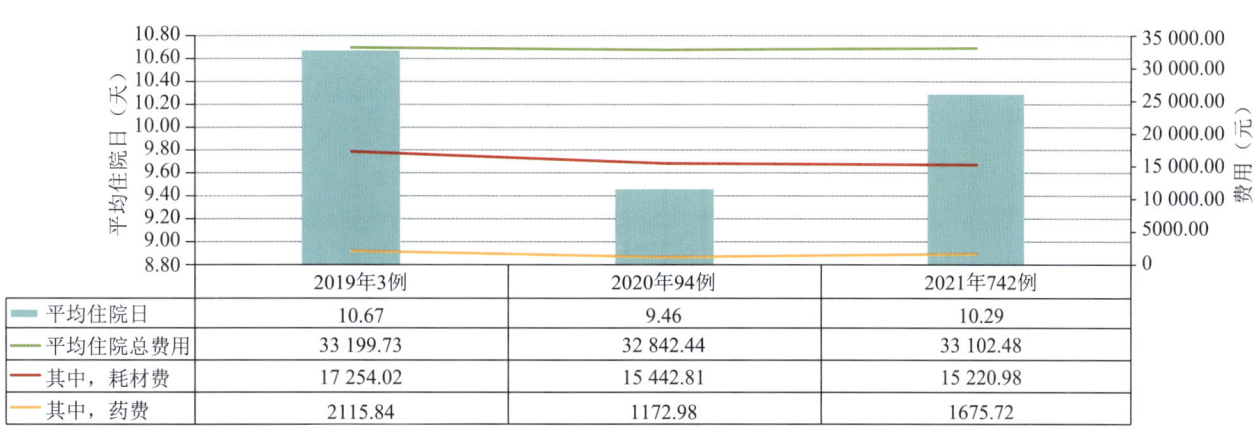

图 2-4-1-152　2019—2021年发育性髋关节发育不良（手术治疗）（DDH）医疗资源消耗情况

4. 2021年发育性髋关节发育不良（手术治疗）（DDH）住院天数与住院费用四分位值

2021年发育性髋关节发育不良（手术治疗）（DDH）住院天数的中位数为8.95天，每住院人次费用的中位数为32 604.20元（图2-4-1-153）。

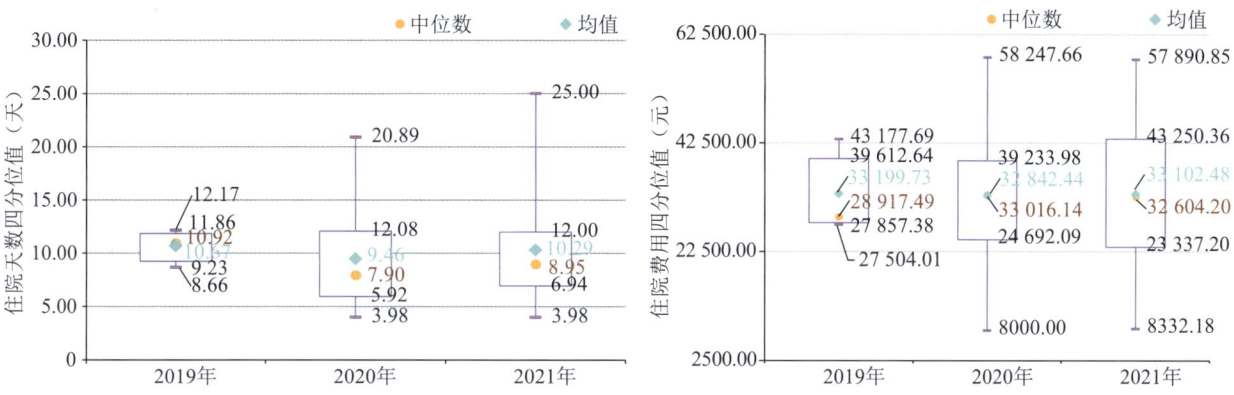

图 2-4-1-153　2019—2021年发育性髋关节发育不良（手术治疗）（DDH）住院天数与住院费用

（三十九）宫颈癌（手术治疗）（CC）

2021年各省（自治区、直辖市）及兵团共纳入1144家医疗机构22 500例宫颈癌（手术治疗）（CC）有效数据进行分析。

1. 2021年宫颈癌（手术治疗）（CC）10项质量指标组合完成情况

2021年宫颈癌（手术治疗）（CC）10项质量指标组合完成率为75.27%（图2-4-1-154）。

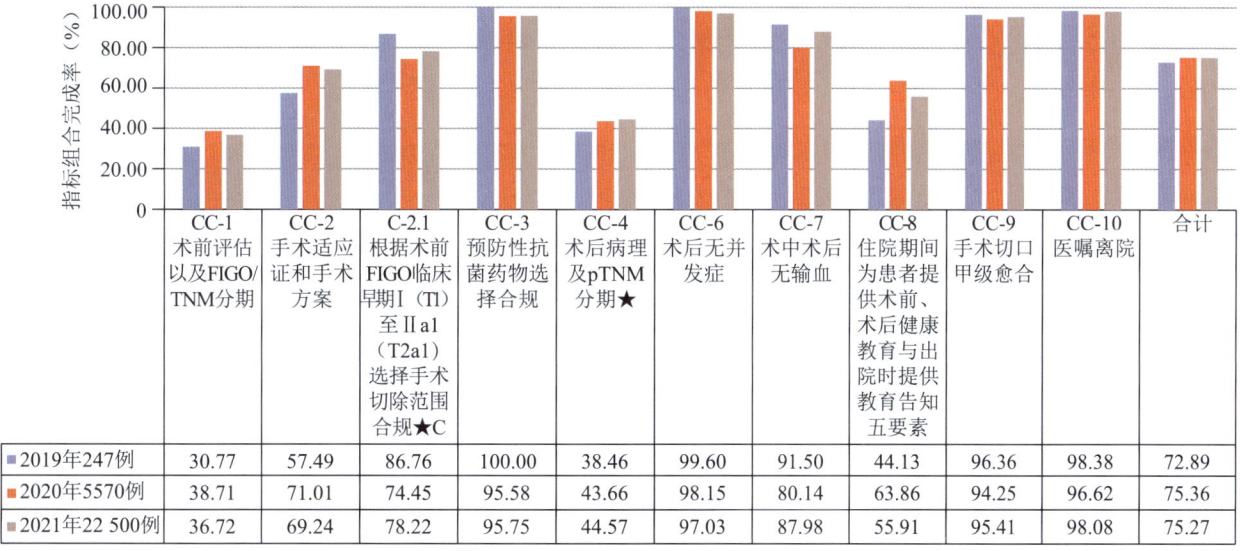

图 2-4-1-154　2019—2021年医疗机构宫颈癌（手术治疗）（CC）10项质量指标组合完成情况

2. 2021年各省（自治区、直辖市）宫颈癌（手术治疗）（CC）10项质控指标组合完成情况

2021年共有13个省（自治区、直辖市）宫颈癌（手术治疗）（CC）10项质控指标组合完成率高于全国平均值，分别是安徽、重庆、浙江、新疆、广西、天津、四川、广东、北京、江苏、海南、陕西、湖北（图2-4-1-155）。

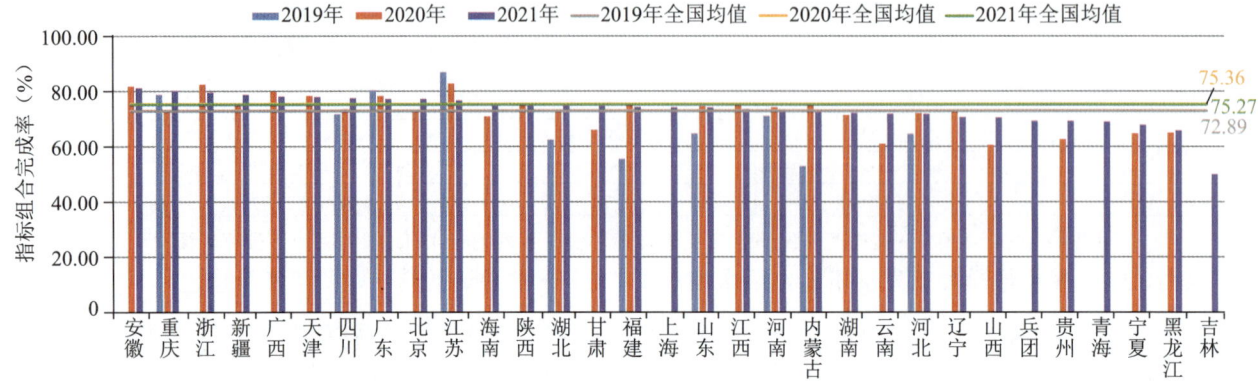

图2-4-1-155　2019—2021年各省（自治区、直辖市）宫颈癌（手术治疗）（CC）10项质控指标组合完成率

3. 2021年宫颈癌（手术治疗）（CC）医疗资源消耗情况

2021年宫颈癌（手术治疗）（CC）平均住院日为14.31天，每住院人次费用为33 065.35元，其中药费为5395.04元（图2-4-1-156）。

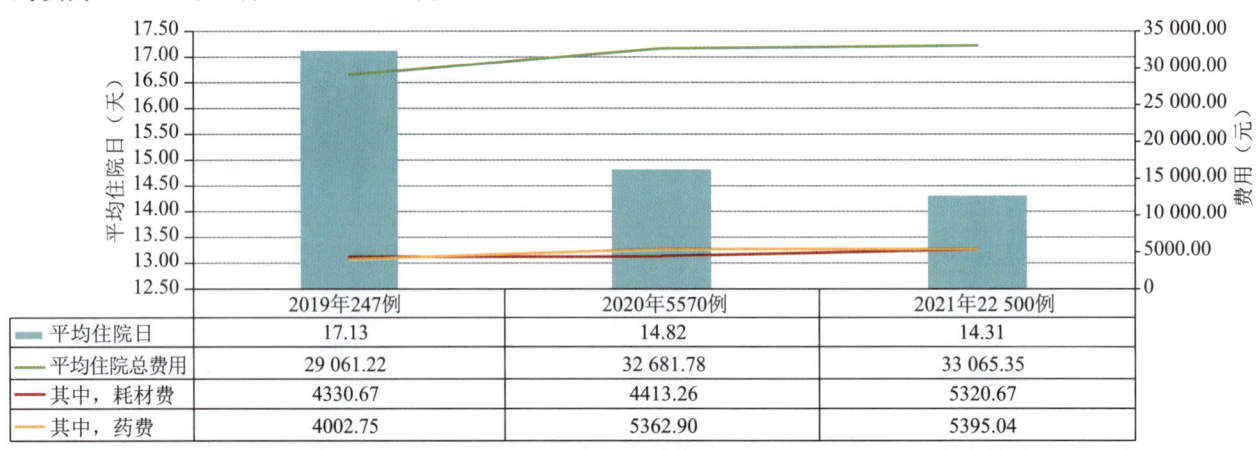

图2-4-1-156　2019—2021年宫颈癌（手术治疗）（CC）医疗资源消耗情况

4. 2021年宫颈癌（手术治疗）（CC）住院天数与住院费用四分位值

2021年宫颈癌（手术治疗）（CC）住院天数的中位数为13.04天，每住院人次费用的中位数为31 323.65元（图2-4-1-157）。

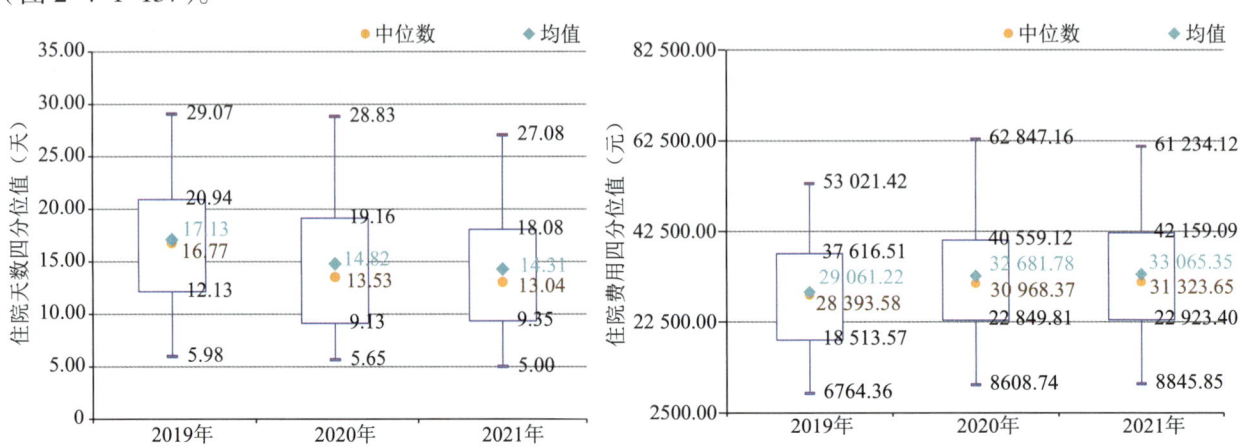

图2-4-1-157　2019—2021年宫颈癌（手术治疗）（CC）住院天数与住院费用

(四十)结肠癌（手术治疗）(CoC)

2021年各省（自治区、直辖市）及兵团共纳入1404家医疗机构28 668例结肠癌（手术治疗）(CoC)有效数据进行分析。

1. 2021年结肠癌（手术治疗）(CoC)16项质量指标组合完成情况

2021年结肠癌（手术治疗）(CoC)16项质量指标组合完成率为57.42%（图2-4-1-158）。

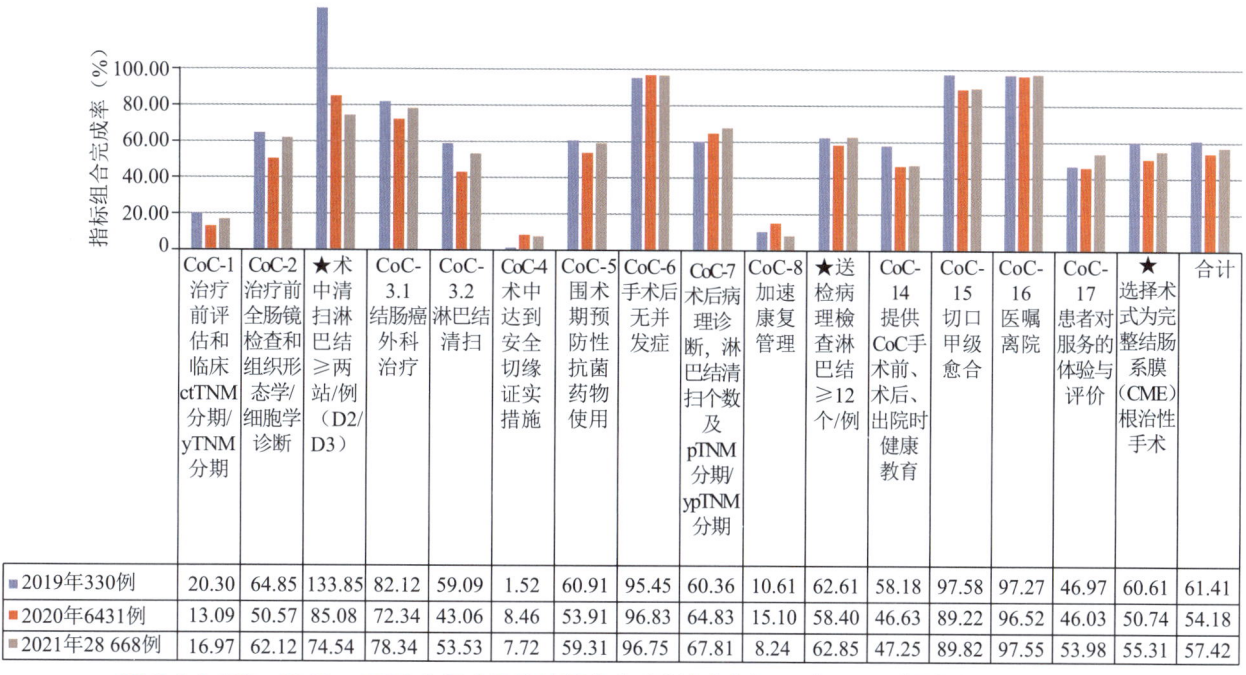

图2-4-1-158　2019—2021年医疗机构结肠癌（手术治疗）(CoC)16项质量指标组合完成情况

2. 2021年各省（自治区、直辖市）结肠癌（手术治疗）(CoC)16项质控指标组合完成情况

2021年共有15个省（自治区、直辖市）结肠癌（手术治疗）(CoC)16项质控指标组合完成率高于全国平均值，分别是天津、青海、广西、上海、浙江、海南、山东、云南、福建、河南、湖北、安徽、四川、内蒙古、河北（图2-4-1-159）。

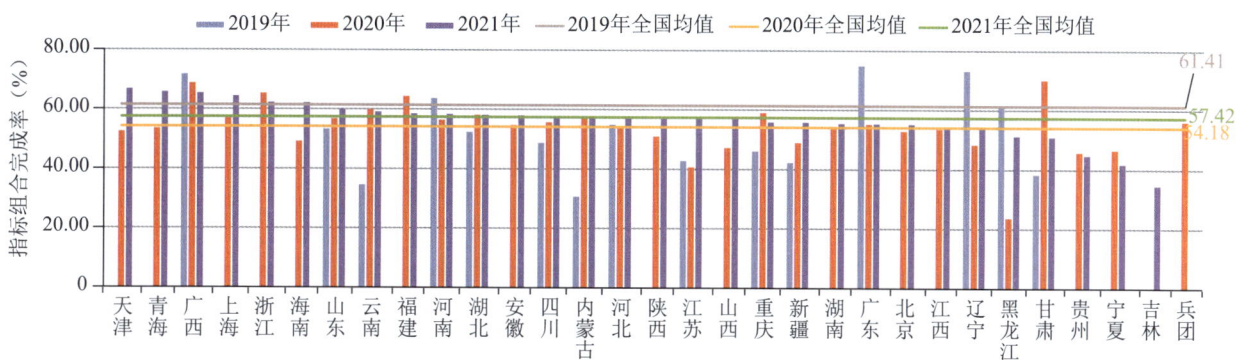

图2-4-1-159　2019—2021年各省（自治区、直辖市）结肠癌（手术治疗）(CoC)16项质控指标组合完成率

3. 2021年结肠癌（手术治疗）(CoC)医疗资源消耗情况

2021年结肠癌（手术治疗）(CoC)平均住院日为17.78天，每住院人次费用为50 508.84元，其中药费为12 076.94元（图2-4-1-160）。

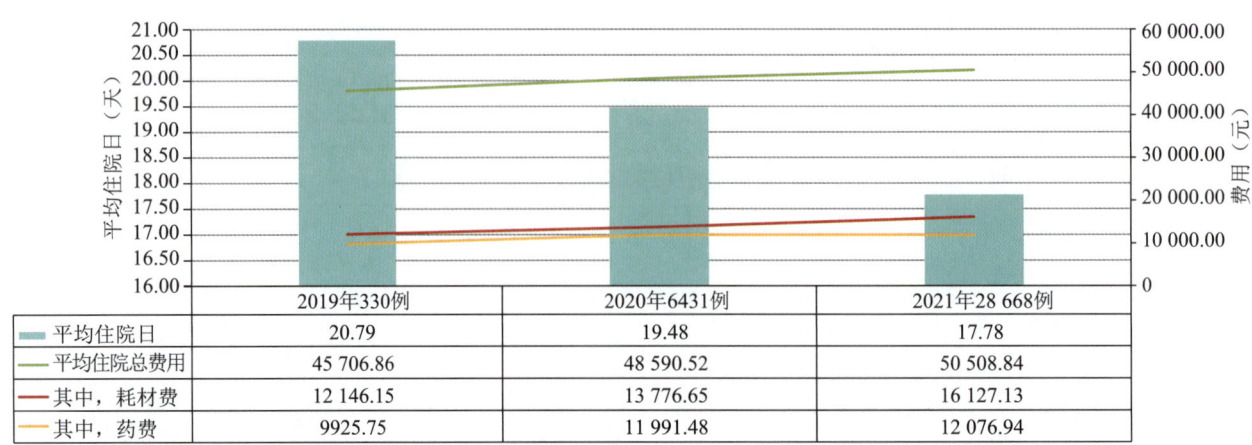

图 2-4-1-160 2019—2021 年结肠癌（手术治疗）(CoC) 医疗资源消耗情况

4. 2021 年结肠癌（手术治疗）(CoC) 住院天数与住院费用四分位值

2021 年结肠癌（手术治疗）(CoC) 住院天数的中位数为 16.71 天，每住院人次费用的中位数为 52 210.82 元（图 2-4-1-161）。

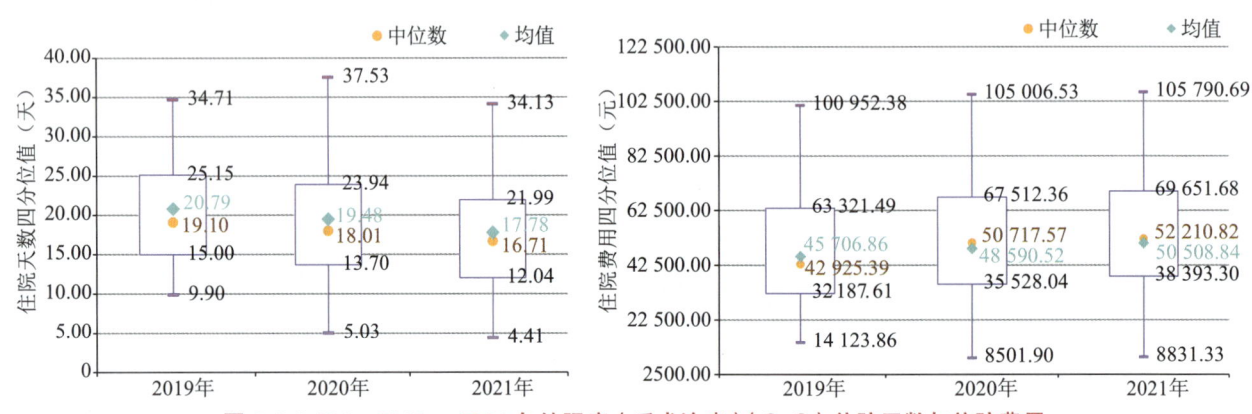

图 2-4-1-161 2019—2021 年结肠癌（手术治疗）(CoC) 住院天数与住院费用

（四十一）糖尿病肾病（DKD）

2021 年各省（自治区、直辖市）及兵团共纳入 783 家医疗机构 8935 例糖尿病肾病（DKD）有效数据进行分析。

1. 2021 年糖尿病肾病（DKD）13 项质量指标组合完成情况

2021 年糖尿病肾病（DKD）13 项质量指标组合完成率为 66.41%（图 2-4-1-162）。

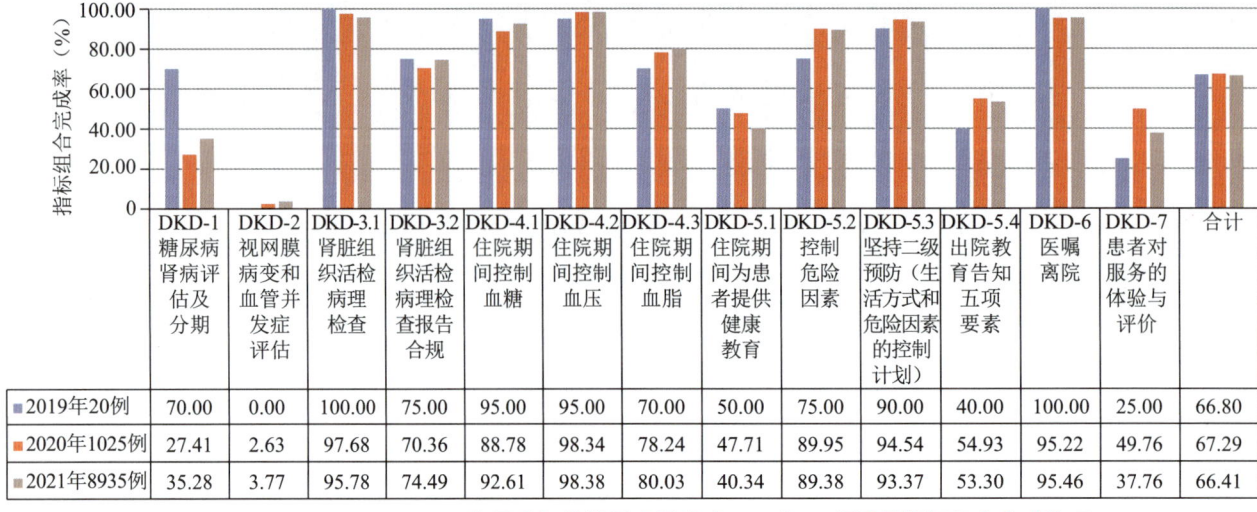

图 2-4-1-162 2019—2021 年医疗机构糖尿病肾病（DKD）13 项质量指标组合完成情况

2. 2021年各省（自治区、直辖市）糖尿病肾病（DKD）13项质控指标组合完成情况

2021年共有15个省（自治区、直辖市）糖尿病肾病（DKD）13项质控指标组合完成率高于全国平均值，分别是上海、北京、浙江、广东、福建、天津、山东、重庆、宁夏、四川、安徽、山西、广西、河北、河南（图2-4-1-163）。

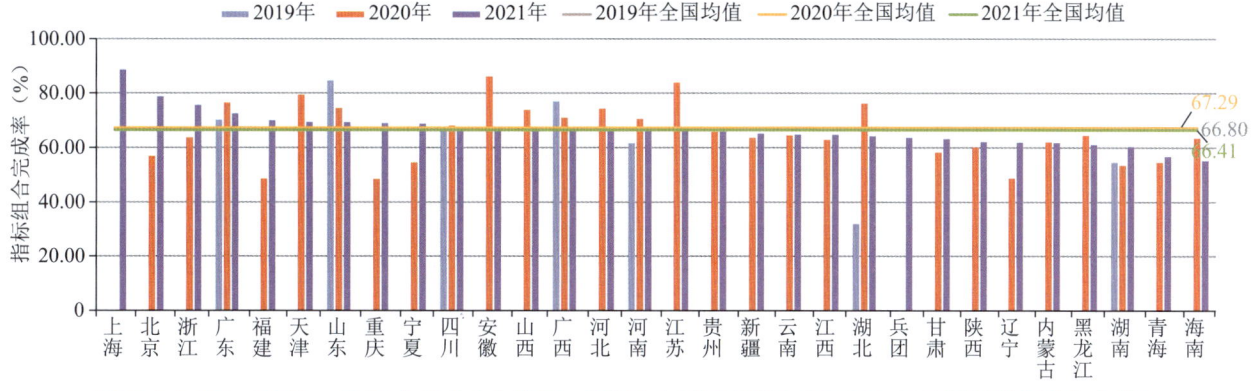

图2-4-1-163　2019—2021年各省（自治区、直辖市）糖尿病肾病（DKD）13项质控指标组合完成率

3. 2021年糖尿病肾病（DKD）医疗资源消耗情况

2021年糖尿病肾病（DKD）平均住院日为10.41天，每住院人次费用为9525.98元，其中药费为2178.16元（图2-4-1-164）。

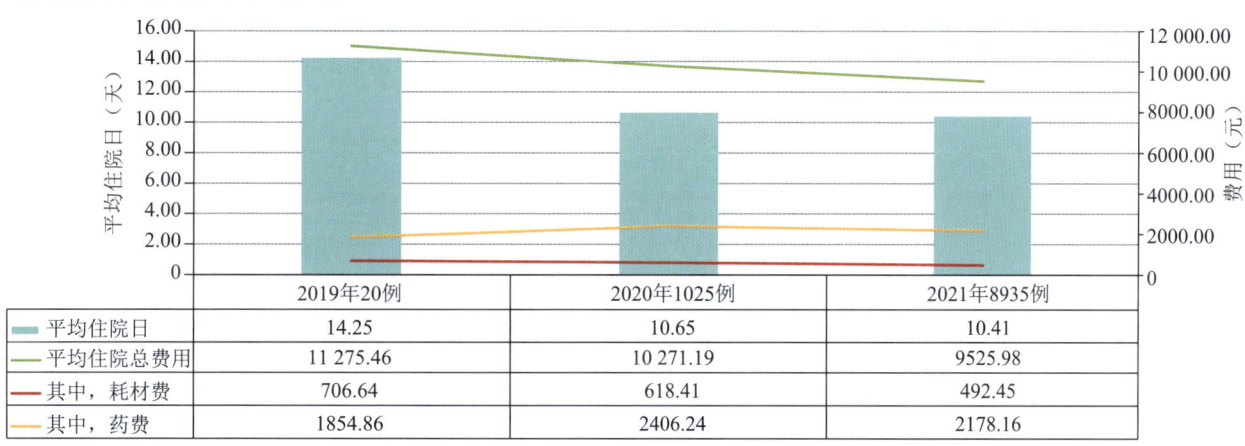

图2-4-1-164　2019—2021年糖尿病肾病（DKD）医疗资源消耗情况

4. 2021年糖尿病肾病（DKD）住院天数与住院费用四分位值

2021年糖尿病肾病（DKD）住院天数的中位数为9.00天，每住院人次费用的中位数为7875.88元（图2-4-1-165）。

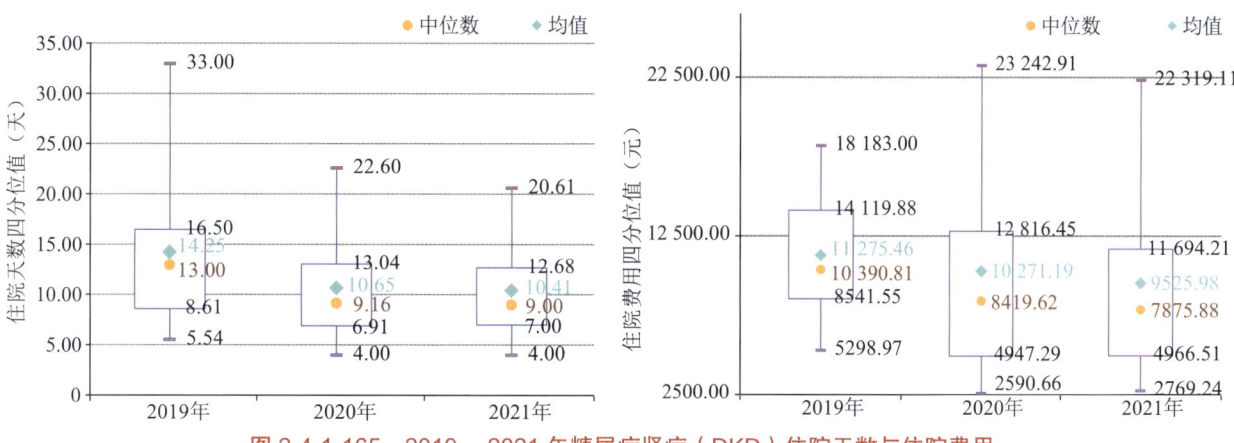

图2-4-1-165　2019—2021年糖尿病肾病（DKD）住院天数与住院费用

(四十二)舌鳞状细胞癌(手术治疗)(TSCC)

2021年各省(自治区、直辖市)及兵团共纳入363家医疗机构3494例舌鳞状细胞癌(手术治疗)(TSCC)有效数据进行分析。

1. 2021年舌鳞状细胞癌(手术治疗)(TSCC)16项质量指标组合完成情况

2021年舌鳞状细胞癌(手术治疗)(TSCC)16项质量指标组合完成率为66.68%(图2-4-1-166)。

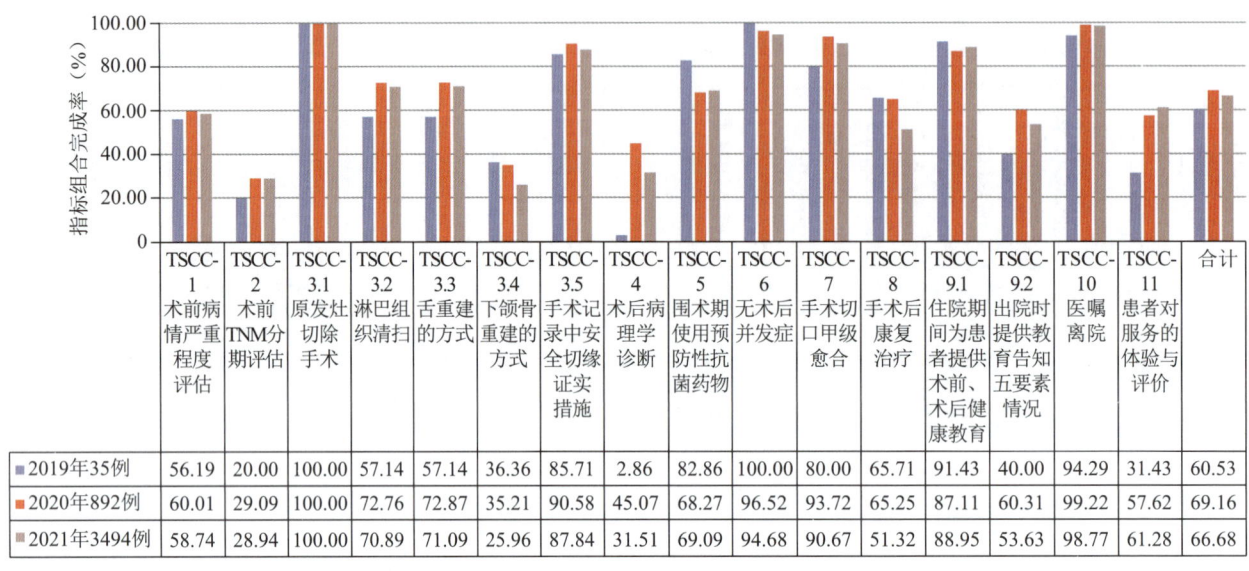

图2-4-1-166　2019—2021年医疗机构舌鳞状细胞癌(手术治疗)(TSCC)
16项质量指标组合完成情况

2. 2021年各省(自治区、直辖市)舌鳞状细胞癌(手术治疗)(TSCC)16项质控指标组合完成情况

2021年共有14个省(自治区、直辖市)舌鳞状细胞癌(手术治疗)(TSCC)16项质控指标组合完成率高于全国平均值,分别是青海、贵州、海南、河北、甘肃、浙江、山西、江苏、安徽、广东、辽宁、吉林、福建、云南(图2-4-1-167)。

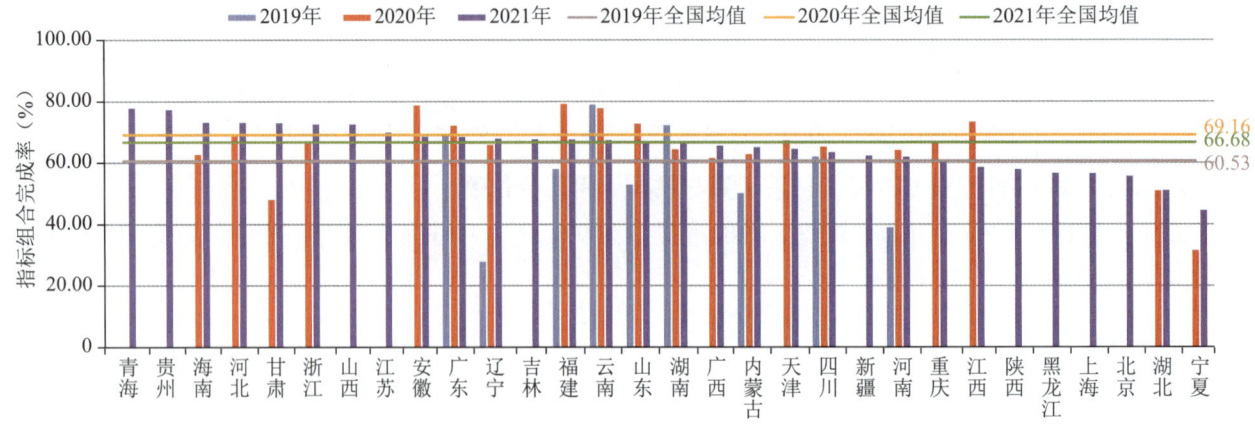

图2-4-1-167　2019—2021年各省(自治区、直辖市)舌鳞状细胞癌(手术治疗)(TSCC)
16项质控指标组合完成率

3. 2021年舌鳞状细胞癌(手术治疗)(TSCC)医疗资源消耗情况

2021年舌鳞状细胞癌(手术治疗)(TSCC)平均住院日为16.86天,每住院人次费用为41 078.20元,其中药费为8677.57元(图2-4-1-168)。

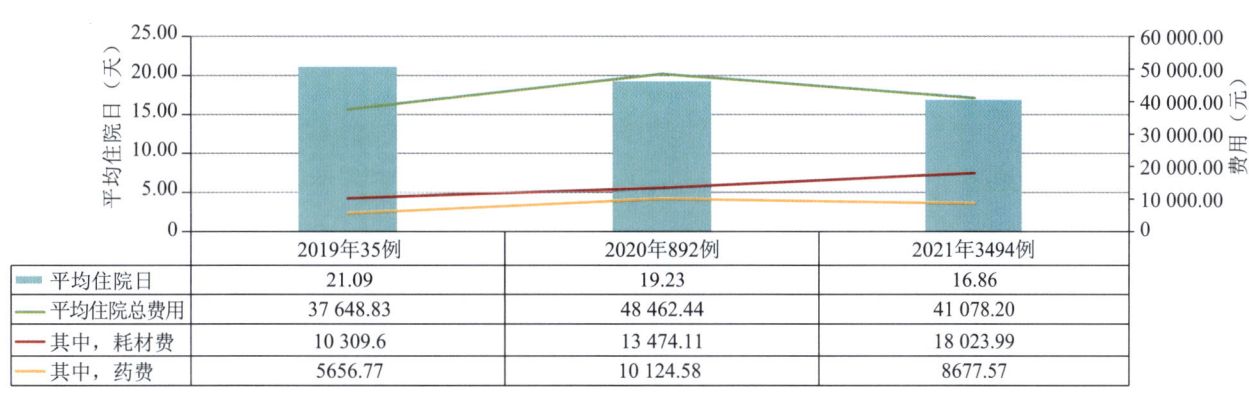

图 2-4-1-168　2019—2021 年舌鳞状细胞癌（手术治疗）（TSCC）医疗资源消耗情况

4. 2021 年舌鳞状细胞癌（手术治疗）（TSCC）住院天数与住院费用四分位值

2021 年舌鳞状细胞癌（手术治疗）（TSCC）住院天数的中位数为 15.00 天，每住院人次费用的中位数为 42 124.38 元（图 2-4-1-169）。

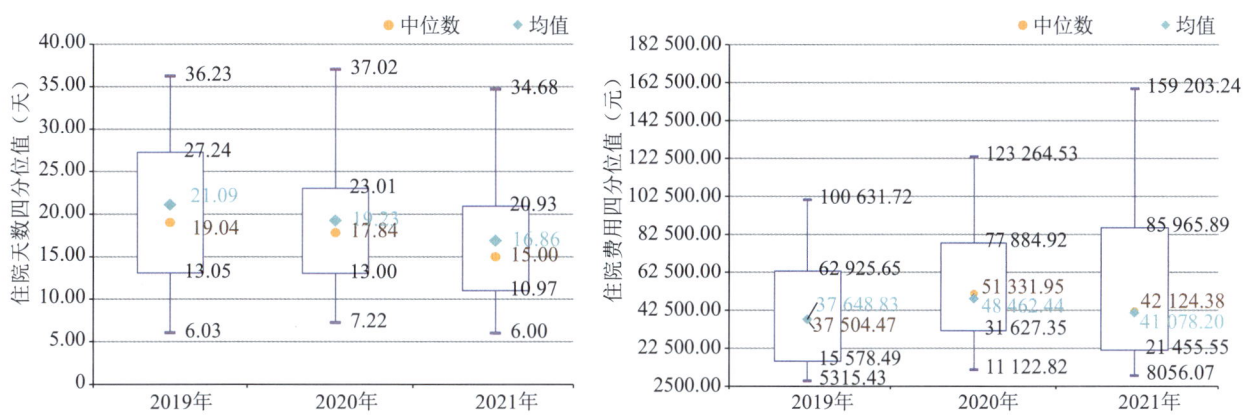

图 2-4-1-169　2019—2021 年舌鳞状细胞癌（手术治疗）（TSCC）住院天数与住院费用

（四十三）儿童急性淋巴细胞白血病（初始诱导化疗）（ALL）

2021 年各省（自治区、直辖市）及兵团共纳入 177 家医疗机构 2137 例儿童急性淋巴细胞白血病（初始诱导化疗）（ALL）有效数据进行分析。

1. 2021 年儿童急性淋巴细胞白血病（初始诱导化疗）（ALL）13 项质量指标组合完成情况

2021 年儿童急性淋巴细胞白血病（初始诱导化疗）（ALL）13 项质量指标组合完成率为 76.85%（图 2-4-1-170）。

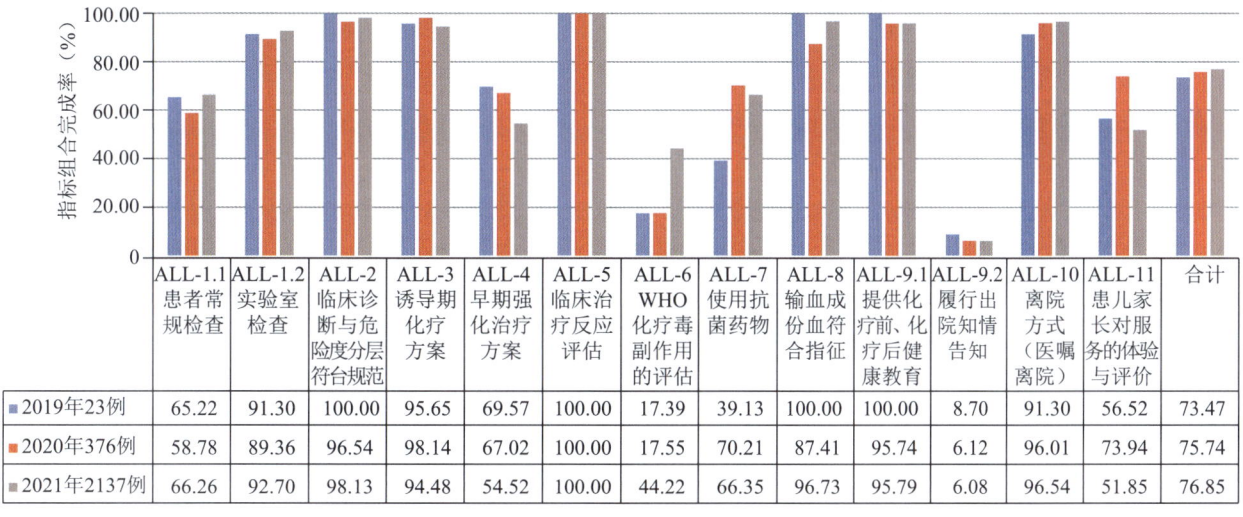

	ALL-1.1 患者常规检查	ALL-1.2 实验室检查	ALL-2 临床诊断与危险度分层符合规范	ALL-3 诱导期化疗方案	ALL-4 早期强化治疗方案	ALL-5 临床治疗反应评估	ALL-6 WHO化疗毒副作用的评估	ALL-7 使用抗菌药物	ALL-8 输血成份血符合指征	ALL-9.1 提供化疗前、化疗后健康教育	ALL-9.2 履行出院知情告知	ALL-10 离院方式（医嘱离院）	ALL-11 患儿家长对服务的体验与评价	合计
2019年23例	65.22	91.30	100.00	95.65	69.57	100.00	17.39	39.13	100.00	100.00	8.70	91.30	56.52	73.47
2020年376例	58.78	89.36	96.54	98.14	67.02	100.00	17.55	70.21	87.41	95.74	6.12	96.01	73.94	75.74
2021年2137例	66.26	92.70	98.13	94.48	54.52	100.00	44.22	66.35	96.73	95.79	6.08	96.54	51.85	76.85

图 2-4-1-170　2019—2021 年医疗机构儿童急性淋巴细胞白血病（初始诱导化疗）（ALL）13 项质量指标组合完成情况

2. 2021年各省（自治区、直辖市）儿童急性淋巴细胞白血病（初始诱导化疗）（ALL）13项质控指标组合完成情况

2021年共有13个省（自治区、直辖市）儿童急性淋巴细胞白血病（初始诱导化疗）（ALL）13项质控指标组合完成率高于全国平均值，分别是浙江、福建、湖北、青海、四川、江苏、贵州、北京、广西、江西、广东、天津、山西（图2-4-1-171）。

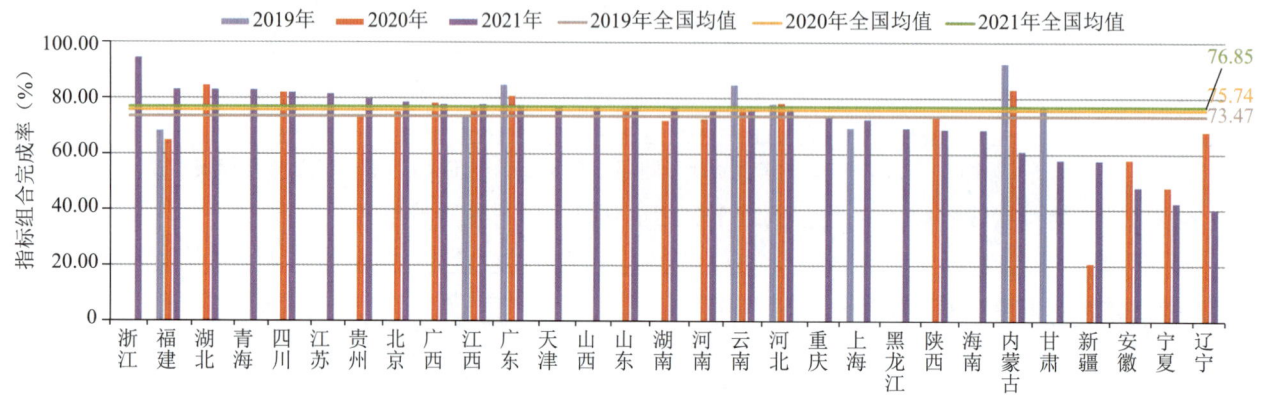

图2-4-1-171　2019—2021年各省（自治区、直辖市）儿童急性淋巴细胞白血病（初始诱导化疗）（ALL）13项质控指标组合完成率

3. 2021年儿童急性淋巴细胞白血病（初始诱导化疗）（ALL）医疗资源消耗情况

2021年儿童急性淋巴细胞白血病（初始诱导化疗）（ALL）平均住院日为34.43天，每住院人次费用为51 279.49元，其中药费为21 331.33元（图2-4-1-172）。

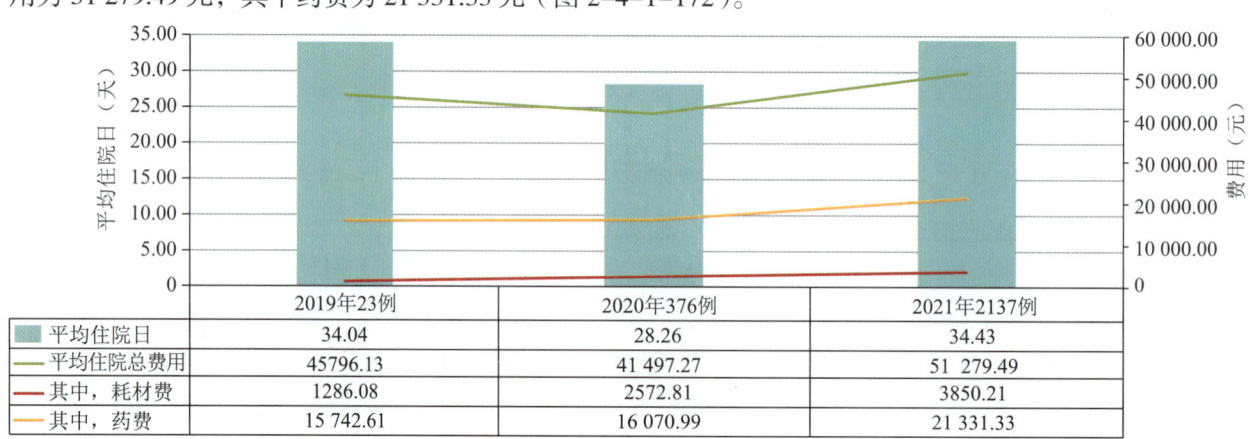

图2-4-1-172　2019—2021年儿童急性淋巴细胞白血病（初始诱导化疗）（ALL）医疗资源消耗情况

4. 2021年儿童急性淋巴细胞白血病（初始诱导化疗）（ALL）住院天数与住院费用四分位值

2021年儿童急性淋巴细胞白血病（初始诱导化疗）（ALL）住院天数的中位数为34.84天，每住院人次费用的中位数为59 556.17元（图2-4-1-173）。

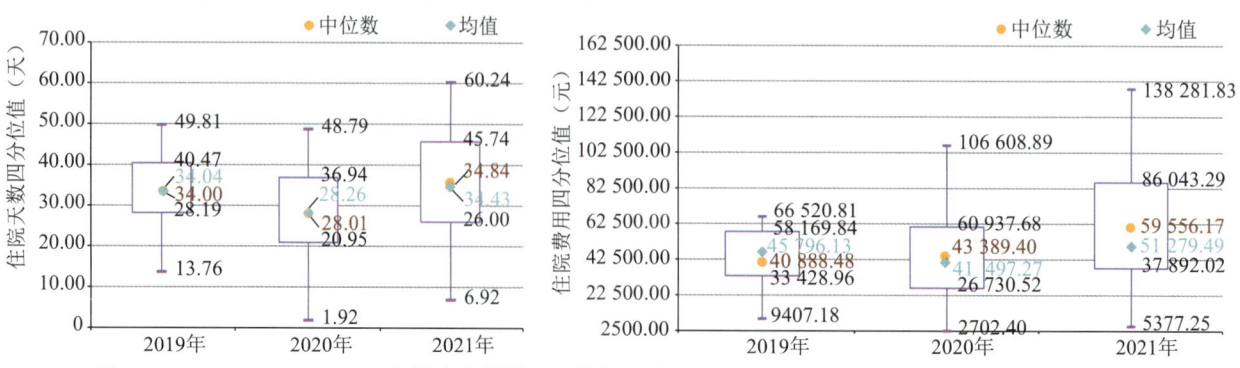

图2-4-1-173　2019—2021年儿童急性淋巴细胞白血病（初始诱导化疗）（ALL）住院天数与住院费用

（四十四）儿童急性早幼粒细胞白血病（初始化疗）（APL）

2021年各省（自治区、直辖市）及兵团共纳入104家医疗机构230例儿童急性早幼粒细胞白血病（初始化疗）（APL）有效数据进行分析。

1. 2021年儿童急性早幼粒细胞白血病（初始化疗）（APL）12项质量指标组合完成情况

2021年儿童急性早幼粒细胞白血病（初始化疗）（APL）12项质量指标组合完成率为62.11%（图2-4-1-174）。

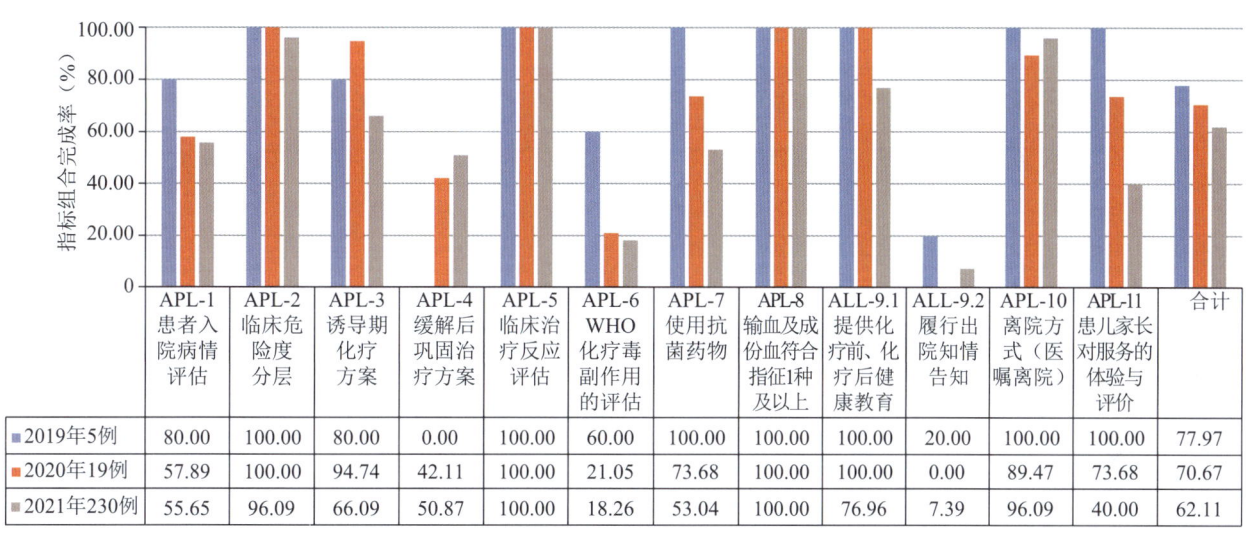

图2-4-1-174　2019—2021年医疗机构儿童急性早幼粒细胞白血病（初始化疗）（APL）
12项质量指标组合完成情况

2. 2021年各省（自治区、直辖市）儿童急性早幼粒细胞白血病（初始化疗）（APL）12项质控指标组合完成情况

2021年共有16个省（自治区、直辖市）儿童急性早幼粒细胞白血病（初始化疗）（APL）12项质控指标组合完成率高于全国平均值，分别是浙江、青海、江苏、陕西、福建、天津、云南、湖南、江西、贵州、河北、四川、广东、广西、湖北、山东（图2-4-1-175）。

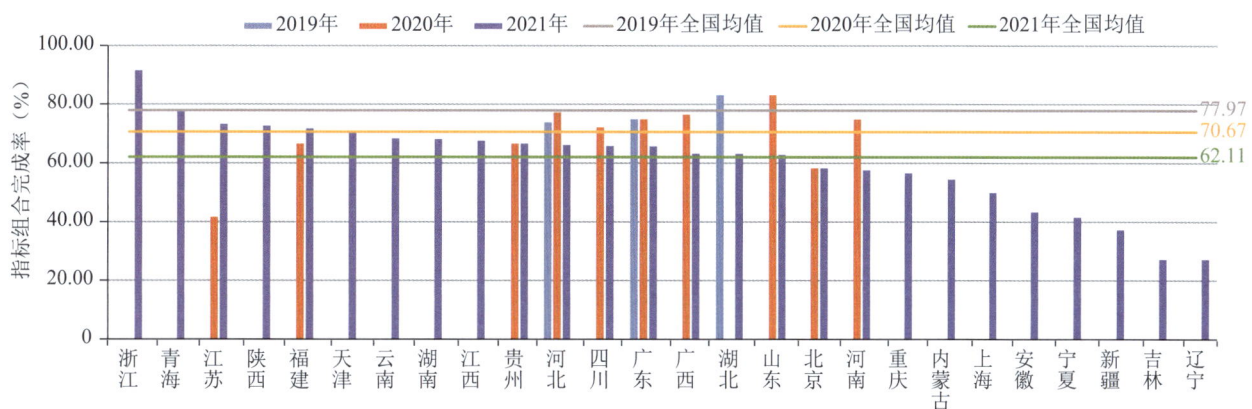

图2-4-1-175　2019—2021年各省（自治区、直辖市）儿童急性早幼粒细胞白血病（初始化疗）（APL）
12项质控指标组合完成率

3. 2021年儿童急性早幼粒细胞白血病（初始化疗）（APL）医疗资源消耗情况

2021年儿童急性早幼粒细胞白血病（初始化疗）（APL）平均住院日为29.41天，每住院人次费用为37 998.73元，其中药费为17 058.88元（图2-4-1-176）。

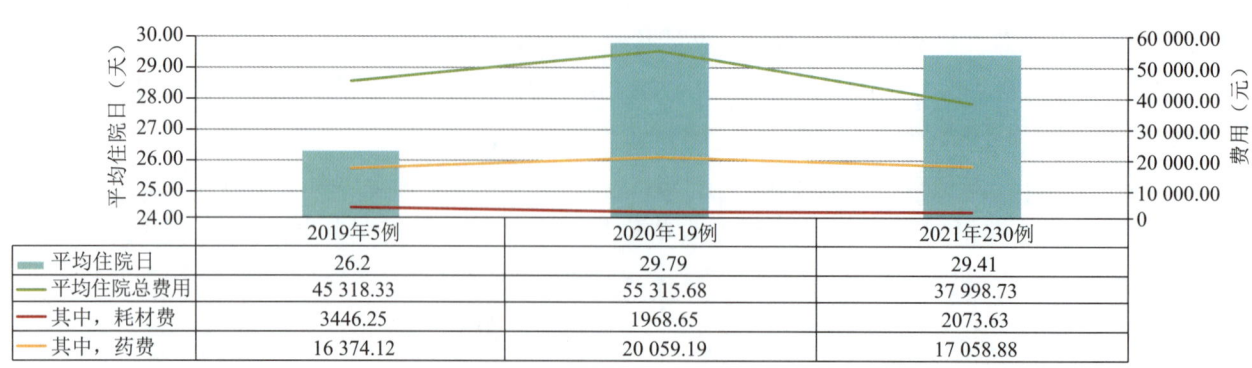

图 2-4-1-176　2019—2021年儿童急性早幼粒细胞白血病（初始化疗）(APL) 医疗资源消耗情况

4. 2021年儿童急性早幼粒细胞白血病（初始化疗）(APL) 住院天数与住院费用四分位值

2021年儿童急性早幼粒细胞白血病（初始化疗）(APL) 住院天数的中位数为33.01天，每住院人次费用的中位数为48 730.87元（图2-4-1-177）。

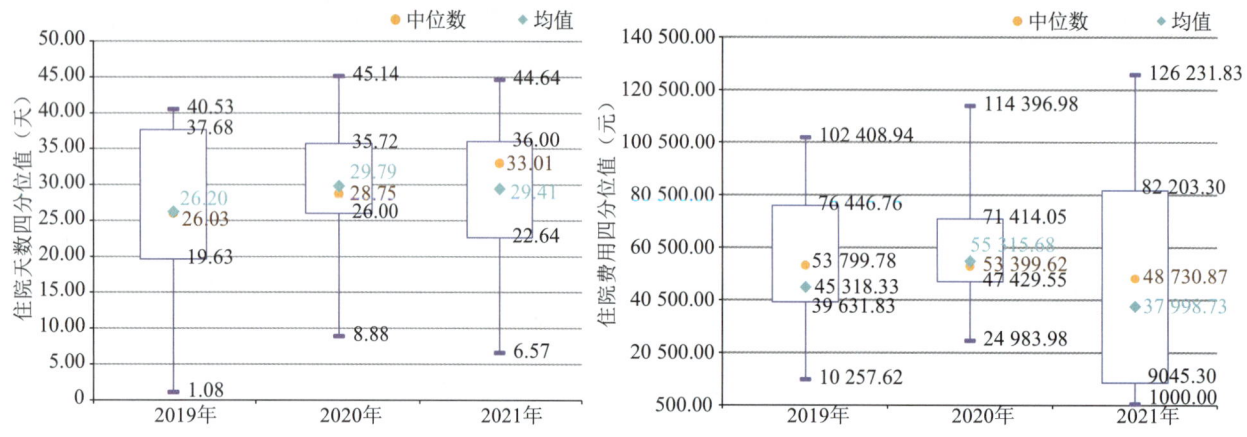

图 2-4-1-177　2019—2021年儿童急性早幼粒细胞白血病（初始化疗）(APL) 住院天数与住院费用

（四十五）HBV感染分娩母婴阻断

2021年各省（自治区、直辖市）及兵团共纳入1271家医疗机构67 602例HBV感染分娩母婴阻断有效数据进行分析。

1. 2021年HBV感染分娩母婴阻断13项质量指标组合完成情况

2021年HBV感染分娩母婴阻断13项质量指标组合完成率为78.65%（图2-4-1-178）。

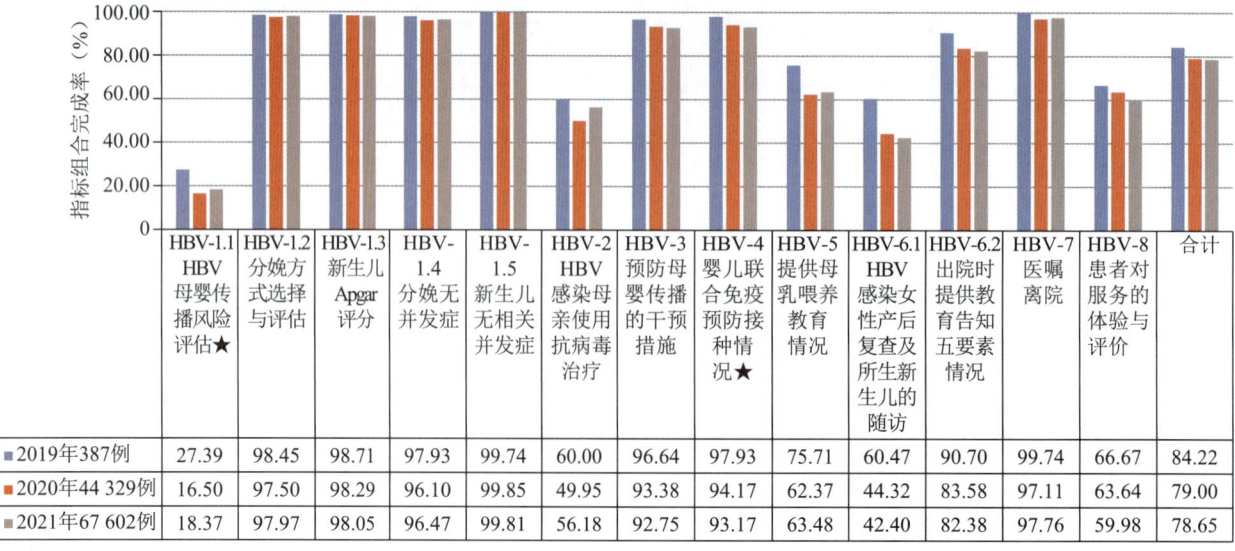

图 2-4-1-178　2019—2021年医疗机构HBV感染分娩母婴阻断13项质量指标组合完成情况

2. 2021年各省（自治区、直辖市）HBV感染分娩母婴阻断13项质控指标组合完成情况

2021年共有11个省（自治区、直辖市）HBV感染分娩母婴阻断13项质控指标组合完成率高于全国平均值，分别是北京、山西、重庆、内蒙古、湖南、广西、广东、浙江、四川、福建、上海（图2-4-1-179）。

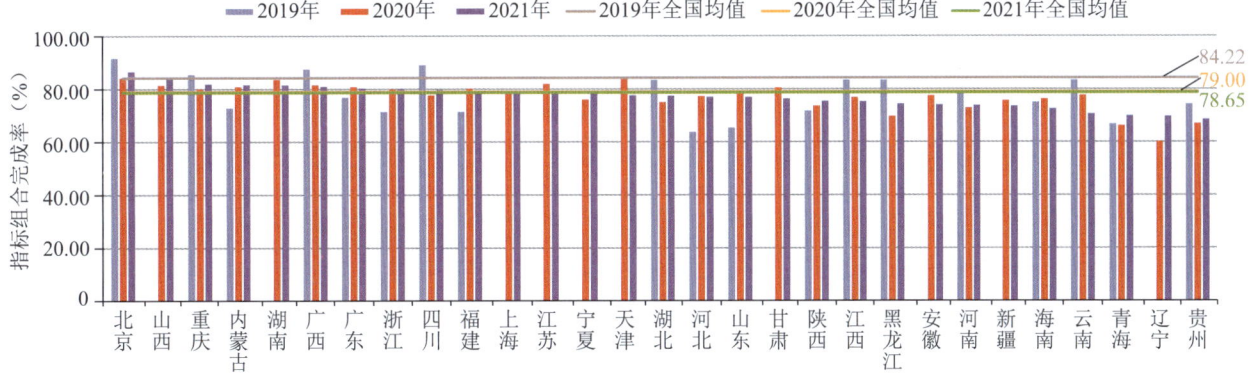

图2-4-1-179　2019—2021年各省（自治区、直辖市）HBV感染分娩母婴阻断13项质控指标组合完成率

3. 2021年HBV感染分娩母婴阻断医疗资源消耗情况

2021年HBV感染分娩母婴阻断平均住院日为4.81天，每住院人次费用为7513.24元，其中药费为1039.85元（图2-4-1-180）。

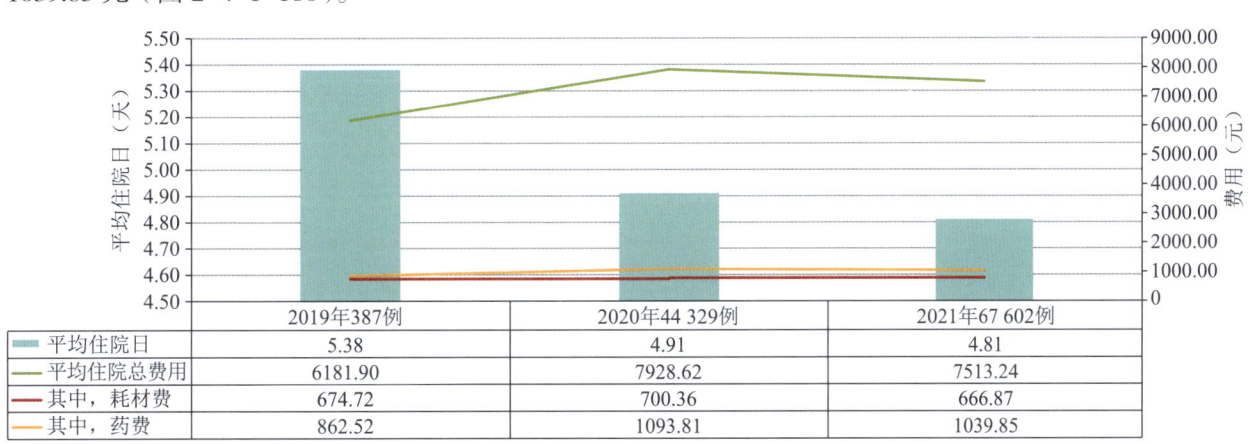

图2-4-1-180　2019—2021年HBV感染分娩母婴阻断医疗资源消耗情况

4. 2021年HBV感染分娩母婴阻断住院天数与住院费用四分位值

2021年HBV感染分娩母婴阻断住院天数的中位数为4.28天，每住院人次费用的中位数为6834.43元（图2-4-1-181）。

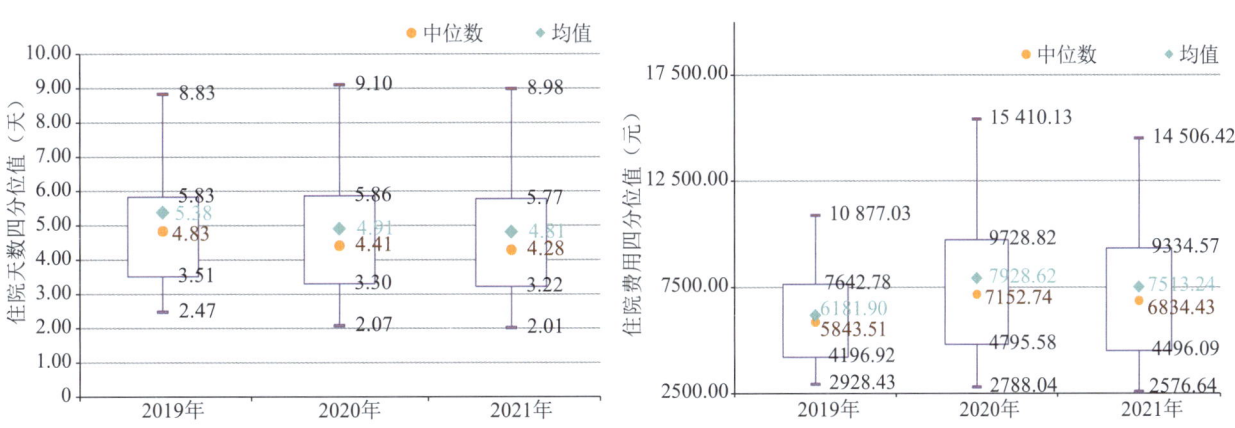

图2-4-1-181　2019—2021年HBV感染分娩母婴阻断住院天数与住院费用

第三部分
医疗安全基本情况分析

本部分主要围绕减少临床诊疗行为导致的相关疾病、关注患者的基本安全及减少对患者的伤害3个方面，对医院的医疗安全情况进行分析。

第一章

减少临床诊疗行为导致的相关疾病——住院患者医院获得性指标发生情况

一、医院获得性指标数据分析

住院患者医院获得性情况（Inpatient Hospital-Acquired Condition Index，IHACI）指患者住院期间新发生的不良情况或疾病，包括医源性指标和非医源性指标。本部分分析的住院患者医院获得性指标仅针对住院患者医院获得性指标中的医源性指标，因其与医疗质量控制和患者安全管理直接相关。

本部分分析数据来源于全国二级、三级公立医院绩效考核的病案首页采集系统，其中住院ICU获得性指标部分数据来源于NCIS。为分析年度变化趋势，选取2016—2021年连续上报的三级医院和2017—2021年连续上报的二级医院纳入分析（表3-1-1-1）。

表 3-1-1-1 2016—2021 年纳入分析的医院分布情况

级别	类别	所有制形式	医疗机构数（家）	出院人数（人次）					
				2016年	2017年	2018年	2019年	2020年	2021年
三级	综合	公立	1437	59 552 925	64 052 589	68 604 541	74 957 005	64 363 896	77 645 091
		民营	31	702 050	805 973	934 420	1 038 690	920 631	1 058 009
		民营占比（%）	2.16	1.18	1.26	1.36	1.39	1.43	1.36
	专科	公立	602	10 603 282	11 480 269	12 439 901	13 749 783	11 605 034	13 504 473
		民营	14	93 255	108 220	117 932	228 205	191 754	243 793
		民营占比（%）	2.33	0.88	0.94	0.95	1.66	1.65	1.81
二级	综合	公立	2090		40 341 291	42 404 437	45 082 481	37 531 866	35 563 701
		民营	77		828 577	866 468	883 944	819 978	869 300
		民营占比（%）	3.68		2.05	2.04	1.96	2.18	2.44
	专科	公立	258		1 309 321	1 353 766	1 453 710	1 214 921	1 213 649
		民营	24		56 472	58 422	46 455	57 222	75 787
		民营占比（%）	9.3		4.31	4.32	3.2	4.71	6.24

各省（自治区、直辖市）纳入本部分分析的医院数量分布情况如图3-1-1-1及图3-1-1-2所示。

医疗安全基本情况分析 | 第三部分

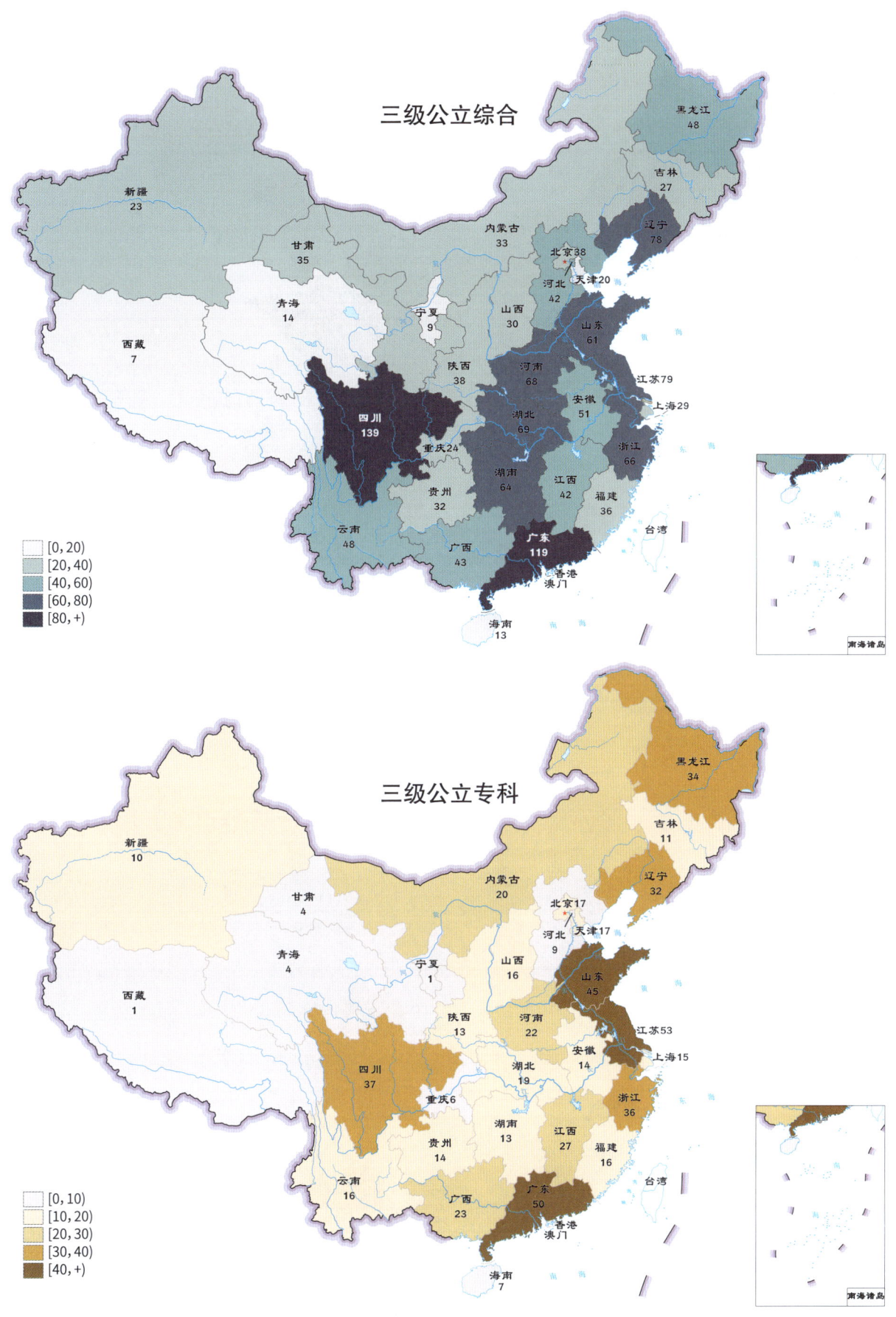

注：地图中数据不包含我国港澳台地区。

图 3-1-1-1　分析样本中各省（自治区、直辖市）三级公立综合/专科医院数（家）

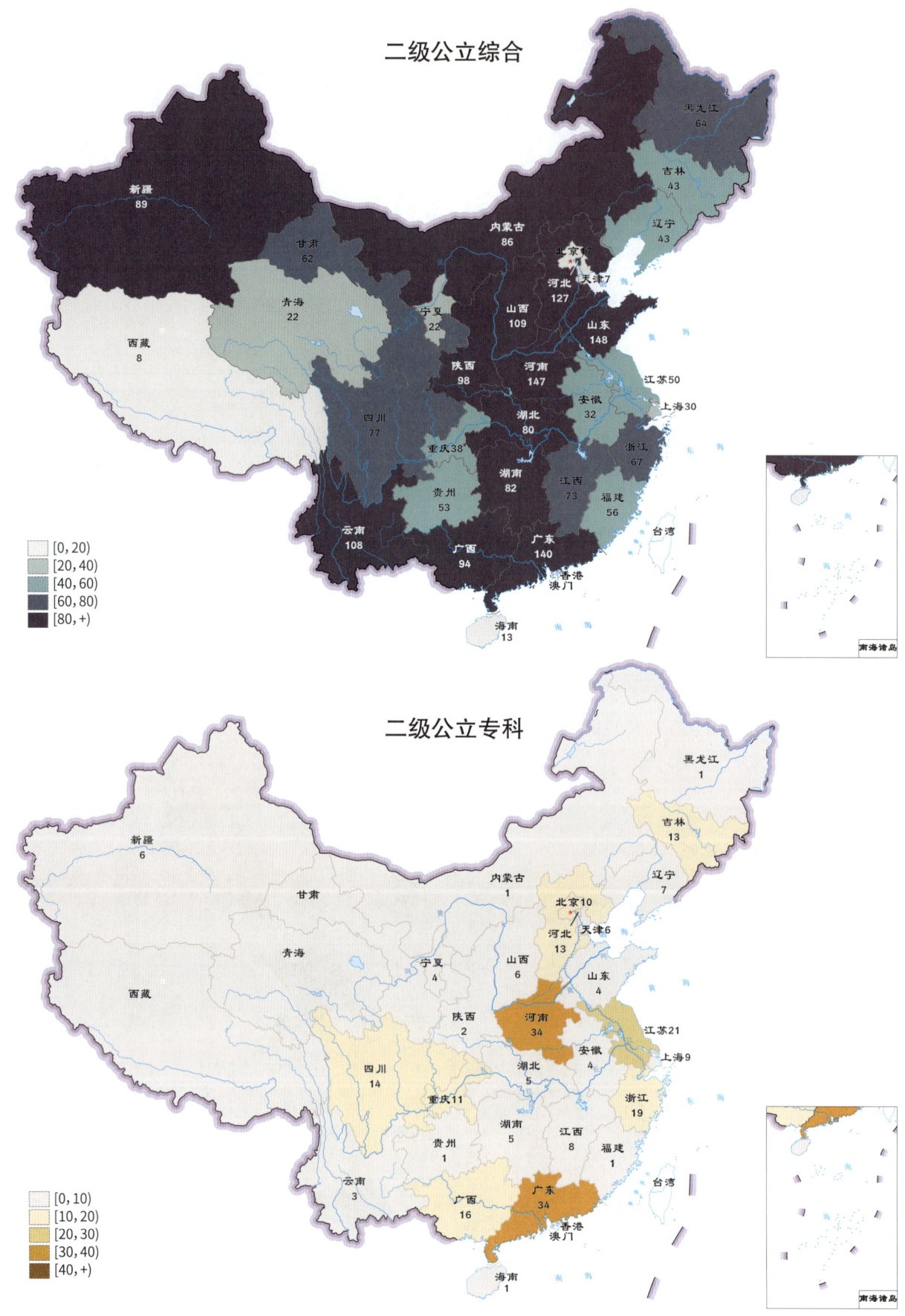

注：地图中数据不包含我国港澳台地区。

图 3-1-1-2 分析样本中各省（自治区、直辖市）二级公立综合/专科医院数（家）

二、医院获得性指标调查范围及其采用的指标

从 2016—2021 年全国连续上报的 2084 家三级医院和 2449 家二级医院出院患者的病案首页信息中提取相应样本中符合住院患者医源性指标的病例作为分子，按照分类分别以出院患者总人次、手术患者总人次、阴道分娩总人次、剖宫产分娩总人次、新生儿患者总人次作为分母，从而获得我国现阶段医院获得性指标发生率的基线数据。

4 类医院获得性指标具体如下。

（一）手术患者手术后获得性指标的发生率

包括：手术后肺栓塞、手术后深静脉血栓、手术后脓毒症、手术后出血或血肿、手术伤口裂开、手术后猝死、手术后呼吸衰竭、手术后生理/代谢紊乱、与手术/操作相关感染、手术过程中异物遗留、手术患者麻醉并发症、手术患者肺部感染与肺机能不全、手术意外穿刺伤或撕裂伤、手术后急性肾衰竭、介入操作与手术患者其他并发症、各系统/器官术后并发症、植入物的并发症（不包括脓毒症）、移植的并发症、再植和截肢的并发症。

（二）住院产妇分娩获得性指标的发生率

包括：新生儿产伤、阴道分娩产妇分娩或产褥期并发症、剖宫产分娩产妇分娩或产褥期并发症。

（三）住院患者其他获得性指标的发生率

包括：2 期及以上院内压力性损伤、输注反应、输血反应、医源性气胸、住院患者医院内跌倒/坠床所致髋部骨折、血液透析所致并发症。

（四）住院 ICU 患者获得性指标的发生率

包括：住院 ICU 患者呼吸机相关性肺炎、住院 ICU 患者血管导管相关性感染、住院 ICU 患者导尿管相关性尿路感染的发生率。

注：1. 住院患者 2 期及以上院内压力性损伤、输注反应、输血反应、医源性气胸、住院患者医院内跌倒/坠床所致髋部骨折、血液透析所致并发症的医院获得性指标发生率的分母是出院人次；阴道分娩产妇分娩或产褥期并发症的医院获得性指标发生率的分母是阴道分娩人次；剖宫产分娩产妇分娩或产褥期并发症的医院获得性指标发生率的分母是剖宫产分娩人次；新生儿产伤的医院获得性指标发生率的分母是新生儿例数；手术患者手术后肺栓塞、手术患者手术后深静脉血栓、手术患者手术后脓毒症、手术患者手术后出血或血肿、手术患者手术伤口裂开、手术患者手术后猝死、手术患者手术后呼吸衰竭、手术患者手术后生理/代谢紊乱、与手术/操作后相关感染、手术过程中异物遗留、手术患者麻醉并发症、手术患者手术后肺部感染与肺机能不全、手术意外穿刺伤或撕裂伤、手术后急性肾衰竭、介入操作与手术后患者其他并发症、各系统/器官术后并发症、植入物的并发症（不包括脓毒症）、移植的并发症、再植和截肢的并发症的医院获得性指标发生率的分母是手术人次。
2. 临床用药所致的有害效应（不良事件）暂未纳入分析。
3. 二级医院数据从 2017 年开始计算。

三、医院获得性指标发生情况

（一）住院患者医院获得性指标发生率

2021 年二级、三级医院出院患者中按出院患者总人次计算，医院获得性指标发生率均较 2020 年有所下降；相较于 2016 年，三级公立综合、三级公立专科、三级民营分别上升了 1.17 个千分点、2.75 个千分点和 1.81 个千分点，二级公立综合、二级公立专科、二级民营较 2017 年分别上升了 1.12 个千分点、6.38 个千分点和 2.16 个千分点（图 3-1-1-3、表 3-1-1-2）。

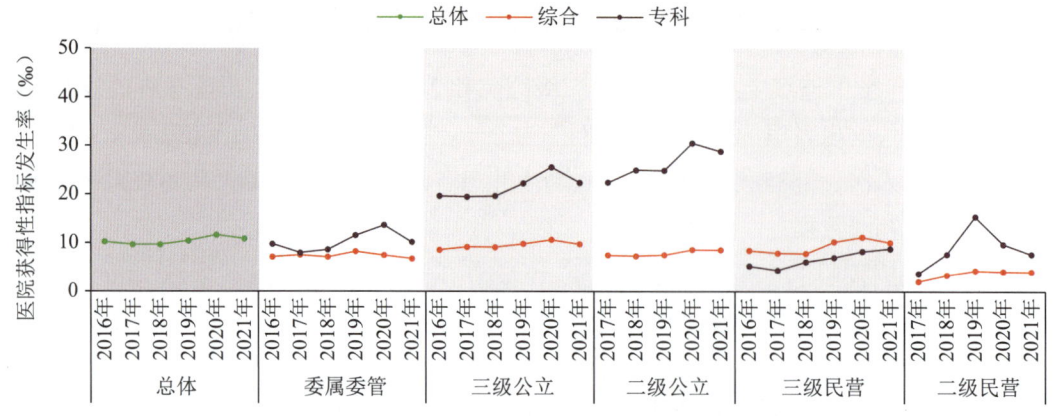

图 3-1-1-3　住院患者医院获得性指标发生率

表 3-1-1-2　2016—2021 年全国住院患者医院获得性指标发生率

分类	等级	类型	指标	2016 年	2017 年	2018 年	2019 年	2020 年	2021 年	变化*
全国		总体	出院人次	70 951 512	118 982 712	126 779 887	137 440 273	116 705 302	130 173 803	
			出院患者中符合医院获得性指标 ICD-10 编码的例数	723 262	1 146 260	1 220 770	1 429 508	1 355 527	1 411 514	
			住院患者医院获得性指标的发生率（‰）	10.19	9.63	9.63	10.40	11.61	10.84	▲ 0.65
公立		总体	出院人次	70 156 207	117 183 470	124 802 645	135 242 979	114 715 717	127 926 914	
			出院患者中符合医院获得性指标 ICD-10 编码的例数	716 891	1 137 540	1 209 448	1 412 851	1 339 787	1 394 669	
			住院患者医院获得性指标的发生率（‰）	10.22	9.71	9.69	10.45	11.68	10.90	▲ 0.68
	三级	总体	出院人次	70 156 207	75 532 858	81 044 442	88 706 788	75 968 930	91 149 564	
			出院患者中符合医院获得性指标 ICD-10 编码的例数	716 891	809 428	866 722	1 038 556	980 340	1 056 537	
			住院患者医院获得性指标的发生率（‰）	10.22	10.72	10.69	11.71	12.90	11.59	▲ 1.37
		委属委管 综合	出院人次	2 829 097	3 046 683	3 307 664	3 618 012	2 722 626	3 741 465	
			出院患者中符合医院获得性指标 ICD-10 编码的例数	20 119	22 790	23 401	29 763	20 265	25 255	
			住院患者医院获得性指标的发生率（‰）	7.11	7.48	7.07	8.23	7.44	6.75	▼ 0.36
		委属委管 专科	出院人次	582 016	632 038	745 238	786 035	655 125	879 970	
			出院患者中符合医院获得性指标 ICD-10 编码的例数	5674	5029	6399	9065	8939	8927	
			住院患者医院获得性指标的发生率（‰）	9.75	7.96	8.59	11.53	13.64	10.14	▲ 0.40
		综合	出院人次	59 552 925	64 052 589	68 604 541	74 957 005	64 363 896	77 645 091	
			出院患者中符合医院获得性指标 ICD-10 编码的例数	509 225	586 056	622 763	733 638	683 941	754 877	
			住院患者医院获得性指标的发生率（‰）	8.55	9.15	9.08	9.79	10.63	9.72	▲ 1.17

续表

分类	等级	类型	指标	2016年	2017年	2018年	2019年	2020年	2021年	变化*
公立	三级	专科	出院人次	10 603 282	11 480 269	12 439 901	13 749 783	11 605 034	13 504 473	
			出院患者中符合医院获得性指标ICD-10编码的例数	207 666	223 372	243 959	304 918	296 399	301 660	
			住院患者医院获得性指标的发生率（‰）	19.59	19.46	19.61	22.18	25.54	22.34	▲2.75
	二级	总体	出院人次	–	41 650 612	43 758 203	46 536 191	38 746 787	36 777 350	
			出院患者中符合医院获得性指标ICD-10编码的例数	–	328 112	342 726	374 295	359 447	338 132	
			住院患者医院获得性指标的发生率（‰）	–	7.88	7.83	8.04	9.28	9.19	▲1.31
		综合	出院人次	–	40 341 291	42 404 437	45 082 481	37 531 866	35 563 701	
			出院患者中符合医院获得性指标ICD-10编码的例数	–	298 817	308 963	338 186	322 434	303 239	
			住院患者医院获得性指标的发生率（‰）	–	7.41	7.29	7.50	8.59	8.53	▲1.12
		专科	出院人次	–	1 309 321	1 353 766	1 453 710	1 214 921	1 213 649	
			出院患者中符合医院获得性指标ICD-10编码的例数	–	29 295	33 763	36 109	37 013	34 893	
			住院患者医院获得性指标的发生率（‰）	–	22.37	24.94	24.84	30.47	28.75	▲6.38
民营		总体	出院人次	795 305	1 799 242	1 977 242	2 197 294	1 989 585	2 246 889	
			出院患者中符合医院获得性指标ICD-10编码的例数	6371	8720	11 322	16 657	15 740	16 845	
			住院患者医院获得性指标的发生率（‰）	8.01	4.85	5.73	7.58	7.91	7.50	▼0.51
	三级	总体	出院人次	795 305	914 193	1 052 352	1 266 895	1 112 385	1 301 802	
			出院患者中符合医院获得性指标ICD-10编码的例数	6371	6826	7996	12 197	11 857	12 779	
			住院患者医院获得性指标的发生率（‰）	8.01	7.47	7.60	9.63	10.66	9.82	▲1.81
		综合	出院人次	702 050	805 973	934 420	1 038 690	920 631	1 058 009	
			出院患者中符合医院获得性指标ICD-10编码的例数	5885	6357	7279	10 605	10 284	10 637	
			住院患者医院获得性指标的发生率（‰）	8.38	7.89	7.79	10.21	11.17	10.05	▲1.67
		专科	出院人次	93 255	108 220	117 932	228 205	191 754	243 793	
			出院患者中符合医院获得性指标ICD-10编码的例数	486	469	717	1592	1573	2142	
			住院患者医院获得性指标的发生率（‰）	5.21	4.33	6.08	6.98	8.20	8.79	▲3.57

续表

分类	等级	类型	指标	2016年	2017年	2018年	2019年	2020年	2021年	变化*
民营	二级	总体	出院人次	-	885 049	924 890	930 399	877 200	945 087	
			出院患者中符合医院获得性指标ICD-10编码的例数	-	1894	3326	4460	3883	4066	
			住院患者医院获得性指标的发生率（‰）	-	2.14	3.60	4.79	4.43	4.30	▲2.16
		综合	出院人次	-	828 577	866 468	883 944	819 978	869 300	
			出院患者中符合医院获得性指标ICD-10编码的例数	-	1686	2879	3745	3329	3488	
			住院患者医院获得性指标的发生率（‰）	-	2.03	3.32	4.24	4.06	4.01	▲1.98
		专科	出院人次	-	56 472	58 422	46 455	57 222	75 787	
			出院患者中符合医院获得性指标ICD-10编码的例数	-	208	447	715	554	578	
			住院患者医院获得性指标的发生率（‰）	-	3.68	7.65	15.39	9.68	7.63	▲3.94

*变化：委属委管、三级医院的变化为2021年较2016年的差值；二级医院的变化为2021年较2017年的差值。

各省（自治区、直辖市）2016—2021年医院获得性指标发生情况详见图3-1-1-4～图3-1-1-7，按2021年医院获得性指标发生率降序排列。

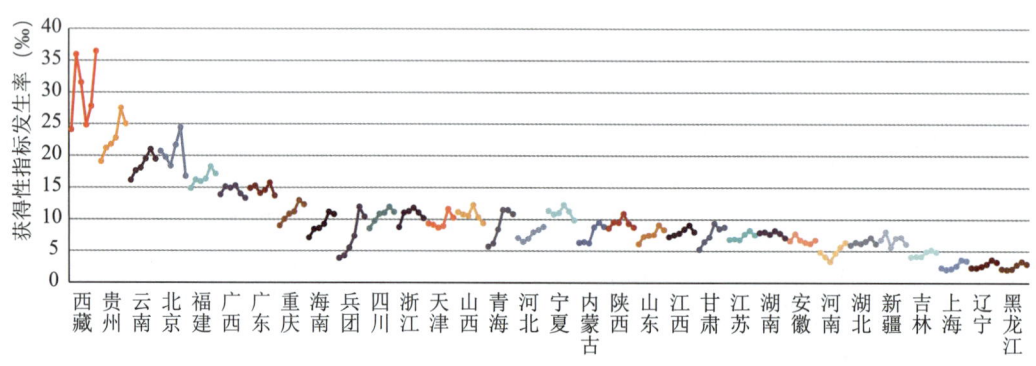

图3-1-1-4　2016—2021年各省（自治区、直辖市）三级公立综合医院获得性指标发生率

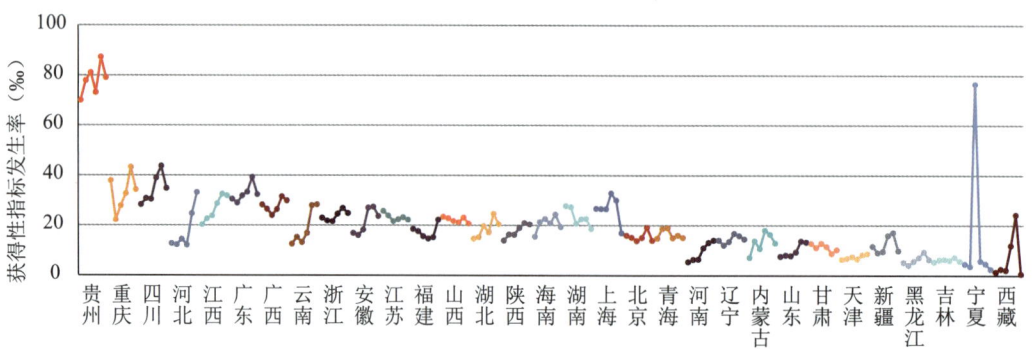

图3-1-1-5　2016—2021年各省（自治区、直辖市）三级公立专科医院获得性指标发生率

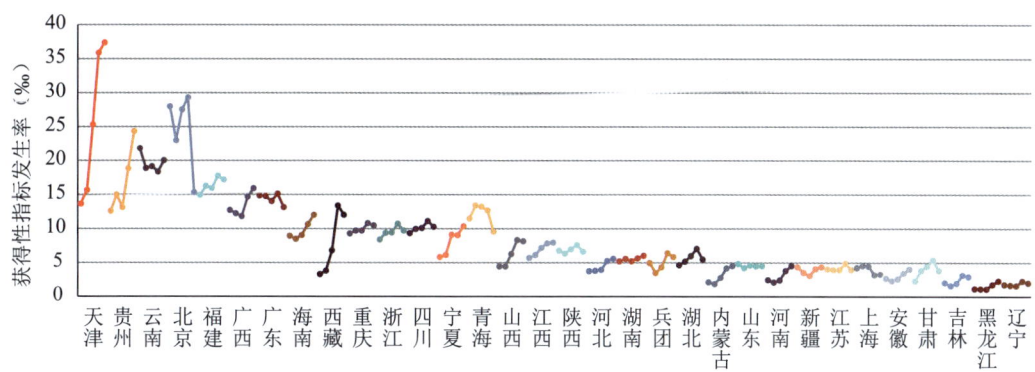

图 3-1-1-6　2017—2021 年各省（自治区、直辖市）二级公立综合医院获得性指标发生率

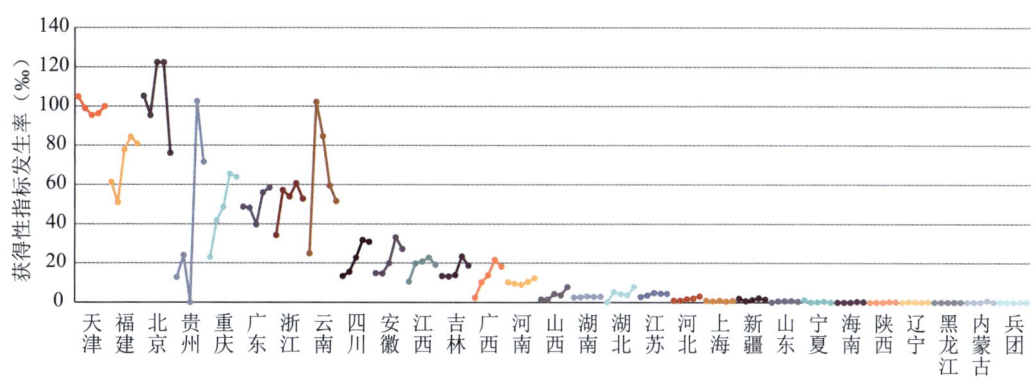

图 3-1-1-7　2017—2021 年各省（自治区、直辖市）二级公立专科医院获得性指标发生率

（二）手术患者手术后获得性指标发生率（按手术患者总人次计算的发生率，住院分娩患者除外）

2021 年二级、三级公立医院出院患者中按手术患者总人次计算（住院分娩患者除外），手术患者手术后获得性指标的发生率较 2016 年有所上升，分别上升了 1.44 个千分点和 0.37 个千分点。其中，三级公立专科、二级公立综合近几年上升明显，三级公立专科较 2016 年上升了 1.56 个千分点，二级公立综合较 2017 年上升了 1.51 个千分点。三级民营专科、二级民营综合手术患者手术后获得性指标发生率分别较 2016 年、2017 年有所下降，分别下降了 6.74 个千分点和 1.68 个千分点（图 3-1-1-8、表 3-1-1-3）。

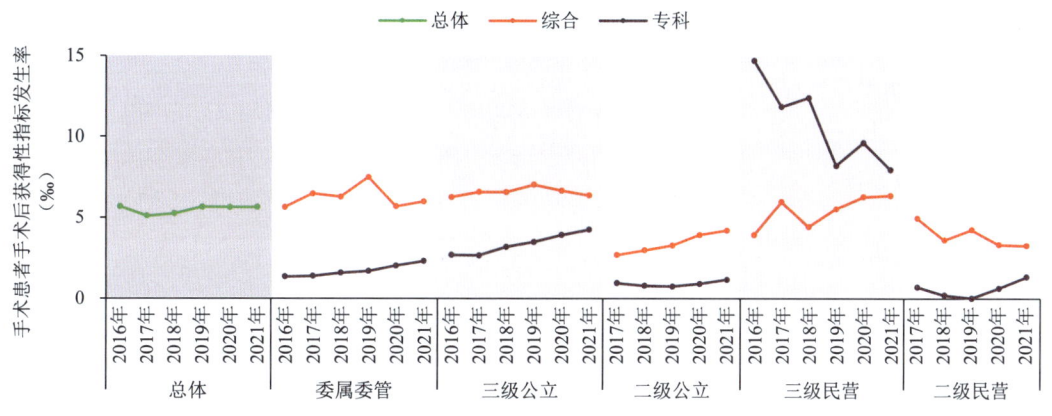

图 3-1-1-8　手术患者手术后获得性指标发生率

表 3-1-1-3 2016—2021 年全国手术患者手术后获得性指标发生率

分类	等级	类型	指标	2016 年	2017 年	2018 年	2019 年	2020 年	2021 年	变化*
全国		总体	手术人次	18 604 673	27 558 481	30 732 813	35 369 516	32 934 069	38 741 044	
			手术患者中符合医院获得性指标 ICD-10 编码的例数	105 687	140 388	160 848	199 420	185 181	217 934	
			手术患者手术后获得性指标的发生率（‰）	5.68	5.09	5.23	5.64	5.62	5.63	▼ 0.05
公立		总体	手术人次	18 586 465	27 491 503	30 5381 57	34 895 732	32 471 309	38 178 005	
			手术患者中符合医院获得性指标 ICD-10 编码的例数	105 574	140 019	159 897	196 940	182 704	214 920	
			手术患者手术后获得性指标的发生率（‰）	5.68	5.09	5.24	5.64	5.63	5.63	▼ 0.05
	三级	总体	手术人次	18 586 465	20 462 533	22 748 568	26 216 099	24 437 546	30 154 331	
			手术患者中符合医院获得性指标 ICD-10 编码的例数	105 574	121 629	137 368	169 433	152 160	182 311	
			手术患者手术后获得性指标的发生率（‰）	5.68	5.94	6.04	6.46	6.23	6.05	▲ 0.37
		委属	手术人次	1 054 626	1 126 447	1 230 344	1 378 408	1 133 435	1 560 846	
			手术患者中符合医院获得综合性指标 ICD-10 编码的例数	5948	7292	7720	10 317	6442	9347	
			手术患者手术后获得性指标的发生率（‰）	5.64	6.47	6.27	7.48	5.68	5.99	▲ 0.35
		委管	手术人次	301 257	318 506	347 813	385 769	318 103	420 082	
			手术患者中符合医院获得专科性指标 ICD-10 编码的例数	402	437	545	645	640	962	
			手术患者手术后获得性指标的发生率（‰）	1.33	1.37	1.57	1.67	2.01	2.29	▲ 0.96
		综合	手术人次	15 623 329	17 199 200	19 220 188	22 103 973	20 674 325	25 789 803	
			手术患者中符合医院获得性指标 ICD-10 编码的例数	97 675	113 004	126 185	155 154	137 481	163 874	
			手术患者手术后获得性指标的发生率（‰）	6.25	6.57	6.57	7.02	6.65	6.35	▲ 0.10
		专科	手术人次	2 963 136	3 263 333	3 528 380	4 112 126	3 763 221	4 364 528	
			手术患者中符合医院获得性指标 ICD-10 编码的例数	7899	8625	11 183	14 279	14 679	18 437	
			手术患者手术后获得性指标的发生率（‰）	2.67	2.64	3.17	3.47	3.90	4.22	▲ 1.56
	二级	总体	手术人次	–	7 028 970	7 789 589	8 679 633	8 033 763	8 023 674	
			手术患者中符合医院获得性指标 ICD-10 编码的例数		18 390	22 529	27 507	30 544	32 609	
			手术患者手术后获得性指标的发生率（‰）	–	2.62	2.89	3.17	3.80	4.06	▲ 1.44

续表

分类	等级	类型	指标	2016年	2017年	2018年	2019年	2020年	2021年	变化*
公立	二级	综合	手术人次	–	6 821 369	7 542 209	8 369 441	7 748 980	7 716 479	
			手术患者中符合医院获得性指标ICD-10编码的例数	–	18 196	22 338	27 283	30 292	32 257	
			手术患者手术后获得性指标的发生率（‰）	–	2.67	2.96	3.26	3.91	4.18	▲ 1.51
		专科	手术人次	–	207 601	247 380	310 192	284 783	307 195	
			手术患者中符合医院获得性指标ICD-10编码的例数	–	194	191	224	252	352	
			手术患者手术后获得性指标的发生率（‰）	–	0.93	0.77	0.72	0.88	1.15	▲ 0.21
民营	三级	总体	手术人次	18 208	66 978	194 656	473 784	462 760	563 039	
			手术患者中符合医院获得性指标ICD-10编码的例数	113	369	951	2480	2477	3014	
			手术患者手术后获得性指标的发生率（‰）	6.21	5.51	4.89	5.23	5.35	5.35	▼ 0.86
		综合	手术人次	18 208	24 722	96 658	287 851	276 096	348 443	
			手术患者中符合医院获得性指标ICD-10编码的例数	113	173	617	1737	1886	2338	
			手术患者手术后获得性指标的发生率（‰）	6.21	7.00	6.38	6.03	6.83	6.71	▲ 0.50
			手术人次	14 322	20 319	72 634	232 063	228 886	268 556	
			手术患者中符合医院获得性指标ICD-10编码的例数	56	121	320	1280	1433	1705	
			手术患者手术后获得性指标的发生率（‰）	3.91	5.96	4.41	5.52	6.26	6.35	▲ 2.44
		专科	手术人次	3886	4403	24 024	55 788	47 210	79 887	
			手术患者中符合医院获得性指标ICD-10编码的例数	57	52	297	457	453	633	
			手术患者手术后获得性指标的发生率（‰）	14.67	11.81	12.36	8.19	9.60	7.92	▼ 6.74
	二级	总体	手术人次	–	42 256	97 998	185 933	186 664	214 596	
			手术患者中符合医院获得性指标ICD-10编码的例数	–	196	334	743	591	676	
			手术患者手术后获得性指标的发生率（‰）	–	4.64	3.41	4.00	3.17	3.15	▼ 1.49
		综合	手术人次	–	39 372	92 816	176 008	176 990	203 930	
			手术患者中符合医院获得性指标ICD-10编码的例数	–	194	333	743	585	662	
			手术患者手术后获得性指标的发生率（‰）	–	4.93	3.59	4.22	3.31	3.25	▼ 1.68

续表

分类	等级	类型	指标	2016年	2017年	2018年	2019年	2020年	2021年	变化*
民营	二级	专科	手术人次	-	2 884	5 182	9 925	9 674	10 666	
			手术患者中符合医院获得性指标ICD-10编码的例数	-	2	1	0	6	14	
			手术患者手术后获得性指标的发生率(‰)	-	0.69	0.19	0.00	0.62	1.31	▲0.62

*变化：委属委管、三级医院的变化为2021年较2016年的差值；二级医院的变化为2021年较2017年的差值。

（三）分娩产妇分娩或产褥期并发症发生率

1. 阴道分娩产妇分娩或产褥期并发症发生率（按阴道分娩总人次计算的发生率）

2021年二级、三级医院出院患者中按阴道分娩总人次计算，阴道分娩产妇分娩或产褥期并发症发生率呈逐年上升趋势，其中，三级公立综合、三级公立专科、三级民营综合、三级民营专科分别较2016年上升了96.64个千分点、90.94个千分点、67.79个千分点、138.92个千分点；二级公立综合、二级公立专科、二级民营综合、二级民营专科分别较2017年上升了64.80个千分点、44.52个千分点、59.31个千分点、61.87个千分点（图3-1-1-9、表3-1-1-4）。

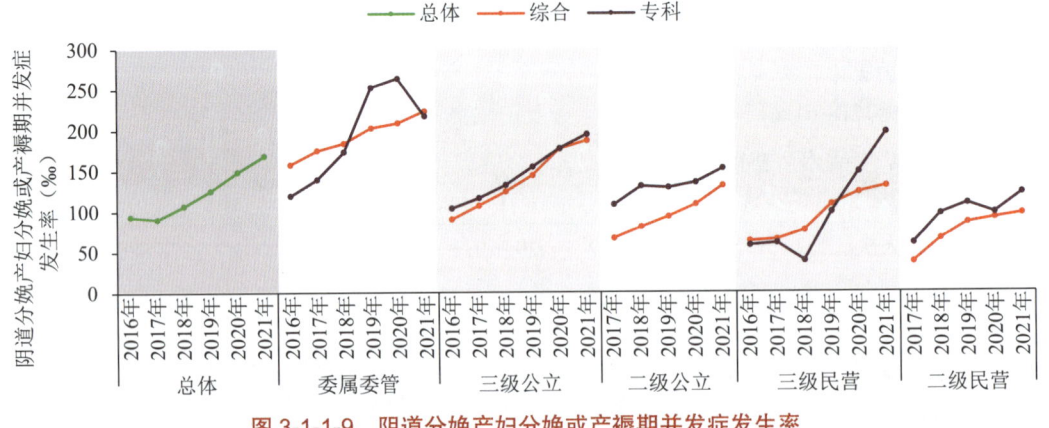

图3-1-1-9 阴道分娩产妇分娩或产褥期并发症发生率

表3-1-1-4 2016—2021年全国阴道分娩产妇分娩或产褥期并发症发生率

分类	等级	类型	指标	2016年	2017年	2018年	2019年	2020年	2021年	变化*
全国		总体	阴道分娩人次	2 933 069	5 194 265	4 637 258	4 653 048	3 761 790	3 413 346	
			阴道分娩产妇分娩或产褥期并发症发生例数	273 337	468 361	494 492	582 054	557 281	573 086	
			阴道分娩产妇分娩或产褥期并发症发生率(‰)	93.19	90.17	106.63	125.09	148.14	167.90	▲74.71
公立		总体	阴道分娩人次	2 888 862	5 140 245	4 579 386	4 586 744	3 706 877	3 361 193	
			阴道分娩产妇分娩或产褥期并发症发生例数	270 611	465 161	490 350	575 414	551 127	566 703	
			阴道分娩产妇分娩或产褥期并发症发生率(‰)	93.67	90.49	107.08	125.45	148.68	168.60	▲74.93

续表

分类	等级	类型	指标	2016年	2017年	2018年	2019年	2020年	2021年	变化*
公立	三级	总体	阴道分娩人次	2 888 862	2 798 730	2 570 548	2 685 206	2 174 102	2 158 088	
			阴道分娩产妇分娩或产褥期并发症发生例数	270 611	305 725	324 137	394 760	383 099	407 348	
			阴道分娩产妇分娩或产褥期并发症发生率(‰)	93.67	109.24	126.10	147.01	176.21	188.75	▲95.08
		委属委管综合	阴道分娩人次	42 225	38 217	37 361	41 540	29 821	31 867	
			阴道分娩产妇分娩或产褥期并发症发生例数	6644	6670	6850	8393	6205	7097	
			阴道分娩产妇分娩或产褥期并发症发生率(‰)	157.35	174.53	183.35	202.05	208.07	222.71	▲65.36
		委属委管专科	阴道分娩人次	15 540	12 518	11 990	13 970	12 453	12 157	
			阴道分娩产妇分娩或产褥期并发症发生例数	1848	1739	2070	3521	3277	2633	
			阴道分娩产妇分娩或产褥期并发症发生率(‰)	118.92	138.92	172.64	252.04	263.15	216.58	▲97.66
		综合	阴道分娩人次	2 016 337	1 947 287	1 765 819	1 802 085	1 429 026	145 9723	
			阴道分娩产妇分娩或产褥期并发症发生例数	180 784	207 309	218 275	258 865	251 622	271 945	
			阴道分娩产妇分娩或产褥期并发症发生率(‰)	89.66	106.46	123.61	143.65	176.08	186.30	▲96.64
		专科	阴道分娩人次	872 525	851 443	804 729	883 121	745 076	698 365	
			阴道分娩产妇分娩或产褥期并发症发生例数	89 827	98 416	105 862	135 895	131 477	135 403	
			阴道分娩产妇分娩或产褥期并发症发生率(‰)	102.95	115.59	131.55	153.88	176.46	193.89	▲90.94
	二级	总体	阴道分娩人次	–	2 341 515	2 008 838	1 901 538	1 532 775	1 203 105	
			阴道分娩产妇分娩或产褥期并发症发生例数	–	159 436	166 213	180 654	168 028	159 355	
			阴道分娩产妇分娩或产褥期并发症发生率(‰)	–	68.09	82.74	95.00	109.62	132.45	▲64.36
		综合	阴道分娩人次	–	2 215 785	1 889 744	1 777 823	1 416 758	1 101 108	
			阴道分娩产妇分娩或产褥期并发症发生例数	–	145 958	150 732	164 783	152 408	143 880	
			阴道分娩产妇分娩或产褥期并发症发生率(‰)	–	65.87	79.76	92.69	107.58	130.67	▲64.80

续表

分类	等级	类型	指标	2016年	2017年	2018年	2019年	2020年	2021年	变化*
公立	二级	专科	阴道分娩人次	–	125 730	119 094	123 715	116 017	101 997	
			阴道分娩产妇分娩或产褥期并发症发生例数	–	13 478	15 481	15 871	15 620	15 475	
			阴道分娩产妇分娩或产褥期并发症发生率（‰）	–	107.20	129.99	128.29	134.64	151.72	▲44.52
民营	三级	总体	阴道分娩人次	44 207	54 020	57 872	66 304	54 913	52 153	
			阴道分娩产妇分娩或产褥期并发症发生例数	2726	3200	4142	6640	6154	6383	
			阴道分娩产妇分娩或产褥期并发症发生率（‰）	61.66	59.24	71.57	100.14	112.07	122.39	▲60.73
		总体	阴道分娩人次	44 207	43 145	40 892	42 989	34 252	32 754	
			阴道分娩产妇分娩或产褥期并发症发生例数	2726	2747	2962	4568	4267	4452	
			阴道分娩产妇分娩或产褥期并发症发生率（‰）	61.66	63.67	72.43	106.26	124.58	135.92	▲74.26
		综合	阴道分娩人次	40 475	39 633	37 716	38 275	31 032	29 760	
			阴道分娩产妇分娩或产褥期并发症发生例数	2514	2538	2842	4107	3792	3866	
			阴道分娩产妇分娩或产褥期并发症发生率（‰）	62.11	64.04	75.35	107.30	122.20	129.91	▲67.79
		专科	阴道分娩人次	3732	3512	3176	4714	3220	2994	
			阴道分娩产妇分娩或产褥期并发症发生例数	212	209	120	461	475	586	
			阴道分娩产妇分娩或产褥期并发症发生率（‰）	56.81	59.51	37.78	97.79	147.52	195.72	▲138.92
	二级	总体	阴道分娩人次	–	10 875	16 980	23 315	20 661	19 399	
			阴道分娩产妇分娩或产褥期并发症发生例数	–	453	1180	2072	1887	1931	
			阴道分娩产妇分娩或产褥期并发症发生率（‰）	–	41.66	69.49	88.87	91.33	99.54	▲57.88
		综合	阴道分娩人次	–	8370	14 322	18 972	17 324	16 449	
			阴道分娩产妇分娩或产褥期并发症发生例数	–	304	926	1602	1564	1573	
			阴道分娩产妇分娩或产褥期并发症发生率（‰）	–	36.32	64.66	84.44	90.28	95.63	▲59.31
		专科	阴道分娩人次	–	2505	2658	4343	3337	2950	
			阴道分娩产妇分娩或产褥期并发症发生例数	–	149	254	470	323	358	
			阴道分娩产妇分娩或产褥期并发症发生率（‰）	–	59.48	95.56	108.22	96.79	121.36	▲61.87

* 变化：委属委管、三级医院的变化为2021年较2016年的差值；二级医院的变化为2021年较2017年的差值。

2. 剖宫产分娩产妇分娩或产褥期并发症的发生率（按剖宫产分娩总人次计算的发生率）

2021 年二级、三级医院出院患者中按剖宫产分娩总人次计算，剖宫产分娩产妇分娩或产褥期并发症的发生率逐年上升，其中，三级公立综合、三级公立专科、三级民营综合、三级民营专科分别较 2016 年上升了 43.24 个千分点、42.67 个千分点、59.67 个千分点、169.95 个千分点；二级公立综合、二级公立专科、二级民营综合、二级民营专科分别较 2017 年上升了 25.05 个千分点、15.54 个千分点、34.93 个千分点、35.66 个千分点（图 3-1-1-10、表 3-1-1-5）。

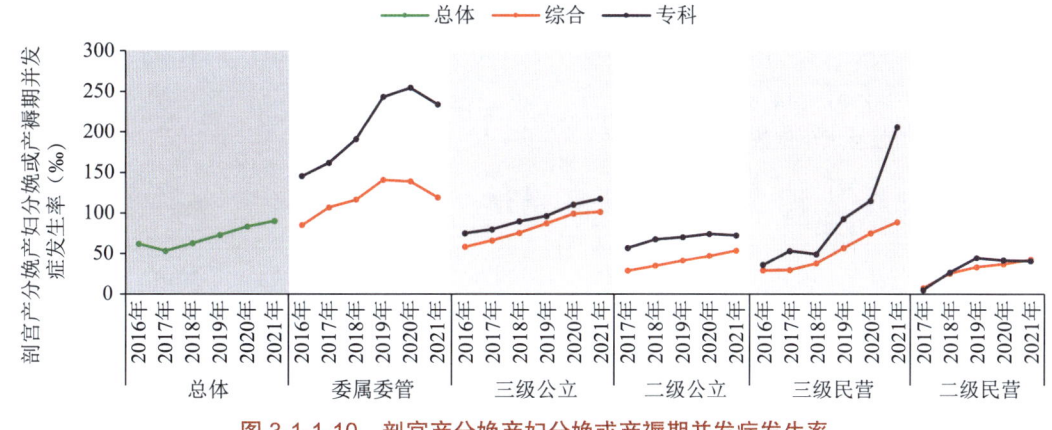

图 3-1-1-10　剖宫产分娩产妇分娩或产褥期并发症发生率

表 3-1-1-5　2016—2021 年全国剖宫产分娩产妇分娩或产褥期并发症发生率

分类	等级	类型	指标	2016 年	2017 年	2018 年	2019 年	2020 年	2021 年	变化 *
全国		总体	剖宫产分娩人次	2 085 458	3 705 953	3 488 869	3 592 250	3 024 916	2 783 135	
			剖宫产分娩产妇分娩或产褥期并发症发生例数	128 923	196 961	218 259	261 040	251 126	250 534	
			剖宫产分娩产妇分娩或产褥期并发症发生率（‰）	61.82	53.15	62.56	72.67	83.02	90.02	▲ 28.20
公立		总体	剖宫产分娩人次	2 050 047	3 647 420	3 435 494	3538 439	2 979 261	2 741 626	
			剖宫产分娩产妇分娩或产褥期并发症发生例数	127 884	195 681	216 498	258 351	248 345	247 368	
			剖宫产分娩产妇分娩或产褥期并发症发生率（‰）	62.38	53.65	63.02	73.01	83.36	90.23	▲ 27.85
	三级	总体	剖宫产分娩人次	2 050 047	2 180 539	2 136 371	2 286 592	1 923 077	1 896 188	
			剖宫产分娩产妇分娩或产褥期并发症发生例数	127 884	151 358	168 861	204 570	196 809	200 892	
			剖宫产分娩产妇分娩或产褥期并发症发生率（‰）	62.38	69.41	79.04	89.47	102.34	105.95	▲ 43.57
		委属委管综合	剖宫产分娩人次	45 013	45 142	43 013	48 700	33 378	39 547	
			剖宫产分娩产妇分娩或产褥期并发症发生例数	3812	4812	4996	6839	4622	4704	
			剖宫产分娩产妇分娩或产褥期并发症发生率（‰）	84.69	106.60	116.15	140.43	138.47	118.95	▲ 34.26

续表

分类	等级	类型	指标	2016年	2017年	2018年	2019年	2020年	2021年	变化.*
公立	委属委管	专科	剖宫产分娩人次	13 439	11 966	11 999	14 151	13 681	14 886	
			剖宫产分娩产妇分娩或产褥期并发症发生例数	1950	1933	2289	3438	3477	3480	
			剖宫产分娩产妇分娩或产褥期并发症发生率（‰）	145.10	161.54	190.77	242.95	254.15	233.78	▲88.68
	三级	综合	剖宫产分娩人次	1 507 699	1 602 010	1 550 739	1 626 011	1 334 381	1 339 639	
			剖宫产分娩产妇分娩或产褥期并发症发生例数	87 341	105 357	116 461	141 147	131 912	135 537	
			剖宫产分娩产妇分娩或产褥期并发症发生率（‰）	57.93	65.77	75.10	86.81	98.86	101.17	▲43.24
		专科	剖宫产分娩人次	542 348	578 529	585 632	660 581	588 696	556 549	
			剖宫产分娩产妇分娩或产褥期并发症发生例数	40 543	46 001	52 400	63 423	64 897	65 355	
			剖宫产分娩产妇分娩或产褥期并发症发生率（‰）	74.75	79.51	89.48	96.01	110.24	117.43	▲42.67
		总体	剖宫产分娩人次	–	1 466 881	1 299 123	1 251 847	1 056 184	845 438	
			剖宫产分娩产妇分娩或产褥期并发症发生例数	–	44 323	47 637	53 781	51 536	46 476	
			剖宫产分娩产妇分娩或产褥期并发症发生率（‰）	–	30.22	36.67	42.96	48.79	54.97	▲24.75
	二级	综合	剖宫产分娩人次	–	1 368 602	1 214 158	1 164 106	976 800	773 473	
			剖宫产分娩产妇分娩或产褥期并发症发生例数	–	38 756	41 913	47 625	45 652	41 281	
			剖宫产分娩产妇分娩或产褥期并发症发生率（‰）	–	28.32	34.52	40.91	46.74	53.37	▲25.05
		专科	剖宫产分娩人次	–	98 279	84 965	87 741	79 384	71 965	
			剖宫产分娩产妇分娩或产褥期并发症发生例数	–	5567	5724	6156	5884	5195	
			剖宫产分娩产妇分娩或产褥期并发症发生率（‰）	–	56.64	67.37	70.16	74.12	72.19	▲15.54
民营		总体	剖宫产分娩人次	35 411	58 533	53 375	53 811	45 655	41 509	
			剖宫产分娩产妇分娩或产褥期并发症发生例数	1039	1280	1761	2689	2781	3166	
			剖宫产分娩产妇分娩或产褥期并发症发生率（‰）	29.34	21.87	32.99	49.97	60.91	76.27	▲46.93
	三级	总体	剖宫产分娩人次	35 411	36 661	31 974	30 878	25 377	23 021	
			剖宫产分娩产妇分娩或产褥期并发症发生例数	1039	1135	1222	1890	2023	2395	
			剖宫产分娩产妇分娩或产褥期并发症发生率（‰）	29.34	30.96	38.22	61.21	79.72	104.04	▲74.70

续表

分类	等级	类型	指标	2016年	2017年	2018年	2019年	2020年	2021年	变化*
民营	三级	综合	剖宫产分娩人次	32 320	33 890	29 473	26 886	22 182	19 951	
			剖宫产分娩产妇分娩或产褥期并发症发生例数	929	988	1099	1521	1656	1764	
			剖宫产分娩产妇分娩或产褥期并发症发生率（‰）	28.74	29.15	37.29	56.57	74.66	88.42	▲ 59.67
		专科	剖宫产分娩人次	3091	2771	2501	3992	3195	3070	
			剖宫产分娩产妇分娩或产褥期并发症发生例数	110	147	123	369	367	631	
			剖宫产分娩产妇分娩或产褥期并发症发生率（‰）	35.59	53.05	49.18	92.43	114.87	205.54	▲ 169.95
	二级	总体	剖宫产分娩人次	-	21 872	21 401	22 933	20 278	18 488	
			剖宫产分娩产妇分娩或产褥期并发症发生例数	-	145	539	799	758	771	
			剖宫产分娩产妇分娩或产褥期并发症发生率（‰）	-	6.63	25.19	34.84	37.38	41.70	▲ 35.07
		综合	剖宫产分娩人次	-	17 655	16 534	18 843	16 462	14 924	
			剖宫产分娩产妇分娩或产褥期并发症发生例数	-	125	411	618	600	627	
			剖宫产分娩产妇分娩或产褥期并发症发生率（‰）	-	7.08	24.86	32.80	36.45	42.01	▲ 34.93
		专科	剖宫产分娩人次	-	4217	4867	4090	3816	3564	
			剖宫产分娩产妇分娩或产褥期并发症发生例数	-	20	128	181	158	144	
			剖宫产分娩产妇分娩或产褥期并发症发生率（‰）	-	4.74	26.30	44.25	41.40	40.40	▲ 35.66

* 变化：委属委管、三级医院的变化为2021年较2016年的差值；二级医院的变化为2021年较2017年的差值。

3. 新生儿产伤的发生率（按分娩结局的新生儿总人次计算的发生率）

2021年二级、三级医院出院患者中按分娩结局中新生儿总人次计算，新生儿产伤的发生率呈上升趋势，其中，三级公立综合、三级公立专科、三级民营综合、三级民营专科分别较2016年上升了10.34个千分点、2.24个千分点、37.38个千分点、22.93个千分点；二级公立综合、二级公立专科、二级民营综合、二级民营专科分别较2017年上升了12.46个千分点、21.44个千分点、20.30个千分点、2.87个千分点（图3-1-1-11、表3-1-1-6）。

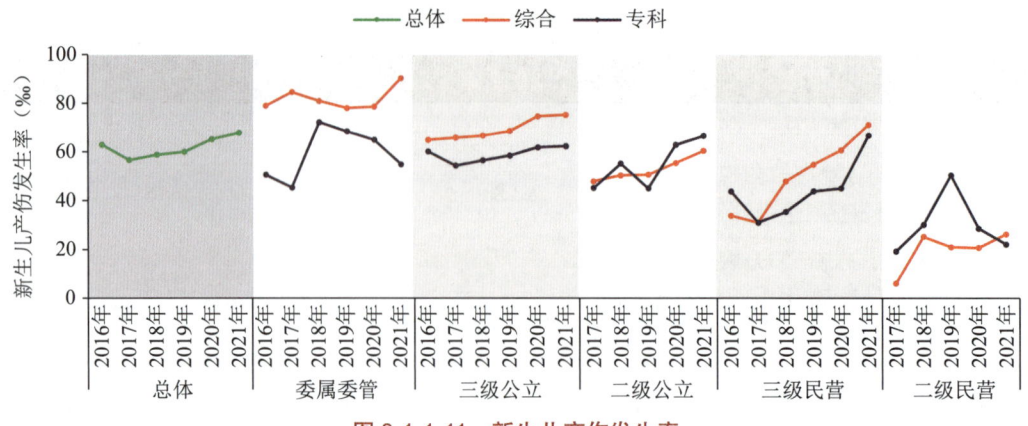

图 3-1-1-11　新生儿产伤发生率

表 3-1-1-6　2016—2021 年全国新生儿产伤发生率

分类	等级	类型	指标	2016 年	2017 年	2018 年	2019 年	2020 年	2021 年	变化 *
全国		总体	新生儿人次	1 835 469	2 915 553	2 769 397	2 809 355	2 363 931	2 243 158	
			新生儿产伤发生例数	115 780	165 586	163 275	169 001	154 529	152 529	
			新生儿产伤的发生率（‰）	63.08	56.79	58.96	60.16	65.37	68.00	▲ 4.92
公立		总体	新生儿人次	1 813 632	2 878 545	2 739 799	2 783 732	2 341 991	2 221 168	
			新生儿产伤发生例数	115 028	164 711	162 105	167 907	153 541	151 333	
			新生儿产伤的发生率（‰）	63.42	57.22	59.17	60.32	65.56	68.13	▲ 4.71
	三级	总体	新生儿人次	1 813 632	1 901 533	1 839 490	1 882 537	1 584 795	1 610 965	
			新生儿产伤发生例数	115 028	117 859	116 276	122 476	110 938	113 968	
			新生儿产伤的发生率（‰）	63.42	61.98	63.21	65.06	70.00	70.75	▲ 7.33
		委属委管 综合	新生儿人次	29 581	29 913	30 998	31 169	22 932	26 964	
			新生儿产伤发生例数	2343	2537	2516	2439	1807	2442	
			新生儿产伤的发生率（‰）	79.21	84.81	81.17	78.25	78.80	90.57	▲ 11.36
		委属委管 专科	新生儿人次	13 129	11 938	12 446	13 716	12 848	13 007	
			新生儿产伤发生例数	666	543	901	941	836	716	
			新生儿产伤的发生率（‰）	50.73	45.49	72.39	68.61	65.07	55.05	▲ 4.32
		综合	新生儿人次	1 174 523	1 234 405	1 178 882	1 188 688	979 421	1 022 536	
			新生儿产伤发生例数	76 513	81 495	78 834	81 773	73 384	77 190	
			新生儿产伤的发生率（‰）	65.14	66.02	66.87	68.79	74.93	75.49	▲ 10.34
		专科	新生儿人次	639 109	667 128	660 608	693 849	605 374	588 429	
			新生儿产伤发生例数	38 515	36 364	37 442	40 703	37 554	36 778	
			新生儿产伤的发生率（‰）	60.26	54.51	56.68	58.66	62.03	62.50	▲ 2.24
	二级	总体	新生儿人次	–	977 012	900 309	901 195	757 196	610 203	
			新生儿产伤发生例数		46 852	45 829	45 431	42 603	37 365	
			新生儿产伤的发生率（‰）		47.95	50.90	50.41	56.26	61.23	▲ 13.28
		综合	新生儿人次		907 150	834 839	824 448	693 541	549 152	
			新生儿产伤发生例数		43 687	42 208	41 962	38 592	33 290	
			新生儿产伤的发生率（‰）		48.16	50.56	50.90	55.64	60.62	▲ 12.46

续表

分类	等级	类型	指标	2016年	2017年	2018年	2019年	2020年	2021年	变化*
公立	二级	专科	新生儿人次	–	69 862	65 470	76 747	63 655	61 051	
			新生儿产伤发生例数	–	3165	3621	3469	4011	4075	
			新生儿产伤的发生率（‰）	–	45.30	55.31	45.20	63.01	66.75	▲21.44
民营		总体	新生儿人次	21 837	37 008	29 598	25 623	21 940	21 990	
			新生儿产伤发生例数	752	875	1170	1094	988	1196	
			新生儿产伤的发生率（‰）	34.44	23.64	39.53	42.70	45.03	54.39	▲19.95
	三级	总体	新生儿人次	21 837	24 879	18 434	16 114	13 561	13 927	
			新生儿产伤发生例数	752	777	876	868	804	989	
			新生儿产伤的发生率（‰）	34.44	31.23	47.52	53.87	59.29	71.01	▲36.57
		综合	新生儿人次	20 995	23 852	17 478	14 387	12 168	12 641	
			新生儿产伤发生例数	715	745	842	792	741	903	
			新生儿产伤的发生率（‰）	34.06	31.23	48.17	55.05	60.90	71.43	▲37.38
		专科	新生儿人次	842	1027	956	1727	1393	1286	
			新生儿产伤发生例数	37	32	34	76	63	86	
			新生儿产伤的发生率（‰）	43.94	31.16	35.56	44.01	45.23	66.87	▲22.93
	二级	总体	新生儿人次	–	12 129	11 164	9509	8379	8063	
			新生儿产伤发生例数	–	98	294	226	184	207	
			新生儿产伤的发生率（‰）	–	8.08	26.33	23.77	21.96	25.67	▲17.59
		综合	新生儿人次	–	10 375	9149	8678	7233	6535	
			新生儿产伤发生例数	–	64	233	184	151	173	
			新生儿产伤的发生率（‰）	–	6.17	25.47	21.20	20.88	26.47	▲20.30
		专科	新生儿人次	–	1754	2015	831	1146	1528	
			新生儿产伤发生例数	–	34	61	42	33	34	
			新生儿产伤的发生率（‰）	–	19.38	30.27	50.54	28.80	22.25	▲2.87

*变化：委属委管、三级医院的变化为2021年较2016年的差值；二级医院的变化为2021年较2017年的差值。

4. 阴道分娩/剖宫产分娩产妇分娩或产褥期并发症细项分析

本部分采用二级和三级公立综合医院数据作为分析样本进行计算。

2021年三级综合医院1 459 723例阴道分娩住院患者中，有271 945例发生了阴道分娩产妇分娩或产褥期并发症，占阴道分娩总例数的186.30‰，各并发症细项排名前5位的分别为其他的即刻产后出血（4.45%）、部分胎盘和胎膜滞留不伴有出血（3.95%）、宫颈的产科裂伤（3.49%）、仅产科高位阴道裂伤（3.48%）、胎盘滞留不伴有出血（1.65%）（表3-1-1-7）。

2021年二级综合医院1 101 108例阴道分娩住院患者中，有143 880例发生了阴道分娩产妇分娩或产褥期并发症，占阴道分娩总例数的130.67‰，各并发症细项排名前5位的分别为仅产科高位阴道裂伤（3.10%）、其他的即刻产后出血（3.06%）、宫颈的产科裂伤（2.55%）、部分胎盘和胎膜滞留不伴有出血（1.91%）、分娩时未特指的会阴裂伤（1.30%）（表3-1-1-8）。

表 3-1-1-7　2016 年与 2021 年三级综合医院阴道分娩产妇分娩或产褥期并发症细项分析

2016 年阴道分娩（2 016 337 例）			三级公立综合医院	2021 年阴道分娩（1 459 723 例）		
180 784 例阴道分娩产妇分娩或产褥期并发症，占阴道分娩总例数的比例：89.66‰			阴道分娩产妇分娩或产褥期并发症细项及对应 ICD 编码（前 20 位）	271 945 例阴道分娩产妇分娩或产褥期并发症，占阴道分娩总例数的比例：186.3‰		
排名	例数	占比（%）		占比（%）	例数	排名
第 1 名	52 220	2.59	其他的即刻产后出血（O72.1）	4.45	65 013	第 1 名
第 2 名	35 450	1.76	部分胎盘和胎膜滞留不伴有出血（O73.1）	3.95	57 621	第 2 名
第 3 名	26 940	1.34	宫颈的产科裂伤（O71.3）	3.49	51 010	第 3 名
第 5 名	17 237	0.85	仅产科高位阴道裂伤（O71.4）	3.48	50 864	第 4 名
第 4 名	19 514	0.97	胎盘滞留不伴有出血（O73.0）	1.65	24 143	第 5 名
第 7 名	9827	0.49	产程和分娩的其他特指并发症（O75.8）	1.31	19 084	第 6 名
第 9 名	6778	0.34	分娩时未特指的会阴裂伤（O70.9）	0.83	12 139	第 7 名
第 10 名	3637	0.18	盆腔的产科血肿（O71.7）	0.77	11 280	第 8 名
第 6 名	15 250	0.76	第三产程出血（O72.0）	0.76	11 027	第 9 名
第 8 名	7125	0.35	延迟性和继发性产后出血（O72.2）	0.43	6331	第 10 名
第 11 名	2056	0.10	产褥期的其他并发症，不可归类在他处者（O90.8）	0.25	3632	第 11 名
第 16 名	585	0.03	产程期间发热，不可归类在他处者（O75.2）	0.18	2629	第 12 名
第 33 名	54	0.00	其他特指的产科创伤（O71.8）	0.13	1954	第 13 名
第 12 名	948	0.05	分娩后不明原因的发热（O86.4）	0.09	1273	第 14 名
第 25 名	206	0.01	产程期间其他的感染（O75.3）	0.08	1138	第 15 名
第 14 名	635	0.03	分娩时Ⅲ度会阴裂伤（O70.2）	0.05	738	第 16 名
第 13 名	755	0.04	会阴产科的伤口破裂（O90.1）	0.05	701	第 17 名
第 18 名	534	0.03	伤及骨盆关节和韧带的产科损害（O71.6）	0.04	611	第 18 名
第 31 名	60	0.00	产褥期痔（O87.2）	0.04	584	第 19 名
第 17 名	539	0.03	产程和分娩未特指的并发症（O75.9）	0.03	419	第 20 名

注：按 2021 年三级综合医院阴道分娩产妇分娩或产褥期并发症细项发生总例数占比降序排列。

表 3-1-1-8 2017 年与 2021 年二级综合医院阴道分娩产妇分娩或产褥期并发症细项分析

2017 年阴道分娩（2 215 785 例）			二级公立综合医院	2021 年阴道分娩（1 101 108 例）		
145 958 例阴道分娩产妇分娩或产褥期并发症，占阴道分娩总例数的比例：65.87‰			阴道分娩产妇分娩或产褥期并发症细项及对应 ICD 编码（前 20 位）	143 880 例阴道分娩产妇分娩或产褥期并发症，占阴道分娩总例数的比例：130.67‰		
排名	例数	占比（%）		占比（%）	例数	排名
第 3 名	22 845	1.03	仅产科高位阴道裂伤（O71.4）	3.10	34 114	第 1 名
第 1 名	40 057	1.81	其他的即刻产后出血（O72.1）	3.06	33 737	第 2 名
第 2 名	28 273	1.28	宫颈的产科裂伤（O71.3）	2.55	28 118	第 3 名
第 4 名	16 580	0.75	部分胎盘和胎膜滞留不伴有出血（O73.1）	1.91	20 980	第 4 名
第 6 名	10 801	0.49	分娩时未特指的会阴裂伤（O70.9）	1.30	14 354	第 5 名
第 5 名	11 097	0.50	胎盘滞留不伴有出血（O73.0）	1.13	12 421	第 6 名
第 10 名	4600	0.21	产程和分娩的其他特指并发症（O75.8）	0.61	6740	第 7 名
第 7 名	10 758	0.49	第三产程出血（O72.0）	0.51	5609	第 8 名
第 9 名	6210	0.28	盆腔的产科血肿（O71.7）	0.45	4972	第 9 名
第 8 名	6980	0.32	延迟性和继发性产后出血（O72.2）	0.26	2852	第 10 名
第 12 名	928	0.04	产褥期的其他并发症，不可归类在他处者（O90.8）	0.06	670	第 11 名
第 11 名	1077	0.05	会阴产科的伤口破裂（O90.1）	0.05	553	第 12 名
第 14 名	647	0.03	分娩后不明原因的发热（O86.4）	0.05	536	第 13 名
第 71 名	0	0	产褥期中麻醉未特指的并发症（O89.9）	0.05	532	第 14 名
第 13 名	702	0.03	分娩时Ⅲ度会阴裂伤（O70.2）	0.05	502	第 15 名
第 21 名	276	0.01	产程和分娩未特指的并发症（O75.9）	0.03	385	第 16 名
第 18 名	337	0.02	产程期间其他的感染（O75.3）	0.03	340	第 17 名
第 17 名	394	0.02	伤及骨盆关节和韧带的产科损害（O71.6）	0.03	306	第 18 名
第 34 名	29	0.00	未特指的产科创伤（O71.9）	0.03	304	第 19 名
第 15 名	516	0.02	人工破膜后分娩延迟（O75.5）	0.03	290	第 20 名

注：按 2021 年二级综合医院阴道分娩产妇分娩或产褥期并发症细项发生总例数占比降序排列。

2021 年三级综合医院 1 339 639 例剖宫产分娩出院患者中，有 135 537 例发生了剖宫产分娩产妇分娩或产褥期并发症，占剖宫产分娩总例数的 101.17‰，各并发症细项排名前 5 位的分别为胎盘滞留不伴有出血（2.99%）、其他的即刻产后出血（2.62%）、第三产程出血（1.69%）、产程中子宫破裂（1.13%）、产程开始前子宫破裂（0.55%）（表 3-1-1-9）。

2021 年二级综合医院 773 473 例剖宫产分娩出院患者中，有 41 281 例发生了剖宫产分娩产妇分娩或产褥期并发症，占剖宫产分娩总例数的 53.37‰，各并发症细项排名前 5 位的分别为其他的即刻产后出血（1.78%）、胎盘滞留不伴有出血（1.09%）、第三产程出血（0.70%）、产程中子宫破裂（0.62%）、产程开始前子宫破裂（0.35%）（表 3-1-1-10）。

表 3-1-1-9　2016 年与 2021 年三级综合医院剖宫产分娩产妇分娩或产褥期并发症细项分析

2016 年剖宫产（1 507 699 例）			三级公立综合医院	2021 年剖宫产（1 339 639 例）		
87 341 例剖宫产分娩产妇分娩或产褥期并发症，占剖宫产总例数的比例：57.93‰			剖宫产分娩产妇分娩或产褥期并发症细项及对应 ICD 编码（前 20 位）	135 537 例剖宫产分娩产妇分娩或产褥期并发症，占剖宫产总例数的比例：101.17‰		
排名	例数	占比（%）		占比（%）	例数	排名
第 3 名	14 940	0.99	胎盘滞留不伴有出血（O73.0）	2.99	39 995	第 1 名
第 1 名	30 552	2.03	其他的即刻产后出血（O72.1）	2.62	35 118	第 2 名
第 2 名	21 061	1.40	第三产程出血（O72.0）	1.69	22 648	第 3 名
第 4 名	7281	0.48	产程中子宫破裂（O71.1）	1.13	15 165	第 4 名
第 10 名	1015	0.07	产程开始前子宫破裂（O71.0）	0.55	7350	第 5 名
第 5 名	5252	0.35	产程和分娩的其他特指并发症（O75.8）	0.40	5310	第 6 名
第 8 名	1552	0.10	分娩后不明原因的发热（O86.4）	0.23	3104	第 7 名
第 12 名	607	0.04	剖宫产术的伤口破裂（O90.0）	0.23	3029	第 8 名
第 6 名	3703	0.25	部分胎盘和胎膜滞留不伴有出血（O73.1）	0.20	2725	第 9 名
第 13 名	497	0.03	产程期间其他的感染（O75.3）	0.18	2463	第 10 名
第 17 名	379	0.03	产程期间发热，不可归类在他处者（O75.2）	0.18	2412	第 11 名
第 14 名	486	0.03	其他特指的产褥感染（O86.8）	0.10	1382	第 12 名
第 7 名	2184	0.14	延迟性和继发性产后出血（O72.2）	0.09	1172	第 13 名
第 34 名	35	0.00	其他特指的产科创伤（O71.8）	0.09	1166	第 14 名
第 11 名	629	0.04	产褥期的其他并发症，不可归类在他处者（O90.8）	0.07	912	第 15 名
第 16 名	410	0.03	产后凝血缺陷（O72.3）	0.05	698	第 16 名
第 15 名	480	0.03	产程和分娩期间或以后休克（O75.1）	0.05	697	第 17 名
第 19 名	357	0.02	产科手术伤口的感染（O86.0）	0.05	604	第 18 名
第 23 名	158	0.01	分娩后泌尿道感染（O86.2）	0.04	593	第 19 名
第 9 名	1525	0.10	产程和分娩未特指的并发症（O75.9）	0.03	394	第 20 名

注：按 2021 年三级综合医院剖宫产分娩产妇分娩或产褥期并发症细项发生总例数占比降序排列。

表 3-1-1-10　2017 年与 2021 年二级综合医院剖宫产分娩产妇分娩或产褥期并发症细项分析

2017 年剖宫产（1 368 602 例）			二级公立综合医院	2021 年剖宫产（773 473 例）		
38 756 例剖宫产分娩产妇分娩或产褥期并发症，占剖宫产总例数的比例：28.32‰			剖宫产分娩产妇分娩或产褥期并发症细项及对应 ICD 编码（前 20 位）	41 281 例剖宫产分娩产妇分娩或产褥期并发症，占剖宫产总例数的比例：53.37‰		
排名	例数	占比（%）		占比（%）	例数	排名
第 1 名	14 954	1.09	其他的即刻产后出血（O72.1）	1.78	13 793	第 1 名
第 3 名	4860	0.36	胎盘滞留不伴有出血（O73.0）	1.09	8427	第 2 名
第 2 名	7711	0.56	第三产程出血（O72.0）	0.70	5443	第 3 名
第 4 名	3733	0.27	产程中子宫破裂（O71.1）	0.62	4832	第 4 名
第 8 名	891	0.07	产程开始前子宫破裂（O71.0）	0.35	2714	第 5 名
第 7 名	1180	0.09	产程和分娩的其他特指并发症（O75.8）	0.19	1501	第 6 名
第 12 名	483	0.04	剖宫产术的伤口破裂（O90.0）	0.18	1382	第 7 名
第 6 名	1207	0.09	部分胎盘和胎膜滞留不伴有出血（O73.1）	0.16	1271	第 8 名
第 13 名	465	0.03	产程期间其他的感染（O75.3）	0.10	740	第 9 名
第 9 名	878	0.06	分娩后不明原因的发热（O86.4）	0.09	702	第 10 名
第 5 名	1603	0.12	延迟性和继发性产后出血（O72.2）	0.08	647	第 11 名
第 10 名	617	0.05	产褥期的其他并发症，不可归类在他处者（O90.8）	0.08	606	第 12 名
第 16 名	239	0.02	其他特指的产褥感染（O86.8）	0.06	434	第 13 名
第 21 名	147	0.01	产程期间发热，不可归类在他处者（O75.2）	0.04	340	第 14 名
第 14 名	331	0.02	产科手术伤口的感染（O86.0）	0.04	327	第 15 名
第 18 名	164	0.01	分娩后泌尿道感染（O86.2）	0.03	248	第 16 名
第 11 名	561	0.04	产程和分娩未特指的并发症（O75.9）	0.03	198	第 17 名
第 20 名	148	0.01	产程和分娩期间或以后休克（O75.1）	0.02	176	第 18 名
第 15 名	259	0.02	羊水栓塞（O88.1）	0.02	165	第 19 名
第 26 名	39	0.00	伤及盆腔器官的其他产科损伤（O71.5）	0.01	95	第 20 名

注：按 2021 年二级综合医院剖宫产分娩产妇分娩或产褥期并发症细项发生总例数占比降序排列。

（四）住院 ICU 患者获得性指标发生率

1. 住院 ICU 患者呼吸机相关性肺炎（VAP）发生率（例／千机械通气日）

综合医院住院 ICU 患者呼吸机相关性肺炎（VAP）发生率总体呈明显下降趋势。2021 年三级综合和专科医院较 2017 年分别下降了 4.19 和 1.30 例／千机械通气日，二级综合和专科医院较 2017 年分别下降了 8.71 和 2.39 例／千机械通气日（图 3-1-1-12、表 3-1-1-11）。

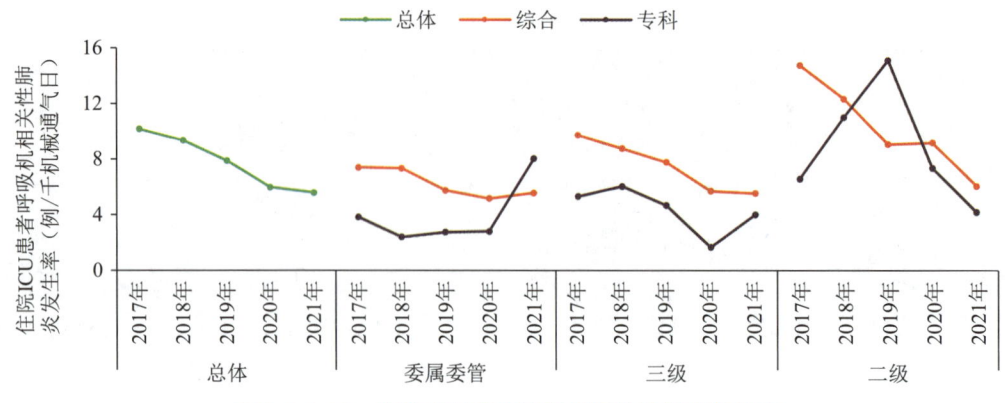

图 3-1-1-12 住院 ICU 患者呼吸机相关性肺炎发生率

表 3-1-1-11 2017—2021 年全国住院 ICU 患者呼吸机相关性肺炎发生率

等级	类型	指标	2017年	2018年	2019年	2020年	2021年	变化*
全国	总体	住院 ICU 患者有创机械通气总天数	3 095 633	4 404 013	4 553 501	7 266 030	5 982 850	
		住院 ICU 患者呼吸机相关性肺炎发生例数	31 358	40 952	35 631	43 089	33 128	
		住院 ICU 患者呼吸机相关性肺炎发生率（例/千机械通气日）	10.13	9.30	7.82	5.93	5.54	▼4.59
委属委管	综合	住院 ICU 患者有创机械通气总天数	120 553	120 489	144 275	134 325	100 200	
		住院 ICU 患者呼吸机相关性肺炎发生例数	886	878	822	686	553	
		住院 ICU 患者呼吸机相关性肺炎发生率（例/千机械通气日）	7.35	7.29	5.70	5.11	5.52	▼1.83
	专科	住院 ICU 患者有创机械通气总天数	24 640	3792	14 333	14 391	2253	
		住院 ICU 患者呼吸机相关性肺炎发生例数	94	9	39	40	18	
		住院 ICU 患者呼吸机相关性肺炎发生率（例/千机械通气日）	3.81	2.37	2.72	2.78	7.99	▲4.17
三级	总体	住院 ICU 患者有创机械通气总天数	2 623 354	3 475 023	3 592 720	5 762 454	4 382 471	
		住院 ICU 患者呼吸机相关性肺炎发生例数	24 443	29 558	26 934	29 401	23 549	
		住院 ICU 患者呼吸机相关性肺炎发生率（例/千机械通气日）	9.32	8.51	7.50	5.10	5.37	▼3.94
	综合	住院 ICU 患者有创机械通气总天数	2 412 110	3 240 888	3 338 419	4 990 145	4 073 315	
		住院 ICU 患者呼吸机相关性肺炎发生例数	23 330	28 154	25 757	28 139	22 322	
		住院 ICU 患者呼吸机相关性肺炎发生率（例/千机械通气日）	9.67	8.69	7.72	5.64	5.48	▼4.19
	专科	住院 ICU 患者有创机械通气总天数	211 244	234 135	254 301	772 309	309 156	
		住院 ICU 患者呼吸机相关性肺炎发生例数	1113	1404	1177	1262	1227	
		住院 ICU 患者呼吸机相关性肺炎发生率（例/千机械通气日）	5.27	6.00	4.63	1.63	3.97	▼1.30
二级	总体	住院 ICU 患者有创机械通气总天数	472 279	928 990	960 781	1 503 576	1 600 379	
		住院 ICU 患者呼吸机相关性肺炎发生例数	6915	11394	8697	13 688	9579	
		住院 ICU 患者呼吸机相关性肺炎发生率（例/千机械通气日）	14.64	12.26	9.05	9.10	5.99	▼8.66

续表

等级	类型	指标	2017年	2018年	2019年	2020年	2021年	变化*
二级	综合	住院ICU患者有创机械通气总天数	468 910	917 691	951 888	1 497 010	1 595 306	
		住院ICU患者呼吸机相关性肺炎发生例数	6893	11 270	8563	13 640	9558	
		住院ICU患者呼吸机相关性肺炎发生率（例/千机械通气日）	14.70	12.28	9.00	9.11	5.99	▼8.71
	专科	住院ICU患者有创机械通气总天数	3369	11 299	8893	6566	5073	
		住院ICU患者呼吸机相关性肺炎发生例数	22	124	134	48	21	
		住院ICU患者呼吸机相关性肺炎发生率（例/千机械通气日）	6.53	10.97	15.07	7.31	4.14	▼2.39

2. 住院ICU患者血管导管相关性感染（CRBSI）发生率

综合医院住院ICU患者血管导管相关性感染（CRBSI）发生率总体呈明显下降趋势。2021年，三级综合和专科医院较2017年分别下降了1.05和0.53例/千导管日，二级综合和专科医院较2017年分别下降了1.06和0.3例/千导管日（图3-1-1-13、表3-1-1-12）。

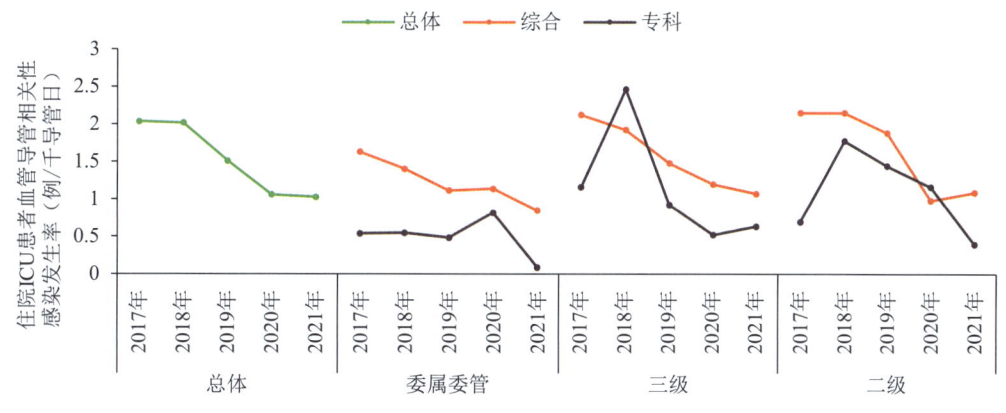

图3-1-1-13　住院ICU患者血管导管相关性感染发生率

表3-1-1-12　2017—2021年全国住院ICU患者血管导管相关性感染发生率

等级	类型	指标	2017年	2018年	2019年	2020年	2021年	变化*
全国	总体	住院ICU患者血管内导管留置总天数	3 608 798	4 980 065	5 558 458	9 574 726	7 499 178	
		住院ICU患者血管导管相关性感染发生例数	7371	10 075	8437	10 221	7772	
		住院ICU患者血管导管相关性感染发生率（例/千导管日）	2.04	2.02	1.52	1.07	1.04	▼1.01
委属委管	综合	住院ICU患者血管内导管留置总天数	154 908	185 555	192 095	140 358	123 899	
		住院ICU患者血管导管相关性感染发生例数	254	262	216	161	106	
		住院ICU患者血管导管相关性感染发生率（例/千导管日）	1.64	1.41	1.12	1.15	0.86	▼0.78

续表

等级	类型	指标	2017年	2018年	2019年	2020年	2021年	变化*
委属委管	专科	住院ICU患者血管内导管留置总天数	54 961	12 636	28 586	42 571	10 595	
		住院ICU患者血管导管相关性感染发生例数	30	7	14	35	1	
		住院ICU患者血管导管相关性感染发生率（例/千导管日）	0.55	0.55	0.49	0.82	0.09	▼0.45
三级	总体	住院ICU患者血管内导管留置总天数	3 052 021	3 902 718	4 386 537	6 627 009	5 611 590	
		住院ICU患者血管导管相关性感染发生例数	6179	7760	6235	7311	5716	
		住院ICU患者血管导管相关性感染发生率（例/千导管日）	2.02	1.99	1.42	1.10	1.02	▼1.01
	综合	住院ICU患者血管内导管留置总天数	2 715 909	3 474 888	3 872 514	5 635 613	4 837 844	
		住院ICU患者血管导管相关性感染发生例数	5787	6704	5757	6790	5222	
		住院ICU患者血管导管相关性感染发生率（例/千导管日）	2.13	1.93	1.49	1.20	1.08	▼1.05
	专科	住院ICU患者血管内导管留置总天数	336 112	427 830	514 023	991 396	773 746	
		住院ICU患者血管导管相关性感染发生例数	392	1056	478	521	494	
		住院ICU患者血管导管相关性感染发生率（例/千导管日）	1.17	2.47	0.93	0.53	0.64	▼0.53
二级	总体	住院ICU患者血管内导管留置总天数	556 777	1 077 347	1 171 921	2 947 717	1 887 588	
		住院ICU患者血管导管相关性感染发生例数	1192	2315	2202	2910	2056	
		住院ICU患者血管导管相关性感染发生率（例/千导管日）	2.14	2.15	1.88	0.99	1.09	▼1.05
	综合	住院ICU患者血管内导管留置总天数	551 048	1 059 934	1 151 898	2 934 006	1 877 596	
		住院ICU患者血管导管相关性感染发生例数	1188	2284	2173	2894	2052	
		住院ICU患者血管导管相关性感染发生率（例/千导管日）	2.16	2.15	1.89	0.99	1.09	▼1.06
	专科	住院ICU患者血管内导管留置总天数	5729	17413	20 023	13 711	9992	
		住院ICU患者血管导管相关性感染发生例数	4	31	29	16	4	
		住院ICU患者血管导管相关性感染发生率（例/千导管日）	0.70	1.78	1.45	1.17	0.40	▼0.30

3. 住院ICU患者导尿管相关性尿路感染（CAUTI）发生率

综合医院住院ICU患者导尿管相关性尿路感染（CAUTI）发生率总体呈下降趋势。2020年三级综合和专科医院较 2017 年分别下降了 0.94 和 0.62 例/千导尿管日，二级综合和专科医院较 2017 年分别下降了 1.89 和 0.29 例/千导尿管日（图 3-1-1-14、表 3-1-1-13）。

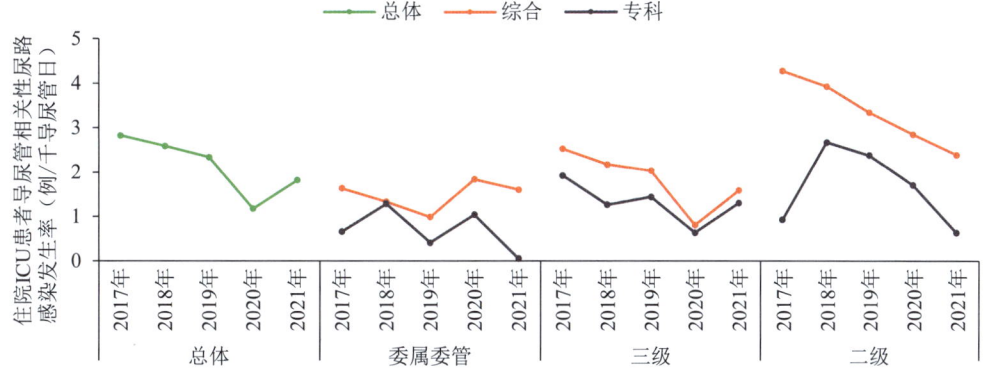

图 3-1-1-14　住院 ICU 患者导尿管相关性尿路感染发生率

表 3-1-1-13　2017—2021 年全国住院 ICU 患者导尿管相关性尿路感染发生率

等级	类型	指标	2017 年	2018 年	2019 年	2020 年	2021 年	变化*
全国	总体	住院 ICU 患者导尿管留置总天数	5 325 065	7 403 256	8 222 110	2 1515 289	10 311 755	
		住院 ICU 患者导尿管相关性尿路感染发生例数	15 111	19233	19 291	25 539	18 821	
		住院 ICU 患者导尿管相关性尿路感染发生率（例/千导尿管日）	2.84	2.60	2.35	1.19	1.83	▼1.01
委属委管	综合	住院 ICU 患者导尿管留置总天数	203 473	229 208	246 609	184 980	157 314	
		住院 ICU 患者导尿管相关性尿路感染发生例数	335	308	246	342	254	
		住院 ICU 患者导尿管相关性尿路感染发生率（例/千导尿管日）	1.65	1.34	1.00	1.85	1.61	▼0.03
	专科	住院 ICU 患者导尿管留置总天数	25 460	5414	19 027	20 988	15 856	
		住院 ICU 患者导尿管相关性尿路感染发生例数	17	7	8	22	1	
		住院 ICU 患者导尿管相关性尿路感染发生率（例/千导尿管日）	0.67	1.29	0.42	1.05	0.06	▼0.60
三级	总体	住院 ICU 患者导尿管留置总天数	4 333 083	5 488 618	6 140 522	17 555 448	7 234 197	
		住院 ICU 患者导尿管相关性尿路感染发生例数	10 863	11 716	12 325	14 238	11 455	
		住院 ICU 患者导尿管相关性尿路感染发生率（例/千导尿管日）	2.51	2.13	2.01	0.81	1.58	▼0.92
	综合	住院 ICU 患者导尿管留置总天数	4 112 781	5 197 785	5 783 913	16 663 947	6 851 425	
		住院 ICU 患者导尿管相关性尿路感染发生例数	10 438	11 346	11 809	13 664	10 953	
		住院 ICU 患者导尿管相关性尿路感染发生率（例/千导尿管日）	2.54	2.18	2.04	0.82	1.60	▼0.94

续表

等级	类型	指标	2017年	2018年	2019年	2020年	2021年	变化*
三级	专科	住院ICU患者导尿管留置总天数	220 302	290 833	356 609	891 501	382 772	
		住院ICU患者导尿管相关性尿路感染发生例数	425	370	516	574	502	
		住院ICU患者导尿管相关性尿路感染发生率（例/千导尿管日）	1.93	1.27	1.45	0.64	1.31	▼0.62
二级	总体	住院ICU患者导尿管留置总天数	991 982	1 914 638	2 081 588	3 959 841	3 077 558	
		住院ICU患者导尿管相关性尿路感染发生例数	4248	7517	6966	11301	7366	
		住院ICU患者导尿管相关性尿路感染发生率（例/千导尿管日）	4.28	3.93	3.35	2.85	2.39	▼1.89
	综合	住院ICU患者导尿管留置总天数	990 910	1 897 849	2 061 497	3 948 149	3 069 725	
		住院ICU患者导尿管相关性尿路感染发生例数	4247	7472	6918	11 281	7361	
		住院ICU患者导尿管相关性尿路感染发生率（例/千导尿管日）	4.29	3.94	3.36	2.86	2.40	▼1.89
	专科	住院ICU患者导尿管留置总天数	1072	16 789	20 091	11 692	7833	
		住院ICU患者导尿管相关性尿路感染发生例数	1	45	48	20	5	
		住院ICU患者导尿管相关性尿路感染发生率（例/千导尿管日）	0.93	2.68	2.39	1.71	0.64	▼0.29

四、是否发生医院获得性指标与死亡率、平均住院日、平均住院人次费用的关联性

（一）三级公立综合医院

1. 医院获得性指标与死亡率

2021年三级公立综合医院发生医院获得性指标的患者住院总死亡率为1.78%，未发生医院获得性指标的患者住院总死亡率为0.54%，发生医院获得性指标的住院总死亡率是未发生患者的3.28倍。两组死亡率比值的年度比较结果发现，三级公立综合医院有无发生医院获得性指标的患者住院总死亡率差异逐年增大（图3-1-1-15）。

2. 医院获得性指标与平均住院日

2021年三级公立综合医院发生医院获得性指标的患者平均住院日为10.37天，未发生医院获得性指标的患者平均住院日为8.03天，发生医院获得性指标的患者平均住院日是未发生患者的1.29倍（图3-1-1-16）。

3. 医院获得性指标与每住院人次费用

2021年三级公立综合医院发生医院获得性指标的患者每住院人次费用为2.89万元，未发生医院获得性指标的患者每住院人次费用为1.44万元，发生医院获得性指标的患者每住院人次费用是未发生患者的2.00倍，差异的年度变化相对平稳（图3-1-1-17）。

（二）二级公立综合医院

1. 医院获得性指标与死亡率

2021年二级公立综合医院发生医院获得性指标的患者住院总死亡率为0.77%，未发生医院获得性指标的住院总死亡率为0.48%，发生医院获得性指标患者的住院总死亡率是未发生患者的1.60倍，两组死亡率比值的年度比较结果发现，二级公立综合医院有无发生医院获得性指标的住院总死亡率差异逐年增大（图3-1-1-15）。

2. 医院获得性指标与平均住院日

2021年二级公立综合医院发生医院获得性指标的患者平均住院日为7.22天，未发生医院获得性指标的患者平均住院日为7.90天，发生医院获得性指标的患者平均住院日是未发生患者的0.91倍（图3-1-1-16）。

3. 医院获得性指标与每住院人次费用

2021年二级公立综合医院发生医院获得性指标的患者每住院人次费用为1.01万元，未发生医院获得性指标的患者每住院人次费用为0.69万元，发生医院获得性指标的患者每住院人次费用是未发生患者的1.47倍。差异的年度变化逐年增大（图3-1-1-17）。

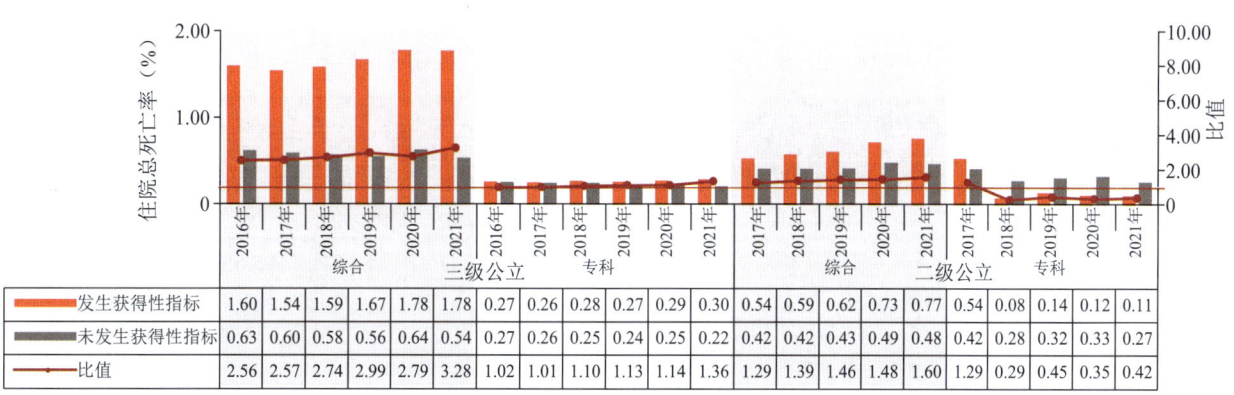

注：比值为发生医院获得性疾病患者的住院总死亡率与未发生医院获得性疾病患者的住院总死亡率的比值。比值大于1说明发生医院获得性疾病患者的住院总死亡率高于未发生医院获得性疾病患者，比值小于1则低于。两组死亡率比值与基线1的距离越远，说明两组死亡率的差异越大。本节同。

图3-1-1-15　发生医院获得性疾病患者与未发生医院获得性疾病患者的住院总死亡率

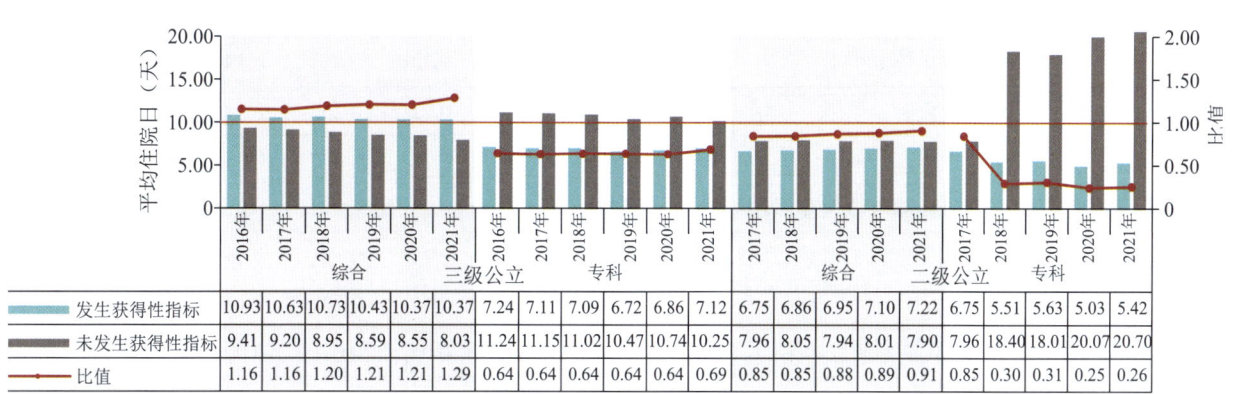

图3-1-1-16　发生医院获得性疾病患者与未发生医院获得性疾病患者的平均住院日

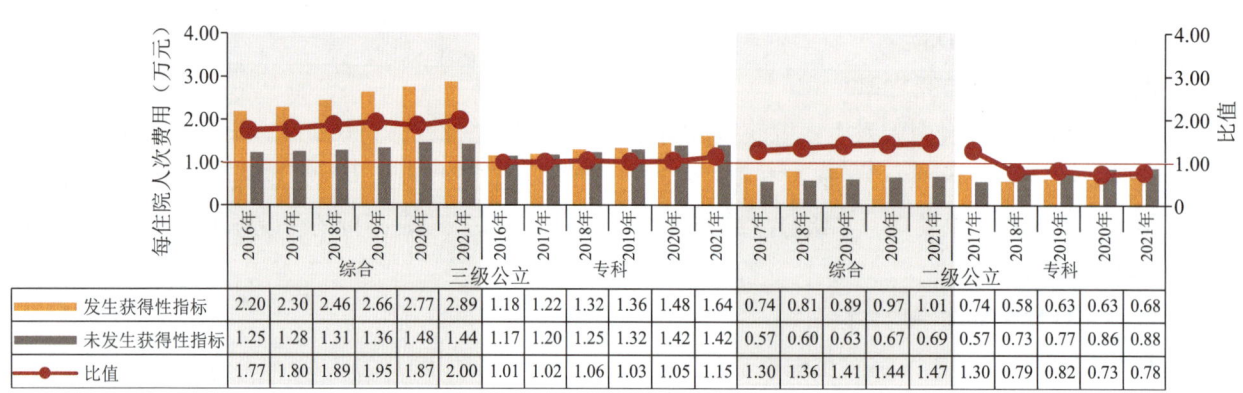

图 3-1-1-17 发生医院获得性疾病患者与未发生医院获得性疾病患者的每住院人次费用

五、各类医院获得性指标发生率

从各类医院获得性指标占出院人次的比例看,住院产妇分娩相关医院获得性指标发生率显著高于其他指标,居各类型医院前3位。各类医院获得性指标发生率详见表3-1-1-14～表3-1-1-17。

表3-1-1-14 2016—2021年三级公立综合医院医院获得性指标发生率

排序	医院获得性指标发生率(‰)	三级公立综合						
		2016年	2017年	2018年	2019年	2020年	2021年	趋势
1	阴道分娩产妇分娩或产褥期并发症发生率	89.66	106.46	123.61	143.65	176.08	186.3	
2	剖宫产分娩产妇分娩或产褥期并发症发生率	57.93	65.77	75.1	86.81	98.86	101.17	
3	新生儿产伤发生率	65.14	66.02	66.87	68.79	74.93	75.49	
4	手术患者肺部感染与肺机能不全发生率	2.06	2.1	2.07	2.14	1.77	1.53	
5	各系统/器官术后并发症发生率	2.06	2.14	1.93	2.03	1.56	1.46	
6	与手术/操作相关感染发生率	0.66	0.68	0.7	0.72	0.84	0.87	
7	手术患者手术后呼吸衰竭发生率	0.53	0.59	0.65	0.78	0.88	0.85	
8	介入操作与手术后患者其他并发症发生率	0.24	0.28	0.36	0.38	0.48	0.48	
9	手术患者手术后脓毒症发生率	0.28	0.31	0.34	0.39	0.46	0.45	
10	手术患者手术后深静脉血栓发生率	0.27	0.31	0.38	0.44	0.43	0.43	
11	手术患者手术后出血或血肿发生率	0.14	0.17	0.21	0.26	0.31	0.35	
12	手术后急性肾衰竭发生率	0.18	0.21	0.22	0.27	0.33	0.33	
13	植入物的并发症(不包括脓毒症)发生率	0.24	0.25	0.25	0.24	0.21	0.2	
14	手术患者手术后肺栓塞发生率	0.12	0.13	0.14	0.15	0.16	0.16	
15	医源性气胸发生率	0.12	0.12	0.12	0.13	0.13	0.14	
16	手术患者手术后生理/代谢紊乱发生率	0.04	0.04	0.05	0.07	0.09	0.1	
17	住院患者医院内跌倒/坠床所致髋部骨折发生率	0.39	0.36	0.29	0.21	0.09	0.06	
18	移植的并发症发生率	0.03	0.03	0.03	0.04	0.04	0.05	
19	手术意外穿刺伤或撕裂伤发生率	0.03	0.04	0.04	0.03	0.04	0.05	
20	手术患者手术伤口裂开发生率	0.06	0.05	0.05	0.05	0.05	0.04	
21	2期及以上院内压力性损伤发生率	0.12	0.11	0.09	0.09	0.05	0.04	

续表

排序	医院获得性指标发生率（‰）	三级公立综合						趋势
		2016年	2017年	2018年	2019年	2020年	2021年	
22	手术患者手术后猝死发生率	0.03	0.03	0.03	0.03	0.03	0.03	
23	输血反应发生率	0.01	0.02	0.02	0.02	0.02	0.02	
24	输注反应发生率	0.01	0.01	0.01	0.01	0.01	0.01	
25	再植和截肢的并发症发生率	0.01	0.01	0.01	0.01	0.01	0.01	
26	血液透析所致并发症发生率	0.001	0.002	0.003	0.003	0.01	0.01	
27	手术过程中异物遗留发生率	0.004	0.003	0.003	0.003	0.003	0.003	
28	手术患者麻醉并发症发生率	0.001	0.002	0.001	0.002	0.001	0.001	

注：按2021年三级公立综合医院住院患者医院获得性指标发生率降序排列。

表3-1-1-15 2016—2021年三级公立专科医院医院获得性指标发生率

排序	医院获得性指标发生率（‰）	三级公立专科						趋势
		2016年	2017年	2018年	2019年	2020年	2021年	
1	阴道分娩产妇分娩或产褥期并发症发生率	102.95	115.59	131.55	153.88	176.46	193.89	
2	剖宫产分娩产妇分娩或产褥期并发症发生率	74.75	79.51	89.48	96.01	110.24	117.43	
3	新生儿产伤发生率	60.26	54.51	56.68	58.66	62.03	62.5	
4	手术患者肺部感染与肺机能不全发生率	0.77	0.75	0.9	0.89	0.98	1.18	
5	各系统/器官术后并发症发生率	0.68	0.67	0.83	0.73	0.72	0.83	
6	与手术/操作相关感染发生率	0.34	0.31	0.34	0.44	0.56	0.64	
7	手术患者手术后呼吸衰竭发生率	0.25	0.24	0.28	0.29	0.38	0.4	
8	介入操作与手术后患者其他并发症发生率	0.13	0.15	0.18	0.24	0.31	0.39	
9	手术患者手术后脓毒症发生率	0.21	0.19	0.24	0.24	0.3	0.34	
10	手术患者手术后出血或血肿发生率	0.09	0.11	0.12	0.15	0.18	0.24	
11	手术患者手术后深静脉血栓发生率	0.15	0.16	0.17	0.17	0.21	0.22	
12	手术后急性肾衰竭发生率	0.05	0.07	0.08	0.09	0.16	0.16	
13	医源性气胸发生率	0.11	0.11	0.12	0.14	0.14	0.15	
14	手术患者手术后生理/代谢紊乱发生率	0.01	0.01	0.04	0.24	0.28	0.13	
15	植入物的并发症（不包括脓毒症）发生率	0.11	0.12	0.16	0.17	0.12	0.1	
16	手术患者手术后肺栓塞发生率	0.04	0.05	0.06	0.07	0.09	0.1	
17	输血反应发生率	0.06	0.07	0.08	0.06	0.07	0.09	
18	移植的并发症发生率	0.01	0.02	0.03	0.04	0.06	0.07	
19	住院患者医院内跌倒/坠床所致髋部骨折发生率	0.26	0.18	0.11	0.06	0.04	0.04	
20	手术意外穿刺伤或撕裂伤发生率	0.01	0.02	0.02	0.02	0.02	0.03	
21	手术患者手术伤口裂开发生率	0.04	0.04	0.04	0.04	0.03	0.03	
22	再植和截肢的并发症发生率	0.003	0.002	0.01	0.02	0.03	0.03	
23	2期及以上院内压力性损伤发生率	0.05	0.05	0.04	0.04	0.03	0.02	
24	手术患者手术后猝死发生率	0.01	0.01	0.01	0.004	0.01	0.01	

续表

排序	医院获得性指标发生率（‰）	三级公立专科						趋势
		2016 年	2017 年	2018 年	2019 年	2020 年	2021 年	
25	输注反应发生率	0.004	0.004	0.01	0.01	0.01	0.01	
26	手术过程中异物遗留发生率	0.001	0.004	0.002	0.002	0.002	0.002	
27	血液透析所致并发症发生率	0.0001	0	0.0003	0.001	0.002	0.001	
28	手术患者麻醉并发症发生率	0.001	0.0003	0.001	0.001	0.001	0.001	

注：按 2021 年三级公立专科医院住院患者医院获得性指标发生率降序排列。

表 3-1-1-16　2017—2021 年二级公立综合医院医院获得性指标发生率

排序	医院获得性指标发生率（‰）	二级公立综合					趋势
		2017 年	2018 年	2019 年	2020 年	2021 年	
1	阴道分娩产妇分娩或产褥期并发症发生率	65.87	79.76	92.69	107.58	130.67	
2	新生儿产伤发生率	48.16	50.56	50.9	55.64	60.62	
3	剖宫产分娩产妇分娩或产褥期并发症发生率	28.32	34.52	40.91	46.74	53.37	
4	各系统/器官术后并发症发生率	0.79	0.81	0.90	1.03	0.98	
5	与手术/操作相关感染发生率	0.54	0.6	0.61	0.71	0.85	
6	手术患者肺部感染与肺机能不全发生率	0.71	0.79	0.85	0.92	0.84	
7	手术患者手术后呼吸衰竭发生率	0.20	0.24	0.29	0.41	0.46	
8	介入操作与手术后患者其他并发症发生率	0.16	0.21	0.22	0.31	0.38	
9	手术患者手术后深静脉血栓发生率	0.08	0.11	0.14	0.22	0.25	
10	手术患者手术后出血或血肿发生率	0.07	0.09	0.12	0.14	0.19	
11	手术患者手术后脓毒症发生率	0.06	0.09	0.11	0.14	0.17	
12	植入物的并发症（不包括脓毒症）发生率	0.09	0.11	0.14	0.15	0.16	
13	住院患者医院内跌倒/坠床所致髋部骨折发生率	0.33	0.24	0.20	0.20	0.13	
14	手术后急性肾衰竭发生率	0.04	0.05	0.05	0.10	0.12	
15	手术患者手术后肺栓塞发生率	0.04	0.05	0.06	0.08	0.09	
16	医源性气胸发生率	0.05	0.05	0.05	0.06	0.06	
17	2 期及以上院内压力性损伤发生率	0.06	0.06	0.05	0.06	0.05	
18	手术患者手术后猝死发生率	0.01	0.02	0.03	0.03	0.04	
19	手术患者手术伤口裂开发生率	0.04	0.03	0.03	0.03	0.04	
20	手术意外穿刺伤或撕裂伤发生率	0.02	0.02	0.02	0.02	0.03	
21	手术患者手术后生理/代谢紊乱发生率	0.005	0.01	0.01	0.01	0.02	
22	输血反应发生率	0.004	0.004	0.01	0.01	0.01	
23	输注反应发生率	0.01	0.01	0.01	0.01	0.01	
24	移植的并发症发生率	0.003	0.01	0.01	0.01	0.005	
25	再植和截肢的并发症发生率	0.003	0.003	0.003	0.004	0.004	
26	手术过程中异物遗留发生率	0.001	0.002	0.002	0.002	0.004	
27	血液透析所致并发症发生率	0.0004	0.0005	0.001	0.002	0.003	
28	手术患者麻醉并发症发生率	0.001	0.001	0.002	0.001	0.001	

注：按 2021 年二级公立综合医院住院患者医院获得性指标发生率降序排列。

表 3-1-1-17　2017—2021 年二级公立专科医院医院获得性指标发生率

排序	医院获得性指标发生率（‰）	二级公立专科					
		2017 年	2018 年	2019 年	2020 年	2021 年	趋势
1	阴道分娩产妇分娩或产褥期并发症发生率	107.2	129.99	128.29	134.64	151.72	
2	剖宫产分娩产妇分娩或产褥期并发症发生率	56.64	67.37	70.16	74.12	72.19	
3	新生儿产伤发生率	45.30	55.31	45.20	63.01	66.75	
4	手术患者肺部感染与肺机能不全发生率	0.09	0.06	0.09	0.12	0.32	
5	与手术/操作相关感染发生率	0.14	0.11	0.15	0.20	0.27	
6	各系统/器官术后并发症发生率	0.36	0.20	0.14	0.20	0.19	
7	住院患者医院内跌倒/坠床所致髋部骨折发生率	0.07	0.09	0.08	0.10	0.10	
8	介入操作与手术后患者其他并发症发生率	0.16	0.09	0.11	0.07	0.09	
9	2 期及以上院内压力性损伤发生率	0.10	0.10	0.10	0.09	0.09	
10	手术患者手术后呼吸衰竭发生率	0.04	0.03	0.05	0.08	0.06	
11	植入物的并发症（不包括脓毒症）发生率	0.05	0.13	0.09	0.06	0.06	
12	手术患者手术后生理/代谢紊乱发生率	0.04	0.06	0.04	0.03	0.05	
13	医源性气胸发生率	0.02	0.03	0.03	0.04	0.04	
14	手术患者手术后出血或血肿发生率	0.01	0.02	0.02	0.04	0.03	
15	手术患者手术后脓毒症发生率	0.01	0	0.03	0.04	0.02	
16	移植的并发症发生率	0	0	0	0	0.02	
17	手术意外穿刺伤或撕裂伤发生率	0	0.01	0.01	0.02	0.02	
18	手术患者手术后肺栓塞发生率	0.01	0.02	0.01	0.004	0.02	
19	手术患者手术伤口裂开发生率	0.005	0.02	0.01	0.02	0.02	
20	输血反应发生率	0.001	0.01	0.01	0.01	0.01	
21	手术患者手术后深静脉血栓发生率	0.01	0.04	0.03	0.02	0.01	
22	手术后急性肾衰竭发生率	0	0.01	0	0.01	0.01	
23	输注反应发生率	0.002	0.004	0.003	0.002	0.002	
24	血液透析所致并发症发生率	0	0	0.001	0	0.001	
25	手术患者手术后猝死发生率	0.01	0.004	0.003	0	0	
26	再植和截肢的并发症发生率	0	0	0	0	0	
27	手术过程中异物遗留发生率	0	0.004	0	0.004	0	
28	手术患者麻醉并发症发生率	0	0	0	0	0	

注：按 2021 年二级公立专科医院住院患者医院获得性指标发生率降序排列。

第二章

关注患者的基本安全——ICD 低风险病种医疗质量数据分析

ICD 低风险病种是指由疾病本身导致死亡的可能性较低的疾病，其死亡原因可能是临床诊疗过程发生了失误和偏差，或受伴发疾病等因素影响。如果 ICD 低风险病种的病例死亡率上升，预示临床过程中可能存在医疗相关差错。因此，ICD 低风险病种死亡率是反映医疗质量的宏观指标之一，通常反映医院对住院患者所提供的服务的安全和质量，可作为 DRG 低风险死亡率的补充。本章引用《三级医院评审标准》2020 年版和 2022 年版中所列的"115 个 ICD 低风险病种"，从住院病案首页出院诊断栏的主要诊断项中，按 115 个疾病 ICD-10 类目编码提取相关病种数据进行分析，作为当前我国 ICD 低风险病种医疗质量监测的基线数据，供各医院参考。

一、数据来源

本年度数据来源：①三级公立医院绩效考核病案首页采集系统收集的 2016—2021 年 2088 家三级公立医院的病案首页数据，含综合医院 1488 家和专科医院 600 家；②二级公立医院绩效考核病案首页采集系统收集的 2017—2021 年 2488 家二级公立医院的病案首页数据，含综合医院 2291 家和专科医院 197 家；③NCIS 采集的 2017—2021 年全国 1326 家三级和二级医院的病案首页数据，含三级公立综合医院 27 家和专科医院 40 家，三级民营综合医院 29 家和专科医院 8 家，二级公立综合医院 977 家和专科医院 142 家，二级民营综合医院 81 家和专科医院 22 家；④民营医院系统收集的 2017—2021 年全国 132 家三级和二级医院的病案首页数据，含综合医院 100 家和专科医院 32 家（表 3-2-0-1）。

表 3-2-0-1 2016—2021 年 115 个低风险组疾病 ICD 低风险病种医疗质量数据分析纳入的医院

医院类型	三级医院（家）		二级医院（家）		合计（家）
	公立医院	民营医院	公立医院	民营医院	
综合医院	1515	56	3268	154	4993
专科医院	640	21	339	41	1041
合计（家）	2155	77	3607	195	6034

二、采集数据方法

从纳入分析的二级和三级医院病案首页的出院主要诊断栏中，通过ICD低风险病种对应的ICD-10编码三位类目进行提取，115个病种如下：

其他器官的结核（A18），疱疹病毒[单纯疱疹]感染（B00），带状疱疹（B02），其他以皮肤和黏膜损害为特征的病毒感染，不可归类在他处者（B08），慢性病毒性肝炎（B18），甲状腺恶性肿瘤（C73），消化系统其他和不明确部位的良性肿瘤（D13），骨和关节软骨性肿瘤（D16），良性脂肪瘤样肿瘤（D17），血管瘤和淋巴瘤，任何部位（D18），乳房良性肿瘤（D24），子宫平滑肌瘤（D25），卵巢良性肿瘤（D27），其他和未特指部位的良性肿瘤（D36），缺铁性贫血（D50），紫癜和其他出血性情况（D69），甲状腺毒症（甲状腺功能亢进症）（E05），甲状腺的其他（E07），胰岛素依赖型糖尿病（E10），非胰岛素依赖型糖尿病（E11），癫痫（G40），短暂性大脑缺血性发作和相关的综合征（G45），眼睑的其他疾患（H02），结膜的其他疾患（H11），老年性白内障（H25），其他白内障（H26），视网膜脱离和断裂（H33），青光眼（H40），前庭功能疾患（H81），其他听觉丧失（H91），特发性（原发性）高血压（I10），心绞痛（I20），阵发性心动过速（I47），动脉粥样硬化（I70），静脉炎和血栓性静脉炎（I80），下肢静脉曲张（I83），痔（I84），其他部位的静脉曲张（I86），静脉的其他疾患（I87），急性喉炎和气管炎（J04），多发性和未特指部位的急性上呼吸道感染（J06），急性支气管炎（J20），急性细支气管炎（J21），慢性鼻窦炎（J32），鼻息肉（J33），鼻和鼻窦的其他疾患（J34），扁桃体和腺样体慢性疾病（J35），声带和喉疾病，不可归类在他处（J38），支气管炎，未特指为急性或慢性（J40），哮喘（J45），涎腺疾病（K11），口炎和有关损害（K12），胃-食管反流性疾病（K21），食管的其他疾病（K22），胃溃疡（K25），胃炎和十二指肠炎（K29），胃和十二指肠的其他疾病（K31），急性阑尾炎（K35），腹股沟疝（K40），其他非感染性胃肠炎和结肠炎（K52），肛门及直肠区的裂和瘘（K60），肛门和直肠区脓肿（K61），肠的其他疾病（K63），胆石症（K80），皮肤和皮下组织其他局部感染（L08），其他类风湿性关节炎（M06），其他关节炎（M13），膝关节病（M17），脊椎关节强硬（M47），其他脊椎病（M48），其他椎间盘疾患（M51），其他软组织疾患，不可归类在他处（M79），骨坏死（M87），复发性和持续性血尿（N02），肾病综合征（N04），急性肾小管-间质肾炎（N10），梗阻性和反流性尿路病（N13），肾和输尿管结石（N20），前列腺增生（N40），鞘膜积液和精子囊肿（N43），睾丸炎和附睾炎（N45），子宫内膜异位症（N80），卵巢、输卵管和阔韧带的非炎性疾患（N83），异位妊娠（O00），受孕的其他异常产物（O02），妊娠早期出血（O20），为主要与妊娠有关的其他情况给予的孕产妇医疗（O26），为已知或可疑胎儿异常和损害给予的孕产妇医疗（O35），为其他已知或可疑的胎儿问题给予的孕产妇医疗（O36），胎膜早破（O42），假临产（O47），早产（O60），产程和分娩并发脐带并发症（O69），单胎顺产（O80），经剖宫产术的单胎分娩（O82），可归类在他处的孕产妇的其他疾病并发于妊娠、分娩和产褥期（O99），先天性肺炎（P23），其他和未特指原因所致的新生儿黄疸（P59），新生儿的其他大脑障碍（P91），腭裂（Q35），头晕和眩晕（R42），惊厥，不可归类在他处者（R56），头部浅表损伤（S00），肋骨、胸骨和胸部脊柱骨折（S22），肩和上臂骨折（S42），前臂骨折（S52），在腕和手水平的骨折（S62），小腿（包括踝）骨折（S82），膝关节和韧带脱位、扭伤和劳损（S83），身体未特指部位的损伤（T14），消化道内异物（T18），正常妊娠监督（Z34），其他矫形外科的随诊治疗（Z47），其他手术的随诊医疗（Z48），其他医疗照顾（Z51）。

第一节 115个ICD低风险病种基本情况

一、115个ICD低风险病种的整体分布情况

（一）115个ICD低风险病种占总出院人次情况

2017—2019年全国115个ICD低风险病种总出院人次数总体呈逐年上升趋势，2020年有所下降。2017—2021年全国115个ICD低风险病种出院人次数占总出院人次数的比例总体呈上升趋势，从2017年的42.37%上升至2021年的44.20%（表3-2-1-1）。

表3-2-1-1　2017—2021年全国二级和三级医院115个ICD低风险病种出院人次数及其占总出院人次数的比例

医院类型		出院人次数[出院人次占比（%）]					占比变化趋势
		2017年	2018年	2019年	2020年	2021年	
综合医院	三级公立	27 700 626（54.96）	29 700 988（55.51）	32 794 834（56.23）	28 784 532（57.03）	35 370 127（61.48）	
	三级民营	330 223（0.66）	402 061（0.75）	448 114（0.77）	402 614（0.80）	470 122（0.82）	
	二级公立	16 809 614（33.35）	17 488 059（32.68）	18 392 685（31.54）	15 396 986（30.51）	14 795 437（25.72）	
	二级民营	308 338（0.61）	346 631（0.65）	378 314（0.65）	347 359（0.69）	377 001（0.66）	
专科医院	三级公立	4 746 192（9.42）	5 075 381（9.48）	5 734 596（9.83）	5 059 550（10.02）	5 993 081（10.42）	
	三级民营	33 869（0.07）	38 845（0.07）	93 014（0.16）	79 130（0.16）	108 329（0.19）	
	二级公立	454 259（0.90）	445 472（0.83）	462 456（0.79）	379 976（0.75）	387 728（0.67）	
	二级民营	18 868（0.04）	12 462（0.02）	14 177（0.02）	23 279（0.05）	30 439（0.05）	
合计		50 401 989（100.00）	53 509 899（100.00）	58 318 190（100.00）	50 473 426（100.00）	57 532 264（100.00）	

（二）综合医院115个ICD低风险病种占总出院人次比例情况

对2016—2021年连续上传的1571家三级综合医院（含公立1515家和民营56家）和3422家二级综合医院（含公立3268家和民营154家）的115个ICD低风险病种住院患者的出院人次数占年度总出

院人次数比例进行统计，各类型医院所占比例在36.99%～47.42%，其中委属委管综合医院比例最高（43.66%～47.42%），呈逐年上升趋势；三级公立综合医院（含委属委管）比例在43.25%～45.55%，自2017年呈逐年上升趋势；三级民营综合医院比例在40.97%～44.43%，呈逐年上升趋势；二级公立综合医院比例在40.80%～41.67%，呈波动变化；二级民营综合医院比例在36.99%～43.03%，除2020年较2019年略有下降外，其余年份总体呈上升趋势（图3-2-1-1）。

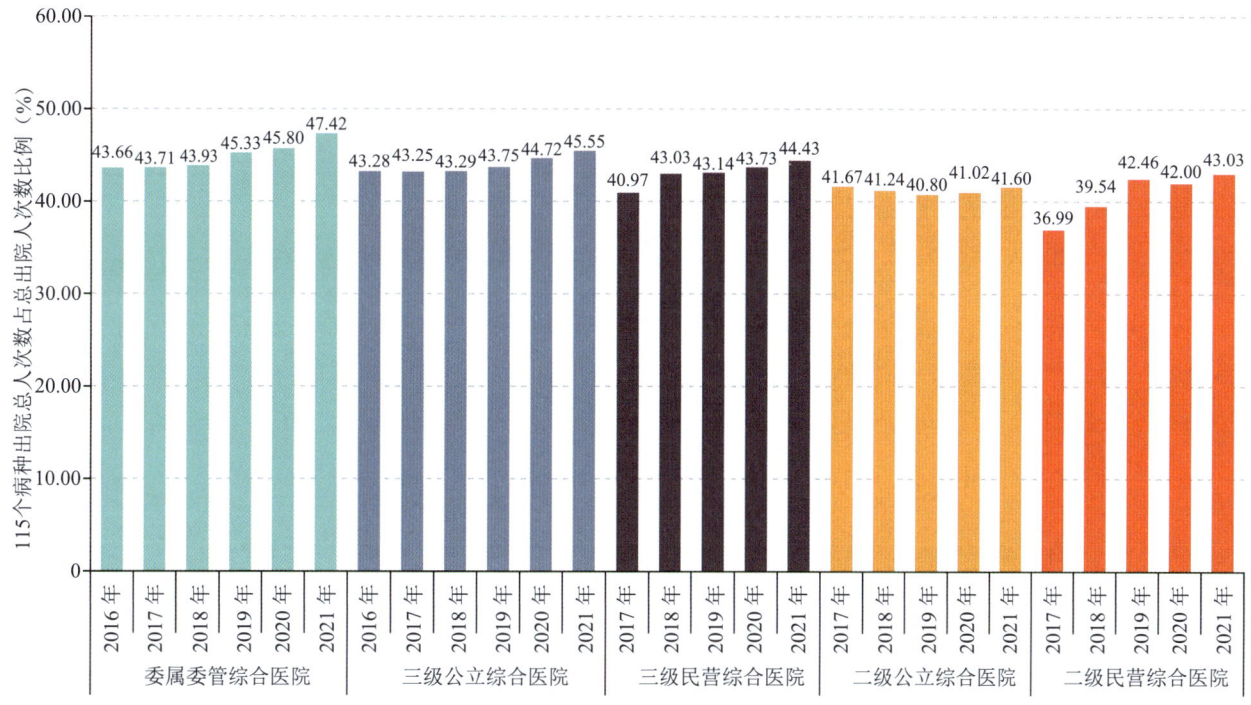

图3-2-1-1　2016—2021年全国二级和三级综合医院115个ICD低风险病种出院总人次数占总出院人次数比例

鉴于专科医院收治病种具有专科特色，无法整体体现低风险病种的质量情况，故本部分仅对综合医院进行分析。

二、115个ICD低风险病种基本情况

（一）委属委管医院115个ICD低风险病种基本情况

对44家委属委管医院（含综合医院25家和专科医院19家）的2016—2021年115个ICD低风险病种住院患者的出院人次数、死亡率、平均住院日、每住院人次费用及0～31天非预期再住院率进行统计。

委属委管综合医院的出院人次数从2016年的1 235 237人次持续上升至2019年的1 640 059人次，2020年下降至1 247 055人次，2021年达1 774 341人次；死亡率从2016年的0.10%持续下降至2021年的0.05%；平均住院日从2016年的7.24天持续下降至2021年的5.37天；每住院人次费用从2016年的16 621.36元上升至2020年的18 333.33元，2021年降为17 804.93元；0～31天非预期再住院率呈波动变化，从2016年的1.39%下降至2021年的1.28%（表3-2-1-2）。

委属委管专科医院的出院人次数从2016年的283 251人次持续上升至2019年的371 849人次，2020年下降至321 881人次，2021年上升至464 435人次；死亡率在0.01%至0.03%之间波动；平均住院日从2016年的4.64天下降至2021年的3.40天；每住院人次费用从2016年的11 783.94元上升至2019年的17 555.99元，2021年下降至16 004.91元；0～31天非预期再住院率从2016年的1.58%下降至2021年的1.37%（表3-2-1-2）。

表 3-2-1-2　2016—2021 年全国委属委管医院 115 个 ICD 低风险病种整体情况

医院类型	指标	2016 年	2017 年	2018 年	2019 年	2020 年	2021 年	变化趋势
委属委管综合	出院人次数	1 235 237	1 331 596	1 453 083	1 640 059	1 247 055	1 774 341	
	死亡率（%）	0.10	0.10	0.08	0.06	0.07	0.05	
	平均住院日（天）	7.24	6.99	6.64	6.11	5.87	5.37	
	每住院人次费用（元）	16 621.36	16 997.61	16 921.96	17 491.12	18 333.33	17 804.93	
	再住院率（%）	1.39	1.37	1.34	1.39	1.16	1.28	
委属委管专科	出院人次数	283 251	299 314	358 891	371 849	321 881	464 435	
	死亡率（%）	0.01	0.01	0.03	0.02	0.01	0.01	
	平均住院日（天）	4.64	4.38	4.52	4.00	3.83	3.40	
	每住院人次费用（元）	11 783.94	11 738.22	13 700.90	17 555.99	16 909.82	16 004.91	
	再住院率（%）	1.58	1.67	1.41	1.58	1.47	1.37	

（二）综合医院 115 个 ICD 低风险病种基本情况

对 2016—2021 年连续上传的 1571 家三级综合医院（含公立 1515 家和民营 56 家）和 3422 家二级综合医院（含公立 3268 家和民营 154 家）的 115 个 ICD 低风险病种住院患者的出院人次数、死亡率、平均住院日、每住院人次费用及 0～31 天非预期再住院率进行统计（表 3-2-1-3）。

三级公立综合医院（含委属委管）的出院人次数从 2016 年的 25 773 683 人次持续上升至 2019 年的 32 794 834 人次，2020 年下降至 28 784 532 人次，2021 年达 35 370 127 人次；死亡率在 0.07% 至 0.08% 之间波动；平均住院日从 2016 年的 8.15 天持续下降至 2021 年的 6.78 天；每住院人次费用从 2016 年的 10 293.74 元持续上升至 2020 年的 12 009.98 元，2021 年降为 11 767.10 元；0～31 天非预期再住院率从 2016 年的 1.25% 持续上升至 2019 年的 1.36%，2021 年下降至 1.26%（表 3-2-1-3）。

三级民营综合医院的出院人次数从 2017 年的 330 223 人次持续上升至 2019 年的 448 114 人次，2020 年下降至 402 614 人次，2021 年达 470 122 人次；死亡率在 0.13% 至 0.23% 之间波动；平均住院日从 2017 年的 7.75 天下降至 2021 年的 7.27 天；每住院人次费用从 2017 年的 8982.93 元上升至 2021 年的 11 260.86 元；0～31 天非预期再住院率从 2017 年的 0.69% 持续上升至 2019 年的 1.14% 后，在 2021 年下降至 0.94%（表 3-2-1-3）。

二级公立综合医院的出院人次数从 2017 年的 16 809 614 人次持续上升至 2019 年的 18 392 685 人次，随后下降至 2021 年的 14 795 437 人次；死亡率在 0.06% 至 0.07% 之间波动；平均住院日在 7 天左右波动；每住院人次费用从 2017 年的 5024.36 元持续上升至 2021 年的 6242.20 元；0～31 天非预期再住院率从 2017 年的 1.00% 上升至 2021 年的 1.27%（表 3-2-1-3）。

二级民营综合医院的出院人次数从 2017 年的 308 338 人次持续上升至 2019 年的 378 314 人次，2020 年下降至 347 359 人次，2021 年达 377 001 人次；死亡率在 0.03% 至 0.05% 之间波动；平均住院日在 7.19 至 7.54 天之间波动；每住院人次费用从 2017 年的 6032.48 元持续上升至 2021 年的 7512.15

元;0~31天非预期再住院率从2017年的0.65%持续上升至2019年的1.36%,随后下降至1.23%(表3-2-1-3)。

表3-2-1-3 2016—2021年全国二级和三级综合医院115个ICD低风险病种整体情况

医院类型	指标	2016年	2017年	2018年	2019年	2020年	2021年	变化趋势
三级公立综合	出院人次数	25 773 683	27 700 626	29 700 988	32 794 834	28 784 532	35 370 127	
	死亡率(%)	0.08	0.07	0.07	0.07	0.07	0.07	
	平均住院日(天)	8.15	7.99	7.76	7.40	7.24	6.78	
	每住院人次费用(元)	10 293.74	10 609.08	10 868.22	11 357.38	12 009.98	11 767.10	
	再住院率(%)	1.25	1.30	1.36	1.34	1.26	1.26	
三级民营综合	出院人次数	–	330 223	402 061	448 114	402 614	470 122	
	死亡率(%)	–	0.13	0.23	0.16	0.21	0.17	
	平均住院日(天)	–	7.75	7.71	7.39	7.49	7.27	
	每住院人次费用(元)	–	8982.93	10 232.62	9970.54	10 984.05	11 260.86	
	再住院率(%)	–	0.69	1.14	1.14	1.06	0.94	
二级公立综合	出院人次数	–	16 809 614	17 488 059	18 392 685	15 396 986	14 795 437	
	死亡率(%)	–	0.07	0.06	0.06	0.07	0.07	
	平均住院日(天)	–	6.90	7.03	6.96	6.98	6.91	
	每住院人次费用(元)	–	5024.36	5318.79	5633.74	6028.19	6242.20	
	再住院率(%)	–	1.00	1.18	1.28	1.24	1.27	
二级民营综合	出院人次数	–	308 338	346 631	378 314	347 359	377 001	
	死亡率(%)	–	0.04	0.05	0.03	0.03	0.05	
	平均住院日(天)	–	7.29	7.19	7.35	7.54	7.41	
	每住院人次费用(元)	–	6032.48	6335.57	6631.92	7254.79	7512.15	
	再住院率(%)	–	0.65	1.01	1.36	1.34	1.23	

(三)专科医院 115 个 ICD 低风险病种基本情况

对 2016—2021 年连续上传的 661 家三级专科医院(含公立 640 家和民营 21 家)和 380 家二级专科医院(含公立 339 家和民营 41 家)的 115 个 ICD 低风险病种住院患者的出院人次数、死亡率、平均住院日、每住院人次费用及 0~31 天非预期再住院率进行统计。

三级公立专科医院(含委属委管)的出院人次数从 2016 年的 4 489 276 人次持续上升至 2019 年的 5 734 596 人次,2020 年下降至 5 059 550 人次,2021 年达 5 993 081 人次;死亡率在 0.03% 至 0.04% 之间波动;平均住院日从 2016 年的 7.20 天持续下降至 2021 年的 5.80 天;每住院人次费用从 2016 年的 9347.67 元持续上升至 2021 年的 11 447.93 元;0~31 天非预期再住院率从 2016 年的 1.17% 持续上升至 2019 年的 1.31%,2021 年下降至 1.09%(表 3-2-1-4)。

三级民营专科医院的出院人次数从 2017 年的 33 869 人次持续上升至 2019 年的 93 014 人次,2020 年下降至 79 130 人次,2021 年达 108 329 人次;死亡率从 2017 年的 0.08% 持续下降至 2019 年的 0.02%,2021 年上升至 0.04%;平均住院日从 2017 年的 8.32 天上升至 2018 年的 8.58 天,随后下降至 2021 年的 6.77 天;每住院人次费用从 2017 年的 16 224.60 元下降至 2021 年的 12 063.52 元;0~31 天非预期再住院率从 2017 年的 0.31% 上升至 2019 年的 1.25%,2021 年下降至 0.68%(表 3-2-1-4)。

二级公立专科医院的出院人次数从 2017 年的 454 259 人次持续上升至 2019 年的 462 456 人次,2020 年下降至 379 976 人次,2021 年上升至 387 728 人次;死亡率从 2017 年的 0.04% 上升至 2020 年的 0.11%,2021 年降为 0.09%;平均住院日在 6.33 至 6.51 天之间波动;每住院人次费用从 2017 年的 4876.17 元持续上升至 2021 年的 6594.70 元;0~31 天非预期再住院率从 2017 年的 0.90% 持续上升至 2019 年的 1.35%,2021 年下降至 1.17%(表 3-2-1-4)。

二级民营专科医院的出院人次数从 2017 年的 18 868 人次上升至 2021 年的 30 439 人次;死亡率在 0.02% 至 0.80% 之间波动;平均住院日在 5.76 至 6.76 天之间波动;每住院人次费用从 2017 年的 7818.97 元上升至 2021 年的 15 640.35 元;0~31 天非预期再住院率从 2017 年的 0.63% 上升至 2019 年的 0.70%,2021 年下降至 0.43%(表 3-2-1-4)。

表 3-2-1-4 2016—2019 年全国二级和三级专科医院 115 个 ICD 低风险病种整体情况

医院类型	指标	2016 年	2017 年	2018 年	2019 年	2020 年	2021 年	变化趋势
三级公立	出院人次数	4 489 276	4 746 192	5 075 381	5 734 596	5 059 550	5 993 081	
	死亡率(%)	0.04	0.04	0.04	0.03	0.04	0.03	
	平均住院日(天)	7.20	7.07	6.88	6.46	6.18	5.80	
	每住院人次费用(元)	9347.67	9674.96	10 201.13	10 995.86	11 436.73	11 447.93	
	再住院率(%)	1.17	1.20	1.22	1.31	1.19	1.09	
三级民营	出院人次数	–	33 869	38 845	93 014	79 130	108 329	
	死亡率(%)	–	0.08	0.03	0.02	0.03	0.04	
	平均住院日(天)	–	8.32	8.58	8.32	8.31	6.77	
	每住院人次费用(元)	–	16 224.60	15 581.44	12 711.31	12 745.30	12 063.52	
	再住院率(%)	–	0.31	0.84	1.25	0.92	0.68	

医院类型	指标	2016年	2017年	2018年	2019年	2020年	2021年	变化趋势
二级公立	出院人次数	–	454 259	445 472	462 456	379 976	387 728	
	死亡率（%）	–	0.04	0.05	0.10	0.11	0.09	
	平均住院日（天）	–	6.33	6.47	6.38	6.51	6.49	
	每住院人次费用（元）	–	4876.17	5339.58	5664.97	6531.22	6594.70	
	再住院率（%）	–	0.90	1.19	1.35	1.26	1.17	
二级民营	出院人次数	–	18 868	12 462	14 177	23 279	30 439	
	死亡率（%）	–	0.63	0.02	0.26	0.80	0.46	
	平均住院日（天）	–	6.76	5.76	6.24	6.44	6.41	
	每住院人次费用（元）	–	7818.97	6145.38	11 134.29	15 498.73	15 640.35	
	再住院率（%）	–	0.63	0.69	0.70	0.44	0.43	

第二节 综合医院 115 个 ICD 低风险病种死亡率前 20 位疾病基本情况

对 2016—2021 年综合医院的 115 个 ICD 低风险病种死亡率前 20 位疾病进行分析，由于民营医院的总人次数占比较低（0.61%～0.82%），本节仅分析连续上传的 1515 家三级公立综合医院（含委属委管）和 3268 家二级公立综合医院数据，其中 2016 年仅有三级公立综合医院数据。

一、115 个 ICD 低风险病种死亡率前 20 位疾病变化情况

（一）三级公立综合医院 115 个 ICD 低风险病种死亡率前 20 位疾病变化情况

根据全国 2016—2021 年连续上传的 1515 家三级公立综合医院的 115 个 ICD 低风险病种数据，对 2021 年死亡率前 20 位疾病的排名和死亡率变化进行分析发现，疾病死亡率排名有不同程度变化，其中胃溃疡（K25）的死亡率排位持平，其他部位的静脉曲张（I86）从 2016 年第 19 位上升至 2021 年第 1 位，疱疹病毒[单纯疱疹]感染（B00）从 2016 年第 26 位上升至 2021 年第 6 位，排位上升明显；食管的其他疾病（K22）从 2016 年第 4 位下降到 2021 年的 15 位，胰岛素依赖型糖尿病（E10）从 2016 年第 5 位下降到 2021 年的 17 位，排位下降明显。虽然死亡率前 20 位的疾病排名有明显变化，但死亡率总体变动不大，除其他部位的静脉曲张（I86）、胃溃疡（K25）、疱疹病毒[单纯疱疹]感染（B00）等 3 个病种的死亡率从 2016 年到 2021 年分别上升 0.24、0.08、0.05 个百分点外，其余病种的死亡率均小幅下降或持平（表 3-2-2-1、表 3-2-2-2）。

表 3-2-2-1 全国三级公立综合医院 115 个 ICD 低风险病种 2021 年死亡率前 20 位疾病排名变化

	2016 年			2021 年	
1	0.40%	动脉粥样硬化（I70）	其他部位的静脉曲张（I86）	0.37%	1
2	0.28%	癫痫（G40）	动脉粥样硬化（I70）	0.35%	2
3	0.24%	胃溃疡（K25）	胃溃疡（K25）	0.32%	3
4	0.20%	食管的其他疾病（K22）	阵发性心动过速（I47）	0.17%	4
5	0.20%	胰岛素依赖型糖尿病（E10）	癫痫（G40）	0.15%	5
6	0.19%	紫癜和其他出血性情况（D69）	疱疹病毒[单纯疱疹]感染（B00）	0.15%	6
7	0.18%	阵发性心动过速（I47）	其他医疗照顾（Z51）	0.14%	7
8	0.18%	非胰岛素依赖型糖尿病（E11）	新生儿的其他大脑障碍（P91）	0.12%	8
10	0.17%	身体未特指部位的损伤（T14）	身体未特指部位的损伤（T14）	0.12%	9
12	0.15%	皮肤和皮下组织其他局部感染（L08）	皮肤和皮下组织其他局部感染（L08）	0.11%	10
14	0.15%	其他医疗照顾（Z51）	紫癜和其他出血性情况（D69）	0.11%	11
15	0.14%	心绞痛（I20）	胃和十二指肠的其他疾病（K31）	0.11%	12
19	0.13%	其他部位的静脉曲张（I86）	非胰岛素依赖型糖尿病（E11）	0.11%	13
21	0.13%	新生儿的其他大脑障碍（P91）	肠的其他疾病（K63）	0.10%	14
22	0.13%	肠的其他疾病（K63）	食管的其他疾病（K22）	0.10%	15
23	0.12%	肋骨、胸骨和胸部脊柱骨折（S22）	急性肾小管-间质肾炎（N10）	0.09%	16
24	0.12%	胃和十二指肠的其他疾病（K31）	胰岛素依赖型糖尿病（E10）	0.09%	17
26	0.10%	疱疹病毒[单纯疱疹]感染（B00）	其他器官的结核（A18）	0.08%	18
28	0.09%	急性肾小管-间质肾炎（N10）	肋骨、胸骨和胸部脊柱骨折（S22）	0.08%	19
30	0.09%	其他器官的结核（A18）	心绞痛（I20）	0.08%	20

注：按 2021 年死亡率排名顺序。

表 3-2-2-2　全国三级公立综合医院 115 个 ICD 低风险病种 2021 年死亡率前 20 位疾病的死亡率变化

2021年排名	疾病名	死亡率（%）						变化趋势
		2016年	2017年	2018年	2019年	2020年	2021年	
1	其他部位的静脉曲张（I86）	0.13	0.10	0.30	0.40	0.47	0.37	
2	动脉粥样硬化（I70）	0.40	0.38	0.36	0.33	0.43	0.35	
3	胃溃疡（K25）	0.24	0.23	0.28	0.27	0.34	0.32	
4	阵发性心动过速（I47）	0.28	0.27	0.23	0.23	0.20	0.17	
5	癫痫（G40）	0.19	0.14	0.12	0.12	0.18	0.15	
6	疱疹病毒[单纯疱疹]感染（B00）	0.10	0.15	0.14	0.17	0.17	0.15	
7	其他医疗照顾（Z51）	0.15	0.15	0.16	0.11	0.15	0.14	
8	新生儿的其他大脑障碍（P91）	0.13	0.15	0.14	0.13	0.14	0.12	
9	身体未特指部位的损伤（T14）	0.17	0.13	0.12	0.12	0.14	0.12	
10	皮肤和皮下组织其他局部感染（L08）	0.15	0.11	0.15	0.15	0.14	0.11	
11	紫癜和其他出血性情况（D69）	0.19	0.15	0.14	0.13	0.14	0.11	
12	胃和十二指肠的其他疾病（K31）	0.12	0.17	0.13	0.10	0.14	0.11	
13	非胰岛素依赖型糖尿病（E11）	0.18	0.16	0.15	0.15	0.13	0.11	
14	肠的其他疾病（K63）	0.13	0.14	0.11	0.11	0.13	0.10	
15	食管的其他疾病（K22）	0.20	0.11	0.10	0.09	0.11	0.10	
16	急性肾小管—间质肾炎（N10）	0.09	0.14	0.11	0.09	0.11	0.09	
17	胰岛素依赖型糖尿病（E10）	0.20	0.14	0.13	0.11	0.11	0.09	
18	其他器官的结核（A18）	0.09	0.10	0.14	0.05	0.11	0.08	
19	肋骨、胸骨和胸部脊柱骨折（S22）	0.12	0.12	0.12	0.08	0.10	0.08	
20	心绞痛（I20）	0.14	0.12	0.12	0.11	0.10	0.08	

（二）二级公立综合医院 115 个 ICD 低风险病种死亡率前 20 位疾病变化情况

根据全国 2017—2021 年连续上传的 3268 家二级公立综合医院的 115 个 ICD 低风险病种数据，对 2021 年死亡率前 20 位疾病的排名和死亡率变化进行分析发现，除慢性病毒性肝炎（B18）维持在第 14 位，其余疾病均有不同程度的排名变化，其中其他关节炎（M13）、头部浅表损伤和（S00）、甲状腺的其他疾患（E07）3 个病种的死亡率排名分别从 2017 年第 51 位、第 57 位和第 39 位上升至 2021 年的第 7 位、第 18 位和第 13 位，排名上升明显，其他医疗照顾（Z51）、甲状腺恶性肿瘤（C73）、食管的其他疾病（K22）、胰岛素依赖型糖尿病（E10）、非胰岛素依赖型糖尿病（E11）等 5 个病种的死亡率排位有小幅下降；在死亡率比较中，其他部位的静脉曲张的死亡率从 2017 年 0.15% 升至 2021 年 0.63%，上升明显，其余疾病的死亡率从 2017 年至 2021 年普遍呈下降趋势或维持相对稳定水平（表 3-2-2-3、表 3-2-2-4）。

表 3-2-2-3　全国二级公立综合医院 115 个 ICD 低风险病种 2021 年死亡率前 20 位疾病排名变化

	2017 年			2021 年	
1	0.56%	其他医疗照顾（Z51）	其他部位的静脉曲张（I86）	0.63%	1
3	0.41%	甲状腺恶性肿瘤（C73）	其他医疗照顾（Z51）	0.49%	2
4	0.30%	动脉粥样硬化（I70）	动脉粥样硬化（I70）	0.36%	3
5	0.30%	食管的其他疾病（K22）	阵发性心动过速（I47）	0.31%	4
6	0.29%	胰岛素依赖型糖尿病（E10）	身体未特指部位的损伤（T14）	0.24%	5
7	0.26%	癫痫（G40）	癫痫（G40）	0.22%	6
8	0.24%	阵发性心动过速（I47）	其他关节炎（M13）	0.20%	7
12	0.18%	非胰岛素依赖型糖尿病（E11）	甲状腺恶性肿瘤（C73）	0.20%	8
14	0.16%	慢性病毒性肝炎（B18）	食管的其他疾病（K22）	0.19%	9
17	0.15%	甲状腺毒症（甲状腺功能亢进症）（E05）	胃溃疡（K25）	0.16%	10
18	0.15%	其他部位的静脉曲张（I86）	胰岛素依赖型糖尿病（E10）	0.15%	11
20	0.14%	静脉炎和血栓性静脉炎（I80）	甲状腺毒症（甲状腺功能亢进症）（E05）	0.14%	12
22	0.13%	其他器官的结核（A18）	甲状腺的其他疾患（E07）	0.14%	13
23	0.12%	胃溃疡（K25）	慢性病毒性肝炎（B18）	0.13%	14
24	0.11%	身体未特指部位的损伤（T14）	其他器官的结核（A18）	0.13%	15
27	0.10%	紫癜和其他出血性情况（D69）	非胰岛素依赖型糖尿病（E11）	0.13%	16
28	0.10%	皮肤和皮下组织其他局部感染（L08）	紫癜和其他出血性情况（D69）	0.12%	17
39	0.07%	甲状腺的其他（E07）	头部浅表损伤（S00）	0.12%	18
51	0.04%	其他关节炎（M13）	静脉炎和血栓性静脉炎（I80）	0.12%	19
57	0.04%	头部浅表损伤（S00）	皮肤和皮下组织其他局部感染（L08）	0.12%	20

表 3-2-2-4　全国二级公立综合医院 115 个 ICD 低风险病种 2021 年死亡率前 20 位疾病的死亡率变化

2021 年排名	疾病名	死亡率（%）					变化趋势
		2017 年	2018 年	2019 年	2020 年	2021 年	
1	其他部位的静脉曲张（I86）	0.15	0.36	0.39	0.58	0.63	
2	其他医疗照顾（Z51）	0.56	0.56	0.57	0.45	0.49	
3	动脉粥样硬化（I70）	0.30	0.29	0.32	0.37	0.36	
4	阵发性心动过速（I47）	0.24	0.18	0.27	0.25	0.31	
5	身体未特指部位的损伤（T14）	0.11	0.06	0.06	0.11	0.24	
6	癫痫（G40）	0.26	0.28	0.26	0.26	0.22	
7	其他关节炎（M13）	0.04	0.02	0.06	0.12	0.20	
8	甲状腺恶性肿瘤（C73）	0.41	0.36	0.40	0.37	0.20	
9	食管的其他疾病（K22）	0.30	0.30	0.26	0.25	0.19	
10	胃溃疡（K25）	0.12	0.10	0.12	0.12	0.16	
11	胰岛素依赖型糖尿病（E10）	0.29	0.19	0.19	0.16	0.15	
12	甲状腺毒症（甲状腺功能亢进症）（E05）	0.15	0.15	0.14	0.13	0.14	

续表

2021年排名	疾病名	死亡率（%）					变化趋势
		2017年	2018年	2019年	2020年	2021年	
13	甲状腺的其他疾患（E07）	0.07	0.07	0.04	0.04	0.14	
14	慢性病毒性肝炎（B18）	0.16	0.13	0.14	0.17	0.13	
15	其他器官的结核（A18）	0.13	0.18	0.21	0.17	0.13	
16	非胰岛素依赖型糖尿病（E11）	0.18	0.17	0.14	0.15	0.13	
17	紫癜和其他出血性情况（D69）	0.10	0.08	0.10	0.12	0.12	
18	头部浅表损伤（S00）	0.04	0.03	0.07	0.07	0.12	
19	静脉炎和血栓性静脉炎（I80）	0.14	0.13	0.12	0.09	0.12	
20	皮肤和皮下组织其他局部感染（L08）	0.10	0.12	0.10	0.11	0.12	

二、115个ICD低风险病种的第一其他诊断情况

对2021年115个ICD低风险病种第一其他诊断疾病名称（按照ICD-10诊断亚目编码提取）、第一其他诊断发生例数占该疾病总例数比例以及2021年死亡率排名前20位疾病的第一其他诊断进行扩展分析。

（一）三级公立综合医院115个ICD低风险病种和第一其他诊断情况

从1515家三级公立综合医院2021年115个ICD低风险病种的第一其他诊断数据中，共提取有效编码出院人次数35 370 127人次，第一其他诊断总体排名前5位依次为特发性（原发性）高血压（9.72%）、动脉硬化性心脏病（9.43%）、未特指的乳房恶性肿瘤（6.37%）、未特指的支气管或肺恶性肿瘤（5.10%）和直肠恶性肿瘤（2.17%）。在2021年115个ICD低风险病种死亡率排名前20位的疾病中，其他部位的静脉曲张的死亡率最高（0.37%），其第一其他诊断名称前5位疾病分别为包皮过长、包茎和嵌顿包茎（4.90%），男性生殖器官其他特指的疾患（4.84%），其他和未特指的肝硬变（4.71%），男性生殖器官标本的、未特指的异常所见（4.04%）和静脉受压（1.88%）；特发性（原发性）高血压在13个死亡率排名前20位的疾病中均处于第一其他诊断的前5位（表3-2-2-5）。

表3-2-2-5 全国三级公立综合医院115个ICD低风险病种2021年死亡率前20位疾病第一其他诊断前5位占比

排名	死亡率（%）	疾病名	第一其他诊断频数前5位名称及其ICD编码	该第一其他诊断占比（%）
1	0.37	其他部位的静脉曲张（I86）	包皮过长、包茎和嵌顿包茎（N47.X）	4.90
			男性生殖器官其他特指的疾患（N50.8）	4.84
			其他和未特指的肝硬变（K74.6）	4.71
			男性生殖器官标本的、未特指的异常所见（R86.9）	4.04
			静脉受压（I87.1）	1.88
2	0.35	动脉粥样硬化（I70）	特发性（原发性）高血压（I10.X）	19.18
			非胰岛素依赖型糖尿病不伴有并发症（E11.9）	4.56
			下肢动脉栓塞和血栓形成（I74.3）	3.91
			动脉硬化性心脏病（I25.1）	3.42
			非胰岛素依赖型糖尿病伴有周围循环并发症（E11.5）	3.02

续表

排名	死亡率（%）	疾病名	第一其他诊断频数前5位名称及其ICD编码	该第一其他诊断占比（%）
3	0.32	胃溃疡（K25）	未特指的贫血（D64.9）	7.71
			急性出血后贫血（D62.X）	7.53
			急性腹膜炎（K65.0）	6.22
			未特指的慢性胃炎（K29.5）	4.64
			其他胃炎（K29.6）	3.51
4	0.17	阵发性心动过速（I47）	未特指的心律失常（I49.9）	11.88
			特发性（原发性）高血压（I10.X）	7.64
			动脉硬化性心脏病（I25.1）	5.63
			其他特指的传导疾患（I45.8）	3.76
			室上性心动过速（I47.1）	3.63
5	0.15	癫痫（G40）	特发性（原发性）高血压（I10.X）	4.52
			未特指的脑梗死（I63.9）	2.79
			脑梗死后遗症（I69.3）	2.37
			其他脑梗死（I63.8）	1.78
			未特指的急性上呼吸道感染（J06.9）	1.57
6	0.15	疱疹病毒[单纯疱疹]感染（B00）	未特指的急性扁桃体炎（J03.9）	2.74
			未特指的急性支气管炎（J20.9）	2.53
			未特指的急性上呼吸道感染（J06.9）	1.48
			特发性（原发性）高血压（I10.X）	1.36
			肝功能检查的异常结果（R94.5）	1.34
7	0.14	其他医疗照顾（Z51）	未特指的乳房恶性肿瘤（C50.9）	10.92
			未特指的支气管或肺恶性肿瘤（C34.9）	8.74
			直肠恶性肿瘤（C20.X）	3.71
			未特指的胃恶性肿瘤（C16.9）	2.43
			上叶，支气管或肺的恶性肿瘤（C34.1）	1.51
8	0.12	新生儿的其他大脑障碍（P91）	未特指的先天性肺炎（P23.9）	13.12
			未特指的新生儿黄疸（P59.9）	6.68
			其他早产婴儿（P07.3）	3.82
			轻度和中度出生窒息（P21.1）	3.80
			新生儿短暂性心肌缺血（P29.4）	2.44
9	0.12	身体未特指部位的损伤（T14）	特发性（原发性）高血压（I10.X）	2.99
			未特指的多处浅表损伤（T00.9）	2.59
			身体未特指部位的浅表损伤（T14.0）	2.22
			身体未特指部位的开放性伤口（T14.1）	2.09
			身体未特指部位的肌腱和肌肉损伤（T14.6）	1.39

续表

排名	死亡率（%）	疾病名	第一其他诊断频数前5位名称及其ICD编码	该第一其他诊断占比（%）
10	0.11	皮肤和皮下组织其他局部感染（L08）	特发性（原发性）高血压（I10.X）	6.28
			非胰岛素依赖型糖尿病不伴有并发症（E11.9）	3.76
			皮肤和皮下组织未特指的局部感染（L08.9）	1.47
			未特指的糖尿病不伴有并发症（E14.9）	0.94
			未特指的皮炎（L30.9）	0.74
11	0.11	紫癜和其他出血性情况（D69）	未特指的急性上呼吸道感染（J06.9）	4.92
			特发性（原发性）高血压（I10.X）	3.12
			变应性[过敏性]紫癜（D69.0）	3.01
			未特指的贫血（D64.9）	2.17
			未特指的急性扁桃体炎（J03.9）	2.05
12	0.11	胃和十二指肠的其他疾病（K31）	未特指的慢性胃炎（K29.5）	15.72
			慢性浅表性胃炎（K29.3）	9.23
			结肠息肉（K63.5）	8.13
			其他胃炎（K29.6）	6.90
			慢性萎缩性胃炎（K29.4）	3.19
13	0.11	非胰岛素依赖型糖尿病（E11）	非胰岛素依赖型糖尿病伴有神经的并发症（E11.4）	18.14
			非胰岛素依赖型糖尿病伴有周围循环并发症（E11.5）	9.45
			特发性（原发性）高血压（I10.X）	7.50
			非胰岛素依赖型糖尿病伴有眼的并发症（E11.3）	4.73
			非胰岛素依赖型糖尿病伴有肾的并发症（E11.2）	3.87
14	0.10	肠的其他疾病（K63）	直肠息肉（K62.1）	10.39
			未特指的慢性胃炎（K29.5）	7.26
			胃和十二指肠息肉（K31.7）	5.53
			特发性（原发性）高血压（I10.X）	3.81
			其他胃炎（K29.6）	3.21
15	0.10	食管的其他疾病（K22）	未特指的慢性胃炎（K29.5）	8.08
			慢性浅表性胃炎（K29.3）	4.69
			其他胃炎（K29.6）	4.65
			胃和十二指肠息肉（K31.7）	4.19
			未特指的食管恶性肿瘤（C15.9）	4.13
16	0.09	急性肾小管—间质肾炎（N10）	特发性（原发性）高血压（I10.X）	5.99
			非胰岛素依赖型糖尿病不伴有并发症（E11.9）	3.02
			肾结石（N20.0）	2.91
			未特指的脓毒病（A41.9）	2.56
			部位未特指的泌尿道感染（N39.0）	2.18

续表

排名	死亡率（%）	疾病名	第一其他诊断频数前5位名称及其ICD编码	该第一其他诊断占比（%）
17	0.09	胰岛素依赖型糖尿病（E10）	胰岛素依赖型糖尿病伴有神经的并发症（E10.4）	11.81
			胰岛素依赖型糖尿病伴有酮症酸中毒（E10.1）	7.64
			胰岛素依赖型糖尿病不伴有并发症（E10.9）	6.84
			胰岛素依赖型糖尿病伴有多个并发症（E10.7）	3.50
			胰岛素依赖型糖尿病伴有周围循环并发症（E10.5）	3.40
18	0.08	其他器官的结核（A18）	肺结核，未提及细菌学或组织学的证实（A16.2）	6.65
			骨和关节的结核（A18.0）	3.41
			特发性（原发性）高血压（I10.X）	1.97
			泌尿生殖系统的结核（A18.1）	1.77
			肠、腹膜和肠系膜淋巴结的结核（A18.3）	1.26
19	0.08	肋骨、胸骨和胸部脊柱骨折（S22）	肺的其他损伤（S27.3）	10.78
			骨质疏松（M81.9）	5.54
			腰椎骨折（S32.0）	4.45
			其他特指胸内器官损伤（S27.8）	2.45
			特发性（原发性）高血压（I10.X）	2.01
20	0.08	心绞痛（I20）	动脉硬化性心脏病（I25.1）	69.04
			特发性（原发性）高血压（I10.X）	5.59
			未特指的心力衰竭（I50.9）	5.56
			未特指的慢性缺血性心脏病（I25.9）	1.82
			陈旧性心肌梗死（I25.2）	1.55

（二）二级公立综合医院115个ICD低风险病种和第一其他诊断情况

从3268家二级公立综合医院的2021年115个ICD低风险病种的第一其他诊断数据中，共提取有效编码出院人次数14 795 437人次，第一其他诊断总体排名前5位依次为特发性（原发性）高血压（12.12%）、动脉硬化性心脏病（8.31%）、未特指的与妊娠有关的情况（2.66%）、非胰岛素依赖型糖尿病不伴有并发症（2.13%）和未特指的支气管或肺恶性肿瘤（2.00%）。在2021年死亡率排名前20位的疾病中，其他部位的静脉曲张的死亡率最高（0.63%），其第一其他诊断名称前5位的疾病分别为其他和未特指的肝硬变（7.18%），包皮过长、包茎和嵌顿包茎（5.19%），男性生殖器官其他特指的疾患（4.20%），急性出血后贫血（3.51%），未特指的贫血（3.05%）；特发性（原发性）高血压在14个死亡率排名前20位的疾病中均处于第一其他诊断的前5位（表3-2-2-6）。

表3-2-2-6 全国二级公立综合医院115个ICD低风险病种2021年死亡率前20位疾病第一其他诊断前5位占比

排名	死亡率（%）	疾病名	第一其他诊断频数前5位名称及其ICD	该第一其他诊断占比（%）
1	0.63	其他部位的静脉曲张（I86）	其他和未特指的肝硬变（K74.6）	7.18
			包皮过长、包茎和嵌顿包茎（N47.X）	5.19
			男性生殖器官其他特指的疾患（N50.8）	4.20
			急性出血后贫血（D62.X）	3.51
			未特指的贫血（D64.9）	3.05

续表

排名	死亡率（%）	疾病名	第一其他诊断频数前5位名称及其ICD	该第一其他诊断占比（%）
2	0.49	其他医疗照顾（Z51）	未特指的支气管或肺恶性肿瘤（C34.9）	12.22
			未特指的乳房恶性肿瘤（C50.9）	8.58
			未特指的胃恶性肿瘤（C16.9）	3.79
			直肠恶性肿瘤（C20.X）	3.66
			未特指的食管恶性肿瘤（C15.9）	2.46
3	0.36	动脉粥样硬化（I70）	特发性（原发性）高血压（I10.X）	15.27
			动脉硬化性心脏病（I25.1）	5.57
			非胰岛素依赖型糖尿病不伴有并发症（E11.9）	4.22
			未特指的脑梗死（I63.9）	2.37
			其他特指的脑血管疾病（I67.8）	2.12
4	0.31	阵发性心动过速（I47）	动脉硬化性心脏病（I25.1）	11.24
			未特指的心律失常（I49.9）	8.76
			特发性（原发性）高血压（I10.X）	7.49
			心房过早除极（I49.1）	4.01
			心室过早除极（I49.3）	3.05
5	0.24	身体未特指部位的损伤（T14）	未特指的多处浅表损伤（T00.9）	2.98
			身体未特指部位的浅表损伤（T14.0）	2.67
			特发性（原发性）高血压（I10.X）	2.34
			身体未特指部位的开放性伤口（T14.1）	2.03
			身体未特指部位的肌腱和肌肉损伤（T14.6）	1.04
6	0.22	癫痫（G40）	特发性（原发性）高血压（I10.X）	8.66
			未特指的脑梗死（I63.9）	6.31
			脑梗死后遗症（I69.3）	4.35
			脑内出血后遗症（I69.1）	3.46
			其他脑梗死（I63.8）	2.70
7	0.20	其他关节炎（M13）	特发性（原发性）高血压（I10.X）	10.40
			其他特指的椎间盘移位（M51.2）	4.53
			关节渗出（M25.4）	3.53
			其他的半月板紊乱（M23.3）	3.09
			滑膜炎和腱鞘炎（M65.9）	1.72
8	0.20	甲状腺恶性肿瘤（C73）	未特指的非毒性甲状腺肿（E04.9）	10.99
			特发性（原发性）高血压（I10.X）	7.08
			头、面和颈部淋巴结继发性和未特指的恶性肿瘤（C77.0）	5.20
			自身免疫性甲状腺炎（E06.3）	3.79
			非毒性单个甲状腺结节（E04.1）	3.26

续表

排名	死亡率（%）	疾病名	第一其他诊断频数前5位名称及其ICD	该第一其他诊断占比（%）
9	0.19	食管的其他疾病（K22）	未特指的慢性胃炎（K29.5）	8.87
			其他胃炎（K29.6）	5.98
			慢性浅表性胃炎（K29.3）	4.73
			未特指的食管恶性肿瘤（C15.9）	3.31
			胃-食管反流性疾病伴有食管炎（K21.0）	3.09
10	0.16	胃溃疡（K25）	未特指的贫血（D64.9）	6.88
			未特指的慢性胃炎（K29.5）	5.37
			急性腹膜炎（K65.0）	5.21
			急性出血后贫血（D62.X）	4.94
			其他胃炎（K29.6）	4.42
11	0.15	胰岛素依赖型糖尿病（E10）	胰岛素依赖型糖尿病伴有神经的并发症（E10.4）	8.67
			胰岛素依赖型糖尿病伴有酮症酸中毒（E10.1）	8.13
			胰岛素依赖型糖尿病不伴有并发症（E10.9）	6.80
			胰岛素依赖型糖尿病伴有肾的并发症（E10.2）	3.14
			胰岛素依赖型糖尿病伴有眼的并发症（E10.3）	2.63
12	0.14	甲状腺毒症（甲状腺功能亢进症）（E05）	未特指的甲状腺毒症（E05.9）	9.96
			特发性（原发性）高血压（I10.X）	3.30
			心房纤颤和扑动（I48.X）	2.89
			低钾血症（E87.6）	2.37
			甲状腺毒症伴有弥漫性甲状腺肿（E05.0）	2.37
13	0.14	甲状腺的其他（E07）	特发性（原发性）高血压（I10.X）	10.40
			非毒性单个甲状腺结节（E04.1）	2.42
			未特指的非毒性甲状腺肿（E04.9）	1.92
			未特指的甲状腺毒症（E05.9）	1.67
			非胰岛素依赖型糖尿病不伴有并发症（E11.9）	1.27
14	0.13	慢性病毒性肝炎（B18）	其他和未特指的肝硬变（K74.6）	7.35
			未特指的肝衰竭（K72.9）	3.41
			未特指的慢性胃炎（K29.5）	3.36
			特发性（原发性）高血压（I10.X）	3.30
			脂肪肝，不可归类在他处者（K76.0）	2.57
15	0.13	其他器官的结核（A18）	肺结核，未提及细菌学或组织学的证实（A16.2）	7.34
			骨和关节的结核（A18.0）	2.85
			泌尿生殖系统的结核（A18.1）	2.15
			特发性（原发性）高血压（I10.X）	2.03
			其他特指的椎间盘移位（M51.2）	2.02

续表

排名	死亡率（%）	疾病名	第一其他诊断频数前5位名称及其ICD	该第一其他诊断占比（%）
16	0.13	非胰岛素依赖型糖尿病（E11）	非胰岛素依赖型糖尿病伴有神经的并发症（E11.4）	15.32
			特发性（原发性）高血压（I10.X）	9.53
			非胰岛素依赖型糖尿病伴有眼的并发症（E11.3）	5.12
			非胰岛素依赖型糖尿病伴有周围循环并发症（E11.5）	4.91
			非胰岛素依赖型糖尿病不伴有并发症（E11.9）	3.77
17	0.12	紫癜和其他出血性情况（D69）	未特指的急性上呼吸道感染（J06.9）	5.63
			未特指的急性扁桃体炎（J03.9）	3.76
			未特指的贫血（D64.9）	2.74
			未特指的急性支气管炎（J20.9）	2.46
			特发性（原发性）高血压（I10.X）	2.45
18	0.12	头部浅表损伤（S00）	未特指的多处浅表损伤（T00.9）	6.96
			头部其他部位的浅表损伤（S00.8）	5.26
			头皮浅表损伤（S00.0）	3.20
			脑震荡（S06.0）	2.26
			胸部挫伤（S20.2）	1.86
19	0.12	静脉炎和血栓性静脉炎（I80）	特发性（原发性）高血压（I10.X）	9.46
			下肢静脉曲张不伴有溃疡或炎症（I83.9）	5.38
			四肢动脉的动脉粥样硬化（I70.2）	3.16
			动脉硬化性心脏病（I25.1）	2.67
			未特指的下肢静脉炎和血栓性静脉炎（I80.3）	2.65
20	0.12	皮肤和皮下组织其他局部感染（L08）	特发性（原发性）高血压（I10.X）	6.82
			非胰岛素依赖型糖尿病不伴有并发症（E11.9）	3.82
			未特指的糖尿病不伴有并发症（E14.9）	1.23
			皮肤和皮下组织未特指的局部感染（L08.9）	0.93
			痛风（M10.9）	0.45

第三节 各省（自治区、直辖市）115个ICD低风险病种基本情况

一、各省（自治区、直辖市）三级综合医院115个ICD低风险病种基本情况

对2016—2021年31个省（自治区、直辖市）三级公立综合医院（数据来源为连续上报的1515家三级公立综合医院）115个ICD低风险病种的出院人次数占年度总出院人次比例及死亡率情况进行分析，具体情况见表3-2-3-1。

二、各省（自治区、直辖市）二级综合医院115个ICD低风险病种基本情况

对2017—2021年31个省（自治区、直辖市）二级公立综合医院（数据来源为连续上报的3268家二级公立综合医院）115个ICD低风险病种的出院人次数占年度总出院人次数比例及死亡率情况进行分析，具体情况见表3-2-3-2。

表 3-2-3-1　2016—2021 年各省（自治区、直辖市）三级公立综合医院 115 个 ICD 低风险病种基本情况

省份	2016 年				2017 年				2018 年			
	总出院人次	115 个疾病例数	115 个疾病占比（%）	115 个疾病死亡率（%）	总出院人次	115 个疾病例数	115 个疾病占比（%）	115 个疾病死亡率（%）	总出院人次	115 个疾病例数	115 个疾病占比（%）	115 个疾病死亡率（%）
北京	1 470 423	656 625	44.66	0.51	1 545 344	679 225	43.95	0.56	1 666 864	726 751	43.60	0.56
辽宁	2 892 692	1 176 147	40.66	0.25	3 001 783	1 269 801	42.30	0.25	3 189 134	1 359 833	42.64	0.27
黑龙江	1 932 775	734 607	38.01	0.13	2 046 369	772 071	37.73	0.17	2 104 862	797 353	37.88	0.19
吉林	1 239 631	482 360	38.91	0.26	1 296 068	516 037	39.82	0.23	1 370 952	564 109	41.15	0.25
内蒙古	1 037 682	458 434	44.18	0.12	1 140 814	511 701	44.85	0.12	1 263 217	570 288	45.15	0.09
河北	2 303 208	1 047 581	45.48	0.05	2 482 587	1 136 924	45.80	0.06	2 606 671	1 199 507	46.02	0.06
天津	591 864	241 118	40.74	0.05	611 330	252 076	41.23	0.05	633 929	268 722	42.39	0.06
兵团	303 101	140 653	46.40	0.47	334 638	157 888	47.18	0.07	327 484	154 851	47.29	0.10
西藏	48 155	21 139	43.90	0.09	59 676	24 432	40.94	0.11	74 029	29 928	40.43	0.08
青海	325 635	141 467	43.44	0.06	333 942	156 321	46.81	0.07	344 708	140 524	40.77	0.07
安徽	1 906 687	848 060	44.48	0.05	2 161 205	957 805	44.32	0.05	2 296 798	1 017 741	44.31	0.05
重庆	922 648	411 023	44.55	0.06	972 671	427 608	43.96	0.04	1 031 977	453 475	43.94	0.04
湖北	3 498 830	1 590 729	45.46	0.06	3 814 883	1 708 478	44.78	0.06	4 103 167	1 829 585	44.59	0.06
上海	1 319 071	555 529	42.12	0.08	1 422 779	607 292	42.68	0.08	1 540 346	656 901	42.65	0.06
贵州	1 263 009	524 683	41.54	0.10	1 437 329	593 132	41.27	0.05	1 615 093	661 253	40.94	0.04
陕西	1 442 351	658 917	45.68	0.05	1 585 374	721 991	45.54	0.04	1 686 591	775 686	45.99	0.04
广西	1 744 297	733 461	42.05	0.07	1 957 232	820 506	41.92	0.06	2 114 640	876 484	41.45	0.05
河南	2 825 289	1 154 724	40.87	0.06	3 143 917	1 279 871	40.71	0.05	3 518 720	1 460 571	41.51	0.04
新疆	914 259	400 297	43.78	0.04	969 719	424 166	43.74	0.04	1 012 666	450 543	44.49	0.04
宁夏	364 772	167 445	45.90	0.05	371 705	169 373	45.57	0.04	392 306	180 161	45.92	0.07
云南	1 332 371	553 399	41.53	0.04	1 448 688	591 091	40.80	0.03	1 584 965	640 634	40.42	0.03
江苏	4 042 814	1 861 161	46.04	0.02	4 454 407	2 042 603	45.86	0.01	4 833 110	2 239 794	46.34	0.02
福建	1 694 093	779 214	46.00	0.01	1 780 388	817 641	45.92	0.01	1 887 745	850 147	45.04	0.01

续表

省份	2016年				2017年				2018年		
	总出院人次	115个疾病例数	115个疾病占比（%）	115个疾病死亡率（%）	总出院人次	115个疾病例数	115个疾病占比（%）	115个疾病死亡率（%）	总出院人次	115个疾病例数	115个疾病占比（%）	115个疾病死亡率（%）
四川	4 775 233	2 036 794	42.65	0.06	5 160 541	2 182 126	42.28	0.05	5 363 249	2 263 750	42.21	0.05
海南	460 548	191 840	41.65	0.02	492 636	202 813	41.17	0.03	512 776	206 377	40.25	0.03
湖南	2 540 288	1 052 253	41.42	0.05	3 040 172	1 281 689	42.16	0.05	3 228 408	1 357 037	42.03	0.06
山西	1 044 457	475 907	45.57	0.04	1 085 408	492 571	45.38	0.03	1 162 845	533 524	45.88	0.03
广东	5 213 609	2 259 361	43.34	0.05	5 548 301	2 395 013	43.17	0.05	5 892 984	2 529 526	42.92	0.04
甘肃	692 765	284 583	41.08	0.02	760 492	310 189	40.79	0.03	846 049	335 776	39.69	0.02
江西	1 376 996	589 405	42.80	0.03	1 470 060	629 617	42.83	0.02	1 655 734	696 823	42.09	0.02
山东	4 440 759	2 023 638	45.57	0.03	4 262 350	1 955 346	45.87	0.03	4 576 243	2 112 076	46.15	0.03
浙江	3 592 613	1 521 129	42.34	0.02	3 859 781	1 613 229	41.80	0.02	4 166 279	1 761 258	42.27	0.01
全国	59 552 925	25 773 683	43.28	0.08	64 052 589	27 700 626	43.25	0.07	68 604 541	29 700 988	43.29	0.07

省份	2019年				2020年				2021年			
	总出院人次	115个疾病例数	115个疾病占比（%）	115个疾病死亡率（%）	总出院人次	115个疾病例数	115个疾病占比（%）	115个疾病死亡率（%）	总出院人次	115个疾病例数	115个疾病占比（%）	115个疾病死亡率（%）
北京	1 842 928	838 500	45.50	0.52	1 247 357	569 142	45.63	0.59	1 843 709	860 893	46.69	0.43
辽宁	3 296 482	1 453 685	44.10	0.30	2 625 493	1 184 268	45.11	0.39	2 932 602	1 404 975	47.91	0.32
黑龙江	2 281 961	878 341	38.49	0.16	1 269 631	488 573	38.48	0.18	1 739 303	744 789	42.82	0.18
吉林	1 449 325	619 883	42.77	0.16	1 048 083	458 749	43.77	0.19	1 290 127	602 651	46.71	0.17
内蒙古	1 302 639	593 916	45.59	0.13	1 069 785	501 875	46.91	0.10	1 194 989	573 908	48.03	0.10
河北	2 815 765	1 330 942	47.27	0.07	2 188 500	1 059 085	48.39	0.08	2 344 519	1 143 263	48.76	0.09
天津	687 954	299 751	43.57	0.06	523 968	234 879	44.83	0.09	682 787	317 230	46.46	0.09
兵团	353 466	168 070	47.55	0.08	279 310	131 653	47.14	0.10	324 097	158 051	48.77	0.09

续表

省份	2019年			2020年			2021年		
	总出院人次	115个疾病例数	115个疾病占比(%)	115个疾病死亡率(%)	总出院人次	115个疾病例数	115个疾病占比(%)	115个疾病死亡率(%)	总出院人次	115个疾病例数	115个疾病占比(%)	115个疾病死亡率(%)

省份	总出院人次(2019)	115个疾病例数(2019)	115个疾病占比(%)(2019)	115个疾病死亡率(%)(2019)	总出院人次(2020)	115个疾病例数(2020)	115个疾病占比(%)(2020)	115个疾病死亡率(%)(2020)	总出院人次(2021)	115个疾病例数(2021)	115个疾病占比(%)(2021)	115个疾病死亡率(%)(2021)
西藏	85 484	34 958	40.89	0.04	80 296	33 999	42.34	0.07	81 964	33 906	41.37	0.09
青海	408 550	175 603	42.98	0.07	396 402	175 317	44.23	0.12	390 226	179 767	46.07	0.08
安徽	2 884 933	1 285 307	44.55	0.04	2 610 415	1 186 107	45.44	0.05	3 192 898	1 496 596	46.87	0.08
重庆	1 142 085	504 361	44.16	0.04	988 907	443 576	44.86	0.05	1 329 281	600 722	45.19	0.06
湖北	4 482 820	1 995 691	44.52	0.05	3 034 207	1 359 062	44.79	0.06	4 257 930	1 952 273	45.85	0.05
上海	1 718 340	749 206	43.60	0.06	1 764 334	778 543	44.13	0.05	2 227 770	1 003 731	45.06	0.05
贵州	1 682 726	693 836	41.23	0.05	1 533 646	640 506	41.76	0.05	1 666 294	698 254	41.90	0.05
陕西	1 883 346	867 724	46.07	0.04	1 608 778	769 393	47.82	0.04	1 842 959	900 704	48.87	0.05
广西	2 346 294	974 670	41.54	0.05	2 216 445	939 535	42.39	0.05	2 612 887	1 115 945	42.71	0.05
河南	3 910 133	1 727 687	44.18	0.05	3 506 862	1 596 731	45.53	0.05	4 812 369	2 206 759	45.86	0.04
新疆	1 146 627	512 722	44.72	0.07	886 227	397 108	44.81	0.07	1 111 076	508 875	45.80	0.04
宁夏	440 183	200 293	45.50	0.03	405 990	189 207	46.60	0.04	437 729	208 661	47.67	0.04
云南	1 684 599	680 859	40.42	0.03	2 072 710	836 641	40.36	0.03	2 726 656	1 108 217	40.64	0.03
江苏	5 089 837	2 390 504	46.97	0.01	4 386 453	2 130 218	48.56	0.01	5 198 406	2 535 585	48.78	0.03
福建	2 044 261	916 696	44.84	0.01	1 843 625	871 231	47.26	0.02	2 067 122	993 463	48.06	0.03
四川	5 851 965	2 430 293	41.53	0.04	5 197 064	2 170 492	41.76	0.04	5 910 920	2 508 421	42.44	0.03
海南	555 636	228 889	41.19	0.03	505 246	214 234	42.40	0.03	567 910	248 008	43.67	0.03
湖南	3 521 008	1 480 537	42.05	0.02	3 385 229	1 463 261	43.22	0.03	3 893 116	1 702 577	43.73	0.03
山西	1 239 342	572 421	46.19	0.03	1 143 355	534 021	46.71	0.04	1 280 880	600 177	46.86	0.03
广东	6 394 126	2 741 770	42.88	0.03	5 384 942	2 404 096	44.64	0.03	6 531 686	2 966 361	45.41	0.03

续表

省份	2019年				2020年				2021年			
	总出院人次	115个疾病例数	115个疾病占比（%）	115个疾病死亡率（%）	总出院人次	115个疾病例数	115个疾病占比（%）	115个疾病死亡率（%）	总出院人次	115个疾病例数	115个疾病占比（%）	115个疾病死亡率（%）
甘肃	998 018	411 523	41.23	0.02	876 803	383 743	43.77	0.03	1 177 618	527 203	44.77	0.03
江西	1 829 104	759 731	41.54	0.03	1 783 637	749 139	42.00	0.02	2 211 737	942 359	42.61	0.02
山东	5 016 883	2 345 116	46.74	0.02	4 488 038	2 135 725	47.59	0.03	5 032 937	2 425 315	48.19	0.02
浙江	4 570 185	1 931 349	42.26	0.01	4 012 158	1 754 423	43.73	0.01	4 730 587	2 100 488	44.40	0.02
全国	74 957 005	32 794 834	43.75	0.07	64 363 896	28 784 532	44.72	0.07	77 645 091	35 370 127	45.55	0.07

注：按2021年死亡率降序排列。

表3-2-3-2 2017—2021年各省（自治区、直辖市）二级公立综合医院115个ICD低风险病种基本情况

省份	2017年				2018年				2019年			
	总出院人次	115个疾病例数	115个疾病占比（%）	115个疾病死亡率（%）	总出院人次	115个疾病例数	115个疾病占比（%）	115个疾病死亡率（%）	总出院人次	115个疾病例数	115个疾病占比（%）	115个疾病死亡率（%）
北京	217 988	89 653	41.13	1.52	222 234	91 895	41.35	1.73	254 850	108 331	42.51	1.77
天津	91 827	35 185	38.32	0.18	76 870	30 271	39.38	0.20	93 948	36 138	38.47	0.44
吉林	487 782	163 508	33.52	0.21	566 523	195 946	34.59	0.28	624 772	219 013	35.05	0.33
辽宁	545 069	190 452	34.94	0.28	536 903	186 129	34.67	0.47	598 459	206 703	34.54	0.38
黑龙江	673 192	193 421	28.73	0.24	735 803	201 734	27.42	0.25	796 499	215 906	27.11	0.24
内蒙古	664 783	262 580	39.50	0.10	729 034	280 354	38.46	0.09	721 192	274 653	38.08	0.11
江西	1 531 798	672 980	43.93	0.03	1 583 643	673 389	42.52	0.02	1 748 708	705 521	40.35	0.03
上海	770 176	311 145	40.40	0.23	805 879	325 121	40.34	0.19	875 690	350 539	40.03	0.16
西藏	9384	3955	42.15	0.03	10 221	4181	40.91	0.05	10 434	3988	38.22	0.00
河北	2 124 559	846 859	39.86	0.06	2 219 845	875 624	39.45	0.06	2 248 713	908 106	40.38	0.05

续表

省份	2017年			2018年			2019年		
	总出院人次	115个疾病例数	115个疾病占比（%）	115个疾病死亡率（%）	总出院人次	115个疾病例数	115个疾病占比（%）	115个疾病死亡率（%）	总出院人次	115个疾病例数	115个疾病占比（%）	115个疾病死亡率（%）

省份	总出院人次	115个疾病例数	占比（%）	死亡率（%）	总出院人次	115个疾病例数	占比（%）	死亡率（%）	总出院人次	115个疾病例数	占比（%）	死亡率（%）
重庆	1 095 012	471 836	43.09	0.04	1 159 787	501 229	43.22	0.04	1 285 246	550 874	42.86	0.05
湖北	1 907 332	814 344	42.70	0.06	1 976 511	862 325	43.63	0.07	2 076 026	890 283	42.88	0.06
广西	1 895 235	814 475	42.97	0.04	1 960 421	806 290	41.13	0.04	2 170 912	872 135	40.17	0.03
广东	2 565 710	1 109 768	43.25	0.07	2 645 697	1 098 748	41.53	0.06	2 715 933	1 081 218	39.81	0.04
山东	4 136 244	1 745 826	42.21	0.11	4 147 893	1 731 674	41.75	0.05	4 326 691	1 797 142	41.54	0.05
兵团	75 652	33 084	43.73	0.07	78 656	35 657	45.33	0.06	85 903	39 339	45.79	0.07
安徽	1 428 806	614 105	42.98	0.03	1 403 040	598 418	42.65	0.03	1 168 751	498 924	42.69	0.03
陕西	1 705 275	764 028	44.80	0.03	1 801 296	798 198	44.31	0.03	1 917 669	836 966	43.64	0.02
山西	978 058	409 188	41.84	0.03	1 057 617	446 256	42.19	0.02	1 122 224	473 451	42.19	0.03
河南	4 125 922	1 596 495	38.69	0.03	4 537 824	1 766 073	38.92	0.03	4 941 983	1 949 210	39.44	0.04
江苏	1 049 485	426 943	40.68	0.11	981 321	402 383	41.00	0.15	1 086 982	435 007	40.02	0.16
四川	1 019 430	422 740	41.47	0.05	1 069 616	446 023	41.70	0.05	1 187 350	482 404	40.63	0.04
福建	1 052 596	470 434	44.69	0.01	1 070 118	473 940	44.29	0.01	1 124 650	489 250	43.50	0.02
新疆	1 374 400	603 625	43.92	0.06	1 467 592	640 343	43.63	0.06	1 616 886	734 645	45.44	0.03
湖南	2 215 613	872 361	39.37	0.04	2 304 066	909 558	39.48	0.03	2 558 860	978 762	38.25	0.01
浙江	1 245 571	475 594	38.18	0.02	1 314 608	493 971	37.58	0.02	1 435 669	529 631	36.89	0.02
云南	2 690 418	1 211 120	45.02	0.02	2 967 499	1 335 950	45.02	0.03	3 102 900	1 372 901	44.25	0.02
贵州	1 048 661	466 296	44.47	0.02	1 228 102	531 182	43.25	0.02	1 324 162	567 406	42.85	0.02
青海	115 261	51 748	44.90	0.02	121 138	53 910	44.50	0.04	122 931	54 117	44.02	0.02
甘肃	1 041 549	458 678	44.04	0.02	1 156 886	488 117	42.19	0.02	1 246 206	517 059	41.49	0.01

续表

省份	2017年			2018年			2019年		
	总出院人次	115个疾病例数	115个疾病占比（%）	115个疾病死亡率（%）	总出院人次	115个疾病例数	115个疾病占比（%）	115个疾病死亡率（%）	总出院人次	115个疾病例数	115个疾病占比（%）	115个疾病死亡率（%）
海南	159 227	63 965	40.17	0.03	158 087	59 593	37.70	0.02	172 024	64 542	37.52	0.01
宁夏	299 276	143 223	47.86	0.01	309 707	143 577	46.36	0.01	319 258	148 521	46.52	0.01
全国	40 341 291	16 809 614	41.67	0.07	42 404 437	17 488 059	41.24	0.06	45 082 481	18 392 685	40.80	0.06

省份	2020年				2021年			
	总出院人次	115个疾病例数	115个疾病占比（%）	115个疾病死亡率（%）	总出院人次	115个疾病例数	115个疾病占比（%）	115个疾病死亡率（%）
北京	172 149	72 794	42.29	2.00	156 596	69 537	44.41	1.47
天津	61 736	22 627	36.65	0.74	43 358	18 873	43.53	0.91
吉林	412 852	141 181	34.20	0.35	472 053	169 308	35.87	0.42
辽宁	433 861	143 433	33.06	0.42	446 742	167 485	37.49	0.32
黑龙江	509 422	134 963	26.49	0.32	517 402	149 942	28.98	0.31
内蒙古	539 243	203 330	37.71	0.17	561 508	218 860	38.98	0.20
江西	1 546 817	634 373	41.01	0.08	1 479 045	605 510	40.94	0.16
上海	405 220	153 940	37.99	0.15	443 071	178 644	40.32	0.16
西藏	8961	3762	41.98	0.00	8565	3977	46.43	0.13
河北	2 228 837	932 120	41.82	0.08	2 164 303	921 159	42.56	0.09
重庆	1 115 519	481 396	43.15	0.04	989 496	437 334	44.20	0.08
湖北	1 480 771	618 385	41.76	0.08	1 671 181	719 648	43.06	0.07
广西	1 947 560	763 075	39.18	0.04	1 893 110	739 309	39.05	0.07
广东	2 340 875	919 756	39.29	0.05	2 119 832	860 085	40.57	0.06
山东	3 673 735	1 525 962	41.54	0.05	4 031 210	1 720 031	42.67	0.05

续表

省份	2020年				2021年			
	总出院人次	115个疾病例数	115个疾病占比（%）	115个疾病死亡率（%）	总出院人次	115个疾病例数	115个疾病占比（%）	115个疾病死亡率（%）
兵团	73 882	34 201	46.29	0.06	89 649	43 326	48.33	0.05
安徽	1 021 234	453 974	44.45	0.05	771 821	341 733	44.28	0.05
陕西	1 535 555	669 038	43.57	0.02	1 565 176	699 630	44.70	0.05
山西	921 914	381 223	41.35	0.03	976 295	391 364	40.09	0.04
河南	4 347 907	1 751 235	40.28	0.04	3 699 774	1 505 174	40.68	0.04
江苏	917 694	371 775	40.51	0.14	648 984	266 778	41.11	0.04
四川	949 954	389 316	40.98	0.05	839 319	345 225	41.13	0.03
福建	938 965	421 883	44.93	0.02	879 072	400 232	45.53	0.03
新疆	1 289 978	611 478	47.40	0.03	1 327 669	639 242	48.15	0.03
湖南	2 168 065	852 563	39.32	0.02	2 016 246	797 166	39.54	0.02
浙江	1 226 455	461 476	37.63	0.02	1 312 197	499 351	38.05	0.02
云南	2 469 762	1 051 122	42.56	0.02	1 879 335	790 496	42.06	0.02
贵州	1 215 189	518 493	42.67	0.02	1 242 190	523 624	42.15	0.02
青海	116 513	51 621	44.30	0.01	109 956	50 069	45.54	0.01
甘肃	1 037 186	441 390	42.56	0.01	789 582	340 379	43.11	0.01
海南	155 491	58 365	37.54	0.01	159 138	59 821	37.59	0.01
宁夏	268 564	126 736	47.19	0.04	259 826	122 125	47.00	0.01
全国	37 531 866	15 396 986	41.02	0.07	35 563 701	14 795 437	41.60	0.07

注：按2021年死亡率降序排列。

第三章 减少患者伤害——医疗质量安全不良事件上报分析

医疗质量安全不良事件指在医院内被工作人员主动发现的，或患者在接受诊疗服务过程中出现的、除疾病自然过程之外的各种因素所致的不安全隐患、状态或已造成负性后果的事件。收集医院医疗质量安全不良事件上报信息，提高医疗质量安全不良事件的识别和报告率，强化数据分析和挖掘，进而发现制度、流程、实践过程中存在的问题并提出持续改进建议，是保障患者安全、提升医疗质量安全水平的重要途径。

自 2021 年起，国家卫生健康委办公厅每年度印发的《国家医疗质量安全改进目标》中，已连续 2 年将"提高医疗质量安全不良事件报告率"纳入国家目标管理，强化责任感，调动积极性，凝聚人心、形成合力，推动工作快速有序发展。

一、医疗质量安全不良事件的操作性定义

医疗质量安全不良事件主要包括：①在医院内被其工作人员主动发现的，患者在接受诊疗服务过程中出现的事件/错误，可能是需及时处置的、或是无需处置的，或是尚未形成事实的隐患，但都可通过医院进行持续改进活动而减少发生；②医院患者诊疗过程中发生意外的、不希望发生的或有潜在危险的事件和错误；③其他除法律法规规定医院应当署名通报事件之外的事件和错误。

本部分报告中所指的医疗质量安全不良事件具体包括医院应当主动署名报告的事件（以下简称"应主动署名报告"）和医院内部不良事件报告系统中收集的事件（以下简称"内部系统收集"）。应主动署名报告的事件包括住院患者失踪、住院患者自杀、产房新生儿被抱错、手术及介入诊疗患者术式及部位选择错误、住院患者坠床与跌倒等 5 项。内部系统收集的事件包括"诊疗常规、指南、操作规程应用与管理错误"等 27 项。其中，"输液反应事件""住院压疮事件""体内假体装置植入物和移植物使用与管理类""药物不良反应""院内非预期心跳停止""医院感染事件"等 6 项指标自 2021 年开始收集，同年，原"体格检查应用与管理错误"归入"诊疗与处置使用与管理错误"类。

本部分报告中第一节、第二节使用的数据来源于 NCIS 全国医疗质量抽样调查系统中综合、专科医院调查表的第六部分"医疗质量安全不良事件/错误报告"。事件数据由医院填报。

二、患者损害分级

根据不良事件给患者造成损害的轻重程度,可将医疗质量安全不良事件划分为A—I等9级。

A级:客观环境或条件可能引发不良事件(不良事件隐患)

B级:不良事件发生但未累及患者

C级:不良事件累及到患者但没有造成伤害

D级:不良事件累及到患者需要进行监测以确保患者不被伤害,或需通过干预阻止伤害发生

E级:不良事件造成患者暂时性伤害并需要进行治疗或干预

F级:不良事件造成患者暂时性伤害并需要住院或延长住院时间

G级:不良事件造成患者永久性伤害

H级:不良事件发生并导致患者需要治疗挽救生命

I级:不良事件发生导致患者死亡

第一节　全国医疗质量安全不良事件

一、机构分布

5483家医院填报了2021年医疗质量安全不良事件相关信息，其中三级公立医院1816家、二级公立医院2877家、三级民营医院134家、二级民营医院656家（表3-3-1-1）。

表3-3-1-1　纳入医疗质量安全不良事件分析的医院

类别	专科类别	三级公立	二级公立	三级民营	二级民营	合计
综合	—	1362	2130	101	470	4063
专科	传染病专科	60	33	0	0	93
	儿童专科	30	3	2	3	38
	妇产/妇儿专科	189	509	12	67	777
	精神专科	117	190	3	105	415
	心血管/心脑血管专科	12	0	9	2	23
	肿瘤专科	46	12	7	9	74
合计		1816	2877	134	656	5483

二、医院应主动署名报告的五类事件上报情况分析

2021年共上报医院应主动署名报告的五类事件86 683例，其中发生住院患者坠床与跌倒隐患或行为79 838例（92.11%）；发生住院患者自杀隐患或行为3719例（4.29%）；发生住院患者失踪隐患或行为2101例（2.42%）；发生手术、介入诊疗患者、术式及部位选择错误隐患或行为991例（1.14%）；发生产房新生儿被抱错隐患或行为34例（0.04%）。详细情况见表3-3-1-2及图3-3-1-1。

根据不良事件给患者造成损害的轻重程度进行分类，其中Ⅰ级事件（发生错误，造成患者死亡，包括损害程度Ⅰ级）734例（0.85%）；Ⅱ级事件（发生错误，且造成患者伤害，包括损害程度E、F、G、H级）21 435例（24.73%）；Ⅲ级事件（发生错误，但未造成患者伤害，包括损害程度B、C、D级）56 856例（65.59%）；Ⅳ级事件（错误未发生、错误隐患，包括损害程度A级）7658例（8.83%）（图3-3-1-2）。

表3-3-1-2　医院应主动署名报告的五类事件分布

事件分级 损害程度（级） 不良事件	Ⅰ级	Ⅱ级				Ⅲ级			Ⅳ级
	Ⅰ	H	G	F	E	D	C	B	A
住院患者自杀	569	60	15	198	683	670	649	367	508
住院患者坠床与跌倒	115	81	259	5322	14 568	17 658	28 703	6733	6399
住院患者失踪	41	1	1	22	30	129	1040	391	446
手术、介入诊疗患者、术式及部位选择错误	7	3	13	42	135	118	209	168	296
产房新生儿被抱错	2	0	0	1	1	15	4	2	9

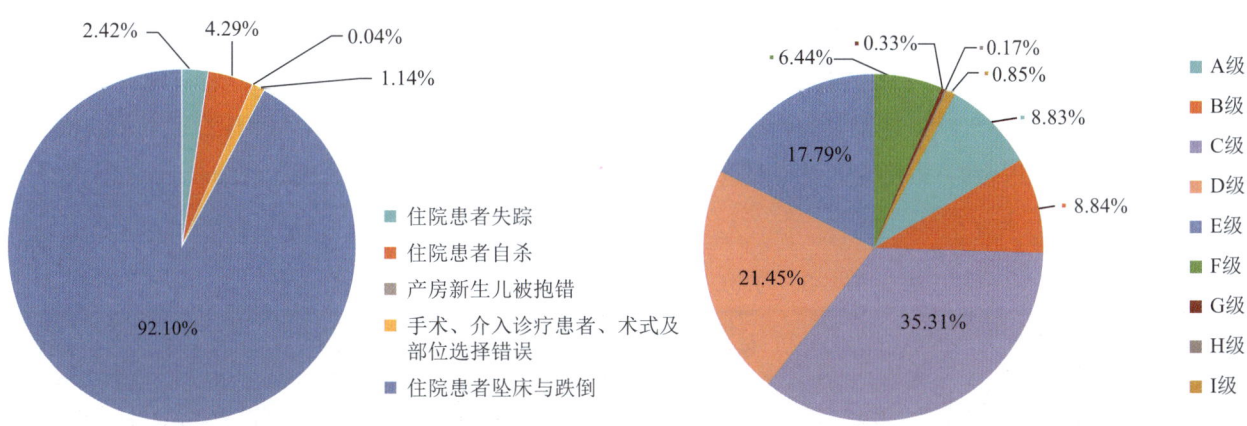

图 3-3-1-1　医院应主动署名报告的五类事件类别构成比例

图 3-3-1-2　医院应主动署名报告的五类事件级别构成比例

医院应主动署名报告的五类事件中，三级公立医院报告 53 962 例，二级公立医院报告 26 341 例，三级民营医院报告 2647 例，二级民营医院报告 3733 例，公立医院是主动报告事件的主力。各级各类医院中，应当主动报告的事件占比最高的均为住院患者坠床与跌倒，占比最低的均为产房新生儿被抱错（图 3-3-1-3）。

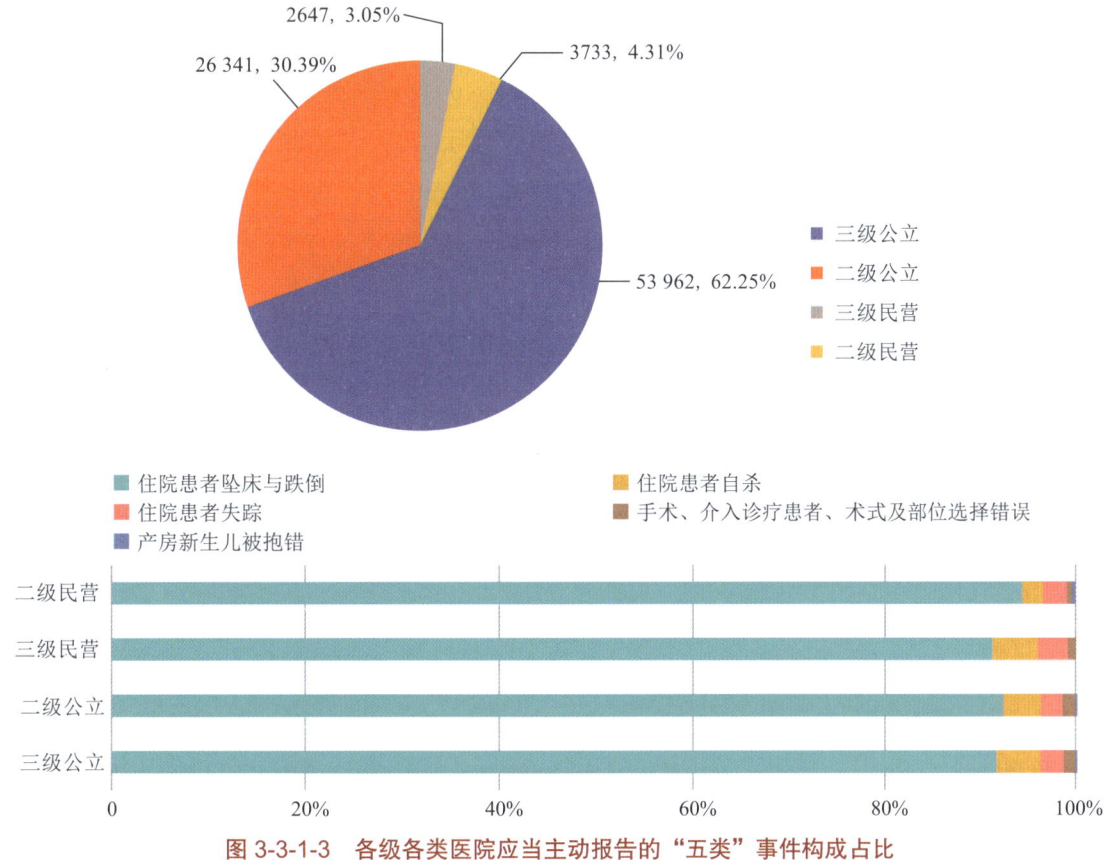

图 3-3-1-3　各级各类医院应当主动报告的"五类"事件构成占比

三、医院内部系统收集的医疗质量安全不良事件分析

抽样医院共上报各自医院内部不良事件（匿名）报告系统中收集的不良事件/错误 1 396 529 例，其中包括Ⅰ级事件（发生错误，造成患者死亡，包括损害程度Ⅰ级）4342 例（0.31%）、Ⅱ级事件（发生错误，且造成患者伤害，包括损害程度 E、F、G、H 级）217 640 例（15.58%）、Ⅲ级事件（发生错误，

但未造成患者伤害，包括损害程度 B、C、D 级）859 253 例（61.53%）及Ⅳ级事件（错误未发生 / 错误隐患，包括损害程度 A 级）315 294 例（22.58%）。从不良事件项目分类看，排前 5 位的分别为药物不良反应 504 836 例（36.15%）、药品使用与管理错误 145 456 例（10.41%）、临床护理与管理类 128 860 例（9.23%）、设备使用与管理错误 97 330 例（6.97%）及医院感染事件 87 008 例（6.23%）。详细情况见表 3-3-1-3、图 3-3-1-4 及图 3-3-1-5。

表 3-3-1-3　内部系统收集的医疗质量安全不良事件分布

不良事件 \ 事件分级 损害程度（级）	Ⅰ级 I	Ⅱ级 H		G	F	E	Ⅲ级 D		C	B	Ⅳ级 A
院内非预期心跳停止	1052	240		158	278	179	109		122	105	521
药物不良反应	957	1049		1168	16 451	84 642	125 303		170 821	51 157	53 288
输液反应事件	342	80		63	599	5308	7018		9649	3023	5343
手术操作与管理错误	304	178		261	5230	6546	3863		4111	2307	2444
病历与其他诊疗记录文件书写与使用错误	220	8		5	44	106	633		3326	14 288	37 096
医院感染事件	171	44		73	6955	26 799	18 273		13 874	9225	11 594
医疗设施、设备使用与管理错误	155	24		14	209	1835	4678		20 804	36 987	32 624
临床护理与管理类	147	274		72	1530	10 512	21 966		37 838	25 323	31 198
医院管理其他错误	138	37		52	365	1502	3181		9314	12 861	18 674
诊疗与处置使用与管理错误	117	51		81	1700	3068	3021		6140	4960	5800
药品使用与管理错误	98	69		48	1388	7222	10 797		25 392	41 133	59 309
诊疗常规、指南、操作规程应用与管理错误	91	48		44	524	1352	2560		5389	4367	7564
其他诊疗处置与管理错误	91	49		73	781	3394	3876		9135	9850	11 600
住院压疮事件	74	27		39	1022	13 633	12 083		6632	3438	7152
导管插入输注与管理错误	67	9		18	383	2781	7642		14 273	3914	1991
信息传递 / 应用与管理错误	64	4		4	33	138	647		4294	8614	9238
标本采集应用与管理	54	22		4	44	337	1418		14 403	11 263	8187
急救处置与管理错误	51	20		6	61	161	302		620	662	862
产科分娩操作与管理错误	49	19		30	296	691	598		644	429	704
导管介入诊疗操作与管理错误	30	18		20	245	563	923		1222	688	655
麻醉应用与管理错误	27	27		23	166	545	941		1358	1005	1043
功能检查应用与管理错误	14	19		5	64	126	448		1941	1518	1903
输血应用与管理错误	11	7		16	153	1793	3457		3889	3306	2524
医学影像应用与管理错误	10	28		15	109	278	726		3260	3236	2833
体内假体装置植入物和移植物使用与管理类	4	10		10	145	185	232		318	408	455
内窥镜应用与管理错误	4	3		13	121	195	143		182	300	205
口腔修复操作与管理错误	0	0		4	42	128	365		382	350	487

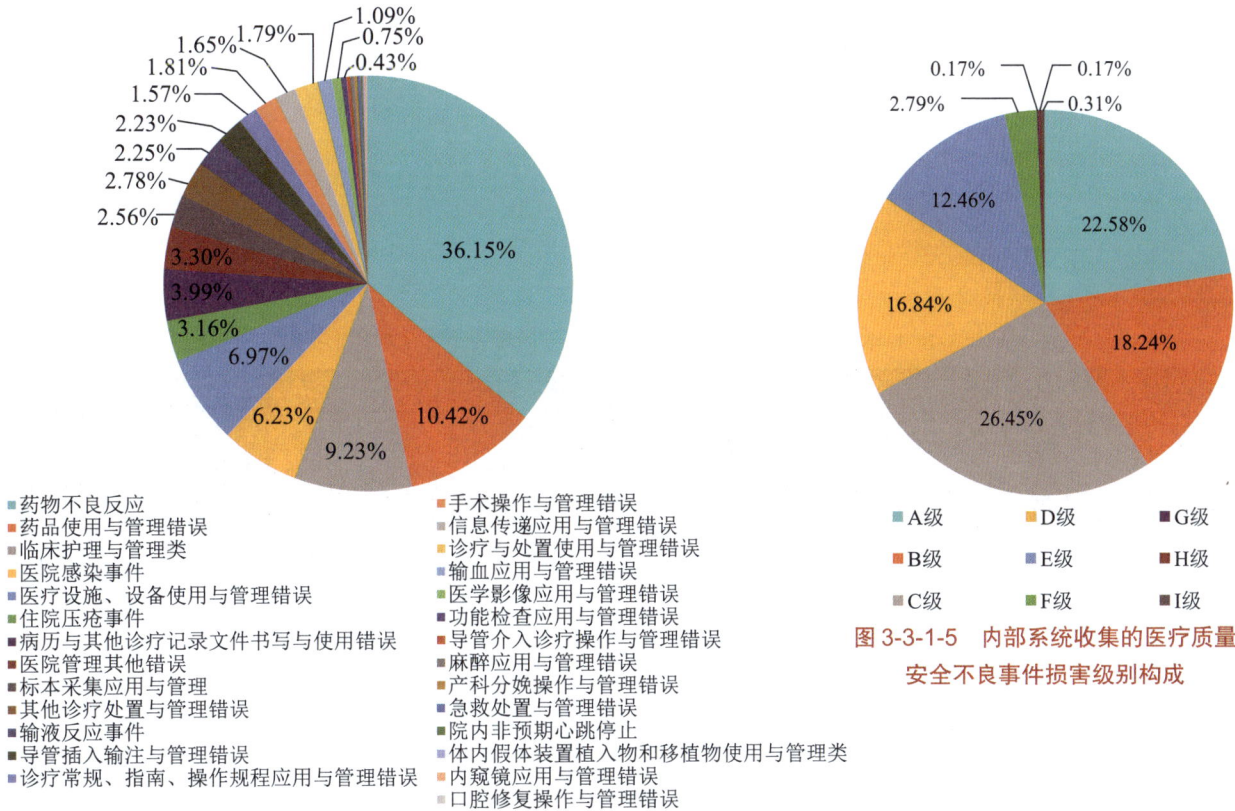

图 3-3-1-4　内部系统收集的医疗质量安全不良事件类别构成

图 3-3-1-5　内部系统收集的医疗质量安全不良事件损害级别构成

2021年医院内部报告系统中收集到的医疗质量安全不良事件中，三级公立医院933 040例（66.81%），二级公立医院308 191例（27.22%），三级民营医院40 059例（2.87%），二级民营医院43 239例（3.10%），从构成比看，公立医院占比明显高于民营医院。不同级别类别医院中，"药物不良反应"占比均最高，其次为"药品使用与管理错误""临床护理与管理类"（图3-3-1-6）。

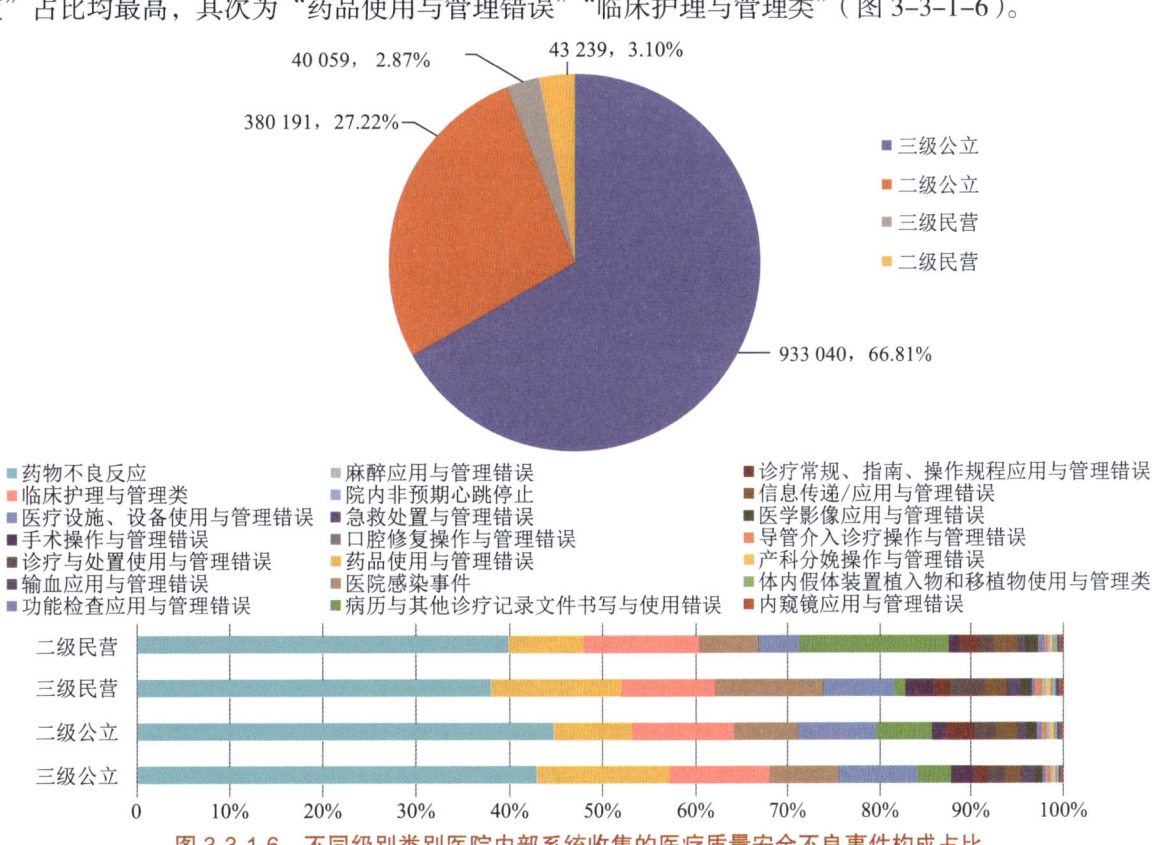

图 3-3-1-6　不同级别类别医院内部系统收集的医疗质量安全不良事件构成占比

四、各省（自治区、直辖市）医疗质量安全不良事件情况

各省（自治区、直辖市）医院上报医疗质量安全不良事件的数量差别较大，平均每家医院上报例数最高的 5 个省份分别为海南、浙江、山东、安徽和青海，医院对"不良事件"上报工作的重视程度较高，主动识别、上报以及持续改进医疗安全不良事件的积极性和主动性较高。西藏、天津、黑龙江、辽宁、宁夏上报的不良事件例数较少（表 3-3-1-4）。

表 3-3-1-4　各省（自治区、直辖市）医疗质量安全不良事件上报情况

省份	抽样医院数	医疗质量安全不良事件上报例数	院均医疗质量安全不良事件数	每百名出院人次医院应当主动（署名）报告的事件发生例数	床均医院应当（署名）主动报告的事件发生例数	每百名出院人次医院内部（匿名）不良事件报告系统中收集的不良事件/错误发生例数	床均医院内部（匿名）不良事件报告系统中收集的不良事件/错误发生例数
海南	37	24 635	665.81	0.08	0.03	8.96	0.77
浙江	275	169 227	615.37	0.17	0.05	2.12	0.81
山东	372	158 669	426.53	0.10	0.02	1.94	0.52
安徽	158	60 706	384.22	0.13	0.04	1.95	0.40
青海	40	15 153	378.83	0.10	0.03	10.14	2.02
湖北	123	43 443	353.20	0.09	0.02	1.05	0.32
福建	116	40 669	350.59	0.11	0.02	1.57	0.51
广东	462	161 007	348.50	0.14	0.03	2.35	0.49
新疆	133	41 984	315.67	0.08	0.02	1.46	0.40
江苏	185	52 379	283.13	0.48	0.03	2.84	0.31
河南	388	105 928	273.01	0.10	0.02	1.15	0.36
兵团	18	4576	254.22	0.15	0.06	0.98	0.43
河北	348	87 965	252.77	0.08	0.02	2.06	0.49
吉林	13	3093	237.92	0.06	0.01	0.52	0.14
湖南	93	21 849	234.94	0.11	0.03	0.82	0.21
江西	194	42 211	217.58	0.10	0.03	1.23	0.44
广西	209	43 782	209.48	0.09	0.02	0.99	0.42
山西	216	44 715	207.01	0.07	0.02	1.39	0.34
内蒙古	133	26 280	197.59	0.26	0.02	1.68	0.31
上海	69	13 448	194.90	0.77	0.02	6.24	0.25
北京	80	15 392	192.40	0.41	0.02	3.50	0.31
贵州	175	33 168	189.53	0.16	0.02	1.23	0.27
陕西	173	32 201	186.13	0.09	0.02	0.90	0.26
云南	393	70 204	178.64	0.10	0.02	1.90	0.40
重庆	174	31 049	178.44	0.13	0.03	1.19	0.35
四川	506	88 815	175.52	0.15	0.02	1.86	0.35
甘肃	87	13 933	160.15	0.04	0.02	1.11	0.89
宁夏	39	5064	129.85	0.11	0.02	1.27	0.25
辽宁	154	19 621	127.41	0.08	0.01	1.19	0.21
黑龙江	50	5945	118.90	0.08	0.01	0.65	0.14
天津	68	6094	89.62	0.14	0.01	0.93	0.20
西藏	2	7	3.50	0.13	0.03	1.19	0.35
全国	5483	1 483 212	270.51	0.14	0.02	1.84	0.42

注：按院均上报事件例数降序排列。

第二节　医疗质量安全不良事件变化趋势

一、医疗质量安全不良事件上报情况

2021年每百出院人次质量安全事件上报平均值为1.98件，相比2020年的1.75件增加了13.14%。床均质量安全事件上报平均值为0.45件，其水平变化规律与每百出院人次质量安全事件的规律相似（图3-3-2-1、图3-3-2-2）。

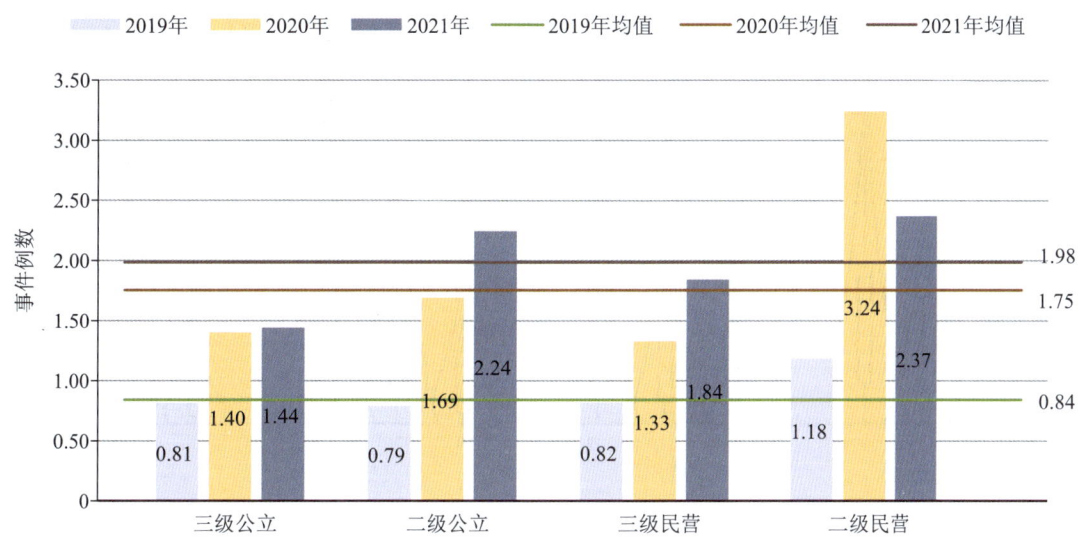

图3-3-2-1　2019—2021年各级各类医院每百出院人次质量安全事件

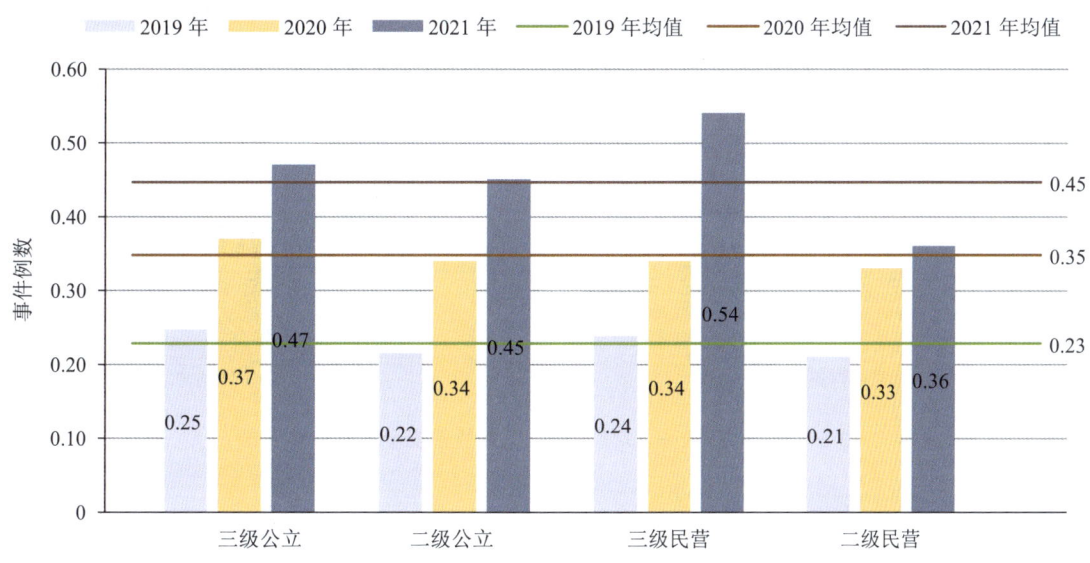

图3-3-2-2　2019—2021年各级各类医院床均质量安全事件

二、床均医疗质量安全不良事件分布情况

2021年纳入抽样的医院中，床均医疗质量安全不良事件报告例数中位数为0.26。各级各类医院中位数较2020年均有提高，其中，三级公立医院为0.32，较2020年的0.26增长23.08%；二级公立医院为0.24，较2020年的0.21增长14.29%；三级民营医院为0.26，略高于2020年的0.25；二级民营医院为0.16，略高于2020年的0.15。

分布形态上,首先,2021年各级别类别医院的不良事件与2020年情况相似,较2019年分布范围更广,且峰的下降较2019年平缓。其次,近3年床均应主动署名上报的不良事件分布相似,内部系统记录的医疗质量安全不良事件分布则与总不良事件分布图一致性较高。图像形态提示,2021年各级各类医院识别和记录不良事件的能力较以往均有提高,但各机构中医疗质量安全不良事件的发生率和识别、记录能力尚存在较大差异(图3-3-2-3、图3-3-2-4)。

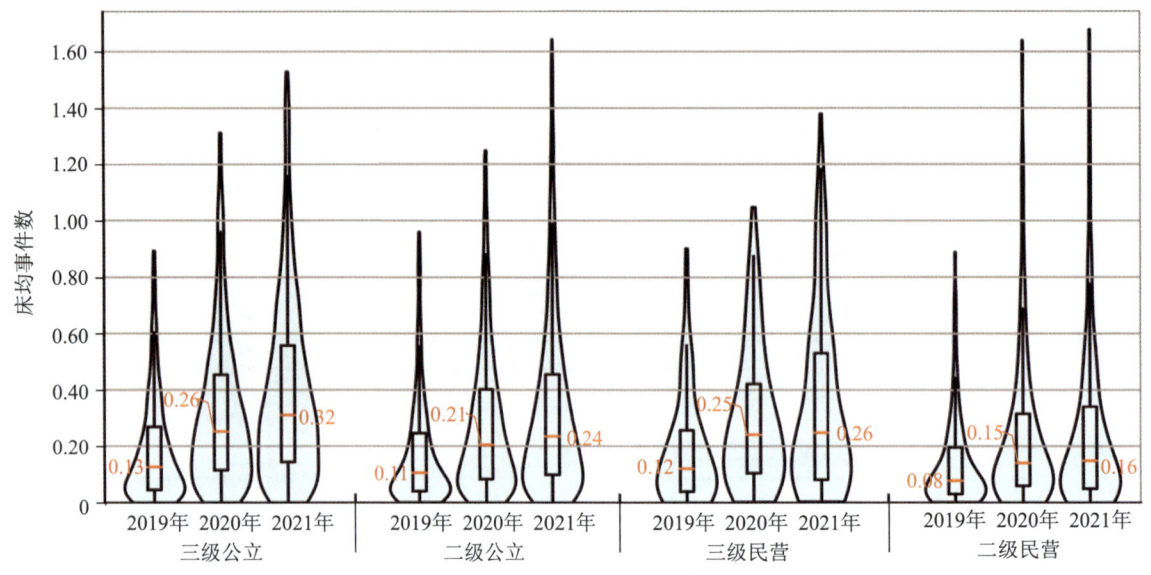

图 3-3-2-3　2019—2021年各级各类医院床均医疗质量安全不良事件分布

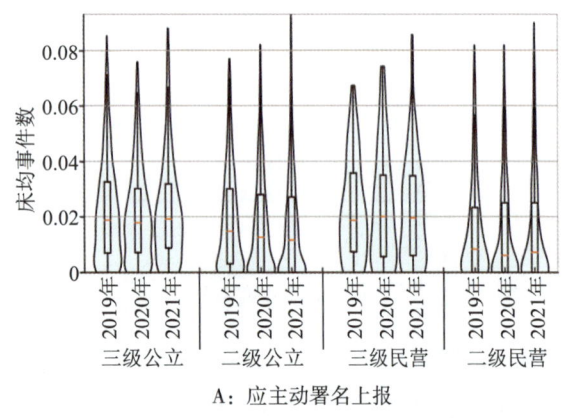

A:应主动署名上报

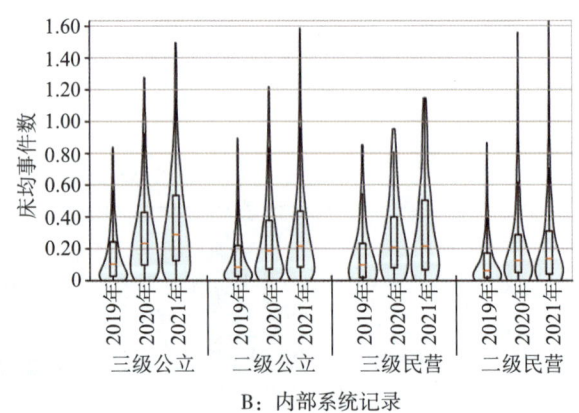

B:内部系统记录

图 3-3-2-4　2019—2021年床均医疗质量安全不良事件分布

三、每百出院人次医疗质量安全不良事件分布情况

2021年每百出院人次医疗质量安全不良事件中位数为0.90。三级、二级公立医院和三级民营医院的每百名出院人次医疗质量安全不良事件中位数高于往年中位值,其中,三级公立医院2021年中位数为0.99,较2020年的0.87提高13.79%,二级公立医院2021年中位数为0.86,较2020年的0.81提高6.17%,三级民营医院2021年中位数为0.92,较2020年的0.86提高6.98%,二级民营医院2021年中位数为0.79,略低于2020年的0.83。

分布形态上,首先,2021年各级别类别医院的不良事件与2020年情况相似,较2019年分布范围更广,且峰的下降较2019年平缓。其次,三级民营医院的拖尾,2021年明显长于2019年与2020年,而二级民营医院 2021 年的拖尾则短于 2020 年。第三，近 3 年每百名出院人次应主动署名上报的不良事件分布相似，内部系统记录的医疗质量安全不良事件分布则与总不良事件分布图一致性较高。但各机构中医疗质量安全不良事件的发生率和识别、记录能力尚存在较大差异。三级民营机构中部分机构记录的不良事件数有增加趋势，以及二级民营机构记录不良事件的趋同趋势值得未来进一步关注。详细情况见图 3-3-2-5 及图 3-3-2-6。

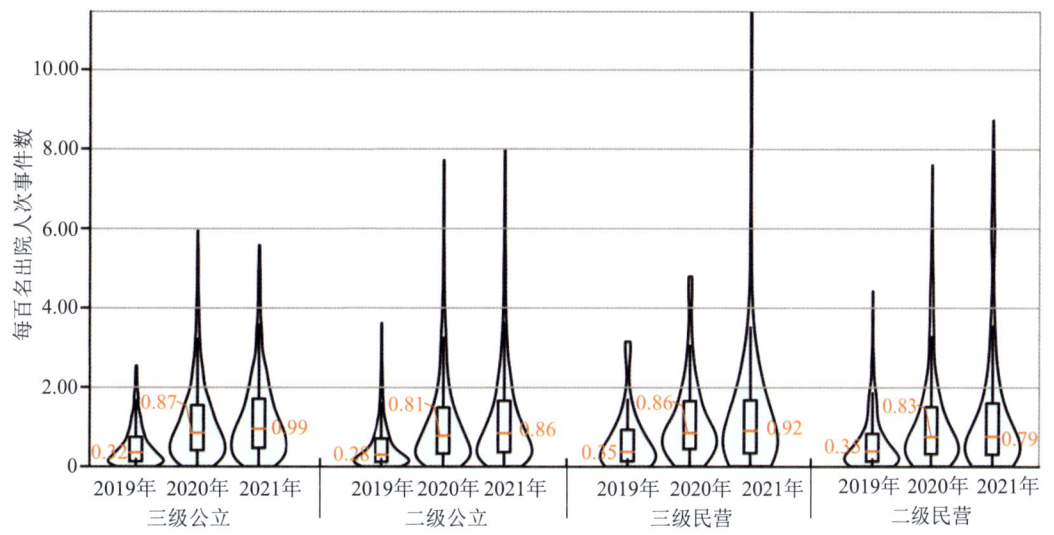

图 3-3-2-5　2019—2021 年各级各类医院每百名出院人次医疗质量安全不良事件分布

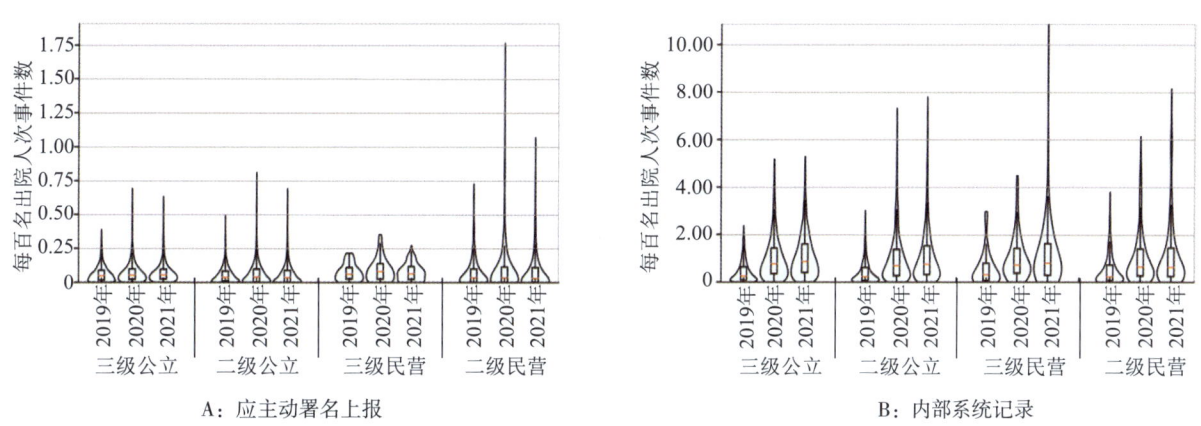

图 3-3-2-6　2019—2021 年每百名出院人次医疗质量安全不良事件分布

第三节 医疗质量安全不良事件过程质量情况分析

本部分数据来源于 NCIS 医疗质量安全报告与学习平台（简称"平台"）中 2021 年的全国各级各类医院主动上报的"医疗质量安全不良事件"（简称"不良事件"）数据，经数据清理，共纳入 21 785 条不良事件信息进行分析。

一、医疗质量安全不良事件类别及等级情况

（一）不良事件类别分布

2021 年平台共收集 15 类医疗质量安全不良事件：药品使用与管理类、治疗和处置使用与管理类、医技检查使用与管理类、临床护理与管理类、导管使用与管理类、设备器械使用与管理类、输血使用与管理类、麻醉使用与管理类、手术使用与管理类、跌倒坠床事件类、输液反应事件类、住院压疮事件类、体内假体装置植入物和移植物事件、药物不良反应事件及其他安全管理及意外伤害事件类。

2021 年纳入分析的 21 785 条不良事件数据中，占比最高的前 5 位的不良事件分别为药物不良反应事件（23.03%）、其他安全管理及意外伤害事件类（18.17%）、临床护理与管理类（11.01%）、药品使用与管理类（8.76%）及设备器械使用与管理类（8.55%），5 项合计占比达到 69.52%（图 3-3-3-1）。

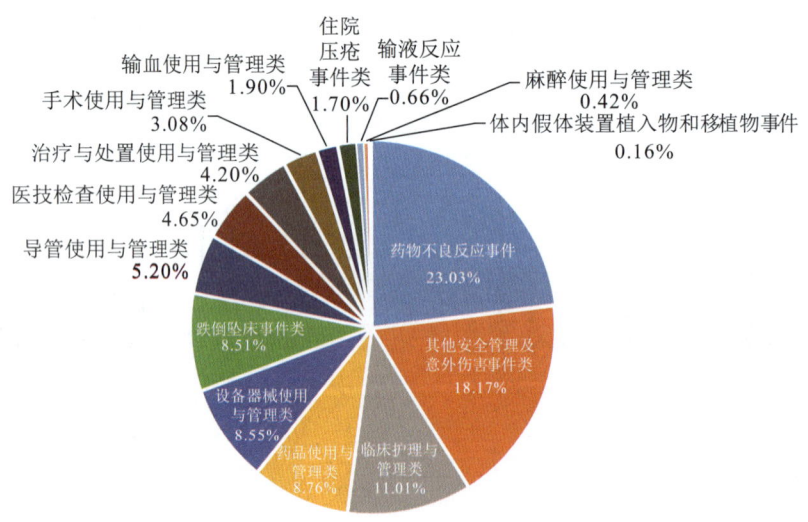

图 3-3-3-1　2021 年平台医疗质量安全不良事件发生类别

（二）不良事件等级情况

不良事件根据事件损害程度共分为四级（图 3-3-3-2）。2021 年在 21 785 条不良事件数据中，Ⅲ级事件（发生错误，但未造成患者伤害）发生的占比最高，为 62.02%；Ⅰ级事件（发生错误，造成患者死亡）和Ⅱ级事件（发生错误，且造成患者伤害）发生的占比分别 0.38% 和 16.93%；Ⅳ级事件[错误未发生（错误隐患，包括损害程度 A 级）] 发生的占比为 20.34%，无法确定的占比为 0.32%。与 2020 年不良事件数据相比较，2021 年Ⅲ级和Ⅳ级事件占比略有上升，Ⅰ级和Ⅱ级事件占比有所下降。

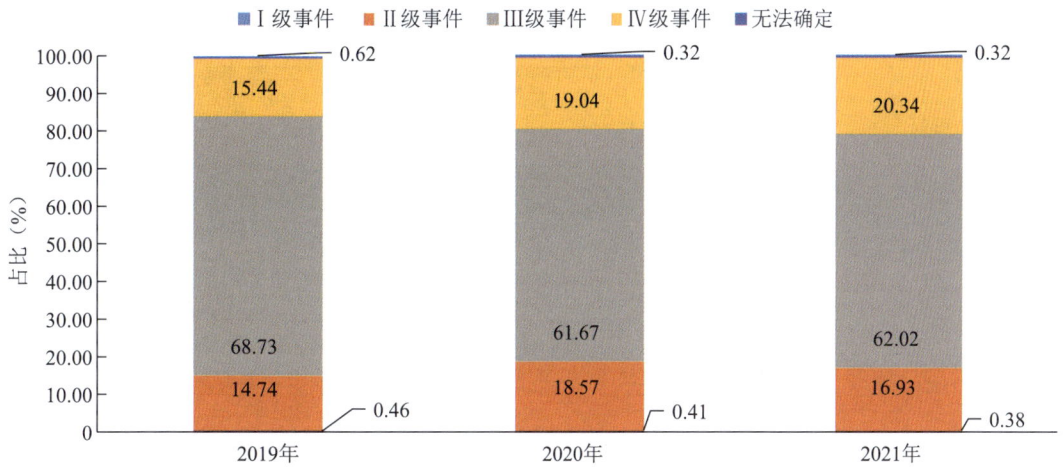

图 3-3-3-2 2019—2021 年平台医疗质量安全不良事件等级情况

（三）不良事件轻重程度分级

从不良事件给患者造成损害的程度分级情况来看（表 3-3-3-1、图 3-3-3-3），2021 年度排名前三位的分别为：不良事件累及到患者但没有造成伤害（C 级，6748 例，30.98%），客观环境或条件可能引发不良事件（不良事件隐患，A 级，4432 例，20.34%）及不良事件累及到患者需要进行监测以确保患者不被伤害，或需通过干预阻止伤害发生（D 级，4118 例，18.90%）。

其中，2021 年度不良事件造成患者伤害并需要治疗或者干预甚至造成死亡（E～I 级）的例数为 3771 例（17.31%），较 2020 年有所下降；不良事件未发生或未给患者造成伤害（A～D 级）的例数为 17 944 例（82.37%），较 2020 年占比上升。

表 3-3-3-1 2019—2021 年平台医疗质量安全不良事件造成损害程度分级

事件等级	轻重程度	2019 年		2020 年		2021 年	
		例数	占比（%）	例数	占比（%）	例数	占比（%）
IV 级事件：错误未发生（错误隐患）	A 级	1102	15.44	1269	19.04	4432	20.34
III 级事件：发生错误，但未造成患者伤害	B 级	1157	16.22	1013	15.20	2646	12.15
	C 级	2600	36.44	2194	32.92	6748	30.98
	D 级	1147	16.08	903	13.55	4118	18.90
II 级事件：发生错误，且造成患者伤害	E 级	887	12.43	1015	15.23	2868	13.17
	F 级	121	1.70	201	3.02	736	3.38
	G 级	4	0.06	2	0.03	11	0.05
	H 级	40	0.56	20	0.30	74	0.34
I 级事件：发生错误，造成患者死亡	I 级	33	0.46	27	0.41	82	0.38
无法确定		44	0.62	21	0.32	70	0.32
合计		7135	100	6665	100	21785	100

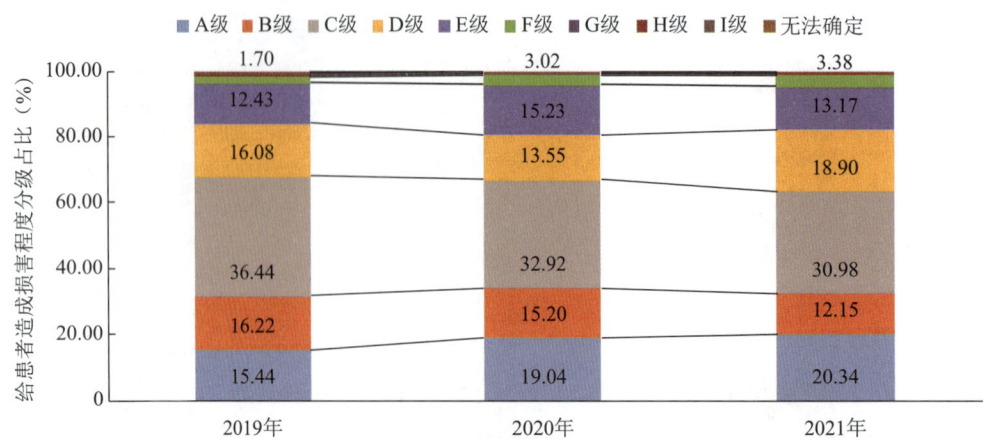

图 3-3-3-3　2019—2021年平台医疗质量安全不良事件给患者造成损害程度分级

（四）不良事件发生后处置方式

各级各类医院不良事件发生后的处置方式情况（图3-3-3-4），2021年占比最高的是对症处置（35.00%），无需处置占28.55%，需要进行紧急救治的占2.80%，但仍有33.65%无法确定发生后的处置方式，自2021年开始，国家卫生健康委发布《年度医疗质量安全改进目标》，"提高医疗质量安全不良事件上报率"作为目标之一，在全国进行持续改进工作。在国家政策引导下，医院应加强对选择"无法确定发生后的处置方式"的不良事件的关注和重视，进一步明确具体原因，完善医疗质量安全不良事件闭环管理，确保医疗质量和患者安全。

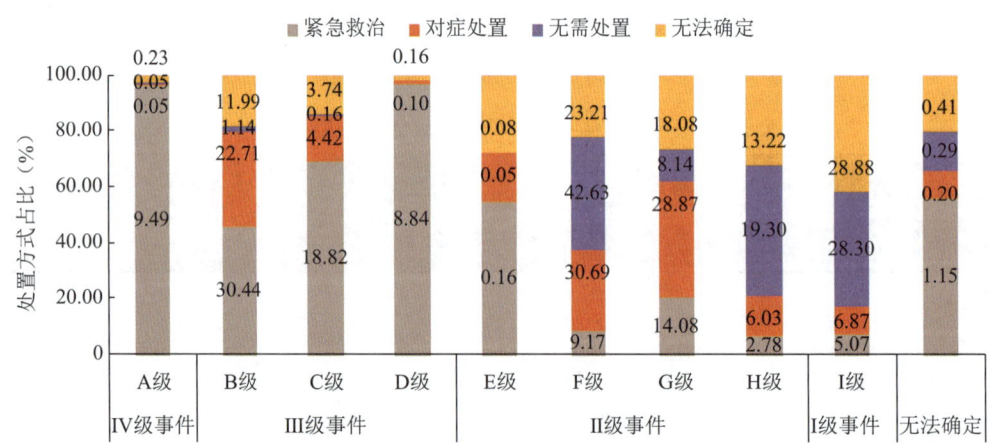

图 3-3-3-4　2021年平台各级医疗质量安全不良事件发生后的处置方式情况

（五）不良事件涉及人数

对不良事件发生涉及人数情况进行分析发现，2021年涉及1人的占58.51%，涉及2人的占5.21%，涉及3人的占1.98%；除涉及人数"不明"外，不良事件涉及人数超过3人以上的占1.60%（表3-3-3-2）。

表 3-3-3-2　2019—2021年平台医疗质量安全不良事件发生涉及人数

涉及人数	2019年		2020年		2021年	
	例数	占比（%）	例数	占比（%）	例数	占比（%）
1人	5117	71.72	4192	62.90	12747	58.51
2人	473	6.63	430	6.45	1134	5.21
3人	258	3.62	175	2.63	432	1.98
4人	69	0.97	63	0.95	173	0.79

续表

涉及人数	2019年		2020年		2021年	
	例数	占比（%）	例数	占比（%）	例数	占比（%）
5人	62	0.87	20	0.30	78	0.36
6人	45	0.63	47	0.71	27	0.12
7人	12	0.17	2	0.03	14	0.06
8人	21	0.29	3	0.05	7	0.03
9人	2	0.03	1	0.02	8	0.04
10人	2	0.03	0	0.00	5	0.02
＞10人	21	0.29	18	0.27	36	0.17
不明	1053	14.76	1714	25.72	7124	32.70
合计	7135	100	6665	100	21785	100

（六）不良事件造成的损害

不良事件的发生给患者造成的损害如图3-3-3-5所示，其中无法确定是否对患者造成损害占比最高（46.30%），其次为不良事件对患者未造成任何损害（39.96%），对患者造成皮肤黏膜功能损害的占比排第3位（11.63%），其他功能损害占比较小，共占5.11%。

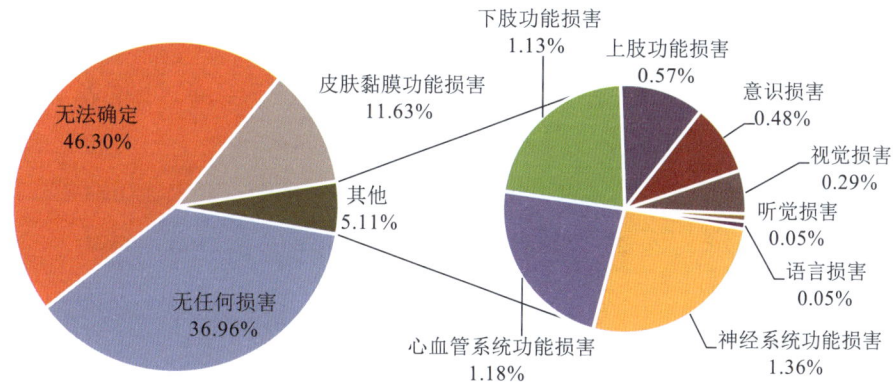

图3-3-3-5 2021年平台医疗质量安全不良事件给患者造成的损害

二、医疗质量安全不良事件发生情况

（一）不良事件发生时患者所处服务时段

2021年各类不良事件发生时所处服务时段见表3-3-3-3。

1. 药品不良反应类不良事件

5018例药品不良反应类不良事件发生时患者所处服务时段数据显示，排名前3位的分别为"住院"服务时段（45.72%，2294例）、"服务项目不明"（40.77%，2046例）及"门诊"服务时段（5.60%，281例）。

2. 安全管理及意外伤害类不良事件

3958例安全管理及意外伤害事件类不良事件发生时患者所处服务时段数据显示，排名前3位的依次是"服务项目不明"（49.44%，1957例）、"住院"服务时段（33.53%，1327例）及"门诊"服务时段占（4.62%，183例）。

3. 临床护理类不良事件

2399例上报的临床护理类不良事件发现时患者所处的服务时段数据显示，排在首位的是"住院"服务时段，占报告总例数的61.11%（1466例）；其次是"服务项目不明"，占20.51%（492例）；"输液注射"服务时段排第3位，占3.46%（83例）。

4. 药品使用与管理类不良事件

1909 例药品使用与管理类不良事件发生时患者所处服务时段数据显示，排名前 3 位的依次是"住院"服务时段（43.06%，822 例）、"服务项目不明"（26.87%，513 例）及"药品治疗"服务时段（18.23%，348 例）。

5. 设备器械使用与管理类不良事件

1862 例设备器械使用与管理类不良事件发生时患者所处服务时段数据显示，排名前 3 位的是"服务项目不明"（42.91%，799 例）、"住院"服务时段（34.80%，648 例）及"门诊"服务时段占（4.35%，81 例）。

表 3-3-3-3　平台各类不良事件发生时患者所处服务时段

服务项目类别	药物不良反应事件		安全管理及意外伤害事件类		临床护理与管理类		药品使用与管理类		设备器械使用与管理类	
	例数	占比（%）	例数	占比（%）	例数	占比（%）	例数	占比（%）	例数	占比（%）
住院	2294	45.72	1327	33.53	1466	61.11	822	43.06	648	34.80
服务项目不明	2046	40.77	1957	49.44	492	20.51	513	26.87	799	42.91
门诊	281	5.60	183	4.62	68	2.83	101	5.29	81	4.35
药品治疗	195	3.89	10	0.25	34	1.42	348	18.23	3	0.16
输液注射	63	1.26	22	0.56	83	3.46	44	2.30	51	2.74
手术	52	1.04	73	1.84	46	1.92	17	0.89	80	4.30
急诊	28	0.56	21	0.53	22	0.92	19	1.00	18	0.97
分娩	13	0.26	20	0.51	6	0.25	2	0.10	3	0.16
医技检查	12	0.24	69	1.74	19	0.79	12	0.63	55	2.95
留观	10	0.20	2	0.05	7	0.29	4	0.21	0	0.00
麻醉	9	0.18	3	0.08	1	0.04	8	0.42	10	0.54
其他	8	0.16	111	2.80	31	1.29	6	0.31	24	1.29
介入诊疗（导管）	4	0.08	8	0.20	10	0.42	2	0.10	15	0.81
镇痛	2	0.04	0	0.00	2	0.08	2	0.10	1	0.05
洗浴	1	0.02	6	0.15	2	0.08	0	0.00	2	0.11
康复针灸按摩	0	0.00	30	0.76	5	0.21	0	0.00	18	0.97
无法确定	0	0.00	19	0.48	6	0.25	4	0.21	12	0.64
采集标本	0	0.00	18	0.45	64	2.67	0	0.00	12	0.64
有创操作	0	0.00	9	0.23	4	0.17	1	0.05	10	0.54
口腔治疗	0	0.00	6	0.15	3	0.13	2	0.10	9	0.48
公共服务设施	0	0.00	31	0.78	5	0.21	0	0.00	3	0.16
转运	0	0.00	12	0.30	5	0.21	0	0.00	3	0.16
卫生间	0	0.00	8	0.20	5	0.21	0	0.00	2	0.11
清扫	0	0.00	13	0.33	4	0.17	1	0.05	1	0.05
输血	0	0.00	0	0.00	4	0.17	0	0.00	1	0.05
口腔护理	0	0.00	0	0.00	3	0.13	0	0.00	1	0.05
计划免疫	0	0.00	0	0.00	2	0.08	1	0.05	0	0.00
合计	5018	100	3958	100	2399	100	1909	100	1862	100

(二)不良事件发生时间

剔除5839例发生时间缺失的数据,使用15 946例有效数据进行统计分析。在一天之中,以每2个小时为单位进行统计,最终得到不良事件发生时间分布见图3-3-3-6。不良事件发生有4个高峰期时间段,分别为8~10时、10~12时、14~16时和16~18时。2021年共计365天,其中工作日250天,节假日115天,12 618例不良事件发生在工作日(日均发生50.47例),3328例发生在节假日(日均发生28.94例)。

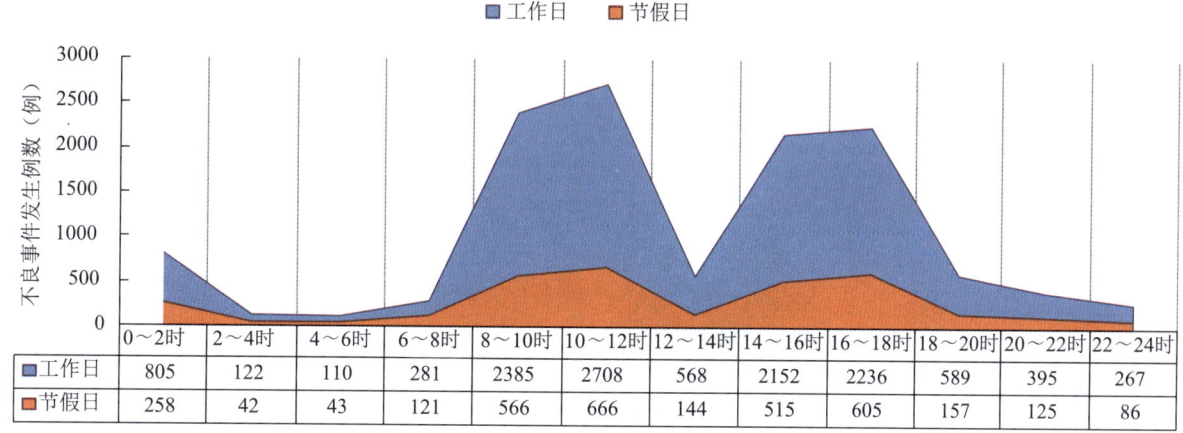

图3-3-3-6 2021年平台医疗质量安全不良事件发生时间分布

(三)不良事件发生地点

关于不良事件发生地点情况如表3-3-3-4所示,主要地点包括门诊、急诊、普通病房(含病房、走廊、浴室、护理站等病房所涵盖之区域)、高危服务区域(手术室、介入、分娩室与血液透析室等)、重症诊疗单元(ICU、CCU、RCU、血液透析中心)、日间诊疗单元(手术、肿瘤化疗等)、医技科室、公共活动区、其他服务区域及不明发生地。与2020年数据相比,2021年排在首位的发生地点仍是普通病房,占报告总例数的50.9%,其后依次为不明发生地(31.75%)、门诊(4.62%)、医技科室(3.34%)、重症诊疗单元(3.03%)及高危服务区(2.76%)。

表3-3-3-4 2019—2021年平台医疗质量安全不良事件发生地点

发生地点	2019年		2020年		2021年	
	例数	占比(%)	例数	占比(%)	例数	占比(%)
普通病房	4468	62.62	3652	54.79	11 088	50.90
不明发生地	998	13.99	1681	25.22	6916	31.75
门诊	546	7.65	352	5.28	1006	4.62
医技科室	271	3.8	224	3.36	728	3.34
重症诊疗单元	307	4.3	257	3.86	661	3.03
高危服务区域	248	3.48	227	3.41	601	2.76
其他服务区域	92	1.29	76	1.14	232	1.06
急诊	95	1.33	74	1.11	228	1.05
公共活动区	77	1.08	75	1.13	215	0.99
日间诊疗单元	33	0.46	47	0.71	110	0.50
合计	7135	100	6665	100	21 785	100

（四）不良事件发生时患者所处的诊疗疾病状态

对不良事件发生时患者所处的诊疗疾病状态进行统计分析，其中，除"不明疾病状态"（8991例）外，排序前5位的分别为呼吸系统疾病（15.01%）、神经系统疾病（12.69%）、肌肉骨骼系统和结缔组织疾病（9.97%）、消化系统疾病（9.65%）及肿瘤（9.36%），约占所有明确疾病状态患者的56.68%（图3-3-3-7）。

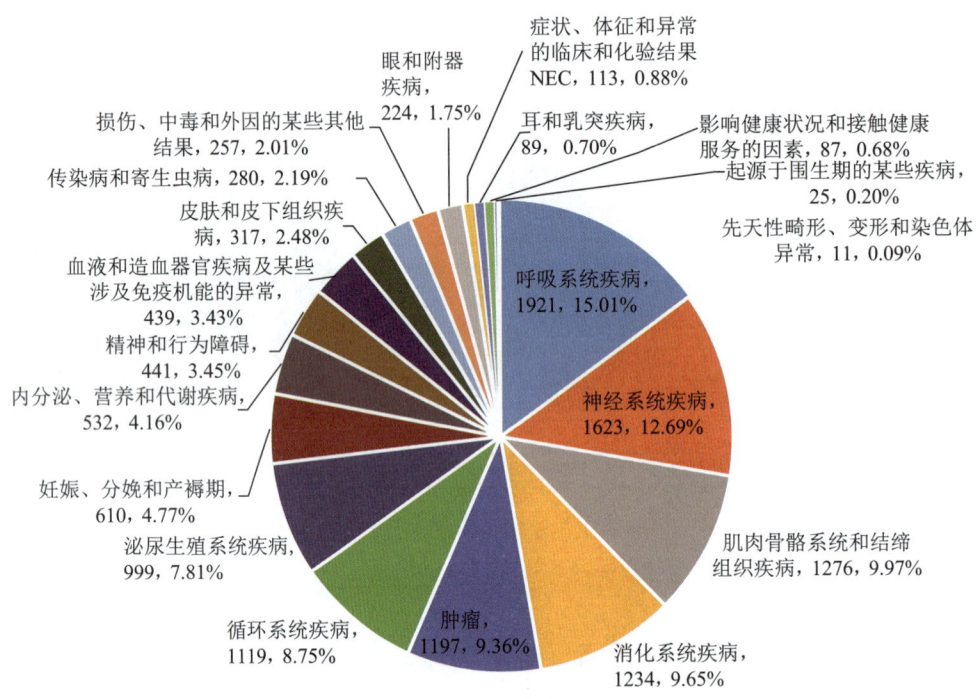

图3-3-3-7　2021年平台医疗质量安全不良事件发生时患者所处的诊疗疾病状态

三、医疗质量安全不良事件发生当事人的情况

（一）当事人岗位情况

21 785条上报的不良事件中，不良事件发生当事人最多前3位分别为护士（49.28%）、医师（38.37%）及技师（7.40%），其余占比相对较小，合计为4.95%（表3-3-3-5）。

表3-3-3-5　2021年平台医疗质量安全不良当事人岗位分布

当事人岗位		例数	占比（%）
护士		10 735	49.28
医师		8359	38.37
技师	药剂人员	917	4.21
	检验人员	223	1.02
	影像人员	198	0.91
	康复人员	65	0.30
	其他卫技人员	209	0.96
	小计	1612	7.40
管理人员	护士长	267	1.23
	科主任	100	0.46
	中层管理人员	16	0.07
	管理人员	69	0.32
	院级管理人员	5	0.02
	小计	457	2.10

当事人岗位		例数	占比（%）
其他人员	见习、实习人员	140	0.64
	护工	95	0.44
	其他人员	387	1.78
	小计	622	2.86
		21 785	100.00

（二）当事人职称和工作年限分布情况

所有上报的不良事件中当事人职称和工作年限情况详见表3-3-3-6，2021年度上报的21 785例不良事件中，当事人工作年限为0～5年的初级职称工作人员最多，占报告总例数的30.31%，其次是工作年限为6～10年的初级职称工作人员，占比为16.73%。

初级职称的工作人员发生不良事件的比例超过一半，占50.86%；其次是中级职称（33.50%）；副高职称排第3位，占7.62%，无职称占比为6.68%。

工作10年及以下的人员发生不良事件的例数最多，占72.45%；工作年限11～15年的，为15.21%；工作16年以上的人员发生不良事件的例数约占12.34%。

表3-3-3-6 2021年平台医疗质量安全不良当事人职称和工作年限分布（%）

工作年限	无职称	初级职称	中级职称	副高职称	正高职称	合计
0～5年	5.27	30.31	3.31	0.07	0.01	38.97
6～10年	0.81	16.73	15.13	0.77	0.05	33.48
11～15年	0.22	3.16	9.93	1.81	0.09	15.21
16～20年	0.13	0.42	3.03	1.81	0.21	5.60
21～25年	0.12	0.20	1.48	1.65	0.25	3.70
26年+	0.13	0.05	0.62	1.51	0.73	3.04
合计	6.68	50.86	33.50	7.62	1.34	100

四、医疗质量安全不良事件预防方法及措施

平台设置了不良事件上报人员关于预防该类事件再次发生的方法与措施选项，包含5类内容、23条选项供填报人选择。分析显示，选择"其他可能因素"的最多，占比为46.82%；其次为选择"加强教育培训"的为36.79%；选择"加强相互间的沟通"占14.01%；而改善医院行政管理系统运行模式和更新规章制度流程的占比较少，分别为1.33%和1.05%（图3-3-3-8）。

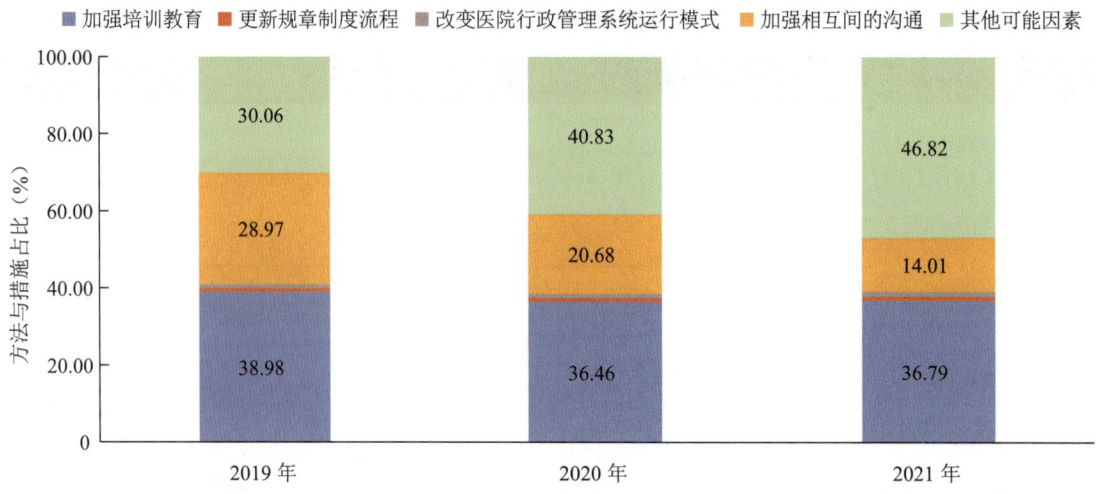

图 3-3-3-8 2019—2021年预防此类事件与错误再次发生的方法与措施

对预防不良事件再次发生的具体措施进行分析，在"加强培训教育"的类目中，选择最多的为"加强卫生技术人员技能培训教育"；在"更新规章制度流程"中，选择最多的为"制定与更新患者服务流程"；在"改变医院行政管理系统运行模式"中，选择最多的为"改进公共服务设施的配置"；在"加强相互间的沟通"中，选择"改变与患者和亲属的沟通模式"的居多（表3-3-3-7）。

表 3-3-3-7 2021年平台预防此类事件与错误再次发生的方法与措施

	方法与措施	例数	占比（%）
加强培训教育	加强卫生技术人员技能培训教育	4220	19.37
	加强患者与亲属健康培训教育	1737	7.97
	加强卫生技术人员维护患者合法权益的培训教育	92	0.42
	加强现行制度流程、指南规范的再培训教育	1794	8.24
	其他	172	0.79
更新规章制度流程	制定与更新患者安全目标	56	0.26
	制定与更新临床诊疗指南	6	0.03
	制定与更新规章制度	37	0.17
	制定与更新患者服务流程	62	0.28
	制定与更新临床医嘱的警示系统	14	0.06
	加强更新后的制度流程、指南规范的培训教育	43	0.20
	其他	10	0.05
改变医院行政管理系统运行模式	医院行政管理流程	17	0.08
	医院行政管理制度	7	0.03
	建立管理制度与规范执行力监管与通报	93	0.43
	改善人力资源配置与应急调配	20	0.09
	改进公共服务设施的配置	145	0.67
	其他	8	0.04

续表

方法与措施		例数	占比（%）
加强相互间的沟通	加强卫生技术人员相互间的沟通	679	3.12
	改变行政管理系统的沟通模式	58	0.27
	改变与患者和亲属的沟通模式	1889	8.67
	其他	427	1.96
其他可能因素		10 199	46.82
合计		21 785	100

五、重点不良事件的分析

（一）不良事件等级为"Ⅰ级事件"的分析

2021年不良事件等级中"Ⅰ级事件"上报数量82例，占比0.38%，较2020年比例有所下降（0.41%）。Ⅰ级事件（即发生错误，造成患者死亡）是不良事件中对患者损害最严重的等级，故对"Ⅰ级事件"进行进一步分析。

1. Ⅰ级事件发生时间

剔除10例发生时间缺失的数据，使用72例有效数据进行统计分析。由于数据量小且分散，故以每4个小时为单位进行统计，最终得到Ⅰ级事件发生时间分布见图3-3-3-9。Ⅰ级事件发生高峰期时间段，工作日主要集中在8～12时，节假日集中在8～12时及16～20时。Ⅰ级事件工作日发生例数（53例）高于节假日（19例）。日均发生例数工作日（0.21例）也高于节假日（0.17例）。

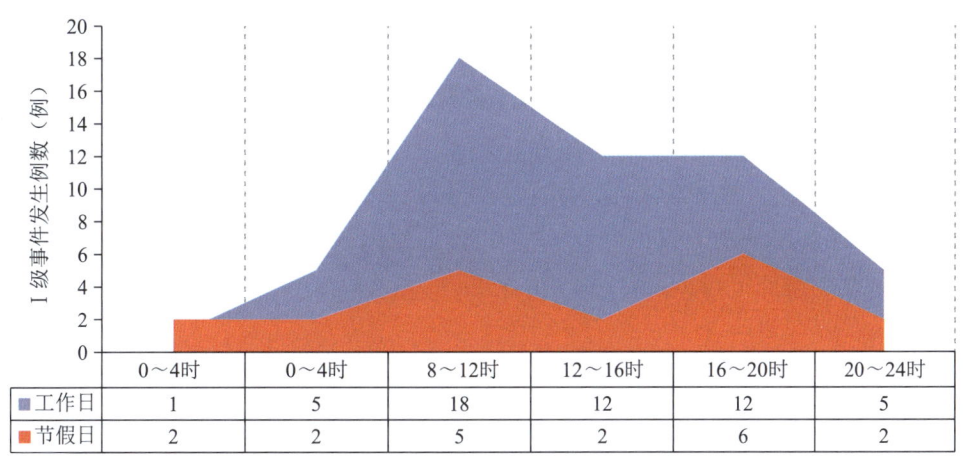

图3-3-3-9　2021年平台Ⅰ级事件发生时间分布

2. Ⅰ级事件当事人岗位和工作年限

82条上报的Ⅰ级事件中，当事人工作年限主要集中在10年以内，共计61例（74.39%），当事人岗位主要集中在医师（51例，62.20%）和护士（28例，34.15%）。其中，工作年限6～10年的医师Ⅰ级事件最多（24例，29.27%），工作0～5年的医师及护士次之（均为13例，15.85%）（图3-3-3-10）。

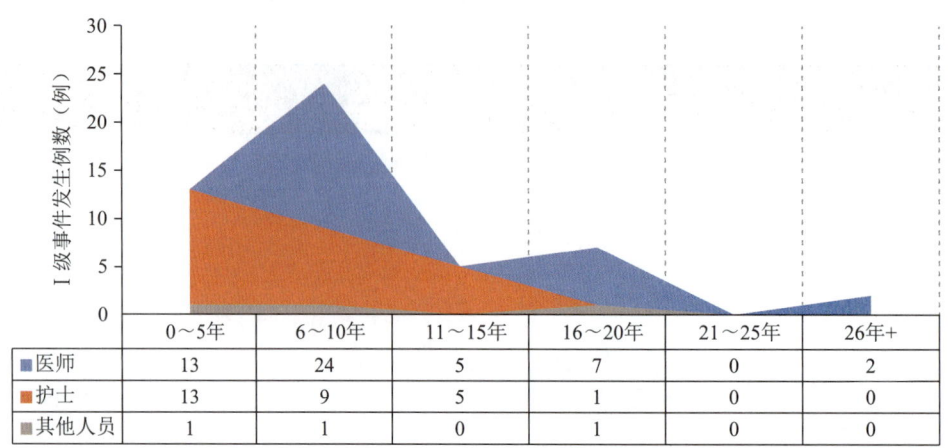

图 3-3-3-10 2021年平台Ⅰ级事件当事人岗位和工作年限分布

3. Ⅰ级事件当事人岗位和职称

82条上报的Ⅰ级事件中，当事人职称主要集中在初级职称和中级职称（均为34例，41.46%）。其中，中级职称的医师Ⅰ级事件最多（25例，30.49%），初级职称的护士次之（20例，24.39%）（图3-3-3-11）。

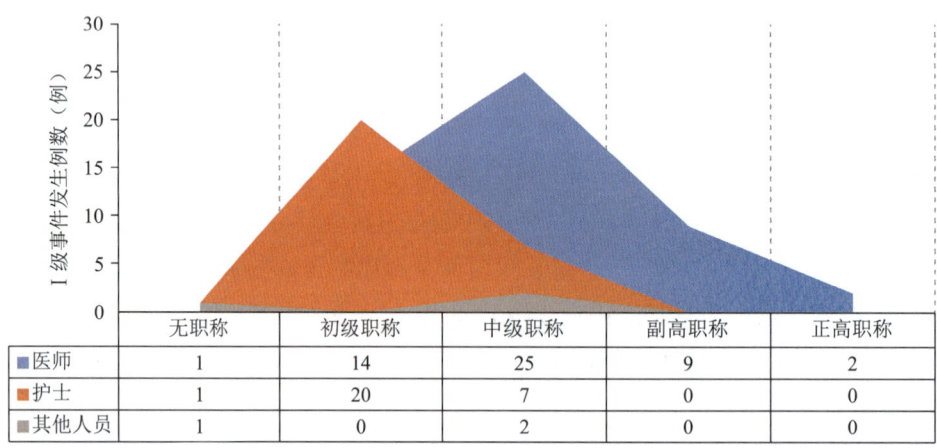

图 3-3-3-11 2021年平台Ⅰ级事件当事人岗位和职称分布

4. Ⅰ级事件涉及的不良事件类别与原因描述

2021年度纳入分析的82条Ⅰ级事件数据中涉及9类不良事件，其中，占比最高的前5位分别为其他安全管理及意外伤害事件类（54.88%）、治疗与处置使用与管理类（26.83%）、手术使用与管理类（6.10%）、药物不良反应事件（3.66%）及跌倒坠床事件类（3.66%）（图3-3-3-12）。

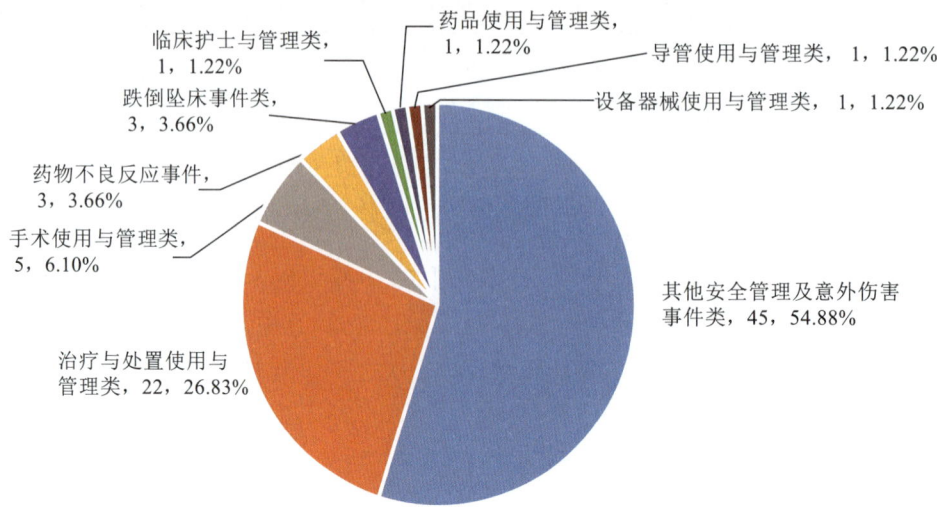

图 3-3-3-12 2021年Ⅰ级事件中不良事件类别分布

（1）其他安全管理及意外伤害事件中发生Ⅰ级事件的原因描述

2021年其他安全管理及意外伤害事件中发生Ⅰ级事件45例，患者自杀发生25例，患者失踪6例，其他情况15例。

通过上报人对事件发生过程的描述及原因的分析，对上述3类事件进行归纳汇总。

首先，患者自杀事件中，可归纳为以下几点：一是患者心理评估不足，患者存在情绪异常或有心理疾患未得到及时关注与治疗干预；二是巡查制度落实欠佳，未对擅自离开病房患者进行及时有效追踪。三是医患沟通不足，对患者家属健康宣教落实不到位，患者家属未意识到24小时留院陪护的重要性；四是自杀事件发生后，现场处理方式不当，应对突发事件能力不足。

其次，患者失踪事件中，可归纳为以下几点：一是宣教不到位；二是巡视不及时；三是医护人员心理健康教育知识缺乏，面对情绪激动患者强行外出时应急处理能力不够。

最后，其他情况事件中，发生Ⅰ级事件主要集中在：医疗评估、风险预判和防范不足（如未及时对症处理胸痛患者、未及时发现心衰症状、未及时完善辅助检查等）；患者转运过程中（如离开病房做检查时）对病情评估不足，没有医护人员陪同转运导致患者死亡；医患沟通方式欠妥，沟通内容不到位，患者家属无法接受患者死亡的事实等。

（2）治疗与处置使用与管理类事件中发生Ⅰ级事件的原因描述

2021年治疗与处置使用与管理类事件中发生Ⅰ级事件22例，手术、介入患者及部位选择错误发生1例，其他情况21例。

通过上报人对事件发生过程的描述及原因的分析，其他情况可归纳为以下几点：对患者病情评估不足，医师经验不足，未及时审核并调整诊疗方案；医疗质量安全核心制度执行不力；由于宣教、督促指导不足导致患者出现术后并发症（如术后深静脉血栓）；分诊时未能及时识别胸痛患者；医疗文书书写不及时、不完整；值班交接班制度落实不到位等。

上述Ⅰ级事件上报人员关于预防该类事件再次发生的方法与措施：①加强培训教育类，主要集中在加强卫生技术人员技能培训教育、加强患者与亲属健康培训教育；②加强相互间的沟通类，主要集中在改变与患者和亲属的沟通模式。

（二）不良事件类型为"药物不良反应事件"的分析

2021年各不良事件中"药物不良反应事件"上报数量最多（5018例，23.03%），较2020年比例有所增长（16.13%）。故对"药物不良反应事件"进行进一步分析。

1. 药物不良反应事件中事件等级情况

2021年5018例药物不良反应事件中，Ⅲ级事件（发生错误，但未造成患者伤害）发生最多，3870例，占比77.12%；Ⅱ级事件（发生错误，且造成患者伤害）发生1062例，占比21.16%；Ⅳ级事件（错误未发生/错误隐患）发生76例，占比15.15%；Ⅰ级事件（发生错误，造成患者死亡）和无法确定等级分别为3例（0.06%）和7例（0.14%）（图3-3-3-13）。

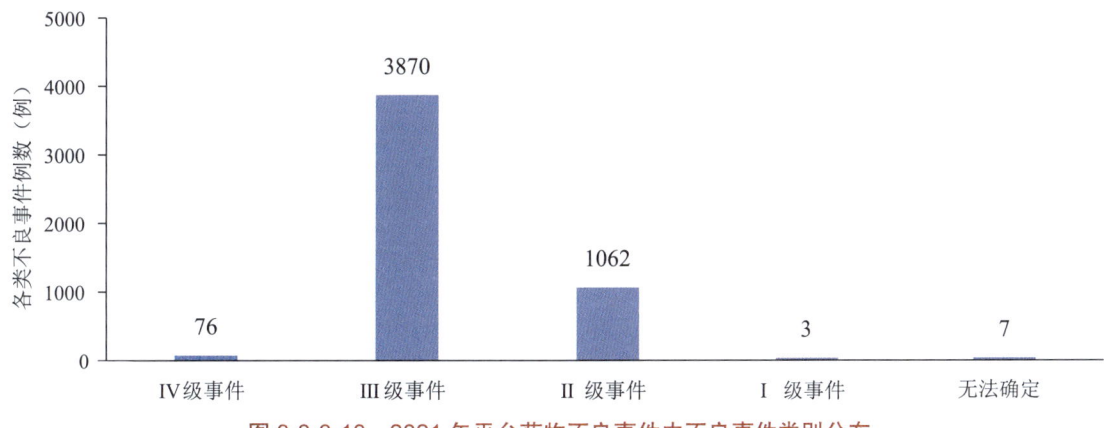

图3-3-3-13　2021年平台药物不良事件中不良事件类别分布

2. 药物不良反应事件中患者年龄和性别

5018条上报的药物不良反应事件中，剔除性别不明数据1962条，剩余合计3056条纳入分析，发生药物不良反应事件的患者年龄主要集中在成人（19～64岁）及老年（65岁以上），分别为1608例（52.62%）、1092例（35.73%）。发生药物不良反应患者性别差异不大，男性（1446例，47.32%）略低于女性（1610例，52.68%）。成年女性发生例数（909例，29.74%）多于成年男性（699例，22.87%）（图3-3-3-14）。

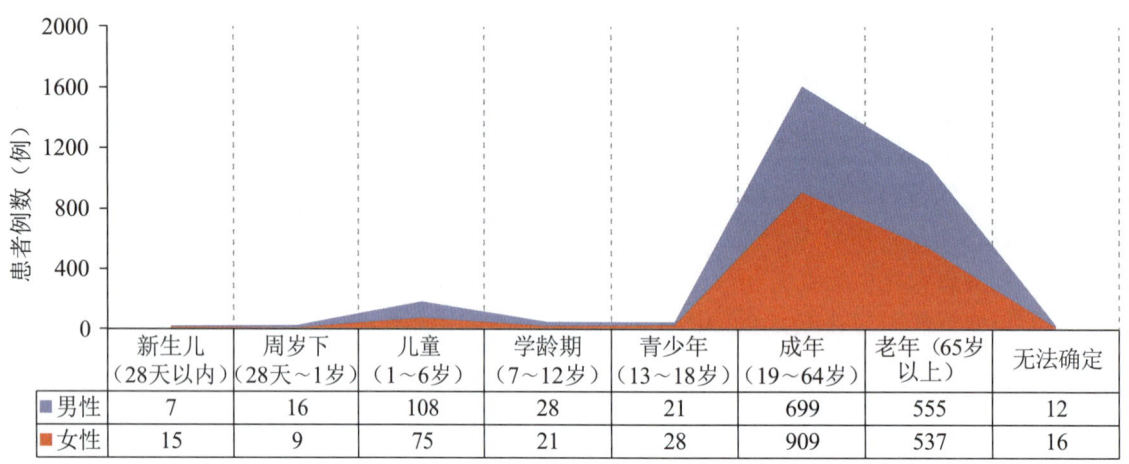

图3-3-3-14 2021年药物不良事件中患者年龄与性别分布

3. 药物不良反应事件发生的原因描述

由于引发药物不良反应可能有多种原因，结合上报人对事件发生过程的描述及影响因素的分析，2021年5018项药物不良反应事件的原因可概括为六大类，16个小类，分别为药物方面（90.87%）、患者机体因素（6.38%）、给药方法（1.49%）、用药持续时间（0.08%）、药物相互作用（0.04%）、其他（1.14%）。

药物方面数量最多（4560例，90.87%），其中药理作用（即由于其药理作用，可导致一些不良反应）占比最高（90.33%），药物剂量（即用药量过大），药物质量及药物污染（即保管或配置操作不当等，使药物污染）数量较少，仅占0.54%。

患者机体因素，包括个体差异（即不同个体对同一剂量的相同药物有不同反应）占比5.72%，病理状态（即由于患者基础疾病等病理状态，因而也能影响药物作用）、高龄及营养状态（即饮食的不平衡、体质弱、营养不良等情况）数量较少，仅占0.66%。

给药方法方面，包括滴速过快占比1.42%、患者滥用（即不遵医嘱，自行加量或换药等情况）及配伍不当（即医务人员处方配伍不当）数量较少，仅占0.06%。

此外用药持续时间方面，长期用药，引发蓄积作用导致药物不良反应占比0.08%。药物互相作用方面，联合用药不当，由于药物的相互作用，导致药物不良反应占比0.04%。

其他方面，包含既往史或过敏史评估不到位（0.46%）、皮试未做或结果判断错误（0.04%）、不明原因（0.64%）（表3-3-3-8）。

表 3-3-3-8　2021 年平台药物不良反应事件原因分类

分类	影响因素	例数	占比（%）
药物方面	药理作用	4533	90.33
	药物剂量	13	0.26
	药物质量	13	0.26
	药品污染	1	0.02
患者机体方面	个体差异	287	5.72
	病理状态	18	0.36
	高龄	13	0.26
	营养状态	2	0.04
给药方法	滴速过快	72	1.43
	患者滥用	2	0.04
	配伍不当	1	0.02
用药持续时间	长期用药	4	0.08
药物互相作用	联合用药不当	2	0.04
其他	不明	32	0.64
	既往史或过敏史评估不到位	23	0.46
	皮试未做或结果判断错误	2	0.04
合计		5018	100

第四部分
基于 DRG 的医疗服务绩效评价

本报告采用"基于DRG的医疗服务绩效评价"工具，对2019—2021年全国及各省（自治区、直辖市）住院医疗服务整体情况和14个临床专科进行绩效评价。数据来源于HQMS和NCIS采集的2019—2021年8178家医疗机构4.1亿个住院病案首页。2021年纳入监测的二级医院数量增加较多，相关结果仅供参考。本报告基于DRG的住院绩效评价体系，采用"CN-DRG 2018"分组方案对数据进行分组并计算相关指标[①]，围绕住院服务"能力""效率""医疗安全"3个维度进行评价，具体评价指标见表4-1-1-1。

表 4-1-1-1　基于DRG进行医疗服务绩效评价指标

维度	指标	评价内容	指标性质
能力	DRG组数	治疗病例所覆盖疾病类型的范围	高优指标，指标值越高，治疗疾病类型越广，能力越强
	病例组合指数（CMI）	治疗病例的平均技术难度水平	高优指标，指标值越高，治疗病例的平均技术水平越高
效率	费用消耗指数	治疗同类疾病所花费的费用	低优指标，指数值越低，说明治疗同类疾病的费用效率越高
	时间消耗指数	治疗同类疾病所花费的时间	低优指标，指数值越低，说明治疗同类疾病的时间效率越高
安全	低风险组死亡率	疾病本身导致死亡概率极低的病例死亡率	低优指标，指标值越低，医疗安全水平越好
	中低风险组死亡率	疾病本身导致死亡概率较低的病例死亡率	低优指标，指标值越低，医疗安全水平越好
	高风险组死亡率	疾病本身导致死亡概率较高的病例死亡率	低优指标，指标值越低，急危重症治疗能力越好

一、全国及各省（自治区、直辖市）医疗服务DRG绩效评价结果

（一）全国二级和三级医院医疗服务DRG绩效评价结果

1. 医疗服务能力

2019—2021年全国二级和三级医院医疗服务广度有所下降，DRG组数的中位数由442降低至329。其中，三级医院医疗服务广度略有波动，DRG组数的中位数由583降低至570又上升到577，二级医院DRG组数的中位数由378降低至241（图4-1-1-1）。

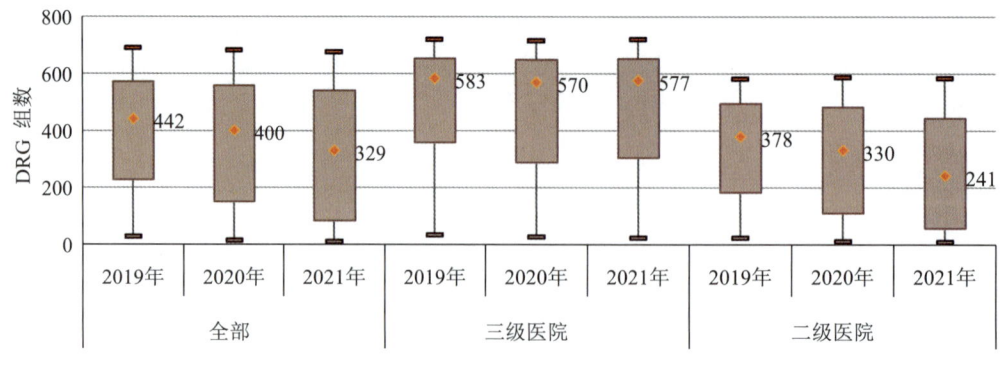

图 4-1-1-1　2019—2021年二级和三级医院DRG组数变化

2019—2021年全国二级和三级医院CMI变化不大，CMI的中位数在0.84至0.85间波动。其中，三级医院CMI的中位数在1.00至1.02间波动，二级医院CMI的中位数在0.78至0.79间波动（图4-1-1-2）。

---

① 国家卫生健康委员会医政医管局，北京市卫生计生委信息中心编著. CN-DRGs分组方案（2018版）北京：北京大学医学出版社，2019.

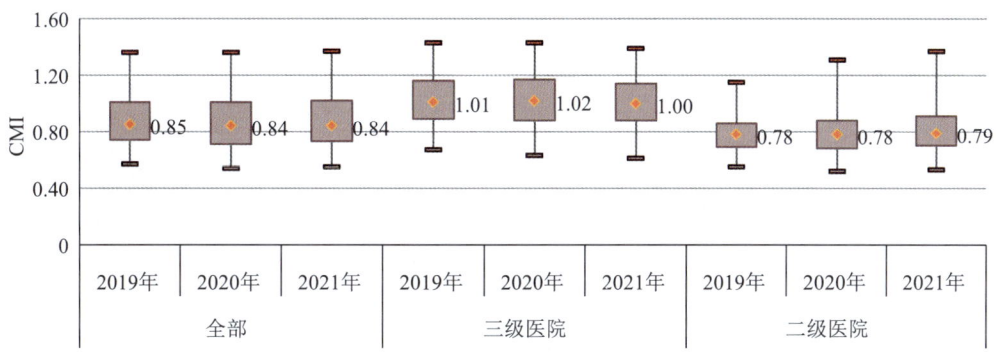

图 4-1-1-2　2019—2021 年二级和三级医院 CMI

2. 医疗服务效率

2019—2021 年全国二级和三级医院住院费用效率略有提升，费用消耗指数的中位数由 0.84 降低至 0.82。其中，三级医院费用消耗指数的中位数在 1.03 至 1.05 间波动，二级医院费用消耗指数的中位数 3 年均为 0.74（图 4-1-1-3）。

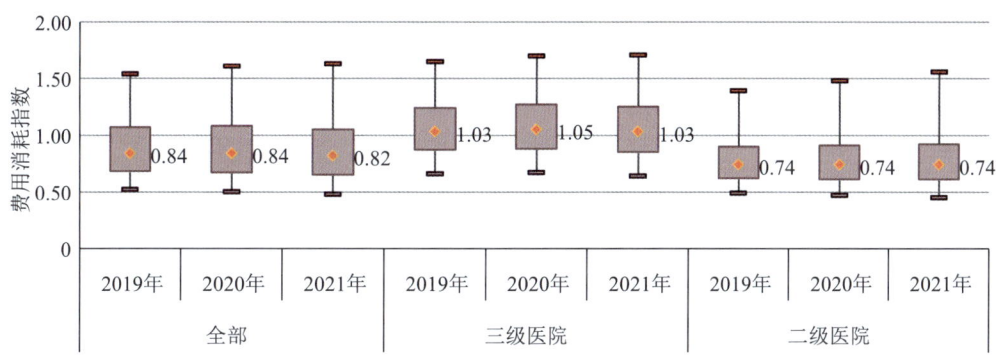

图 4-1-1-3　2019—2021 年二级和三级医院费用消耗效率

2019—2021 年全国二级和三级医院住院时间效率略有下降，时间消耗指数的中位数由 1.01 上升至 1.04。其中，三级医院时间消耗指数的中位数 3 年均为 1.04，二级医院时间消耗指数的中位数由 1.00 上升至 1.04（图 4-1-1-4）。

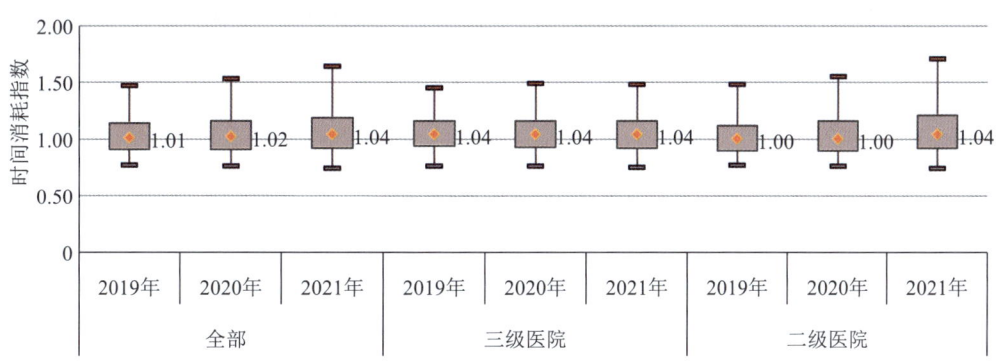

图 4-1-1-4　2019—2021 年二级和三级医院时间消耗效率

3. 医疗安全

2019—2021 年全国二级和三级医院医疗安全水平略有下降，2021 年低风险组死亡率（0.006%）相比 2019 年（0.005%）上升了 0.001 个百分点。其中，三级医院低风险组死亡率由 2019 年的 0.003% 上升到 2021 年的 0.005%；二级医院低风险组死亡率由 2019 年的 0.009% 降低至 2021 年的 0.008%（图 4-1-1-5）。

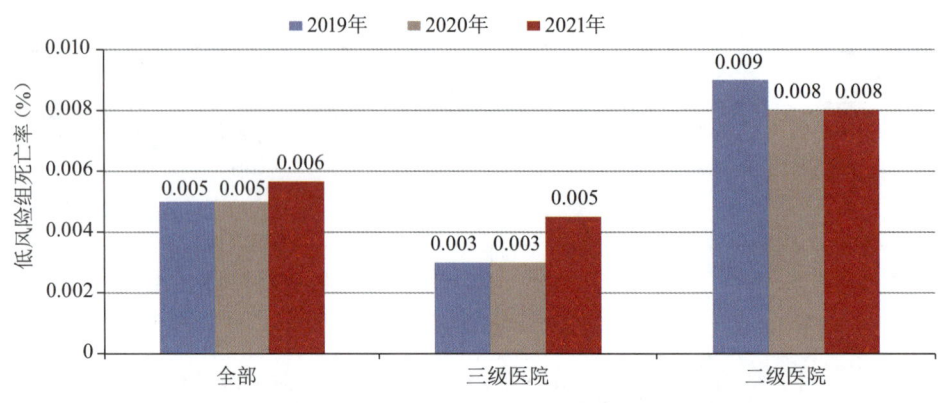

图 4-1-1-5　2019—2021 年二级和三级医院低风险组死亡率

（二）各省（自治区、直辖市）医疗服务 DRG 绩效评价结果

2021 年从医疗服务能力来看，各省（自治区、直辖市）DRG 组数在 733 至 795 间波动，DRG 组数最多的省（自治区、直辖市）为江苏和山东，DRG 组数均为 795。各省（自治区、直辖市）CMI 在 0.84 至 1.38 间波动，CMI 较高的 3 个省（自治区、直辖市）为北京、上海、天津，其 CMI 分别为 1.38、1.24 和 1.18（表 4-1-1-2）。

从医疗服务效率来看，各省（自治区、直辖市）费用消耗指数在 0.73 至 1.52 间波动，费用效率较高的 3 个省（自治区、直辖市）为贵州、云南、浙江，其费用消耗指数分别为 0.73、0.75 和 0.76。时间消耗指数在 0.80 至 1.23 间波动。时间效率较高的 3 个省（自治区、直辖市）为上海、浙江、北京，其时间消耗指数分别为 0.80、0.83 和 0.87（表 4-1-1-2）。

从医疗安全来看，有 21 个省（自治区、直辖市）低风险组死亡率为 0%，占比 65.62%；7 个省（自治区、直辖市）低风险组死亡率为 0.01%，占比 21.87%；2 个省（自治区、直辖市）低风险组死亡率为 0.02%，占比 6.25%；1 个省（自治区、直辖市）低风险组死亡率为 0.03%，占比 3.13%；1 个省（自治区、直辖市）低风险组死亡率为 0.04%，占比 3.13%（表 4-1-1-2）。

表 4-1-1-2　2021 年各省（自治区、直辖市）医疗服务绩效评价指标

省（自治区、直辖市）	DRG 组数	CMI	费用消耗指数	时间消耗指数	低风险组死亡率（%）
安徽	791	0.98	0.91	1.02	0.00
北京	789	1.38	1.01	0.87	0.00
福建	790	0.98	0.93	0.95	0.00
甘肃	784	0.89	0.83	1.07	0.00
广东	794	1.01	1.00	0.89	0.00
广西	790	0.97	0.89	0.91	0.00
贵州	790	0.90	0.73	1.02	0.00
海南	784	0.96	1.13	0.99	0.00
河北	790	1.00	1.13	1.06	0.01
河南	793	0.96	1.16	1.09	0.00
黑龙江	788	0.98	1.34	1.06	0.04
湖北	793	1.02	1.25	1.08	0.00
湖南	794	0.94	0.96	1.02	0.00
吉林	786	1.04	1.31	1.08	0.03
江苏	795	1.02	1.02	1.02	0.01
江西	793	0.95	1.02	0.96	0.02

续表

省（自治区、直辖市）	DRG 组数	CMI	费用消耗指数	时间消耗指数	低风险组死亡率（%）
辽宁	792	0.99	1.48	1.06	0.02
内蒙古	783	0.95	0.94	1.06	0.01
宁夏	776	1.00	0.80	1.00	0.00
青海	770	0.90	1.00	1.21	0.01
山东	795	1.01	0.99	0.97	0.00
山西	787	1.01	1.01	1.16	0.00
陕西	789	0.93	0.98	1.08	0.00
上海	791	1.24	1.16	0.80	0.01
四川	793	1.00	0.85	1.05	0.00
天津	788	1.18	1.52	0.88	0.00
西藏	733	0.84	1.21	1.23	0.01
兵团	756	0.93	0.94	1.08	0.01
新疆	787	0.88	0.98	1.03	0.00
云南	790	0.96	0.75	1.01	0.00
浙江	792	1.09	0.76	0.83	0.00
重庆	789	0.96	0.94	0.99	0.00

二、各临床专科 DRG 绩效差异评价

（一）心血管内科 DRG 绩效评价

本报告共纳入 2019—2021 年数据质量合格的 3462 万专科病例为样本，对心血管内科专科进行分析。

1. 医疗服务能力

2019—2021 年心血管内科医疗服务广度略有下降，DRG 组数的中位数由 41 降低至 36；其中，三级医院医疗服务广度提升，DRG 组数的中位数由 57 上升至 58，二级医院医疗服务广度下降，DRG 组数的中位数由 36 降低至 29；2021 年医疗服务广度较大的医院 DRG 组数（上四分位）为 54（图 4-1-1-6）。

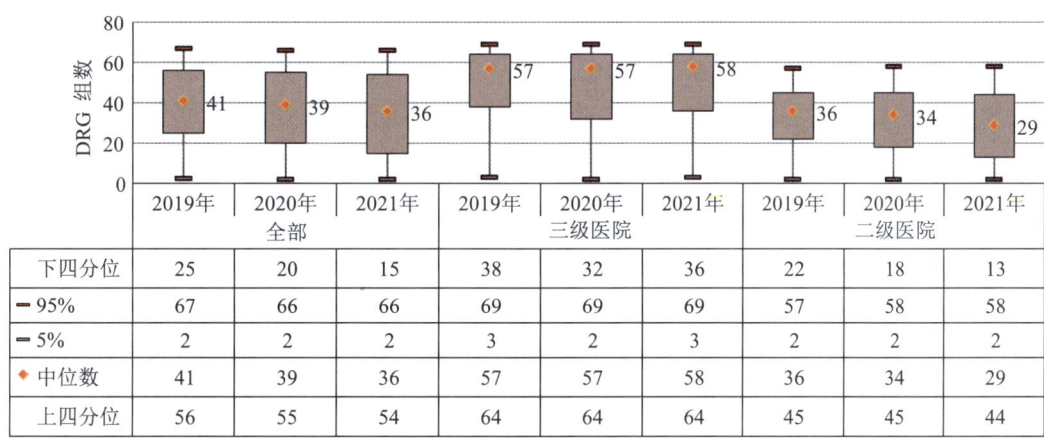

图 4-1-1-6　心血管内科医疗服务广度

2019—2021 年心血管内科医疗服务难度略有下降，CMI 的中位数由 0.85 降低至 0.76；其中，三级医院 CMI 的中位数由 1.09 降低至 0.98，二级医院 CMI 的中位数由 0.78 降低至 0.71；2021 年医疗服务难度较大的医院 CMI（上四分位）为 0.94（图 4-1-1-7）。

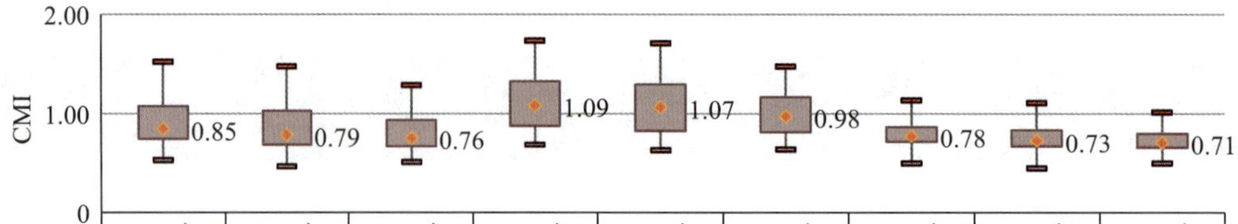

图 4-1-1-7　心血管内科医疗服务难度

	2019年 全部	2020年	2021年	2019年 三级医院	2020年	2021年	2019年 二级医院	2020年	2021年
下四分位	0.75	0.69	0.67	0.88	0.83	0.82	0.72	0.67	0.66
95%	1.53	1.48	1.29	1.74	1.71	1.48	1.14	1.11	1.02
5%	0.53	0.47	0.51	0.69	0.63	0.64	0.50	0.45	0.50
中位数	0.85	0.79	0.76	1.09	1.07	0.98	0.78	0.73	0.71
上四分位	1.08	1.03	0.94	1.33	1.30	1.17	0.87	0.84	0.81

2. 医疗服务效率

2019—2021年心血管内科费用效率略有波动，费用消耗指数的中位数由0.83上升到0.84又降低至0.82；其中，三级医院费用消耗指数的中位数由1.00上升到1.03又降低至1.02，二级医院费用消耗指数的中位数由0.74上升至0.75；2021年费用效率较高的医院费用消耗指数（下四分位）为0.65（图4-1-1-8）。

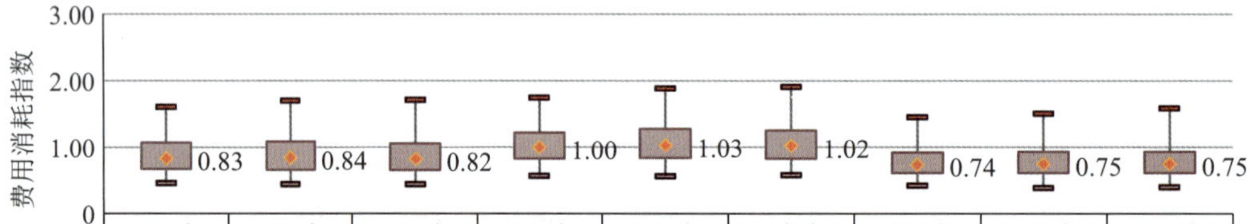

图 4-1-1-8　心血管内科费用效率

	2019年 全部	2020年	2021年	2019年 三级医院	2020年	2021年	2019年 二级医院	2020年	2021年
下四分位	0.67	0.66	0.65	0.83	0.84	0.83	0.61	0.61	0.61
95%	1.61	1.70	1.71	1.75	1.89	1.91	1.46	1.51	1.59
5%	0.46	0.44	0.44	0.57	0.56	0.58	0.42	0.39	0.40
中位数	0.83	0.84	0.82	1.00	1.03	1.02	0.74	0.75	0.75
上四分位	1.07	1.09	1.06	1.22	1.28	1.26	0.92	0.93	0.93

2019—2021年心血管内科时间效率有所下降，时间消耗指数的中位数由0.99上升至1.01；其中，三级医院时间效率提升，其时间消耗指数的中位数由1.02降低至1.01，二级医院时间效率下降，其时间消耗指数的中位数由0.97上升至1.02；2021年时间效率较高的医院时间消耗指数（下四分位）为0.87（图4-1-1-9）。

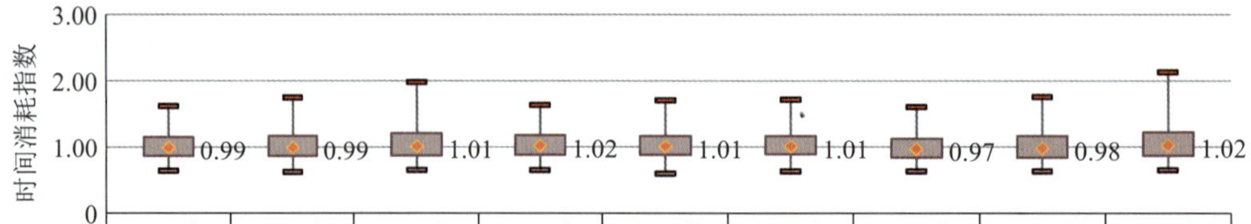

图 4-1-1-9　心血管内科时间效率

	2019年 全部	2020年	2021年	2019年 三级医院	2020年	2021年	2019年 二级医院	2020年	2021年
下四分位	0.86	0.86	0.87	0.88	0.88	0.89	0.84	0.84	0.87
95%	1.62	1.75	1.98	1.64	1.71	1.72	1.61	1.76	2.13
5%	0.64	0.62	0.65	0.65	0.60	0.63	0.63	0.63	0.65
中位数	0.99	0.99	1.01	1.02	1.01	1.01	0.97	0.98	1.02
上四分位	1.15	1.17	1.21	1.18	1.17	1.17	1.13	1.17	1.23

3. 医疗安全

2019—2021年心血管内科医疗安全水平有所波动，中低风险组死亡率由0.048%上升到0.051%又降低至0.044%；其中，三级医院中低风险组死亡率由0.042%上升到0.045%又降低至0.034%，二级医院中低风险组死亡率由0.062%降低至0.061%（图4-1-1-10）。

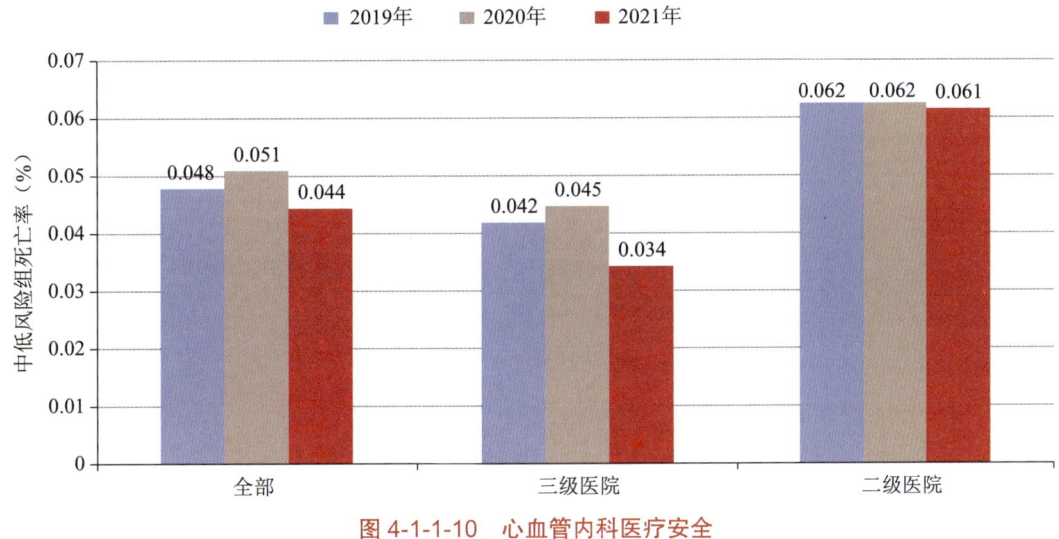

图4-1-1-10　心血管内科医疗安全

2019—2021年心血管内科急危重病例救治能力提升，高风险组死亡率由15.43%降低至12.85%；其中，三级医院高风险组死亡率由16.26%降低至12.97%，二级医院高风险组死亡率由14.03%降低至12.67%（图4-1-1-11）。

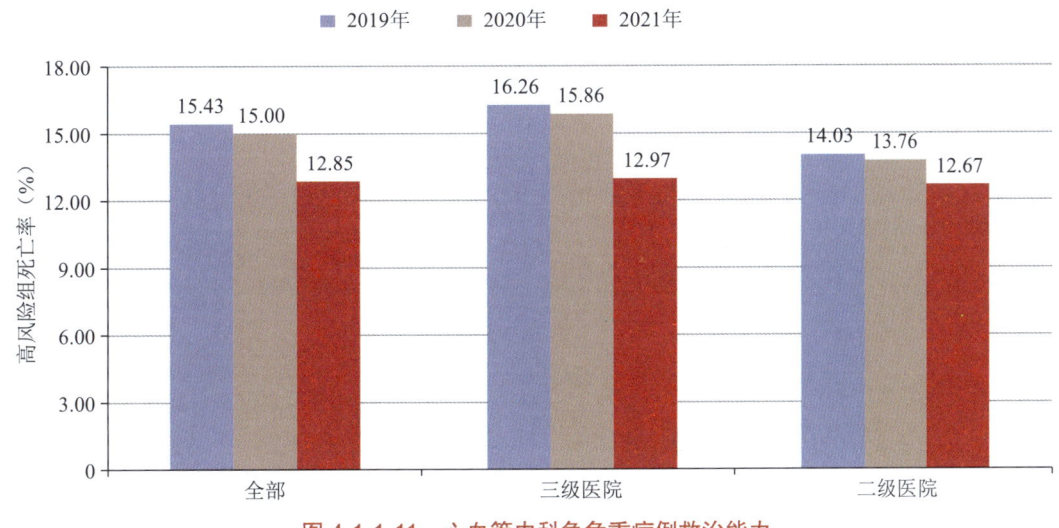

图4-1-1-11　心血管内科急危重病例救治能力

（二）呼吸内科DRG绩效评价

本报告共纳入2019—2021年数据质量合格的3184万专科病例为样本，对呼吸内科专科进行分析。

1. 医疗服务能力

2019—2021年呼吸内科医疗服务广度有所下降，DRG组数的中位数由32降低至29；其中，三级医院医疗服务广度略有波动，DRG组数的中位数由37降低至35又上升到36，二级医院DRG组数的中位数由29降低至24；2021年医疗服务广度较大的医院DRG组数（上四分位）为36（图4-1-1-12）。

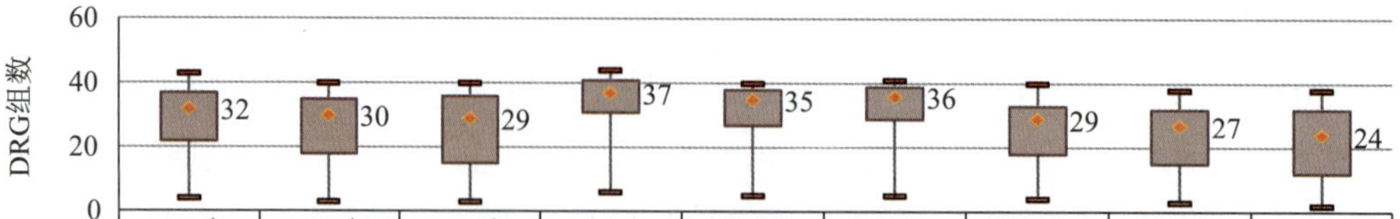

	2019年	2020年 全部	2021年	2019年	2020年 三级医院	2021年	2019年	2020年 二级医院	2021年
下四分位	22	18	15	31	27	29	18	15	12
95%	43	40	40	44	40	41	40	38	38
5%	4	3	3	6	5	5	4	3	2
中位数	32	30	29	37	35	36	29	27	24
上四分位	37	35	36	41	38	39	33	32	32

图 4-1-1-12 呼吸内科医疗服务广度

2019—2021年呼吸内科医疗服务难度略有提升，CMI的中位数由0.89上升至0.91；其中，三级医院CMI的中位数由1.01上升至1.07，二级医院CMI的中位数由0.84上升至0.86；2021年医疗服务难度较大的医院CMI（上四分位）为1.07（图4-1-1-13）。

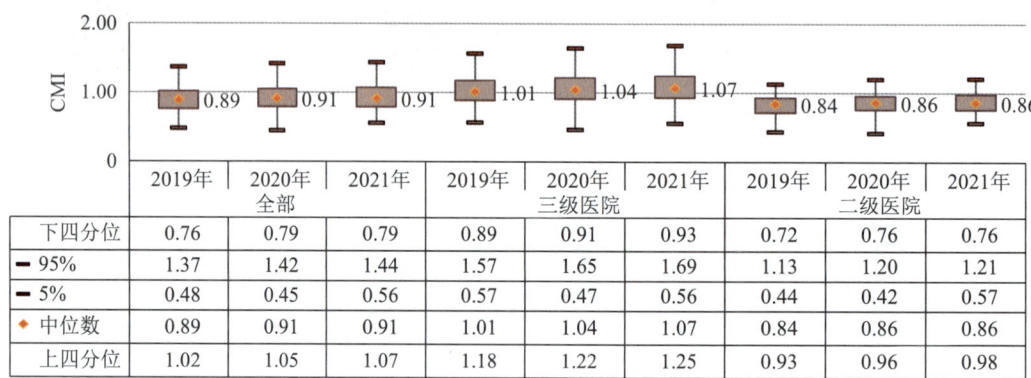

	2019年	2020年 全部	2021年	2019年	2020年 三级医院	2021年	2019年	2020年 二级医院	2021年
下四分位	0.76	0.79	0.79	0.89	0.91	0.93	0.72	0.76	0.76
95%	1.37	1.42	1.44	1.57	1.65	1.69	1.13	1.20	1.21
5%	0.48	0.45	0.56	0.57	0.47	0.56	0.44	0.42	0.57
中位数	0.89	0.91	0.91	1.01	1.04	1.07	0.84	0.86	0.86
上四分位	1.02	1.05	1.07	1.18	1.22	1.25	0.93	0.96	0.98

图 4-1-1-13 呼吸内科医疗服务难度

2. 医疗服务效率

2019—2021年呼吸内科费用效率提升，费用消耗指数的中位数由0.85降低至0.81；其中，三级医院费用效率略有波动，其费用消耗指数的中位数由1.07上升到1.08又降低至1.04，二级医院费用消耗指数的中位数由0.75降低至0.72；2021年费用效率较高的医院费用消耗指数（下四分位）为0.63（图4-1-1-14）。

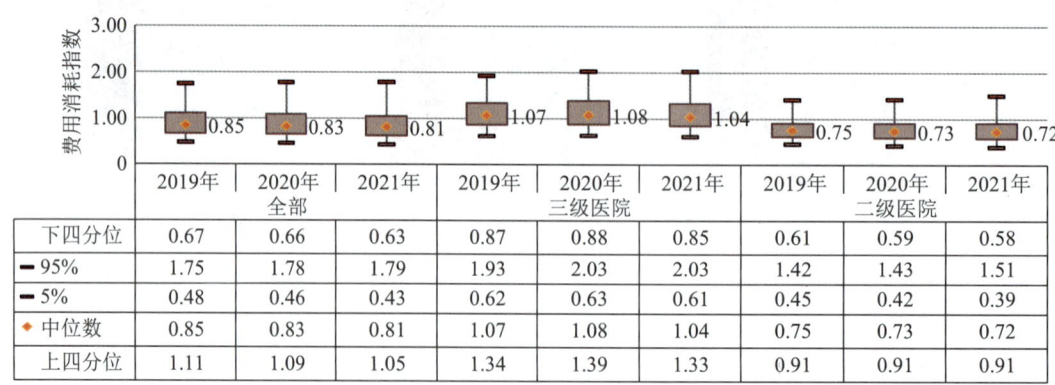

	2019年	2020年 全部	2021年	2019年	2020年 三级医院	2021年	2019年	2020年 二级医院	2021年
下四分位	0.67	0.66	0.63	0.87	0.88	0.85	0.61	0.59	0.58
95%	1.75	1.78	1.79	1.93	2.03	2.03	1.42	1.43	1.51
5%	0.48	0.46	0.43	0.62	0.63	0.61	0.45	0.42	0.39
中位数	0.85	0.83	0.81	1.07	1.08	1.04	0.75	0.73	0.72
上四分位	1.11	1.09	1.05	1.34	1.39	1.33	0.91	0.91	0.91

图 4-1-1-14 呼吸内科费用效率

2019—2021年呼吸内科时间效率略有波动，时间消耗指数的中位数由0.98降低至0.97又上升到0.99；其中，三级医院时间效率提升，其时间消耗指数的中位数由1.01降低至1.00，二级医院时间消耗指数的中位数由0.96降低至0.95又上升到0.99；2021年时间效率较高的医院时间消耗指数（下四分位）为0.88（图4-1-1-15）。

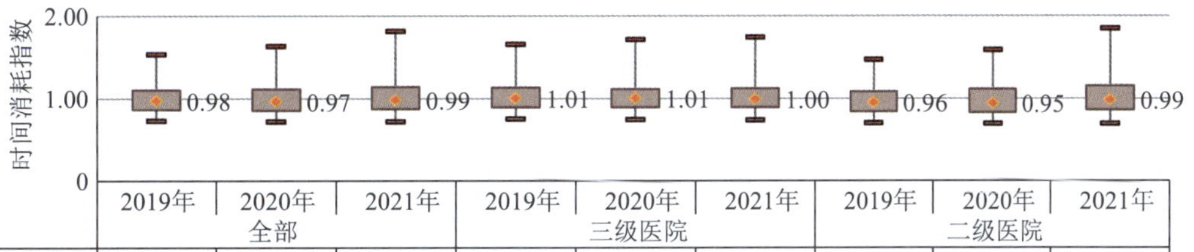

	2019年	2020年	2021年	2019年	2020年	2021年	2019年	2020年	2021年
		全部			三级医院			二级医院	
下四分位	0.87	0.86	0.88	0.90	0.90	0.90	0.85	0.84	0.87
95%	1.54	1.64	1.82	1.66	1.72	1.75	1.47	1.59	1.85
5%	0.73	0.72	0.72	0.76	0.75	0.74	0.71	0.70	0.70
中位数	0.98	0.97	0.99	1.01	1.01	1.00	0.96	0.95	0.99
上四分位	1.11	1.12	1.15	1.14	1.12	1.13	1.09	1.12	1.16

图 4-1-1-15　呼吸内科时间效率

3. 医疗安全

2019—2021 年呼吸内科医疗安全水平有所波动，中低风险组死亡率由 0.059% 上升到 0.076% 又降低至 0.074%；其中，三级医院中低风险组死亡率由 0.049% 上升到 0.073% 又降低至 0.055%，二级医院中低风险组死亡率持续升高，由 0.071% 上升至 0.091%（图 4-1-1-16）。

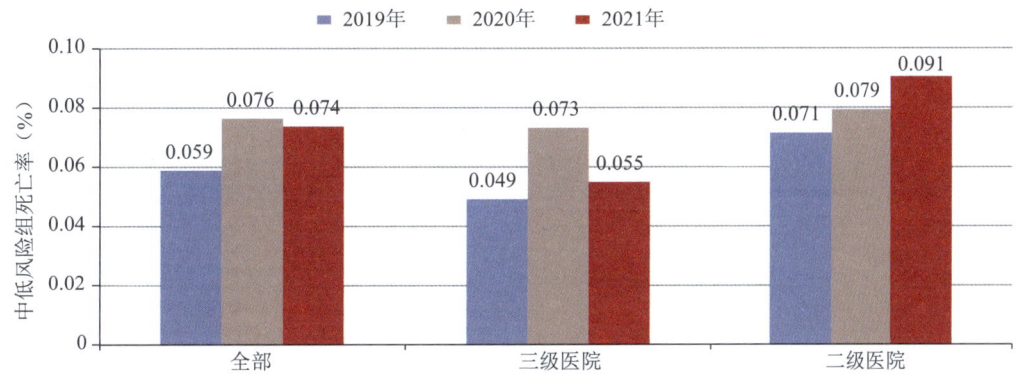

图 4-1-1-16　呼吸内科医疗安全

2019—2021 年呼吸内科急危重病例救治能力有所波动，高风险组死亡率由 6.74% 上升到 7.58% 又降低至 7.06%；其中，三级医院高风险组死亡率由 7.13% 上升到 8.30% 又降低至 7.43%，二级医院高风险组死亡率持续升高，由 5.77% 上升至 6.33%（图 4-1-1-17）。

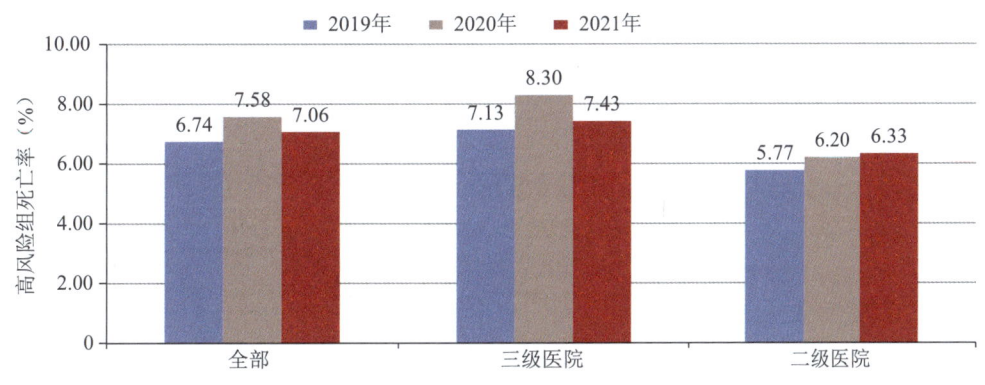

图 4-1-1-17　呼吸内科急危重病例救治能力

（三）普通外科 DRG 绩效评价

本报告共纳入 2019—2021 年数据质量合格的 2913 万专科病例为样本，对普通外科专科进行分析。

1. 医疗服务能力

2019—2021 年普通外科医疗服务广度下降，DRG 组数的中位数由 44 降低至 36；其中，三级医院

DRG 组数的中位数由 58 降低至 53，二级医院 DRG 组数的中位数由 36 降低至 28；2021 年医疗服务广度较大的医院 DRG 组数（上四分位）为 50（图 4-1-1-18）。

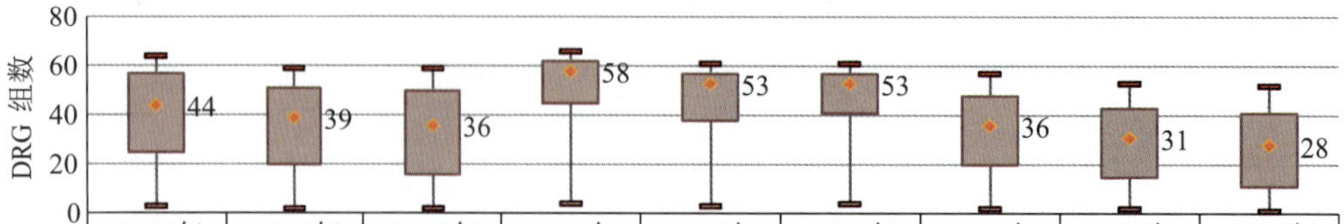

	2019年	2020年	2021年	2019年	2020年	2021年	2019年	2020年	2021年
		全部			三级医院			二级医院	
下四分位	25	20	16	45	38	41	20	15	11
95%	64	59	59	66	61	61	57	53	52
5%	3	2	2	4	3	4	2	2	1
中位数	44	39	36	58	53	53	36	31	28
上四分位	57	51	50	62	57	57	48	43	41

图 4-1-1-18 普通外科医疗服务广度

2019—2021 年普通外科医疗服务难度有所下降，CMI 的中位数由 1.13 降低至 1.05；其中，三级医院 CMI 的中位数略有波动，由 1.32 上升到 1.34 又降低至 1.25，二级医院 CMI 的中位数逐年下降，由 1.06 降低至 0.98；2021 年医疗服务难度较大的医院 CMI（上四分位）为 1.22（图 4-1-1-19）。

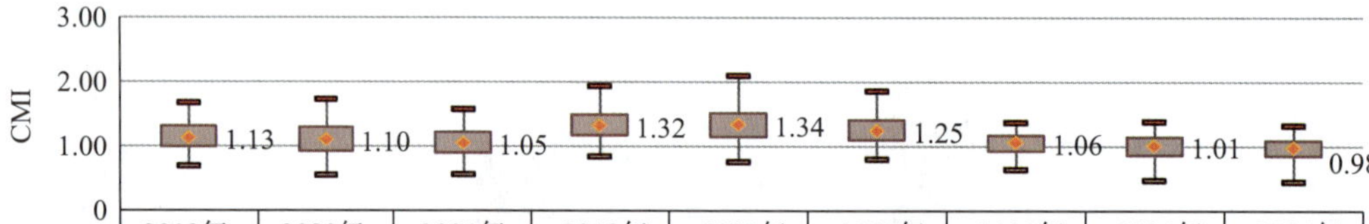

	2019年	2020年	2021年	2019年	2020年	2021年	2019年	2020年	2021年
		全部			三级医院			二级医院	
下四分位	0.99	0.92	0.90	1.17	1.15	1.10	0.93	0.86	0.85
95%	1.68	1.73	1.58	1.94	2.10	1.86	1.37	1.38	1.32
5%	0.69	0.55	0.56	0.84	0.76	0.80	0.64	0.47	0.45
中位数	1.13	1.10	1.05	1.32	1.34	1.25	1.06	1.01	0.98
上四分位	1.32	1.30	1.22	1.50	1.52	1.41	1.17	1.14	1.09

图 4-1-1-19 普通外科医疗服务难度

2. 医疗服务效率

2019—2021 年普通外科费用效率略有波动，费用消耗指数的中位数由 0.78 上升到 0.79 又降低至 0.77；其中，三级医院费用消耗指数的中位数由 0.96 上升到 0.99 又降低至 0.97，二级医院费用消耗指数的中位数由 0.69 上升到 0.71 又降低至 0.69；2021 年费用效率较高的医院费用消耗指数（下四分位）为 0.61（图 4-1-1-20）。

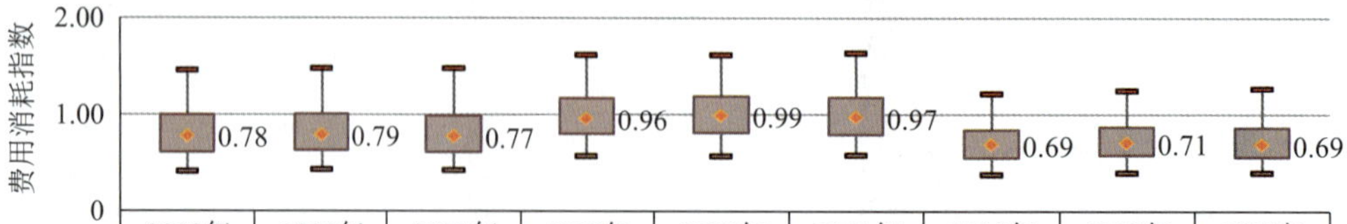

	2019年	2020年	2021年	2019年	2020年	2021年	2019年	2020年	2021年
		全部			三级医院			二级医院	
下四分位	0.61	0.63	0.61	0.80	0.81	0.79	0.55	0.58	0.56
95%	1.46	1.48	1.48	1.62	1.62	1.64	1.22	1.25	1.27
5%	0.41	0.43	0.42	0.57	0.57	0.58	0.38	0.40	0.40
中位数	0.78	0.79	0.77	0.96	0.99	0.97	0.69	0.71	0.69
上四分位	1.00	1.01	0.99	1.17	1.19	1.18	0.84	0.87	0.86

图 4-1-1-20 普通外科费用效率

2019—2021年普通外科时间效率降低，时间消耗指数的中位数由1.04上升至1.07；其中，三级医院时间消耗指数的中位数由1.05上升至1.07，二级医院时间消耗指数的中位数由1.03上升至1.07；2021年时间效率较高的医院时间消耗指数（下四分位）为0.92（图4-1-1-21）。

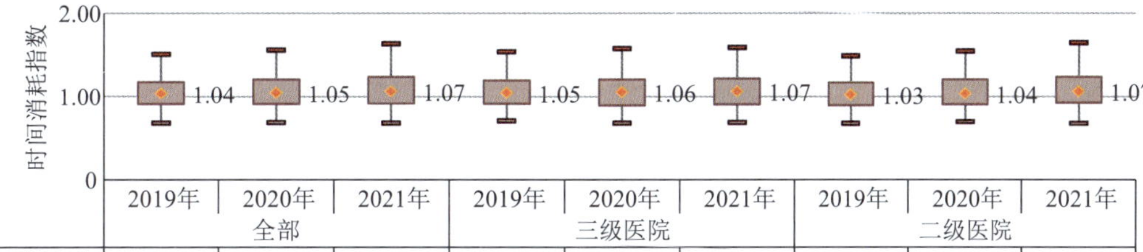

	2019年	2020年 全部	2021年	2019年	2020年 三级医院	2021年	2019年	2020年 二级医院	2021年
下四分位	0.91	0.91	0.92	0.92	0.90	0.91	0.90	0.91	0.93
95%	1.51	1.56	1.64	1.54	1.58	1.59	1.49	1.55	1.65
5%	0.68	0.69	0.68	0.71	0.68	0.69	0.68	0.70	0.68
中位数	1.04	1.05	1.07	1.05	1.06	1.07	1.03	1.04	1.07
上四分位	1.18	1.21	1.24	1.20	1.21	1.22	1.17	1.21	1.24

图 4-1-1-21 普通外科时间效率

3. 医疗安全

2019—2021年普通外科医疗安全水平有显著提升，中低风险组死亡率由0.094%降低至0.065%；其中，三级医院中低风险组死亡率由0.095%降低至0.069%，二级医院中低风险组由0.092%降低至0.054%（图4-1-1-22）。

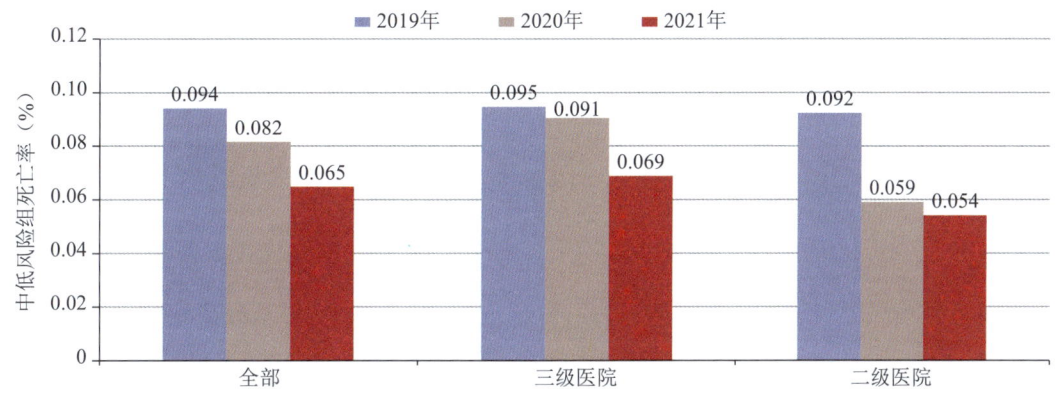

图 4-1-1-22 普通外科医疗安全

2019—2021年普通外科急危重病例救治能力有显著提升，高风险组死亡率由6.89%降低至4.54%；其中，三级医院高风险组死亡率由6.80%降低至4.38%，二级医院高风险组死亡率略有波动，由7.15%降低至5.42%又上升到5.50%（图4-1-1-23）。

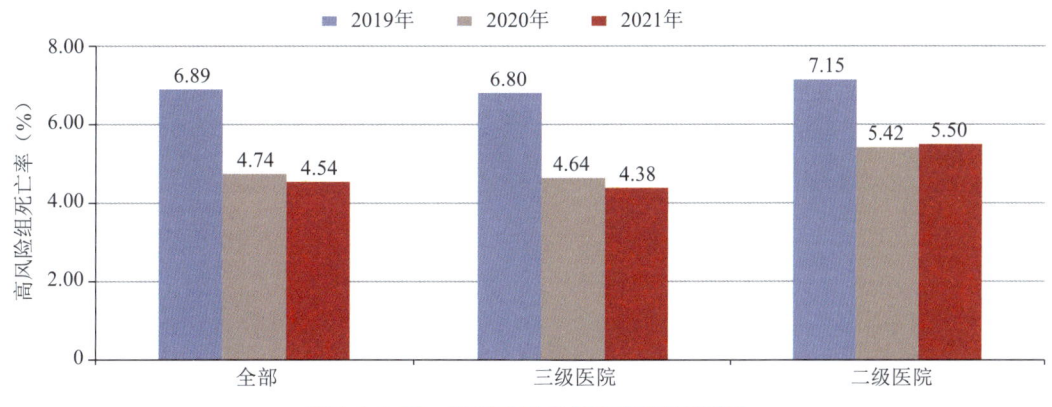

图 4-1-1-23 普通外科急危重病例救治能力

（四）胸外科 DRG 绩效评价

本报告共纳入 2019—2021 年数据质量合格的 600 万专科病例为样本，对胸外科专科进行分析。

1. 医疗服务能力

2019—2021 年胸外科医疗服务广度下降，DRG 组数的中位数由 11 降低至 10；其中，三级医院 DRG 组数的中位数 3 年均为 17，二级医院 DRG 组数的中位数由 8 降低至 7；2021 年医疗服务广度较大的医院 DRG 组数（上四分位）为 16（图 4-1-1-24）。

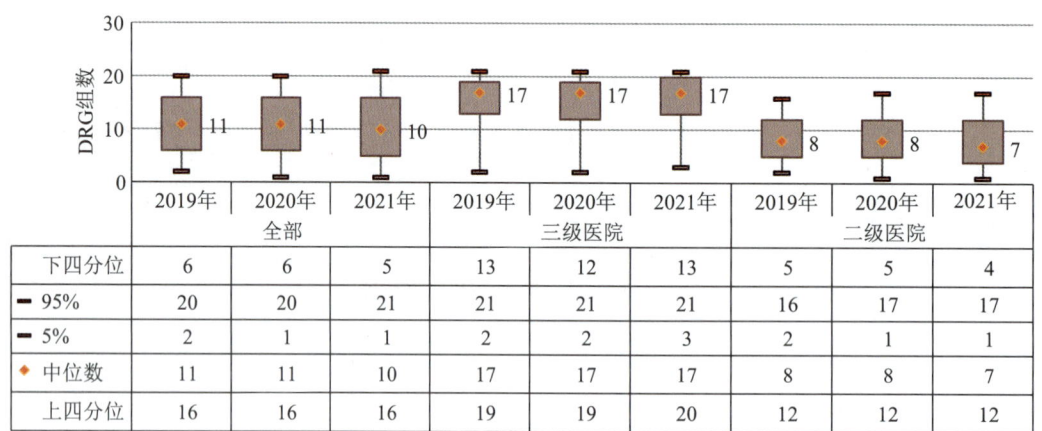

图 4-1-1-24　胸外科医疗服务广度

2019—2021 年胸外科医疗服务难度下降，CMI 的中位数由 1.36 降低至 1.20；其中，三级医院 CMI 的中位数由 1.95 降低至 1.74，二级医院 CMI 的中位数由 1.05 降低至 0.95；2021 年医疗服务难度较大的医院 CMI（上四分位）为 1.64（图 4-1-1-25）。

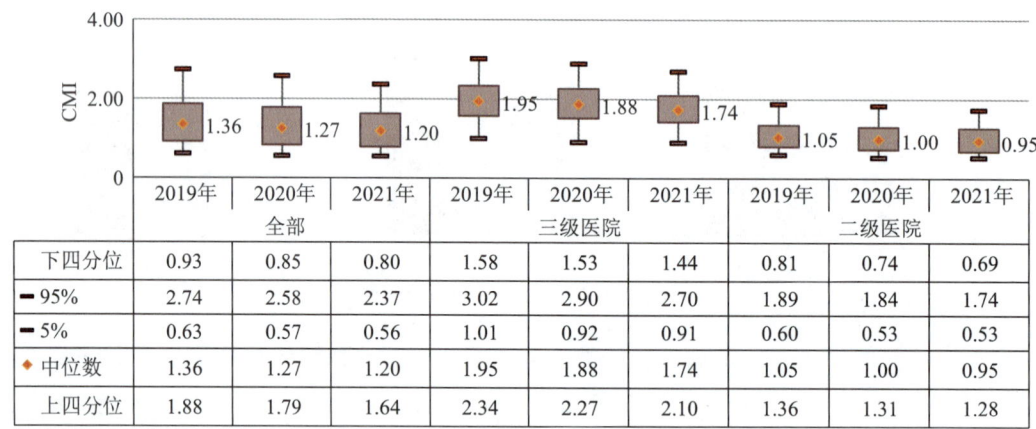

图 4-1-1-25　胸外科医疗服务难度

2. 医疗服务效率

2019—2021 年胸外科费用效率略有波动，费用消耗指数的中位数由 0.82 上升到 0.83 又降低至 0.81；其中，三级医院费用消耗指数的中位数由 0.97 上升到 0.98 又降低至 0.97，二级医院费用消耗指数的中位数由 0.73 上升到 0.74 又降低至 0.73；2021 年费用效率较高的医院费用消耗指数（下四分位）为 0.62（图 4-1-1-26）。

	全部			三级医院			二级医院		
	2019年	2020年	2021年	2019年	2020年	2021年	2019年	2020年	2021年
下四分位	0.64	0.64	0.62	0.79	0.80	0.78	0.58	0.58	0.56
95%	1.52	1.54	1.57	1.63	1.66	1.71	1.38	1.41	1.46
5%	0.41	0.40	0.39	0.56	0.57	0.55	0.38	0.36	0.36
中位数	0.82	0.83	0.81	0.97	0.98	0.97	0.73	0.74	0.73
上四分位	1.04	1.06	1.05	1.18	1.20	1.20	0.92	0.94	0.94

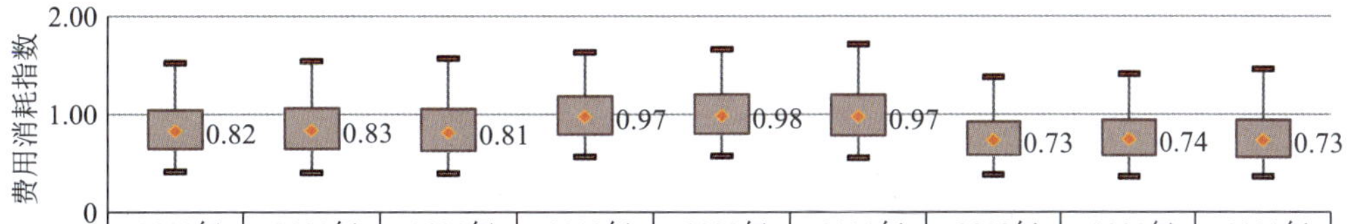

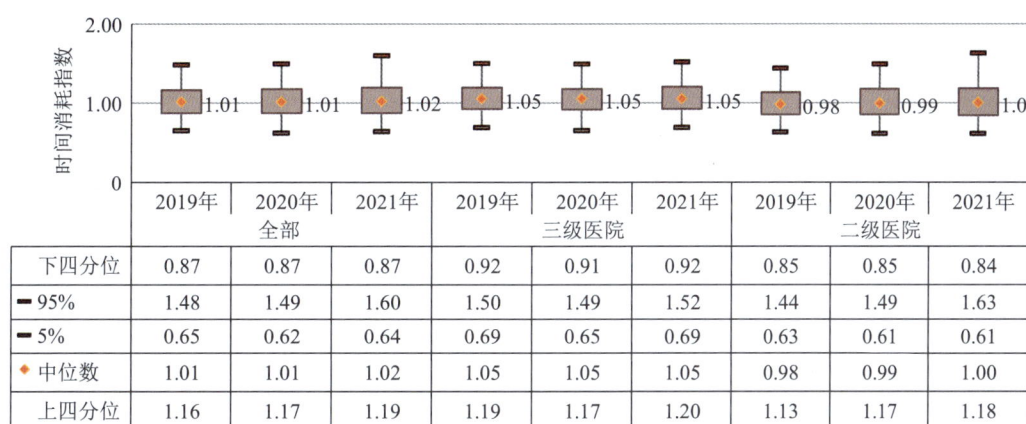

图 4-1-1-26 胸外科费用效率

2019—2021 年胸外科时间效率降低，时间消耗指数的中位数由 1.01 上升至 1.02；其中，三级医院时间消耗指数的中位数 3 年均为 1.05，二级医院时间消耗指数的中位数由 0.98 上升至 1.00；2021 年时间效率较高的医院时间消耗指数（下四分位）为 0.87（图 4–1–1–27）。

	全部			三级医院			二级医院		
	2019年	2020年	2021年	2019年	2020年	2021年	2019年	2020年	2021年
下四分位	0.87	0.87	0.87	0.92	0.91	0.92	0.85	0.85	0.84
95%	1.48	1.49	1.60	1.50	1.49	1.52	1.44	1.49	1.63
5%	0.65	0.62	0.64	0.69	0.65	0.69	0.63	0.61	0.61
中位数	1.01	1.01	1.02	1.05	1.05	1.05	0.98	0.99	1.00
上四分位	1.16	1.17	1.19	1.19	1.17	1.20	1.13	1.17	1.18

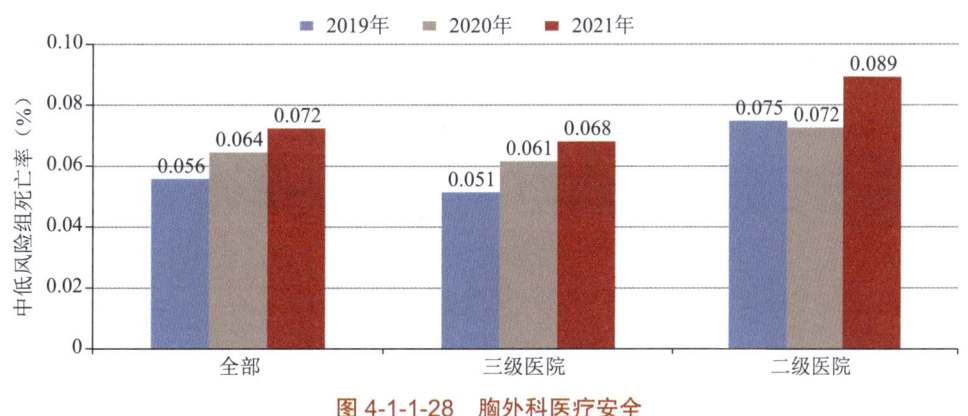

图 4-1-1-27 胸外科时间效率

3. 医疗安全

2019—2021 年胸外科医疗安全水平有所下降，中低风险组死亡率由 0.056% 上升至 0.072%；其中，三级医院中低风险组死亡率由 0.051% 上升至 0.068%，二级医院中低风险组死亡率略有波动，由 0.075% 降低至 0.072% 又上升到 0.089%（图 4–1–1–28）。

图 4-1-1-28 胸外科医疗安全

2019—2021 年胸外科急危重病例救治能力有所波动，高风险组死亡率由 3.19% 上升到 4.26% 又降低至 3.76%；其中，三级医院高风险组死亡率由 3.09% 上升到 4.45% 又降低至 3.98%，二级医院高风险组死亡率由 3.72% 上升到 3.86% 又降低至 3.29%（图 4–1–1–29）。

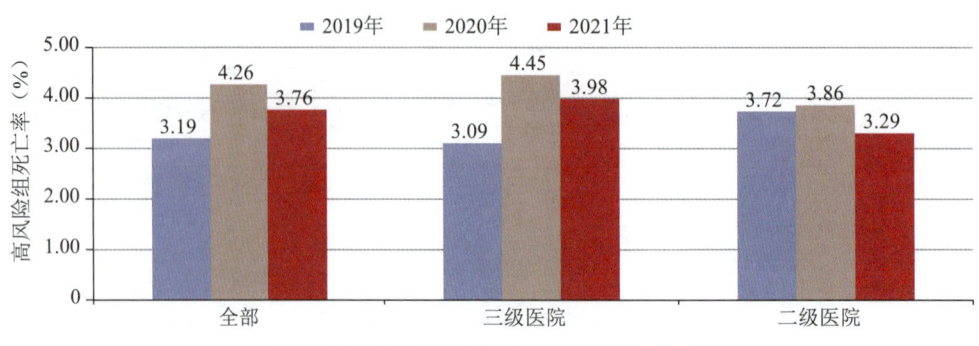

图 4-1-1-29　胸外科急危重病例救治能力

(五) 心脏大血管外科 DRG 绩效评价

本报告共纳入 2019—2021 年数据质量合格的 296 万专科病例为样本,对心脏大血管外科专科进行分析。

1. 医疗服务能力

2019—2021 年心脏大血管外科医疗服务广度提升,DRG 组数的中位数由 6 上升至 8;其中,三级医院 DRG 组数的中位数由 14 上升至 17,二级医院 DRG 组数的中位数由 3 上升至 5;2021 年医疗服务广度较大的医院 DRG 组数(上四分位)为 15(图 4-1-1-30)。

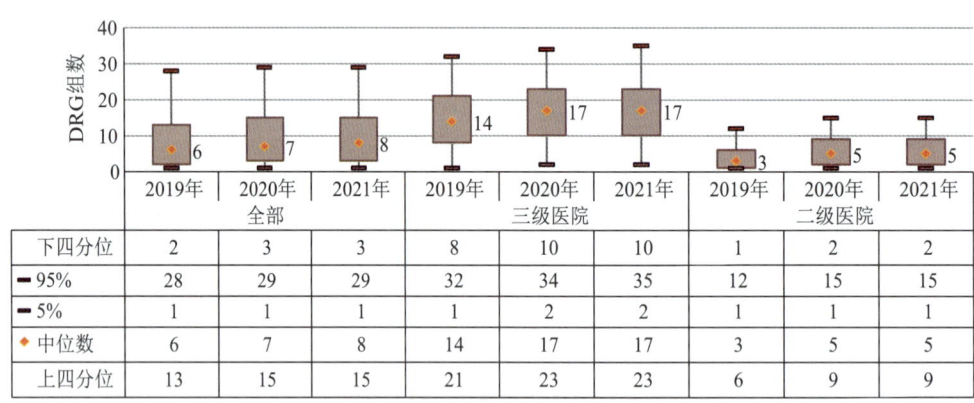

图 4-1-1-30　心脏大血管外科医疗服务广度

2019—2021 年心脏大血管外科医疗服务难度略有波动,CMI 的中位数由 1.95 上升到 2.17 又降低至 2.04;其中,三级医院 CMI 的中位数持续下降,由 3.11 降低至 2.81,二级医院 CMI 的中位数由 1.41 上升到 1.84 又降低至 1.74;2021 年医疗服务难度较大的医院 CMI(上四分位)为 2.76(图 4-1-1-31)。

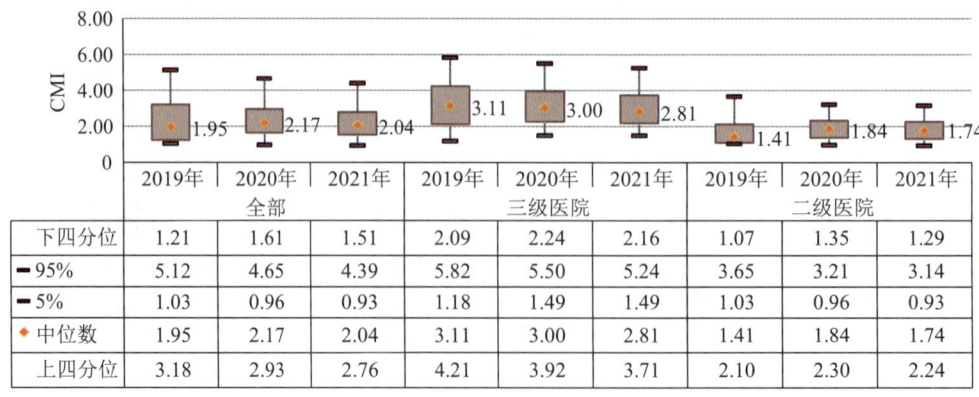

图 4-1-1-31　心脏大血管外科医疗服务难度

2. 医疗服务效率

2019—2021 年心脏大血管外科费用效率略有波动,费用消耗指数的中位数由 0.70 上升到 0.72 又降低至 0.68；其中，三级医院费用消耗指数的中位数由 0.86 上升到 0.91 又降低至 0.90，二级医院费用消耗指数的中位数由 0.60 上升到 0.62 又降低至 0.58；2021 年费用效率较高的医院费用消耗指数（下四分位）为 0.51（图 4-1-1-32）。

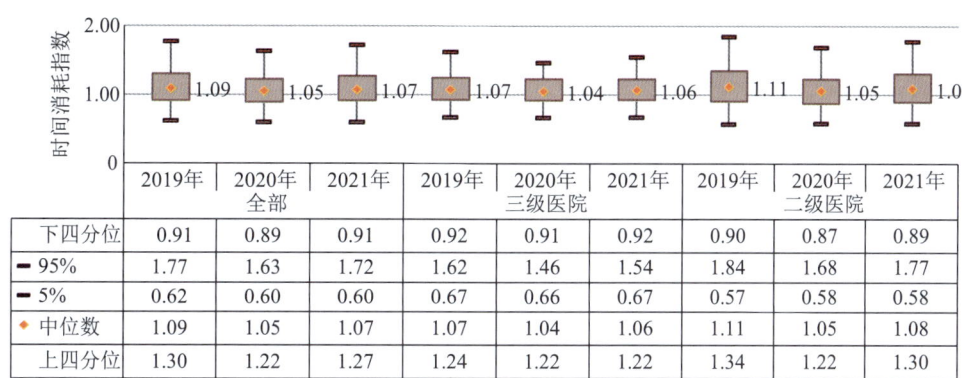

图 4-1-1-32　心脏大血管外科费用效率

2019—2021 年心脏大血管外科时间效率略有波动，时间消耗指数的中位数由 1.09 降低至 1.05 又上升到 1.07；其中，三级医院时间消耗指数的中位数由 1.07 降低至 1.04 又上升到 1.06，二级医院时间消耗指数的中位数由 1.11 降低至 1.05 又上升到 1.08；2021 年时间效率较高的医院时间消耗指数（下四分位）为 0.91（图 4-1-1-33）。

	2019年 全部	2020年	2021年	2019年 三级医院	2020年	2021年	2019年 二级医院	2020年	2021年
下四分位	0.91	0.89	0.91	0.92	0.91	0.92	0.90	0.87	0.89
—95%	1.77	1.63	1.72	1.62	1.46	1.54	1.84	1.68	1.77
—5%	0.62	0.60	0.60	0.67	0.66	0.67	0.57	0.58	0.58
◆中位数	1.09	1.05	1.07	1.07	1.04	1.06	1.11	1.05	1.08
上四分位	1.30	1.22	1.27	1.24	1.22	1.22	1.34	1.22	1.30

图 4-1-1-33　心脏大血管外科时间效率

3. 医疗安全

2019—2021 年心脏大血管外科医疗安全水平略有波动，中低风险组死亡率由 0.064% 上升到 0.106% 又降低至 0.093%；其中，三级医院中低风险组死亡率由 0.062% 上升到 0.114% 又降低至 0.091%，二级医院中低风险组死亡率逐年上升，由 0.069% 上升至 0.098%（图 4-1-1-34）。

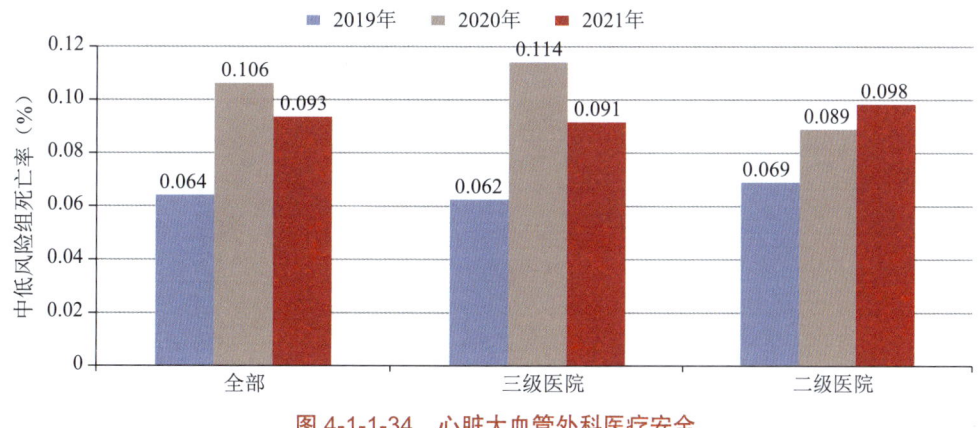

图 4-1-1-34　心脏大血管外科医疗安全

2019—2021年心脏大血管外科急危重病例救治能力略有波动,高风险组死亡率由7.30%降低至6.09%又上升到7.38%;其中,三级医院高风险组死亡率由7.24%降低至6.41%又上升到8.33%,二级医院高风险组死亡率持续降低,由8.07%降低至4.41%(图4-1-1-35)。

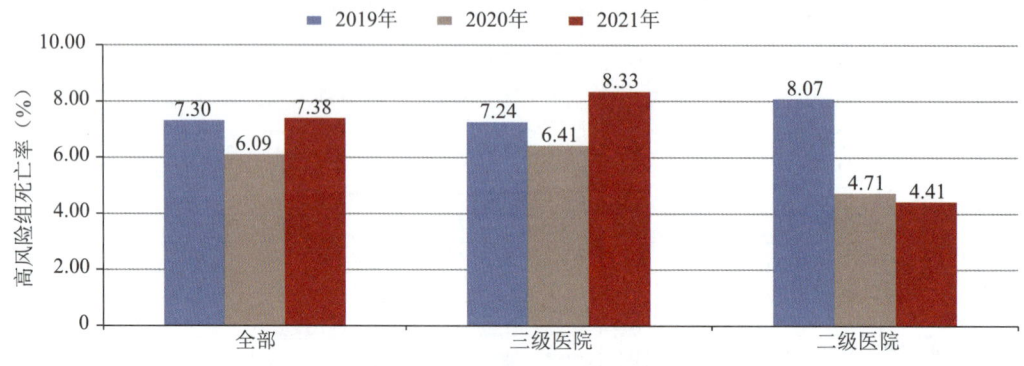

图4-1-1-35　心脏大血管外科急危重病例救治能力

(六)神经外科DRG绩效评价

本报告共纳入2019—2021年数据质量合格的815万专科病例为样本,对神经外科专科进行分析。

1. 医疗服务能力

2019—2021年神经外科医疗服务广度略有下降,DRG组数的中位数由16降低至14;其中,三级医院DRG组数的中位数3年均为24,二级医院DRG组数的中位数由12降低至9;2021年医疗服务广度较大的医院DRG组数(上四分位)为23(图4-1-1-36)。

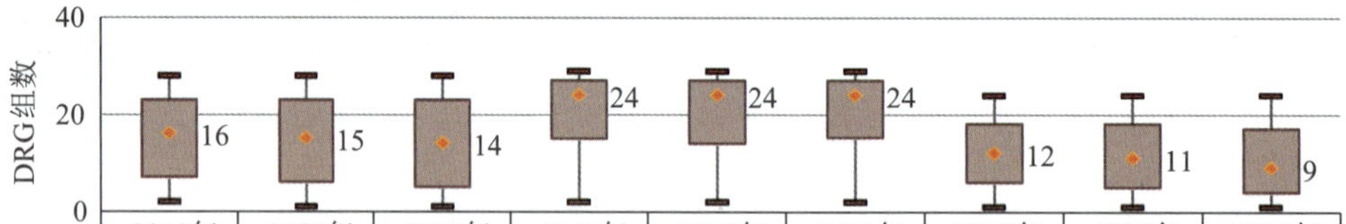

	2019年	2020年	2021年	2019年	2020年	2021年	2019年	2020年	2021年
	全部			三级医院			二级医院		
下四分位	7	6	5	15	14	15	6	5	4
—95%	28	28	28	29	29	29	24	24	24
—5%	2	1	1	2	2	2	1	1	1
◆中位数	16	15	14	24	24	24	12	11	9
上四分位	23	23	23	27	27	27	18	18	17

图4-1-1-36　神经外科医疗服务广度

2019—2021年神经外科医疗服务难度略有波动,CMI的中位数由1.77上升到1.83又降低至1.68;其中,三级医院CMI的中位数由2.55上升到2.64又降低至2.56,二级医院CMI的中位数由1.37上升到1.42又降低至1.30;2021年医疗服务难度较大的医院CMI(上四分位)为2.45(图4-1-1-37)。

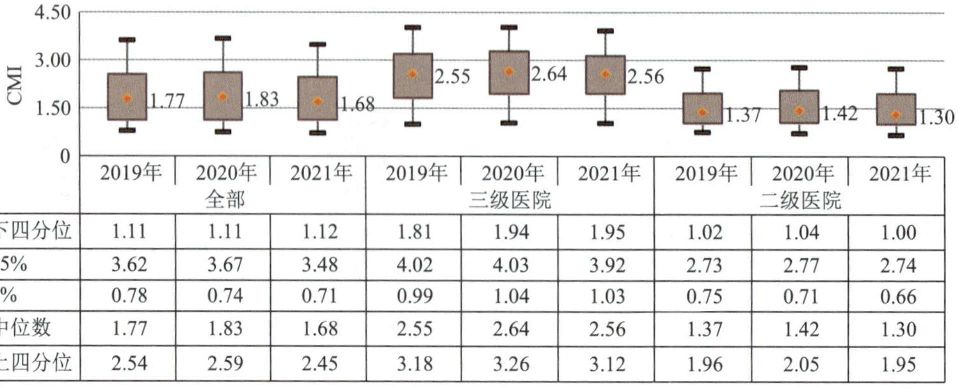

	2019年	2020年	2021年	2019年	2020年	2021年	2019年	2020年	2021年
	全部			三级医院			二级医院		
下四分位	1.11	1.11	1.12	1.81	1.94	1.95	1.02	1.04	1.00
—95%	3.62	3.67	3.48	4.02	4.03	3.92	2.73	2.77	2.74
—5%	0.78	0.74	0.71	0.99	1.04	1.03	0.75	0.71	0.66
◆中位数	1.77	1.83	1.68	2.55	2.64	2.56	1.37	1.42	1.30
上四分位	2.54	2.59	2.45	3.18	3.26	3.12	1.96	2.05	1.95

图4-1-1-37　神经外科医疗服务难度

2. 医疗服务效率

2019—2021年神经外科费用效率有所提升，费用消耗指数的中位数由0.77降低至0.74；其中，三级医院费用效率略有波动，其费用消耗指数的中位数由0.97上升到0.98又降低至0.96，二级医院费用消耗指数的中位数由0.65降低至0.63；2021年费用效率较高的医院费用消耗指数（下四分位）为0.53（图4-1-1-38）。

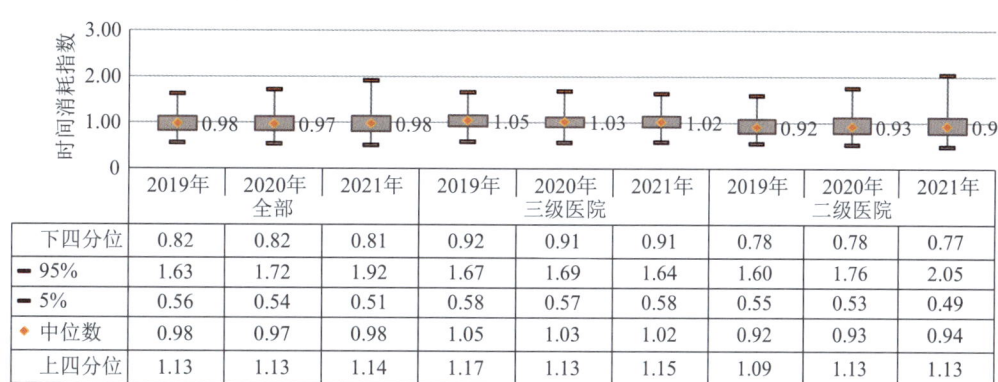

图4-1-1-38　神经外科费用效率

2019—2021年神经外科时间效率略有波动，时间消耗指数的中位数由0.98降低至0.97又上升到0.98；其中，三级医院时间效率提升，其时间消耗指数的中位数由1.05降低至1.02，二级医院时间效率降低，其时间消耗指数的中位数由0.92上升至0.94；2021年时间效率较高的医院时间消耗指数（下四分位）为0.81（图4-1-1-39）。

	2019年	2020年	2021年	2019年	2020年	2021年	2019年	2020年	2021年
		全部			三级医院			二级医院	
下四分位	0.82	0.82	0.81	0.92	0.91	0.91	0.78	0.78	0.77
─ 95%	1.63	1.72	1.92	1.67	1.69	1.64	1.60	1.76	2.05
─ 5%	0.56	0.54	0.51	0.58	0.57	0.58	0.55	0.53	0.49
◆ 中位数	0.98	0.97	0.98	1.05	1.03	1.02	0.92	0.93	0.94
上四分位	1.13	1.13	1.14	1.17	1.15	1.15	1.09	1.13	1.13

图4-1-1-39　神经外科时间效率

3. 医疗安全

2019—2021年神经外科医疗安全水平有所下降，中低风险组死亡率由0.080%上升至0.112%；其中，三级医院中低风险组死亡率由0.065%上升至0.113%，二级医院中低风险组死亡率略有波动，由0.108%上升到0.116%又降低至0.111%（图4-1-1-40）。

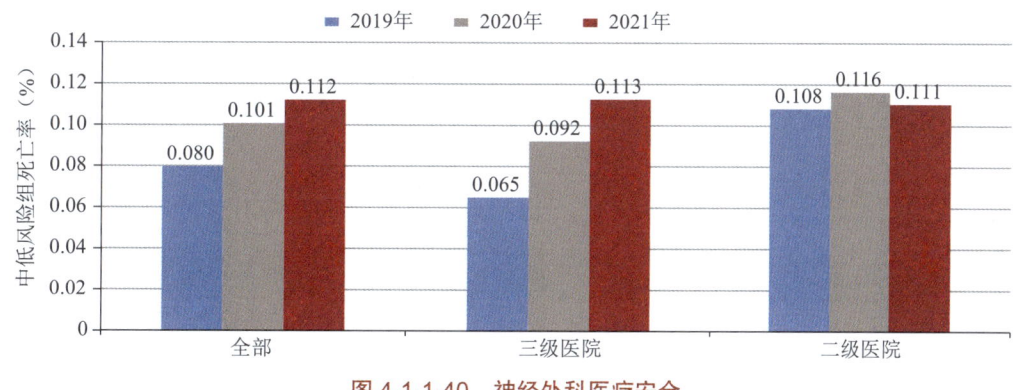

图4-1-1-40　神经外科医疗安全

2019—2021年神经外科急危重病例救治能力略有波动，高风险组死亡率由9.07%上升到9.95%又降低至9.52%；其中，三级医院高风险组死亡率由9.61%上升到10.70%又降低至10.04%，二级医院高风险组死亡率由7.71%上升至8.33%（图4-1-1-41）。

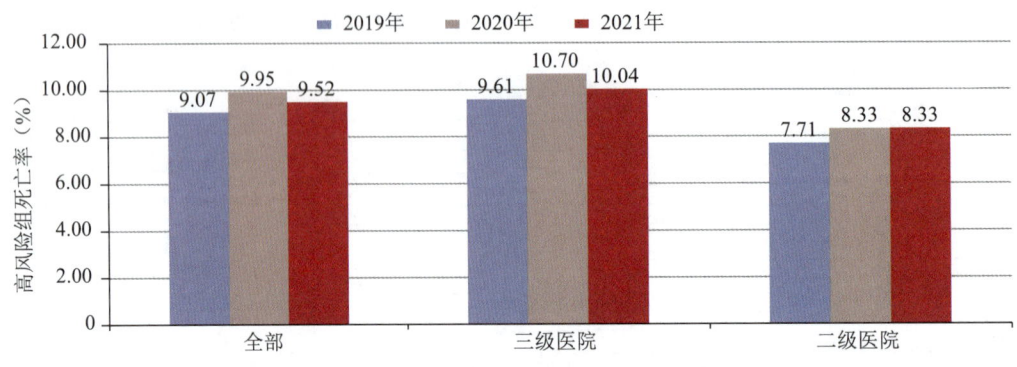

图4-1-1-41 神经外科急危重病例救治能力

（七）泌尿外科DRG绩效评价

本报告共纳入2019—2021年数据质量合格的1252万专科病例为样本，对泌尿外科专科进行分析。

1. 医疗服务能力

2019—2021年泌尿外科医疗服务广度有所下降，DRG组数的中位数由26降低至24；其中，三级医院DRG组数的中位数3年均为32，二级医院DRG组数的中位数由22降低至19；2021年医疗服务广度较大的医院DRG组数（上四分位）为32（图4-1-1-42）。

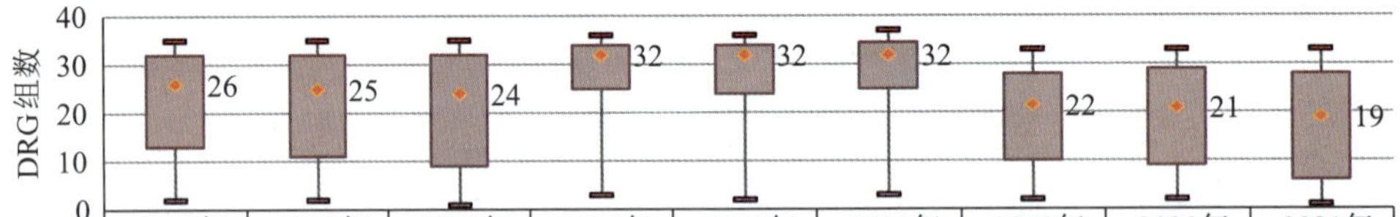

	全部 2019年	全部 2020年	全部 2021年	三级医院 2019年	三级医院 2020年	三级医院 2021年	二级医院 2019年	二级医院 2020年	二级医院 2021年
下四分位	13	11	9	25	24	25	10	9	6
95%	35	35	35	36	36	37	33	33	33
5%	2	2	1	3	2	3	2	2	1
中位数	26	25	24	32	32	32	22	21	19
上四分位	32	32	32	34	34	35	28	29	28

图4-1-1-42 泌尿外科医疗服务广度

2019—2021年泌尿外科医疗服务难度有所下降，CMI的中位数由0.91降低至0.87；其中，三级医院CMI的中位数由1.09降低至1.04，二级医院医疗服务难度略有波动，其CMI的中位数由0.81降低至0.79又上升到0.80；2021年医疗服务难度较大的医院CMI（上四分位）为1.07（图4-1-1-43）。

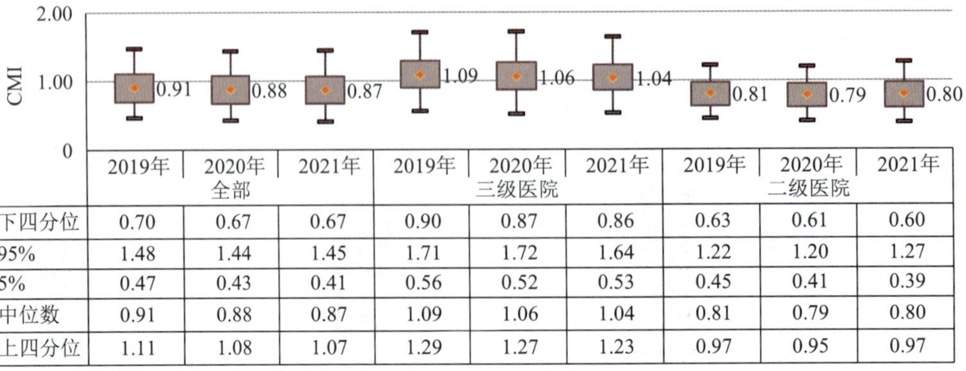

	全部 2019年	全部 2020年	全部 2021年	三级医院 2019年	三级医院 2020年	三级医院 2021年	二级医院 2019年	二级医院 2020年	二级医院 2021年
下四分位	0.70	0.67	0.67	0.90	0.87	0.86	0.63	0.61	0.60
95%	1.48	1.44	1.45	1.71	1.72	1.64	1.22	1.20	1.27
5%	0.47	0.43	0.41	0.56	0.52	0.53	0.45	0.41	0.39
中位数	0.91	0.88	0.87	1.09	1.06	1.04	0.81	0.79	0.80
上四分位	1.11	1.08	1.07	1.29	1.27	1.23	0.97	0.95	0.97

图4-1-1-43 泌尿外科医疗服务难度

2. 医疗服务效率

2019—2021年泌尿外科费用效率提升，费用消耗指数的中位数由0.83降低至0.81；其中，三级医院费用效率略有波动，其费用消耗指数的中位数由1.00上升到1.04又降低至1.01，二级医院费用消耗指数的中位数由0.73降低至0.72又上升到0.73；2021年费用效率较高的医院费用消耗指数（下四分位）为0.64（图4-1-1-44）。

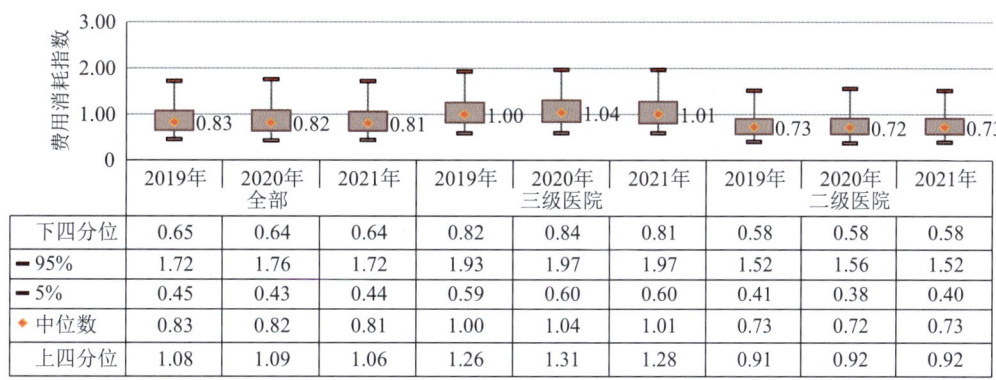

图4-1-1-44　泌尿外科费用效率

2019—2021年泌尿外科时间效率降低，时间消耗指数的中位数由1.04上升至1.06；其中，三级医院时间消耗指数的中位数3年均为1.08，二级医院时间消耗指数的中位数由1.02上升至1.06；2021年时间效率较高的医院时间消耗指数（下四分位）为0.89（图4-1-1-45）。

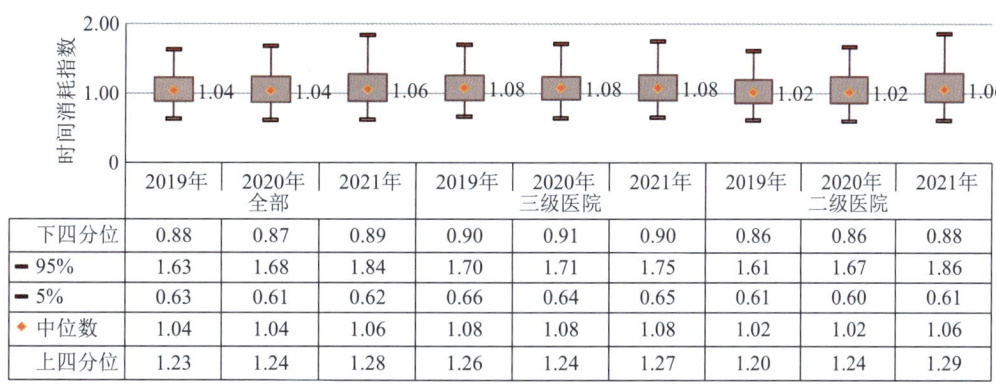

图4-1-1-45　泌尿外科时间效率

3. 医疗安全

2019—2021年泌尿外科医疗安全水平有所下降，中低风险组死亡率由0.040%上升至0.042%；其中，三级医院医疗安全水平略有波动，中低风险组死亡率由0.039%上升到0.048%又降低至0.046%，二级医院中低风险组死亡率由0.043%降低至0.032%又上升到0.035%（图4-1-1-46）。

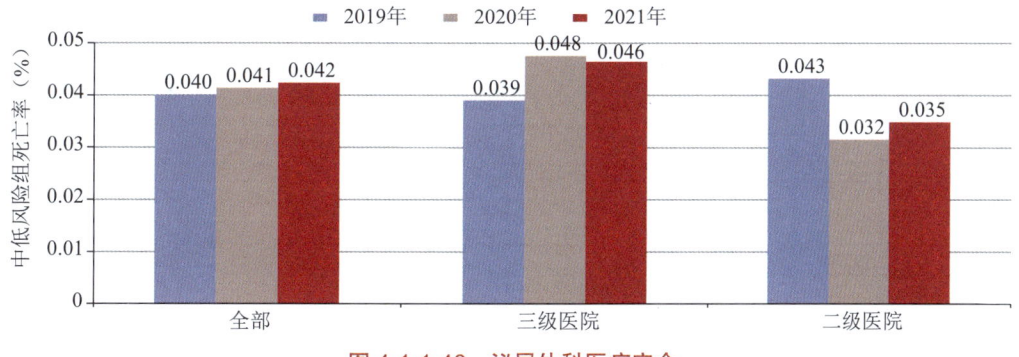

图4-1-1-46　泌尿外科医疗安全

2019—2021年泌尿外科急危重病例救治能力略有波动，高风险组死亡率由4.02%上升到4.43%又降低至4.23%；其中，三级医院高风险组死亡率由4.34%上升到4.82%又降低至4.47%，二级医院高风险组死亡率持续升高，由3.32%上升至3.76%（图4-1-1-47）。

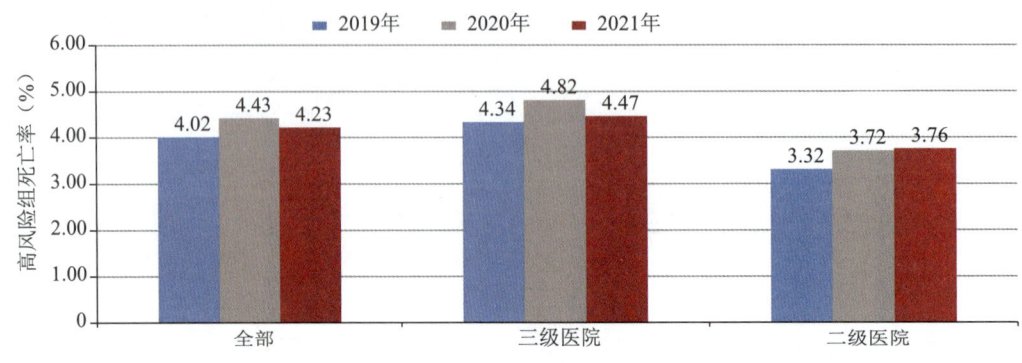

图4-1-1-47　泌尿外科急危重病例救治能力

（八）骨科DRG绩效评价

本报告共纳入2019—2021年数据质量合格的3062万专科病例为样本，对骨科专科进行分析。

1. 医疗服务能力

2019—2021年骨科医疗服务广度有所下降，DRG组数的中位数由52降低至48；其中，三级医院医疗服务广度略有波动，DRG组数的中位数由59降低至58又上升到59，二级医院DRG组数的中位数由47降低至43；2021年医疗服务广度较大的医院DRG组数（上四分位）为58（图4-1-1-48）。

	2019年 全部	2020年	2021年	2019年 三级医院	2020年	2021年	2019年 二级医院	2020年	2021年
下四分位	33	29	24	45	39	46	30	26	20
—95%	66	65	65	67	67	67	61	61	61
—5%	3	3	2	3	2	3	3	3	2
◆ 中位数	52	50	48	59	58	59	47	46	43
上四分位	60	59	58	63	63	63	55	55	54

图4-1-1-48　骨科医疗服务广度

2019—2021年骨科医疗服务难度略有下降，CMI的中位数由1.13降低至1.08；其中，三级医院CMI的中位数由1.35降低至1.32，二级医院CMI的中位数由1.02降低至0.97；2021年医疗服务难度较大的医院CMI（上四分位）为1.35（图4-1-1-49）。

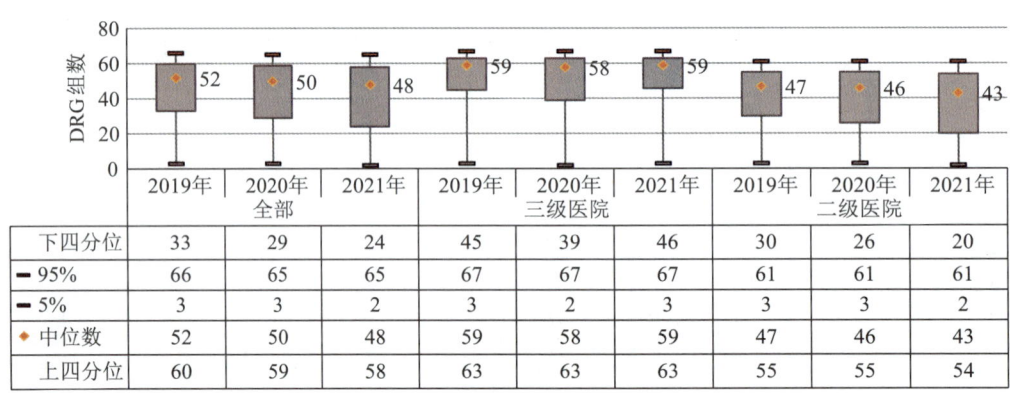

	2019年 全部	2020年	2021年	2019年 三级医院	2020年	2021年	2019年 二级医院	2020年	2021年
下四分位	0.87	0.83	0.77	1.09	1.07	1.05	0.80	0.76	0.68
—95%	1.79	1.77	1.72	1.95	1.91	1.86	1.59	1.58	1.56
—5%	0.60	0.56	0.53	0.67	0.63	0.61	0.58	0.53	0.52
◆ 中位数	1.13	1.11	1.08	1.35	1.34	1.32	1.02	1.00	0.97
上四分位	1.42	1.40	1.35	1.59	1.58	1.55	1.24	1.24	1.23

图4-1-1-49　骨科医疗服务难度

2. 医疗服务效率

2019—2021年骨科费用效率略有波动,费用消耗指数的中位数由0.83上升到0.84又降低至0.83;其中,三级医院费用消耗指数的中位数由0.99上升到1.01又降低至1.00,二级医院费用消耗指数的中位数3年均为0.75;2021年费用效率较高的医院费用消耗指数(下四分位)为0.65(图4-1-1-50)。

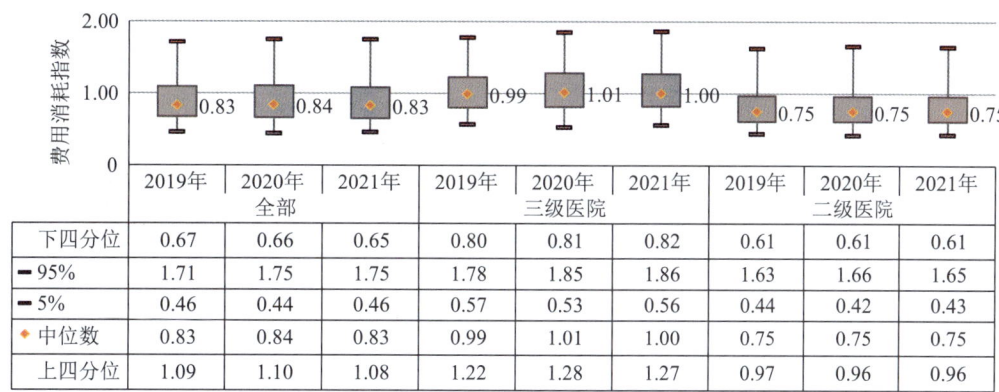

图4-1-1-50 骨科费用效率

2019—2021年骨科时间效率降低,时间消耗指数的中位数由1.03上升至1.05;其中,三级医院时间效率提升,其时间消耗指数的中位数由1.04降低至1.02,二级医院时间效率降低,其时间消耗指数的中位数由1.03上升至1.06;2021年时间效率较高的医院时间消耗指数(下四分位)为0.89(图4-1-1-51)。

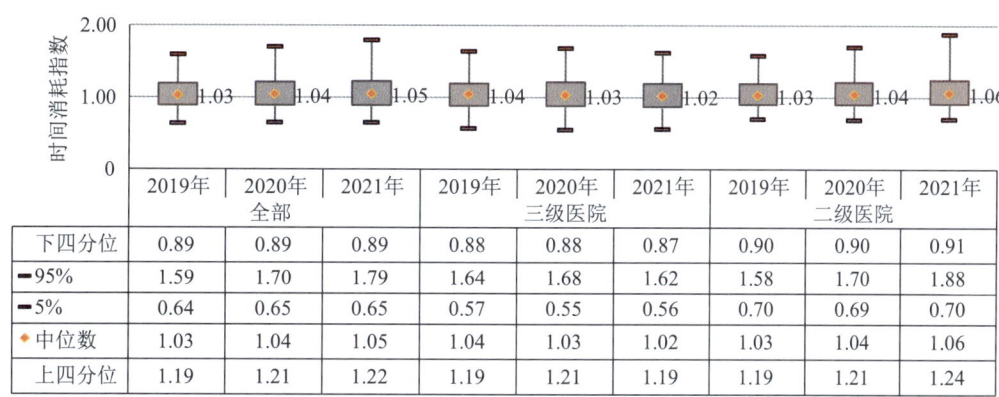

图4-1-1-51 骨科时间效率

3. 医疗安全

2019—2021年骨科医疗安全水平有所提升,中低风险组死亡率由0.038%降低至0.034%;其中,三级医院中低风险组死亡率略有波动,由0.035%降低至0.032%又上升到0.034%,二级医院中低风险组死亡率略有波动,由0.041%上升到0.046%又降低至0.035%(图4-1-1-52)。

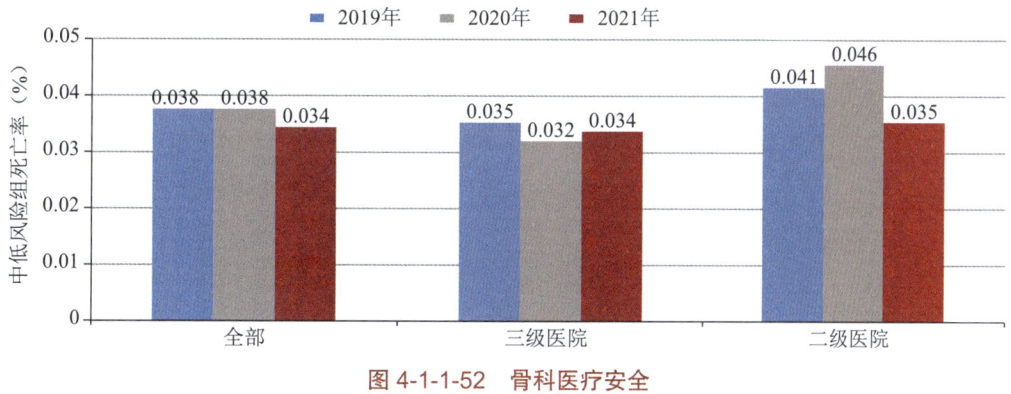

图4-1-1-52 骨科医疗安全

2019—2021年骨科急危重病例救治能力略有波动，高风险组死亡率由6.04%上升到9.44%又降低至5.65%；其中，三级医院高风险组死亡率由6.80%上升到10.67%又降低至6.11%，二级医院高风险组死亡率由4.20%上升到6.92%又降低至4.60%（图4-1-1-53）。

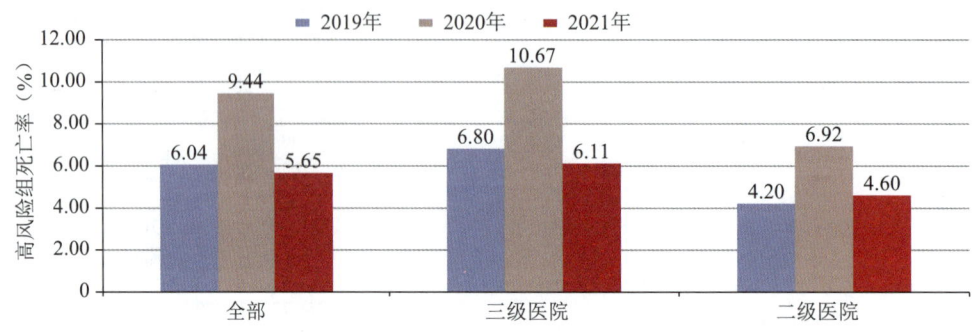

图4-1-1-53　骨科急危重病例救治能力

（九）眼科DRG绩效评价

本报告共纳入2019—2021年数据质量合格的1388万专科病例为样本，对眼科专科进行分析。

1. 医疗服务能力

2019—2021年眼科医疗服务广度略有下降，DRG组数的中位数由13降低至11；其中，三级医院DRG组数的中位数3年均为17，二级医院DRG组数的中位数由11降低至8；2021年医疗服务广度较大的医院DRG组数（上四分位）为17（图4-1-1-54）。

| | 2019年 | 2020年 | 2021年 | 2019年 | 2020年 | 2021年 | 2019年 | 2020年 | 2021年 |
	全部			三级医院			二级医院		
下四分位	6	5	4	11	10	10	5	4	3
—95%	20	19	19	20	20	20	18	18	18
—5%	1	1	1	2	2	2	1	1	1
◆中位数	13	12	11	17	17	17	11	10	8
上四分位	17	17	17	19	19	19	15	15	14

图4-1-1-54　眼科医疗服务广度

2019—2021年眼科医疗服务难度略有下降，CMI的中位数由0.59降低至0.54；其中，三级医院CMI的中位数由0.62降低至0.57，二级医院CMI的中位数由0.56降低至0.53；2021年医疗服务难度较大的医院CMI（上四分位）为0.58（图4-1-1-55）。

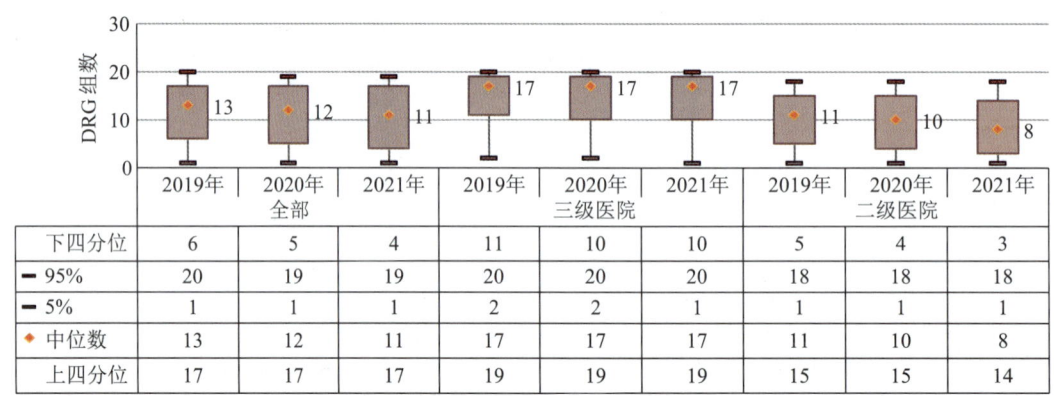

| | 2019年 | 2020年 | 2021年 | 2019年 | 2020年 | 2021年 | 2019年 | 2020年 | 2021年 |
	全部			三级医院			二级医院		
下四分位	0.52	0.51	0.49	0.57	0.55	0.53	0.50	0.49	0.48
—95%	0.71	0.69	0.69	0.72	0.69	0.67	0.68	0.69	0.71
—5%	0.37	0.37	0.34	0.43	0.44	0.44	0.36	0.35	0.34
◆中位数	0.59	0.57	0.54	0.62	0.60	0.57	0.56	0.54	0.53
上四分位	0.63	0.61	0.58	0.66	0.63	0.60	0.61	0.59	0.56

图4-1-1-55　眼科医疗服务难度

2. 医疗服务效率

2019—2021年眼科费用效率提升，费用消耗指数的中位数由0.84降低至0.82；其中，三级医院费用消耗指数的中位数由1.01降低至0.99，二级医院费用效率降低，其费用消耗指数的中位数由0.73上升至0.74；2021年费用效率较高的医院费用消耗指数（下四分位）为0.64（图4-1-1-56）。

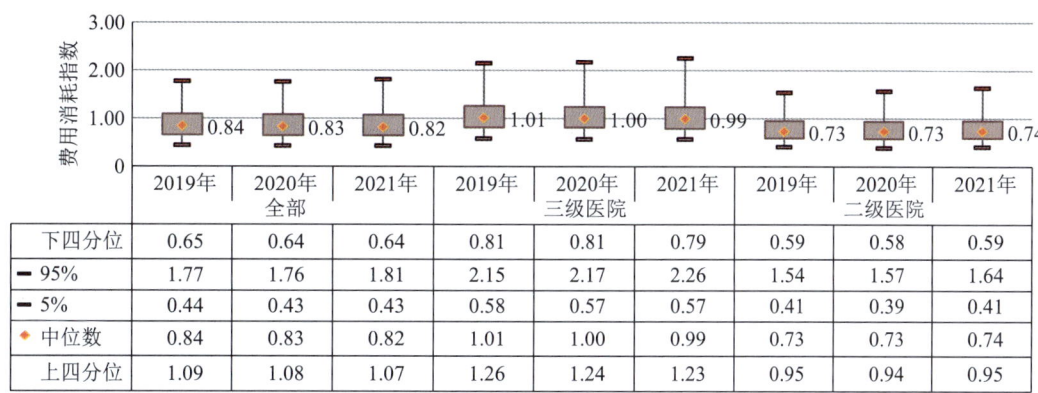

	2019年	2020年 全部	2021年	2019年	2020年 三级医院	2021年	2019年	2020年 二级医院	2021年
下四分位	0.65	0.64	0.64	0.81	0.81	0.79	0.59	0.58	0.59
─ 95%	1.77	1.76	1.81	2.15	2.17	2.26	1.54	1.57	1.64
─ 5%	0.44	0.43	0.43	0.58	0.57	0.57	0.41	0.39	0.41
◆ 中位数	0.84	0.83	0.82	1.01	1.00	0.99	0.73	0.73	0.74
上四分位	1.09	1.08	1.07	1.26	1.24	1.23	0.95	0.94	0.95

图 4-1-1-56　眼科费用效率

2019—2021年眼科时间效率降低，时间消耗指数的中位数由1.08上升至1.12；其中，三级医院时间消耗指数的中位数由1.11上升至1.12，二级医院时间消耗指数的中位数由1.05上升至1.12；2021年时间效率较高的医院时间消耗指数（下四分位）为0.85（图4-1-1-57）。

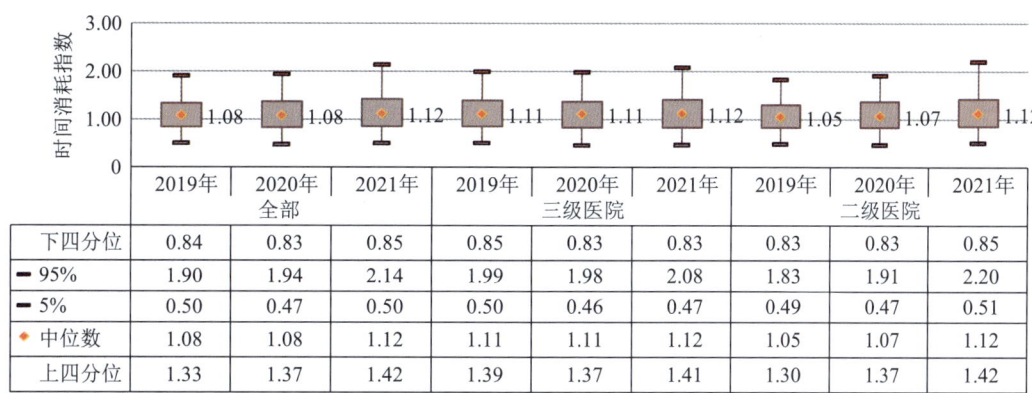

	2019年	2020年 全部	2021年	2019年	2020年 三级医院	2021年	2019年	2020年 二级医院	2021年
下四分位	0.84	0.83	0.85	0.85	0.83	0.83	0.83	0.83	0.85
─ 95%	1.90	1.94	2.14	1.99	1.98	2.08	1.83	1.91	2.20
─ 5%	0.50	0.47	0.50	0.50	0.46	0.47	0.49	0.47	0.51
◆ 中位数	1.08	1.08	1.12	1.11	1.11	1.12	1.05	1.07	1.12
上四分位	1.33	1.37	1.42	1.39	1.37	1.41	1.30	1.37	1.42

图 4-1-1-57　眼科时间效率

3. 医疗安全

2019—2021年眼科医疗安全水平略有波动，中低风险组死亡率由0.031%降低至0.029%又上升到0.079%；其中，三级医院中低风险组死亡率由0.025%上升到0.027%又降低至0.002%，二级医院中低风险组死亡率由0.036%降低至0.030%又上升到0.198%（图4-1-1-58）。

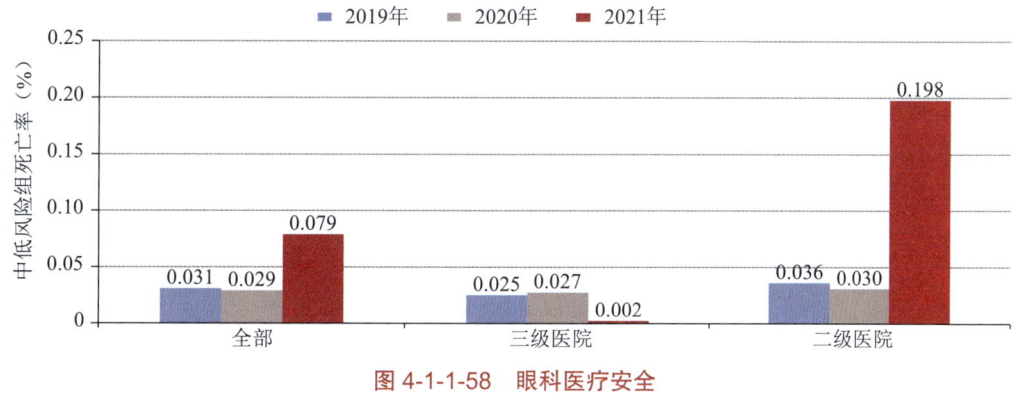

图 4-1-1-58　眼科医疗安全

（十）耳鼻喉科 DRG 绩效评价

本报告共纳入 2019—2021 年数据质量合格的 1375 万专科病例为样本，对耳鼻喉科专科进行分析。

1. 医疗服务能力

2019—2021 年耳鼻喉科医疗服务广度略有下降，DRG 组数的中位数由 20 降低至 18；其中，三级医院 DRG 组数的中位数 3 年均为 24，二级医院 DRG 组数的中位数由 17 降低至 14；2021 年医疗服务广度较大的医院 DRG 组数（上四分位）为 23（图 4-1-1-59）。

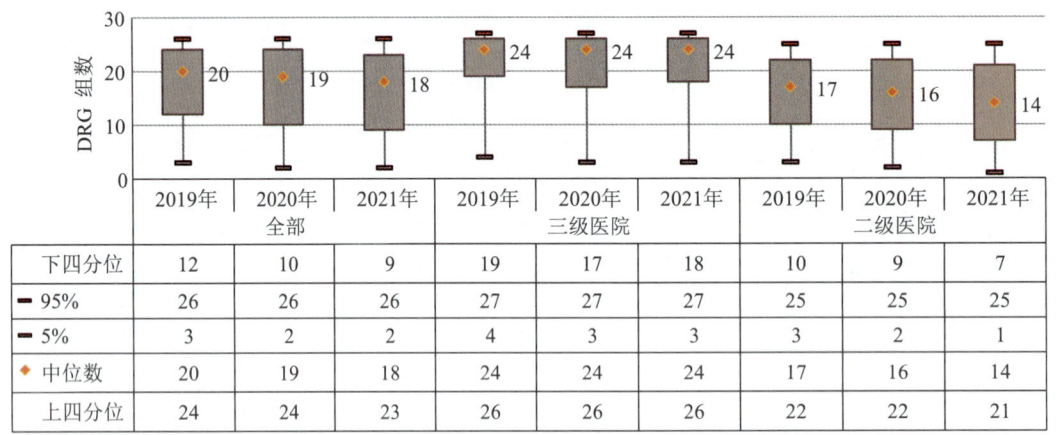

图 4-1-1-59　耳鼻喉科医疗服务广度

2019—2021 年耳鼻喉科医疗服务难度略有波动，CMI 的中位数由 0.59 降低至 0.56 又上升到 0.57；其中，三级医院 CMI 的中位数由 0.68 降低至 0.66，二级医院 CMI 的中位数由 0.54 降低至 0.52 又上升到 0.53；2021 年医疗服务难度较大的医院 CMI（上四分位）为 0.66（图 4-1-1-60）。

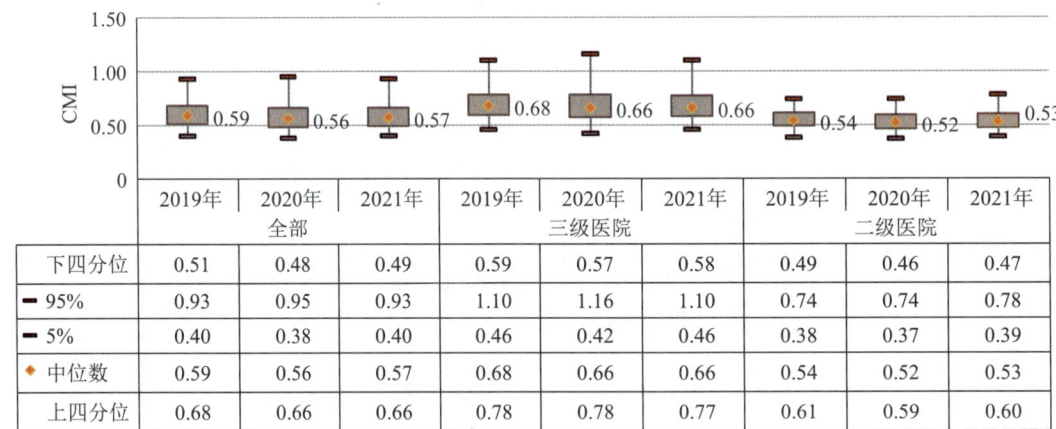

图 4-1-1-60　耳鼻喉科医疗服务难度

2. 医疗服务效率

2019—2021 年耳鼻喉科费用效率略有波动，费用消耗指数的中位数由 0.82 上升到 0.83 又降低至 0.80；其中，三级医院费用消耗指数的中位数由 1.02 上升到 1.04 又降低至 1.00，二级医院费用效率降低，其费用消耗指数的中位数由 0.72 上升至 0.73；2021 年费用效率较高的医院费用消耗指数（下四分位）为 0.63（图 4-1-1-61）。

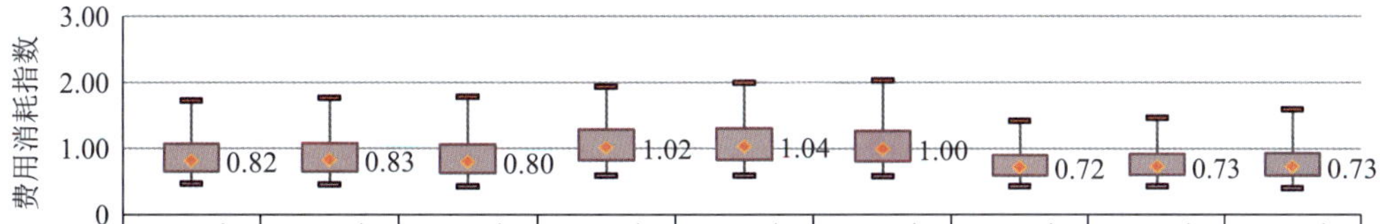

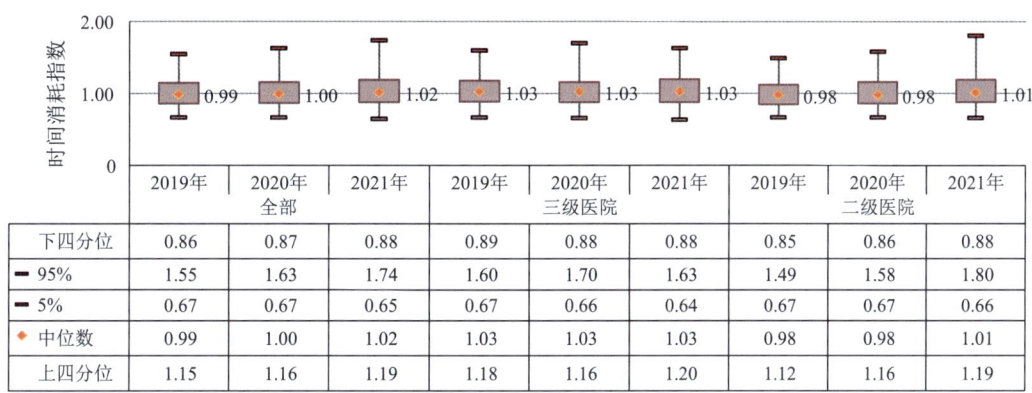

图 4-1-1-61　耳鼻喉科费用效率

2019—2021年耳鼻喉科时间效率降低，时间消耗指数的中位数由0.99上升至1.02；其中，三级医院时间效率保持稳定，其时间消耗指数的中位数3年均为1.03，二级医院时间效率降低，其时间消耗指数的中位数由0.98上升至1.01；2021年时间效率较高的医院时间消耗指数（下四分位）为0.88（图4-1-1-62）。

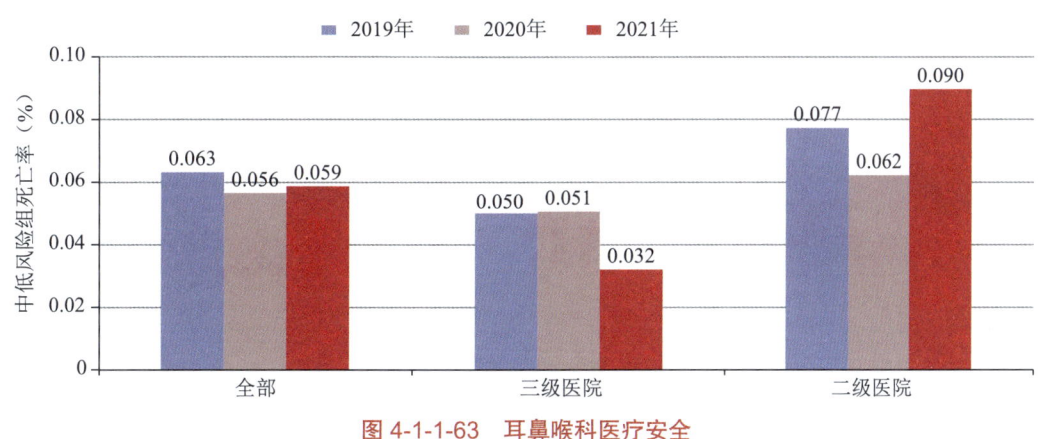

图 4-1-1-62　耳鼻喉科时间效率

3. 医疗安全

2019—2021年耳鼻喉科医疗安全水平略有波动，中低风险组死亡率由0.063%降低至0.056%又上升到0.059%；其中，三级医院中低风险组死亡率由0.050%上升到0.051%又降低至0.032%，二级医院中低风险组死亡率由0.077%降低至0.062%又上升到0.090%（图4-1-1-63）。

图 4-1-1-63　耳鼻喉科医疗安全

2019—2021年耳鼻喉科急危重病例救治能力略有波动，高风险组死亡率由5.26%上升到5.70%又降低至5.56%；其中，三级医院高风险组死亡率由4.88%上升到5.19%又降低至4.89%，二级医院高风险组死亡率持续升高，由6.62%上升至7.90%（图4-1-1-64）。

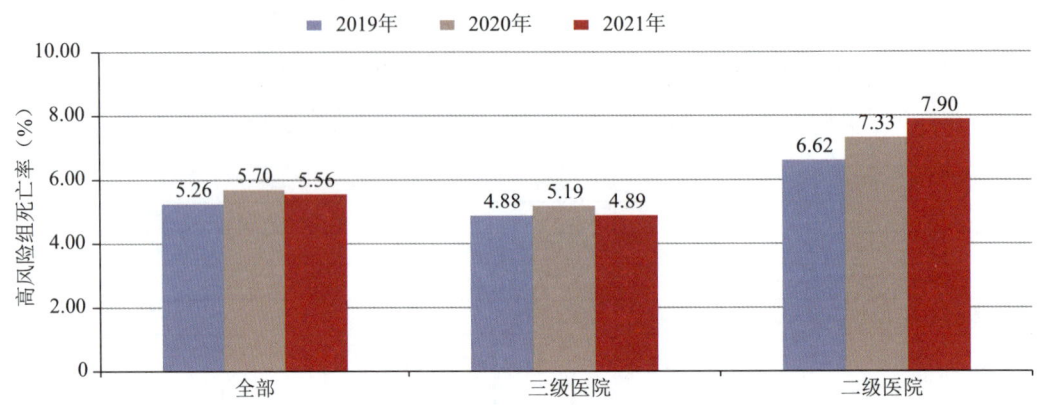

图 4-1-1-64　耳鼻喉科急危重病例救治能力

（十一）妇科 DRG 绩效评价

本报告共纳入2019—2021年数据质量合格的2029万专科病例为样本，对妇科专科进行分析。

1. 医疗服务能力

2019—2021年妇科医疗服务广度有所下降，DRG组数的中位数由22降低至21；其中，三级医院DRG组数的中位数由25降低至24，二级医院DRG组数的中位数由20降低至19；2021年医疗服务广度较大的医院DRG组数（上四分位）为24（图4-1-1-65）。

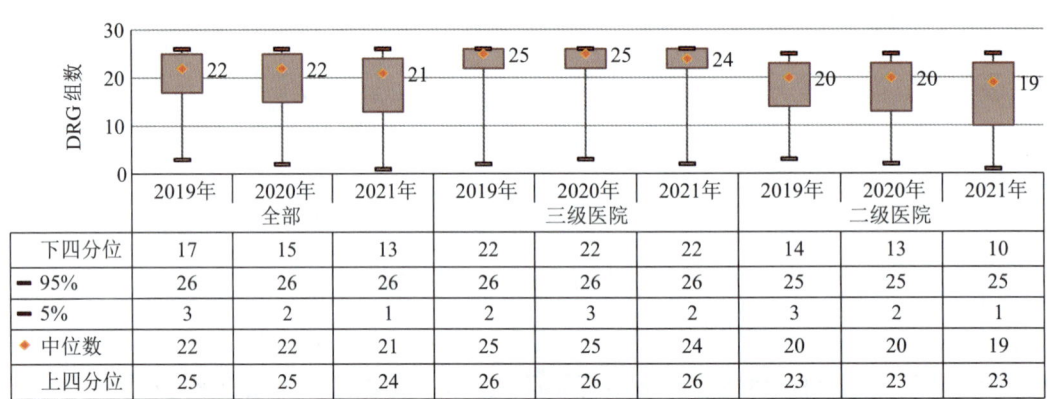

图 4-1-1-65　妇科医疗服务广度

2019—2021年妇科医疗服务难度略有波动，CMI的中位数由0.65降低至0.62又上升到0.65；其中，三级医院CMI的中位数下降，由0.77降低至0.75，二级医院CMI的中位数由0.58降低至0.56又上升到0.59；2021年医疗服务难度较大的医院CMI（上四分位）为0.80（图4-1-1-66）。

	2019年 全部	2020年	2021年	2019年 三级医院	2020年	2021年	2019年 二级医院	2020年	2021年
下四分位	0.52	0.49	0.52	0.63	0.62	0.64	0.48	0.46	0.48
― 95%	1.09	1.06	1.07	1.17	1.13	1.12	0.98	0.95	1.02
― 5%	0.39	0.37	0.39	0.43	0.46	0.49	0.38	0.36	0.37
◆ 中位数	0.65	0.62	0.65	0.77	0.75	0.75	0.58	0.56	0.59
上四分位	0.81	0.79	0.80	0.92	0.89	0.88	0.71	0.69	0.73

图 4-1-1-66　妇科医疗服务难度

2. 医疗服务效率

2019—2021年妇科费用效率提升，费用消耗指数的中位数由0.86降低至0.84；其中，三级医院费用效率有所波动，其费用消耗指数的中位数由1.02上升到1.04又降低至1.01，二级医院费用消耗指数的中位数由0.76上升到0.77又降低至0.76；2021年费用效率较高的医院费用消耗指数（下四分位）为0.66（图4-1-1-67）。

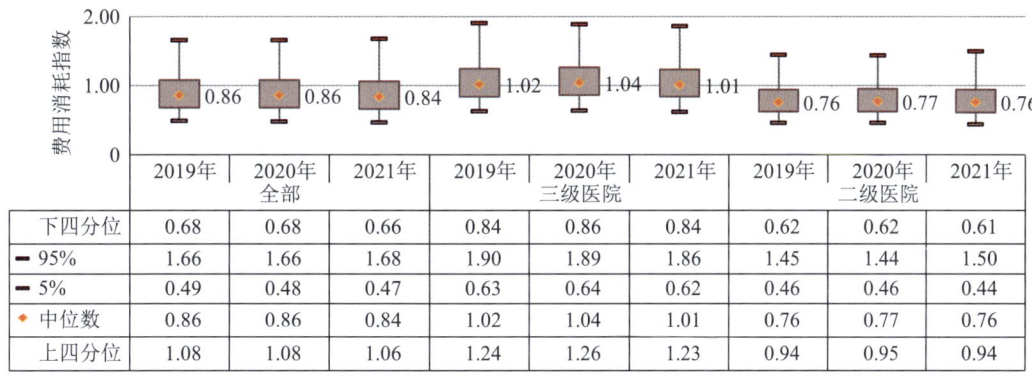

	2019年	2020年 全部	2021年	2019年	2020年 三级医院	2021年	2019年	2020年 二级医院	2021年
下四分位	0.68	0.68	0.66	0.84	0.86	0.84	0.62	0.62	0.61
— 95%	1.66	1.66	1.68	1.90	1.89	1.86	1.45	1.44	1.50
— 5%	0.49	0.48	0.47	0.63	0.64	0.62	0.46	0.46	0.44
◆ 中位数	0.86	0.86	0.84	1.02	1.04	1.01	0.76	0.77	0.76
上四分位	1.08	1.08	1.06	1.24	1.26	1.23	0.94	0.95	0.94

图4-1-1-67　妇科费用效率

2019—2021年妇科时间效率降低，时间消耗指数的中位数由1.05上升至1.07；其中，三级医院时间效率保持稳定，其时间消耗指数的中位数3年均为1.07，二级医院时间消耗指数的中位数由1.03上升至1.07；2021年时间效率较高的医院时间消耗指数（下四分位）为0.90（图4-1-1-68）。

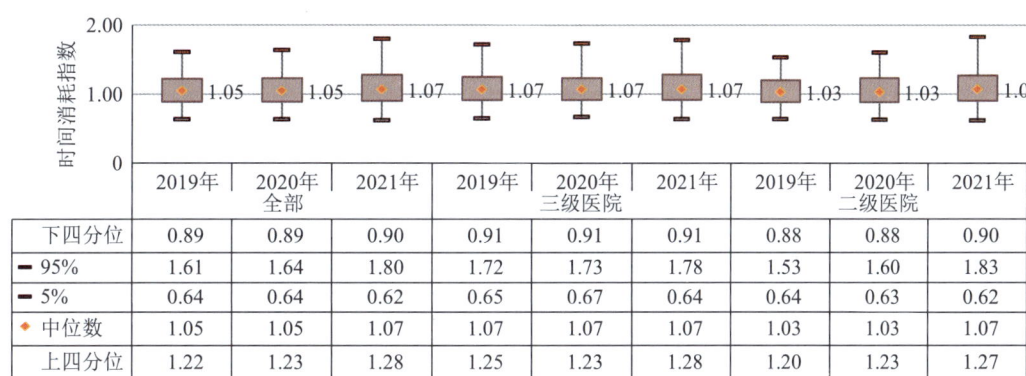

	2019年	2020年 全部	2021年	2019年	2020年 三级医院	2021年	2019年	2020年 二级医院	2021年
下四分位	0.89	0.89	0.90	0.91	0.91	0.91	0.88	0.88	0.90
— 95%	1.61	1.64	1.80	1.72	1.73	1.78	1.53	1.60	1.83
— 5%	0.64	0.64	0.62	0.65	0.67	0.64	0.64	0.63	0.62
◆ 中位数	1.05	1.05	1.07	1.07	1.07	1.07	1.03	1.03	1.07
上四分位	1.22	1.23	1.28	1.25	1.23	1.28	1.20	1.23	1.27

图4-1-1-68　妇科时间效率

3. 医疗安全

2019—2021年妇科医疗安全水平有所波动，中低风险组死亡率由0.036%上升到0.040%又降低至0.033%；其中，三级医院中低风险组死亡率由0.035%上升到0.039%又降低至0.032%，二级医院中低风险组死亡率由0.039%上升到0.042%又降低至0.038%（图4-1-1-69）。

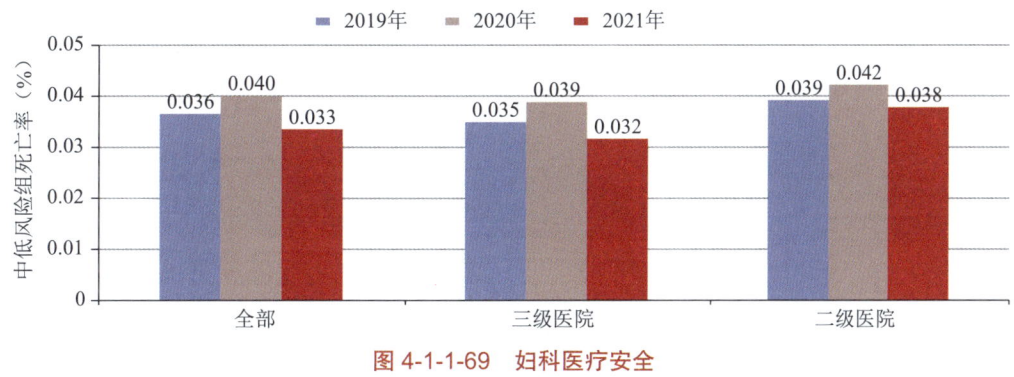

图4-1-1-69　妇科医疗安全

2019—2021年妇科急危重病例救治能力略有波动，高风险组死亡率由22.52%上升到22.68%又降低至22.61%；其中，三级医院高风险组死亡率由24.46%上升到24.60%又降低至23.92%，二级医院高风险组死亡率持续上升，由17.06%上升至19.33%（图4-1-1-70）。

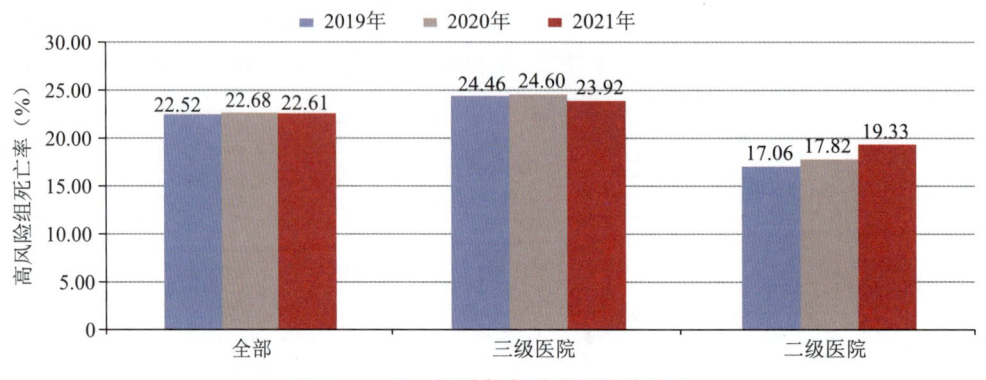

图4-1-1-70 妇科急危重病例救治能力

（十二）神经内科DRG绩效评价

本报告共纳入2019—2021年数据质量合格的4071万专科病例为样本，对神经内科专科进行分析。

1. 医疗服务能力

2019—2021年神经内科医疗服务广度下降，DRG组数的中位数由25降低至21；其中，三级医院医疗服务广度略有波动，DRG组数的中位数由31降低至30又上升到31，二级医院DRG组数的中位数由22降低至16；2021年医疗服务广度较大的医院DRG组数（上四分位）为30（图4-1-1-71）。

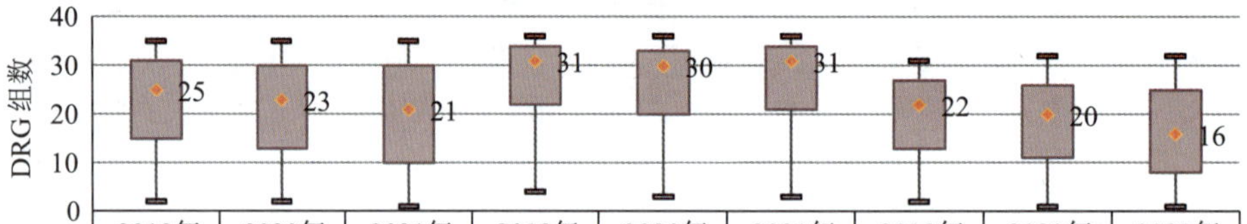

	2019年	2020年	2021年	2019年	2020年	2021年	2019年	2020年	2021年
	全部			三级医院			二级医院		
下四分位	15	13	10	22	20	21	13	11	8
━95%	35	35	35	36	36	36	31	32	32
━5%	2	2	1	4	3	3	2	1	1
◆中位数	25	23	21	31	30	31	22	20	16
上四分位	31	30	30	34	33	34	27	26	25

图4-1-1-71 神经内科医疗服务广度

2019—2021年神经内科医疗服务难度略有下降，CMI的中位数由0.95降低至0.90；其中，三级医院CMI的中位数由1.02降低至1.00，二级医院CMI的中位数由0.92降低至0.86；2021年医疗服务难度较大的医院CMI（上四分位）为1.01（图4-1-1-72）。

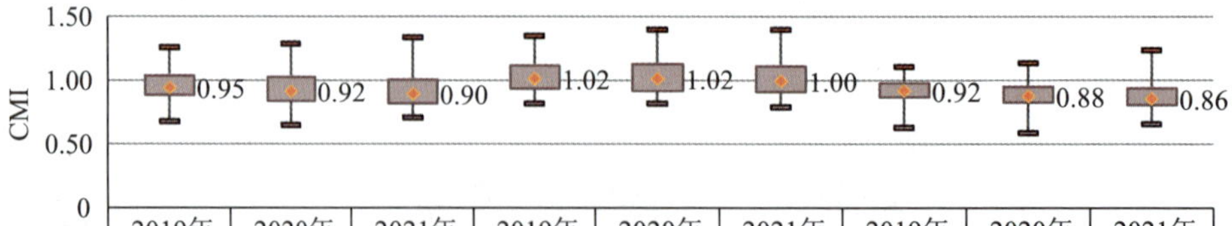

	2019年	2020年	2021年	2019年	2020年	2021年	2019年	2020年	2021年
	全部			三级医院			二级医院		
下四分位	0.89	0.84	0.82	0.94	0.92	0.91	0.87	0.83	0.81
━95%	1.26	1.29	1.34	1.35	1.40	1.40	1.11	1.14	1.24
━5%	0.68	0.65	0.71	0.82	0.82	0.79	0.63	0.59	0.66
◆中位数	0.95	0.92	0.90	1.02	1.02	1.00	0.92	0.88	0.86
上四分位	1.04	1.03	1.01	1.12	1.13	1.11	0.98	0.95	0.94

图4-1-1-72 神经内科医疗服务难度

2. 医疗服务效率

2019—2021年神经内科费用效率有所提升，费用消耗指数的中位数由0.79降低至0.76；其中，三级医院费用效率略有波动，其费用消耗指数的中位数由1.05上升到1.07又降低至1.03，二级医院费用消耗指数的中位数由0.67上升到0.68又降低至0.67；2021年费用效率较高的医院费用消耗指数（下四分位）为0.56（图4-1-1-73）。

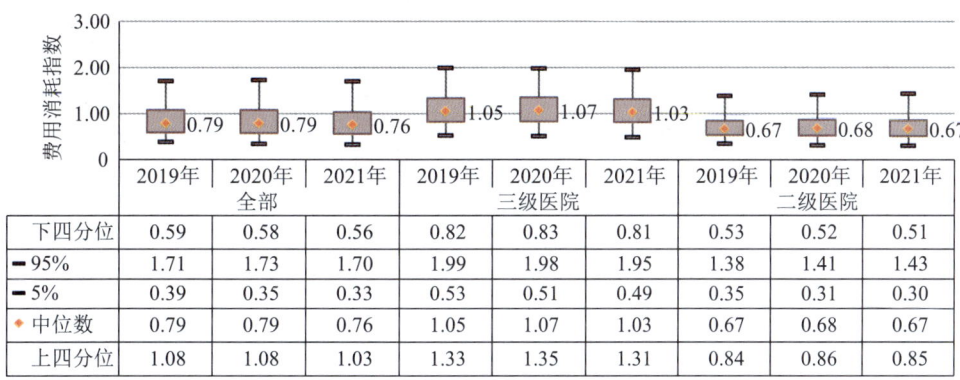

图4-1-1-73　神经内科费用效率

2019—2021年神经内科时间效率降低，时间消耗指数的中位数由0.98上升至0.99；其中，三级医院时间效率提升，其时间消耗指数的中位数由1.04降低至1.01；二级医院时间消耗指数的中位数由0.93上升至0.98；2021年时间效率较高的医院时间消耗指数（下四分位）为0.85（图4-1-1-74）。

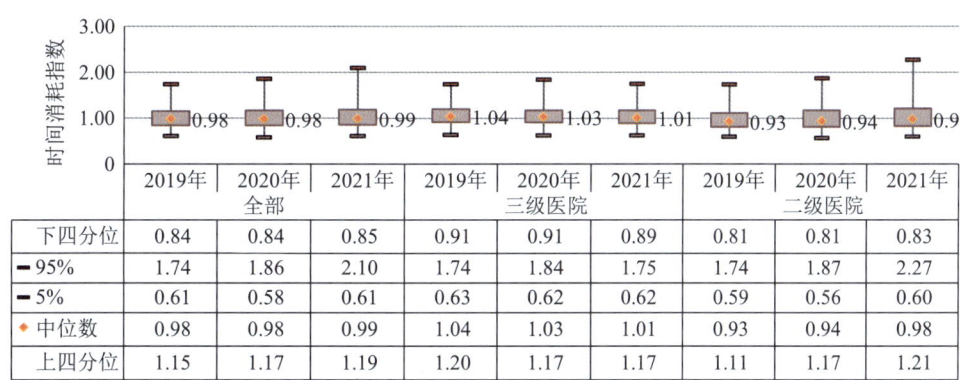

图4-1-1-74　神经内科时间效率

3. 医疗安全

2019—2021年神经内科医疗安全水平有所波动，中低风险组死亡率由0.111%上升到0.122%又降低至0.095%；其中，三级医院中低风险组死亡率由0.093%上升到0.106%又降低至0.074%，二级医院中低风险组死亡率由0.136%上升到0.142%又降低至0.129%（图4-1-1-75）。

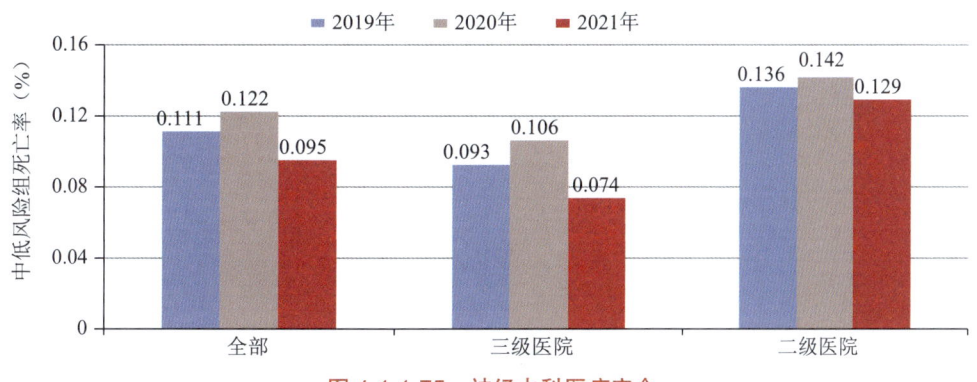

图4-1-1-75　神经内科医疗安全

2019—2021年神经内科急危重病例救治能力下降，高风险组死亡率由5.74%上升至10.82%；其中，三级医院高风险组死亡率由6.64%上升至11.77%，二级医院高风险组死亡率由4.06%上升至9.04%（图4-1-1-76）。

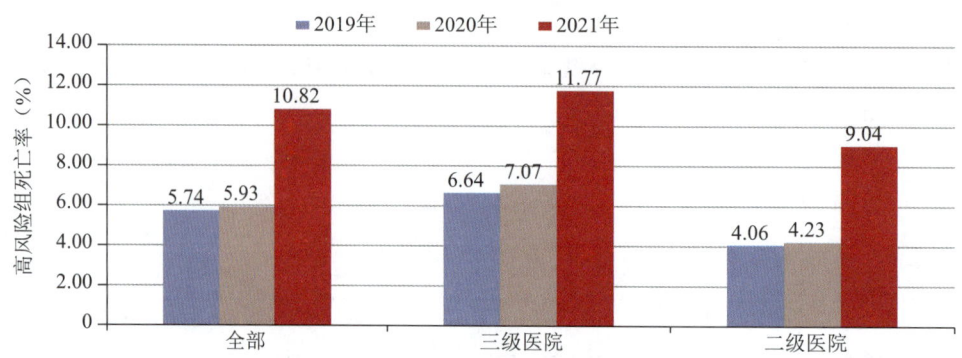

图4-1-1-76 神经内科急危重病例救治能力

（十三）新生儿科DRG绩效评价

本报告共纳入2019—2021年数据质量合格的463万专科病例为样本，对新生儿科专科进行分析。

1. 医疗服务能力

2019—2021年新生儿科医疗服务广度保持稳定，DRG组数的中位数3年均为8；其中，三级医院医疗服务广度略有下降，DRG组数的中位数由11降低至10，二级医院DRG组数的中位数3年均为7；2021年医疗服务广度较大的医院DRG组数（上四分位）为11（图4-1-1-77）。

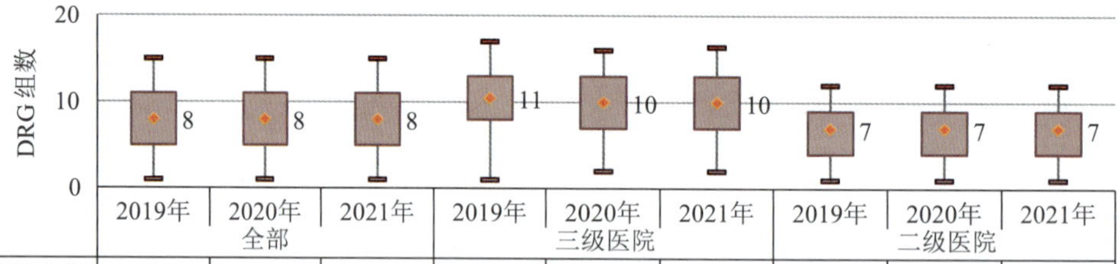

	2019年 全部	2020年 全部	2021年 全部	2019年 三级医院	2020年 三级医院	2021年 三级医院	2019年 二级医院	2020年 二级医院	2021年 二级医院
下四分位	5	5	5	8	7	7	4	4	4
─95%	15	15	15	17	16	16	12	12	12
─5%	1	1	1	1	2	2	1	1	1
◆中位数	8	8	8	11	10	10	7	7	7
上四分位	11	11	11	13	13	13	9	9	9

图4-1-1-77 新生儿科医疗服务广度

2019—2021年新生儿科医疗服务难度略有波动，CMI的中位数由1.03降低至0.97又上升到1.04；其中，三级医院CMI的中位数由1.14降低至1.07又上升到1.11，二级医院CMI的中位数由0.98降低至0.94又上升到0.99；2021年医疗服务难度较大的医院CMI（上四分位）为1.18（图4-1-1-78）。

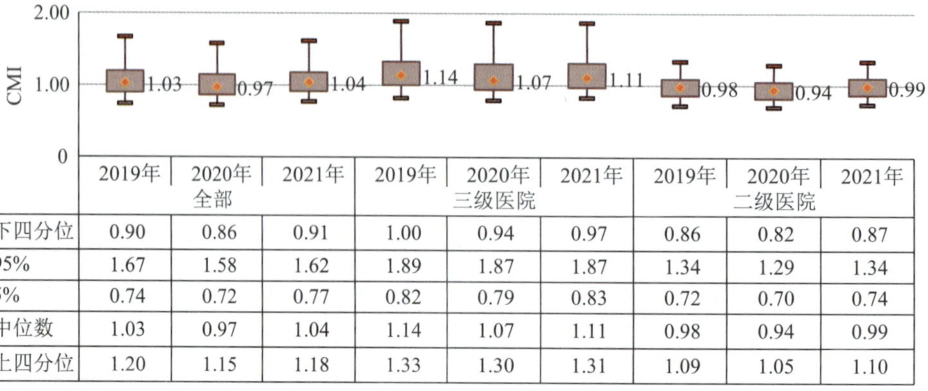

	2019年 全部	2020年 全部	2021年 全部	2019年 三级医院	2020年 三级医院	2021年 三级医院	2019年 二级医院	2020年 二级医院	2021年 二级医院
下四分位	0.90	0.86	0.91	1.00	0.94	0.97	0.86	0.82	0.87
─95%	1.67	1.58	1.62	1.89	1.87	1.87	1.34	1.29	1.34
─5%	0.74	0.72	0.77	0.82	0.79	0.83	0.72	0.70	0.74
◆中位数	1.03	0.97	1.04	1.14	1.07	1.11	0.98	0.94	0.99
上四分位	1.20	1.15	1.18	1.33	1.30	1.31	1.09	1.05	1.10

图4-1-1-78 新生儿科医疗服务难度

2. 医疗服务效率

2019—2021年新生儿科费用效率略有波动，费用消耗指数的中位数由0.78上升到0.79又降低至0.77；其中，三级医院费用效率提升，其费用消耗指数的中位数由0.99降低至0.97，二级医院费用消耗指数的中位数由0.64上升到0.67又降低至0.64；2021年费用效率较高的医院费用消耗指数（下四分位）为0.53（图4-1-1-79）。

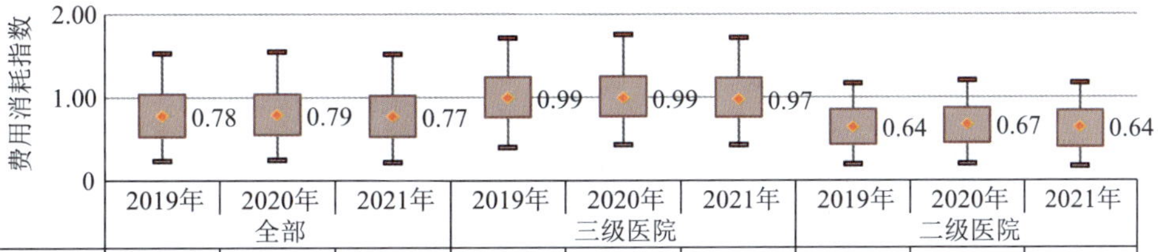

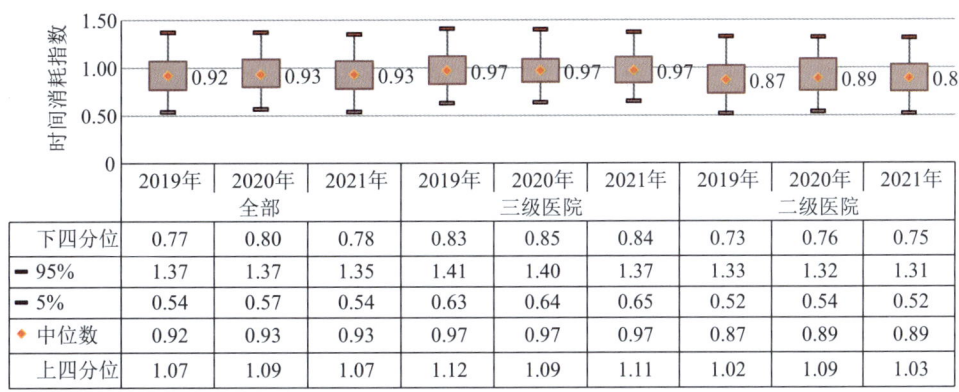

图4-1-1-79　新生儿科费用效率

2019—2021年新生儿科时间效率降低，时间消耗指数的中位数由0.92上升至0.93；其中，三级医院时间消耗指数的中位数3年均为0.97，二级医院时间消耗指数的中位数由0.87上升至0.89；2021年时间效率较高的医院时间消耗指数（下四分位）为0.78（图4-1-1-80）。

图4-1-1-80　新生儿科时间效率

3. 医疗安全

2019—2021年新生儿科医疗安全水平略有波动，中低风险组死亡率由0.069%上升到0.082%又降低至0.075%；其中，三级医院中低风险组死亡率持续上升，由0.071%上升至0.093%，二级医院中低风险组死亡率由0.065%上升到0.085%又降低至0.017%（图4-1-1-81）。

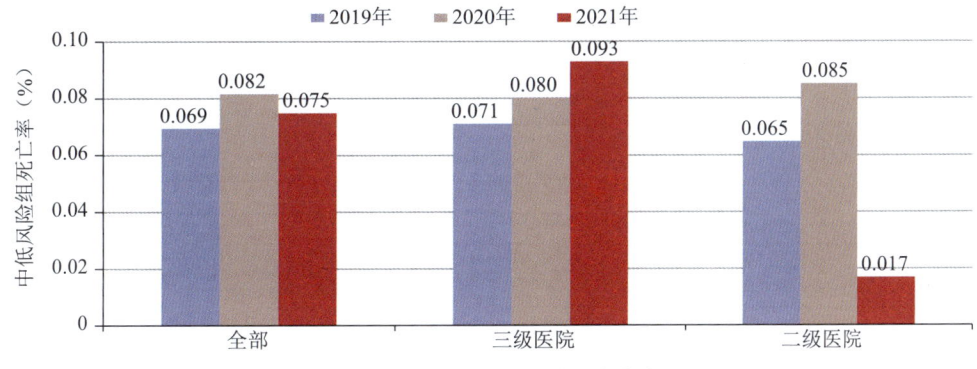

图4-1-1-81　新生儿科医疗安全

2019—2021年新生儿科急危重病例救治能力提升，高风险组死亡率由8.21%降低至6.10%；其中，三级医院高风险组死亡率由11.79%降低至8.90%，二级医院高风险组死亡率由4.41%降低至2.87%（图4-1-1-82）。

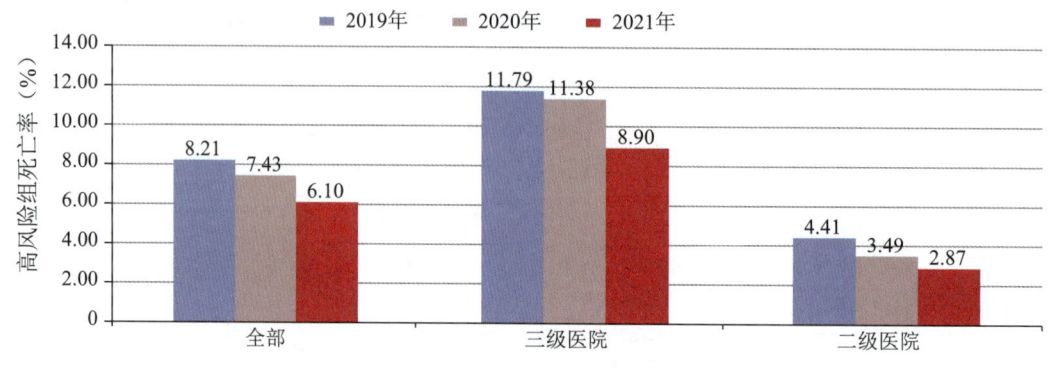

图4-1-1-82　新生儿科急危重病例救治能力

（十四）消化内科DRG绩效评价

本报告共纳入2019—2021年数据质量合格的3014万专科病例为样本，对消化内科专科进行分析。

1. 医疗服务能力

2019—2021年消化内科医疗服务广度略有下降，DRG组数的中位数由34降低至33；其中，三级医院DRG组数的中位数3年均为39，二级医院DRG组数的中位数由32降低至29；2021年医疗服务广度较大的医院DRG组数（上四分位）为38（图4-1-1-83）。

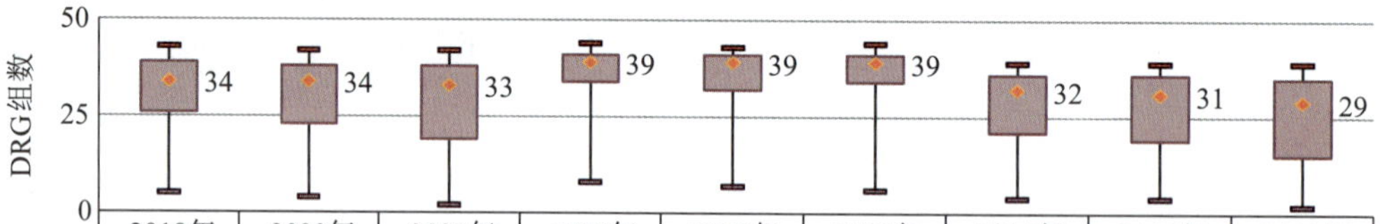

DRG组数	2019年	2020年	2021年	2019年	2020年	2021年	2019年	2020年	2021年
	全部			三级医院			二级医院		
下四分位	26	23	19	34	32	34	21	19	15
—95%	43	42	42	44	43	44	39	39	39
—5%	5	4	2	8	7	6	4	4	2
◆中位数	34	34	33	39	39	39	32	31	29
上四分位	39	38	38	41	41	41	36	36	35

图4-1-1-83　消化内科医疗服务广度

2019—2021年消化内科医疗服务难度略有下降，CMI的中位数由0.68降低至0.64；其中，三级医院CMI的中位数由0.73降低至0.69，二级医院CMI的中位数由0.66降低至0.62；2021年医疗服务难度较大的医院CMI（上四分位）为0.71（图4-1-1-84）。

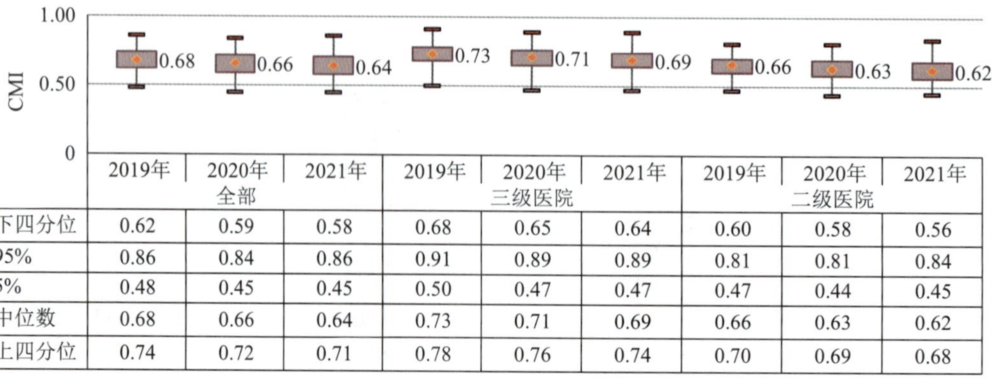

CMI	2019年	2020年	2021年	2019年	2020年	2021年	2019年	2020年	2021年
	全部			三级医院			二级医院		
下四分位	0.62	0.59	0.58	0.68	0.65	0.64	0.60	0.58	0.56
—95%	0.86	0.84	0.86	0.91	0.89	0.89	0.81	0.81	0.84
—5%	0.48	0.45	0.45	0.50	0.47	0.47	0.47	0.44	0.45
◆中位数	0.68	0.66	0.64	0.73	0.71	0.69	0.66	0.63	0.62
上四分位	0.74	0.72	0.71	0.78	0.76	0.74	0.70	0.69	0.68

图4-1-1-84　消化内科医疗服务难度

2. 医疗服务效率

2019—2021年消化内科费用效率提升，费用消耗指数的中位数由0.80降低至0.77；其中，三级医院费用效率有所波动，其费用消耗指数的中位数由1.03上升到1.04又降低至1.01，二级医院费用消耗指数的中位数由0.69上升到0.70又降低至0.69；2021年费用效率较高的医院费用消耗指数（下四分位）为0.60（图4-1-1-85）。

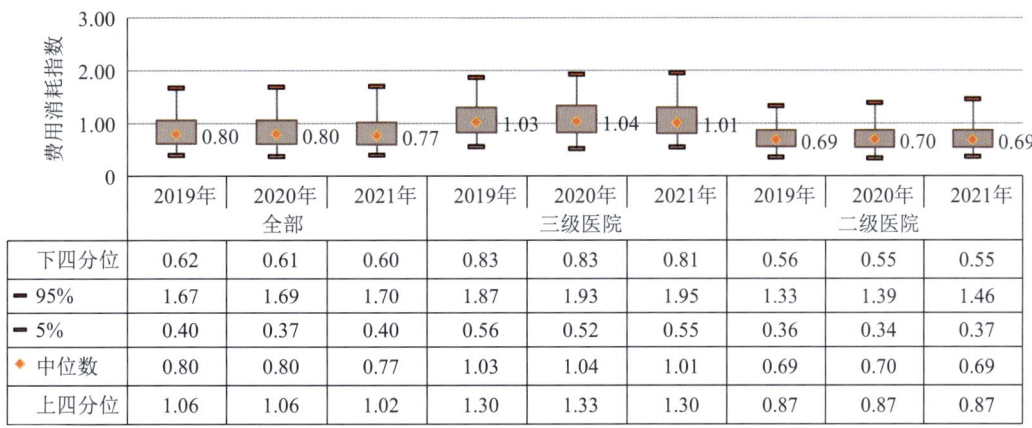

图4-1-1-85 消化内科费用效率

2019—2021年消化内科时间效率降低，时间消耗指数的中位数由0.99上升至1.01；其中，三级医院时间效率有所波动，其时间消耗指数的中位数由1.01上升到1.02又降低至1.01，二级医院时间消耗指数的中位数由0.96上升至1.02；2021年时间效率较高的医院时间消耗指数（下四分位）为0.88（图4-1-1-86）。

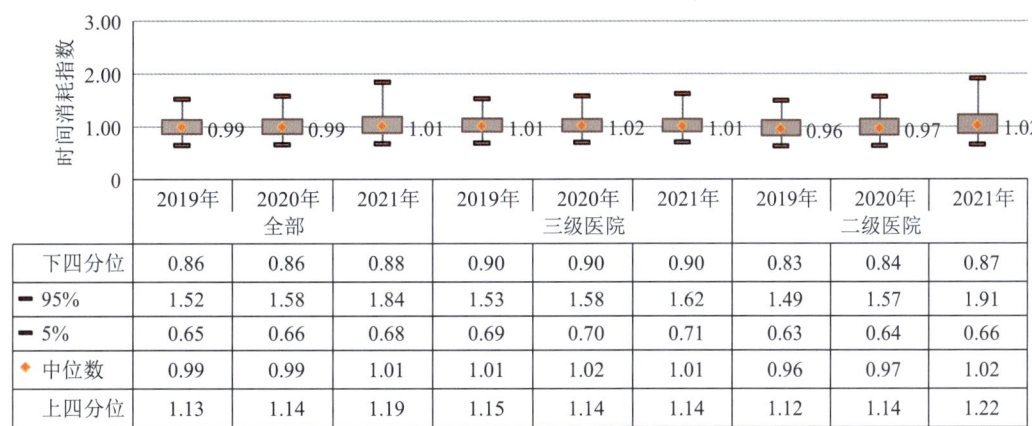

图4-1-1-86 消化内科时间效率

3. 医疗安全

2019—2021年消化内科医疗安全水平有所波动，中低风险组死亡率由0.058%降低至0.052%又上升到0.061%；其中，三级医院中低风险组死亡率由0.058%降低至0.056%又上升到0.061%，二级医院中低风险组死亡率由0.058%降低至0.049%又上升到0.062%（图4-1-1-87）。

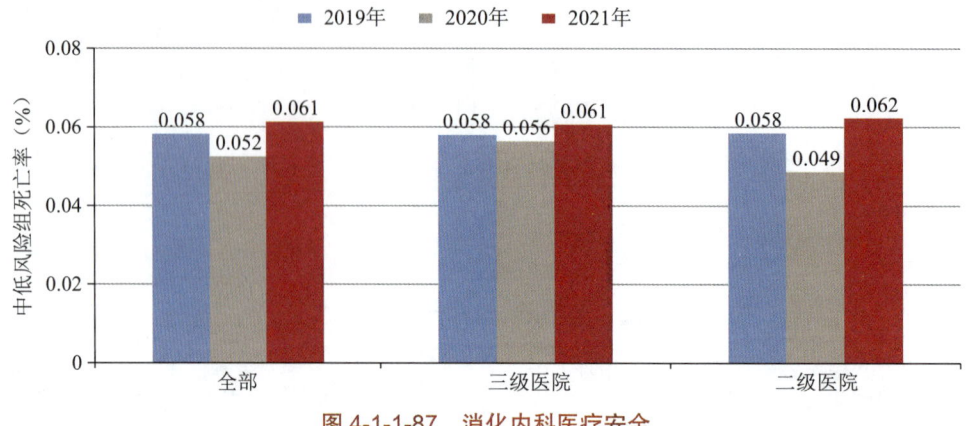

图 4-1-1-87 消化内科医疗安全

2019—2021年消化内科急危重病例救治能力有所波动，高风险组死亡率由4.73%上升到5.16%又降低至5.04%；其中，三级医院高风险组死亡率由5.03%上升到5.61%又降低至5.20%，二级医院高风险组死亡率持续上升，由4.11%上升至4.72%（图4-1-1-88）。

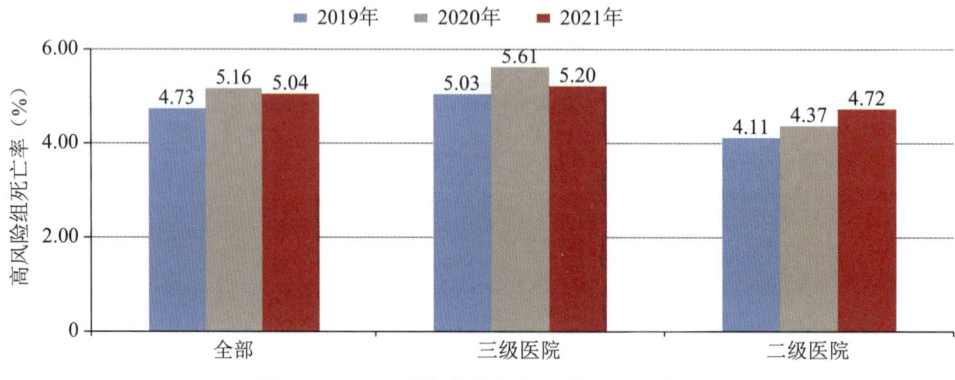

图 4-1-1-88 消化内科急危重病例救治能力

第五部分

医疗质量专题

第一章 住院患者静脉血栓栓塞症质量安全情况分析

第一节 住院患者静脉血栓栓塞症发生情况分析

静脉血栓栓塞症（venous thromboembolism，VTE）是一种常见、多发病，指血液在静脉内不正常地凝结，使血管完全或不完全阻塞，属静脉回流障碍性疾病，包括肺血栓栓塞（pulmonary thromboembolism，PE）和深静脉血栓形成（deep venous thrombosis，DVT），两者是同一疾病在不同发展阶段和不同组织器官的表现形式。因其发病隐匿且症状无特异性，具有高发病率、高病死率、高漏诊率、高误诊率的特点，是住院患者非预期死亡和围手术期死亡的重要原因。VTE的提前预防、及时治疗是降低其发病率及病死率的重要途径。

为提升我国医疗机构住院患者VTE防治水平，降低VTE发生率及病死率，保障患者安全，基于在HQMS连续上报的医疗机构住院患者病案首页数据，对住院患者静脉血栓栓塞症发生情况进行分析。

2016—2021年纳入分析的医疗机构共有593.15万例VTE出院患者（综合医院557.12万例，占全部VTE病例的93.93%；专科医院36.03万例，占全部VTE病例的6.07%），其中，医院获得性VTE共发生37.24万例（综合医院收治34.55万例，占全部医院获得性VTE病例的92.77%；专科医院收治2.69万例，占全部医院获得性VTE病例的7.23%），非医院获得性VTE共发生555.91万例（综合医院收治522.57万例，占全部医院获得性VTE病例的94.00%；专科医院收治33.34万例，占全部医院获得性VTE病例的6.00%）。各年度各类医疗机构收治VTE患者情况详见表5-1-1-1。2016—2021年全国医院住院患者VTE收治率由2016年的52.61/万上升至2021年的130.71/万，其中医院获得性VTE收治率从2016年的4.87/万上升至2021年的6.07/万（表5-1-1-2）。

基于2021年全国纳入分析的VTE住院患者人数与二级、三级公立医院数量分布进行校正后估计全国VTE整体人群患病率达127.8/10万，其中，PE±DVT人群患病率达21.1/10万，DVT人群患病率达106.8/10万。

表 5-1-1-1　2016—2021 年各类型医疗机构 VTE 患者收治情况及人群发病率

VTE 来源	医疗机构类型		2016 年	2017 年	2018 年	2019 年	2020 年	2021 年
全部 VTE	综合	三级公立	386 588	473 244	616 521	817 514	898 804	1 266 939
		二级公立	38 092	118 659	156 501	208 037	236 852	285 741
		三级民营	2686	3743	5471	8240	9786	14 082
		二级民营	1119	1917	2815	5135	5837	6840
	专科	专科	26 781	34 056	45 912	66 115	74 925	112 525
	合计		455 266	631 619	827 220	1 105 041	1 226 204	1 686 127
	人群发病率（例/万人）		3.27	4.51	5.89	7.84	8.68	11.94
医院获得性 VTE	综合	三级公立	33 514	40 043	45 867	59 821	44 491	56 718
		二级公立	5382	7662	8707	10 398	12 663	14 316
		三级民营	496	707	581	586	741	850
		二级民营	175	358	339	470	307	260
	专科	专科	2567	2941	4048	6228	4976	6182
	合计		42 134	51 711	59 542	77 503	63 178	78 326
	人群发病率（例/万人）		0.30	0.37	0.42	0.55	0.45	0.55
非医院获得性 VTE	综合	三级公立	353 074	433 201	570 654	757 693	854 313	1 210 221
		二级公立	32 710	110 997	147 794	197 639	224 189	271 425
		三级民营	2190	3036	4890	7654	9045	13 232
		二级民营	944	1559	2476	4665	5530	6580
	专科	专科	24 214	31 115	41 864	59 887	69 949	106 343
	合计		413 132	579 908	767 678	1 027 538	1 163 026	1 607 801
	人群发病率（例/万人）		2.97	4.14	5.46	7.29	8.24	11.38

表 5-1-1-2　2016—2021 年各类型医疗机构 VTE 患者收治率与医院获得性 VTE 患者收治率

年份	VTE 收治率（‰）							医院获得性 VTE 收治率（‰）						
	全部	综合医院	三级公立	二级公立	三级民营	二级民营	专科	全部	综合医院	三级公立	二级公立	三级民营	二级民营	专科
2016 年	5.26	5.64	6.51	2.46	4.55	2.24	2.55	0.49	0.52	0.56	0.35	0.84	0.35	0.24
2017 年	5.40	5.69	7.40	2.99	5.34	2.84	2.83	0.44	0.46	0.63	0.19	1.01	0.53	0.24
2018 年	6.62	6.99	9.00	3.75	6.34	3.97	3.51	0.48	0.50	0.67	0.21	0.67	0.48	0.31
2019 年	8.14	8.60	10.92	4.70	8.82	6.84	4.45	0.57	0.59	0.80	0.23	0.63	0.63	0.42
2020 年	10.64	11.21	13.97	6.43	11.43	8.31	5.98	0.55	0.57	0.69	0.34	0.87	0.44	0.40
2021 年	13.07	13.75	16.32	8.14	14.23	9.15	7.73	0.61	0.63	0.73	0.41	0.86	0.35	0.42

注：1. 医院获得性 VTE 指出院诊断中含有 VTE 相关诊断且其"入院病情"为"4 无"。

2. 非医院获得性 VTE 指出院诊断中含有 VTE 相关诊断且其"入院病情"不为"4 无"。

一、2016—2021 年住院 VTE 患者相关指标分析

（一）2016—2021 年住院 VTE 患者相关指标分析

1. 各类别医疗机构 VTE 患者相关指标基本情况（表 5-1-1-3、表 5-1-1-4）

表 5-1-1-3　2016—2021 年住院 VTE 患者收治情况及相关指标

患者类别	医疗机构类型		VTE 相关指标	2016 年	2017 年	2018 年	2019 年	2020 年	2021 年	趋势图
全部患者	综合	三级公立	收治率（‰）	6.51	7.40	9.00	10.92	13.97	16.32	
			病死率（%）	3.06	2.92	2.72	2.65	2.71	2.44	
		二级公立	收治率（‰）	2.46	2.99	3.75	4.70	6.43	8.14	
			病死率（%）	3.31	3.28	3.08	3.02	2.97	2.80	
		三级民营	收治率（‰）	4.55	5.34	6.34	8.82	11.43	14.23	
			病死率（%）	4.50	4.38	3.00	4.77	4.76	4.07	
		二级民营	收治率（‰）	2.24	2.84	3.97	6.84	8.31	9.15	
			病死率（%）	1.79	2.76	3.69	3.10	3.14	3.04	
	专科		收治率（‰）	2.55	2.83	3.51	4.45	5.98	7.73	
			病死率（%）	2.50	2.41	2.34	2.36	2.34	1.83	
手术患者	综合	三级公立	收治率（‰）	6.44	7.51	9.45	11.67	15.09	17.81	
			病死率（%）	3.99	3.81	3.57	3.59	3.56	3.14	
		二级公立	收治率（‰）	1.88	2.66	3.65	4.86	6.99	9.32	
			病死率（%）	5.44	5.26	4.70	4.68	4.43	4.08	
		三级民营	收治率（‰）	4.42	5.94	5.61	9.53	13.43	17.69	
			病死率（%）	1.54	0.00	7.40	7.17	7.28	5.64	
		二级民营	收治率（‰）	3.86	4.38	5.76	6.74	8.50	9.55	
			病死率（%）	0.00	3.48	5.30	4.07	4.86	3.86	
	专科		收治率（‰）	2.70	3.01	3.68	4.49	6.09	8.66	
			病死率（%）	2.58	2.76	3.11	2.95	2.86	2.01	
非手术患者	综合	三级公立	收治率（‰）	6.54	7.34	8.75	10.42	12.98	14.74	
			病死率（%）	2.65	2.48	2.21	1.96	1.82	1.55	
		二级公立	收治率（‰）	2.48	3.07	3.78	4.65	6.20	7.56	
			病死率（%）	3.25	2.85	2.64	2.46	2.29	2.01	
		三级民营	收治率（‰）	4.55	5.32	6.42	8.50	10.30	12.06	
			病死率（%）	4.58	4.53	2.58	3.57	2.91	2.62	
		二级民营	收治率（‰）	2.23	2.78	3.77	6.87	8.24	8.96	
			病死率（%）	1.82	2.72	3.42	2.80	2.47	2.62	
	专科		收治率（‰）	2.47	2.73	3.40	4.43	5.86	6.56	
			病死率（%）	2.46	2.20	1.84	1.92	1.79	1.53	

第五部分 医疗质量专题

表 5-1-1-4 2016—2021 年住院患者 VTE 收治率、病死率

患者类别	医院类型	医院类别	VTE 类型	VTE 收治率（‰）							VTE 病死率（%）						
				2016 年	2017 年	2018 年	2019 年	2020 年	2021 年	均值	2016 年	2017 年	2018 年	2019 年	2020 年	2021 年	均值
全部患者	总体		单纯 DVT	4.06	4.17	5.21	6.53	8.76	10.95	6.77	1.58	1.51	1.44	1.35	1.34	1.24	1.38
			单纯 PE	0.86	0.89	0.99	1.08	1.20	1.28	1.06	7.07	6.51	5.80	5.44	5.11	4.15	5.56
			PE 合并 DVT	0.34	0.33	0.42	0.54	0.68	0.84	0.54	3.06	3.00	2.69	2.48	2.43	2.06	2.51
			合计	5.26	5.40	6.62	8.14	10.64	13.07	8.37	2.72	2.57	2.30	2.09	1.95	1.67	2.12
	综合	三级公立	单纯 DVT	5.00	5.73	7.08	8.75	11.50	13.65	8.81	1.84	1.80	1.76	1.82	1.97	1.86	1.86
			单纯 PE	1.06	1.15	1.27	1.36	1.48	1.54	1.32	8.58	8.29	7.75	7.55	7.78	6.89	7.70
			PE 合并 DVT	0.45	0.52	0.65	0.81	0.99	1.14	0.78	3.62	3.48	3.36	3.36	3.66	3.41	3.47
			合计	6.51	7.40	9.00	10.92	13.97	16.32	10.91	3.06	2.92	2.72	2.65	2.71	2.44	2.68
		二级公立	单纯 DVT	1.89	2.26	2.89	3.71	5.25	6.84	3.93	1.34	1.57	1.55	1.63	1.74	1.74	1.66
			单纯 PE	0.49	0.63	0.72	0.80	0.90	0.94	0.77	10.72	9.01	8.80	9.09	9.54	9.70	9.31
			PE 合并 DVT	0.07	0.10	0.14	0.19	0.27	0.36	0.20	4.82	5.48	5.37	4.82	4.98	4.85	5.01
			合计	2.46	2.99	3.75	4.70	6.43	8.14	4.90	3.31	3.28	3.08	3.02	2.97	2.80	3.00
	专科		单纯 DVT	2.10	2.31	2.89	3.71	5.02	6.55	3.88	1.62	1.63	1.62	1.57	1.71	1.41	1.56
			单纯 PE	0.36	0.40	0.46	0.52	0.65	0.76	0.54	7.53	6.46	6.19	7.24	6.45	4.96	6.26
			PE 合并 DVT	0.09	0.12	0.15	0.22	0.31	0.42	0.23	3.09	4.05	4.28	4.27	3.96	2.68	3.57
			合计	2.55	2.83	3.51	4.45	5.98	7.73	4.64	2.50	2.41	2.34	2.36	2.34	1.83	2.20
手术患者	综合	三级公立	单纯 DVT	5.32	6.25	7.92	9.86	12.95	15.41	10.52	2.29	2.25	2.20	2.40	2.55	2.33	2.37
			单纯 PE	0.65	0.73	0.86	0.98	1.14	1.25	0.99	17.00	16.20	15.11	14.28	13.51	11.46	13.74
			PE 合并 DVT	0.47	0.54	0.66	0.82	0.99	1.15	0.83	5.08	5.03	4.99	5.01	5.35	4.88	5.05
			合计	6.44	7.51	9.45	11.67	15.09	17.81	12.34	3.99	3.81	3.57	3.59	3.56	3.14	3.46

续表

患者类别	医院类型	医院类别	VTE类型	VTE收治率(‰)							VTE病死率(%)						
				2016年	2017年	2018年	2019年	2020年	2021年	均值	2016年	2017年	2018年	2019年	2020年	2021年	均值
手术患者	综合	二级公立	单纯DVT	1.63	2.25	3.05	4.13	6.03	8.23	4.96	2.24	2.39	2.17	2.47	2.49	2.41	2.41
			单纯PE	0.22	0.32	0.47	0.55	0.68	0.72	0.56	29.84	24.18	19.61	19.85	20.05	21.19	20.68
			PE合并DVT	0.04	0.08	0.12	0.18	0.27	0.37	0.22	4.55	9.52	10.34	8.71	8.13	7.97	8.47
			合计	1.88	2.66	3.65	4.86	6.99	9.32	5.74	5.44	5.26	4.70	4.68	4.43	4.08	4.44
	专科		单纯DVT	2.42	2.67	3.22	3.93	5.27	7.55	4.64	1.82	1.86	2.13	1.86	2.03	1.56	1.80
			单纯PE	0.20	0.23	0.32	0.37	0.54	0.69	0.44	11.37	11.78	10.89	12.18	9.38	6.20	9.03
			PE合并DVT	0.08	0.10	0.14	0.19	0.28	0.42	0.23	3.35	5.81	7.78	7.39	6.04	3.31	5.10
			合计	2.70	3.01	3.68	4.49	6.09	8.66	5.31	2.58	2.76	3.11	2.95	2.86	2.01	2.54
非手术患者	综合	三级公立	单纯DVT	4.85	5.47	6.61	8.02	10.22	11.78	7.67	1.62	1.54	1.47	1.35	1.32	1.21	1.38
			单纯PE	1.24	1.35	1.49	1.61	1.78	1.84	1.54	6.56	6.22	5.39	4.84	4.51	3.59	5.10
			PE合并DVT	0.44	0.52	0.65	0.80	0.99	1.12	0.74	2.91	2.70	2.44	2.24	2.15	1.81	2.28
			合计	6.54	7.34	8.75	10.42	12.98	14.74	9.95	2.65	2.48	2.21	1.96	1.82	1.55	2.02
		二级公立	单纯DVT	1.90	2.26	2.85	3.58	4.92	6.15	3.60	1.31	1.37	1.36	1.31	1.35	1.30	1.33
			单纯PE	0.50	0.71	0.79	0.88	1.00	1.05	0.84	10.40	7.30	6.99	6.88	6.54	5.77	6.90
			PE合并DVT	0.07	0.10	0.14	0.19	0.28	0.36	0.19	4.82	4.67	4.13	3.61	3.70	3.23	3.76
			合计	2.48	3.07	3.78	4.65	6.20	7.56	4.63	3.25	2.85	2.64	2.46	2.29	2.01	2.44
	专科		单纯DVT	1.93	2.11	2.70	3.56	4.76	5.28	3.31	1.49	1.47	1.26	1.33	1.34	1.15	1.31
			单纯PE	0.44	0.49	0.55	0.62	0.76	0.85	0.61	6.62	5.08	4.56	5.07	4.36	3.69	4.75
			PE合并DVT	0.10	0.13	0.15	0.25	0.35	0.43	0.22	3.00	3.29	2.24	2.51	2.30	1.90	2.38
			合计	2.47	2.73	3.40	4.43	5.86	6.56	4.14	2.46	2.20	1.84	1.92	1.79	1.53	1.87

2. VTE 患者收治率

（1）住院手术患者 VTE 收治率

2016—2021 年纳入分析的住院手术患者中，VTE 收治率由 5.74‰ 逐步上升至 14.90‰，从 VTE 收治类型分布情况看，单纯 DVT（8.59‰）＞单纯 PE（0.83‰）＞PE 合并 DVT（0.63‰）（图 5-1-1-1）。2016—2021 年各类型医疗机构住院手术患者 VTE 收治率见图 5-1-1-2～图 5-1-1-4。

注：各类型 VTE 比较，均使用 6 年总体收治率，下同。

（2）住院非手术患者 VTE 收治率

2016—2021 年纳入分析的住院非手术患者中，VTE 收治率由 5.09‰ 逐步上升至 11.46‰，从 VTE 收治类型分布情况看，单纯 DVT（5.78‰）＞单纯 PE（1.19‰）＞PE 合并 DVT（0.49‰）（图 5-1-1-5）。2016—2021 年各类型医疗机构住院非手术患者 VTE 收治率见图 5-1-1-6～图 5-1-1-8。

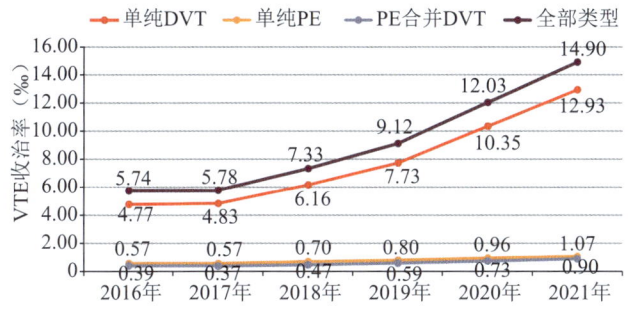

图 5-1-1-1　2016—2021 年住院手术患者 VTE 收治率

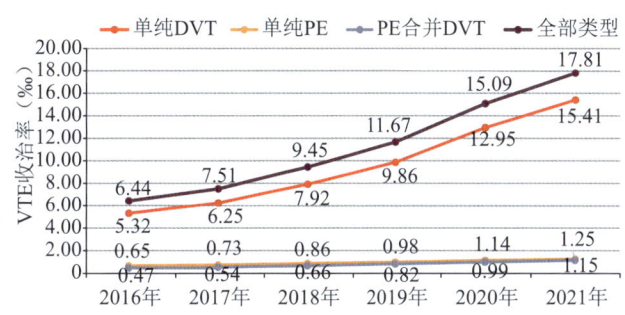

图 5-1-1-2　2016—2021 年三级公立医院住院手术患者 VTE 收治率

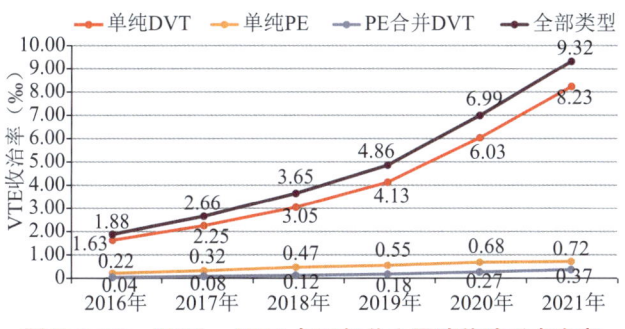

图 5-1-1-3　2016—2021 年二级公立医院住院手术患者 VTE 收治率

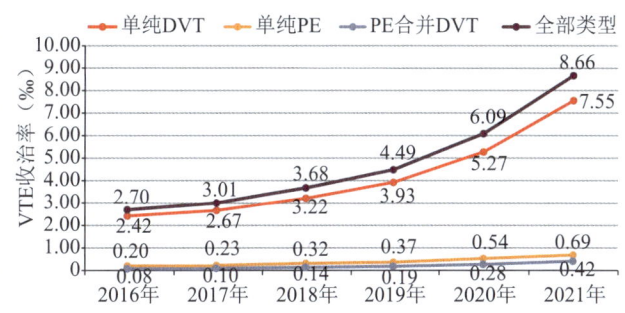

图 5-1-1-4　2016—2021 年专科医院住院手术患者 VTE 收治率

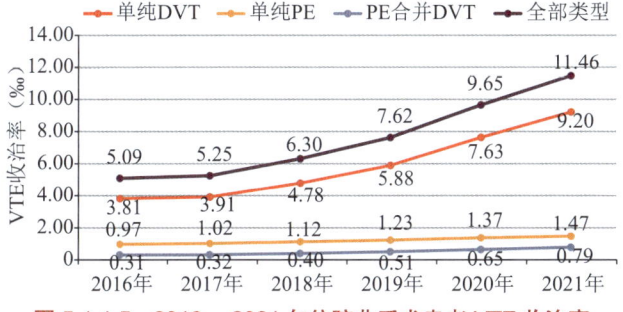

图 5-1-1-5　2016—2021 年住院非手术患者 VTE 收治率

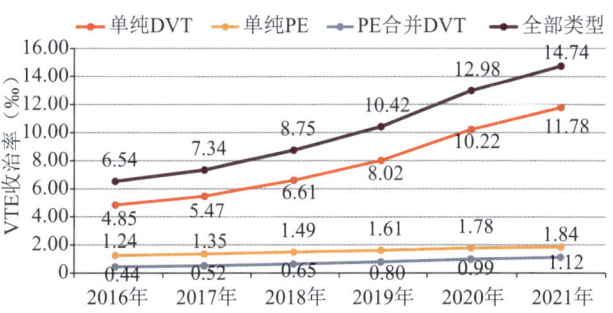

图 5-1-1-6　2016—2021 年三级公立医院住院非手术患者 VTE 收治率

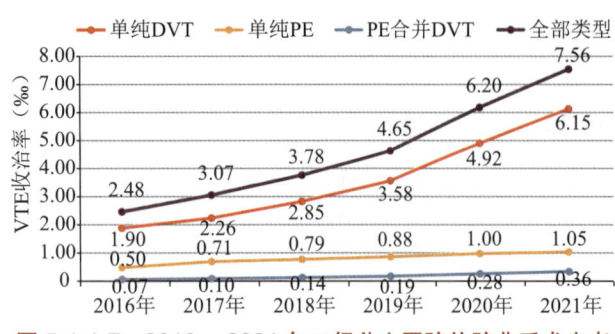

图 5-1-1-7 2016—2021 年二级公立医院住院非手术患者 VTE 收治率

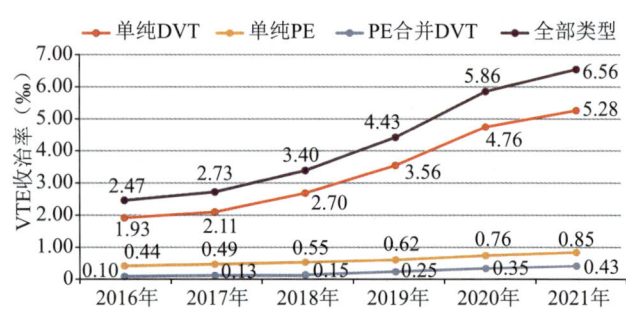

图 5-1-1-8 2016—2021 年专科医院住院非手术患者 VTE 收治率

3. VTE 患者病死率

（1）住院手术患者 VTE 病死率

2016—2021 年纳入分析的住院手术患者中，VTE 病死率由 3.89% 逐步下降至 3.19%，各类型 VTE 病死率中，单纯 PE（14.46%）＞ PE 合并 DVT（5.32%）＞单纯 DVT（2.35%）（图 5-1-1-9）。2016—2021 年各类型医疗机构住院手术患者 VTE 病死率见图 5-1-1-10～图 5-1-1-12。

注：各类型 VTE 比较，均使用 6 年总体病死率，下同。

（2）住院非手术患者 VTE 病死率

2016—2021 年纳入分析的住院非手术患者中，VTE 病死率由 2.72% 逐步下降至 1.67%，各类型 VTE 病死率中，单纯 PE（5.56%）＞ PE 合并 DVT（2.51%）＞单纯 DVT（1.38%）（图 5-1-1-13）。2016—2021 年各类型医疗机构住院非手术患者 VTE 病死率见图 5-1-1-14～图 5-1-1-16。

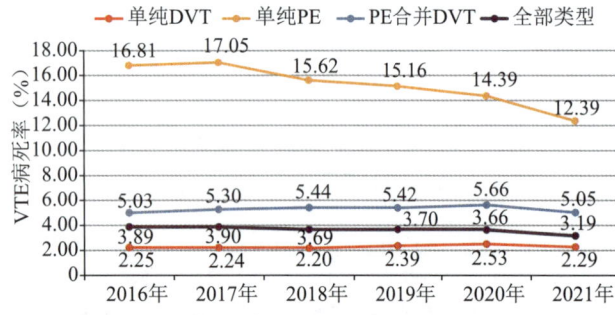

图 5-1-1-9 2016—2021 年住院手术患者 VTE 病死率

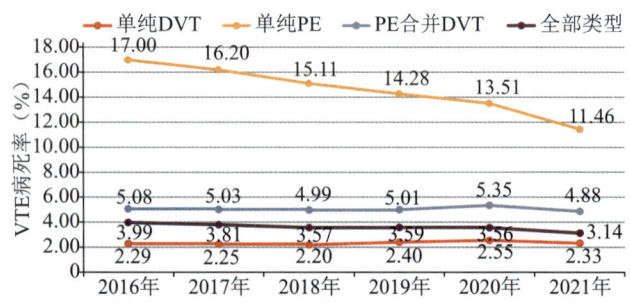

图 5-1-1-10 2016—2021 年三级公立医院住院手术患者 VTE 病死率

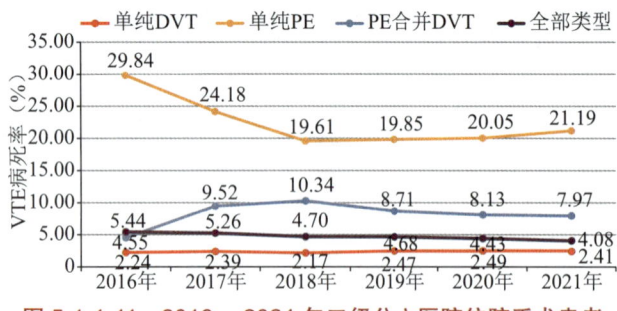

图 5-1-1-11 2016—2021 年二级公立医院住院手术患者 VTE 病死率

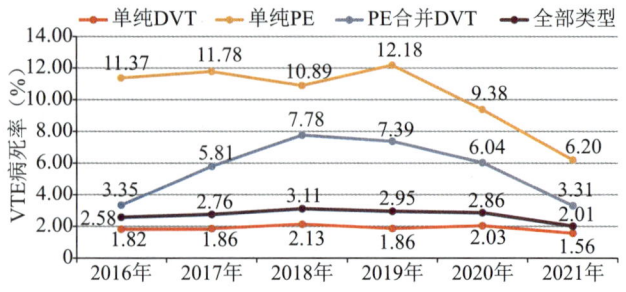

图 5-1-1-12 2016—2021 年专科医院住院手术患者 VTE 病死率

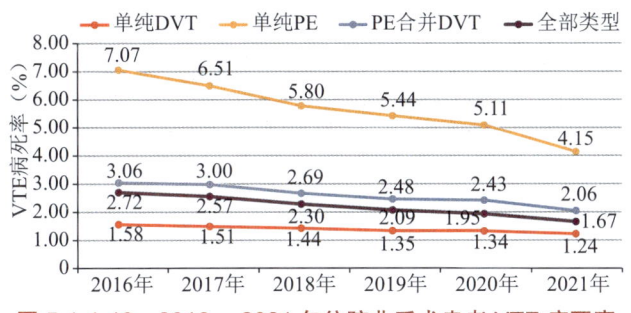

图 5-1-1-13　2016—2021 年住院非手术患者 VTE 病死率

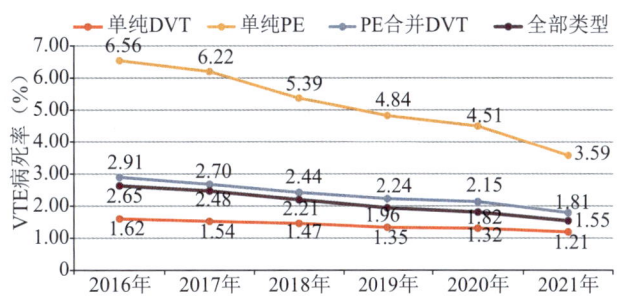

图 5-1-1-14　2016—2021 年三级公立医院住院非手术患者 VTE 病死率

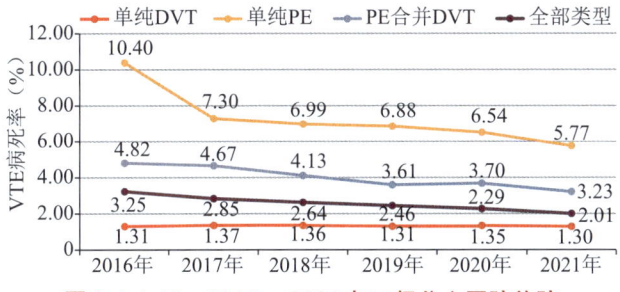

图 5-1-1-15　2016—2021 年二级公立医院住院非手术患者 VTE 病死率

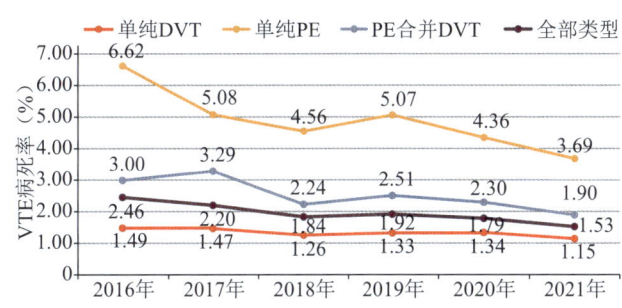

图 5-1-1-16　2016—2021 年专科医院住院非手术患者 VTE 病死率

（二）2016—2021 年住院患者医院获得性 VTE 相关指标分析

全国纳入分析的各类型医疗机构住院患者医院获得性 VTE 相关指标情况见表 5-1-1-5。

表 5-1-1-5　2016—2021 年纳入分析的各类型医疗机构住院患者医院获得性 VTE 相关指标

患者类别	医疗机构类型		相关指标	2016 年	2017 年	2018 年	2019 年	2020 年	2021 年	6 年均值	趋势图
全部住院患者	综合	三级公立	收治率（‰）	0.56	0.63	0.67	0.80	0.69	0.73	0.69	
			病死率（%）	5.76	5.45	5.30	5.37	6.47	5.62	5.64	
		二级公立	收治率（‰）	0.35	0.19	0.21	0.23	0.34	0.41	0.28	
			病死率（%）	5.33	7.06	7.55	7.26	6.84	5.94	6.69	
		三级民营	收治率（‰）	0.84	1.01	0.67	0.63	0.87	0.86	0.80	
			病死率（%）	7.66	4.53	3.79	8.02	8.10	6.24	6.36	
		二级民营	收治率（‰）	0.35	0.53	0.48	0.63	0.44	0.35	0.47	
			病死率（%）	2.86	3.07	5.01	3.83	5.54	8.46	4.71	
		专科	收治率（‰）	0.24	0.24	0.31	0.42	0.40	0.42	0.35	
			病死率（%）	4.83	4.42	4.27	3.71	4.84	3.98	4.25	
住院手术患者	综合	三级公立	收治率（‰）	0.75	0.88	1.00	1.24	1.17	1.19	1.08	
			病死率（%）	6.59	6.20	5.80	6.08	6.41	5.62	6.04	
		二级公立	收治率（‰）	0.47	0.30	0.39	0.47	0.71	0.84	0.56	
			病死率（%）	7.78	7.45	8.39	7.55	6.99	5.96	6.96	
		三级民营	收治率（‰）	0.95	1.66	1.13	1.13	1.64	1.76	1.50	
			病死率（%）	0.00	0.00	5.26	7.36	9.25	6.56	7.28	
		二级民营	收治率（‰）	1.83	0.76	0.61	0.87	0.79	0.72	0.78	
			病死率（%）	0.00	5.00	6.82	8.39	6.58	7.47	7.22	
		专科	收治率（‰）	0.39	0.39	0.50	0.59	0.64	0.65	0.55	
			病死率（%）	3.48	4.41	4.34	4.10	4.67	3.57	4.09	

续表

患者类别	医疗机构类型	相关指标	2016年	2017年	2018年	2019年	2020年	2021年	6年均值	趋势图
住院非手术患者	综合 三级公立	收治率（‰）	0.48	0.50	0.48	0.51	0.27	0.25	0.42	
		病死率（%）	5.15	4.81	4.71	4.23	6.71	5.61	4.97	
	二级公立	收治率（‰）	0.34	0.17	0.16	0.16	0.19	0.19	0.19	
		病死率（%）	5.20	6.88	6.97	6.98	6.60	5.91	6.44	
	三级民营	收治率（‰）	0.84	0.99	0.62	0.40	0.43	0.29	0.60	
		病死率（%）	7.88	4.75	3.50	8.85	5.58	5.03	5.71	
	二级民营	收治率（‰）	0.34	0.52	0.46	0.55	0.30	0.17	0.40	
		病死率（%）	3.01	2.96	4.75	1.59	4.52	10.47	3.69	
	专科	收治率（‰）	0.17	0.17	0.20	0.30	0.16	0.15	0.19	
		病死率（%）	6.40	4.43	4.18	3.13	5.54	6.26	4.60	

1. 医院获得性VTE收治率

2016—2021年全国纳入分析的医疗机构共收治医院获得性VTE患者37.24万例，收治率由0.49‰上升至0.61‰，其中单纯DVT（0.43‰）>单纯PE（0.06‰）>PE合并DVT（0.03‰）（图5-1-1-17）；2016—2021年各类型医疗机构住院患者获得性VTE收治率见表5-1-1-5、图5-1-1-18～图5-1-1-20。

2016—2021年全国纳入分析的医疗机构共收治医院获得性VTE住院手术患者22.63万例，收治率由0.69‰上升至1.05‰，其中单纯DVT（0.76‰）>单纯PE（0.09‰）>PE合并DVT（0.06‰）（图5-1-1-21）；2016—2021年全国纳入分析的医疗机构共收治医院获得性VTE住院非手术患者14.61万例，收治率由0.41‰下降至0.22‰，其中单纯DVT（0.25‰）>单纯PE（0.05‰）>PE合并DVT（0.02‰）（图5-1-1-22）；2016—2021年各类型医疗机构住院手术、非手术患者医院获得性VTE收治率见表5-1-1-5、图5-1-1-23～图5-1-1-28。

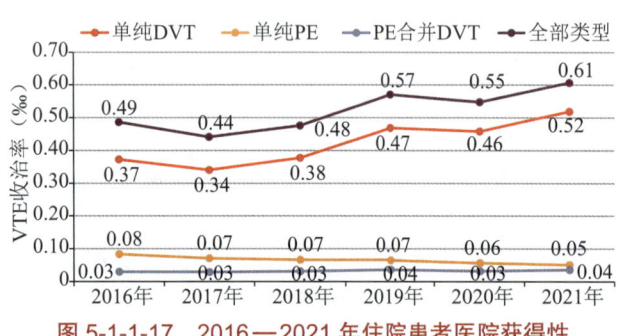

图5-1-1-17　2016—2021年住院患者医院获得性VTE收治率

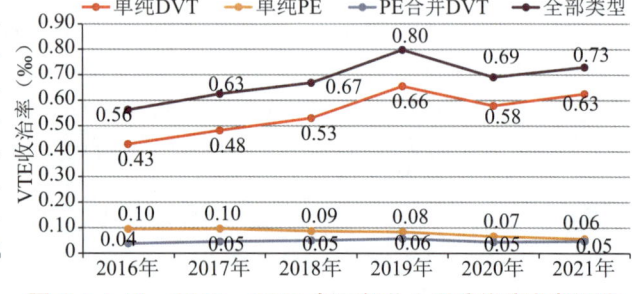

图5-1-1-18　2016—2021年三级公立医院住院患者医院获得性VTE收治率

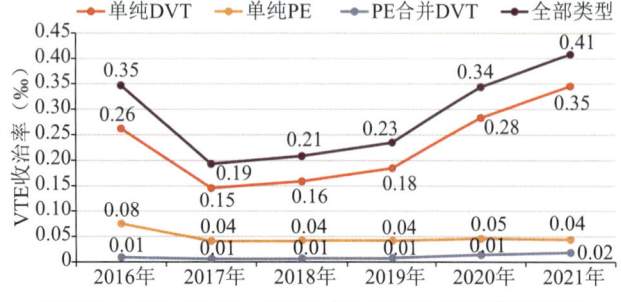

图5-1-1-19　2016—2021年二级公立医院住院患者医院获得性VTE收治率

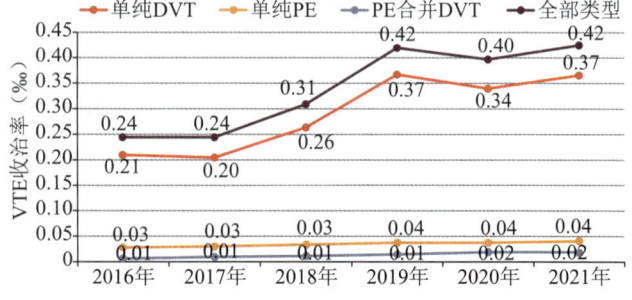

图5-1-1-20　2016—2021年专科医院住院患者医院获得性VTE收治率

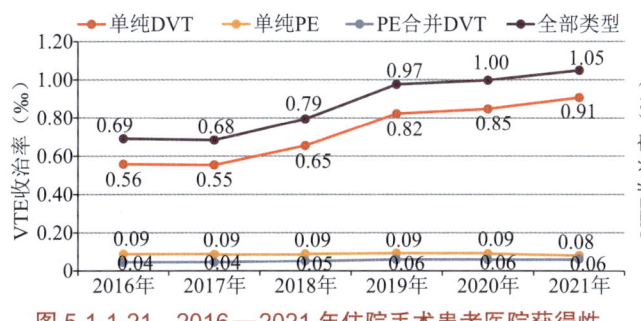

图 5-1-1-21　2016—2021 年住院手术患者医院获得性 VTE 收治率

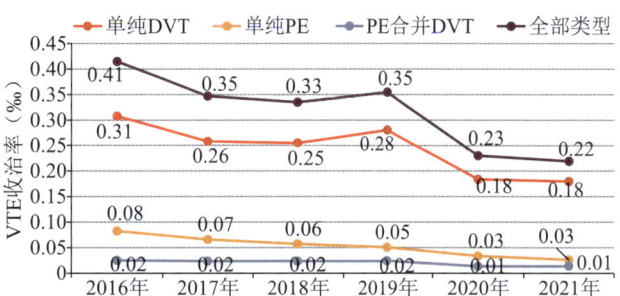

图 5-1-1-22　2016—2021 年住院非手术患者医院获得性 VTE 收治率

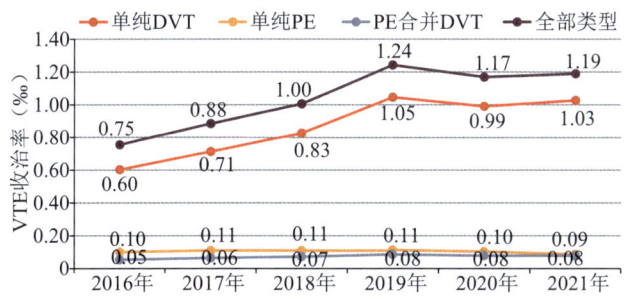

图 5-1-1-23　2016—2021 年三级公立医院住院手术患者医院获得性 VTE 收治率

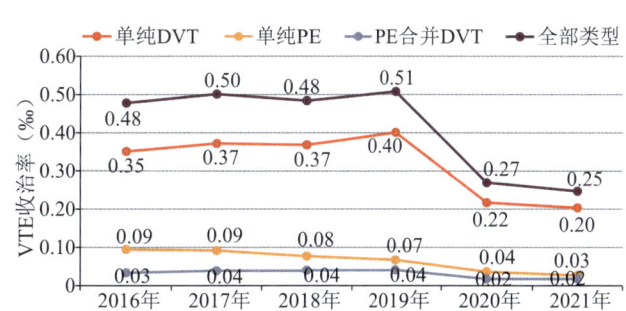

图 5-1-1-24　2016—2021 年三级公立医院住院非手术患者医院获得性 VTE 收治率

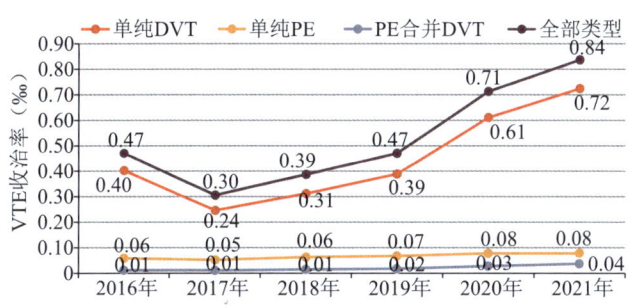

图 5-1-1-25　2016—2021 年二级公立医院住院手术患者医院获得性 VTE 收治率

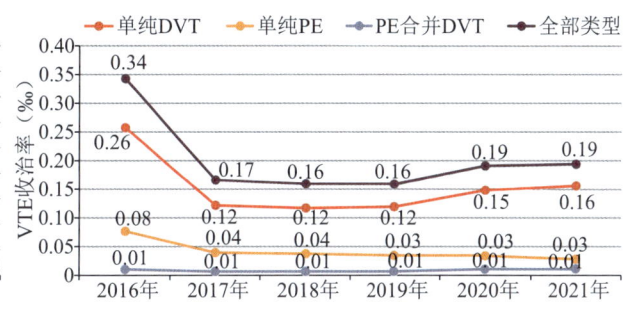

图 5-1-1-26　2016—2021 年二级公立医院住院非手术患者医院获得性 VTE 收治率

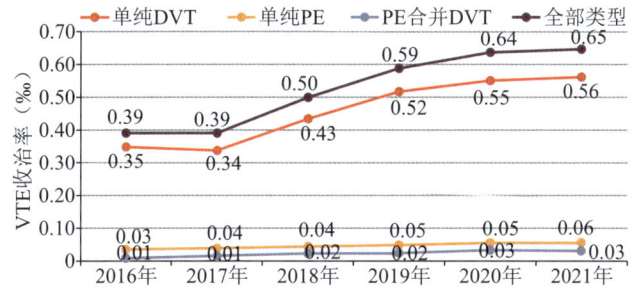

图 5-1-1-27　2016—2021 年专科医院住院手术患者医院获得性 VTE 收治率

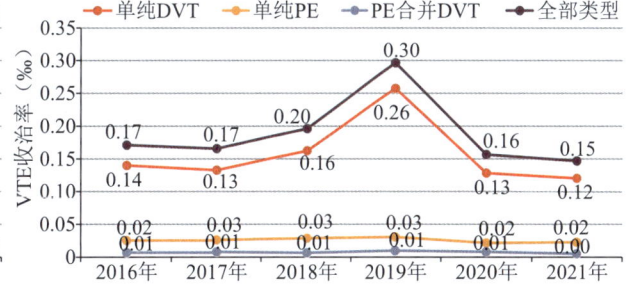

图 5-1-1-28　2016—2021 年专科医院住院非手术患者医院获得性 VTE 收治率

2. 医院获得性 VTE 病死率

2016—2021 年全国纳入分析的医疗机构中，医院获得性 VTE 病死率由 5.66% 下降至 5.57%，其中单纯 PE（24.90%）＞ PE 合并 DVT（10.78%）＞单纯 DVT（2.41%）（图 5-1-1-29）；2016—2021 年各类型医疗机构住院患者获得性 VTE 病死率见表 5-1-1-5、图 5-1-1-30～图 5-1-1-32。

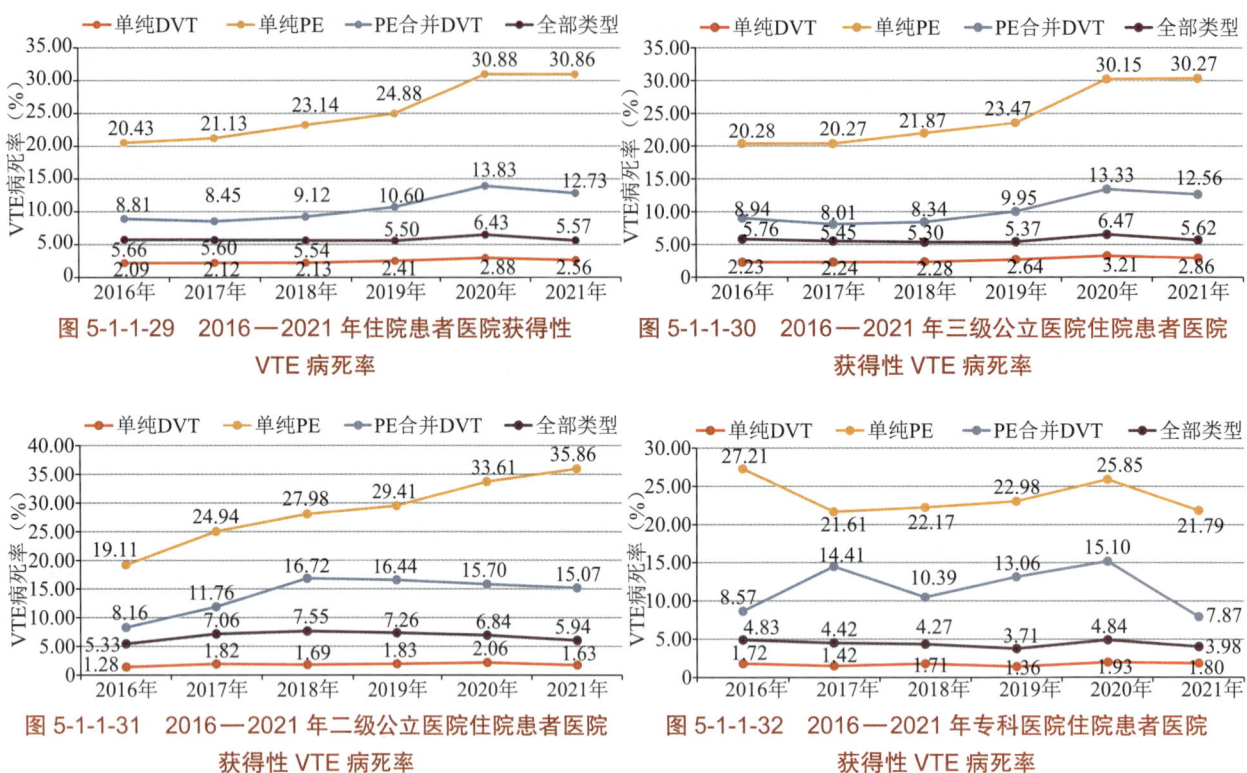

图 5-1-1-29　2016—2021 年住院患者医院获得性 VTE 病死率

图 5-1-1-30　2016—2021 年三级公立医院住院患者医院获得性 VTE 病死率

图 5-1-1-31　2016—2021 年二级公立医院住院患者医院获得性 VTE 病死率

图 5-1-1-32　2016—2021 年专科医院住院患者医院获得性 VTE 病死率

2016—2021 年全国纳入分析的住院手术患者医院获得性 VTE 病死率由 6.33% 下降至 5.52%，其中单纯 PE（30.97%）＞ PE 合并 DVT（12.38%）＞单纯 DVT（2.68%）（图 5-1-1-33）；2016—2021 年全国纳入分析的住院非手术患者医院获得性 VTE 病死率由 5.26% 上升至 5.76%，其中单纯 PE（19.39%）＞ PE 合并 DVT（8.42%）＞单纯 DVT（1.96%）（图 5-1-1-34）；2016—2021 年各类型医疗机构住院手术、非手术患者医院获得性 VTE 病死率见表 5-1-1-5、图 5-1-1-35～图 5-1-1-40。

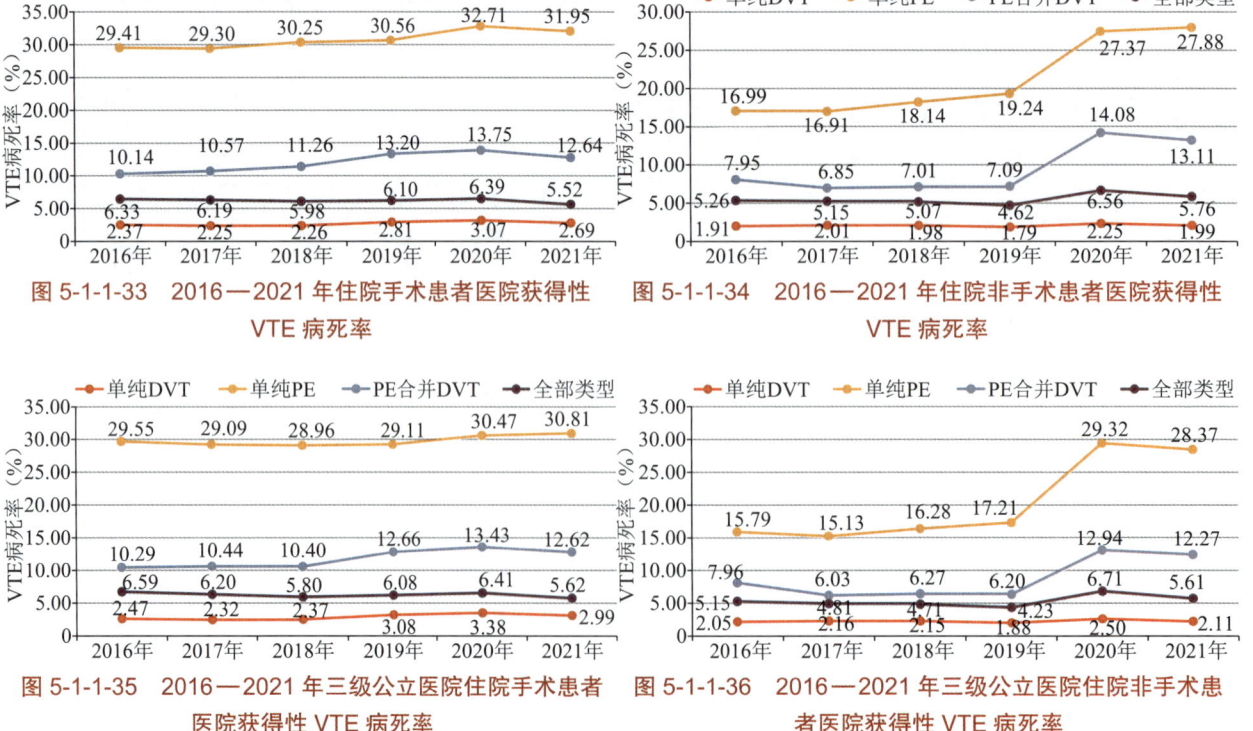

图 5-1-1-33　2016—2021 年住院手术患者医院获得性 VTE 病死率

图 5-1-1-34　2016—2021 年住院非手术患者医院获得性 VTE 病死率

图 5-1-1-35　2016—2021 年三级公立医院住院手术患者医院获得性 VTE 病死率

图 5-1-1-36　2016—2021 年三级公立医院住院非手术患者医院获得性 VTE 病死率

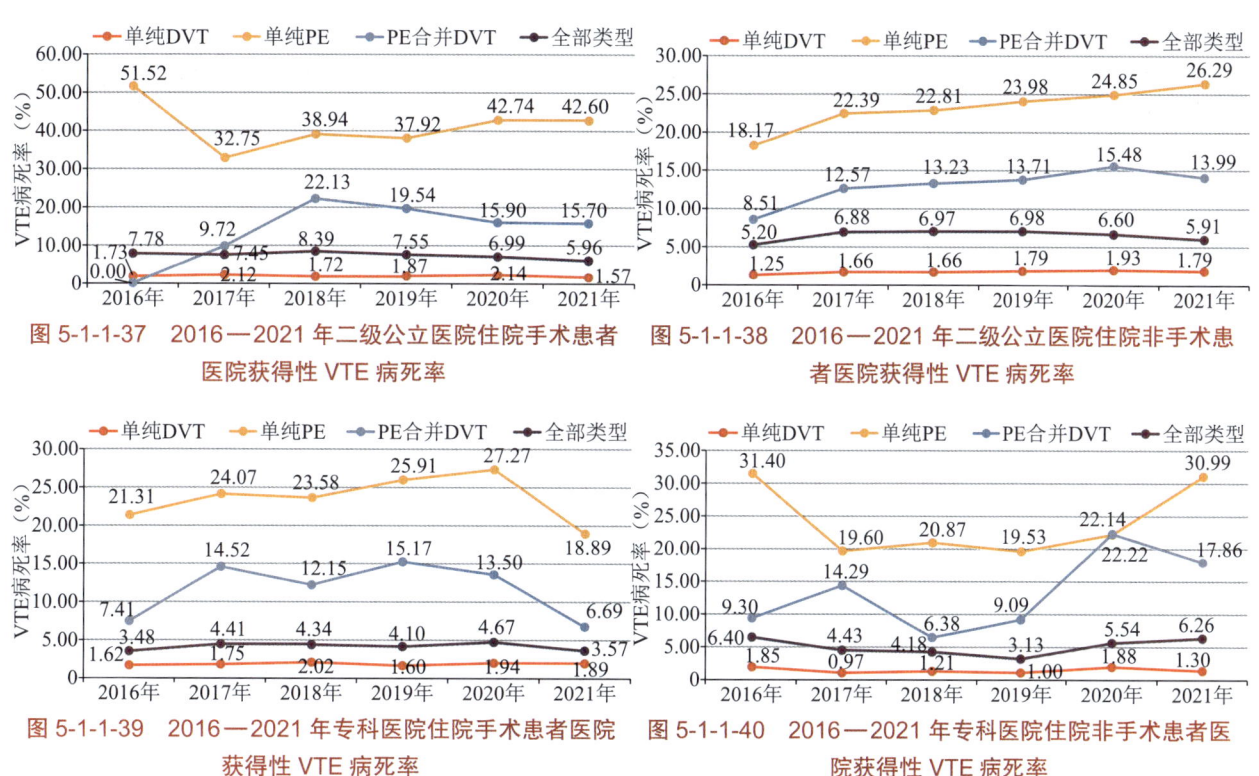

图 5-1-1-37 2016—2021 年二级公立医院住院手术患者医院获得性 VTE 病死率

图 5-1-1-38 2016—2021 年二级公立医院住院非手术患者医院获得性 VTE 病死率

图 5-1-1-39 2016—2021 年专科医院住院手术患者医院获得性 VTE 病死率

图 5-1-1-40 2016—2021 年专科医院住院非手术患者医院获得性 VTE 病死率

（三）2016—2021 年住院患者非医院获得性 VTE 相关指标分析

纳入分析的各类型医疗机构住院患者非医院获得性 VTE 相关指标情况见表 5-1-1-6。

表 5-1-1-6　2016—2021 年纳入分析的各类型医疗机构收治的住院患者非医院获得性 VTE 相关指标

患者类别	医疗机构类型		相关指标	2016 年	2017 年	2018 年	2019 年	2020 年	2021 年	6 年均值	趋势图
全部住院患者	综合	三级公立	收治率（‰）	5.94	6.77	8.33	10.12	13.28	15.59	10.22	
			病死率（%）	2.81	2.69	2.52	2.43	2.51	2.29	2.48	
		二级公立	收治率（‰）	2.11	2.80	3.54	4.46	6.08	7.74	4.62	
			病死率（%）	2.97	3.02	2.82	2.80	2.75	2.63	2.78	
		三级民营	收治率（‰）	3.71	4.33	5.66	8.19	10.56	13.37	8.12	
			病死率（%）	3.79	4.35	2.90	4.52	4.49	3.93	4.07	
		二级民营	收治率（‰）	1.89	2.31	3.49	6.21	7.88	8.80	5.33	
			病死率（%）	1.59	2.69	3.51	3.02	3.00	2.83	2.93	
	专科		收治率（‰）	2.31	2.58	3.20	4.03	5.58	7.30	4.30	
			病死率（%）	2.25	2.22	2.15	2.22	2.16	1.71	2.04	
患者手术住院	综合	三级公立	收治率（‰）	5.68	6.63	8.44	10.43	13.92	16.62	11.26	
			病死率（%）	3.64	3.49	3.31	3.29	3.32	2.96	3.22	
		二级公立	收治率（‰）	1.41	2.36	3.26	4.39	6.27	8.48	5.18	
			病死率（%）	4.67	4.98	4.26	4.37	4.14	3.89	4.16	
		三级民营	收治率（‰）	3.47	4.29	4.48	8.40	11.79	15.94	11.53	
			病死率（%）	1.96	0.00	7.94	7.14	7.00	5.53	6.28	
		二级民营	收治率（‰）	2.03	3.62	5.15	5.87	7.71	8.83	7.18	
			病死率（%）	0.00	3.16	5.12	3.44	4.68	3.56	3.96	
	专科		收治率（‰）	2.31	2.62	3.18	3.90	5.45	8.02	4.76	
			病死率（%）	2.43	2.51	2.92	2.78	2.65	1.89	2.36	

续表

患者类别	医疗机构类型	相关指标	2016年	2017年	2018年	2019年	2020年	2021年	6年均值	趋势图
住院非手术患者	综合 三级公立	收治率（‰）	6.06	6.84	8.26	9.91	12.72	14.50	9.53	
		病死率（%）	2.45	2.31	2.07	1.84	1.72	1.48	1.89	
	二级公立	收治率（‰）	2.13	2.91	3.62	4.49	6.01	7.36	4.44	
		病死率（%）	2.93	2.62	2.45	2.30	2.15	1.91	2.27	
	三级民营	收治率（‰）	3.72	4.33	5.79	8.10	9.87	11.76	7.14	
		病死率（%）	3.83	4.48	2.48	3.31	2.79	2.56	3.04	
	二级民营	收治率（‰）	1.89	2.26	3.30	6.32	7.94	8.79	4.93	
		病死率（%）	1.61	2.66	3.23	2.90	2.39	2.47	2.61	
	专科	收治率（‰）	2.30	2.57	3.20	4.13	5.71	6.41	3.95	
		病死率（%）	2.17	2.06	1.70	1.83	1.69	1.42	1.74	

1. 非医院获得性 VTE 收治率

2016—2021 年全国纳入分析的医疗机构共收治非医院获得性 VTE 患者 555.91 万例，收治率由 4.77‰ 上升至 12.46‰，其中单纯 DVT（6.34‰）>单纯 PE（1.00‰）>PE 合并 DVT（0.50‰）（图 5-1-1-41）；2016—2021 年各类型医疗机构住院患者非医院获得性 VTE 收治率见表 5-1-1-6、图 5-1-1-42～图 5-1-1-44。

2016—2021 年全国纳入分析的医疗机构收治的非医院获得性 VTE 住院手术患者 228.74 万例，收治率由 5.05‰ 上升至 13.85‰，其中单纯 DVT（7.83‰）>单纯 PE（0.74‰）>PE 合并 DVT（0.57‰）（图 5-1-1-45）；非医院获得性 VTE 住院非手术患者 327.17 万例，收治率由 4.68‰ 上升至 11.24‰，其中单纯 DVT（5.53‰）>单纯 PE（1.14‰）>PE 合并 DVT（0.47‰）（图 5-1-1-46）；2016—2021 年各类型医疗机构住院手术、非手术患者非医院获得性 VTE 收治率见表 5-1-1-6、图 5-1-1-47～图 5-1-1-52。

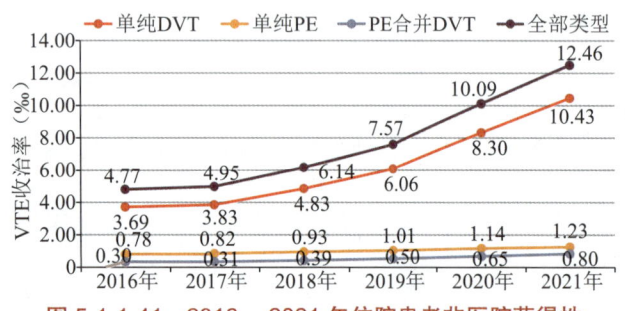

图 5-1-1-41　2016—2021 年住院患者非医院获得性 VTE 收治率

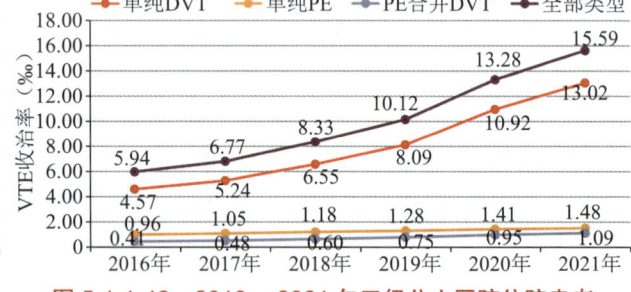

图 5-1-1-42　2016—2021 年三级公立医院住院患者非医院获得性 VTE 收治率

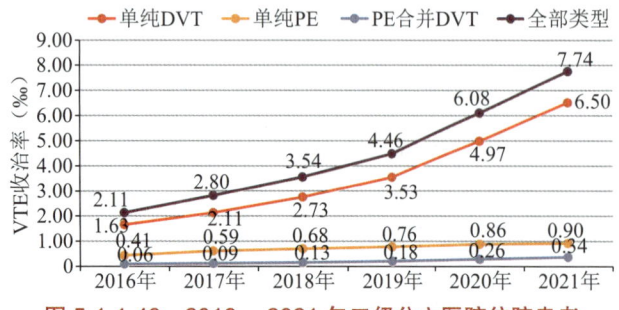

图 5-1-1-43　2016—2021 年二级公立医院住院患者非医院获得性 VTE 收治率

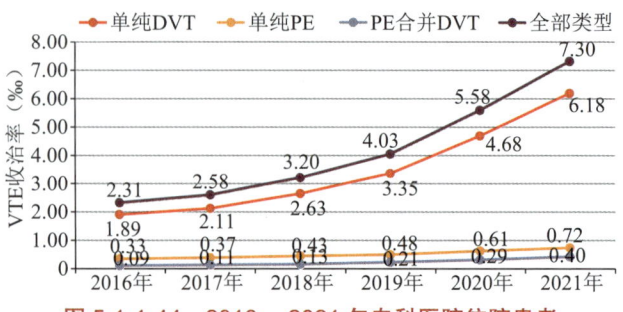

图 5-1-1-44　2016—2021 年专科医院住院患者非医院获得性 VTE 收治率

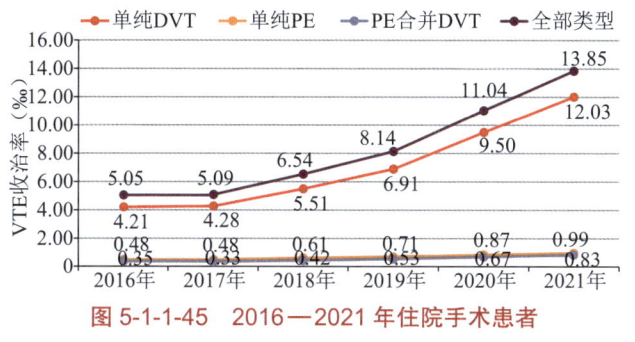

图 5-1-1-45　2016—2021 年住院手术患者非医院获得性 VTE 收治率

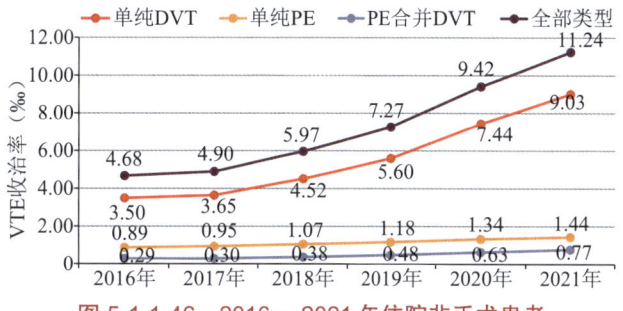

图 5-1-1-46　2016—2021 年住院非手术患者非医院获得性 VTE 收治率

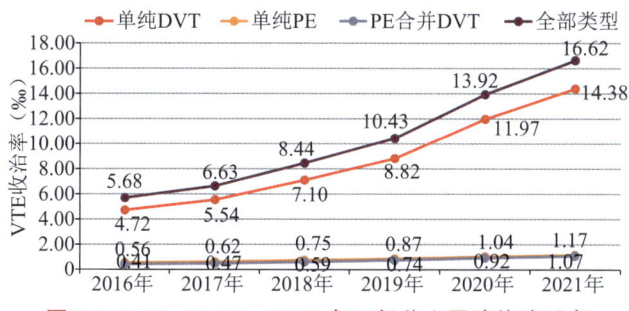

图 5-1-1-47　2016—2021 年三级公立医院住院手术患者非医院获得性 VTE 收治率

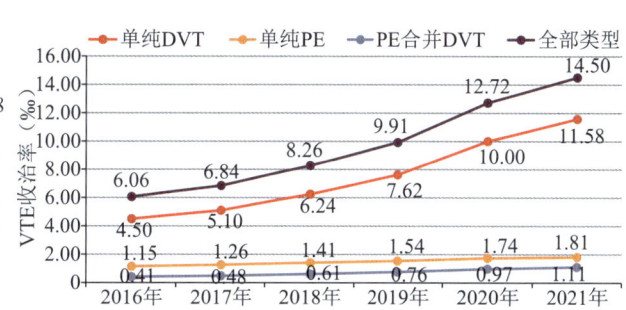

图 5-1-1-48　2016—2021 年三级公立医院住院非手术患者非医院获得性 VTE 收治率

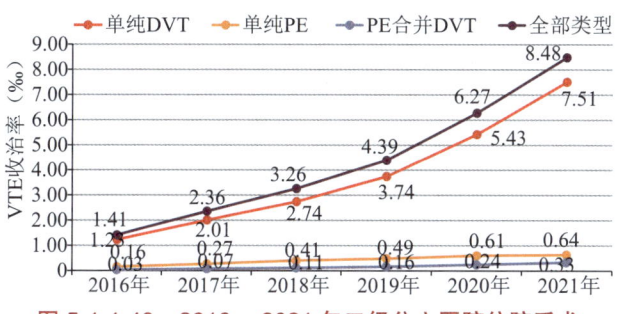

图 5-1-1-49　2016—2021 年二级公立医院住院手术患者非医院获得性 VTE 收治率

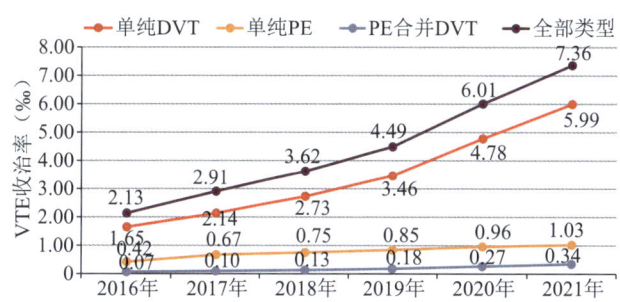

图 5-1-1-50　2016—2021 年二级公立医院住院非手术患者非医院获得性 VTE 收治率

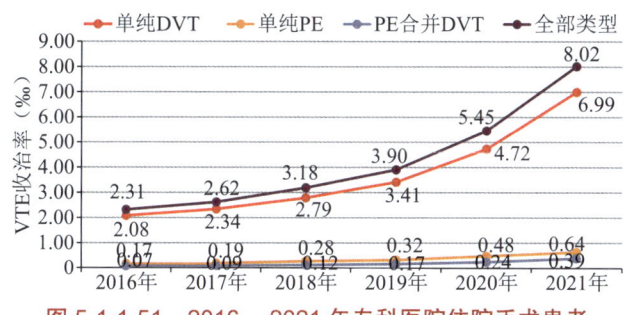

图 5-1-1-51　2016—2021 年专科医院住院手术患者非医院获得性 VTE 收治率

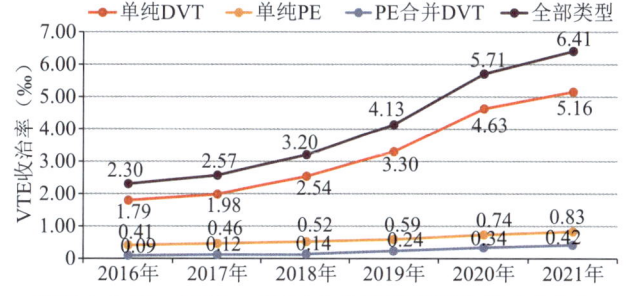

图 5-1-1-52　2016—2021 年专科医院住院非手术患者非医院获得性 VTE 收治率

2. 非医院获得性 VTE 病死率

2016—2021 年全国纳入分析的医疗机构中非医院获得性 VTE 病死率由 2.79% 下降至 2.33%，其中单纯 PE（6.92%）＞ PE 合并 DVT（3.20%）＞单纯 DVT（1.77%）（图 5-1-1-53）；2016—2021 年各类型医疗机构住院患者非医院获得性 VTE 病死率见表 5-1-1-6、图 5-1-1-54～图 5-1-1-56。

2016—2021年全国纳入分析的住院手术患者非医院获得性VTE病死率由3.56%下降至3.01%，其中单纯PE（12.52%）＞PE合并DVT（4.63%）＞单纯DVT（2.31%）（图5-1-1-57）；2016—2021年全国纳入分析的住院非手术患者非医院获得性VTE病死率由2.49%下降至1.59%，其中单纯PE（4.92%）＞PE合并DVT（2.25%）＞单纯DVT（1.35%）（图5-1-1-58）；2016—2021年各类型医疗机构住院手术、非手术患者非医院获得性VTE病死率见表5-1-1-6、图5-1-1-59～图5-1-1-64。

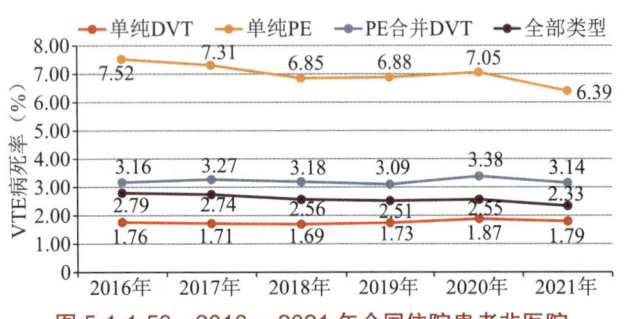

图5-1-1-53　2016—2021年全国住院患者非医院获得性VTE病死率

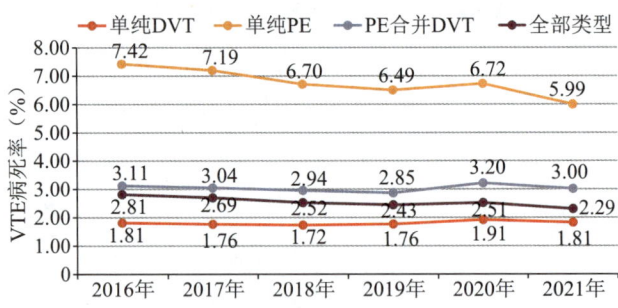

图5-1-1-54　2016—2021年全国三级公立医院住院患者非医院获得性VTE病死率

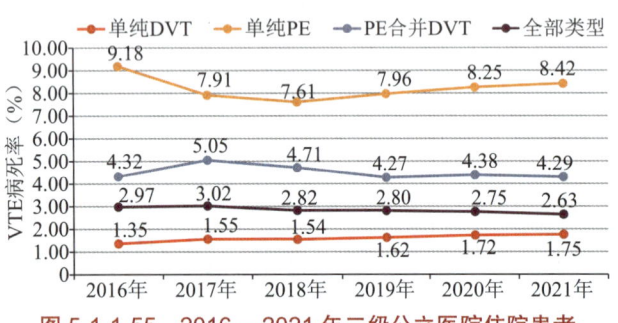

图5-1-1-55　2016—2021年二级公立医院住院患者非医院获得性VTE病死率

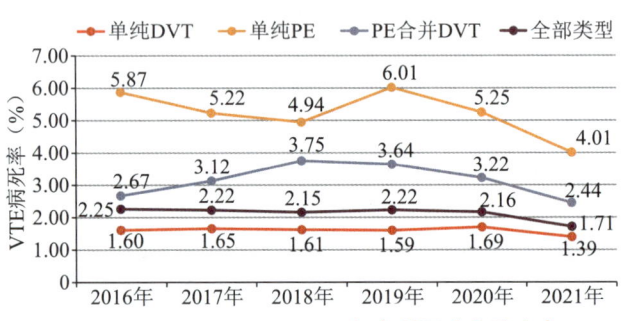

图5-1-1-56　2016—2021年专科医院住院患者非医院获得性VTE病死率

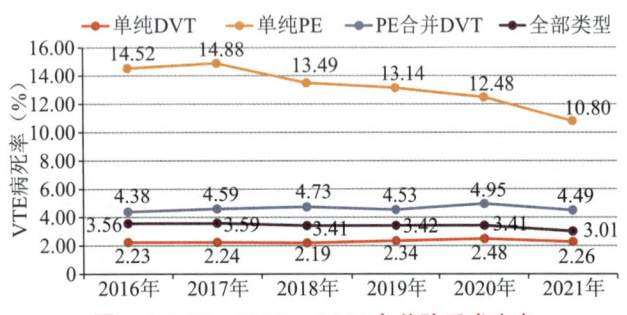

图5-1-1-57　2016—2021年住院手术患者非医院获得性VTE病死率

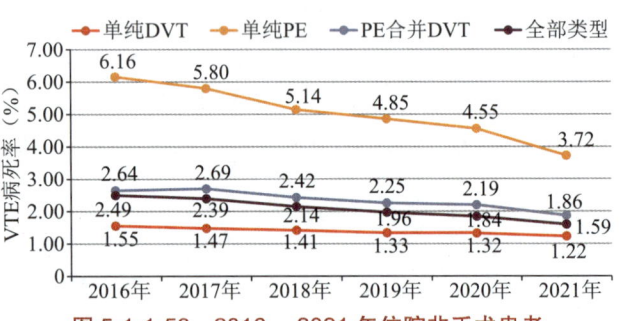

图5-1-1-58　2016—2021年住院非手术患者非医院获得性VTE病死率

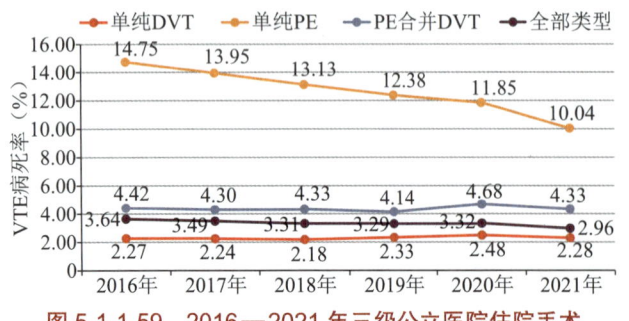

图5-1-1-59　2016—2021年三级公立医院住院手术患者非医院获得性VTE病死率

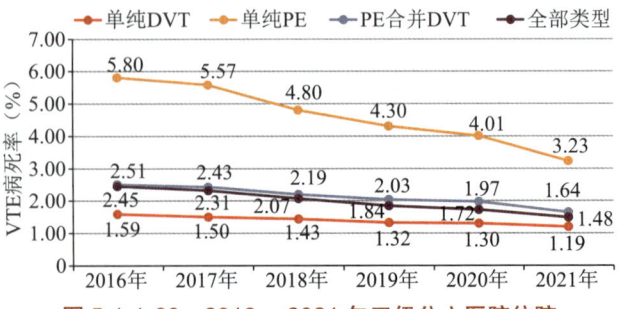

图5-1-1-60　2016—2021年三级公立医院住院非手术患者非医院获得性VTE病死率

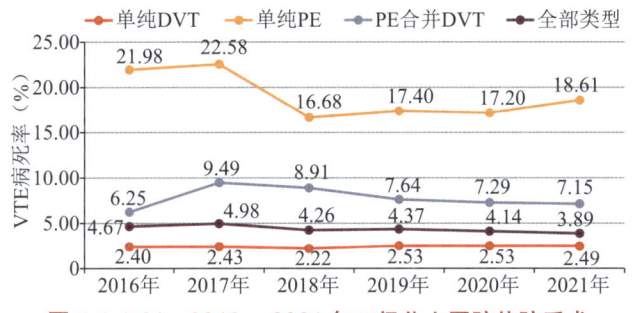

图 5-1-1-61　2016—2021 年二级公立医院住院手术患者非医院获得性 VTE 病死率

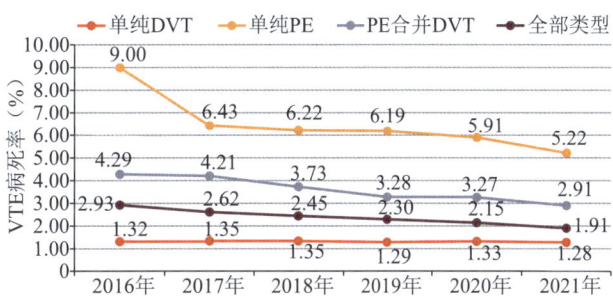

图 5-1-1-62　2016—2021 年二级公立医院住院非手术患者非医院获得性 VTE 病死率

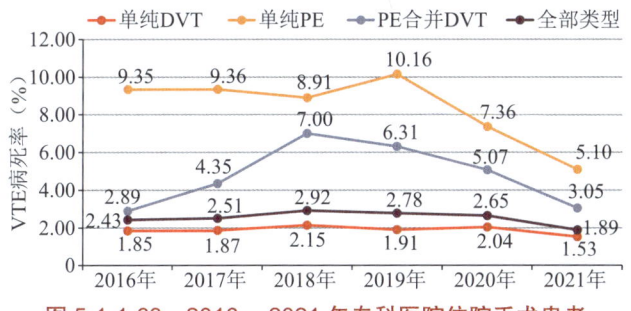

图 5-1-1-63　2016—2021 年专科医院住院手术患者非医院获得性 VTE 病死率

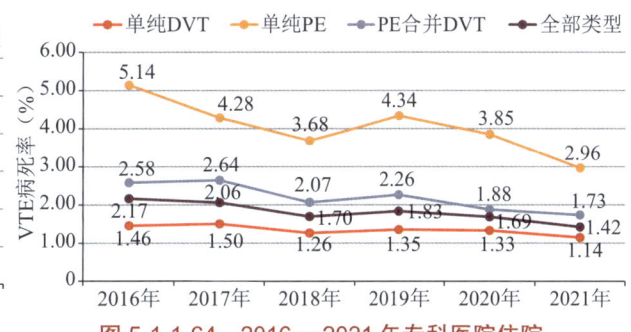

图 5-1-1-64　2016—2021 年专科医院住院非手术患者非医院获得性 VTE 病死率

二、2016—2021 年全国纳入分析的医疗机构发生医院获得性 VTE 的主要科室与主要手术分布

（一）2016—2021 年发生医院获得性 VTE 的主要科室分布与变化情况

2016—2021 年住院患者医院获得性 VTE 发生率，以 2021 年排序为基准，最高的前 10 位科室分别为重症医学科、神经外科、骨科、胸外科、妇科、普通外科、神经内科、肿瘤科、呼吸内科、心血管内科（表 5-1-1-7）。其中，排序靠前的科室为重症医学科、神经外科、骨科、胸外科和妇科。呼吸内科、普通外科、肿瘤科和心血管内科总体呈下降趋势，神经内科总体呈上升趋势（图 5-1-1-65）。

表 5-1-1-7　2016—2021 年住院患者发生医院获得性 VTE 的主要科室及其发生率

排名	科室名称	医院获得性 VTE 患者发生率（%）					
		2016 年	2017 年	2018 年	2019 年	2020 年	2021 年
1	重症医学科	0.504	0.569	0.605	0.755	0.797	0.838
2	神经外科	0.284	0.294	0.168	0.253	0.328	0.402
3	骨科	0.111	0.103	0.123	0.162	0.174	0.213
4	胸外科		0.106	0.144	0.151	0.166	0.163
5	妇科	0.065	0.071	0.075	0.090	0.103	0.117
6	普通外科	0.072	0.058	0.053	0.058	0.054	0.063
7	神经内科	0.043	0.032	0.033	0.058	0.055	0.060
8	肿瘤科	0.064	0.068	0.068	0.080	0.049	0.047
9	呼吸内科	0.083	0.068	0.063	0.073	0.025	0.025
10	心血管内科	0.042	0.034	0.029	0.034	0.017	0.014

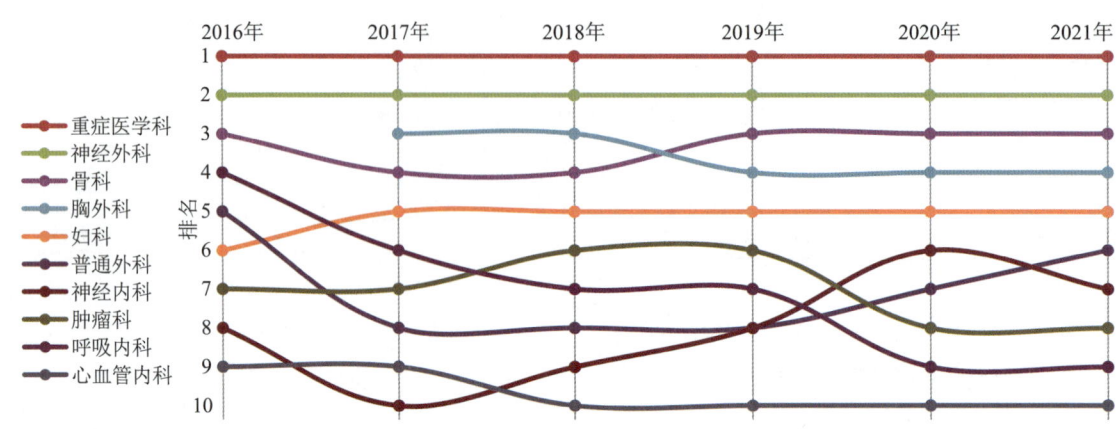

图 5-1-1-65 2016—2021 年各主要科室住院患者医院获得性 VTE 发生率排名变化

2016—2021 年全国纳入分析的医疗机构住院患者医院获得性 PE 合并 DVT 发生率，以 2021 年排序为基准，最高的前 10 位科室分别为重症医学科、神经外科、胸外科、妇科、普通外科、骨科、呼吸内科、神经内科、肿瘤科、心血管内科（表 5-1-1-8）。其中，呼吸内科、普通外科、心血管内科、肿瘤科总体呈下降趋势，妇科、骨科、神经内科总体呈上升趋势（图 5-1-1-66）。

表 5-1-1-8 2016—2021 年住院患者发生医院获得性 PE 合并 DVT 的主要科室及其发生率

排名	科室名称	医院获得性 PE 合并 DVT 患者发生率（%）					
		2016 年	2017 年	2018 年	2019 年	2020 年	2021 年
1	重症医学科	0.051	0.054	0.064	0.080	0.085	0.083
2	神经外科	0.018	0.016	0.008	0.010	0.012	0.016
3	胸外科		0.010	0.013	0.013	0.015	0.013
4	妇科	0.003	0.003	0.004	0.006	0.007	0.008
5	普通外科	0.006	0.004	0.004	0.005	0.004	0.005
6	骨科	0.003	0.002	0.003	0.003	0.004	0.005
7	呼吸内科	0.014	0.013	0.012	0.014	0.004	0.005
8	神经内科	0.002	0.002	0.002	0.003	0.003	0.004
9	肿瘤科	0.003	0.004	0.005	0.005	0.003	0.003
10	心血管内科	0.005	0.004	0.003	0.004	0.002	0.001

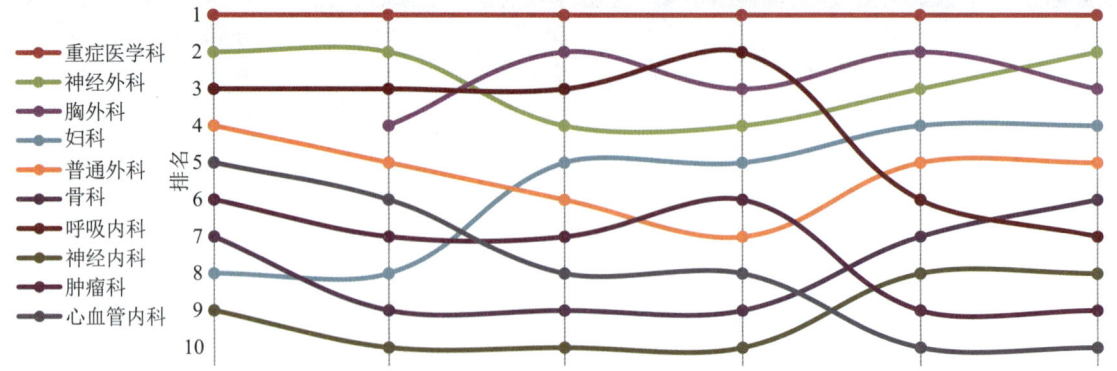

图 5-1-1-66 2016—2021 年各主要科室住院患者医院获得性 PE 合并 DVT 发生率排名变化

2016—2021 年全国纳入分析的医疗机构住院患者医院获得性 DVT 发生率，以 2021 年排序为基准，最高的前 10 位科室分别为重症医学科、神经外科、骨科、胸外科、妇科、神经内科、普通外科、肿瘤科、呼吸内科、心血管内科（表 5-1-1-9）。其中普通外科、肿瘤科、呼吸内科和心血管内科总体呈下降趋势，神经内科总体呈上升趋势（图 5-1-1-67）。

表 5-1-1-9　2016—2021 年住院患者发生医院获得性 DVT 的主要科室及其发生率

排名	科室名称	医院获得性 DVT 患者发生率（%）					
		2016 年	2017 年	2018 年	2019 年	2020 年	2021 年
1	重症医学科	0.253	0.307	0.340	0.477	0.535	0.602
2	神经外科	0.249	0.262	0.152	0.233	0.305	0.375
3	骨科	0.100	0.094	0.113	0.152	0.164	0.201
4	胸外科		0.076	0.107	0.117	0.132	0.133
5	妇科	0.058	0.064	0.066	0.078	0.089	0.101
6	神经内科	0.035	0.026	0.026	0.050	0.047	0.052
7	普通外科	0.059	0.048	0.043	0.048	0.044	0.052
8	肿瘤科	0.053	0.055	0.056	0.066	0.040	0.039
9	呼吸内科	0.032	0.027	0.029	0.038	0.013	0.014
10	心血管内科	0.020	0.018	0.017	0.023	0.012	0.010

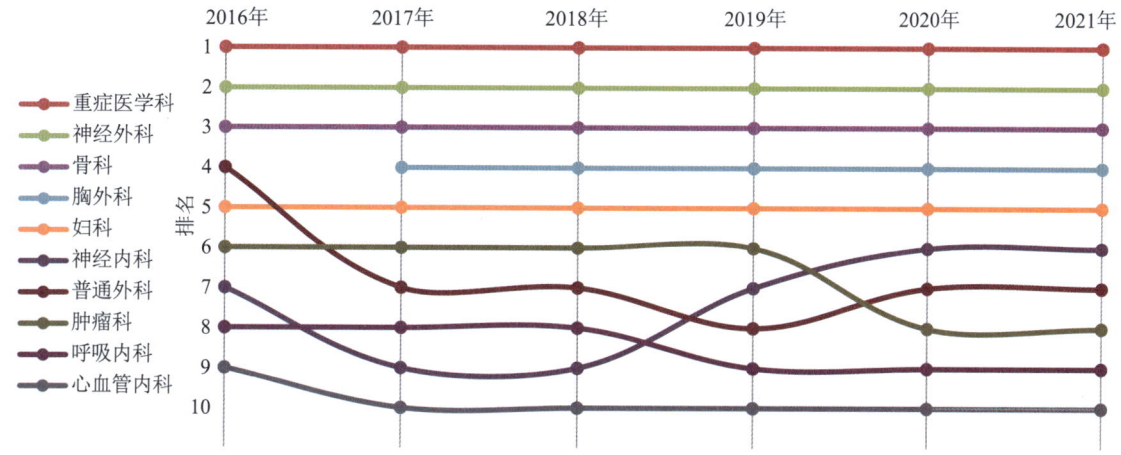

图 5-1-1-67　2016—2021 年各主要科室住院患者医院获得性单纯 DVT 发生率排名变化

2016—2021 年全国医疗机构住院患者医院获得性 PE 发生率，以 2021 年排序为基准，最高的前 10 位科室分别为重症医学科、胸外科、神经外科、妇科、骨科、呼吸内科、普通外科、肿瘤科、神经内科、心血管内科（表 5-1-1-10）。其中呼吸内科、肿瘤科、心血管内科、神经内科总体呈下降趋势，骨科、妇科总体呈上升趋势（图 5-1-1-68）。

表 5-1-1-10　2016—2021 年住院患者发生医院获得性 PE 的主要科室及其发生率

排名	科室名称	医院获得性 DVT 患者发生率（%）					
		2016 年	2017 年	2018 年	2019 年	2020 年	2021 年
1	重症医学科	0.201	0.208	0.201	0.198	0.177	0.154
2	胸外科		0.020	0.023	0.022	0.019	0.017
3	神经外科	0.018	0.016	0.009	0.011	0.011	0.012
4	妇科	0.005	0.004	0.005	0.007	0.007	0.008
5	骨科	0.008	0.007	0.007	0.006	0.006	0.007
6	呼吸内科	0.036	0.029	0.023	0.021	0.009	0.006
7	普通外科	0.007	0.006	0.006	0.006	0.006	0.006
8	肿瘤科	0.008	0.010	0.008	0.009	0.007	0.005
9	神经内科	0.006	0.005	0.005	0.005	0.005	0.004
10	心血管内科	0.018	0.012	0.009	0.009	0.004	0.003

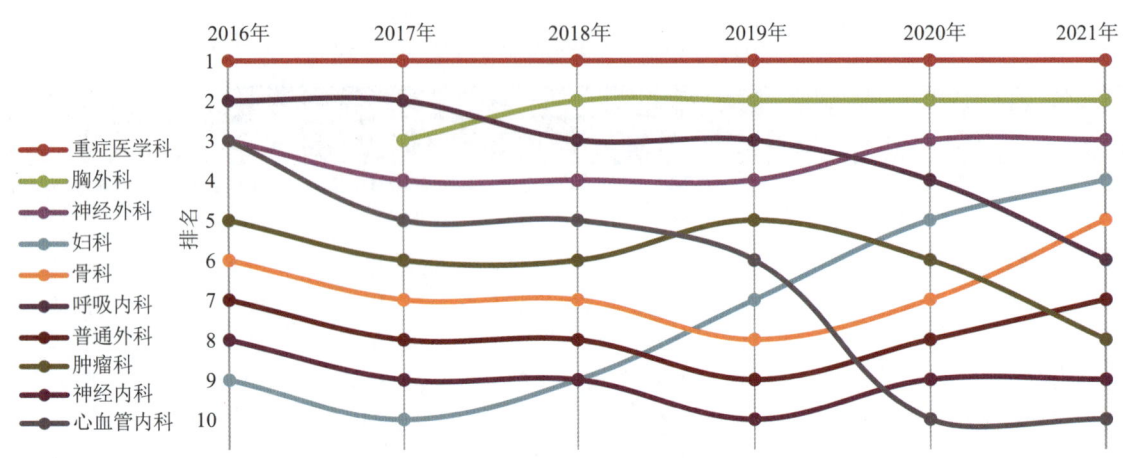

图 5-1-1-68 2016—2021 年各主要科室住院患者医院获得性 PE 发生率排名变化

（二）2016—2021 年全国纳入分析的医疗机构住院手术患者发生医院获得性 VTE 的主要手术分布与变化

2016—2021 年住院手术患者医院获得性 VTE 发生率，以 2021 年排序为基准，最高的前 10 位主要手术分别为脑的其他切开术、全膝关节置换术、颅内血肿清除术、股骨骨折开放性复位术伴内固定、股骨骨折闭合性复位术伴内固定、人工股骨头置换术、经腹全子宫切除术、全髋关节置换术、胫骨和腓骨骨折开放性复位术伴内固定、腹腔镜经腹全子宫切除术（表 5-1-1-11）。其中，股骨骨折闭合性复位术伴内固定、人工股骨头置换术、全髋关节置换术、腹腔镜经腹全子宫切除术总体呈下降趋势，脑的其他切开术、全膝关节置换术、经腹全子宫切除术总体呈上升趋势（图 5-1-1-69）。

表 5-1-1-11 2016—2021 年发生医院获得性 VTE 的主要手术及其发生率

排名	主要手术名称	医院获得性 VTE 患者发生率（%）					
		2016 年	2017 年	2018 年	2019 年	2020 年	2021 年
1	脑的其他切开术	0.534	0.651	0.911	1.428	1.833	2.170
2	全膝关节置换术	0.528	0.641	0.880	1.113	1.474	1.569
3	颅内血肿清除术				0.907	1.159	1.441
4	股骨骨折开放性复位术伴内固定	0.528	0.542	0.753	1.027	0.964	1.074
5	股骨骨折闭合性复位术伴内固定	0.537	0.665	0.741	0.905	0.891	0.951
6	人工股骨头置换术	0.493	0.581	0.608	0.669	0.682	0.807
7	经腹全子宫切除术	0.241	0.243	0.302	0.394	0.495	0.583
8	全髋关节置换术	0.294	0.302	0.395	0.509	0.562	0.582
9	胫骨和腓骨骨折开放性复位术伴内固定	0.202	0.254	0.304	0.493	0.428	0.530
10	腹腔镜经腹全子宫切除术	0.244	0.257	0.273	0.321	0.352	0.352

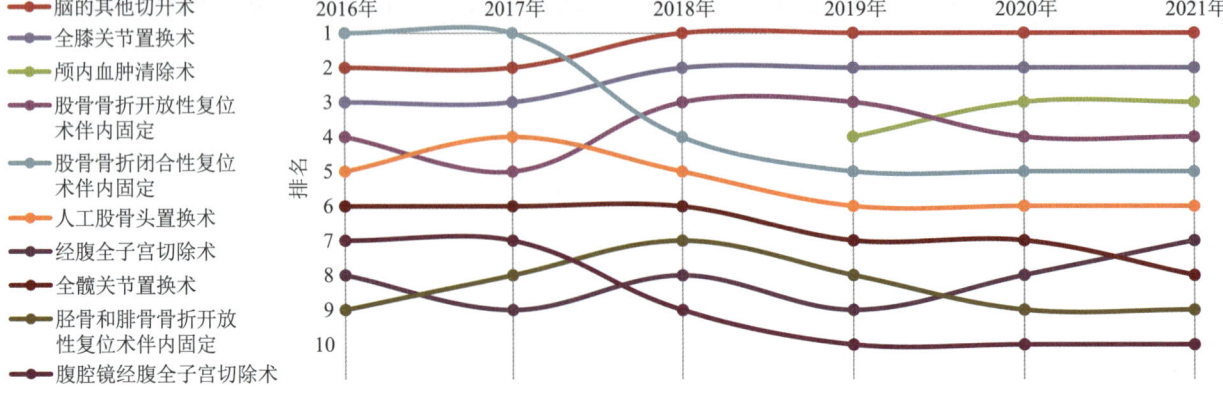

图 5-1-1-69 2016—2021 年各主要手术医院获得性 VTE 发生率排名变化

2016—2021年住院手术患者医院获得性PE合并DVT发生率，以2021年排序为基准，最高的前10位主要手术分别为脑的其他切开术、颅内血肿清除术、经腹全子宫切除术、股骨骨折开放性复位术伴内固定、股骨骨折闭合性复位术伴内固定、全膝关节置换术、腹腔镜经腹全子宫切除术、人工股骨头置换术、全髋关节置换术、静脉注射化疗药物（表5-1-1-12）。其中，人工股骨头置换术、静脉注射化疗药物、全膝关节置换术总体呈下降趋势，经腹全子宫切除术总体呈上升趋势（图5-1-1-70）。

表5-1-1-12 2016—2021年发生医院获得性PE合并DVT的主要手术及其发生率

排名	主要手术名称	医院获得性PE合并DVT患者发生率（%）					
		2016年	2017年	2018年	2019年	2020年	2021年
1	脑的其他切开术	0.029	0.036	0.065	0.068	0.067	0.107
2	颅内血肿清除术				0.044	0.051	0.066
3	经腹全子宫切除术	0.010	0.015	0.019	0.030	0.039	0.050
4	股骨骨折开放性复位术伴内固定	0.025	0.020	0.032	0.024	0.032	0.048
5	股骨骨折闭合性复位术伴内固定	0.013	0.019	0.029	0.030	0.031	0.031
6	全膝关节置换术	0.026	0.013	0.018	0.023	0.015	0.025
7	腹腔镜经腹全子宫切除术	0.009	0.010	0.016	0.014	0.016	0.020
8	人工股骨头置换术	0.016	0.026	0.019	0.031	0.015	0.015
9	全髋关节置换术	0.009	0.008	0.012	0.012	0.015	0.012
10	静脉注射化疗药物		0.009	0.002	0.004	0.001	0.001

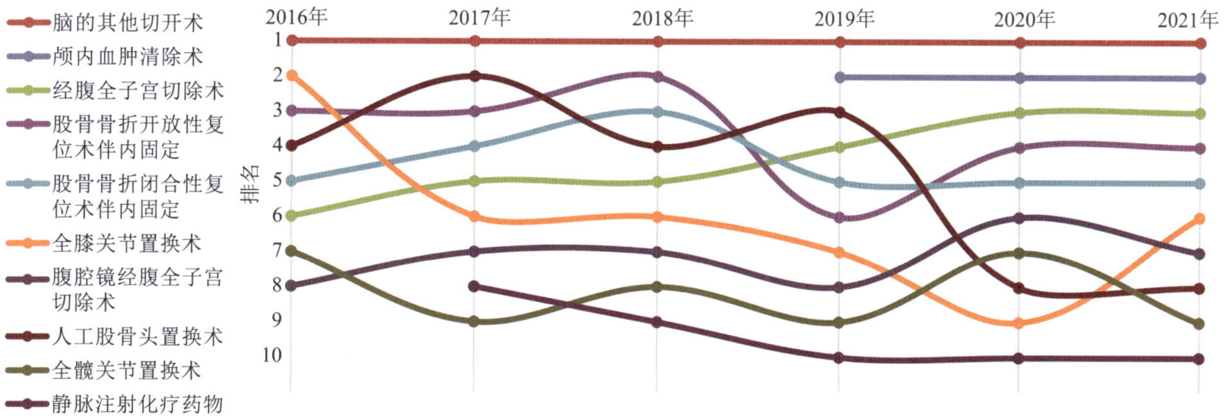

图5-1-1-70 2016—2021年各主要手术医院获得性PE合并DVT发生率排名变化

2016—2021年住院手术患者医院获得性DVT发生率，以2021年排序为基准，最高的前10位主要手术分别为脑的其他切开术、全膝关节置换术、颅内血肿清除术、股骨骨折开放性复位术伴内固定、股骨骨折闭合性复位术伴内固定、人工股骨头置换术、全髋关节置换术、胫骨和腓骨骨折开放性复位术伴内固定、经腹全子宫切除术、其他骨骨折开放性复位术伴内固定（表5-1-1-13）。其中，股骨骨折闭合性复位术伴内固定、人工股骨头置换术、全髋关节置换术、经腹全子宫切除术和其他骨骨折开放性复位术伴内固定总体呈下降趋势，脑的其他切开术、颅内血肿清除术总体呈上升趋势（图5-1-1-71）。

表 5-1-1-13　2016—2021 年发生医院获得性 DVT 的主要手术及其发生率

排名	主要手术名称	医院获得性 DVT 患者发生率（%）					
		2016 年	2017 年	2018 年	2019 年	2020 年	2021 年
1	脑的其他切开术	0.465	0.569	0.794	1.309	1.721	2.004
2	全膝关节置换术	0.476	0.607	0.838	1.074	1.438	1.532
3	颅内血肿清除术				0.803	1.052	1.309
4	股骨骨折开放性复位术伴内固定	0.452	0.481	0.678	0.951	0.887	0.973
5	股骨骨折闭合性复位术伴内固定	0.476	0.591	0.667	0.829	0.810	0.880
6	人工股骨头置换术	0.410	0.458	0.506	0.576	0.601	0.700
7	全髋关节置换术	0.260	0.267	0.354	0.470	0.520	0.551
8	胫骨和腓骨骨折开放性复位术伴内固定	0.188	0.237	0.289	0.482	0.417	0.504
9	经腹全子宫切除术	0.210	0.207	0.262	0.328	0.417	0.480
10	其他骨骨折开放性复位术伴内固定	0.175	0.185	0.213	0.319	0.321	0.318

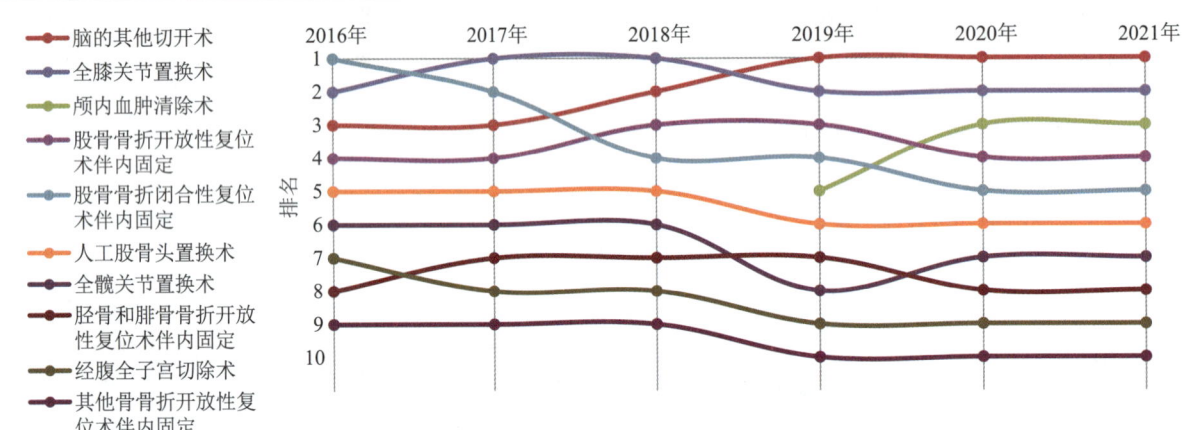

图 5-1-1-71　2016—2021 年各主要手术医院获得性单纯 DVT 发生率排名变化

2016—2021 年住院手术患者医院获得性 PE 发生率，以 2021 年排序为基准，最高的前 10 位主要手术为人工股骨头置换术、颅内血肿清除术、脑的其他切开术、经腹全子宫切除术、股骨骨折开放性复位术伴内固定、股骨骨折闭合性复位术伴内固定、全髋关节置换术、腹腔镜经腹全子宫切除术、胫骨和腓骨骨折开放性复位术伴内固定、全膝关节置换术（表 5-1-1-14）。其中，股骨骨折闭合性复位术伴内固定、股骨骨折开放性复位术伴内固定、全髋关节置换术总体呈下降趋势，经腹全子宫切除术总体呈上升趋势（图 5-1-1-72）。

表 5-1-1-14　2016—2021 年发生医院获得性 PE 的主要手术及其发生率

排名	主要手术名称	医院获得性 PE 患者发生率（%）					
		2016 年	2017 年	2018 年	2019 年	2020 年	2021 年
1	人工股骨头置换术	0.068	0.097	0.083	0.062	0.067	0.092
2	颅内血肿清除术				0.060	0.056	0.066
3	脑的其他切开术	0.040	0.046	0.052	0.052	0.045	0.059
4	经腹全子宫切除术	0.021	0.021	0.021	0.036	0.040	0.054
5	股骨骨折开放性复位术伴内固定	0.050	0.041	0.043	0.053	0.044	0.052
6	股骨骨折闭合性复位术伴内固定	0.048	0.055	0.044	0.047	0.050	0.040
7	全髋关节置换术	0.025	0.027	0.028	0.027	0.026	0.019
8	腹腔镜经腹全子宫切除术	0.013	0.019	0.015	0.014	0.017	0.015
9	胫骨和腓骨骨折开放性复位术伴内固定	0.011	0.014	0.010	0.005	0.006	0.013
10	全膝关节置换术	0.026	0.021	0.025	0.016	0.022	0.012

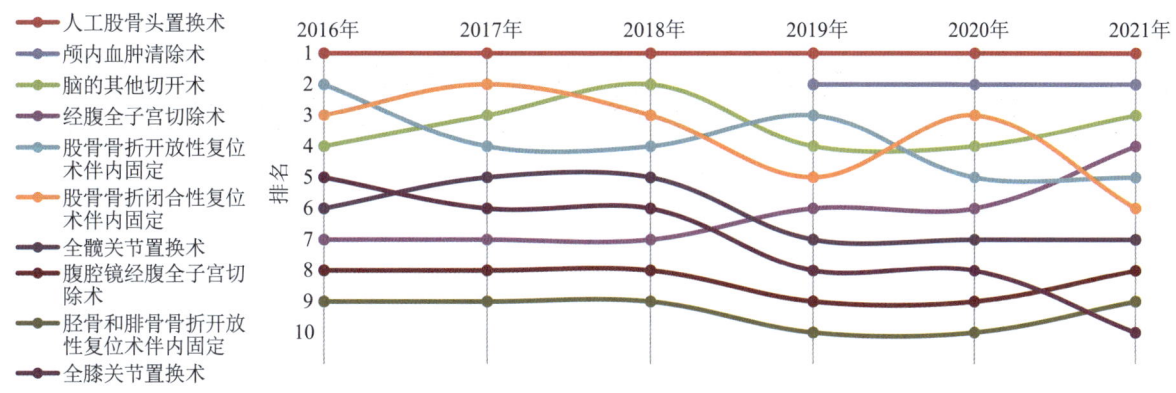

图 5-1-1-72　2016—2021 年各主要手术医院获得性单纯 PE 发生率排序变化

三、高危患者医院获得性 VTE 相关指标分析

各类高危患者医院获得性 VTE 相关指标基本情况如表 5-1-1-15 所示。

表 5-1-1-15　2016—2021 年全国纳入分析的医疗机构高危住院患者医院获得性 VTE 相关指标情况

患者类别	医疗机构类型	相关指标	2016 年	2017 年	2018 年	2019 年	2020 年	2021 年	趋势图
内科系统重症	全部类型	VTE 收治率（‰）	58.15	60.02	65.47	73.91	48.38	41.78	
		VTE 病死率（%）	21.67	18.86	17.53	18.50	18.31	15.02	
		平均住院日（天）	24.64	23.66	23.72	24.83	29.66	27.34	
		每住院人次费用（元）	70 081.43	69 848.24	70 159.47	77 983.41	94 777.64	99 067.19	
		出院当天再住院率（%）	1.23	1.35	0.91	0.86	0.95	0.97	
		0～31 天非预期再住院率（%）	2.92	3.37	3.15	3.03	2.87	2.61	
	单纯 DVT	VTE 收治率（‰）	31.39	36.61	40.84	52.07	36.59	33.12	
		VTE 病死率（%）	12.17	11.34	9.61	12.07	12.28	10.21	
		平均住院日（天）	32.55	28.51	28.61	28.04	32.90	29.73	
		每住院人次费用（元）	90 180.69	85 781.48	85 126.59	89 395.57	105 563.33	108 333.54	
		出院当天再住院率（%）	2.24	1.96	1.30	0.90	1.26	1.04	
		0～31 天非预期再住院率（%）	5.16	4.90	4.50	3.49	3.63	2.89	
	单纯 PE	VTE 收治率（‰）	21.69	18.94	18.79	16.09	7.72	5.39	
		VTE 病死率（%）	34.51	31.70	32.63	35.89	42.22	36.92	
		平均住院日（天）	13.02	15.03	13.79	15.39	16.68	14.67	
		每住院人次费用（元）	41 739.99	40 568.33	38 366.09	45 788.09	50 431.90	52 004.00	
		出院当天再住院率（%）	0.00	0.39	0.31	0.53	0.00	0.13	
		0～31 天非预期再住院率（%）	0.00	0.98	0.77	1.32	0.52	0.38	
	PE 合并 DVT	VTE 收治率（‰）	5.08	4.47	5.83	5.76	4.06	3.27	
		VTE 病死率（%）	25.56	26.04	24.30	28.08	27.23	27.54	
		平均住院日（天）	25.32	20.58	21.52	22.16	25.11	23.96	
		每住院人次费用（元）	66 896.03	63 415.10	67 803.48	64 754.37	81 949.85	82 868.63	
		出院当天再住院率（%）	0.00	0.00	0.00	1.36	0.00	1.65	
		0～31 天非预期再住院率（%）	0.98	0.00	0.87	3.40	0.49	3.51	

续表

患者类别	医疗机构类型	相关指标	2016年	2017年	2018年	2019年	2020年	2021年	趋势图
内科系统重症	无VTE	收治率（‰）	941.85	939.98	934.53	926.09	951.62	958.22	
		病死率（%）	12.79	11.22	11.94	12.60	9.77	8.33	
		平均住院日（天）	16.80	15.24	15.76	15.92	15.32	14.09	
		每住院人次费用（元）	47 522.23	39 307.51	42 332.87	46 283.04	44 212.92	43 790.13	
		出院当天再住院率（%）	1.56	1.87	1.78	1.83	1.87	1.28	
		0～31天非预期再住院率（%）	4.24	7.88	7.61	6.71	5.88	4.10	
剖宫产手术	全部类型	VTE收治率（‰）	0.17	0.16	0.19	0.26	0.30	0.34	
		VTE病死率（%）	1.33	1.00	1.77	0.43	0.55	0.96	
		平均住院日（天）	10.14	9.80	10.41	9.32	9.87	9.76	
		每住院人次费用（元）	15 447.16	14 286.68	15 412.01	14 896.66	18 984.61	20 108.42	
		出院当天再住院率（%）	0.53	0.00	0.49	0.34	0.00	0.54	
		0～31天非预期再住院率（%）	1.06	0.00	0.99	0.68	0.00	1.30	
	单纯DVT	VTE收治率（‰）	0.15	0.14	0.17	0.24	0.27	0.31	
		VTE病死率（%）	0.00	0.00	0.00	0.00	0.00	0.12	
		平均住院日（天）	10.13	9.90	10.66	9.31	9.78	9.82	
		每住院人次费用（元）	14 200.56	13 259.81	14 500.52	14 001.35	17 695.95	19 890.57	
		出院当天再住院率（%）	0.30	0.00	0.00	0.12	0.00	0.36	
		0～31天非预期再住院率（%）	0.60	0.00	0.00	0.25	0.00	0.95	
	单纯PE	VTE收治率（‰）	0.02	0.02	0.02	0.02	0.02	0.03	
		VTE病死率（%）	12.00	10.17	16.44	6.78	5.48	11.27	
		平均住院日（天）	9.86	8.44	7.92	8.78	10.36	8.65	
		每住院人次费用（元）	24 416.08	21 477.20	19 621.34	23 116.97	29 005.77	20 939.40	
		出院当天再住院率（%）	2.56	0.00	4.62	3.51	0.00	3.03	
		0～31天非预期再住院率（%）	5.13	0.00	9.23	7.02	0.00	6.06	
	PE合并DVT	VTE收治率（‰）	0.00	0.00	0.00	0.00	0.00	0.00	
		VTE病死率（%）	0.00	0.00	0.00	0.00	7.69	0.00	
		平均住院日（天）	13.80	14.14	25.50	12.46	12.46	12.09	
		每住院人次费用（元）	24 488.58	32 456.56	136 585.03	36 541.80	44 392.87	31 776.84	
		出院当天再住院率（%）	0.00	0.00	0.00	0.00	0.00	0.00	
		0～31天非预期再住院率（%）	0.00	0.00	0.00	0.00	0.00	0.00	
	无VTE	收治率（‰）	999.83	999.84	999.81	999.74	999.70	999.66	
		病死率（%）	0.03	0.01	0.01	0.01	0.01	0.01	
		平均住院日（天）	6.27	6.13	6.16	6.08	6.02	6.04	
		每住院人次费用（元）	7543.23	7338.92	7753.00	8238.74	8608.36	9192.38	
		出院当天再住院率（%）	0.01	0.01	0.01	0.02	0.02	0.01	
		0～31天非预期再住院率（%）	0.03	0.04	0.04	0.04	0.04	0.03	
心脏手术	全部类型	VTE收治率（‰）	0.31	0.63	0.67	0.75	1.00	1.08	
		VTE病死率（%）	8.33	13.33	5.88	12.20	16.67	14.52	
		平均住院日（天）	58.67	39.77	37.97	47.07	42.52	39.47	
		每住院人次费用（元）	202 201.43	209 600.72	208 661.03	293 098.87	293 561.71	305 251.94	
		出院当天再住院率（%）	0.00	0.00	0.00	0.00	0.00	0.00	
		0～31天非预期再住院率（%）	0.00	0.00	0.00	0.00	0.00	0.00	

续表

患者类别	医疗机构类型	相关指标	2016年	2017年	2018年	2019年	2020年	2021年	趋势图
心脏手术	单纯DVT	VTE收治率（‰）	0.28	0.42	0.43	0.55	0.86	0.89	
		VTE病死率（%）	9.09	5.00	9.09	6.67	7.32	7.84	
		平均住院日（天）	61.18	41.75	40.64	51.40	44.98	38.29	
		每住院人次费用（元）	206 430.64	211 585.07	238 163.39	300 828.08	295 466.21	291 908.99	
		出院当天再住院率（%）	0.00	0.00	0.00	0.00	0.00	0.00	
		0～31天非预期再住院率（%）	0.00	0.00	0.00	0.00	0.00	0.00	
	单纯PE	VTE收治率（‰）	0.03	0.15	0.22	0.16	0.08	0.10	
		VTE病死率（%）	0.00	42.86	0.00	33.33	75.00	66.67	
		平均住院日（天）	31.00	28.00	32.00	38.22	22.00	53.83	
		每住院人次费用（元）	155 680.08	158 394.88	155 981.54	285 654.97	222 945.06	398 829.28	
		出院当天再住院率（%）	0.00	0.00	0.00	0.00	0.00	0.00	
		0～31天非预期再住院率（%）	0.00	0.00	0.00	0.00	0.00	0.00	
	PE合并DVT	VTE收治率（‰）	0.00	0.06	0.02	0.04	0.06	0.09	
		VTE病死率（%）	0.00	0.00	0.00	0.00	66.67	20.00	
		平均住院日（天）	0.00	54.00	45.00	22.00	36.33	34.20	
		每住院人次费用（元）	0.00	315 852.06	139 083.30	210 658.20	361 689.19	329 057.17	
		出院当天再住院率（%）	0.00	0.00	0.00	0.00	0.00	0.00	
		0～31天非预期再住院率（%）	0.00	0.00	0.00	0.00	0.00	0.00	
	无VTE	收治率（‰）	999.69	999.37	999.33	999.25	999.00	998.92	
		病死率（%）	1.78	1.63	1.70	1.68	1.80	1.66	
		平均住院日（天）	24.75	23.76	24.09	24.04	24.49	23.39	
		每住院人次费用（元）	116 286.67	116 164.18	121 018.36	137 411.99	150 560.00	158 152.53	
		出院当天再住院率（%）	0.17	0.17	0.27	0.39	0.13	0.26	
		0～31天非预期再住院率（%）	0.69	0.64	0.78	1.02	0.45	0.70	
肿瘤手术	全部类型	VTE收治率（‰）	1.60	1.80	2.25	3.00	3.49	4.32	
		VTE病死率（%）	3.90	4.15	4.69	3.45	3.01	2.69	
		平均住院日（天）	28.58	27.93	27.29	26.11	25.53	23.27	
		每住院人次费用（元）	62 263.94	64 443.43	67 064.13	72 030.37	74 820.24	75 526.72	
		出院当天再住院率（%）	0.16	0.00	0.08	0.00	0.00	0.03	
		0～31天非预期再住院率（%）	1.14	0.48	0.76	0.53	0.35	0.31	
	单纯DVT	VTE收治率（‰）	1.17	1.36	1.72	2.35	2.75	3.44	
		VTE病死率（%）	0.59	0.87	1.13	0.97	1.47	0.79	
		平均住院日（天）	28.45	28.15	27.53	26.18	25.77	23.13	
		每住院人次费用（元）	57 347.90	60 005.15	61 901.55	68 938.32	71 609.78	72 476.95	
		出院当天再住院率（%）	0.22	0.00	0.11	0.00	0.00	0.04	
		0～31天非预期再住院率（%）	1.35	0.48	0.77	0.67	0.39	0.35	
	单纯PE	VTE收治率（‰）	0.31	0.29	0.33	0.38	0.43	0.46	
		VTE病死率（%）	14.07	18.12	23.94	19.35	11.97	16.11	
		平均住院日（天）	26.71	25.86	24.67	24.79	23.86	21.39	
		每住院人次费用（元）	76 116.19	74 354.72	83 055.79	76 792.17	84 290.29	78 818.01	
		出院当天再住院率（%）	0.00	0.00	0.00	0.00	0.00	0.00	
		0～31天非预期再住院率（%）	0.82	0.72	1.12	0.00	0.36	0.28	

续表

患者类别	医疗机构类型	相关指标	2016年	2017年	2018年	2019年	2020年	2021年	趋势图
肿瘤手术	PE合并DVT	VTE收治率（‰）	0.12	0.15	0.20	0.27	0.31	0.41	
		VTE病死率（%）	9.43	6.41	3.51	2.84	4.31	3.46	
		平均住院日（天）	34.62	29.95	29.55	27.45	25.70	26.49	
		每住院人次费用（元）	73 821.50	84 658.22	84 936.10	92 516.49	90 108.71	97 407.27	
		出院当天再住院率（%）	0.00	0.00	0.00	0.00	0.00	0.00	
		0~31天非预期再住院率（%）	0.00	0.00	0.00	0.00	0.00	0.00	
	无VTE	收治率（‰）	998.40	998.20	997.75	997.00	996.51	995.68	
		病死率（%）	0.24	0.21	0.23	0.24	0.26	0.23	
		平均住院日（天）	19.43	19.08	18.55	17.73	17.53	16.49	
		每住院人次费用（元）	44 305.76	44 787.44	44 951.14	47 714.72	49 749.88	51 984.89	
		出院当天再住院率（%）	0.15	0.11	0.09	0.08	0.06	0.12	
		0~31天非预期再住院率（%）	1.98	1.89	1.76	1.50	1.16	1.20	
颅脑手术	全部类型	VTE收治率（‰）	3.57	4.07	5.42	8.09	10.24	12.33	
		VTE病死率（%）	6.99	7.39	6.03	6.84	5.55	5.26	
		平均住院日（天）	43.48	43.21	42.36	41.49	41.33	38.01	
		每住院人次费用（元）	117 311.87	118 619.70	120 544.50	131 160.56	134 990.09	135 885.84	
		出院当天再住院率（%）	0.42	0.65	0.76	0.46	0.43	0.57	
		0~31天非预期再住院率（%）	1.25	1.94	1.85	1.46	1.11	1.32	
	单纯DVT	VTE收治率（‰）	3.11	3.56	4.82	7.34	9.46	11.39	
		VTE病死率（%）	3.82	3.55	3.73	4.55	4.04	3.78	
		平均住院日（天）	44.09	43.91	42.44	42.23	41.75	38.22	
		每住院人次费用（元）	116 330.70	116 711.57	119 442.41	131 388.29	135 134.25	135 163.18	
		出院当天再住院率（%）	0.47	0.74	0.81	0.50	0.45	0.60	
		0~31天非预期再住院率（%）	1.42	2.21	1.95	1.60	1.17	1.39	
	单纯PE	VTE收治率（‰）	0.26	0.31	0.30	0.38	0.35	0.38	
		VTE病死率（%）	36.45	43.04	36.81	38.82	38.03	34.87	
		平均住院日（天）	33.53	33.15	36.22	30.38	27.06	30.34	
		每住院人次费用（元）	111 835.70	108 114.41	102 646.15	113 362.17	106 003.76	123 224.94	
		出院当天再住院率（%）	0.00	0.00	0.00	0.00	0.49	0.00	
		0~31天非预期再住院率（%）	0.00	0.00	0.00	0.00	0.97	0.00	
	PE合并DVT	VTE收治率（‰）	0.20	0.21	0.31	0.36	0.43	0.55	
		VTE病死率（%）	17.28	20.56	12.28	19.28	12.78	15.30	
		平均住院日（天）	47.26	45.99	47.07	38.23	43.46	39.10	
		每住院人次费用（元）	139 772.11	166 819.98	154 697.43	145 454.17	155 045.76	159 481.29	
		出院当天再住院率（%）	0.00	0.00	0.66	0.00	0.00	0.28	
		0~31天非预期再住院率（%）	0.00	0.00	1.99	0.00	0.00	0.83	
	无VTE	收治率（‰）	996.43	995.93	994.58	991.91	989.76	987.67	
		病死率（%）	4.48	4.56	4.56	4.45	4.85	4.52	
		平均住院日（天）	23.15	22.68	23.13	22.36	22.49	21.41	
		每住院人次费用（元）	57 716.17	56 998.87	61 384.97	66 467.49	70 612.51	74 622.58	
		出院当天再住院率（%）	0.47	0.49	0.54	0.48	0.38	0.45	
		0~31天非预期再住院率（%）	1.90	1.90	1.93	1.53	1.25	1.43	

续表

患者类别	医疗机构类型	相关指标	2016年	2017年	2018年	2019年	2020年	2021年	趋势图
骨科手术	全部类型	VTE收治率（‰）	2.54	2.96	3.77	4.92	5.75	6.46	
		VTE病死率（%）	3.32	3.85	2.88	1.92	2.06	2.00	
		平均住院日（天）	29.34	27.07	23.38	21.99	20.60	19.56	
		每住院人次费用（元）	73 090.46	71 985.08	69 081.99	73 995.73	72 755.33	74 132.89	
		出院当天再住院率（%）	0.18	0.06	0.18	0.20	0.13	0.26	
		0～31天非预期再住院率（%）	0.44	0.17	0.55	0.83	0.51	0.67	
	单纯DVT	VTE收治率（‰）	2.17	2.51	3.37	4.53	5.35	6.03	
		VTE病死率（%）	0.54	0.37	0.27	0.42	0.34	0.36	
		平均住院日（天）	28.93	27.26	23.53	21.84	20.30	19.38	
		每住院人次费用（元）	69 306.93	69 961.74	67 646.02	72 967.66	71 265.83	72 419.58	
		出院当天再住院率（%）	0.21	0.07	0.16	0.19	0.12	0.27	
		0～31天非预期再住院率（%）	0.51	0.20	0.49	0.75	0.51	0.71	
	单纯PE	VTE收治率（‰）	0.26	0.34	0.28	0.23	0.24	0.25	
		VTE病死率（%）	25.19	28.64	31.67	29.28	36.00	36.49	
		平均住院日（天）	32.67	24.86	18.63	21.82	19.53	19.06	
		每住院人次费用（元）	86 038.19	78 768.48	76 101.42	78 835.29	81 322.17	91 742.53	
		出院当天再住院率（%）	0.00	0.00	0.00	0.49	0.00	0.00	
		0～31天非预期再住院率（%）	0.00	0.00	0.50	1.46	0.00	0.35	
	PE合并DVT	VTE收治率（‰）	0.12	0.11	0.12	0.15	0.16	0.18	
		VTE病死率（%）	6.56	6.94	8.79	4.76	9.03	8.92	
		平均住院日（天）	29.48	29.51	30.69	26.38	31.91	26.30	
		每住院人次费用（元）	113 822.41	97 092.37	93 677.83	96 815.74	108 858.13	107 093.40	
		出院当天再住院率（%）	0.00	0.00	1.18	0.00	0.68	0.00	
		0～31天非预期再住院率（%）	0.00	0.00	2.35	2.22	1.37	0.00	
	无VTE	收治率（‰）	997.46	997.04	996.23	995.08	994.25	993.54	
		病死率（%）	0.17	0.15	0.14	0.13	0.13	0.12	
		平均住院日（天）	16.74	16.35	15.87	15.19	14.54	13.45	
		每住院人次费用（元）	51 215.18	49 685.23	49 455.49	51 158.43	51 878.25	52 984.59	
		出院当天再住院率（%）	0.12	0.12	0.11	0.11	0.09	0.16	
		0～31天非预期再住院率（%）	0.62	0.64	0.63	0.63	0.59	0.72	

1. 内科系统重症患者医院获得性VTE相关指标

2016—2021年全国纳入分析的住院内科系统重症患者医院获得性VTE收治率在2019年达到最高，为73.91‰，后呈急剧下降趋势，2021年最低，为41.78‰。2016—2021年内科系统重症患者各类型医院获得性VTE收治率中，单纯DVT（37.47‰）＞单纯PE（10.99‰）＞PE合并DVT（4.28‰）（图5-1-1-73）。

2016—2021年全国纳入分析的住院内科系统重症患者医院获得性VTE病死率总体呈下降趋势，2016年最高，为21.67%；2021年最低，为15.02%。2016—2021年内科系统重症患者各类型医院获得性VTE病死率中，单纯PE（35.80%）＞PE合并DVT（26.82%）＞单纯DVT（11.19%），均高于无VTE患者病死率（10.14%）（图5-1-1-74）。

2016—2021年全国纳入分析的住院内科系统重症患者医院获得性VTE患者平均住院日总体呈上升趋势，2020年最高，为29.66天；2017年最低，为23.66天。2016—2021年内科系统重症患者各类型医院获得性 VTE 平均住院日，单纯 DVT（30.11 天）＞ PE 合并 DVT（23.36 天）＞单纯 PE（14.86 天），而无 VTE 患者的平均住院日为 15.07 天（图 5-1-1-75）。

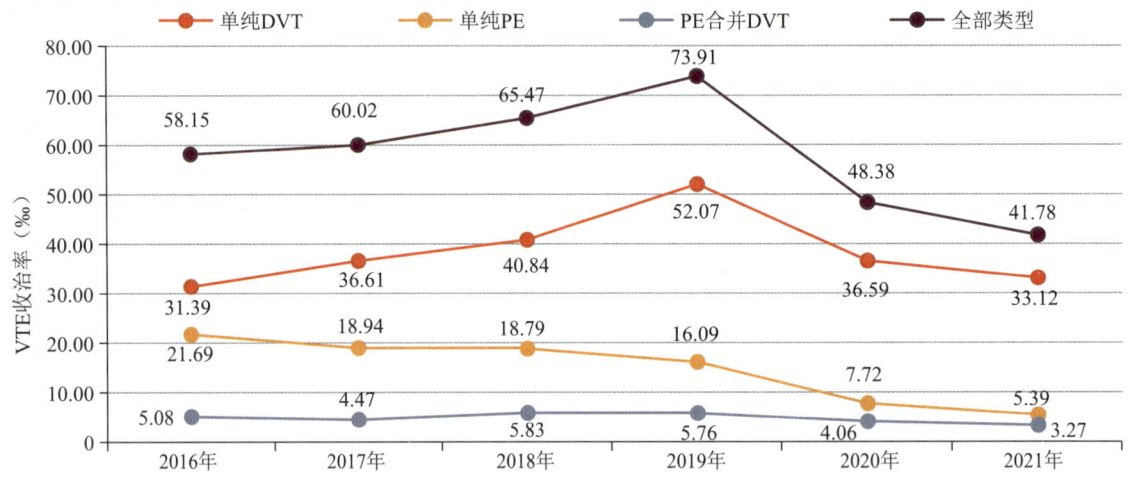

图 5-1-1-73 2016—2021 年内科系统重症患者医院获得性 VTE 收治率

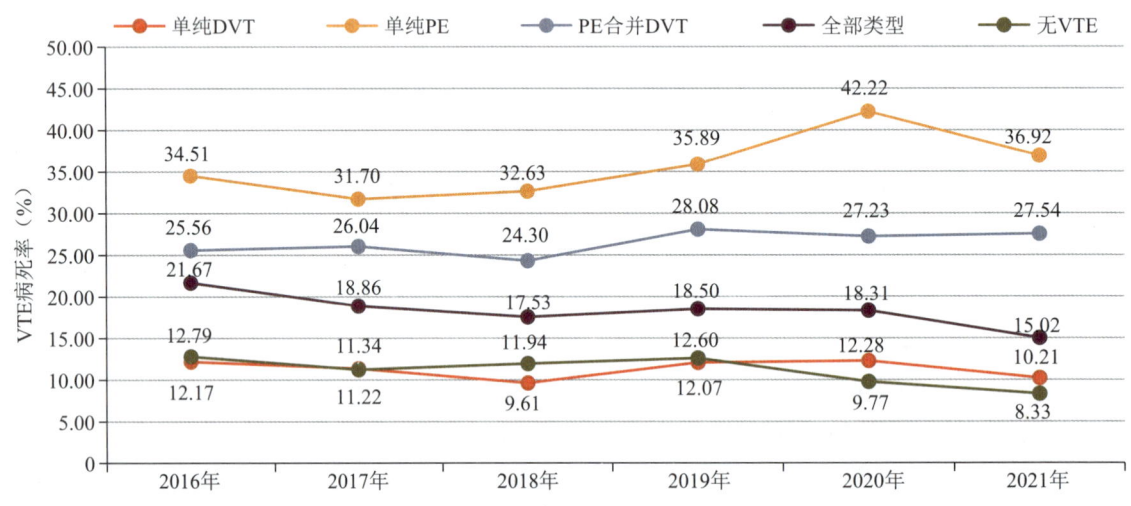

图 5-1-1-74 2016—2021 年内科系统重症患者医院获得性 VTE 病死率

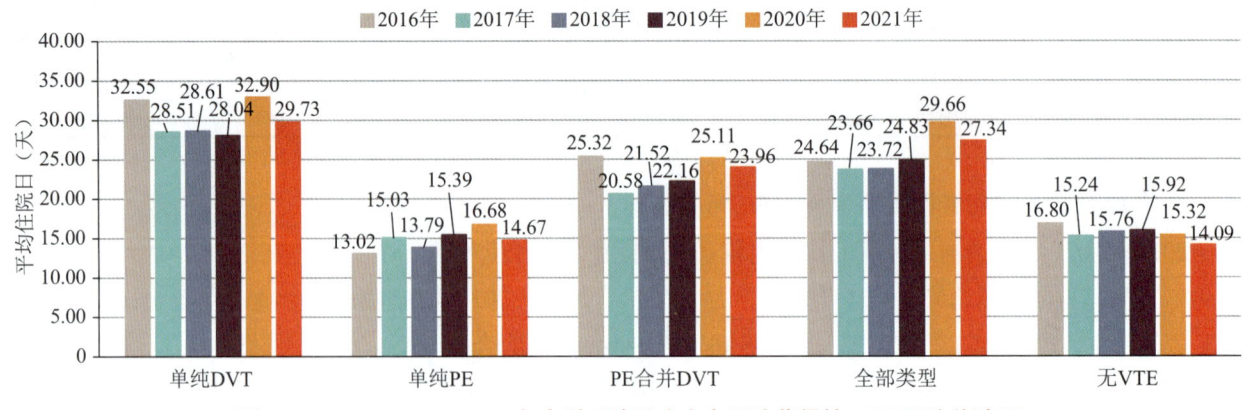

图 5-1-1-75 2016—2021 年内科系统重症患者医院获得性 VTE 平均住院日

2016—2021 年全国纳入分析的住院内科系统重症患者医院获得性 VTE 患者每住院人次费用为总体呈上升趋势，2021 年最高，为 99 067.19 元；2017 年最低，为 69 848.24 元。2016—2021 年内科系统重症患者各类型获得性 VTE 每住院人次费用，单纯 DVT（98 685.15 元）＞ PE 合并 DVT（74 339.43 元）＞单纯 PE（45 106.56 元），均高于无 VTE 患者的每住院人次费用（43 899.33 元）（图 5-1-1-76）。

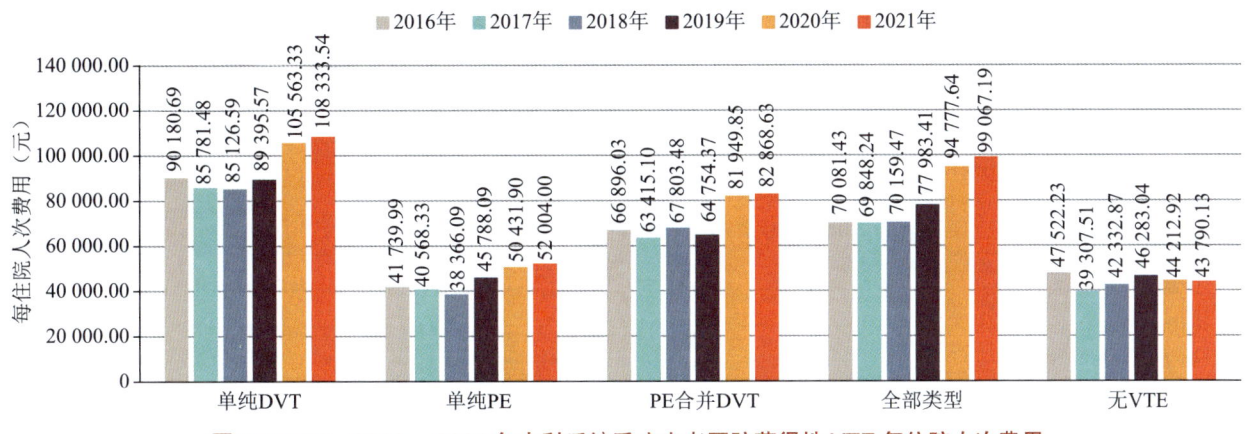

图 5-1-1-76　2016—2021 年内科系统重症患者医院获得性 VTE 每住院人次费用

2016—2021 年全国纳入分析的内科系统重症患者医院获得性 VTE 出院当天再住院率、0~31 天非预期再住院率详见表 5-1-1-15。

2. 剖宫产手术患者医院获得性 VTE 相关指标

2016—2021 年全国纳入分析的住院剖宫产手术患者医院获得性 VTE 收治率总体呈上升趋势，其中，2021 年最高，为 0.34‰；2017 年最低，为 0.16‰。2016—2021 年剖宫产手术患者各类型医院获得性 VTE 收治率中，单纯 DVT（0.21‰）＞单纯 PE（0.02‰）＞PE 合并 DVT（0.00‰）（图 5-1-1-77）。

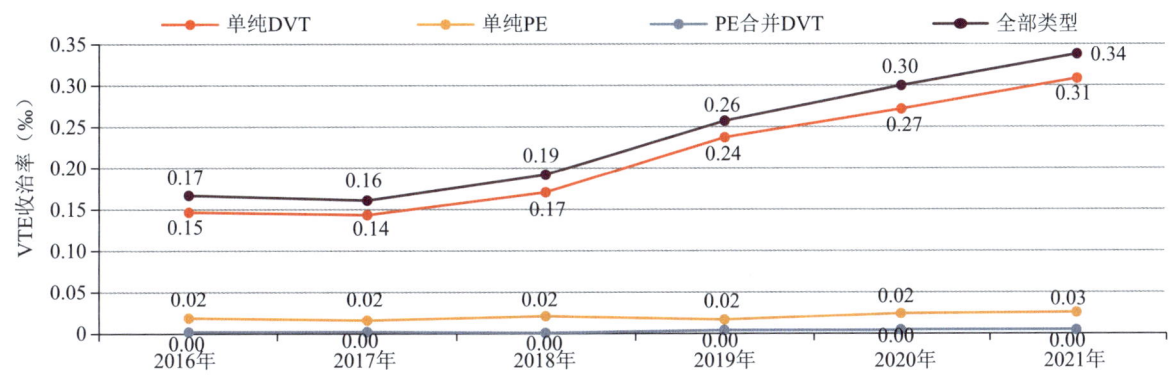

图 5-1-1-77　2016—2021 年剖宫产手术患者医院获得性 VTE 收治率

2016—2021 年全国纳入分析的住院剖宫产手术患者医院获得性 VTE 病死率呈上下波动，2018 年最高，为 1.77%，2019 年最低，为 0.43%。2016—2021 年剖宫产手术患者各类型医院获得性 VTE 病死率中，单纯 PE（10.39%）＞PE 合并 DVT（1.96%）＞单纯 DVT（0.02%），均高于无 VTE 患者病死率（0.01%）（图 5-1-1-78）。

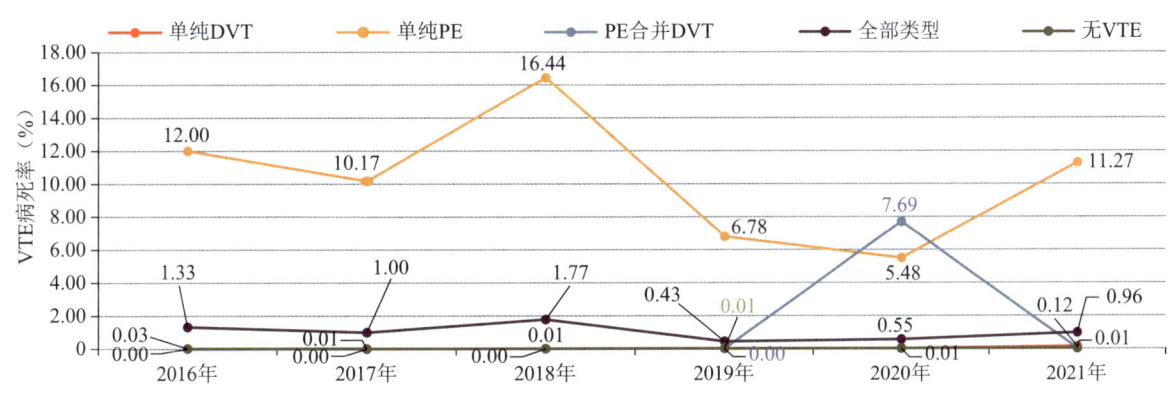

图 5-1-1-78　2016—2021 年剖宫产手术患者医院获得性 VTE 病死率

2016—2021年全国纳入分析的住院剖宫产手术患者医院获得性VTE患者平均住院日呈上下波动趋势，2018年最高，为10.41天；2019年最低，为9.32天。2016—2021年剖宫产手术患者各类型医院获得性VTE平均住院日，PE合并DVT（13.25天）＞单纯DVT（9.87天）＞单纯PE（8.98天），均高于无VTE患者的平均住院日（6.12天）（图5-1-1-79）。

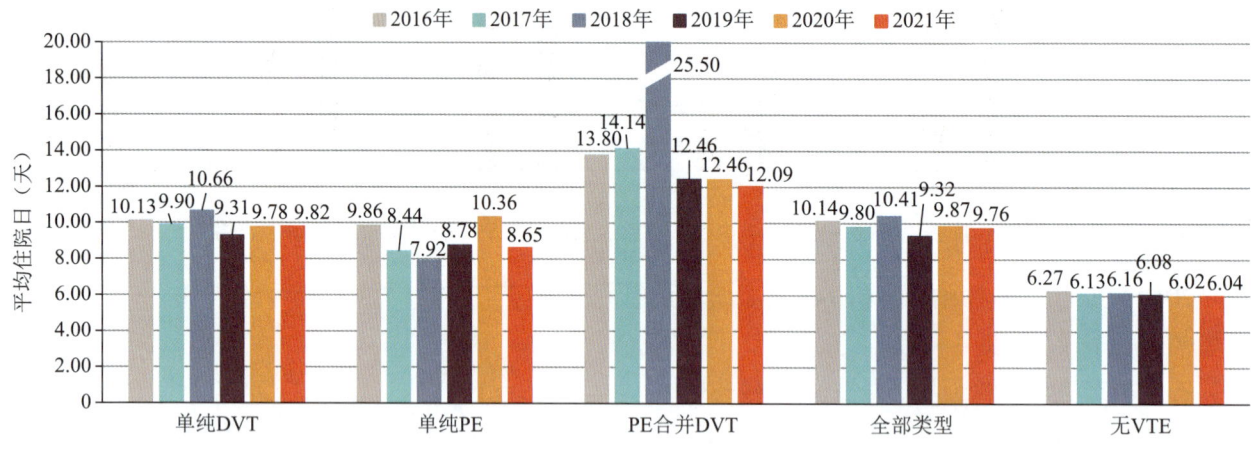

图5-1-1-79　2016—2021年剖宫产手术患者医院获得性VTE平均住院日

2016—2021年全国纳入分析的住院剖宫产手术患者医院获得性VTE患者每住院人次费用总体呈上升趋势，2021年最高，为20 108.42元；2017年最低，为14 286.68元。2016—2021年剖宫产手术患者各类型医院获得性VTE每住院人次费用，PE合并DVT（39 696.17元）＞单纯PE（23 086.59元）＞单纯DVT（15 986.33元），均高于无VTE患者的每住院人次费用（8074.92元）（图5-1-1-80）。

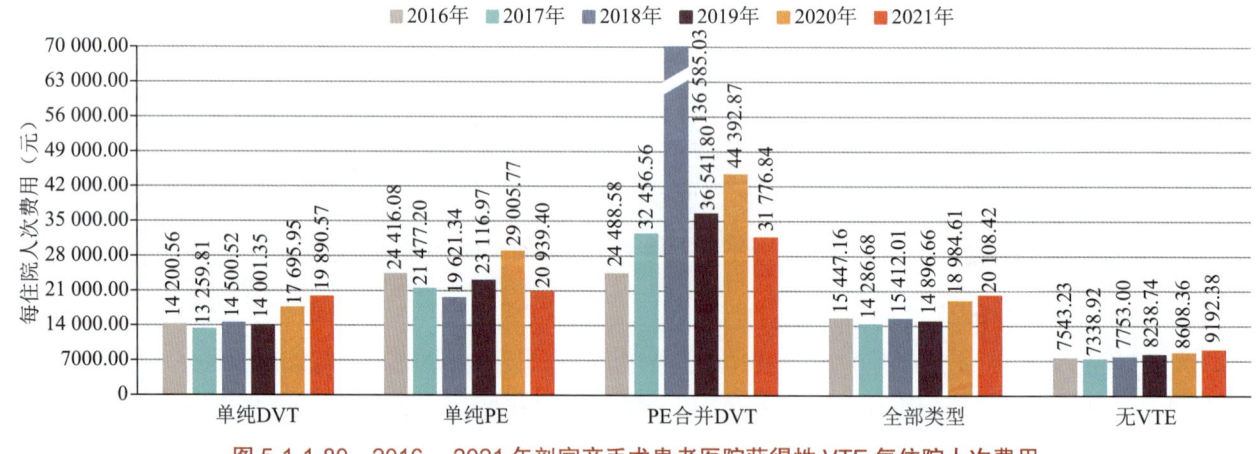

图5-1-1-80　2016—2021年剖宫产手术患者医院获得性VTE每住院人次费用

2016—2021年全国纳入分析的剖宫产手术患者医院获得性VTE出院当天再住院率、0～31天非预期再住院率详见表5-1-1-15。

3. 心脏手术患者医院获得性VTE相关指标

2016—2021年全国纳入分析的住院心脏手术患者医院获得性VTE收治率总体呈上升趋势，2021年最高，为1.08‰；2016年最低，为0.31‰。2016—2021年心脏手术患者各类型医院获得性VTE患者收治率中，单纯DVT（0.59‰）＞单纯PE（0.13‰）＞PE合并DVT（0.05‰）（图5-1-1-81）。

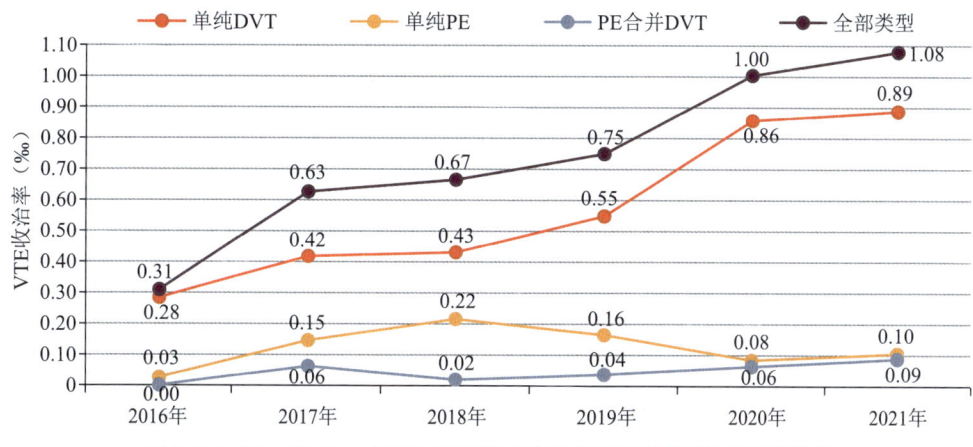

图 5-1-1-81　2016—2021 年心脏手术患者医院获得性 VTE 收治率

2016—2021 年全国纳入分析的住院心脏手术患者医院获得性 VTE 病死率呈上下波动趋势，2020 年最高，为 16.67%，2018 年最低，为 5.88%。2016—2021 年心脏手术伴各类型医院获得性 VTE 患者病死率中，单纯 PE（34.21%）＞ PE 合并 DVT（21.43%）＞单纯 DVT（7.43%），均高于无 VTE 患者病死率（1.70%）（图 5-1-1-82）。

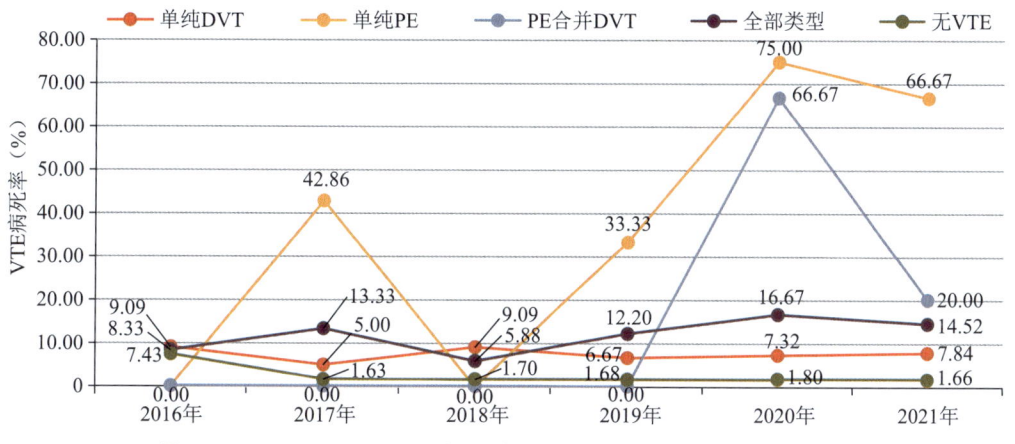

图 5-1-1-82　2016—2021 年心脏手术患者医院获得性 VTE 病死率

2016—2021 年全国纳入分析的住院的心脏手术患者医院获得性 VTE 患者平均住院日呈上下波动趋势，2016 年最高，为 58.67 天；2018 年最低，为 37.97 天。2016—2021 年心脏手术伴各类型医院获得性 VTE 患者平均住院日，单纯 DVT（44.23 天）＞ PE 合并 DVT（37.93 天）＞单纯 PE（35.11 天），均高于无 VTE 患者的平均住院日（24.04 天）（图 5-1-1-83）。

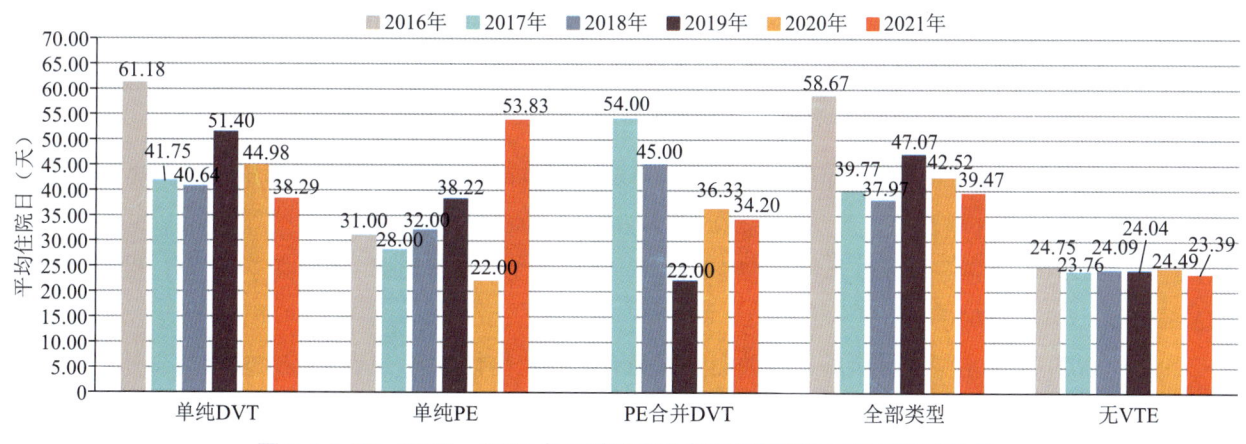

图 5-1-1-83　2016—2021 年心脏手术患者医院获得性 VTE 平均住院日

2016—2021年全国纳入分析的住院心脏手术患者医院获得性VTE患者每住院人次费用总体呈上升趋势，2021年最高，为305 251.94元，2016年最低，为202 201.43元。2016—2021年心脏手术伴各类型医院获得性VTE患者每住院人次费用，PE合并DVT（302 736.38元）＞单纯DVT（272 961.99元）＞单纯PE（232 523.47元），均高于无VTE患者的每住院人次费用（134 536.48元）（图5-1-1-84）。

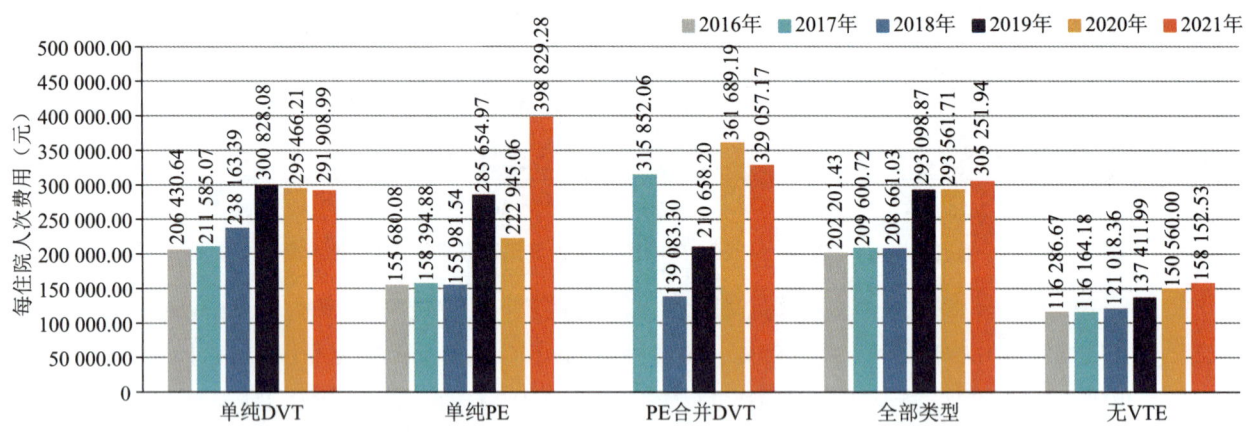

图5-1-1-84　2016—2021年心脏手术患者医院获得性VTE每住院人次费用

2016—2021年全国纳入分析的心脏手术患者医院获得性VTE出院当天再住院率、0～31天非预期再住院率详见表5-1-1-15。

4. 肿瘤手术患者医院获得性VTE相关指标

2016—2021年全国纳入分析的住院肿瘤手术患者医院获得性VTE收治率总体呈上升趋势，在2021年达到最高，为4.32‰；2016年最低，为1.60‰。2016—2021年肿瘤手术伴各类型医院获得性VTE患者收治率中，单纯DVT（2.28‰）＞单纯PE（0.38‰）＞PE合并DVT（0.26‰）（图5-1-1-85）。

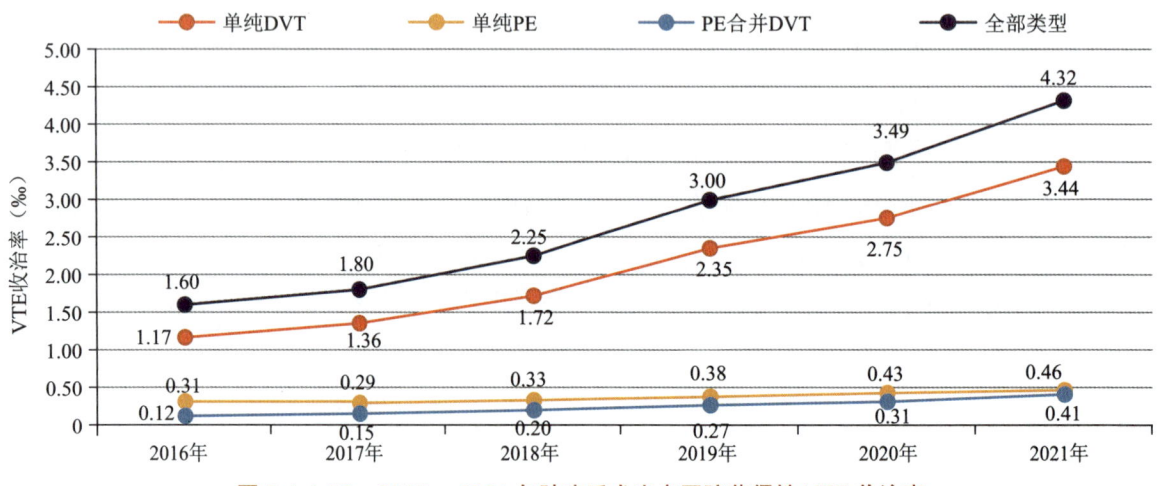

图5-1-1-85　2016—2021年肿瘤手术患者医院获得性VTE收治率

2016—2021年全国纳入分析的住院肿瘤手术患者医院获得性VTE病死率总体呈下降趋势，2018年最高，为4.69%；2021年最低，为2.69%。2016—2021年肿瘤手术伴各类型医院获得性VTE患者病死率中，单纯PE（16.94%）＞PE合并DVT（4.11%）＞单纯DVT（1.01%），均高于无VTE患者病死率（0.24%）（图5-1-1-86）。

2016—2021年全国纳入分析的住院肿瘤手术患者医院获得性VTE患者平均住院日为总体呈下降趋势，2016年最高，为28.58天；2021年最低，为23.27天。2016—2021年肿瘤手术伴各类型医院获得性VTE患者平均住院日，PE合并DVT（27.60天）＞单纯DVT（25.56天）＞单纯PE（23.99天），均高于无VTE患者的平均住院日（17.95天）（图5-1-1-87）。

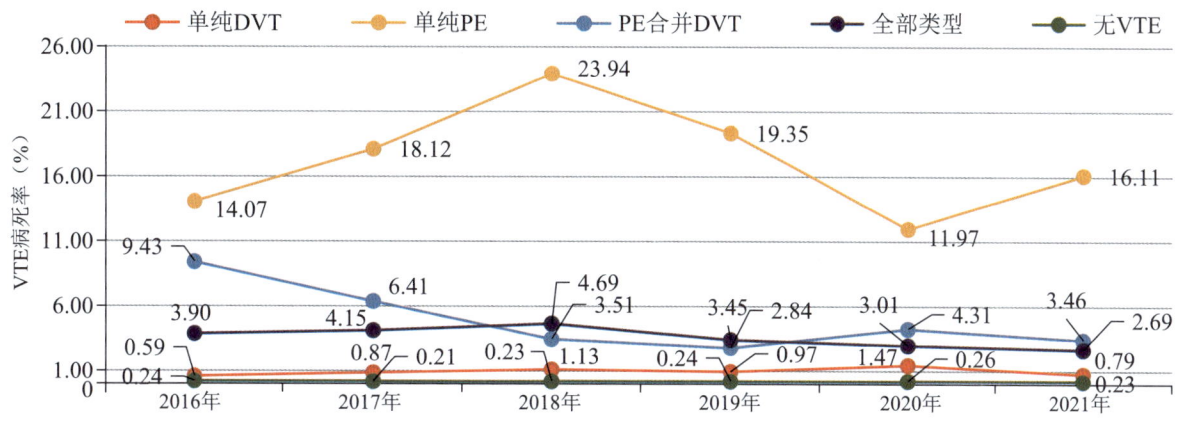

图 5-1-1-86　2016—2021年肿瘤手术患者医院获得性VTE病死率

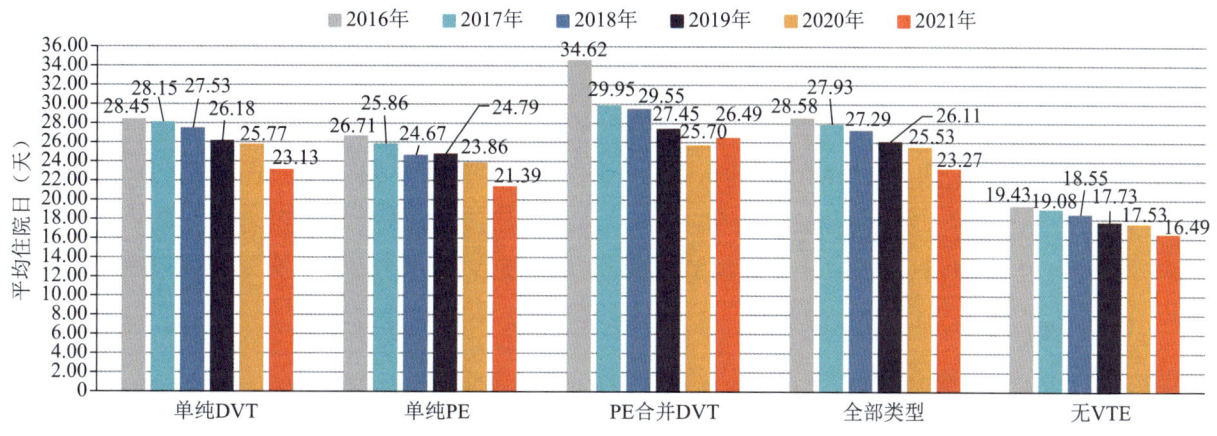

图 5-1-1-87　2016—2021年肿瘤手术患者医院获得性VTE平均住院日

2016—2021年全国纳入分析的住院肿瘤手术患者医院获得性VTE患者每住院人次费用总体呈上升趋势，2021年最高，为75 526.72元；2016年最低，为62 263.94元。2016—2021年肿瘤手术伴各类型医院获得性VTE患者每住院人次费用，PE合并DVT（91 022.92元）＞单纯PE（79 418.19元）＞单纯DVT（68 387.39元），均高于无VTE患者的每住院人次费用（47 750.69元）（图5-1-1-88）。

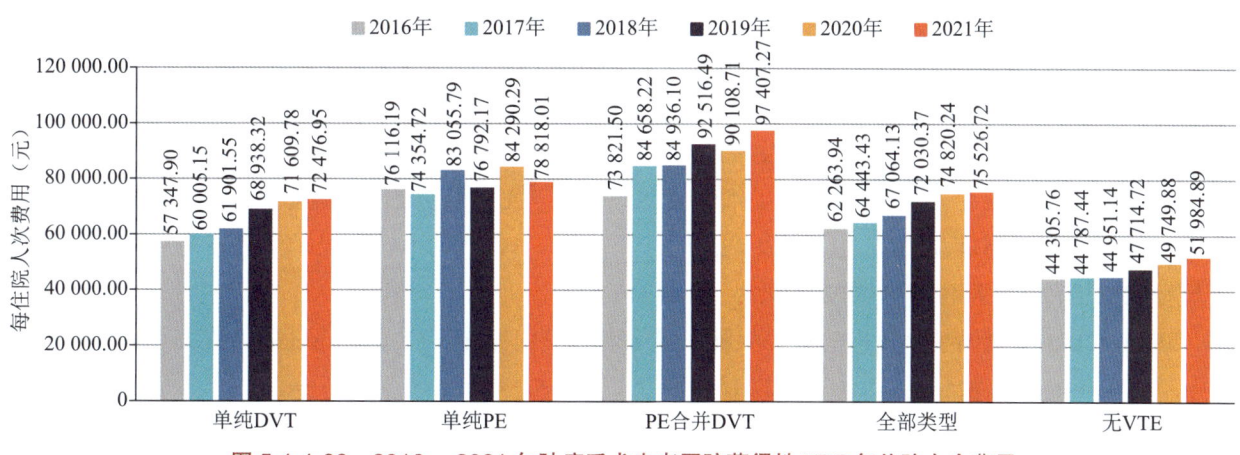

图 5-1-1-88　2016—2021年肿瘤手术患者医院获得性VTE每住院人次费用

2016—2021年全国纳入分析的肿瘤手术患者医院获得性VTE出院当天再住院率、0~31天非预期再住院率详见表5-1-1-15。

5. 颅脑手术患者医院获得性 VTE 相关指标

2016—2021 年全国纳入分析的住院颅脑手术患者医院获得性 VTE 收治率总体呈上升趋势，2021 年最高，为 12.33‰；2016 年最低，为 3.57‰。2016—2021 年颅脑手术伴各类型医院获得性 VTE 患者收治率中，单纯 DVT（7.05‰）＞PE 合并 DVT（0.36‰）＞单纯 PE（0.34‰）（图 5-1-1-89）。

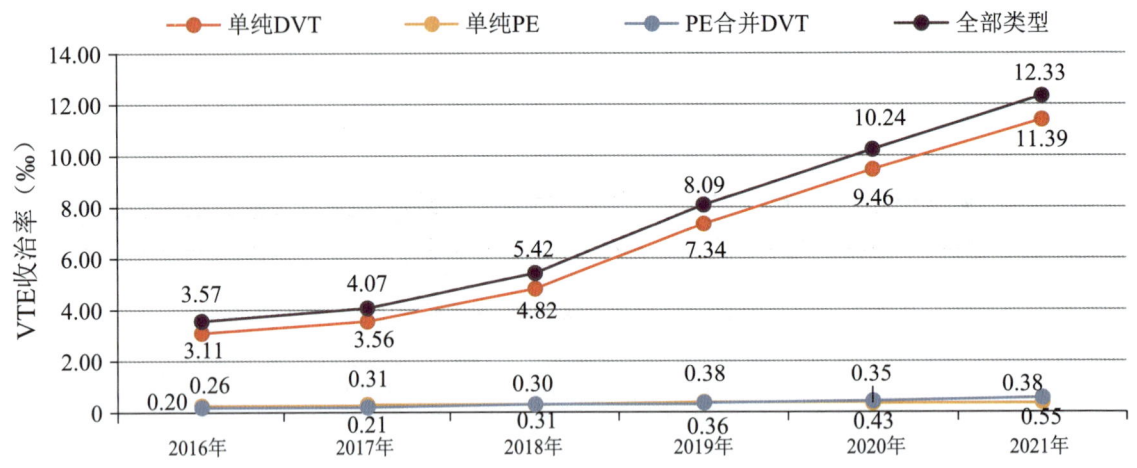

图 5-1-1-89　2016—2021 年颅脑手术患者医院获得性 VTE 收治率

2016—2021 年全国纳入分析的住院颅脑手术患者医院获得性 VTE 病死率，2017 年最高，为 7.39%；2021 年最低，为 5.26%。2016—2021 年颅脑手术伴各类型医院获得性 VTE 患者病死率中，单纯 PE（37.84%）＞PE 合并 DVT（15.65%）＞单纯 DVT（3.97%），无 VTE 患者病死率为 4.57%（图 5-1-1-90）。

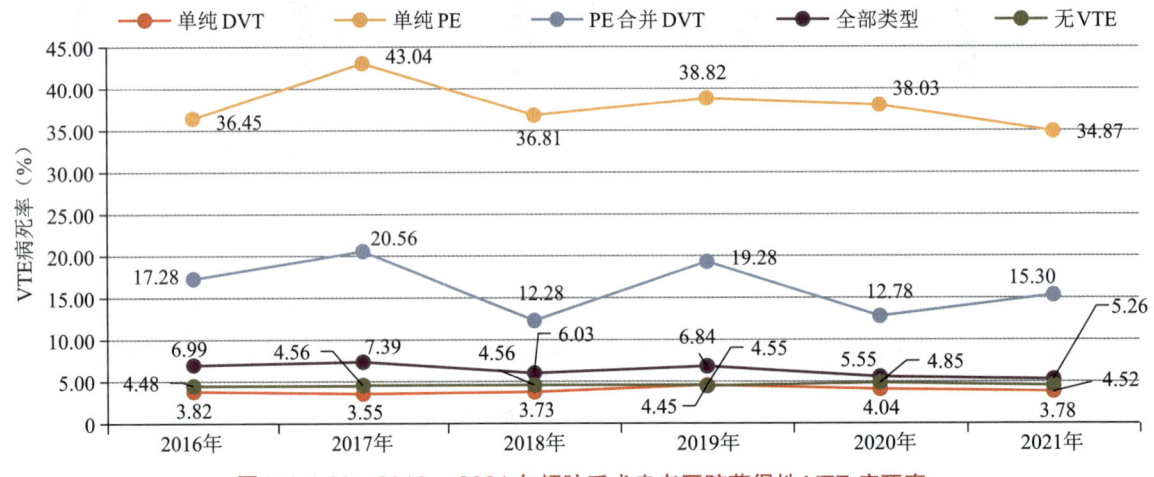

图 5-1-1-90　2016—2021 年颅脑手术患者医院获得性 VTE 病死率

2016—2021 年全国纳入分析的住院颅脑手术患者医院获得性 VTE 患者平均住院日总体呈下降趋势，2016 年最高，为 43.48 天；2021 年最低，为 38.01 天。2016—2021 年颅脑手术伴各类型医院获得性 VTE 患者平均住院日，PE 合并 DVT（42.14 天）＞单纯 DVT（41.05 天）＞单纯 PE（31.27 天），均高于无 VTE 患者的平均住院日（22.46 天）（图 5-1-1-91）。

2016—2021 年全国纳入分析的住院颅脑手术患者医院获得性 VTE 患者每住院人次费用总体呈上升趋势，2021 年最高，为 135 885.84 元；2016 年最低，为 117 311.87 元。2016—2021 年颅脑手术伴各类型医院获得性 VTE 患者每住院人次费用，PE 合并 DVT（154 642.54 元）＞单纯 DVT（130 289.61 元）＞单纯 PE（111 841.23 元），均高于无 VTE 患者的每住院人次费用（65 537.03 元）（图 5-1-1-92）。

2016—2021 年全国纳入分析的颅脑手术伴医院获得性 VTE 患者出院当天再住院率、0～31 天非预期再住院率详见表 5-1-1-15。

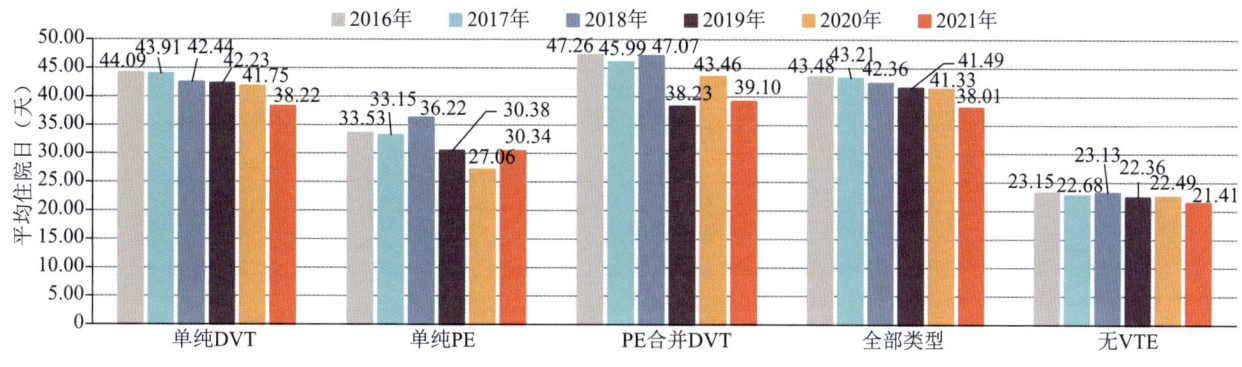

图 5-1-1-91　2016—2021 年颅脑手术伴医院获得性 VTE 患者平均住院日

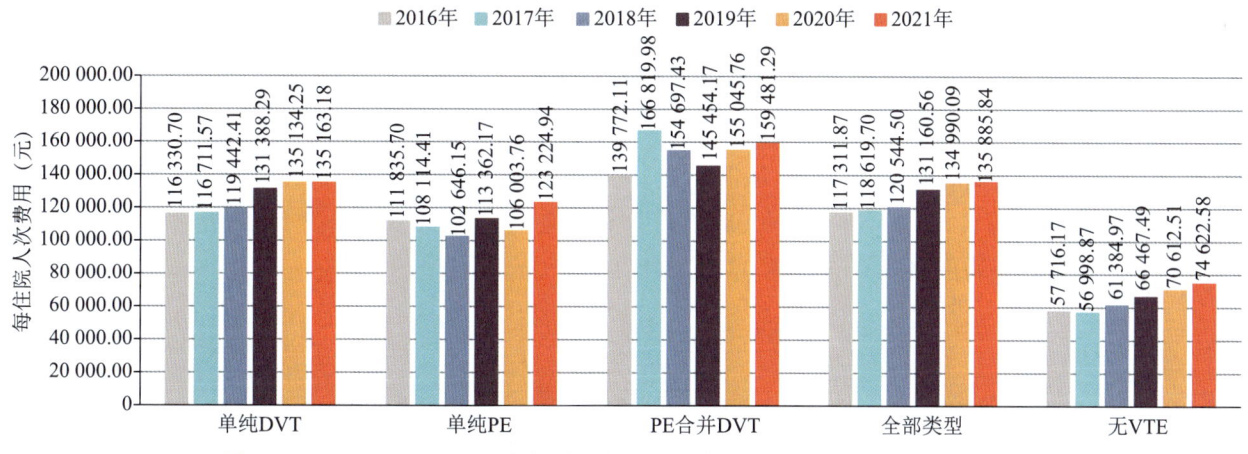

图 5-1-1-92　2016—2021 年颅脑手术伴医院获得性 VTE 患者每住院人次费用

6. 骨科手术患者医院获得性 VTE 相关指标

2016—2021 年全国纳入分析的住院骨科手术患者医院获得性 VTE 收治率总体呈上升趋势，2021 年最高，为 6.46‰；2016 年最低，为 2.54‰。2016—2021 年颅脑手术伴各类型医院获得性 VTE 患者收治率中，单纯 DVT（4.36‰）＞单纯 PE（0.26‰）＞ PE 合并 DVT（0.15‰）（图 5-1-1-93）。

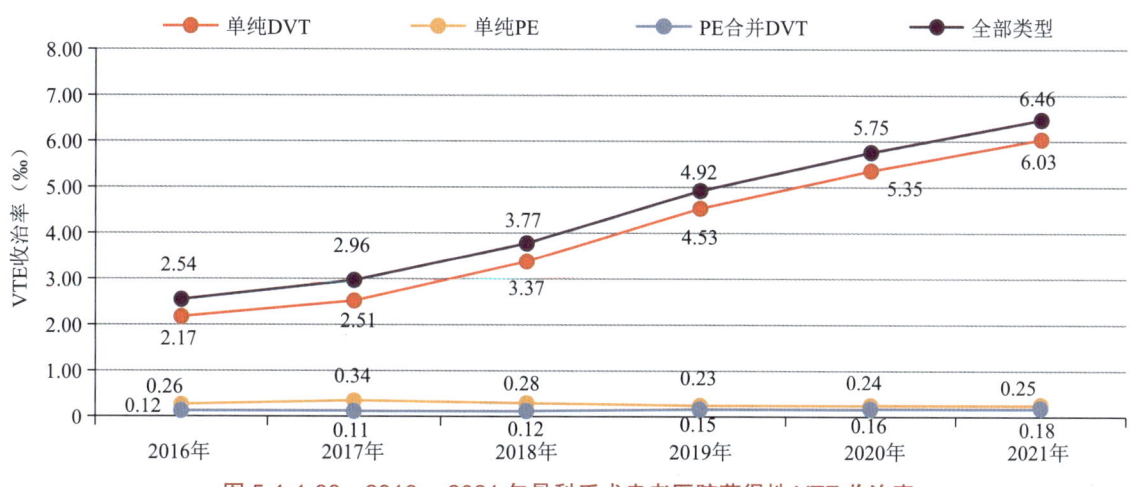

图 5-1-1-93　2016—2021 年骨科手术患者医院获得性 VTE 收治率

2016—2021 年全国纳入分析的住院骨科手术患者医院获得性 VTE 病死率，2017 年最高，为 3.85%；2019 年最低，为 1.92%。2016—2021 年骨科手术伴各类型医院获得性 VTE 患者病死率中，单纯 PE（31.94%）＞ PE 合并 DVT（7.71%）＞单纯 DVT（0.37%），均高于无 VTE 患者病死率（0.13%）（图 5-1-1-94）。

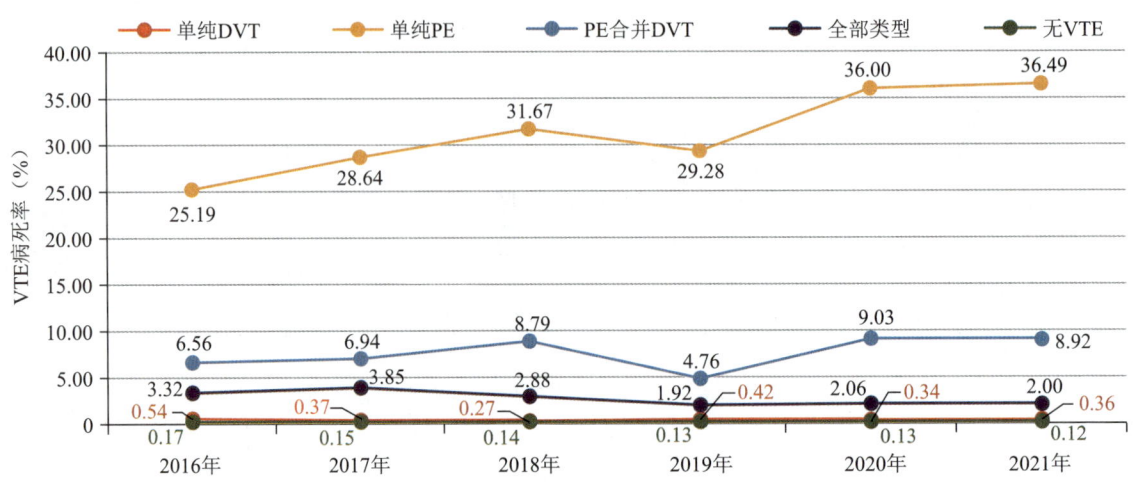

图 5-1-1-94 2016—2021年骨科手术患者医院获得性VTE病死率

2016—2021年全国纳入分析的住院骨科手术患者医院获得性VTE患者平均住院日总体呈下降趋势，2016年最高，为29.34天；2021年最低，为19.56天。2016—2021年骨科手术伴各类型医院获得性VTE患者平均住院日，PE合并DVT（28.61天）>单纯PE（21.86天）>单纯DVT（21.65天），均高于无VTE患者的平均住院日（15.07天）（图5-1-1-95）。

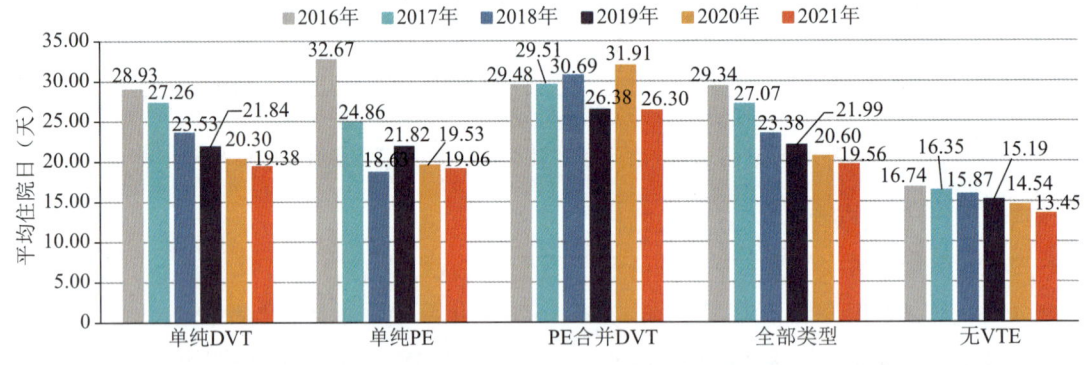

图 5-1-1-95 2016—2021年骨科手术患者医院获得性VTE平均住院日

2016—2021年全国纳入分析的住院骨科手术患者医院获得性VTE患者每住院人次费用，2021年最高，为74 132.89元；2018年最低，为69 081.99元。2016—2021年骨科手术伴各类型医院获得性VTE患者每住院人次费用，PE合并DVT（103 348.20元）>单纯PE（82 413.07元）>单纯DVT（71 344.69元），均高于无VTE患者的每住院人次费用（51 272.83元）（图5-1-1-96）。

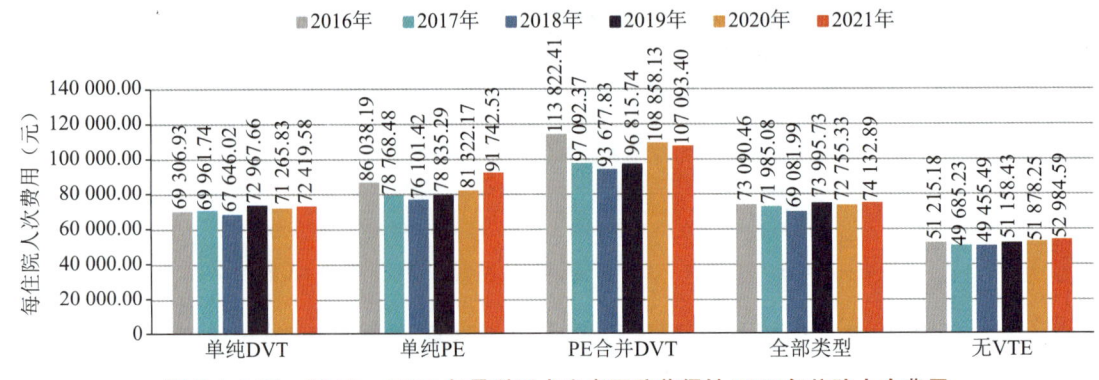

图 5-1-1-96 2016—2021年骨科手术患者医院获得性VTE每住院人次费用

2016—2021年全国纳入分析的骨科手术患者医院获得性VTE出院当天再住院率、0～31天非预期再住院率详见表5-1-1-15。

第二节 静脉血栓栓塞症预防指标分析

本部分数据来源于 NCIS 全国医疗质量抽样调查系统。

一、2021 年医院内部 VTE 预防管理情况分析

2021 年度填报 VTE 预防工作开展情况采集项的医疗机构共 6381 家，其中实际开展预防工作的医疗机构 2907 家（45.56%），未开展的医疗机构 3474 家（54.44%）（表 5-1-2-1、图 5-1-2-1）。

表 5-1-2-1 各级各类医疗机构纳入静脉血栓栓塞症规范预防调研分析的机构分布（家）

机构类别	专科类别	开展预防工作					未展预防工作					合计
		三级公立	二级公立	三级民营	二级民营	合计	三级公立	二级公立	三级民营	二级民营	合计	
综合医院	/	1112	1069	66	159	2406	320	1595	53	634	2602	5008
专科医院	肿瘤专科	32	7	4	6	49	16	12	5	16	49	98
	妇产/妇儿专科	19	8	9	21	57	2	9	4	119	134	191
	妇幼保健院	128	201			329	54	540			594	923
	儿童专科	8				8	22	3			25	33
	心血管专科	11				11	3				3	14
	传染病专科	34	13			47	30	37			67	114
总计		1344	1298	79	186	2907	447	2196	62	769	3474	6381

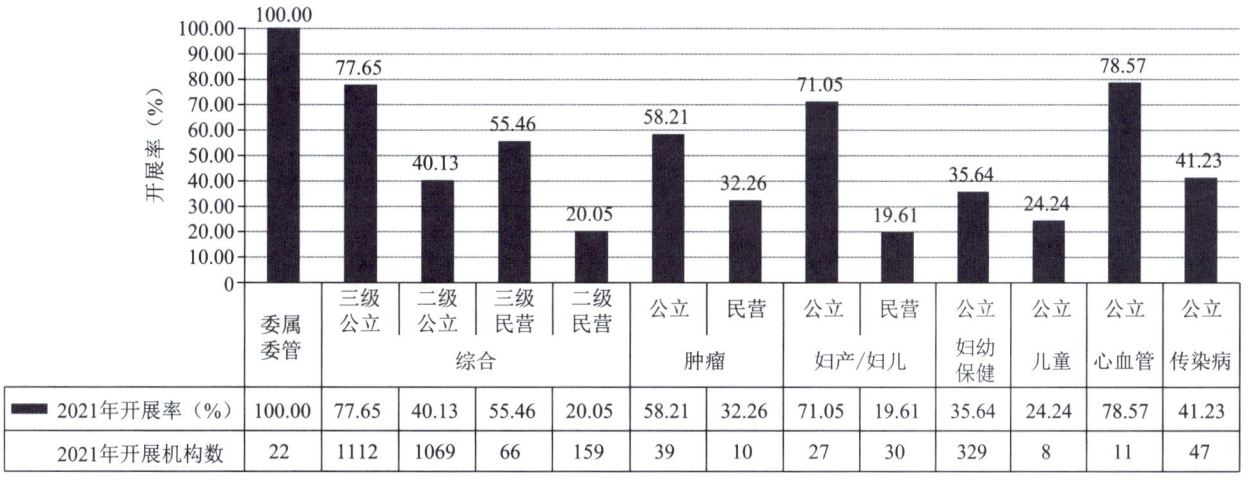

注：此部分委属委管仅分析委属委管综合医院。

图 5-1-2-1 各级各类医疗机构 VTE 预防工作开展率

1. 开展 VTE 预防工作的临床科室

2021 年开展 VTE 预防工作的 2907 家医疗机构中，1450 家（49.88%）VTE 预防工作在全院所有临床科室开展，1375 家（47.30%）在部分重点科室开展，其余 82 家（2.82%）医院层面未设置重点开展 VTE 预防工作的科室。与 2020 年相比，2021 年有更多医疗机构在全院所有临床科室开展 VTE 预防工作（占比增长了 10.96 个百分点）（图 5-1-2-2）。

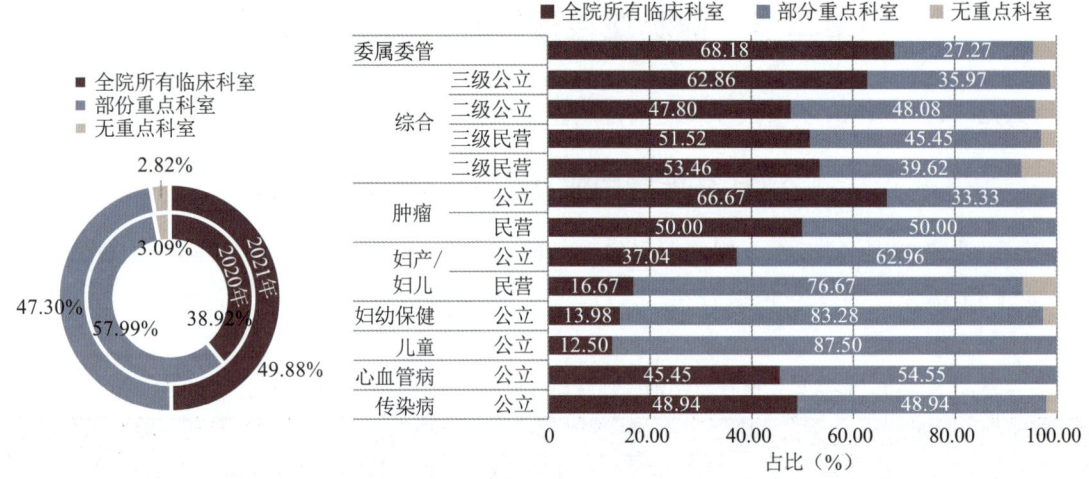

图 5-1-2-2 开展 VTE 预防工作的临床科室分布情况

有 VTE 预防工作重点临床科室（即包括全院所有临床科室、部分重点科室）的 2907 家医疗机构中，综合医院共 2406 家。在综合医院中 VTE 预防工作开展最多的科室为外科（2199 家，91.40%），其余依次为内科（2048 家，85.12%）、重症医学科（2000 家，83.13%）、产科（1817 家，75.52%）、肿瘤科（1576 家，65.50%）（表 5-1-2-2）。

表 5-1-2-2 开展 VTE 预防工作适用的临床科室

机构类别		外科（如三级、四级手术）	重症医学科（各类 ICU）	肿瘤科（如化疗、放疗等非手术治疗）	内科（如中高风险患者）	产科（如高危孕产妇）
	委属委管	95.5%	90.9%	86.4%	81.8%	81.8%
综合	三级公立	94.8%	94.4%	85.7%	89.9%	83.2%
	二级公立	89.1%	75.1%	47.7%	81.1%	70.3%
	三级民营	80.3%	89.4%	65.2%	78.8%	63.6%
	二级民营	87.4%	55.3%	44.0%	81.1%	61.6%
肿瘤专科	公立	94.9%	79.5%	87.2%	74.4%	12.8%
	民营	80.0%	90.0%	100.0%	60.0%	0.0%
妇产/妇儿专科	公立	55.6%	48.1%	33.3%	25.9%	100.0%
	民营	3.3%	6.7%	3.3%	0.0%	86.7%
妇幼保健	公立	43.5%	23.1%	11.9%	20.1%	93.9%
儿童专科	公立	37.5%	62.5%	25.0%	25.0%	—
心血管专科	公立	72.7%	72.7%	9.1%	90.9%	—
传染病专科	公立	68.1%	74.5%	36.2%	63.8%	23.4%

开展 VTE 预防工作的外科科室中，被提及频次排名前 5 位的科室依次为骨科（2042 次，70.24%）、普通外科（1819 次，62.57%）、妇科（1570 次，54.01%）、神经外科（1395 次，47.99%）和泌尿外科（1275 次，43.86%）（图 5-1-2-3）。

开展 VTE 预防工作的内科科室中，被提及频次排名前 5 位的科室依次为呼吸内科（1659 次，57.07%）、心血管内科（1618 次，55.66%）、神经内科（1577 次，54.25%）、消化内科（1250 次，43.00%）和肾病科（1066 次，36.67%）（图 5-1-2-4）。

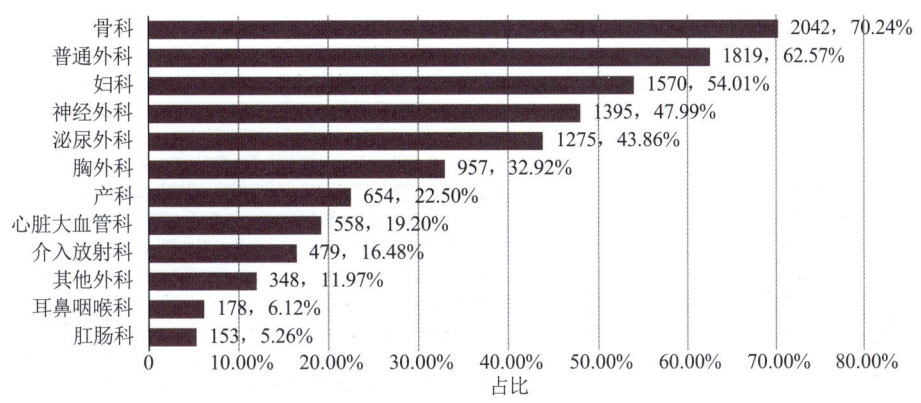

图 5-1-2-3　开展 VTE 预防工作的外科科室

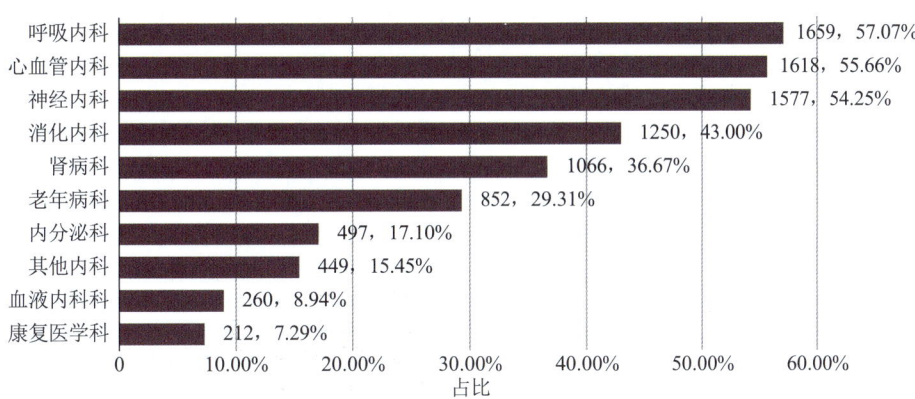

图 5-1-2-4　开展 VTE 预防工作的内科科室

2. 开展 VTE 预防工作的职能主管部门

2021 年开展 VTE 预防工作的 2907 家医疗机构中，职能主管部门主要为医务处（1725 家，59.34%），其次为护理部（515 家，17.72%）、质量管理部门（351 家，12.07%）、其他部门（28 家，0.96%），无职能主管部门的医疗机构有 288 家（9.91%）（图 5-1-2-5）。

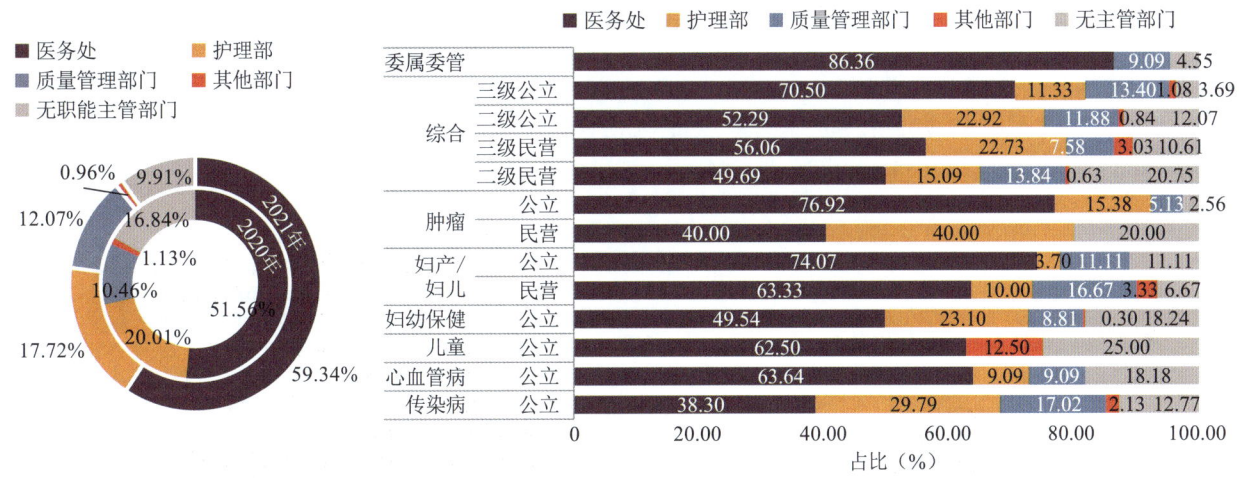

图 5-1-2-5　各类别医疗机构开展 VTE 预防工作的职能主管部门分布情况

3. 院内 VTE 预防工作方案/诊疗规范/指南发布情况

2021 年开展 VTE 预防工作的 2907 家医疗机构中，有 2481 家（85.35%）发布院内 VTE 预防工作方案/诊疗规范/指南，426 家（14.65%）未发布相关文件。与 2020 年相比，2021 年院内 VTE 预防工作方案/诊疗规范/指南发布率提高 12.95 个百分点（图 5-1-2-6）。

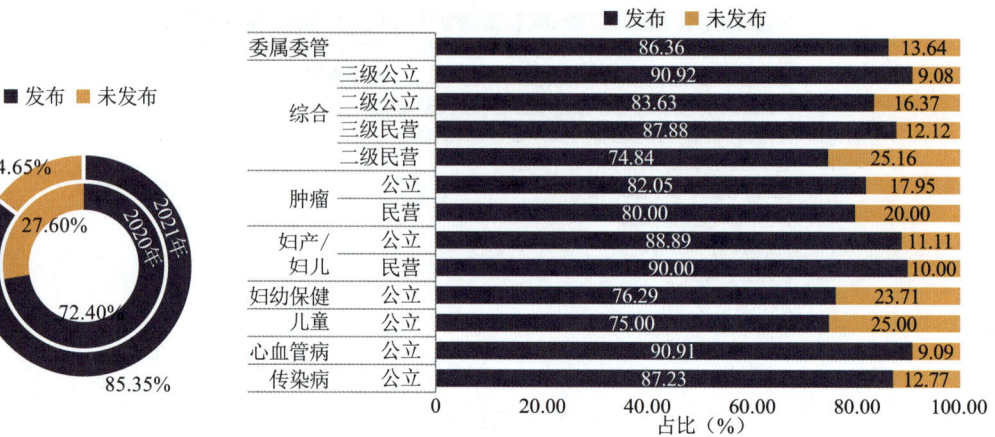

图 5-1-2-6　各类别医疗机构院内 VTE 预防工作方案 / 诊疗规范 / 指南发布情况

4. VTE 相关培训开展情况

2021 年开展 VTE 预防工作的 2907 家医疗机构中，开展 VTE 相关院内培训的医疗机构 2663 家（91.61%），未开展 VTE 相关院内培训的医疗机构有 244 家（8.39%）（图 5-1-2-7）。

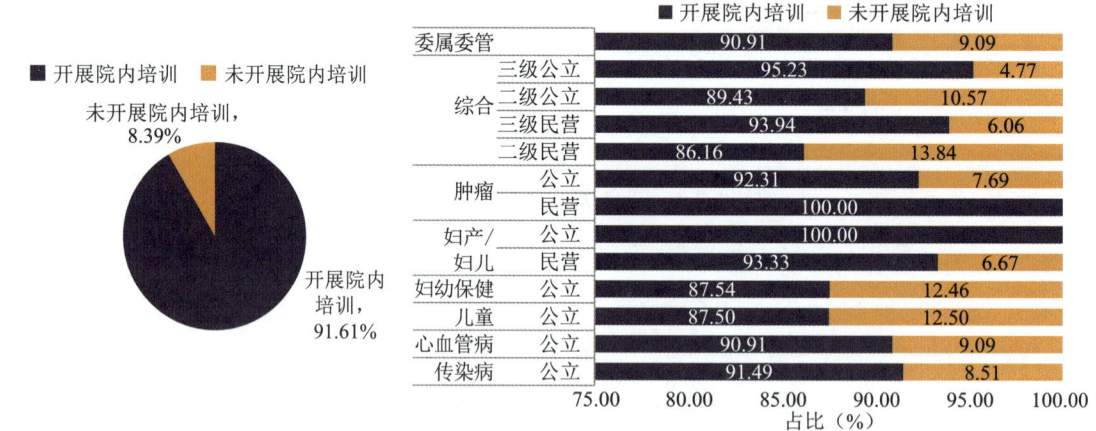

图 5-1-2-7　各类别医疗机构 VTE 相关培训开展情况

5. VTE 随访机制建立情况

2021 年开展 VTE 预防工作的 2907 家医疗机构中，建立 VTE 随访机制的医疗机构（2150 家，73.96%），未建立 VTE 随访机制的医疗机构有 757 家（26.04%）（图 5-1-2-8）。

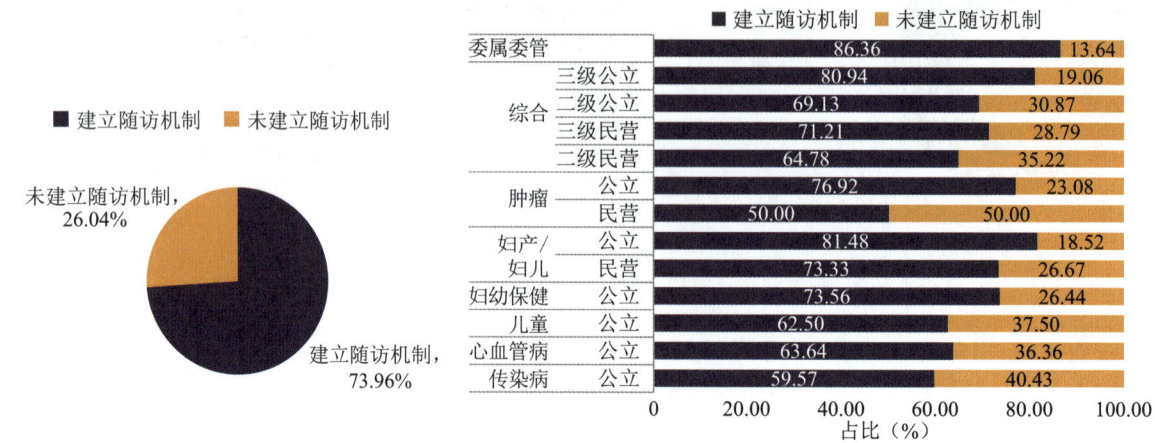

图 5-1-2-8　各类别医疗机构 VTE 随访机制建立情况

二、2021 年医院内部 VTE 预防实施情况分析

1. VTE 风险评估情况

2021 年开展 VTE 预防工作的 2406 家综合医院中，1230 家填报的"接受 VTE 风险评估的出院患者总例数""24 小时内接受 VTE 风险评估的出院患者总例数""VTE 风险评估为中、高危的出院患者例总数"为有效数据，纳入 VTE 风险评估情况分析，其中，三级公立医院 665 家，二级公立医院 478 家，三级民营医院 22 家，二级民营医院 65 家。

纳入分析的全部医疗机构，接受 VTE 风险评估的出院患者比例（以下简称 VTE 风险评估率）为 60.29%，24 小时内 VTE 风险评估率为 56.15%。其中，委属委管医院 VTE 风险评估率、24 小时内 VTE 风险评估率均最高，分别为 68.16%、62.99%，其次为三级公立医院，分别为 63.74%、59.65%。分布形态上，三级公立医院 VTE 评估风险率呈左偏分布，提示风险评估率集中在平均水平以上；二级公立医院 VTE 风险评估率呈双峰分布，上、下四分位数附近峰度较高，提示各机构间评估率呈两级分化。纳入分析的医疗机构中高危风险患者比例为 23.05%，委属委管医院、三级公立医院的中高危风险患者比例高于其他类别医疗机构（图 5-1-2-9、图 5-1-2-10）。

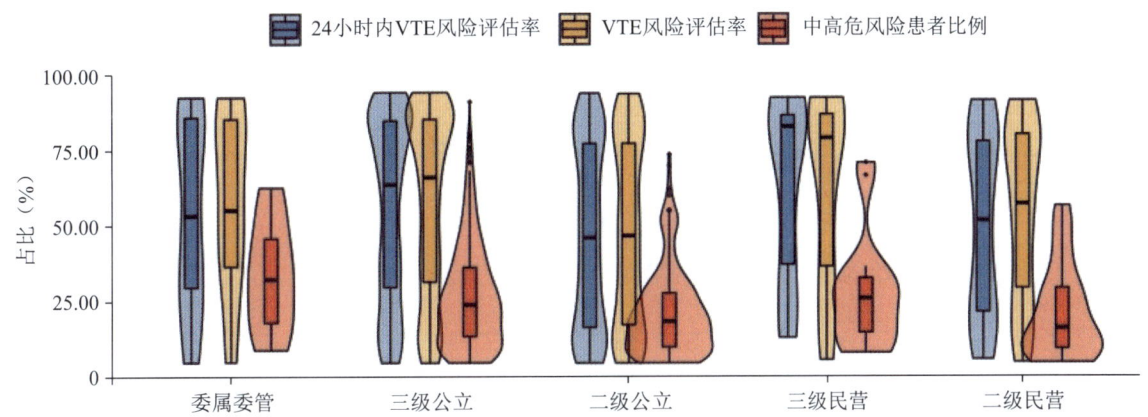

图 5-1-2-9　各级各类医疗机构 VTE 风险评估率、24 小时内 VTE 风险评估率、中高危风险患者比例四分位分布

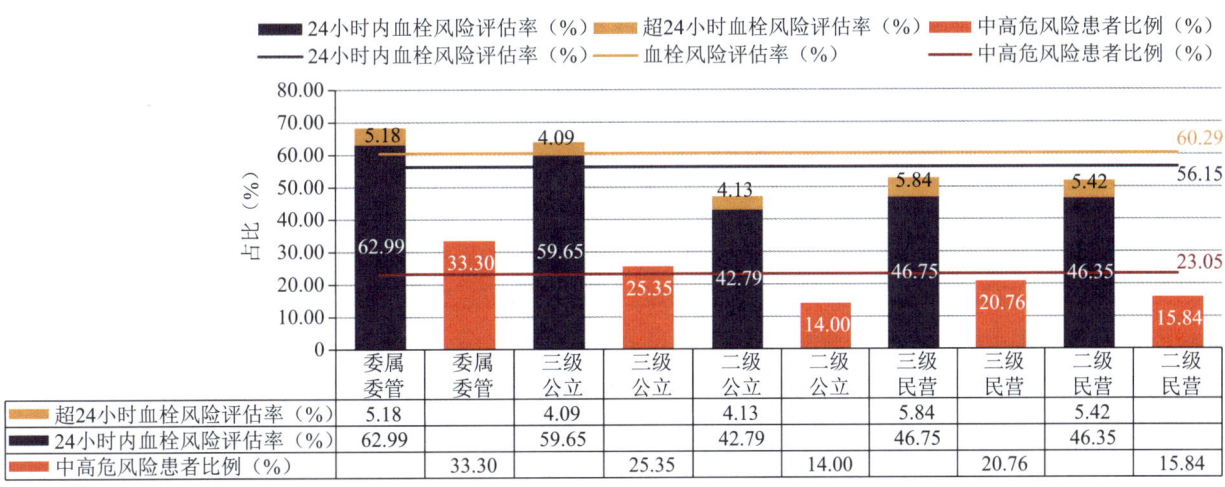

图 5-1-2-10　各级各类医疗机构超 24 小时 VTE 风险评估率、24 小时内 VTE 风险评估率、中高危风险患者比例

2. 出血风险评估情况

2021 年开展 VTE 预防工作的 2406 家综合医院中，899 家医疗机构填报的"接受出血风险评估的出院患者总例数""出血风险评估为高危的出院患者例总数"为有效数据，纳入本部分分析，其中，三级

公立医院 473 家，二级公立医院 365 家，二级民营医院 50 家。

纳入分析的医疗机构中，接受出血风险评估的出院患者比例（以下简称出血风险评估率）为 22.86%，出血风险评估为高危风险的患者比例（以下简称出血高危风险患者比例）为 5.47%。其中，委属委管医院的出血风险评估率高于其他类别医疗机构。分布形态上，各类机构出血风险评估率主要呈右偏分布，提示绝大多数机构评估率较低，在平均水平以下（图 5-1-2-11、图 5-1-2-12）。

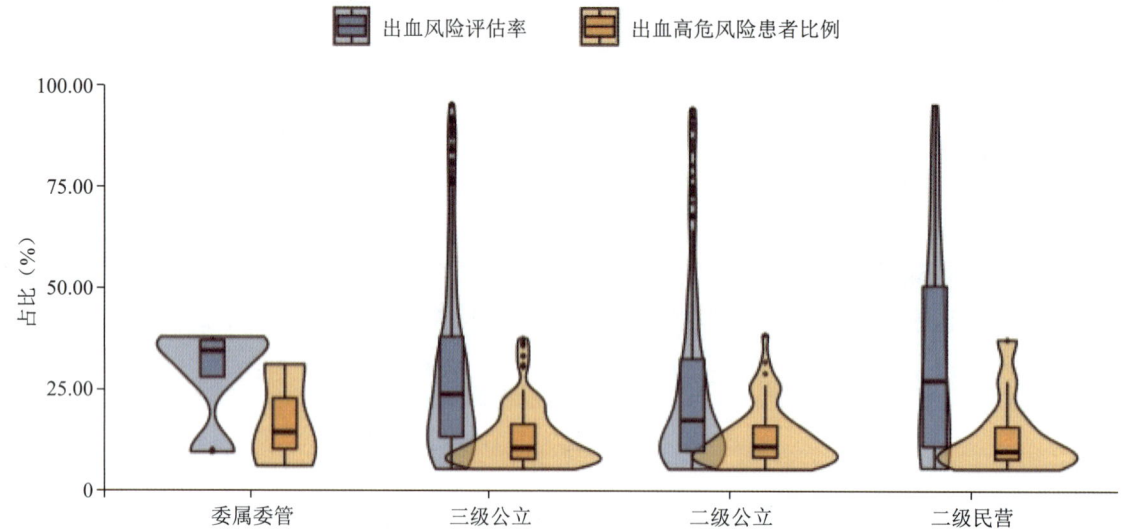

图 5-1-2-11　各级各类医疗机构出血风险评估率、出血高危风险患者比例四分位分布

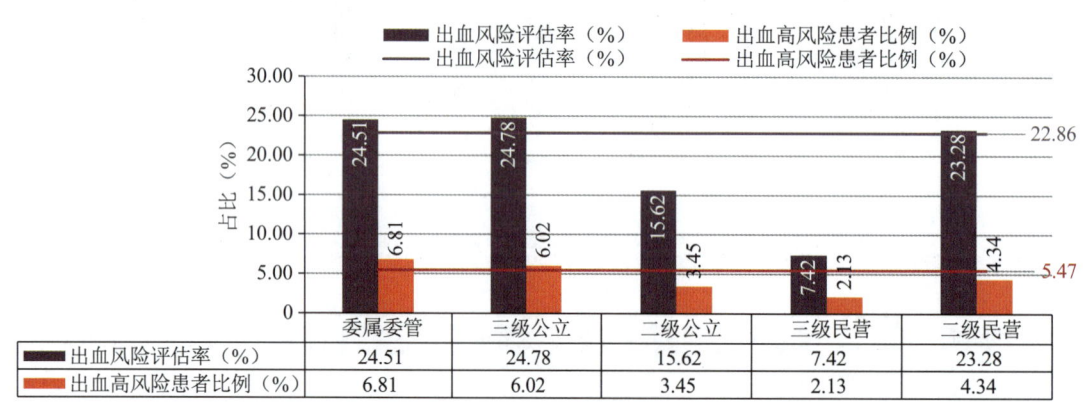

图 5-1-2-12　各级各类医疗机构出血风险评估率、出血高危风险患者比例

3. VTE 预防措施实施情况

2021 年开展 VTE 预防工作的 2406 家综合医院中，390 家公立医疗机构填报的"接受 VTE 基本预防措施的出院患者总例数（其中手术患者例数、非手术患者例数）""接受 VTE 药物预防措施的出院患者总例数（其中手术患者例数、非手术患者例数）""接受 VTE 机械预防措施的出院患者总例数（其中手术患者例数、非手术患者例数）"为有效数据，纳入本部分分析。其中，三级公立医院 196 家，二级公立医院 174 家。

2021 年纳入分析的医疗机构，接受 VTE 预防措施的患者比例（以下简称 VTE 预防措施实施率）为 42.60%，较 2020 年增长 15.48 个百分点（图 5-1-2-13）。

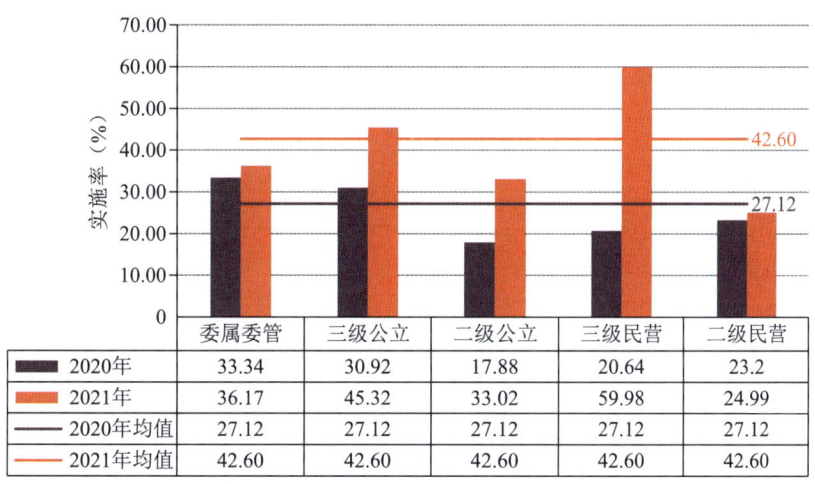

图 5-1-2-13 各级各类医疗机构 VTE 预防措施实施率

2021 年纳入分析的医疗机构中，手术患者 VTE 预防措施实施率高于非手术患者。各类预防措施中基本预防措施实施率高于药物预防措施、机械预防措施。三级公立医院各类预防措施实施率高于二级公立医院，其手术患者基本预防措施、药物预防措施、机械预防措施实施率分别为 39.12%、12.87%、14.71%，非手术患者为 28.44%、8.52%、6.57%（图 5-1-2-14～图 5-1-2-17）。

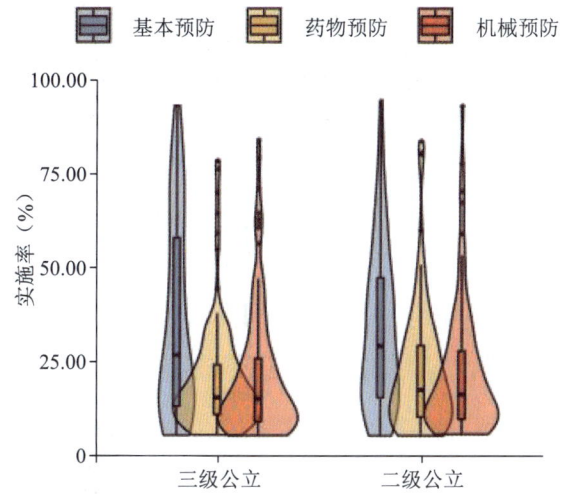

图 5-1-2-14 各级公立医疗机构手术患者
VTE 预防措施实施率

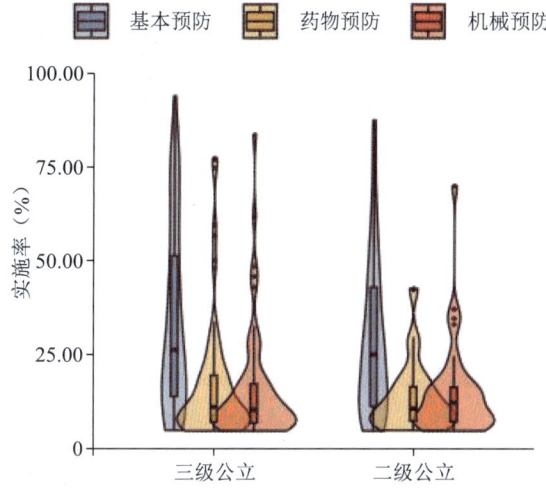

图 5-1-2-15 各级公立医疗机构非手术患者
VTE 预防措施实施率

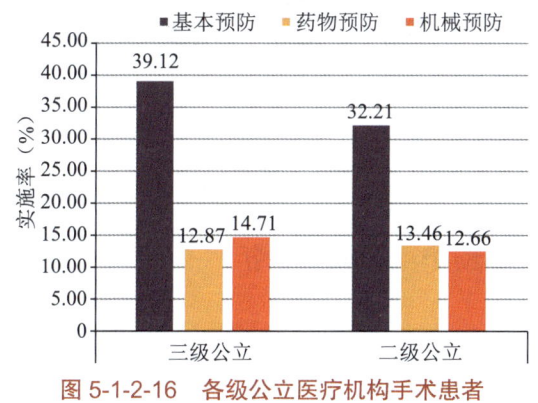

图 5-1-2-16 各级公立医疗机构手术患者
VTE 预防措施实施率

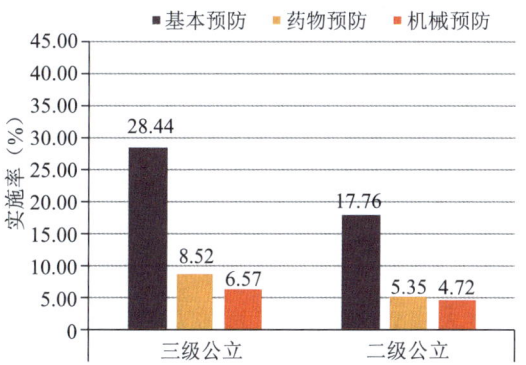

图 5-1-2-17 各级公立医疗机构非手术患者
VTE 预防措施实施率

4. 医院获得性 VTE 患者预防措施实施情况

2021年开展VTE预防工作的2406家综合医院中，631家公立医疗机构填报的"单纯DVT发生例数""单纯PTE发生例数""DVT合并PTE发生例数"，以及以上各类别中"接受预防措施手术患者例数""非手术患者例数"为有效数据，纳入本部分分析。其中三级公立医院284家，二级公立医院297家。

医院获得性VTE患者在住院期间VTE预防措施的实施情况如图5-1-2-18～图5-1-2-21所示。对于发生医院获得性VTE（各类别合计）的手术患者，三级公立医院未实施预防措施的比例为9.96%，低于二级公立医院26.09%；对于发生医院获得性VTE（各类别合计）的非手术患者，三级公立医院未实施预防措施的比例为13.77%，低于二级公立医院24.67%，提示三级公立医院VTE预防措施实施率优于二级公立医院。

此外，大部分医院获得性VTE患者在住院期间实际已实施VTE预防（图5-1-2-18显示三级公立医院发生医院获得VTE的患者中，已实施预防措施的比例为90.04%），提示在提高预防措施实施率的同时，应关注预防措施的选择以及实施效果。

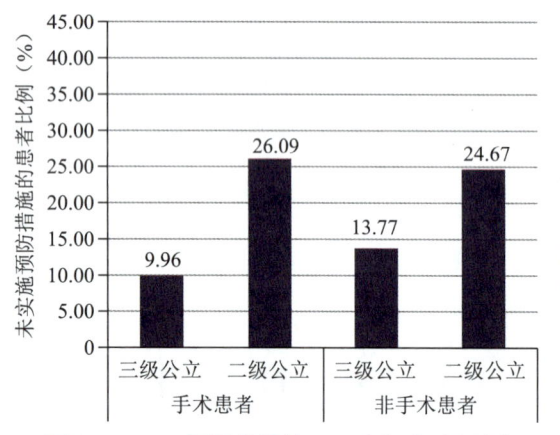

图 5-1-2-18　医院获得性VTE（各类别合计）患者中未实施预防措施的比例

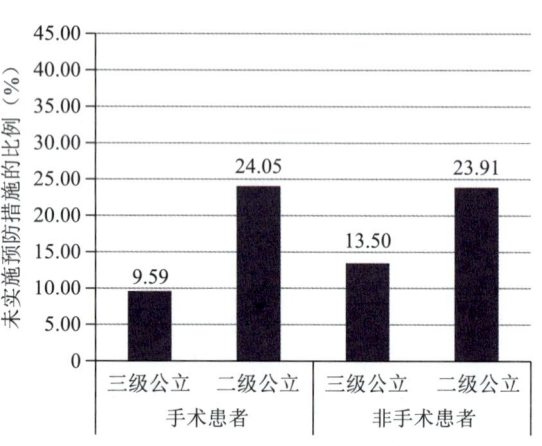

图 5-1-2-19　医院获得性VTE（单纯DVT）患者中未实施预防措施的比例

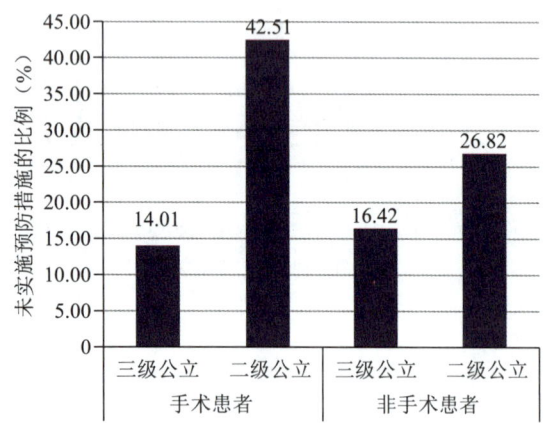

图 5-1-2-20　医院获得性VTE（单纯PTE）患者中未实施预防措施的比例

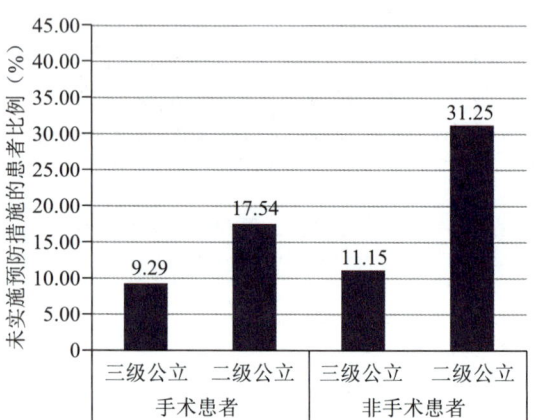

图 5-1-2-21　医院获得性VTE（DVT合并PTE）患者中未实施措施预防的比例

三、2021 年高风险患者 VTE 预防实施情况分析

（一）入住 ICU 患者 VTE 预防实施情况

2021年"重症ICU患者预防静脉血栓栓塞症（VTE）"部分纳入分析的综合医院共754家，其中，三级公立、二级公立、三级民营、二级民营分别为496、199、19、16家。详细情况如图5-1-2-22～图5-1-2-24所示。

[分子] 同期入住 ICU 患者"急性生理和慢性健康评分—Ⅱ（APACHE-Ⅱ）＞12 分"且有 VTE 风险评估记录的例数

[分母] 同期入住 ICU 患者"急性生理和慢性健康评分—Ⅱ（APACHE-Ⅱ）＞12 分"的 ICU 出院患者例数

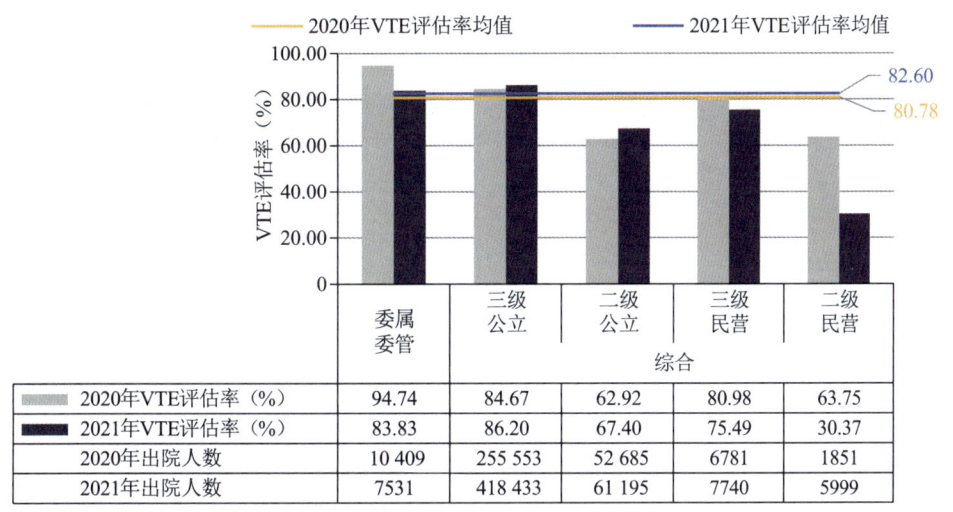

图 5-1-2-22　2020 年与 2021 年各级各类医疗机构入住 ICU "急性生理和慢性健康评分—Ⅱ（APACHE-Ⅱ）＞12 分" 患者 VTE 风险评估率

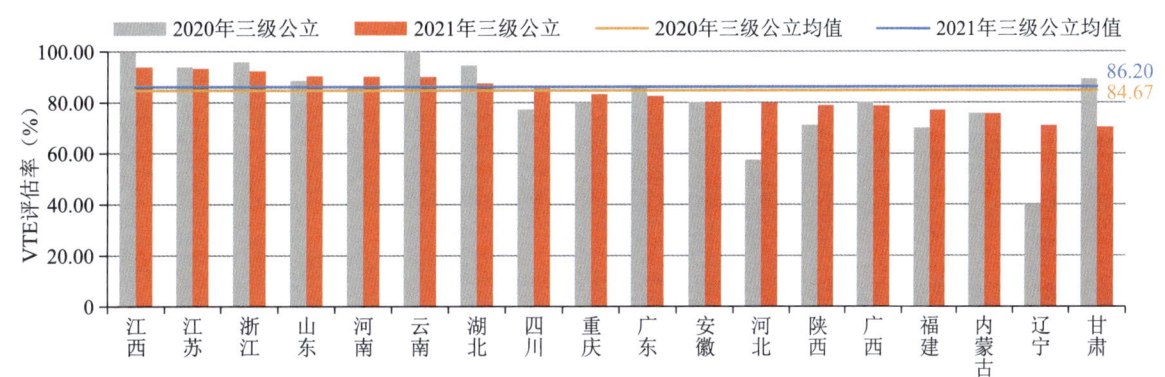

注：三级公立医院纳入数量小于等于 10 的省（自治区、直辖市）不列入展示，下同。

图 5-1-2-23　2020 年与 2021 年各省（自治区、直辖市）三级公立医院入住 ICU "急性生理和慢性健康评分—Ⅱ（APACHE-Ⅱ）＞12 分" 患者 VTE 风险评估率

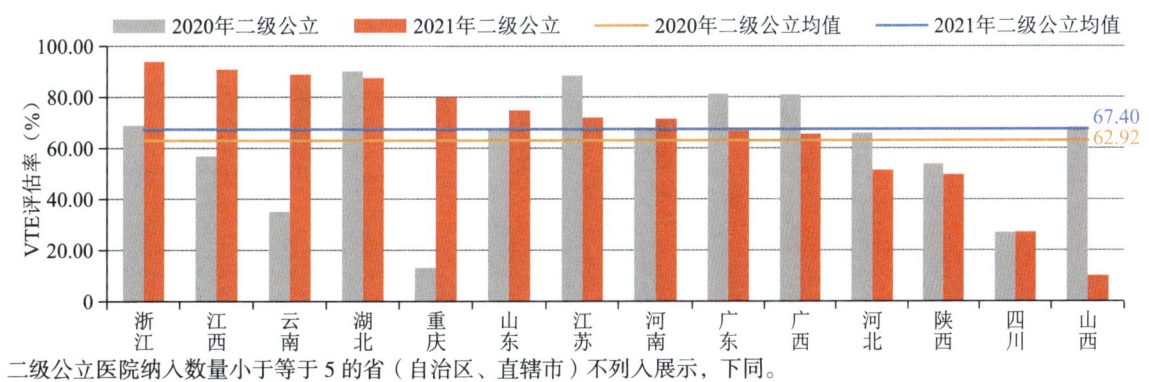

注：二级公立医院纳入数量小于等于 5 的省（自治区、直辖市）不列入展示，下同。

图 5-1-2-24　2020 年与 2021 年各省（自治区、直辖市）二级公立医院入住 ICU "急性生理和慢性健康评分—Ⅱ（APACHE-Ⅱ）＞12 分患者 VTE 风险评估率

(二)恶性肿瘤(住院手术)患者 VTE 预防实施情况

"恶性肿瘤(住院手术)患者预防静脉血栓栓塞症(VTE)"部分纳入分析的医疗机构类别分布与数量情况如表 5-1-2-3 所示,肺癌、结直肠癌、胃癌、乳腺癌、肝癌、食管癌分别纳入 1530、2002、1827、2156、1332、1150 家医疗机构。

表 5-1-2-3 各级各类医疗机构恶性肿瘤(住院手术)患者静脉血栓栓塞症(VTE)预防抽样机构数(家)

机构类别	级别、所有制	肺癌	结直肠癌	胃癌	乳腺癌	肝癌	食管癌
委属委管	/	12	13	13	12	12	12
综合	三级公立	859	928	905	916	797	665
	二级公立	511	860	733	830	403	362
	三级民营	51	54	56	54	42	32
	二级民营	56	103	77	104	40	43
肿瘤专科	公立	33	34	33	31	29	30
	民营	8	10	10	9	9	6
妇产/妇儿专科	公立	–	–	–	19	–	–
	民营	–	–	–	5	–	–
妇幼保健	公立	–	–	–	176	–	–
全国		1530	2002	1827	2156	1332	1150

1. 肺癌(图 5-1-2-25~图 5-1-2-27)

[分子] 同期肺癌(根治手术)治疗前有 VTE 风险评估记录的例数

[分母] 肺癌(根治手术)住院治疗出院例数

注释:肺癌(根治手术)住院治疗出院例数

(1)主要诊断或其他诊断编码 ICD-10 以"C34"开头。

(2)手术操作编码 ICD-9-CM-3 以"32.4、32.5、32.6"开头的出院患者总和。

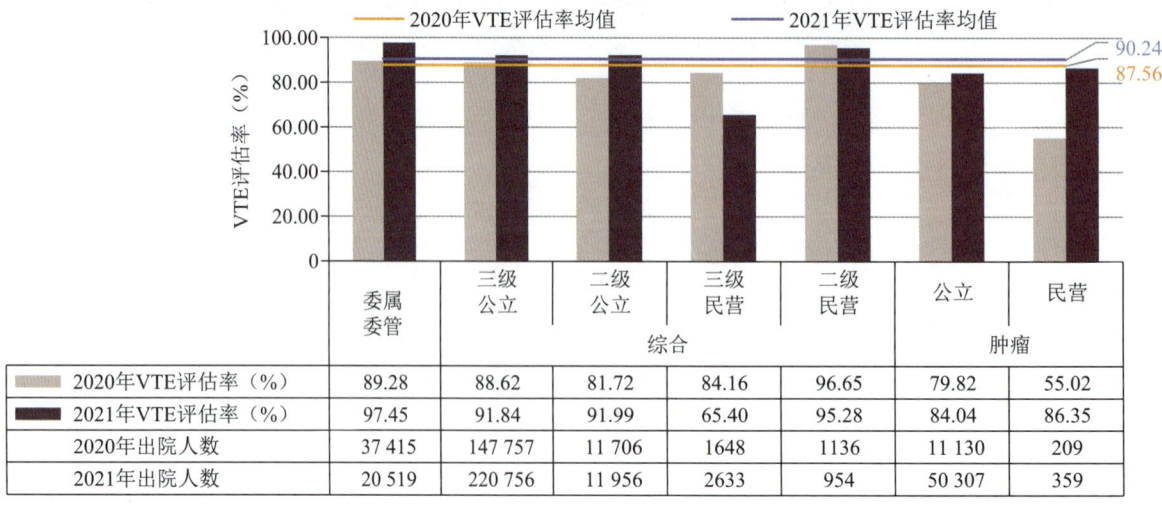

图 5-1-2-25 2020 年与 2021 年各级各类医疗机构肺癌(根治手术)治疗前 VTE 风险评估率

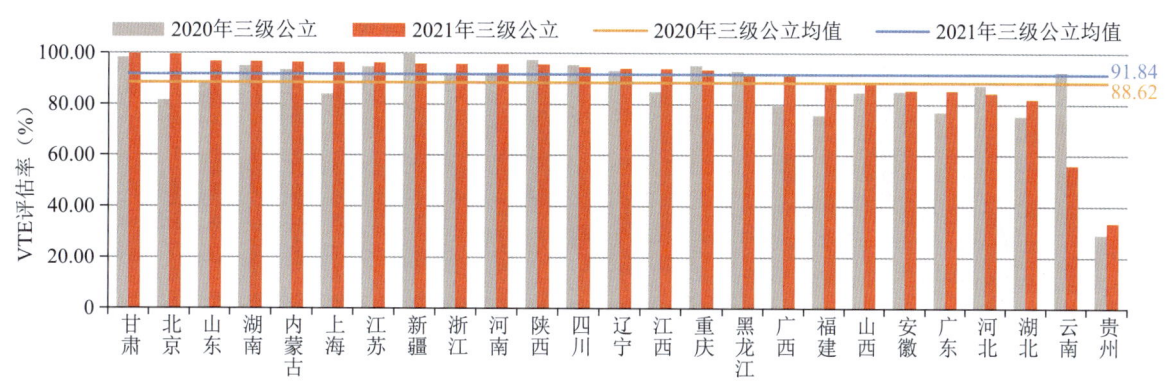

图 5-1-2-26　2020 年与 2021 年各省（自治区、直辖市）三级公立医院肺癌（根治手术）治疗前 VTE 风险评估率

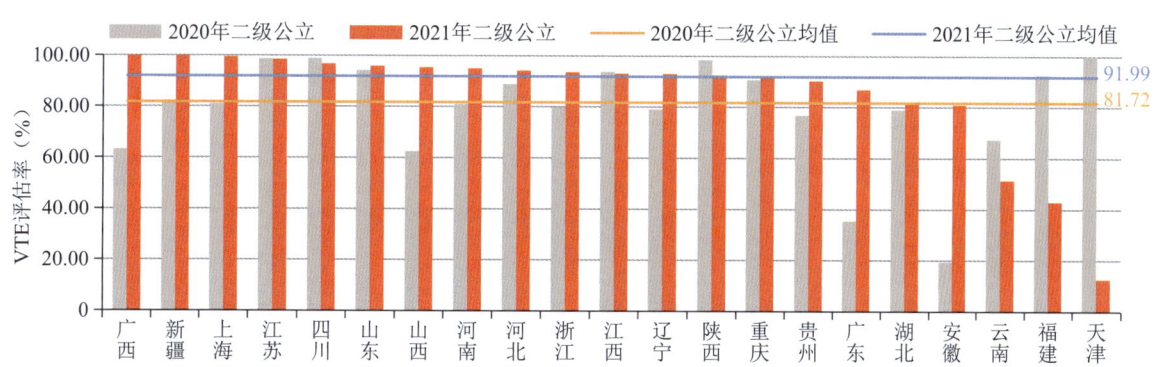

图 5-1-2-27　2020 年与 2021 年各省（自治区、直辖市）二级公立医院肺癌（根治手术）治疗前 VTE 风险评估率

2. 结直肠癌（图 5-1-2-28～图 5-1-2-30）

[分子] 同期结直肠癌（根治手术）治疗前有 VTE 风险评估记录的例数

[分母] 结直肠癌（根治手术）住院治疗出院例数

注释：结直肠癌（根治手术）住院治疗出院例数

（1）主要诊断或其他诊断编码 ICD-10 以"C18、C19、C20"开头。

（2）手术操作编码 ICD-9-CM-3 以"45.7、48.4、48.5、48.6"开头的出院患者总和。

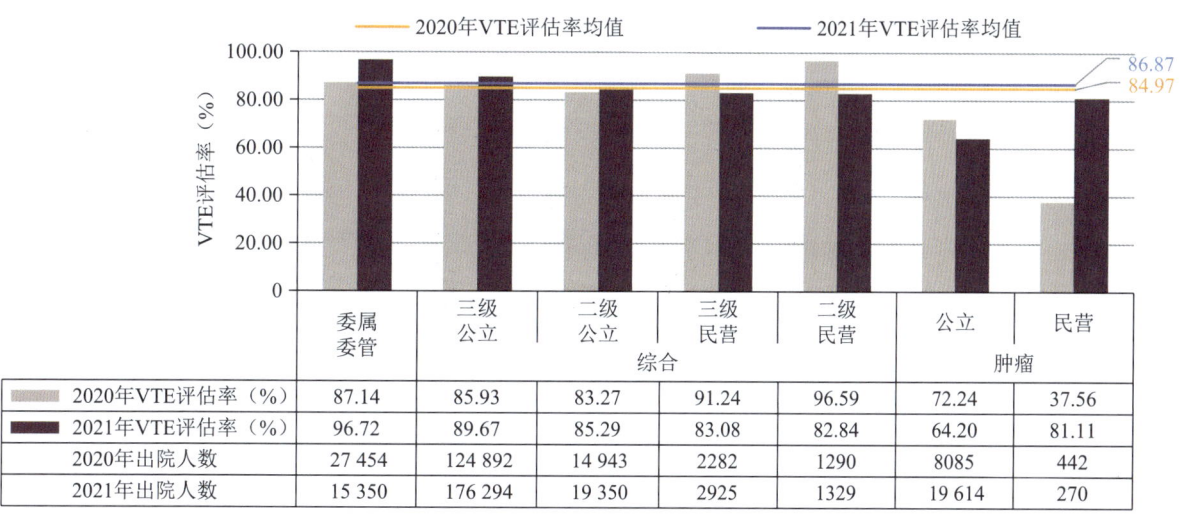

图 5-1-2-28　2020 年与 2021 年各级各类医疗机构结直肠癌（根治手术）治疗前 VTE 风险评估率

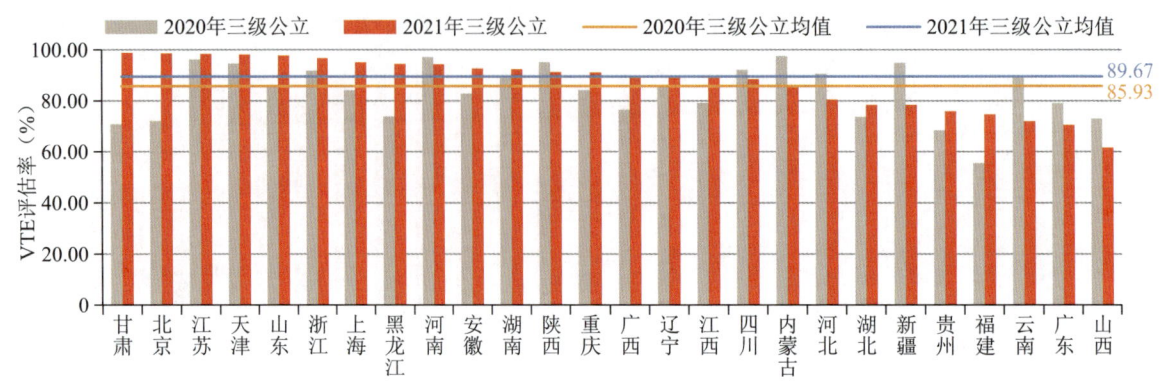

图 5-1-2-29　2020 年与 2021 年各省（自治区、直辖市）三级公立医院结直肠癌（根治手术）治疗前 VTE 风险评估率

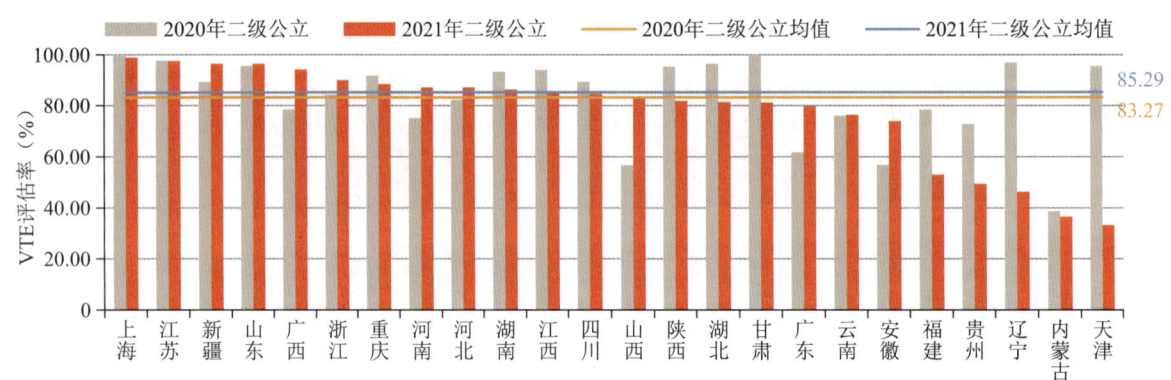

图 5-1-2-30　2020 年与 2021 年各省（自治区、直辖市）二级公立医院结直肠癌（根治手术）治疗前 VTE 风险评估率

3. 胃癌（图 5-1-2-31～图 5-1-2-33）

[分子] 同期胃癌（根治手术）治疗前有 VTE 风险评估记录的例数

[分母] 胃癌（根治手术）住院治疗出院例数

注释：胃癌（根治手术）住院治疗出院例数

（1）主要诊断或其他诊断编码 ICD-10 以"C16"开头。

（2）手术操作编码 ICD-9-CM-3 以"43.5、43.6、43.7、43.9"开头的出院患者总和。

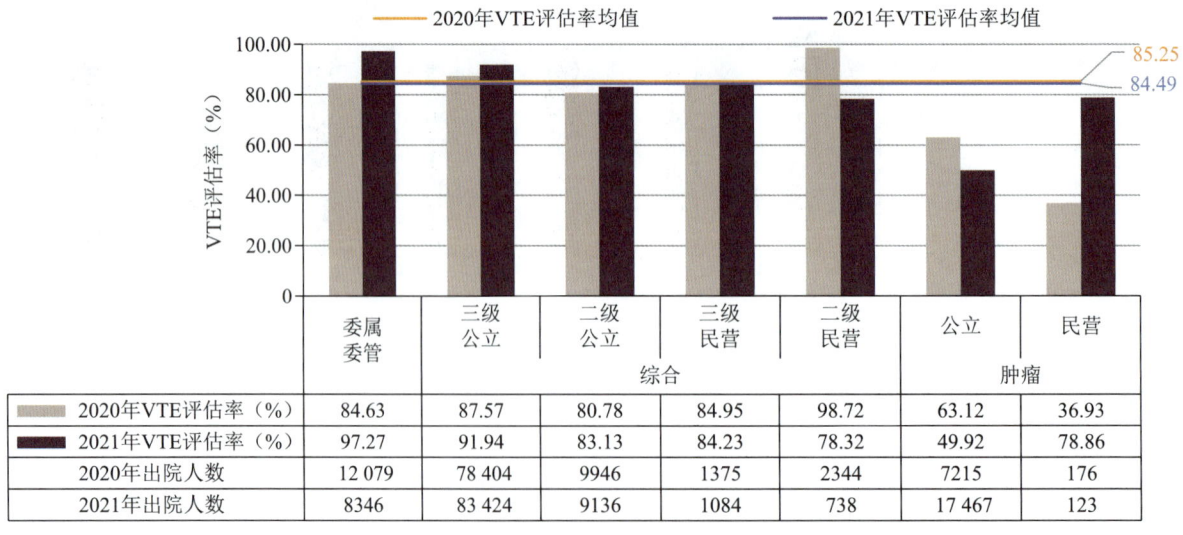

图 5-1-2-31　2020 年与 2021 年各级各类医疗机构胃癌（根治手术）治疗前 VTE 风险评估率

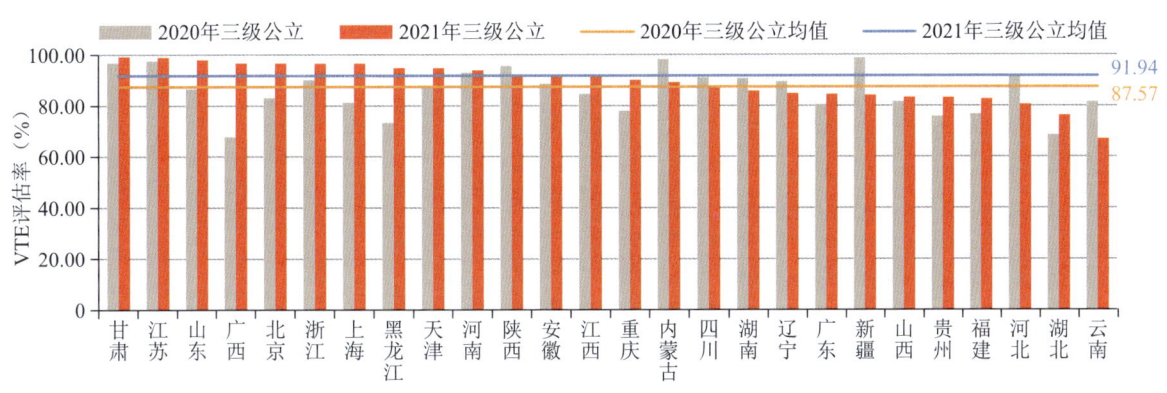

图 5-1-2-32　2020 年与 2021 年各省（自治区、直辖市）三级公立医院胃癌（根治手术）治疗前 VTE 风险评估率

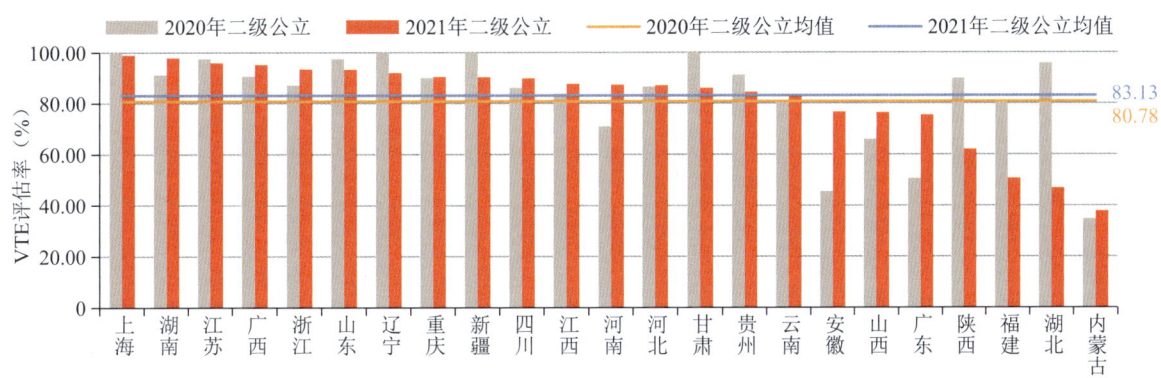

图 5-1-2-33　2020 年与 2021 年各省（自治区、直辖市）二级公立医院胃癌（根治手术）治疗前 VTE 风险评估率

4. 乳腺癌（图 5-1-2-34～图 5-1-2-36）

[分子] 同期乳腺癌（根治手术）治疗前有 VTE 风险评估记录的例数

[分母] 乳腺癌（根治手术）住院治疗出院例数

注释：乳腺癌（根治手术）住院治疗出院例数。

（1）主要诊断或其他诊断编码 ICD-10 以"C50"开头。

（2）手术操作编码 ICD-9-CM-3 以"85.4、85.21"开头的出院患者总和。

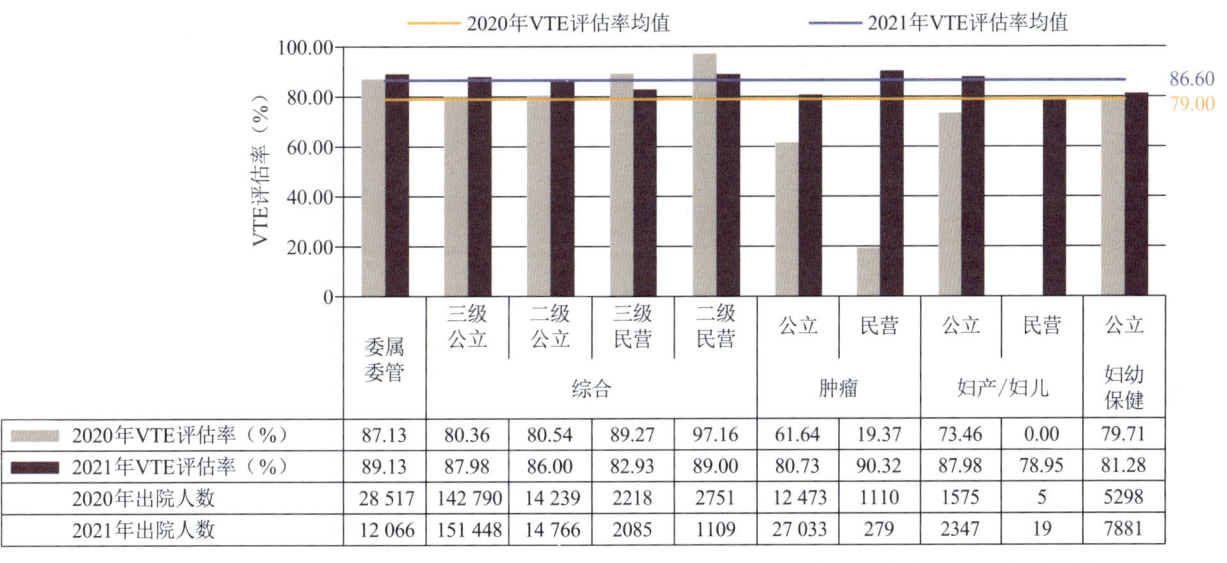

图 5-1-2-34　2020 年与 2021 年各级各类医疗机构乳腺癌（根治手术）治疗前 VTE 风险评估率

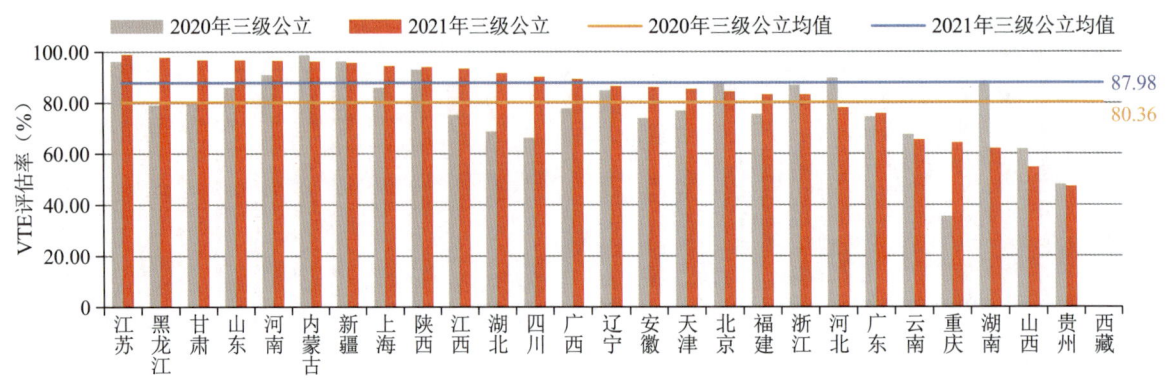

图 5-1-2-35　2020 年与 2021 年各省（自治区、直辖市）三级公立医院乳腺癌（根治手术）治疗前 VTE 风险评估率

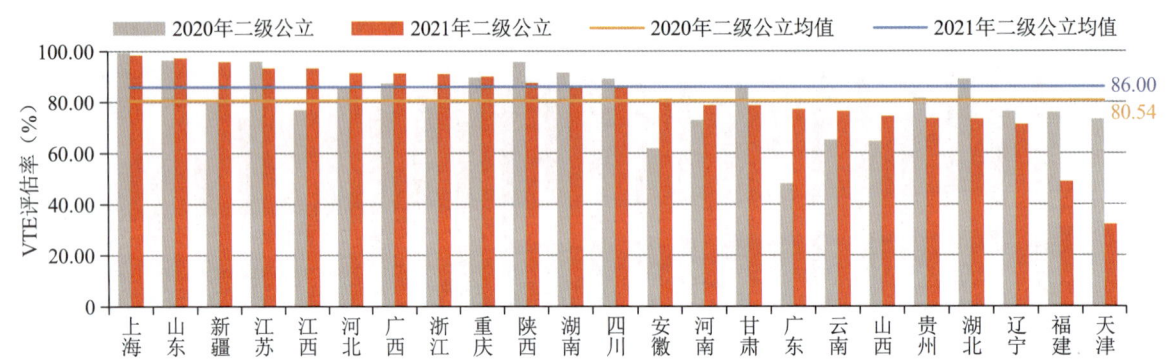

图 5-1-2-36　2020 年与 2021 年各省（自治区、直辖市）二级公立医院乳腺癌（根治手术）治疗前 VTE 风险评估率

5. 肝癌（图 5-1-2-37～图 5-1-2-39）

[分子] 同期肝癌（根治手术）治疗前有 VTE 风险评估记录的例数

[分母] 肝癌（根治手术）住院治疗出院例数

注释：肝癌（根治手术）住院治疗出院例数

（1）主要诊断或其他诊断编码 ICD-10 以"C22"开头。

（2）手术操作编码 ICD-9-CM-3 以"50.2、50.3、50.4、50.5"开头的出院患者总和。

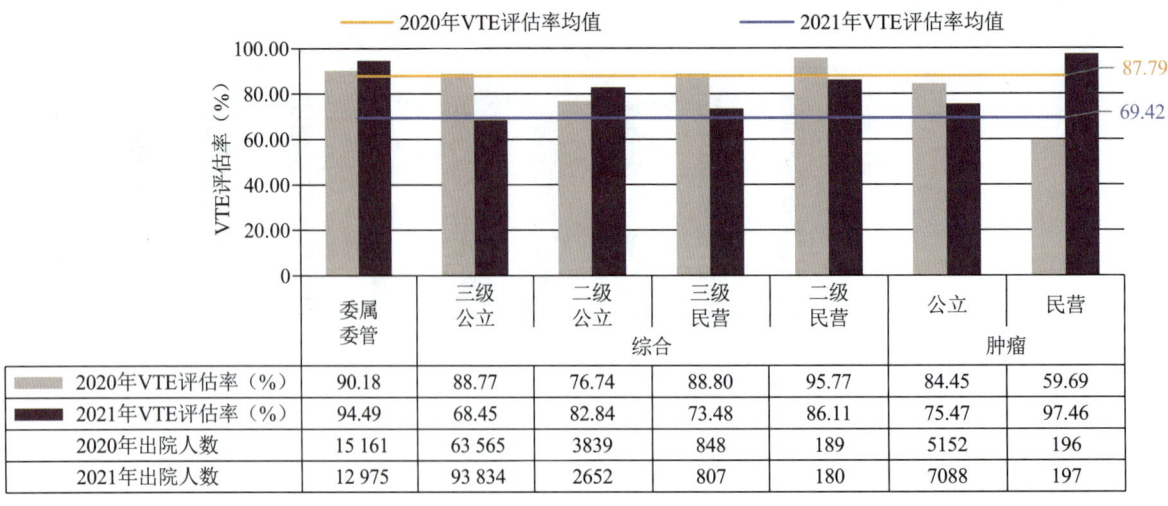

图 5-1-2-37　2020 年与 2021 年各级各类医疗机构肝癌（根治手术）治疗前 VTE 风险评估率

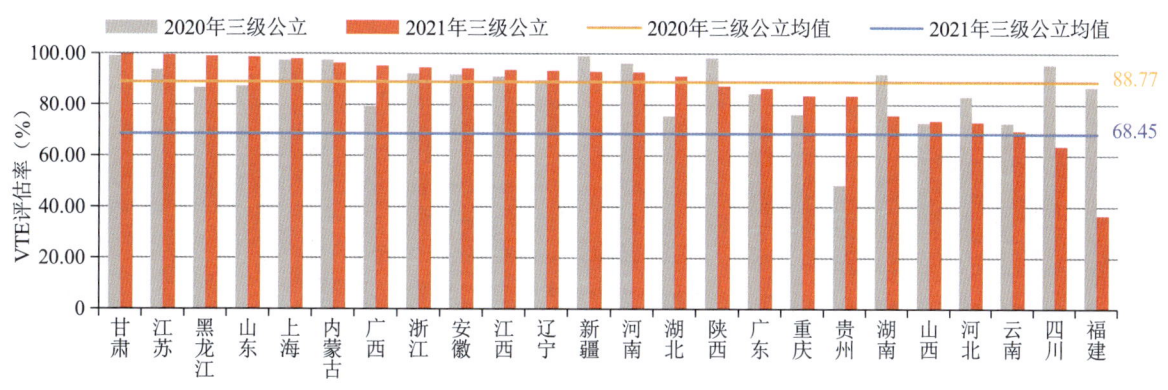

图 5-1-2-38　2020 年与 2021 年各省（自治区、直辖市）三级公立医院肝癌（根治手术）治疗前 VTE 风险评估率

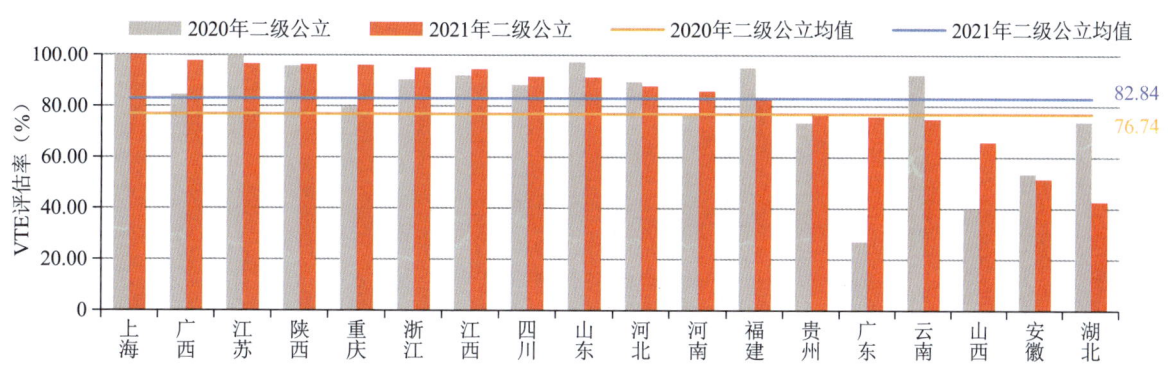

图 5-1-2-39　2020 年与 2021 年各省（自治区、直辖市）二级公立医院肝癌（根治手术）治疗前 VTE 风险评估率

6. 食管癌（图 5-1-2-40～图 5-1-2-42）

[分子] 同期食管癌（根治手术）治疗前有 VTE 风险评估记录的例数

[分母] 食管癌（根治手术）住院治疗出院例数

注释：食管癌（根治手术）住院治疗出院例数

（1）主要诊断或其他诊断编码 ICD-10 以"C15"开头。

（2）手术操作编码 ICD-9-CM-3 以"42.5、42.6"开头的出院患者总和。

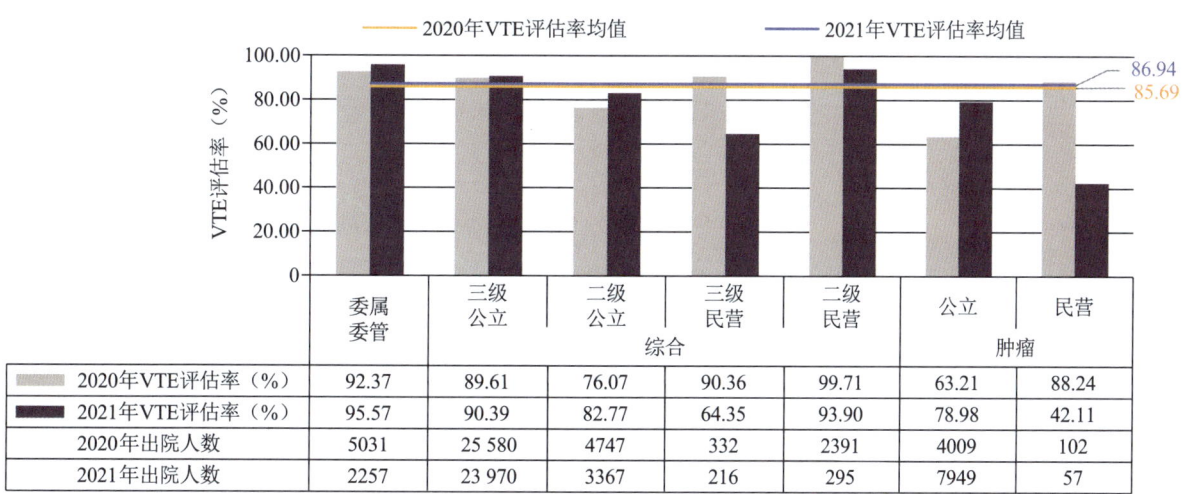

图 5-1-2-40　2020 年与 2021 年各级各类医疗机构食管癌（根治手术）治疗前 VTE 风险评估率

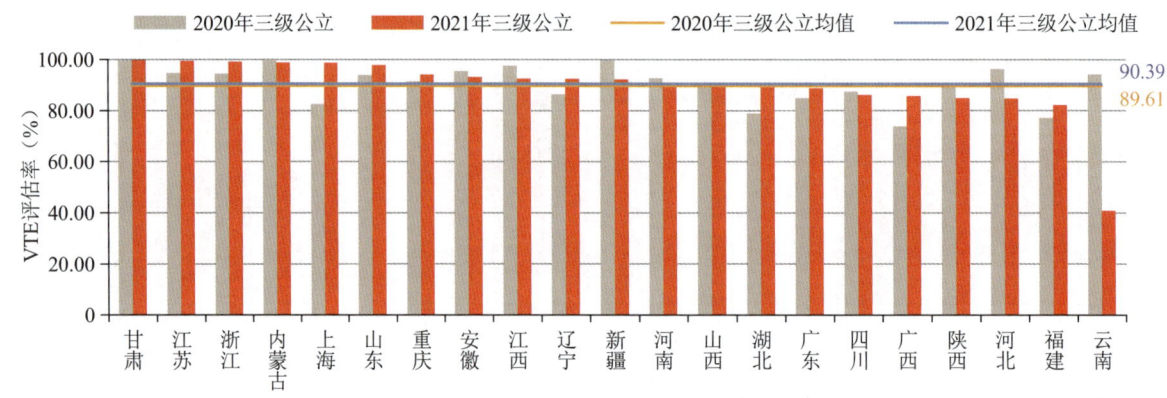

图 5-1-2-41　2020 年与 2021 年各省（自治区、直辖市）三级公立医院食管癌（根治手术）治疗前 VTE 风险评估率

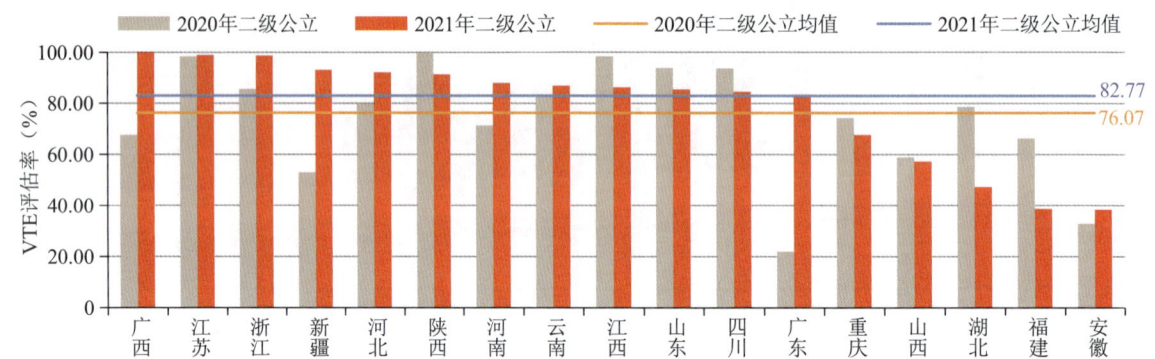

图 5-1-2-42　2020 年与 2021 年各省（自治区、直辖市）二级公立医院食管癌（根治手术）治疗前 VTE 风险评估率

第二章 日间医疗质量情况分析

本部分数据来源于 NCIS 收集的 2021 年度日间手术医疗质量评价指标抽样调查和病案首页数据，其中参与日间手术和日间化疗填报的医疗机构数量分别为 1870 家和 529 家，经数据确认，最终纳入 765 家日间手术和 261 家日间化疗医疗机构的质量指标数据进行分析。

一、日间手术医疗质量

（一）全国各省（自治区、直辖市）日间手术医疗质量指标

1. 日间手术患者术后并发症发生率[①]

2021 年纳入统计分析的医疗机构中（N=765）日间手术术后并发症发生数为 2665 人次，日间手术术后并发症发生率为 2.02‰，中位数为 0.82‰，日间手术并发症发生率排名前 3 位的地区分别为重庆（5.19‰）、四川（3.91‰）和广东（3.75‰）（图 5-2-1-1）。

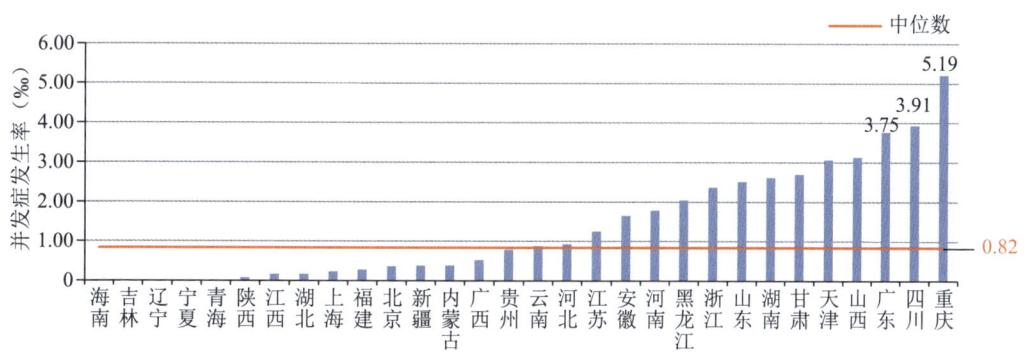

图 5-2-1-1　2021 年各省（自治区、直辖市）医疗机构日间手术患者术后并发症发生率

2. 日间手术取消率[②]

2021 年纳入统计分析的医疗机构中（N=765）日间手术取消数为 34 265 人次，日间手术取消率为 2.60%，中位数为 1.83%，全国日间手术取消率排名前 3 位的地区分别为重庆（9.76%）、福建（6.75%）和广东（5.31%）（图 5-2-1-2）。

---

① 日间手术患者并发症发生率是指日间手术患者术后发生手术相关并发症人次数占同期日间手术患者出院总人数的比例。预防手术后并发症发生是医疗质量管理和监控的重点，也是患者安全管理的核心内容，是衡量医疗技术能力和管理水平的重要结果。

② 日间手术取消率是指预约日间手术成功的患者，在入院当日因各种原因（多指因医疗技术问题，如术前准备不足、手术安排不当等导致配合手术安排的患者无法手术）停止手术的患者人次数占全院开展日间手术人次数的比例。降低日间手术取消率是提升日间医疗资源利用率的重要措施，可用于同级医院间医疗资源利用度和管理水平的横向比较。

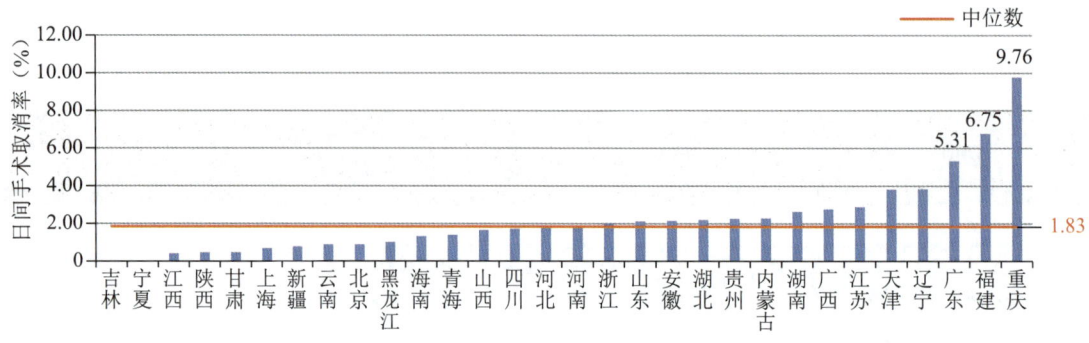

图 5-2-1-2　2021年各省（自治区、直辖市）医疗机构日间手术取消率

（二）2019—2021年全国开展日间手术医疗质量指标

1. 日间手术患者术后并发症发生率

2019—2021年全国日间手术患者术后并发症发生率分别为3.27‰、2.87‰、2.02‰，从全国情况来看，呈逐年下降趋势（图5-2-1-3、图5-2-1-4）。

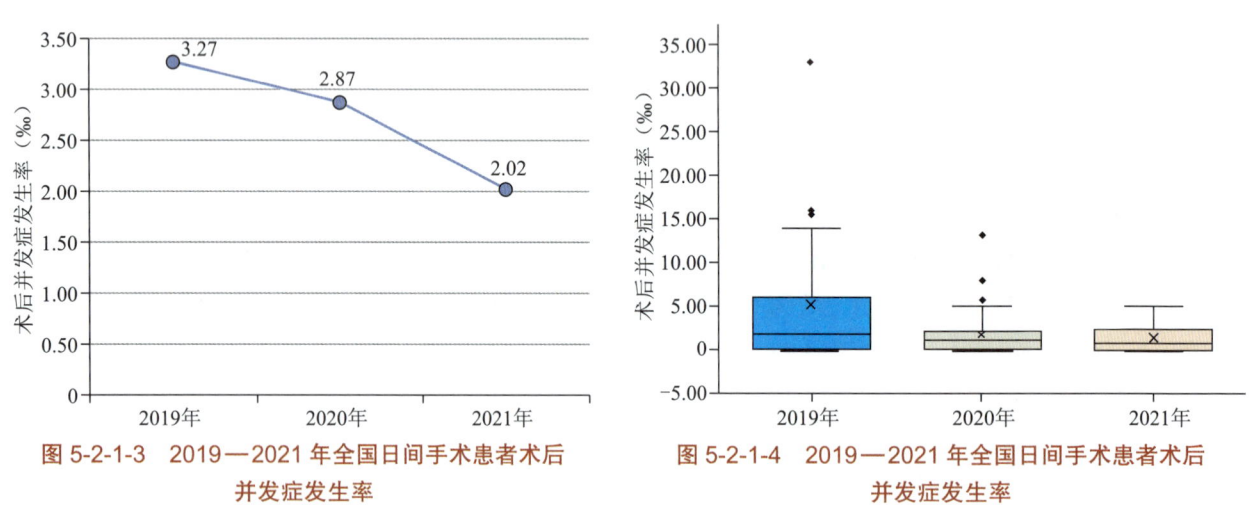

图5-2-1-3　2019—2021年全国日间手术患者术后并发症发生率

图5-2-1-4　2019—2021年全国日间手术患者术后并发症发生率

2. 日间手术取消率

2019—2021年全国日间手术取消率分别为2.13%、2.70%、2.60%，从全国日间手术取消率情况来看呈增长趋势，具体因素需进一步探讨（图5-2-5、图5-2-6）

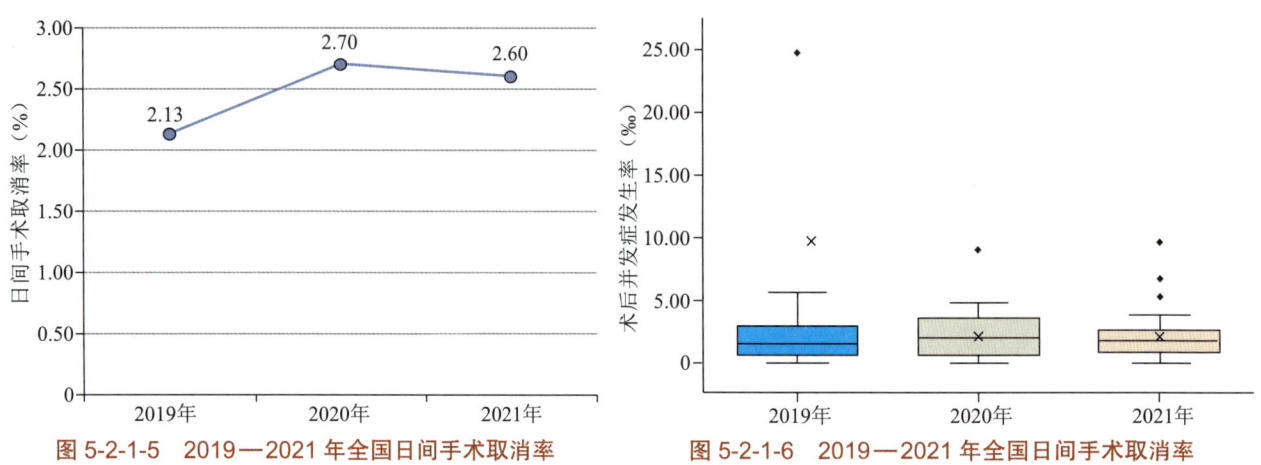

图5-2-1-5　2019—2021年全国日间手术取消率

图5-2-1-6　2019—2021年全国日间手术取消率

二、日间化疗医疗质量

（一）全国各省（自治区、直辖市）日间化疗医疗质量指标

1. 日间化疗导管不良事件 [①]

2021年纳入统计分析的全国医疗机构中（$N=261$）日间化疗发生导管不良事件总数为381例，其中，导管脱落、导管断裂为80例，每千化疗人次导管脱落、导管断裂为0.07例；置管技术导致感染为55例，每千化疗人次置管技术导致感染为0.05例；药物外渗为246例，每千化疗人次药物外渗为0.23例（表5-2-1-1）。

表5-2-1-1　2021年日间化疗患者导管相关不良事件发生情况

导管不良事件	数量（例）	每千化疗人次（例）
导管脱落、导管断裂	80	0.07
置管技术导致感染	55	0.05
药物外渗	246	0.23
合计	381	0.35

2. 日间化疗患者给药环节发生用药错误发生率

2021年纳入统计分析的全国医疗机构中（$N=261$），日间化疗患者发生给药环节用药错误发生总例数为3例[②]，每千化疗人次发生给药环节用药错误发生例数为0.03例，均值为0.12例。

（二）2019—2021年全国开展日间化疗质量指标

1. 导管相关不良事件

全国各省（自治区、直辖市）开展日间化疗不良事件发生数以导管相关不良事件例数为主，因此本报告对2019—2021年日间化疗患者导管相关不良事件例数进行分析。

2019—2021年日间化疗每千人次发生导管不良事件例数分别为0.60、0.36、0.32例，呈逐年下降趋势（图5-2-1-7）。

2. 给药环节用药错误

2019—2021年每千化疗人次日间化疗患者发生的给药环节用药错误发生数分别为0.14例、0.04例、0.03例，呈逐年下降趋势（图5-2-1-8）。

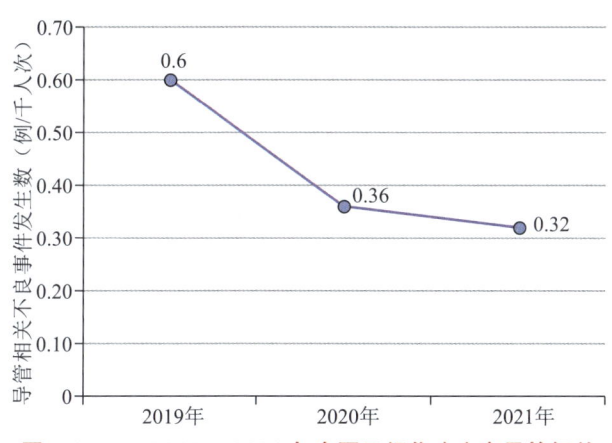

图5-2-1-7　2019—2021年全国日间化疗患者导管相关不良事件发生数

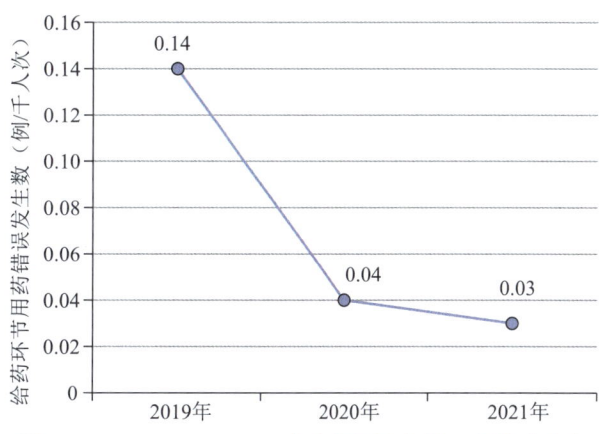

图5-2-1-8　2019—2021年全国医疗机构日间化疗患者给药环节用药错误发生数

[①] 日间化疗导管不良事件包括发生的导管脱落、导管断裂，药物外渗，置管技术导致的感染。

[②] 每千化疗人次给药环节用药错误例数 = 用药错误发生总例数 / 收治日间化疗患者总数 × 1000。

附录

全国各省（自治区、直辖市）及填报医院填报情况

自 2015 年起，国家卫生健康委员会每年组织开展《国家医疗服务与质量安全报告》数据调查（原"全国医疗服务和质量安全数据网络抽样调查"），并在此基础上形成了年度《国家医疗服务与质量安全报告》（简称《报告》），为全面评估我国医疗服务与质量管理现况、促进医疗质量提升提供了较为客观、科学的数据参考，且一直受到行业内外的广泛关注。在数据调查中，参与数据网络上报的医疗机构均表现出极大的热情和工作积极性，填报的数据充分展现了该机构的医疗服务状况及医疗质量水平，共同为医疗质量科学评价提供了充足的数据基础。但在整理各医疗机构上报的数据过程中，我们发现医疗机构填报工作执行的完整度、有效性、工作效率、数据正确性等均有所差异，部分数据指标的填报情况直接反映出医疗机构医疗质量管理能力和水平，进而折射出医疗机构对医疗质量管理的重视程度。因此，从 2018 年开始，《报告》以调查数据结果为依据，遴选客观指标对各医疗机构在本项工作中所展现的医疗质量上报数据水平进行星级医院评分，以加强医疗质量精细化管理的政策导向作用，鼓励先进，促进各级各类医疗机构更加重视医疗质量数据化管理及信息上报工作；同时督促各级卫生健康行政部门及医疗机构进一步加强医疗质量指标化管理，提高质量管理信息化水平。

2022 年全国医疗质量抽样调查延续 2021 年逻辑校验、区间设置、异常值提醒、数据提交限制等设置，以填报完整度、病案首页上传情况、重点病种数据、重点手术数据、恶性肿瘤数据、不良事件数据及过程质量标准数据等重点填报项数据质量为主要评分依据。

星级医院评分依据上报数据质量情况，按照附表 1 所列的各项评价指标进行加分或减分。全部医疗机构统一标准，统一设定各医疗机构填报工作质量均应当具备 8（★）级水平，然后根据各医疗机构填报数据实际情况进行加分或减分（★代表 1 分，☆代表 0.5 分），9★为最高分，0 为最低分，用 0 表示。

附表 1　星级医院评分指标及分值

考核类型	星级类别		考核项目	得星数（★ = 1 星；☆ = 0.5 星）	核算标准	分值
医院整体填报情况	医院整体填报情况	1	数据上报情况	扣★	未提交当年度抽样调查数据；没有床位数但填报了当年出院人次或上传了病案首页数据；有床位数但是没有上报当年填报的出院人次数；有床位数但未参与当年病案首页上传；	-1

续表

考核类型	星级类别	考核项目	得星数（★=1星；☆=0.5星）	核算标准	分值
医院整体填报情况		3 填报完整度（t）	不扣分	若无床位数，t≥80%；若有床位数，t≥95%；	0
医院整体填报情况		3 填报完整度（t）	扣★	若无床位数，t<80%；若有床位数，t<95%；	−1
医院整体填报情况	医院整体填报情况	4 整体"/"率（p，质控指标无法统计或医疗项目未开展）	不扣分	若无床位数，p=0；若有床位数，p≤10%；	0
医院整体填报情况		4 整体"/"率（p，质控指标无法统计或医疗项目未开展）	扣☆	若无床位数，0<p≤1%；若有床位数，10%<p≤20%；	−0.5
医院整体填报情况		4 整体"/"率（p，质控指标无法统计或医疗项目未开展）	扣★	若无床位数，p>1%；若有床位数，p>20%；	−1
医院整体填报情况		5 工作配合度	扣★	数据核查/清洗阶段不配合编写组人员电话沟通	−1
重点填报项数据质量		6 重点病种&手术数据&恶性肿瘤数据质量（x，指本考核填报项内数据"/""//"的项目数占本考核项总数的比例）	不扣分	x≤25%（若参加公立医院绩效考核系统或NCIS全国医疗质量抽样调查系统上传住院病案首页数据的医院不考察）	0
重点填报项数据质量		6 重点病种&手术数据&恶性肿瘤数据质量（x，指本考核填报项内数据"/""//"的项目数占本考核项总数的比例）	扣☆	25%<x≤50%（若参加公立医院绩效考核系统或NCIS全国医疗质量抽样调查系统上传住院病案首页数据的医院不考察）	−0.5
重点填报项数据质量		6 重点病种&手术数据&恶性肿瘤数据质量（x，指本考核填报项内数据"/""//"的项目数占本考核项总数的比例）	扣★	x>50%（若参加公立医院绩效考核系统或NCIS全国医疗质量抽样调查系统上传住院病案首页数据的医院不考察）	−1
重点填报项数据质量	重点填报项数据质量	6 重点病种&手术数据&肿瘤全"0"率	扣★	本考核项内所有指标均为0	−1
重点填报项数据质量		7 不良事件数据质量（x，指本考核填报项内数据"/""//"的项目数占本考核项总数的比例）	不扣分	x≤25%	0
重点填报项数据质量		7 不良事件数据质量（x，指本考核填报项内数据"/""//"的项目数占本考核项总数的比例）	扣☆	25%<x≤50%	−0.5
重点填报项数据质量		7 不良事件数据质量（x，指本考核填报项内数据"/""//"的项目数占本考核项总数的比例）	扣★	x>50%	−1
重点填报项数据质量		7 不良事件数据质量全"0"率	扣★	本考核项内所有指标均为0	−1
重点填报项数据质量		8 过程质量指标（x，指本考核填报项内数据"/""//"的项目数占本考核项总数的比例）	不扣分	x≤25%	0

续表

考核类型	星级类别	考核项目	得星数（★＝1星；☆＝0.5星）	核算标准	分值
重点填报项数据质量	重点填报项数据质量	8 过程质量指标（x，指本考核填报项内数据"/""//"的项目数占本考核项总数的比例）	扣☆	25% < x ≤ 50%	−0.5
重点填报项数据质量		8 过程质量指标（x，指本考核填报项内数据"/""//"的项目数占本考核项总数的比例）	扣★	x > 50%	−1
重点填报项数据质量		8 过程质量指标全"0"率	扣★	本考核项内所有指标均为0	−1
重点填报项数据质量		9 填报人数据质量	不扣分	医院登记信息中数据填报人和联系电话完整准确	0
重点填报项数据质量		9 填报人数据质量	扣★	医院登记信息中无数据填报人或联系电话，或联系电话错误	−1

2022年各省（自治区、直辖市）星级评分（满分9分）均值进行从小到大排序见附表2。

附表2 各省（自治区、直辖市）及新疆生产建设兵团数据质量评分平均得分

省（自治区、直辖市）	医疗机构数（家）	完整度（%）	整体"/"率（%）	星级总评分	省（自治区、直辖市）	医疗机构数（家）	完整度（%）	整体"/"率（%）	星级总评分
新疆兵团	18	100	12.90	7.92	北京	117	100	20.18	6.90
江苏	236	100	16.53	7.66	河南	567	100	22.95	6.85
浙江	316	100	15.14	7.62	新疆	180	100	25.45	6.82
湖北	152	100	17.83	7.53	黑龙江	110	100	25.99	6.78
福建	149	100	18.51	7.39	宁夏	65	100	26.96	6.74
广东	584	100	19.60	7.31	辽宁	279	100	25.73	6.74
上海	88	100	16.62	7.21	河北	546	100	24.38	6.72
甘肃	115	100	20.65	7.18	安徽	211	100	23.16	6.72
广西	257	100	21.54	7.15	贵州	244	100	29.16	6.68
四川	606	100	22.87	7.09	山西	346	100	24.14	6.66
江西	221	100	20.30	7.09	青海	56	100	29.86	6.47
陕西	217	100	20.53	7.08	海南	60	100	30.89	6.47
内蒙古	173	100	22.81	7.05	吉林	26	100	23.83	6.38
湖南	115	100	22.11	6.98	云南	546	100	30.28	6.27
山东	573	100	22.30	6.93	天津	147	100	23.35	6.14
重庆	226	100	23.70	6.92	西藏	3	100	20.09	6.00

2022年共有34家国家卫生健康委委属委管医院进行数据上报，星级评分情况见附表3。

附表3 委属委管医院星级评分

医院名称	完整度（%）	整体"/"率（%）	星级总评分	医院名称	完整度（%）	整体"/"率（%）	星级总评分
北京大学人民医院	100	3.618	★★★★★★	吉林大学口腔医院	100	8.039	★★★★★★
北京大学第三医院	100	8.195	★★★★★★	复旦大学附属华山医院	100	15.483	★★★★★★
复旦大学附属中山医院	100	6.304	★★★★★★	复旦大学附属儿科医院	100	14.983	★★★★★★
复旦大学附属妇产科医院	100	2.687	★★★★★★	山东大学齐鲁医院	100	9.858	★★★★★★
华中科技大学同济医学院附属梨园医院	100	12.419	★★★★★★	华中科技大学同济医学院附属协和医院	100	8.917	★★★★★★
中山大学附属第三医院	100	7.654	★★★★★★	中南大学湘雅医院	100	21.542	★★★★★★
吉林大学中日联谊医院	100	7.713	★★★★★☆	中山大学附属口腔医院	100	3.428	★★★★★★
山东大学第二医院	100	3.17	★★★★★☆	四川大学华西第二医院	100	6.313	★★★★★★
华中科技大学同济医学院附属同济医院	100	5.302	★★★★★☆	西安交通大学医学院第一附属医院	100	11.099	★★★★★★
中南大学湘雅三医院	100	5.963	★★★★★☆	中南大学湘雅二医院	100	6.83	★★★★★☆
中山大学附属第一医院	100	5.798	★★★★★☆	中山大学孙逸仙纪念医院	100	17.695	★★★★★☆
中山大学肿瘤防治中心	100	6.136	★★★★★☆	西安交通大学第二附属医院	100	17.114	★★★★★☆
四川大学华西医院	100	11.259	★★★★★☆	北京医院	100	18.285	★★★★★★
北京大学第一医院	100	14.185	★★★★★★	四川大学华西口腔医院	100	6.406	★★★★★★
中国医学科学院肿瘤医院	100	7.205	★★★★★★	西安交通大学口腔医院	100	6.165	★★★★★★
北京大学口腔医院	100	19.263	★★★★★★	复旦大学附属肿瘤医院	100	8.704	★★★★★☆
中国医学科学院血液病医院	100	23.945	★★★★★★	吉林大学第一医院	100	20	★★★★★☆

各省（自治区、直辖市）及新疆生产建设兵团医疗机构星级评分情况见附表4～附表36，由于篇幅限制，仅保留各省（自治区、直辖市）及新疆生产建设兵团填报数据工作评分前10的医疗机构作为数据填报红榜（附表4～附表35），数据填报质量较差的医疗机构（本年度抽取医院评分低于4.5分的三级医疗机构）作为数据填报白榜（附表36）供参考。其他医疗机构数据填报质量星级评分情况详见国家医疗质量管理与控制信息网（www.ncis.cn）。

附表 4　新疆生产建设兵团医疗机构星级评分情况

医院名称	完整度（%）	整体"/"率（%）	星级总评分	医院名称	完整度（%）	整体"/"率（%）	星级总评分
新疆生产建设兵团第七师医院	100	9.927	★★★★★★★	新疆生产建设兵团医院	100	6.524	★★★★★★☆
新疆生产建设兵团第三师医院	100	7.78	★★★★★★★	新疆生产建设兵团第五师医院	100	5.347	★★★★★★☆
新疆生产建设兵团第六师医院	100	7.012	★★★★★★★	新疆生产建设兵团第十师北屯医院	100	5.469	★★★★★★☆
新疆生产建设兵团第一师医院	100	11.077	★★★★★★☆	新疆生产建设兵团第一师阿拉尔医院	100	10.794	★★★★★★
新疆生产建设兵团第二师库尔勒医院	100	3.228	★★★★★★☆	新疆生产建设兵团第四师医院	100	11.389	★★★★★★

附表 5　江苏省医疗机构星级评分情况

医院名称	完整度（%）	整体"/"率（%）	星级总评分	医院名称	完整度（%）	整体"/"率（%）	星级总评分
常州市武进人民医院	100	6.844	★★★★★★★	南通大学附属医院	100	5.209	★★★★★★★
启东市人民医院	100	6.123	★★★★★★★	泰兴市人民医院	100	7.988	★★★★★★★
东南大学附属中大医院	100	4.854	★★★★★★★	宜兴市第二人民医院	100	10.672	★★★★★★★
镇江市丹徒区人民医院	100	8.305	★★★★★★★	泰州市人民医院	100	3.596	★★★★★★★
无锡市惠山区人民医院	100	3.147	★★★★★★★	泗阳县人民医院	100	10.621	★★★★★★★

附表 6　浙江省医疗机构星级评分情况

医院名称	完整度（%）	整体"/"率（%）	星级总评分	医院名称	完整度（%）	整体"/"率（%）	星级总评分
绍兴市上虞人民医院	100	1.333	★★★★★★★	杭州市第一人民医院	100	3.374	★★★★★★★
绍兴市中心医院	100	4.026	★★★★★★★	浙江省人民医院	100	2.734	★★★★★★★
普陀医院	100	7.584	★★★★★★★	新昌县人民医院	100	1.984	★★★★★★★
温州医科大学附属第一医院	100	8.114	★★★★★★★	浙江省武义县第一人民医院	100	5.174	★★★★★★★
青田县人民医院	100	5.887	★★★★★★★	嘉兴市第二医院	100	5.757	★★★★★★★

附表7 湖北省医疗机构星级评分情况

医院名称	完整度（%）	整体"/"率（%）	星级总评分	医院名称	完整度（%）	整体"/"率（%）	星级总评分
孝感市第一人民医院	100	8.922	★★★★★★★	武汉市普仁医院	100	3.314	★★★★★★★
武汉大学中南医院	100	6.775	★★★★★★★	大冶市人民医院	100	6.642	★★★★★★
华中科技大学同济医学院附属梨园医院	100	12.419	★★★★★★★	武汉市第六医院	100	8.872	★★★★★★★
黄石市中心医院	100	6.6	★★★★★★	潜江市中心医院	100	4.768	★★★★★★
十堰市人民医院	100	3.602	★★★★★★	谷城县人民医院	100	11.175	★★★★★★

附表8 福建省医疗机构星级评分情况

医院名称	完整度（%）	整体"/"率（%）	星级总评分	医院名称	完整度（%）	整体"/"率（%）	星级总评分
三明市第二医院	100	8.054	★★★★★★★	福建医科大学附属协和医院	100	4.269	★★★★★★★
泉州市第一医院	100	0.097	★★★★★★★	福建省立医院	100	5.803	★★★★★★★
福建医科大学附属第一医院	100	4.62	★★★★★★★	厦门市第五医院	100	6.757	★★★★★★★
福建医科大学附属第二医院	100	7.878	★★★★★★★	莆田学院附属医院	100	4.06	★★★★★★★
福州市晋安区医院	100	8.661	★★★★★★★	厦门市海沧医院	100	5.639	★★★★★★★

附表9 广东省医疗机构星级评分情况

医院名称	完整度（%）	整体"/"率（%）	星级总评分	医院名称	完整度（%）	整体"/"率（%）	星级总评分
中山大学附属第五医院	100	14.138	★★★★★★★	广东医科大学附属医院	100	4.866	★★★★★★
梅州市人民医院	100	1.791	★★★★★★★	信宜市人民医院	100	6.621	★★★★★★
中山大学附属第三医院	100	7.654	★★★★★★★	广东省人民医院南海医院	100	3.96	★★★★★★
广东省英德市人民医院	100	6.384	★★★★★★★	清远市清新区人民医院	100	9.879	★★★★★★
佛山市顺德区勒流医院	100	7.966	★★★★★★★	深圳市人民医院	100	6.473	★★★★★★★

附表 10 上海市医疗机构星级评分情况

医院名称	完整度（%）	整体"/"率（%）	星级总评分	医院名称	完整度（%）	整体"/"率（%）	星级总评分
上海市普陀区利群医院	100	8.234	★★★★★★★★	上海市嘉定区安亭医院	100	5.783	★★★★★★★
上海市金山区亭林医院	100	7.68	★★★★★★★	上海市第十人民医院	100	8.843	★★★★★★★
复旦大学附属中山医院	100	6.304	★★★★★★★	复旦大学附属中山医院青浦分院	100	2.832	★★★★★★
复旦大学附属金山医院	100	4.071	★★★★★★★	上海交通大学医学院附属新华医院崇明分院	100	9.353	★★★★★★★
上海市东方医院	100	5.145	★★★★★★★	上海市静安区中心医院	100	6.509	★★★★★★★

附表 11 甘肃省医疗机构星级评分情况

医院名称	完整度（%）	整体"/"率（%）	星级总评分	医院名称	完整度（%）	整体"/"率（%）	星级总评分
兰州大学第一医院	100	4.541	★★★★★★★	甘肃省人民医院	100	5.797	★★★★★★★
甘肃医学院附属医院	100	8.24	★★★★★★★	平凉市第二人民医院	100	0.914	★★★★★★
定西市第二人民医院	100	12.822	★★★★★★★	金川集团有限公司职工医院	100	7.89	★★★★★★★
玉门市第一人民医院	100	6.603	★★★★★★★	酒钢医院	100	9.102	★★★★★★★
武威市人民医院	100	4.702	★★★★★★★	宁县第二人民医院	100	15.072	★★★★★★

附表 12 广西壮族自治区医疗机构星级评分情况

医院名称	完整度（%）	整体"/"率（%）	星级总评分	医院名称	完整度（%）	整体"/"率（%）	星级总评分
平南县人民医院	100	5.263	★★★★★★★★	柳州市工人医院	100	2.801	★★★★★★
广西壮族自治区民族医院	100	8.175	★★★★★★★★	南宁市第一人民医院	100	8.673	★★★★★★★
柳州市潭中人民医院	100	7.92	★★★★★★★	来宾市兴宾区人民医院	100	3.685	★★★★★★
广西医科大学第一附属医院	100	3.937	★★★★★★★	象州县人民医院	100	16.267	★★★★★★
容县人民医院	100	11.356	★★★★★★★	博白县人民医院	100	6.528	★★★★★★★

附表13 四川省医疗机构星级评分情况

医院名称	完整度(%)	整体"/"率(%)	星级总评分	医院名称	完整度(%)	整体"/"率(%)	星级总评分
南部县人民医院	100	7.17	★★★★★★★★★	成都市武侯区人民医院	100	5.572	★★★★★★★★★
安岳县人民医院	100	4.257	★★★★★★★★	自贡市第一人民医院	100	4.701	★★★★★★★★
眉山市人民医院	100	9.729	★★★★★★★★	中江县人民医院	100	10.375	★★★★★★★★
华蓥市人民医院	100	6.983	★★★★★★★★	巴中市恩阳区人民医院	100	0.856	★★★★★★★★
成都医学院第一附属医院	100	6.155	★★★★★★★★	绵阳市安州区人民医院	100	5.331	★★★★★★★★

附表14 江西省医疗机构星级评分情况

医院名称	完整度(%)	整体"/"率(%)	星级总评分	医院名称	完整度(%)	整体"/"率(%)	星级总评分
井冈山大学附属医院	100	2.185	★★★★★★★★	崇义县人民医院	100	12.664	★★★★★★★★
南丰县人民医院	100	6.44	★★★★★★★★	南城县人民医院	100	11.771	★★★★★★★★
南昌大学第二附属医院	100	2.421	★★★★★★★★	泰和县人民医院	100	6.884	★★★★★★★★
樟树市人民医院	100	6.838	★★★★★★★★	乐平天湖医院	100	7.51	★★★★★★★★
萍乡市第三人民医院	100	6.917	★★★★★★★★	寻乌县人民医院	100	0.028	★★★★★★★★

附表15 陕西省医疗机构星级评分情况

医院名称	完整度(%)	整体"/"率(%)	星级总评分	医院名称	完整度(%)	整体"/"率(%)	星级总评分
西安医学院第一附属医院	100	0.665	★★★★★★★★★	汉滨区第二医院	100	13.658	★★★★★★★★★
西安医学院第二附属医院	100	2.083	★★★★★★★★	安康市人民医院	100	6.201	★★★★★★★★
咸阳市中心医院	100	6.015	★★★★★★★★	宝鸡市中心医院	100	5.685	★★★★★★★★
三二〇一医院	100	4.656	★★★★★★★★	宁强县天津医院	100	19.117	★★★★★★★★
西安市人民医院（西安市第四医院）	100	6.777	★★★★★★★★	西安市高陵区医院	100	13.152	★★★★★★★★

附表16　内蒙古自治区医疗机构星级评分情况

医院名称	完整度(%)	整体"/"率(%)	星级总评分	医院名称	完整度(%)	整体"/"率(%)	星级总评分
赤峰市第二医院	100	10.376	★★★★★★★	兴安盟人民医院	100	6.497	★★★★★★★
赤峰市宁城县中心医院	100	3.604	★★★★★★★	锡林郭勒盟中心医院	100	4.962	★★★★★★★
内蒙古科技大学包头医学院第一附属医院	100	4.553	★★★★★★★	扎兰屯市人民医院	100	9.513	★★★★★★★
包头医学院第二附属医院	100	8.638	★★★★★★★	赤峰宝山医院	100	4.672	★★★★★★★
乌海市人民医院	100	8.535	★★★★★★★	呼和浩特市妇幼保健院	100	12.86	★★★★★★★

附表17　湖南省医疗机构星级评分情况

医院名称	完整度(%)	整体"/"率(%)	星级总评分	医院名称	完整度(%)	整体"/"率(%)	星级总评分
衡山县人民医院	100	2.329	★★★★★★★	长沙市妇幼保健院	100	8.711	★★★★★★★
株洲北雅医院	100	3.701	★★★★★★★	龙山县人民医院	100	11.132	★★★★★★☆
南华大学附属第二医院	100	2.346	★★★★★★★	衡南县人民医院	100	15.505	★★★★★★☆
临澧县人民医院	100	9.804	★★★★★★★	长沙市第一医院	100	6.474	★★★★★★☆
郴州市第三人民医院	100	6.316	★★★★★★★	湖南省人民医院	100	10.596	★★★★★★☆

附表18　山东省医疗机构星级评分情况

医院名称	完整度(%)	整体"/"率(%)	星级总评分	医院名称	完整度(%)	整体"/"率(%)	星级总评分
新泰市第二人民医院	100	3.836	★★★★★★★	北大医疗鲁中医院	100	3.801	★★★★★★★
沂南县人民医院	100	3.565	★★★★★★★	济南市第八人民医院	100	4.875	★★★★★★★
东阿县人民医院	100	1.325	★★★★★★★	滨州医学院附属医院	100	3.968	★★★★★★★
宁津县人民医院	100	6.331	★★★★★★★	济南医院	100	13.555	★★★★★★★
菏泽市牡丹人民医院	100	1.975	★★★★★★★	济南市第三人民医院	100	6.039	★★★★★★★

附表19 重庆市医疗机构星级评分情况

医院名称	完整度(%)	整体"/"率(%)	星级总评分	医院名称	完整度(%)	整体"/"率(%)	星级总评分
重庆市南川区人民医院	100	4.25	★★★★★★★★	重庆三峡医药高等专科学校附属医院	100	10.706	★★★★★★★★
重庆市奉节县人民医院	100	2.641	★★★★★★★★	重庆市綦江区人民医院	100	3.406	★★★★★★★★
重庆市第五人民医院	100	5.1	★★★★★★★★	潼南区人民医院	100	9.021	★★★★★★★★
重庆市忠县人民医院	100	1.793	★★★★★★★★	重庆市开州区人民医院	100	5.295	★★★★★★★★
云阳县人民医院	100	7.423	★★★★★★★★	重庆合川宏仁医院	100	11.391	★★★★★★★★

附表20 北京市医疗机构星级评分情况

医院名称	完整度(%)	整体"/"率(%)	星级总评分	医院名称	完整度(%)	整体"/"率(%)	星级总评分
北京华信医院（清华大学第一附属医院）	100	6.772	★★★★★★★★	首都医科大学附属北京佑安医院	100	0.637	★★★★★★★★
北京京煤集团总医院	100	6.855	★★★★★★★★	首都儿科研究所附属儿童医院	100	7.739	★★★★★★★★
北京大学人民医院	100	3.618	★★★★★★★★	北京市西城区展览路医院	100	8.384	★★★★★★☆
北京大学第三医院	100	8.195	★★★★★★★	航空总医院	100	8.389	★★★★★★☆
北京市中关村医院（中国科学院中关村医院）	100	11.027	★★★★★★★★	首都医科大学附属北京友谊医院	100	8.741	★★★★★★☆

附表21 河南省医疗机构星级评分情况

医院名称	完整度(%)	整体"/"率(%)	星级总评分	医院名称	完整度(%)	整体"/"率(%)	星级总评分
商丘市第三人民医院	100	8.809	★★★★★★★★	河南省直第三人民医院	100	4.992	★★★★★★★★
襄城县人民医院	100	2.206	★★★★★★★★	兰考县中心医院	100	11	★★★★★★★★
嵩县人民医院	100	2.723	★★★★★★★★	河南电力医院	100	5.037	★★★★★★★★
淅川县人民医院	100	2.69	★★★★★★★★	平顶山市第一人民医院	100	1.733	★★★★★★★★
淇县人民医院	100	9.498	★★★★★★★★	信阳职业技术学院附属医院（信阳市第二人民医院）	100	11.411	★★★★★★★★

附表22 新疆维吾尔自治区医疗机构星级评分情况

医院名称	完整度（%）	整体"/"率（%）	星级总评分	医院名称	完整度（%）	整体"/"率（%）	星级总评分
新疆医科大学第一附属医院	100	2.05	★★★★★★★	伊宁县人民医院	100	13.54	★★★★★★★
新疆维吾尔自治区人民医院	100	3.362	★★★★★★★	克拉玛依市中心医院	100	5.363	★★★★★★★
喀什地区第二人民医院	100	11.289	★★★★★★	鄯善县人民医院	100	11.889	★★★★★★
新疆医科大学第二附属医院	100	5.616	★★★★★★	克拉玛依市第二人民医院	100	7.897	★★★★★★★
新疆维吾尔自治区职业病医院	100	3.089	★★★★★★	额敏县人民医院	100	9.344	★★★★★★★

附表23 黑龙江省医疗机构星级评分情况

医院名称	完整度（%）	整体"/"率（%）	星级总评分	医院名称	完整度（%）	整体"/"率（%）	星级总评分
大庆市人民医院	100	5.998	★★★★★★★	七台河七煤医院	100	22.516	★★★★★☆
七台河市人民医院	100	10.621	★★★★★★	鸡西鸡矿医院有限公司城子河中心医院	100	18.882	★★★★★☆
哈尔滨医科大学附属第一医院	100	5.132	★★★★★★	绥化市第一医院	100	17.113	★★★★★★
哈尔滨市第二医院	100	8.227	★★★★★★☆	齐齐哈尔医学院附属第二医院	100	21.681	★★★★★★
佳木斯市中心医院	100	20.831	★★★★★★☆	哈尔滨市道里区人民医院	100	25.671	★★★★★★

附表24 宁夏回族自治区医疗机构星级评分情况

医院名称	完整度（%）	整体"/"率（%）	星级总评分	医院名称	完整度（%）	整体"/"率（%）	星级总评分
银川市第一人民医院	100	10.725	★★★★★★★	吴忠市人民医院	100	9.354	★★★★★★☆
石嘴山市第二人民医院	100	4.13	★★★★★★	西吉县人民医院	100	13.607	★★★★★★☆
贺兰县人民医院	100	1.788	★★★★★★★	固原市原州区人民医院	100	11.218	★★★★★★☆
宁夏医科大学总医院	100	12.116	★★★★★★☆	盐池县人民医院	100	12.769	★★★★★★☆
同心县人民医院	100	12.872	★★★★★★☆	宁夏回族自治区第五人民医院	100	11.618	★★★★★★☆

附表25 辽宁省医疗机构星级评分情况

医院名称	完整度(%)	整体"/"率(%)	星级总评分	医院名称	完整度(%)	整体"/"率(%)	星级总评分
铁岭市中心医院	100	5.698	★★★★★★★	辽阳市第三人民医院	100	9.21	★★★★★★
辽宁省金秋医院	100	7.157	★★★★★★★	沈阳市第十人民医院（沈阳市胸科医院）	100	8.074	★★★★★★
大连医科大学附属第二医院	100	3.254	★★★★★★	大连市普兰店区中心医院	100	9.282	★★★★★★
朝阳市中心医院	100	8.302	★★★★★★	辽宁省健康产业集团阜新矿总医院	100	8.085	★★★★★★
大连市第三人民医院	100	7.965	★★★★★★	辽宁省健康产业集团抚矿总医院	100	6.778	★★★★★★

附表26 河北省医疗机构星级评分情况

医院名称	完整度(%)	整体"/"率(%)	星级总评分	医院名称	完整度(%)	整体"/"率(%)	星级总评分
曲阳县人民医院	100	10.433	★★★★★★★	河北医科大学第三医院	100	6.094	★★★★★★
河北医科大学第四医院	100	10.273	★★★★★★★	沧州市人民医院	100	10.442	★★★★★★
青龙满族自治县医院	100	5.826	★★★★★★	清河县人民医院	100	1.363	★★★★★★
河北北方学院附属第一医院	100	8.246	★★★★★★	隆尧县医院	100	2.853	★★★★★★
邢台市第三医院	100	9.745	★★★★★★	邢台市人民医院	100	6.424	★★★★★★

附表27 安徽省医疗机构星级评分情况

医院名称	完整度(%)	整体"/"率(%)	星级总评分	医院名称	完整度(%)	整体"/"率(%)	星级总评分
淮南新华医疗集团北方医院	100	17.791	★★★★★★★	黄山市人民医院	100	8.013	★★★★★★
太和县人民医院	100	7.076	★★★★★★★	淮南东方医院集团凤凰医院	100	6.954	★★★★★★
蚌埠市第二人民医院	100	1.822	★★★★★★★	安徽省第二人民医院	100	6.79	★★★★★★
六安市人民医院	100	8.073	★★★★★★	德驭医疗马鞍山总医院	100	6.742	★★★★★★
池州市人民医院	100	3.434	★★★★★★	淮北市妇幼保健院	100	17.963	★★★★★★

附表28 贵州省医疗机构星级评分情况

医院名称	完整度（%）	整体"/"率（%）	星级总评分	医院名称	完整度（%）	整体"/"率（%）	星级总评分
贵州医科大学附属医院	100	5.021	★★★★★★★	册亨县人民医院	100	4.712	★★★★★★☆
贵航贵阳医院	100	10.519	★★★★★★★	平塘县人民医院	100	7.115	★★★★★★
兴义市人民医院	100	7.791	★★★★★★★	纳雍县人民医院	100	7.734	★★★★★★
毕节市七星关区人民医院	100	5.629	★★★★★★★	安顺市妇幼保健院	100	9.2	★★★★★★
思南县人民医院	100	9.753	★★★★★★★	遵义市妇幼保健院	100	8.071	★★★★★★

附表29 山西省医疗机构星级评分情况

医院名称	完整度（%）	整体"/"率（%）	星级总评分	医院名称	完整度（%）	整体"/"率（%）	星级总评分
长治市人民医院	100	3.053	★★★★★★★	长治医学院附属和平医院	100	8.673	★★★★★★
山西省运城市中心医院	100	8.623	★★★★★★★	清徐县人民医院	100	21.271	★★★★★★
临汾市人民医院	100	8.665	★★★★★★★	绛县人民医院	100	21.176	★★★★★★
榆次区人民医院	100	9.869	★★★★★★★	运城市第一医院	100	6.182	★★★★★★
吕梁市人民医院	100	10.699	★★★★★★★	稷山县人民医院	100	13.65	★★★★★★

附表30 青海省医疗机构星级评分情况

医院名称	完整度（%）	整体"/"率（%）	星级总评分	医院名称	完整度（%）	整体"/"率（%）	星级总评分
青海省第五人民医院	100	12.804	★★★★★★★	大通回族土族自治县第二人民医院	100	19.985	★★★★★★☆
西宁市第三人民医院	100	8.427	★★★★★★★	海东市乐都区人民医院	100	30.337	★★★★★★
青海省妇女儿童医院	100	12.537	★★★★★★★	刚察县人民医院	100	34.092	★★★★★★
互助土族自治县人民医院	100	11.81	★★★★★★☆	西宁市第一人民医院	100	13.245	★★★★★★
大通回族土族自治县人民医院	100	10.012	★★★★★★☆	青海省西宁市第二人民医院	100	10.766	★★★★★★

附表31 海南省医疗机构星级评分情况

医院名称	完整度(%)	整体"/"率(%)	星级总评分	医院名称	完整度(%)	整体"/"率(%)	星级总评分
海南省万宁市人民医院	100	9.145	★★★★★★★	海南医学院第二附属医院	100	12.965	★★★★★☆
定安县人民医院	100	5.993	★★★★★★★	海南省第二人民医院	100	9.372	★★★★★☆
海南省三亚市人民医院	100	5.618	★★★★★★★	海口市人民医院	100	10.68	★★★★★☆
海口市妇幼保健院	100	4.131	★★★★★★★	儋州市人民医院	100	7.019	★★★★★☆
海南医学院第一附属医院	100	3.738	★★★★★☆	三亚中心医院	100	9.067	★★★★★☆

附表32 吉林省医疗机构星级评分情况

医院名称	完整度(%)	整体"/"率(%)	星级总评分	医院名称	完整度(%)	整体"/"率(%)	星级总评分
敦化市医院	100	6.022	★★★★★★★	吉林大学口腔医院	100	8.039	★★★★★★
吉林大学中日联谊医院	100	7.713	★★★★★☆	四平市口腔医院	100	36.827	★★★★★★
梅河口市中心医院	100	17.344	★★★★★★	安图县人民医院	100	14.243	★★★★★☆
四平市中心人民医院	100	17.81	★★★★★★	磐石市医院	100	22.211	★★★★★☆
吉林市人民医院	100	13.603	★★★★★★	舒兰市人民医院	100	27.749	★★★★★☆

附表33 云南省医疗机构星级评分情况

医院名称	完整度(%)	整体"/"率(%)	星级总评分	医院名称	完整度(%)	整体"/"率(%)	星级总评分
永仁县人民医院	100	7.241	★★★★★★	昌宁县人民医院	100	3.751	★★★★★★
楚雄彝族自治州人民医院	100	3.449	★★★★★★	西双版纳傣族自治州人民医院	100	5.933	★★★★★★
玉溪市人民医院	100	5.677	★★★★★★	泸西县人民医院	100	8.438	★★★★★★
红河州滇南中心医院（个旧市人民医院）	100	11.271	★★★★★★	祥云县人民医院	100	3.236	★★★★★★
禄丰县人民医院	100	1.424	★★★★★★	云龙县人民医院	100	7.285	★★★★★★

附表 34　天津市医疗机构星级评分情况

医院名称	完整度（%）	整体"/"率（%）	星级总评分	医院名称	完整度（%）	整体"/"率（%）	星级总评分
天津市红桥医院	100	16.645	★★★★★★★	天津市滨海新区塘沽妇产医院	100	5.826	★★★★★★
天津市第二医院	100	7.354	★★★★★★	天津市中心妇产科医院	100	4.359	★★★★★★
天津医科大学总医院滨海医院	100	14.107	★★★★★★	天津美津宜和妇儿医院	100	9.196	★★★★★★
天津市人民医院	100	5.108	★★★★★★	天津市黄河医院	100	12.496	★★★★★☆
天津市宁河区医院	100	9.89	★★★★★★	天津市津南医院	100	10.167	★★★★★☆

附表 35　西藏自治区医疗机构星级评分情况

医院名称	完整度（%）	整体"/"率（%）	星级总评分	医院名称	完整度（%）	整体"/"率（%）	星级总评分
西藏芒康县人民医院	100	34.438	★★★★★★	义飞口腔门诊部	100	12.36	★★★★★
雅博仕口腔医院	100	13.483	★★★★★				

附表 36　医疗机构星级评分白榜（星级评分≤4.5 分）

医院名称	省份	医院级别	医院类型	完整度（%）	整体"/"率（%）	星级总体评分
煤炭总医院	北京	三级	综合	100	14.97	★★★★☆
北京朝阳中西医结合急诊抢救中心	北京	三级	综合	100	26.10	★★★★☆
北京圣宝妇产医院	北京	二级	妇产专科	100	13.92	★★★★☆
北京安琪妇产医院	北京	二级	妇产专科	100	55.17	★★★★☆
北京家圆医院	北京	二级	妇产专科	100	19.24	★★★★☆
北京欢乐顺意口腔医院	北京	二级	口腔专科	100	28.09	★★★★☆
北京大兴兴业口腔医院	北京	二级	口腔专科	100	28.85	★★★★☆
北京瑞程医院管理有限公司瑞泰口腔医院	北京	二级	口腔专科	100	25.51	★★★★☆
天津市河东区中医医院	天津	二级	综合	100	32.56	★★★★☆
天津市滨海新区大港中医医院	天津	二级	综合	100	39.98	★★★★☆
天津市宁河区中医医院	天津	二级	综合	100	32.92	★★★★☆
天津和平赛德阳光口腔门诊部	天津	/	口腔专科	100	30.92	★★★★☆
天津市河北区望海楼社区卫生服务中心	天津	/	口腔专科	100	34.83	★★★★☆
天津市宝坻区钰华医院	天津	/	口腔专科	100	20.46	★★★★☆
天津市东丽区金钟街社区卫生服务中心	天津	/	口腔专科	100	38.58	★★★★☆
临漳县中医院	河北	二级	综合	100	37.26	★★★★☆
秦皇岛市抚宁区中医医院	河北	二级	综合	100	6.29	★★★★☆

续表

医院名称	省份	医院级别	医院类型	完整度（%）	整体"/"率（%）	星级总体评分
秦皇岛市公安局公安医院	河北	二级	综合	100	23.15	★★★★☆
石家庄市中医院	河北	三级	综合	100	25.09	★★★★☆
武强县中医医院	河北	二级	综合	100	37.63	★★★★☆
霸州津胜医院	河北	二级	综合	100	37.54	★★★★☆
晋州市中医院	河北	二级	综合	100	38.96	★★★★☆
巨鹿县中医院	河北	二级	综合	100	42.68	★★★★☆
石家庄顺康医院	河北	二级	综合	100	62.37	★★★★☆
河北省平山县妇幼保健院	河北	二级	妇幼保健院	100	27.70	★★★★☆
迁西县妇幼保健院	河北	二级	妇幼保健院	100	46.21	★★★★☆
曲阳县妇幼保健院	河北	二级	妇幼保健院	100	46.32	★★★★☆
雄县妇幼保健院	河北	二级	妇幼保健院	100	48.42	★★★★☆
河北省隆化县妇幼保健院	河北	二级	妇幼保健院	100	35.69	★★★★☆
易县妇幼保健院	河北	二级	妇幼保健院	100	32.67	★★★★☆
遵化市妇幼保健院	河北	二级	妇幼保健院	100	18.56	★★★★☆
邯郸玛丽亚妇产医院	河北	二级	妇产专科	100	44.96	★★★★☆
张家口市口腔医院	河北	二级	口腔专科	100	41.49	★★★★☆
廊坊圣洁口腔医院	河北	二级	口腔专科	100	32.38	★★★★☆
廊坊济民口腔医院	河北	二级	口腔专科	100	21.59	★★★★☆
邯郸贝洁口腔医院	河北	二级	口腔专科	100	35.74	★★★★☆
忻州现代医院	山西	二级	综合	100	36.59	★★★★☆
太原市第七人民医院	山西	二级	综合	100	46.20	★★★★☆
永济电机医院	山西	二级	综合	100	14.87	★★★★☆
太原和平医院	山西	二级	综合	100	29.47	★★★★☆
太原市杏花岭区中医医院	山西	二级	综合	100	22.94	★★★★☆
夏县中医医院	山西	二级	综合	100	22.56	★★★★☆
岢岚县医疗集团	山西	二级	综合	100	21.91	★★★★☆
长子县妇幼保健计划生育服务中心	山西	二级	妇幼保健院	100	84.17	★★★★☆
壶关县妇幼保健计划生育服务中心	山西	二级	妇幼保健院	100	49.42	★★★★☆
河津市妇幼保健计划生育服务中心	山西	二级	妇幼保健院	100	26.98	★★★★☆
阳泉市肿瘤防治研究所	山西	二级	肿瘤专科	100	12.69	★★★★☆
山西盛大齿科医院	山西	二级	口腔专科	100	35.74	★★★★☆
乌拉特后旗蒙医医院	内蒙古	二级	综合	100	8.75	★★★★☆
敖汉旗妇幼保健计划生育服务中心	内蒙古	二级	妇幼保健院	100	22.37	★★★★☆
大连市中西医结合医院	辽宁	三级	综合	100	19.12	★★★★☆
丹东市中医院	辽宁	三级	综合	100	24.66	★★★★☆
盖州市中西医结合医院	辽宁	二级	综合	100	31.58	★★★★☆
辽宁省精神卫生中心分院	辽宁	二级	精神专科	100	67.13	★★★★☆
营口市口腔医院	辽宁	二级	口腔专科	100	49.00	★★★★☆

续表

医院名称	省份	医院级别	医院类型	完整度(%)	整体"/"率(%)	星级总体评分
抚顺市顺城区金贺美口腔门诊部	辽宁	/	口腔专科	100	38.21	★★★★☆
通河县人民医院	黑龙江	二级	综合	100	13.73	★★★★☆
七台河市中医医院	黑龙江	三级	综合	100	25.77	★★★★☆
佳木斯大学宏大医院	黑龙江	三级	综合	100	64.75	★★★★☆
上海正德医院	上海	二级	综合	100	28.46	★★★★☆
上海市黄浦区牙病防治所	上海	二级	口腔专科	100	31.05	★★★★☆
上海市杨浦区牙病防治所	上海	二级	口腔专科	100	35.62	★★★★☆
上海简恩口腔门诊部	上海	/	口腔专科	100	31.03	★★★★☆
扬州市口腔医院	江苏	二级	口腔专科	100	39.42	★★★★☆
磐安县中医院	浙江	二级	综合	100	33.55	★★★★☆
嘉兴市秀洲区新塍医院	浙江	二级	综合	100	26.07	★★★★☆
舟山市口腔医院	浙江	/	口腔专科	100	27.52	★★★★☆
宿州中煤矿建总医院有限公司	安徽	二级	综合	100	12.11	★★★★☆
合肥友好医院	安徽	二级	综合	100	20.61	★★★★☆
芜湖和平医院	安徽	二级	综合	100	14.93	★★★★☆
来安县中医院	安徽	二级	综合	100	28.64	★★★★☆
五河县中医院	安徽	二级	综合	100	41.40	★★★★☆
和县中医院	安徽	二级	综合	100	21.11	★★★★☆
泾县东方医院	安徽	二级	综合	100	25.19	★★★★☆
宿松县妇幼保健院	安徽	二级	妇幼保健院	100	49.72	★★★★☆
芜湖市口腔医院	安徽	二级	口腔专科	100	33.59	★★★★☆
合肥瑞特曼口腔医院	安徽	二级	口腔专科	100	20.31	★★★★☆
福建省宁化县医院	福建	二级	综合	100	31.38	★★★★☆
漳州肛肠医院	福建	二级	综合	100	41.45	★★★★☆
云霄县妇幼保健院	福建	二级	妇幼保健院	100	18.64	★★★★☆
福州登特口腔医院	福建	二级	口腔专科	100	49.16	★★★★☆
江西中医药大学附属医院	江西	三级	综合	100	26.12	★★★★☆
芦溪县中医院	江西	二级	综合	100	44.86	★★★★☆
鹰潭市中医院	江西	三级	综合	100	35.45	★★★★☆
遂川县中医院	江西	二级	综合	100	43.01	★★★★☆
湖口县中医医院	江西	二级	综合	100	22.29	★★★★☆
龙南市第二人民医院	江西	二级	妇幼保健院	100	96.68	★★★★☆
江西省宜春市袁州区妇幼保健院	江西	二级	妇幼保健院	100	45.06	★★★★☆
青岛市黄岛区第二人民医院	山东	二级	综合	100	43.74	★★★★☆
山东市立医院控股集团第三医院	山东	二级	综合	100	32.88	★★★★☆
蒙阴县中医医院	山东	二级	综合	100	35.63	★★★★☆
济南市长清区中医医院	山东	二级	综合	100	22.85	★★★★☆
商河县中医医院	山东	二级	综合	100	17.38	★★★★☆

续表

医院名称	省份	医院级别	医院类型	完整度（%）	整体"/"率（%）	星级总体评分
沂源县第二人民医院（沂源县东里中心卫生院）	山东	二级	综合	100	45.50	★★★★☆
国药医疗潍坊医院	山东	二级	综合	100	48.77	★★★★☆
聊城市茌平区妇幼保健计划生育服务中心	山东	二级	妇幼保健院	100	43.35	★★★★☆
济南妇科医院	山东	二级	妇产专科	100	36.26	★★★★☆
东阿县妇幼保健院	山东	二级	妇幼保健院	100	43.70	★★★★☆
青州市妇幼保健院	山东	二级	妇幼保健院	100	20.48	★★★★☆
沂源县妇幼保健院	山东	二级	妇幼保健院	100	34.50	★★★★☆
庆云县妇幼保健院	山东	二级	妇幼保健院	100	42.61	★★★★☆
青岛浩德心理医院	山东	二级	精神专科	100	10.23	★★★★☆
枣庄市口腔医院	山东	二级	口腔专科	100	26.52	★★★★☆
济南市章丘区口腔医院	山东	/	口腔专科	100	33.84	★★★★☆
单州口腔医院	山东	二级	口腔专科	100	38.17	★★★★☆
泰安市口腔医院	山东	二级	口腔专科	100	23.55	★★★★☆
东营市口腔医院	山东	二级	口腔专科	100	26.64	★★★★☆
日照口腔医院	山东	二级	口腔专科	100	27.13	★★★★☆
昌邑昌大口腔医院	山东	二级	口腔专科	100	34.88	★★★★☆
潍坊经济郑氏口腔医院	山东	二级	口腔专科	100	34.11	★★★★☆
项城市卫校中西医结合医院	河南	二级	综合	100	12.18	★★★★☆
洛阳市第七人民医院	河南	二级	综合	100	32.99	★★★★☆
安钢职工总医院	河南	三级	综合	100	33.16	★★★★☆
周口丽清医院	河南	二级	综合	100	46.35	★★★★☆
临颍县中医院	河南	二级	综合	100	34.81	★★★★☆
商丘市中医院	河南	三级	综合	100	22.86	★★★★☆
洛阳市偃师区中医院	河南	三级	综合	100	40.91	★★★★☆
新密市中医院	河南	三级	综合	100	33.07	★★★★☆
洛阳市中医院	河南	三级	综合	100	22.23	★★★★☆
渑池县中医院	河南	三级	综合	100	36.63	★★★★☆
南阳市儿童医学中心	河南	二级	儿童专科	100	37.86	★★★★☆
驻马店市妇幼保健院	河南	二级	妇幼保健院	100	38.66	★★★★☆
郑州圣玛妇产医院	河南	二级	妇产专科	100	46.75	★★★★☆
社旗县妇幼保健院	河南	二级	妇幼保健院	100	18.88	★★★★☆
郑州市口腔医院	河南	二级	口腔专科	100	44.34	★★★★☆
郑州赛德口腔医院	河南	/	口腔专科	100	24.21	★★★★☆
长葛安雅口腔门诊部	河南	/	口腔专科	100	22.47	★★★★☆
郧西县中医医院	湖北	二级	综合	100	30.25	★★★★☆
咸宁市妇幼保健院	湖北	三级	妇幼保健院	100	29.25	★★★★☆
荆门市妇幼保健院	湖北	二级	妇幼保健院	100	18.43	★★★★☆

全国各省（自治区、直辖市）及填报医院填报情况

续表

医院名称	省份	医院级别	医院类型	完整度（%）	整体"/"率（%）	星级总体评分
岳阳县中医医院	湖南	二级	综合	100	30.21	★★★★☆
汝城县中医医院	湖南	三级	综合	100	14.33	★★★★☆
双峰县第二人民医院（双峰县青树坪镇中心卫生院）	湖南	二级	综合	100	38.96	★★★★☆
凤凰县妇幼保健计划生育服务中心	湖南	二级	妇幼保健院	100	65.59	★★★★☆
湖南省湘西土家族苗族自治州妇幼保健院	湖南	二级	妇幼保健院	100	12.96	★★★★☆
汨罗市妇幼保健院	湖南	二级	妇幼保健院	100	15.05	★★★★☆
江门市五邑中医院	广东	三级	综合	100	25.21	★★★★☆
云浮市中医院	广东	三级	综合	100	11.77	★★★★☆
广州市越秀区第二中医医院	广东	二级	综合	100	44.90	★★★★☆
广州市增城区中医医院	广东	二级	综合	100	36.67	★★★★☆
罗定市中医院	广东	三级	综合	100	27.79	★★★★☆
广州市增城区石滩医院（广州市增城区石滩镇中心卫生院）	广东	二级	综合	100	23.54	★★★★☆
博罗县第二人民医院	广东	二级	综合	100	32.44	★★★★☆
和平县妇幼保健院	广东	二级	妇幼保健院	100	41.81	★★★★☆
江门市口腔医院	广东	/	口腔专科	100	29.41	★★★★☆
珠海市口腔医院	广东	二级	口腔专科	100	28.30	★★★★☆
中山升艺口腔医院	广东	二级	口腔专科	100	39.31	★★★★☆
珠海泰康拜博口腔医院	广东	二级	口腔专科	100	41.85	★★★★☆
柳州贰运白沙医院	广西	二级	综合	100	41.19	★★★★☆
柳州矿建医院	广西	二级	综合	100	43.96	★★★★☆
钦州市中医医院	广西	三级	综合	100	21.93	★★★★☆
来宾市中医医院	广西	三级	综合	100	9.67	★★★★☆
宁明县中医医院	广西	二级	综合	100	27.02	★★★★☆
忻城县中医医院	广西	二级	综合	100	20.09	★★★★☆
藤县中医医院	广西	二级	综合	100	48.09	★★★★☆
玉林市福绵区妇幼保健院	广西	二级	妇幼保健院	100	30.52	★★★★☆
上思县妇幼保健院	广西	二级	妇幼保健院	100	48.42	★★★★☆
南宁蓝天口腔医院	广西	二级	口腔专科	100	42.38	★★★★☆
屯昌县中医医院	海南	二级	综合	100	24.78	★★★★☆
慈铭博鳌国际医院	海南	三级	综合	100	79.02	★★★★☆
颖奕国际医疗中心	海南	三级	综合	100	95.80	★★★★☆
海南微笑口腔医院三亚分院	海南	二级	口腔专科	100	23.26	★★★★☆
彭水县人民医院	重庆	二级	综合	100	25.21	★★★★☆
重庆綦江心新医院	重庆	二级	综合	100	41.31	★★★★☆
重庆合川摩尔口腔医院	重庆	二级	口腔专科	100	37.69	★★★★☆
蓬安惠民医院	四川	二级	综合	100	27.53	★★★★☆

续表

医院名称	省份	医院级别	医院类型	完整度（%）	整体"/"率（%）	星级总体评分
泸州市纳溪区第二人民医院	四川	二级	综合	100	40.04	★★★★☆
安岳县中医医院	四川	三级	综合	100	29.81	★★★★☆
成都棕南医院	四川	二级	综合	100	55.40	★★★★☆
内江市东兴区中医医院	四川	二级	综合	100	31.69	★★★★☆
自流井区中医院	四川	二级	综合	100	34.98	★★★★☆
通江县中医医院	四川	三级	综合	100	23.16	★★★★☆
达州南方医院	四川	二级	综合	100	68.53	★★★★☆
渠县康宁中西医结合医院	四川	二级	综合	100	47.72	★★★★☆
万源市中医院	四川	二级	综合	100	35.60	★★★★☆
泸州富康医院	四川	一级	综合	100	84.15	★★★★☆
雷波百信医院	四川	二级	综合	100	23.39	★★★★☆
达州市达川区妇幼保健院	四川	二级	妇幼保健院	100	33.41	★★★★☆
大英县妇幼保健计划生育服务中心	四川	二级	妇幼保健院	100	40.34	★★★★☆
内江市市中区精神病医院	四川	二级	精神专科	100	33.86	★★★★☆
石阡县中医医院	贵州	二级	综合	100	38.33	★★★★☆
金沙县中医院	贵州	三级	综合	100	29.45	★★★★☆
贵州安顺七十三医院	贵州	二级	综合	100	13.82	★★★★☆
毕节市第三人民医院	贵州	二级	传染病专科	100	16.67	★★★★☆
石阡县妇幼保健计划生育服务中心	贵州	二级	妇幼保健院	100	18.02	★★★★☆
普安县妇幼保健院	贵州	二级	妇幼保健院	100	49.16	★★★★☆
镇远县妇幼保健院	贵州	二级	妇幼保健院	100	48.99	★★★★☆
云南省中医医院	云南	三级	综合	100	23.26	★★★★☆
师宗县中医医院	云南	二级	综合	100	11.26	★★★★☆
普洱博爱医院	云南	二级	综合	100	37.00	★★★★☆
安宁市中医医院	云南	二级	综合	100	28.53	★★★★☆
昆明市第一人民医院星耀医院	云南	二级	综合	100	17.11	★★★★☆
宣威立康医院	云南	二级	综合	100	21.77	★★★★☆
弥勒李胜医院	云南	一级	综合	100	37.45	★★★★☆
大理白族自治州中医医院	云南	三级	综合	100	35.60	★★★★☆
大理俪人医院	云南	二级	综合	100	29.14	★★★★☆
普洱九洲医院	云南	二级	综合	100	8.52	★★★★☆
永仁县中医院	云南	二级	综合	100	48.10	★★★★☆
景洪市中傣医医院	云南	二级	综合	100	26.74	★★★★☆
华坪县中医医院	云南	二级	综合	100	38.26	★★★★☆
昆明普济医院	云南	二级	综合	100	32.83	★★★★☆
巧家县中医医院	云南	二级	综合	100	41.77	★★★★☆
临沧市永德县中医医院	云南	二级	综合	100	36.97	★★★★☆
南涧彝族自治县中医医院	云南	二级	综合	100	33.79	★★★★☆

续表

医院名称	省份	医院级别	医院类型	完整度（%）	整体"/"率（%）	星级总体评分
昆明杏德医院有限公司	云南	二级	综合	100	45.25	★★★★☆
怒江傈僳族自治州中医医院	云南	二级	综合	100	18.04	★★★★☆
会泽县中医医院	云南	二级	综合	100	23.55	★★★★☆
耿马县第二人民医院	云南	二级	综合	100	30.35	★★★★☆
昆明市东川区中医医院	云南	二级	综合	100	35.45	★★★★☆
宾川县中医医院	云南	二级	综合	100	31.13	★★★★☆
新平彝族傣族自治县妇幼保健计划生育服务中心	云南	二级	妇幼保健院	100	13.10	★★★★☆
昆明送子鸟医院	云南	二级	妇产专科	100	46.67	★★★★☆
保山现代妇产医院	云南	二级	妇产专科	100	16.93	★★★★☆
保山市妇幼保健院	云南	三级	妇幼保健院	100	40.74	★★★★☆
元谋县妇幼保健院	云南	一级	妇幼保健院	100	80.89	★★★★☆
曲靖市麒麟区妇幼保健院	云南	二级	妇幼保健院	100	83.55	★★★★☆
昆明荣恩妇产医院	云南	二级	妇产专科	100	5.58	★★★★☆
河口瑶族自治县妇幼保健院	云南	二级	妇幼保健院	100	35.84	★★★★☆
临沧洁美口腔医院	云南	二级	口腔专科	100	48.06	★★★★☆
昆明蓝橙口腔医院	云南	二级	口腔专科	100	41.29	★★★★☆
岚皋县中医医院	陕西	二级	综合	100	36.19	★★★★☆
韩城市中医医院	陕西	二级	综合	100	26.83	★★★★☆
洛南县中医医院	陕西	二级	综合	100	23.08	★★★★☆
乾县妇幼保健计划生育服务中心	陕西	二级	妇幼保健院	100	39.90	★★★★☆
石泉县妇幼保健计划生育服务中心（石泉县妇幼保健院）	陕西	一级	妇幼保健院	100	26.02	★★★★☆
陕西省商洛市镇安县妇幼保健院镇安县妇女儿童医院	陕西	二级	妇幼保健院	100	16.95	★★★★☆
蒲城县妇幼保健计划生育服务中心（蒲城县妇幼保健院）	陕西	二级	妇幼保健院	100	40.38	★★★★☆
西固区中医医院	甘肃	二级	综合	100	30.58	★★★★☆
天祝藏族自治县藏医院	甘肃	二级	综合	100	36.04	★★★★☆
庄浪县妇幼保健站	甘肃	二级	妇幼保健院	100	16.57	★★★★☆
西北民族大学口腔医院	甘肃	/	口腔专科	100	38.22	★★★★☆
门源县中医院	青海	二级	综合	100	28.26	★★★★☆
西宁市口腔医院	青海	二级	口腔专科	100	26.15	★★★★☆
叶城县维吾尔医医院	新疆	二级	综合	100	23.52	★★★★☆
吐鲁番市维吾尔医医院	新疆	二级	综合	100	34.37	★★★★☆
阿瓦提县维吾尔医医院	新疆	二级	综合	100	3.33	★★★★☆
鄯善县维吾尔医医院	新疆	二级	综合	100	37.38	★★★★☆
北京市朝阳区中医医院	北京	二级	综合	100	49.40	★★★★

续表

医院名称	省份	医院级别	医院类型	完整度（%）	整体"/"率（%）	星级总体评分
北京瑞程医院管理有限公司瑞泰口腔医院丰台分院	北京	二级	口腔专科	100	11.49	★★★★
天津市红桥区中医医院	天津	二级	综合	100	49.78	★★★★
天津市东丽区中医医院	天津	二级	综合	100	49.20	★★★★
天津市南开区中医医院	天津	二级	综合	100	32.59	★★★★
天津南开和惠康口腔医疗门诊部	天津	/	口腔专科	100	15.73	★★★★
天津南开中诺口腔医院	天津	二级	口腔专科	100	18.18	★★★★
天津蓟州合心口腔医院	天津	二级	口腔专科	100	12.26	★★★★
天津南开爱齿口腔医院	天津	二级	口腔专科	100	0.00	★★★★
天津和平海德堡联合口腔医院	天津	二级	口腔专科	100	0.00	★★★★
天津欧瑞圣彬科技有限公司和平口腔门诊部	天津	/	口腔专科	100	5.68	★★★★
天津河北爱馨口腔门诊部	天津	/	口腔专科	100	4.55	★★★★
天津武清雍阳爱齐口腔门诊部	天津	/	口腔专科	100	10.23	★★★★
天津市宁河区芦台医院	天津	/	口腔专科	100	17.05	★★★★
天津市武清区崔黄口医院	天津	/	口腔专科	100	9.52	★★★★
天津市西青区中北镇社区卫生服务中心	天津	/	口腔专科	100	17.05	★★★★
天津滨海张玉弟口腔门诊部	天津	/	口腔专科	100	8.73	★★★★
天津河西吉美齿科诊所	天津	/	口腔专科	100	10.23	★★★★
崇礼区人民医院	河北	二级	综合	100	44.94	★★★★
赵县中医院	河北	二级	综合	100	50.00	★★★★
迁安燕山医院	河北	二级	综合	100	41.28	★★★★
武安市中医院	河北	二级	综合	100	30.17	★★★★
曲阳县第二中心医院	河北	二级	综合	100	41.88	★★★★
张家口市宣化区中医院	河北	二级	综合	100	49.65	★★★★
怀安县中医院	河北	二级	综合	100	50.33	★★★★
馆陶县中医医院	河北	二级	综合	100	22.61	★★★★
唐山康诚医院有限公司	河北	二级	综合	100	8.96	★★★★
涉县妇幼保健院	河北	二级	妇幼保健院	100	27.18	★★★★
唐县妇幼保健院	河北	二级	妇幼保健院	100	52.18	★★★★
武强县妇幼保健院	河北	二级	妇幼保健院	100	55.89	★★★★
香河县妇幼保健院	河北	二级	妇幼保健院	100	52.51	★★★★
大城县妇幼保健计划生育服务中心	河北	二级	妇幼保健院	100	58.23	★★★★
承德市口腔医院	河北	二级	口腔专科	100	51.19	★★★★
承德儒家口腔医院	河北	二级	口腔专科	100	0.00	★★★★
下板城儒家口腔医院	河北	二级	口腔专科	100	5.91	★★★★
香河德嘉口腔医院	河北	二级	口腔专科	100	0.00	★★★★
邢台国华口腔医院	河北	/	口腔专科	100	5.68	★★★★
朔州现代医院	山西	二级	综合	100	23.97	★★★★

医院名称	省份	医院级别	医院类型	完整度（%）	整体"/"率（%）	星级总体评分
侯马安定医院	山西	二级	综合	100	36.35	★★★★
太原市迎泽区中心医院	山西	二级	综合	100	26.28	★★★★
阳城县中医院	山西	二级	综合	100	33.42	★★★★
高平市中医医院	山西	二级	综合	100	27.90	★★★★
闻喜县中医院	山西	二级	综合	100	42.80	★★★★
稷山县中医院	山西	二级	综合	100	35.74	★★★★
晋城市城区中医院	山西	二级	综合	100	34.73	★★★★
临县中医院	山西	二级	综合	100	58.04	★★★★
新绛县中医院	山西	二级	综合	100	53.60	★★★★
汾阳市妇幼保健计划生育服务中心	山西	二级	妇幼保健院	100	49.49	★★★★
襄垣县妇幼保健计划生育服务中心	山西	二级	妇幼保健院	100	35.32	★★★★
平遥县计划生育妇幼保健服务中心	山西	二级	妇幼保健院	100	72.53	★★★★
夏县妇幼保健院	山西	一级	妇幼保健院	100	8.73	★★★★
忻州和平口腔医院	山西	二级	口腔专科	100	1.15	★★★★
太原恒伦悦伦口腔医院有限公司	山西	/	口腔专科	100	12.68	★★★★
晋城市口腔专科医院	山西	/	口腔专科	100	2.27	★★★★
包头稀宝康百家医院	内蒙古	二级	综合	100	13.80	★★★★
内蒙古自治区中医医院	内蒙古	三级	综合	100	24.57	★★★★
林西县中医蒙医医院	内蒙古	二级	综合	100	42.49	★★★★
包头亿民医院	内蒙古	二级	综合	100	48.31	★★★★
伊金霍洛旗妇幼保健计划生育服务中心	内蒙古	二级	妇幼保健院	100	49.86	★★★★
呼伦贝尔飞翔口腔医院	内蒙古	二级	口腔专科	100	3.18	★★★★
乌兰浩特徐锋口腔医院	内蒙古	二级	口腔专科	100	15.73	★★★★
本溪满族自治县第二人民医院	辽宁	二级	综合	100	76.52	★★★★
鞍山九洲医院	辽宁	二级	综合	100	43.25	★★★★
大连市普兰店区中医医院	辽宁	二级	综合	100	36.13	★★★★
瓦房店第四医院有限公司	辽宁	三级	精神专科	100	38.00	★★★★
沈阳奥新全民口腔医院有限公司	辽宁	二级	口腔专科	100	14.94	★★★★
鞍山立山区自由金威口腔门诊部	辽宁	/	口腔专科	100	2.27	★★★★
大连泰康拜博口腔医院有限公司	辽宁	二级	口腔专科	100	0.00	★★★★
冠亚口腔门诊部	辽宁	/	口腔专科	100	0.00	★★★★
朝阳市康达口腔门诊部有限责任公司	辽宁	/	口腔专科	100	8.99	★★★★
丹东圣元口腔医院	辽宁	/	口腔专科	100	0.00	★★★★
抚顺市口腔医院	辽宁	二级	口腔专科	100	0.00	★★★★
吉林市明武口腔医院	吉林	/	口腔专科	100	9.09	★★★★
吉林市口腔医院	吉林	/	口腔专科	100	9.45	★★★★
吉林市第二口腔医院	吉林	/	口腔专科	100	13.64	★★★★
伊春林业管理局中心医院	黑龙江	三级	综合	100	23.16	★★★★

续表

医院名称	省份	医院级别	医院类型	完整度（%）	整体"/"率（%）	星级总体评分
双鸭山市中医院	黑龙江	二级	综合	100	21.10	★★★★
桦南县妇幼保健计划生育服务中心	黑龙江	二级	妇幼保健院	100	56.09	★★★★
海伦市妇幼保健计划生育服务中心	黑龙江	二级	妇幼保健院	100	24.17	★★★★
昆山杰齿口腔医院	江苏	二级	口腔专科	100	0.00	★★★★
泰州市口腔医院	江苏	二级	口腔专科	100	13.64	★★★★
苏州市华夏口腔医院	江苏	二级	口腔专科	100	1.58	★★★★
开化县中医院	浙江	二级	综合	100	30.75	★★★★
宁波市镇海区中医医院	浙江	二级	综合	100	32.42	★★★★
仙居县妇幼保健计划生育服务中心	浙江	二级	妇幼保健院	100	38.31	★★★★
慈溪华阳口腔医院	浙江	/	口腔专科	100	6.74	★★★★
普陀存济口腔医院	浙江	/	口腔专科	100	8.99	★★★★
宁波市海曙区口腔医院	浙江	/	口腔专科	100	6.35	★★★★
浙江中医药大学附属口腔医院	浙江	/	口腔专科	100	4.60	★★★★
安庆秉风医院	安徽	二级	综合	100	54.25	★★★★
颍上第一医院	安徽	二级	综合	100	40.75	★★★★
南陵县中医医院	安徽	二级	综合	100	45.76	★★★★
芜湖协诚医院	安徽	二级	综合	100	51.89	★★★★
湾沚区总医院	安徽	二级	综合	100	44.44	★★★★
安庆朱小龙口腔医院	安徽	二级	口腔专科	100	0.00	★★★★
惠安县妇幼保健院	福建	二级	妇幼保健院	100	47.29	★★★★
仙游县德安医院	福建	二级	精神专科	100	52.56	★★★★
漳州市福康医院	福建	二级	精神专科	100	46.84	★★★★
厦门湖里常十橙口腔门诊部	福建	/	口腔专科	100	1.53	★★★★
余江县中医院	江西	二级	综合	100	46.67	★★★★
抚州市第一中医医院	江西	二级	综合	100	45.85	★★★★
修水县妇幼保健院	江西	二级	妇幼保健院	100	47.47	★★★★
江西拜博口腔医院	江西	二级	口腔专科	100	0.00	★★★★
南昌泰康拜博尚东口腔医院	江西	二级	口腔专科	100	4.55	★★★★
茌平县第二人民医院	山东	二级	综合	100	62.70	★★★★
龙口市中医医院	山东	二级	综合	100	39.91	★★★★
费县博爱医院	山东	二级	综合	100	11.39	★★★★
单县中医医院	山东	二级	综合	100	42.34	★★★★
邹城市中医院（邹城市叔和医院）	山东	二级	综合	100	38.37	★★★★
泗水县中医医院	山东	二级	综合	100	44.14	★★★★
微山湖医院	山东	二级	综合	100	49.03	★★★★
平原光明医院	山东	二级	综合	100	26.68	★★★★
鱼台县妇幼保健院	山东	二级	妇幼保健院	100	55.23	★★★★
河口区妇幼保健院（河口胜利职工医院）	山东	二级	妇幼保健院	100	57.14	★★★★

续表

医院名称	省份	医院级别	医院类型	完整度（%）	整体"/"率（%）	星级总体评分
菏泽市定陶区妇幼保健计划生育服务中心	山东	二级	妇幼保健院	100	31.29	★★★★
青岛怡宁心理医院	山东	二级	精神专科	100	51.34	★★★★
德州可恩口腔医院	山东	二级	口腔专科	100	0.08	★★★★
昌乐爱杰口腔医院	山东	二级	口腔专科	100	0.00	★★★★
济南济东口腔医院	山东	二级	口腔专科	100	2.33	★★★★
济阳济北口腔医院	山东	二级	口腔专科	100	53.92	★★★★
潍坊坊子宏垣口腔医院	山东	二级	口腔专科	100	0.86	★★★★
烟台市牟平区口腔医院	山东	二级	口腔专科	100	9.09	★★★★
鹿邑县中医院	河南	二级	综合	100	40.10	★★★★
上蔡仁爱医院	河南	二级	综合	100	41.21	★★★★
夏邑县第三人民医院	河南	二级	综合	100	23.96	★★★★
濮阳市中医医院	河南	三级	综合	100	37.57	★★★★
宜阳县中医院	河南	二级	综合	100	42.23	★★★★
新乡新华医院	河南	二级	综合	100	47.96	★★★★
项城市中医院	河南	三级	综合	100	33.09	★★★★
邓州民康护理院	河南	一级	综合	100	53.19	★★★★
泌阳县中医院	河南	二级	综合	100	45.32	★★★★
开封市祥符区中医院（开封市祥符区第二医共体总医院）	河南	二级	综合	100	30.15	★★★★
洛阳新里程医院	河南	二级	综合	100	38.41	★★★★
商丘市妇幼保健院	河南	二级	妇幼保健院	100	55.08	★★★★
泌阳县妇幼保健院	河南	二级	妇幼保健院	100	46.94	★★★★
渑池县妇幼保健院	河南	二级	妇幼保健院	100	42.43	★★★★
周口安宁医院	河南	二级	精神专科	100	33.62	★★★★
商丘雅康口腔医院	河南	二级	口腔专科	100	19.38	★★★★
灵宝口腔医院	河南	二级	妇幼保健	100	0.00	★★★★
郑州乐帆口腔医院	河南	二级	口腔专科	100	0.00	★★★★
洛阳洛北医院	河南	/	口腔专科	100	0.07	★★★★
通济街云亮口腔门诊部	河南	/	口腔专科	100	7.46	★★★★
三门峡一生口腔医院	河南	二级	口腔专科	100	0.00	★★★★
金水泰安口腔门诊部	河南	/	口腔专科	100	9.09	★★★★
濮阳市华龙区爱雅仕口腔诊所	河南	/	口腔专科	100	11.36	★★★★
延津县心悦口腔门诊部	河南	/	口腔专科	100	0.66	★★★★
民权博大口腔门诊部	河南	/	口腔专科	100	11.11	★★★★
漯河博尔口腔医院有限公司源汇综合门诊部	河南	/	口腔专科	100	0.00	★★★★
经济开发植得口腔门诊部	河南	/	口腔专科	100	17.98	★★★★
云梦县中医医院	湖北	三级	综合	100	46.95	★★★★
湖北省汉川市妇幼保健院	湖北	二级	妇幼保健院	100	23.46	★★★★

续表

医院名称	省份	医院级别	医院类型	完整度（%）	整体"/"率（%）	星级总体评分
利川市民族妇幼保健院	湖北	二级	妇幼保健院	100	43.03	★★★★
十堰国药东风口腔医院	湖北	/	口腔专科	100	7.87	★★★★
慈利县中医医院	湖南	二级	综合	100	46.89	★★★★
张家界市永定区妇幼保健院	湖南	二级	妇幼保健院	100	21.67	★★★★
乐昌市中医院	广东	二级	综合	100	39.05	★★★★
韶关仁康医院	广东	二级	综合	100	50.90	★★★★
翁源县中医院	广东	二级	综合	100	46.80	★★★★
怀集县中医院	广东	二级	综合	100	33.82	★★★★
平远县中医医院	广东	二级	综合	100	35.99	★★★★
江门市江海区中西医结合医院（江门市五邑中医院江海分院）	广东	二级	综合	100	30.51	★★★★
梅州大塘医院	广东	二级	精神专科	100	46.89	★★★★
汕头潮南嘉泰医院	广东	二级	精神专科	100	40.85	★★★★
肇庆暨博口腔医院	广东	二级	口腔专科	100	10.76	★★★★
中山松鼠口腔医院	广东	二级	口腔专科	100	11.70	★★★★
中山大象口腔医院	广东	/	口腔专科	100	53.51	★★★★
怀集口腔医院	广东	二级	口腔专科	100	59.42	★★★★
天峨县人民医院	广西	二级	综合	100	39.39	★★★★
海南泰康拜博口腔医院	海南	二级	口腔专科	100	7.87	★★★★
海南口腔医院文昌分院	海南	二级	口腔专科	100	10.11	★★★★
黔江东蓝医院	重庆	二级	综合	100	25.17	★★★★
重庆市万盛经济技术开发区中医院	重庆	二级	综合	100	47.40	★★★★
重庆市璧山区中医院	重庆	二级	综合	100	30.33	★★★★
重庆綦江木子妇产医院	重庆	二级	综合	100	31.22	★★★★
重庆松藻煤电有限责任公司总医院	重庆	二级	综合	100	30.05	★★★★
秀山土家族苗族自治县中医医院	重庆	二级	综合	100	44.72	★★★★
石柱土家族自治县中医院	重庆	二级	综合	100	40.03	★★★★
重庆市永川口腔医院	重庆	二级	口腔专科	100	2.27	★★★★
重庆牙卫士口腔医院	重庆	/	口腔专科	100	0.00	★★★★
荥经县中西医结合医院	四川	二级	综合	100	39.88	★★★★
隆昌市中医医院	四川	三级	综合	100	27.69	★★★★
剑阁县公兴镇中心卫生院	四川	二级	综合	100	44.06	★★★★
四川省成都市都江堰市中医医院	四川	三级	综合	100	14.03	★★★★
开江县中医院	四川	二级	综合	100	44.61	★★★★
射洪市沱牌中心卫生院	四川	二级	综合	100	41.16	★★★★
北川羌族自治县中羌医医院	四川	二级	综合	100	39.14	★★★★
射洪市太乙中心卫生院	四川	二级	综合	100	51.81	★★★★
梓潼县妇幼保健计划生育服务中心	四川	二级	妇幼保健院	100	43.35	★★★★

续表

医院名称	省份	医院级别	医院类型	完整度（%）	整体"/"率（%）	星级总体评分
大竹县妇幼保健计划生育服务中心	四川	二级	妇幼保健院	100	47.70	★★★★
新龙县妇幼保健计划生育服务中心	四川	二级	妇幼保健院	100	13.73	★★★★
广安市广安区妇幼保健计划生育服务中心	四川	二级	妇幼保健院	100	20.26	★★★★
丹棱县妇幼保健院	四川	二级	妇幼保健院	100	50.93	★★★★
九龙县妇幼保健计划生育服务中心	四川	一级	妇幼保健院	100	78.15	★★★★
眉山口腔医院	四川	二级	口腔专科	100	1.95	★★★★
贵医安顺医院	贵州	二级	综合	100	28.11	★★★★
遵义市中医院	贵州	三级	综合	100	43.23	★★★★
铜仁袁家寺骨科医院	贵州	二级	其他专科	100	26.19	★★★★
安顺市西秀区妇幼保健院	贵州	二级	妇幼保健院	100	40.07	★★★★
陆良培芳医院	云南	二级	综合	100	30.14	★★★★
永胜永大医院	云南	二级	综合	100	37.23	★★★★
楚雄彝族自治州广通医院	云南	二级	综合	100	9.65	★★★★
昆明大滇医院	云南	二级	综合	100	46.24	★★★★
会泽兴仁医院	云南	二级	综合	100	46.96	★★★★
盐津县中医医院	云南	二级	综合	100	58.92	★★★★
丘北县中医医院	云南	二级	综合	100	36.85	★★★★
姚安县中医医院	云南	二级	综合	100	41.00	★★★★
富源县中医医院	云南	二级	综合	100	44.61	★★★★
会泽兴康医院	云南	二级	综合	100	46.47	★★★★
德宏友谊医院	云南	二级	综合	100	24.05	★★★★
马关县中医医院	云南	二级	综合	100	51.23	★★★★
红河哈尼族彝族自治州中医医院	云南	二级	综合	100	45.26	★★★★
个旧市中医医院	云南	二级	综合	100	45.42	★★★★
蒙自市中医医院	云南	二级	综合	100	38.64	★★★★
龙陵县中医医院	云南	二级	综合	100	43.51	★★★★
寻甸回族彝族自治县中医医院	云南	二级	综合	100	43.56	★★★★
大理南山医院	云南	一级	综合	100	0.00	★★★★
大姚县中彝医医院	云南	二级	综合	100	36.59	★★★★
昆明德倍康肾脏病医院	云南	二级	其他专科	100	44.03	★★★★
丽江德倍康医院	云南	二级	综合	100	22.76	★★★★
沧源佤族自治县妇幼保健计划生育服务中心	云南	二级	妇幼保健院	100	43.73	★★★★
峨山彝族自治县妇幼保健院	云南	二级	妇幼保健院	100	55.91	★★★★
文山圣玛妇产医院	云南	二级	妇产专科	100	52.18	★★★★
元阳县妇幼保健院	云南	二级	妇幼保健院	100	41.40	★★★★
师宗康宁精神病专科医院	云南	二级	精神专科	100	0.00	★★★★
大姚安康精神专科医院	云南	一级	精神专科	100	4.25	★★★★
西安中医肾病医院	陕西	二级	其他专科	100	46.94	★★★★

续表

医院名称	省份	医院级别	医院类型	完整度(%)	整体"/"率(%)	星级总体评分
汉中市南郑区妇幼保健院	陕西	二级	妇幼保健院	100	25.94	★★★★
渭南市华州区妇幼保健院	陕西	二级	妇幼保健院	100	29.75	★★★★
白水县妇幼保健计划生育服务中心	陕西	二级	妇幼保健院	100	31.58	★★★★
富平县妇女儿童医院	陕西	二级	妇幼保健院	100	39.84	★★★★
西安市鄠邑区妇幼保健计划生育服务中心（区妇幼保健院）	陕西	二级	妇幼保健院	100	44.91	★★★★
山阳县妇幼保健计划生育服务中心	陕西	二级	妇幼保健院	100	36.03	★★★★
汉中市口腔医院	陕西	二级	口腔专科	100	3.41	★★★★
咸阳市口腔医院	陕西	/	口腔专科	100	3.91	★★★★
兰州市城关区惠安齿科诊所	甘肃	/	口腔专科	100	11.24	★★★★
乌兰县蒙医医院	青海	二级	综合	100	49.82	★★★★
吴忠友谊医院	宁夏	二级	综合	100	47.58	★★★★
宁夏医科大学附属回医中医医院	宁夏	三级	综合	100	42.23	★★★★
灵武市中医医院	宁夏	二级	综合	100	44.05	★★★★
灵武市妇幼保健计划生育服务中心	宁夏	二级	妇幼保健院	100	57.30	★★★★
哈密市维吾尔医医院	新疆	二级	综合	100	21.79	★★★★
和田热克甫医院	新疆	二级	综合	100	44.09	★★★★
乌鲁木齐市米东区中医医院	新疆	二级	综合	100	21.91	★★★★
哈密地区口腔病防治院	新疆	二级	口腔专科	100	9.09	★★★★
北京看丹口腔医院	北京	二级	口腔专科	100	32.79	★★★☆
北京劲松牡丹园口腔医院	北京	二级	口腔专科	100	22.62	★★★☆
天津市滨海新区塘沽口腔医院	天津	/	口腔专科	100	29.76	★★★☆
天津和平泰康拜博口腔医院	天津	二级	口腔专科	100	32.73	★★★☆
天津市河西区口腔医院	天津	/	口腔专科	100	25.97	★★★☆
天津市和平口腔医院	天津	/	口腔专科	100	34.50	★★★☆
天津河西环湖美奥口腔医院	天津	二级	口腔专科	100	41.43	★★★☆
天津市南开区口腔医院	天津	/	口腔专科	100	37.36	★★★☆
天津红桥津荟诚信口腔门诊部	天津	/	口腔专科	100	37.27	★★★☆
天津津南北园口腔门诊部	天津	/	口腔专科	100	22.62	★★★☆
天津大港凯旋平川口腔门诊部	天津	/	口腔专科	100	20.46	★★★☆
天津市滨海新区杭州道街社区卫生服务中心	天津	/	口腔专科	100	36.91	★★★☆
天津河北春雨齿科门诊部	天津	/	口腔专科	100	25.84	★★★☆
玉田县第二医院	河北	二级	综合	100	58.25	★★★☆
大厂回族自治县中医医院	河北	二级	综合	100	49.44	★★★☆
平泉市中医院	河北	二级	综合	100	50.46	★★★☆
宁晋县中西医结合医院	河北	二级	综合	100	40.93	★★★☆
武安康复医院	河北	二级	综合	100	67.65	★★★☆
邯郸市肥乡区中医骨科医院	河北	二级	综合	100	59.81	★★★☆

续表

医院名称	省份	医院级别	医院类型	完整度(%)	整体"/"率(%)	星级总体评分
高阳血管病医院	河北	二级	其他专科	100	32.68	★★★☆
黄骅市骨科医院	河北	二级	其他专科	100	47.25	★★★☆
邯郸市中医院	河北	三级	综合	100	47.40	★★★☆
磁县妇幼保健院	河北	二级	妇幼保健院	100	58.89	★★★☆
阜城县妇幼保健院	河北	二级	妇幼保健院	100	68.44	★★★☆
廊坊万福妇产医院	河北	二级	妇产专科	100	58.36	★★★☆
邯郸市永年区妇幼保健院	河北	二级	妇幼保健院	100	50.53	★★★☆
成安县妇幼保健院	河北	二级	妇幼保健院	100	76.20	★★★☆
兴隆县妇幼保健院	河北	二级	妇幼保健院	100	50.59	★★★☆
保定天使牙博士口腔医院	河北	二级	口腔专科	100	49.64	★★★☆
保定市口腔医院	河北	二级	口腔专科	100	46.65	★★★☆
衡水口腔医院	河北	二级	口腔专科	100	20.23	★★★☆
吉县人民医院	山西	二级	综合	100	49.19	★★★☆
稷山正身医院	山西	二级	综合	100	58.69	★★★☆
朔州泰康医院	山西	二级	综合	100	55.83	★★★☆
长治市中医研究所附属医院	山西	三级	综合	100	49.84	★★★☆
古交市中医医院	山西	二级	综合	100	60.97	★★★☆
河津市中医医院	山西	二级	综合	100	61.04	★★★☆
长治县妇幼保健计划生育服务中心	山西	二级	妇幼保健院	100	47.73	★★★☆
高平市妇幼保健计划生育服务中心	山西	二级	妇幼保健院	100	56.45	★★★☆
太原市恒伦口腔医院有限公司	山西	二级	口腔专科	100	36.19	★★★☆
阳泉康贝齿科医院	山西	二级	口腔专科	100	45.22	★★★☆
运城市口腔卫生学校附属口腔医院	山西	二级	口腔专科	100	38.03	★★★☆
乌拉特前旗中蒙医院	内蒙古	二级	综合	100	53.29	★★★☆
乌兰浩特市誉达口腔医院	内蒙古	二级	口腔专科	100	23.44	★★★☆
朝阳市龙城区人民医院	辽宁	二级	综合	100	53.57	★★★☆
阜新市海州区王玮口腔诊所	辽宁	/	口腔专科	100	22.47	★★★☆
吉林中山医院	吉林	二级	综合	100	58.45	★★★☆
通化市口腔医院	吉林	二级	口腔专科	100	31.22	★★★☆
四平诺雅口腔医院	吉林	/	口腔专科	100	34.39	★★★☆
孙吴县中医医院	黑龙江	二级	综合	100	64.90	★★★☆
上海同乐口腔医院	上海	/	口腔专科	100	46.91	★★★☆
南京康贝佳口腔医院	江苏	二级	口腔专科	100	49.35	★★★☆
徐州博爱口腔医院	江苏	二级	口腔专科	100	27.03	★★★☆
安吉县第三人民医院东院	浙江	二级	综合	100	23.44	★★★☆
杭州市萧山区中医骨伤科医院	浙江	二级	综合	100	53.20	★★★☆
浙江骨伤医院	浙江	三级	综合	100	19.14	★★★☆
铜陵博爱医院	安徽	二级	综合	100	64.27	★★★☆

续表

医院名称	省份	医院级别	医院类型	完整度（%）	整体"/"率（%）	星级总体评分
怀远县龙亢农场医院	安徽	二级	综合	100	71.51	★★★☆
濉溪县中医医院	安徽	二级	综合	100	28.75	★★★☆
砀山远大医院	安徽	二级	综合	100	31.73	★★★☆
无为市中医医院	安徽	二级	综合	100	50.67	★★★☆
安徽安琪儿妇产医院	安徽	二级	妇产专科	100	47.60	★★★☆
庐江协同口腔医院	安徽	二级	口腔专科	100	29.77	★★★☆
淮北口腔医院	安徽	二级	口腔专科	100	28.63	★★★☆
平和县人民医院	福建	二级	综合	100	56.12	★★★☆
漳浦天福医院	福建	三级	综合	100	61.44	★★★☆
南靖县中医院	福建	二级	综合	100	46.57	★★★☆
上饶市广丰区中医院	江西	二级	综合	100	34.19	★★★☆
赣州阳阳中医医院	江西	二级	综合	100	52.27	★★★☆
抚州市临川区妇幼保健院	江西	二级	妇幼保健院	100	60.21	★★★☆
新干县妇幼保健院	江西	二级	妇幼保健院	100	53.90	★★★☆
湖口县妇幼保健院	江西	二级	妇幼保健院	100	52.61	★★★☆
阳谷县第二人民医院	山东	二级	综合	100	83.34	★★★☆
济南市济阳区中医医院	山东	二级	综合	100	36.30	★★★☆
龙口市心理康复医院	山东	二级	精神专科	100	51.31	★★★☆
济南西城医院	山东	二级	肿瘤专科	100	49.45	★★★☆
高密市口腔医院	山东	二级	口腔专科	100	25.58	★★★☆
费县益民口腔医院	山东	二级	口腔专科	100	50.00	★★★☆
潍坊口腔医院	山东	二级	口腔专科	100	25.39	★★★☆
滨州龄航口腔医院	山东	二级	口腔专科	100	28.46	★★★☆
中牟县第二人民医院	河南	二级	综合	100	49.56	★★★☆
潢川县中医院	河南	二级	综合	100	68.02	★★★☆
确山县中医院	河南	二级	综合	100	50.12	★★★☆
叶县第二医院	河南	二级	综合	100	43.63	★★★☆
郏县中医院	河南	三级	综合	100	35.02	★★★☆
南阳市宛城区中医院	河南	二级	综合	100	52.51	★★★☆
卢氏县中医院	河南	二级	综合	100	52.87	★★★☆
新野县妇幼保健院	河南	二级	妇幼保健院	100	36.72	★★★☆
嵩县妇幼保健院	河南	二级	妇幼保健院	100	54.08	★★★☆
河南大学赛思口腔医院	河南	二级	口腔专科	100	26.64	★★★☆
郑州植得口腔医院	河南	二级	口腔专科	100	20.85	★★★☆
信阳合众京州口腔医院	河南	二级	口腔专科	100	35.29	★★★☆
开封市卫生学校附属医院西区口腔门诊部	河南	/	口腔专科	100	29.44	★★★☆
武陟大白鲸口腔门诊部	河南	/	口腔专科	100	29.21	★★★☆
驻马店口腔医院	河南	二级	口腔专科	100	42.15	★★★☆

续表

医院名称	省份	医院级别	医院类型	完整度（%）	整体"/"率（%）	星级总体评分
殷都格瑞爱尔口腔门诊部	河南	/	口腔专科	100	22.73	★★★☆
吉首大学张家界学院附属医院	湖南	二级	综合	100	53.47	★★★☆
攸县伟彬口腔医院	湖南	二级	口腔专科	100	32.57	★★★☆
普宁康民骨科医院	广东	二级	其他专科	100	20.06	★★★☆
深圳爱康健口腔医院	广东	二级	口腔专科	100	20.33	★★★☆
梅州泽山口腔医院	广东	二级	口腔专科	100	38.46	★★★☆
靖西市中医医院	广西	二级	综合	100	44.94	★★★☆
平乐昭州医院	广西	二级	综合	100	53.27	★★★☆
万宁市中医院	海南	二级	综合	100	63.53	★★★☆
三亚泰康拜博口腔医院	海南	二级	口腔专科	100	31.05	★★★☆
忠县中医医院	重庆	二级	综合	100	46.52	★★★☆
重庆三博江陵医院	重庆	二级	综合	100	36.21	★★★☆
重庆市合川区中西医结合医院	重庆	二级	综合	100	35.64	★★★☆
合川口腔医院	重庆	/	口腔专科	100	31.67	★★★☆
重庆瑞泰口腔医院	重庆	二级	口腔专科	100	37.28	★★★☆
盐源县中医医院	四川	二级	综合	100	59.90	★★★☆
青川县中医医院	四川	二级	综合	100	59.56	★★★☆
广元市昭化区中医医院	四川	二级	综合	100	52.72	★★★☆
射洪市第二人民医院	四川	二级	综合	100	53.60	★★★☆
彭州市中西医结合医院	四川	二级	综合	100	49.41	★★★☆
南部县建兴中心卫生院（南部县第三人民医院）	四川	二级	综合	100	37.98	★★★☆
眉山市彭山区妇幼保健计划生育服务中心	四川	二级	妇幼保健院	100	4.00	★★★☆
宁南县妇幼保健计划生育服务中心	四川	二级	妇幼保健院	100	64.66	★★★☆
雷波县妇幼保健计划生育服务中心	四川	二级	妇幼保健院	100	65.78	★★★☆
金川县妇幼保健计划生育服务中心	四川	二级	妇幼保健院	100	85.10	★★★☆
米易县妇幼保健服务中心	四川	二级	妇幼保健院	100	54.76	★★★☆
泸定县妇幼保健计划生育服务中心	四川	二级	妇幼保健院	100	54.14	★★★☆
马尔康市妇幼保健院和计划生育技术服务中心	四川	二级	妇幼保健院	100	12.13	★★★☆
严德虎口腔诊所	四川	/	口腔专科	100	24.22	★★★☆
印江土家族苗族自治县中医院	贵州	二级	综合	100	42.04	★★★☆
贵阳钢厂职工医院贵阳烧伤医院	贵州	二级	综合	100	50.60	★★★☆
凯里市中医医院	贵州	二级	综合	100	46.69	★★★☆
仁怀酒都妇产医院	贵州	二级	妇产专科	100	58.82	★★★☆
三穗县妇幼保健院	贵州	二级	妇幼保健院	100	54.03	★★★☆
凯里市妇幼保健院	贵州	二级	妇幼保健院	100	50.62	★★★☆
黔南布依族苗族自治州精神病医院	贵州	二级	精神专科	100	54.63	★★★☆

续表

医院名称	省份	医院级别	医院类型	完整度（%）	整体"/"率（%）	星级总体评分
义龙利民精神病医院	贵州	二级	精神专科	100	56.60	★★★☆
贵阳林陈朗朗口腔医院	贵州	二级	口腔专科	100	48.98	★★★☆
瓮安康美健口腔诊所	贵州	/	口腔专科	100	32.58	★★★☆
双江仁爱医院	云南	二级	综合	100	22.87	★★★☆
孟连县妇幼保健院	云南	一级	综合	100	53.09	★★★☆
盐津县妇幼保健计划生育服务中心	云南	二级	综合	100	55.42	★★★☆
楚雄彝族自治州中医医院	云南	三级	综合	100	45.12	★★★☆
弥勒市中医医院	云南	二级	综合	100	48.76	★★★☆
嵩明县第二人民医院	云南	一级	综合	100	60.34	★★★☆
景东彝族自治县中医医院	云南	二级	综合	100	40.49	★★★☆
弥勒龚益民医院	云南	二级	综合	100	47.10	★★★☆
新平彝族傣族自治县中医医院	云南	二级	综合	100	48.43	★★★☆
大关县中医医院	云南	二级	综合	100	51.43	★★★☆
云龙县中医医院	云南	二级	综合	100	57.96	★★★☆
临沧市耿马县妇幼保健院	云南	二级	妇幼保健院	100	69.81	★★★☆
剑川县妇幼保健计划生育服务中心	云南	二级	妇幼保健院	100	53.37	★★★☆
富宁县妇幼保健计划生育服务中心	云南	二级	妇幼保健院	100	54.05	★★★☆
双江自治县妇幼保健院	云南	二级	妇幼保健院	100	59.76	★★★☆
腾冲市妇幼保健计划生育服务中心（腾冲市妇幼保健院）	云南	二级	妇幼保健院	100	57.18	★★★☆
大理泰康拜博口腔医院	云南	二级	口腔专科	100	53.59	★★★☆
西安冶金医院	陕西	二级	综合	100	31.10	★★★☆
汉滨区中医医院	陕西	二级	综合	100	54.44	★★★☆
西安市雁塔区中医医院	陕西	二级	综合	100	61.66	★★★☆
平利县中医医院	陕西	二级	综合	100	50.41	★★★☆
安宁区人民医院	甘肃	二级	综合	100	58.37	★★★☆
酒泉市中医医院	甘肃	三级	综合	100	55.23	★★★☆
定西市中医院	甘肃	三级	综合	100	29.96	★★★☆
武山县妇幼保健计划生育服务中心	甘肃	二级	妇幼保健院	100	62.33	★★★☆
天水羲雅尔口腔碧桂园门诊部	甘肃	/	口腔专科	100	21.37	★★★☆
青海省康乐医院	青海	三级	综合	100	43.72	★★★☆
格尔木仁康医院	青海	二级	综合	100	68.53	★★★☆
民和回族土族自治县中医院	青海	二级	综合	100	57.30	★★★☆
隆德县妇幼保健院	宁夏	一级	妇幼保健院	100	63.96	★★★☆
固原舒康口腔医院	宁夏	二级	口腔专科	100	33.33	★★★☆
奇台县中医医院	新疆	二级	综合	100	49.92	★★★☆
吉木萨尔县中医医院	新疆	二级	综合	100	42.76	★★★☆
英吉沙县维吾尔医院	新疆	二级	其他专科	100	26.49	★★★☆

续表

医院名称	省份	医院级别	医院类型	完整度(%)	整体"/"率(%)	星级总体评分
乌鲁木齐家博中西医结合肾病医院	新疆	二级	综合	100	40.34	★★★☆
昭苏县妇幼保健院	新疆	二级	妇幼保健院	100	70.01	★★★☆
博尔塔拉蒙古自治州妇幼保健计划生育服务中心	新疆	一级	妇幼保健院	100	32.58	★★★☆
北京保法肿瘤医院	北京	二级	肿瘤专科	100	68.88	★★★
北京极简一站式口腔医院	北京	二级	口腔专科	100	54.44	★★★
天津百信医院	天津	二级	综合	100	58.56	★★★
天津市和平区中医医院	天津	二级	综合	100	53.89	★★★
天津市河西区中医医院	天津	二级	综合	100	70.86	★★★
遵化市中医医院	河北	二级	综合	100	51.73	★★★
邱县妇幼保健院	河北	一级	综合	100	69.37	★★★
廊坊德亨仁厚中医医院	河北	二级	综合	100	53.17	★★★
保定鸿泰中西医结合医院	河北	一级	综合	100	81.12	★★★
邯郸蓝天骨科医院	河北	二级	其他专科	100	28.13	★★★
饶阳县中医医院	河北	二级	综合	100	55.26	★★★
廊坊红十字万平中医医院	河北	二级	综合	100	68.72	★★★
临漳县妇幼保健院	河北	二级	妇幼保健院	100	65.23	★★★
唐山市丰南区妇幼保健院	河北	二级	妇幼保健院	100	60.79	★★★
鸡泽县妇幼保健院	河北	二级	妇幼保健院	100	69.42	★★★
行唐县妇幼保健院	河北	二级	妇幼保健院	100	56.31	★★★
饶阳县妇幼保健院	河北	二级	妇幼保健院	100	44.52	★★★
沽源县妇幼卫生保健院	河北	二级	妇幼保健	100	72.24	★★★
滦南县精神病医院	河北	二级	精神专科	100	75.55	★★★
邯郸高臾精神病医院	河北	二级	精神专科	100	72.90	★★★
大同仁爱医院	山西	二级	综合	100	47.19	★★★
太原中西医结合医院	山西	二级	综合	100	51.06	★★★
山阴县中医医院	山西	二级	综合	100	52.39	★★★
黎城县中医院	山西	二级	综合	100	64.34	★★★
新绛县妇幼保健计划生育服务中心	山西	二级	妇幼保健院	100	0.00	★★★
代县妇幼保健服务中心	山西	二级	妇幼保健院	100	76.17	★★★
阳泉市精神康宁医院	山西	二级	精神专科	100	82.42	★★★
绛县口腔医院	山西	/	口腔专科	100	58.40	★★★
巴彦淖尔市蒙医医院	内蒙古	二级	综合	100	55.96	★★★
固阳县中蒙医院	内蒙古	二级	综合	100	57.91	★★★
达茂旗蒙医医院	内蒙古	二级	综合	100	33.22	★★★
阜新市新邱区第二人民医院	辽宁	二级	综合	100	57.21	★★★
沈阳市大众医院	辽宁	二级	综合	100	67.39	★★★
建昌新区医院	辽宁	二级	综合	100	62.76	★★★

续表

医院名称	省份	医院级别	医院类型	完整度（%）	整体"/"率（%）	星级总体评分
鞍山市千山区医院	辽宁	二级	综合	100	56.32	★★★
西丰县中医院	辽宁	二级	综合	100	63.55	★★★
至诚医院	黑龙江	二级	综合	100	79.75	★★★
凤台龙华医院	安徽	二级	综合	100	52.51	★★★
湾沚区中医医院	安徽	二级	综合	100	59.30	★★★
黄山区中医医院	安徽	二级	综合	100	58.11	★★★
滁州述南神经内科医院	安徽	二级	其他专科	100	58.16	★★★
淮北市传染病医院	安徽	二级	传染病专科	100	31.09	★★★
马鞍山中爱精神病医院	安徽	二级	精神专科	100	65.40	★★★
福州市长乐区精神病医院	福建	二级	精神专科	100	59.51	★★★
全南县妇幼保健院	江西	二级	妇幼保健院	100	54.62	★★★
青岛市交通医院	山东	二级	综合	100	63.04	★★★
郓城新友谊医院	山东	二级	综合	100	62.86	★★★
济南复大肿瘤医院	山东	二级	肿瘤专科	100	68.40	★★★
济南可恩口腔医院和谐广场分院	山东	二级	口腔专科	100	60.24	★★★
卫辉市中医院	河南	二级	综合	100	64.86	★★★
台前县中医医院	河南	二级	综合	100	58.10	★★★
濮阳县第二人民医院（濮阳县城关镇卫生院）	河南	二级	综合	100	51.76	★★★
泌阳振华骨科医院	河南	二级	其他专科	100	54.48	★★★
邓州市妇幼保健院	河南	二级	妇幼保健院	100	67.14	★★★
滑县正大口腔医院	河南	二级	口腔专科	100	51.91	★★★
济源仁济口腔医院	河南	二级	口腔专科	100	58.15	★★★
项城华立口腔医院	河南	二级	口腔专科	100	56.22	★★★
枣阳市妇幼保健院	湖北	二级	妇幼保健院	100	60.95	★★★
大悟县妇幼保健计划生育服务中心	湖北	二级	妇幼保健院	100	61.00	★★★
汉寿县矫形医院	湖南	二级	综合	100	55.78	★★★
广州市戒毒管理局医院	广东	二级	综合	100	66.62	★★★
阳江市中西医结合医院	广东	二级	综合	100	22.52	★★★
连平县中医院	广东	二级	综合	100	69.95	★★★
徐闻县妇幼保健院	广东	二级	妇幼保健院	100	61.11	★★★
潮州市第三人民医院	广东	二级	精神专科	100	67.48	★★★
隆林各族自治县中医医院	广西	二级	综合	100	58.92	★★★
梧州市中西医结合医院	广西	二级	综合	100	55.91	★★★
陆川县中医院	广西	二级	综合	100	67.93	★★★
博鳌未来医院	海南	三级	综合	100	72.98	★★★
屯昌县妇幼保健院	海南	一级	妇幼保健院	100	70.71	★★★
重庆璧山博爱医院有限公司	重庆	二级	综合	100	67.01	★★★

续表

医院名称	省份	医院级别	医院类型	完整度（%）	整体"/"率（%）	星级总体评分
重庆合川江城医院	重庆	二级	综合	100	88.03	★★★
重庆团圆口腔医院	重庆	二级	口腔专科	100	55.21	★★★
仁寿县第二人民医院仁寿县富家中心卫生院	四川	二级	综合	100	42.36	★★★
南充市高坪区中医医院	四川	二级	综合	100	53.33	★★★
青神县中医医院	四川	二级	综合	100	58.17	★★★
安岳县石羊镇中心卫生院	四川	二级	综合	100	66.47	★★★
平武县妇幼保健计划生育服务中心	四川	二级	妇幼保健院	100	65.81	★★★
邻水县妇幼保健计划生育服务中心	四川	二级	妇幼保健院	100	51.41	★★★
炉霍县妇幼保健计划生育服务中心	四川	二级	妇幼保健院	100	76.63	★★★
贵阳曜阳中西医结合医院	贵州	二级	综合	100	72.50	★★★
六盘水杨光五官专科医院（附设六盘水杨光五官专科医院黄土坡分院）	贵州	二级	其他专科	100	71.71	★★★
遵义中医特色专科医院	贵州	二级	其他专科	100	71.17	★★★
遵义妇产医院	贵州	二级	妇产专科	100	72.66	★★★
晴隆县妇幼保健院	贵州	二级	妇幼保健院	100	65.13	★★★
贵阳市南明区妇幼保健院	贵州	二级	妇幼保健院	100	63.59	★★★
大方县妇幼保健院	贵州	二级	妇幼保健院	100	56.21	★★★
贵阳悦程妇幼医院	贵州	二级	妇儿专科	100	59.92	★★★
毕节明康妇产医院	贵州	二级	妇产专科	100	72.53	★★★
大方益宁精神病医院	贵州	二级	精神专科	100	87.88	★★★
镇康县中医医院	云南	二级	综合	100	55.74	★★★
大理西南医院	云南	二级	综合	100	69.74	★★★
昆明市红云医院	云南	二级	综合	100	72.84	★★★
昆明立云医院	云南	二级	综合	100	66.34	★★★
玉溪市中医医院	云南	三级	综合	100	60.30	★★★
昆明市社会福利院福利医院	云南	二级	综合	100	54.71	★★★
元江哈尼族彝族傣族自治县中医医院	云南	二级	综合	100	56.24	★★★
兰坪白族普米族自治县中医医院	云南	二级	综合	100	52.88	★★★
盈江县中医院	云南	二级	综合	100	55.95	★★★
彝良博爱医院	云南	二级	综合	100	71.90	★★★
剑川县中医医院	云南	二级	综合	100	65.35	★★★
富宁儿童医院	云南	二级	儿童专科	100	63.67	★★★
普洱市景东彝族自治县妇幼保健院	云南	二级	妇幼保健院	100	75.76	★★★
玉溪市江川区妇幼保健院	云南	二级	妇幼保健院	100	76.21	★★★
保山德康口腔医院	云南	二级	口腔专科	100	60.00	★★★
榆林市中医医院	陕西	三级	综合	100	82.99	★★★
和政县中医医院	甘肃	二级	综合	100	64.33	★★★

续表

医院名称	省份	医院级别	医院类型	完整度（%）	整体"/"率（%）	星级总体评分
青海省海西州乌兰县人民医院	青海	二级	综合	100	54.04	★★★
天峻县藏医医院	青海	二级	综合	100	74.87	★★★
海西蒙古族藏族自治州蒙藏医医院	青海	二级	综合	100	51.11	★★★
博尔塔拉蒙古自治州蒙医医院	新疆	二级	综合	100	57.57	★★★
昭苏县中医医院	新疆	二级	综合	100	55.36	★★★
乌鲁木齐国际医院	新疆	三级	综合	100	66.07	★★★
和布克赛尔县蒙医医院	新疆	二级	综合	100	72.12	★★★
伽师县维吾尔医医院	新疆	二级	综合	100	62.94	★★★
疏勒县维吾尔医医院	新疆	二级	综合	100	56.48	★★★
乌鲁木齐市友谊医院青年路医院	新疆	二级	综合	100	54.54	★★★
天津河北现代和美医院	天津	二级	综合	100	66.64	★★☆
天津武清佶安医院	天津	二级	精神专科	100	57.49	★★☆
巨鹿县妇幼保健院	河北	二级	综合	100	59.26	★★☆
雄县盛德医院	河北	二级	综合	100	63.12	★★☆
雄县中医医院	河北	二级	综合	100	56.29	★★☆
邯郸新兴医院	河北	二级	综合	100	60.92	★★☆
邢台中西医结合医院	河北	二级	综合	100	53.58	★★☆
邯郸市峰峰矿区妇幼保健院	河北	二级	妇幼保健院	100	65.18	★★☆
任丘市妇幼保健院	河北	二级	妇幼保健院	100	70.49	★★☆
沧州玛丽亚妇产医院	河北	二级	妇产专科	100	84.54	★★☆
巨鹿舒心精神病医院	河北	二级	精神专科	100	81.68	★★☆
邢台康成精神卫生医院	河北	二级	精神专科	100	85.39	★★☆
泊头安康医院	河北	一级	精神专科	100	76.33	★★☆
蔚县精神病医院	河北	二级	精神专科	100	76.93	★★☆
邯郸圣济肿瘤医院	河北	二级	肿瘤专科	100	64.06	★★☆
平顺县中医院	山西	二级	综合	100	60.23	★★☆
祁县妇幼保健计划生育服务中心	山西	二级	妇幼保健院	100	75.62	★★☆
武乡县妇幼保健计划生育服务中心	山西	二级	妇幼保健院	100	53.35	★★☆
临汾市第五人民医院	山西	二级	精神专科	100	64.17	★★☆
营口新兴医院（有限公司）	辽宁	二级	综合	100	66.54	★★☆
海城华仁妇产医院有限公司铁西妇产医院	辽宁	二级	妇产专科	100	90.18	★★☆
大连国礼精神残疾人治疗中心	辽宁	二级	精神专科	100	80.84	★★☆
七台河红十字博爱医院	黑龙江	二级	综合	100	75.25	★★☆
乐清友义骨伤医院	浙江	二级	其他专科	100	61.33	★★☆
淮南东方医院集团广济医院	安徽	二级	综合	100	55.66	★★☆
淮北朝阳医院	安徽	二级	综合	100	51.34	★★☆
黄山市第四人民医院（屯溪区人民医院）	安徽	二级	综合	100	69.16	★★☆

续表

医院名称	省份	医院级别	医院类型	完整度（%）	整体"/"率（%）	星级总体评分
安庆启怡精神病医院	安徽	二级	精神专科	100	64.25	★★☆
上饶东方医院	江西	二级	综合	100	57.92	★★☆
新泰洪强医院	山东	二级	综合	100	55.65	★★☆
菏泽惠仁中医医院	山东	二级	综合	100	81.17	★★☆
西平红山医院	河南	二级	综合	100	63.86	★★☆
郑州东方医院	河南	二级	综合	100	76.26	★★☆
新安县中医院	河南	二级	综合	100	59.20	★★☆
唐河县妇幼保健院	河南	二级	妇幼保健院	100	67.51	★★☆
鹿邑县妇幼保健院	河南	二级	妇幼保健院	100	71.71	★★☆
宛城区妇幼保健院	河南	二级	妇幼保健院	100	74.80	★★☆
邓州肿瘤医院	河南	二级	肿瘤专科	100	51.12	★★☆
江陵县妇幼保健院	湖北	一级	妇幼保健院	100	70.38	★★☆
河源健民医院	广东	二级	综合	100	67.19	★★☆
广州粤海医院	广东	二级	综合	100	67.08	★★☆
汕尾陆康精神病医院	广东	二级	精神专科	100	75.03	★★☆
韶关华南康复医院	广东	二级	精神专科	100	73.68	★★☆
来宾回春医院	广西	二级	精神专科	100	74.23	★★☆
中国干细胞集团海南博鳌附属干细胞医院	海南	三级	其他专科	100	74.18	★★☆
五指山市中医医院	海南	二级	综合	100	72.15	★★☆
万宁市妇幼保健院	海南	二级	妇幼保健院	100	79.74	★★☆
重庆博雅妇科医院	重庆	二级	综合	100	90.08	★★☆
乐山友谊医院	四川	二级	综合	100	66.80	★★☆
合江张氏骨科医院	四川	二级	综合	100	71.03	★★☆
甘孜藏族自治州妇幼保健计划生育服务中心	四川	二级	妇幼保健院	100	50.48	★★☆
大方康心天愈精神病医院	贵州	二级	精神专科	100	87.82	★★☆
师宗现代医院	云南	二级	综合	100	60.91	★★☆
江城县妇幼保健院	云南	二级	综合	100	82.96	★★☆
永胜县中医医院	云南	二级	综合	100	58.64	★★☆
宁蒗彝族自治县中医医院	云南	二级	综合	100	55.96	★★☆
南华博爱医院	云南	一级	综合	100	85.70	★★☆
临沧市临翔区中医医院	云南	二级	综合	100	53.10	★★☆
施甸济康医院	云南	二级	综合	100	61.94	★★☆
红河中西医结合医院	云南	二级	综合	100	71.87	★★☆
迪庆藏族自治州藏医院	云南	二级	综合	100	65.13	★★☆
昆明中研甲状腺中西医结合医院	云南	二级	综合	100	74.74	★★☆
巍山彝族回族自治县中医医院	云南	二级	综合	100	75.64	★★☆
楚雄市中医医院	云南	二级	综合	100	67.78	★★☆
双江自治县中医医院	云南	二级	综合	100	56.24	★★☆

续表

医院名称	省份	医院级别	医院类型	完整度（%）	整体"/"率（%）	星级总体评分
周城步高医院	云南	一级	综合	100	54.63	★★☆
云龙县妇幼保健院	云南	二级	妇幼保健院	100	70.39	★★☆
兰坪县妇幼保健院	云南	二级	妇幼保健院	100	76.75	★★☆
凤庆县妇幼保健院	云南	一级	妇幼保健院	100	72.38	★★☆
宁蒗彝族自治县妇幼保健计划生育服务中心	云南	二级	妇幼保健院	100	69.19	★★☆
昆明寻甸同和精神病医院	云南	二级	精神专科	100	75.82	★★☆
麻栗坡康瑜精神病医院	云南	二级	精神专科	100	85.27	★★☆
圣济堂医院	陕西	二级	精神专科	100	70.08	★★☆
宁县中医医院	甘肃	二级	综合	100	58.24	★★☆
都兰县蒙藏医医院	青海	二级	综合	100	72.89	★★☆
青铜峡红十字医院	宁夏	一级	综合	100	76.76	★★☆
石嘴山市惠农区妇幼保健计划生育服务中心	宁夏	二级	妇幼保健院	100	72.71	★★☆
博湖县蒙医医院	新疆	二级	其他专科	100	67.70	★★☆
哈密惠康妇产医院	新疆	二级	妇产专科	100	59.90	★★☆
天津市静海区大邱庄镇中心卫生院	天津	一级	综合	100	90.13	★★
三河市儿童医院	河北	二级	儿童专科	100	69.22	★★
乌兰浩特市妇幼保健院	内蒙古	二级	妇幼保健院	100	65.34	★★
沈阳市沈河区第六医院	辽宁	一级	综合	100	87.96	★★
抚顺市顺城区中心医院	辽宁	二级	综合	100	77.76	★★
嫩江县妇幼保健院	黑龙江	二级	妇幼保健院	100	84.61	★★
东明开发区为民医院	山东	二级	综合	100	58.34	★★
冠县中医医院	山东	二级	综合	100	55.84	★★
兰陵芦柞医院	山东	二级	综合	100	80.00	★★
巨野县中医医院	山东	二级	综合	100	50.86	★★
尉氏县中医院	河南	二级	综合	100	64.41	★★
昭通朝阳医院	云南	二级	综合	100	75.33	★★
盐池县妇幼保健计划生育服务中心	宁夏	二级	妇幼保健院	100	57.17	★★
泽普县维吾尔医医院	新疆	二级	综合	100	65.51	★★
天津河西津门皮肤病医院	天津	二级	其他专科	100	83.28	★☆
阳泉市城区妇幼保健计划生育服务中心	山西	二级	妇幼保健院	100	89.23	★☆
铁岭金盾医院	辽宁	二级	综合	100	79.75	★☆
海南新生泉国际细胞治疗医院	海南	一级	其他专科	100	82.76	★☆
重庆荣昌启心精神病医院	重庆	二级	精神专科	100	87.68	★☆
晋宁慈康精神病医院	云南	二级	精神专科	100	87.24	★☆
涟源市中医医院	湖南	二级	综合	100	83.99	★
罗平松毛山医院	云南	二级	综合	100	89.92	☆
建水康华医院	云南	一级	综合	100	74.61	☆